Thomas' Hematopoietic Cell Transplantation
Stem Cell Transplantation

THOMAS
造血干细胞移植

Volume 2

原书第 5 版
5th Edition

原著 [美] Stephen J. Forman

[美] Robert S. Negrin

[美] Joseph H. Antin

[美] Frederick R. Appelbaum

主译 吴德沛 黄晓军

中国科学技术出版社
·北京·

图书在版编目（CIP）数据

THOMAS 造血干细胞移植：原书第 5 版 . Volume 2 /（美）斯蒂芬·J. 福尔曼 (Stephen J. Forman) 等原著；吴德沛，黄晓军主译 . — 北京：中国科学技术出版社 ,2020.7

书名原文：Thomas' Hematopoietic Cell Transplantation：Stem Cell Transplantation，5th Edition

ISBN 978-7-5046-8730-2

Ⅰ.①T… Ⅱ.①斯… ②吴… ③黄… Ⅲ.①造血干细胞—干细胞移植 Ⅳ.① R550.5

中国版本图书馆 CIP 数据核字 (2020) 第 141877 号

著作权合同登记号：01-2019-6634

策划编辑	丁亚红　焦健姿
责任编辑	丁亚红
装帧设计	佳木水轩
责任印制	李晓霖

出　　版	中国科学技术出版社
发　　行	中国科学技术出版社有限公司发行部
地　　址	北京市海淀区中关村南大街 16 号
邮　　编	100081
发行电话	010-62173865
传　　真	010-62179148
网　　址	http://www.cspbooks.com.cn

开　　本	889mm×1194mm　1/16
字　　数	3169 千字
印　　张	106
版　　次	2020 年 7 月第 1 版
印　　次	2020 年 7 月第 1 次印刷
印　　刷	天津翔远印刷有限公司
书　　号	ISBN 978-7-5046-8730-2 / R·2552
定　　价	800.00 元（全两卷）

Contents 目 录

第三部分　以患者为中心的造血干细胞移植的相关问题

第四部分　用于造血干细胞移植的造血干细胞来源

第六部分　造血干细胞移植治疗先天性疾病

第七部分　造血干细胞移植相关并发症

第 56 章
造血干细胞移植治疗霍奇金病
Hematopoietic Cell Transplantation for Hodgkin Disease

Philip J. Bierman　Auayporn Nademanee　著

宋宝全　译

陈晓晨　傅珽珽　陈子兴　校

一、流行病学和病因学

霍奇金病（Hodgkin disease，HD）是一类来源于生发中心 B 细胞，以单核霍奇金细胞和多核 Reed-Sternberg 细胞为特征的克隆性淋巴系统疾病[1]。2013 年，美国估计新增 9290 例霍奇金病病例，其中 1180 人死于该病[2]。2000—2004 年间，美国的霍奇金病发病率为 2.7/10 万人[3]，近年来发病率保持相对稳定。该病发病呈明显"双峰"现象，青少年晚期、成年早期有一个发病高峰，在 50 岁以后的成年人中出现第二个发病高峰。男性霍奇金病发病率较高，此外，白种人发病率高于黑种人、亚洲人和西班牙裔人。

与那些病因明确的非霍奇金淋巴瘤不同，霍奇金病发病相关风险因素往往并不一致或者很难明确阐述。Reed-Sternberg 细胞通常表达 EB 病毒相关抗原，传染性单核细胞增多症患者往往霍奇金病发病率更高，然而 EB 病毒感染和霍奇金病发病之间并没有明确相关性。HIV 患者更好发霍奇金病，实体器官移植后的患者霍奇金病发病率也偏高。一些研究显示霍奇金病与家族遗传有关，例如，在同卵双胞胎中发病风险增加。

二、分子和临床生物学

世界卫生组织根据临床和生物学特征将霍奇金病分为两大类[1]。约 5% 病例归类为结节性淋巴细胞为主型霍奇金病（结节性 LPHD），其病理特征是爆米花样肿瘤细胞或淋巴细胞和（或）组织细胞（lymphocytic and/or histiocytic，L & H）细胞，且肿瘤细胞几乎均表达 CD20。另外大多数病例（95%）则归为经典型霍奇金病，并可进一步细分为结节性硬化型、混合细胞型、富含淋巴细胞型和淋巴细胞消减型四个亚型。经典型霍奇金病中的 Reed-Sternberg 细胞通常表达 CD30，部分伴有 CD15 表达。

霍奇金肿瘤细胞释放包含白介素家族在内的多种细胞因子，这可以解释霍奇金病病理活检所见的炎症背景和纤维化，也导致霍奇金病患者出现嗜酸性粒细胞增多和一些全身症状。霍奇金病患者免疫球蛋白重排具有特征性，但尚未观察到霍奇金病患者存在一致的特异性的细胞遗传学异常。尽管一些研究发现木工职业者霍奇金病发病风险增加，但尚未明确霍奇金病发病相关的环境因素。

三、临床表现

霍奇金病最常见的临床症状是无痛性淋巴结肿大，随着疾病进展，可出现其他局部或全身症状。患者可能会伴有全身或"B"症状，包括不明原因的持续发热、盗汗或体重减轻。霍奇金病结外伴随症状比非霍奇金淋巴瘤少见。纵隔受累在结节性硬化亚型中最常见。部分霍奇金病患者诊断前还可能会出现持续瘙痒。

大约 70% 结节性 LPHD 好发于 30—50 岁中年男性，以局部症状为主，表现为惰性疾病程。结节硬化型是最常见的经典霍奇金病亚型，患者多为局限期。混合细胞型多好发于免疫缺陷综合征患者。

四、非移植治疗

超过 50% 的霍奇金病患者，包括进展期患者，可以通过多种化疗方案得到治愈[4, 5]。这是现代医学最伟大的成就之一。随着化疗方案不断改进，霍奇金病死亡率明显下降，目前 5 年生存率可达 85%。

过去，早期霍奇金病患者通常选用放疗，局部放疗多用于早期结节 LPHD。然而，由于担忧广泛放疗相关的晚期毒性，现在大多数患者采用化疗后再行受累野放疗。某些情况下，一些患者可以单独应用化疗。对于疾病进展或伴巨大肿块的患者应接受规范化疗，结合局部放疗。改进治疗方案的主要焦点是降低霍奇金病治疗的晚期毒性。

虽然大多数霍奇金病患者通过初始治疗即可获得治愈，但仍有一部分患者未能达到完全缓解或缓解后复发。目前各种常规的二线（挽救）方案疗效令人失望，这部分患者很少能够实现长期无病生存。

五、造血干细胞移植

对于复发难治性霍奇金病，常规剂量的挽救疗效往往不佳，而使用大剂量化疗（high-dose therapy，HDT）后，再进行自体骨髓移植或外周血造血干细胞移植能取得较好疗效。该方法基于联合化疗药物的剂量 - 反应曲线、放射治疗以及剂量限制性毒性与骨髓抑制相关的证据。20 世纪 50 年代，人们首次尝试使用自体骨髓输注减少放疗和化疗后的骨髓抑制。后来，随着骨髓采集和冷冻保存技术的改进，逐渐开始有霍奇金病患者自体骨髓移植的相关报道[6]。

随着大剂量化疗桥接自体造血干细胞移植治疗霍奇金病报道逐渐增加，这一治疗方法已成为广泛接受的霍奇金病治疗方法。在北美，霍奇金病是接受自体造血干细胞移植治疗病例第三多的疾病，仅次于多发性骨髓瘤和非霍奇金淋巴瘤。2009 年，CIBMTR 报道了近 1200 例霍奇金病患者接受自体造血干细胞移植治疗[7]。据估计，该结果约占北美和南美洲霍奇金病移植数量的 60%。EBMT 的结果与此大致相似[8]。霍奇金病是欧洲自体造血干细胞移植的第三大常见适应证，据报道，在 2005 年有 1677 例霍奇金病患者接受自体造血干细胞移植治疗。

经过 25 年发展，自体造血干细胞移植变得更易实施，更安全且费用更低，移植后 100 天内的死亡率已低于 5%。相信随着时间的推移，自体造血干细胞移植的疗效仍会进一步提高[7, 9]。这些成果的改善，归因于移植机构经验增加、选择合适患者进行移植、造血生长因子的应用，以及自体外周血造血干细胞移植数量的不断增加。自体造血干细胞移植优点包括：可由社区肿瘤学家进行，适用于老年患者、门诊患者接受治疗[10]，以及因宗教原因反对异基因移植的患者[11]。

（一）自体造血干细胞移植的疗效

表 56-1 显示了一些最新关于霍奇金病患者自体造血干细胞移植的大型临床研究结果。由于各个研究间存在选择标准、患者疾病特征、大剂量化疗方案和支持治疗的差异，很难比较各试验组之间疗效结果。此外，还需要考虑到随访时间差异很大、自体外周血造血干细胞移植前的常规治疗不同和造血生长因子使用会对移植结果的影响。这些结果表明，相当一部分患者在自体移植后实现了长期无进展生存，并且移植早期死亡率低。目前尚不清楚使用更积极有效的诱导化疗方案是否会改变需要挽救治疗患者的移植结果[4]。

图 56-1 显示了一项有代表性的复发和难治性霍奇金病患者采用自体造血干细胞移植后大剂量化疗的长期随访研究的结果，对于复发和难治性霍奇金病患者，自体造血干细胞移植的结果似乎优于常规剂量挽救化疗。

1. 随机试验

两项随机临床试验比较了常规挽救化疗和自体造血干细胞移植对复发难治性霍奇金病的疗效。英国国家淋巴瘤调查中心（British National Lymphoma Investigation，BNLI）随机将复发和难治性霍奇金病患者分为接受 mini-BEAM 方案（卡莫司汀、依托泊苷、阿糖胞苷、美法仑）常规剂量挽救化疗，或 BEAM（较高剂量）治疗联合自体骨髓移植两组[12]。基于每个治疗组中使用相同的药物，该研究评估了剂量强度在霍奇金病治疗中的作用。结果表明，移植患者的 3 年 EFS 估计为 53%，而 mini-BEAM 组 EFS 为 10%（图 56-2）。尽管没有观察到 OS 的显著差异，但移植患者的疾病进展风险显著降低。由于一些参与者更倾向于用自体骨髓移植治疗并且拒绝随机化，该研究不得不提前终止。

德国霍奇金研究小组（German Hodgkin Study Group，GHSG）和 EBMT 进行了另一项随机试验，

表 56-1　自体造血干细胞移植治疗霍奇金病的结果

参考文献	病例数	干细胞来源	预处理方案	中位随访时间	早期死亡率（%）	结果
[12]	73	骨髓、外周血	依托泊苷＋美法仑	30 个月	4	39% 4 年 DFS
[13]	155	骨髓	BEAM	NS	10	50% 5 年 DFS
[14]	128	骨髓、外周血	CBV	77 个月	9	25% 4 年 FFS
[15]	85	骨髓、外周血	环磷酰胺＋依托泊苷＋全身放疗或 CBV	28 个月	8	58% 2 年 EFS
[16]	119	骨髓、外周血	多方面	40 个月	5	48% 4 年 EFS
[17]	102	骨髓、外周血	CBV	4.1 年	12	42% 3 年 PFS
[18]	280	骨髓、外周血	多方面	36 个月	6	60% 4 年 PFS
[19]	70	骨髓、外周血	BEAC	3.6 年	13	32% 5 年 EFS
[20]	414	骨髓、外周血	多方面	46 个月	7	63% 3 年 OS
[21]	40	外周血	BEAM	28 个月	3	69% 3 年 PFS
[22]	56	外周血	环磷酰胺＋依托泊苷＋全身放疗或 CBV	43 个月	4	68% 3 年 EFS
[9]	494	骨髓、外周血	多方面	30.5 个月	9	45% 5 年 EFS
[23]	104	骨髓、外周血	多方面	5.1 年	16	26% 10 年 EFS
[24]	101	骨髓、外周血	BEAM	50 个月		60% 5 年 FF2F
[25]	92	骨髓、外周血	环磷酰胺＋依托泊苷＋全身放疗或白消安＋美法仑＋塞替派	6 年	15	51% 6 年 EFS
[26]	102	外周血	高剂量序贯化疗	5 年	5	53% 5 年 EFS
[27]	100	骨髓、外周血	CBV ± 顺铂	11.4 年	8	51% 15 年 PFS
[28]	341	骨髓、外周血	多方面		8	45% 5 年 EFS
[29]	141	骨髓、外周血	CBV	6.3 年	1	48% 5 年 PFS
[30]	127	骨髓、外周血	白消安＋环磷酰胺＋依托泊苷	6.7 年	6	48% 5 年 PFS

DFS. 无病生存; FFS. 无失败生存; EFS. 无事件生存; PFS. 无进展生存; OS. 总生存; FF2F. 无第二次失败; NS. 未说明; BEAM. 卡莫司汀、依托泊苷、阿糖胞苷、美法仑; CBV. 环磷酰胺、卡莫司汀、依托泊苷; BEAC. 卡莫司汀、阿糖胞苷、依托泊苷、环磷酰胺

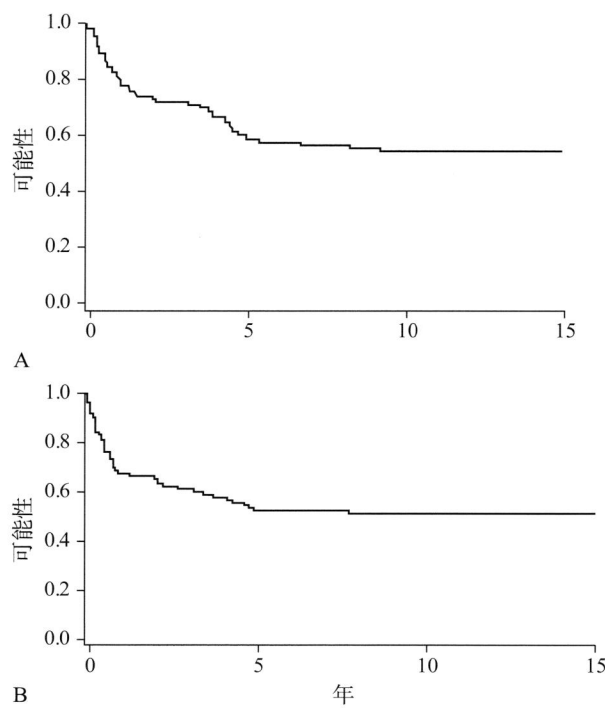

▲ 图 56-1　大剂量化疗和自体造血细胞移植治疗复发和难治性霍奇金淋巴瘤的疗效

A. 总生存；B. 无进展生存（引自 Lavoie 等，2005[36]。经美国血液学学会许可转载）

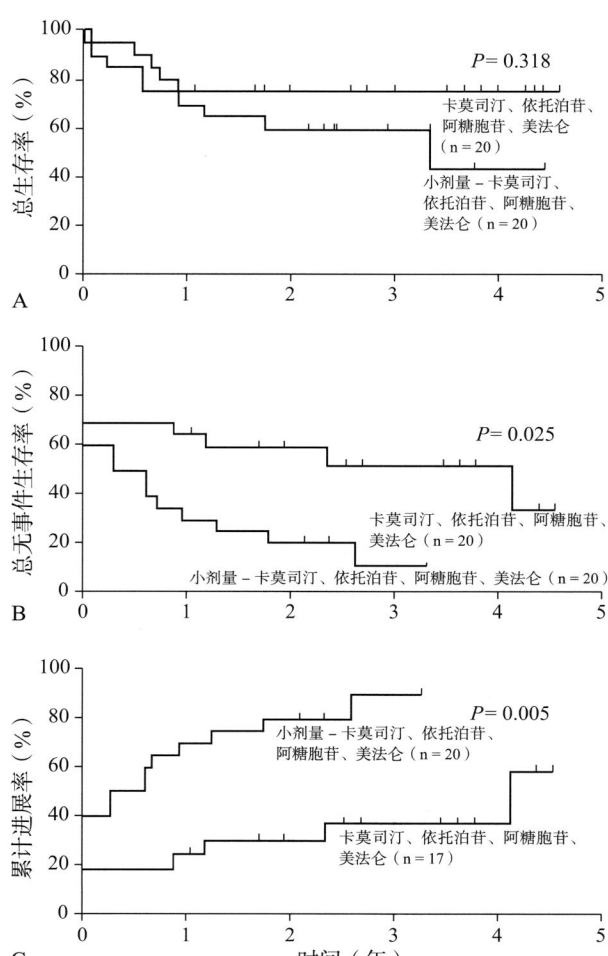

▲ 图 56-2　BEAM（卡莫司汀、依托泊苷、阿糖胞苷和美法仑）+ 自体骨髓移植和小剂量 BEAM 组疗效分析

A. 总生存；B. 无事件生存；C. 累计进展率（引自 Linch 等，1993[12]。经 Elsevier 许可转载）

由于分组面临类似的困难，该试验也只得提前结束[13]。随机分组后，患者接受了两个疗程的 Dexa-BEAM（地塞米松、卡莫司汀、依托泊苷、阿糖胞苷、美法仑）挽救化疗。随后随机分为两个疗程的 Dexa–BEAM，或者接受高剂量 BEAM 联合自体造血干细胞移植两组。接受自体造血干细胞移植治疗的患者，3 年无治疗失败率估计为 55%，而单独 Dexa-BEAM 治疗组患者则为 34%（图 56-3），OS 分别为 71% 和 65%（P = 0.331）。

2. 非随机试验

多项非随机试验对比了传统挽救化疗和自体造血干细胞移植两种治疗方法对复发难治性霍奇金病疗效。法国一项针对单一化疗方案治疗后未能缓解或治疗过程中疾病进展的研究分析表明，接受自体造血干细胞移植患者的 5 年 OS 估计为 71%，而其他对照组为 32%（P = 0.0001），无治疗失败率分别为 60% 和 20%（P = 0.0001）[14]。多变量分析显示，不含大剂量化疗的挽救治疗与更差的 OS（P = 0.02）和无治疗失败率（P = 0.02）显著相关。后续还将讨论如下临床试验，包括首次复发后的回顾性分析[15]、

难治复发性患者的单中心研究[16]，以及原发难治性患者的相关分析[14, 17, 18]。

（二）预后因素

目前研究已发现多种因素与霍奇金病患者自体造血干细胞移植治疗效果不佳相关，并建立了几种预后模型验证这些预后因素与移植结果的相关性。温哥华治疗小组研究了霍奇金病首次复发时接受自体骨髓移植治疗的情况[19]，发现复发时全身症状、复发时结外病变以及初始缓解持续时间少于 12 个月与较短的无进展生存相关。对于存在 0 个、1 个、2 个或 3 个上述危险因素的患者，3 年无进展生存率分别为 100%、81%、40% 和 0%。斯隆—凯特琳癌症中心 (MSKSS) 研究人员发现，上述三个预后因素，不仅仅对于自体造血干细胞移植，即使对于

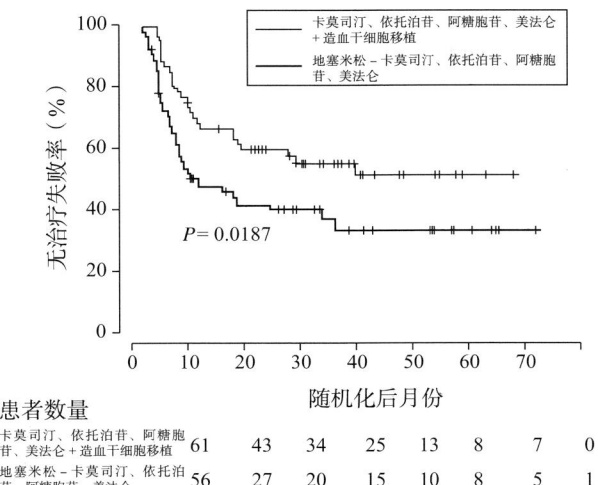

▲ 图 56-3　化疗敏感的复发霍奇金病患者无治疗失败率分析

（引自 Schmitz 等，2002 [13]。经 Elsevier 许可转载）

接受常规挽救化疗的霍奇金病患者，同样具有显著预后意义 [20]。具有 0 或 1 个危险因素的患者，EFS 估计为 83%；具有 2 个危险因素的患者，EFS 估计为 27%；而具有所有 3 个危险因素的患者，EFS 估计仅为 10%（$P < 0.001$）。相对应的 OS 率分别为 90%、57% 和 25%（$P < 0.001$）。

Stanford 大学研究者对复发或难治性霍奇金病患者移植建立了相关模型 [21]，研究表明，骨髓或肺部受累、复发时的全身症状以及移植时残留病灶范围（巨大肿块体积减小 > 75% 或淋巴结直径 > 2cm 且骨髓受累 < 10%），是 OS、EFS 和无疾病进展率的显著不良因素。对于存在 0 个、1 个、2 个及以上风险因素的患者，3 年无疾病进展生存率分别为 85%、57%、41% 和 < 20%（$P = 0.0001$）。

波士顿建立了另一项关于进展期霍奇金病进行造血干细胞移植的模型，以超过一个结外复发部位和不良一般状况为预后指数 [22]。具有 0 个、1 个及 2 个不良因素的患者，3 年生存率分别为 82%、56% 和 19%（$P = 0.0001$）。

法国登记处对复发霍奇金病患者行自体造血干细胞移植的结果进行了分析 [18]。复发时的结外病变和 12 个月以下的初始缓解期被确定为两个重要危险因素。对于存在 0 个、1 个及 2 个危险因素的患者，4 年 OS 估计分别为 93%、59% 和 43%。

GHSG 研究将初始缓解持续时间少于 12 个月、复发时 Ⅲ 期或 Ⅳ 期疾病，以及复发时贫血症状

用于构建评估复发霍奇金病患者自体造血干细胞移植治疗的预后模型 [18]。存在 0 个、1 个、2 个或以上上述危险因素的各组具有显著不同的生存率（$P < 0.0001$）。

Nebraska 大学基于国际预后指数建立了一项进展型霍奇金病的评估模型 [5, 23]。低人血白蛋白（< 4g/dl）、贫血（< 10.5g/dl）、年龄（≥ 45 岁）和淋巴细胞减少 [< 600/mm^3 和（或）总白细胞计数 < 8%] 与不良预后相关。具有 0、1、2、3 或更多个危险因素的患者，预计 10 年 OS 分别为 48%、35%、27% 和 20%。

Minnesota 大学开展另一项预后评估模型，包括移植时无全身症状、完全缓解时移植和化疗敏感性，这三项是无进展生存相关的独立预测因子 [24]。具有 0、1、2 或 3 个危险因素的患者，5 年预测无进展生存分别为 67%、37% 和 9%（$P < 0.001$）。

尽管有研究认为肿瘤组织学中淋巴细胞优势型患者 EFS 明显长于其他患者，但将组织学亚型作为预后因素尚未被广泛研究 [25]。现已证实 FDG-PET 扫描可用于霍奇金病和非霍奇金淋巴瘤的临床评估和诊疗判定。研究评估了霍奇金病患者在自体造血干细胞移植之前进行 FDG-PET 检查的重要意义，发现 FDG-PET 阴性者的无进展生存明显改善 [26]。

表 56-2 显示了霍奇金病患者自体造血干细胞移植相关的重要预后因素。应该注意，这些预后因素中的某些因素并没有在所有研究中都显示出重要性。这可能与患者疾病特征、选择偏倚和样本量差异有关。尽管如此，大多数研究都表明，移植前的治疗强度、一般状况不良、化疗耐药性和移植时疾病状态可作为霍奇金病患者自体造血干细胞移植疗效的重要预后因素。

（三）移植前"减瘤"化疗

在大剂量化疗和自体造血干细胞移植治疗之前，几乎所有复发性非霍奇金淋巴瘤患者都要接受常规剂量挽救化疗，以减轻肿瘤负荷。患者对移植前挽救性化疗的敏感性是自体造血干细胞移植后无进展生存和 OS 最重要的预后因素之一。大多数复发霍奇金病患者也会采用这种方式，大多数研究表明化疗敏感性也依然是重要预后因素（表 56-2）。尽管 ICE（异环磷酰胺、卡铂、依托泊苷）方案已经广泛应用 [20]，但仍有多种化疗方案可作为霍奇金病挽救性化疗。

表 56-2　霍奇金病自体造血细胞移植相关的不良预后因素

预后因素	参考文献
移植时巨大肿块或非最小病灶	[12, 13, 16, 19, 29, 30]
移植前的广泛治疗	[9, 13–15, 27–29]
不良一般状况	[14, 17, 35]
初始缓解时间短	[13, 18, 22, 26, 38]
复发或移植时的结外病变	[15–18,27,38]
复发时全身症状	[16, 26, 29, 34, 38]
化疗耐药	[9, 18–21, 23–30]
女性患者	[13]
男性患者	[25]
年龄	[40]
复发时进展状态	[21]
移植时疾病进展	[17]
移植时乳酸脱氢酶升高	[20]
移植或复发时贫血	[40]
移植时低蛋白血症	[40]

ABMTR 中心比较首次复发或第二次缓解的霍奇金病患者接受移植前挽救性化疗桥接自体造血干细胞移植治疗的疗效[27]，第一次复发接受自体造血干细胞移植的患者 3 年 OS 为 58%，而后者高达 75%（$P < 0.001$）。

波兰移植小组研究显示，移植时有活动性病变的霍奇金病患者 5 年 EFS 为 16%，而完全缓解状态患者为 66%（$P < 0.001$）[25]。Rochester 大学研究发现，移植时伴微小病灶（所有区域≤ 2cm）的患者 5 年 EFS 为 46%，而伴有巨大肿块的患者仅为 10%（$P = 0.0002$）[28]。西班牙合作组（GEL/TAMO）自体造血干细胞移植研究结果发现，实际的造血干细胞移植后 5 年无治疗失败率，移植前达到完全缓解霍奇金病患者约为 63.2%，而移植前仍具有可测量病灶患者则为 32.2%（$P = 0.000\ 01$）[9]。在该队列中，关于估计的造血干细胞移植后 5 年无治疗失败率，移植伴巨大肿块患者为 32.6%，而其他患者为 45.8%（$P = 0.045$）。多伦多一项研究中，关于 4 年无病生存率，移植时没有疾病证据的霍奇金病患

者为 68%，移植时伴有非巨大肿块的患者为 26%，移植时仍伴巨大肿块患者为 0%（$P = 0.0002$）[29]。Stanford 大学研究组也证实，移植时仍存在评估意义病灶（见上文）的患者往往无进展生存、EFS 和 OS 更差[21]。Minnesota 研究小组显示，与无疾病状态的霍奇金病移植者相比，复发难治且伴有残留病灶的霍奇金病患者接受造血干细胞移植治疗的疾病进展相对风险要高 2.3 倍（$P = 0.03$）[24]。Cleveland 诊所得出相似结论，伴巨大肿块（$> 10cm$）的霍奇金病移植患者生存率明显低于其他患者（$RR\ 2.9$，$P = 0.002$）[30]。

上述多项研究结果表明，常规挽救化疗通过降低自体造血干细胞移植前的肿瘤负荷而提高移植疗效。然而，肿块消失也许是化疗敏感性的另一种体现，并且有些患者在移植前无须额外治疗就可获得完全缓解。此外，由于一些复发、难治性霍奇金病患者对常规挽救治疗未能表现出治疗反应，因而后续未接受自体移植。因为上述原因，MSKCC 设计了一项基于意向治疗分析的两步移植方案，以便能纳入所有复发、难治性霍奇金病患者进行疗效评估[20]。该方案包括先进行两疗程常规 ICE 挽救治疗，随之进行加速分次的累及野放疗，最后进行大剂量化疗和自体造血干细胞移植。ICE 总反应率为 88%，经过中位 43 个月的观察期，所有患者 OS 和 EFS 分别为 73% 和 58%。86% 患者接受了自体造血干细胞移植治疗，OS 和 EFS 分别为 83% 和 68%。这种意向治疗分析可以对霍奇金病患者的移植进行更准确的评估。

但并非所有患者都需要进行移植前化疗。London 大学医院的一组复发霍奇金病患者在移植前为"未检测到病灶"状态，接受自体造血干细胞移植后 5 年无进展生存率为 78%[13]。西班牙登记处一项研究中，"未检测到病灶"的复发霍奇金病患者，接受自体造血干细胞移植后 5 年无进展生存率估计为 57%。Nebraska 大学一组在复发后未经额外治疗而直接移植的霍奇金病患者，5 年 OS 估计为 100%，而在自体造血干细胞移植之前接受常规化疗的患者则为 45%（$P = 0.048$）[31]。一项 EBMT 回顾性分析显示，"未检测到病灶"状态的复发患者与自体造血干细胞移植前接受常规挽救治疗的复发患者相比，OS 或无进展生存无显著差异[32]。

一部分复发的霍奇金病患者，因为在复发时具有最小的肿瘤负荷，因此并不需要接受常规挽救化

疗而直接移植，也会获得良好疗效。对霍奇金病患者而言，移植前"减瘤"化疗也许并不是每个患者都必需的，因为对于复发时肿瘤负荷最小以及复发部位病灶切除后没有疾病迹象的患者，可以免除这种治疗。然而，大多数患者，特别是那些具有显著肿瘤负荷的患者，将从移植前化疗中受益。

（四）移植前放疗

放疗是霍奇金病治疗的重要部分。一些医疗机构使用放疗代替化疗或者联合化疗在自体造血干细胞移植之前减轻肿瘤负荷。而另外一些医疗机构，将放疗作为移植后巩固治疗（见下文）。关于不同治疗方法的潜在优点和缺点，仍有几个尚未解答的问题。

在移植前放疗可以减轻肿瘤负荷，并且通常不会延迟大剂量化疗。多个医疗机构对接受自体造血干细胞移植治疗的霍奇金病患者在移植前进行局部放疗[21, 29, 33-37]。虽然这可以改善局部病情并降低照射区域复发率，但很难证明这种治疗有明确的生存优势[33-35]。在 MSKCC，对于复发和难治性霍奇金病的患者采用综合方法进行治疗，采用常规挽救化疗，1800 ～ 3600cGy 加速分次区域放疗，每天两次，间隔周期 5 ～ 10 天，然后进行自体造血干细胞移植[20]。

移植前受累区域照射，特别是纵隔放疗后，可能增加某些移植后并发症，如食管炎和肺部毒性。California 大学的一项研究表明，与移植后放射治疗相比，霍奇金病患者自体造血干细胞移植前使用含全身放疗的预处理方案，伴有更高并发症发病率和移植相关死亡率[38]。对非霍奇金淋巴瘤患者进行的类似研究表明，移植前放疗会增加继发性骨髓增生异常及呼吸系统并发症的风险[34]。因此，应谨慎进行移植前放疗，特别是纵隔放疗后给予高剂量卡莫司汀。

（五）移植后治疗

目前已经采用了多种方法来降低霍奇金病患者自体造血干细胞移植后复发的风险。在许多机构中，受累野局部照射可作为自体造血干细胞移植后巩固治疗[13, 14, 24, 28, 39, 40]。自体造血干细胞移植后的延迟放疗可以降低移植相关并发症的发生率，并且可以避免由于移植前放疗毒性而导致大剂量化疗治疗的延迟。移植后放疗可以将部分缓解的患者转化为持久的完全缓解[41]。

Rochester 大学的一项回顾性分析表明，接受移植后巩固放疗的霍奇金病患者 5 年 EFS 为 44%，而未接受放疗的患者仅为 26%（$P = 0.0056$）[28]。

Maryland 大学的一项回顾性分析也显示，在自体造血干细胞移植后接受额外放疗的霍奇金病患者 EFS 显著改善[42]。尽管尚未进行相关随机试验，移植后放疗的潜在优势已经在其他相关分析中得到显现[35]。但由于早期复发、一般状况差和植入延迟的患者可能无法耐受放疗，这类研究相关的选择偏倚使得难以评估移植后放疗对霍奇金病患者的生存优势。此外，一些接受放疗作为初始治疗的患者，也不能在移植后再接受额外的放疗。移植后放疗可能导致显著的血液学和非血液学毒性，目前尚不清楚是否在自体造血干细胞移植之前进行放疗会更有利。此外移植后放疗还包括其他未解决的问题，如时间安排、放疗区域和放疗剂量等。

此外，有研究小组开展了移植后受累野放疗联合 IL-2 和 IL-2 与淋巴因子激活的杀伤细胞，来降低霍奇金病患者自体造血干细胞移植后复发率[43, 44]。波兰淋巴瘤研究小组的一项回顾性分析表明，自体造血干细胞移植后应用免疫治疗能改善原发难治性霍奇金病的无进展生存和 OS[44]。尽管移植后免疫调节治疗是可行的，并且可以发现患者免疫功能各种参数的改善，但是目前尚未有前瞻性对照研究最终明确该方法的益处。

目前有多种治疗方法可以减少霍奇金病患者自体造血干细胞移植后的复发率。例如，Baltimore 研究人员在移植后 3、6、9 和 12 个月通过巩固化疗来降低复发[42]。而目前最激进的移植后治疗形式为患者接受第二次移植。纽约 Valhalla 小组开展了一项包括第一次移植时含有塞替派（三亚乙基硫代磷酰胺）、米托蒽醌和卡铂预处理方案，第二次使用含有异环磷酰胺、卡铂和依托泊苷方案的串联移植[45]。希望之城开发的霍奇金病串联移植方案利用美法仑进行第一次移植，全身放疗或卡莫司汀与依托泊苷和环磷酰胺联合用于第二次移植[46]。鉴于本妥昔单抗（brentuximab vedotin）作为挽救治疗对霍奇金病患者自体造血干细胞移植后复发的疗效[47]，一项 III 期随机研究显示，自体造血干细胞移植后早期应用本妥昔单抗作为巩固治疗，可改善那些伴复发或进展高危因素霍奇金病患者的无进展生存。临床结果表明，本妥昔单抗组的中位无进展生存期为 43 个月，而安慰剂组仅为 24 个月[48]。

（六）功能成像

FDG-PET 的 PET 已被用于评估患者对治疗的

反应，并且现已将其应用于淋巴瘤的治疗反应标准评估。FDG-PET 可为霍奇金病一线治疗期间以及霍奇金病患者自体造血干细胞移植前提供预后信息[49]。M.D.Anderson 癌症中心的一项回顾性研究显示，自体造血干细胞移植前 FDG-PET 阳性患者预后结果不佳，3 年 OS 为 58%，FDG-PET 阴性为 87%[50]。MSKCC 的调查人员一项研究提示，自体造血干细胞移植前对 ICE 挽救化疗敏感的 153 例复发 / 难治性霍奇金病患者中，自体造血干细胞移植前 FDG-PET 的状况是提示患者 EFS 和 OS 预后的唯一重要因素，FDG-PET 阳性患者 5 年 EFS 为 31%，而阴性患者高达 75%[51]（图 56-4）。自体造血干细胞移植联合局部放疗能够提高患者 EFS。另一项意大利研究纳入了 24 例复发霍奇金病患者，这些患者在自体造血干细胞移植前行两次 IGEV（异环磷酰胺、吉西他滨、长春瑞滨、泼尼松）挽救化疗后进行 FDG-PET 评估。结果表明，FDG-PET 阴性的患者 2 年无进展生存率为 93%，FDG-PET 阳性患者则仅为 10%[52]。华盛顿大学的研究人员报告 46 例复发 / 难治性霍奇金病患者也得到相似结果[53]，自体造血干细胞移植前 FDG-PET 评估有助于预测患者 3 年 EFS，FDG-PET 阴性患者 3 年 EFS 为 82%，FDG-PET 阳性患者仅为 41%（$P = 0.02$）。

上述结果表明 FDG-PET 阴性患者与自体造血干细胞移植预后良好密切相关，而对于 FDG-PET

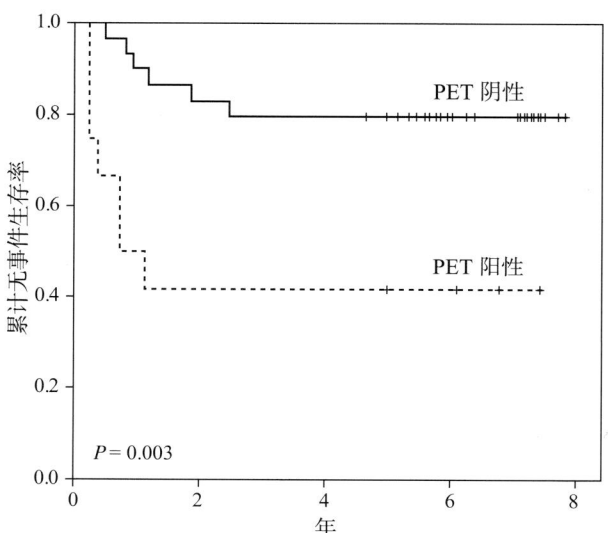

▲ 图 56-4　移植前功能图像（FDG-PET）状态与无事件生存相关
（引自 Moskowitz 等，2010[51]。经美国血液学学会许可转载）

阳性的患者，在移植前可能需要进行其他挽救治疗、临床研究或移植后进一步治疗。这一概念在 MSKCC 的一项 Ⅱ 期风险适应证中进行了验证，通过预先评估挽救风险因素（持续缓解时间 < 1 年、B 症状和结外病灶部位）以及 FDG-PET，确定患者在大剂量化疗和自体造血干细胞移植前是否需要额外治疗[51]。具有两个危险因素的患者予两个周期增强 ICE 化疗方案，然后通过 FDG-PET 重新分期。阴性患者直接接受移植，而 FDG-PET 阳性患者接受非交叉耐药性化疗方案 GVD（吉西他滨、长春瑞滨和脂质体多柔比星），每隔两周一次，共 4 个周期。没有疾病进展证据的患者接受大剂量化疗和自体造血干细胞移植；那些有进展的患者则退出后续研究。中位随访时间 51 个月，在一次或两次挽救化疗后 FDG-PET 阴性接受移植的患者 EFS > 80%，而阳性患者仅为 28.6%（$P < 0.001$）。

研究还分析了 FDG-PET 在异基因造血干细胞移植患者中的预后评估作用。意大利的一项研究中，46 例复发性霍奇金病患者接受了减低剂量异基因造血干细胞移植[54]，结果显示：FDG-PET 阴性患者的 3 年 OS 率为 82%，FDG-PET 阳性患者仅为 28%（$P = 0.006$），3 年 PFS 率为 72% 和 30%（$P = 0.027$））。FDG-PET 阳性患者的复发风险显著较高，达到 59%，而 FDG-PET 阴性患者复发风险仅为 27%（$P = 0.066$）。这些结果进一步明确 FDG-PET 在预测自体造血干细胞移植和异基因造血干细胞移植疗效方面的重要性。造血干细胞移植前挽救治疗后 FDG-PET 持续阳性的患者预后不良，应考虑应用本妥昔单抗和苯达莫司汀等新药进行临床试验，将这些药物作为移植前的桥接治疗。

（七）移植时机

对于霍奇金病患者病程中何时进行自体造血干细胞移植是面临的一个重要问题。一些复发霍奇金病患者可以通过常规挽救化疗或放疗达到治愈，从而将移植治疗延迟至上述方案失败时进行也是适当的。相反，对那些化疗耐药或一般状况差而不适合任何治疗的患者，移植则不应该延迟。表 56-3 显示霍奇金病患者可以接受自体造血干细胞移植的时机，尽管缺乏随机试验相关数据，但可以回顾性比较移植治疗与常规挽救治疗的结果。

1. 未能获得初始完全缓解

接受初始化疗不能获得完全缓解的霍奇金病患

者往往预后不良[4]，自体造血干细胞移植可能是其唯一的治疗选择。目前一些多中心研究报道了这类患者接受自体造血干细胞移植治疗的结果。

EBMT 对 175 名通过一种或多种治疗方案均未达到完全缓解或部分缓解的霍奇金病患者进行分析[55]。5 年 OS 和 PFS 分别为 36% 和 32%（图 56-5）。对于在诊断后 18 个月内移植的患者，OS 明显更好。ABMTR 分析了在完成至少一种联合化疗方案后从未达到缓解的 122 名霍奇金病患者接受自体造血干细胞移植治疗的结果[56]，结果显示，3 年 OS 和 PFS 分别估计为 50% 和 38%，诊断时伴有全身症状和移植时一般状况不佳患者的 OS 更差。有关原发难治性霍奇金病患者自体造血干细胞移植的其他研究见表 56-4。

尽管有一些相关临床研究，但是目前仍没有随机试验比较自体造血干细胞移植和传统挽救性化疗

表 56-3 霍奇金病自体造血干细胞移植的潜在时机

未能获得初始完全缓解
原发难治
首次部分缓解
第一次复发
短期 vs 长期初始缓解
二次或者再次复发
第一次缓解

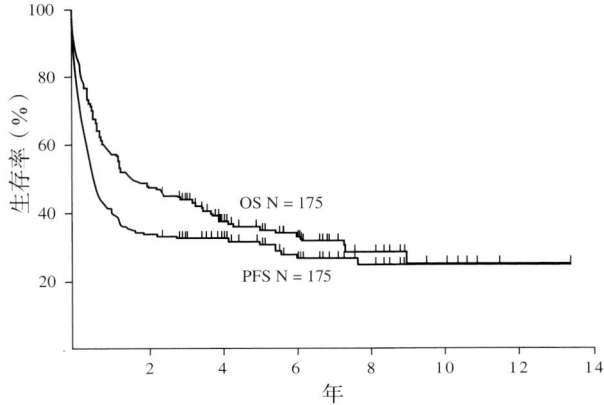

▲ 图 56-5 原发难治性霍奇金病自体造血细胞移植后的总生存和无进展生存

（引自 Sweetenham 等，1999[55]。经美国临床肿瘤学会许可转载）

治疗原发难治性霍奇金病患者的优劣。在 Stanford 大学，诱导失败定义为初始治疗期间疾病进展或 2 个月内复发[16]，将这些患者的自体造血干细胞移植结果与接受常规抢救治疗的历史对照组进行比较，预计 4 年的 EFS 分别为 52% 和 19%（P = 0.01）。然而，OS 并没有显著差异（分别为 44% 和 38%，P = 0.32）。来自法国数据库的病例对照研究分析了一线治疗或完成治疗后 3 个月内进展的霍奇金病患者[17]，结果提示，从诊断开始，移植患者的 6 年 OS 为 38%，而接受常规挽救治疗的患者为 29%（P = 0.058）。在德国科隆进行的一项回顾性研究，分析了 67 例原发进展型霍奇金病患者的预后（定义为一线治疗或初始治疗后 3 个月内的疾病进展）[57]。接受自体造血干细胞移植的患者平均生存期为 56.2 个月，而接受常规挽救化疗的患者平均生存期仅为 11.2 个月，5 年 OS 率分别为 53% 和 0。自体造血干细胞移植应用被明确为与改善治疗失败率（P = 0.031）和 OS（P = 0.039）相关的重要因素。GISL 的一项回顾性研究分析 72 例霍奇金病患者的治疗结果，这些患者在初始化疗中伴有疾病进展或对初始化疗反应欠佳[58]。结果提示，27 名患者进行大剂量化疗，随后自体造血干细胞移植，该组的 4 年实际 OS 为 81%，而单独接受化疗患者仅为 38%（P = 0.019）。

由于各研究中"原发性难治"和"诱导失败"等定义不同，这为进一步明确自体造血干细胞移植对于上述患者的疗效带来困难。这些定义包括初始治疗期间疾病进展、初始治疗后的疾病稳定状态、完成初始治疗后 90 天内的进展，以及初始治疗时的部分缓解。初始治疗后疾病进展和没有反应的患者可能比具有部分缓解或接近完全缓解的患者预后更差。上述分析得到法国注册数据的支持，对比初次部分缓解的患者，原发难治性霍奇金病患者接受自体造血干细胞移植的 OS 和无进展生存更差[59]。另一项法国研究分析了 27 名患有Ⅳ期疾病和（或）纵隔巨大肿块的霍奇金病患者，在 ABVD（多柔比星、博来霉素、长春碱、达卡巴嗪）化疗三个周期后，不能达到完全缓解（≥ 50%）[60]。接受自体造血干细胞移植治疗组，5 年 EFS 估计为 87%，而常规治疗对照组为 61%（P = 0.02），5 年 OS 率分别为 92% 和 77%（P = 0.2）。其他研究也报道了首次达到部分缓解的霍奇金病患者接受自体造血干细胞

移植后可以获得较好预后[61-63]。虽然将其归为原发难治性，但初始治疗后获得良好部分缓解的患者接受自体造血干细胞移植似乎可以取得不错的疗效。

由于患者在移植前可能没有经过组织活检证实其是否存在残留病灶，部分患者可能仅有残留的放射学异常而并没有活动性病灶，这往往会影响到最后疗效分析。希望使用诸如 FDG-PET 之类的检测方法能有助于解决这一困难。最后，需要注意，很大比例的原发难治性疾病患者无法进行移植，因而在上述报道中仅有部分患者进行了移植[14, 18]。尽管如此，表 56-4 中的移植疗效似乎优于那些常规挽救化疗，对于初始化疗无效的患者，自体造血干细胞移植可能是最佳选择。对于具有显著肿瘤负荷的患者，可在大剂量化疗之前考虑额外的化疗或放疗，而在初始治疗后仍具有微小残留病灶的患者应直接进行移植[55]。

2. 首次复发

对于初始化疗达到完全缓解后复发的霍奇金病患者，大剂量化疗后行自体造血干细胞移植是首选

治疗。目前已经公布多项关于该情况下自体造血干细胞移植与常规挽救治疗进行比较的数据。表 56-5 显示了首次复发后自体造血干细胞移植的治疗结果，还包括其他治疗方案应用于此类患者的疗效数据[13, 15, 19, 27, 31, 32, 64]。

其中一些临床试验比较了自体造血干细胞移植和传统挽救性化疗的疗效。初始缓解持续时间是霍奇金病常规挽救化疗疗效的重要预后因素[4, 18]。在一项 GHSG 随机试验中，将首次复发的霍奇金病患者分为早期复发（＜ 12 个月）或晚期复发（＞ 12 个月）[13]。对于自体造血干细胞移植治疗的早期复发患者，3 年无治疗失败比率估计为 41%，而接受常规挽救化疗的患者为 12%（$P = 0.008$）。两者预计 OS 分别为 43% 和 40%（$P = 0.623$）。对于初始治疗达到长时间缓解的患者，接受自体造血干细胞移植后 3 年无治疗失败比例约为 75%，而接受常规挽救性化疗的患者为 44%（$P = 0.025$），两者 OS 分别为 93% 和 75%（$P = 0.088$）。Stanford 大学的一项研究分析比较了首次复发霍奇金病患者接受自体造血干细胞移植与历史对照组常规挽救化疗的结果[16]。结果显示，初始缓解期为 12 个月或更短的患者，接受自体造血干细胞移植后的 4 年 EFS 估计为 56%，而接受常规挽救化疗为 19%（$P < 0.01$），两组 OS 率分别为 58% 和 38%（$P = 0.15$）。初始缓

表 56-4　自体造血干细胞移植治疗原发难治性霍奇金病的结果

参考文献	数量	结　果	
[54]	175	32% 5 年 PFS	36% 5 年 rOS
[55]	122	38% 3 年 PFS	50% 5 年 OS
[35]	86	25% 5 年 EFS	35% 5 年 OS
[56]	75	45% 10 年 EFS	48% 10 年 OS
[37]	70	31% 5 年 PFS	43% 5 年 OS
[57]	62	15% 5 年 TTF	26% 5 年 OS
[49]	65	36% 3 年 PFS	55% 3 年 OS
[9]	49	13% 5 年 PFS	
[13]	46	33% 5 年 PFS	
[58]	30	42% 5 年 PFS	60% 5 年 OS
[59]	28	26% 3 年 EFS	34% 5 年 OS
[36]	27		81% 4 年 OS
[29]	21	45% 10 年 PFS	48% 10 年 OS
[34]	13	52% 4 年 PFS	44% 4 年 OS

PFS. 无进展生存；OS. 总生存；EFS. 无事件生存；TTF. 治疗失败时间；DFS. 无病生存

表 56-5　自体造血干细胞移植治疗原发难治性霍奇金病的结果

参考文献	数量	结　果	
[65]	357	49% 5 年 TTF	57% 5 年 OS
[20]	295	46% 3 年 DFS	58% 3 年 OS
[33]	187	36% 5 年 FF2F	54% 5 年 OS
[43]	139	45% 5 年 PFS	49% 5 年 OS
[29]	120	45% 10 年 PFS	47% 10 年 OS
[42]	85	40% 5 年 FFS	51% 5 年 OS
[27]	60	62% 15 年 DFS	67% 15 年 OS
[26]	59	63% 5 年 EFS	77% 5 年 OS
[38]	58	64% 3 年 PFS	72% 3 年 OS[a]

TTF. 治疗失败时间；OS. 总生存；DFS. 无病生存；FF2F. 无第二次失败；PFS. 无进展生存；FFS. 无失败生存；EFS. 无事件生存
a. 中位随访时间为 2.3 年

解时间较长的患者两组 OS 或 EFS 无明显差异。一项法国－比利时关于首次复发后霍奇金病治疗的回顾性分析表明，自体造血干细胞移植治疗后 OS 为 69%，而常规化疗患者为 55%（$P = NS$）[15]。对于初次缓解持续时间少于 12 个月或复发时为 III～IV 期的患者，自体造血干细胞移植后无治疗失败率估计为 64%，接受常规化疗的患者为 40%，两者 OS 率分别为 55% 和 30%。随后的分析表明，晚期复发患者自体造血干细胞移植后 4 年 OS 为 81%，而初始缓解时间短的患者为 65%[65]。

其他研究小组也分析了霍奇金病第一次缓解的持续时间对移植结果的影响。西班牙登记处的一份报道显示，霍奇金病首次缓解至少 12 个月的患者，自体造血干细胞移植后 5 年治疗无失败的比例为 57%，而缓解期较短的患者为 43%[64]。两者 OS 分别为 67% 和 50%（$P = 0.001$）。Minnesota 研究小组结果显示，初始缓解期长（＞ 12 个月）的患者自体造血干细胞移植后 5 年的 OS 估计为 60%，而缓解期较短的患者为 44%（$P = 0.04$）[24]。温哥华一项研究也证实，初次缓解至少 1 年的霍奇金病患者，接受自体造血干细胞移植治疗后的无进展生存率估计为 85%，而缓解期较短的患者为 48%（$P = 0.016$）[19]。然而，也有部分其他报道未能发现初始缓解持续时间对疗效的影响存在统计学差异[22, 31, 32, 40, 66]。

表 56-2 中显示了霍奇金病首次复发后自体造血干细胞移植疗效相关的预后因素。西班牙登记处的一项结果显示，对于移植前通过传统化疗获得第二次缓解的霍奇金病患者，自体造血干细胞移植后 5 年 OS 为 75%，对于对挽救治疗敏感但未达到第二次缓解的患者 5 年 OS 为 43%，化疗耐药患者则仅为 19%[64]。EBMT 和 ABMTR 的结果也证明了与未获得第二次缓解的霍奇金病患者相比，第二次完全缓解的霍奇金病患者能够获得更长的 OS。

虽然 OS 的优势尚没有明确显示，但是研究人员建议对于在初始化疗达到缓解后 1 年内复发的霍奇金病患者进行自体造血干细胞移植。关于对缓解期较长患者的管理存在更多争议，因为相当大比例的患者可通过放疗或常规挽救化疗达到较长时间的第二次缓解。尽管对于首次复发患者无论其初始缓解时间长短，通常都提倡接受移植，但部分患者直到第二次复发才进行移植也认为是合理的[4, 13, 32, 67]。

3. 二次或再次复发

霍奇金病患者使用三线化疗方案，并不能延长患者无病生存期。GHSG 一项随机试验，当多次复发霍奇金病患者进行自体造血干细胞移植和常规挽救化疗时，未发现两者无治疗失败时间或 OS 有显著差异[13]，然而，该试验仅入组 24 名患者。目前大多数研究者仍建议霍奇金病患者在化疗后第二次复发后进行移植。

4. 第一次缓解

一些临床试验已证明，对那些具有不良预后特征的非霍奇金淋巴瘤患者，在首次缓解期间行自体造血干细胞移植或将其作为初始治疗的一部分，往往能够获益。尽管大量临床试验证实，自体造血干细胞移植可作为高危霍奇金病患者第一次完全缓解时的潜在治疗选择，但是霍奇金病患者早期行自体造血干细胞移植经验较少[5]。

意大利研究人员报道了 22 例首次缓解霍奇金病患者高剂量化疗后自体造血干细胞移植的结果[68]，所有患者在诊断时均具有不良预后因素，并且已经应用 MOPP（氮芥、长春新碱、丙卡巴肼、泼尼松）/ABVD 治疗，将他们的结果与同期具有相似特征的对照组患者进行比较。对照组患者也达到完全缓解，但未接受移植。结果公布时，移植组有 18 名患者存活，其中只有一名患者复发。中位随访时间为 83 个月，移植患者的实际存活率为 80%，无进展生存率估计为 77%。对照组 24 例未参与自体造血干细胞移植的患者中只有 8 例存活且处于无疾病状态。欧洲合作组一项前瞻性试验也评估了早期自体造血干细胞移植对霍奇金病的作用[69]，将具有不良预后特征的患者，经过四个周期 ABVD 或类似方案治疗后，完全或部分缓解的患者随机分配到两组，一组继续另外四个疗程的化疗，一组接受自体造血干细胞移植治疗，结果提示，移植组患者的 5 年无失败生存率估计为 75%，而继续接受化疗的患者为 82%（$P = 0.4$），每组的 5 年 OS 率估计为 88%（$P = 0.99$）。表 56-6 中列出了其他关于霍奇金病患者首次缓解后自体造血干细胞移植的 II 期试验和回顾性分析结果。结果表明，对于预后不良的霍奇金病患者，早期移植可延长无进展生存期。然而，考虑到移植或其他抢救疗法可用于复发治疗，目前几乎没有证据表明其可以延长 OS。此外，大多数临床试验仅报道了那些能够接受移植的具有预后不良

表 56-6　自体造血干细胞移植治疗原发难治性霍奇金病的结果

参考文献	数量	结　果
[9]	57	70% 5 年 TTF
[59]	45	70% 5 年 EFS
[66]	22	77% PFS（中位随访期 86 个月）
[62]	20	100% CCR（13.2 ～ 149.2 个月）ᵃ
[64]	16	87% 5 年 DFS
[63]	13	77% 5 年 DFS

a. 部分患者达到首次部分缓解。TTF. 治疗失败时；EFS. 无事件生存；PFS. 无进展生存；CCR. 持续完全缓解；DFS. 无病生存

因素的霍奇金病患者，许多具有不良预后特征的患者可能无法获得缓解或因其他原因而无法接受移植，这种"分母"很少被报道[62]。目前尚无前瞻性试验显示霍奇金病患者首次缓解后接受自体造血干细胞移植治疗的显著优势，所以这种方法不应被视为标准治疗。

（八）儿童自体造血干细胞移植

儿童和青少年霍奇金病患者的预后优于成人，大多数患者通过初始化疗便可治愈。然而，仍有 10% ～ 15% 不能治愈的患者，因此，自体造血干细胞移植已扩展至儿科人群。

来自 EBMT 的病例匹配研究，比较了 81 名儿童霍奇金病患者（诊断时未满 16 岁）和 81 名成人患者自体骨髓移植的结果[70]，移植时的中位年龄为 16.9 岁，儿童患者的无进展生存率（中位随访 36 个月）估计为 39%，而成人为 48%（中位随访 34 个月）（P = 0.64）。复发比例和移植相关毒性的发生率也相似。

Nebraska 大学的一项回顾性研究分析了 53 例复发和难治性儿童和青少年霍奇金病患者（年龄≤ 21 岁）的自体造血干细胞移植结果[71]，其 5 年无失败生存率和 OS 分别为 43% 和 31%。当儿科患者与青少年进行比较时，未观察到结果存在显著差异；并且当将这些患者与在同一时期移植的 21 岁以上患者的历史对照组进行比较时，也未观察到结果存在显著差异。Stanford 大学的一项类似分析研究了 41 例复发和难治性霍奇金病儿科患者的自体造血干细胞移植结果[72]，其中位年龄为 18 岁，5 年无进展生存率和 OS 分别为 63% 和 68%。

德国 - 奥地利研究对复发和难治性霍奇金病患儿的挽救治疗结果进行了分析[73]。复发或进展时的中位年龄为 14.7 岁，首次复发后接受自体造血干细胞移植治疗的患儿 10 年 OS 为 51%，该结果与接受常规挽救化疗的儿童相似。然而，在第二次复发后移植的患儿 6 年 OS 估计为 52%，而接受常规治疗的患儿仅为 29%（P = 0.04）。英国儿童癌症研究小组的一项回顾性研究也对儿童霍奇金病患者自体造血干细胞移植的结果进行了分析[74]。移植患儿的中位年龄为 12 岁，自体造血干细胞移植治疗患儿的结果与首次复发后接受常规挽救化疗组的结果进行比较时，生存率没有显著差异。然而，原发难治性疾病患儿在自体造血干细胞移植后生存显著延长。

对于复发和难治性霍奇金病儿童和青少年，自体造血干细胞移植可以延长无进展生存期，其结果与成人相当。特别是对于难治性和多次复发的患者，自体造血干细胞移植的应用似乎是合理的，虽然观察到移植患儿卵巢功能延迟发育，但长期生长发育并不受影响[71, 74]。更值得关注的是，儿童霍奇金病患者自体造血干细胞移植后出现呼吸系统并发症[72] 以及 MDS 和急性髓性白血病的报道[71, 74]。最近 Stanford 大学报道了一项 144 名霍奇金病儿童接受大剂量化疗和自体造血干细胞移植治疗的长期结果[75]。在 10.2 年的中位随访时间中，霍奇金病和其他原因导致的 10 年累计死亡率分别为 21.7% 和 12.7%。与一般人群相比，自体造血干细胞移植后第二恶性肿瘤的风险比为 8.0，与未接受自体造血干细胞移植的霍奇金病患儿相比，风险比为 1.5。因此，与一般人群相比，霍奇金病和其他原因行自体造血干细胞移植可能增加死亡的风险，但与整体霍奇金患者群相比，这一风险并未显著增加。

（九）老年患者的移植

来自 CIBMTR 的数据表明，2001—2004 年期间接受自体造血干细胞移植的患者中有 26% 的年龄大于 60 岁[76]。尽管 60 岁以上患者移植相对较少，但这些患者移植前经过慎重选择，因此在大多数临床试验中，年龄不是评估霍奇金病患者自体造血干细胞移植结果的重要预后因素。然而，一份临床报道显示，≥ 45 岁患者移植后，伴有较差 EFS 和 OS[23]。

大多数关于老年人自体造血干细胞移植的相关报道包括一系列血液恶性肿瘤，并没有单独报道老年霍奇金病患者的结果。Stanford 大学的研究结果表明，50 岁以上患者接受自体造血干细胞移植治疗的预处理相关毒性更大，且 EFS 更差[77]，老年非

霍奇金淋巴瘤患者也有类似的结果[78]。

对于复发和难治性霍奇金病，60 岁以上患者在自体造血干细胞移植后可以延长无失败生存期。虽然可能伴有更大的相关毒性，但不应仅根据年龄将适合的患者排除在移植治疗之外。移植前对这些患者进行更广泛的心脏、肺和肾功能检查是适当的[78]。

（十）HIV 相关霍奇金病的移植

尽管霍奇金病与艾滋病并没有明确相关性，但感染 HIV 的患者中其发病率增加 8～10 倍，HAART 改变了 HIV 感染的自然病程，使 HIV 相关霍奇金病（HIV-HD）患者接受与 HIV 阴性患者相同的初始化疗变得可能。

HIV-HD 患者的大剂量化疗和自体造血干细胞移植治疗的早期结果仅限于病例数量很少的系列总结。巴黎的研究人员报道了 4 例复发的 HIV-HD 患者自体造血干细胞移植结果[79]，所有患者在移植前接受 HAART，并在造血细胞收集和移植进程中继续进行 HAART，其中 3 例患者在移植后 4、13 和 15 个月完全缓解。另一项意大利研究小组描述了 4 例复发和难治性 HIV-HD 患者的自体造血干细胞移植结果[80]，所有患者在治疗期间接受 HAART。两名复发性 HIV-HD 的患者在希望之城接受了自体造血干细胞移植治疗[81]。患者接受 HAART 并且必须在 1 年内不再有机会性感染。据报道，患者在造血干细胞移植后 56 和 61 个月存活，并且处于缓解状态。

最近的研究表明，HIV-HD 患者与 HIV 阴性霍奇金病患者大剂量化疗和自体造血干细胞移植的疗效结果相似。意大利合作组的一项包括 50 例 HIV 阳性 HAART 治疗反应好的难治性 / 复发性淋巴瘤患者，其中 38% 为霍奇金病[82]，结果表明，中位随访 44 个月，无病生存率和 OS 分别为 74% 和 75%，低 CD4 计数、骨髓受累和不良的一般状况是影响预后的独立因素。西班牙的另一项研究报道了 68 例 HIV 相关淋巴瘤患者，包括 18 例霍奇金病患者大剂量化疗和自体造血干细胞移植的结果[83]。自体造血干细胞移植后 12 个月非复发死亡率为 7.5%，主要死因是细菌感染，中位随访时间为 32 个月，无病生存率和 OS 分别为 56% 和 61%。该研究结果得到 EBMT 一项回顾性分析的支持，该分析了包括 53 例患者（66% 的非霍奇金淋巴瘤和 34% 霍奇金病），比较了 HIV 阳性和阴性淋巴瘤患者接受大剂量化疗与自体造血干细胞移植治疗的生存率[84]。

除了较高比例的男性患者和混合细胞性霍奇金病外，两组均具有可比性。两个队列中复发、OS 和 PFS 的发生率相似，在 HIV 阳性组中观察到自体造血干细胞移植后第一年内非复发死亡率较高（8% vs 2%），主要是因为早期细菌感染，但是没有统计学意义并且不影响生存。

这些结果表明，可以在 HAART 治疗基础上的 HIV 感染者中收集外周血造血干细胞，并且可以在选定的个体中进行自体造血干细胞移植。应使用与 HIV 阴性淋巴瘤相同的标准，考虑 HIV 相关淋巴瘤患者的自体造血干细胞移植。潜在自体造血干细胞移植候选人应进入临床试验或转到有经验的医学中心进行。

（十一）移植后晚期事件

霍奇金病和其他血液恶性肿瘤患者接受自体造血干细胞移植后，越来越多的人可以获得长期生存。虽然有几项关于一系列血液恶性肿瘤造血干细胞移植后生活质量的报道。目前还没有专门针对霍奇金病患者移植后生活质量的相关报道。

英国哥伦比亚的一项关于霍奇金病患者自体造血干细胞移植治疗的长期随访表明，89% 患者的一般状况至少能达到原来水平的 90% 左右[36]。然而，有一些患者仍处于残疾状态，其他患者则表现出明显的焦虑和抑郁程度。IBMTR 和 ABMTR 进行的一项调查显示，相比正常对照组，移植幸存者的健康状况相对较差，更多表现为疲劳、睡眠差和性功能问题[85]。移植幸存者也更有可能显现焦虑、抑郁和社交功能问题。然而在该队列中，接受过自体造血干细胞移植治疗的霍奇金病患者所占比例较小。德国进行了一项类似的自体造血干细胞移植后长期功能调查研究[86]，在调查中，霍奇金病患者也仅占一小部分。结果表明大多数患者（67%）可以达到很好的生活质量，并且随着时间的推移会得到进一步改善。尽管相关报道显示少数患者很难再继续工作，但该报道表明，大多数患者已恢复原来的工作状态[8]。其次，部分患者通常会观察到性功能障碍。

接受自体造血干细胞移植治疗的霍奇金病患者有晚期复发的风险，尽管一些研究尚未报道晚期复发情况，但其他一些研究表明患者长期仍有复发的风险。有报道自体造血干细胞移植后超过 7 年复发[9, 36]。这些结果表明，霍奇金病进行自体造血干细胞移植后的终身随访是必要的。

骨髓移植幸存者研究小组（Bone Marrow Transplant Survivor Study，BMTSS）检查了自体造血干细胞移植后至少存活 2 年患者的长期预后[87]。接受移植霍奇金病患者与一般人群相比，晚期死亡风险为 28.2 倍。这种风险包括复发和非复发死亡原因。芬兰一项针对接受自体造血干细胞移植患者的全国性研究指出，接受过霍奇金病治疗患者的非复发死亡率发生率为 8.1%[88]。

大量报道描述了霍奇金病和非霍奇金淋巴瘤患者自体造血干细胞移植后继发性 MDS 和急性髓系白血病的发生[89]。对于霍奇金病患者自体造血干细胞移植后发生急性髓系白血病或 MDS 的 5 年风险率在 4%～15% 之间，这种情况在移植后数月内便可观察到。据报道，与移植后 MDS/ 急性髓系白血病发生相关的风险因素包括年龄、烷化剂使用、全身放疗预处理、放疗和脾切除史。同时，自体外周血造血干细胞与自体骨髓移植相比较，前者更容易发生。

有证据表明，霍奇金病治疗后继发性 MDS/ 急性髓系白血病的风险主要与移植前给予的治疗有关，而非高剂量预处理方案本身。温哥华的一项分析发现，接受自体造血干细胞移植的霍奇金病患者与仅接受常规化疗的患者相比，未发现继发性急性髓系白血病或其他恶性肿瘤的风险增加[90]。研究人员还使用 FISH 分析来证明，移植后 MDS/ 急性髓系白血病中存在的细胞遗传学异常可在霍奇金病患者移植前存储的血液或骨髓样本中就检测到[91]。该观察结果提出了在造血干细胞采集之前，应对所有患者的骨髓进行细胞遗传学分析的建议。此外，大多数关于移植后继发 MDS/ 急性髓系白血病的研究认为，其存在 5 号和 7 号染色体的异常，这些异常与在自体造血干细胞移植之前烷化剂的使用相关。在许多情况下，自体造血干细胞移植与 MDS/ 急性髓系白血病发展之间的短潜伏期也表明，继发恶性肿瘤源于先前治疗而非高剂量预处理的结果。

针对霍奇金病患者自体造血干细胞移植之后实体瘤的发生，英国哥伦比亚的一项关于霍奇金病的自体造血干细胞移植数据分析，估计发生实体肿瘤的 15 年累计风险为 3.2%[90]。

霍奇金病患者自体造血干细胞移植其他晚期并发症包括感染[9, 27, 32, 66]、心脏并发症[37, 66]、肺部并发症[9, 27, 37]。BMTSS 发现霍奇金病患者自体造血干细胞移植后存活者，心脏功能障碍导致的晚期死亡风险增加了 4.3 倍，肺损害风险增加了 29.1 倍。尽管卵巢功能有所恢复，但实际上所有女性霍奇金病患者都会在接受自体造血干细胞移植治疗后出现闭经。无论是辅助生殖还是自然怀孕，都已经在接受自体造血干细胞移植的霍奇金病患者中有了相关报道[41, 66]，但是应告知患者避孕的必要性。

（十二）疾病复发管理

相当一部分霍奇金病患者在自体造血干细胞移植后复发，一系列报道表明，自体造血干细胞移植后疾病进展的中位生存期低于 12 个月，尽管一些报道给出更好的结果[92, 93]。由于先前的治疗、低血细胞计数和不良的一般状况，复发后的治疗受到限制。对于局部复发的患者，应考虑放疗。单药长春碱往往会达到治疗高反应率和偶尔的长期缓解[66, 94]，部分患者会对霍奇金病的其他常规挽救方案也有相当治疗反应[95]。

最近研究证明，一些新药可成为霍奇金病患者自体造血干细胞移植后复发的有效治疗。本妥昔单抗是一种抗体 - 药物偶联新药，其 MMAE（monomethyl auristatin E，一种微管抑制药）通过共价键与抗体偶联，并靶向递送到 CD30 表达细胞中。由于 CD30 在恶性霍奇金 Reed–Sternberg 细胞上表达，并且较少在正常细胞上表达，因此 CD30 是抗霍奇金病治疗的优选靶标。一项相关 I 期剂量递增试验，招募了 45 名复发或难治性 CD30+ 血液恶性肿瘤的患者，在 17 名患者中观察到客观反应，并且在 86% 可评估患者中观察到肿瘤消退。研究者中 73% 的患者接受了自体造血干细胞移植[96]。一项针对 102 例霍奇金病患者自体造血干细胞移植后复发和难治性疾病的 II 期研究显示，其总有效率为 75%，34% 患者完全缓解[47]。预计 12 个月生存率为 89%，所有患者中位无进展生存期为 5.6 个月。完全缓解患者的中位反应持续时间为 20.5 个月。并且其治疗耐受性良好，最常见的治疗相关不良事件是外周感觉神经病变、恶心、疲劳、中性粒细胞减少和腹泻。

帕比司他（panobinostat）是一种组蛋白脱乙酰酶，是治疗霍奇金病患者自体造血干细胞移植复发的另一种新药。在一项 II 期研究中，招募了 129 名经过中位数 4 次化疗周期，其中 41% 为化疗难治性霍奇金病患者[97]。予以帕比司他 40mg，每周口服 3 次。结果表明，在 74% 的患者中观察到肿瘤减少，客观反应为 27%，中位反应持续时间为 6.9 个月，中位无进展生存期为 6.1 个月，预计 1 年 OS 为 78%。非血液学毒性包括恶心、腹泻和疲劳，可控的Ⅲ～Ⅳ级血小板减少症、贫血和中性粒细胞减少症。

苯达莫司汀是一种双功能烷化剂，在一项 36 例复发 / 难治性霍奇金病患者的Ⅱ期试验中进行了相关评估，这些患者不适合自体造血干细胞移植或在移植后复发 [98]，这些患者之前经历中位数为 4 周期的化疗，75% 患者在自体造血干细胞移植后复发。给予苯达莫司汀（120mg/m^2）连续两天，28 天一周期，共 6 个周期。在 34 个可评估患者中，总反应率为 53%，包括 33% 的完全缓解和 19% 的部分缓解。在所有难治性患者，包括既往接受自体造血干细胞移植和异基因造血干细胞移植患者中观察到了反应；然而，在自体造血干细胞移植后 3 个月内复发的患者未见治疗反应。中位反应持续时间为 5 个月。意大利治疗组报道了 41 例患者的类似结果，患者中 85% 在自体造血干细胞移植后复发 [99]，其总体反应率为 58%，完全缓解为 31%。8 名患者随后接受异基因造血干细胞移植。其无进展生存期和 OS 中位时间分别超过 11 个月和 21 个月。因此，苯达莫司汀可用于异基因造血干细胞移植之前的挽救治化疗。

一些患者可作为二次移植的候选，EBMT 报道第二次自体造血干细胞移植治疗后，50% 的患者存活，并在 2 年内缓解状态 [100]。其他研究也报道了类似的结果 [95]，IBMTR 的一份报道分析了 114 例患者异基因造血干细胞移植的结果，其中包括 35 例自体造血干细胞移植后复发霍奇金病患者 [101]。所有患者均接受高剂量清髓预处理，部分患者接受无关或不全合移植，100 天死亡率为 21%，疾病进展的 5 年累计发病率为 70%，5 年存活率为 24%。减低强度预处理异基因造血干细胞移植被用于降低既往自体造血干细胞移植的霍奇金病患者再次移植的移植相关死亡率（见下文）。M.D.Anderson 癌症中心的一组 30 名霍奇金病患者（75% 伴有自体造血干细胞移植），接受了减低强度预处理的异基因造血干细胞移植，18 个月 OS 和 PFS 分别为 61% 和 32%[102]。一项来自几个医疗机构的报道，霍奇金病患者移植复发后接受了减低强度的异基因造血干细胞移植，3 年无进展生存率为 8%[103]。西班牙的一项前瞻性试验进一步验证了 29 例自体造血干细胞移植后疾病进展的霍奇金病患者，经过减低强度

异基因造血干细胞移植的结果 [104]，2 年 OS 和 EFS 分别为 52% 和 23%。对于在自体造血干细胞移植后至少 12 个月缓解持续时间的患者，2 年 OS 和 EFS 分别为 75% 和 50%。

（十三）造血干细胞的来源

在北美和欧洲，大多数自体造血干细胞移植都是动员外周血造血干细胞，很少进行自体骨髓移植 [8, 76]。自体外周血造血干细胞移植后造血重建恢复更快，而且在没有全身麻醉的情况下收集细胞。最重要的是，这种方法可用在大剂量化疗患者中，这部分患者往往因为肿瘤污染或先前的放疗很难获得干细胞。

表 56-1 中显示了自体外周血造血干细胞移植和自体骨髓移植的比较结果，两者未显示明显的生存率差异。西班牙一项临床试验显示，对于霍奇金病患者，接受自体骨髓移植治疗的 5 年无治疗失败率 41%，而接受自体外周血造血干细胞移植治疗患者为 55.3%（$P = 0.007$）[9]，然而，这些差异在多变量分析中并不显著。相比之下，温哥华的一项研究显示，首次复发霍奇金病患者接受自体外周血造血干细胞移植患者，相比自体骨髓移植，无进展生存较差（$P = 0.04$）[36]。同样，这些差异在多变量分析中并不显著。

EBMT 配对分析比较了自体外周血造血干细胞移植和自体骨髓移植对霍奇金病患者的预后 [105]。骨髓移植后 4 年无进展生存率为 52%，而外周血造血干细胞移植为 38%（$P = 0.0082$），OS 分别为 65% 和 53%（$P = 0.0198$）。London 大学医院的单中心配对分析也比较了自体骨髓移植和外周血造血干细胞移植对霍奇金病的影响 [106]。自体骨髓移植后 3 年无进展生存率预计为 59%，自体外周血造血干细胞移植患者为 58%（$P = 0.255$），3 年 OS 率分别为 69% 和 78%（$P = 0.078$）。

前瞻性队列研究分析了包含霍奇金病和非霍奇金淋巴瘤的造血干细胞来源相关的结果 [107-109]。尽管在自体外周血造血干细胞移植治疗的患者中获得植入率、住院时间、费用和生活质量等次要结果的改善，但未发现生存率存在显著差异。因此，考虑到易于收集和植入率相关的次要优点，现在较多使用自体外周血造血干细胞移植。

（十四）异基因造血干细胞移植

与自体造血干细胞移植相比，异基因造血干细

胞移植有更强的抗肿瘤活性，但也伴随更高非复发死亡率。也有部分观点认为，异基因造血干细胞移植可能会纠正霍奇金病患者的终身免疫缺陷。异基因造血干细胞移植也导致移植物抗霍奇金效应，类似于白血病异基因造血干细胞移植后所观察到的GVL 效应。尽管对于自体移植可能输注的 Reed-Sternberg 细胞是否具有克隆性尚不明确，但异体供者来源干细胞消除了重新输入肿瘤细胞的风险。因此，对于造血干细胞收集不足、骨髓发育不良或细胞遗传学骨髓异常的患者，可考虑使用异基因造血干细胞移植。

异基因造血干细胞移植对霍奇金病的作用也存在争议。大多数临床试验患者既往有高强度化疗或伴有化疗耐药，导致清髓异基因造血干细胞移植的结果很差[110, 111]。IBMTR 报道了 100 例进展霍奇金病的患者行清髓同胞全相合异基因骨髓移植，3年无病生存率为 15%[101]。3 年治疗相关死亡率为61%。与治疗失败相关的因素包括年龄较大、一般状况不佳和近期感染。一项 EBMT 报道的关于 45例清髓性异基因造血干细胞移植研究，4 年无进展生存率和非复发死亡率分别为 15% 和 48%[112]。EBMT 的病例匹配分析回顾性比较了异基因和自体造血干细胞移植对霍奇金病的疗效，两者无进展生存、OS、复发或移植相关死亡率均无显著差异[112]。

Johns Hopkins 肿瘤中心，对于那些年龄 < 56岁、有同胞全相合供者的复发难治霍奇金病患者，优先被指定接受异基因造血干细胞移植[113]，部分患者也会接受自体造血干细胞移植。西雅图的研究人员回顾性比较异基因和自体造血干细胞移植对霍奇金病的影响，包括复发、EFS 和 OS 等[110]。结果提示，异基因造血干细胞移植后的复发率较低（45% vs 76%，$P = 0.05$），但由于异基因造血干细胞移植中移植相关死亡率较高，未观察到 OS 差异。最近的 EBMT 评估了 167 例接受异基因造血干细胞移植治疗霍奇金病患者的结果[114]。其中 81.5% 病例中，供者是 HLA 全相合同胞。结果表明，4 年无进展生存率和 OS 分别估计为 15.5% 和 24.7%，与治疗有关的死亡率估计为 51.7%。配对分析表明，与异基因造血干细胞移植相比，自体造血干细胞移植有更好的无进展生存率。

1. 移植物抗霍奇金病

一些临床对比研究表明，与自体造血干细胞移植相比，异基因造血干细胞移植治疗霍奇金病的复发率较低[110, 112, 113]。支持移植物抗霍奇金病效应存在的数据来源于供者淋巴细胞输注或 GVHD 发生后所观察到的反应。供者淋巴细胞输注后反应率为 30.5%，也进一步支持存在移植物抗霍奇金病效应[115-117]。一项大型 EBMT 回顾性研究中，64 例经过减低强度预处理的异基因造血干细胞移植后病灶持续或进展的患者，中位数为 6 个月（1 ～ 38 个月），对其进行了供者淋巴细胞输注治疗。结果表明，治疗反应率为 32%，供者淋巴细胞输注后的中位 OS为 20 个月。在接受该治疗而无须额外化疗的 18 名患者中，有效率为 44%[118]。来自 M.D.Anderson 癌症中心的 27 名患者在去除 T 细胞的异基因造血干细胞移植后疾病的研究，也报道了类似的结果。27 例患者中有 10 例（37%）达到完全或部分缓解，中位反应持续时间为 7.5 个月（范围 0.5 ～ 20 个月）[119]。供者淋巴细胞输注不仅诱导缓解，还能降低去除 T细胞异基因造血干细胞移植后的复发风险。在英国的另一项研究中，76 名多次复发或难治性霍奇金病的患者接受了异基因造血干细胞移植，同时进行了体内 T 细胞清除[120]。其中 22 名混合嵌合体患者和24 名复发患者接受了剂量递增的供者淋巴细胞输注治疗。接受该治疗的 22 名混合嵌合体的患者中，有 19 名（86%）转为完全嵌合状态。这些患者的4 年复发率为 5%，而完全嵌合复发率为 43%（$P = 0.00071$）。对于那些接受供者淋巴细胞输注的 24 名复发患者，总体反应率为 79%，4 年 OS 为 59%。这些结果表明，对于混合嵌合体的患者，行供者淋巴细胞输注可降低去除 T 细胞异基因造血干细胞移植后的复发风险。

还有证据表明发生 GVHD 患者的复发率可能较低[112, 121]。一项 EBMT 研究对 168 例行异基因造血干细胞移植治疗的霍奇金患者进行分析，慢性 GVHD 的发生显著降低了复发率，表现为无进展生存期较长，但对非复发死亡率没有影响[121]。GITMO 中心对于 122 名自体造血干细胞移植复发后接受异基因造血干细胞移植患者也报道了相似的结果，研究发现，慢性 GVHD 患者的 OS（$P < 0.001$）和无进展生存（$P = 0.024$）与没有 GVHD 或急性GVHD 患者相比，有显著改善[122]。

2. 减低剂量预处理异基因移植

目前多项研究探索关于霍奇金病中使用减低剂量

预处理异基因造血干细胞移植的其潜在移植物抗霍奇金病效应和能否降低移植相关死亡率[102, 104, 116, 123, 124]。这些研究表明，该方法对于自体造血干细胞移植后复发患者和不适合使用常规清髓方案患者有一定可行性。目前有研究报道非清髓性（氟达拉滨 90mg/m² 和全身放疗 200Gy）及减低强度方案的各种预处理方案，例如含有或不含阿仑单抗的氟达拉滨和美法仑方案。

关于减低强度预处理异基因造血干细胞移植治疗 HD 的最大系列临床研究由 EBMT 报道[125]。52 名患者接受了多种预处理方案，但大多数患者接受了以氟达拉滨为基础的减低强度预处理方案，2 年 PFS 和 OS 分别为 42% 和 56.3%，1 年移植相关死亡率为 17.3%。随后更新发表了 285 名患者的最新结果[118]。大多数患者对化疗敏感，80% 患者既往接受过自体造血干细胞移植，1 年治疗相关死亡率低至 11%，但 5 年疾病进展率为 59%；3 年 OS 和 PFS 分别为 29% 和 25%，移植前的化疗敏感性是与无病生存、OS 显著相关的唯一因素（图 56-6）。

最近有研究报道了减低强度预处理异基因造血干细胞移植对霍奇金病患者治疗的令人鼓舞的结果。EBMT 淋巴瘤工作组和 GEL/TAMO 报道了 78 例复发霍奇金病患者（无关供者 23 例）异基因造血干细胞移植的 Ⅱ 期试验结果[126]，其中 50 例完全或部分缓解，28 例病情稳定。氟达拉滨 150mg/m² 和美法仑 140mg/m² 用作预处理方案。同时加入 ATG 用于在无关供体移植中进行 GVHD 预防。结果显示 1 年非复发死亡率为 15%，复发是治疗失败

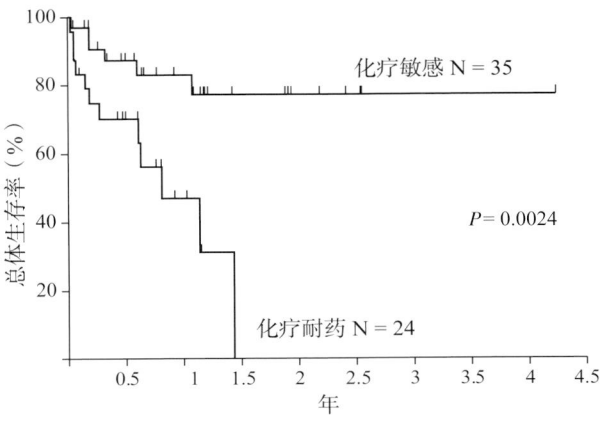

▲ 图 56-6　化疗敏感或化疗耐药对霍奇金病患者非清髓预处理方案总生存的影响

（引自 Schmitz 等，2004[123]。经 Elsevier 许可转载）

的主要原因，在 1 年时无进展生存率为 48%，4 年无进展生存率为 24%。慢性 GVHD 与较低复发率相关。移植前完全缓解的患者得到更好结果，1 年 OS 为 71%，4 年为 43%。难治性疾病、不良的一般状况与更差生存率相关。全相合相关和无关受者之间的生存率没有显著差异。CIBMTR 分析了 143 例接受无关供者，减低强度预处理 / 非清髓性干细胞移植治疗复发 / 难治性霍奇金病患者的结果[127]。参与者经历多种化疗方案，接受了 ≥ 3 个高强度化疗方案，89% 既往接受过自体造血干细胞移植。随访中位时间为 25 个月，第 100 天和第 2 年治疗相关死亡率率在分别为 15% 和 33%，2 年无进展生存率和 OS 分别为 20% 和 37%。结外病变和较差的 KPS 表现评分是治疗相关死亡率和生存相关的重要危险因素，复发和感染是最常见的死亡原因。

单中心结果显示治疗相关死亡率发生率较低。在 M.D.Anderson 癌症中心，40 名复发和难治性霍奇金病患者接受了减低强度预处理异基因造血干细胞移植治疗（同胞全相合 20 例；无关全相合 20 例）[102]。预处理方案包括氟达拉滨 + 环磷酰胺（± ATG）或氟达拉滨 + 美法仑。18 个月无进展生存率和 OS 分别为 32% 和 61%，疾病进展累计发病率为 55%。接受氟达拉滨 + 美法仑治疗的患者在 18 个月时 OS 为 73%，而使用氟达拉滨 + 环磷酰胺治疗患者为 39%（P = 0.03）。接受氟达拉滨 + 美法仑治疗的 58 例患者最新情况显示，第 100 天治疗相关死亡率为 7%，2 年治疗相关死亡率为 15%[128]。中位随访时间为 2 年，预计 2 年 OS 和无进展生存率分别为 64% 和 32%，2 年疾病进展 / 复发率为 55%。同胞全相合和无关全相合之间的生存率没有统计学差异。英国研究人员报道了 49 例多次复发霍奇金病患者减低强度预处理异基因造血干细胞移植（同胞全相合 31 例；无关全相合 18 例）的结果[116]，大多入组患者（90%）既往行自体造血干细胞移植后疾病进展。预处理方案由氟达拉滨、美法仑和阿仑单抗组成。结果表明，4 年无进展生存率和 OS 分别估计为 39% 和 55.7%，与部分缓解或难治性患者相比，移植时完全缓解患者的无进展生存率（P = 0.0389）和 OS（P = 0.0398）明显更好。对于既往自体造血干细胞移植病史的患者，无进展生存率也较差（P = 0.0267）。他们的最新结果显示，阿仑单抗显著降低了 GVHD 的风险而不影响生存结果，并且在预处

理方案中加入阿仑单抗后可见持久的供者淋巴细胞输注反应[129]。Baron 等（见前文）报道了 35 例移植失败的霍奇金病患者接受减低强度预处理异基因造血干细胞移植的结果[103]。在大多数患者中，预处理方案由氟达拉滨和 2Gy 全身放疗组成，3 年无进展生存率和 OS 分别为 8% 和 35%。西班牙的研究人员还报道了 40 例复发或难治性霍奇金病患者的减低强度异基因造血干细胞移植（同胞全相合 37 例）的结果[104]，大多数（n = 29）既往接受过造血干细胞移植治疗。预处理方案由氟达拉滨和美法仑组成，2 年无进展生存率和 OS 估计分别为 32% 和 48%。移植时的化疗抵抗往往伴随着更差无进展生存率和 OS，其他研究组使用减低强度异基因造血干细胞移植治疗霍奇金病也有类似结果，包括化疗耐药相关的不良预后[124]。

意大利研究人员对 185 例自体造血干细胞移植后霍奇金病复发患者行异基因造血干细胞移植，与常规挽救性化疗进行对比分析[122]，185 名患者中，122 名患者有供者来源（相关占 55%，无关占 32%，半相合占 13%），63 名没有供者，两组临床特征无差异。中位随访 48 个月，2 年后移植组中无进展生存率和 OS 更好（39.3% vs 14.2%；66% vs 42%，P < 0.001）。在多变量分析中，移植组无进展生存率和 OS 更好（P < 0.001）。同时，移植时完全缓解患者显示出更好无进展生存率和 OS。该研究支持异基因造血干细胞移植应用于自体造血干细胞移植后复发的霍奇金病患者。

EBMT 报道了复发或难治性霍奇金病患者，在减低强度预处理或常规大剂量预处理方案下异基因造血干细胞移植的对比分析[121]。在该研究中，89 名接受减低强度预处理异基因造血干细胞移植的患者，与 79 名接受常规高剂量预处理异基因造血干细胞移植的患者临床结果进行了比较。两组患者除了高剂量组中较多患者早年接受过骨髓干细胞移植，其他因素均具有可比性。减低强度预处理患者既往接受更高强度化疗，更多患者在接受自体造血干细胞移植后复发（61.8% vs 40.5%，P = 0.005）。两组间造血恢复及 GVHD 发生率无差异。然而，减低强度预处理组非复发死亡率显著降低（48% vs 24%，RR 2.85，P < 0.001）。减低强度预处理组 5 年 OS 也更好，并有更好的 5 年 PFS 趋势。患有慢性 GVHD 的患者复发风险显著降低，这能转化为更

好的无进展生存趋势（图 56-7）。英国报道的另一项研究中，将 72 例自体移植后复发霍奇金病患者行减低强度预处理异基因造血干细胞移植的结果，与常规非移植挽救治疗结果进行比较[130]。其中 38 名患者接受含有阿仑单抗的减低强度预处理，减低强度预处理异基因造血干细胞移植组中新诊断和自体移植患者的 OS 显著较好，新诊断患者 10 年的存活率为 48%，而对照组仅为 15%（P = 0.0001），自体移植患者 5 年生存率为 65%，对照组生存率为 15%（P ≤ 0.0001）。这些结果支持自体造血干细胞移植后复发霍奇金病患者接受减低强度预处理异基因造血干细胞移植治疗。此外，这些研究进一步证实了慢性 GVHD 与移植物抗霍奇金病效应相关。

表 56-7 显示霍奇金病患者异基因造血干细胞移植的相关结果。使用减低强度预处理异基因造血干细胞移植的结果似乎优于高强度清髓性预处理，特别对于自体造血干细胞移植后复发的患者。对于自体造血干细胞移植后复发患者，应考虑接受减低强度预处理异基因造血干细胞移植治疗。从上述研究可以看出，化疗敏感性和移植时完全缓解状态是考量异基因造血干细胞移植后生存率的最重要因素。同时，应该在化疗耐药的患者中探索替代治疗策略。最近研究表明，本妥昔单抗[131] 和苯达莫司汀[98, 99] 可以诱导复发霍奇金病患者缓解，使他们能够有机会接受异基因造血干细胞移植。然而，仍需要进一步将这些新药与其他治疗方式结果进行比较，确定适当的移植时机，制定最佳减低强度预处理方案，并设计降低移植相关毒性和 GVHD 风险的策略。

其他研究人员也对霍奇金病患者造血干细胞移植后行减低强度预处理异基因造血干细胞移植进行相关研究（见上文）。旨在探讨通过大剂量化疗方案达到最小疾病状态患者的移植物抗霍奇金病效应，Carella 等证明了这种方法的可行性[47]，研究了 10 名复发和难治性霍奇金病患者接受大剂量化疗，然后接受自体造血干细胞移植。在自体造血干细胞移植后中位时间 84 天，患者在用氟达拉滨联合环磷酰胺预处理后接受异基因造血干细胞移植。在第二次移植后 210 天和 430 天，有 5 名患者存活。然而，需要进一步研究来评估这种方法的治愈潜力。

3. 单倍体移植

为进一步研究非清髓预处理方案后 HLA 半相

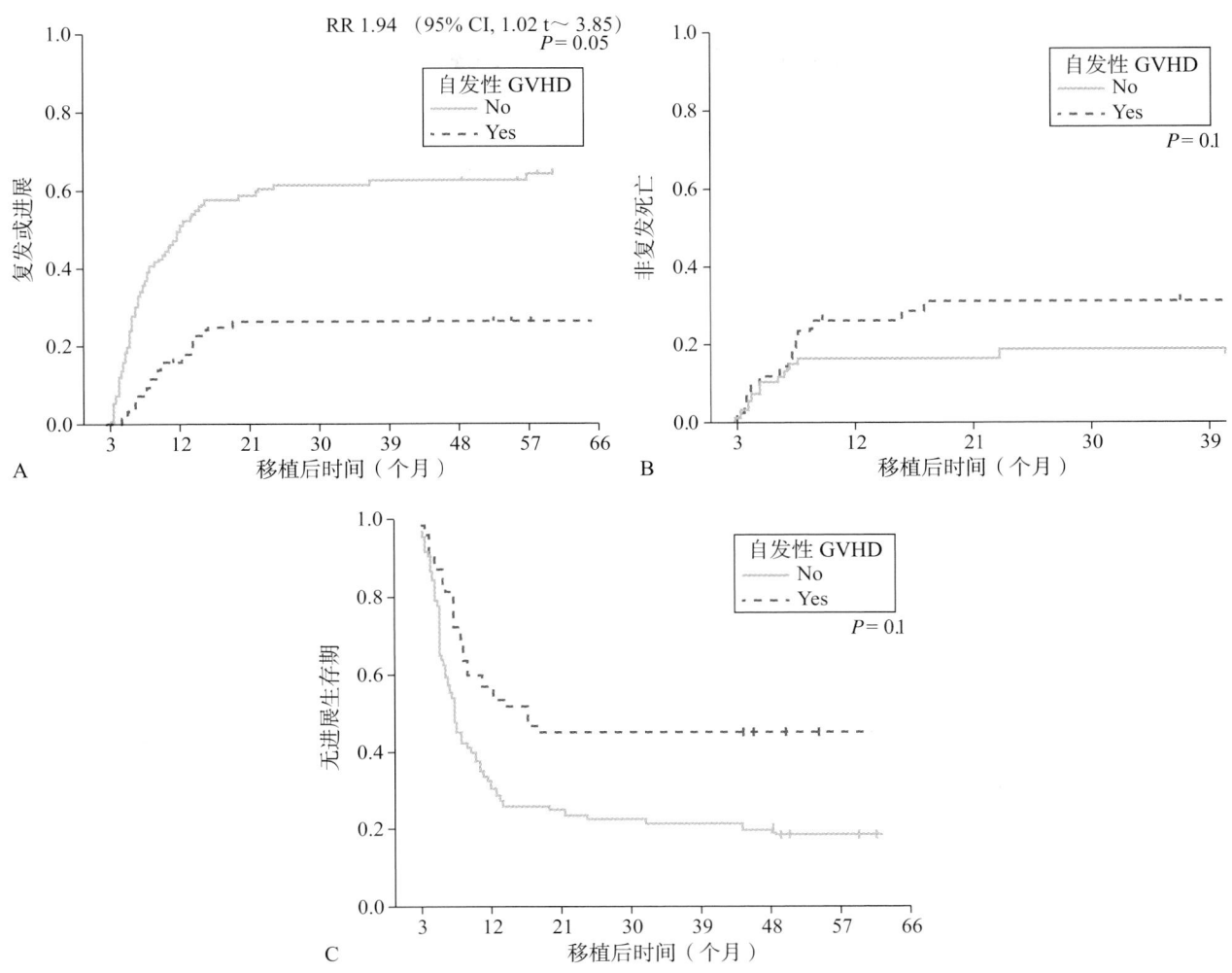

▲ 图 56-7　慢性移植物抗宿主病对异基因造血干细胞移植后结局的影响

A. 累计发生率复发或进展；B. 非复发死亡率；C.Kaplan-Meier 分析无进展生存（引自 Sureda 等，2008[121]。经美国临床肿瘤学会许可转载）

合造血干细胞移植疗效，Johns Hopkins 大学和 Fred Hutchinson 癌症研究中心注册合作开展了移植后大剂量环磷酰胺选择性去除同种异体反应性 T 细胞方案。随后应用他克莫司和麦考酚酸酯等免疫抑制来控制排斥反应和 GVHD。将半相合造血干细胞移植（n = 28）的结果与 HLA 全相合的相关供体造血干细胞移植（n = 38）和无关供体（n = 24）造血干细胞移植的结果进行比较，这些患者均为接受非清髓性预处理方案的复发或难治性霍奇金病[132]。患者接受了中位数为 5 种方案的大剂量化疗，92% 自体造血干细胞移植失败和局部放疗失败（83%）。三组患者间 OS 无显著差异。然而，半相合造血干细胞移植比 HLA 匹配相关（P = 0.01）和无关（P = 0.03）供体的复发率明显降低。单倍体造血干细胞移植比全相合供体造血干细胞移植的非复发死亡率也显著

降低（P = 0.02）。各组间严重 Ⅲ～Ⅳ级急性或慢性 GVHD 的发生率无差异。这些结果表明，单倍型供体是一种可行的选择，特别是对于那些有机会接受异基因造血干细胞移植治疗却没有合适全相合供体的患者。

4. 脐血干细胞移植

异基因造血干细胞移植的大多数患者可能不会有 HLA 匹配的同胞供体。许多患者没有合适的同胞供体，但可以使用相匹配的无关供体，但是可能伴有更高的 GVHD 风险和移植相关死亡率。无关的脐血具有快速可获得性（已冻存好）和低 GVHD 风险的优点。

Minnesota 的研究人员比较了接受减低强度预处理的 9 例脐血干细胞异基因造血干细胞移植和 12 例同胞全相合的移植结果[133]。两组间急性和慢性

表 56-7　自体造血干细胞移植治疗霍奇金病的结果

参考文献	数量	方 案	死 亡	结 果
[113]	100	清髓性	61% 3 年 TRM	15% 3 年 DFS
[113]	53	清髓性	43%	27% 10 年 EFS
[112]	45	清髓性	65% 4 年 TRM	15% 4 年 PFS
[110]	53	清髓性	53% 5 年 TRM	22% 5 年 EFS
[114]	167	清髓性	51.7% 4 年 TRM	15.5% 4 年 PFS
[123]	94	减低剂量（55%aHCT 前，10 例无关供者）	20%	39% 2 年 PFS
[102]	40	减低剂量（75% aHCT 前，20 例无关供者）	22% 18 个月 TRM	32% 18 个月 PFS
[116]	49	减低剂量（90% aHCT 前，18 例无关供者）	16% 730 天 NRM	39% 4 年 PFS
[104]	40	减低剂量（73% aHCT 前，2 例无关供者）	25% 1 年 TRM	32% 2 年 PFS
[103]	35	减低剂量	32% 3 年 NRM	8% 3 年 PFS
[102]	58	减低剂量（83% aHCT 前，33 例无关供者）	15% 2 年 TRM	32% 2 年 PFS
[133]	21	清髓性，减低剂量（66% aHCT 前，9 例脐血）	11% 脐血，17% 同胞全相合 100 天 TRM	25% 2 年 PFS 脐血，20% 2 年 PFS 同胞全相合
[124]	13	减低剂量（50%aHCT 前）	None	36% 1 年 PFS
[121]	168	减低剂量 89 例，61.8% aHCT 前	23% 1 年	28% 5 年 OS
		清髓性 79 例，41% 自体前	46% 1 年	22% 5 年 OS
[118]	285	减低剂量（85% aHCT 前，105 例无关供者）	19% 1 年	52% 2 年 OS
[122]	122	减低剂量（100% aHCT 前，32 例无关供者）	12% 1 年	31% 2 年 PFS
[126]	92	减低剂量（86% aHCT 前，23 例无关供者）	8% 1 年	48% 1 年 PFS
[127]	143	减低剂量（89% aHCT 前，100% 无关供者）	15% 2 年	30% 1 年 PFS

TRM. 移植相关死亡；NRM. 非复发死亡率；DFS. 无病生存；EFS. 无事件生存；PFS. 无进展生存；aHCT. 自体造血干细胞移植；OS. 总生存

GVHD 累计发病率以及治疗相关死亡率相似。脐血异基因造血干细胞移植后 2 年无进展生存率估计为 25%，而同胞全相合为 2%（P = 0.67）。对于原发难治性和自体造血干细胞移植后一年内复发的患者 2 年无进展生存率为 0%。这些结果表明，脐血异基因造血干细胞移植可作为缺乏相合同胞供者或全相合无关供者患者的替代方案。

（十五）大剂量化疗方案

目前各种大剂量化疗方案和自体造血干细胞移植已经广泛用于霍奇金病（表 56-8）。尽管已对治疗方案进行了回顾性比较，但尚未有任何前瞻性试验报道。大剂量化疗方案通常分为使用全身放疗和仅含有化疗药物的方案。在既往治疗中使用过放疗的患者，往往会失去再次全身放疗治疗的可能性。

西雅图的研究人员分析了自体和异基因造血干细胞移植治疗霍奇金病患者不同预处理方案的疗效 [110]。当比较含全身放疗和仅化疗药物预处理方案时，未观察到 EFS 有显著差异，尽管 5 年 OS 率分别为 28% 和 14%（P = 0.081）。接受环磷酰胺 + 全身放疗治疗患者的 5 年生存率为 25%，而接受白消安 + 环磷酰胺治疗患者为 11%（P = 0.0610），接受环磷酰胺 + 全身放疗治疗患者与接受环磷酰胺 + 卡莫司汀 + 依托泊苷治疗患者治疗结果相似。Johns Hopkins 大学一项关于霍奇金病患者接受自体或异

表 56-8　霍奇金病的常用高剂量化疗方案

方　案	使用总剂量
CBV	环磷酰胺 $4.5 \sim 7.2g/m^2$ 或 100mg/kg
	卡莫司汀 $300 \sim 600mg/m^2$ 或 15mg/kg
	依托泊苷 $750 \sim 2400mg/m^2$ 或 60mg/kg
BEAC	卡莫司汀 $200 \sim 400mg/m^2$
	依托泊苷 $600 \sim 1200mg/m^2$
	阿糖胞苷 $800 \sim 1200mg/m^2$
	环磷酰胺 $140 \sim 180mg/kg$ 或 $6 \sim 7.5g/m^2$
BEAM	卡莫司汀 $300 \sim 400mg/m^2$
	依托泊苷 $400 \sim 1600mg/m^2$
	阿糖胞苷 $400 \sim 1600mg/m^2$
	美法仑 $140mg/m^2$
环磷酰胺、全身放疗	环磷酰胺 $120 \sim 200mg/kg$
	全身放疗 $800 \sim 1320cGy$
依托泊苷、环磷酰胺、全身放疗	依托泊苷 $30 \sim 60mg/kg$
	环磷酰胺 $60 \sim 120mg/kg$
	全身放疗 $1200 \sim 1375cGy$
白消安、环磷酰胺	白消安 16mg/kg
	环磷酰胺 $120 \sim 200mg/kg$

CBV. 环磷酰胺、卡莫司汀、依托泊苷；BEAC. 卡莫司汀、依托泊苷、阿糖胞苷、环磷酰胺；BEAM. 卡莫司汀、依托泊苷、阿糖胞苷、美法仑

基因造血干细胞移植的回顾性分析，也未发现包含 TBI 方案与单纯化疗方案的结果存在差异[113]。希望之城的患者接受全身放疗 + 依托泊苷 + 环磷酰胺的治疗方案，如果存在既往放疗史，则接受卡莫司汀 + 依托泊苷 + 环磷酰胺的治疗方案[37]。两者之间未发现治疗反应率、无病生存率、OS 或相关毒性存在明显差异。在 Stanford 大学，患者接受了全身放疗 + 依托泊苷 + 环磷酰胺，或用卡莫司汀或洛莫司汀代替全身放疗的方案[21]，各治疗组未观察到 OS、无进展或 EFS 存在显著差异。同样，在 ABMTR 分析中，将含全身放疗的方案与仅含化疗药物方案进行比较，两组结果没有明显差异[27]。EBMT 分析也未能发现是否使用全身放疗相关预处理的无进展生存率或 OS 存在显著差异[55]。在

MSKCC，与高剂量化疗方案相比，当霍奇金病患者使用加速分次区域放疗联合环磷酰胺和依托泊苷治疗时，EFS 和 OS 无显著差异[20]。

全身放疗的使用可能增加肺部相关毒性，特别是对于接受过纵隔放疗的患者。西班牙登记结果显示，自体造血干细胞移植之前使用含全身放疗方案治疗与早期移植相关死亡率风险显著相关（RR 2.3，$P = 0.02$）[9]。西班牙另一项针对霍奇金病患者自体造血干细胞移植的多因素分析发现，使用含全身放疗的方案伴随非复发死亡率风险增加 6.09 倍（$P = 0.0001$）[64]。含全身放疗方案的移植患者 5 年 OS 为 33%，而仅化疗方案移植的患者为 60%（$P = 0.01$），尽管这种差异在多变量分析中并不显著。

最常见用于霍奇金病的自体造血干细胞移植前

的大剂量化疗方案之一是 M.D.Anderson 癌症中心开发的 CBV（环磷酰胺、卡莫司汀、依托泊苷）方案。最初的 CBV 方案已被修改，不同机构使用了不同的治疗时间表（表 56-8）。尽管较高剂量的卡莫司汀与肺毒性风险增加有关，特别是在接受过胸部照射的患者，没有任何前瞻性研究证明不同的 CBV 方案会导致不同的结果[110, 134]。向 CBV 方案添加顺铂不会导致结果出现显著差异，尽管这种修改可降低卡莫司汀的剂量[36, 135]。另一种用于霍奇金病患者自体造血干细胞移植的大剂量化疗方案是 BEAM 方案，该方案由 London 的研究人员开发并且也被广泛应用和修改（表 56-8）[66]。当比较 CBV 方案和 BEAM 方案的疗效时，回顾性分析未能显示生存率有显著差异[25, 65]。在一项回顾性比较中，使用了异常高剂量的卡莫司汀（800mg/m²），CBV 方案移植相关的发病率和死亡率显著升高[136]。在另一项研究中，BEAM 方案中依托泊苷总剂量升高至 1600mg/m²，却并未显著提高生存率[137]。

此前霍奇金病患者在自体造血干细胞移植前还使用过各种其他大剂量化疗方案。在西雅图，一项回顾性分析比较了含有白消安、美法仑和塞替派的方案与依托泊苷、环磷酰胺和全身放疗两种不同方案治疗霍奇金病的结果[39]。两者间没有观察到相关治疗毒性、EFS 或 OS 存在显著差异。也有在霍奇金病接受自体造血干细胞移植之前应用其他大剂量化疗方案，包括白消安、依托泊苷和环磷酰胺[30]，卡莫司汀、依托泊苷和顺铂[138]，塞替派、米托蒽醌和卡铂[139]，以及高剂量序贯化疗方案[40]。

现有数据尚不能明确任何大剂量化疗方案会使霍奇金病患者获益，需要进行前瞻性试验证明其方案的优越性，因此目前很难推荐任何单一方案，但肺疾病患者或有胸部照射病史的患者应避免使用全身放疗和更高剂量卡莫司汀。

一些机构已经测试了对霍奇金病患者使用双（串联）次自体造血干细胞移植（见前文）。虽然很大一部分患者无法接受第二次计划的移植手术，但这种方法是可行的，并且可能取得良好结果[45, 46]。

六、总结和展望

过去 25 年中，大剂量化疗后自体造血干细胞移植已成为大多数复发和难治性霍奇金病患者的首选治疗方法。该治疗对于化疗敏感的患者和复发时具有良好预后因素的患者疗效更好。原发难治性霍奇金病患者需要采用新方法，因为即使这类患者接受自体造血干细胞移植，长期缓解的可能性仍然很小。目前正在探索应用本妥昔单抗作为挽救治疗新方案以及移植前的桥接治疗。对于既往接受过多次化疗和放疗的患者，自体造血干细胞移植虽然可以使其获得长期生存，但非复发死亡率风险更高。因此需要考虑采取新的治疗策略以减少长期并发症。通过早期 FDG-PET 检测，以及在治疗结束时进行 FDG-PET 检测，有助于准确判断一些患者可能无法通过常规治疗达到治愈，对于这部分患者可能会通过早期移植获益。尽管非复发死亡率发生率较低，但降低强度的异基因造血干细胞移植对复发和难治性霍奇金病的作用需要进一步研究。目前，已经明确异基因移植存在移植物抗霍奇金病效应，因为对化疗敏感的患者能够受益于异基因造血干细胞移植。但还需要进一步研究最佳减低强度方案选择、GVHD 预防、造血干细胞类型和供者淋巴细胞输注作用。此外，自体造血干细胞移植后复发霍奇金病患者也应考虑接受异基因造血干细胞移植。

第57章
造血干细胞移植治疗 B 细胞非霍奇金淋巴瘤

Hematopoietic Cell Transplantation for Non-Hodgkin Lymphoma (B Cell)

Leslie L. Popplewell　Ginna G. Laport　著

黄海雯　译

陈晓晨　傅玲玲　陈子兴　校

一、概述

非霍奇金淋巴瘤是一组起源于 B 淋巴系祖细胞、T 淋巴系祖细胞、成熟 B 细胞或成熟 T 细胞的恶性肿瘤的统称。据报道，2015 年约有 72 000 人被诊断为非霍奇金淋巴瘤，约 20 000 人死于淋巴瘤[1]。由于造血干细胞移植被认为是有可能治愈非霍奇金淋巴瘤的治疗方法，近年来接受造血干细胞移植治疗的非霍奇金淋巴瘤患者逐年增加。2009 年，美国有超过 3500 例非霍奇金淋巴瘤患者接受了造血干细胞移植，其中 2500 多例是自体造血干细胞移植[2]。本章主要综述自体造血干细胞移植和同种异体造血干细胞移植在 B 细胞非霍奇金淋巴瘤中的应用。T 细胞非霍奇金淋巴瘤的造血干细胞移植将在第 58 章进行讨论。读者还可参考如下相关章节内容：预处理方案（第 20 章和第 21 章）、放射免疫治疗（第 23 章）、微小残留病（第 25 章）、造血干细胞来源（第 4 章）、造血干细胞移植相关并发症（第七部分的相关章节）和过继性免疫治疗（第 69 章）。

二、弥漫大 B 细胞淋巴瘤

弥漫大 B 细胞淋巴瘤（diffuse large B-cell lymphoma，DLBCL）是非霍奇金淋巴瘤中最常见的亚型，每年新诊断 DLBCL 病例数大约占非霍奇金淋巴瘤的 30%，其在诊断时的中位年龄为 64 岁[3]。将抗 CD20 单克隆抗体利妥昔单抗（rituximab，RTX）联合 CHOP 方案［环磷酰胺、羟基柔红霉素（多柔比星）、长春新碱、泼尼松］应用临床后，DLBCL 患者预后有了显著改善。早于 1993 年，国际预后指数（international prognostic index，IPI）就被提出并应用于 DLBCL 患者的危险分层。随后，年龄调整的 IPI 也被临床广泛应用，主要用于需要制定更强烈化疗方案，如自体造血干细胞移植的患者[4]。IPI 相关危险因素包括患者年龄、一般体能状况、血清乳酸脱氢酶水平、结外受累部位数量和疾病分期。根据患者在诊断时所存在的危险因素，将其分为低危、中危和高危组。接受 CHOP 或 CHOP 样方案治疗的患者，低危组预计 5 年生存率可达到 73%，而高危组患者由于较低完全缓解率及较高复发率，其死亡率上升，5 年生存率仅 26%。然而无论患者归于何种危险组，50% 以上的完全缓解患者将会在 2～3 年后复发，如果这部分复发患者对挽救性化疗敏感，自体移植可作为后续的标准治疗方案。此外，自体移植还可以应用于挽救一线诱导化疗失败的患者。而异基因移植通常用于不适合自体移植的患者，例如骨髓受累的患者，具有"双打击"高风险特征的患者，以及自体移植后复发的患者。

（一）自体造血干细胞移植治疗弥漫大 B 细胞淋巴瘤

许多 II 期临床试验显示自体移植尽早应用于高危组 DLBCL 患者可以改善其生存，进而有随机试验证实了自体移植可作为 DLBCL 的巩固治疗[5]。一项 Meta 分析汇总了 11 项临床研究，包含超过 2000 名 DLBCL 患者接受自体移植作为巩固治疗，结果显示，自体移植组和对照组的死亡率类似，并没有发现自体移植治疗能改善 OS，然而这一阴性结果可能和这些试验本身存在显著异质性相关[6]。这些已发表的分析自体移植治疗复发难治性 DLBCL 的研究都是在利妥昔单抗应用于 DLBCL 之前。在利妥昔单抗时代，常规化疗 DLBCL 的总体反应率及 OS 和无进展生存期均得到改善，并且在随访的 10 年时间内仍能保持生存优势。因此，对于高危组 DLBCL 是否早期进行自体移植需要进行更严格的风险和获益评估[7]。根据 2011 年 ASBMT 的声明，不建议对任何 IPI 风险组使用自体造血干细胞移植作为一线治疗，然而，这些已发表的自体移植研究均未将利妥昔单抗纳入其治疗方案，而目前在研的将利妥昔单抗纳入治疗后的临床研究结果可能会改变这一建议[5]。

在利妥昔单抗时代，两项随机临床试验评估了自体造血干细胞移植一线应用于预后不佳的高危及中高危组 DLBCL 的疗效。SWOG 的研究采用 CHOP 或利妥昔单抗 -CHOP 诱导治疗，然后再进行剩余疗程的利妥昔单抗 -CHOP 或自体移植[8]。自体移植组和标准组之间的 2 年无进展生存率存在显著差异，分别为 69% 和 56%（$P = 0.005$），但对于 OS，差异不显著，分别为 74% 和 71%（$P = 0.32$）。通过探索性对高中危组和高危组分别进行分析时，接受造血干细胞移植的高 IPI 患者在 2 年 PFS 和 OS 方面比标准组有更好的改善（PFS：75% *vs* 41%；OS：82% *vs* 64%）。该试验无法有力证明下述因素的意义：诱导治疗方案不同及 B 细胞和 T 细胞组织学差异并未改变治疗效果。

意大利淋巴瘤基金会进行了一项前瞻性多中心随机对照试验，对高危（年龄调整的 IPI 2 或 3）患者采用 2×2 因子设计[9]。患者首先被随机分配到两种利妥昔单抗剂量浓度治疗组（RCHOEP14 与 RmegaCHOP）中，然后再次随机分配到接受造血干细胞移植组或观察组。主要终点是 EFS，所有分析均采用意向治疗分析。造血干细胞移植组的 2 年无进展生存率为 72%，而未接受造血干细胞移植组为 59%（$P = 0.008$），两组 OS 没有显著差异。

对于接受一线化疗的 DLBCL 患者，在 2 ~ 4 个化疗周期后应用 PET-CT 进行中期评估具有预后判断价值。Haioun 等的一项研究显示，两个 CHOP 或 R-CHOP 周期后中期 PET 扫描阳性的患者预后较差[10]。若继续以相同的化疗方案进行后续治疗，并不足以治愈这些中期 PET 阳性的患者。诱导化疗中期 FDG-PET 阳性的 DLBCL 患者可早期接受自体造血干细胞移植治疗。MSKCC 的研究人员使用风险适应策略前瞻性地研究了 98 例 DLBCL 患者 4 个周期 R-CHOP14 治疗后中期评估 PET 阳性的患者[11]。4 个疗程后进行 PET 扫描，阴性患者接受 ICE（异环磷酰胺、卡铂、依托泊苷）三个疗程，然后观察。对中期 PET 扫描阳性的患者进行组织活检，如果活检时残留非霍奇金淋巴瘤阳性，则接受 ICE，然后进行自体移植。在 38 例中期扫描阳性的患者中，只有 5 例活检阳性并接受自体移植。这 5 名患者中有 3 名仍然无病生存，另外 33 名中期 PET 扫描阳性、活检阴性的患者只接受了 ICE 方案化疗，而没有接受自体移植。这 33 名患者中有 26 名没有复发并仍然存活。这一研究结果对于使用 PET 中期评估作为自体移植指征的研究者们来说是一个警示。

（二）自体造血干细胞移植治疗复发难治弥漫大 B 细胞淋巴瘤

初次治疗后复发或未能达到完全缓解的患者应考虑进行自体移植。PARMA 试验是一项随机多中心试验，215 例化疗敏感的非霍奇金淋巴瘤患者分别接受巩固治疗与自体移植进行比较[12]。所有患者均采用含蒽环类药物的化疗方案获得首次缓解。所有患者均接受 DHAP（地塞米松、高剂量阿糖胞苷、顺铂）方案化疗，并采集自体骨髓，然后进行第二疗程 DHAP 方案化疗。然后将患者随机分为两组，分别是 4 个周期的 DHAP 组与自体移植组。两组间预后因素无差异。中位随访 63 个月后，接受造血干细胞移植组的反应率为 84%，而接受巩固治疗组的反应率为 44%。5 年时，造血干细胞移植组的 EFS 为 46%，仅接受化疗的组为 12%（$P = 0.001$），OS 分别为 53% 和 32%（$P = 0.038$）。PARMA 研究的后续结果表明，初始缓解期较长的患者（＞1 年与＜ 1 年后复发）对 DHAP 的反应较高（69% *vs* 40%），8 年时 OS 较高（29% *vs* 13%）。只有在复发时 IPI ＞ 0 的患者才能见到生存优势[13]。

利妥昔单抗加入一线化疗可使更多患者达到并维持缓解。然而，越来越多的证据表明，在挽救治疗和自体移植之前接受利妥昔单抗治疗的患者，比复发以及自体移植前未接受利妥昔单抗治疗的患者病情明显更差。在一项回顾性分析中，来自西班牙淋巴瘤工作组（GEL/TAMO）的研究人员评估了复发前接受过利妥昔单抗治疗对 163 例接受 R-ESHAP 挽救化疗，并随后自体移植治疗的复发或难治性 DLBCL 患者的影响（利妥昔单抗加依托泊苷、阿糖胞苷、顺铂、甲强龙）。69 名患者在复发前未接受过利妥昔单抗。接受利妥昔单抗作为一线治疗的患者，对挽救治疗的反应以及无进展生存期和 OS 明显更差。中位随访时间为 29 个月，利妥昔单抗暴露组与未接受利妥昔单抗组的无进展生存率分别为 17% 和 57%（*P* ＜ 0.0001），OS 分别为 38% 和 67%（*P* = 0.0005）[14]。

这一观察结果在 CORAL 研究中也得到证实，该试验是一项欧洲多中心前瞻性 III 期研究，该研究纳入了 396 例首次复发或原发性难治性的 DLBCL 患者。患者随机接受 R-ICE（利妥昔单抗、异环磷酰胺、卡铂、依托泊苷）或 R-DHAP（利妥昔单抗、地塞米松、高剂量阿糖胞苷、顺铂）挽救化疗[15]。应答患者进行自体移植，并在造血干细胞移植后进行第二次随机分组，即观察组或利妥昔单抗维持 1 年组。共有 244 名患者（63%）接受了包含利妥昔单抗的一线治疗。在比较 R-ICE 和 R-DHAP 组时，反应率无差异，分别为 63.5% 和 62.8%，EFS 分别为 26% 和 35%。显著影响挽救性治疗和 EFS 反应率的因素是难治 / 复发＜诊断后 12 个月，继发年龄调整的 IPI ＞ 1 和之前接受利妥昔单抗治疗。与未接受利妥昔单抗暴露的早期复发患者相比，从确诊后 12 个月内复发并且之前接受利妥昔单抗治疗的患者组无进展生存期较差（图 57-1A）。对于确诊后 12 个月以后复发的患者，早期的利妥昔单抗暴露不会影响无进展生存期。

关于造血干细胞移植后继续利妥昔单抗维持的作用，在维持组与观察组中未发现 EFS、无进展生存期或 OS 的差异。维持组在移植后的 4 年 EFS 为 52%，而观察组为 53%（*P* = 0.7）。维持组中报道了

更多的第 100 天后不良事件，其中大多数是感染。二次年龄调整的 IPI 评分对 EFS、无进展生存期和 OS 的影响非常显著（*P* ＜ 0.001）（图 57-1B）。值得注意的是，在第二次随机分配及维持治疗后，男性和女性的无进展生存期存在显著差异。女性在这两个时间点都具有更好的 EFS，这归因于男性较高的利妥昔单抗清除率而导致了利妥昔单抗低暴露。男性和女性的 EFS 分别为 43% 和 69%。在维持治疗的 Cox 模型中，二次年龄调整的 IPI 评分（*P* ＜ 0.001）和男性（*P* = 0.01）是影响预后的重要因素[16]。

CORAL 研究者还回顾性评估了复发难治性 DLBCL 患者的分子亚型或起源细胞的预后价值[17]。基于组织学标本的可用性，通过免疫组化分析 232 名患者的肿瘤活检 CD10、bcl-6、MUM1 和

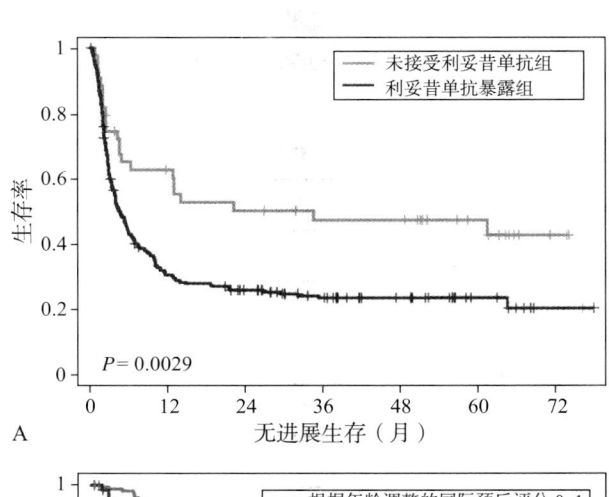

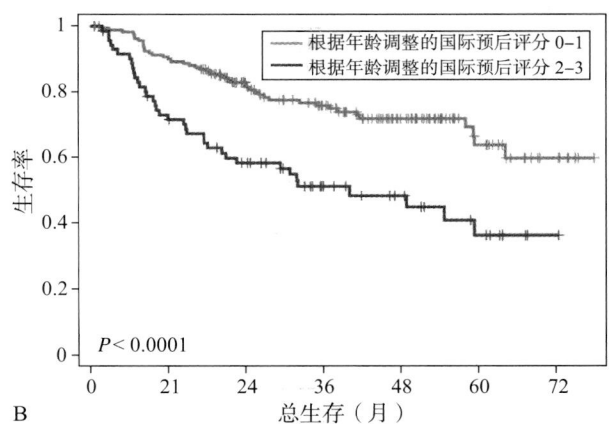

▲ 图 57-1　自体造血干细胞移植治疗复发难治弥漫大 B 细胞淋巴瘤

A. 利妥昔单抗前时代，弥漫性大 B 细胞淋巴瘤患者无进展生存期。从诊断到复发＜ 12 个月（CORAL 研究）；B. 根据弥漫性大 B 细胞淋巴瘤复发时年龄调整的国际预后指数分组的总生存率情况（CORAL 研究）（引自 Gisselbracht 等，2010[15]。经美国临床肿瘤学会许可转载）

FOXP1，以及通过 FISH 分析 bcl-2、bcl-6 和 c-MYC 基因断裂点。在 Hans 算法的基础上，利用免疫组化将患者分为生发中心 B 细胞亚型（germinal center B-cell-like，GCB）和活化 B 细胞（activated B-cell-like，ABC）亚型，46% 的患者被归类为 GCB 亚型，49% 为 ABC 亚型[18]。与 ABC 亚型的患者相比，GCB 亚型患者的无进展生存率和 OS 明显更好，无进展生存率分别为 70% 和 28%，OS 分别为 74% 和 40%。当通过组织细胞学和挽救治疗方案分析疗效反应时，用 R-DHAP 治疗的 GCB 亚型患者 3 年无进展生存率为 100%，而用 R-ICE 治疗的 GCB 亚型患者的 3 年无进展生存率只有 27%。无论挽救性治疗方案如何，ABC 亚型 DLBCL 患者预后均较差。因此，需要基于分析不同细胞起源的 DLBCL 前瞻性随机试验，来评估 R-DHAP 和 R-ICE 对于 GCB 型 DLBCL 患者的生存益处。

RIT 在造血干细胞移植中的作用将在另一章（第 23 章）中全面介绍，在此介绍几个重要临床试验结果。放射性同位素标记的单克隆抗体向表达特定抗原的肿瘤细胞靶向递送放射药物，并有助于照射治疗其邻近的低表达或不表达该抗原的肿瘤细胞。RIT 是可用于 B 细胞非霍奇金淋巴瘤移植预处理方案的理想药物。骨髓抑制是 RIT 的主要不良反应，可以通过输注造血干细胞来治疗。一些 I 期和 II 期试验证明，将标准剂量或递增剂量的 CD20 单抗 RIT，如 ^{90}Y 替伊莫单抗或 ^{131}I 托西莫单抗，加入到造血干细胞移植预处理方案中的可行性和安全性[19-21]。

由 BMTCTN 进行的多中心 III 期试验将化疗敏感的复发难治 DLBCL 患者的自体移植前预处理方案，随机分为利妥昔单抗加 BEAM 方案（n = 113）或 [^{131}I] 托西莫单抗加 BEAM 方案（n = 111）。2 年无进展生存率（48.6% vs 47.9%，P = 0.97）和 2 年 OS（66% vs 61%，P = 0.38）无显著差异。治疗相关死亡率也无显著差异（4.1% vs 4.9%，P = 0.97），但 RIT 组的黏膜炎评分明显较高[22]。一项正在进行的多中心 III 期试验与前述 BMTCTN 试验的试验设计相似，该试验测试 ^{90}Y 替伊莫单抗联合 BEAM 的疗效。将复发或难治的 DLBCL 患者随机分组，分别采用 BEAM 与 BEAM 联合 ^{90}Y 替伊莫单抗作为自体移植前预处理方案。需要指出，根据这些纳入 RIT 的预处理方案的 I 期和 II 期研究结果，最有希

望的策略是使用更高剂量的 RIT，但具体剂量可能需要进一步研究。

（三）异基因造血干细胞移植治疗弥漫大 B 细胞淋巴瘤

异基因造血干细胞移植治疗复发性 DLBCL 的复发率低于自体造血干细胞移植，但其治疗相关死亡率较高。在早期的非霍奇金淋巴瘤异基因造血干细胞移植回顾性研究中表明移植物存在抗淋巴瘤（graft-versus-lymphoma，GVL）效应[23]。这可通过停用免疫抑制后或输注供者淋巴细胞后的淋巴瘤消退来证实。

EBMT 将 1982—1998 年间移植的 1185 例淋巴瘤患者的结果，与同期大约 14 000 例接受自体造血干细胞移植的结果进行比较，也发现异基因造血干细胞移植有较低复发率[24]。在匹配分析中，对于中危组非霍奇金淋巴瘤患者，同种异体和自体受者的复发率分别约为 35% 和 60%。然而，由于在异基因组中观察到明显更高的治疗相关死亡率，因此 OS 没有差异。CIBMTR 的一项登记研究比较了首次接受自体移植（n = 837）和清髓性异基因移植（n = 79）的 916 例 DLBCL 患者的结果[25]。接受异基因移植的患者接受过多线的化疗方案，绝大多数为晚期和难治性患者。接受自体移植患者的中位随访时间为 60 个月，异基因移植患者的中位随访时间为 81 个月，异基因移植表现出较高的 1 年治疗相关死亡率（RR 4.88）、治疗失败率（RR 2.06）和死亡率（RR 2.75）。疾病进展风险在两组间无明显差别。由于异基因移植组患者本病风险高于自体移植组，这可以解释为何异基因移植组观察到的移植物抗淋巴瘤效应并未能改善无进展生存率。

对于大多数 DLBCL 患者，异基因移植常在自体移植失败后才采用。三项回顾性研究显示接受减低剂量氟达拉滨预处理方案的 DLBCL 患者的无进展生存率为 35% ～ 49%，OS 为 45% ～ 59%（表 57-1）。三项研究中超过 70% 的患者为自体造血干细胞移植失败。欧洲的两项大型注册研究报道了减低强度或清髓性异基因移植后 DLBCL 患者的结果，自体移植后复发的患者也纳入其中。两项研究的长期生存率接近 30% ～ 40%，非复发死亡率为 28%[26, 27]。最重要的预后因素是异基因移植时的疾病状态，而不是预处理方案的强度。对 147 例血液系统恶性肿瘤患者进行了分析，这些患者在自体

（$n = 135$）、异基因（$n = 10$）或同基因（$n = 2$）移植后复发，随后接受 HLA 相合或不相合的移植，移植前予非清髓性预处理联合 2Gy 全身放疗，并联合或不联合氟达拉滨[28]。与骨髓瘤或经典型霍奇金淋巴瘤患者相比，非霍奇金淋巴瘤患者（24 例侵袭性非霍奇金淋巴瘤、12 例惰性淋巴瘤和 14 例套细胞淋巴瘤）观察到最佳疗效。在异基因移植期间处于部分缓解或完全缓解且出现慢性 GVHD 与较低的进展或复发风险相关。而缓解状态，无并发症以及无急性 GVHD 是获得较好 OS 的相关因素。年龄较大，自体移植后初始缓解期小于 12 个月的患者非复发死亡率升高[27]。

三、双打击淋巴瘤

同时存在 *MYC* 基因重排和 t（14；18）（c-myc$^+$/bcl-2$^+$）的 DLBCL 通常被称为"双打击（double hit，DH）淋巴瘤"亚型，即使采用早期强化治疗，其临床预后依然不佳[29]。新诊断 DLBCL 患者中有 2%～11% 属双打击亚型。对于 CD10 阳性且 *bcl-6* 或 *bcl-2* 阳性的成熟 B 细胞表型的非霍奇金淋巴瘤患者，应通过 FISH 检测 *MYC* 重排。对于介于 DLBCL 和非弥漫大 B 细胞淋巴瘤之间无法分类的 B 细胞淋巴瘤，无论其病理组织中是否看到"星空图案"弥漫分布，均建议采用 FISH 检查。

初诊双打击 DLBCL 的治疗标准尚未建立[30]。大多数双打击非霍奇金淋巴瘤具有较高的 IPI 评分，且易发生骨髓和中枢神经系统侵犯。一项临床研究证明，双打击淋巴瘤的多种治疗方案，包括基于多柔比星的化疗方案和自体移植，中位 OS 仅为 0.2～1.5 年[31-35]。最近一项对 303 例接受 R-CHOP 治疗的 DLBCL 患者的研究显示，35 例患者发生

MYC 重排，其中 27 例为双打击病例[36]。所有 *MYC* 重排病例预后均不佳。所有 4 名双打击 DLBCL 患者，在接受包含异环磷酰胺的高强度治疗方案的 5 个月内死亡。由于双打击 DLBCL 预后不良，一些研究中心主张早期采取自体移植或异基因移植。然而，相关研究，可参考的已发表文献较少，尚不清楚患者是否受益。一项回顾性研究纳入 16 名双打击 DLBCL 患者，尽管将自体移植或异基因移植治疗作为一线治疗，其中位生存期仍然不到 6 个月[31]。

造血干细胞移植治疗复发性双打击淋巴瘤

尽管复发 DLBCL 患者的标准治疗包括挽救化疗后桥接自体移植，但 Cuccuini 等最近的研究表明，经典 R-ICE 或 R-DHAP 化疗后自体移植并不能有效治疗 *MYC* 重排阳性的 DLBCL 患者[37]。前述 CORAL 研究中的 477 名患者中，28 名患者（17%）被证实具有 *MYC* 重排。其中有 21 名患者有一个或多个并发易位，包括 *bcl-2* 或 *bcl-6*。双打击淋巴瘤患者的 4 年 PFS 和 OS 远低于 *MYC* 重排阴性的患者（无进展生存率分别是 18% 和 42%，OS 分别是 29% 和 62%）。挽救化疗的类型（R-ICE 或 R-DHAP）对生存率没有帮助。这些研究表明，对于这些患者应考虑新的治疗方法和异基因移植。但是，目前尚不清楚这些治疗方法是否能提高这群特殊患者的生存率。

四、套细胞淋巴瘤

套细胞淋巴瘤占 B 细胞非霍奇金淋巴瘤的 3%～10%，好发于中老年，中位年龄为 50 岁，男性发病率高于女性。除淋巴结外，套细胞淋巴瘤其他常见累及的部位包括脾脏、骨髓、外周血、胃肠道和咽淋巴环。大多数患者表现为 Ⅲ 期或 Ⅳ 期。一

表 57-1　减低强度异基因移植治疗复发弥漫性大 B 细胞淋巴瘤

参考文献	病例数	之前接受过自体移植	预处理方案	无进展生存（%）	总生存（%）	非复发死亡（%）	复发/进展（%）	随访时间
SFGM[124] 2010	68	79	氟达拉滨-基础	49	49	23	41	49 个月
UK[125] 2009	48	70	氟达拉滨、美法仑、阿仑单抗	48	47	33	32	4 年
FHCRC[108] 2008	31	75	全身放疗 ± 氟达拉滨	35	45	25	41	45 个月

SFGM. 法国骨髓移植和细胞治疗学会；FHCRC. Fred Hutchinson 癌症研究中心

些套细胞淋巴瘤患者在诊断时可以只进行定期随访而不接受积极治疗，但大多数患者仍需要多药联合化疗。目前对于新诊断或复发的套细胞淋巴瘤没有标准的疗法，但自体移植通常被作为部分患者的一线巩固治疗。早期采取 CHOP 方案化疗的患者完全缓解率仅为 25%，且大多患者在仅仅 1～2 年内复发[38-41]。早期使用利妥昔单抗可以改善预后，R-CHOP 方案使完全缓解率达到 35%。最近的一项研究将硼替佐米加入 R-CHOP 方案，发现完全缓解率提高至 64%[42]。R-hyperCVAD 方案（利妥昔单抗、长春新碱、多柔比星、地塞米松）得到广泛应用，在一线治疗中完全缓解率可高达 90%，且在年轻患者中 5 年无失败生存率（failure-free survival，FFS）可达到 60%[43]。M.D. Anderson 癌症中心采用风险适应的方法证明，多年来随着治疗方法的改变，应用利妥昔单抗联合化疗，尤其是 R-hyperCVAD 的治疗方案，使套细胞淋巴瘤预后获得最佳改善[44]。

DLBCL 患者的 IPI 评分同样应用于套细胞淋巴瘤，但与套细胞淋巴瘤国际预后指数（Mantle Cell Prognostic Index，MIPI）相比，前者对生存的预测性较低[4, 45]。低危组套细胞淋巴瘤患者 5 年中位 OS 为 60%，高危组仅为 29 个月。MIPI 似乎有助于在初诊时和自体移植后存活率的预测。Budde 等报道，在接受自体移植作为初始巩固治疗的患者中，MIPI 是移植后生存率评估的独立危险因素[46]。低、中、高危 MIPI 患者移植后 2.5 年的 OS 分别为 93%、60% 和 32%。应用 MIPI 评分显示，对于所有套细胞淋巴瘤患者，强化诱导方案并不能改善移植后生存率。

（一）自体造血干细胞移植一线应用于套细胞淋巴瘤

由于自体造血干细胞移植治疗复发套细胞淋巴瘤患者的结果并不令人满意，所以要考虑在套细胞淋巴瘤患者第一次完全缓解时就采取自体移植。欧洲套细胞联盟对 122 名晚期套细胞淋巴瘤患者进行了一项前瞻性研究，患者被随机分配到高剂量环磷酰胺后自体移植组和 CHOP 方案后 IFN-α 维持治疗组。结果显示，自体移植组的无进展生存期显著延长，为 39 个月，而干扰素维持组为 17 个月（P = 0.01）。两组的 OS 没有观察到显著差异，分别为 83% 和 77%（P = 0.18），但是试验的交叉设计可能会干扰可能获得有意义的 OS 终点[41]。

北欧组织广泛研究了套细胞淋巴瘤患者在第一次完全缓解时接受自体移植的作用。北欧 MCL-2 试验将 R-CHOP 联合高剂量的环磷酰胺和多柔比星及高剂量阿糖胞苷交替治疗，并联合利妥昔单抗体内净化自体干细胞的自体移植巩固[47]。两组总体反应率和完全缓解率分别为 96% 和 54%。最长随访时间为 7.5 年，5 年内没有报道复发，这表明自体移植可以使部分患者获得长期缓解。在意向治疗分析中，所有 160 名患者的 10 年 OS 和 EFS 分别为 58% 和 43%[48]，中位 OS > 10 年，EFS 为 7.4 年。Ki-67 增殖率是 EFS 的唯一独立预测因子。与具有类似试验设计但未使用利妥昔单抗或高剂量阿糖胞苷的北欧 MCL-1 试验相比，MCL-2 试验显示出更高的分子学缓解率以及更好的 EFS 和 OS[47, 49]（图57-2）。

其他前瞻性试验研究了高剂量阿糖胞苷和利妥昔单抗增加完全缓解率和改善预后的效果[50-52]（表

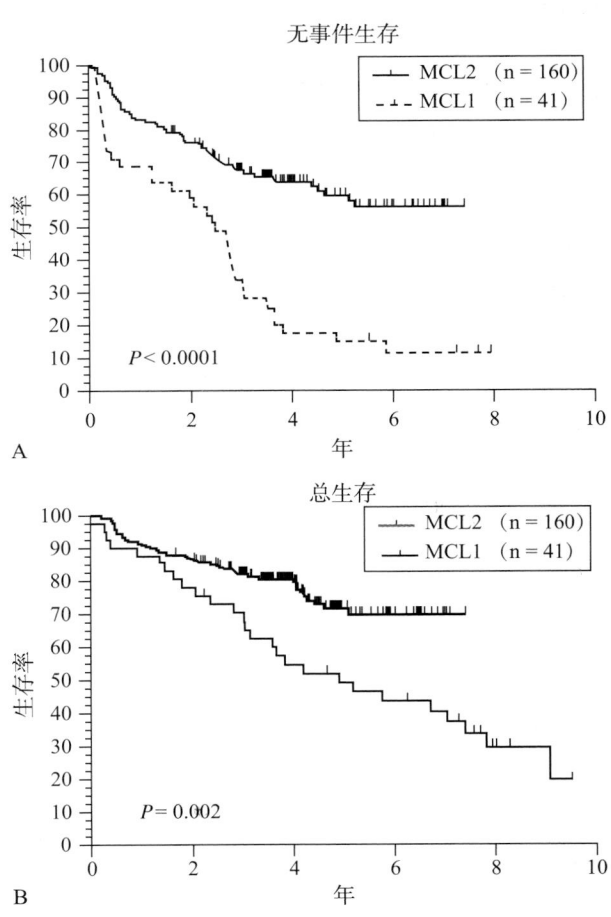

▲ 图 57-2　北欧 MCL-1 和北欧 MCL-2 试验的结果
A. 无事件生存；B. 总生存

57-2)。GELA 小组的一项试验，将顺铂纳入 60 名新诊断套细胞淋巴瘤患者的诱导方案中。患者先后接受 R-CHOP、R-DHAP 方案，随后进行自体移植。用 BEAM 或基于全身放疗的阿糖胞苷方案作为预处理方案。中位 EFS 为 84 个月，随访 67 个月未达到 OS。没有报道化疗毒性相关死亡病例[51]。

至少有两项临床试验已证明在套细胞淋巴瘤自体移植后利妥昔单抗维持治疗的合理性。Brugger 等进行了一项前瞻性多中心 II 期研究，入组 31 名患者，其中 10 例套细胞淋巴瘤病例从自体移植后约 8 周开始，每周一次使用单次利妥昔单抗疗程，持续 4 周[53]。用 PCR 监测患者的微小残留。移植后利妥昔单抗巩固治疗是可耐受的，最常见的不良反应是感染。移植后中位随访时间为 42 个月（范围 13～96 个月），EFS 在 4 年和 5 年时为 81%。22% 患者在移植前达到 PCR 阴性，移植后 53% 患者微小残留病阴性（P = 0.0547），利妥昔单抗维持治疗后 72% 患者可达到微小残留病阴性（P = 0.0018），移植后 6 个月微小残留病阴性率可达到 100%。

在前述北欧 MCL-2 试验中，还研究了自体移植后使用利妥昔单抗的抢先治疗[54]。自体移植成功后，有 26 例有分子学复发证据的患者（血液和骨髓中的 bcl-1/IgH 和克隆性 IgH 重排的 PCR 水平上升）接受每周抢先利妥昔单抗 375mg/m² 维持 4 周。这些患者中共有 92% 在利妥昔单抗治疗后能够再次达到分子学缓解。抢先利妥昔单抗治疗后分子学和临床的中位无复发生存率分别为 1.5 和 3.7 年。

2013 年欧洲肿瘤内科学会套细胞淋巴瘤共识建议将自体干细胞移植纳入一线治疗。目前尚没有哪种预处理方案显示出明显优势，全身放疗可能改善部分缓解患者自体移植的无进展生存期[55]。

（二）复发性套细胞淋巴瘤的自体干细胞移植

第一次完全缓解以外的复发性套细胞淋巴瘤患者也可以接受自体移植治疗，但其高复发率仍然是一个问题。CIBMTR 报道了 151 例复发性套细胞淋巴瘤患者接受自体移植的结果[56]。5 年 OS 为 40%，50% 的患者最终发生疾病进展。由于这些令人失望的结果，研究者们探索了强化预处理方案。对 1988—1998 年 EBMT 和 CIBMTR 中接受自体移植的套细胞淋巴瘤患者的数据进行汇总分析，得出 195 例患者的中位随访时间为 4 年，2 年和 5 年的 OS 分别为 76% 和 50%，无进展生存期分别为 55% 和 33%。移植时的疾病状态是影响生存的最重要因素：化疗敏感但未达第一次完全缓解的移植患者死亡率，是第一次完全缓解状态下移植患者的 2.99 倍（95% CI 1.66～5.38，P < 0.001）。

（三）异基因造血干细胞移植治疗套细胞淋巴瘤

对来自 12 个治疗中心的 70 例接受减低剂量预处理异基因移植的复发难治性套细胞淋巴瘤患者进行的回顾性分析显示，套细胞淋巴瘤患者包括先前自体移植失败的患者经过异基因移植后，具有更长期无病生存期和治愈率[57]。47 例患者之前曾接受过自体移植，先前接受过的治疗方案中位数为 2，从诊断到异基因移植预处理的中位时间为 44 个月。2 年的 EFS、OS 和治疗相关死亡率分别为 50%、53% 和 32%。先前采用的治疗方案的数量对移植治疗结果无明显影响，但异基因移植减低剂量预处理时的疾病状态对于 EFS 有显著的统计学差异。完全缓解患者的 EFS 为 62.5%，部分缓解患者的 EFS 为 53%，疾病稳定（stable disease，SD）或疾病进展（progressive disease，PD）患者的 EFS 仅为 11%。先前接受过自体移植治疗的患者 3 年 EFS 为 49%。

表 57-2　含有利妥昔单抗和阿糖胞苷及自体移植方案治疗新诊断套细胞淋巴瘤患者的 II 期临床试验

参考文献	病例数	中位年龄（岁）	完全缓解率（%）	总反应率（%）	总生存（%）	无事件 / 进展生存（%）	随访时间
GELA[51]2013	60	57	75	82	75	64	67 个月
SWOG[126]2013	59	57	55	86	63	49	4.8 年
CALGB[52]2009	79	57	69	88	64	56	4.7 年
HOVON[127]2009	87	55	64	70	79	46	41 个月

GELA. 成人淋巴瘤研究组；SWOG. 西南肿瘤学组；CALGB. 癌症和白血病 B 组；HOVON. 荷兰血液学 - 肿瘤学合作组

M.D.Anderson 癌症中心的研究小组提出了一种适用于套细胞淋巴瘤移植的风险适应策略[44]，将异基因移植与自体移植，包括第一次完全缓解（AUTO1）或复发情况（AUTO2）状态下的自体移植，进行回顾性比较。异基因移植患者的 6 年无进展生存率为 46%，而 AUTO1 为 39%，AUTO2 患者为 10%，而 6 年 OS 分别为 53%、61% 和 35%。这些结果显示，接受含利妥昔单抗方案治疗后获得第一次完全缓解的患者和接受自体移植或复发难治性患者，直接接受减低剂量预处理异基因移植，可以获得长期无病生存。

CIBMTR 最近一项回顾性研究表明，异基因移植可以挽救一些化疗未获得缓解的患者[58]。共有 202 例难治性套细胞淋巴瘤患者接受了清髓或减低强度预处理。减低强度组 33% 的患者和清髓组 13% 的患者先前曾接受过自体移植。在移植后 3 年，清髓组和减低强度组的非复发死亡率（47% 和 43%）、复发及进展（33% 和 32%）、无进展生存率（20% 和 25%）、OS（25% 和 30%）均没有明显差异。接受骨髓或 T 细胞清除的异体移植物与非复发死亡率风险增加及不良无进展生存率和 OS 相关。

五、滤泡淋巴瘤

滤泡淋巴瘤（follicular lymphoma，FL）占所有非霍奇金淋巴瘤的 20%，是美国第二常见的非霍奇金淋巴瘤类型，发病率随年龄增长而增加，诊断时中位年龄为 60 岁。滤泡淋巴瘤的细胞特征是细胞表面表达标志物 CD19、CD20 和 CD10，并表达表面免疫球蛋白。多达 90% 的滤泡淋巴瘤中可发现 t（14；18）的 IgH/bcl-2 基因易位，这一易位也可见于 20%～30% 的 DLBCL 患者[59]。滤泡淋巴瘤患者的中位生存期为 8～12 年，但是存在较大异质性，一些患者可多年不需要治疗，而 15% 的患者在诊断后 2 年内会因疾病进展或疾病转化而死亡[60]。目前滤泡淋巴瘤仍然无法通过标准治疗而治愈，但对于没有大包块且无症状的患者，"观察和等待"仍然可以采用。对于需要治疗的患者，可采取的治疗包括放疗、化疗、单克隆抗体治疗、放射免疫治疗和移植。关于最佳一线方案或挽救治疗方案尚未达成共识，除首次获得缓解的滤泡淋巴瘤患者外，均应考虑选用移植。

（一）滤泡淋巴瘤的自体干细胞移植

1. 首次缓解

欧洲的三项大型随机试验探讨了自体移植作为滤泡淋巴瘤患者一线巩固治疗的作用[61-63]。在所有三项试验中，新诊断滤泡淋巴瘤患者先接受联合化疗，然后随机分配到干扰素维持治疗组和自体干细胞移植组。在这三项试验中，常规化疗组和自体移植组之间的 OS 没有差异，但在其中两项试验中接受自体移植的患者有较好的无进展生存。值得注意的是，这些试验是在利妥昔单抗常规纳入一线治疗之前完成的。

有一项令人不安的发现，接受移植的患者中治疗相关的肿瘤发生率较高。在法国 GELA 和 GOELAMS 试验中，治疗相关的肿瘤发生率在移植组中为 14%，在化疗组中为 1%～7%[61, 63]。意大利 GITMO 小组进行的一项前瞻性多中心试验是目前唯一一项将利妥昔单抗纳入一线移植治疗方案的随机试验[64]。初诊的高危滤泡淋巴瘤患者接受 R-CHOP 诱导治疗，然后用利妥昔单抗维持或者在自体移植动员期间及移植后用利妥昔单抗强化化疗。移植组的 4 年 EFS 明显较高，两组分别为 61% 和 28%（$P < 0.001$），但 OS 并无差异。移植组的分子学缓解率显著较高，两组分别为 80% 和 44%（$P < 0.001$），并且是影响预后的最强独立预测因子。在 R-CHOP 组中复发的患者随后接受自体移植，这些患者的 3 年 EFS 为 68%。因此，基于上述结果，滤泡淋巴瘤患者首次缓解后应用自体移植作为巩固治疗并不能改善其总生存。

2. 自体干细胞移植治疗复发性滤泡淋巴瘤

自体移植一直以来都被证明可以改善复发性滤泡淋巴瘤患者的无病生存，且一项前瞻性研究显示自体移植也可改善 OS。一些前瞻性和回顾性研究均报道了移植后 5 年无进展生存率为 40%～50%，一项研究也显示 10 年无进展生存率为 48%[61-71]。最适宜采取自体移植的是未经过大量预治疗（即少于 3 线治疗方案）、化疗敏感，以及在自体移植时滤泡淋巴瘤国际预后指数（follicular lymphoma international prognostic index，FLIPI）评分较低的患者（图 57-3）。

来自 EBMT 最大的回顾性分析报道了接受自体移植的 693 名滤泡淋巴瘤患者的结果[69]，10 年无进展生存率和 OS 分别为 31% 和 52%，非复发死

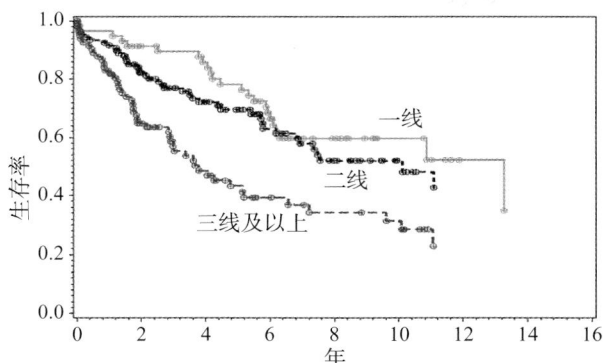

▲ 图 57-3　复发滤泡性淋巴瘤患者先前接受化疗方案的线数及总生存率

（引自 Vose，2008，经 Elsevier 许可转载）

亡率为 9%。自体移植后的复发率为 54%，中位复发时间为 1.5 年（1 个月至 13.5 年）。多因素分析提示，年龄较大、化疗耐药和使用基于全身放疗的预处理方案与较差的生存率相关。继发性肿瘤的发生率为 9%，发生的中位时间是移植后 7 年。另外一项大型回顾性分析了 241 例接受自体移植的滤泡淋巴瘤患者，其 10 年 OS 和无进展生存率分别为 75% 和 49%[70]，复发率为 47%，复发的中位时间为 20 个月（范围 2 ～ 128 个月）。5 名患者发生了与治疗相关的肿瘤。目前只有一项名为 CUP（化疗组与非手术清除组）的随机前瞻性研究，探索了自体干细胞移植和标准化疗在复发性滤泡淋巴瘤患者中的作用[67]。在挽救化疗后，共有 140 名化疗敏感的滤泡淋巴瘤患者随机分组：接受进一步的常规治疗或者接受自体移植。应该注意，该试验也是在利妥昔单抗被广泛应用之前进行的。化疗组 4 年 OS 为 46%，未清髓组为 71%，清髓组为 77%，移植组的无进展生存期也有相似的优势。由于两个移植组中的样本量较小，因此无法评估离体清除的影响。可惜的是，由于患者后续入组情况不佳，这项试验提前结束了。在利妥昔单抗广泛应用的时代，只有一项大型回顾性分析研究了接受自体移植的滤泡淋巴瘤患者。GELA/GOELAMS 小组评估了自体移植和常规化疗在 175 例首次复发时，仅采用常规化疗或自体移植的滤泡淋巴瘤患者中的作用[71]。40 名（25%）患者接受自体移植。近一半的患者之前接受过利妥昔单抗治疗。中位随访时间 31 个月，接受移植的患者 3 年 OS 明显高于未接受移植的患者，两组分别为 92% 和 63%（P = 0.0003）。之前是否接受过利

妥昔单抗治疗不影响预后。需要注意，研究结果对自体移植有利可能是受到选择偏倚的影响，因为该试验只选择了对挽救化疗反应好的患者进行移植。

根据目前文献，最适宜采取自体干细胞移植的是具有化疗敏感性，既往少于三种治疗方案，且年龄小于 70 岁的复发滤泡性淋巴瘤患者。对处于局限期复发状态的患者，应考虑累及野放疗和（或）常规放疗。

（二）异基因造血干细胞移植治疗滤泡性淋巴瘤

异基因移植是已知的唯一可治愈滤泡淋巴瘤的治疗方案。接受清髓性异基因移植的滤泡淋巴瘤患者复发率低于自体移植患者[72, 73]。然而，与清髓方案相关的高非复发死亡率令人望而却步，它抵消了异基因移植带来的低复发风险的益处。CIBMTR 和 EBMT 的两项大型注册研究比较了自体移植或清髓性异基因移植对复发性滤泡淋巴瘤患者预后的影响[24, 72]。在这两项研究中，异基因组的复发率显著低于自体移植组患者，但由于非复发死亡率较高，异基因组患者的 OS 并未得到改善。这两项研究中，自体组和异基因组的 OS 范围均在 50% ～ 62%。三项单中心、回顾性研究分析了清髓方案后滤泡淋巴瘤患者的持续缓解，5 年 EFS 范围为 45% ～ 75%，预后与异基因移植采用的预处理方案密切相关[74-76]。

（三）减低剂量预处理异基因造血干细胞移植

减低剂量预处理目前被越来越多地应用于滤泡淋巴瘤患者，与清髓方案相比，减低剂量预处理可获得持续缓解且非复发死亡率更低。减低剂量预处理方案使更多患者能接受移植治疗，包括年龄超过 70 岁的患者、先前自体移植失败的患者以及合并其他并发症的患者。减低剂量预处理异基因移植治疗滤泡淋巴瘤患者的四项前瞻性试验结果见表 57-3。所有试验中的患者均是先前采用包含氟达拉滨预处理方案的自体移植失败的患者[77-80]。中位随访时间为 2 ～ 9 年，DFS/EFS 范围为 57% ～ 85%，OS 范围为 54% ～ 88%。移植时的化疗敏感性是影响预后的预测因子。M.D. Anderson 癌症中心进行的一项试验纳入了 FCR（氟达拉滨、环磷酰胺、利妥昔单抗）方案，并进行了 107 个月的随访[80]。该方案选择给予高剂量利妥昔单抗，每剂 1000mg/m²，共给予 3 ～ 4 剂。长达 11 年的 EFS 和 OS 分别为 72% 和 78%，且仅有 3 例复发。根据这些结果，BMTCTN 进行了一项 II 期多中心试验，在化疗敏感的复发滤

表 57-3　降低强度异基因移植治疗复发滤泡性淋巴瘤的前瞻性 II 期试验

参考文献	数量	中位年龄（岁）	方案	无进展生存（%）	总生存（%）	移植相关死亡（%）	随访时间（个月）
MDACC[80] 2011	47	53	氟达拉滨 / 环磷酰胺 /Rit	72	78	13	107
MDACC[80] 2011	26	55	氟达拉滨 / 环磷酰胺 /[90Y] 替伊莫单抗	85	88	8	23
CALGB[78] 2011	44	53	氟达拉滨 / 环磷酰胺	75	81	9	55
GEL/TAMO[79] 2010	37	50	氟达拉滨 / 美法仑	57	54	24	52
UK[77] 2010	82	45	氟达拉滨 / 美法仑 /Alem	76	76	15	43

MDACC.M.D. 安德森癌症中心；CALGB. 癌症和白血病 B 组；GEL/TAMO. 西班牙淋巴瘤组 / 自体骨髓移植

泡淋巴瘤患者中使用相同的 FCR 方案，并且这些患者已有明确的相合亲缘或无关供者。

EBMT 回顾性分析 164 名成功配型同胞供者的患者，评估体内去除 T 细胞的影响[81]。在该试验中患者被分为三组：包含 ATG 的预处理方案组（n = 46），包含阿仑单抗的预处理方案组（n = 42）以及不接受任何去除 T 细胞药物的对照组（n = 76）。尽管与非去除 T 细胞受者相比，去除 T 细胞组患者的急、慢性 GVHD 发生率明显降低，但在去除 T 细胞组和非去除 T 细胞组之间未观察到非复发死亡率的差异。然而，在去除 T 细胞组中观察到更高的复发率，去除 T 细胞组和非去除 T 细胞组分别为 28% 和 14%（P = 0.05）。移植时的疾病状态是影响无进展生存期、OS、非复发死亡率和复发率的最强因素。CIBMTR 的一项回顾性研究显示，无论是清髓方案还是减低强度预处理方案的异基因移植滤泡淋巴瘤患者，决定预后更强的因素是化疗敏感性而不是预处理方案的强度[82]。

CIBMTR 和 EBMT 分别将接受清髓方案和减低强度预处理方案的异基因移植滤泡淋巴瘤患者的结果进行对比。在这两份报道中，相较接受清髓方案的患者，接受减低强度预处理方案的患者年龄明显较大，且之前接受过自体移植的比例较高。在 CIBMTR 的报道中包括配型相合的供者，预处理方案的强度对无进展生存期和 OS 结果没有显著影响[83]。但是减低强度预处理组的疾病进展风险更高。EBMT 的报道仅限于接受无关供者的患者[84]，与 CIBMTR 的报道相反，EBMT 发现接受减低强度预处理方案的患者具有较低的非复发死亡率，并且通过多变量分析发现无进展生存和 OS 也显著改善，

尽管两组的复发率相似。这些发现表明，无关供者移植物有更强的 GVL 效应。CIBMTR 和 EBMT 报道均证明了化疗耐药性及较差的疾病状态会对移植结果产生不利影响。

总之，回顾性和前瞻性试验均表明，化疗敏感性而非预处理方案强度，是影响移植治疗预后的最可靠因素。因此，在临床试验之外，很少提倡清髓方案应用于滤泡淋巴瘤移植。

（四）新型预处理方案治疗滤泡性淋巴瘤

对于化疗后难以缓解的滤泡淋巴瘤患者，选择则更加有限。因此，为了增强杀伤肿瘤细胞作用同时减少相关毒性，研究者们探索了一些新方案，其中最突出的是使用放射免疫疗法。放射免疫疗法已被证实可有效治疗 B 细胞淋巴瘤，包括针对联合利妥昔单抗化疗治疗失败的难治性淋巴瘤患者[85]。M.D. Anderson 中心对 26 例晚期滤泡淋巴瘤患者给予新型 YFC（[90Y] 替伊莫单抗、氟达拉滨、环磷酰胺）方案，其中 10 例为难治性的[80]。中位随访时间为 33 个月，化疗难治性和化疗敏感性患者的 3 年无进展生存率分别为 80% 和 87%，1 年时的治疗相关死亡率为 8%。德国研究小组的一项前瞻性试验采用由 [90Y] 替伊莫单抗、氟达拉滨和低剂量全身放疗组成的减低强度预处理方案对 40 例晚期非霍奇金淋巴瘤患者进行移植治疗，其中 17 例是滤泡淋巴瘤[86]。所有患者均是难治性或自体移植后复发的患者。滤泡淋巴瘤患者的 2 年 OS 和 EFS 分别为 67% 和 57%。所有患者的 2 年非复发死亡率为 45%，感染是导致死亡的主要原因。

针对晚期滤泡淋巴瘤患者的另一种方案是自体移植桥接减低强度预处理异基因造血干细胞移植。

加拿大小组的一项前瞻性试验招募了 27 名患有化疗难治和疾病转化的滤泡淋巴瘤患者[87]。3 年的无进展生存率和 OS 均为 96%，其中 1 例死于非复发死亡率。意大利一项回顾性分析报道了 34 例高危非霍奇金淋巴瘤患者的治疗结果，其中 14 例滤泡淋巴瘤患者接受自体移植桥接减低强度预处理异基因造血干细胞移植[88]。中位随访时间为 4 年，5 年时的 OS 和无进展生存率分别为 77% 和 68%，2 年治疗相关死亡率为 6%。这些令人鼓舞的结果提示，这一整体治疗以高剂量化疗为主的自体移植先进行减瘤，后续桥接减低强度预处理异基因移植相关的GVL 效应，进一步清除微小残留病灶，很可能会克服化疗耐药性。同时这一治疗较低的治疗相关死亡率也令人鼓舞。

（五）造血干细胞移植后的维持治疗

移植后清除微小残留病以延长缓解期的策略至关重要，因为复发仍然是自体移植后失败的主要原因。利妥昔单抗由于其耐受性和免疫介导的作用机制而成为目前可供选择的理想药物。有多项 II 期临床试验中已报道了自体移植后利妥昔单抗维持治疗在套细胞淋巴瘤、滤泡淋巴瘤和 DLBCL 患者中的安全性和可行性[89-91]。在这些早期试验中，利妥昔单抗维持最常见的不良反应包括长期中性粒细胞减少和长期低丙种球蛋白血症。尽管免疫重建受损，但严重感染仅在某些实验中出现，并未在全部试验中出现。

目前有两项大型多中心随机试验研究了关于弥漫大 B 细胞淋巴瘤患者接受自体造血干细胞移植后应用利妥昔单抗维持治疗的疗效。GELA 研究小组报道了新诊断的 476 名高危组弥漫大 B 细胞淋巴瘤患者的研究结果，这些患者的诱导化疗方案在 ACE方案［多柔比星、环磷酰胺、依托泊苷］或 ACVBP方案［多柔比星、环磷酰胺、长春地辛、博来霉素、泼尼松］中随机选择[92]。这项研究中共有 330 名患者接受了自体造血干细胞移植。在造血干细胞移植后，对其中 269 名患者进行了二次随机分组，分为利妥昔单抗维持组和观察组。中位随访时间 4 年后，主要研究终点 EFS 在利妥昔单抗维持组与观察组之间未见明显差异。

如前所述，CORAL 研究是一项复发难治性DLBCL 患者的大型欧洲多中心研究。在按自体移植前采用的治疗方案第一次随机分配后，第二次随机分配患者至移植后利妥昔单抗维持组或移植后观察组[16]。在利妥昔单抗组和观察组之间 EFS、无进展生存或 OS 未见差异。利妥昔单抗组移植后 4 年 EFS为 52%，而观察组为 53%（$P = 0.7$）。大多数不良事件是感染，且在利妥昔单抗维持组中明显更高。

EBMT 进行了一项前瞻性随机试验，探讨利妥昔单抗在动员造血干细胞之前给药以及移植后维持治疗的效果[93]。该试验招募了 280 名化疗敏感的复发滤泡淋巴瘤患者。在化疗后进行的第一次随机分组，分别为 RTX1（动员之前每周接受 4 次利妥昔单抗治疗）组或观察 1 组。在移植后，患者接受第二次随机化分组，分别为 RTX2（每 2 个月接受一次利妥昔单抗，共 4 次输注）组和观察 2 组。RTX1组和观察 1 组之间无进展生存无明显统计学差异，但利妥昔单抗维持治疗对 10 年无进展生存有显著影响，RTX2 组和观察 2 组分别为 54% vs 37%（$P = 0.012$）。在利妥昔单抗维持组中观察到较高的中性粒细胞减少发生率。

因此，目前尚无法根据自体移植后利妥昔单抗维持治疗的数据得出明确结论。在随机试验中还研究了 IL-2 和 IFN-α 作为移植后维持免疫治疗的疗效[94, 95]。在 SWOG 的随机试验中，单用 IL-2 治疗显示 OS 或无进展生存没有差异，但在以色列的另一项试验中报道 IL-2 和 IFN-α 联合改善了 OS。来那度胺是一种口服免疫调节剂，在一些报道中对自体移植后复发的非霍奇金淋巴瘤患者的挽救治疗具有积极意义，因此可考虑将其作为移植后的维持治疗[96]。依鲁替尼是一种选择性 BTK 抑制药，对 B细胞恶性肿瘤具有很好的活性，有望能成为维持治疗的另一个口服药物选择[97]。

六、造血干细胞移植治疗组织学转化的滤泡淋巴瘤

对于滤泡淋巴瘤患者，组织学转化为更具侵袭性淋巴瘤的比例在 5 年时为 20%，在 10 年时为30%，并且通常与预后不良有关。据报道，尽管在利妥昔单抗广泛应用后滤泡淋巴瘤预后有所改善，但转化的滤泡淋巴瘤患者的中位生存期仍只有 1～2年[98, 99]。发生转化的患者没有标准治疗方法，治疗方案的选择取决于之前采取的治疗方法。大多数患者接受利妥昔单抗加含蒽环类药物作为一线治疗。回顾性数据表明，接受利妥昔单抗治疗的转化患者存活时

间明显长于未接受利妥昔单抗治疗的转化患者[98]。

尽管大多数研究都是在利妥昔单抗广泛应用前进行的，并且都是回顾性的，但大剂量化疗后自体移植可使转化型患者的无进展生存期延长。在这些研究中，5 年无进展生存率范围为 25%～47%，OS 的范围为 37%～58%[100-103]。目前唯一的一项前瞻性研究来自挪威，47 名伴随转化的滤泡淋巴瘤患者接受了挽救性化疗，并且建议患者接受自体移植[104]。对于进行自体移植的 30 名（63%）患者，5 年无进展生存率和 OS 分别为 32% 和 47%，中位 OS 为 47 个月。对于没有进行移植的 17 名患者，中位 OS 仅为 10 个月。与仅接受过一个疗程的患者相比，在移植前接受过两个或更多疗程化疗的患者生存情况更差。罗彻斯特大学的一项研究描述了利妥昔单抗对接受自体移植的伴随转化的滤泡淋巴瘤患者的影响，18 名患者在转化之前或之后接受含利妥昔单抗方案的化疗，然后进行自体移植[105]。2 年无进展生存率和 OS 分别为 59% 和 82%。对于转化前接受过利妥昔单抗治疗的 6 名患者与转化前未接受利妥昔单抗治疗的 12 名患者相比，后者在移植后 2 年观察到更好的无进展生存率。这一观察结果和 CORAL 研究结果类似，在 DLBCL 复发前接受利妥昔单抗治疗的患者，自体移植后的无进展生存率较差[15]。加拿大血液和骨髓移植小组公布的迄今为止最大规模的研究，将分别接受异基因移植（n = 22）、自体移植（n = 97），或包含利妥昔单抗常规化疗（n = 53）、伴随转化滤泡淋巴瘤患者进行比较[106]。超过 95% 的异基因患者接受了清髓方案。所有三组的结果相似，异基因组、自体组和常规化疗组的 5 年无进展生存率分别为 46%、55% 和 40%，相应的 5 年 OS 分别为 46%、65% 和 61%。异基因造血干细胞移植是改善无进展生存率的独立预后因素，但其较高的治疗相关死亡率并没有为 OS 带来益处。异基因组的 5 年治疗相关死亡率为 23%，而自体移植组为 5%。基于上述结果，伴有转化的淋巴瘤患者可能从自体移植中获益，因为与常规的利妥昔单抗化疗相比，它似乎改善了 OS。因此，具有较好疾病状态和化疗敏感性的患者应尽早选择自体造血干细胞移植。

只有少数回顾性研究描述了转化滤泡淋巴瘤患者异基因移植治疗，总体来说其疗效顶多和自体移植持平。最大的研究包括 40 名复发及合并转化的淋巴瘤患者（n = 25 转化），他们接受了清髓性异基因造血干细胞移植[107]。5 年的 EFS 和 OS 为 23%，3 年治疗相关死亡率为 36%，5 年复发率为 42%。在另一项回顾性研究中，16 例伴随转化的患者接受了减低剂量预处理异基因移植，但结果令人失望。3 年无进展生存率和 OS 分别为 18% 和 21%，非复发死亡率为 42%[108]。有 10 名伴随转化的患者在自体移植后桥接减低强度预处理异基因移植，令人欣喜的发现是，他们的 4 年无进展生存率和 OS 都是 70%[109]。由于研究规模有限并且结果并不令人满意，除了在临床试验的背景下，不建议患者常规接受异基因造血干细胞移植治疗。

七、伯基特淋巴瘤

伯基特淋巴瘤（Burkitt lymphoma，BL）是一种高度侵袭性但可治愈的成熟 B 细胞非霍奇金淋巴瘤，占所有成人非霍奇金淋巴瘤的不足 5%。诊断时的中位年龄为 45 岁，患者常出现结外大包块，中枢神经系统受累并且临床进展迅速。伯基特淋巴瘤细胞显示高增殖指数，Ki-67 增殖指数接近 100%。伯基特淋巴瘤的标志是 MYC 的过度表达，因为 MYC/8q24 基因位点和免疫球蛋白基因之间的易位，最常见的是 IgH t（8；14）（q24；q32）[110]。伯基特淋巴瘤的一线治疗是包含利妥昔单抗的短程、高强度化疗，完全缓解率可接近 100%，治愈率接近 65%～70%[111, 112]。与一线治疗相比，自体干细胞移植并没有改善预后。

目前还没有随机性研究评估自体移植在伯基特淋巴瘤患者中的作用。除了最近 CIBMTR 的一项分析[113]，迄今为止发表过的报道中都没有包括之前接受过利妥昔单抗治疗的患者，因而限制了这些结果的适用性。自体移植作为伯基特淋巴瘤的一线治疗是具有可行性的，但是目前并没有报道显示，与仅用当前化疗作为一线治疗观察到的结果相比，自体移植具有优越性。最近来自 CIBMTR 的一项最大的回顾性分析，报道了 113 名伯基特淋巴瘤患者在各种缓解状态下接受自体移植的结果[113]。在移植前，113 名伯基特淋巴瘤患者中只有 5% 接受过利妥昔单抗治疗。第一次完全缓解期患者的 5 年 OS 为 83%，其他完全缓解患者为 53%，未达到完全缓解的患者为 22%。复发或进展是所有组的主要死亡原因，第一次完全缓解与非第一次完全缓解组相比，5 复发率明显更高，两组分别为 61% 和 18%（ $P < 0.0001$ ）。另一项回顾性研究分析了 1985—2007 年期间的患者，其中只有 19% 的患者在 2001 年后接受了移植。因此，随着时间的推移，自体移植的使用率显著下降。EBMT 对 117 名接受自体移植的成人伯基特淋巴瘤患者进行了回顾性分析，其中 70 名患者（60%）第一次完全缓解[114]。3 年 OS 和 PFS 分别为 72% 和 73%。而化疗敏感的复发患者，3 年 OS 为 34%。病灶的体积对预后有明显影响，伴有大包块的患者预后较差。然而需要注意，EBMT 研究中没有患者接受过利妥昔单抗治疗。这些结果表明，自体移植后获得第一次完全缓解与目前使用的包含利妥昔单抗的短程、高强度方案可取得相似的生存率。因此，自体移植后的第一次完全缓解与当前高强度化疗方案相比没有额外的优势。

虽然在大多数报道中，接受异基因移植的是疾病更严重或难治的患者，并且比自体移植采用更强的预处理方案，但对于接受异基因移植的伯基特淋巴瘤患者的结果并未明显优于自体移植。上述 CIBMTR 分析包括 128 名接受异基因移植的伯基特淋巴瘤患者[113]。第一次完全缓解患者、后续完全缓解患者和未达完全缓解患者的 5 年 OS 分别为 53%、28% 和 12%。正如 CIBMTR 报道在自体移植患者中所观察到的，缓解患者的疾病进展 / 复发率明显低于未缓解患者，分别为 27% 和 51%。因此，异基因组与自体组无法直接比较。EBMT 分析了异基因移植后 1185 名非霍奇金淋巴瘤患者的结果，其中 71 名患者（6%）为伯基特淋巴瘤[24]。4 年 OS 和无进展生存率分别为 37% 和 35%，伯基特淋巴瘤患者的治疗相关死亡率为 31%。通过多变量分析，移植时的疾病状态是最重要的预后因素。

总之，根据目前的结果，自体移植或异基因移植不能作为伯基特淋巴瘤的巩固治疗。对于复发患者，无论是在自体或是异基因移植前获得完全缓解是最重要的决定因素。如上所述，因为回顾性研究中异基因移植患者本病危险程度更高，所以无法根据回顾性研究的数据确定自体或异基因移植何种更优。在使用包含利妥昔单抗的强化治疗方案后复发的患者，其疾病具有更高侵袭性，如果可以获得合适供者，应当选择异基因造血干细胞移植。对于具有合适的全相合的同胞或无关供者的患者，优选清

髓性异基因造血干细胞移植。然而，如果没有合适的供者并且在自体之前可以实现第二次完全缓解，则自体移植也是合适选择。

八、淋巴母细胞淋巴瘤

淋巴母细胞淋巴瘤（lymphoblastic lymphoma，LBL）是一种少见的侵袭性非霍奇金淋巴瘤亚型，在形态学上与急性淋巴细胞白血病难以区分，两者均表达相似的谱系特异性标志物和末端脱氧核苷酸转移酶（terminal deoxynucleotidyl transferase，TdT）[3]。可用于区分 LBL 和急性淋巴细胞白血病的临床特征包括骨髓受累原始细胞 < 25%，以淋巴结病变为主，以及纵隔大包块。LBL 与急性淋巴细胞白血病的治疗非常相似，化疗阶段包括诱导、强化、巩固、中枢神经系统预防和维持治疗[115]。这些多药联合方案可使 3 年完全缓解率 > 90%，OS 为 60 ~ 70%[116, 117]。目前没有明确证据显示，B 系 LBL 患者如果在第一次完全缓解时进行自体或异体移植可以提高生存率。温哥华小组对 34 例新诊断 LBL 患者进行回顾性分析，这些患者在诱导化疗后不久进行了自体或异体移植[118]。对于实际接受移植治疗的 29 名患者（25 名自体，4 名异体），4 年 OS 和 EFS 分别为 79% 和 73%，中位随访时间为 51 个月。所有 4 名异基因移植患者均存活且无病生存，而自体移植组的 4 年 EFS 为 69%。GOELAMS 小组纳入首次缓解期接受自体移植的高风险患者，并将其结果与随机接受常规化疗或移植的标准风险患者进行比较。虽然各组间风险因素不一致，但三组之间的结果并没有差异。

CIBMTR 公布了一项目前最大宗的关于缓解或复发状态 LBL 患者移植治疗的回顾性研究结果，其中包括 128 名接受自体移植患者和 76 名接受同胞供者异基因移植患者[119]。异基因移植的 5 年复发率显著低于自体移植组，分别为 34% 和 56%（ $P = 0.004$ ），OS 分别为 39% 和 44%（ $P = 0.47$ ），无明显统计学差异。异基因移植的患者治疗相关死亡率较高，两组分别为 25% 和 5%（ $P = 0.0003$ ）。迄今为止尚未有相关的异基因移植的前瞻性试验报道。对于诱导化疗失败或第一次完全缓解以外的 LBL 患者可选择移植。而对于具有合适供者的年轻患者通常建议异基因移植，可以从 GVL 效应中获益。但

是，如果没有合适供者或无法进行异基因移植的患者，自体移植也可以考虑。

九、移植后累及部位放疗

回顾性研究显示，自体移植后 50%～75% 患者会在原病灶处复发。累及部位的放射治疗（involved field radiation therapy，IFRT）是预防自体移植后局部复发的合理策略。没有前瞻性的研究评估 IFRT 对非霍奇金淋巴瘤患者移植后的影响，但几项回顾性研究报道了不同结果。一些研究明确显示 IFRT 改善了局部肿瘤大小和无进展生存，但对 OS 没有明显影响，而其他研究则显示 IFRT 对 OS 也有改善 [120-123]。

一项大宗研究回顾性分析 IFRT 对移植 DLBCL 患者的作用，显示 IFRT 治疗后患者生存明显改善。入组 164 例患者中，79 例自体移植后患者（48%）接受 IFRT 治疗。IFRT 减少了局部复发率，仅有 10%（$P = 0.17$），但在多变量分析中，IFRT 与 OS 和疾病相关生存率显著改善相关 [120]。此外，CIBMTR 的一项对 188 名患有原发难治弥漫性侵袭性非霍奇金淋巴瘤的患者进行研究，显示自体移植前或移植后不接受 IFRT 是一种不良预后因素 [123]。IFRT 在移植之前还是之后进行，也是一个有争议的问题。因为移植前 IFRT 虽然可以降低肿瘤负荷，但可能会增加肺炎和静脉闭塞性疾病的发病率。移植后 IFRT 对移植并发症影响较小，但是需要根据移植后的局部病灶疗效进行更精确的辐射剂量和放射野设计。尽管缺乏随机试验，IFRT 是常规推荐的，因为它有利于控制局部肿瘤，并且有助于患者达到完全缓解。通常在移植后 1～3 个月，患者血象完全恢复时进行。

十、结论

非霍奇金淋巴瘤是一组异质性疾病，因此非霍奇金淋巴瘤患者采取自体或异基因移植时必须考虑患者的特定组织亚型，疾病状态，年龄和临床表现。利妥昔单抗作为一线治疗应用于 B 细胞非霍奇金淋巴瘤患者，可提高治疗反应率和生存率。然而，越来越多的证据表明，先前接受过利妥昔单抗治疗是复发 DLBCL 患者和接受自体移植的转化型非霍奇金淋巴瘤患者的不利风险因素。对于这些特定患者群体的最佳治疗仍然存在争议，可考虑应用探索性的疗法。自体干细胞移植仍然是复发 DLBCL 患者的标准治疗方法，可使一部分化疗敏感的患者获得长期无病生存。在第一次完全缓解时进行自体移植作为巩固治疗，可以提高套细胞淋巴瘤患者的无病生存和 OS，因此对于所有＜ 65 岁并且没有明显并发症的患者均应考虑。

异基因造血干细胞移植通常并不作为 B 细胞非霍奇金淋巴瘤患者的一线治疗，因为与自体移植相比，其非复发死亡率较高。减低剂量预处理异基因移植可以挽救自体移植后复发的对化疗敏感的那部分患者。"双打击"侵袭性淋巴瘤是最具挑战性的亚型，目前仍不清楚自体或异基因移植是否可以改变这些患者的不良预后。总的来说，B 细胞非霍奇金淋巴瘤患者的疗效将会得到进一步改善，并且由于支持治疗的改进，供者配型更精确以及可选取供者数量的增加，将有更多患者有机会接受移植治疗。

第58章
造血干细胞移植治疗 T 细胞非霍奇金淋巴瘤
Hematopoietic Cell Transplantation for Non-Hodgkin Lymphoma (T Cell)

Jasmine Zain　Sandra H. Thomas　著

黄海雯　译

陈晓晨　傅玎玎　陈子兴　校

一、概述

全世界范围内，成熟 T 细胞和（或）NK 细胞非霍奇金淋巴瘤（本书统称 T 细胞非霍奇金淋巴瘤 T-cell NHL）发病率占所有非霍奇金淋巴瘤的 12%，占侵袭性淋巴瘤的 15% ～ 20%[1, 2]。T 细胞非霍奇金淋巴瘤具有明显形态学多样性及组织学异质性，即使是某个 T 细胞非霍奇金淋巴瘤单一亚型也是如此。2008 年世界卫生组织造血和淋巴组织肿瘤分类中提出了多达 20 种成熟 T 细胞和 NK 细胞淋巴瘤亚型，以及 3 种暂定分类亚型[3]。这一系列淋巴瘤在组织学上可统称为外周 T 细胞淋巴瘤（peripheral T-cell lymphomas，PTCLs），其中最常见的结内亚型包括外周 T 细胞淋巴瘤非特殊型（PTCL-nos）、间变大细胞淋巴瘤（anaplastic large-cell lymphoma，ALCL）、血管免疫母细胞性 T 细胞淋巴瘤（angioimmunoblastic T-cell lymphoma，AITL），还有一些亚型具有地区高发病率，如人嗜 T 淋巴病毒 1 型（human T-cell lymphotropic virus Ⅰ，HTLV-Ⅰ）相关的 T 细胞淋巴瘤 / 白血病、EB 病毒相关的 NK/T 细胞淋巴瘤（鼻型）以及肠病相关性 T 细胞淋巴瘤（enteropathy-associated T-cell lymphoma，EATL）[4]。皮肤 T 细胞淋巴瘤（cutaneous T-cell lymphomas，CTCLs）是一组原发于皮肤的 T 细胞非霍奇金淋巴瘤的总称[5]，除了 Sézary 综合征和变异型蕈样肉芽肿等少数亚型外，一般均为惰性。

对于侵袭性淋巴瘤，除 ALCL 外，T 细胞淋巴瘤往往比 B 细胞淋巴瘤预后更差[6, 7]。侵袭性最强的 T 细胞非霍奇金淋巴瘤组织学类型包括肝脾 T 细胞淋巴瘤，γ/δ T 细胞淋巴瘤以及 NK/T 细胞淋巴瘤[8]，其 5 年生存率仅 10% ～ 30%[4]。这几类亚型的患者大多处于疾病进展阶段、预后指数属于高危组[9] 以及化疗耐药[10]，因而预后不佳。目前认为外周 T 细胞淋巴瘤潜在诊断及预后意义的生物学标记包括细胞谱系标记，如 γ/δTCR 重排，NK 细胞受体和 KIR，TIA-1、颗粒酶和穿孔素等细胞毒性标志物，卵泡辅助 T 细胞标记物，如 CXCL13 和 PD-1[11]。表 58-1 汇总了国际 T 细胞淋巴瘤协会公布的外周 T 细胞淋巴瘤组织学各亚型发病率分布及 5 年总体生存率情况[4]。

侵袭性 CTCL、Sézary 综合征和进展期蕈样肉芽肿的患者通常经历过多次化疗失败，治疗周期长，最终导致化疗耐药。表 58-1 还提供了世界卫生组织和 EORTC 公布的皮肤 T 细胞非霍奇金淋巴瘤组织学各亚型发病率及详细生存数据[5]。目前 T 细胞非霍奇金淋巴瘤的标准治疗策略仍未明确，其治疗大多是参考 B 细胞非霍奇金淋巴瘤的治疗方案。因此，复发难治 T 细胞非霍奇金淋巴瘤治疗仍面临重大挑战。

二、T 细胞非霍奇金淋巴瘤的诊断与治疗

目前 T 细胞非霍奇金淋巴瘤总体预后差，因为行之有效的治疗策略仍未明确（表 58-1）。尽管相关随机前瞻性试验很少，NCCN 还是根据现有临床数据和循证医学原则制定了治疗指南[12]。这些指南只是当前的治疗标准，会根据最新数据做出实时修改。

根据 NCCN 指南，大多数亚型的治疗方法类似，而以下少数独特亚型需要特殊对待：间变淋巴瘤激酶（anaplastic lymphoma kinase，ALK）阳性的 ALCL，较其他亚型相比预后良好；结外 NK/T 细胞淋巴瘤鼻型具有放射敏感性；成人 T 细胞白血病 /

表 58-1　外周 T 细胞淋巴瘤和皮肤 T 细胞淋巴瘤的频率分布和生存情况

外周 T 细胞淋巴瘤组织学亚型 [a]	频率（%）	5 年总体生存率（%）
外周 T 细胞淋巴瘤非特殊型	25.9	32
血管免疫母细胞性淋巴瘤	18.5	32
结外 NK/T 细胞淋巴瘤	10.4	32
鼻型 NK/T		42
鼻外型 NK/T		9
成人 T 细胞白血病 / 淋巴瘤	9.6	14
间变大细胞淋巴瘤（ALK+）	6.6	70
间变大细胞淋巴瘤（ALK-）	5.5	49
肠型 T 细胞淋巴瘤 [c]	4.7	20
原发皮肤间变大细胞淋巴瘤	1.7	90
肝脾 T 细胞淋巴瘤	1.4	7
皮下脂膜炎样 T 细胞淋巴瘤	0.9	64
皮肤 T 细胞淋巴瘤组织学亚型 [b]	频率（%）	5 年疾病特异性生存率（%）
蕈样肉芽肿	61.2	88
淋巴瘤样丘疹病	16.0	100
原发皮肤间变大细胞淋巴瘤	9.9	95
Sézary 综合征	3.5	24
原发皮肤外周 T 细胞淋巴瘤，非特殊型	3.2	16
原发性皮肤 CD4+ 小 / 中多形性瘤	2.6	75
淋巴瘤样丘疹病 [d]	1.2	82
原发皮肤侵袭性 CD8+T 细胞淋巴瘤 [d]	0.9	18
原发皮肤 γ/δT 细胞淋巴瘤 [d]	0.9	未达到
原发皮肤 NK/T 细胞淋巴瘤，鼻型	0.5	未达到

a. 所有外周 T 细胞淋巴瘤数据来自国际外周 T 细胞和 NK/T 细胞淋巴瘤研究的 22 个中心，共 1314 名患者[94]
b. 所有皮肤 T 细胞淋巴瘤数据来自荷兰和奥地利皮肤淋巴瘤组织所登记 1905 例患者（其中 1476 例为 T 细胞或 NK 细胞淋巴瘤），符合 WHO-EORTC 分类所描述的皮肤 T 细胞淋巴瘤[5]
c. 这个研究中的肠型 T 细胞淋巴瘤并不等同于 2008WHO 中肠病相关性淋巴瘤，在这里泛指大多数累及肠道的 T 细胞淋巴瘤，包括 EATL 和 γ/δ T 细胞淋巴瘤
d. 临时分类

淋巴瘤（adult T-cell leukemia/lymphoma，ATLL）的治疗需要独特方案，这是 NCCN 指南和本书（第 69 章）都认同的。初诊患者接受诱导化疗后如果能获得缓解，可以考虑继续接受大剂量化疗以及自体造血干细胞移植进行巩固。复发患者，根据其是否可以接受移植治疗，而制定不同治疗方案。

以下重点介绍 3 个主要亚型的疾病特征及推荐治疗方案。

（一）外周 T 细胞淋巴瘤非特指型（除外皮肤 T 细胞淋巴瘤和 NK/T 细胞淋巴瘤）

外周 T 细胞淋巴瘤非特指型是一组异质性疾病，包括结内和结外两种表现。ALK⁺ ALCL 发病中位年龄小于 35 岁，而其他亚型均大于 60 岁，男性多于女性。T 细胞淋巴瘤较 B 细胞淋巴瘤呈现出更高的 IPI，更多见全身受累，包括骨髓、皮肤以及中枢神经系统[13]。

初始治疗中含蒽环类药物的治疗方案对 ALK⁺ ALCL 患者有较好的疗效，但是对于其他组织学亚型的疗效并不满意，因此需要更多临床试验来探索更有效方案。一项大型多中心回顾性分析显示，治疗方案中含有或不含有蒽环类药物对预后并无明显影响，大多数组织学亚型 5 年生存率仅低于 30%[4]。与此不同，最近北美一项有关 442 名外周 T 细胞淋巴瘤患者的回顾性报道显示，预先使用含蒽环类药物的治疗方案能够改善无进展生存率（35% vs 2%）和 OS（60% vs 2%）[14]。德国的一项回顾性分析表明对于 60 岁以下的 ALCL 患者，治疗方案中含有依托泊苷能够改善 EFS[15]。目前，CHOP（环磷酰胺、多柔比星、长春新碱、泼尼松）或 CHOP 样治疗方案仍是外周 T 细胞淋巴瘤非特指型的一线治疗。除了 CHOP 样治疗方案，也有研究尝试使用靶向药物如地尼白介素 -2、普拉曲沙、阿仑单抗、本妥昔单抗，改善外周 T 细胞淋巴瘤非特指型患者的预后。虽然相关临床试验正在进行，但到目前为止，还未有充分证据表明在研方案优于现有治疗模式。尝试使用不含 CHOP 的方案作为一线方案并未取得成功，例如，以 PEGS（铂类药物、依托泊苷、吉西他滨、甲强龙）作为诱导方案，2 年无进展生存率仅 12%，OS 仅 30%[16]。随着针对 T 细胞淋巴瘤靶向药物的开发，这些新型药物与或不与细胞毒性药物结合的新方案也许显示疗效优于单用化疗。

NCCN 指南建议将高强度化疗和自体造血干细胞移植作为大多数外周 T 细胞淋巴瘤且符合移植条件患者第一次缓解后的巩固治疗。唯一例外是 ALK⁺ ALCL，一线方案使用 CHOP 样方案（不需要太强烈化疗及移植），便可使其 5 年 OS 达 80% 以上。

（二）NK/T 细胞淋巴瘤（鼻型和鼻外型）

NK/T 细胞淋巴瘤是一种少见肿瘤，主要见于亚洲和中南美洲。可进一步分为结外 NK/T 细胞淋巴瘤鼻型（extranodal NK/T-cell nasal type leukemia，ENKL）及侵袭性 NK 细胞白血病（aggressive NK-cell leukemia，ANKL）。发病中位年龄为 43 岁，以男性居多。这些肿瘤表现出血管破坏行为，以鼻腔和鼻窦为主，但也可出现在其他部位，包括皮肤、胃肠道、睾丸、肾脏和上呼吸道。NK/T 细胞淋巴瘤与 EB 病毒有关，表达 p- 糖蛋白，并表现出侵袭性的临床病程[17]。

NK/T 细胞肿瘤对放疗极为敏感，放疗应作为其治疗计划的一部分。对于没有局部肿瘤侵犯和淋巴结累及的鼻型局限性疾病，给予 > 50Gy 的放疗可改善生存[18]。同样，早期或者一线治疗中给予放疗联合化疗（同时或依次）治疗，也可改善 EFS 和 OS。对于晚期疾病以及鼻外变异型，很难进行局部放疗，因此，主要依赖化疗；推荐化疗方案中包含的药物有门冬酰胺酶、甲氨蝶呤、依托泊苷和异环磷酰胺[19]。除 I 期外，其他分期的患者一旦达到缓解状态，应考虑造血干细胞移植[17]。

（三）皮肤 T 细胞淋巴瘤和 Sézary 综合征

CTCL 除了原发皮肤的 γ/δ T 细胞淋巴瘤，大多临床病程缓慢，其特点是反复复发，偶有自发性缓解。该疾病独特的生物学特征主要包括皮肤累及，病灶反复，肿瘤相对耐药和免疫抑制状态。免疫抑制和皮肤屏障破坏与高感染率有关，尤其是葡萄球菌和链球菌感染，有效治疗这些感染并发症可以改善疾病病情。该病临床病程差异很大，但只有 5% ～ 10% 的患者会进展为侵袭性疾病，例如变异型蕈样肉芽肿和 Sézary 综合征。

大多数患者仅需要接受皮肤治疗而不需要其他系统性治疗，便可延长生存期。如果在诱导治疗后出现疾病进展，可以应用治疗效果最优而不良反应最小的化疗方案再次达到缓解。支持治疗包括使用软膏及止痒剂和防治感染，在整体治疗中起到重要作用。由于属于惰性疾病，维持治疗及低强度治疗非常重要，即使缓解状态的患者也应予实施。大多数情况下，疗效数据来自于小规模研究，这些研究的患者存在异质性且有些还处于疾病进展阶段。虽然如此，NCCN[12]、美国皮肤淋巴瘤协作组[20]以及EORTC[21]均已制定出推荐治疗方案。

皮肤治疗推荐用于ⅠA、ⅠB和ⅡA期，也可用于配合复发或进展期患者的全身治疗。局部治疗包括类固醇类药物、卡莫司汀、咪喹莫特和贝沙罗汀的使用。放射疗法包括光疗法 [UVB、窄波段UVB、PUVA（骨脂素 UVA 照射）] 和全身皮肤电子束疗法（total skin electron beam therapy，TSEB）。局部放疗可以用来治疗溃疡、肿瘤和转化性疾病。

对于ⅡB期及以上、嗜毛囊 MF 亚型或转化亚型以及早期阶段中以皮肤治疗失败的患者，建议进行全身性治疗。美国 FDA 批准的治疗包括贝沙罗汀、地尼白介素、伏立诺他、罗米地辛和体外光分离置换疗法（extracorporeal photopheresis，ECP）。其他药物包括 IFN、硼替佐米、阿仑单抗；单药化疗包括普拉曲沙、甲氨蝶呤、脂质体多柔比星和吉西他滨。单独应用 ECP 或 ECP 联合阿仑单抗及罗米地辛治疗 Sézary 综合征均有疗效。联合化疗可用于侵袭性淋巴瘤的治疗，尤其适用于进展期 CTCL或转化性疾病的治疗。本妥昔单抗在 CD30+ 皮肤淋巴增殖性疾病如蕈样肉芽肿中已经表现出良好疗效[22]。异基因造血干细胞移植适用于侵袭性强疾病，下文将详细讨论。

三、造血干细胞移植治疗系统性或外周 NK/T 细胞淋巴瘤

（一）自体造血干细胞移植治疗外周 T 细胞淋巴瘤

无论是复发后治疗还是作为一线巩固，大剂量化疗及自体造血干细胞移植已广泛应用于外周 T 细胞淋巴瘤。由于常规诱导化疗反应率低且容易早期复发，大量研究关注于患者首次缓解后行自体造血干细胞移植巩固治疗的疗效。相关数据汇总如下。

20 世纪 90 年代末，法国成人淋巴瘤协作组（Groupe d' Etude des Lymphomes de l' Adulte, GELA）进行了两项随机试验，研究了自体造血干细胞移植治疗侵袭性非霍奇金淋巴瘤包括 T 细胞淋巴瘤的疗效。LNH-87-02 研究纳入 452 名高危组淋巴瘤患者，17% 患者为 T 细胞表型，患者获得完全缓解后即被随机分配至化疗巩固或高剂量化疗后，行自体

造血干细胞移植治疗两个治疗组[23]。结果显示，8年 OS 自体造血干细胞移植组明显好于化疗组（64% vs 49%）。LNH-93 研究纳入 370 名患者，其中23% 为 T 细胞表型[24]。研究者将标准诱导巩固组与诱导治疗后行自体造血干细胞移植组进行比较。移植组5 年 OS 为 60%，而标准诱导巩固组为 46%。显然，这组试验中的 T 细胞淋巴瘤患者预后不佳（P = 0.009）。2004 年，两项 GELA 试验汇总所有非霍奇金淋巴瘤亚型，研究首次完全缓解后行自体造血干细胞移植能否改善预后[25]，该研究中纳入包括 T 细胞前体淋巴瘤和 ALK+ALCL 在内的 T 细胞淋巴瘤患者共 51 名（占 16%），但结果并未能证实自体造血干细胞移植可改善预后。不要要将这些数据直接应用于当前的 T 细胞淋巴瘤临床实践会很困难，因为这些研究并非专门针对外周 T 细胞淋巴瘤而设计的。同时，LNH-87 和 LNH-93 研究中使用的治疗方案不再是目前的标准方案，这会影响到其结果对当前治疗的适用性。

1. 回顾性研究

过去 20 年里，多达 24 个回顾性研究纳入至少1400 名外周 T 细胞淋巴瘤患者，评估自体造血干细胞移植治疗疾病不同阶段外周 T 细胞淋巴瘤的疗效。这些研究存在选择偏差，即倾向于更年轻、更健康、能够接受移植的患者。此外，许多研究的患者人群、一线治疗方案以及预处理方案均不相同。几乎所有研究都排除了外周 T 细胞淋巴瘤进展为白血病的患者，以及仅限于中位年龄在 60 岁以下的健康患者。几篇优秀综述详细介绍了这些研究[26, 27]。表 58-2 汇总了近年来这些大型研究的相关数据。

修订版欧美淋巴瘤（Revised European-American Lymphoma，REAL）以及后来的世界卫生组织分类，推动了自体造血干细胞移植治疗非霍奇金淋巴瘤的研究，并明确指出 T 细胞免疫表型的区别特征。Vose 等[28] 首先描述了复发 T 细胞淋巴瘤行自体造血干细胞移植的治疗情况，并将此结果与侵袭性 B 细胞淋巴瘤进行比较。这一研究中，根据免疫表型，T 细胞淋巴瘤 17 名，B 细胞淋巴瘤 24 名，研究者发现这两组 OS 及 EFS 均无差异；两组 2 年OS 均在 30% ～ 35%，因此自体造血干细胞移植可作为 T 细胞非霍奇金淋巴瘤患者的治疗选择。Fanin等[29] 的研究纳入包括 CD30+T 细胞淋巴瘤及非 T 非B ALCL 患者 64 名，其中 15 例患者在第一次完全缓

表 58-2　近期自体造血干细胞移植治疗外周 T 细胞淋巴瘤的回顾性研究

参考文献	患者例数	组织学	移植前疾病状态	总体生存	无进展生存
Beitinjaneh 2011[32]	126	42PTCL-nos, 47ALCL, 7ALK+, 15AITL, 6NK/T, 6HSTCL	CR/PR 84% 33% 一线	39%（4 年）For CR1 87%（4 年）	30%（4 年）For CR1 67%（4 年）
Nademanee 2011[34]	67	30ALCL 16% ALK+, 30PTCL-nos, 7AITL	CR/PR 70% 18% 一线	54%（5 年）	40%（5 年）
Numata 2010[95]	39	23% ALCL ALK+	CR/PR 82% 59% 一线	62%（5 年）CR1/PR1 72%（5 年）	61%（5 年）CR1/PR1 73%（5 年）
Kyriakou 2008[96]	146	AITL	CR/PR 84%	67%（2 年）	53%（2 年）
Yang 2009[97]	64	PTCL-nos	CR/PR 91% 44% 一线	53%（3 年）	44%（3 年）
Nickelsen 2008[33]	424	9ALCL ALK-, ALK+ 19, 176PTCL-nos, 120AITL, 30 进展突变	CR/PR 87%	50%（3 年）	62%（3 年）
Chen 2008[35]	53	34% ALK+ ALCL	CR/PR 81% 28% 1st line	48%（5 年）CR1/PR1 87%	25%（5 年）CR1/PR1 51%
Feyler 2007[98]	64	30PTCL-nos, 20ALCL, 14 其他 / 未知	CR/PR 77%	53%（3 年）CR1 59%（2 年）	50%（3 年）CR1 62%（2 年）
Smith 2007[99]	32	66% ALK+ ALCL	CR/PR 74%, 81% 二线	34%	18%

PTCL-nos. 外周 T 细胞淋巴瘤非特殊型；ALCL. 间变大细胞淋巴瘤；ALK. 间变淋巴瘤激酶；AITL. 血管免疫母细胞性 T 细胞淋巴瘤；NK/T.NK/T 细胞淋巴瘤；HSTCL. 肝脾 T 细胞淋巴瘤；CR. 完全缓解；PR. 部分缓解

解状态下行移植，总体生存达 90% 以上。他们第一次提出，如果某些外周 T 细胞淋巴瘤亚型达到第一次完全缓解状态，可考虑自体造血干细胞移植进行巩固治疗。这两项研究与当时的主流研究模式一致，入组者均是年轻患者，中位年龄在 25—33 岁之间。

2003 年 Rodriguez 等[30] 分析了来自 GEL/TAMO 数据库中接受自体造血干细胞移植的 115 名外周 T 细胞淋巴瘤（根据 REAL 分类）患者的数据。5 年中位 OS 为 56%，复发率为 51%。在第一次完全缓解状态下进行移植的患者 5 年 OS 为 80%，而未处于第一次完全缓解状态下行移植的患者 5 年 OS 为 50%，难治性患者 5 年 OS 为 0。存活时间长与患者年龄小于 40 岁、在完全缓解状态下进行移植、疾病对化疗敏感等因素有关。基于同样资料，Rodriguez 等[31] 还报道了 35 例在使用含蒽环类药物诱导化疗后未缓解患者的治疗及预后。其中 31 名患者接受移植，并有 23 名（66%）患者达到完全缓解，5 年 OS 及无病生存率分别为 37% 和 55%，这表明 1/3 外周 T 淋巴瘤患者对诱导化疗反应不佳，可用自

体造血干细胞移植行挽救治疗。这一研究也显示患者在第一次缓解时进行移植巩固治疗预后更好。

2011 年美国临床肿瘤学会会议上，M.D. Anderson 医学研究中心[32] 报道了 126 例外周 T 细胞淋巴瘤患者行自体造血干细胞移植的单中心研究结果。移植时第一次完全缓解状态下的患者占 33%，对化疗敏感而复发患者占 51%，难治性患者占 16%。随访中位数 39 个月，总体 4 年 OS 和无进展生存率分别为 39% 和 30%。第一次完全缓解状态下行移植治疗的患者预后最佳，4 年 OS 和无进展生存率分别为 87% 和 67%。相比之下，化疗复发患者进行移植 4 年 OS 和无进展生存率分别为 39% 和 36%，难治性患者进行移植 4 年 OS 和无进展生存率分别为 24% 和 15%。这一研究表明，虽然化疗复发的外周 T 细胞淋巴瘤患者在进行自体造血干细胞移植后可能获得长期缓解，但在第一次完全缓解状态行自体造血干细胞移植巩固治疗的疗效最佳。2008 年美国血液学年会上，EBMT 以摘要的形式发表了迄今为止注册的最大总相关研究。Nickelsen 等[33]

报道了 424 名接受自体造血干细胞移植的外周 T 淋巴瘤患者，3 年中位时间 OS 和无病生存率分别为 62% 和 50%。该研究同样支持第一次完全缓解状态下行造血干细胞移植疗效最佳的主张。

外周 T 细胞淋巴瘤患者自体造血干细胞移植最常用的预处理方案为 BEAM（卡莫司汀、依托泊苷、阿糖胞苷、美法仑）、BEAC（卡莫司汀、依托泊苷、阿糖胞苷、环磷酰胺）、CBV（环磷酰胺、卡莫司汀、依托泊苷）和白消安/环磷酰胺。相当一部分患者也接受了含全身放疗的方案，通常联合环磷酰胺或依托泊苷或者两者均有。

希望之城研究小组比较了 42 名接受含全身放疗预处理方案患者和 26 名接受不含全身放疗预处理方案患者的预后，结果显示无明显差异[34]。斯坦福大学研究小组质疑 T 细胞去除在移植中的作用，53 例患者中 86% 接受了去除 T 细胞的移植物，但结果并无明显差异[35]。目前对于预处理方案选择上并无明确的建议。Jantunen 等报道了一项针对包括罕见且具有侵袭性的 EATL 在内的 37 名患者的小型研究，移植相关死亡率竟高达 11%[36]。其他研究报道移植相关死亡率为 3.7%[32] ～ 7.5%[37] 不等。由于相关报道最长随访时间仅为 5 年，目前尚无长期并发症的相关信息。

多项研究关注 T 细胞非霍奇金淋巴瘤的具体组织学亚型。许多研究小组报道了与非 ALCL 相比，ALCL 患者预后更好[29, 33, 36-38]。EBMT 注册的研究[39] 主要关注血管免疫母细胞 T 细胞淋巴瘤（另一种常见的结节性外周 T 细胞淋巴瘤）患者的预后。研究纳入的 146 例患者中，约 70% 患者在第一次完全缓解状态进行了移植。总体 2 年 OS 和无进展生存率分别为 67% 和 53%。第一次完全缓解状态下进行移植的患者 4 年无进展生存率为 56%，而在非第一次完全缓解状态下移植患者 4 年无进展生存率为 30%，难治性患者移植 4 年无进展生存率为 23%。因此，这一研究支持血管免疫母细胞 T 细胞淋巴瘤在第一次完全缓解状态下行自体造血干细胞移植的观点。NK/T 细胞淋巴瘤在亚洲较为常见，Hwang 等报道了 10 例 NK/T 细胞淋巴瘤患者行自体造血干细胞移植的研究[40]。在完全缓解/部分缓解状态下行造血干细胞移植的患者，5 年 OS 为 53%，而在非完全缓解/部分缓解状态下行造血干细胞移植 5 年 OS 仅 20%。

除了推荐第一次完全缓解状态下行移植治疗外，目前对于外周 T 细胞淋巴瘤行自体造血干细胞移植的预后相关因素尚未形成共识。回顾性研究表明，外周 T 细胞淋巴瘤患者接受自体造血干细胞移植是可行的，5 年中位 OS 在 34% ～ 70% 不等，5 年中位 EFS 在 30% ～ 61% 不等。然而，如果移植在达到第一次完全缓解时进行，5 年 OS 可高达 80%，EFS 为 67%。在大多数研究中，难治性或化疗耐药患者的预后仍然不佳，长期生存不足 15%。自体造血干细胞移植可挽救 1/3 复发且对于化疗敏感的患者。此外，ALCL，尤其是 ALK+ ALCL 患者移植疗效较好。

2. 前瞻性试验

目前尽管仍缺乏随机试验证据，但已有大量文献结论倾向于外周 T 细胞淋巴瘤第一次完全缓解状态下行自体造血干细胞移植治疗。NCCN 指南关于非霍奇金淋巴瘤的治疗建议：除 ALK+ ALCL、CTCL 以及侵袭性极强的 T 细胞淋巴瘤（白血病表现）的外周 T 细胞淋巴瘤患者，在治疗后达到第一次完全缓解或部分缓解并且年龄及身体状况适合移植，需要考虑行自体造血干细胞移植[12]。ALK+ ALCL 的整体预后明显优于其他 T 细胞淋巴瘤，对含 CHOP 在内的诱导化疗方案总有效率大于 90%，5 年 OS 可达 70%[41]。第一次完全缓解状态下行自体造血干细胞移植在 ALK+ALCL 患者中显示出良好疗效，但目前尚未证实自体移植较标准化疗相比存在优越性。此外，以 CD30 和 ALK 为靶点的新型药物在复发患者治疗中显示较好疗效[42]，从而减少了此类患者在第一次完全缓解状态下采用激进治疗方法的可能。侵袭性极强和具有白血病倾向的外周 T 细胞淋巴瘤包括肝脾 T 细胞淋巴瘤、HTLV- Ⅰ相关 ATLL、T 幼淋巴细胞白血病（T-cell prolymphocytic leukemia，T-PLL）以及原发皮肤的 γ/δT 细胞淋巴瘤，并不能从早期自体造血干细胞移植中获益。这些疾病由于自身对化疗耐药，临床病程具有很强的侵袭性，患者往往经历过多次失败的诱导化疗，自体造血干细胞移植无法改善这类患者的长期缓解[43, 44]。对于这些侵袭性极强的淋巴瘤患者，需要在第一次缓解时进行异基因造血干细胞移植以达到长期缓解及改善生存。

目前为止，已有 6 个前瞻性临床试验报道了 T 细胞非霍奇金淋巴瘤（主要为结内外周 T 细胞淋巴瘤）在第一次完全缓解状态下行自体造血干细胞移植的结果。表 58-3 汇总了相关临床试验数据。患者接受诱导化疗后，达到完全缓解或部分缓解且适合移植的患者接受高剂量化疗及自体造血干细胞移植。

这些研究中规模最大的是北欧淋巴瘤组进行的一项前瞻性多中心试验，该试验采用密集剂量方案治疗外周 T 细胞淋巴瘤进而行自体造血干细胞移植[45]。研究对 160 名患者的中位随访时间长达 5 年。其组织学亚型分别为：外周 T 细胞淋巴瘤非特指型（$n=62$）、ALK⁻ALCL（$n=31$）、AITL（$n=30$）、EATL（$n=21$）、皮下脂膜炎性 T 细胞淋巴瘤（$n=6$）、NK/T 细胞淋巴瘤鼻型（$n=5$）以及肝脾 T 细胞淋巴瘤（$n=5$）。60 岁及以下的患者接受 CHOEP-14（多柔比星、长春新碱、依托泊苷、泼尼松）方案行诱导治疗，60 岁以上的患者接受 CHOP-14（不含依托泊苷）方案行诱导治疗。其中 131 名患者对诱导治疗有反应，114 名患者予 BEAM/BEAC 预处理后行自体造血干细胞移植，移植后 3 个月，90 名患者处于完全缓解状态，9 名患者处于部分缓解状态。移植后有 39 名患者复发，28 名在移植后 2 年内复发，其余则在移植后 71 个月复发。对整体数据进行分

析，中位随访时间为 60 个月，治疗相关死亡率为 4%，OS 和无病生存率分别为 51% 和 44%。其中 26% 患者早期出现疾病进展。在各组织学亚型分析中，ALK⁻ ALCL 患者治疗效果最佳，5 年 OS 和无进展生存率分别为 70% 和 61%；AITL5 年 OS 和无进展生存率分别为 52% 和 49%；外周 T 细胞淋巴瘤非特指型 5 年 OS 和无进展生存率分别为 47% 和 38%；EATL 5 年 OS 和无进展生存率分别为 48% 和 38%（图 58-1）。女性和 ALCL 亚型具有积极的预后价值，IPI 评分对 AITLOS 有预后价值，对 AITL 和外周 T 细胞淋巴瘤非特指型的无进展生存率有预后价值。

其他几个中心也报道了相似研究，详见表 58-3。在不同组别中，41% ~ 73% 的外周 T 细胞淋巴瘤患者适合并最终接受了自体造血干细胞移植治疗[46-50]。其余患者因疾病侵袭性强、对化疗难受、无法动员出干细胞或存在自体造血干细胞移植禁忌证等原因而退出研究。随访时间一般为 3 ~ 5 年，OS 从 43% ~ 73% 不等，无进展生存率从 30% ~ 53% 不等。ALCL 患者的研究结果最佳[45, 51]。一项包括 25% 的 NK/T 细胞淋巴瘤患者的韩国研究[49]中，5 年 OS 和 EFS 分别为 57% 和 55%。

表 58-3　自体造血干细胞移植治疗外周 T 细胞淋巴瘤的前瞻性研究

参考文献	患者例数	组织学	诱导化疗	预处理方案	移植患者	总体生存	无进展生存
d' Amore 2012[45]	160	包括 ALK⁺ ALCL，1° 白血病	年龄 ≤ 60CHOEP 14；年龄 > 60CHOP 14	BEAM/BEAC	72	51%（5 年）	44%（5 年）
Reimer 2009[46]	83	No ALK⁺ ALCL	CHOP×4 ~ 6 疗程	TBI/CY	66	48%（3 年）	36%（3 年）
Corradini 2006[47]	62	包括 ALK⁺ ALCL（30%）	APO 与 DHAP 交互，或者 MACOP-B 米托蒽醌后 /Ara-C	BEAM	71	34%（12 年）	30%（12 年）
Ahn 2011[49]	46	25% 存在 NK/T No ALK⁺ ALCL	CHOP，CHOP 样 or 非蒽环霉素	BU/CY/VP-16	66	57%（5 年）	55%（5 年）
Mercadal 2008[48]	41	No ALK⁺ ALCL	大剂量 CHOP 与 ESHAP 交替	BEAM/BEAC	41	39%（4 年）	30%（4 年）
Rodriguez 2007[50]	26	No ALK⁺ ALCL	Mega-CHOP，如果部分缓解或疾病稳定 3 疗程后，获得 IFE	BEAM	73	73%（3 年）	53%（3 年）

ALK. 间变淋巴瘤激酶；ALCL. 间变大细胞淋巴瘤；NK/T.NK/T 细胞淋巴瘤；CHOPE. 环磷酰胺、多柔比星、长春新碱、依托泊苷、泼尼松；CHOP. 环磷酰胺、多柔比星、长春新碱、泼尼松；APO. 多柔比星、长春新碱、泼尼松；DHAP. 顺铂、阿糖胞苷、泼尼松；MACOP-B. 甲氨蝶呤联合白介素、多柔比星、环磷酰胺、长春新碱、泼尼松、博来霉素；BEAM. 卡莫司汀、依托泊苷、阿糖胞苷、美法仑；BEAC. 卡莫司汀、依托泊苷、阿糖胞苷、环磷酰胺；TBI. 全身放疗；BU. 白消安；CY. 环磷酰胺；VP-16. 依托泊苷

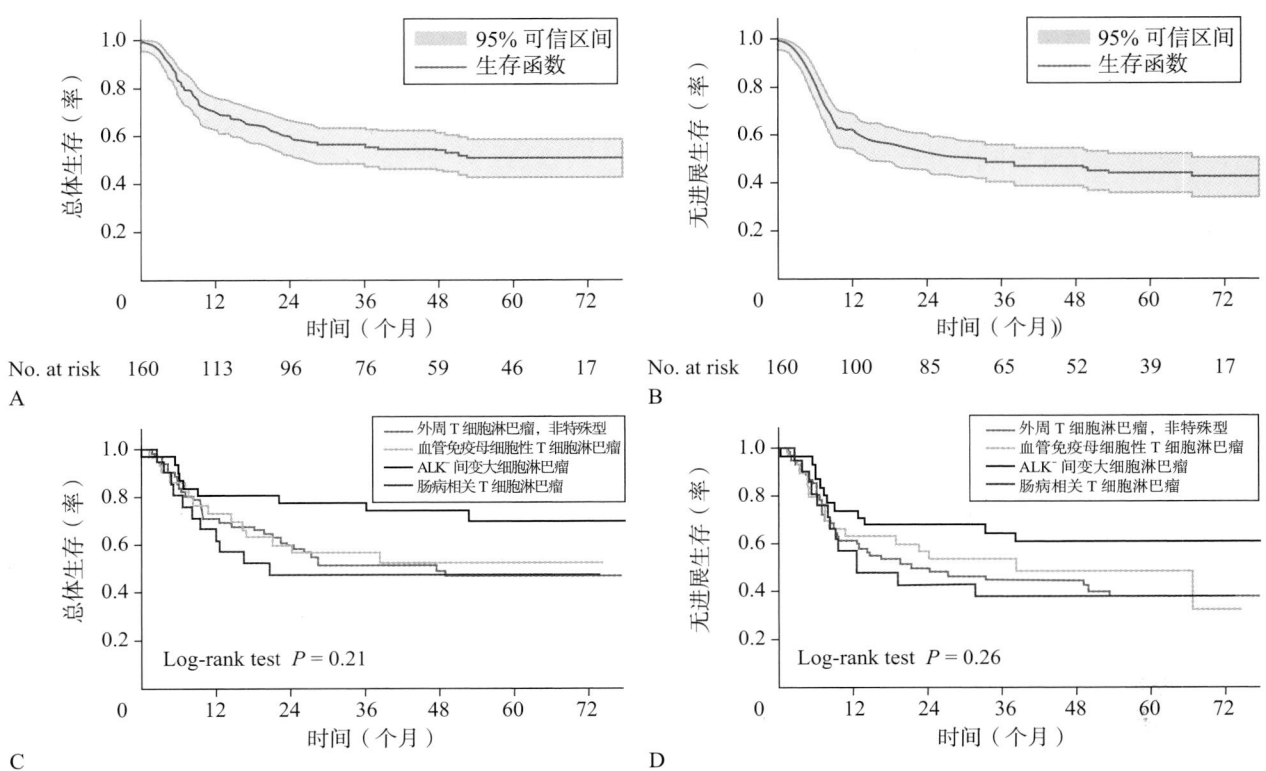

▲ 图 58-1 应用 Kaplan–Meier 分析 NLG–T–01 试验

A. 总体生存；B. 无进展生存期；C.4 个最大数据量组织学亚型的总体生存；D.4 个最大数据量组织学亚型的无进展生存期（引自 d'Amore 等，2012 [45]。经美国临床肿瘤学学会批准应用）

由于不同研究的诱导方案不同，很难汇总出统一具体的结论。就整体数据而言，移植相关死亡率低于5%，这在相对年轻和健康的患者人群中是可信的。大多数研究应用含化疗的预处理方案，中枢神经系统受累以及外周 T 细胞淋巴瘤 / 白血病、成人 T 细胞淋巴瘤 / 白血病患者被排除在外。

这些研究评估了自体造血干细胞移植作为首次缓解后巩固治疗的疗效，并将其与外周 T 细胞淋巴瘤行单独化疗的数据作了对比。一项瑞典的大型研究分析了包括北欧淋巴瘤患者 [45]（见前文）在内超过 755 名患者在 9 年间的治疗结果。分析 252 名适合移植的患者，128 名第一次完全缓解状态下移植的患者 OS 和无进展生存率，明显高于 124 名在非第一次完全缓解状态行自体造血干细胞移植的患者 [52]。一项 Meta 分析汇总了关于外周 T 细胞淋巴瘤接受大剂量化疗和自体造血干细胞移植作为一线治疗的 21 个临床研究，结果显示，移植治疗与非移植治疗相比，仅有趋势显示可能改善预后 [53]；尚无充分数据来得出明确结论。这些研究中，有相当一部分患者在接受自体造血干细胞移植前诱导化疗失败，这凸显出更加积极治疗以及靶向治疗在改善初始反应率和减少复发中的重要性。通过检测生物学标志物以及微小病灶残留可以更好地预测患者晚期复发的风险，有助于确定可能从维持治疗中获益的患者人群。

（二）异基因造血干细胞移植治疗外周 T 细胞淋巴瘤

异基因造血干细胞移植已经广泛应用于非霍奇金淋巴瘤患者的挽救性治疗，可使疾病达到长期缓解，获得较好 OS 和无进展生存。然而，异基因造血干细胞移植由于长期的免疫抑制、GVHD 以及预处理方案的长期毒性，移植相关并发症风险高。这一治疗能否适用需要依赖是否有合适供者、患者的并发症情况以及先前治疗的疗效。必须权衡移植后获得治愈或者长期缓解的可能与移植过程中发生进展或死亡的风险。对于外周 T 细胞淋巴瘤，其异基因造血干细胞移植的理论基础借鉴了侵袭性 B 细胞淋巴瘤，移植治疗目的在于激发移植物抗淋巴瘤效应以达到疾病的长期控制。异基因造血干细胞移植目前主要用于治疗复发难治的 T 细胞非霍奇金淋巴瘤，同时越来越多的医生将这一疗法作为一线方案治疗侵袭性强的淋巴瘤亚型，如 γ/δ T 细胞淋巴瘤和结外鼻型 NK/T 细胞淋巴瘤[54]。

一项法国研究报道了 49 名新诊断外周 T 细胞淋巴瘤患者一线应用异基因造血干细胞移植的可行性和毒性结果。42 名患者有 HLA 匹配的供者，但只有 29 名患者在 CHOP 方案获得缓解后行异基因造血干细胞移植。移植患者 1 年 OS 和 2 年 OS 分别为 76% 和 72%。1 年后治疗相关死亡率为 8%。值得关注的是，未行移植治疗的患者无进展生存率小于 30%[55]。其他大多数研究描述了异基因造血干细胞移植治疗复发患者的结果。Corradini 等报道了一项关于 17 例复发外周 T 细胞淋巴瘤患者的前瞻性 II 期研究[56]。全部患者接受了 4 ～ 6 个疗程含顺铂、地塞米松和阿糖胞苷的化疗以减轻肿瘤负荷，并且在氟达拉滨、塞替派（N- 三乙烯硫代磷酰胺）和环磷酰胺减量预处理后行异基因造血干细胞移植。这一研究第一次报道了应用减量预处理以降低较高的治疗相关死亡率（先前报道的治疗相关死亡率高于 30%）。采用这种特殊的预处理方法，经过 28 个月的中位随访，非复发死亡率仅 6%，3 年 OS 和无进展生存率分别为 81% 和 62%。这一研究证实减低强度预处理用于外周 T 细胞淋巴瘤患者可获得较好的移植物抗淋巴瘤疗效。该研究中患者先前治疗较多，包括 8 例 /17 例患者先前行自体造血干细胞移植；然而 15 例 /17 例患者化疗敏感，这表明可以通过异基因造血干细胞移植来改善 T 细胞淋巴瘤不良预后，至少在化疗敏感的患者中如此。

其他研究大都是回顾性的，患者的组织学亚型、预处理方案以及 GVHD 的预防治疗并不一致。由于这类疾病相对少见，最初文献都是由一些小宗病例报道组成，但在过去的 10 年里，国际机构和淋巴瘤组织做出很大努力来总结和分享异基因造血干细胞移植治疗外周 T 细胞淋巴瘤的相关经验。表 58-4 罗列了异基因造血干细胞移植治疗外周 T 细胞淋巴瘤的相关研究。许多研究关注外周 T 细胞淋巴瘤常见的组织学亚型，如外周 T 细胞淋巴瘤非特指型、AITL、ALCL，而不包括皮肤 T 细胞淋巴瘤、人嗜 T 淋巴病毒相关的 T 细胞淋巴瘤 / 白血病以及中枢神经系统受累患者。移植治疗成人 T 细胞淋巴

瘤 / 白血病相关数据见第 69 章。

Gouill 等报道了至今最大的外周 T 细胞淋巴瘤行异基因造血干细胞移植研究，研究纳入来自法国多中心的 77 名患者[57]。这一研究探讨了外周 T 细胞淋巴瘤常见的几个组织学亚型行异基因造血干细胞移植的差异。研究中所有的患者均是复发患者，其中 25% 的患者在之前的移植中失败，表明了研究人群先前治疗的疗效不佳。其组织学分布如下：27 例 ALCL，27 例外周 T 细胞淋巴瘤非特殊型，11 例 AITL 以及 12 例其他侵袭性强的组织学亚型；77% 的患者在移植时对化疗敏感，67% 的患者接受了清髓性预处理方案。治疗相关死亡率高达 33%，5 年 OS 和无病生存率分别为 57% 和 53%。这是唯一一项根据组织学亚型分析预后差异的研究。AITL 5 年 OS 和无进展生存率分别为 80% 和 80%，外周 T 细胞淋巴瘤 - 非特指型 5 年 OS 和无进展生存率分别为 63% 和 58%，ALCL 5 年 OS 和无进展生存率分别为 55% 和 48%，而剩余其他的组织学亚型 5 年 OS 仅为 33%（图 58-2）。OS 和无进展生存率曲线均在 20 个月后达到平台期。通过多因素分析，III、IV 级急性 GVHD 和化疗耐药是不良预后因素。化疗耐药患者的 5 年 OS 为 29%，这表明移植物抗淋巴瘤有效。

大多数已发表的研究在随访 3 ～ 5 年也报道了类似的数据，OS 在 50% ～ 70%，无进展生存率达 60%，移植后 2 年内的复发率趋于平稳。移植时化疗敏感的患者 OS 和无进展生存率更佳[39, 57-59]，表明在异基因造血干细胞移植前疾病获得控制对预后至关重要。一项纳入 52 例外周 T 细胞淋巴瘤患者的研究，Dodero 等报道了完全缓解状态下行异基因移植的患者 5 年复发率，明显低于在部分缓解状态下行异基因移植的患者（24% vs 54%），化疗敏感患者 5 年复发率低于难治性患者（40% vs 77%）[58]。来自希望之城的一项研究显示，完全缓解 / 部分缓解下移植的患者和疾病处于活动状态下移植的患者 5 年 OS 分别为 72.9% 和 43.2%[60]。

预处理方案的效果尚不清楚，但由于早期研究中报道的治疗相关死亡率较高，近年来越来越多的人转向减低强度预处理。据报道，外周 T 细胞淋巴瘤患者行异基因造血干细胞移植后治疗相关死亡率高达 30%，这可能和患者疾病处于晚期以及患者状况不佳有关。有几个中心报道了减量预处理的结果[61, 62]，

表58-4 异基因造血干细胞移植治疗外周T细胞淋巴瘤

参考文献	患者例数	组织学亚型	移植前疾病状态	方案/供体来源	移植物抗宿主病	死亡/复发	生存
Loirat 2014[55] 单中心	29	PTCL 混合	CR1 42%	RIC 83% SIB 45%, MUD 28% Hap 11%, CBU 17%	aGVHD 42% cGVHD 28%	TRM 7%(1年)	OS 72%(2年) PFS 65%(2年)
Goldberg 2012[63] 单中心	34	PTCL 混合 CTCL 9%	CR 47% 自体 HCT 前 12%	MAC 62%, TBI-based 47%/ PBSC 71%, SIB 53%	aGVHD 41% cGVHD 25%	TRM 18% RPR 33%(6个月)	OS 61%(2年) PFS 50%(2年)
Dodero 2012[58] 多中心	52	PTCL 混合	CR 40% 自体 HCT 前 52%	All RIC PBSC 79%, SIB 63%, MUD 25%, Hap 12% 12DLIs	aGVHD 22% cGVHD 27%	NRM 12%(5年) RPR 49%(5年)	OS 50%(5年) PFS 40%(5年) 8/12DLI缓解
Jacobsen 2011[64] 单中心	52	PTCL 混合 CTCL 15%	CR 42% Prior 自体 HCT 前 21%	MAC 60%、TBI-based 60% PBSC 73%, SIB 50%	aGVHD 21% cGVHD 37%	NRM 27%(3年) RPR 47%(3年)	OS 41%(3年) PFS 30%(3年)
Shustov 2010[61] 单中心	17	PTCL 混合 CTCL 6%, PLL 18%	CR 47% 自体 HCT 前 41%	所有 RIC、TBI/Flu PBSC 100%, SIB 41%	aGVHD 65% cGVHD Ext 53%	NRM 19%(3年) RPR 26%(3年)	OS 59%(3年) PFS 53%(3年)
Zain 2011[60] 单中心	38	PTCL 混合 CTCL 35%	CR 18% 自体 HCT 前 3%	MAC 35%、TBI-based 32% PBSC 84%, SIB 68%	aGVHD 51% cGVHD 82%	NRM 29%(5年) RPR 24%(5年)	OS 54%(5年) PFS 46%(5年)
Delioukina 2012[62] 单中心	27	PTCL 混合 CTCL 41%	CR 22% 自体 HCT 前 4%	只 RIC 89% PBSC, SIB 56%	aGVHD 48% cGVHD 71%	NRM 25%(2年) RPR 30%(2年)	OS 55%(2年) PFS 47%(2年)
Kyriakou 2009[39] 多中心	45	仅 AILD	CR 27% 自体 HCT 前 33%	MAC 56%, TBI-based 44% PBSC 91%, SIB 60%	aGVHD 20% cGVHD 54%	NRM 25%(1年) RPR 20%(3年)	OS 64%(3年) PFS 53%(3年)
Le Gouill 2008[57] 多中心	77	PTCL 混合	CR 40% Prior 自体 HCT 前 25%	MAC 74%、TBI-based 66% PBSC 31%, SIB 78% 2DLIs	Grade III/IV aGVHD 21%	TRM 34%(5年)	OS 57%(5年) EFS 53%(5年) 2/2DLI缓解
Hamadani 2008[66] 单中心	14	PTCL 混合	CR 21%(非 CR1) 自体 HCT 前 14%	MAC 57%(无 TBI), PBSC 86%, SIB 64% 4DLIs	aGVHD 50% cGVHD 50%	NRM 57%(3年) RPR 69%(3年)	OS 35%(3年) PFS 31%(3年) 2/4DLIs缓解

（续表）

参考文献	患者例数	组织学亚型	移植前疾病状态	方案/供体来源	移植物抗宿主病	死亡/复发	生存
de Lavallade 2008[100]	7	PTCL-节点	CR 43% 自体 HCT 前 86%	所有 RIC, SIB 100% 1DLI	aGVHD 43% cGVHD 67%	TRM 0% RPR 29%	7 例生存，6 例缓解 40 个月 1/1DLI 缓解
Woessmann 2006[101] 多中心	20	ALCL 儿童	CR 60%（非 CR1）自体 HCT 前 25%	MAC, 95%, TBI-based 75% PBSC 60%, SIB 40%, MUD 40%, Hap 20%	aGVHD 45% cGVHD Ext 20%	TRM 15%（3 年）RPR 10%（3 年）	EFS 75%（3 年）
Murashige 2005[65] 多中心	28	NK/T - cell	CR 29% 自体 HCT 前 25%	MAC 82%, TBI-based 71% PBSC 71%, SIB 78%	aGVHD 46% cGVHD 32%	TRM 29% RPR 29%	OS 40%（2 年）PFS 34%（2 年）
Suzuki 2006[59] 多中心	15	NK/T - cell	CR 40%	MAC 100%, TBI-based 100% PBSC 33%, SIB 93%		TRM 48%（4 年）RPR 17%（4 年）	OS 29%（4 年）
Wulf 2005[102] 单中心	10	PTCL 混合	CR 10% 自体 HCT 前 20%	RIC 前 阿仑单抗 100% PBSC 100%, SIB 40%	aGVHD 50% cGVHD 56%		8 生存，7 缓解（7 个月）
Corradini 2004[56] II 阶段多中心	17	PTCL 混合	CR 12% 自体 HCT 前 47%	RIC 100% SIB 94% 2DLIs	aGVHD 35% cGVHD 41%	NRM 6%（2 年）	OS 81% DFS 62%（3 年）2/2DLI 缓解

PTCL. 外周 T 细胞淋巴瘤；ALCL. 间变大细胞淋巴瘤；AILD. 血管免疫母细胞淋巴瘤；NK/T-cell.NK/T 细胞淋巴瘤；MAC. 清髓性预处理；TBI. 全身放疗；Hap. 单倍体供者；CBU. 脐血；PBSC. 外周血干细胞；SIB. 同胞供体；DLI. 供体淋巴细胞输注；aGVHD. 急性移植物抗宿主病；TRM. 移植相关死亡；NRM. 无复发死亡；RPR. 复发进展率；CR. 完全缓解；OS. 总体生存；PFS. 无进展生存；EFS. 无事件生存

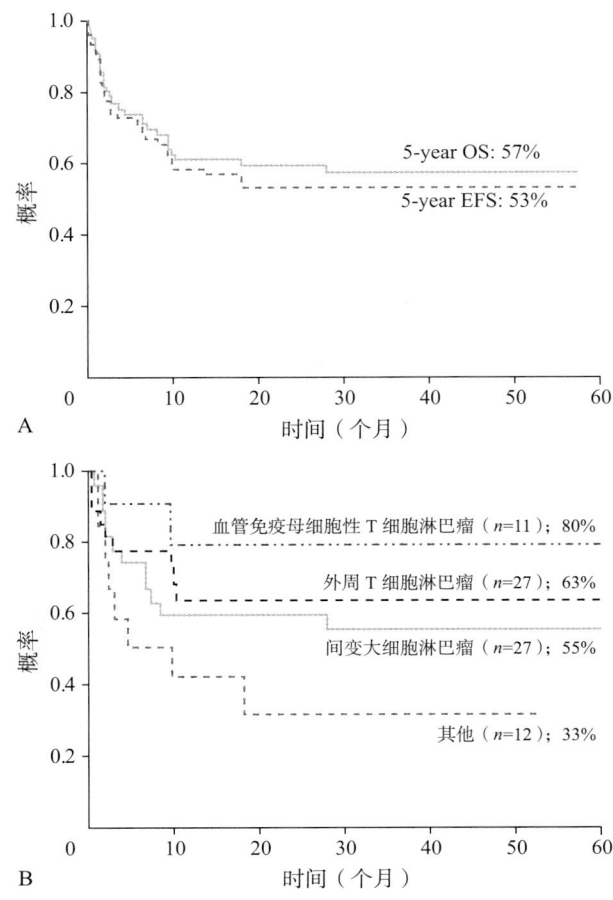

▲ 图 58-2　77 例患者移植后的结果

A. 总体生存和无事件生存；B. 根据病理组织学亚型 5 年总体生存（引自 Le Gouill 等，2008 [57]。经美国临床肿瘤学学会批准应用）

治疗相关死亡率下降至 19 ～ 20%。来自希望之城的一项研究比较了减量预处理和清髓性预处理，结果显示其 OS 和无病生存无差异 [60]。

　　Memorial Sloan Kettering 癌症纪念中心在 47 例患者中予 T 细胞去除的异基因移植，慢性 GVHD 的发病率为 25%（与其他研究的 60% 相比），45 个月的治疗相关死亡率为 18%[63]。他们在外周 T 细胞淋巴瘤患者移植前还检测了 Ki-67 免疫组织化学这一生物学标志，发现 Ki-67 核细胞表达 ≤ 25%，表明其组织学更为惰性，同时与较好的 OS 相关。Le Gouill 等报道了 115 例患者不同组织学亚型的 OS 和无进展生存率差异。如前文所述，希望之城研究 [60, 62] 比较了皮肤 T 细胞淋巴瘤和外周 T 细胞淋巴瘤这两种组织学亚型，发现这两组患者行异基因造血干细胞移植后结果相似。EBMT 报道了血管免疫母细胞淋巴瘤的相关研究 [39]，同其他研究的结果相似，3 年 OS 和无进展生存率分别为 64% 和 53%。

Jacobsen 等分析了将组织学亚型分为结内和结外时，两组间无统计学差异 [64]。由于 NK/T 细胞淋巴瘤在日本患病率较高，日本关于 NK/T 细胞淋巴瘤的一系列研究中报道，其 2 年 OS 和无进展生存率为 30% ～ 40%，低于同一研究项目中的外周 T 细胞淋巴瘤（70%）[59]。尽管如此，与未接受任何移植的患者相比，接受自体或异基因造血干细胞移植的 NK/T 细胞淋巴瘤患者预后要好 [59, 65]。

　　应用供者淋巴细胞输注可以使异基因造血干细胞移植后复发的患者达到缓解，被认为是移植物抗淋巴瘤的有效证明，并且许多文献中也报道了外周 T 细胞淋巴瘤对供体淋巴细胞输注有反应。目前这方面经验最多的来自 Dodero 等，8/12 复发患者对供者淋巴细胞输注有反应，并达到了缓解 [58]。Le Gouill 研究中的 2 名患者、Corradini 研究中的 2 名患者 [56]、Hamadani 研究中的 2 名患者 [66]，以及 Goldberg 研究中 2 名患者中的 1 名 [63]，均在复发后对供者淋巴细胞输注有反应，并达到长期缓解。

　　总之，至少在一些常见的结内型外周 T 细胞淋巴瘤患者中，异基因造血干细胞移植可以使化疗敏感以及在前 2 年内复发的患者得到长期疾病控制。急性和慢性 GVHD 的风险仍然很高，而治疗相关死亡率可以通过使用减量预处理方案得到降低。减量预处理方案的成功以及移植后供体淋巴细胞输注可诱导缓解是移植物抗淋巴瘤效应存在的证据。然而，化疗敏感性和最佳疾病控制对预后至关重要。大多数患者复发发生于移植后的前 2 年内，应该考虑应用靶向药物维持治疗，从而减小残留病灶，并改善异基因造血干细胞移植治疗的预后。

四、造血干细胞移植治疗皮肤 T 细胞淋巴瘤

（一）自体造血干细胞移植

　　对于化疗后复发的侵袭性淋巴瘤，自体造血干细胞移植是标准治疗方案。应用这一方法治疗皮肤 T 细胞淋巴瘤的疗效与其他低级别的淋巴瘤相似，仍会反复复发。目前数据有限，几个小型研究显示有较高反应率，但通常会在 1 年内复发（表 58-5）。多达 10 例患者的病例报道中表明，高剂量化疗以及含全身放疗预处理方案有益于皮肤 T 细胞淋巴瘤疗效改善而不增加移植并发症发生率。T 细胞去除

或 CD34 选择性去除似乎并不能降低复发率[67-73]。自体造血干细胞移植在皮肤 T 细胞淋巴瘤晚期复发的患者中并未显示出良好疗效，这主要与这些肿瘤本身对化疗耐药有关。

（二）异基因造血干细胞移植

为了改善高剂量化疗预后以及更好地控制疾病，晚期患者中行异基因造血干细胞移植，表现出移植物抗淋巴瘤效应。由于患者处于免疫抑制状态和皮肤屏障受损，感染并发症仍是 CTCL 移植患者的主要挑战。虽然早期的研究都是小规模的回顾性研究，但数据显示并发症发生率在可接受的范围内，并且支持异基因造血干细胞移植这一治疗方式[74-81]。

至今为止，PubMed 上大约有 30 篇关于异基因造血干细胞移植治疗蕈样肉芽肿或 Sézary 综合征的文献。早期病例报道大多仅汇总 1～3 例患者情况，且其疾病状态、干细胞来源和预处理方案等存在较大差异。这些研究中显示，尽管患者皮肤屏障被破坏以及免疫系统受到抑制，无明显并发症的 CTCL 患者可以接受异基因造血干细胞移植治疗。异基因移植作为挽救性治疗，可控制患者临床症状，后续应用 TCR 基因重排对疾病进行分子学监测，从而有助于患者达到长期的疾病控制和生存[77-79, 82-85]（图 58-3）。减量预处理方案的成功应用、停用免疫抑制药和供者淋巴细胞输注，使复发的患者能得到缓解[79]、疾病缓解与 GVHD 有关[83]等现象，证实了 GVL 效应的存在。表 58-6 汇总了相关病例报道。

随着异基因移植的发展，数据显示脐带血可作为患者的另一个干细胞来源[86, 87]。对这些病例进行详细的回顾分析发现，即使是难治性病例，异基因移植也可使其获得完全缓解，如图 58-4 所示，减量预处理方案似乎同样有效，并且毒性更小。含全身放疗预处理方案可能会增加相关皮肤毒性和色素沉着。异基因造血干细胞移植术后，皮肤可出现疾病复发，但皮肤疾病似乎对免疫抑制调节治疗及供者淋巴细胞输注或轻度治疗的反应良好，一般少有血液或全身复发。目前由于数据量少而无法得出减量预处理与清髓性预处理相比是否更易复发的结论，但医生更倾向于使用减量预处理方案。

有病例报道血液受累的晚期 CD8+ 蕈样肉芽肿患者行自体造血干细胞移植后，再行同胞 HLA 全相合异基因造血干细胞移植治疗[88]。患者应用阿仑单抗、氟达拉滨以及环磷酰胺预处理，肺部疾病和皮肤疾病在第 17 天得到缓解。第 18 天复发，停用免疫抑制治疗后效果良好，后来患者在第 256 天因脓毒症而死亡。

基于这些病例报道，许多移植中心回顾性分析接受异基因移植治疗的 CTCL 患者，试图明确能够改进异基因造血干细胞移植的相关因素。目前，还没有相关的前瞻性研究。目前主要研究蕈样肉芽肿和 Sézary 综合征，许多医师依据这些研究结果进一步治疗其他类型的 CTCL。CIBMTR 所报道的目前最大宗关于 129 例蕈样肉芽肿 /Sézary 综合征患者的研究中，64% 患者接受了减量预处理方案。1 年和 5 年 OS 分别为 54% 和 32%，1 年和 5 年无进展

表 58-5　自体造血干细胞移植治疗皮肤 T 细胞淋巴瘤

参考文献	患者例数	方案	TSEB/TBI	疗效	复发	生存
Ingen-Housz-Oro 2004[68]	10	多方案	全身放疗基础	7/10 完全缓解	7/10, 6 例≤ 4 个月	未报道
Olavarria 2001[70]	9	T 细胞清除 /CD34+ 选择	4 全身皮肤电子束疗法 /2 全身放疗	100%	7/9 例 7 个月	中位生存 11 个月
Ferra 1999[73]	1	环磷酰胺 / 卡莫司汀	全身放疗	完全缓解	2 个月	22 个月
Sterling 1995[72]	1	环磷酰胺 / 阳性	全身放疗	完全缓解	3 个月	15 个月
Moreau 1994[69]	2	环磷酰胺 / 卡莫司汀 / 依托泊苷	全身放疗	2 完全缓解	无	44 和 51 个月
Bigler 1991[67]	6	多方案	4 全身皮肤电子束疗法 /3 全身放疗	5/6 完全缓解	3/6 例 100 天	中位生存 21 个月

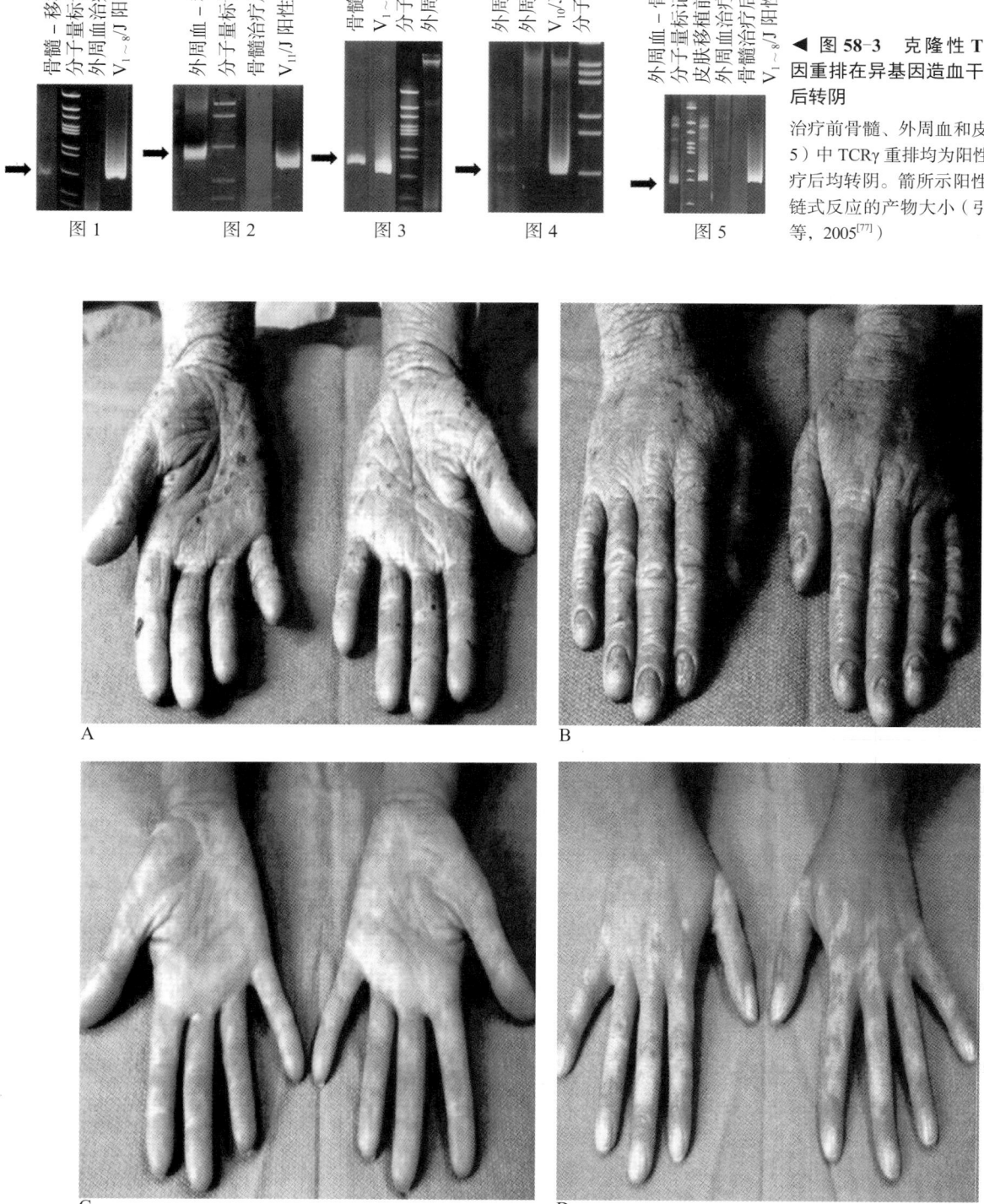

▲ 图 58-4 Sézary 综合征患者有广泛的红皮病和 Sézary 细胞

A、B. 异基因造血干细胞移植前，手部皮肤皲裂和指甲破坏；C、D. 移植 1 年后，皮肤受累消退，指甲破坏好转（引自 Molina 等 2005[77]。经美国临床肿瘤学学会批准应用）

生存率分别为 31% 和 17%。1 年和 5 年治疗相关死亡率分别为 19% 和 22%[89]。EBMT 一项 60 例患者回顾性研究，包括 36 名蕈样肉芽肿患者，24 名 Sézary 综合征患者，其中 44 名患者接受减量预处理，25 名患者接受 T 细胞去除。这一研究中，3 年 OS 为 54%。患者行减量预处理方案，不增加复发率而降低非复发死亡率，进一步改善 OS，研究还显示行 T 细胞去除治疗会增加复发风险。应用供者淋巴细胞输注可以成功治疗移植后复发患者[90]。一项关于 39 例晚期蕈样肉芽肿/Sézary 综合征患者的 Meta 分析表明，异基因造血干细胞移植患者（OS 80%，*n* = 20）较自体造血干细胞移植患者（OS 23%，*n* = 19）5 年生存率明显改善[80]。而 GVHD 的发生率高达 90%。尽管少有报道，但 Sézary 综合征患者行异基因造血干细胞移植的结果令人满意。表 58-6 总结了异基因造血干细胞移植治疗皮肤 T 细胞淋巴瘤的研究数据，包括一些更大范围成熟 T 细胞非霍奇金淋巴瘤的研究中所囊括的 CTCL/蕈样肉芽肿/Sézary 综合征患者的数据[60]。

五、结论和展望

目前外周 T 细胞淋巴瘤和 CTCL 相关靶向药物的获批，正在改变这些疾病的治疗方式。对于复发难治 NK/T 细胞非霍奇金淋巴瘤，可考虑将普拉曲沙[91]、伏立诺他[92]、罗米地辛[93]、本妥昔单抗[42]等靶向新药作为移植前的桥接治疗，移植治疗仍然是使这些患者获得长期缓解的最佳选择。随着新型靶向药物单独或联合方案研究的不断开展，不含强烈毒性药物的方案治疗淋巴瘤逐渐成为可能。未来无论在一线治疗或疾病复发情况下，均会致力于应用针对性强、低毒性的药物治疗 NK/T 细胞非霍奇金淋巴瘤，以克服这些肿瘤自身的化疗耐药。我们也希望新型药物能及时获批应用于移植预处理方案中，并考虑将其应用于移植后存在残留病灶患者的维持治疗中。

表 58-6　异基因造血干细胞移植治疗皮肤 T 细胞淋巴瘤的回顾性研究

参考文献	患者例数	移植前疾病状态	方案/供体	GVHD	生　存
Lechwicz 2014[89] CIBMTR	129	复发/难治	RIC 64%，MAC 36%	aGVHD 41% cGVHD 43%（2 年）	5 年 OS 32% 5 年 PFS 17% 2 年 NRM 22%
Masson 2013[106]	37	进展期	RIC 68%，MAC 32% rATG 43%	aGVHD 70% cGVHD 44%	2 年 OS 57% 2 年 PFS 31% +ATG *vs* 无 ATG ↑ PFS（*HR* 2.9, *P*=0.01）
Duvic 2010[76]	19	进展期	TSEB + RIC	aGVHD 62% cGVHD 67%	2 年 OS 79% 2 年 PFS 53% 2nd 肿瘤 21%
Zain 2011[60]	13	8% 完全缓解 进展期	RIC 77% MAC 23%	aGVHD 53.9% cGVHD 53.9%	5 年 OS 38% 5 年 PFS 38%
Paralkar 2012[81]	12	进展期 25% 获得完全缓解	MUD 42% RIC 83% TBI/CY 17%	aGVHD 75% cGVHD 8.3%	OS 58% 2 年 中位 EFS 5.3 个月
Duarte 2010[90]	60	≥ⅡB 47% 化疗耐药 17% 获得缓解	RIC 73%，MAC 27% TCD 42%	aGVHD 40% cGVHD 32%	3 年 OS 54%: 63% RIC，29% MAC; 3 年 PFS 34%: 39% RIC，22% MAC
Tsuji 2010[87]	2	肿瘤难治期	TSEB，hyperCVAD + TBI/脐带血	Pt. 1：早期死亡 Pt. 2：皮肤 cGVHD	Pt. 1：23 天后发生肺炎 Pt. 2：17 个月后死亡 即 2 次移植后第 23 天

（续表）

参考文献	患者例数	移植前疾病状态	方案 / 供体	GVHD	生 存
Kahata 2008 [85]	1	Sézary IVB $T_4N_3M_1$ 难治	Flu + Mel + 低剂量 TBI/MUD 之后	aGVHD cGVHD	36 个月
Fukushima 2008 [86]	1	难治IV期蕈样肉芽肿淋巴结和骨髓累及	MUD 植入失败 TBI + CY/ 脐带血	无 GVHD	23 个月
Introcaso 2008 [84]	1	97% 血液累及	低剂量 TBI + Flu + CY	aGVHD Ⅰ期 cGVHD 肝脏及肠道累及	40 个月 cGVHD 缓解
Molina 2005[77]	8	4Sézary，4 进展期蕈样肉芽肿 均 T_3 或 T_4	TBI + CY = 3，BU/CY = 1 RIC Flu + Mel = 4 4SIBS，4MUDS	7aGVHD 4 限制 cGVHD 3 扩展 cGVHD	2 死亡并缓解 6 存活并缓解 中位随访 56 个月
Herbert 2004[103]	3	Pt. 1：难治蕈样肉芽肿 Pt. 2：Sézary 骨髓 Pt. 3：蕈样肉芽肿转化	RIC，Flu + Mel，SIB 2BM，1PBSC（pt.3）	aGVHD，cGVHD aGVHD，cGVHD cGVHD	95 个月 [a] 11 个月（感染 /cGVHD） 17 个月 [a]
Soligo 2003[83]	3	蕈样肉芽肿Ⅲ B 至Ⅳ B	RIC，Flu + CY+ 200cGy TBI/SIB PBSC	Pt. 1：皮肤 aGVHD Ⅲ期 Pt. 2：aGVHD 和 cGVHD Pt. 3：aGVHD	Pt. 1：2 年 Pt. 2：18 个月 Pt. 3：73 天（感染）
Guitart 2002[79]	3	Pt. 1：肿瘤身故才能 Pt. 2：Ⅳ期 A 合并 Sézary Pt. 3：Ⅳ期 A	Pt. 1：CY + TBI ± VP16 Pt. 2：SIB 合并 BM Pt. 3：CD34⁻ 丰富 PBSC	All 3aGVHD Pt. 3：cGVHD	Pt.1：存活完全缓解 4.5 年 Pt.2：存活完全缓解 15 个月 Pt.3：存活部分缓解 5 年
Masood 2002[82]	1	Ⅳ期，$T_3N_3M_0$ 治疗抵抗	TSEB，TBI + CY/SIB PBSC	皮肤、肠道 GVHD	存活 2 年
Burt 2000[104]	1	难治性疾病 皮肤、淋巴结和血液	TBI + CY	皮肤 cGVHD ↓ IST 之后	存活 17 个月
Molina 1999[78]	1	皮肤、血液和骨髓	TBI + CY/MUD BM	皮肤 cGVHD	存活 36 个月
Koeppel 1994[105]	1	蕈样肉芽肿Ⅳ A	TBI + CY/SIB BM	皮肤 cGVHD	存活 72 个月

SIB. 同胞供体；MUD. 无关全相合供体；rATG. 兔抗胸腺细胞球蛋白；BM. 骨髓；PBSC. 外周血干细胞；TSEB. 全身皮肤电子束治疗；TBI. 全身放疗；aGVHD. 急性移植物抗宿主病；cGVHD. 慢性移植物抗宿主病；RIC. 减量预处理；MAC. 清髓性预处理；TCD.T 细胞去除；DLI. 供体淋巴细胞输注；OS. 总体生存；PFS. 无进展生存。a. 扩展数据 [80]

第59章
造血干细胞移植治疗慢性淋巴细胞白血病
Hematopoietic Cell Transplantation for Chronic Lymphocytic Leukemia

Aaron C. Logan　David B. Miklos　著

黄海雯　译

陈晓晨　傅玎玎　陈子兴　校

一、引言

慢性淋巴细胞白血病是成人最常见的白血病类型，在70岁以上的人群中发病率大约为1/200。尽管治疗上取得了重大进展，但慢性淋巴细胞白血病仍然是传统化学免疫治疗无法治愈的恶性肿瘤。慢性淋巴细胞白血病存在临床异质性，其治疗需要制定出有效的预后模型来确定哪些患者需要治疗，同时更加具体确定哪些患者能受益于包括造血干细胞移植在内的治疗。此外，研究合适治疗和移植方案用于有并发症的慢性淋巴细胞白血病患者也变得越来越重要。近年来，慢性淋巴细胞白血病治疗出现了许多进展，包括B细胞受体（B-cell receptor, BCR）和其他信号通路的小分子抑制药。这些治疗方法可能最终将改变慢性淋巴细胞白血病治疗的现状。此外，细胞治疗，如嵌合抗原受体T细胞，是靶向细胞介导免疫治疗进行长期疾病控制的希望。然而，异基因造血干细胞移植目前仍然是高危慢性淋巴细胞白血病患者实现长期疾病控制的唯一方法。大约50%高危慢性淋巴细胞白血病患者接受减低强度异基因造血干细胞移植获得持续5年或更长时间的完全缓解，事实上，这些患者中的大部分可能已经治愈。上述结果将成为慢性淋巴细胞白血病未来治疗能否改进的评判标准。

二、流行病学

根据美国NCI"监测、流行病学和结果数据库"（Surveillance Epidemiology and End Result, SEER）数据估计，每年有超过16 000人被诊断为慢性淋巴细胞白血病。自从20世纪七八十年代以来，慢性淋巴细胞白血病的人均发病率相对稳定（为4.5～5例/10万人口），与非霍奇金淋巴瘤发病率普遍上升（从1975年的11例/10万人口上升至2009年的20.2例/10万人口）显著不同[1]。慢性淋巴细胞白血病诊断的中位年龄为72岁，约1/3患者诊断时年龄小于65岁，约10%患者诊断年龄小于55岁，低于2%的患者诊断年龄小于45岁。因此，尽管65岁以下年轻患者的发病率相对较低，但慢性淋巴细胞白血病高发病率导致大量适合移植的患者需要根治性治疗。

三、病因学

大多数慢性淋巴细胞白血病患者中，恶性克隆可能要经过一个单克隆B细胞增多症（monoclonal B-cell lymphocytosis, MBL）的癌前积累阶段[2]。但是，从单克隆B细胞增多症进展到慢性淋巴细胞白血病的速度非常慢。因为有3%～6%血细胞计数正常的成年人可检测到CD19+CD5+CD23+慢性淋巴细胞白血病表型单克隆B细胞增多症。单克隆B细胞增多症的发病率可能比慢性淋巴细胞白血病的发病率高出 100 倍以上，这表明 B 细胞的单克隆增殖很少向慢性淋巴细胞白血病转化，每年只有 1.1% ~ 1.4% 的转化风险[3]。

慢性淋巴细胞白血病形态学以成熟小 B 淋巴细胞逐渐积累为特征。但是慢性淋巴细胞白血病不成熟的免疫表型（CD19+CD5+CD23+）和免疫球蛋白重链重排的异质性迄今尚未得到统一的病因学解释。免疫球蛋白重链位点上有体细胞高频突变（somatically hypermutated，SHM）的慢性淋巴细胞白血病患者是在生发中心环节处诱导抗原成熟，与免疫球蛋白重链重排没有体细胞高频突变的慢性淋巴细胞白血病患者相比，具有完全不同的临床过程。这一现象表明慢性淋巴细胞白血病可能起源于两种完全不同的病因学途径。通常慢性淋巴细胞白血病患者的外周血和骨髓可观察到慢性淋巴细胞白血病细胞为停滞在 G_0/G_1 期的非增殖性细胞，这些细胞对凋亡有抵抗作用。慢性淋巴细胞白血病细胞过度表达抗凋亡蛋白 BCL2，从而导致细胞积累，否则这些细胞将进入程序性死亡过程[4]。必定存在一些促增殖因子导致一些慢性淋巴细胞白血病患者的绝对淋巴细胞计数出现明显升高，在某些情况下能高达 200 000 ~ 500 000/μl。但这一现象相关的分子机制仍需要进一步阐明。

尽管许多急性白血病和淋巴造血系统肿瘤的发病与染色体易位相关，通常导致原癌基因表达失调，但目前研究认为慢性淋巴细胞白血病发病与染色体易位并无关联。其发病主要与细胞周期调节因子的缺失有关，包括位于 11q22-23 的共济失调毛细血管扩张突变基因（ATM）和位于 17p13 的肿瘤抑制因子 p53 等蛋白质，以及可能起调节作用的 micro-RNAs（miRNAs）[5]。慢性淋巴细胞白血病中最常见的细胞遗传学异常为 13q14 的缺失，在超过 50% 病例中可见[6]。两种 miRNA，MIRN15A 和 MIRN16-1，聚集在 13q14.3 上 200kb 位点内[7]。它们作为非编码 RNA 在细胞中普遍表达，在正常的 CD5+ 淋巴细胞中表达最高。大多数慢性淋巴细胞白血病患者中 MIRN15A 和 MIRN16-1 的表达减少。研究发现，68% 患者与杂合性缺失（loss of heterozygosity，LOH）相关。

近期发展的基因技术包括基因表达芯片和二代测序，揭示了慢性淋巴细胞白血病中存在广泛的分子学异质性。2011 年报道了几个大规模全基因组测序（whole genome sequencing，WGS）和（或）整个外显子组测序（whole exome sequencing，WES）研究，一致认同慢性淋巴细胞白血病中存在频发突变基因[8-10]。Puente 等使用 WGS 在 4 例慢性淋巴细胞白血病患者中选出候选基因，然后在另外的 363 例患者中分析这些基因。频发突变基因包括 NOTCH1、XPO1、MYD88、KLHL6，其中前面两个基因主要集中在免疫球蛋白重链未突变的慢性淋巴细胞白血病病例中，后面两个基因主要集中在免疫球蛋白重链突变的慢性淋巴细胞白血病病例中[8]。Quesada 等完成 105 例慢性淋巴细胞白血病患者的 WES，确定了 78 个基因，这些基因在多个肿瘤样本中具有预测功能变化的作用。最常见的突变蛋白是 SF3B1，它是剪接体的一个亚基，其突变与较差的总体生存相关[10]。Wang 等在慢性淋巴细胞白血病细胞使用 WES 和 WGS，研究了 91 例患者并发现了 9 个在慢性淋巴细胞白血病患者中频繁突变的基因，包括 TP53、ATM、MYD88、NOTCH1、SF3B1、ZMYM3、MAPK1、FBXW7 和 DDX3X[9]。这 9 个基因在慢性淋巴细胞白血病的发病机制中涉及 5 个核心信号传导通路，包括 DNA 损伤和细胞周期控制、Notch 信号传导、炎症通路、Wnt 信号传导、RNA 剪接和加工，从而为靶向治疗提供了新方向。Schuh 等在 3 例免疫球蛋白重链未突变慢性淋巴细胞白血病患者中 7 年 5 个时间点的样本使用 WGS，以亚克隆群体的形式证明肿瘤内异质性[11]。在连续数个周期治疗后，越来越多具有突变的侵袭性克隆被筛选出，这表明此分析方法对于研究新兴靶向治疗和治疗抵抗至关重要。

四、临床表现、诊断和分期

慢性淋巴细胞白血病患者通常无明显症状，其血细胞计数提示绝对淋巴细胞增多。然而，一些患者存在显著的淋巴结肿大或出现与疾病快速增殖相关的全身症状，即发热、盗汗和体重减轻。另外一些患者由于慢性淋巴细胞白血病细胞浸润骨髓或副瘤性自身免疫性溶血导致贫血，从而表现为疲劳。

慢性淋巴细胞白血病的诊断由外周血淋巴细胞增多症提示，并通过外周血或骨髓的流式细胞术确认 B 细胞的克隆性而证实，克隆性 B 细胞表达成熟 B 细胞标记 CD19，低表达 CD20，高表达 CD5 和

CD23[12, 13]。世界卫生组织分类中，慢性淋巴细胞白血病是一种 B 细胞恶性疾病，而以前的 T 细胞慢性淋巴细胞白血病现在被称为 T 细胞幼淋巴细胞白血病[14]。慢性淋巴细胞白血病细胞表达低水平免疫球蛋白，λ 或 κ 轻链呈限制性表达。NCI 工作组慢性淋巴细胞白血病诊断标准[15]于 1988 年建立，并于 1996 年和 2008 年进行了修订，具体如下[15, 16]。

1. 外周血淋巴细胞计数＞ 5×10^9/L 持续大于 1 个月，形态为成熟小淋巴细胞。

2. 通过流式细胞术检测的免疫表型：①轻链限制性表达；②共表达 CD19、CD5、CD23；③低表达表面免疫球蛋白和不表达或低表达 CD79b。

诊断时不需要骨髓活检，但在开始治疗前建议行骨髓活检[16]。然而，在评估疾病完全缓解时骨髓活检是需要的。在寻找导致血细胞减少的原因包括自身免疫反应，白血病浸润或治疗相关原因时，骨髓活检是非常有用的。诊断时不需要 CT 和（或）PET 扫描，疾病分期仅依赖于体格检查和血细胞计数。CT ± PET 扫描可能对有临床上淋巴结肿大患者的诊断有作用。

改良的 Rai 分期[17, 18] 和 Binet 分期[19]（表 59-1）定义慢性淋巴细胞白血病疾病累及程度的两个分期系统均得到了证实。这两个系统都表明晚期慢性淋巴细胞白血病患者会出现淋巴结肿大、肝脾肿大和骨髓抑制。

五、预后标记

慢性淋巴细胞白血病的自然病程差异非常大，生存时间可以从几个月到几十年，总体生存可以通过 Binet 和 Rai 分期系统进行预测（表 59-1）。低危组患者中位生存期为 15 年，中危组患者生存期为 5 ～ 7 年，高危组患者生存期低于 3 ～ 4 年[20]。低危患者中，50% 最终需要治疗，超过 25% 死于本病，这表明需要使用其他方法预测预后[21, 22]。另外，这两种临床分期不能预测早期患者的疾病进展和晚期患者的治疗反应性。

（一）慢性淋巴细胞白血病肿瘤负荷标记

淋巴细胞的倍增时间和骨髓浸润的情况易于评估，且与慢性淋巴细胞白血病的预后相关。淋巴细胞倍增时间＞ 12 个月的患者无治疗生存期和 OS 较长[23]。慢性淋巴细胞白血病的骨髓活检表明弥漫性的骨髓浸润比结节性的骨髓浸润预后更差[24]。与肿瘤负荷相关的血清学指标包括 β_2 微球蛋白和可溶性 CD23。β_2 微球蛋白是一种与 I 类 MHC 的 α- 链相关联细胞外蛋白，β_2 微球蛋白升高表明对化疗反应差，生存期短[25]。初诊时可溶性 CD23 升高也可预测早期的疾病进展[26]。

（二）细胞遗传学标记

大约 80% 的慢性淋巴细胞白血病患者通过 FISH 检测到细胞遗传学异常[6]。这些细胞遗传学

表 59-1　慢性淋巴细胞白血病改良的 Rai 和 Binet 分期系统

分　期	检查结果	中位总生存期（个月）
Rai [17, 18]		
0	仅有淋巴细胞增多症	＞ 120
I	淋巴细胞增多症 + 淋巴结肿大	95
II	淋巴细胞增多症 + 肝脾肿大	72
III	淋巴细胞增多症 + 血红蛋白＜ 11g/dl	30
IV	淋巴细胞增多症 + 血小板＜ 100×10^9/L	30
Binet [19]a		
A	血红蛋白＞ 10g/dl，血小板＞ 100×10^9/L，＜ 3 个淋巴区域受累	＞ 120
B	血红蛋白＞ 10g/dl，血小板＞ 100×10^9/L，≥ 3 个淋巴区域受累	61
C	血红蛋白＜ 10g/dl 或血小板＜ 100×10^9/L	32

a. Binet 区域包括颈部、腋窝、腹股沟（单侧或双侧）、肝脏、脾脏，累及的区域数范围为 0 ～ 5

异常为慢性淋巴细胞白血病的发病提供了解释。因为它们可以识别候选基因并明确其预后意义，如表59-2 所示。在 Döhner 等的研究中表明 17p 缺失、11q 缺失、12q 三体、正常核型、13q 缺失的中位生存时间分别为 32、79、114、111、133 个月 [6]，这也被其他团队所证实 [27, 28]。遗传学异常尤其是检测到 17p 缺失和 11q 缺失，被认为是高危慢性淋巴细胞白血病的特征。同时可以预测这些未治疗慢性淋巴细胞白血病患者在接受氟达拉滨联合利妥昔单抗 [29] 或氟达拉滨联合环磷酰胺 [30] 治疗后的无进展生存期和总生存期均较短。在这些研究中，高危的细胞遗传学特征不能明确哪些患者对初始治疗有反应，但能预测患者疾病进展迅速。

高危细胞遗传学的检出可影响慢性淋巴细胞白血病患者初始治疗。因为 17p 缺失的慢性淋巴细胞白血病患者对氟达拉滨为基础的治疗反应不佳，但可以从阿仑单抗治疗中获益 [31-33]。Bruton 酪氨酸激酶（Bruton's tyrosine kinase，BTK）抑制药依鲁替尼（PCI-32765）用于 17p 缺失的慢性淋巴细胞白血病治疗的初步研究也显示出鼓舞人心的结果 [34]。细胞遗传学标记已被证明对于预测慢性淋巴细胞白血病的预后非常有用，所以推荐对需要治疗的所有慢性淋巴细胞白血病患者进行细胞遗传学评估，包括 11 和 17 染色体异常的 FISH 分析。且这些数据对于参加临床试验治疗的患者和考虑造血干细胞移植的患者是非常必要的 [16]。在复发时需要再次进行细胞遗传学和 FISH 检测，可能会发现克隆演变和获得与临床相关的不良预后标记，如 17p 缺失 [35]。

（三）免疫球蛋白重链基因突变状态

免疫球蛋白重链基因突变状态是慢性淋巴细胞白血病最有用的预后指标之一 [36, 37]。慢性淋巴细胞白血病起源于 B 细胞个体发育的一个阶段，该阶段正好是在生发中心中抗原诱导 B 细胞亲和力成熟时期。正因如此，免疫球蛋白重链基因位点上的高频突变，可用于阐述两个具有完全不同自然历程的慢性淋巴细胞白血病亚群的重要基础——体细胞突变与未突变的慢性淋巴细胞白血病。当 V、D、J 片段与国际免疫遗传学（International ImMunoGenetics，IMGT）信息系统公布的种系免疫球蛋白重链基因片段有 > 98% 相同时，免疫球蛋白重链基因位点被认为未突变 [38, 39]。大约一半的慢性淋巴细胞白血病患者携带的克隆是免疫球蛋白重链基因未突变的，这些患者具有相对较差的临床预后，如疾病进展迅速、治疗时间缩短、OS 短。在一项 300 例慢性淋巴细胞白血病患者按免疫球蛋白重链突变状态分层的研究中，免疫球蛋白重链未突变组的中位生存期为 79 个月，而突变组的中位生存期几乎是其 2 倍，中位生存期为 152 个月（表 59-2）[40]。有趣的是，在一项 64 例慢性淋巴细胞白血病患者进行至少 3 年的前瞻性分析中，发现 11 名患者经历了细胞遗传学克隆演变，且这 11 名患者免疫球蛋白重链基因都为未突变的状态，这表明免疫球蛋白重链未突变的慢性淋巴细胞白血病可能其染色体具有不稳定性 [35]。推荐所有慢性淋巴细胞白血病患者都进行免疫球蛋白重链突变状态的检测，既可用于预后判断，也可作为一种分子微小残留病的标记（下文讨论）。对免疫球蛋白重链进行测序的另一个好处是可能发现高危 V 片段，例如 V3-21。尽管有高频突变，但其预后仍不良 [41, 42]。

表 59-2 慢性淋巴细胞白血病预后标记

分组 [6]	频率（%）	中位总生存期（个月）
FISH 细胞遗传学		
13q 缺失（杂合）	55	133
正常核型	18	111
12 染色体三体	16	114
11q 缺失	13	79
17p 缺失	9	32
IGH 突变 [40]		
体细胞突变	44	152
未突变	56	79
V3-21	11	63
Zap-70 表达 [45]		
< 20%	50	NR
> 20%	50	29
CD38 [47]		
< 30%	58	293
> 30%	42	109

FISH. 荧光原位杂交；IGH. 免疫球蛋白重链；NR. 未达到

（四）CD38 和 ZAP-70 表达

以前，对于某些机构而言免疫球蛋白重链的突变状态难以检测。但最近这种检测方法越来越普及，大多数患者都可以检测。当免疫球蛋白重链突变状态无法检测时，可以通过流式细胞术评估与免疫球蛋白重链突变状态相关的细胞表面标志物进行预后分析。慢性淋巴细胞白血病细胞上的 CD38 表达是这些标记物中第一个证明与免疫球蛋白重链突变状态相关——高水平的 CD38 表达（＞30%）在免疫球蛋白重链未突变的慢性淋巴细胞白血病中更常见，并与预后不良有关 [36]。CD38 表达是动态变化的，并且可能与慢性淋巴细胞白血病的活化和增殖状态直接相关。然而，连续评估 CD38 表达的作用目前还未明确 [43]。后来，基因表达谱分析显示 zeta 相关蛋白（ZAP-70）的表达与免疫球蛋白重链未突变的慢性淋巴细胞白血病有密切联系 [44]。ZAP-70 在 NK 和 T 细胞中高度表达，而正常 B 细胞低表达或不表达 ZAP-70。慢性淋巴细胞白血病细胞表型上 ZAP-70 表达＞20% 表明与不良预后有关，免疫球蛋白重链未突变状态与 ZAP-70 阳性表达之间具有很强的相关性。另外的研究表明，10%～30% 的慢性淋巴细胞白血病的 ZAP-70 表达与免疫球蛋白重链的突变状态是不相关的 [40, 42, 45-47]。总之，这些数据表明对于慢性淋巴细胞白血病预后模型可以基于基因组改变、ZAP-70 表达、免疫球蛋白重链突变状态、高危基因畸变以及经典的高危 V 片段的使用（例如 V3-21）[42]。慢性淋巴细胞白血病预后模型需要多个独立预后预测因子。因此，再次表明慢性淋巴细胞白血病是具有多种致病机制的异质性疾病。

（五）反应评估标准

反应评估包括仔细的体格检查以及血液和骨髓的评估。根据修订的 NCI 工作组指南，完全缓解需要体格检查正常、淋巴细胞 ≤ 5×10^9/L、无克隆性淋巴细胞、血红蛋白＞11g/dl、血小板＞100×10^9/L。部分缓解定义为患者通过常规流式细胞术或免疫组织化学能检测到残存的慢性淋巴细胞白血病细胞 [16]。

六、微小残留病——监测治疗反应深度的方法

慢性淋巴细胞白血病可应用以多参数流式细胞仪（multiparameter flow cytometry，MPFC）、分子水平方法、HTS 为基础的方法定量检测微小残留病，其中分子水平方法是使用 ASO-PCR 检测恶性克隆中特异性克隆免疫球蛋白基因重排。随着疗效的提高和达到深度缓解患者的增加，这些方法变得越来越重要。然而，随着识别高危慢性淋巴细胞白血病患者能力的提高，开发出能够尽早发现患者对治疗失去反应的方法也同样重要，这些患者因多次复发而最终预后不佳。

慢性淋巴细胞白血病欧洲研究计划（European Research Initiative，ERIC）小组在建立国际统一的四色或六色 MPFC 量化检测慢性淋巴细胞白血病的微小残留病的方法上做出了重要贡献 [48, 49]。2007 年，该小组确定了由 CD5/CD19、CD20/38、CD81/22、CD79b/CD43 组成的四色抗体组合，该抗体组合在不同实验室中的准确度＞95%，当肿瘤负荷大于 1：10 000 时与 ASO-PCR 的一致性也达到了 95% [48]。为了简化 MPFC 检测微小残留病标准化工作流程和提高检测灵敏度，ERIC 小组随后证明了使用 CD5/CD19/κ/λ 初步评估就足以识别高概率含有残留病灶的样本。当样本中有超过 82% 的 B 细胞具有 CD5 表达和轻链比失调（κ：λ＜0.05：1 或＞32：1）时，该检测组合可达到 100% 阳性预测值。他们评估了在慢性淋巴细胞白血病患者治疗期间以及治疗后的 784 个样本，对于其中大约一半样本来说，这一抗体组合是足够的，但仅仅是定性的评估 [48]。然而，作者指出异基因移植后再生 B 细胞表达的 CD5 可能会混淆这种分析方法 [49-51]。对于 CD5/CD19 和轻链克隆不足以检出残留病灶的样本，ERIC 小组推荐使用由 CD5/CD19/CD20、CD3/CD38/CD79b、CD81/CD22/CD43 组成的六色抗体组合进行分析。这种方法与先前标准化的四色抗体组合具有 100% 的一致性，并且由于在六色细胞仪上分析有其他通道使用，每个患者需要分析管数减少，从而提高时间效率。检测样本至少需要 50 个具有慢性淋巴细胞白血病免疫表型的细胞才能确凿地辨认微小残留病，因此需要在细胞计数器上收集至少 500 000 个白细胞以获得 1：10 000 的微小残留病检测阈值。

利用免疫表型检测微小残留病的常用替代方法是从血液或骨髓样本中提取基因组 DNA，利用分子学方法定量检测慢性淋巴细胞白血病特异性免疫球蛋白重链重排。这项检测工作大部分可以利用

ASO-PCR 完成，利用 ASO-PCR 产生一个或多个患者特异性 PCR 引物和定量 PCR 探针进行患者特异性检测[52, 53]。这种方法虽然具备更高灵敏度（常规为 1∶100 000），但仅在少数学术中心才能够进行，因为这些专科中心才能拥有相关资源以建立和获批针对特定患者的实验室检测项目。

我们最近使用由 IGHV、IGHJ 引物和二代测序组成的平台展示了一种用于慢性淋巴细胞白血病中微小残留病定量的方法。使用 454 焦磷酸测序和 BIOMED-2 引物[54, 55]，对 6 名移植后慢性淋巴细胞白血病患者的初步研究证明精确微小残留病定量能达到 1∶100 000 的阈值，与 ASO-PCR 具有良好的相关性[56]。该研究还发现使用以测序为基础的方法进行精确的微小残留病定量时必须克服的一些生物信息障碍。在一项针对 40 名患者使用以 Illumina HTS 为基础的微小残留病定量方法（称为 Sequenta LymphoSIGHT）的大型研究中，所有患者使用同一引物对进行微小残留病定量检测，检测阈值为 1∶1 000 000[57]。该方法的最大优点是不需要使用 ASO-PCR 检测所需要的等位基因特异性引物或探针，就能够分析所有慢性淋巴细胞白血病患者的微小残留病。还有一个特点是可以通过测序深度（例如，1∶1 000 000 检测）增加灵敏度，而这一点在 MPFC 或 ASO-PCR 难以实现，其益处仍有待在更大的研究中进一步确定。我们已经证明在慢性淋巴细胞白血病中进行微小残留病定量而产生的免疫球蛋白重链序列数据也可用于免疫球蛋白谱分析，这可能在移植后用于监测 GVHD 和其治疗对 B 细胞

重建的影响具有重要意义[58]。

七、慢性淋巴细胞白血病初始治疗

探讨慢性淋巴细胞白血病患者总体治疗方案的内容超出了本章的范围，但图 59-1 还是展示了慢性淋巴细胞白血病诊断、预后评估和治疗选择方案的相关信息。对于低危慢性淋巴细胞白血病患者（Rai 分期 0～Ⅰ期 /Binet 分期 A 期，13q14 缺失和免疫球蛋白重链基因突变），每 3～6 个月进行一次临床随访观察。对于疾病进展或初诊中危慢性淋巴细胞白血病患者可以进行标准治疗。几十年来，标准治疗是使用苯丁酸氮芥，但现在该治疗主要用于有并发症的慢性淋巴细胞白血病患者。三项随机试验显示，与含烷化剂为基础的治疗相比，使用以氟达拉滨为基础治疗显著提高了完全缓解率，同时拥有更长无进展生存期[59-61]。随后一项随机试验表明，初始治疗使用氟达拉滨联合环磷酰胺优于单药氟达拉滨，可以提高总反应率（overall response rate，ORR）、完全缓解率和无进展生存期[62]。

针对 B 细胞表面抗原加入单克隆抗体可进一步提高化疗疗效。利妥昔单抗（一种嵌合人源化鼠抗人 CD20 抗体）和阿仑单抗（人源化鼠抗人 CD52 抗体）在单药或联合治疗中都是有效的。据报道，嘌呤类似物、烷化剂、利妥昔单抗联合治疗[即氟达拉滨、环磷酰胺、利妥昔单抗（FCR）]可达到 95% 总反应率和 70% 完全缓解率[63]。另外，这样的组合方案可以实现分子缓解；然而，高反应率尚

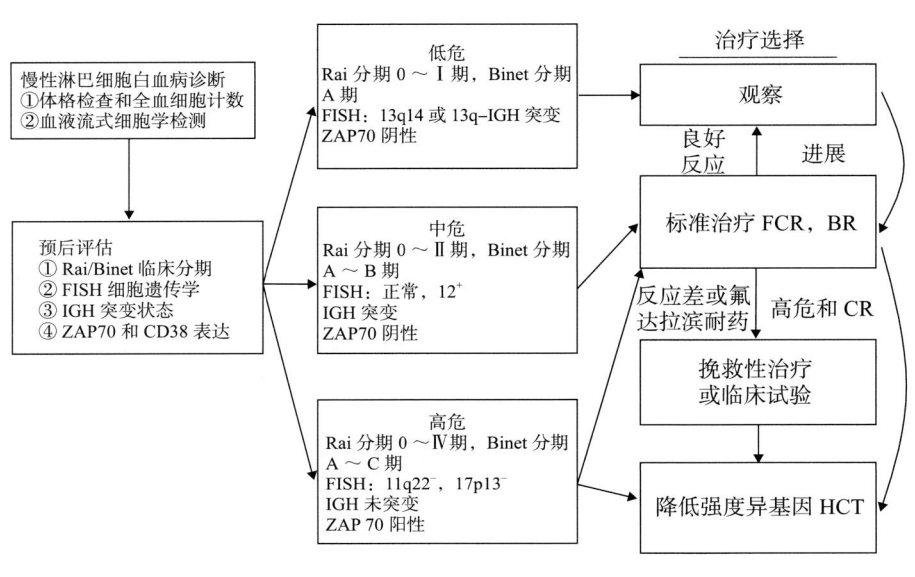

◀ 图 59-1　慢性淋巴细胞白血病诊断、预后评估、治疗选择

慢性淋巴细胞白血病危险分层评估可以指导治疗。通过细胞遗传学异常 11q- 和 17p-、未突变的 IGH 基因状态、IGH V3-21 来预测高危患者。高风险患者遵循的治疗过程：从标准联合治疗开始，到部分疾病控制，一旦患者达到疾病完全控制，应立即考虑行减低强度异基因造血干细胞移植

未证实能否提高总体生存率，大多数接受 FCR 治疗的患者最终还是会复发。

　　最近提出使用利妥昔单抗和苯达莫司汀（BR）替代 FCR，因为其耐受性更好。尽管苯达莫司汀最初是在惰性非霍奇金淋巴瘤方面获得美国 FDA 批准，但它已被证明在慢性淋巴细胞白血病一线和挽救治疗中都有明显疗效。德国慢性淋巴细胞白血病研究组开展了一项在一线治疗中使用 BR 方案的 II 期临床试验，结果显示总体反应率为 88%，其中完全缓解率为 23%，部分缓解率为 65%。在免疫球蛋白重链未突变和 11q 缺失的慢性淋巴细胞白血病中反应率较好，但在 17p 缺失慢性淋巴细胞白血病中只有 38% 的患者达到部分缓解，没有患者能达到完全缓解 [64]。

八、晚期和高危慢性淋巴细胞白血病的临床挑战

　　尽管大多数慢性淋巴细胞白血病患者是老年人，且一半慢性淋巴细胞白血病患者可能不需要治疗，但是仍有相当比例的年轻患者被诊断慢性淋巴细胞白血病时具有高危特征，包括免疫球蛋白重链未突变状态、17p 或 11q 缺失和（或）高 ZAP-70 表达。对于这些患者，值得考虑造血干细胞移植。在特定情况下第一次完全缓解或复发时推荐行异基因造血干细胞移植。如果靶向治疗证实存在初步疗效，那么未来几年内这类患者的推荐方案可能会发生根本性改变。然而，目前异基因造血干细胞移植仍然是唯一已知的可能使患者达到长期无病生存的治疗方式。建立一个能指导患者治疗（包括造血干细胞移植在内）的框架非常重要。对于高危慢性淋巴细胞白血病患者讨论的重点是异基因造血干细胞移植替代自体造血干细胞移植的相关依据，因为后者通常推荐用于复发性非霍奇金淋巴瘤，目前在慢性淋巴细胞白血病治疗中的作用有限。

九、自体移植的历史经验

　　早于 20 世纪八九十年代，研究者便开始探索使用高剂量化疗后自体造血干细胞移植的疗效。但这种方法尚未在随机对照试验中与常规化学免疫疗法或异基因造血干细胞移植进行过比较。尽管如此，既往报道一些慢性淋巴细胞白血病患者包括具

有预后不良因素的患者，行自体造血干细胞移植获得了临床和分子学缓解 [65, 66]，因此这些结果可能有具有一定的指导意义。

　　相对于其他血液系统恶性肿瘤，自体造血干细胞移植应用于慢性淋巴细胞白血病的时间相对较晚，可能是因为担心慢性淋巴细胞白血病细胞会污染移植物。为解决这一问题，第一个慢性淋巴细胞白血病自体造血干细胞移植的临床试验采用抗 CD20、抗 CD10 和 B5 单克隆抗体通过补体介导的细胞裂解的方法在体外"净化"骨髓移植物 [67]。该研究中的所有 12 例患者均及时获得血液重建，其中 11 例患者获得了临床完全缓解。通过 PCR 检测免疫球蛋白重链基因克隆性重排的方法，12 例患者中的 6 例获得了分子学缓解。Khouri 等报道了一项类似包含 11 例患者的早期可行性研究，采用全身放疗 + 环磷酰胺作为预处理方案，同时使用抗 CD19 免疫磁珠净化骨髓移植物 [68]。6 名患者获得了完全缓解，其中 5 名患者通过 IGH PCR 分析没有检测到微小残留病。总之，至少有 6 个，但少于 20 例患者的单中心 I 期或回顾性研究报道了慢性淋巴细胞白血病自体造血干细胞移植的结果 [69-74]。

　　后来，又报道了 3 个 II 期和 3 个 III 期慢性淋巴细胞白血病自体造血干细胞移植相关的临床研究（见表 59-3）。值得注意的是，所有这些临床试验都是在利妥昔单抗上市之前开始的。这些研究开展的主要原因是当时常规的治疗方案疗效不佳（单独使用苯丁酸氮芥，单独使用氟达拉滨或联合烷基化剂）。Dana-Farber 癌症研究所（Dana-Farber Cancer Institute，DFCI）报道了在 1989—1999 年期间 137 例高危慢性淋巴细胞白血病患者使用全身放疗 / 环磷酰胺预处理后，用去除 B 细胞的骨髓行自体造血干细胞移植的经验 [75]。该研究中的患者包含一线治疗后立即复发的慢性淋巴细胞白血病和高危慢性淋巴细胞白血病。中位随访时间为 6.5 年，无进展生存率为 30%，OS 为 58%，没有明显的生存平台期。该研究观察到高比例的继发性肿瘤，包括治疗相关的髓系肿瘤（12%）[75]。

　　英国 MRC 完成了一项临床试验，这项研究纳入 1999—2004 年期间共 115 例接受一线氟达拉滨治疗后被认为符合自体移植标准的慢性淋巴细胞白血病患者 [76]。重要的是，该临床试验发现在氟达拉滨治疗后造血干细胞动员失败率很高，只有 67% 患者

表 59-3 慢性淋巴细胞白血病自体造血干细胞移植的研究

研究	病例数	中位年龄（岁）	预处理方案	移植物纯化	非复发死亡率	完全缓解	微小残留病	无进展生存（中位随访）	总生存（中位随访）	继发性恶性肿瘤发生率（%）
Gribben 2005[75]（DFCI 单中心，2 期）	137	51	全身放疗/环磷酰胺	骨髓去除 B 细胞	4%（第 100 天）17%（总体）	NR	NR	30%（6.5 年）	58%（6.5 年）	12
Milligan 2005[76]（MRC 2 期）	65/117	49	49 全身放疗/环磷酰胺 11BEAM 1 白消安/环磷酰胺	外周血造血干细胞 CD34 选择	1.5%	74%	16/20 微小残留病阴性	51.5%（5 年）	77.5%（5 年）	12.4
Dreger 2012[77]（德国 CLL 研究团队，2 期）	131	51	CHOP 氟达拉滨/环磷酰胺	外周血造血干细胞去除 B 细胞	4%（2 年）14%（10 年）	NR	少数 /52 微小残留病阴性	5.7 年（中位）	11.3 年（中位）	19
Sutton 2011[79]（法国 CLL 团队，3 期）	CR：n=52（ASCT）n=53（Obs）Non-CR：n=46（ASCT）n=48（FC）	57 56 54 57	全身放疗/环磷酰胺	外周血造血干细胞未处理	2% 0% 4% 6%	96% 92% 59% 54%	微小残留病阴性 37.5% 15% 32% 47%	79.8% 35.5%（3 年）45% 45%（3 年）	95.7% 97.8%（3 年）82% 87%（3 年）	4 0 4 6
Michallet 2011[80]（EBMT CLL 工作组，3 期）	n=112（ASCT）n=111（Obs）	54 53	全身放疗/环磷酰胺	外周血造血干细胞未处理	4% 0%	NR	NR	42% vs 24%（5 年）	85.5% vs 84.3%（5 年）	NR
Brion 2012[81]（GOELAMS LLC 98，3 期）	n=43（ASCT）n=39（传统化疗）	54 55	全身放疗/环磷酰胺 CHOP	外周血造血干细胞 CD34 选择	0% 0%	64% 44%	NR	53 个月 vs 22 个月（中位）	107.4 个月 vs 104.7 个月（中位）	18.6 vs 20.5

注：ASCT. 自体造血干细胞移植；BEAM. 卡莫司汀、依托泊苷、阿糖胞苷、美法仑；CHOP. 环磷酰胺、多柔比星、长春新碱、泼尼松；NR= 未报道

采集到了足够移植物。最终 65 名患者接受全身放疗 / 环磷酰胺或 BCNU、依托泊苷、Ara-C（胞嘧啶阿拉伯糖苷）、美法仑（BEAM 方案）预处理后使用自体 CD34 选择的外周血祖细胞移植（即去除了 T 细胞和 B 细胞），5 年无进展生存率为 51.5%，OS 为 77.5%。完全缓解率从造血干细胞移植前的 37% 增加到造血干细胞移植之后的 74%。通过 IGH PCR 评估 20 例可评估患者其中 16 例达到微小残留病阴性，并且在自体造血干细胞移植后微小残留病阳性可以预测疾病即将复发[76]。治疗相关髓系肿瘤发生率与 DFCI 研究相似，为 12.4%。

最后，德国慢性淋巴细胞白血病研究小组最近公布了他们 CLL3 试验数据，其中包括部分患者将自体造血干细胞移植作为一线治疗[77]。1996—2002 年期间，共有 131 名患者首先行诱导化疗 [（环磷酰胺、羟基霉素、长春新碱、泼尼松（CHOP）；氟达拉滨；或氟达拉滨联合环磷酰胺）]，然后予以地塞米松 –BEAM 动员后行干细胞采集，然后予以全身放疗 / 环磷酰胺预处理方案，再接受在体外去除 B 细胞的自体外周血造血干细胞移植。中位随访近 9 年，无进展生存期和 OS 的中位数分别为 5.7 年和 11.3 年。该临床试验回顾性分析了所有患者初诊时样本的细胞遗传学和免疫球蛋白重链突变状态，发现 17p 缺失（PFS: HR 19.08，$P < 0.001$；OS: HR 8.35，$P < 0.001$）和免疫球蛋白重链未突变状态的患者（PFS: HR 3.35，$P < 0.001$；OS: HR 3.11，$P = 0.006$）在自体造血干细胞移植后疗效差。52 名患者进行了分子学微小残留病评估，尽管中位的微小残留病下降大于 3 个对数级，但很少有微小残留病阴性患者。在 10 年的随访中，在该临床试验中继发恶性肿瘤的风险为 19%。在上述报道中，Dreger 等还回顾性比较 CLL3 试验中的自体造血干细胞移植患者与 CLL8 试验中的 126 例接受 FCR 的患者[78]；在 2002—2006 年之间，两组之间再次治疗的时间和 OS 没有差异，这表明在利妥昔单抗时代高剂量治疗并无明显益处。

关于慢性淋巴细胞白血病自体造血干细胞移植，目前已开展了三项随机试验。2001—2007 年，法国慢性淋巴细胞白血病小组开展了一项临床试验，241 名晚期慢性淋巴细胞白血病患者（Binet 分期 B 期或 C 期）接受三个疗程 mini-CHOP 后，再接受 3 个疗程氟达拉滨治疗，治疗后达到完全缓解

的患者随机分为自体造血干细胞移植或观察[79]。在达到完全缓解的 105 名患者中，52 名接受了自体造血干细胞移植治疗，53 名患者接受了观察。两组 3 年 EFS 分别为 79.8% 和 35.5%，OS 率相似，均高于 95%。通过诱导方案未达到完全缓解的患者被随机分为自体造血干细胞移植或予以氟达拉滨联合环磷酰胺治疗。重要的是，这两组具有相似 3 年 EFS，大约为 45%，OS 也无明显差异（两者均为约 85%）。

EBMT 慢性白血病工作组将 223 例对一线或二线治疗有反应的患者随机分为自体造血干细胞移植或观察[80]。在 112 名自体移植患者中，EFS 中位数为 51.2 个月，5 年 EFS 为 42%。在 111 例观察患者中，中位 EFS 为 24.4 个月，5 年 EFS 为 24%。然而，OS 没有显著差异，分别为 85.5% 和 84.3%。值得注意的是，该临床试验包含有极少数 17p 缺失的患者和大约 13% 的 Binet A 期伴有疾病进展的患者。具有低危特征的患者拥有相对较高的 5 年 OS。该临床试验再次验证了患者干细胞采集失败率高，大约 10% 的患者由于干细胞数量不足而无法进行自体移植。

最近，Brion 等报道了 GOELAMS LLC 98 临床试验的结果，86 名患者接受 6 个疗程 CHOP（每月一次）。对于只获得部分缓解的患者，予以 6 次 CHOP 维持（每 3 个月一次），或者接受 3 个疗程的 CHOP（每月一次）后予以环磷酰胺动员外周血造血干细胞，然后再予以全身放疗 / 环磷酰胺预处理方案后，回输其 CD34 选择的自体移植物[81]。对于采集干细胞后只获得部分缓解的患者，在移植前再补充 3 个疗程氟达拉滨治疗。虽然自体移植后无进展生存期较长（53 个月 vs 22 个月，$P < 0.0001$），但两组之间中位生存期无明显差异（约 105 个月）。

总之，尽管对于接受不含利妥昔单抗化疗的患者，自体造血干细胞移植在疾病控制方面能获得益处，但在利妥昔单抗时代，自体造血干细胞移植无法提高其反应率。还有一个重要问题是，在含全身放疗的预处理方案治疗后出现了较高比例的治疗相关 MDS/ 急性髓系白血病（≥ 10%）。而且对于慢性淋巴细胞白血病，用以化疗为基础的预处理是否能降低这一方面的风险目前还不清楚。这样的研究不太可能会开展，因为其提高无进展生存率的可能性很低。

十、异基因移植

由于自体造血干细胞移植在复发和死亡风险上未能达到一个平台期，并且有继发性恶性肿瘤的高风险，因此对于复发或高危慢性淋巴细胞白血病患者，异基因造血干细胞移植通常比高剂量化疗后的自体造血干细胞移植更受青睐，原因是因为 GVL 效应较为明显[75, 82-85]。其中一个关键问题是预处理强度对于良好的疾病控制是否重要，或者通过减低强度方案是否足以达到充分植入，并通过 GVL 效应来控制本病。慢性淋巴细胞白血病清髓性异基因造血干细胞移植的早期经验就发现了 GVL 活性，但由于非复发死亡率和治疗相关死亡率高，总体结果并不是特别令人满意。因此减低强度迅速成为异基因造血干细胞移植中更受青睐的方案。我们将在下面进行进一步讨论。

（一）慢性淋巴细胞白血病异基因移植中针对供者的特殊要求

8% ～ 10% 的慢性淋巴细胞白血病患者家族中发现其同胞也有克隆性 B 细胞增殖[86-88]，其一级亲属发展为慢性淋巴细胞白血病的风险比一般人群高 2 ～ 7 倍[89]。当有同胞可以作为供者时，推荐 HLA 全合的同胞使用外周血流式细胞仪检测是否有慢性淋巴细胞白血病表型的单克隆 B 细胞淋巴细胞增多症（CD19$^+$CD5$^+$CD23$^+$），这在异基因造血干细胞移植中具有重要意义。正如 Hardy 等所讨论的，在备选供者中需要检测克隆性 B 细胞群体为生物伦理学要求[90]。当出现上述情况时，我们的做法是尽可能选择相合的无关供者。慢性淋巴细胞白血病胚系传递的遗传基础仍有待进一步阐明。

（二）清髓性异基因造血干细胞移植

20 世纪 80—90 年代期间，临床试验中慢性淋巴细胞白血病使用全身放疗 / 环磷酰胺预处理的清髓性异基因移植的疗效与当时自体造血干细胞移植的疗效相当。在一项 EBMT 早期登记的研究中，报道了 54 例慢性淋巴细胞白血病患者（中位年龄 41 岁）的移植相关死亡率为 46%，3 年生存率为 46%。几乎所有患者都接受了全身放疗 / 环磷酰胺预处理和 HLA 全合的同胞骨髓移植。该研究报道了所有患者 10 年的临床结果，揭示了 41.2%OS 和 36.6% 无白血病生存[91]。这项首次长期登记的研究表明，慢性淋巴细胞白血病可通过常规异基因造血干细胞移植得到治愈，在移植后观察到有长达 16 年的持续完全缓解。

表 59-4 总结了一些单中心清髓性预处理异基因移植治疗慢性淋巴细胞白血病的研究[91-100]。大多数研究纳入病例少于 30 例。总的来说，这些研究表明使用全身放疗 / 环磷酰胺或环磷酰胺＋白消安的慢性淋巴细胞白血病清髓性异基因造血干细胞移植与较高治疗相关死亡率相关（24% ～ 50%）。5 年及以上 OS 一般约为 40%（33% ～ 62%）。

在 20 世纪 90 年代末至 21 世纪初期，由于降低强度异基因造血干细胞移植在慢性淋巴细胞白血病中的应用，故在慢性淋巴细胞白血病中未开展大规模的清髓性造血干细胞移植研究。FHCRC 的 Sorror 等发表了他们在 1997—2005 年期间用清髓性和非清髓性异基因造血干细胞移植治疗慢性淋巴细胞白血病和其他淋巴瘤的经验[98]；然而，在接受清髓性预处理的 68 名患者中，只有 10 名为慢性淋巴细胞白血病，因此这项研究对于慢性淋巴细胞白血病异基因移植的预处理强度方面提供的证据不够充分。

Michallet 等报道在 1995—2007 年期间 102 例慢性淋巴细胞白血病患者接受清髓性和 266 例慢性淋巴细胞白血病患者接受非清髓性异基因造血干细胞移植的结果[99]。该研究使用了几种不同的预处理方案。遗憾的是，结果是根据供者相合程度（同胞、全相合无关供体、不全相合的无关供者）进行分层而不是根据预处理方案的类型。然而有趣的是，报道的多因素分析认为预处理强度不是 OS、疾病复发、PFS、TRM 的独立预测因子，这可能表明，与采用减低强度方案相比，清髓性预处理方案的结果在一定程度上得到了改善。另外，在 Brown 等的研究中，通过分析不同治疗时代（2004 年之前与 2004 年之后）清髓性和降低强度预处理方案的结果，表明在 2004 年之前清髓性预处理方案和减低强度方案的结果是相似的。但近年来，减低强度方案在 OS 和治疗相关死亡率方面的结果都得到了改善[100]。由于增加预处理强度似乎不能提供额外的生存益处，因此在慢性淋巴细胞白血病患者中进行清髓性异基因造血干细胞移植也许是不合理的。同样，一项未注册登记的研究表明，慢性淋巴细胞白血病转化为幼淋巴细胞白血病的患者使用清髓性或减低强度预处理的结果相似[101]。

（三）慢性淋巴细胞白血病中减低强度预处理的异基因造血干细胞移植

慢性淋巴细胞白血病患者接受减低强度方案

表 59-4　慢性淋巴细胞白血病清髓性异基因造血干细胞移植的研究

研究	病例数	中位年龄（岁）	难治性患者(%)	预处理方案	移植物来源(%)	非复发死亡率(%)	≥2级急性GVHD(%)	慢性GVHD(%)	无进展生存(%)（研究中统计的年数）	总生存(%)（研究中统计的年数）
Michallet 1996[91]（EBMT 注册研究）	54	41	39	51 全身放疗/环磷酰胺 3 白消安/环磷酰胺	同胞：100 骨髓：100	50	31	31	41（10 年）	37（10 年）
Pavletic 2000[92]（奥马哈，单中心）	23	46	61	16 全身放疗/依托泊苷/环磷酰胺 6 全身放疗/环磷酰胺	同胞：88 骨髓：70	35	54	68	65（5 年）	62（5 年）
Horowitz 2000[93]（IBMTR 注册研究）	242	47	50	42% 全身放疗/环磷酰胺 33% 全身放疗/环磷酰胺	同胞：78 骨髓：75	30	NR	NR	44（3 年）	45（3 年）
Doney 2002[94]（西雅图，单中心）	25	47	64	17 全身放疗/环磷酰胺 7BU/环磷酰胺	同胞：100 骨髓：88	40	56	40	NR	32（5 年）
Khouri 2002[95]（休斯敦，单中心）	28	43	68	27 全身放疗/环磷酰胺 1BEAM	同胞：79 骨髓：82	32	49	64	45（5 年）	42（5 年）
Toze 2005[96]（加拿大，两个中心）	30	48	47	15 全身放疗/环磷酰胺 15 白消安/环磷酰胺	同胞：79 骨髓：82	47	52	65	39（5 年）	39（5 年）
Gribben 2005[75]（波士顿，单中心）	25	47	NR	25 全身放疗/环磷酰胺	同胞：100 骨髓：100	24	NR	NR	24（6 年）	55（6 年）
Pavletic 2005[97]（NMDP/IBMTR 注册研究）	38	45	55	29 全身放疗/环磷酰胺 6 全身放疗+其他	同胞：0 骨髓：100	38	45	85	30（5 年）	33（5 年）
Sorror 2008[98]（西雅图，单中心）	68	46	78	59 全身放疗/环磷酰胺 9 白消安/环磷酰胺	同胞：72 骨髓：31	35	NR	NR	NR	45（3 年）
Michallet 2010[99]（EBMT 注册研究）	102	53	NR	多种	同胞：60 骨髓：25	20～35[a]	34[a]	35[a]	NR	49（5 年）
Brown 2013[100]（波士顿，单中心）	32	48	69	全身放疗/环磷酰胺	同胞：59 骨髓：44	48	50	51	36（5 年）	49（5 年）

BEAM. 卡莫司汀、依托泊苷、阿糖胞苷、美法仑；GVHD. 移植物抗宿主病；NR. 未报道；a. 该研究数据未区分预处理类型（例如清髓性 vs 非清髓性）。其他的研究数据则结合了预处理类型。

后，疗效已经得到了显著改善。在过去的 15 年中，由于认识到受者在没有接受高强度预处理情况下，同样可以顺利植入和拥有较强的 GVL 效应，故临床实践中异基因造血干细胞移植的预处理方案已经发生了重大变化[102]。

1998 年，Khouri 等首次报道在 8 例晚期慢性淋巴细胞白血病患者中（包括 2 例 Richter 转化的患者）使用以氟达拉滨和环磷酰胺为基础 RIC 预处理异基因造血干细胞移植的可行性[85]。在数例患者中证明通过 GLV 效应可以实现完全缓解，同时也证明对于持续混合嵌入的患者给予供者淋巴细胞输注后病灶能得到清除。减低强度预处理后慢性淋巴细胞白血病中存在 GVL 的更早期证据来自于 Dreger 等的一项报道，其中减低强度异基因移植后慢性 GVHD 的发生与微小残留病的转阴紧密相关（使用 IGH ASO-PCR 方法检测）[103]。

在许多关于各种减低强度预处理方案的研究中已证实，移植物能完全植入和拥有强大抗慢性淋巴细胞白血病（GVL）活性。表 59-5 综述了慢性淋巴细胞白血病中选择减低强度异基因造血干细胞移植的临床试验结果[98, 100, 104-112]。最明显的是采用毒性较小的方案可以降低非复发死亡率。实际上，早期研究中减低强度移植的非复发死亡率为 15%～20%，与清髓性移植中的大约 40% 相比已有明显改善。同样重要的是，早期研究证实了即使是在难治性和具有高危细胞遗传学异常的慢性淋巴细胞白血病患者中，GVL 效应也存在。大多数情况下，使用不同减低强度方案达到的疗效相同。Schetelig 等使用的是氟达拉滨、白消安、ATG[104]，而 M.D. Anderson 团队开发了 FCR 预处理方案[106]，西雅图团队率先使用了低剂量全身放疗（2Gy）联合氟达拉滨方案[107]。在早期研究中，这些不同的预处理方案表现出相似无进展生存率（约 60%）和 2 年生存率（约 70%）（表 59-5）。2008 年，来自西雅图的 Sorror 等报道了在 82 例患者中随访 5 年显示，非复发死亡率为 23%，无进展生存率为 39%，OS 为 50%[98]。移植的疗效不受不良细胞遗传学的影响，仅预处理时有 > 5cm 的淋巴结病变与治疗失败独立相关。

德国慢性淋巴细胞白血病研究组 Dreger 等报道了类似的结果，90 例患者预处理使用氟达拉滨和环磷酰胺（ATG 用于无关供者），4 年非复发死亡率为 23%、4 年 EFS 为 42%、4 年 OS 为 65%[110]。造血干细胞移植后 1 年内微小残留病阴性的患者与微小残留病阳性的患者相比，复发风险显著降低（HR 0.09，95% CI 0.02 ～ 0.49，P = 0.0052）。Anderson 研究中心的 Khouri 等同样分析了 86 例慢性淋巴细胞白血病患者行减低强度异基因造血干细胞移植的 5 年随访结果，非复发死亡率为 17%，无进展生存率为 36%，OS 为 51%[111]。

最近 Brown 等在 DFCI 报道了慢性淋巴细胞白血病患者中使用氟达拉滨和白消安作为减低强度预处理后行异基因造血干细胞移植的长期经验[100]。在 1998—2009 年期间异基因移植的 76 名患者中，5 年非复发死亡率为 16%，5 年无进展生存率为 43%，5 年 OS 为 63%。有趣的是，这项研究发现自 2004 年以来移植的 42 例患者结果较前有所改善，5 年非复发死亡率仅为 9.5%，5 年无进展生存率和 OS 分别高达 64% 和 83%。这表明随着时间的推移，移植中心实施减低强度异基因造血干细胞移植熟练程度提高可能与疗效改善有关。

正如 Brown 等的报道，虽然通过从清髓性到减低强度方案的调整，单中心非复发死亡率减少了 50% 以上[100]，但仍需要进一步降低非复发死亡率风险。为此，斯坦福团队开发了一种新的减低强度方案，由全淋巴放疗和 ATG 组成，其急性和慢性 GVHD 发生率低，非复发死亡发生率极低（< 5%）[113, 114]。该方案在慢性淋巴细胞白血病和套细胞淋巴瘤患者中效果非常好，4 年无进展生存率和 OS 分别为 47% 和 73%[112]。使用基于高通量测序的微小残留病定量，我们在全淋巴放疗 /ATG 预处理后异基因移植的连续 40 例高危慢性淋巴细胞白血病患者中证实，该方案可以实现持续的深度缓解，且在 1∶1 000 000 的检测阈值上未检测到病灶[57]。

（四）慢性淋巴细胞白血病异基因造血干细胞移植：患者的选择

本章已经叙述了自体和异基因造血干细胞移植治疗慢性淋巴细胞白血病的疗效。临床预后因素，包括晚期的 Rai、Binet 分期、分子学异常 [细胞遗传学异常（17p 和 11q 缺失）、IGH 未突变状态、特异性免疫表型标志物（ZAP-70 和 CD38 高表达）]，这些与常规化疗后的不良预后也密切相关。图 59-1 是一个包含临床和分子预后评估的流程图，用于指导危险分层治疗。即使对于高危慢性淋巴细胞白血病患者，减低强度异基因造血干细胞移植后的 GVL

表 59-5　慢性淋巴细胞白血病降低强度预处理异基因造血干细胞移植的研究

研　究	病例数	中位年龄（岁）	难治性患者（%）	预处理方案	移植物来源（%）	非复发死亡率（%，2年）	≥2级急性GVHD（%）	慢性GVHD（%）	无进展生存（%，2年）	总生存（%，2年）
Schetelig 2003[104]（德国，多中心研究）	30	50	46	氟达拉滨/白消安/抗胸腺细胞球蛋白	同胞：50 外周血干细胞：90	15	56	75	67	72
Dreger 2003[105]（EBMT 注册研究）	77	54	33	混合多种方案	同胞：81 外周血干细胞：91	18	34	57	56	72
Khouri 2004[106]（休斯敦，单中心研究）	17	54	53	7FC 10FCR	同胞：100 外周血干细胞：94	22	29	60	60	80
Sorror 2005[107]（西雅图，单中心研究）	64	56	53	2Gy全身放疗/氟达拉滨	同胞：69 外周血干细胞：100	22	55	50	52	60
Delgado 2006[108]（伦敦，多中心研究）	41	54	31	阿仑单抗 氟达拉滨/美法仑	同胞：59 外周血干细胞：85	26	41（任何等级）	33	45	51
Brown 2006[109]（波士顿，单中心研究）	46	53	57	氟达拉滨/白消安	同胞：33 外周血干细胞：98	17	34	53	34	54
Update of Sorror 2008[98]（西雅图，单中心研究）	82	56	87	2Gy全身放疗/氟达拉滨 同上	同胞：69 外周血干细胞：100	23（5年）	55	50	39（5年）	50（5年）
Dreger 2010[110]（德国，多中心研究）	90	53	47	氟达拉滨/环磷酰胺±抗胸腺细胞球蛋白 78FCR	同胞：40 外周血干细胞：100	23（4年）	45	73	42（4年）	65（4年）
Khouri 2011[111]（休斯敦，单中心多种研究）	86	58	83	6氟达拉滨/美法仑/利妥昔单抗 2其他方案	同胞：50 外周血干细胞：100	17	37	56	36（5年）	51（5年）
Brown 2013[100]（波士顿，单中心研究）	76	55	55	氟达拉滨/白消安	同胞：37 外周血干细胞：99	16	30	65	43（5年）	63（5年）
Arai 2012[112]（斯坦福，单中心研究）	22	55	73	全淋巴放疗/抗胸腺细胞球蛋白±造血干细胞移植后利妥昔单抗	同胞：54 外周血干细胞：100	3	6	20	47（4年）	73（4年）

FC. 氟达拉滨，环磷酰胺；FCR. 氟达拉滨，环磷酰胺，利妥昔单抗；GVHD. 移植物抗宿主病

异体免疫治疗也能使疾病得到持久控制，并且减低强度异基因造血干细胞移植可能治愈慢性淋巴细胞白血病，这一点很明显。因此，确定哪些患者需要采用这种方法非常重要，以便及时地开始适当的治疗。

低危组患者处于疾病早期，具有良好预后的细胞遗传学异常（13q⁻，无其他异常）和 IGH 突变。在初诊时，大多数患者处于低危状态，并且他们可能处于初始的无症状期，可以进行观察。临床医生应教他们识别疾病进展的迹象，包括淋巴结肿大、全身症状和淋巴细胞迅速增加。他们应该每 3 ～ 6 个月进行一次临床评估，包括全血细胞计数分析。并在临床疾病进展时，应再次进行预后评估。细胞遗传学和免疫表型特征的逐步改变表明慢性淋巴细胞白血病经历的克隆演变与更加侵袭性的疾病行为相关。推荐在疾病进展或治疗失败需要接受新疗法时，再次进行慢性淋巴细胞白血病分子评估。

中危组患者除了有免疫球蛋白重链突变外，还具有正常的细胞遗传学或 12 号染色体三体。中危组疾病也可以由 Rai 和 Binet 分期的临床进展评分定义，并且中危患者的临床症状需要标准的化学免疫疗法治疗，包括嘌呤类似物联合抗 CD20 单克隆抗体治疗。一线治疗推荐 FCR 方案，在部分无法耐受 FCR 的患者中可选用 BR 方案。这种联合治疗的目的是为了缓解症状。因为氟达拉滨耐药患者的中位生存期只有 10 个月，且仅有 22% 对一线挽救化疗有反应[115]，故耐药慢性淋巴细胞白血病患者或接受含氟达拉滨为基础的方案治疗 2 年内有进展的患者应考虑采用更强的挽救治疗、选择临床试验或减低强度异基因造血干细胞移植。一旦慢性淋巴细胞白血病患者达到完全缓解，他们应该密切随访，每 3 个月进行一次常规的临床和全血细胞计数评估疾病是否进展。

高危组患者不能通过他们的临床分期定义，但可以通过细胞遗传学异常 11q⁻ 和 17p⁻，未突变的免疫球蛋白重链基因和 IGH V3-21 片段等指标进行预判。下列慢性淋巴细胞白血病患者可以通过其临床过程证实可能存在其他不良预后因素：对氟达拉滨耐药、使用氟达拉滨治疗不能达到完全缓解[63, 115]、从诊断到首次治疗时间较短（< 12 个月）[116]。因此，高风险患者遵循下列治疗过程（图 59-1）：从标准联合治疗开始，到部分疾病控制，一旦他们达到了疾病完全控制，应立即考虑行减低强度异基因造血干细胞移植。减低强度异基因造血干细胞移植不

包括未达到足够的疾病控制（部分缓解或淋巴结最大直径< 5cm）的自体移植过的高危患者，这些患者应该进行其他挽救性治疗，包括含有阿仑单抗的方案 [例如环磷酰胺、氟达拉滨、阿仑单抗和利妥昔单抗（CFAR）][117] 或含铂类药物的方案 [例如奥沙利铂、氟达拉滨、阿糖胞苷和利妥昔单抗（OFAR）][118]，或新型药物及临床试验，以便在进行减低强度异基因造血干细胞移植之前获得更好的疾病控制。

十一、移植后复发的治疗

尽管减低强度异基因造血干细胞移植对高危慢性淋巴细胞白血病患者的总体结果有显著改善，但仍有 35% ～ 50% 患者在移植后会出现疾病复发。移植后复发使用免疫调节方案治疗可能会成功控制疾病，包括撤退免疫抑制（immune suppression withdrawal, ISW）、供者淋巴细胞输注、化疗和（或）单抗治疗后供者淋巴细胞输注、临床试验。1996 年，Rondón 等报道了一例异基因移植后复发的患者，在移植后 87 天供者淋巴细胞输注后获得了完全缓解[119]。2003 年，Español 等证实在异基因造血干细胞移植后即使发生 Richter 转化的患者，也可以用 ISW 和供者淋巴细胞输注进行有效治疗[120]。图 59-2 显示了一例这种 GVL 效应的案例。自从这些早期研究报道以来，许多研究都讨论了异基因造血干细胞移植后复发慢性淋巴细胞白血病患者使用免疫调节和供者淋巴细胞输注能达到持久的完全缓解。在几项研究中观察到 4 ～ 5 年无进展生存率和 OS 有 20% ～ 25% 的差距，部分是由于使用供者淋巴细胞输注挽救了相当大比例的复发慢性淋巴细胞白血病患者。事实上，在针对不同血液系统恶性肿瘤供者淋巴细胞输注活性的 Meta 分析中，与非霍奇金淋巴瘤（52%）、霍奇金淋巴瘤（37%）、急性淋巴细胞白血病（27%）、多发性骨髓瘤（26%）比较，慢性淋巴细胞白血病有反应的可能性最高（55%）[121]。Khouri 等在他们的研究中，对 86 名患者中的一半患者使用造血干细胞移植后 ISW 和供者淋巴细胞输注进行治疗，额外细胞输注的中位次数为 2（范围 1 ～ 8），开始输注的时间大约为造血干细胞移植后 6 个月(63 ～ 909 天)[111]。在这些患者中，47% 患者获得了完全缓解，且在中位随访 47 个月时（5.4 ～ 110.2 个月），完全缓解组的中位生存期

尚未达到。然而，那些使用供者淋巴细胞输注没有获得完全缓解的患者中位生存期为 35 个月。对免疫调节治疗能有良好反应的最重要决定因素是，在造血干细胞移植后 90 天时达到完全供者嵌合并且 HLA-A1 阳性 /HLA-A2 阴性 /HLA-B44 阴性。这提示需要更多研究来进一步探讨影响 GVL 异体免疫的因素，以便更有效地利用这种治疗方案。

十二、慢性淋巴细胞白血病相关新药

移植后复发可考虑参加临床试验或新药治疗。最近几项新药在不久的将来很可能得到广泛应用，并且对于造血干细胞移植后慢性淋巴细胞白血病复发的患者，可考虑将新药纳入挽救性治疗的范围内。Ofatumumab 是一种人源化抗人 CD20 抗体，尽管目前尚未公布关于异基因造血干细胞移植后治疗的任何数据，但它已显示在对于利妥昔单抗和阿仑单抗耐药的慢性淋巴细胞白血病中具有活性，是一个可考虑的新药[122]。来那度胺与利妥昔单抗联合使用时，对复发 / 难治性慢性淋巴细胞白血病展现出了良好的治疗前景，总体反应率为 66%[123]，并且能够诱导完全的分子学缓解[124]。然而，来那度胺在异基因移植后使用可能会诱发和加重 GVHD[125, 126]。B 细胞受体信号通路的小分子抑制药也有望用于造血干细胞移植后复发的慢性淋巴细胞白血病患者。

依鲁替尼是一种不可逆的布鲁顿酪氨酸激酶抑制药，是一种口服药物，对复发 / 难治性慢性淋巴细胞白血病耐受性良好且疗效高[127, 128]，如果初步数据得到证实，该药物在慢性淋巴细胞白血病造血干细胞移植后复发的治疗中可能会发挥关键作用。实际上，在考虑异基因造血干细胞移植之前，这些新药在慢性淋巴细胞白血病治疗中的作用可能会越来越突出，尤其是那些对 17p 缺失慢性淋巴细胞白血病具有疗效的药物，例如依鲁替尼[34]。只有通过长期随访和合理对照试验才能确定新药是否能替代异基因造血干细胞移植在高危慢性淋巴细胞白血病中的应用。

十三、细胞治疗

如上所述，慢性淋巴细胞白血病对 GVL 异体免疫治疗敏感，但传统的异基因造血干细胞移植有发生 GVHD 的风险。最近研究证实嵌合抗原受体改造的自体或异体 T 细胞对特定抗原的反应活化能力，这将在第 69 章中进行讨论。

十四、总结

慢性淋巴细胞白血病是一种分子学和临床异质性均非常大的疾病。目前认为对于年轻的和合适的老年高危患者应考虑尽早进行移植治疗。虽然自体造血干细胞移植是可行且疗效良好，但并不能根治慢性淋巴细胞白血病，并且继发恶性肿瘤风险较高。清髓性异基因造血干细胞移植可治愈一些患者，但是研究已证实这种获益以较高非复发死亡率为代价。减低强度方案似乎能改善移植疗效，具有较低毒性和通过 GVL 效应联合或不联合造血干细胞移植后免疫调节治疗获得疾病长期控制。目前慢性淋巴细胞白血病各种新型治疗已显示出早期疗效，预计未来几年将是慢性淋巴细胞白血病患者常规治疗方案加快改进的时期。逐步标准化的基于分子和（或）MPFC 的微小残留病定量检测将更精准地评估治疗反应深度，且可以检测到早期疾病进展。最终这些方法将有助于遴选出可能需要 GVL 异体免疫治疗的患者，以便使其获得更好的疾病控制。同时，应用现有预后标准来筛选出可能受益于减低强度异基因造血干细胞移植的患者，以便在其进展为高度难治性疾病之前就进行异基因治疗的相关准备。

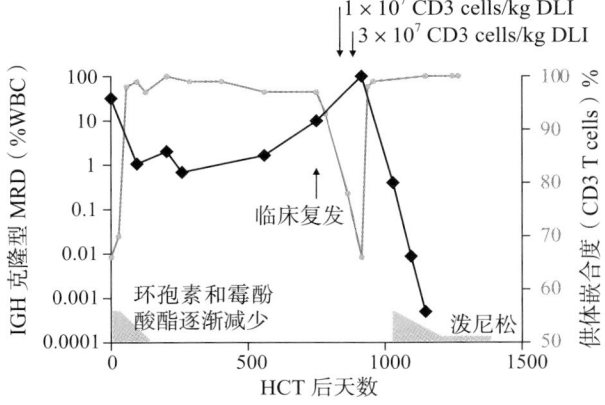

▲ 图 59-2 GVL 效应

该图显示了一名 60 岁男性患者的病程。该患者诊断慢性淋巴细胞白血病时为 Rai Ⅲ 期，伴有 17p 缺失和 IGH 未突变。使用了几种化疗方案（FCR、R-CHOP、CFAR、OFAR）治疗，仅实现短期的部分缓解。在全淋巴放疗 /ATG 减低强度后进行了无关全合造血干细胞移植。预处理时，他还存在慢性淋巴细胞白血病病灶，包括淋巴结肿大和 20% 的骨髓浸润。在移植后持续完全缓解约 2 年后出现复发，通过 2 次供者淋巴细胞输注后，疾病得到有效控制

第60章
自体造血干细胞移植治疗轻链型系统性淀粉样变性
Autologous Hematopoietic Cell Transplantation for Systemic Light Chain (AL-) Amyloidosis

Heather J. Landau   Morie A. Gertz   Raymond L. Comenzo   著

傅琤琤　译

陈晓晨　唐晓文　陈子兴　校

一、概述

淀粉样变性是由异常蛋白质自身组装形成不溶性无分支的线性原纤维，并在细胞外沉积所导致的疾病。这种原纤维宽度在 7～10nm 不等，能抗蛋白水解[1]。三个世纪前，尸检人员便发现了这种沉积物，当时认为这种物质是一种脂肪，因此称其为"脂肪样病变"[2]。1854 年，病理学家 Virchow 发现这种沉积物对碘具有淀粉样亲和力，因此用植物学术语"淀粉样物质"来描述这种肝组织中的沉积物。HE 染色后，在可见光下观察时，沉积物看起来是无固定形状、透明的和嗜酸性的；但经刚果红染色后，在偏振光下观察时，沉积物呈现出从透明粉红色到片状黄绿色的特征性颜色变化，这便是 1927 年首次报道的两色或双折射特征[3]。Virchow 提出术语的一个世纪后，电子显微镜鉴定出了这种"淀粉样物质"具有原纤维性质和特征性 β 折叠片构型（图 60-1）[4, 5]。20 世纪 70 年代，研究人员证实所有这种淀粉样物质都含有纤维前体蛋白，这些蛋白先自组装成细丝，然后再形成纤维[6, 7]。然而，要确定患者组织活检中淀粉样蛋白物质的类型仍然是一项挑战。直到几十年后，通过生物信息学分析、激光显微切割（laser microdissection，LMD）、胰蛋白酶消化和蛋白质片段质谱分析（mass spectrometry，MS）才得以确定淀粉样蛋白的类型，但前提是患

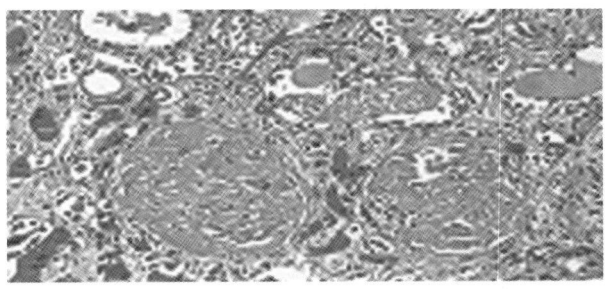
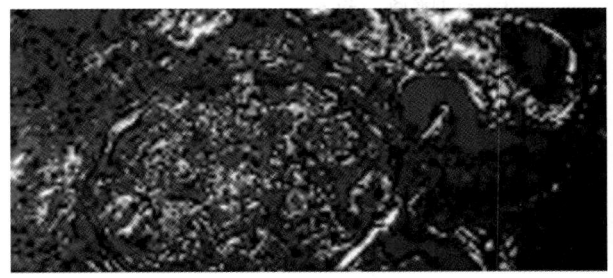
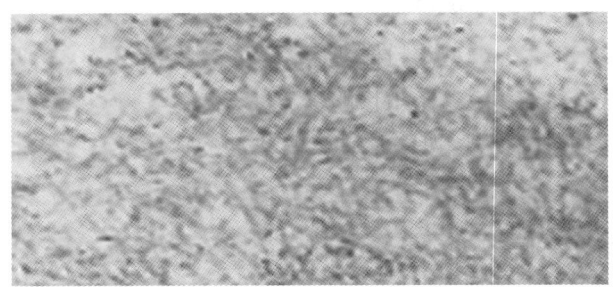

▲ 图 60-1　肾活检显示淀粉样变

这些图像显示了肾活检的三个视图：显示了 PAS 染色肾小球中的无定形物质（顶部），刚果红染色显示偏振光中的苹果绿双折射（中部），电子显微镜显示长度约 10nm 的非分支线性纤维。（此图的彩色版本，参见彩图部分）

者的诊断活检可以通过刚果红染色显示淀粉样蛋白变性，并含有足够可进行显微切割的沉积物[8]。

淀粉样蛋白的类型与所沉积的原纤维前体蛋白密切相关。目前，分类系统通过淀粉样蛋白的第一个字母和纤维前体蛋白的后续字母来指定淀粉样蛋白的类型；例如，L 代表轻链（light chain，AL），TTR 代表甲状腺素运载蛋白（ATTRm 或 ATTRwt；m = 突变型或遗传型，wt = 野生型）[9]。在患有与慢性炎症相关的淀粉样变性（所谓的"继发性"或 amyloidosis，AA）的患者中，原纤维前体蛋白是急性期载脂蛋白血清淀粉样蛋白 A（serum amyloid A，SAA）。编码 SAA 的基因有三种变体，其中只有一种与淀粉样变性相关。在遗传性淀粉样变性患者中，原纤维前体蛋白通常是同源四聚体蛋白 TTR 的突变形式，TTR 是甲状腺素和 – 维生素 A 的转运体。点突变引起氨基酸置换，从而有助于四聚体解离成单体，导致非天然单体构象不稳定，以及随后的单体错折叠自组装。其他突变蛋白也会引起遗传性淀粉样变性，包括纤维蛋白原 Aα、载脂蛋白 I 和 II 以及溶菌酶。目前，超过 100 种 TTR 突变型已被确认与 ATTr 遗传型淀粉样变相关[10]。年龄相关性淀粉样变性（也称为老年系统性或老年心脏淀粉样变性）患者，几乎全是老年男性，纤维前体蛋白是野生型 TTR（ATTRwt）[11]。可能由于异常糖基化而发生蛋白解离。这种与年龄相关的淀粉样变的病因尚不清楚，但是与轻链引起的心脏淀粉样变相关的快速进展临床过程相比，这一状态下心脏受累 ATTRwt 通常有一个更加惰性的过程，伴随房性心律失常和心力衰竭，这种过程会随着时间的推移而逐渐恶化。目前针对突变型和野生型 TTR 相关淀粉样蛋白疾病的治疗可以稳定四聚体，并削弱错误折叠单体的积累[12]。

在轻链型淀粉样变性患者中，原纤维前体通常是具有异常三级结构的游离轻链（free light chains，FLCs）。这些游离轻链聚集成对细胞代谢有毒的低聚物，并聚集成细丝卷曲在一起形成相对不溶性纤维的 β 折叠片。轻链型淀粉样变性和多发性骨髓瘤都是克隆性浆细胞疾病，但是区别症状性轻链型淀粉样变性和症状性多发性骨髓瘤的是器官损伤的部位和特点不同。轻链型淀粉样变通常累及心脏导致限制性心肌病，淀粉样物质沉积在肾小球导致蛋白尿，此外，肝脏和胃肠道以及周围神经系统也是病

变累及的常见部位。骨髓瘤通常累及骨骼，表现溶骨性疾病和高钙血症，累及肾脏表现为 Bence–Jones 蛋白尿和导致急性肾损伤的 cast 肾病，以及累及骨髓造血导致贫血和其他细胞减少症。轻链型 – 淀粉样变性的疾病过程中，相关骨髓瘤器官损伤并不典型。单纯轻链型淀粉样变患者进展为多发性骨髓瘤的风险较小，而 10% ～ 15% 的骨髓瘤患者在疾病过程中可能会发展成淀粉样变性。此外，诊断高风险的轻链型淀粉样变是根据心脏受累程度来定义的，而高风险的骨髓瘤是根据克隆的遗传学来定义。重链和轻链同种型的分布，以及克隆细胞遗传学和 FISH 异常的分布，在轻链型淀粉样变性和骨髓瘤中是不同的；然而，用于治疗它们的药物和方法却是相似的。在轻链型淀粉样变性中，75% 的病理克隆是 λ 型，而骨髓瘤中只有 40% 是 λ 型，这一差异反映了 λ 轻链型蛋白存在淀粉样病变倾向。

轻链型淀粉样变性是蛋白质构象和克隆性浆细胞紊乱所导致的病变[13]。理论上，AL – 淀粉样变性的治疗可以针对其发病机制的各个方面（图 60-2）。最常见的是，如骨髓瘤，治疗的目的是减少或消除克隆性浆细胞，这是异常 FLCs 的来源。到 20 世纪 90 年代中期，标准化疗在逆转系统性淀粉样变进展方面没有取得显著改进，考虑到其引起的内脏功能障碍，这并不令人惊讶。当时，由于自体造血干细胞移植在骨髓瘤中的疗效已经得到证实，造血干细胞移植也尝试应用于治疗系统性轻链型淀粉样变性[14, 15]。当造血干细胞移植成功时，器官损伤可以逆转，沉积物的产生停止，先前淀粉样沉积物慢慢再吸收。器官功能、临床表现和生活质量都有所改善。按照那个时代的定义，血液系统完全缓解的实现导致了临床和功能的改善，延长了生存时间[16, 17]；然而，在早期临床试验中，移植相关死亡率很高，因为患者的器官储备受到心脏、胃肠道、肾脏和系统性淀粉样蛋白的影响。这使得轻链型淀粉样变患者不同于其他干细胞移植者。轻链型淀粉样变患者造血干细胞移植疗效改善与下述因素相关：患者选择的改进、移植前后临床管理的改善、近期应用新型药物进行造血干细胞移植后辅助治疗，以及制定和应用有效的反应标准[18-21]。在这一章中，我们描述这种疾病的流行病学、发病机制和独特临床表现，提供一种评估轻链型淀粉样变患者的方法，并总结造血干细胞移植治疗轻链型淀粉样变的近期临床研究。

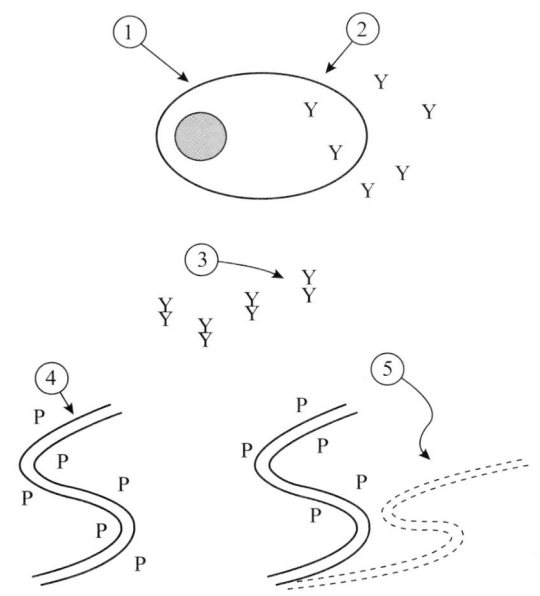

▲ 图 60-2　淀粉样变性的理论治疗方法

理论上，干预可以控制轻链型淀粉样变性，这一点有很多：
（1）用细胞还原疗法减少血浆细胞的数量；
（2）用药物减少克隆自由轻链的分泌；
（3）损害轻链的自组装和聚集；
（4）抑制组织中原纤维的形成；
（5）溶解或增强淀粉样纤维的蛋白水解。减少血浆细胞数量的疗法包括标准剂量和大剂量化疗。虽然目前还没有，但 4- 碘 -4- 脱氧多柔比星（IDOX）可以促进原纤维的蛋白水解。其他可能的补救办法仍然是理论上的

二、流行病学

　　轻链型淀粉样变的流行病学很难定义，因为这种疾病经常未被诊断。三级转诊中心的数据不一定具有代表性。轻链型淀粉样变性是一种罕见的疾病，按年龄调整的发病率为每百万人每年 5.1 ～ 12.8 例，美国每年新增 1275 ～ 3200 例病例，英国新增 255 ～ 640 例病例，发病率与慢性髓性白血病或霍奇金病相似。轻链型淀粉样变似乎更常见于男性，但与种族、职业或已经报道的环境暴露无关。表 60-1 显示了来自六个国家中心的 800 多名患者的汇总数据[21]。

三、发病机制

　　轻链型淀粉样变性病理过程中的最终途径是原纤维的形成和沉积[22]。轻链型淀粉样蛋白通过氨基酸测序发现，沉积物的主要成分是轻链可变区和恒定区，也有可能是整个免疫球蛋白，但发生频率较

表 60-1　患者特征（n = 816）（来自六个国家数据的汇总）[21]

特　　性	n（%）或中位数（第 25—第 75 百分位数）
评估中心	
意大利帕维亚	208（25.5）
美国明尼苏达州罗彻斯特	151（18.5）
英国伦敦	150（18.4）
德国海德堡	139（17.0）
美国马萨诸塞州波士顿	86（10.5）
希腊雅典	43（5.3）
法国利摩日	39（4.8）
年龄（岁）	63（55—71）
性别	
男性	489（59.9）
女性	327（40.1）
器官受累（数量）	2（1 ～ 2）
肾脏	556（68.1）
心脏	529（64.8）
外周神经系统	153（18.7）
肝脏	131（16.0）
表皮生长因子受体（792 名患者）	
≥ 90ml/（min·1.73m²）	175（22.1）
60 ～ 89ml/（min·1.73m²）	296（37.4）
30 ～ 59ml/（min·1.73m²）	199（25.1）
15 ～ 29ml/（min·1.73m²）	67（8.5）
< 15ml/（min·1.73m²）或透析	55（6.9）
尿蛋白损失（g/24h）	2.9（0.4 ～ 7.7）（800 例）
NYHA 等级 3 或 4	156（26.8）（582 例）
心脏分期[129]	（517 例）
分期 I	160（30.9）
分期 II	226（43.7）
分期 III	131（25.4）
NT–proBNP（ng/L）	1587（351 ～ 4670）
NT–proBNP ≥ 650ng/L	452（65.7）（688 例）
cTnI（ng/ml）	0.05（0.02 ～ 0.09）（276 例）
cTnT（ng/ml）	0.01（0.01-0.05）（303 例）
血清和（或）尿液免疫固定电泳阳性	725（94.2）（770 例）
重链类型	（770 例）
G	299（38.8）
A	77（10.0）
M	23（3.0）
D	5（0.6）
仅轻链型	366（47.6）
定量值（i.e. ≥ 10g/L）	249（61.6）
单克隆蛋白浓度（g/L）	10.8（5.0 ～ 25.5）（404 个患者）
涉及的轻链类型	
K	201（24.6）
λ	615（75.4）
异常 κ/λ 值	677（84.8）（798 个患者）
iFLC（mg/L）	178（90 ～ 477）（792 个患者）

（续表）

特　　性	n（%）或中位数（第25—第75百分位数）
dFLC（mg/L）	157（70 ~ 460）（792 个患者）
骨髓浆细胞（%）	10（5 ~ 16）（452 个患者）
治疗方案	
美法仑 + 地塞米松	364（44.6）
自体干细胞移植	129（15.9）
沙利度胺为基础	119（14.6）
来那度胺为基础	43（5.3）
硼替佐米为基础	26（3.2）
单独使用地塞米松	24（2.9）
美法仑 + 泼尼松	20（2.4）
其他	91（11.1）

iFLC. 相关游离轻链；dFLC. 非受累轻链的差值

低 [8, 23, 24]。尽管游离轻链形成淀粉样蛋白的原因仍不清楚，但是对比正常游离轻链和淀粉样蛋白形成相关游离轻链初级结构，已经发现病理游离轻链的一些异常特性 [25]。对游离轻链一级结构的分析发现罕见的氨基酸取代导致错误折叠或影响部分折叠轻链的稳定性 [26]。这种部分折叠的中间形式易于自组装。在病变游离轻链形成淀粉样蛋白过程中，特定位置处不稳定的氨基酸替换发挥了关键作用。轻链型淀粉样变性患者的纯化尿轻链注射到小鼠体内会复制原纤维疾病，而没有轻链型淀粉样变性的骨髓瘤患者则不会 [27]。

然而，如果轻链型淀粉样变性的发病机制与原纤维淀粉样蛋白负荷之间存在量化关系，那么组织沉积极少的患者将相对无明显症状。然而，情况并非总是如此。患者的临床表现不仅仅是由淀粉样蛋白的负荷决定的。周围神经系统或心脏受累的患者可能仅有最小量的组织淀粉样蛋白沉积，却会出现症状性器官功能障碍。相反，当用碘 – 123 标记的血清淀粉样 P 蛋白（serum amyloid P protein，SAP）全身闪烁体评估淀粉样蛋白负荷时，尽管临床症状有所改善和减轻，但对消除单克隆游离轻链治疗有反应的患者中有很大一部分没有显示出淀粉样蛋白负荷的减少 [28]。这些观察导致了淀粉样纤维本身可能不是疾病唯一病理基础的观点 [29, 30]。此外，体外对几种原纤维前体蛋白的实验表明，中间低聚体或寡聚体可能有细胞毒性 [31, 32]。这导致了一种观点，即原纤维可能代表前体蛋白的较良性形式，并且可

以提供相对的保护，防止细胞毒性，直到原纤维的负荷压倒了相关器官 [1]。各种类型的淀粉样变性中低聚体和原纤维之间的关系仍未明确，中间体在疾病中的机制作用尚不清楚。因此，我们目前面临这样一个悖论：虽然病理性游离轻链会导致轻链型淀粉样变患者的临床表现，但如果没有组织沉积的证据，我们就无法做出轻链型淀粉样变的诊断。

目前还不清楚淀粉样纤维如何导致器官功能障碍，原纤维如何被代谢和器官功能如何被改善也同样是一个谜。例如，肝脏可以耐受大量淀粉样蛋白而不会衰退，一旦通过治疗消除了游离轻链沉积，肝脏可以通过恢复正常的合成功能和急剧退缩到正常大小来做出反应 [33]。这些变化可能会在数月内发生。这归因于肝脏的再生能力，但回避了如何去除原纤维的问题。当肝功能改善时，也可能与移除原纤维沉积物的其他成分有关。淀粉样蛋白形成游离轻链和淀粉样蛋白沉积物其他成分之间的相互作用，如糖胺聚糖和载脂蛋白，可能与前面提到的氨基酸变异有关，并且可能通过稳定细丝和原纤维的形成以及通过改变原纤维对蛋白水解的敏感性来影响疾病的进程 [33]。通过激光显微切割 /MS 检测方法，这些淀粉样沉积物中的相关成分可以被可靠地识别出来，这可以作为这一精确检测技术的内部验证或对照。淀粉样沉积物的主要成分是 SAP，这是五肽蛋白家族的一员，对蛋白水解具有高度抗性，可能是原纤维的病理伴侣 [34]。SAP 在与淀粉样纤维的相互作用中采用钙依赖性结合机制，并可能导致钙结合维生素 K 依赖性凝血因子缺乏，最显著的是因子 X，这是肝脾淀粉样变相关的临床特征。

大多数轻链型淀粉样变性患者可检测到单克隆游离轻链和少量异常骨髓浆细胞，这些可能导致正常免疫球蛋白的产生受抑 [21, 35]。约 60% 患者骨髓活检显示克隆性浆细胞不超过 10%[36]；11% 淀粉样变性患者有超过 20% 的浆细胞，但没有骨髓瘤定义的器官损伤证据。当血清中检测到克隆免疫球蛋白重链时，7% 病例是 IgM。IgM 相关淀粉样变性还没有得到深入认识；这些患者通常没有 Waldenström 巨球蛋白血症 [37]。就免疫球蛋白轻链可变区（Ig *VL*）基因而言，引起轻链型淀粉样变性的克隆不同于骨髓瘤克隆，但相似之处在于它们的免疫球蛋白基因高度突变（即它们是抗原驱动克隆或生发中心后克隆）[38-40]。轻链型淀粉样变性中 Ig *VL* 基因的表达

谱和正常表达谱明显不同，而骨髓瘤则与正常表达谱相似。半数轻链型克隆使用三种免疫球蛋白 λ 轻链可变区种系基因之一：IGL 2-14 [2a 2；Z73664]、3r [Z73647] 或 IGL6-57 [6a；Z73673]。使用来自 3r 种系供体基因的轻链克隆与使用 IGL 6-57 供体的克隆相比，种系序列的差异明显更大，这种差异可能与抗原选择和 IGL 6-57 轻链固有的淀粉样蛋白倾向有关 [38, 41]。

轻链型淀粉样变的一个令人困惑的特征是多种器官可能受累。尽管相关机制尚不清楚，但是对轻链型淀粉样变性相关免疫球蛋白轻链遗传学研究表明，一些轻链可变区的胚系供体基因更倾向于使某一类器官受累 [38, 42]。使用反转录酶聚合酶链式反应克隆淀粉样蛋白相关游离轻链基因，建立用于种系基因鉴定的可用数据库，一些研究人员试图检验淀粉样变性相关浆细胞克隆应用轻链可变区基因影响器官趋向的假设。在该研究中，从 60 名患有轻链型淀粉样变性的患者中鉴定了轻链可变区种系基因。显性肾脏受累与游离轻链来源于 IGL 6 - 57 种系基因的克隆有关，而显性心脏和多系统疾病与游离轻链来源于 IGL 2-14 和 3r 基因的克隆有关 [38]。尽管有上述数据，但我们不知道异常游离轻链的组装如何快速导致器官功能障碍和临床疾病，也不知道部分折叠的轻链中间体是否可能对细胞代谢的毒性还大于原纤维沉积物 [43]。

克隆性轻链型浆细胞出现的重现性细胞遗传学异常，包括 t（11；14）、13q 缺失和 1q 扩增，而 t（4；14）和 17p 缺失通常不明显 [44-46]。有趣的是，t（11；14）与一系列轻链型淀粉样变患者的 OS 相关性较差，而它与骨髓瘤相关时，却提示预后相对较好 [46]。此外，在纯化的轻链型浆细胞中，一半患者发生细胞周期蛋白 D1 的过度表达，并且与高频率的轻链 M 蛋白和 κ 轻链克隆有关 [47]。据报道，33%～52% 患者患有染色体三体 7、9、11、15 和 18，13% 女性和 54% 男性伴 X 三体。55% 患者存在免疫球蛋白重链易位，13 号染色体的异常也常见 [48]。

四、诊断轻链型淀粉样变

淀粉样变最常见的症状是疲劳、体重减轻、呼吸困难、水肿和感觉异常。通常由心脏受累引起的疲劳可能会被误诊为功能性或压力相关的，因为不

存在充血性心力衰竭的常见特征。头晕常见，它可以发生在肾病综合征伴低白蛋白血症和血浆体积浓缩的患者中，也可以发生在心脏淀粉样变早期的患者中，因为舒张充盈不良、体积减小和自主功能障碍。这类患者通常有直立性低血压，但超声心动图射血分数正常。患有自主神经病变的淀粉样变患者也经常患有直立性低血压，常伴有晕厥。当患有单克隆 γ 病的患者抱怨疲劳、体重减轻和不明确的全身症状时，应该考虑淀粉样变性。

淀粉样变性患者的体征是特异性的，但不敏感。紫癜仅见于 1/6 的患者，最常见于眼睑、上面部和颈部。1/4 的患者有可触及的肝脏，这可能是由于肝脏浸润或右侧心脏压力升高引起的充血。舌头变大是最具体的发现，但只有 1/10 的患者出现这种情况。这是很容易识别的，因为它会导致舌头横向和向下的牙齿凹陷、颌下腺肿大，常被误诊为淋巴结肿大。偶尔有患者由于淀粉样沉积物堵塞小血管导致血管性跛行。

因为症状和体征不能诊断淀粉样变性，所以以识别与轻链型淀粉样变性相关的临床综合征非常重要。七种最常见的表现是浸润性心肌病、肾病性蛋白尿、肝大、脱髓鞘周围神经病、腕管综合征、巨舌症和假性肠梗阻。当这些临床综合征出现时，下一步是进行血清游离轻链及尿液免疫固定电泳检查。筛查血清蛋白电泳是不够的，因为轻链疾病的发病率很高。由于许多患者有明显蛋白尿，尿蛋白电泳中的 M 蛋白峰可能会模糊不清，需要免疫固定电泳。超过 95% 患者血清游离轻链和免疫固定电泳出现异常，即使血清和尿液免疫固定电泳是阴性的，血清游离轻链测定也显示出异常的循环游离轻链 [49]。由于轻链型淀粉样变通常是一种浆细胞疾病，在合并相关临床综合征的患者中发现单克隆轻链是下一步行组织活检的指征。轻链型淀粉样变很少会合并发生可产生克隆性游离轻链的成熟 B 细胞非霍奇金淋巴瘤 [50]。

与重链无关的游离轻链有时由正常浆细胞轻微过量的产生，有时由克隆性浆细胞显著过量的产生。游离轻链在正常个体中循环，可以用游离轻链测定法测量。与免疫固定电泳不同，这种检测是定量的，并且在许多情况下，这种检测方法比免疫固定电泳更敏感。超过 95% 轻链型淀粉样变患者游离轻链水平和比率异常，升高的游离轻链通常是前体

蛋白[51, 52]。诊断评估包括血清游离轻链、血清和尿液免疫固定电泳以及浆细胞骨髓活检的克隆分析。如果无法检测到克隆性浆细胞疾病的证据，淀粉样变性的类型仍有疑问，人们应该考虑非轻链型淀粉样变性的其他形式，如局部的、年龄相关或遗传性的病变[53]。

淀粉样变的诊断需要通过组织病理活检。肾脏、心脏、肝脏或软组织内脏受累的患者可以通过受累器官活检确诊。然而，淀粉样变性的本质是在诊断时血管中有广泛的异常蛋白沉积，侵入性较小的活检将很容易确定诊断。腹部脂肪是一个有效的替代部位，80% 患者体内含有淀粉样蛋白沉积[54]。骨髓活组织检查将显示 56% 患者有异常蛋白沉积，尽管骨髓被认为并非有效的替代部位[55]。其他可以安全活检的部位包括皮肤、小唾液腺和直肠。刚果红染色和电子显微镜观察内脏活检中的淀粉样蛋白有助于确立诊断。

诊断时的评估包括器官受累程度，还包括确认淀粉样变性蛋白的类型。关注患者究竟是轻链型淀粉样变性还是其他类型的病变是非常必要的，因为非轻链型淀粉样变性的治疗不会采用骨髓毒性化疗，而如果未能诊断出遗传性疾病会有不良后果[56, 57]。家族史并不能作为遗传性疾病的依据，除了肾活检，其他组织染色诊断淀粉样变性蛋白的类型均不可靠。两个中心的研究人员报道了一系列患者（n = 178，n = 350），其中 2% ～ 10% 轻链型淀粉样变性患者同时患有 α- 淀粉样变性、α- 淀粉样变性单克隆 γ 病和一种遗传突变蛋白（甲状腺素酶或纤维蛋白原 Aα）。值得注意的是，遗传突变型甲状腺素运载蛋白（缬氨酸 – 122 – 异亮氨酸变体）出现在 4% 的非裔美国人中，这一种族群体也有较高的单克隆 γ 病发病率[58]。因此，患有淀粉样蛋白和单克隆 γ 病的非裔美国人需要对他们的淀粉样变性蛋白进行分型。我们还建议对出现单克隆 γ 病和周围神经病或同时出现免疫疾病，如干燥综合征或类风湿关节炎的患者，进行淀粉样蛋白分型。患有两种类型淀粉样蛋白的患者应该被转到淀粉样变性专科中心进行分型和治疗。对于没有明显淀粉样蛋白沉积表现的患者，也可以通过组织活检进行淀粉样蛋白分型。

淀粉样变性分型的黄金标准基于现代蛋白质组学技术。在美国，激光显微切割 /MS 已成为临床实验室认可的检测手段，对消化和分离的嗜黏组织沉积物中的蛋白质片段进行定制的生物信息学评估，可以在超过 98% 的病例中可靠地识别异常蛋白的类型。激光显微切割 /MS 在可能存在两种潜在淀粉样前体蛋白或没有明显蛋白沉积的情况下也能发挥检测作用[8]。重要的是，激光显微切割 /MS 不仅识别淀粉样蛋白，还可以识别淀粉样蛋白沉积物中的伴侣和同行分子，这为其他基于组织或蛋白的检测技术提供了内部验证和参照。遗传变异相关基因的 DNA 测序也是一个有用的工具，特别是在确认蛋白质组和筛选家族成员方面。值得注意的是，激光显微切割 /MS 和其他蛋白质组技术对亲嗜性沉积物蛋白质成分的识别是基于概率的，因此必须使用来自同一个患者病变标本或来自正常人对照组织的多个样本进行检测[59]。偶尔，血清蛋白，特别是很低水平的 κ 游离轻链，可以被识别出来，可能代表血清蛋白污染；然而，根据我们的经验，这些低浓度污染物在类型和治疗方面可以忽略不计，尽管我们对它们的重要性仍然好奇。

虽然很少见到，但专业医生必须对局部轻链型或系统性年龄相关淀粉样变性（ATTRwt）给予重视。皮肤、喉、气管支气管、肺、十二指肠和膀胱是局限性淀粉样变性最常见的发生部位。局限性病变很少发展为系统性疾病。年龄相关的系统性淀粉样变通常发生在 70 岁以上的男性，较少侵犯心脏，尽管肺部可能有症状，在罕见情况下进展迅速[60]。可能有局限性或与年龄相关的系统性淀粉样变的患者也应该被转到淀粉样变专科中心进行确诊，并接受治疗和支持性护理的建议。

五、临床表现

（一）心脏

心脏受累预后最差，因为它的病变程度直接影响患者生存[61]。病理生理学提示心肌壁受到异常蛋白浸润，导致心室充盈受限，血管广泛受累，从而导致缺血和心肌细胞脱落。冠状动脉中的血管沉积物可以在心内膜心肌活检中显示出来，并且发生心绞痛。

患者可能会出现致残性疲劳和原因不明的体重减轻，这是唯一的症状。心电图可以显示低电压，没有缺血事件的先前病史。超声心动图显示室壁增厚，通常被误解为左心室肥厚而不是浸润。射血分数通常正常。淀粉样变性浸润引起的二尖瓣和三尖瓣增厚通常是重要的临床线索。运动性晕厥的中位生存期通常是 2 个月[62]。任何患有顽固性疲劳或超声心动图显示室壁增厚的患者都需要检测血清或尿液中是否存在单克隆蛋白。

心脏生物标志物在轻链型淀粉样变中的作用已经被证实[63, 64]。已经开发了一种使用脑钠肽前体 N 末端片段和肌钙蛋白的分期系统[65]。心脏受累很普遍；因此，这些生物标记物可用于筛选。N- 端脑钠素前体（N-terminal fragment of pro-brain natriuretic peptide，NT-ProBNP）和肌钙蛋白明显升高的患者预后不良[66]。这些生物标记物在患者管理中是有用的，并且当克隆游离轻链经治疗后减少时，标记物也会相应减少。因为心脏受累程度是存活的主要决定因素，治疗后心功能的变化可以使用 NT-ProBNP 水平进行评估，游离轻链和 NT-ProBNP 的变化早在治疗开始后 3 个月就可以预测预后[21]。

心脏淀粉样变的主要治疗手段是利尿药。许多患者会伴有肾病综合征继发的直立性低血压和血管内体积收缩，使得利尿治疗变得困难。利尿药的使用可能会导致晕厥，减少肾血流量，导致血清肌酐水平升高。轻链型淀粉样变性中低血压的发生会使血管紧张素转换酶抑制药和受体阻滞剂的使用变得困难。此外，血液淤滞经常导致右心室和左心室血栓，这是潜在的栓塞源，可能会使造血干细胞移植的进程复杂化。这些血栓甚至可以发生在正常窦性心律的患者身上。

（二）肾脏

超过60%的轻链型淀粉样变患者会有肾脏受累[21]，肾脏淀粉样变最常见的表现是蛋白尿。大约 30% 的患者蛋白尿会超过 3g/d[36]。淀粉样变性在 3% 的肾活检中被证实[67]。肾淀粉样变性的主要临床后果是严重的低蛋白血症和最终导致肾衰竭。白蛋白的损失导致血管内压力降低，下肢和骶前区域水肿，严重的情况下，会导致水肿、腹水和胸腔积液。水肿通常需要利尿药来控制，但是利尿药可能会加剧血管内体积收缩和低血压。肾淀粉样变性持续尿蛋白丢失的主要长期并发症是导致终末期肾衰竭的肾小管损伤。造血干细胞移植的目标之一是消除高尿蛋白损失，从而延迟或减少透析。24h 尿蛋白和血清肌酐值可以预测哪些患者最终会发展成终末期肾病。在病史队列中，从诊断轻链型淀粉样变到透析的中位时间是 15 个月，从透析开始的中位存活时

间是 8 个月。这种糟糕的前景证明了在单器官肾受累患者中使用造血干细胞移植的合理性。肾活检中淀粉样沉积物的程度与蛋白尿和低蛋白血症的严重程度无关。淀粉样蛋白沉积有可能与晚期肾病综合征有关。在淀粉样变性患者中，其肾脏大小正常。如果淀粉样变性出现时不涉及肾脏，则在随访期间很少累及肾脏。

蛋白尿水平较高的患者移植并发症发生率更高，这与患者移植前状态相关，包括液体潴留增加和暂时性急性肾衰竭[68]。造血干细胞移植后出现肾脏反应者，中位反应时间为 10 个月（1～40 个月）[69]。肾脏反应比血液反应更能延长存活时间。严重蛋白尿和高肌钙蛋白对自体干细胞移植后的肾脏反应有负面影响。肾脏反应的出现与存活率的提高有关[69]。已经在患有轻链型淀粉样变的患者中实施肾移植，并且在肾移植前后，针对轻链型淀粉样变的造血干细胞移植已经成功实施[70, 71]。

（三）肝脏和胃肠道

1/4 轻链型淀粉样变患者通过体格检查发现肝脏和胃肠道肿大，通常与血清碱性磷酸酶不明原因升高和早期饱腹感有关。大多数患者都有症状[72]。肝大可能是由于淀粉样变性引起的心力衰竭或肝实质的直接浸润。一半肝淀粉样变性患者每日蛋白尿超过 1g[72]。识别肝淀粉样变性的线索是肝大与肝功能异常程度不成比例，碱性磷酸酶升高，血清或尿液中存在单克隆蛋白，外周血管中 Howell–Jolly 体（由于脾浸润），以及蛋白尿。大多数患者只有碱性磷酸酶升高，转氨酶却正常。肝受累的轻链型淀粉样变患者血清碱性磷酸酶升高，中位值是正常上限的 2.3 倍。血清胆红素升高通常是终末期表现。脾功能减退是脾淀粉样变性的特异性表现。极少情况下，患者会有脾或肝破裂，或门静脉高压症伴静脉曲张和出血。腹水通常由相关肾病综合征、低蛋白血症和充血性心力衰竭引起，与门静脉高压症无关。

不到 5% 的轻链型淀粉样变患者会出现胃肠道相关症状[73]。厌食症和体重减轻与胃肠道淀粉样沉积物的存在无关。不到 5% 的患者出现脂肪吸收不良，常见症状包括体重减轻和出血。晚期胃肠道受累的患者可能需要长期全胃肠外营养治疗。这些患者存在顽固性恶心和呕吐，对肠内营养或药物干预没有反应。最常见症状是腹泻、厌食、头晕和腹部疼痛。由于吸收不良和低 X 因子水平，他们经常缺

乏维生素 K。CT 显示肠壁增厚。从出现症状到淀粉样蛋白能够被检出通常需要一定时间间隔。根据我们的经验，从症状到组织学诊断为 7 个月；可能需要剖腹手术来确定诊断。营养不良是半数以上患者死亡的原因；另外 1/4 死于心脏淀粉样蛋白变性。淀粉样变性导致的腹泻很难治疗[74]。洛哌丁胺、地芬诺酯、奥曲肽和阿片酊都已尝试应用，但收效甚微。淀粉样变性可表现为缺血性结肠炎，沉积物阻塞固有层和肌肉层黏膜的血管，并导致慢性黏膜脱落和出血。接受造血干细胞移植的患者存在胃肠道出血风险。胃肠道出血与造血干细胞移植的不良预后有关[75]。

（四）周围神经系统

1/5 的患者存在周围神经系统疾病[36]。最常见的症状是感觉异常、肌肉无力、麻木、疼痛、直立、尿潴留和阳痿。其中 1/4 患者感觉障碍和远端灼烧感伴随周围神经病变。90% 的患者中，下肢先于上肢受累，2/3 的患者有自主症状。脑神经受累很少见。一半淀粉样周围神经病患者出现腕管综合征，1/3 的患者体重明显减轻。当患者出现淀粉样变性、显性神经病和单克隆 γ 病时，仍需要考虑遗传性淀粉样变性的可能性，因此，激光显微切割 / MS 对淀粉样蛋白进行分型是必要的。

如果不治疗，神经病变会随着时间的推移而发展。3/4 的患者最终出现明显的行动受限，1/3 的患者卧床不起。淀粉样神经病通常有明显的诊断延迟。周围神经病患者应该进行血清游离轻链和血清及尿液免疫固定电泳检测。单克隆轻链的检出，需要和以下疾病进行鉴别，包括伽马病相关神经病、POEMS 综合征（多发性神经病、器官肿大、内分泌病、M 蛋白、皮肤变化）和冷球蛋白血症。由于淀粉样变性首先导致小的无髓纤维丢失，肌电图在疾病早期可能是正常的。由于淀粉样蛋白通常沉积于神经根，导致远端脱髓鞘，故腓肠神经活检通常是阴性的。

（五）呼吸道

呼吸道受累通常无症状。将近 40% 的肺部淀粉样沉积物患者仅存在局限性，而没有系统性淀粉样变[76]。在有系统性淀粉样变和肺部受累的组织学证据的患者中，伴随的心脏受累可能会掩盖症状。即使存在沉积物，肺部气体交换功能也会一直保留到疾病晚期。肺部淀粉样变表现为间质或网状细胞浸润，伴有或不伴有胸腔积液。支气管镜肺活检是安全的，不会增加出血风险。胸部 X 线并不明确，仅

能显示间质病变，可能被误解为纤维化。对于因间质性肺病而呼吸困难的患者，低剂量泼尼松可能会缓解症状。淀粉样蛋白胸膜浸润可导致胸腔积液。肺动脉高压很少与右侧心力衰竭相关[77]。

（六）血液

出血可能是淀粉样变性的严重并发症。出血最常见的表现是皮肤紫癜。不到 5% 的患者中出现 X 因子缺乏，并与肝脏受累相关[78]。据报道，肝移植治疗肝淀粉样变性后，X 因子水平会正常化。与 X 因子缺乏相关的出血通常只有在低于 25% 时才会出现[79]。严重的 X 因子缺乏与造血干细胞移植死亡率增加相关[79]。造血干细胞移植前 X 因子缺乏症的治疗包括脾切除和重组人 Ⅶ a 的使用[80]。一小部分肝脾淀粉样变患者也会发生肝或脾破裂。

在轻链型淀粉样变患者中很少观察到血栓栓塞性疾病（thromboembolic disease，TED）[81]。在一项纳入 40 例轻链型淀粉样变和血栓栓塞性疾病患者的单中心系列中，有一半患者在诊断轻链型淀粉样变后超过 1 个月出现血栓栓塞。40 起不良事件中有 29 起是静脉事件，11 起是动脉事件。血栓形成的危险因素包括肾病综合征、吸烟、心力衰竭和弥散性血管内凝血。40 名患者中有 5 人对蛋白 C 产生了抗药性。血栓栓塞相关死亡率为 20%；45% 的患者在血栓事件发生后 1 年内死亡。

六、诊断时关于进行造血干细胞移植的预后和耐受性评估

与多发性骨髓瘤不同，轻链型淀粉样变性的器官损伤、发病率和死亡率是由病变单克隆轻链的直接作用造成的，而不是由克隆浆细胞的增殖造成的。尽管如此，消除克隆性浆细胞（即类似骨髓瘤中肿瘤细胞）的治疗，可改善轻链型淀粉样变性，因为它们可以去除病变蛋白质的来源。轻链型淀粉样变的生存取决于对单克隆蛋白质合成的快速抑制以及心脏功能的稳定和恢复，因为大多数患者死于心脏功能障碍的并发症。最常见的轻链型淀粉样变患者的心脏死亡并发症是充血性心肌病或心律失常或无脉电活动所致的猝死[82]。因此，最重要的预后因素是基线时心脏受累的病变程度以及对治疗的血液反应，现在由血清游离轻链指标进行评估[21]。心脏生物标志物分期和标准超声心动图可用于评估轻

链型淀粉样变患者是否适合造血干细胞移植。在心脏淀粉样变性的早期阶段，出现心肌松弛是不正常的，NT-proBNP 和肌钙蛋白水平仅存在轻微异常，而在晚期心脏淀粉样变性中，随着心脏舒张时间缩短，心脏充盈受到限制，NT-proBNP 和肌钙蛋白水平都会显著升高。

1/4 ～ 1/3 的新诊断的轻链型淀粉样变患者能够耐受风险适应型美法仑预处理造血干细胞移植；只有大约 1/6 的人能耐受 $200mg/m^2$ 的美法仑预处理的造血干细胞移植[19]。造血干细胞移植的适应证通常包括良好的身体状况和良好心脏、肺和肝功能。Ⅰ期或Ⅱ期心脏受累的患者在造血干细胞移植中表现良好，但Ⅲ期患者在造血干细胞移植后的第一年死亡风险较高。在一些中心，体位性低血压是造血干细胞移植的排除标准，但是基线时持续收缩压大于 90mmHg 通常被认为可以耐受造血干细胞移植[18]。肌酐水平升高对发生造血干细胞移植并发症有重要影响，肾功能不全或透析患者必须考虑将美法仑剂量降至 140 或 $100mg/m^2$ [17]。年龄相关的标准可能会在特定的临床试验中提出，但是，就像进行造血干细胞移植的其他病种一样，生物年龄而非时间年龄可能是一个考虑因素。

我们建议在诊断时，根据心脏损伤程度对患者进行分层，并优先考虑适当的研究方法。分层是最广泛实现的，特别是在临床试验中，通过使用心脏生物标志物 NT-proBNP 和肌钙蛋白以及过去 10 年中定义的三期心脏分期系统[65]。Ⅲ期心脏淀粉样变性患者占三级中心患者的 25%，如果患者年龄、克隆细胞遗传学和并发症允许，晚期心脏病患者应考虑进行原位心脏移植[21]。如果患者患有轻链型淀粉样变性，并且细胞遗传学和 FISH 显示为标准危险的浆细胞疾病[83]，则骨髓与浆细胞的浸润程度不应参与判定是否合格。尽管支持我们观点的临床试验数据有限，但我们相信，目前可用于治疗浆细胞疾病的新型药物在等待供者器官进行心脏移植后，以及原位心脏移植后（造血干细胞移植也可能有用）对这些患者会有效[84,85]。

七、治疗

（一）功效和终点

基于治疗后游离轻链的变化，我们开发并验证了当前的血液反应类型（图 60-3）；获得完全血液反应的患者生存率最高[21]。然而，尽管血液反应是延长生存时间的关键因素，但在诊断时有晚期心脏损伤的患者有突发死亡的高风险，甚至通过有效的抗浆细胞治疗也无法挽救[82]。此外，轻链型淀粉样变性不同于骨髓瘤，患者获得了部分血液缓解经常需要额外的治疗（或疾病控制？）以获得显著的临床益处，因为持续产生的轻链可能导致进一步的器官损伤。同样重要的是，与骨髓瘤不同，稳定的克隆性疾病在轻链型淀粉样变中不是一种良性的反应，因为存在器官损伤的风险。当评估对治疗的总体反应时，需要结合器官反应来观察部分血液反应，并且必须密切关注这些患者，以寻找器官损伤进展的证据。血液学病变状态稳定的患者，即初次治疗或造血干细胞移植后无明显疗效反应的患者，通常存活时间较短。

治疗系统性轻链型淀粉样变性的唯一有效方法仍然是减少淀粉样形成相关的游离轻链，同时提供最佳的支持治疗及护理。逐渐减少游离轻链的治疗可能无效，因为淀粉样器官病变的进展仍在继续。游离轻链分析可以直接定量检测原纤维前体蛋白，并且可以在治疗过程中连续监测作为疗效评价手段。此外，心脏生物标志物，特别是 NT-proBNP，为医生提供了心脏病变的客观测量。游离轻链检测已经显著改变了治疗期间对轻链型淀粉样变患者的监测方式。在一项使用造血干细胞移植和移植后巩固的前瞻性Ⅱ期试验中，患者如果能在造血干细胞移植后 3 个月达到正常的血清游离轻链 κ 与 λ 比值，总体和无进展生存率明显更好[19]。此外，最近更新的血液反应评估基于游离轻链指标（图 60-3）[21]。对于 15% 的轻链型淀粉样变性患者和基线时正常游离轻链或非受累轻链的差值（difference between the involved and uninvolved light chain，dFLCs）≤ 40mg/L 的患者，骨髓瘤中使用的疗效评价标准是可用的。血清蛋白电泳显示 M 蛋白 > 500mg/dl 通常被认为是可评估指标，而血清和尿液免疫固定电泳可以在大部分患者中用于定性识别单克隆蛋白成分。在这种情况下，新定义的游离轻链反应标准不可能适用于全部患者。在临床试验中使用新的游离轻链反应标准可能会限制研究的精确性，但是该标准已经过验证，因此，也许在新药物注册试验中可能发挥其作用。

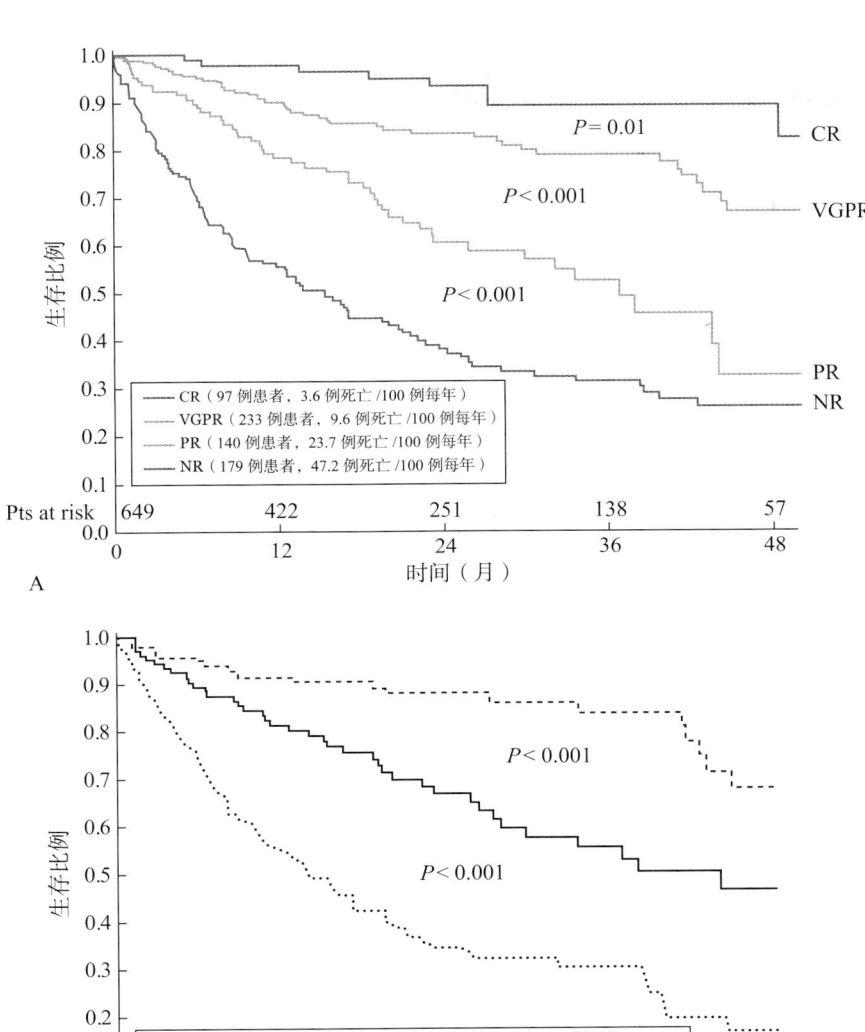

◀ **图 60-3　患者总体生存率的里程碑式分析** [21]

A. 根据 6 个月评估的血液反应指标，对来自 7 个国际中心的患者在开始治疗后 3 个月的存活率进行分析。在这个研究中，43.6% 患者接受口服美法仑和地塞米松，11.4% 接受干细胞移植，22% 接受免疫调节药物治疗，3% 接受硼替佐米和地塞米松。反应标准是完全缓解（免疫固定电泳阴性和游离轻链正常）；非常好的部分缓解（相关游离轻链和未参与相关游离轻链之间差异的减少，非受累轻链的差值低于 40mg/L；部分缓解；非受累轻链的差值减少 > 50%；和 NR（无响应；未达到部分缓解）；B. 有 53%（432/816）的分期心脏生物标志物可用，24% 为第一阶段（NT-proBNP ≤ 332ng/L，cTnT ≤ 0.035ng/ml 或 cTnI ≤ 0.1ng/ml），52% 为第二阶段（NT-proBNP > 332ng/L 或 cTnT > 0.035ng/ml 或 cTnI > 0.1ng/ml），24% 为第三阶段（NT-proBNP > 332ng/L 且 cTnT > 0.035ng/ml）在这些存活曲线中，377 名基线 NT-proBNP ≥ 650ng/L 的患者的结果根据 NT-proBNP 显示 6 个月时的反应或进展

轻链型淀粉样变中，血液对治疗的反应可以预测总体生存率 [21]。完全血液学反应的判断需要在治疗后得到单克隆蛋白质消失的证据。血清和尿液免疫固定电泳检测不能显示基线轻链值，血清游离轻链的水平和比例应该正常，骨髓浆细胞数量应该正常，没有限制性轻链的证据。评估器官反应的标准已明确定义并获得广泛使用，最近基于生物标记的心脏反应标准得到了验证（表 60-2、图 60-3）[21]。在应用游离轻链分析评估疗效之前，很难评估患者的血液学反应和总体治疗疗效，尽管我们知道器官反应经常发生在有血液学反应的患者身上（图 60-4）。克隆性疾病的血清标志物通常难以解释，尤其是在肾功能不全的情况下，尿液的免疫固定电泳结

果。此外，由于淀粉样变性器官损伤的改善滞后于原纤维前体蛋白的减少，临床相关的评估无法确定是否需要继续治疗。将定量游离轻链分析整合到临床实践中，可以在器官改善的证据出现之前对患者疗效进行评估。然而，尽管有了一些进展，目前还没有一项检测可以告诉我们病理性游离轻链必须降低到哪个阈值以下（除非血液系统完全缓解），以便最大限度地阻止疾病进程，并且不断进展的肾功能不全也可能会混淆游离轻链的分析，导致需要骨髓活检才能确认或评估反应或血液系统状态。在目前的反应类别中，非常好的部分缓解在这方面提供了一些帮助，因为它已经在生存方面得到验证。然而，在临床实践中，我们继续跟踪器官疾病的标记

物，如 NT–proBNP 和 24h 蛋白尿，以确定器官反应，但必须认识到时间滞后性。系统性轻链型淀粉样变临床研究的主要终点仍然是血液反应，特别是完全血液学反应、器官反应以及无进展和总体生存率 [86]。

（二）综述

过去 40 年，系统性淀粉样变的治疗经历了显著的转变。由于秋水仙碱可用于治疗家族性地中海热（大约 1/3 患者由于 SAA 蛋白而患有"继发性"淀粉样变），因此在 20 世纪 70 年代，秋水仙碱被用于治疗在当时没有标准有效疗法的轻链型淀粉样

变患者 [87]。直到 20 世纪 90 年代，含秋水仙碱的治疗药物在 III 期试验中被证明无效，而口服美法仑和泼尼松（MP）却被证明可以将患者中位生存期从 8 个月延长至 18 个月 [88, 89]。美法仑最明显的不良反应是骨髓毒性和骨髓发育不良。存活超过 3.5 年的患者中有 20% 发生骨髓发育不良，通常导致继发性白血病 [82, 90]。大约 5% 用烷化剂治疗的患者存活 10 年或更长时间 [91]。这些长期幸存者主要是没有症状性心脏受累或周围神经病变，且肾功能相对正常的患者。

到 20 世纪 90 年代末，口服美法仑和泼尼松已

表 60–2　器官反应和进展标准 [21, 117]

器　官	反　应	进　展
心脏	NT–proBNP 反应（与基线值≥ 650ng/L 相比下降＞ 30% 且＞ 300ng/L 的患者）或 NYHA 分级反应（NYHA 分级基线值 3 或 4 的患者分级减少≥ 2 个）	NT–proBNP 进展（增加＞ 30% 和＞ 300ng/L）或 cTn 进展（增加≥ 33%）；或射血分数进展（减少≥ 10%）
肾脏	24h 尿蛋白减少 50%（至少 0.5g/ 天）（预处理前尿蛋白必须＞ 0.5g/ 天），肌酐和肌酐清除率不能坏到超过基线值的 25%	24h 尿蛋白增加 50%（至少 1g/ 天）到＞ 1g/ 天或血肌酐或肌酐清除率坏到超过基线值 25%a
肝脏	异常的碱性磷酸酶的值减少 50%；X 线片上肝脏大小至少增加 2cm	碱性磷酸酶比最低值增加 50%
外周神经系统	肌电图神经传导系统改善	神经肌电图或神经传导速度进展

a. 肾功能逐渐恶化的患者不能用 NT–proBNP 来评估疾病进展

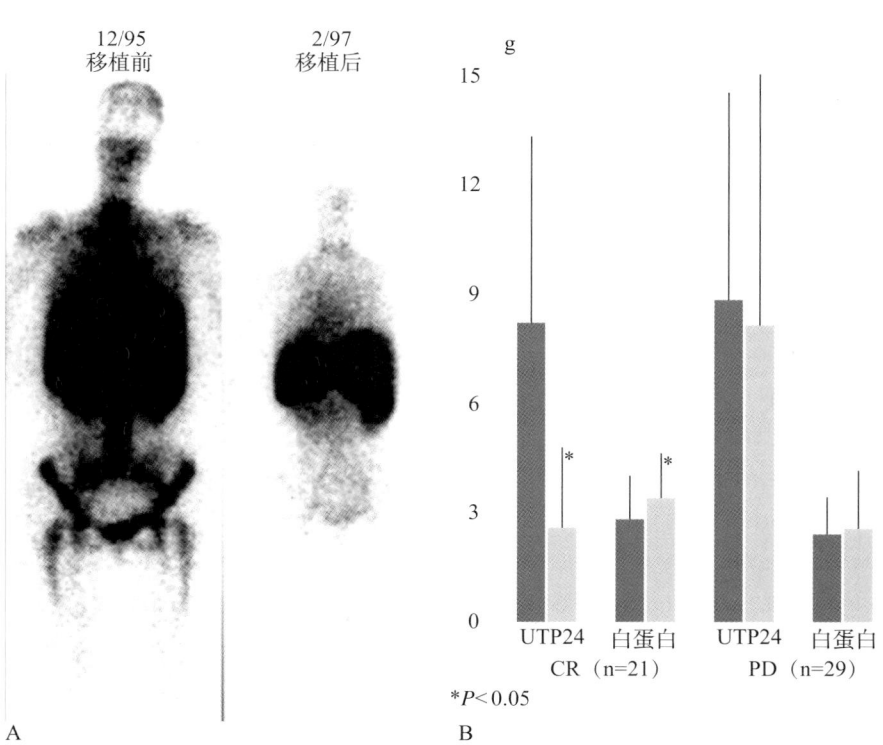

12/95
移植前

2/97
移植后

*P＜ 0.05

A

B

UTP24　白蛋白
CR （n=21）

UTP24　白蛋白
PD （n=29）

◀ 图 60-4　淀粉样器官受累对造血干细胞移植的反应

A. 使用碘 –131 标记的血清淀粉样蛋白 P 的闪烁体。黑色区域显示摄取与淀粉样沉积物一致，淀粉样沉积物在造血干细胞移植前大量存在，14 个月后明显改善。（经 Philp Hawkins 斯博士许可转载）；B.50 名连续轻链型患者的反应，尿液中白蛋白超过 1g/ 天。获得完全反应的患者（完全缓解，左组）在造血干细胞移植后 1 年显著减少了每日蛋白尿并提高了人血白蛋白水平（配对 t 检验 P ＜ 0.05）。那些患有持续性疾病的患者（部分进展；右面板）基本上没有变化。显示平均值，晶须线代表标准偏差（引自 Dember，et al. 2001，Ann Intern Med，134: 746–753 [130]）

经成为轻链型淀粉样变的标准治疗方法。当时，大剂量美法仑与造血干细胞移植在Ⅲ期临床试验中显示为多发性骨髓瘤患者提供生存益处[92]。由于其在骨髓瘤治疗中的高血液学应答率，随之进行了造血干细胞移植治疗轻链型淀粉样变性的Ⅱ期试验。早期试验提示血液和器官反应率高，获得血液完全反应的患者中淀粉样蛋白明显消退（图 60-4）。早期Ⅱ期研究显示造血干细胞移植治疗轻链型淀粉样变性的完全反应率比口服美法仑和泼尼松的完全反应率高 5 ～ 10 倍[15]。然而，这些试验也显示较高的治疗相关死亡率，原因是心脏猝死、顽固性低血压和胃肠道出血[70]。100 天内的死亡率从 20% ～ 40% 不等，甚至在多中心试验中，干细胞动员仅使用 G-CSF 就出现了患者死亡，这是一种不寻常的情况[93]。在最大的研究中（n = 421，涵盖 1994—2008 年期间），造血干细胞移植治疗相关总的 100 天死亡率为 11.4%，但对于 2003—2008 年期间接受造血干细胞移植的患者，其死亡率已降至 5.6%[94]。

21 世纪的第一个十年迎来了新型药物的时代，如沙利度胺、来那度胺和硼替佐米，所有这些药物现在都被批准用于骨髓瘤。这些药物中的第一种，沙利度胺与美法仑、泼尼松（MPT）的组合在Ⅲ期临床试验中，与美法仑、泼尼松和中剂量美法仑联合造血干细胞移植治疗骨髓瘤进行了比较（MPT vs MP vs MEL 100），MPT 显示出更好的效果[95]。随后，硼替佐米与美法仑、泼尼松（MPV）和美法仑、泼尼松（MPV vs MP）在Ⅲ期水平上进行了比较，MPV 在治疗反应和整体生存存在优势[96]。最后，包含硼替佐米的药物组合已经取代美法仑、泼尼松用于治疗未接受造血干细胞移植的骨髓瘤患者。值得注意的是，在轻链型淀粉样变性的Ⅱ期试验中，地塞米松与 IFN-α 联合，或与口服美法仑联合，均显示较高的部分和完全应答率[97, 98]。事实上，口服美法仑和地塞米松 MDex 已经成为非移植候选的轻链型淀粉样变患者的标准治疗方法，因为其有效性和方便性（4 天疗程，每月一次），尽管存在骨髓发育不良和继发性白血病的风险[82]。

第一种被研究用于复发轻链型淀粉样变性的新型药物沙利度胺在高剂量下耐受性差，但以更温和的剂量与地塞米松联合治疗显示出了明显疗效[99]。口服环磷酰胺、沙利度胺和地塞米松（CTD）的组合在复发情况下也显示出治疗前景[100]。在Ⅱ期临床

试验中，全剂量来那度胺具有显著毒性，需要减少剂量或停用，并且每周与地塞米松联合使用时耐受性更好，血液反应率为 40% ～ 50%[101]。最近关于 100 多名复发性轻链型淀粉样变患者应用地塞米松治疗的报道中，血液反应率达到 52%，完全缓解率为 16%，中位 OS 约为 2 年，而达到完全缓解的患者，无进展生存期超过 3 年[102]。Ⅰ / Ⅱ期研究将来那度胺、地塞米松与口服美法仑或环磷酰胺结合，其应答率与美法仑和地塞米松没有显著差异[103]。在泊马度胺与每周使用地塞米松的Ⅱ期临床研究中，超过 1/3 的重度复发性淀粉样变性患者在治疗 6 个月后获得了血液反应，凸显了这种强效免疫调节药物的前景[104]。然而，在轻链型淀粉样变性中，免疫调节药物治疗的一个令人困惑的方面是心脏生物标志物的增加，这与血液系统的进展无关，这使得免疫调节药物在轻链型淀粉样变性中的应用面临挑战[105]。尽管有这些并发症，免疫调节药物仍然是轻链型淀粉样变治疗的有效药物。

硼替佐米是治疗轻链型淀粉样变最有用的新型药物。一项 70 名患者的Ⅰ / Ⅱ期研究，评估了其作为单一药物治疗复发轻链型淀粉样变性的安全性和有效性[106]。未达到最大耐受剂量，在Ⅱ期水平完成了静脉给药评估：$1.3mg/m^2$ 按标准时间给药（每周 2 次）和 $1.6mg/m^2$ 每周一次（QW）给药（用药 4 周，休息 1 周）。最常见不良反应是 5 名患者出现 ≥ 3 级呕吐和腹泻的胃肠道反应（常规使用洛哌丁胺和格拉司琼预防）。在 QW 队列中，没有 ≥ 3 级周围神经病的病例，也没有因周围神经病而中断治疗。单一药剂的血液反应和完全缓解率是有史以来最高的：QW 组分别为 69% 和 38%，BIW 组（n=34）分别为 67% 和 24%，较低剂量组分别为 39% 和 11%。1 年无进展生存率超过 75%，OS 超过 90%。14/49（29%）的患者出现肾脏反应，5/39（13%）的患者出现客观心脏反应[107]。在接受硼替佐米（每周 2 次）和地塞米松治疗的 94 名患者（81% 以前接受过治疗）的回顾性系列中也观察到类似疗效。血液反应率达 71% 和完全缓解率达 25%，中位进展时间为 25 个月，1 年生存率为 75%。最近，有研究将口服环磷酰胺、硼替佐米和地塞米松（CyBorD）联合方案应用于新诊断轻链型淀粉样变患者；它在迅速减少病理性游离轻链方面特别有效，尽管反应的持久性仍在研究中[108]。

我们正处于克隆性浆细胞疾病治疗的新时代。传统疗法和新型药物的整合仍然是一个复杂过程。使用多种传统和新型药物组合的轻链型淀粉样变性Ⅱ期试验产生的应答率与美法仑和地塞米松或单独应用造血干细胞移植的应答率相似。目前，没有针对非移植候选人的新诊断患者的标准疗法。骨髓瘤和轻链型淀粉样变性之间存在明显区别。例如，高风险骨髓瘤的定义基于克隆性疾病的遗传学，而高风险轻链型淀粉样变性的定义基于心脏受累的程度。此外，关于造血干细胞移植的作用，尽管许多Ⅲ期试验显示造血干细胞移植具有总体生存优势，但在骨髓瘤中，造血干细胞移植的高应答率和与维持或持续治疗相关的长期疾病控制正受到挑战，而在轻链型淀粉样变性病中，造血干细胞移植的用途正在扩大，作为初始治疗的平台，将风险适应的美法仑给药与造血干细胞移植后巩固相结合，在对诸如环磷酰胺、硼替佐米和地塞米松等方案的初始治疗做出反应后，以及在初始治疗的次优反应后作为二线治疗。虽然我们现在可以在某种程度上区分轻链型淀粉样变性患者的一线和二线选择，但对于如何组合、排序或定制传统和新颖的方案，还没有共识。此外，正如没有针对非造血干细胞移植候选人的新诊断患者的标准治疗一样，也没有针对初始治疗无效或治疗后复发患者的标准治疗。目前正在进行的大量Ⅱ期临床试验将告诉我们新药作为单一药剂和组合药剂的疗效。然而，需要Ⅲ期试验，如为复发轻链型淀粉样变性患者开展的一项Ⅲ期试验（新型口服蛋白酶体抑制药 MLN 9708，Ixazomib 的全球注册试验）来定义新的治疗标准。很明显，美法仑和泼尼松不再是标准的治疗方法，尽管临床选择在不断变化，但显然还有很多其他治疗选择。此外，正如美法仑和泼尼松不再是治疗轻链型淀粉样变的标准疗法一样，造血干细胞移植治疗轻链型淀粉样变的地位也不会是一成不变的。一项病例队列分析显示，对于接受造血干细胞移植治疗表现良好的轻链型淀粉样变患者具有生存优势，而另一项研究显示，对造血干细胞移植有反应的患者的生活质量显著提高 [109, 110]。

（三）造血干细胞移植治疗淀粉样变

用于治疗轻链型淀粉样变患者的剂量密集方案基于美法仑，其经验与骨髓瘤相似。单独使用美法仑优于美法仑加全身照射。20 世纪 90 年代中期，进行了Ⅱ期试验，给轻链型淀粉样变性患者静脉注射大剂量美法仑和自体造血干细胞移植治疗 [15, 70]。2/3 患者的存活提示造血干细胞移植治疗的有效性，SAP 闪烁体显示克隆性浆细胞减少或消除以及沉积物的吸收或稳定 [111]。但造血干细胞移植因较高的治疗相关死亡率而引起争议。因此，完善患者选择成为当务之急。淀粉样器官受累的程度显然是治疗相关死亡率的主要原因。治疗相关死亡率的原因包括心律失常、败血症、顽固性低血压、消化道出血和多器官衰竭。造血干细胞移植期间的不良事件在轻链型淀粉样变患者中发生的频率高于接受造血干细胞移植的其他适应证患者。虽然很难区分淀粉样变性相关毒性和治疗相关毒性，但是严格定义的治疗相关毒性的频率和等级似乎与静脉注射美法仑剂量相关，这一点可以从用 $100mg/m^2$ 美法仑治疗的轻链型淀粉样变性造血干细胞移植患者所经历的毒性等级较低中看出 [15, 70]。特别值得注意的是，$200mg/m^2$ 美法仑的胃肠道毒性非常显著，水肿和出血的发生率也很高。由此合理地得出结论，淀粉样变性会增加造血干细胞移植患者的风险；然而，毒性本身是与方案相关的，并且可以通过患者选择和剂量减少（风险适应的美法仑剂量）进行临床调整。

在 Mayo 诊所移植的一系列 270 名轻链型淀粉样变患者中，美法仑剂量是风险适应的 [112]。2/3 患者接受 $200mg/m^2$ 的美法仑治疗，超过 80% 的患者涉及一到两个器官系统，总治疗相关死亡率为 11%。在危险比例的模型中，结果的预测因素包括受影响的器官系统数量和基线 NT-proBNP 水平（图 60-5）。获得完全或部分反应的患者比没有反应的患者存活率明显更高（中位存活率 < 12 个月）。风险适应型美法仑给药的血液学完全应答率为 33%。在 1994 年 7 月至 2008 年 12 月期间在波士顿医疗中心移植的一系列 421 名患者中，美法仑剂量是风险适应的，治疗相关死亡率总体为 11.4%，而最近 5 年治疗相关死亡率为 5.6% [94]。造血干细胞移植后中位 OS 和 EFS 分别为 6.3 年和 2.6 年（图 60-5）。在意向治疗的基础上，造血干细胞移植后 1 年血液完全缓解率为 34%（145/421）；19% 患者（$n = 81$）未能存活 1 年。中位 OS 和 EFS 分别为 13.2 年和 8.3 年。达到完全缓解的患者中接近 80% 的患者出现器官反应，而 50% 仅存活到 1 年的患者并未达到完全缓解。

CIBMTR 的一份报道，描述了来自 48 个移植

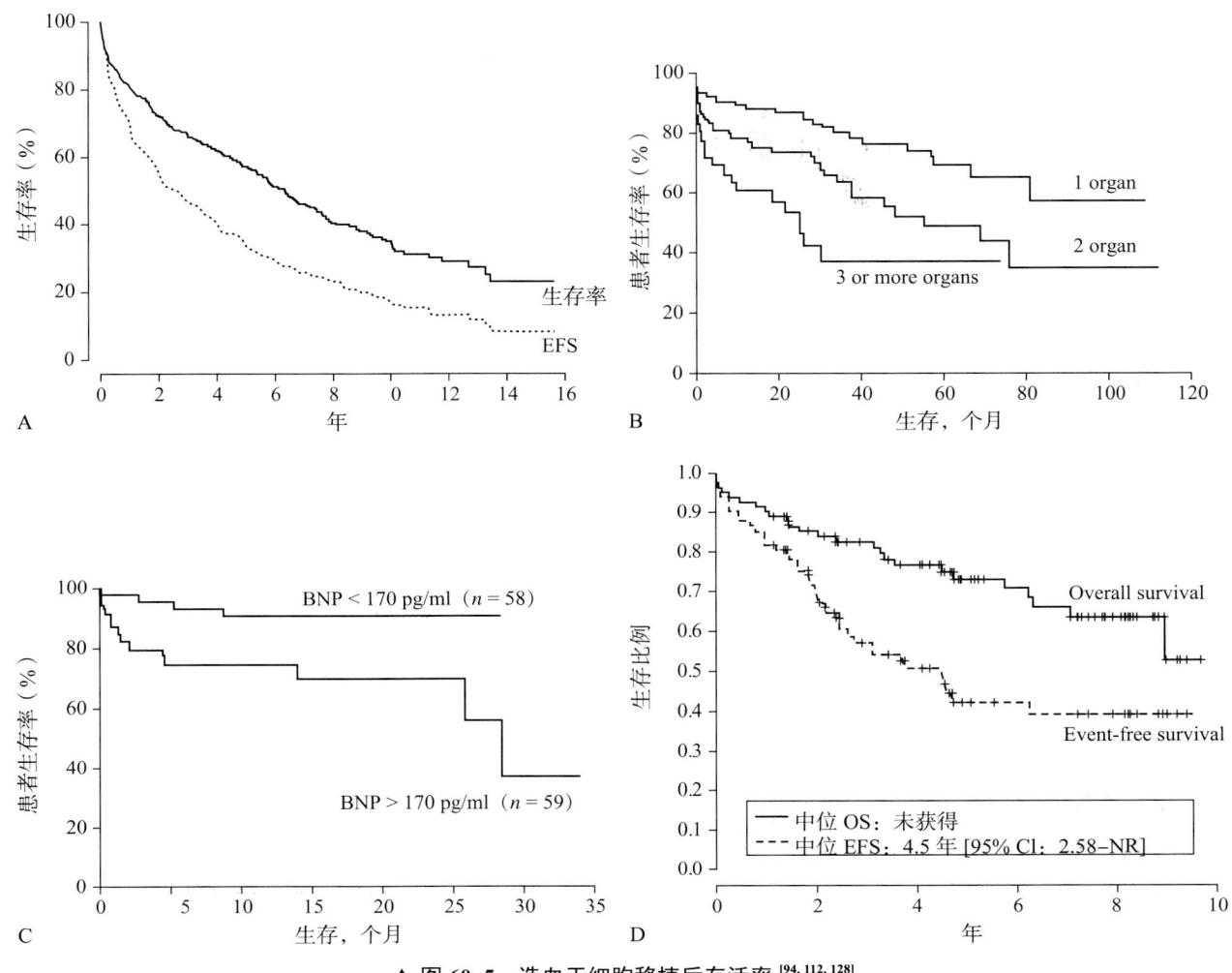

▲ 图 60-5　造血干细胞移植后存活率 [94, 112, 128]

A.1994 年 7 月至 2008 年 12 月间波士顿医疗中心移植的 421 名患者的结果，中位 OS 和 PFS 分别为 6.3 年和 2.6 年；B、C.270 名患者在梅奥诊所接受移植，显示受影响器官的数量和 NT－proBNP 对存活的影响；D.2002—2011 年间，83 名患者在纪念斯隆－凯特林癌症中心接受了 II 期试验，对那些未用造血干细胞移植进行完全缓解的患者进行了风险适应的美法仑给药、造血干细胞移植和辅助治疗；中位随访 5.1 年，中位 OS 未达到，中位 EFS 为 4.5 年

中心的 107 名患者 [113]。30 天的治疗相关死亡率为 18%，PFS 中位数为 4 年。存活的关键预测因素是移植中心的医生和护理人员的经验。在东方肿瘤合作组织进行的多中心 II 期试验中，治疗相关死亡率为 10%，表明在多中心环境中，治疗相关并发症的发生率并不会更高 [114]。在一项纳入 92 名英国移植患者研究中，10 年期间总治疗相关死亡率为 23%，但在后半段期间仅为 13% [111]。多元分析显示，治疗相关死亡率与所涉及的主要器官 / 系统数量、心脏受累、年龄、一般状态和白蛋白水平相关。超过 80% 患者病理性游离轻链减少了 50% 以上。在造血干细胞移植后 1 年，按治疗意向计算，血液学完全反应率为 21%（92 例中的 19 例），在而在可评估患者中比例可达到 36%。造血干细胞移植后 18 个月，器官反应率为 48%。SAP 闪烁扫描显示，在造血干细胞移植之前和之后评估的患者中，65% 患者全身淀粉样蛋白负荷降低。中位生存期为 5.3 年。

在一项大型单中心随机前瞻性 II 期临床试验中，100 名患者根据器官受累和诊断时间进行分层，然后随机进入即时造血干细胞移植或两个美法仑、泼尼松周期后行造血干细胞移植 [115]。100 天治疗相关死亡率为 20%，其中 12% 的患者死于干细胞动员。在平均 4 年的随访中，两组患者的 OS 没有显著差异。造血干细胞移植后 5 年，即时造血干细胞移植组 OS 为 50%，而延迟造血干细胞移植为 39%。完全缓解率分别为 21% 和 17%，42% 的患者在 1 年时达到器官反应。在这个试验中，较少的患者被随机分配到最初的口服治疗中接受造血干细胞移植，因为疾病的发展使他们无法耐受造血干细胞移植。这不成比例地影响了心脏受累的患者。新诊断的未治疗的符合造血干细胞移植条件的轻链型淀粉样变患者没有受益于两个美法仑、泼尼松周期。受影响器官系统的数量和心脏受累是预后的预测因素，对于一个或两个主要器官系统受到影响的患者（心脏、肾脏、肝脏 / 胃肠道和周围神经系统），以及那些没有心脏受累的患者，在 4 年随访的中位数中，没有达到中位生存期。对于其他患者，涉及两个以上器官的患者中位生存期分别为 9.3 个月和 5.2 个月，心脏患者中位生存期分别为 9.6 个月和 4.8 个月。该试验表明，造血干细胞移植可以安全地应用于那些没有两个以上器官系统累及，或者不是处于以反复胸腔积液、心源性晕厥或症状性心律失常为特征的心脏淀粉样变晚期轻链型淀粉样变患者，否则患者移植相关死亡风险会很高。法国研究人员进行了一项随机前瞻性多中心 Ⅲ 期试验，将大剂量美法仑的干细胞移植与连续给药长达 18 个月的美法仑和地塞米松进行比较 [116]。在造血干细胞移植组中，早期失败率为 44%，主要是由于治疗相关死亡和疾病进展。治疗相关死亡率为 24%。对各组间结果的分析显示了中心效应，在大多数中心接受治疗的患者(29 个中心中的 27 个)如果接受口服治疗，存活率要高得多（ $P < 0.01$ ），而在两个中心接受最大比例造血干细胞移植治疗的患者有更好的存活率趋势。造血干细胞移植的总体中位生存期为 48 个月，美法仑和地塞米松为 58 个月。接受指定治疗后 6 个月存活者的反应率和存活率的比较显示，各组之间没有差异。两组的血液反应率均为 65%。造血干细胞移植组的器官应答率较高（ 52% vs 40% ）。令人惊讶的是，美法仑和地塞米松组没有骨髓发育不良的病例报道。尽管存在明显的中心效应，并且在解释如此高的治疗相关死亡率结果时需要谨慎，但是这个Ⅲ期试验并没有确定系统性轻链型淀粉样变性的标准初始治疗。

将造血干细胞移植视为一个治疗平台，我们对新诊断的轻链型淀粉样变患者进行了两个 Ⅱ 期试验，结合了风险适应型美法仑给药和造血干细胞移植，并对造血干细胞移植后未达到完全缓解的患者进行了整合。在第一次试验中，我们使用造血干细胞移植后沙利度胺和地塞米松（TD），在第二次试验中，我们使用硼替佐米和地塞米松（BD） [19, 20]。在这些试验中，我们显示，基于年龄、肾功能和心脏受累情况，采用风险适应的 100、140 或 200mg/m² 的美法仑，可以在低治疗相关死亡率的情况下进行轻链型淀粉样变性的造血干细胞移植，并且造血干细胞移植后巩固治疗显著且安全地提高了血液反应率 [19, 20]。在第一次试验中，治疗相关死亡率为 4.4%（ 45 例中的 2 例），2 例死亡患者均为心脏受累；巩固治疗期间未发生死亡。造血干细胞移植后 3 个月，血液学反应率为 63%，完全缓解率为 21%，基于美法仑剂量，OS 或完全缓解率无差异。31 名患者接受了造血干细胞移植后沙利度胺和地塞米松，但只有 52%（ $n = 16$ ）的患者按计划完成了全部 9 个月的治疗，其中 16% 和 32% 的患者因疾病进展和毒性停止治疗。沙利度胺的中位夜间剂量为 150mg（ 50 ～ 200mg ），大多数患者每月接受一到两次地塞米松脉冲治疗。尽管停药率很高，但 42% 接受巩固治疗的患者在沙利度胺和地塞米松后 1 年血液反应有所改善。1 年的总体反应率为 78%（ 95%CI 65% ～ 90% ），39% 达到完全血液反应（ 95%CI 24% ～ 53% ）。通过意向治疗，这些比率分别为 71%（ 95% CI 57% ～ 84% ）和 36%（ 95% CI 21% ～ 50% ），同样，基于美法仑给药，没有显著差异。对于心脏受累的患者，1 年和 2 年 OS 的估计值分别为 63%（ 95% CI 34% ～ 91% ）。无进展生存率中位数为 40 个月，74%（ 95% CI 61% ～ 87% ）的患者在 2 年内保持无进展状态。在单变量分析中，与 OS 相关的基线特征是所涉及器官系统的数量和基线肌钙蛋白水平。在多变量分析中，造血干细胞移植后 3 个月血清游离轻链 κ-λ 比值正常，造血干细胞移植后 12 个月血液反应正常，与 OS 和无进展生存率改善相关。

在第二次试验中，我们在 40 名未治疗的轻链型淀粉样变患者中，在风险适应的美法仑造血干细胞移植后，使用硼替佐米和地塞米松作为巩固治疗。这些患者涉及肾脏（ 70% ）、心脏（ 65% ）、肝脏 / 胃肠道（ 15% ）或神经系统（ 13% ）。4 名晚期心脏淀粉样变患者在干细胞移植后 100 天内死亡（ 10% 治疗相关死亡率）。心脏轻链型淀粉样变患者 12 个月和 24 个月的生存率分别为 88% 和 82%，总体生存率为 81% 和 72%。造血干细胞移植后 3 个月，45%

有血液反应（≥部分缓解），包括 27% 完全缓解。23 名患者接受了巩固治疗，86% 的患者在一个周期内得到改善。在 12 个月和 24 个月，分别有 79% 和 60% 的患者有 ≥ PR，58% 和 40% 的患者达到完全缓解。器官反应分别发生在 12 个月（55%）和 24 个月（70%）。8 名患者复发，但只有 1 名患者血清反应复发，器官功能恶化。在这两项试验中，与上述研究不同，血液反应标准基于游离轻链 [21, 86, 117]。整体治疗相关死亡率为 7%，干细胞移植后完全缓解率为 24%，干细胞移植后辅助治疗增加到 48%。与干细胞移植后 3 个月相比，完全缓解率在 1 年增加到沙利度胺和地塞米松的 36%，硼替佐米和地塞米松的 60%。中位随访 5.1 年，EFS 为 4.5 年，中位 OS 尚未达到（图 60-5）。这些结果表明，对轻链型淀粉样变患者来说，风险适应美法仑给药应用于造血干细胞移植和巩固治疗是一种有效的初始治疗策略，具有低治疗相关死亡率、高完全缓解率、持续器官改善和长期存活优势。

（四）动员和免疫重建

通过血液分离收集的动员造血干细胞，为接受造血干细胞移植的轻链型淀粉样变患者提供了可解救骨髓的干细胞来源。在早期试验中，2/3 患者在骨髓中发现了淀粉样蛋白，但这并不妨碍动员 [15]。在生长因子动员后收集的干细胞产品中，克隆型浆细胞的污染已经被证实，CD34+ 细胞的选择有可能获得足够的产量，但阳性选择的单采产品对疾病进程的影响仍不清楚 [118]。目前，G-CSF 动员在大多数治疗轻链型淀粉样变性患者的移植中心都有使用，尽管 G – CSF 与普乐沙福的联合应用已经证明可以增强骨髓瘤中 CD34+ 细胞的动员和收集，甚至在这方面具有单剂活性 [119, 120]。G – CSF 动员骨髓干细胞生态位的作用机制在过去 10 年中一直是深入研究的主题，数据支持"应激反应"的作用，其中交感神经系统的介质引起 CXC R4 – CXC 12 轴的改变，导致 CD34+ 细胞释放并流出骨髓窦和外周血 [121, 122]。为了在临床上评估这种关联，在 G – CSF 动员之前，我们从 40 名轻链型淀粉样变性患者中收集了 24h 的尿样，这些患者在 II 期临床试验中使用了风险适应的美法仑剂量，并对其肾上腺素、去甲肾上腺素和多巴胺排泄进行了分析。肾上腺素和多巴胺的基线尿排泄量与收集的每千克 CD34+ 细胞总数相关（分别为 0.33，$P = 0.005$；0.47，P 0.05）。两个集合中被

定义为 ≥ 5×10^6CD34+ 细胞的最佳集合与基线肾上腺素（$P = 0.02$）和多巴胺（$P = 0.05$）水平相关 [123]。这些初步数据可能有助于指导向 G – CSF 中添加普乐沙福，用于轻链型淀粉样变患者的动员。

考虑到与轻链型淀粉样变性相关的内脏储备受损、血管病变和凝血障碍，可以预见，治疗相关的毒性在这些患者中会更加突出。然而，预计动员和收集血液干细胞不会有明显的毒性。在波士顿医疗中心，从 1994 年 7 月到 2002 年 6 月，在接受细胞因子干细胞动员的 312 名患者中，有 13 人死亡，22 人因动员并发症而无法接受造血干细胞移植 [124]。据报道，有症状的心脏淀粉样蛋白和多系统疾病患者在动员过程中死亡 [115]。动员过程中过多的液体积累被证明是造血干细胞移植后第一年死亡率的独立预测因素 [68]。在对 1997 年 7 月至 2003 年 6 月间在梅奥诊所接受造血干细胞移植的 126 名患者的回顾性研究中，超过一半的患者在动员期间体重增加了 2.0%。体重增加超过 2.0% 的人有更多的蛋白尿、更多的器官系统受累、更低的血清白蛋白、更强的利尿依赖性。他们的第一年死亡率也明显较高（33.9% vs 9.8%，$P = 0.002$）。在多变量分析中，第一年死亡率的独立预测因素包括体重增加、肾小球滤过率和隔膜厚度。尽管造血干细胞移植前有过多的体重利尿，但死亡率还是有所上升。

一项前瞻性研究关于轻链型淀粉样变患者自体造血干细胞移植治疗后的免疫恢复 [125]。造血干细胞移植后 3 个月，CD4+ 细胞明显减少，T 细胞功能下降。相比之下，CD8+ 细胞、单核细胞、自然杀伤细胞、B 细胞数量和功能活性（通过定量免疫球蛋白水平和对葡萄球菌抗原的增殖反应来测量）已经恢复到正常范围。尽管体液免疫的迅速恢复有些不典型，但这些结果与自体造血干细胞移植后其他血液疾病患者的结果相似。造血干细胞移植后的第一年内出现了机会性感染，包括肺孢子虫肺炎和带状疱疹，造血干细胞移植后 6 ～ 12 个月内发生了几例败血症导致的死亡。造血干细胞移植后一年的经验支持造血干细胞移植前使用甲氧苄啶 / 磺胺甲噁唑或雾化喷他脒以及造血干细胞移植后应用阿昔洛韦预防治疗。

（五）围移植期管理

心脏并发症、消化道出血和伴低血压的多器官衰竭是淀粉样变早期造血干细胞移植死亡的重要原

因[126]。这些并发症通常发生在造血干细胞移植前14 天内；脓毒症、自主功能障碍、隐匿性慢性感染、免疫损伤和淀粉样血管病变对这些并发症的影响程度尚不清楚。

所有患者自体造血干细胞移植后胃肠道出血都不常见，而且频率和严重程度对于轻链型淀粉样变患者来说是独一无二的。如果淀粉样蛋白广泛渗透到胃或下胃肠道黏膜下层，则必须预见严重黏膜炎伴出血的可能性，而肠神经丛的神经性损害通常会导致移植后无力、持续的恶心，并且无法茁壮成长。出于这些原因，移植前规划和移植前后支持性护理成为护理计划的关键要素。关于移植前和移植围术期管理的建议已经详细描述，包括大便隐血[17]。移植前患者评估还应包括对胃肠道症状和体征的详细回顾，当历史或粪便中有隐血时，通过内镜研究来定义病理学，以及对凝血状态的全面评估。重要的是要注意，主要的消化道出血可能不典型；例如新发心房颤动或室上性心动过速。在已知胃肠道淀粉样蛋白的造血干细胞移植患者中，如果粪便检测结果为阳性，血红蛋白应该保持在 9g/dl 以上，血小板应该保持在 50 000/μl 以上。同样重要的是，在轻链型淀粉样蛋白病患者中可能会发生内脏破裂（例如脾脏破裂）。模糊或不典型的左侧腹部或肩部疼痛应该引起关注，患者可能脾脏出血，要及时进行腹部成像检查明确诊断。脾脏破裂可以通过外科手术成功处理。其他内脏，如食管或小肠，也可能穿孔并带来危及生命。移植前后，质子泵抑制药应该用于胃肠预防，而且由于大剂量静脉注射美法仑可能会导致延迟呕吐，所以从移植物输注后的第二天开始，联合小剂量地塞米松、劳拉西泮和昂丹司琼的止吐药方案可能有效。

根据我们的经验，患有心脏淀粉样蛋白和充血性心力衰竭，或有心律失常、晕厥或反复胸腔积液病史患者的造血干细胞移植周围死亡率接近 100%，而患有无并发症或补偿良好的心脏淀粉样蛋白且无其他症状器官受累的患者，造血干细胞移植周围死亡率较低，1 年生存率为 65%～85%。在症状最少的心脏淀粉样蛋白占优势的患者中，保持左心室功能通常能保证利尿反应。在接受利尿药治疗的心脏病患者中，维持正常电解质水平是非常必要的。在一项对 24 名连续接受风险适应的美法仑和干细胞移植的轻链型淀粉样变心脏病患者心律失常事件的

详细研究中，通过连续遥测监测，确定了室性心律失常的数量和严重程度 [室性心动过速 / 心室颤动（ventricular tachycardia/ventricular fibrillation，VT/VF）] 与基线临床、实验室和超声心动图数据之间的关系。所有患者都表现出房性和室性心律失常，最常见的事件是非持续性室性心动过速。在 20/24 例的患者中，心律失常的治疗干预通常需要使用低剂量的 β 受体阻滞剂；在 3 名患者中，检测并治疗了危及生命的心律失常。室性心动过速 / 心室颤动与心输出量（r=-0.72，P < 0.0001）、心脏指数（r=-0.71，P = 0.0001）和中风体积（r=-0.59，P = 0.0029）之间存在反比关系。干细胞移植前室性心动过速 / 心室颤动和脑钠肽（brain natriuretic peptide，BNP）（r = 0.47，P = 0.019）、干细胞移植期间的平均 BNP 水平（r = 0.62，P = 0.0012）、诊断时肌钙蛋白 I 水平（r = 0.47，P = 0.022）和干细胞移植前血清肌酐水平（r = 0.62，P = 0.001）之间也存在关系。结论是心输出量减少与严重室性心律失常的风险密切相关，持续遥测监测有助于造血干细胞移植期间患者的安全。

造血干细胞移植受者心脏淀粉样蛋白相关死亡率是由于心脏猝死和心肺衰竭，导致低血压和缺氧。尽管添加了适当的药物并使用了先进的生命支持措施，但患者很少（如果有的话）能存活下来。另一方面，血流动力学稳定的心动过速是常见的，也是可以耐受的。单纯使用 β 受体阻断药来控制窦性心动过速不应成为常规。预防性起搏器或植入的自动除颤器是否会影响这些患者的围术期死亡率仍有待进一步临床研究。

血管内容量和低血压的管理是护理的一个重要方面。肾病综合征导致盐缺乏和低蛋白血症，因此经常导致严重水肿。然而，在临床出血的情况下，过度避孕的风险可能大于允许一些周围水肿的风险。即使轻微的血管内容积耗尽也会加剧恶心和呕吐；因此，建议每天两次直立生命体征和生理盐水支持。然而，在给予美法仑和移植物输注的同时保持利尿是合理的。由于引起肺部和周围水肿的主要因素是低白蛋白血症，因此在整个治疗期间应使用白蛋白输注，以保持血清水平高于 2.0g/dl。在这些患者中，白蛋白输注有助于调动组织中的液体，因此白蛋白与利尿药一起给药可能是有效的。其他支持措施，如压迫服和（或）淋巴水肿疗法，也应该

用于需要利尿的周围水肿和低血压患者。

多器官衰竭综合征和顽固性低血压被视为轻链型淀粉样变性患者造血干细胞移植的毒性，这可能反映了原纤维沉积对内脏储备的限制。造血干细胞移植后低血压最可能的原因是体积减小、出血、脓毒血症和肾上腺素减少，随后是自主神经病变恶化。该综合征的细胞和激素方面的特征仍然很差。使用吗啡或芬太尼治疗黏膜炎会影响血压和尿量，并会使阿昔洛韦预防复杂化。当肾灌注和尿量减少时，阿昔洛韦毒性的风险增加。米多君和氟氢可的松是治疗直立性疾病的有效药物，但在移植环境中不能可靠地发挥作用。在中性粒细胞恢复或骨髓移植时，患者经常会经历需要更积极水合作用的直立状态。

在梅奥诊所，造血干细胞移植后 G – CSF 不用于支持造血恢复，因为其会导致并发症，尤其是体液潴留。在该机构的 270 名患者中，恢复超过 500/μl 的中性粒细胞绝对计数的中位时间是 14 天，而相比之下，其他主要中心的中位时间是 10 天。还没有进行详细的成本 – 效益比较，但是现在有了培非格司亭（Neulasta），这是一种长效制剂，只需要一次给药，因此护理和制药成本最低[127]。较长时间的中性粒细胞减少可能会导致发热频率增加，而需要进行实验室检查、经验性使用抗生素以及出现偶发的毒副作用。

（六）复发

具有血液学反应、器官功能稳定或改善或对初始治疗有反应后血液学复发的轻链型淀粉样变患者的人数正在增加。最近，我们对轻链型淀粉样变性中复发和难治性疾病的定义达成共识。我们将复发疾病定义为对初始治疗有反应后血液或器官疾病的进展，难治性血液疾病定义为对初始治疗无反应或治疗后病情稳定，难治性器官疾病定义为持续严重的器官疾病，尽管有先前的治疗和最好的支持性护理，仍会引起症状[86]。

最近有研究报道了关于复发和二线治疗结果的数据。没有一个研究将二次造血干细胞移植作为轻链淀粉样变的挽救治疗。在最大系列的造血干细胞移植患者（n = 421）中，平均随访 6.9 年（范围 1 ～ 15.6 年），在获得完全缓解的患者中，28%（40/145）的患者有血液学复发，40%（16/40）的复

发患者死亡。相比之下，保留完全缓解的患者中，24%（25/105）已经死亡。在新诊断的未经治疗的轻链型淀粉样变患者的两个 Ⅱ 期试验中，使用风险适应的美法仑剂量作为造血干细胞移植预处理和移植后巩固治疗，16 名患者在复发前死亡，26 名患者根据游离轻链标准复发，1 年、2 年和 3 年累计发病率分别为 8%、18% 和 29%，而其余患者保持无进展。大约 31%（8/26）的复发患者不需要二线治疗，这可能是由于非常敏感的血清游离轻链检测法在没有器官进展的情况下检测到低水平血液进展。在需要二线治疗的患者中，78%（14/18）有反应，其中44%（8/18）有完全缓解。复发后的中位 OS 为 5 年（95% CI 2.6 ～ 5.8 年）。在 2005—2009 年间对梅奥诊所接受造血干细胞移植的 193 名患者进行的回顾性研究中，27 名患者在复发前死亡，41%（n = 79）复发，其余患者没有进展。在复发患者中，平均复发时间为 14.4 个月，血液学进展（68%）比器官损害进展（37%）更常见。大约 90%（n = 70）接受二线治疗，有效率为 40% ～ 55%。幸存者平均随访 26个月，1 年和 3 年 OS 分别为 87% 和 59%。

八、结论

对轻链型淀粉样变性相关的检测、治疗和认识还在不断进展。生存仍然是患者和临床研究者关注的主要终点。激光显微切割 /MS 是最新的可用检测，可以明确对淀粉样蛋白进行分型。游离轻链分析是关于基线评估和疗效监测的最重要进展。造血干细胞移植治疗对年轻或局限期轻链型淀粉样变患者仍然最有效，通过风险适应型美法仑给药方式和造血干细胞移植与新型药物如硼替佐米结合，患者的应答率、无进展生存和 OS 均有所改善。随着我们对淀粉样蛋白所引起器官累及的病理基础更全面了解，新的细胞保护途径可能会被发现，并且简单有效的药物治疗也会被开发出来。未来治疗轻链型淀粉样变性治疗将包括多种方法，旨在消除原纤维前体轻链，抑制其自组装，并增强原纤维沉积物的再吸收。未来，这种治疗组合仍将包括造血干细胞移植，因为造血干细胞移植能促进轻链型淀粉样变患者康复并延长其生存时间。

第 61 章
自体造血干细胞移植治疗乳腺癌及生殖细胞肿瘤
Autologous Hematopoietic Cell Transplantation for Breast Cancer and Germ-cell Tumors

Yago Nieto   Elizabeth J. Shpall   著

周 斐 译

王 虹 傅琤琤 陈子兴 校

一、概述

骨髓或外周血祖细胞来源的自体造血祖细胞支持（autologous hematopoietic progenitor-cell support，AHPCS）可使化疗剂量增加 10 倍，这可以使我们充分探索烷化剂及其他药物的量效反应。尽管 AHPCS 可克服骨髓抑制，然而髓外器官的毒性反应使化疗剂量的增加受到限制。大剂量化疗与标准剂量化疗（standard-dose chemotherapy，SDC）相比，可明显增加抗肿瘤效应，以期改善患者预后。随着外周血干细胞支持代替骨髓干细胞支持的广泛应用，以及患者护理方面的改进，目前大剂量化疗的安全性明显提高，治疗相关死亡率已降至 5% 以下。

二、造血干细胞移植治疗乳腺癌

尽管标准治疗有所进展，但超过 50% 的高危原发性乳腺癌（high-risk primary breast cancer，HRPBC）以及几乎所有转移性乳腺癌（metastatic breast cancer，MBC）患者接受标准剂量化疗后均治疗失败，并最终死于疾病。早在 20 世纪 80 年代末，就进行了乳腺癌中大剂量化疗的前瞻性 II 期临床试验，随后进行了这两种治疗方式的随机对照研究。部分专家认为 II 期临床试验结果之所以令人惊叹，可能与患者选择偏倚、分期偏倚或随访时间较

短有关。因此，大剂量化疗在乳腺癌中的应用几乎从一开始就存在争议[1,2]。

（一）转移性乳腺癌的大剂量化疗临床试验

转移性乳腺癌的前瞻性大剂量化疗临床试验目标人群分别为难治性患者[3,4]、未接受治疗的患者[5] 及对治疗有反应的患者[6-8]。结果很快表明，大剂量化疗不仅产生了转移性乳腺癌患者有史以来最高的应答率（response rates，RRs）和完全应答（complete response，CR）率，并且史无前例地使一线化疗有效后进行移植的患者的长期 EFS 率达到 10%～25%（图 61-1）。这些结果使得多种大剂量

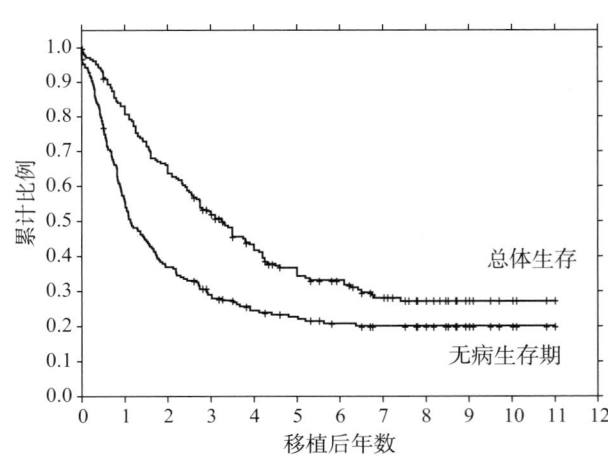

▲ 图 61-1 Colorado 大学一项将环磷酰胺 / 顺铂 / 卡莫司汀（STAMP- I）作为转移性乳腺癌患者一线治疗方案的前瞻性 II 期临床试验的长期无病生存期和总体生存

化疗方案应用于转移性乳腺癌患者的Ⅲ期临床试验评估（表 61-1）。

在费城研究中，Stadtmauer 等对 184 例对一线治疗有反应的患者进行随机分组，分别接受以 STAMP-Ⅴ（环磷酰胺/塞替派/卡铂）为方案的大剂量化疗治疗或接受 CMF（环磷酰胺/甲氨蝶呤/氟尿嘧啶）维持治疗，直至治疗 18 个月或疾病进展[9]。中位随访 5 年的最终数据显示，两组患者在 EFS（4% vs 3%）或 OS（14% vs 13%）方面没有显著差异。年龄与治疗方式之间存在显著相关性，年轻患者明显从 CMF 大剂量化疗治疗中获益，老年患者更多从 CMF 治疗中获益。由于仅有 45 名患者治疗后达完全缓解，因此这项研究的亚组分析无法显示任何有意义的差异。特别值得注意的是，CMF 组治疗后部分应答向完全应答转归率高于 STAMP-Ⅴ组（分别为 9% 和 6%）。移植组的完全应答转归率低，似乎比大多数大剂量化疗临床试验中的结果要低得多，在大多数大剂量化疗试验中，通常报告的完全应答转归率为 20%～50%。

在加拿大国家癌症研究所（National Cancer Institute of Canada，NCIC）的临床试验中，Crump 等将 224 例对治疗有反应的转移性乳腺癌患者随机分入随后的标准剂量化疗组及以环磷酰胺/米托蒽醌/依托泊苷为方案的大剂量化疗组[10]。移植组的流失率为 20%，移植相关死亡率为 6%。在 4 年的中位随访中，意向性治疗比较结果显示，移植组在 EFS 方面具有显著优势（中位时间：11 个月 vs 8 个月，P = 0.006），而 OS 方面无显著差异（中位 24 个月 vs 8 个月，P = 0.4）。

在法国 PÉGASE 03 研究中，Biron 等将 180 例对治疗有反应的患者随机分入以环磷酰胺/塞替派为方案的大剂量化疗治疗组或观察组[11]。大剂量化疗组治疗后完全应答率由 11% 提高到 24%（P = 0.0002）。中位随访 48 个月的结果显示，大剂量化疗组在 EFS 方面有显著优势（27% vs 10%，P = 0.0005），而在 OS 方面无显著差异（38% vs 30%，P = 0.7）。

在国际乳腺癌治疗剂量强度研究（International Breast Cancer Dose Intensity Study，IBDIS）小组的 Crown 等将 110 例患者在接受 4 次多柔比星/多西紫杉醇治疗后，随机分入 6 次 CMF 治疗组或序贯大剂量异环磷酰胺/卡铂/依托泊苷（ICE）及环磷酰胺/塞替派后联合 AHPCS 治疗组[12]。大

剂量化疗组有更高的应答率（71% vs 44%）和 CR（29% vs 6%）。这项研究中位随访时间为 42 个月，结果显示大剂量化疗组在主要研究终点 EFS 存在显著性差异（16% vs 9%，P = 0.01），且意向性治疗分析结果显示，大剂量化疗组在 OS 方面存在显著优势（45% vs 37%，P = 0.1）。

在 PÉGASE 04 临床试验中，Lotz 等将 61 名对治疗有反应的转移向乳腺癌患者随机分入随后的标准剂量化疗组或以环磷酰胺/米托蒽醌/美法仑为方案的大剂量化疗组[13]。中位随访时间为 7.5 年，最终结果显示大剂量化疗组在 PFS（18.7% vs 0%，中位随访时间：12 个月 vs 6 个月，P < 0.005）及 OS（36.8% vs 13.8%，中位随访时间：44 个月 vs 19 个月，P = 0.02）方面均有显著性优势。

在德国乳腺癌治疗剂量强度研究（German Breast Cancer Dose Intensity Study，GEBDIS）小组的临床试验中，Schmid 等将 92 例未经治疗的转移性乳腺癌患者随机分入两组，一组给予 6～9 次多柔比星/紫杉醇治疗，另一组给予大剂量环磷酰胺/米托蒽醌/依托泊苷序贯治疗 6 周并联合 AHPCS[14]。中位随访 52 个月后，大剂量组和对照组在 PFS（27% vs 20%，P = 0.5）及 OS（18% vs 21%，P = 0.75）方面无显著性差异。

杜克大学的研究人员对两个随机对照临床试验进行了交叉设计，以比较早期使用及晚期使用大剂量化疗的差别，大剂量化疗方案为环磷酰胺/顺铂/卡莫司汀（STAMP-Ⅰ）。在第一个临床试验中，将 100 例对激素耐药的转移性乳腺癌患者在第一次达完全应答后随机分组，一组立即进行大剂量化疗治疗，另一组进行观察直至下一次复发再采用大剂量化疗治疗[15]。中位随访 10.6 年后，立即移植组 EFS 上有显著优势（26% vs 10%，P = 0.03），中位 EFS 分别为 10 个月和 4 个月（P < 0.006）。6 年 OS 率分别为 26.5% 和 35%（P = 0.69），中位 OS 时间分别为 2.1 年和 3.3 年（P = 0.2）。两组总体移植相关治疗相关死亡率均较高（8.6%）。

在杜克大学的第二个临床试验中，69 例对激素耐药、仅有骨转移的转移性乳腺癌患者在一线标准剂量化疗治疗后，被随机分成两组，一组立即给予大剂量化疗治疗及所有骨转移灶的放疗，另一组仅给予放疗及观察，直至疾病进展再给予大剂量化疗治疗[16]。中位随访 8.1 年后，立即移植组 EFS 显著

表 61-1 将大剂量化疗应用于转移性乳腺癌的随机临床试验

临床试验	入组人群	例数	大剂量化疗方案	随访时间（月）	无事件生存率			总体生存率		
					大剂量化疗组	对照组	P	大剂量化疗组	对照组	P
NCIC[10]	对治疗有反应	224	环磷酰胺/米托蒽醌/依托泊苷	48	未报道 中位时间 11 个月	未报道 中位时间 9 个月	0.006	37% 中位时间 24 个月	38% 中位时间 28 个月	0.4
Philadelphia[9, 95]	对治疗有反应	184	环磷酰胺/塞替派/卡铂（STAMP-V）	67	4% 中位时间 10 个月	3% 中位时间 9 个月	0.3	14% 中位时间 26 个月	13% 中位时间 24 个月	0.6
PÉGASE 03[11]	未经治疗	180	环磷酰胺/塞替派	48	27%	10%	0.0002	38%	30%	0.7
IBDIS-1[12]	未经治疗	110	序贯异环磷酰胺/卡铂/依托泊苷→环磷酰胺/塞替派	42	25% 中位时间 14 个月	20% 中位时间 9 个月	0.01	39% 中位时间 32 个月	35% 中位时间 23 个月	0.1
Duke crossover-1（完全应答患者）[15]	完全应答	100	环磷酰胺/顺铂/BCNU（STAMP-I）	127	25% 中位时间 10 个月	10% 中位时间 4 个月	<0.006	26.5%（#）	38%（#）	0.7（#）
GEBDIS[14]	未经治疗	92	序贯环磷酰胺/米托蒽醌/依托泊苷×2	52	27% 中位时间 11 个月	20% 中位时间 11 个月	0.7	18% 中位时间 27 个月	21% 中位时间 23 个月	0.77
Duke crossover-2（仅有骨转移的患者）[16]	对激素耐药（仅有骨转移）	69	STAMP-I	97	17% 中位时间 12 个月	0% 中位时间 4 个月	<0.0001	17% 中位时间 3 年 a	9% 中位时间 1.8 年 a	0.1a
PÉGASE 04[13]	对治疗有反应	61	环磷酰胺/米托蒽醌/美法仑	90	19% 中位时间 12 个月	0% 中位时间 6 个月	<0.005	37% 中位时间 44 个月	14% 中位时间 19 个月	0.02

NCIC. 加拿大国家癌症研究所; PÉGASE. 乳腺癌自体移植计划研究; IBDIS. 国际乳腺癌计划研究; GEBDIS. 德国乳腺癌治疗剂量强度研究。a. 因交叉试验，无直接总体生存率比较

提高（17% *vs* 0，*P* ＜ 0.0001），中位 EFS 时间分别为 12 个月和 4 个月（*P* ＜ 0.0001）。立即移植组和晚期移植组在 OS 率方面无显著性差异（17% *vs* 9%，*P* = 0.1），中位 OS 时间分为 3 年和 1.8 年。和 Duke University 另一个采用 STAMP-Ⅰ方案的试验一样，总移植相关治疗相关死亡率较高（9.7%）。

综上所述，8 项临床试验中有 6 项显示大剂量化疗治疗在 EFS 方面有显著优势，仅一项研究（PÉGASE 04）显示其在 OS 方面也有优势。在杜克大学的两项交叉临床试验中，大剂量化疗组和非大剂量化疗组缺乏直接对比，因此他们的试验结果缺乏相关 OS 分析。

Berry 等基于上述 6 项临床试验（除去杜克大学的两项交叉试验）的患者数据进行了荟萃分析，共纳入 866 例患者[17]。结果显示，大剂量化疗组无进展生存期明显优于对照组（中位 PFS：11 个月 *vs* 8 个月，*HR* 0.76，*P* ＜ 0.001），而两组之间 OS 无显著性差异（*HR* 0.87，*P*=0.08）。大剂量化疗对进展后 OS 无不良影响（*HR* 1.01，*P*= 0.95）。

（二）高危原发性乳腺癌的大剂量化疗

杜克大学[18]和米兰国家肿瘤研究所[19]的小组率先评估了大剂量化疗对高危原发性乳腺癌患者的作用。杜克大学的 Peters 等对有 10 个及以上腋窝淋巴结受累的患者进行了长期研究，结果显示其 10 年 EFS 率为 72%[20]。在米兰研究中，Gianni 等研究了连续大剂量单药治疗方法，中位随访时间为 4 年，

EFS 率为 57%[19]。

大剂量化疗应用于高危原发性乳腺癌的令人鼓舞的前瞻性Ⅱ期数据（图 61-2）促使进行了随后的Ⅲ期随机试验，并已得出最终结论（表 61-2）。来自荷兰的 Rodenhuis 等进行的 Dutch 临床试验，将 885 例含有 4 个及以上淋巴结受累的患者随机分入两组，两组均接受 4 次氟尿嘧啶 / 表柔比星 / 环磷酰胺（FEC）治疗，一组随后再进行一次 FEC 治疗，而另一组给予大剂量环磷酰胺 / 塞替派 / 卡铂（CTC）治疗[21, 22]。中位随访 7 年后，大剂量化疗组在 EFS 方面有显著性优势（64.3% *vs* 59%，HR 0.84，*P*= 0.07），OS 方面则无显著性差异（73% *vs* 70%，*P*= 0.2）。前瞻性设计的亚组分析显示，对于 10 个及以上淋巴结受累的患者，大剂量化疗组 EFS 有显著改善（68% *vs* 49%，*P*= 0.01）。而在 4 ～ 9 个淋巴结受累亚组中，EFS 率分别为 72%（大剂量化疗）和 65%（标准剂量化疗）（*P*= 0.5）。其他非设计的亚组分析表明，年轻患者、HER2 阴性患者或低级别肿瘤患者可能受益于大剂量化疗治疗。尤其是 621 例 HER2 阴性患者，可从大剂量化疗治疗中获得 EFS（72% *vs* 59%，*P*= 0.002）及 OS（78% *vs* 71%，*P* = 0.02）方面的显著优势，同时大剂量化疗后复发风险可减少约 1/3。

在癌症及急性白血病研究组（Cancer and Acute Leukemia Group B，CALGB）9082 临床试验中，Peters 等共纳入 785 例含有 10 个及以上淋巴结受累

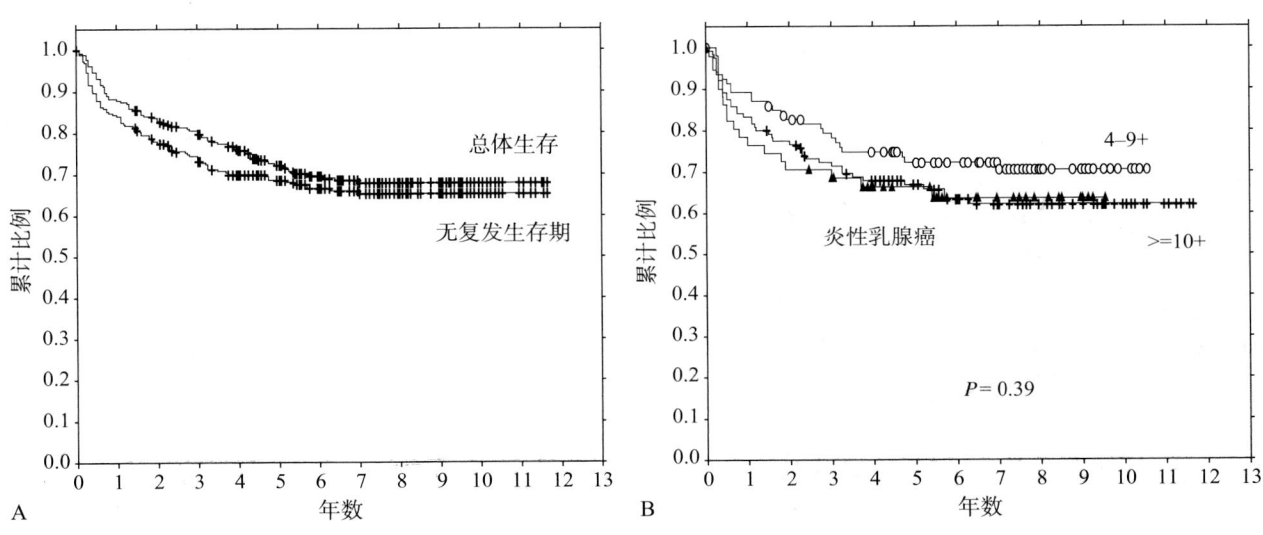

▲ 图 61-2　高危原发性乳腺癌的大剂量化疗治疗

A. Colorado 大学一项纳入 264 例患者的环磷酰胺 / 顺铂 / 卡莫司汀（STAMP-Ⅰ）前瞻性Ⅱ期临床试验中，中位随访 7 年时间的长期无复发生存期和总体生存；B. 该试验中不同人群的无疾病生存：4 ～ 9+ 淋巴结、≥ 10+ 淋巴结和炎性乳腺癌

表 61-2 将大剂量化疗应用于高危原发性乳腺癌的随机临床试验

临床试验	入组人群（淋巴结个数）	例数	大剂量化疗方案	中位随访时间（年）	无事件生存率			总体生存率		
					大剂量化疗组(%)	对照组(%)	P	大剂量化疗组(%)	对照组(%)	P
NWAST[21, 22]	≥4	885	环磷酰胺/塞替派/卡铂	7	64	59	0.07	73	70	0.2
CALGB[23]	≥10	785	环磷酰胺/顺铂/BCNU（STAMP- I）	5.1	61	58	0.2	71	71	0.75
Anglo-Celtic[24]	≥4	605	环磷酰胺/塞替派	6	57	54	0.7	62	64	0.4
ECOG[25]	≥10	540	环磷酰胺/塞替派	6.1	55	48	0.1	58	62	0.3
SWOG[25]	≥4	523	环磷酰胺/塞替派/卡铂（STAMP- V）	NR	75	78	NS	84	87	NS
SBCG[27, 28]	>5～8	525	STAMP- V	5	45	51	0.07	56	60	0.3
WSG[29]	≥10	403	表柔比星/环磷酰胺/塞替派×2	4	60	44	0.0006	75	70	0.02
Michelangelo[31]	≥4	382	序贯单药治疗	11	52	44	NS	60	51	NS
IBCSG[32]	≥10	340	表柔比星/环磷酰胺×3	5.8	52	43	0.07	70	61	0.1
PÉGASE 01[33]	>7	314	环磷酰胺/米托蒽醌/美法仑	2.75	71	55	0.002	84	85	0.33
GABG[34, 96]	≥10	302	环磷酰胺/塞替派/美法仑	6.1	51	41	0.1	62	57	0.3
ICCG[35]	≥4	281	STAMP- V	5.6	57	59	0.7	66	67	0.4
JCOG[94]	≥10	95	环磷酰胺/塞替派	5.25	52	37	0.1	63	62	0.7
Dutch pilot[97,98]	腋淋巴结III度累及	81	环磷酰胺/塞替派/卡铂	6.9	49	47	0.37	61	62	0.85
MDACC[99, 100]	≥10，或化疗后≥4	78	环磷酰胺/依托泊苷/顺铂×2	12	26	40	0.1	42	47	0.1
MDACC/EBMT meta - analysis[101]	≥4	6210	多种	6	HR 0.87（大剂量化疗）		0.0001	HR 0.89（大剂量化疗）		0.16

NWAST, 荷兰实体肿瘤自体移植工作组；CALGB, 癌症和白血病 B 组；ECOG, 东方协作肿瘤学组；SWOG, 西南肿瘤学组；SBCG, 斯堪的纳维亚乳腺癌小组；WSG, 西德研究小组；IBCSG, 国际乳腺癌研究小组；GABG, 德国自体肿瘤研究小组；ICCG, 国际合作癌症小组；JCOG, 日本临床肿瘤学小组；MDACC, 医学博士安德森癌症中心；EBMT, 欧洲血液和骨髓移植小组。
HR, 风险比；NR, 未报道；NS, 无显著性差异

的患者，在接受 4 个疗程环磷酰胺 / 多柔比星 / 氟尿嘧啶（CAF）化疗后，随机分入以 STAMP-Ⅰ为方案的大剂量化疗组或中等剂量（intermediate doses，IDs）上述药物联合 G-CSF 组[23]。中位随访 7.3 年后，大剂量化疗组和中等剂量组在 EFS（61% vs 58%，P = 0.2）及 OS（两组均为 71%，P = 0.7）方面均无显著差异。大剂量化疗组复发率降低了31%，尤其是在小于 50 岁的女性人群，然而这一优势被大剂量化疗组高达 8.1% 的治疗相关死亡率所抵消（中等剂量组治疗相关死亡率为 0）。

在 Anglo-Celtic 临床试验中，Leonard 等入组605 例包含 4 个及以上淋巴结受累的患者，在给予4 个疗程多柔比星后，随机分入大剂量环磷酰胺 /塞替派（CT）组或 8 疗程 CMF 组[24]。中位随访 6 年，两者在 EFS（分别为 57% 及 54%，P = 0.7）和 OS（分别为 62%、64%，P = 0.4）方面均无显著差异。

来自东部肿瘤研究协作组（Eastern Cooperative Oncology Group，ECOG）的 Tallman 等选取 540名包含 10 个及以上淋巴结受累的患者，给予 6 个疗程 CAF 治疗，后随机分成两组，一组无大剂量化疗，另一组给予大剂量化疗，联合骨髓来源的AHPCS 或在研究快结束时联合外周血祖细胞来源的 AHPCS[25]。中位随访 6 年，大剂量化疗组及标准剂量化疗组在 EFS（55% vs 48%，P = 0.1）和 OS（58% vs 62%，P = 0.3）方面无显著差异。

SWOG 临床试验选取 539 例含有 4 个及以上淋巴结受累的患者（其中 92% 为 4～9 个淋巴结受累），随机分成两组，一组接受传统序贯、密集的多柔比星 / 紫杉醇 / 环磷酰胺化疗，另一组接受 4 个疗程多柔比星 / 环磷酰胺（AC）后桥接大剂量化疗治疗（其中，86% 患者给予 STAMP-Ⅴ，14% 患者给予 STAMP-Ⅰ）[26]。中位随访 70 个月，两组 EFS（78% vs 73%，P = 0.35）及 OS（87% vs 83%，P = 0.4）均无显著差异。

斯堪的纳维亚乳腺癌研究组的 Bergh 等选取525 例包含 8 个及以上淋巴结受累（或 5 个及以上淋巴结受累，同时雌激素受体阴性及高 S 期比例肿瘤），随机分入两组，一组给予 9 个疗程个体化改良的剂量强化的 FEC，一组在传统的 3 疗程 FEC后给予 STAMP-Ⅴ方案大剂量化疗治疗[27]。中位随访 5 年，改良 FEC 组在 EFS 方面（51% vs 45%，P = 0.07）更具优势，两组在 OS 方面（60% vs 56%，

P = 0.3）无显著差异[28]。分析该研究结果时，需要考虑的一个主要问题在于对照组患者比移植组患者接受的化疗累积剂量更高。

西德研究组（West German Study Group，WSG）的 Nitz 等选取 403 例包含 10 个及以上淋巴结受累患者，随机分入两组，密集化疗组接受 4 个疗程表柔比星 / 环磷酰胺（EC）联合后续 6 个疗程 CMF治疗，移植组在最初 2 个疗程 EC 治疗后，序贯予大剂量表柔比星 / 环磷酰胺 / 塞替派循环 4 周后联合 AHPCS[29]。中位随访 4 年，大剂量化疗组在 EFS（60% vs 44%，P < 0.001）和 OS（75% vs 70%，P = 0.02）均更具优势。计划外的回顾性分析显示，大剂量化疗对于基底样表型肿瘤 [ER/PR（黄体酮受体）阴性、HER2 阴性、基底细胞角蛋白阳性] 具有明显优势，接受密集化疗组与序贯大剂量化疗组相比，复发风险增加 3.06 倍（95% CI 1.41～6.06）[30]。

Michelangelo 研究组的 Gianni 等比较了 382 例包含 4 个及以上淋巴结受累患者应用米兰的大剂量序贯单药治疗及标准剂量化疗治疗[31]。中位随访 11年，大剂量组在 EFS（52% vs 44%）及 OS（60% vs 51%）方面并无显著优势。

国际乳腺癌研究组（International Breast Cancer Study Group，IBCSG）选取了 344 例包含 10 个及以上淋巴结受累的患者，在接受 4 个疗程 AC/EC后，一组给予 3 个疗程 CMF，另一组为大剂量组，给予 3 个疗程超出传统方案但仍为非清髓性的 EC治疗，每 3 周一次，联合 AHPCS[32]。目前随访 6 年，大剂量组及标准组 EFS 率分别为 52% 和 43%（P = 0.07），OS 率分别为 70% 和 61%（P = 0.1）。

在 PÉGASE 01 临床试验中，Roché 等入组了314 例包含 7 个以上淋巴结受累患者，进行标准剂量化疗治疗后随机给予大剂量环磷 / 米托蒽醌 / 美法仑治疗或观察[33]。中位随访仅 33 个月，治疗组较观察组相比，EFS 存在显著优势（71% vs 55%，P = 0.002），而两组 OS 没有显著差异（84% vs 85%，P = 0.3）。

德国自体骨髓移植研究组（German Autologous Bone Marrow Transplant Group，GABG）的 Zander等选取 307 例包含 10 个及以上淋巴结受累的患者，行 4 个疗程 EC 治疗后，后随机接受以环磷酰胺 /塞替派 / 米托蒽醌为方案的大剂量化疗或 3 个疗程CMF 治疗[34]。中位随访 6 年，大剂量化疗并未在EFS（51% vs 41%，P = 0.1）和 OS（62.5% vs 57%，

HR 0.84，P=0.3）方面有显著优势。

在国际协作癌症研究小组的研究中，选取 281 例包含 4 个及以上淋巴结受累的患者，随机接受 6 个疗程 FEC 或 3 个疗程 FEC 桥接以 STAMP- V 为方案的大剂量化疗[35]。中位随访 5.7 年，两组在 EFS（59% vs 57%，P = 0.76）及 OS（67% vs 66%，P = 0.4）均无显著性差异。

一项基于 15 个随机对照临床试验的患者数据进行的荟萃分析，共纳入了 6210 例患者，中位随访 6 年，大剂量化疗组在 EFS 方面存在优势（HR 0.87，P < 0.001），但在 OS 方面无明显优势（HR 0.94，P = 0.13）[36]。

（三）可从大剂量化疗获益的预后因素

回顾性研究发现，低肿瘤负荷、标准剂量化疗后处于完全应答状态、无肝脏累及的转移性乳腺癌患者最有可能在大剂量化疗后获得长期缓解[37, 38]。Colorado 大学进行了一项前瞻性研究，对转移性乳腺癌患者在病程早期、低肿瘤负荷（低转移）状态下给予 STAMP- I 方案的大剂量化疗[39]。移植后中位随访 5 年，60 例患者的 EFS 和 OS 率分别为 52% 和 62%，中位 EFS 和 OS 时间分别为 4.3 年和 6.7 年（图 61-3A）。HER2 阴性、单个转移灶是良好预后的独立预测因素（图 61-3B）[40]。

同样，回顾性分析显示对于高危原发性乳腺癌，能从大剂量化疗获益的预后因素包括激素受体表达状态、肿瘤大小及腋窝淋巴结累及（尤其是阳性淋巴结占活检淋巴结比例）[41, 42]。HER2 表达状态（图 61-4A）[43]、EGFR 过表达（图 61-4B）（尤其是与 HER2 共同过表达，图 61-4C）[44] 或肿瘤血管生成（图 61-4D）[45]，均是高危原发性乳腺癌能否从大剂量化疗获益的预后因素。

（四）结论

距大剂量化疗在转移性乳腺癌中首次应用已有 25 年，现在大剂量化疗几乎已经不用于乳腺癌治疗。目前在美国并无注册的正在进行的临床试验。大多数转移性乳腺癌和高危原发性乳腺癌中的临床试验并未显示出 OS 优势。很多此类研究效力不足，无法说明真实的生存差异，因此相应的荟萃分析并不能显示两者中任意一项的总体 OS 优势[17, 36]。然而，这些综述显示高危原发性乳腺癌复发风险降低 13%，转移性乳腺癌中疾病进展风险降低 24%，均有统计学差异。我们认为，考虑到完全治愈晚期肿瘤的持续性需求，上述数据并不能支持废弃乳腺癌中的移植治疗。显然，一部分患者可从大剂量化疗中获益，例如寡转移患者。此外，不管大剂量化疗良好的缩小肿块能力能否导致良好预后，新的治疗手段仍适用于移植后微小残留疾病。与普遍的观点相反，大剂量化疗和以信号传导通路为靶点的新疗法并不相互排斥。现有数据表明，在实体肿瘤中，这些有前景的新药物与化疗结合后可能有助于改善预后，但不太可能单独产生重要影响。抗 HER2 单克隆抗体曲妥珠单抗或其他生物制剂可在移植后给药，或在大剂量化疗中应用，从而发挥协同作用[46]。

个性化医疗再次强调了对于接受新药治疗后获得不寻常效果的小群体患者进行评估的重要性[47]。例如，许多关于转移性乳腺癌的大剂量化疗临床试

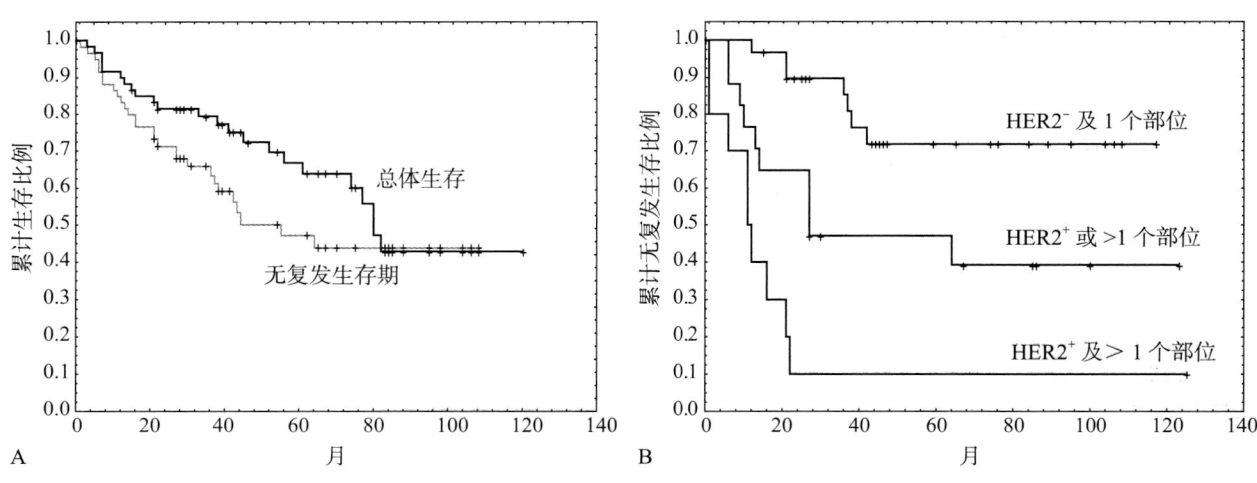

▲ 图 61-3 寡转移疾病的大剂量化疗治疗

A. STAMP- I 前瞻性临床试验的非复发生存和总体生存；B. 该试验中根据 HER2 情况及转移部位数分组的非复发生存曲线

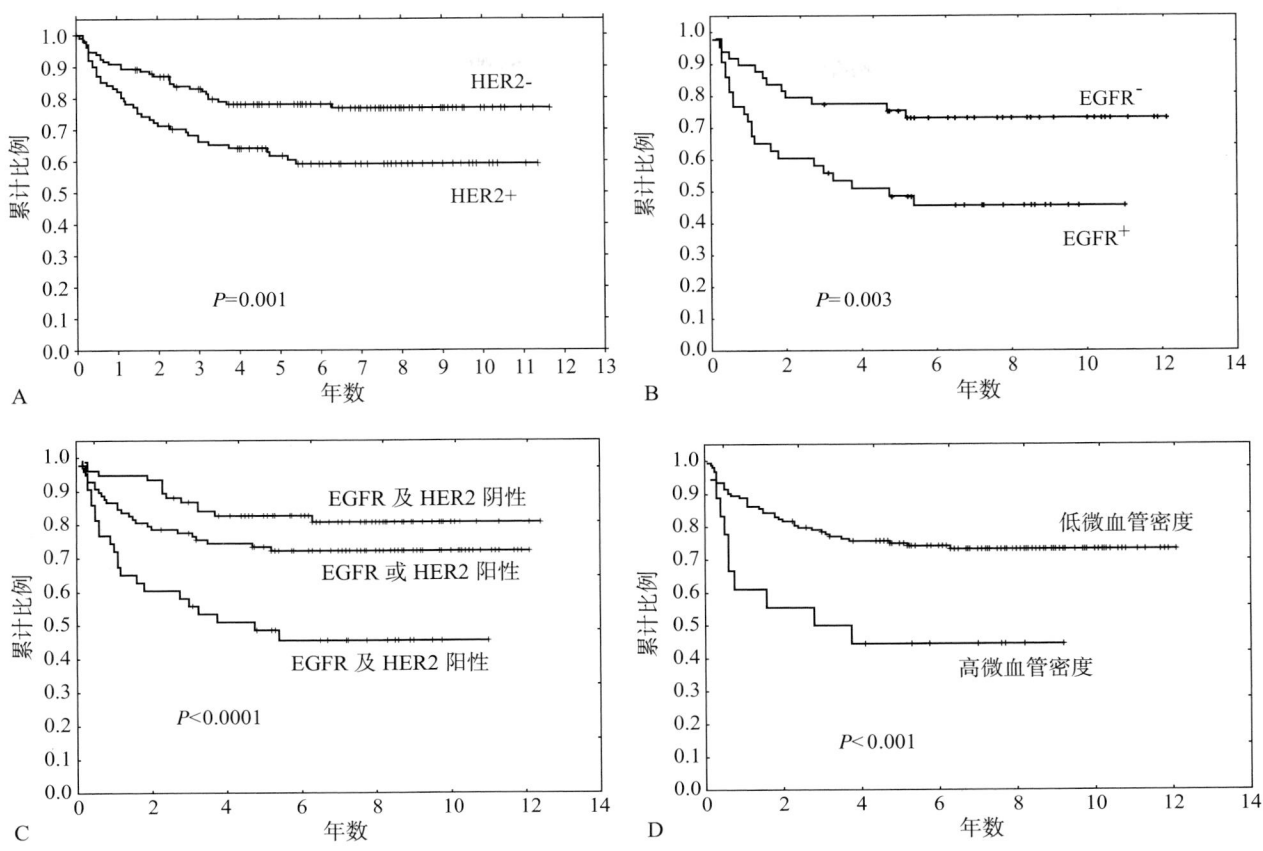

▲ **图 61-4**　生物学预后因素对接受大剂量化疗治疗的高危原发性乳腺癌患者的影响
A.HER2 过表达的影响；B.EGFR 表达的影响；C.HER2 及 EGFR 表达的协同影响；D. 肿瘤内微血管密度的影响

验结果显示，10% ～ 15% 晚期患者获得了 5 年以上的 EFS（表 61-3）。如果这些患者中有相当一部分在 15 年后继续保持缓解状态，则这一观察可引发对于转移性乳腺癌"不可治愈性"说法的重新审视。研究人员应当报道此类患者长期随访的结果。如果个体化治疗观念能够引导人们使用新的统计工具重新审视 Kaplan-Meier 曲线"尾巴"的重要性[48]，这将是一件有趣的事情，因为它可能反映了一组治愈的患者。

三、生殖细胞肿瘤

生殖细胞肿瘤（Germ-cell tumor，GCTs）是 15—35 岁的青年男性最常见的恶性肿瘤。自现代基于铂类的化疗问世以来，转移性疾病的治愈率可达 70% ～ 80%。根据国际生殖细胞共识分类，标准一线治疗方案博来霉素 / 依托泊苷 / 顺铂（BEP）可使晚期、低危患者长期 EFS 率达 90%，而对于中危组

生殖细胞肿瘤的 EFS 率降至 80%，高危组则为 50%（表 61-4）[49]。基于异环磷酰胺和顺铂，同时联合长春碱（VeIP）[50]、依托泊苷（VIP）[51] 或紫杉醇（TIP）[52] 的挽救性治疗方案，可使第一次复发患者完全应答率达 50% ～ 60%，长期 EFS 达 20% ～ 30%。大部分二次复发的患者则使用标准治疗无效。

（一）难治 / 复发非精原生殖细胞肿瘤的大剂量化疗

20 世纪 80 年代，印第安纳大学的 Nichols 和他的同事率先将大剂量卡铂 / 依托泊苷（CE）序贯循环联合自体干细胞移植作为挽救性治疗方案。在随后的研究中，这一治疗使二次复发患者的长期 EFS 率达 15%[53-55]，而第一次复发后进行移植治疗的患者 EFS 率可达 38%[56, 57]。外周血祖细胞的引入和支持治疗的改进，使得这些药物的剂量得以再次增加，从而提高疗效[58]。Einhorn 等随后对印第安纳研究小组中接受卡铂（2100mg/m²）和依托泊苷（2250mg/m²）序贯循环治疗的 184 例患者（135 例

在二线治疗中进行移植，49 例在三线及以上治疗中进行移植）进行分析，中位随访 48 个月，其 EFS 为 68%[59]。在第一次复发或第二次及以上复发后进行移植的患者，EFS 率分别为 70% 和 45%。这一结果与在精原细胞瘤及非精原细胞瘤患者中的结论相似。上述治疗效果之所以比较理想，部分归因于患者选择，其中并不包括晚期复发或原发纵隔肿瘤，并且其中约 1/3 患者即使单用标准剂量化疗治疗也具有良好的疗效。

一些研究小组尝试了在 CE 的基础上联合第三

表 61-3　将大剂量化疗联合自体干细胞移植应用于乳腺癌及生殖细胞肿瘤的主要 II 期临床试验结果汇总

肿　瘤	试验设定	长期 EFS（%）	参考文献
乳腺	4 ～ 9 个淋巴结	60 ～ 70	[41]
	≥ 10 个淋巴结	55 ～ 65	[19, 20, 41, 42]
	炎性乳腺癌	55 ～ 65	[41]
	对化疗敏感的转移性病变	10 ～ 20	[38]
	寡转移病变	55	[40]
	难治或高肿瘤负荷复发	< 5	
NSGCT	难治或第 2 次及以上复发	15	[53–55]
	第一次复发	50	[56–67]
	一线高危组病变	50 ～ 70	[84–86]

NSGCT. 非精原生殖细胞肿瘤

表 61-4　新诊断患者的危险度分层

	非精原细胞肿瘤		精原细胞瘤	
低危	• 睾丸或腹膜后原发 及 • 无肺外内脏转移 及 • 预后良好的标志物（AFP < 1000ng/ml，及 β–hCG < 5000U/L，及 LDH < 1.5ULN）	• 56% 患者 • 5 年 EFS 90%	任何原发部位 及 • 无肺外内脏转移 及 • 正常 AFP，任意 β–hCG，任意 LDH	• 90% 患者 • 5 年 EFS 80%
中危	睾丸或腹膜后原发 及 • 无肺外内脏转移 及 • 预后中等的标志物（AFP 1000 ～ 10 000ng/ml，或 β–hCG 5000 ～ 50 000U/L，或 LDH 1.5 ～ 10ULN）	• 28% 患者 • 5 年 EFS 80%	• 睾丸或腹膜后原发 及 • 肺外内脏转移 及 • 正常 AFP，任意 β–hCG，任意 LDH	• 10% 患者 • 5 年 EFS 67%
高危	• 纵隔原发 或 • 肺外内脏转移 或 • 预后不良的标志物（AFP > 10 000ng/ml，或 β–hCG > 50 000U/L，或 LDH > 10ULN）	• 56% 患者 • 5 年 EFS 50%		

AFP. 甲胎蛋白；β–hCG. 人绒毛膜促性腺激素；LDH. 乳酸脱氢酶；ULN. 正常上限

种药物。Motzer 等对 58 例顺铂耐药患者进行 2 个疗程卡铂 / 依托泊苷 / 环磷酰胺（CEC），中位随访 28 个月，完全应答率和 EFS 率分别为 40% 和 21%[60]。Siegert 等对 74 例复发患者进行了 2 个疗程标准剂量化疗治疗，后桥接 1 个疗程以 ICE 为方案的大剂量化疗治疗，化疗敏感患者 2 年 EFS 率为 50%，而化疗耐药患者 EFS 仅为 4%[61]。Margolin 等报道了 20 例复发的顺铂敏感患者在进行大剂量 ICE 序贯循环治疗后 EFS 率为 45%[62]。同一研究小组随后对 31 例复发患者进行以紫杉醇（425mg/m²，维持 24h 以上）/ 卡铂 / 依托泊苷（第 1 周期）及 ICE（第 2 周期）为方案的大剂量化疗序贯循环治疗[63]。中位随访 5.5 年，12 例患者（39%）为持续无病进展状态。Rick 等对于 80 例大多为顺铂敏感的患者，给予 3～4 个疗程标准剂量化疗治疗后，进行一个疗程大剂量卡铂 / 依托泊苷 / 塞替派治疗[64]。中位随访 3 年，EFS 率为 26%。综上，大剂量三联化疗方案可使顺铂敏感的患者 EFS 率达 40%～50%，而耐药患者为 4%～20%[65, 66]。

Feldman 等尝试对 107 例复发、具有不良预后因素的患者进行 3 个疗程大剂量化疗治疗，结果令人鼓舞。这些患者接受 2 周一次紫杉醇 / 异环磷酰胺治疗 2 个周期，续以 3 个疗程大剂量 CE（TICE），5 年无疾病生存率为 47%[67]。

新的治疗策略致力于通过联合生物制剂来调节大剂量化疗效应从而改善疗效。生殖细胞肿瘤血管丰富，高表达 VEGF。这种血管生成因子的表达与转移性生殖细胞肿瘤微血管密度密切相关，而微血管密度与疾病预后相关[68, 69]。在化疗前单次应用抗 VEGF 单克隆抗体贝伐单抗可减轻肿瘤组织间质压力，使得细胞毒性药物可以更容易深入肿瘤组织[70]。为探索两者的协同作用，M.D. Anderson 癌症中心正在进行一项 II 期临床试验，对高度耐药或多次复发患者进行序贯的贝伐单抗大剂量化疗治疗。他们的 II 期临床试验方案为贝伐单抗 - 吉西他滨 / 多西紫杉醇 / 美法仑 / 卡铂续以贝伐单抗 -ICE，初步结果非常令人鼓舞，在预后极差的人群中，2 年 EFS 为 60%[71]。

（二）我们能预测接受大剂量化疗治疗的复发生殖细胞肿瘤患者的预后吗？

Beyer 等分析了 283 例接受 CE 治疗的复发 / 难治患者[72]。他们发现独立的不良预后因素为：对顺铂耐药（顺铂治疗 4 周内进展）、对顺铂绝对耐药（对初始铂类化疗无反应）、原发纵隔肿瘤和高肿瘤标志物水平 [人绒毛膜促性腺激素（human chorion gonadotropin，hCG）> 1000U/L]。研究人员制定了基于上述因素的预后评分系统（表 61-5）。根据评分系统得出的良好组、中等组、不良组 2 年 EFS 分别为 51%、27%、5%。这一模型的预后预测价值被另一组包含 45 例顺铂耐药的复发患者所证实，这些患者接受 2 个疗程 ICE 方案的大剂量化疗治疗，中位随访 32 个月，预后良好组、中等组、不良组 EFS 率分别为 62%、13%、0%[73]。Beyer 模型基于 1984—1993 年接受治疗的患者，其中大多数患者只接受了一个疗程的大剂量化疗治疗。在这些患者中，91% 至少经历了一次挽救性治疗失败。

Einhorn 等根据他们在印第安纳大学使用序贯 CE 方案治疗 184 例患者的经验，制定了一种不同的预后模型[59]。原发纵隔肿瘤患者未纳入本分析，因为他们早期的研究发现，并无该类患者在治疗 2 年后为无病存活状态[74]。研究人员发现了 3 个独立的不良预后因素：初次诊断时为 IGCCCG（International Germ Cell Cancer Collaborative Group）预后不良组、铂类耐药（定义为在最近一次以铂类为基础的化疗 4 周内疾病进展）及大剂量化疗为三线或以上治疗。低危组、中危组、高危组 EFS 率分别为 80%、60%、40%。

国际预后因素研究小组（International Prognostic Factor Study Group，IPFSG）分析了 1990 年后 1594 例以大剂量化疗（821 例）或标准剂量化疗（773 例）作为首次挽救性治疗的患者[75]。在接受大剂量化疗治疗的患者中，一半接受单周期治疗，另一半接受多周期治疗。研究发现对标准剂量化疗或大剂量化疗治疗结局的 7 个独立预测因素：原发肿瘤位部位（纵隔、腹膜后、性腺）、对一线治疗的反应、先前无病进展持续时间、挽救性治疗时甲胎蛋白（α-fetoprotein，AFP）水平、挽救性治疗时 β-hCG 水平、肺外的内脏转移。基于这些因素的综合评分将患者分为极低危（仅精原细胞瘤）、低危、中危、高危或极高危组。在每个预后组中，大剂量化疗组 2 年 PFS 均显著优于标准剂量化疗，从而使 OS 得以改善（表 61-6）。这一国际研究的优势在于，样本量非常大、拥有完整的关于疾病明确进展或复发记录、率先使用当前一线或挽救性治疗。对于第

表 61-5　大剂量化疗用于非精原生殖细胞肿瘤的预后模型

模　型		因　素		计　分	2 年 EFS（%）
Beyer	变量	大剂量化疗前为进展性疾病		1	
		原发纵隔肿瘤		1	
		铂类耐药病变（一线化疗完成后 4 周内复发）		1	
		绝对铂类耐药病变（初治最佳疗效为疾病进展）		2	
		大剂量化疗前 β-hCG > 1000U/L		2	
	分层	低危		0	51
		中危		1～2	27
		高危		>2	5
Einhorn	变量	大剂量化疗作为三线或以上治疗		3	
		大剂量化疗前耐药（一线化疗完成后 4 周内复发）		2	
		IGCCCG 分期为高危		2	
	分层	低危		0	80
		中危		2～3	60
		高危		>3	40
国际预后因素研究组	变量	组织学	精原细胞瘤	-1	
			非精原细胞肿瘤	0	
		肿瘤原发部位	纵隔	3	
			腹膜后	1	
			性腺	0	
		一线治疗反应	完全应答 /PRm-	0	
			PRm+/ 疾病稳定	1	
			疾病进展	2	
		一线化疗后无病进展持续时间	> 3 个月	0	
			≤ 3 个月	1	
		挽救性治疗时 AFP	正常	0	
			≤ 1000	1	
			> 1000	2	
		挽救性治疗时 β-hCG	≤ 1000	0	
			> 1000	1	
		肝 / 脑 / 骨转移	无	0	
			有	1	
	分层	极低危（精原细胞瘤 + 低危）		-1	92
		低危		0	64
		中危		1～2	53
		高危		3～4	33
		极高危		>4	22

β-hCG. 人绒毛膜促性腺激素

一次复发的患者，可选择接受标准剂量化疗或大剂量化疗治疗，这与其他两种模型不同。在 IPFSG 和 Beyer 模型中，患者接受了或者一个疗程（分别为 50% 和 91%）或者连续数个疗程（分别为 50% 和 9%）的大剂量化疗治疗。相比之下，印第安纳模型中的所有患者都接受了连续数个疗程治疗。

Beyer 及印第安纳模型均适用于二次及以上复发的患者。然而印第安纳模型能更好地反映出在美国常规使用的连续数个疗程的大剂量化疗治疗，Beyer 评分系统更适用于预测预后极差的一群患者，对于这些患者，急需开发新的治疗方法。

（三）大剂量化疗应用于挽救性治疗的随机试验

比较第一次复发患者中大剂量化疗和标准剂量化疗治疗的回顾性配对研究结果显示，患者可从移植中获益良多[76, 77]。EBMT 的 Pico 等进行了迄今为止唯一一项比较大剂量化疗和标准剂量化疗在复发患者中疗效的随机对照临床试验。他们将 280 例复发患者随机分组，给予 3 个疗程标准剂量化疗治疗后，一组再进行一个疗程标准剂量化疗（标准剂量化疗组），另一组给予一个疗程大剂量 CEC 联合自体干细胞移植（大剂量化疗组）[78]。中位随访 45 个月，两组 EFS（35% vs 42%，P = 0.16）和 OS（两组均为 53%）均无显著性差异。这项临床试验受到了质疑，

因为大剂量化疗组流失率达 30%，两组治疗相关死亡率均高得超出预期（分别为 3% 和 7%）且仅应用了一个疗程而非连续数疗程的大剂量化疗治疗。

Lorch 等选择 216 例复发或难治患者，随机给予 1 个疗程大剂量 CE 或 2 个序贯疗程稍低剂量的上述药物治疗，两组均联合 AHPCS[79]。在单疗程组的非复发死亡率超过 14% 后，本研究终止。平均随访 3 年，序贯大剂量化疗组在 EFS（40% vs 37%）及 OS（80% vs 61%）方面的优势未达到统计学意义。

综上所述，是否所有患者在首次复发时均应给予大剂量化疗治疗，目前尚无共识。连续数个疗程大剂量化疗作为挽救性治疗的结果似乎优于标准剂量疗，尽管缺乏随机对照临床试验的证实，这仍促使许多研究者将大剂量化疗作为标准的挽救性治疗方案[80]。为了获得一个良好的预后，可能需要给予一个以上疗程的大剂量化疗治疗，而如欧洲的随机对照临床试验中仅一个疗程治疗可能不足以改善结果。值得注意的是，在 IPFSG 分析中，接受连续多疗程大剂量化疗治疗的患者 2 年无疾病生存率优于接受单个疗程治疗的患者（55% vs 44%，P < 0.001）。一项国际Ⅲ期随机对照临床试验比较了包含 3 个疗程大剂量化疗的 TICE 方案及包含 4 个疗程 TIP 的标准剂量化疗方案，即将对这个重要问

表 61-6　接受大剂量化疗或标准剂量化疗治疗的患者的无事件生存率及总生存率

患　者	治　疗	2 年无事件生存率（%）	P	5 年总生存率（%）	P
所有患者（1594 例）	SDC	28	< 0.001	41	< 0.001
	HDC	50		53	
极低危（76 例）	SDC	58	< 0.001	64	< 0.01
	HDC	92		89	
低危（257 例）	SDC	40	< 0.001	66	0.98
	HDC	64		64	
中危（646 例）	SDC	32	< 0.001	45	< 0.001
	HDC	53		58	
高危（351 例）	SDC	17	< 0.001	23	< 0.005
	HDC	33		35	
极高危（105 例）	SDC	2	< 0.001	3	< 0.001
	HDC	22		27	

题做出解答 [81]。

（四）其他不确定因素

复发的原发纵隔生殖细胞肿瘤患者是否能从大剂量化疗中获益尚不清楚。复发的原发纵隔生殖细胞肿瘤（primary mediastinal germ-cell tumors, PMGCTs）在大剂量化疗治疗后通常表现出极差的预后，这导致一些研究者对该类患者弃用了这一治疗方法 [82]。相反，另一些研究者报道了在这类人群应用大剂量化疗治疗后长期完全应答 [67,79]。

晚期复发，定义为基于铂类的一线治疗达完全应答后 2 年或更长时间复发。因为对化疗的反应很差，晚期复发成为一种让人焦虑的并发症。对于这类患者，手术是推荐的治疗方法 [83]。对于那些病灶无法切除的晚期复发患者，是否会像某些数据所显示的那样受益于大剂量化疗，目前尚不清楚 [79]。

（五）高危非精原生殖细胞肿瘤的一线大剂量化疗治疗

Memorial Sloan Kettering 癌症中心的 Motzer 等研究出一种治疗策略，当患者在标准剂量化疗治疗过程中出现肿瘤标志物清除减少、半衰期延长时，即调整为大剂量化疗治疗 [84]。使用这一方法中位随访 30 个月，完全应答率和 EFS 率分别达 57% 和 50%。并且 OS 显著延长，明显高于该中心的历史对照组。

Schmoll 等报道了对 221 例接受一个疗程标准剂量化疗桥接三个疗程大剂量 VIP（大剂量依托泊苷 / 异环磷酰胺 + 标准剂量顺铂）治疗的晚期、高危组患者的长期观察结果 [85]。中位随访 4 年，EFS 率为 69%。将该研究中纳入的患者与其他的标准剂量化疗临床试验中的患者进行非随机对照研究，结果显示大剂量化疗具有统计学优势 [86]。

三项随机对照研究评估了大剂量化疗在一线治疗中的作用。在 20 世纪 80 年代进行的一项欧洲随机对照临床试验中，115 名未经治疗的高危患者随机接受 3 ~ 4 个疗程标准剂量化疗或 2 个疗程标准剂量化疗后联合一个疗程有干细胞支持的包含铂类的大剂量化疗，结果并未显示大剂量化疗治疗上的优势 [87]。随机分入移植组的患者接受的铂类总剂量低于标准剂量组，且大剂量化疗方案并不符合目前的标准。因此该研究并不能充分说明一线大剂量化疗治疗在高危生殖细胞肿瘤中的作用。

一项欧洲研究纳入了根据 IGCCCG 标准为高危组的患者，比较以 4 个疗程 BEP 为方案的标准剂量化疗和 1 个疗程 VIP 桥接 3 个疗程大剂量 VIP 联合自体干细胞移植的方案 [88]。这项研究计划入组 222 例，因入组较慢，入组病例 137 例后提前终止。中位随访 4.4 年的初步结果显示，2 年 EFS（45% vs 58%，$P = 0.06$）和 2 年 OS（66% vs 73%，$P > 0.05$）差异无统计学意义。

一项美国多小组合作的临床试验中，Motzer 等选取了 219 例新诊断的、根据 IGCCCG 标准为中危组或高危组的患者，随机分入 4 个疗程 BEP 组或 2 个疗程 BEP 桥接 2 个疗程 CEC 的大剂量化疗组 [89]。移植组和对照组的 1 年持续完全应答率无显著性差异（48% vs 52%，$P = 0.5$），EFS（$P = 0.4$）和 OS（$P = 0.9$）也无显著性差异。根据早期肿瘤标志物清除情况分组的亚组分析显示，大剂量化疗可使标志物水平下降缓慢的患者显著获益（1 年 EFS 61% vs 34%，$P = 0.03$）。而与此不同的是，在标志物水平下降理想的患者中，两组预后无明显差异（$P = 0.5$）。因为亚组分析样本量较小，因此这一令人兴奋的发现并不足以得出可靠结论。

综上，根据目前随机临床试验所提供的数据，暂不能确立大剂量化疗在生殖细胞肿瘤一线治疗中的地位。

四、进一步思考的问题

（一）大剂量化疗后手术治疗

一项德国的回顾性分析，纳入了 216 例于 1989—1999 年入组的 3 个连续的大剂量化疗临床试验的患者 [90]。128 例患者（59%）在大剂量化疗后达部分缓解，伴肿瘤标志物阴性或阳性。在这些患者中，57 例（45%）继续接受了残留肿瘤切除术，剩下的 71 例（55%）患者因为疾病进展、肿块无法切除、一般情况差或主观拒绝切除等原因未进行手术。中位随访 87 个月，37/57 例（65%）患者存活，其中 34 例（59%）为持续无病进展状态。57 例患者中有 26 例（46%）在切除标本中发现确切的癌细胞。发现及未发现癌细胞的患者 5 年 EFS 率分别为 42% 和 84%（$P < 0.01$）。值得注意的是，在这个研究中所有患者均接受了单次大剂量化疗，这可能影响了切除标本中癌细胞的检出率。这个报道提示化疗后切除术可显著改善患者总体治疗结局，对于

大剂量化疗治疗后部分缓解的患者需考虑行残留肿块切除术。

（二）大剂量化疗后复发的治疗

印第安纳大学的一项回顾性研究纳入 101 例患者，这些患者在大剂量化疗治疗后中位间隔 10 个月疾病复发。其中 47 例随后接受挽救性标准剂量化疗治疗，总体应答率为 18.2%，完全应答率为 5%。7 例患者仅接受手术治疗，其中仅 1 例长期生存[91]。

两项前瞻性临床试验对大剂量化疗后复发的患者行挽救性标准剂量化疗治疗进行了研究。在印第安纳大学的一项 Ⅱ 期临床试验中，32 例在 2 个疗程 CE 后疾病进展的患者接受了紫杉醇 / 吉西他滨治疗[92]。在大剂量化疗前接受过这两种药物治疗的患者被排除在外。10 例（31%）患者治疗后有反应，包括 6 例完全应答和 4 例部分应答（持续时间 2 ~ 6 个月）。4 例获得完全应答患者（12.5%）在紫杉醇 / 吉西他滨治疗后 20 ~ 57 个月期间持续为无病状态，且未接受任何其他治疗。另一名完全应答患者在两次切

除肿瘤后达无病状态。德国的一项研究纳入 32 例大剂量化疗后复发患者和 9 例铂类耐药患者，这些患者均接受吉西他滨 / 奥沙利铂 / 紫杉醇作为挽救性治疗[93]。2 例（6%）患者达 CR，34% 达部分应答伴肿瘤标志物阴性，12% 达部分应答伴肿瘤标志物阳性，总应答率为 51%。

因此，对于大剂量化疗后复发的患者来说，尽管结果大多不尽如人意，但上述临床试验表明，即使是之前接受过较强方案治疗及铂类耐药的患者，仍有可能通过成功的化疗进行挽救。

五、结论

目前尚不能确立大剂量化疗在生殖细胞肿瘤一线治疗中的地位。其在一线挽救性治疗中的作用，需等待国际随机对照临床试验的完成及数据分析结果的证实。大剂量化疗被广泛认为是难治或二次及以上复发患者的有效治疗选择（表 61-3）。

第 62 章
造血干细胞移植治疗肾脏恶性肿瘤及其他实体肿瘤
Hematopoietic Cell Transplantation for Renal Cell Carcinoma and Other Solid Tumors

Richard W. Childs　Ramaprasad Srinivasan　著

陈丽韵　译

王　虹　傅琤琤　陈子兴　校

一、概述

过去的 40 多年中，我们对异基因造血干细胞移植清除恶性细胞机制的认识有了很大的进展。这不只是在高剂量化疗后恢复造血系统功能的一种方法，异基因造血干细胞移植更是作为治愈有致死风险的恶性疾病的一种强大的免疫疗法。这种观念的转变导致异基因造血干细胞移植适应证范围扩大，并指导减低剂量移植的发展，而后者更多受益于供者免疫系统带来的抗肿瘤效应。在过去 10 ～ 15 年，一些研究团队已开始探索非造血系统的恶性肿瘤是否易受异体免疫系统的攻击。在这一章节中，我们主要强调一些近期的研究成果可以加深我们对移植物抗肿瘤效应的认识和理解，并对试验性的治疗方法治疗转移性实体肿瘤的一些研究结果进行讨论。

二、异基因移植的免疫疗法：移植物抗肿瘤效应

传统观念认为急性白血病是"化疗敏感"的恶性肿瘤。常规化疗不能"治愈"大多数的成人白血病，至少部分原因是抗肿瘤药物不能达到足够的剂量以根除所有恶性细胞。药物毒性限制其使用，包括使淋巴造血系统功能恢复延迟，这显著影响了药物剂量的增加。E.D.Thomas 及其一些研究人员开创

性发明的异基因造血干细胞移植，加快了高剂量化疗后淋巴造血系统的恢复[1, 2]。

在接下来的 20 年，异基因造血干细胞移植逐渐用于那些对治疗耐药的各种的恶性血液病患者。起初，这些可治愈的潜能只是被单独地归因于预处理方案的细胞毒性作用，无论是单独化疗或化疗联合全身放疗。直到多年之后，由强大的免疫机制发挥治愈作用的这一概念才被研究者阐明。

纵观 20 世纪 80 年代，一些重大意义的发现使得研究目光聚焦在"移植物抗肿瘤"效应上。首先，分析超过 200 名接受同胞供者来源的 HLA 相合造血干细胞移植的恶性血液病患者后，研究者发现，相较于有轻度或者无 GVHD 的患者，那些经历了中重度急性或者慢性 GVHD 的患者的白血病复发率显著减低[3]。同样的，在比较接受同胞全相合（非双胞胎）移植与异体同基因移植的患者[4]，以及非去除 T 细胞与去除 T 细胞移植患者[4-7]，前者无病生存率同样获益。这些发现提示供者 T 细胞在介导这些效应中发挥重要作用，并且提示移植物抗肿瘤的靶点在 MHC 编码的目标抗原区域以外。移植后复发的慢性粒细胞白血病患者在接受供者淋巴细胞输注后再次得到缓解[6]，这为说明移植物抗肿瘤效应的临床意义提供了更确切的证据。

过去的 20 年，大量的研究者已经成功利用移植物抗肿瘤效应应对各种恶性血液病，包括急慢性

白血病、淋巴瘤、多发性骨髓瘤以及 EB 病毒相关的淋巴细胞增殖性疾病[8-16]。移植物抗肿瘤诱导缓解的效应在不同肿瘤中各有不同，而决定移植物抗肿瘤发挥效应的关键因素尚不完全清楚。

三、免疫系统和实体肿瘤

实体肿瘤例如转移性黑色素瘤和肾癌（renal cell carcinoma，RCC），因为其偶尔的自行消退或者保持长时间稳定状态的能力，使研究者萌生了利用免疫系统调节和控制恶性细胞的想法。实际上 1928 年报道了第一例肾切除术后转移性肾癌自行消退的病例，并将此归结为抗体介导的免疫反应[17]。裸鼠（无胸腺小鼠）更容易发生淋巴系统肿瘤，先天或者获得性免疫缺陷患者有更高的肿瘤发生率，均进一步提示免疫系统可能在控制癌症中发挥作用[18, 19]。因此，这些发现必然促使（研究者）制定针对转移性实体肿瘤的免疫治疗策略。

20 世纪 80 年代，Rosenberg 及同事在 NCI 开展了针对晚期实体肿瘤，尤其是转移性肾癌和转移性黑色素瘤免疫疗法的临床试验[20]。早期临床试验的目的是通过细胞因子例如 IL-2 非特异的刺激机体产生天然免疫反应来对抗肿瘤。根据最初的结果，对转移性肾癌或者黑色素瘤患者使用 IL-2，其总体反应率分别为 20%（肾癌）和 17%（黑色素瘤）。更重要的是，一些患者取得了完全、持久的缓解效果，这为以免疫为基础的治疗策略提供了颇有价值的依据。NCI 以及细胞因子工作小组开展了后续研究，使用淋巴细胞因子激活的杀伤细胞过继转移或者体内扩增肿瘤浸润的淋巴细胞与 IL-2 联合转移。虽然早期临床试验的反应率达 35%，进一步评估发现与单独细胞因子治疗相比，肿瘤浸润淋巴细胞治疗几乎没有带来额外的益处[21-27]。最近，研究人员评估了 IL-2 和自体肿瘤浸润淋巴细胞输注前的免疫抑制化疗方案，以期促进细胞毒性 T 淋巴细胞（cytotoxic T-lymphocytes，CTLs）在体内的选择性扩增。这种方法在转移性黑色素瘤的患者中已取得一些成功，但尚未在临床实践中获得广泛接受[28, 29]。低反应率和治疗相关的高并发症发生率（尤其是高剂量 IL-2）推动肿瘤靶向免疫治疗策略的探索与发展。

肿瘤特异性细胞免疫治疗的基础是识别黑色素瘤和其他实体肿瘤中的各种肿瘤相关抗原（tumor-associated antigens，TAA）[30-32]。一些临床试验已经评估了旨在增强对肿瘤相关抗原免疫反应的肿瘤疫苗的安全性和有效性。虽然免疫相关的研究提示一些疫苗可在体内促进肿瘤相关抗原反应性 T 细胞的显著扩增，但临床试验得出的早期结果却并不明显。

应用疫苗旨在增强针对肿瘤相关抗原的"自我"免疫，导致传统疫苗策略临床效果不佳的原因有几个方面。目前，大部分临床试验都使用基于 MHC Ⅰ类限制肽的方法。由此产生的免疫反应仅限于单一抗原表位，缺乏关键的 CD4+ 辅助 T 细胞成分[33]。此外，这种疫苗策略可能有利于筛选出缺乏靶抗原的肿瘤细胞，这一现象称为"抗原逃逸"。通过同时免疫 MHC Ⅰ类和Ⅱ类限制的多种肿瘤抗原，或者使用肿瘤本身（肿瘤溶解物、肿瘤凋亡体等）作为疫苗来改进这种方法，或许一定程度上能克服这种局限[34]。也有研究表明，肿瘤可以通过下调 CTLs 介导裂解所需的辅助分子的表达，或者通过参与 T 淋巴细胞上表达的诸如 CTLA-4 和 PD-1 等抑制性细胞表面受体而逃避 CTLs。事实上，CTLA-4 和 PD-1 抑制药作为一种规避肿瘤介导的免疫抑制和促进天然的抗肿瘤免疫的手段正在实体肿瘤患者中被积极探索。Ipilimumab，一种抗人类 CTLA-4 的抗体，已经在Ⅲ期随机对照研究中被证实能延长转移性黑色素瘤患者的生存时间。而一些在实体肿瘤包括黑色素瘤和肾癌患者中较有前景的 PD-1 通路抑制药目前正在临床试验的早期阶段被评估[35]。

也许传统免疫治疗中最大的限制之一是，人们企图增强的宿主免疫系统拥有对内在抗原的妥协功能。大量的证据支持这一观点。第一，宿主的免疫系统常常因为前期的化疗和（或）恶性肿瘤相关的因素而呈现无能。第二，可能对包括肿瘤疫苗靶向的肿瘤相关抗原在内的肿瘤抗原存在长期的免疫耐受。理论上讲，这种限制可以通过异基因造血干细胞移植来克服，这是一种宿主免疫替代的过程。或许更重要的是，与天然的宿主免疫不同，异体免疫系统有能力对肿瘤特异性或广泛表达的 mHA 的多态性产生免疫应答[36-38]。

四、实体肿瘤作为移植物抗肿瘤靶标

（一）移植物抗实体肿瘤效应的动物模型

20 世纪 80 年代初，异基因造血干细胞移植后的免疫应答能够抗实体肿瘤的这一设想首先在动物模型中得到证实。在小鼠模型中，Moscovitch 和 Slavin 发现移植 BALb/c 小鼠的异基因造血干细胞可以显著降低 NZ B/W 杂交小鼠自发性淋巴肉瘤的高发病率[39]。随后，该团队发现次要和主要组织相容性抗原不相合的移植可以防止小鼠乳腺癌（4T1）发生转移[40, 41]。这些实验表明，造血干细胞移植后可以产生针对肿瘤 mHA 的免疫应答。

（二）移植物抗肿瘤效应抗人类实体肿瘤的早期临床数据

移植物抗肿瘤效应在血液恶性肿瘤中的作用令人信服，这促使研究者在 20 世纪 90 年代末探索将异基因造血干细胞移植作为治疗转移性实体肿瘤的方法。首次研究报道表明移植物抗肿瘤可能对上皮来源肿瘤发挥作用，该研究发现对急性髓系白血病复发患者行异基因造血干细胞移植后转移性乳腺癌病灶消退[42]。随后，Eibl 等报道了 1 例化疗耐药的转移性乳腺腺癌患者经历高剂量同胞 HLA 全相合移植后，发生急性 GVHD 的同时肿瘤消退[43]。这种在体外裂解乳腺癌细胞系并促进 mHA 特异性 CTLs（出现临床反应时从患者获得）扩增的能力，证实了肿瘤消退至少部分是由异体免疫 T 细胞调节机制所介导的这一观点。来自 M.D.Anderson 癌症中心的研究者报道了 10 例转移性乳腺癌患者，他们均在高剂量预处理后接受了 HLA 同胞全相合造血干细胞移植[44]。1 例达完全缓解，5 例部分缓解。移植物抗肿瘤效应至少涉及 2 例患者，其肿瘤消退与急性 GVHD 的发生和免疫抑制药撤除有关。一例卵巢癌女性患者在接受高剂量预处理异基因造血干细胞移植后出现延迟的转移病灶消退，进一步为移植物抗肿瘤效应可作用于上皮起源的恶性肿瘤提供依据[45]。

五、减低剂量预处理的异基因移植在实体肿瘤中的应用

到 20 世纪 90 年代末，基于现有的临床前和临床数据，人们对移植物抗肿瘤抗实体瘤的作用产生了浓厚的兴趣。限制开展临床试验的主要原因是传统异基因造血干细胞移植相关的严重并发症和较高的死亡率。高强度的预处理方案能降低肿瘤负荷并促进植入，但在一定程度上增加了造血干细胞移植相关的并发症和死亡率。随后，人们意识到降低预处理方案的剂量可能会降低早期的、预处理相关并发症和死亡率。

在 20 世纪 90 年代末，许多研究者设计了减低剂量预处理的移植方案，并评估它们对移植物植入的潜能和毒性[46-50]。两个主要的因素影响了减低剂量预处理方案的设计和发展。一是认识到在缺乏高剂量化疗下，单独的移植物抗肿瘤效应或许已足够消除一些血液系统恶性肿瘤。二是认识到预处理方案的主要作用可能仅限于通过诱导宿主足够的免疫抑制来为移植物在受者植入做好准备。因此，减低强度预处理方案设计的原则就是使用一些药物既可以诱导足够的免疫抑制促进供者移植物的植入，又可以保持较低的毒性。这种"低强度"方案首先在对异基因 HCT 有反应的恶性血液病中进行评估。使用减低强度预处理造血干细胞移植的临床试验证明，这些方案一般耐受性好，有更低的移植相关并发症和死亡率，同时又能使供者移植物获得足够的免疫植入，从而使一些血液系统恶性肿瘤获得持续缓解[46-50]。

减低强度预处理方案的主要贡献之一是使异基因造血干细胞移植能扩展到体弱和老年患者，它们由于常规清髓性预处理有较高的治疗相关死亡率，通常被这种拥有治愈可能的方案剔除在外。更重要的是，研究者预期减低剂量预处理方案将带来更低的治疗相关死亡率，这将鼓励他们探索对抗实体肿瘤的移植物抗肿瘤效应。

六、在实体肿瘤中应用减低剂量异基因造血干细胞移植的临床结果

肾癌：美国国立卫生研究院经验

目前全球范围内关于减低强度预处理造血干细胞移植治疗实体肿瘤的临床经验有限，且该方法仍处于试验阶段。因为没有充分证据支持实体肿瘤中存在移植物抗肿瘤效应，考虑到造血干细胞移植存在高并发症的可能，早期临床试验主要局限于终末期难治的转移性肿瘤患者。目前，肾癌仍然是异基因抗肿瘤效应中最有代表性的实体肿瘤。

几个因素驱动着研究恶性肿瘤对 GVT 效应的敏感性。第一，转移性肾癌是一种高致命风险的肿瘤，大部分患者在诊断的 2～3 年内死亡。第二，尽管最近引入了针对 VEGF 的靶向药物，但治疗方案的选择依然非常有限，常规化疗和放疗在很大程

度上是无效的[51]；此外，这些靶向药很少有治愈的作用，大部分患者在治疗开始 1 年内出现疾病进展。第三，基于对细胞因子治疗的易感性，肾癌被认为是"免疫反应性"肿瘤[20, 52, 53]，偶有报道认为免疫治疗可使肿瘤自然消退[17, 54]，也有在消退的转移性病灶处发现肿瘤浸润性 T 淋巴细胞[22, 26]。这些因素导致了美国 NIH 对临床方案的改进，旨在评估减低强度造血干细胞移植在细胞因子耐药的转移性肾癌患者中的安全性和有效性[46, 55]。

对转移性肾癌患者设计异基因造血干细胞移植临床试验需主要考虑以下几点。

1. 设计的预处理方案能够确保最大的宿主免疫抑制，有利于快速、完全的供者免疫植入，同时相对保留受者骨髓祖细胞。

2. 设计的移植后免疫抑制方案能够最大限度地预防 GVHD，但不妨碍供者免疫介导的移植物抗肿瘤效应。

3. 明智地使用供者淋巴细胞输注来克服供者对宿主抗原的耐受，以促进移植物抗肿瘤效应。

4. 选择合适的患者：选择那些预期生存期至少能达到延迟性移植物抗肿瘤效应产生（比如 4 ～ 6个月）的难治性转移性肿瘤患者。

因此，存在可评价的转移性肿瘤，良好的一般状况（Eastern Cooperative Oncology Group 评分 0 ～ 1），足够的器官功能和至少 3 个月的生存期是患者入组的先决条件。

环磷酰胺和氟达拉滨联合治疗低级别淋巴细胞增殖性疾病，能产生较深的免疫抑制且耐受良好[56, 57]。

因此，我们设计了一种减低强度预处理造血干细胞移植方案，患者接受的预处理方案包括环磷酰胺（60mg/kg×2 天）和氟达拉滨（25mg/m^2×5 天），随后输注来自同胞供者的 HLA 配型 6/6 或 5/6 相合的未经处理的粒细胞集落刺激因子动员的外周造血干细胞（图 62-1）。应用聚合酶链反应方法分析移植后外周血淋巴细胞样本中患者和供者间的可变数目串联重复序列或者短串联重复序列多态性（图 62-2），确定移植后供者髓系（CD14$^+$/CD15$^+$）和 T 系（CD3$^+$）细胞的特异性植入数量。

动物实验中减低强度预处理造血干细胞移植后 GVHD 风险较低，主要基于这一点，我们在最初的患者中使用单药环孢素预防 GVHD。令我们震惊的是，最初接受治疗的 25 例肾癌患者发生 II ～ IV 度急性 GVHD 的概率非常高（精确概率 56%），其中有 3 例死亡。因此，在随后第二批肾癌患者中，吗替麦考酚酯以及最近的甲氨蝶呤与环孢素一起作为预防 GVHD 的药物。移植后 30 天或 60 天开始逐渐减少环孢素 / 吗替麦考酚酯，免疫抑制撤退的时间和速度取决于肿瘤进展速度、供者 T 淋巴细胞嵌合程度以及是否存在 GVHD。在无急性或慢性 GVHD 发生的情况下，对所有存在 T 细胞混合嵌合、疾病进展或部分缓解的患者给予一次或多次剂量递增的供者淋巴细胞输注。因为 IFN 被证实可以在体外上调肾癌细胞 MHC 的表达（图 62-3），我们设想移植后应用这种细胞因子可能使肿瘤成为移植物抗肿瘤效应的更好靶标。因此，未发生 GVHD 且对供者淋巴细胞输注不产生反应的患者移植后将会接受

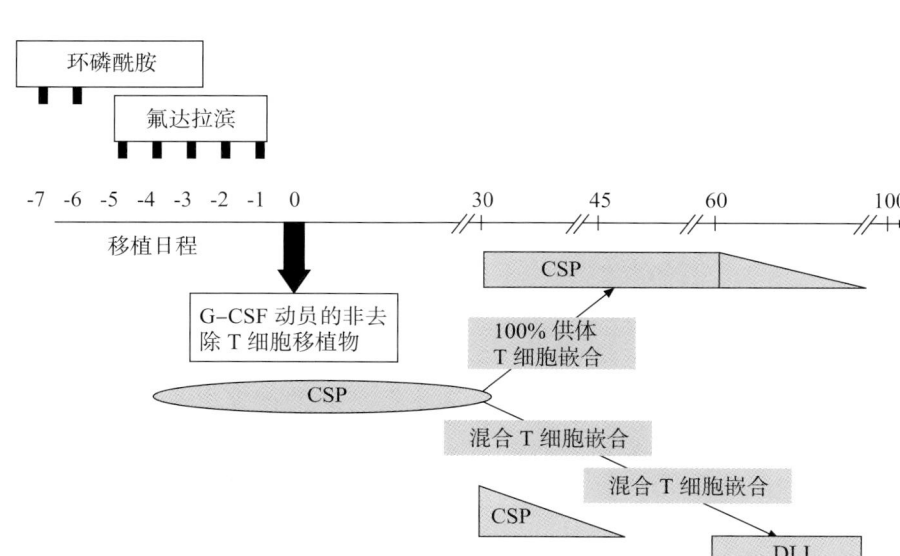

▲ 图 62-1　肾癌治疗中采用以环磷酰胺和氟达拉滨为基础的减低剂量预处理的造血干细胞移植方案

CSP. 环孢素；DLI. 供体淋巴细胞输注；G-CSF. 粒细胞集落刺激因子

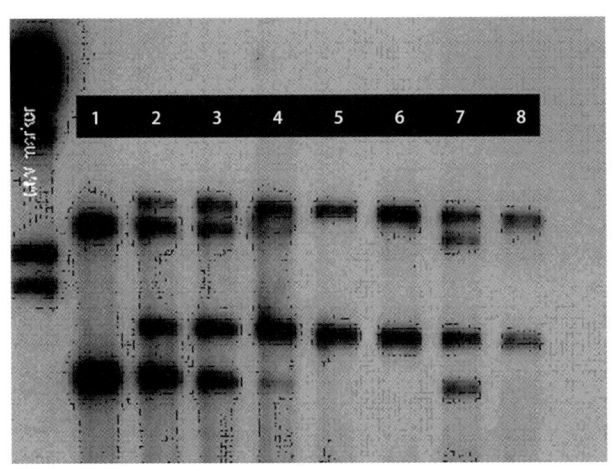

▲ 图 62-2　聚合酶链反应分析患者和供体之间两种不同微卫星序列的多态性

患者（第 1 道）和供体（第 5 道）显示了患者和供体两个特异性条带。作为对照供受体 DNA 混合 30%（第 2 道）、50%（第 3 道）和 90% 的供体嵌合率（第 4 道），以及移植后用磁珠分选显示分别在 CD2+/CD3 NK 细胞（第 6 道）、CD14+/15+ 髓系细胞（第 7 道）和 CD3+T 细胞（第 8 道）中 100%、60% 和 99% 的供体嵌合率

IFN 单独或联合 IL-2 的细胞因子治疗。

2000 年发表了减低强度预处理造血干细胞移植治疗转移性肾癌的初步经验[46]。第一批 19 例接受移植治疗的患者中 10 例出现肿瘤消退，包括 3 例完全缓解和 7 例部分缓解。目前，74 例肾癌患者在 NIH 接受减低强度预处理造血干细胞移植。其中 73 例被证实持续植入，在移植后 100 天达到 100% 供者 T 细胞嵌合。74 例中的 29 例（39%）有治疗反应，包括 7 例完全缓解和 22 例部分缓解[58]，5 例患者因为影像学证据反应不一被视为"无应答"。在许多患者中，疾病消退与急性和慢性 GVHD 出现的时间上相关，通常发生延迟，直至环孢素撤退后

发生，这也符合同种异体免疫介导的移植物抗肿瘤效应。一些患者已取得持久的疾病缓解，包括第一例完全应答的患者，在移植后的 14 多年来未发现转移性病灶（图 62-4）。尽管肺部的反应最常发生，但观察到多发转移灶的疾病消退。有时疾病的治疗反应非常显著，包括巨大的肺转移灶和大块腺瘤完全消退（图 62-5）。

初步数据显示在减低强度预处理造血干细胞移植后的疾病应答反应具有一定的临床价值，因为转移性肾癌的消退与患者生存期的延长相关。无应答患者的中位生存期小于 6 个月，相比之下达到部分缓解的患者在移植后中位生存期为 2.5 年。一般来说，转移性肾癌患者对这种预处理方案有良好的耐受性。尽管几乎所有的患者都经历了发热性中性粒细胞减少，但我们没有发现肝窦阻塞综合征或化疗相关黏膜炎。大约 28%（21/74）患者发生了巨细胞病毒血症，仅 1 例发生巨细胞病毒感染（食管炎）并对更昔洛韦治疗有效。移植相关并发症导致的死亡在 74 例患者中有 8 例（11%），感染和急性或慢性 GVHD 是治疗相关死亡率的主要原因。由于肾癌经常转移到肺部，一些肾癌患者在移植后发生阻塞性肺炎的风险很高。在免疫功能严重受损的人群中发生这些并发症可能会导致灾难性的感染并发症，正如我们观察到的 2 例肾癌患者死于阻塞性支气管炎相关的细菌败血症。大多数与急性 GVHD 相关的死亡发生在临床试验开始的 2 ～ 3 年；近年来，处理严重 GVHD 或激素耐药 GVHD 的能力较前有明显提高，已大大降低这种并发症的死亡风险[59]。

急性 GVHD 是肾癌患者接受减低强度预处理造血干细胞移植后发生并发症和死亡的主要原因。因

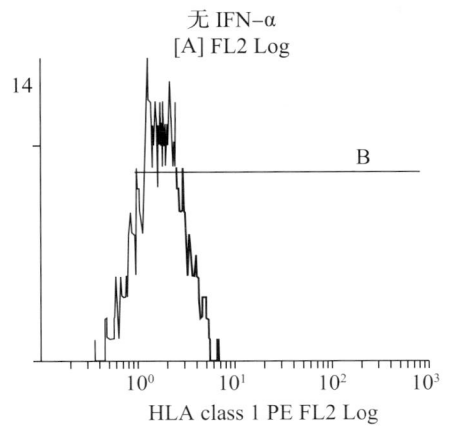

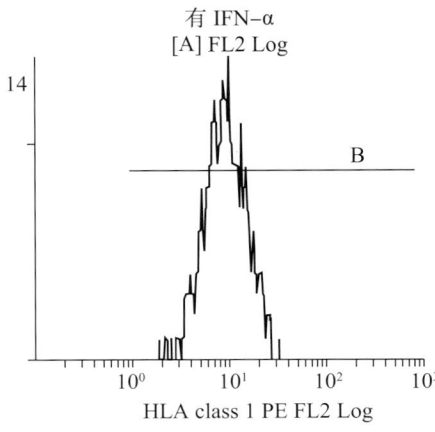

◀ 图 62-3　暴露于干扰素 -α（10 000U/ml）24h 后，HLA Ⅰ 类在肾癌细胞上表达上调（阳性百分比和平均荧光强度）

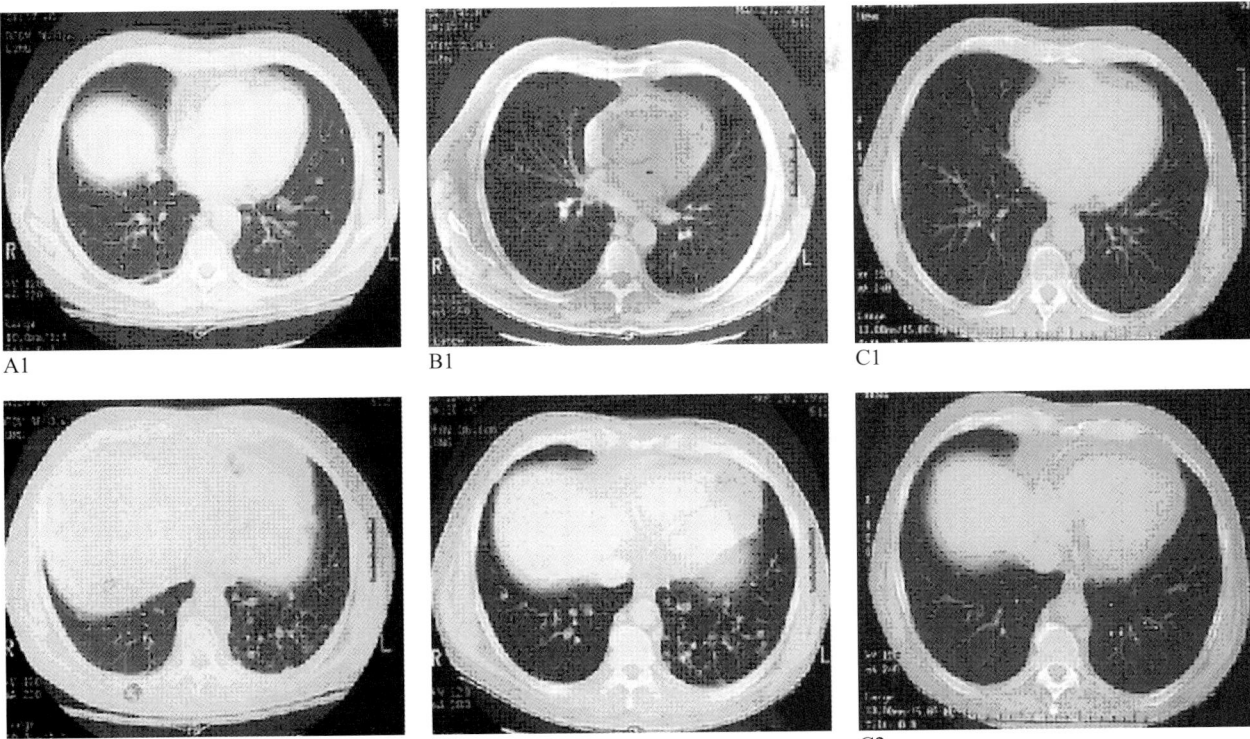

▲ 图 62-4　肾癌治疗前后影像图

A. 肾癌转移到肺部（移植前图 A1 和 A2）；B. 预处理 30 天后转移病灶无变化（B1 和 B2）C. 在环孢素撤退后，移植后 110 天转移灶完全消退（C1 和 C2）。患者移植后 9 年多为无病状态

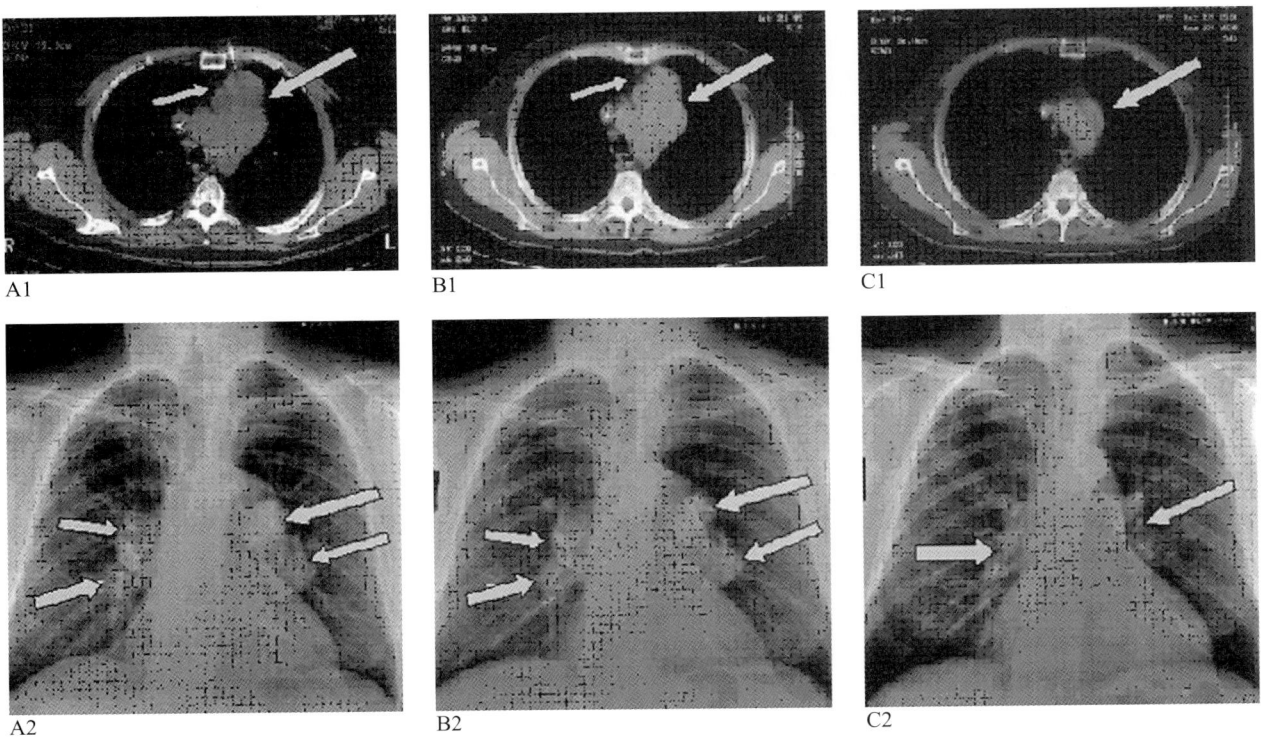

▲ 图 62-5　肾癌的延迟消退

A. 移植前图像显示巨大的前纵隔肿块（A1）和肺门（A2）淋巴结肿大；B. 移植后 6 个月病情稳定（B1、B2）；C. 移植后 9 个月（C1、C2）观察到肿大淋巴结消退

为吗替麦考酚酯是肌苷单磷酸的强效抑制药，而且在体外已经被证明能阻断细胞毒性 T 细胞的增殖反应，我们在第二批肾癌患者中将吗替麦考酚酯加入环孢素来预防 GVHD。不幸的是，对前 30 例患者使用前两种药物治疗的中期分析显示，单独应用环孢素组与环孢素 + 吗替麦考酚酯组在 Ⅱ～Ⅳ度或 Ⅲ～Ⅳ度急性 GVHD 的发生率方面没有差异（急性 Ⅱ～Ⅳ度 GVHD 的实际发生率在环孢素组和环孢素 + 吗替麦考酚酯分别为 56% 和 61%）。基于这些发现，我们已经从移植方案中撤出吗替麦考酚酯，目前正在研究应用低剂量甲氨蝶呤联合环孢素预防 GVHD 的疗效。

近期一项针对我院 230 例接受环磷酰胺和氟达拉滨预处理的减低强度预处理造血干细胞移植治疗的多种恶性肿瘤和非恶性血液病患者的分析显示，接受环孢素和甲氨蝶呤作为 GVHD 预防的患者 Ⅱ～Ⅳ度或 Ⅲ～Ⅳ度急性 GVHD 的发生率，显著低于单用环孢素或环孢素 + 吗替麦考酚酯预防 GVHD 的患者。更重要的是，在环孢素基础上添加甲氨蝶呤似乎并未消除移植物抗肿瘤对肾癌的影响，在接受这项方案的 18 例患者中有 4 例表现出客观的疗效（包括 1 例完全缓解患者）。

减低强度预处理造血干细胞移植后供者嵌合度的评估不仅对记录供者植入有重要意义，同时也有利于我们对供者移植后免疫系统的操作，以优化诱导移植物抗肿瘤效应的条件。根据我们的经验，减低强度预处理造血干细胞移植后的移植物抗肿瘤效应一般要到免疫系统从混合嵌合转变为供者 T 细胞嵌合为主时才产生。因此，对接受这种方案的所有患者要展开一系列供者淋巴系和髓系植入的检测。具有代表性的细胞系列特异性植入概况及其与临床结果的关系如图 62-6 所示。

虽然接受环磷酰胺和氟达拉滨为基础的预处理方案的患者供者 T 细胞植入一般早于髓系植入，但植入的形式可能因患者个体而有很大差异[60]。有几个因素影响供者植入的程度和速度，包括预处理方案中使用的药物，宿主免疫的一般状态，以及移植物中的细胞数量。一项对 36 例在 NIH 行减低强度预处理造血干细胞移植的转移性实体瘤患者多因素分析，发现移植前接受化疗的剂量和移植物中较高的 CD34$^+$ 细胞数可以显著促进供者髓系和 T 系的植入[61]。因此，根据前期化疗的暴露来调整实体瘤患

者的减低强度是值得探索的。

虽然异基因造血干细胞移植后转移性肾癌消退的确切机制尚未阐明，但一些观察（实验室和临床）表明，至少部分是由供者 T 细胞介导的同种异体免疫效应发挥作用所致（表 62-1）[46]。大多数最终取得疗效的患者在移植后的最初几个月显示存在早期肿瘤生长，在这段时期新移植的供者免疫系统受免疫抑制治疗的调控或混合 T 细胞嵌合占主导，导致宿主（包括肿瘤）免疫"耐受"。肿瘤消退常在免疫抑制撤退或逐渐减弱后，供者 T 细胞嵌合占主导时才会发生，通常发生延迟（4～8 个月）。

这些发现强调了采用有利于供者 T 细胞快速植入的移植方法的重要性，并结合了明智和及时的 GVHD 预防药物的撤退。正如之前在恶性血液病患者中描述的，前期急性 GVHD 的病史与增强的抗肿瘤效应有关。有人可能会推测在这种情况下疾病消退可能是针对 mHA 的同种异体反应性 T 细胞的作用，mHA 广泛表达在正常组织和肿瘤细胞上。更重要的是，在缺乏或暂时没有 GVHD 的情况下也观

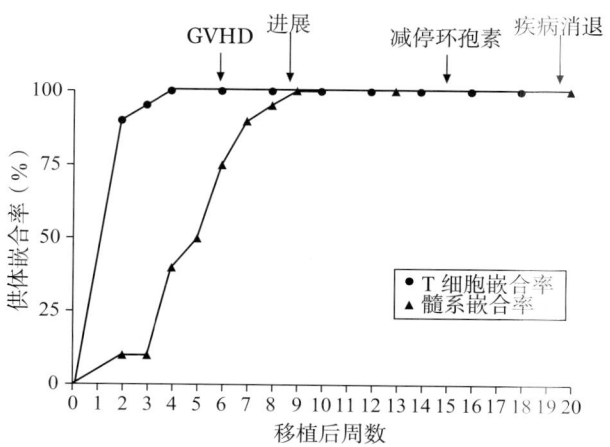

▲ 图 62-6　以环磷酰胺和氟达拉滨为基础的预处理后典型的各系植入情况

在移植后 17 周有治疗反应的患者中，T 细胞（●）和髓细胞（▲）的供体嵌合率显示如图。GVHD. 移植物抗宿主病

表 62-1　减低剂量预处理的造血细胞移植后肿瘤反应模式与移植物抗肿瘤效应一致

- 迟发反应（移植后＞ 100 天）
- 撤退免疫抑制药后的反应
- 移植物抗宿主病之后或伴随发生的反应
- 供体淋巴细胞输注后的反应
- 难治性肿瘤持久的治疗反应

察到了肿瘤的缩小，这可能意味着肿瘤细胞对异体免疫攻击特别敏感，或者肿瘤特异性免疫效应物可能在某些患者中介导肾癌消退。

最后，还观察到在供者淋巴细胞输注后或低剂量皮下注射 IFN-α 后肾癌的消退。供者淋巴细胞输注后疾病的消退提示移植物抗肿瘤效应的中介物可能与白血病消退的中介物相似。有趣的是，一些在移植前对 IFN-α 没有反应的患者在移植后应用 IFN-α 后出现疾病消退。这项观察提示，IFN-α 在移植后促进肿瘤消退的机制与该药物使肿瘤成为更好的靶点而增强同种异体免疫系统的能力有关，而并非直接的抗肿瘤作用。

七、减低强度预处理造血干细胞移植在肾癌中的新角色

尽管异基因造血干细胞移植治疗转移性肾癌还在探索阶段，一些其他研究者已经开始报道了这种疾病颇令人鼓舞的结果（表 62-2）。芝加哥大学的研究人员最初报道了 15 例接受以氟达拉滨和环磷酰胺为基础预处理的造血干细胞移植患者[62]。前 4 例患者接受了极低强度的预处理方案，包括氟达拉滨（90mg/m^2）和环磷酰胺（2g/m^2），给予的预处理剂量未能使宿主产生足够的免疫抑制。结果，4 例患者中的 3 例（75%）不能实现稳定的供者 T 细胞植入，并最终排斥了移植物。后续的患者接受了更高剂量的相同预处理方案（氟达拉滨 150mg/m^2 和环磷酰胺 4g/m^2），均获得成功和持续的供者植入。在接受移植并可评价疾病反应的 12 例患者中，有 4 例（33%）获得影像学上疾病的 PR，包括 1 例原发性肾脏肿瘤的消退。这些数据已被更新，包括最初植入的 19 例患者，其中的 4 例达到部分缓解。尽管所有患者在造血干细胞移植后中位 609 天均发生复发。但对治疗有应答的患者，中位随访时间 41 个月，均仍存活（相比整个队列的中位 OS 14 个月）[63]。

与减低强度预处理造血干细胞移植治疗实体肿瘤的其他临床试验一样，占主导地位的供者免疫系统（由 T 细胞嵌合度研究决定）是产生有意义的移植物抗肿瘤效应的先决条件。只有那些具有稳定和主导的供者免疫植入的患者才显示出疗效。事实上，1 例移植物被排斥的患者（非应答者）接受强化预处理方案行第二次移植后，获得完全的供者植入并随后达到部分缓解。12 例患者中只有 2 例（17%）发生了 Ⅱ 度或更严重的急性 GVHD，可能是 GVHD 的预防药物逐步撤退的结果。延缓移植后免疫抑制药的撤退是否会减少急性 GVHD 的发生而不会对移植物抗肿瘤产生不利的影响，尚需进一步研究。

CALGB 的临床试验评估了美国多机构转移性肾癌进行造血干细胞移植的可行性[64]。22 例患者接受了以环磷酰胺和氟达拉滨为基础的预处理后行 HLA 相合的同胞供体者移植。在 19 例可评估的患者中，17 例在移植后第 120 天达到了 90% 以上的供者嵌合。50% 患者合并急性（Ⅱ~Ⅳ度）GVHD，23% 患者合并慢性 GVHD。结果并没有显示客观的疗效，中位 OS 仅 5.5 个月，大部分患者死于疾病进展（中位进展时间为 3 个月）。导致这项临床试验不良结果的因素包括：纳入了一些包含多种不良预后因素的患者，极少数患者使用供者淋巴细胞输注（尽管大部分患者疾病进展，22 例患者中只有 2 例接受了供者淋巴细胞输注），纳入了一些细胞组织学不清楚的患者。这项临床试验明确地强调了选择适当患者的重要性，以及确定可能预测有利结果的预后因素的必要性。

EBMT 报道了他们多中心对 124 例转移性肾癌患者进行造血干细胞移植的经验，这些患者的供者分别为 HLA 全相合（n=106）和 HLA 部分相合（n=5）的亲缘供者，以及无关全相合供者（n=13）（表 62-2）[65]。多种氟达拉滨为基础的减低强度方案被采用，环孢素单独或联合吗替麦考酚酯或甲氨蝶呤被用于大部分患者 GVHD 的预防。121 例患者获得持续植入。急性 Ⅱ~Ⅳ度和慢性 GVHD 的发生率分别为 40% 和 33%。98 例可评估的患者中有 28 例有治疗反应，包括 4 例获得完全缓解。治疗反应通常是延迟的，完全缓解和部分缓解中位发生时间在移植后第 135 天和 265 天。从诊断肾癌到进行造血干细胞移植的较短的间隔时间，存在急性 GVHD，和采用 HLA 不全相合供者均与较高的疗效反应相关。1 年移植相关死亡率为 16%，2 年 OS 为 30%。在多因素分析中，存在慢性 GVHD、良好的一般状态（Karnofsky 评分 ≥ 80）、应用供者淋巴细胞输注以及少于三处转移病灶是预测良好预后的因素。EBMT 实体肿瘤工作组试图分析 70 例接受以氟达拉滨为基础的预处理、行同胞全相合造血干细胞移植者的关键预后因素。在多因素分析中，一般状

表 62-2 转移性肾癌行减低剂量预处理造血干细胞移植的临床试验总结

研　究	预处理药物	GVHD 预防	急性 GVHD（II~IV）（%）	慢性 GVHD（%）	TRM（%）	治疗反应（部分或完全）（%）
Childs 等[46] 和未出版的数据	环磷酰胺 + 氟达拉滨	环孢素（开始 25 例）；环孢素 + 吗替麦考酚酯（随后的病例）	53	21	11	53
Rini 等[62]，Artz 等[63]	环磷酰胺 + 氟达拉滨	他克莫司 + 吗替麦考酚酯	22	39	14	22
Bregni 等[73]	环磷酰胺 + 氟达拉滨 + 塞替派	环孢素 + 甲氨蝶呤	86	71	0	57
Pedrazzoli 等[96]	环磷酰胺 + 氟达拉滨	环孢素 + 甲氨蝶呤	0	N/A	29	0
Blaise 等[97]	氟达拉滨 + 白消安 + 抗胸腺细胞蛋白	环孢素	42	60	9	8
Nakagawa 等[98]	氟达拉滨 / 克拉屈滨 + 白消安 + 抗胸腺细胞蛋白	环孢素	44	44	0	11
Ueno 等[99]	氟达拉滨 + 美法仑	他克莫司 + 甲氨蝶呤	47	27	33	27
Hentschke 等[100]	氟达拉滨 + 全身放疗 ± 抗胸腺细胞球蛋白	环孢素 + 吗替麦考酚酯	50	30	40	0
Massenkeil 等[101]	氟达拉滨 + 环磷酰胺 + 抗胸腺细胞球蛋白	环孢素 ± 吗替麦考酚酯	29	57	14	29
Tykodi 等[102]	氟达拉滨 + 全身放疗	环孢素 + 吗替麦考酚酯	50	50	13	13
Barkholt 等[65]	增加氟达拉滨 - 基本方案	环孢素 ± 吗替麦考酚酯或甲氨蝶呤	40	33	16	32
Rini 等[64]	氟达拉滨 + 环磷酰胺	他克莫司 + 甲氨蝶呤	32	23	9	0
Peres 等[103]	氟达拉滨 + 环磷酰胺或氟达拉滨 + 全身放疗	环孢素 + 吗替麦考酚酯	44	38	12	32

GVHD. 移植物抗宿主病；N/A. 不适用；TRM. 治疗相关死亡率

态，乳酸脱氢酶水平和 C 反应蛋白被确定为有价值的预后因素。作者将这些变量纳入 Cox 回归模型后可以识别预后差（中位 OS 3.5 个月）和预后好（中位 OS 23 个月）的患者 [66, 67]。

八、减低强度预处理造血干细胞移植在转移性肾癌中的毒性和局限性

虽然现在有充分的证据支持转移性肾癌易受同种异体移植物抗肿瘤效应的影响，但是减低强度预处理造血干细胞移植相关的许多潜在的有死亡风险的毒性限制了这种治疗方法的广泛应用（表 62-3）。尽管减低强度预处理的早期治疗相关死亡率似乎较低，但总的来说，5% ～ 20% 的患者最终会死于移植相关的原因。

感染和急性 GVHD 相关的并发症是减低强度预处理造血干细胞移植过程中最大的风险。事实上，在 NIH 前 25 例进行移植的肾癌患者中，有 3 例死于 GVHD 相关的原因 [46]。不幸的是，环孢素基础上加入吗替麦考酚酯来预防 GVHD 并没有降低 Ⅱ ～ Ⅳ度或Ⅲ ～ Ⅳ度急性 GVHD 的发生率。而针对严重的激素耐药 GVHD 的新二线治疗，例如达利珠单抗（daclizumab）（针对 IL-2 受体 α 链的单克隆抗体）和英夫利昔单抗（针对 TNF-α 受体的单克隆抗体）已显示出良好的前景 [68, 69]。我们的初步经验表明，这些单克隆抗体在降低激素耐药性 GVHD 相关的死亡率方面是有效的，特别是在两性霉素 B 脂质体或伏立康唑预防曲霉菌的情况下。一旦出现明显的激素耐药的证据，应迅速减少激素剂量 [59]。目前需要更大型的研究来确定这些药物能否在不损害移植物抗肿瘤效应产生的同时，最终降低 GVHD

表 62-3　减低剂量预处理造血细胞移植在实体瘤中的局限性

	发病率（%）
人类白细胞抗原同胞全相合供体的获得	25 ～ 30
急性移植物抗宿主病	30 ～ 60
慢性移植物抗宿主病	40 ～ 70
巨细胞病毒激活	20 ～ 40
移植排斥	5 ～ 10
治疗相关死亡率	10 ～ 20

相关的死亡率。

谨慎选择患者，注意患者的一般状态、并发症以及肿瘤生长动力学可进一步改善移植效果。尽管目前减低强度预处理造血干细胞移植用于实体肿瘤的治疗尚有限，但初步临床经验已对患者特征进行了深入探讨，预计会对移植效果产生有利影响（表 62-4）。

九、黑色素瘤的减低强度预处理造血干细胞移植

尽管最近出现了新的、临床有效的免疫治疗和靶向治疗方法，但转移性黑色素瘤患者的预后仍然很差 [70, 71]。像肾癌一样，黑色素瘤长期以来都有"免疫反应性"肿瘤的称号。事实上，针对黑色素瘤的免疫治疗临床试验比任何其他实体肿瘤都要多。因此研究该肿瘤是否是异基因造血干细胞移植后 GVT 效应的靶点似乎合乎逻辑。不幸且更令人惊讶的是，减低强度预处理造血干细胞移植在 NIH 和全世界其他中心治疗黑色素瘤的结果远不尽如人意。

我们回顾了 25 例转移性黑色素瘤患者在四个不同机构使用三种不同减低强度预处理造血干细胞移植预处理方案的结果，分别为：环磷酰胺（120mg/kg）＋ 氟达拉滨（125mg/m^2）（n=18）、白消安（8mg/kg）＋ 氟达拉滨（150mg/m^2）＋ATG（n=5），或200cGy 全身放疗 + 氟达拉滨（90mg/m^2）（n=2）[72]。25 例患者中有 24 例植入。12 例患者（48%）出现 Ⅱ ～ Ⅳ度急性 GVHD，包括 11 例皮肤 GVHD。11 例（92%）GVHD 患者接受免疫抑制治疗后有反应，1 例死于Ⅳ度激素耐药的肝脏 GVHD。5 例患者（20%）在影像学上证实有疾病消退，与治疗反应一致（全部为部分缓解）；4 例患者治疗反应发生在移植刚结束，可能是化疗的作用。1 例患者反应延迟，符合移植物抗肿瘤效应与慢性皮肤 GVHD 在时间上

表 62-4　行减低剂量预处理造血干细胞移植的实体肿瘤患者预后良好的特征

- 一般状况良好（东部肿瘤协作组评分 0 ～ 1）
- 年轻的患者（< 65 岁）
- 肿瘤负荷小
- 肿瘤生长缓慢
- 无中枢转移
- 有证据（临床或体外）支持肿瘤易受免疫攻击

的相关性。没有一种治疗反应是持久的，所有应答者均在 1～3 个月内发生了黑色素瘤进展。6 例患者因为肿瘤进展接受供者淋巴细胞输注，但没有证据表明其疗效。25 例接受移植的患者无一存活。2 例（8%）死于移植相关并发症（急性 GVHD 和特发性脑炎），23 例（92%）死于转移性肿瘤的进展。中位生存期仅 100 天（7～660 天），5 例治疗有应答者（中位生存期 114 天）和 20 例无应答者（中位生存期 93 天）之间没有明显生存差异。

黑色素瘤行减低强度预处理造血干细胞移植后较差的疗效令人困惑，特别是肾癌中移植物抗肿瘤效应已经被证实。快速的肿瘤增殖和转移性的巨块肿瘤可能至少部分解释了为什么一些患者未能显示移植物抗肿瘤效应。更值得关注的是观察到一些患者似乎在减低强度预处理造血干细胞移植后不久就出现了肿瘤生长速度加快（D.Niederweiser，个人交流）。虽然这一现象的描述确实是主观的，而且仅仅是反映了肿瘤生长动力学的自然演变，但我们很容易推测其为移植相关的免疫抑制可能会促进肿瘤的进展，这是破坏固有宿主免疫监视的结果。这些初步数据表明，减低强度预处理造血干细胞移植后转移性黑色素瘤出现短暂的疾病消退可能与预处理有关，而有临床意义的移植物抗肿瘤效应的可能性很低。这种由疾病迅速进展带来的高死亡风险使得一些研究者不愿在黑色素瘤患者中进行类似的减低强度预处理造血干细胞移植研究。必须加大"靶向肿瘤"异基因移植的临床前研究的力度，如果成功，可能导致在转移性黑色素瘤中进行"第二代"减低强度预处理造血干细胞移植临床试验。

十、其他实体肿瘤的减低强度预处理造血干细胞移植

除了肾癌和黑色素瘤，减低强度预处理造血干细胞移植在其他实体瘤方面的全球经验仅限于少数刊物，而且患者人数都很少。基于对肾癌患者移植物抗肿瘤效应的重要发现，早期对于这种方法的热情致使其他难治性实体肿瘤移植的数量迅速增加。确实，正如前面所讨论的，高剂量预处理和异基因移植后移植物抗肿瘤对转移性乳腺癌的作用与一些患者的急性 GVHD 相关 [43, 44]。乳腺癌在普通人群中的高发病率，加上自体移植临床试验令人失望的

结果，促使一些研究人员在乳腺癌患者中探索减低强度预处理造血干细胞移植。Bregni 等对 6 例转移性乳腺癌患者进行以环磷酰胺、氟达拉滨和塞替派（N- 三乙烯基磷酰胺）为预处理的减低强度预处理造血干细胞移植治疗 [73]。2 例患者直到移植后几个月才发生延迟的部分缓解。这两例病例治疗应答都发生于供者淋巴细胞输注和 GVHD 之后，与移植物抗肿瘤效应一致。

16 例难治性转移性乳腺癌患者在 NCI 接受了同胞 HLA 全相合、以氟达拉滨和环磷酰胺为预处理的去除 T 外周造血干细胞移植；在移植后第 42、70 和 98 天被给予剂量递增的供者淋巴细胞输注。所有可评价的 15 例患者均获得完整的供者 T 细胞嵌合。16 例患者中有 6 例（移植后 28 天以上）出现与移植物抗肿瘤效应一致的延迟应答反应，包括 2 例移植后出现早期疾病进展的患者 [74]。

IBMTR、EBMT 联合分析了 1992—2000 年间 76 例接受异基因造血干细胞移植的转移性乳腺癌患者 [75]。正如研究中时间框架预期的那样，多种高剂量和减低强度预处理方案被应用。尽管没有提供植入的数据，但大约 51% 患者出现急性 GVHD，25% 患者出现慢性 GVHD。中位随访时间约为 25 个月，无进展生存率为 9%，2 年的 OS 仅为 22%。中位进展时间和中位 OS 均为 8 个月。

Carella 等介绍了 17 例乳腺癌患者进行的异基因免疫新疗法，这些患者的肿瘤首先通过高强度化疗和随后的自体造血干细胞移植被最大限度清除 [76]。4 例患者（24%）因移植物抗肿瘤效应而出现延迟的转移性乳腺癌的肿瘤消退。然而，与仅观察到转移性乳腺癌部分消退的单一异基因造血干细胞移植相比，本研究中 18% 接受序贯自体 / 异基因造血干细胞移植治疗的患者获得了长期无病生存。值得注意的是，3 例患者出现了与急性 GVHD 相关的延迟、完全的肿瘤消退，且在移植后 3.6、4.2 和 5.9 年仍处于缓解状态。另外在自体造血干细胞移植后肿瘤部分消退的 5 例患者中，有 3 例随后因移植物抗肿瘤效应获得持续完全缓解，而 11 例对大剂量化疗无效的患者在异基因造血干细胞移植后无一例获得完全缓解。

这些结果表明，序贯性移植可以使少数转移性乳腺癌患者获得长期无病生存。更重要的是，他们强调了降低移植前肿瘤负荷的重要性，促进和增强

了异基因移植物抗实体肿瘤的作用。

少数减低强度预处理造血干细胞移植也被用于晚期卵巢癌患者。一个研究小组报道了一转移性卵巢癌患者接受同胞 HLA 全相合移植后肿瘤延迟性消退的病例[45]。Bay 等报道了 5 例接受高剂量（1例）或减低剂量（4 例）预处理造血干细胞移植的难治性卵巢癌患者[77]。3 例患者在移植后早期出现转移癌的消退和（或）与疾病相关的血清标志物（即 CA125）水平的下降。肿瘤缩小与化疗预处理的密切关系很难说清这些应答反应是否真的与同种异体免疫效应有关。因此需要更长的随访时间和更多的患者来明确该肿瘤是否确实对移植物抗肿瘤效应有应答反应。

另一研究组报道了 7 例不同实体肿瘤患者使用克拉屈滨或氟达拉滨联合白消安和 ATG 预处理的减低强度预处理造血干细胞移植结果[78]。1 例骨肉瘤患者和 2 例肾癌患者出现的肿瘤部分消退与移植物抗肿瘤效应有关。

由于效应 T 细胞介导的同种异体免疫反应可以对抗 EB 病毒介导的淋巴细胞增生性疾病，因此有人推测 EB 病毒介导的实体肿瘤也可能对移植物抗肿瘤敏感。最近，Toh 等报道了他们在晚期 EB 病毒相关鼻咽癌患者中应用减低强度预处理造血干细胞移植的经验[79, 80]。21 例患者接受了同胞 HLA 6/6 或 5/6 相合的外周造血干细胞移植，预处理方案包含环磷酰胺、胸腺放疗和兔 ATG。报道 7 例（33%）患者有部分应答反应，其中 3 例在供者 T 细胞嵌合增加和（或）应用供者淋巴细胞输注的情况下出现延迟的持久的疗效。有延迟反应的患者同时表现出血液中 EB 病毒 DNA 水平的下降。与肾癌异基因移植的经验相似，GVHD 的存在与较高的治疗应答反应相关。

总之，目前还没有足够的数据来评价减低强度预处理造血干细胞移植在大多数实体肿瘤中的疗效。对这些有限数据的解读一定要谨慎，因为尚不清楚肿瘤的消退是与预处理方案应用的化疗药物的细胞毒作用，还是与供体免疫介导的移植物抗肿瘤效应有关。严格遵守如表 62-1 所述的标准可能有助于证实移植物抗肿瘤效应的发生，并应尽可能将过度解读临床数据的风险降至最低。移植物抗肿瘤的疗效在这些恶性肿瘤中诱导缓解的能力各不相同，决定肿瘤对移植物抗肿瘤易感性的关键因素尚

未完全清楚。

十一、实体肿瘤中移植物抗肿瘤效应的机制

一些难治性肾癌患者异基因造血干细胞移植后肿瘤消退激发了人们探索移植物抗肿瘤效应机制的兴趣。更好地了解移植物抗肿瘤效应的靶点和效应器可促使更安全有效的移植方案的开发。基于临床数据和我们对移植物抗肿瘤效应介质的了解，T 淋巴细胞（CD8$^+$ 和 CD4$^+$）和 NK 细胞可能在调节对抗实体瘤的免疫反应中发挥作用[81-85]。研究发现肿瘤的消退：①与循环中具有活化表型（DR$^+$CD38$^+$CD57$^+$）的 CD8$^+$T 细胞比例增加有关；②直到供者 T 细胞嵌合占主导时才发生；③有时发生于供者淋巴细胞输注之后。上述这些都提供了有力的证据来支持这一假设[46, 86]。

异体 NK 细胞是否介导实体肿瘤的移植物抗肿瘤效应，如果有作用的话，发挥了什么样的作用目前还不清楚。研究人员已经指出，NK 细胞可能在行单倍体移植的急性和慢性髓细胞白血病患者中调节移植物抗肿瘤效应中起关键作用，该供者的 KIR 在 GVHD 方向上不相合（即患者的 Cw 等位基因与供者不相合，因此不能作为供者 NK 细胞 KIR 的配体）[87, 88]。我们进行的体外实验表明，由 KIR 不相合的异基因供者产生的 NK 细胞克隆主要通过 KIR 不相合杀死黑色素瘤和肾癌肿瘤细胞[89]。这些初步数据表明，在单倍体移植环境中，KIR 不相合的异基因造血干细胞移植对急性髓性白血病的抗肿瘤作用也可能选择性地发生在某些实体瘤中。

美国国家心肺血液研究所对一组转移性肾癌患者进行了一项回顾性分析，这些患者接受了同胞 HLA 相合非去除 T 细胞减低强度预处理造血干细胞移植，为支持这一假设提供了初步的临床证据[90]。在这项研究中，KIR 不相合（定义为在供者细胞中存在一个或多个 KIR 基因型，而受者缺少相应的失活 HLA-B 或 C 配体）似乎可以预测更高的治疗反应率和更高总生存率，这一效应在缺乏 HLA-Bw4 并接受有 KIR3DL1 基因型供者的患者中更为明显。

确定移植物抗肿瘤效应的目标抗原是一个值得深入的研究领域，最近的研究表明，特异血细胞系列限制和广泛表达的 mHA 都是移植物抗肿瘤效应

潜在的靶点。为了阐明 mHAs 在同种异体免疫 T 细胞应答中对抗肾癌的作用，首先检测具有特征性的 mHA 特异性 CTL 克隆对 EB 病毒转化的 B 细胞（EBV-LCL）（与适当的 mHA 限制性等位基因相合的 HLA）的细胞毒性，以确定表达相关抗原的肾癌患者。随后，检测能识别患者 EBV-LCL 的 CTLs，因为 CTLs 能够识别肾癌患者肿瘤细胞上的 mHA。在大多数情况下，CTLs 识别患者 EBV-LCL 的同时也识别患者的肾癌肿瘤细胞，这表明广泛表达的 mHA 可以作为急性 GVHD 环境下免疫介导的肿瘤消退的靶点[91]。

异基因移植后肾癌患者肿瘤消退的初步数据表明，在 GVHD 情况下经历肿瘤消退的患者靶抗原可能与没有 GVHD 的患者不同。在没有发生 GVHD 但有移植物抗肿瘤效应的情况下，特异性裂解肾癌肿瘤细胞和同时裂解肾癌肿瘤细胞和造血细胞的 T 细胞克隆从一例应答者身上分离和扩增了出来。相比之下在 1 例存在急性 GVHD 且伴有移植物抗肿瘤效应而肿瘤退缩的患者中，我们只能扩增出同时对肿瘤细胞和造血细胞有反应的 T 细胞克隆[86]。因此，可以想见，针对存在于肿瘤细胞和正常组织抗原的免疫反应除了会引发移植物抗肿瘤效应，也会引发 GVHD 的发生。而仅限于针对肿瘤特异性抗原产生细胞免疫反应的患者，则可能表现为无 GVHD 的移植物抗肿瘤效应（图 62-7）。

确定移植物抗肿瘤效应的靶抗原，特别是那些表达于肿瘤的特异性抗原，可以为我们认识移植物抗肿瘤复杂的机制提供线索和有价值的见解，有助于未来肿瘤靶向免疫治疗方法的开发。利用从异基因移植后转移性肾癌消退的 1 例患者身上分离出的 T 细胞，我们最近确定了一种新的实体肿瘤抗原，该抗原在大多数肾脏肿瘤上过度表达。CD8+T 细胞克隆从 1 例移植后肿瘤消退患者的淋巴细胞中分离出来，能够在体外裂解肾癌患者的肿瘤细胞。利用互补 DNA 表达克隆，发现这些异基因 T 细胞（供者来源）的靶抗原是 HLA-A11 下被识别的 10 肽肿瘤抗原。编码这种抗原（HERV-E）的基因来源于一种人类内源性反转录病毒，这种反转录病毒在 50% 以上的透明细胞癌中过表达，但在正常组织中均没有过表达[58]。值得注意的是，HERV-E 的表达仅限于肾透明细胞癌的一个亚型（ccRCC），这是目前唯一观察到的有移植物抗肿瘤效应的肾癌组织学亚型。肾透明细胞癌的特点是 von Hippel-Lindau（VHL）抑癌基因的失活，以及后续低氧诱导转录因子 HIF-1α 和 HIF-2α 的稳定。最近的数据表明，HERV-E 的表达与 VHL 失活相关，并且似乎受 HIF-2α 的调节；在 ccRCC 中 HERV-E 的表达与 HIF-2α 的水平呈线性相关，通过转染正常的 VHL 或应用 siRNA 抑制 HIF-2α 的表达后，可导致 HERV-E 在肿瘤细胞中的表达失活[92]。通过染色质免疫沉淀，发现 HIF-2α 通过与位于 HERV-E5′ LTR 的 HIF 反应元件（HIF response elements，HREs）

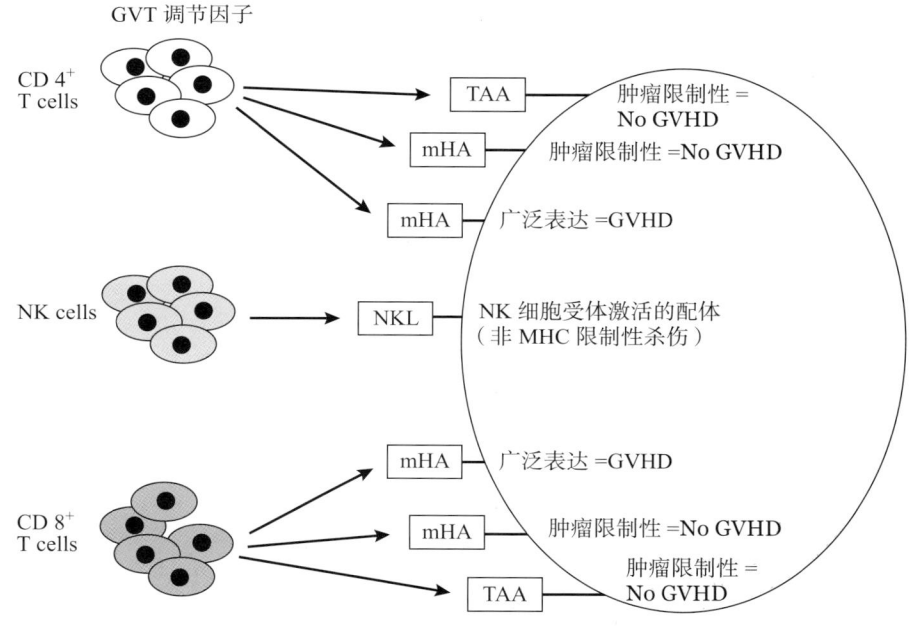

▲ 图 62-7 假设免疫人群有助于减低剂量预处理造血细胞移植后的移植物抗肿瘤效应

次要组织相容性抗原或局限于肿瘤，或广泛表达于正常和恶性组织。肿瘤细胞需要表达主要 NK 细胞受体激活的配体（即 MICA）来启动 NK 细胞介导的杀伤作用。GVHD. 移植物抗宿主病；MHC. 主要组织相容性抗原；NKL. 自然杀伤细胞配体；TAA. 肿瘤相关抗原

结合，是 HERV-E 的转录因子。这些结果证实，抑癌基因的失活可导致人类肿瘤中异常的前病毒表达，后者可增强肾透明细胞癌的免疫原性。

这些研究首次揭示了 HERV 在实体肿瘤中选择性表达的机制，证明抑癌基因的失活可导致高免疫原性前病毒在 ccRCC 中异常表达。HERV-E 编码的抗原是目前发现的第一个来自造血干细胞移植患者 T 细胞识别的实体肿瘤抗原。无论患者是否行造血干细胞移植，该抗原都可成为肾癌治疗的一个潜在细胞免疫靶点。

十二、未来方向

许多转移性肿瘤患者的化疗、放疗和细胞因子免疫治疗疗效欠佳，促使人们积极探索针对实体肿瘤的异基因免疫治疗。尽管其在肿瘤学中的应用前景毋庸置疑，但广泛应用减低强度预处理造血干细胞移植治疗实体瘤的可能性仍然有限，除非该方法的安全性和有效性得到改善。为了解决这些问题，需要在肿瘤疫苗和过继"肿瘤靶向"T 细胞输注领域取得进一步进展。最近，小鼠模型已经证实移植后肿瘤免疫接种可以提高肿瘤特异性免疫。在 MHC 相合但 mHA 不合的异基因移植模型中，移植后受者对白血病或纤维肉瘤的免疫接种可增强抗肿瘤活性而不加重 GVHD[93]。对于那些在减低强度预处理造血干细胞移植后未能达到完全缓解的患者，也可以使用类似的策略。同样，输注供者来源的体外扩增的肿瘤特异性 CTLs 可增强移植物抗肿瘤效应。鉴于 NK 细胞在增强移植物抗肿瘤效应和减少 GVHD 中的作用，未来将"KIR- 不相容"或"KIR- 不相合"NK 细胞疗法纳入同种异体免疫治疗的策略亦值得期待。

在体外，异基因 KIR 不相容的 NK 细胞与自体或 KIR 相合的 NK 细胞比，可明显增强抗肾癌肿瘤细胞的细胞毒性作用[89]。在造血干细胞移植治疗肾癌的小鼠模型中，采用同种异体反应的供者 NK 细胞过继输注可显著降低急性 GVHD 的风险，并增强移植物抗肾癌的作用[94]。对接受造血干细胞移植治疗的转移性肾癌患者，未来需要探索评估过继输注异体 NK 细胞作用的临床试验和其他新的直接作用于或靶向作用于转移性肾癌的免疫治疗方案。

肾透明细胞癌特异性的 HERV-E 转录物，其编码的免疫源性肽能够诱导肾癌患者移植后细胞免疫反应。而对转录物的鉴定仍然是针对供者肿瘤免疫，促进移植方案不断发展的充满希望的研究领域。来源于该 HERV-E 的 *env* 区的肽（也在透明细胞肾癌中表达）最近被鉴定出对 HLA-A*0201 的结合有高亲和力，在体外具有免疫原性，并以 HLA-A*0201 限制的方式刺激抗原特异性 CD8$^+$T 细胞识别 ccRCC 细胞[95]。这些数据表明，从新发现的 HERV-E 包膜中提取的抗原可能是肾癌 T 细胞免疫治疗的理想靶点。由于 HERV-E 的表达似乎局限于肾癌，人们设想在未来，可以采用对移植后患者注入由 HERV-E 衍生肽刺激的供者 T 细胞，以增强针对肿瘤的移植物抗肿瘤效应。

各种新型"靶向"药物最近已被批准用于治疗多种恶性肿瘤。目前已有几种 VEGF 途径抑制药可用来治疗转移性肾癌。虽然不太可能治愈，但这些药物已被证明能延长无进展生存期。由于较高的肿瘤负荷和快速进展的肿瘤会显著降低移植物抗肿瘤效应，因此将上述提到的可使疾病保持稳定的抗血管生成药物纳入造血干细胞移植治疗策略将是有益且值得探索的。

第 63 章
造血干细胞移植治疗神经母细胞瘤
Hematopoietic Cell Transplantation for Neuroblastoma

Justin T. Wahlstrom　Katherine K. Matthay　著

夏　晶　译

王　虹　傅琤琤　陈子兴　校

一、概述

神经母细胞瘤是一种来源于外周交感神经系统胚胎神经嵴细胞的儿童恶性肿瘤。它是儿童最常见的颅外实体瘤，在美国每年约有 730 例新发病例，占儿童癌症相关死亡的 15%[1]。神经母细胞瘤具有一些特征，如分泌和储存儿茶酚胺的能力，其固有的遗传异质性，以及它自发地或在各种刺激下进行分化的倾向，这些特征促进了新的诊断和治疗方法的改进。依据生物学特征和临床风险分组采用的治疗方式，使得儿童神经母细胞瘤获得存活的比例越来越高。然而，将近一半的神经母细胞瘤患儿在 1 岁后出现转移性疾病，即使采用积极的联合治疗，这些患儿生存时间超过 5 年的比例还不到 40%[2]。未来治疗的目标是增加治疗的特异性，以提高晚期疾病儿童的存活率，同时减少治疗相关的毒性。

二、临床表现与分期

神经母细胞瘤可以起源于交感神经系统的任何部位，表现为腹部、纵隔、颈部或盆腔的肿块。最常见的原发部位（在 70% 的病例中）是腹部（通常来源于肾上腺）；纵隔肿瘤在婴儿中比在大孩童中更常见。骨盆内 Zuckerkandl 器官肿块可表现为便秘和膀胱功能障碍。高位胸腔或颈部肿块可引起 Horner 综合征[3]。5% ~ 16% 的神经母细胞瘤会扩张至硬膜外或硬膜内肿瘤。这些患者可能出现与脊髓压迫有关的症状。及时给予化疗似乎对治疗椎管内神经母细胞瘤是有效的，而且可以避免一些与放疗或手术切除和椎板切除术有关的长期后遗症[4]。

转移性神经母细胞瘤的典型表现为眼球突出、眶周瘀斑和骨痛导致烦躁和跛行。肝转移性肿块的迅速扩大可导致呼吸道损害，尤其是新生儿。皮肤损伤几乎只见于婴儿，呈蓝色，并被命名为"蓝莓松饼"损伤。神经母细胞瘤很少出现副肿瘤综合征，包括由血管活性肠肽分泌引起的水样腹泻，或表现为多向眼球运动震颤、失去平衡和间歇性肌肉抽搐的肌阵挛 – 共济失调综合征[5]。肌阵挛 – 共济失调综合征被认为是由产生与正常神经表位交叉反应的抗神经元抗体所致[6]。

以前的国际神经母细胞瘤分期系统（The International Neuroblastoma Staging System，INSS）[7] 是基于手术切除的程度，但新近确定的国际神经母细胞瘤风险分期系（International Neuroblastoma Risk Group Staging System，INRGSS）是基于是否存在影像学确定的风险因素，通常包括重要器官、神经和血管的包被或侵犯[8]。INRGSS 分期可预测 5 年 EFS（表 63-1）。

除了骨髓穿刺、组织学、尿或血清儿茶酚胺的定量和 CT 等诊断性研究之外，[123]I 标记的间碘苄基胍（iodine–123–labeled m–iodobenzylguanidine，[123I]MIBG）闪烁显像是所有患者都必须进行的检测项目，并且应该在术前进行。MIBG 是鸟苷衍生物、去甲肾上腺素的类似物，在神经母细胞瘤中占 90%。在远处的一个明确的 MIBG 阳性病变足以确定转移性疾病。99m 锝骨显像在很大程度上已经

表 63-1　国际神经母细胞瘤风险分组分级系统

分　期	描　述	预计 5 年 EFS（%）
L1	病灶局限不涉及影像学确定的危险因素列表中定义的重要结构，仅限于一个部位	90
L2	病灶局限，存在一个或多个影像学确定的危险因素	78
M	远处转移性病灶（MS 期除外）	35
MS	18 个月以下儿童的转移性病灶，转移局限于皮肤、肝脏和（或）骨髓	83

引自 Cohn 等，2009[15]。经美国临床肿瘤学会许可转载

被 [123I]MIBG 所取代，但如果不能确认原发肿瘤的 MIBG 阳性，则可能需要 99m 锝骨显像，尽管现在 [18F] 脱氧葡萄糖正电子发射断层显像优于骨扫描[9]。所有高危患者在确诊时、高剂量清髓治疗前均应进行 MIBG 扫描，所有治疗前后进行的 MIGB 检测可用于判断微小残留病。MIBG 扫描的结果判断依赖于标准化的半定量评分系统，该系统允许机构间的比较。目前正在北美进行的一项关于高危神经母细胞瘤的大型前瞻性 III 期 COG 临床试验使用的是居里延伸评分[9]。

三、肿瘤分子生物学

位于 2p24 染色体上 MYCN 癌基因的扩增在 25% 的神经母细胞瘤中发生，是最不利的预后因素，且独立于年龄、分期、其他分子生物学特征。采用 FISH 的方法检测原发组织或骨髓的肿瘤 MYCN，简便易行，是评估疾病风险的重要内容。在 50% ~ 60% 的神经母细胞瘤病例中，存在 17q 而没有 MYCN 扩增，可能预示着更差的预后[10]。

神经母细胞瘤染色体改变可能是二倍体或超二倍体。通过测量 DNA 指数确定染色体含量。近二倍体 DNA 含量提示预后不佳，且与其他不良预后标志物有相关性[11]。1p 和 11q 的等位基因丢失在神经母细胞瘤中较常见，并且都与不良预后相关[12]。由阵列 CGH 检测到的任何节段的染色体改变，现均已被证明是神经母细胞瘤的独立危险因素[13]。此外通过家族性神经母细胞瘤的连锁分析鉴定出胚系突变的 ALK 基因、ALK 突变或扩增发生于约 8% 的散发性神经母细胞瘤中。ALK 酪氨酸激酶的胚系突变可能是家族性神经母细胞瘤的主要原因，可能也是潜在的治疗靶点[14]。

四、风险分组和治疗方法

为了在国际上优化风险分层，INRG 风险分组系统于 2009 年正式发表[15]。这个系统考虑了 7 个因素：年龄（以 18 个月为临界值）、影像学定义的 INRGSS 分期、MYCN 基因扩增、组织学分类、肿瘤分化程度、染色体数目改变、11 号染色体长臂的遗传变异（表 63-2）。极低危组通常只需手术治疗，除非存在有症状的脐带压迫或呼吸系统损害需要短疗程化疗。低危组 1 期或 2 期患者仅行手术，预期 4 年生存率大于 95%[16]，而 4S 期患儿在支持治疗或短程化疗后存活率超过 90%[17]。一小部分的中危组患儿需要中等剂量的多疗程门诊化疗和手术切除，但大部分中危组患儿化疗减少至 3 ~ 6 个疗程是安全的，并且 3 年 EFS 可以维持在 90% 以上[18]。对于高危组神经母细胞瘤患儿，通过积极的治疗长期存活率最近才上升到 15%，3 年 EFS 达到 30 ~ 40%。尽管神经母细胞瘤已经取得了不错的进展，但仍需进一步的努力，以使患者获得更好的预后（图 63-1）。

五、高危神经母细胞瘤的治疗

高危神经母细胞瘤的治疗目前分为三个阶段：强化诱导、清髓治疗和控制微小残留病。诱导治疗的目标是最大限度地降低肿瘤负荷，包括在最大程度降低肿瘤克隆耐药和发生临床进展风险的时间窗内降低骨髓肿瘤负荷（体内清除）。随后，大剂量的清髓治疗可以用来克服残留的和潜在耐药的肿瘤，然后进行自体造血干细胞移植。即使采取这些治疗手段，仍有高达 40% 的复发率[19]。这促进了在高剂量预处理后使用肿瘤靶向治疗的发展，以期更好地清除微小残留病。

表 63-2　当前儿童肿瘤组神经母细胞瘤风险分类

INRG 分期	年龄（岁）	组织学分类	肿瘤分化程度	MYCN 扩增状态	11q 染色体长臂的遗传变异	倍体型	预处理风险组	
L1/L2		GN 分化型；GNB 混合型					A	极低危
L1		任何，除了 GN 分化型或 GNB 混合型		任意			B	极低危
				扩增			K	高危
L2	＜18	任何，除了 GN 分化型或 GNB 混合型		任意	否		D	低危
					是		G	中危
	＞18	结节型 GNB；神经母细胞瘤	分化好	任意	否		E	低危
			分化差或未分化		是		H	中危
				扩增			N	高危
M	＜18			任意		超二倍体	F	低危
	＜12			任意		二倍体	I	中危
	12 ～ 18			任意		二倍体	G	中危
	＜18			扩增			O	高危
	＞18						P	高危
MS	＜18			任意	否		C	极低危
					是		Q	高危
				扩增			R	高危

引自 Monclair 等，2009[8]。经美国临床肿瘤学会许可复制

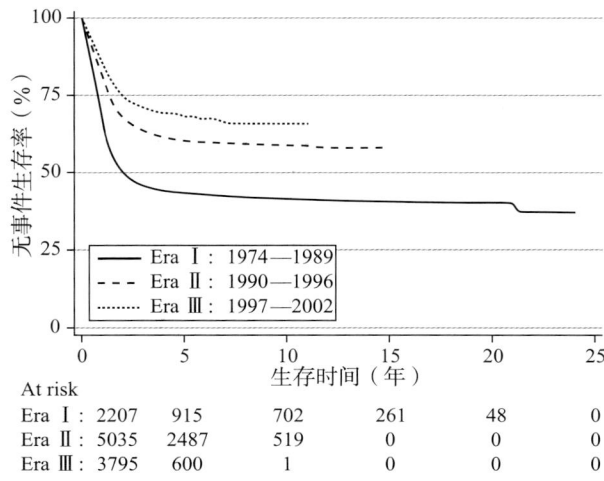

纵轴：无事件生存率（%）　横轴：生存时间（年）

图例：
Era Ⅰ：1974—1989
Era Ⅱ：1990—1996
Era Ⅲ：1997—2002

At risk
Era Ⅰ：2207　915　702　261　48　0
Era Ⅱ：5035　2487　519　0　0　0
Era Ⅲ：3795　600　1　0　0　0

▲ 图 63-1　诊断年龄小于 21 岁儿童的无事件生存率
（引自 Moroz 等，2011[37]。经 Elsevier 许可转载）

六、诱导治疗

目前的标准诱导化疗通常包括 5 ～ 7 个疗程的联合化疗，包括高剂量烷化物和铂类衍生物，以及手术切除大块肿瘤。在大型协作组临床试验中使用的诱导方案显示总体缓解率，包括完全缓解和部分缓解，在治疗 5 ～ 6 个月结束时能够达到 60% ～ 90%[2, 20]。大多数方案中还包括手术切除残余病变，尽管完全切除对 4 期疾病生存的总体影响仍然不确定。

单中心研究显示，烷化剂和铂类的剂量增加可使完全缓解和非常好的部分缓解率高达 85%[21, 22]。Memorial Sloan Kettering 癌症中心采用的 N7 诱导方案由环磷酰胺、多柔比星、长春新碱组成，与顺铂和依托泊苷交替使用治疗 24 例患者，有 21 例取得好的治疗响应。然而，这一良好的效果在英国对 47 名患者的试验性研究[23] 及法国儿科肿瘤学会的

临床试验中未得到证实 [24]。

大型协作组 COG 临床试验 A3973 对 489 例患者使用相同的方案，获得完全缓解 / 非常好的部分缓解率仅为 52%，部分缓解为 26%，总体反应率与先前方案相似 [25]。相比之下，欧洲研究组比较了剂量增强诱导治疗（快速 COJEC）与标准剂量诱导治疗（OPEC/OJEC）数据显示，尽管 OS 没有明显改善，但接受快速 COJEC 诱导治疗的患者 5 年 EFS 显著高于对照组（30.2% vs 18.2%，P = 0.02）[26]。

一些研究展示了在新诊断的神经母细胞瘤应用新型单药卡铂和拓扑替康的"前 2 期窗口"的相关数据。在诱导治疗之前进行两个疗程的单药治疗，观察到超过 30% 的有效率（完全缓解 + 部分缓解），没有证据表明窗口设计对结果有不良影响 [27]。另一项研究中，在诱导方案中对 31 例患者在 4 疗程的多药化疗前，采用拓扑替康联合环磷酰胺治疗，这两种药物依据药代动力学特征增加剂量。该方案耐受性良好，肿瘤反应率为 84%；3 年 EFS 和 OS 分别为 37.8% 和 57.1%[28]。该临床试验为最近完成的第三阶段 COG ANBL0532 研究提供了基础。

七、局部治疗

尽管进行了原发肿瘤的外科切除，但原发病变局部或局部区域的复发仍是大部分高危神经母细胞瘤患儿复发的一部分，在包括局部放疗和清髓治疗的研究中，局部复发率从 20% ～ 80% 不等 [2, 19, 29]。在对 4 期疾病的回顾性分析表明，在清髓治疗前后对原发肿瘤部位进行放疗，可以降低局部复发率，但是切除范围的变异性使得这些结果难以解释 [29]。CCG 3891 研究中，回顾性分析局部治疗的效果，显示局部放疗有利于接受造血干细胞移植患儿的残留疾病控制。

部分临床试验还报道了通过更高焦距术中放疗放疗（intraoperative radiotherapy，IORT）来避免正常器官的受损 [30]。一项回顾性研究为 IORT 的治疗价值提供了支持，同时避免了外放疗相关的毒性 [31]。然而，这种益处需要与偶发的高血压和血管狭窄之间加以平衡。最近，临床试验报道了质子束放射疗法，这增加了治疗的精确度，但存在肿瘤边缘治疗不彻底的潜在缺点 [32]。此外，在欧洲进行的临床试验研究表明，在化疗诱导前用靶向放射药物 [131I] MIBG 进行治疗可迅速减少原发肿瘤体积，并促进

随后的切除 [33]。虽然具体方式有争议，目前高危神经母细胞瘤的标准治疗仍包括对原发肿瘤病灶和残余转移部位的放射治疗 [34, 35]。

八、自体造血干细胞移植

根据所观察到的烷化药物剂量与肿瘤细胞毒性之间的线性对数关系，如果药物剂量增加而不增加毒性的话，那么对肿瘤细胞的杀伤可实现多重对数增加。在实体瘤中采用高剂量化疗联合骨髓支持的自体造血干细胞可以使得造血恢复。早期的临床试验研究显示，在大剂量化疗和骨髓回输后，对耐药的神经母细胞瘤患儿可以出现治疗反应 [36]。在清髓性治疗的前期阶段和 1990 年以后高剂量造血干细胞移植治疗方式比较，神经母细胞瘤患儿的长期生存有显著差异（图 63-1）[37]。

随后美国和欧洲的单臂研究证实，与化疗相比，自体造血干细胞移植的预后有明显改善。表 63-3 总结了多项单臂研究的结果，每个研究中均包含超过 20 例患者。这些研究的 3 年 EFS 从 24% ～ 50% 不等。本表中的对照研究存在缺陷，因为 EFS 有从移植时间估算的，这与诊断相差 4 ～ 10 个月，也有从诊断时间估算的。患者选择亦有不同，是否仅包含 4 期诊断时大于 1 岁的患儿，还是其他高危患儿也包括其中，在不同研究中各不相同。

九、自体造血干细胞移植与化疗的非随机对照研究

几个儿科协作组尝试对常规剂量化疗、高剂量化疗、全身照射、自体造血干细胞移植患者的预后进行非随机的统计比较，结论不一。为了避免通过比较来自两个不同时间段的治疗带来的偏倚，两个来自同时间段的 POG 进行了对照研究：POG 8441（手术加常规化疗）和 POG 8340（选择性自体 HCT 前期方案）。结果表明，获得缓解后从化疗方案向移植方案转换，并没有显著的改善预后（P=0.91）[38]。

CCG 评估了采用与 CCG 试验方案相同的诱导化疗方案治疗 4 期 > 1 岁患儿的结果，然后或者继续进行相同的化疗 1 年（n=73）（CCG- 321P2），或进入到 CCG-321P3 试验中，采用清髓化疗、全身放疗、自体造血干细胞移植（n=94）[39]。是否行

表 63-3　对首次缓解的高危神经母细胞瘤，采用清髓性预处理和自体造血干细胞移植治疗的无事件生存结果汇总（所有研究病例数均超过 20 例）

参考文献	年　份	清髓方案	例　数	毒性死亡数	3 年无事件生存率[a]（%）
[90]	1987	卡莫司汀、替尼泊苷、美法仑[c]	33		49（2 年）[b]
[91]	1991	美法仑、全身放疗	54	7	32
[39, 92]	1991，1996	顺铂、替尼泊苷、多柔比星、美法仑、全身放疗	45	7	42
		顺铂、依托泊苷、美法仑、全身放疗	54	5	50
		卡铂、依托泊苷、美法仑、全身放疗	48	4	41
[93]	1991	长春新碱、美法仑、全身放疗	62	13	30[b]
[94]	1991	长春新碱、美法仑、全身放疗	34	1	29
[95]	1991	顺铂、卡莫司汀、美法仑（或塞替派）、依托泊苷	25	6	40
[96]	1995	依托泊苷、美法仑或顺铂、依托泊苷，吡柔比星、多柔比星、美法仑、联合或不联合全身放疗	31	3	50
[97]	1996	替尼泊苷 / 依托泊苷、塞替派、全身放疗	27	4	41
[98]	1997	美法仑 ± 依托泊苷、长春新碱、顺铂、卡莫司汀	39	7	35[b]
[82]	1998	环磷酰胺、塞替派	51	1	48
[2]	1999	卡铂、依托泊苷、美法仑、全身放疗	129	12	34[b]
[29]	1999	卡铂、依托泊苷、美法仑、局部辐射	77	4	62
[47]	1999	白消安、美法仑	116	7	47[b]
[99]	2001	环磷酰胺、卡铂	49	4	33[b]
[100]	2002	三疗程序贯： 　卡铂 + 依托泊苷， 　卡铂 + 依托泊苷， 塞替派 + 依托泊苷[d]	25	1	57[b]
[40]	2005	美法仑	32	2	38（5 年）
[42]	2005	美法仑，卡铂[e]	75	5	56[b]
[49]	2006	两疗程序贯： 　依托泊苷 + 卡铂 + 环磷酰胺， 　美法仑 + 全身放疗[f]	97	5	61
[63]	2008	卡铂、依托泊苷、美法仑	489		40[b]
[48]	2011	白消安、美法仑	1577		49
		卡铂、依托泊苷、美法仑			33

a. 除非另有说明，无事件生存从移植时开始计算；b. 表示根据诊断时间计算无事件生存，其他的都是根据移植时；c. 一个疗程 $n=15$，两个疗程 $n=18$；d. 单次移植 $n=2$，双次移植 $n=2$，三次移植 $n=17$；e. 清髓治疗的变化：美法仑单药 $n=3$，美法仑 + 环磷酰胺 $n=3$，美法仑 + 白消安 $n=9$；f. 单次移植 $n=7$，双次移植 $n=82$（引自 Matthay 等，2000[89]）

自体移植是非随机的，取决于父母、调查者和机构的选择。整体而言，自体造血干细胞移植比化疗有明显的优势，二者 3 年 EFS 分别为 40% 和 19%，这是不同于 POG 研究结果的。对于某些极高危的亚组，包括诊断时超过 2 岁、有骨或骨髓转移、有 MYCN 基因扩增、在诱导化疗 4 ～ 6 疗程后只获得部分缓解而非完全缓解者，自体造血干细胞移植的优势最明显。这些研究，以及采用造血干细胞移植后高危神经母细胞瘤生存的整体改善，促使开展了一些随机临床试验。

十、自体造血干细胞移植与标准剂量化疗的随机对照研究

欧洲神经母细胞瘤研究小组（The European Neuroblastoma Study Group，ENSG）进行了第一个比较高剂量预处理化疗与传统化疗疗效的随机对照研究。这项研究在 1983—1985 年进行，高剂量美法仑诱导治疗后不予进一步治疗，结果显示高剂量美法仑治疗对 4 期 > 1 岁患者无进展生存率有显著优势（5 年 EFS 33% vs 17%，P=0.01；5 年 OS 46% vs 21%，P=0.03）。然而，只有 59% 的患者是随机的，因此整个组排除了最高危的患者，存在入组偏倚。ENSG–1 的长期随访结果于 2005 年发表，中位生存时间为 14.3 年[40]。美法仑组与"非美法仑"组中位复发时间分别为 18 个月和 3 个月，与之前的结果一致。尽管该研究存在局限性，但 5 年生存率的改善似乎可以持续到 14 年（图 63-2A）。

在欧洲发表了这一令人兴奋的初期结果后，CCG 在美国开展了一项更大规模的随机研究，比较了高剂量化疗和全身放疗后行自体造血干细胞移植与强化非清髓化疗在诱导、手术和放疗后作为维持方案的疗效[2]。结果清楚地表明，对于随机分组为自体造血干细胞移植的患者，通过意向治疗分析和接受治疗，EFS 均有显著的改善（图 63-2B）。与 CCG 之前非随机对照报道的结果一致，极高危患者、MYCN 基因扩增或诊断时年龄 > 2 岁的患者受益最大。此外，随机分成两组的患者在治疗相关死亡方面没有显著差异，而且住院天数也相同，这有助于验证这种治疗的成本效益。最近对这项研究连续随访 8 年的结果表明，随机进入自体造血干细胞移植组患者的 5 年生存有显著优势（P = 0.004）[41]。

最近一项随机研究报道来自德国协助组，入组了 1997—2002 年 339 例患者，比较清髓治疗和持续化疗的疗效[42]。295 例患者被随机分成两组，分别接受清髓化疗联合自体造血干细胞移植或口服环磷酰胺作为维持治疗。清髓方案包括美法仑、依托泊苷和卡铂。随后用嵌合抗 GD2 单克隆抗体免疫治疗 1 年或口服异维 A 酸 6 个月。根据 CCG 研究，在接受清髓化疗和自体干细胞移植的患者，EFS 显著改善（图 63-2C）。本研究中潜在的混淆因素包括可变的随机化时间，移植前治疗方案不同、手术时间不同、干细胞收集以及高交叉率。

十一、高剂量预处理方案

治疗神经母细胞瘤的第一个高剂量方案是高剂量美法仑。后面发展到药物的各种组合，包括顺铂、依托泊苷和多柔比星的组合、美法仑联合白消安、美法仑联合卡铂和依托泊苷。其他中心使用以塞替派（N- 三亚乙基硫代磷酰胺）为基础，联合环磷酰胺或依托泊苷，或联合白消安及环磷酰胺。最近，人们尝试将拓扑替康加入塞替派和依托泊苷方案中组成新的化疗方案[43]。EBMT 的一项回顾性分析并未显示出不同高剂量方案在 EFS 上的差异[44-46]。

另一方面，Institut Gustave-Roussy 的分析结果显示，接受白消安和美法仑治疗的患者似乎比在同一家机构接受其他方案治疗的患者有更好的 EFS[43]。这些数据可能取决于这些方案的时间顺序，也取决于将美法仑方案与多种其他方案的组合进行比较这一事实[47]。ENSG 目前正在进行一项大型的多国合作的随机研究（HR-NBL1 临床试验），比较包含卡铂、依托泊苷和美法仑（CEM）的 COG 方案与包含白消安和美法仑的方案[48]。初步结果显示，从移植时间开始计算，白消安 / 美法仑方案与 COG 方案相比，3 年 EFS 有显著优势（49% vs 33%，P < 0.001）。这主要与该方案观察到的较低的复发率和进展率有关。此外，尽管存在与白消安 / 美法仑方案相关的窦性阻塞综合征（发病率 18%），严重毒性反应率（ICU 和毒性死亡）在 CEM 组明显高于白消安 / 美法仑组。鉴于白消安 / 美法仑方案在本试验中显示出的优势，它已成为欧洲自体造血干细胞移植前用于高危神经母细胞瘤患者的推荐化疗方案，目前正在北美进行试点研究。

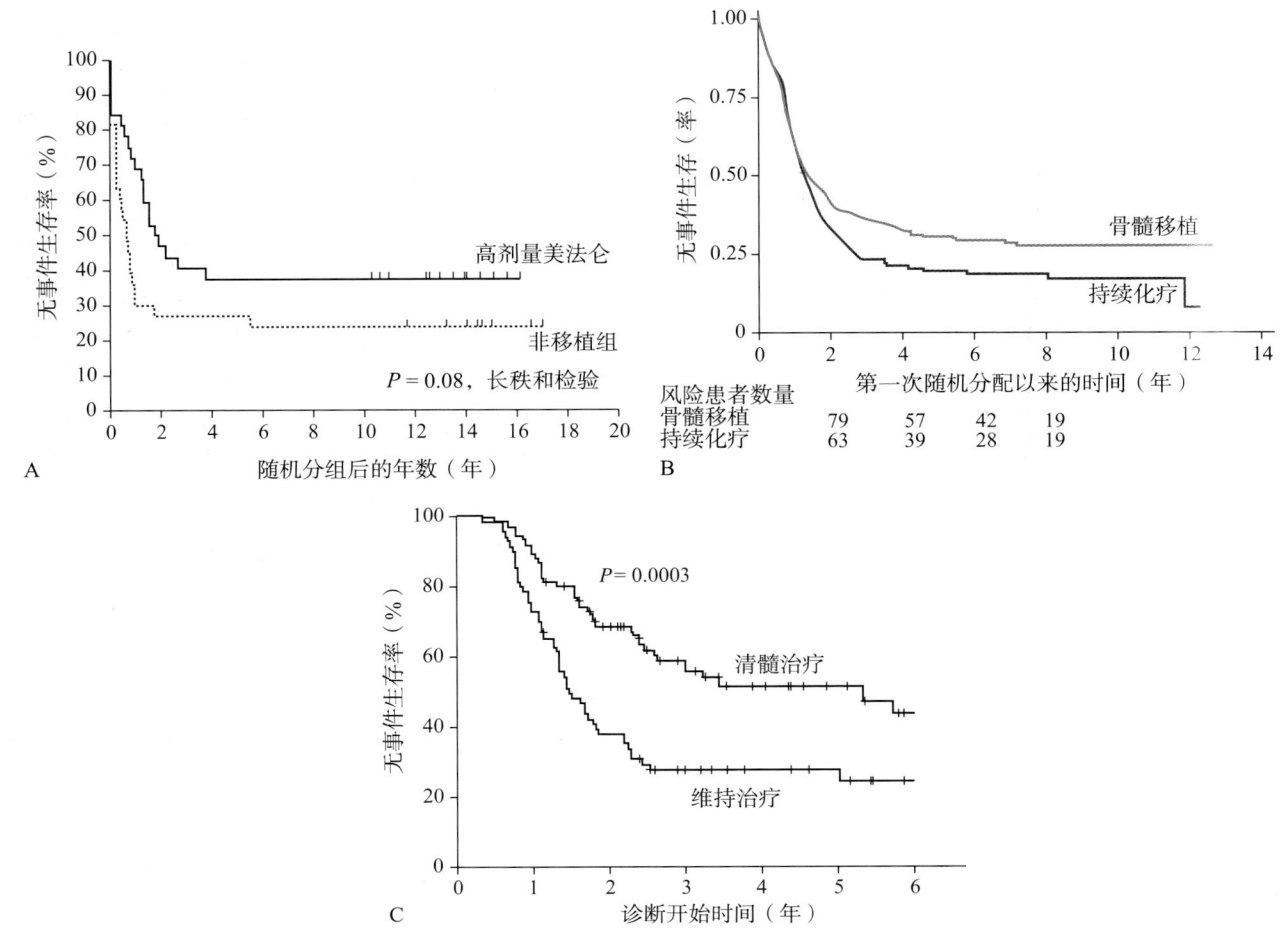

▲ 图 63-2　造血细胞移植和无进一步治疗或化疗的高危神经母细胞瘤的随机试验结果

A. 高剂量方案：高剂量美法仑。移植组：*n*=32，5 年无事件生存率为 38%（95%*CI* 21% ～ 54%）。无美法仑组：*n*=33，5 年无事件生存率为 27%（95% *CI* 12% ～ 42%）；*P*=0.08。（引自 Pritchard 等，2005[40]。经 John Wiley & Sons, Ltd. 许可转载）；B. 高剂量方案：卡铂、依托泊苷、美法仑、全身放疗。移植组：*n*=189，随机分组，5 年 EFS 为 30%（±4%）。持续化疗组：*n*=190，随机分组，5 年 EFS 为 19%（±3%）；*P*=0.0434。（引自 Matthay 等，2009[41]。经美国临床肿瘤学会许可转载）；C. 高剂量方案：美法仑和卡铂。移植组：*n*=75，随机 3 年 EFS 56%（95% *CI* 44% ～ 68%）。维持化疗组：*n*=70，随机 3 年 EFS 28%（95% *CI* 17% ～ 38%）；*P*=0.0003（引自 Berthold 等，2005[42]。经 Elsevier 许可转载）

十二、序贯移植

序贯移植是首先采用多疗程高剂量化疗，然后使用造血干细胞移植进一步增加化疗剂量强度。一些研究小组已经开展了关于序贯移植能否改善高危神经母细胞瘤预后的研究。George 等报道了少数机构使用序贯移植的最新经验[49]。第一个高剂量治疗采用包含依托泊苷、卡铂和环磷酰胺的化疗方案，第二个高剂量方案采用包含美法仑和全身放疗的方案。每疗程化疗后平均输注 CD34+ 计数为每 kg 体重 7.2×10^6 细胞。97 例高危患者接受了 5 个疗程的化疗，随后进行了两个疗程的清髓治疗和造血干细胞移植。所有患者的 5 年无进展生存率为 47%（95%*CI* 36% ～ 56%）。

随后，POG 进行了一项多中心临床试验，评价了序贯移植的可行性和安全性，诱导过程中采用顺铂 / 依托泊苷、环磷酰胺 / 多柔比星 / 长春新碱、异环磷酰胺 / 依托泊苷交替疗程，随后采用包含依托泊苷、卡铂、环磷酰胺的预处理后行第一次自体造血干细胞移植（HCT #1），塞替派和环磷酰胺预处理后行第二次自体造血干细胞移植（HCT #2）。本研究结果表明，该方案在移植相关死亡率和干细胞收集方面是可行的。5 年无进展生存率为 24.2%±7.5%[50]。为了研究两次序贯移植是否比单次移植产生更好的结果这一问题，COG Ⅲ期随机对照临床试验 ANBL0532 比较了使用 CEM 的单次移植和使用塞替派和环磷酰胺后行第一次移植后再使用 GEM 行二次移植的效果。这项研究于 2012 年结束，目前正在收集数据。

十三、高剂量治疗中的靶向放射性核素治疗

使用靶向放射性核素可以对肿瘤产生较大的辐射剂量，对正常器官的辐射剂量相对要小很多。在复发性神经母细胞瘤的临床试验中，使用抗 GD2 抗体或以碘 –131 的形式进行靶向放疗的 MIBG 已被广泛应用[21]。[131I] MIBG 在欧洲和美国的 I 期和 II 期研究均显示，对于难治和复发的神经母细胞瘤，MIBG 的应答率为 30% ～ 40%[51, 52]。最主要的毒性反应是血液毒性，通过干细胞输注可以克服这种毒性[53]。最近的几项研究探索了高剂量 MIBG，联合使用其他药物（包括标准化疗和清髓治疗）的可行性。

这些研究结果为 [131I]MIBG 联合化疗的治疗方案提供了强有力的支持。一项 I 期研究采用剂量递增的 [131I]MIBG，后给予包含卡铂、依托泊苷和美法仑的方案化疗后行造血干细胞输注[54]。结果显示联合治疗中采用剂量为 12mCi/kg 的 [131I]MIBG 是可行且有效的。NANT（New Approaches to Neuroblastoma Therapy）进行的一项 I 期研究，采用剂量递增的 [131I]MIBG 联合伊立替康和长春新碱的方案，结果显示采用 18mCi/kg 的 [131I]MIBG 和标准剂量伊立替康和长春新碱的联合方案是有效的且耐受良好[55]。目前正在进行的 COG 临床试验 ANBL09P1 中，在新诊断患者诱导治疗的最后一个疗程采用 18mCi/kg[131I]MIBG 治疗后行第一次自体造血干细胞移植，后再给予白消安 / 美法仑预处理后行第二次自体造血干细胞移植。

十四、异基因造血干细胞移植

一直以来有专家提议用异基因造血干细胞移植替代自体造血干细胞移植，以期增强移植物抗神经母细胞瘤效应，减少自体造血干细胞中肿瘤细胞回输的风险。迄今为止，缺乏免疫获益的证据，再加上 HLA 相合同胞供者的不足，以及明显增高的毒性死亡率，阻碍了异基因造血干细胞移植的广泛应用。异基因造血干细胞移植非复发死亡率通常

在 15% ～ 30%，高于自体移植的报告结果。一项 CCG 研究比较了两组同时接受相同诱导和巩固方案的临床试验的患者；第一组 36 例患者后续接受自体骨髓移植，第二组 20 例具有 HLA 相容同胞供者，后续接受异基因骨髓移植[56]。两组复发率无显著差异，但异基因组移植相关的毒性风险明显增加。异基因移植组的估计无进展生存率为 25%，而自体组为 49%（P=0.051）。

Ladenstein 等[57] 使用 EBMT 实体肿瘤登记处的数据进行了一项病例对照研究，探索异体骨髓移植在既往无疾病进展的高危神经母细胞瘤患者中的潜在优势。研究包含 17 例异体骨髓移植和 34 例自体骨髓移植，两组 2 年无进展生存率分别为 41% 和 35%，无显著差异。

目前，自体造血干细胞移植仍是大剂量治疗的首选方法，而异体造血干细胞移植仅用于检测免疫调节效应的特定临床试验。例如使用异基因造血干细胞移植治疗自体造血干细胞移植后复发的患者（NCT01156350）。同样，输注异基因或单倍体供者来源的剂量递增的自然杀伤细胞（NCT01287104、NCT01576692），相关的 I 期临床试验也正在进行中[58]。

十五、造血干细胞的来源及纯化

儿童转移性神经母细胞瘤累及骨髓极为常见，在诊断为 INSS 4 期的患儿中，60% ～ 80% 的患儿在光镜下检测到骨髓受累。通过使用可与肿瘤细胞表面起反应的单克隆抗体混合物检测肿瘤细胞是可靠的，不同免疫细胞学检测方法的敏感性在 $1/10^6$ ～ $1/10^4$ 有核骨髓细胞不等[59-61]。在诊断为 4 期神经母细胞瘤的儿童中，高达 50% 的儿童通过免疫性方法可检测到外周血中的循环肿瘤细胞。此外，骨髓中肿瘤细胞的数量与较差的预后有关。自体造血干细胞移植后粟粒性肺复发的个例报道支持输注不含肿瘤细胞移植物的重要性，因为静脉输注肿瘤细胞后可能涉及该部位[62]。

因此，对于造血干细胞的纯化，可以通过 CD34+ 细胞的阳性选择，也可以通过抗神经母细胞瘤肿瘤抗体的免疫磁珠进行纯化。虽然早期的研究表明骨髓细胞净化可能很重要，但外周血来源干细胞的广泛使用可能有不同的意义。在多中心 III 期 COG 研究（A3973）中评估了应用免疫磁珠清

除神经母细胞瘤干细胞的作用，在剂量增强的化放疗和生物治疗出现首次应答的情况下，免疫磁珠纯化组 2 年的 EFS 或 OS 中并未显示显著优势[63]。虽然免疫细胞学检测显示所有外周血干细胞均不含肿瘤细胞，但更为灵敏的定量反转录聚合酶链反应（quantitative reverse transcription polymerase chain reaction，qRT-PCR）方法，仍可检测出现存于外周血干细胞移植物中的肿瘤细胞，而干细胞纯化可能并未能清除所有的神经母细胞瘤细胞[64]。目前尚不确定的是，干细胞纯化不彻底是由于输注了移植物中一定数量的肿瘤细胞，还是患者体内存在对治疗耐药的残留病灶未被彻底清除所致。

十六、微小残留病

尽管使用高剂量治疗后 EFS 有所改善，但复发率仍然很高，即使是在完全缓解状态下进行移植的患者[2, 19]。造血干细胞移植刚完成时，肿瘤残留是最少的，这就为根除仍然存在的耐药性克隆提供了最佳的"时间窗"。清除这些克隆应采用新的治疗方法，而不是依赖标准化疗药物的细胞毒性作用。已有研究表明，儿童造血干细胞移植后仍存在可被 [131I] MIBG 扫描检测到的微小残留病（Curie 评分＞ 0），其 EFS 明显更差[65]。造血干细胞移植后 qRT-PCR 检测骨髓中微小残留病也可预测较高的复发风险[66]。即使这些敏感的试验检测不到微小残留病，经过清髓治疗和造血干细胞移植后复发仍很常见，尤其是在骨骼和骨髓中。

在体外，全反式维 A 酸和异维 A 酸（13 - 顺式 - 维 A 酸）均可降低神经母细胞瘤细胞系的增殖和分化，包括从难治肿瘤中建立的某些细胞系[67, 68]。经过一些试点研究，对完成巩固化疗或自体造血干细胞移植的高危神经母细胞瘤患儿的 III 期随机临床试验显示，随机接受异维 A 酸治疗的患者 3 年 EFS 明显优于对照组（图 63-3A）[41]。长期随访显示 OS 也有所改善。ENSG 的结果明显与上述相悖，该研究发现在清髓治疗后使用异维 A 酸清除微小残留病并无优势[69]。这可能与此研究中使用的异维 A 酸剂量较低有关。

其他类视黄醇类药物，如芬维 A 胺，目前正用于治疗微小残留病的研究中。与异维 A 酸相比，芬维 A 胺不诱导分化成熟，但具有细胞毒性，可诱导细胞凋亡和坏死[70]。在 II 期临床研究中，62 例复发或难治性神经母细胞瘤患者接受了 7 天芬维 A 胺治疗，每日 2475mg/m^2，分 3 次用完，每 21 天一个疗程，最多 30 个疗程[71]。59 例可评估患者中 14 例获得疾病稳定状态，但这未达到有效的标准。药物代谢动力学研究表明，不稳定的较低的生物利用度可能是造成这种适度效应的原因。NANT 联盟的一项研究调查了一种新的液体型芬维 A 胺脂质体（芬维 A 胺/LYM-X-SORB），可增强其吸收，并能在较低剂量下增强血浆药物浓度。在 29 例接受 4 ～ 26 个疗程治疗的患者中有 4 例获得完全缓解，6 例病情稳定[72]。

另一种治疗方法是使用抗体靶向治疗。使用单克隆抗 GD2 抗体治疗复发的神经母细胞瘤已经取得了良好的疗效[73-75]。一项前瞻性随机临床试验将 226 例接受高剂量治疗和造血干细胞移植治疗后缓解的患者分两组，一组单用异维 A 酸治疗，另一组应用含有 GM-CSF 和 IL-2 支持的维 A 酸联合嵌合体抗 GD2 抗体（Ch14.18）的免疫治疗。该研究有明显但可控的毒性反应。免疫治疗组 2 年的 EFS 和 OS 均明显优于对照组（EFS：66% vs 46%；OS：86% vs 75%；图 63-3B）[76]。进一步改进使用的人源化抗体 Hu14.18 和 IL-2 融合蛋白，其疗效正在评估中[77]。

另一种研究方法包括抑制血管生成。动物模型揭示了对血管生成抑制药的治疗反应，特别是在微小残留病状态下。许多研究集中在新的抗血管生成的小分子和抗体上，在细胞系、体外模型和异种移植中均有良好的疗效。VEGF 抑制药单独和联合化疗展示了良好的前景[78]。针对 VEGF、PDGF 和 FGF 的多靶点酪氨酸激酶抑制药的早期研究也在进行中[79]。

其他的研究集中在利用患者的免疫系统来靶向残余的肿瘤细胞[80]。NANT 联盟正在进行新的免疫调节剂如来那度胺与抗 GD2 抗体的联合使用的研究（N11-04）。神经母细胞瘤的细胞治疗和产生免疫反应的基因工程细胞疫苗也在研究中，包括细胞 CTLs，它在 MHC I 的背景下可特异性识别神经母细胞瘤蛋白。不变的 NK T 细胞是一种淋巴细胞亚型，可通过在肿瘤部位迅速大量释放炎性细胞因子而增强抗肿瘤活性。然而，在神经母细胞瘤患者中，试图增强 NK T 功能的临床试验尚未进行，特别是 NK 细胞可能在移植后肿瘤监视中发挥重要作用。NK 细胞 KIR 和 HLA 基因优良组合与移植后的良好预后相关[81]。

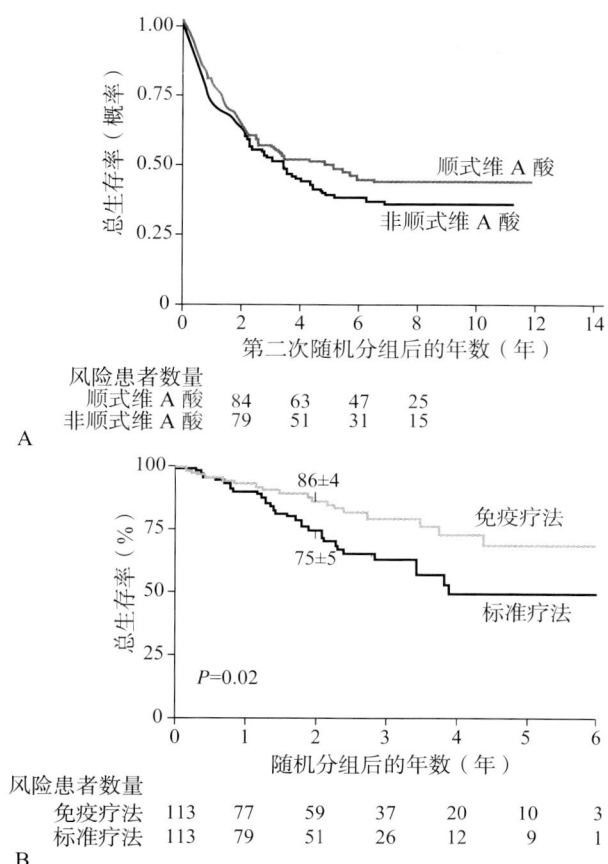

▲ 图 63-3　异维 A 酸联合免疫治疗微小残留病

A. 异维 A 酸在高危神经母细胞瘤造血干细胞移植术后微小残留疾病中的应用。随访开始于随机化时，即诊断后 34 周，5 年总生存率无显著差异（P = 0.19）。（引自 Matthay 等，2009[41]。经美国临床学会许可转载）；B. 使用免疫治疗（Ch14.18、IL-2、GM-CSF）改善造血干细胞移植后高危神经母细胞瘤的无事件生存率。免疫治疗组 2 年总生存率估计为（86±4）%，标准治疗组为（75±5）%（P = 0.02）（引自 Yu 等，2010[76]。经 Massachusetts Medical Society 许可转载）

十七、神经母细胞瘤造血干细胞移植的急性和晚期并发症

神经母细胞瘤的高剂量治疗和造血干细胞移植的并发症与其他高剂量治疗相似，并随特定的治疗方案而有所不同（见第七部分）。神经母细胞瘤大多数预处理方案最常见的急性并发症包括大剂量治疗的毒性作用、常见的黏膜炎、窦性阻塞综合征、发热和感染。可能有致命风险的并发症包括胃肠道出血、肺炎和急性呼吸窘迫综合征、伴有肾功能衰竭的严重窦性阻塞综合征，或罕见的颅内出血或心功能衰竭。自体造血干细胞移植方案下的毒性死亡率一般在 5% ～ 20%（表 63-3）。随着专业技术的

不断进步，外周血造血干细胞更快的植入速度，以及从大多数治疗方案中不再应用全身放疗，急性毒性死亡率似乎已下降至 5% 以下 [29, 47, 82]。

随着越来越多的患者存活下来，高剂量治疗后的晚期并发症越来越引起重视。神经母细胞瘤移植后的一个常见并发症是严重的听力丧失，见于 10% ～ 20% 的儿童。这些患者在诱导化疗期间接受大剂量铂类化合物，后续又接受了预处理化疗方案。他们还暴露于其他有耳毒性的因素，包括氨基糖苷类抗生素、利尿药和噪声，所有这些都可能加剧铂类化合物的影响 [83]。新的研究正在调查基因多态性的作用，这些基因多态性可能使某些患者更容易受到更严重的铂类诱发的耳毒性，这可能促进研究者制定出针对这些患者减少听力损害的策略 [84]。由于神经母细胞瘤患儿年龄小，另外一种晚期并发症是牙齿发育异常和生长迟缓 [85]。

早期的神经母细胞瘤移植研究报道的第二肿瘤发生率较低，CCG 研究中 129 例患者中仅有 1 例报道 [2]，EBMT 注册登记处 509 例患者中有 2 例报道 [44]。然而，继发第二肿瘤的比例可能会增加，因为诱导和预处理方案中的高剂量烷化剂和依托泊苷已被证明会导致继发性白血病 [86]。目前有报道称一些儿童神经母细胞瘤接受放射药物治疗后出现继发性白血病 [52, 87]。此外，一些神经母细胞瘤移植后出现了一些少见的继发性肿瘤，比如肾癌 [88]。

十八、总结

过去的 30 年来，清髓性化疗的应用已明显改善了儿童晚期神经母细胞瘤的 EFS 和 OS。现在重要的是，要增加在诱导阶段通过更好的化疗和靶向药物获得反应的患者数量，因为 15% ～ 20% 的患者将发生早期进展，不符合接受造血干细胞移植。通过使用靶向放疗，并将新的非交叉耐药的药物整合到目前的治疗方案中，可以进一步改善移植预后的抗肿瘤效应。研究还表明，移植后微小残留病的治疗是改善神经母细胞瘤预后的一个关键因素。新的针对微小残留病的靶向治疗值得研究，包括关键基因通路的抑制药、促细胞分化剂、抗血管生成剂和免疫治疗的方法。最后，优化儿童治疗方案，减少治疗的严重晚期并发症，并研究幸存者健康相关的生活质量，这一点至关重要。

第64章
造血干细胞移植治疗其他儿童实体肿瘤
Hematopoietic Cell Transplantation for Other Pediatric Solid Tumors

Masanori Hayashi　David M. Loeb　Allen R. Chen　著

周　进　译

王　虹　傅珍珍　陈子兴　校

一、概述

（一）化疗敏感性

自1960年以来，由于诊疗水平提高及护理支持加强，儿童肿瘤的疗效稳步改善。例如，儿童Wilms瘤的5年生存率从不足45%上升至超过90%，横纹肌肉瘤从20%上升到70%，而尤因肉瘤也从10%上升到60%[1]。儿童疗效不断提高，部分原因在于常见的小儿实体肿瘤（神经母细胞瘤、Wilms、横纹肌肉瘤、视网膜母细胞瘤、生殖细胞肿瘤、骨肉瘤和尤因肉瘤）都对化疗敏感。

然而，尽管初始化疗有效，部分患儿预后仍然不佳。例如，年龄在18个月以上的转移性神经母细胞瘤（见第63章），以及转移性尤因肉瘤（见下文）患儿，接受传统治疗后，3年无病生存率仍低于20%。

此外，复发难治儿童实体肿瘤预后较差，极少数患儿能够获得长期生存。大部分儿童实体肿瘤患儿需要接受密集化疗，并且多数复发于治疗期间及治疗后一年内。快速复发提示肿瘤对化疗药物耐药。肿瘤细胞往往对多种化疗药物交叉耐药，即使之前从未应用过该药物。

（二）剂量 - 效应

通过体外集落形成和限制稀释分析得出，放疗和大多数化疗药物，包括烷化剂、蒽环类药物、长春花生物碱、抗代谢药，其药物浓度和对肿瘤细胞对数杀伤的疗效之间有明确的线性关系[2]。该线性曲线提示药物剂量与抗肿瘤效应以及荷瘤小鼠生存率相关。在骨肉瘤和乳腺癌动物研究中发现，单一使用抗代谢物（氟尿嘧啶和巯嘌呤）、蒽环类药物（多柔比星和柔红霉素）、抗微管类药物（长春新碱）以及烷化剂（美法仑和环磷酰胺）中任一种药物，药物剂量减少（约15%）后，都会降低完全应答率和部分应答率。其中，唯一一个单药治疗药物环磷酰胺，在特定剂量会导致30%的动物死亡（LD_{30}）。各种组合的化疗方案在LD < 10即可产生疗效，即使这样，适度减少化疗强度就会影响疗效[3]。横纹肌肉瘤异种移植模型证实美法仑对六种肿瘤细胞系具有明显作用，其中包括一种对环磷酰胺耐药的肿瘤。并且较高剂量美法仑疗效较含长春新碱、放线菌素D、环磷酰胺以及多柔比星的标准化疗方案组合疗效更佳[4]。

实验数据模型证实药物剂量与疗效相关，而部分缓解的持续时间则与化疗药物总剂量相关。当剂量强度降低时，可安全使用的烷化剂和蒽环类药物的最大累积剂量并没有增加。因此，需要确定药物最大剂量，而药物最大剂量则是通过单药高剂量给药后监测数据获取[5]。

（三）剂量限制骨髓毒性

例如美法仑、卡莫司汀和卡铂，主要剂量限制毒性为骨髓抑制，造血干细胞移植可使剂量递增至3～10倍剂量。鉴于剂量 - 效应的关系，就可以获取更高的肿瘤细胞对数杀死率和更持久的疗效。

二、适应证和结果

（一）尤因肉瘤肿瘤家族

1. 流行病学和病因学

尤因肉瘤家族肿瘤（Ewing sarcoma family of tumors，ESFT）包含尤因肉瘤、原发性神经外胚层肿瘤（primitive neuroectodermal tumor，PNET）、Askin 肿瘤及外周神经上皮瘤，这些疾病以往被认为是不同类别疾病。后来认识到这些肿瘤的特征是都具有染色体异位，包括 22 号染色体上的 EWS 与 ets 家族成员转录因子融合，因此这些肿瘤被重新分类并定义为一种独特的有分子标记的肿瘤类型。同种类型肿瘤中，其特点也不尽相同：典型的未分化尤因肉瘤与原发性神经外胚层肿瘤的神经分化截然不同。能够在分子水平上确定这些肿瘤特征，以及越来越多地依赖于染色体异常的评估作为确诊的最终手段，是分子肿瘤学时代的标志。

根据美国 NCI 的 SEER，尤因肉瘤家族肿瘤是仅次于骨肉瘤的第二常见肿瘤，占儿童肿瘤 2%。然而，SEER 数据根据年龄分层，难以通过流行病学来认识儿童及青少年肿瘤。此外，SEER 数据没有通过组织学分析成人肉瘤发病率，因此在美国做切实全面的尤因肉瘤家族肿瘤流行病学是不可能的。M.D. Anderson 肿瘤中心一篇综述评估了青少年和年轻成人肉瘤的流行病学特征，不受年龄、组织学亚型的限制[6]。在这项研究中，尤因肉瘤家族肿瘤占青少年和年轻成人骨肉瘤的 25%，而骨肉瘤占 57%。根据这些数据，估计美国每年大约有新发390 例骨尤因肉瘤家族肿瘤以及 170 例软组织尤因肉瘤家族肿瘤病例。

尤因肉瘤家族肿瘤发病高峰在 10—20 岁，是青少年和年轻成人人群主要高发疾病，约 64% 发生于 10—20 岁，相比之下，27% 患者发生于 10 岁以下，只有 9% 在 20 岁以上发生[7]。M.D. Anderson 肿瘤中心数据证实这一发现，软骨肉瘤在人群中为第二高发骨肉瘤组织学疾病（发生率 28%），而尤因肉瘤家族肿瘤在青少年和年轻成人中更常见。有趣的是，尤因肉瘤家族肿瘤在白种儿童中发生率占绝对优势。在纽约，白种儿童原发骨肿瘤 22% 为尤因肉瘤家族肿瘤，而黑人中仅为 7%[8]。

尤因肉瘤家族肿瘤通常与先天性疾病、骨骼畸形或其他肿瘤无关，没有原发染色体异常报道，且同胞发生率极低，尤因肉瘤家族肿瘤也很少有作为继发第二肿瘤的报道。

2. 分子和细胞生物学

这类肿瘤中 85% 存在 t（11；22）（q24；q12）相互易位，它形成 EWS 与 ets 家族转录因子 FLI1 的融合基因[9]。另外 15% 的患者存在其他染色体与22 号染色体易位，例如 t（21；22）（q22；q12）、t（7；22）（p22；q12），t（17；22）（q12；q12）以及t（2；22）（q33；q12），都可导致 EWS 与 ets 家族转录因子形成融合基因[10]。多项研究表明融合基因 EWS-FLI1 有致癌性，并足以启动和维持转化后的表型[11]。事实上，体外实验中在细胞系上抑制该融合基因便可抑制细胞的生长[12]。除了典型的易位，尤因肉瘤家族肿瘤存在许多其他细胞遗传学异常，Sandberg 和 Bridge 曾做过全面概述[10]。

与尤因肉瘤家族肿瘤相关的最基本的细胞生物学问题仍存在争议，即细胞的起源。在过去归类为原发性神经外胚层肿瘤的分化的尤因肉瘤家族肿瘤肿瘤中，现在细胞学和超微结构证据为表明其中存在神经的分化成熟[13]。人们通过分析中间丝的表达试图确立尤因肉瘤家族肿瘤细胞系的组织起源，然而，根据角蛋白 8 和 18 的表达，提示其呈现一种上皮表型[14]。最近，DNA 微阵列曾试图解决这个问题。基因表达谱表明，这些肿瘤与神经元和血管内皮系统相关[15]。有趣的是，人类胚肾细胞表达的 EWS-FLI1 不足以诱发完整的尤因肉瘤家族肿瘤基因表达谱，提示对细胞的检测影响了其分化过程有影响。相反，Riggi 等证实骨髓来源的间充质干细胞高表达的 EWS-FLI1 能诱导具备所有尤因肉瘤家族肿瘤的重要特征的肿瘤细胞的形成[16]。因此，尤因肉瘤家族肿瘤来源于神经元细胞、上皮细胞、内皮细胞或间充质细胞均可在相关文献找到依据。未来需要进行更多的研究以确认尤因肉瘤家族肿瘤的组织来源。

3. 临床特征

尤因肉瘤家族肿瘤的临床特征各处都有详细描述[1]。简单来说，疼痛和肿胀是尤因肉瘤家族肿瘤最常见的临床症状，发生率分别为 84% 和 63%。这些症状往往是长期的，从出现症状到诊断的平均时间超过 6 个月。尽管肿瘤可以发生在身体任何部位的骨骼和软组织，但高发于下肢（46%）和骨盆（20%）。尤因肉瘤家族肿瘤具有高度侵袭性，25%

患者出现远处转移。其中，半数转移至肺，1/4 转移至其他骨骼，1/5 转移至骨髓。除非终末期，转移至其他部位较为少见。

4. 非移植治疗

尤因肉瘤家族肿瘤的主要风险是其具有转移性。最近认识到对化疗的组织学反应与预后相关。Rizzoli 研究所数据显示，具有局部病灶且存在肿瘤完全坏死的患者无病生存率为 85%，而在确诊手术时即有较大的肉眼可见病灶的患者无病生存率仅 34%。原发骨盆或巨大肿块（最大直径 > 8cm 或体积 > 100ml）预后较差。通过添加异环磷酰胺和依托泊苷强化化疗，具有局部病灶患者 EFS 由 54% 提高至 69%，并能够消除原发盆腔以及巨大肿块患者的不良预后[17]。不幸的是，即便添加异环磷酰胺和依托泊苷已成为标准方案，已发生转移患者的 EFS（22%）仍未改善。最近发表的 COG 研究通过患者随机接受每两周长春新碱－多柔比星－环磷酰胺与异环磷酰胺－依托泊苷的交替治疗方案对照每三周相同方案，对于局部病灶患者采用每三周治疗方案 EFS 为 65%，而每两周交替治疗患者的 EFS 则为 73%[18]，进一步支持了剂量和时间间隔对于小儿实体肿瘤的治疗重要性。

除了全身化疗，适当局部控制对根除这种疾病至关重要。局部治疗措施包括放射治疗和手术。放疗与手术相比，其有效性仍然是有争议的。有研究显示通过密集化疗，手术与局部放疗在局部复发以及 OS 方面无明显生存差异[19]。在一项单中心研究中，76 例具有局部病灶患者，在放疗、手术或二者均有的治疗手段下失败率是一致的[20]。有趣的是，一项多因素分析显示，单用化疗为影响局部治疗的预后因素（化疗对患者 10 年局部控制率为 83.7%，相比之下，未接受化疗的患者控制率为 51.1%），因此支持全身系统治疗有助于局部控制这一理论。

5. 造血细胞移植

高危尤因肉瘤家族肿瘤患者，包括转移复发患者，预后极差。密集化疗无法改善转移患者的预后，同样，采用标准方案化疗也无法治愈。对于这部分患者，造血干细胞移植提供了一个很好的选择。一项关于通过全身放疗结合外周造血干细胞移植的大剂量方案治疗高危尤因肉瘤家族肿瘤的最早期且最大样本的报道中，在其研究的 5 年中，91 例患者在 NIH 接受三种连续化疗方案，其中 65 例缓解的患者接受 8Gy 全身放疗巩固[21]。19 例患者因未达缓解或复发，未接受 TBI 治疗，另有 7 例拒绝治疗。65 例患者中有 20 例长期生存（31%），长期生存率高于单独化疗组，且优于同期未接受高剂量治疗组。然而，由于化疗后没有发生进展的患者才有资格接受移植，因此，全部患者 OS 仅有 22%，并没有高于单独化疗组。后来研究证实，造血干细胞移植似乎对于特定患者，例如对于化疗敏感的转移灶局限于肺部患者，具有明显的生存优势（图 64-1）[22]。

最近来自 EBMTR、儿科干细胞移植登记处（Pediatric Registry for Stem Cell Transplantations，PRST）、亚太骨髓移植中心（Asia Pacific Blood and Marrow，APBMT）及欧洲尤因肉瘤合作组（Meta European Intergroup Cooperative Ewing Sarcoma Study，MetaEICESS）的数据表明，尤因肉瘤家族肿瘤治疗取得了一定的进展。尽管数据来自非随机化患者，报道显示接受包含白消安的方案患者 5 年 OS 为 44%，而未接受这种药物治疗的患者 OS 为 23%[23]。

一项前文提及的 EBMTR 已发表数据的随访研究，包括 87 例患者，主要来自于 EBMTR（n = 69），具有分子诊断证实尤因肉瘤家族肿瘤，结果评估是基于使用的移植预处理方案。在减低剂量预处理组有较高的复发率，而减低剂量预处理组和非减低剂量预处理组相比 OS 率没有明显差异[24]。

以上研究都有同一个缺点，即缺乏前瞻性和随机性。这限制了造血干细胞移植被作为尤因肉瘤家

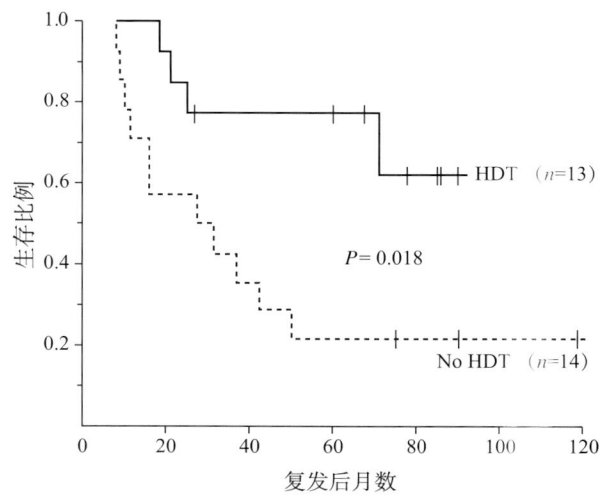

▲ 图 64-1 复发尤因肉瘤家族肿瘤患者在首次复发后，采用挽救性诱导化疗即高剂量化疗的生存时间

（引自 Barker 等，2005[22]）

族肿瘤患者"标准治疗"的信心。一项正在进行的研究，Euro-Ewing 99，旨在克服这一不足。在这项研究中，患者基于转移与否、原发肿瘤大小以及新辅助治疗反应，被分配到三个风险组中，低危组患者接受 14 个疗程化疗。中危组患者（对新辅助治疗未达完全应答的部分应答患者，肿瘤体积>200ml 或肺转移）随机接受化疗巩固或者含有白消安和美法仑的高剂量化疗。尽管推荐高危患者（肺外转移）应用以白消安及美法仑为基础的方案，但实际上由医生决定采取哪种造血干细胞移植预处理方案。报道显示，高危组患者 3 年 EFS 为 27%，OS 为34%[25]。尽管已明确高危患者预后良好的因素（如孤立的骨髓转移，较小的肿瘤大小和更少的转移灶），但造血干细胞移植的优势仍未确定。其余风险组关于对尤因肉瘤家族肿瘤患者采用造血干细胞移植的研究结果有望解决这一问题，尤其是中危组患者。

（二）横纹肌肉瘤

1. 流行病学和病因学

横纹肌肉瘤是儿童最常见的软组织肉瘤，占儿童肿瘤的 5%～8%[7]。每年在美国大约诊断 250 例新发横纹肌肉瘤，男孩较女孩发病率稍高。横纹肌肉瘤病因学未知。这些肿瘤有时作为第二肿瘤发生于之前接受电离辐射患者中，但辐射只占很少比例。

2. 分子和细胞生物学

横纹肌肉瘤有两个主要的组织学类型：胚胎型和腺泡型。胚胎型横纹肌肉瘤，因其与不成熟的骨骼肌相似而获此名称，可分为实体型和葡萄状型。胚胎型占横纹肌肉瘤的 57%，通常发生于 3—12 岁的儿童。腺泡型，因其与正常肺实质的相似得名，占横纹肌肉瘤的 19%，通常发生于 6—21 岁。胚胎型横纹肌肉瘤比腺泡型预后好。

如同尤因肉瘤家族肿瘤，横纹肌肉瘤也存在重现性易位，尽管只发生于在腺泡型。在 55% 病例中，可见 2 号和 13 号染色体发生易位，即 t（2；13）（q35；q14），在 22% 的病例中含 1 号和 13 号染色体的易位，即 t（1；13）（p36；q14）[26]。这些易位涉及相关转录因子基因，分别是 PAX3 和 PAX7。PAX3-FKHR 易位似乎比 PAX7-FKHR 易位预后更差。这种情况下，PAX 基因的 DNA 结合域与 FKHR 基因的反式激活域相融合。PAX 基因的异常会导致异常的肌肉形成[27]，提示基因易位与肿瘤发生的病因学联系。此外，这些融合基因可以引发

细胞表型的变化。极有可能是易位的致癌基因，而非组织学原因，影响了疾病病程。事实上，尽管肿瘤在组织学被划分为腺泡型横纹肌肉瘤，但其融合基因的不良影响使其在临床和分子上更类似于胚胎型横纹肌肉瘤[28]，基于此，最近提出分子分期系统[29]。

3. 临床特征

根据诊断时原发部位、周围累及的器官以及是否存在远处转移表现出特定的症状体征。患者常以无症状肿块起病。累及骨皮质可能引起疼痛，累及泌尿生殖系统则可能会引起血尿或尿潴留。不同亚型的横纹肌肉瘤可发生于不同部位。胚胎型横纹肌肉瘤通常出现在头颈部区域或泌尿生殖系统，而腺泡型横纹肌肉瘤往往发生在四肢和躯干[1]。其中，头颈部包括眼眶及脑膜占 40%，躯干和四肢占25%～30%，而泌尿生殖道占 20%。最常见的转移部位为肺部、淋巴结、骨及骨髓。

4. 非移植治疗

横纹肌肉瘤需要综合治疗，包括化疗、放疗、手术。单独手术无法治愈本病，即使为局限病灶。在全身系统化疗开展之前，局限病灶患者的 OS 率不足 25%，但通过当前综合治疗，局限病灶患者的无失败生存率高达 90%[30]。

早期横纹肌肉瘤协作组（Intergroup Rhabdom-yosarcoma Study Group，IRSG）研究并报道了预测治疗失败的疾病因素（表 64-1）。横纹肌肉瘤除了以临床分组，还通过特定的 TNM 分期系统分级[30]，包含肿瘤大小、淋巴结状态和是否远处转移的因素。分期分级还包含原发性肿瘤部位，反映了有利和不利解剖位置的预后差异。患者根据临床组别和分级分为高危、中危和低危，治疗也是基于这个风

表 64-1　横纹肌肉瘤患者的临床分组定义

分　组	定　义
I	局部肿瘤病灶完全切除
IIa	肿瘤完全切除，但镜下有微小残留病灶
IIb	肿瘤完全切除，有区域淋巴结累及
IIc	肿瘤完全切除，有区域淋巴结累及，微小残余病灶以及组织学证明最远处累及淋巴结
III	肿瘤未完全切除
IV	肿瘤有远处转移

险评估。虽然分子信息有良好的应用前景，但融合基因目前尚未纳入正式的分期系统 [29]。

横纹肌肉瘤的非移植治疗原则是基于 IRSG 临床试验的结果，包括局部控制（手术、放疗或两者结合）和系统性治疗肿块或微小的转移性疾病。原发灶应手术切除，除非肿块不具备切除的条件。在这种情况下，对于局部控制不可切除的横纹肌肉瘤病灶应采用放射疗法 [31]。根据危险程度决定辅助性系统化疗。一般来说，对于低危组采用长春新碱 / 放线菌素 D/ 环磷酰胺为基础的化疗，中危及高危组患者采用相同主要方案，其中环磷酰胺剂量更高，另外添加其他活性药物，如伊立替康、异环磷酰胺以及依托泊苷等。与骨肉瘤或尤因肉瘤家族肿瘤不同，横纹肌肉瘤患者在系统化疗前接受手术切除，正如分期系统所反应的，要将切除的程度纳入考虑之中。手术恢复后，患者接受化疗以及是否放疗，这通常与早期制定的治疗方案相关。

5. 造血干细胞移植

高剂量化疗和造血干细胞移植在高危横纹肌肉瘤的作用并不明确。有一些回顾性的研究报道，在 1982—1994 年之间，EBMTR 收到一份 98 例儿童和年轻成人初诊为局灶性横纹肌肉瘤复发进展后行移植的报道。整体无病生存率大约 20%，中位生存期非常短，造血干细胞移植组只有 8.3 个月 [32]。德国 – 澳大利亚儿童骨髓移植协作组在 1997 年发布的一项研究表明，在 1986—1994 之间 36 例转移或复发性横纹肌肉瘤患者接受移植，其中 34 例采用高剂量美法仑为基础的预处理方案，并通常加用依托泊苷和卡铂强化方案，造血干细胞移植后 2 年 EFS 为 36% ± 7% [33]。该数据比预期较好，但较小的样本数和可能的选择偏倚一定程度上影响了造血干细胞移植的有效性。

欧洲协作组 MMT4-91 临床试验是第一个转移性横纹肌肉患者在首次缓解后以造血干细胞移植为巩固治疗，评估造血干细胞移植疗效的前瞻性研究。这项研究来自于修改后 MMT4-89 试验，新诊断的转移性横纹肌肉瘤患者在第三周期化疗前达到完全缓解，可选择高剂量美法仑为主的造血干细胞移植代替第四个以及最终九个周期的化疗。同时，有一个几乎同期进行的 MMT4-89 或 MMT4-91 方案的未进行造血干细胞移植的病例对照组，53 例患者在 6 次治疗（2 个疗程）后获得完全缓解，然后接受单独高剂量美法仑或结合其他药物，如卡铂、依托泊苷、塞替派和（或）白消安。结果与 44 例患者在六次相同化疗后获得完全缓解后行传统化疗相比较。尽管患者未随机分为造血干细胞移植组和化疗组，但造血干细胞移植研究者尽可能减少选择偏倚。不幸的是，接受造血干细胞移植（n = 53）患者有更差的预后，淋巴结侵犯更为常见（56% vs 34%），腺泡组织学类型更多（44% vs 30%），< 10 岁患儿比例更低（60% vs 68%），肿瘤直径 > 5cm 的患儿（n = 44）比例更高（73% vs 61%）。尽管存在这些差异以及样本量较小，造血干细胞移植组比常规化疗组的中位复发时间大大延长（168 天 vs 104 天，P = 0.05），但在 EFS 或 OS 方面没有差异 [34]。一项单中心研究中对高危横纹肌肉瘤采用造血干细胞移植的巩固治疗进行评估，结果与前类似，3 年及 3 年以上Ⅳ期患者的无病生存率从 14% 提高至 28%[35-38]。

（三）Wilms 瘤

1. 流行病学和病因学

Wilms 瘤是儿童最常见的肾脏恶性肿瘤，在美国 15 岁以下的儿童中年发病率为 8.1/1 000 000，女性稍多。双侧发病的儿童年龄较早，男性平均发病年龄 23.5 个月，女性为 30.5 个月。单侧发病儿童，男性平均发病年龄 36.5 个月，女性平均发病年龄 42.5 个月。这种年龄倾向性差异是研究 Knudson 经典的肿瘤二次打击模型的关键 [39]。性别和种族发病年龄的变异说明该肿瘤发病机制的异质性 [40]。

2. 分子和细胞生物学

与疾病流行病学特征相关的分子标记被逐渐认识。在大多数正常组织中，胰岛素类生长因子 2 的印迹基因——IGF2，其母源的等位基因表达沉默，而父源等位基因正常表达。在一项 36 个 Wilms 肿瘤样本研究中发现，印迹基因缺失导致肾小球周围组织正常情况下应该沉默的母源等位基因异常高表达，从而使 IGF2 表达增加 2.2 倍 [41]。相反，WT1 抑癌基因的突变与发病年龄较早、基质为主的组织学以及较差的治疗反应相关 [42]。在 Wilms 瘤还发现其他基因异常，包括 WTX 基因突变以及 CTNNB1 突变 [43]，它们都是 Wnt 信号通路的组成部分。分子学标记被认为可作为预后的预测因素，1p 和 16q 的杂合性缺失与良好组织学 Wilms 瘤的 EFS 和 OS 下降有关 [44]。

3. 临床特征

Wilms 瘤在儿童中通常表现为无痛性腹部肿块

或腹胀，也可表现为全程血尿和发热。肿瘤出血会导致腹部肿块快速扩张和贫血。肾血管收缩可以导致高血压。通过影像学检查可以将 Wilms 瘤作为一个肾脏内在肿块，与出现在肾上腺并取代肾脏的肾上腺神经母细胞瘤加以区分。肿块生长通过透过包膜至肾血窦、肾血管及淋巴结。肿块也可局部侵袭，侵犯肾小囊并可通过淋巴管传播。血源性扩散主要至肺，肝脏较为少见。

4. 非移植治疗

Wilms 瘤是特殊的儿童实体肿瘤，即使诊断时已发生转移或者复发肿瘤亦可通过常规化疗治愈。但仍需要鉴别高危群体。国际 Wilms 瘤研究组 NWTS-2 和 NWTS-3 累计分析 2757 例 Ⅰ ～ Ⅳ级 15 岁以下未经治疗的患者，1989 年对 367 名在初始治疗获得完全应答后复发患者（14%）的预后进行了分析，组织学是一个重要的预后因素，弥漫性间变被定义为不良的组织学特征（图 64-2）[45]。在 NWTS-3 中，良好组织学复发后 3 年生存率为 42%，而不良组织学则为 16%。同批患者从诊断到复发间隔时间＜ 6 个月、6 ～ 12 个月及＞ 12 个月，3 年生存率分别为 18%、30% 和 41%。在良好组织学患者中，初诊分期为 Ⅰ 期患者 3 年生存率为 57%，Ⅱ / Ⅲ 期患者为 36%，而 Ⅳ 患者为 17%。在不良组织学患者中，Ⅰ 期患者 3 年生存率为 17%，Ⅱ / Ⅲ 期患者为 14%，而Ⅳ患者仅为 7%。在良好组织学的 Ⅱ / Ⅲ 期患者随机接受三药化疗，其复发后 3 年生存率为 16%，而接受两药治疗患者生存率则为 42%。前期经过放疗的腹内病灶复发预后较差，不建议对复发部位继续放疗[46]。

一项来自英国儿童肿瘤研究组（UK Childrens' Cancer Study Group，CCSG）的关于复发 Wilms 瘤患者长期生存的临床试验，该研究从 1980—1986 年累计 381 例患者，证实不良组织学、初诊时分期较高以及早期复发后，给予挽救性的异环磷酰胺或顺铂和依托泊苷方案化疗，均提示预后不良[32]。综上所述，这些结果得出一个高危组群定义，该群患者预期 3 年生存率低于 20%，他们具有以下特点：不良组织学，诊断后 6 个月内复发，三药方案治疗失败，肺部和腹部以外部位累及，或者放疗后的仍存在腹部病灶。

然而，国际 Wilms 瘤 5 号研究（National Wilms Tumor Study 5，NWTS-5）对前期未行放疗，仅接受长春新碱和放线菌素 D 治疗后复发患者采用统一的治疗方案，该方案由长春新碱、多柔比星、环磷酰胺及依托泊苷组成，并常规结合受累器官的放疗。72 例患者中，68 例患者数据可评价，并分析了 58 例年龄小于 18 岁初诊时单侧发病的患者。只有 10 例患者没有不良预后特征，32 例有一项不良因素，16 例有两项不良因素。4 年 EFS 和 OS 分别为 71% 和 82%[47]，提示积极的传统疗法可以克服低剂量治疗患者的不良预后因素。

相比之下，NWTS-5 研究的结果对初始采用长春新碱、放线菌素 D、多柔比星治疗后复发的患者不太乐观。共有 103 例患者纳入这一研究，91 例患者可评价。对初诊单侧发病获得完全应答后复发的

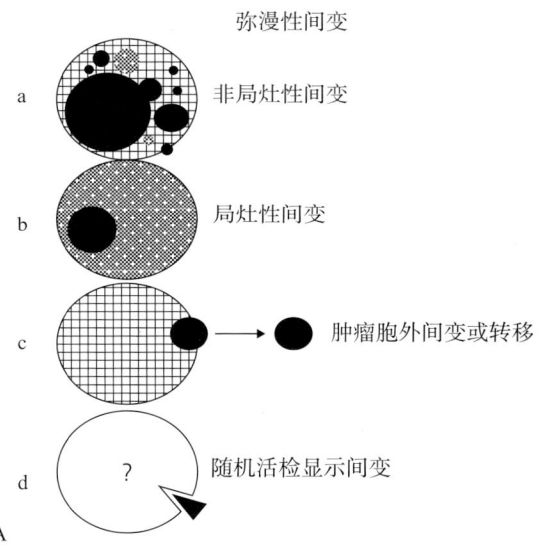

A

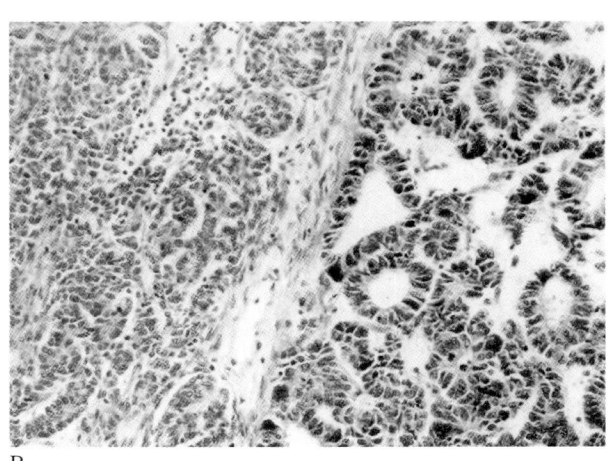

B

▲ 图 64-2　Wilms 瘤的生长方式示意图与病理图

A. Wilms 瘤间变生长的方式；B. 间变型在右边，与之相邻非间变型在左边（引自 Faria 等，1996[45]）经 Lippincott Williams & Wilkins 许可转载

60 例患者进行分析。对于这 60 例患者，4 年 EFS 和 OS 分别为 42% 和 48%。25 例患者有一个不良预后因素，22 例患者有 2 ～ 3 个不良预后因素，13 例患者则有 > 4 个的不良因素。其他的不良预后因素，包括男性、肺外病灶复发提示更差的 EFS [48]。总之，对于初始三药方案治疗后复发的高危患者，非移植治疗方案疗效还有很大的提升空间。

5. 造血干细胞移植治疗高危复发 Wilms 瘤

对高危复发 Wilms 瘤患者采用高剂量治疗现有报道有限，EBMTR 曾回顾性分析了相关资料 [49]。从 1984—1991 年，25 例患者曾接受高剂量治疗，21 例患者曾复发 1 ～ 4 次，4 例Ⅳ期患者对一线治疗耐药。11 例患者在第二次完全缓解期移植，10 例具有一个以上的高危因素。25 例患者中 20 例接受含高剂量美法仑为基础的七种不同预处理方案。在完全缓解期接受移植的 17 例患者中 8 例获得长期无病生存。在 8 例可评估患者中，接受高剂量化疗后 5 例患者达到完全缓解，1 例患者获得部分缓解，证实这些方案对难治 Wilms 瘤具有一定疗效。但是，在移植时有可测量病灶的 8 例患者中仅 1 例获得长期无病生存 [49]。

这些结果促使进行了一项前瞻性研究，该研究为第一个Ⅱ期临床试验以确定有效预处理方案，并将其与高危患者化疗方案随机比较。法国儿童肿瘤学会（French Society of Pediatric Oncology；Société Française de l' Oncologie Pédiatrique，SFOP）完成了这项对高危复发 Wilms 瘤患者进行造血干细胞移植的前瞻性研究 [50]。从 1988—1994 年，31 例患者接受了造血干细胞移植，包括 29 例复发（第二次完全缓解 16 例，第二次部分缓解 4 例，第三次完全缓解 3 例，第三次部分缓解 5 例，第五次完全缓解 1 例）和 2 例Ⅳ期间变型 Wilms 瘤患者在第一次完全缓解移植。所有患者至少有一个高危因素，并在造血干细胞移植前使用 5 ～ 6 种化疗药物。预处理方案由美法仑 180mg/m²，依托泊苷 1000mg/m²，以及达到曲线下面积 20mg・min/（ml・5d）的卡铂组成。造血干细胞移植恢复后对较大转移性肿块进行放疗。7 例患者出现持续性的肾小管损伤，1 例发生肝窦阻塞综合征后完全恢复，3 例发生间质性肺炎。9 例可评估患者中只有 1 例造血干细胞移植后未能实现完全缓解。16 例患者造血干细胞移植之后中位复发时间 8.5 个月（3 ～ 53 个月），12 名患者

造血干细胞移植之后仍持续完全缓解，中位时间为 48.5 个月（36 ～ 96 个月）。3 年无病生存率和 OS 分别为（50%±17%）和（60%±18%）[50]。唯一有统计学意义的预后因素是造血干细胞移植前进展次数，进展二次后无病生存率为（63.1%±20%），而进展三次及以上无病生存率为（22.2%±24%）。对高危患者来说该结果优于历史数据。然而同期有 15 例含至少一个不良预后因素的患者因不可控的疾病进展而未能参与研究，因此需要进行意向治疗分析来评价造血干细胞移植对这群复发患者的有效性。

德国协作组 Wilms 瘤研究证实了这些结果，从 1992—1998 年对 23 例高危患者进行造血干细胞移植，其高危标准为：初诊为Ⅳ期治疗后复发、进展或未达完全缓解 [12]，二次或后续复发 [9]，放疗部位复发 [14]，骨或脑转移灶 [3]，肾切除后 6 个月内复发 [3]，或者具有不良组织学的肿瘤复发 [1]。与 SFOP 的 19 例患者预处理方案相同，1 例患者因肾功能衰竭透析 1 个月，6 例患者发生肾小管功能障碍。总体 EFS 和 OS 分别为 48% 和 61%，但造血干细胞移植时疾病状态与预后有明显相关性：中位随访 58 个月后，11/13 例完全缓解患者长期生存，而仅有 3 例 /10 例部分缓解患者长期生存 [51]。

最近发表的大型数据是 EBMTR 在 2008 年的报道，在 1985—2005 年期间 305 例患者接受了 343 次移植，第一次完全缓解、第二次完全缓解和敏感复发患者（化疗有应答但从未达到完全缓解的患者）的 OS 分别为 71%、40% 和 34%，尽管造血干细胞移植的最佳时机仍不清楚，但似乎疾病状态确实能预测预后 [52]。考虑到许多 Wilms 肿瘤患者只有一个肾，从肿瘤反应和疾病相关死亡率的角度，以及从治疗毒性的角度来看，选择出能从造血干细胞移植中获益最多的亚组患者是非常重要的。2013 年发表的一项荟萃分析对 19 项研究的资料进行分析，包括接受传统治疗或自体造血干细胞移植治疗后复发或难治性 Wilms 瘤患者 [53]。虽然前期治疗不同导致患者间相比较有一定难度，但极高风险患者（定义为风险第三组，包括初诊时Ⅳ期具有不良组织学特征，接受至少四种化疗药物，和第一次复发挽救治疗后疾病进展的患者）接受造血干细胞移植有略微生存优势。

NWTS-5 儿童挽救方案最初设计是对两疗程挽救诱导化疗后未能实现完全缓解的患者进行造血干

细胞移植治疗。然而，这项研究经修改后去除了造血干细胞移植。尽管这项挽救方案最终结果尚未成熟，St. Jude 儿童中心常规经验以及儿童肿瘤小组试点挽救方案表明，即使不进行造血干细胞移植，新的化疗方案也能够改善高复发风险患者的预后[54, 55]，因此适宜启动一项国际临床试验来评估造血干细胞移植与传统方案相比在高危复发 Wilms 瘤患者中的疗效，以期使患者在二次反应中有最大的获益（图 64-3）。

6. 造血干细胞移植作为 Wilms 瘤的巩固治疗

由于常规化疗对 Wilms 瘤具有良好的疗效，首次治疗反应期进行造血干细胞移植的 Wilms 瘤患者较少，均为Ⅳ期。EBMT 报道的全部 5 例患者中，包括 2 例不良组织学预后的患者，在造血干细胞移

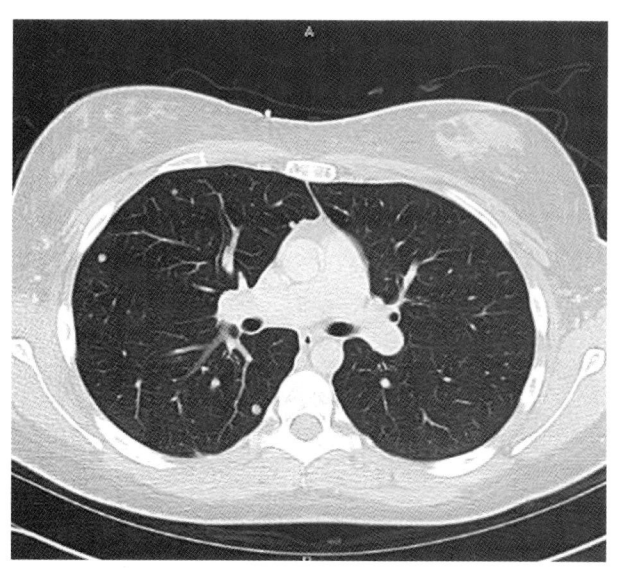

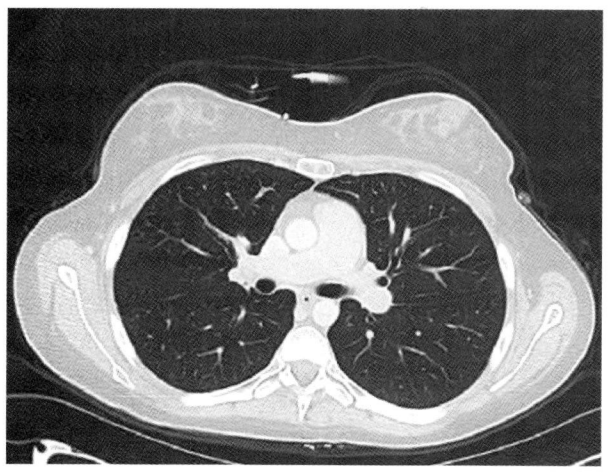

▲ 图 64-3　转移复发性 Wilms 瘤

CT 扫描显示初始化疗敏感复发，后行自体造血干细胞移植

植后中位无病生存时间为 62 个月（14～67 个月）[49]。2 例 SFOP 移植的Ⅳ期间变性 Wilms 瘤患者均死于疾病进展[50]，而德国协作组 Wilms 瘤研究的 1 名类似患者则存活[51]。

（四）骨肉瘤

1. 流行病学和病因学

骨肉瘤是儿童和青少年最常见的原发性骨肿瘤，常累及长骨[1]。骨肉瘤的发病率是每百万人每年新增 3 例，在美国 15 岁的白人儿童中每百万人中有 560 例。发病的高峰年龄是 10—20 岁，在青春期发病率突增，女孩比男孩稍早一些。男孩比女孩更容易受影响，推测由于男孩与女孩相比骨骼体积更大。第二次发病高峰在 50 岁以后，可能与环境暴露有关。

被证实与骨肉瘤发生有关的唯一外源性危险因素是电离辐射[56]。然而，与尤因肉瘤家族肿瘤不同的是，骨肉瘤与一些遗传综合征有关，包括双侧视网膜母细胞瘤、Li-Fraumeni 综合征、Bloom 综合征、Rothmund-Thomson 综合征、Werner 综合征和多个外生骨疣。骨肉瘤也与 Paget 病有关。这些发现导致了许多与肿瘤发生有关的基因被识别。因此，对骨肉瘤的分子生物学研究已深入人心。

2. 分子与细胞生物学

双侧视网膜母细胞瘤患者发生骨肉瘤的风险增加，提示 RB1 基因参与骨肉瘤的发病机制。正如本观察所预期，在散发性骨肉瘤中，常可见 13q14 染色体上 RB1 的缺失[57]。骨肉瘤是 Li-Fraumeni 综合征的典型肿瘤之一，它引发人们对于自发性骨肉瘤中 p53 基因突变的研究。p53 突变在该群病例中发生率为 40%～60%[58]。TP53 和 RB1 这两个基因都与细胞周期调控和增殖有关。许多其他细胞周期调控基因也与本病有关，包括 MYC、CDKNA2、CDKN2A、CDKN2B 和 MDM2[58-60]。

染色体不稳定性在骨肉瘤的分子发病机制中起着关键作用。尚未发现重现性染色体易位，但报道了许多具有扩增、点突变或杂合性丧失的位点[61]。这与骨肉瘤在 Bloom 综合征、Rothmund-Thomson 综合征和 Werner 综合征（参与维持基因组稳定性的 RecQ 解旋酶在生殖细胞中突变所致）患者中被诊断出的概率增加的结果相一致[62]。

除了这些常规调控基因外，骨肉瘤中还发现骨分化相关基因功能丧失。骨分化调控异常在骨肉瘤

中较为常见 [63]。Runx2 是骨发育的主要调控因子 [64]，位于他调控基因的上游，包括 OSX[65] 和 TWIST[66]。TWIST 位于 7p21，在检测的 68 例骨肉瘤中，31 例存在 TWIST 重排，22 例存在 TWIST 缺失，9 例存在 TWIST 扩增 [67]。此外，Ezrin 高表达与骨肉瘤患者预后不良相关 [68]，该蛋白主要与转移性疾病有关 [69]。对骨形成的分子生物学研究无疑将进一步揭示与骨肉瘤发生有关的基因。

3. 临床特征

骨肉瘤最常见的主诉是疼痛 [1]。肿胀和病理性骨折也很常见。典型的影像学表现包括骨溶解 - 硬化混合病变、软组织钙化紊乱。确诊时，80% 的病例为局限性病变，其余 20% 为转移性病变，最常见的是转移到肺。骨是转移性疾病的另一个常见部位，淋巴结转移少见。骨肉瘤最常发生于四肢（80%），股骨是最常见的发生部位。它主要发生在长骨干骺端，起源于髓腔，即使在存在生长板的情况下，经常侵入骨骺。

4. 非移植治疗

骨肉瘤的治疗主要依靠手术和化疗。直到 20 世纪 70 年代，外科手术是唯一可行的治疗方法，但完全切除治愈率仅为 20%。3/4 的患者在确诊后两年内死亡，几乎完全是由于肺部转移所致。对于局限性疾病患者，辅助化疗的引入使 OS 增加到近 70%[70]，但转移性疾病患者治愈率仍然低得令人无法接受。第一种联合化疗方案由甲氨蝶呤、多柔比星和顺铂组成，在其后的 40 年后一直是标准治疗方案。新辅助化疗在 20 世纪 70 年代末被引入以促进保肢手术 [71]，并确认对治疗的组织学应答是一个强有力的预后因素。组织学应答良好（> 90% 肿瘤坏死）患者 5 年 OS 为 68%，而应答较差的患者 5 年 OS 为 52%[72]。基于这一发现，几项研究尝试通过加强对不良应答者的化疗来提高生存率，但均未显示出有统计学差异上的优势 [73]。最近的 COG 研究，AOST0331（EURAMOS-1），在确定新辅助化疗的组织学应答后随机选择患者。不良应答者随机采用标准 MAP 方案（高剂量甲氨蝶呤、顺铂和多柔比星）或 MAP 方案联合异环磷酰胺和依托泊苷，而良好应答者随机标准 MAP 方案或 MAP 方案后给予 IFN-α 维持。该研究于 2011 年 6 月结束，预计在 2015 年左右会有初步的终点结果。目前，骨肉瘤的标准治疗方案与 1980 年相同（手术切除和甲氨蝶呤、多柔比星和顺铂三种药物方案），对局限性或转移性疾病患者治疗方案也相同，尽管这些组之间的预后存在巨大差异。

5. 造血干细胞移植

尽管对于复发患者缺乏有效的治疗方法，且伴有转移的患者预后较差，但 HCT 并不是治疗骨肉瘤的常规方案。事实上，截至 1992 年，EBMT 仅收到 7 例骨肉瘤移植患者的报告。在 5 例可测量疾病的患者中，1 例死于治疗毒性，3 例无应答反应，1 例在复发难治状态进行移植取得部分缓解疗效，后续通过手术切除肺部转移灶最终获得完全缓解，并在移植后 18 个月仍为完全缓解。2 例在第二次完全缓解移植的患者分别在造血干细胞移植后 8 个月和 11 个月复发 [74]。

德 - 奥 - 瑞骨肉瘤协作研究组回顾性分析了 15 例因复发性骨肉瘤接受造血干细胞移植治疗的患者。这些患者在初始治疗时均达到完全缓解。复发部位分别为肺部 9 例，肺加局部 2 例，纵隔 2 例，仅局部 2 例。造血干细胞移植前均对复发性疾病进行了手术切除；只有 2 名患者有肉眼可见的残留病灶，且对高剂量预处理方案均无应答反应。预处理方案均采用依托泊苷联合美法仑或卡铂，或两者均有。6 例患者接受了两个疗程的造血干细胞移植，第一次预处理方案为塞替派和环磷酰胺，第二次预处理方案为美法仑，但其中 2 例患者死于药物相关毒性。3 年 OS 为 29%，无病生存率为 20%。2 例无病生存患者都接受了基于美法仑的预处理方案 [75]。

意大利肉瘤小组报道了一项针对复发骨肉瘤患者的进行手术联合自体造血干细胞移植的临床试验结果。有 32 例患者接受了治疗，他们采用环磷酰胺和依托泊苷动员外周造血干细胞。14 例患者在化疗前接受外科手术，11 例在所有治疗结束后接受手术。32 例患者中有 11 例在接受首次高剂量治疗前获得完全缓解。治疗结束时，25 例获得完全缓解（78%），6 例获得疾病进展，1 例因毒性死亡。尽管应答率很高，但 3 年 OS 及无病生存率仅分别为 20%、12%[76]。

这些有限的研究表明，高剂量造血干细胞移植化疗对复发骨肉瘤几乎没有任何获益。对新辅助治疗效果不佳的患者，强化治疗并不能使患者获益。因此未来对于复发或难治性骨肉瘤患者的治疗，改进不在于强化治疗，而需要寻求新的治疗方法。

（五）视网膜母细胞瘤

1. 流行病学和病因学

在美国，每 18 000 名新生婴儿中就有 1 名在出生后 5 年罹患视网膜母细胞瘤[77]。25%～30% 的病例为双侧发病，并遵循常染色体显性遗传模式；此外，10%～15% 的单侧病例是遗传性的。遗传病例发生在出生后早期，为双侧或多部位病灶，这一观察结果是 Knudson 双打击致癌模型发展的关键[39]。Knudson 提出，遗传了一个突变的患者，在一个特定细胞中只需要一个体细胞突变就可以进行恶性转化，而散发的病例则需要两个独立体细胞突变累积才能使细胞发生恶性转化。

2. 分子和细胞生物学

13q14 杂合性丧失证实抑癌基因失活的假设成立[78]，*RB1* 抑癌基因克隆是理解视网膜母细胞瘤发病机制的关键一步[79]，也是涉及许多其他恶性肿瘤的抑癌基因。正如双打击模型所预测的那样，RB1 基因产物在散发性和遗传性视网膜母细胞瘤中普遍缺失。正常情况下，RB1mRNA 普遍表达，并与 DNA 结合序列编码核蛋白[80]。该蛋白在静止细胞中为非磷酸化形式，但在增殖细胞中为磷酸化[79]，并通过结合 E2F1 转录因子以非磷酸化的形式调控细胞周期[81]。除了 RB1 基因的两个等位基因功能丧失外，*MDMX*（65%）或 *MDM2*（10%）扩增发生在大多数人类视网膜母细胞瘤中，使 p53 失活促进了视网膜母细胞瘤的发生[82]。

3. 临床特征

视网膜母细胞瘤通常表现为瞳孔泛白，当肿瘤通过瞳孔或引起视网膜脱离或玻璃体积血可较易察觉。患者可能失去中心视力，导致斜视。较少见的是，虹膜新生血管化可导致异色。在发展中国家，可能要到眼睛变大或眼眶被侵犯后才可确诊，但在美国，严重的疾病并不常见。在 *RB1* 突变的患者中，新的视网膜原发性肿瘤可能发生在出生后 3～5 年。除了双侧视网膜母细胞瘤，这些患者还面临着原发性松果体和鞍上区神经外胚层瘤的危险，这种表现被称为"三元视网膜母细胞瘤"。

4. 非移植治疗

规范化早期筛查视网膜母细胞瘤，局部病变患者治疗效果良好。单侧早期单发病灶行核摘除术是有效的，而伴有筛状板外延伸等病理危险因素的患者应辅助化疗。对多模式治疗（包括外照射和全身化疗）的患者行眼眶扩张 60%～85% 是可治愈的。对于双侧疾病患者，也采用其他的治疗手段来保护有用的视力，包括近距离治疗、冷冻治疗、激光光凝、全身和结膜下或动脉内化疗。相比之下，晚期中枢神经系统受累和"三元视网膜母细胞瘤"[83] 是无法治愈的，包括全身和鞘内化疗和颅内放疗在内的多模式治疗能够获得缓解，但并不持久[84]。血行播散至骨、骨髓及脏器，累及软组织及淋巴结，预后极差。只有异环磷酰胺和环磷酰胺作为单药使用具有一定的疗效，并且在两药或三药联合使用时获得完全缓解[85]。

5. 造血干细胞移植作为巩固治疗方案治疗播散性疾病

对于骨或骨髓转移复发后二次完全缓解患者，有个别和小系列病例报道造血干细胞移植的效果[86-89]。这些报道描述了总计 25 例患者，其中只有 5 例患者的病情进一步恶化。其余患者在复发后 18～107 个月无病生存。

SFOP 正式评估了 1989—1994 年造血干细胞移植治疗高危视网膜母细胞瘤患者[90]。目标人群为眼外病变或视神经切面或蛛网膜下腔有肿瘤组织学证据的患者。可测量的眼外疾病必须是化疗敏感的，以确保患者有资格进行造血干细胞移植治疗。研究期间，34 例高危患者被纳入研究，其中 8 例伴有镜下可见视神经残留，10 例眼外病变局限于眶内，11 例眼外病变累及远端骨骼或骨髓，5 例伴有中枢神经系统累及。有 9 例患者因为中枢神经系统进展[6]、父母拒绝[2] 或毒性相关并发症[1] 而未继续造血干细胞移植。因此，25 例患者（视神经病变 6 例，眼眶病变 7 例，远端骨或骨髓累及 8 例，中枢神经系统受累 4 例）采用含卡铂 1250～1750mg/m^2，依托泊苷 1750mg/m^2，环磷酰胺 3200mg/m^2 的预处理方案行造血干细胞移植。6 例有可测量病灶患者造血干细胞移植后 5 例获得完全缓解。根据意向治疗分析，8 例视神经受累患者中有 5 例，10 例眼眶受累患者中有 6 例，11 例骨或骨髓受累患者中有 5 例，5 例中枢神经受累患者中有 1 例均为无病生存。与长疗程常规化疗的历史结果相比，该治疗方法对于视神经或眼眶受累患者的生存率与历史结果相近，但对于远端骨或骨髓受累患者有生存优势[90]。最近，Memorial Sloan Kettering 癌症中心报道了他们的研究结果，他们采用高剂量化疗结合干细胞支持方案对 4a 期和 4b 期转移性视网膜母细胞瘤患者强化治疗 [91, 92]。15 例患有 4a 期视网膜母细胞瘤的患者接受含基于烷化剂的诱导方案后，给予高剂量化疗结合自体干细胞支持的方案治疗。在完成这项治疗的 13 例患者中，中位随访 103 个月有 10 例患者为无病生存。对于 4b 期视网膜母细胞瘤患者，回顾性分析了 2000 年 10 月至 2006 年 1 月间 6 个中心的 8 例患者。在 5 例接受造血干细胞移植的患者中，2 例无病生存时间分别为 40 和 101 个月。

造血干细胞移植对于晚期疾病的一个潜在好处是避免双侧摘除术和外部放射治疗的可能性，这可显著降低继发性肿瘤及发生面部畸形的风险。Lee 等报道了一项对双侧视网膜母细胞瘤患者采用序贯自体造血干细胞移植治疗方案，无须外放疗。在 14 例双侧视网膜母细胞瘤患者中，9 例接受了序贯自造血干细胞移植治疗。该方案耐受性良好，9 例患者治疗后均至少保留单眼存活 [93]。

基于这些在预后不佳条件下造血干细胞移植报道的具有前景的数据，目前多中心协作的 COG 研究 ARET0321 旨在确定自体造血干细胞移植的疗效。无中枢神经系统受累的转移性疾病（4a 期）和有中枢神经系统受累的转移性疾病（三边或 4b 期）患者，如果在包括顺铂、长春新碱、依托泊苷和环磷酰胺诱导方案后出现部分缓解以上的反应，将接受含卡铂、塞替派和依托泊苷的高剂量巩固治疗，随后自体干细胞输注，后续行依据疗效反应进行放射治疗。

（六）结缔组织增生性小圆细胞瘤

1. 病因学和流行病学

结缔组织增生性小圆细胞肿瘤（desmoplastic small round cell tumor，DSRCT）是一种高度恶性的腹部小圆细胞瘤，具有上皮、间充质和神经特征，在 1991 年首次报道 [94]。该病发生于儿童和年轻人，1989—1996 年期间仅报道 101 例。男性占绝大多数，诊断年龄中位数 25 岁。目前还未发现与接触致癌物质有关的证据 [95]。

2. 分子和细胞生物学

平衡易位 t（11；22）（p13；q12）导致 EWS-WT1 融合转录本是 DSRCT 的诊断依据。与尤因肉瘤 EWS-FLI1 融合转录本一样，这些融合转录本保留了 EWS 的氨基末端效应域，并将其 DNA 结合域替换为其融合对手基因的结合域。这融合转录本在肿瘤内部和肿瘤之间呈异质性，表现在 EWS 和

WT1 外显子的使用、内部缺失的存在和异种 DNA 的插入等方面。不过，剪接变异体均在读框内，而嵌合蛋白都结合到 WT1 响应元件上 [96]。

EWS-WT1 的转录调控活性与 WT1 不同。血小板衍生生长因子 A 链（platelet-derived growth factor A，PDGFA）直接由 EWS-WT1 诱导，可能参与 DSRCT 的基质组成 [97]。此外，具有促有丝分裂和抗凋亡功能的胰岛素样生长因子 -1 受体（insulin-like growth factor-1receptor，IGF-1R）的表达通常被 WT1 抑制，但可被 EWS-WT1 嵌合体激活 [98]。IL-2/15 受体 β 链通过激活下游 STAT3 和 STAT5 促进细胞生长 [99]。当脑 - 特异性血管生成抑制药 1-相关蛋白 3（BAIAP3）在肿瘤细胞异位表达时，可协助 FGF-1 和 2 的分泌，从而产生肿瘤特有的纤维增生性反应 [100]。富含亮氨酸的重复序列 15（LRRC15）基因通常只在负责胚胎植入的滋养细胞层的胎盘中表达，可能也参与 DSRCT 的侵袭 [101]。

3. 临床特征

患者通常表现为腹胀、疼痛和便秘 [102]。DSRCT 最常见于腹腔，浆膜表面有大肿块和多个种植体，可转移至淋巴结、肝、肺、骨、脾、肾、胸膜。CT 表现为腹部软组织肿块，器官来源不明 [103]。少见的原发性累及部位包括肾、肺、骨和胰腺。剖腹探查显示表面光滑的多结节大肿瘤。传统显微镜下，致密的间质内可见边界清晰的小圆形肿瘤细胞团。免疫组化染色显示上皮（细胞角蛋白、上皮膜抗原）、间充质（波形蛋白）、肌源性（肌间线蛋白）和神经（神经元特异性烯醇化酶，CD56）标志物的表达 [104, 105]。WT1 的免疫反应性来自 EWS-WT1 融合转录本的表达。CD99（MIC2）通常用于鉴定尤因家族肿瘤，也通常呈阳性 [106]。

4. 非移植治疗

DSRCT 通常对初始的化疗有应答反应，如多柔比星、顺铂、环磷酰胺、依托泊苷和氟尿嘧啶的联合化疗。然而，结果是令人沮丧的，中位生存时间只有 17 个月（3～72 个月）；截至 1996 年，报道中 101 例患者中只有 7 例患者仍存活，中位生存时间 24 个月（范围 4～48 个月）[107]。其他一些更大宗的系列报道均来自单中心经验 [95, 102, 108, 109]。总体来说，这些研究表明完全的切除肿瘤有助于长期生存，但这些肿瘤在初始治疗时通常不能切除；它们起初通常对化疗敏感，但需要强化治疗来巩固。

5. 造血干细胞移植

造血干细胞移植作为复发性或难治性 DSRCT 的挽救治疗有少数报道，但无一例能长期存活[107, 110, 111]。Memorial Sloan Kettering 癌症中心曾有过报道，旨在通过造血干细胞移植巩固最初无法切除病灶患者的首次化疗应答反应，但 5 例中 2 例患者由于初始化疗毒性而未进行造血干细胞移植治疗。3 例最初无法切除病灶患者接受含塞替派和卡铂为预处理方案的造血干细胞移植，2 例完全缓解状态进行移植，1 例部分缓解状态移植。部分缓解接受移植患者在 15 个月后发生进展。2 例完全缓解移植患者在治疗后 13 个月和 34 个月内均无病生存[108]。St. Jude 儿童医院的 DSRCT 系列报道中包括 4 例接受自体造血干细胞移植的患者。2 例放疗后接受造血干细胞移植患者因治疗相关毒性死亡。另外 2 例患者，1 例完全缓解后造血干细胞移植结合放疗，治疗结束后 16 个月仍无病存活。在米兰一项成人意向移植研究中，10 例 DSRCT 患者中仅 5 例采用含异环磷酰胺、长春新碱和依托泊苷诱导治疗方案获得部分缓解，并使用美法仑为基础的预处理方案进行造血干细胞移植。在高剂量美法仑后，所有患者均未获得完全缓解或清除 EWS-WT1 融合转录本，且均在 12 个月内进展[112]。其中 1 例患者随后行减低强度预处理后接受异基因造血干细胞移植，并在出现 III 度急性 GVHD 后清除了融合转录本[112]，这表明存在移植物抗 DSRCT 效应。一些小宗研究探索更密集使用烷化剂为基础方案的尝试已经取得了成功。4 例首次部分缓解（n = 2）或 CR（n = 2）的 DSRCT 患者，采用白消安、美法仑、塞替派以及伴或不伴有阿米福汀的治疗方案，随访 1.1 ~ 6.4 年（中位 3.2 年）均存活，其中只有 1 例发生疾病进展[113]。3 例 DSRCT 患者在多次外周血祖细胞支持下采用 VACIME 治疗，在确诊 25 ~ 66 个月后仍无病存活[114]。欧洲 RMS4.99 的研究，患者在初始手术分期和诱导化疗后接受自体造血干细胞移植治疗。10 例患者中有 7 例造血干细胞移植后达部分缓解，3 例达完全缓解，其中 3 例存活，包括 1 例出院仅 7 个月患者[115]。最近，CIBMTR 报道了他们在 DSRCT 大剂量化疗后给予自体干细胞支持的经验。1999—2007 年间，共有 36 例患者接受了高剂量化疗结合自体干细胞支持，治疗相关死亡率极低，在移植后 100 天内仅 1 人死亡，在移植前获得完全缓解患者 1 年和 3 年无病生存率分别为 92% 和 75%，而未获完全缓解患者的 1 年和 3 年无病生存率则分别为 35% 和 9%。未获得完全缓解的患者中位 OS 为 21 个月，略长于历史对照，提示自体造血干细胞移植有一定的获益[116]。总之，造血干细胞移植对 DSRCT 患者作用仍有待明确，但进行完整手术切除患者极少数可长期存活，自体造血干细胞移植可能有助于常规化疗后获得完全缓解或未获完全缓解的患者长期生存。

（七）其他罕见小儿实体瘤的造血干细胞移植治疗

胸膜肺母细胞瘤是一种罕见的肿瘤，目前仅报道约 100 例。主要的治疗方法是手术切除，无须辅助治疗。由于与软组织肉瘤和 Wilms 瘤的组织学相似，也采用类似化疗方案，其无病生存率为 30% ~ 40%[117]。在胸膜肺母细胞瘤中使用造血干细胞移植的报道很少。基于美法仑的造血干细胞移植用于进展性疾病[118]，一种是对化疗敏感的微小残留病患者[117]，或手术完全切除后首次复发后的巩固治疗[119]，另一种用于难治转移性疾病[120]。难治性巨大肿块在造血干细胞移植后不久发生进展，而手术完全切除具有微小残留病灶患者造血干细胞移植后 12 和 31 个月仍为完全缓解状态。

感觉神经母细胞瘤是一种罕见的肿瘤，起源于嗅觉上皮细胞；目前文献报道的 240 多例患者中，只有 21% 是儿童。这种肿瘤可能在儿童更具侵袭性。转移性感觉神经母细胞瘤 2/3 细胞系存在 t(11；22)，因此认为可能是尤因肉瘤家族的一员。然而，与尤因肉瘤不同的是，感觉神经母细胞瘤不表达 MIC-2，原发性感觉神经母细胞瘤的特征是染色体 +8，而不是 t(11；22)[121]。在单中心研究中，5 例接受含环磷酰胺预处理造血干细胞移植的成人患者中 3 例获得长期生存，而 17 例接受常规化疗的成人患者有 4 例获得长期生存[122]。1 名青少年因颈部淋巴结复发接受改良根治性颈部手术，并使用高剂量卡铂、依托泊苷、美法仑和造血干细胞移植进行巩固治疗，1 年后仍为无病生存[123]。在一项来自日本的报道中，在 2000—2003 年间确诊 12 例感觉母细胞瘤患者，其中 4 例患者在诱导化疗后接受了造血干细胞移植，均长期存活[124]。虽然这是一项不设对照的研究，也包括手术后移植的患者，但对于复发感觉神经母细胞瘤患者来说，是一个很有前景的研究方向。

三、未来发展方向

（一）失败模式

尤因肉瘤行造血干细胞移植后，多数复发为转移性复发，最常见为肺转移，其次为骨转移[21, 125]。最近的一项分析表明，骨骼衰竭通常发生在局部放疗以外的受累骨骼中，通过磁共振成像（magnetic resonance imaging，MRI）或 PET 扫描可检测到病灶，而骨扫描检测不到[126]。这个问题的可能解决方案包括对肺和整个涉及的骨骼系统进行放疗预防，并在造血干细胞移植术前使用 MRI 和（或）PET 扫描以进行分期。

相反，横纹肌肉瘤造血干细胞移植后的复发往往发生在早期，中位时间在造血干细胞移植后 4 个月，几乎均发生在之前的病灶（23 例 /26 例）[33]。这一观察主张对所有既往已知病灶使用局部辐照。

（二）治疗方案

1. 全身放疗

除了对放疗最敏感的肿瘤外，全身放疗所能提供的放疗剂量不足以控制巨块型肿瘤。辅助放疗剂量已被证明可控制大多数微小残留病灶（通常为 $10^6 \sim 10^8$ 细胞），超过全身放疗的最大耐受剂量[127]。然而，放疗剂量与复发风险降低的百分比之间似乎呈线性关系。从这些剂量 – 风险数据推断，在 $0 \sim 5$Gy 的剂量范围内，复发风险降低为零，说明放疗杀伤肿瘤细胞的阈值（如果有的话）较低[128]。因此，适当剂量的全身放疗可用于控制非常小的微转移灶（可能是 $10^2 \sim 10^4$ 细胞）。

EBMT 回顾性研究回答了全身放疗是否是高剂量化疗方案必要的组成部分这一问题。对于横纹肌肉瘤患者，在美法仑方案中加入全身放疗似乎只会增加毒性[32]。一项德国 – 奥地利儿童骨髓移植小组的回顾性分析也发现，在美法仑、依托泊苷和卡铂治疗方案中增加 12Gy 超分割全身放疗无任何获益[33]。对于尤因肉瘤，EBMTR 观察到接受全身放疗的患者（$n = 30$，EFS 19%）比单独接受高剂量化疗的患者情况更糟（$n = 33$，EFS 34%）；最佳疗效来自包含白消安的联合化疗（EFS 51%）[129]。

2. 序贯移植

为了提高疗效现已进行大量的多次序贯移植方案，即在每次移植最快恢复期后再次进行两次或两次以上移植。如果有一个以上有效同时非交叉耐药

的预处理方案，且没有累积毒性，这种方法最有可能是有效的。即使一种方案必须使用两次，如果在第二个疗程中可能获得类似的对数细胞杀伤作用，重复使用可以克服将药物输送到巨块肿瘤内部的问题。到目前为止，序贯造血干细胞移植是否有效还存在争议。多中心结果表明，接受多次高剂量化疗的患者反应较持久[130, 131]。然而，EBMT 的累积经验并没有提供令人信服的证据支持尤因肉瘤在二次移植的获益[129]。此外，至少在卡铂和依托泊苷方案中，没有患者在二次移植后获得较好的疗效[132]。

使用外周血干细胞代替骨髓可能会提高序贯移植的疗效，因为造血恢复较快，可以使用更大的治疗强度。两个疗程 100mg/m² 的美法仑在外周血祖细胞支持下，可在 21 ~ 34 天（中位 24 天）内序贯使用，其药物动力学或药效学均无变化[133]。少数机构的试点研究证实双次外周血祖细胞移植治疗转移性神经母细胞瘤或肉瘤的可行性，对 51 例符合条件的患者中的 46 例采用 3600mg/m² 环磷酰胺、2400mg/m² 依托泊苷、2000mg/m² 卡铂化疗，随后在 28 ~ 42 天内给予 180mg/m² 美法仑及全身放疗 12Gy 治疗[134, 135]。在 5 例仅接受 1 次造血干细胞移植的患者中，3 例为患者要求行 1 次移植，2 例因肝毒性而无法耐受。有 4 例因药物毒性反应死亡（9%）。22 例患者中有 17 例接受了 3 个疗程的造血干细胞移植治疗，其中 1 例在移植期间因毒性反应死亡[136]。虽然短期毒性反应可以接受，但这一初步试验显示长期随访的重要性，因为有 3 例患者晚期出现全血细胞减少，2 例出现植入失败，1 例出现染色体 –7 异常的骨髓增生异常综合征。

另有一种新的治疗方案是采用双次高剂量治疗，但只进行一次造血干细胞移植[137]。由于在造血干细胞移植方案中，美法仑和塞替派的黏膜毒性，限制其剂量的增加。而受影响的黏膜组织恢复相对较快，故两个疗程可间隔 1 周，在第二疗程后给予一次外周血祖细胞支持。该方案允许 9 天内可安全使用 1000mg/m² 塞替派和 280mg/m² 美法仑。在本次 I / II 期试验中，造血干细胞移植的适应证有异质性，10 例 /13 例患者完全缓解状态下行造血干细胞移植，6 例 /13 例患者微小残留病灶下行造血干细胞移植，均无病存活 15 ~ 59 个月（中位时间 35 个月）。有趣的是，所有三个肝母细胞癌患者在持续高水平 AFP 状态下行造血干细胞移植均达到

长期完全缓解[137]。

3. 靶向治疗

靶向治疗是指利用肿瘤的生物学特征来根除肿瘤的治疗方法。靶向治疗的例子包括 TKI 如甲磺酸伊马替尼和配体靶向单克隆抗体如利妥昔单抗。针对儿童实体瘤的靶向治疗目前有两种重要的应用涉及造血干细胞移植：[131I]MIBG 用于神经母细胞瘤的治疗（见第 63 章）和 [153Sm]EDTMP 用于骨肉瘤的治疗。每一种治疗方法都利用肿瘤的基本特征，将放射性药物特异性地导向肿瘤，并通过自体造血细胞支持改善骨髓抑制。

[153Sm]EDTMP 是一种放射性同位素（153Sm），与四磷酸盐复合物结合，可靶向定位于骨转移部位，如转移性骨病。由于 [153Sm]EDTMP 靶向骨病变的机制与骨扫描中使用的放射性示踪剂类似，因此该制剂靶向骨扫描可见的病变，包括原发性骨肉瘤和转移性病灶，153Sm 的放射性衰变产生一个中等能源电子（β 粒子）和一个低能量的光子，电子具有非常短的路径长度（1～2mm），因此提供了精确的靶向细胞毒性能量。光子可以用与诊断性骨扫描相同的仪器来检测，可确定目标肿瘤的吸收情况，并测量输送到肿瘤的辐射量。153Sm 的半衰期很短（46h），便于操作。这种化合物最初是在患有乳腺癌和前列腺癌等合并骨转移的成年患者身上使用，并已获得美国 FDA 的批准，用于缓解转移性疼痛。2002 年，Anderson 等发表了 [153Sm]EDTMP 治疗高危骨肉瘤患者的 I 期研究结果[138]。30 例患者接受 1～30mCi/kg[153Sm]EDTMP 治疗。由于该复合物显著的骨髓抑制作用，患者在治疗 14 天后输注自体外周血祖细胞支持。除骨髓抑制外，该治疗唯一的不良反应是在接受最高剂量治疗的患者中出现短暂的低钙血症。所有患者在试验入组时均需要应用麻醉药缓解疼痛，治疗后每例患者麻醉药的使用均减少或停用。为了提高疗效，该组患者随后使用吉西他滨进行治疗，吉西他滨是一种化疗药物，也被认为是一种辐射增敏剂[139]。14 例患者接受高剂量 [153Sm]EDTMP 治疗，1 天后给予吉西他滨治疗，2 周后输注自体外周血祖细胞。在 6～8 周的随访中，有 6 例部分缓解和 2 例反应不一，但这些反应均不持久。在另一项研究中，对复发难治性骨肉瘤患者采用 [153Sm]EDTMP 序贯治疗。第一次剂量较低，可在 6 周内恢复外周细胞计数，第二

次剂量较高，需要外周血干细胞支持。虽然根据实体瘤评价标准 RECIST1.1，没有 1 例患者疗效优于疾病稳定，但发现在肿瘤吸收辐射剂量与肿瘤体积变化之间存在剂量 – 效应关系，提示该方法可安全的将细胞毒性药物释放，且增加剂量可改善治疗反应[140]。因此，[153Sm]EDTMP 给骨肉瘤治疗带来了新的希望，但其最佳的应用方案还需要进一步研究。

（三）造血干细胞移植

1. 移植物来源：外周血造血细胞 vs 骨髓

目前已经认识到，尽管儿童身材小，化疗强度大，但动员和采集外周血祖细胞在儿童中是可行的，而且外周血祖细胞与骨髓相比，植入更快[141]，免疫重建也更快[142]。虽然在动员的外周血祖细胞中可经常检测到肿瘤细胞[143, 144]，但纯化自体造血干细胞是否能改善预后的尚不清楚。关于移植物的肿瘤细胞污染与预后关系的数据很少，但输注含有可检测到融合基因的外周血祖细胞移植物的尤因肉瘤患者，可获得长期无病生存[145]。在横纹肌肉瘤，长期生存的主要决定因素是造血干细胞移植之前是否达到 CR[32]，23 例复发发生在先前已知部位，仅有 3 例出现新发转移病灶[33]。这些表明体内肿瘤的控制才是问题的关键，移植物输注的肿瘤细胞一般不会发生植入。

2. 异基因造血干细胞移植

异基因造血干细胞移植在儿童实体瘤中的作用正在逐步探索。异体移植存在 GVHD 的风险，但其潜在的获益包括移植物中不含肿瘤细胞，可能还有免疫抗肿瘤作用。对于横纹肌肉瘤，德国－奥地利儿童骨髓移植组未发现异基因造血干细胞移植获益的证据，因为 5 例异基因造血干细胞移植患者均未存活[33]。此外，在复发横纹肌肉瘤的病例中行供体淋巴细胞输注是无效的[146]，但由于供体淋巴细胞输注时患者没有可测量病灶，也没有发生 GVHD，因此该病例未涉及有效的免疫应答。1 例患者既往接受包括自体造血干细胞移植在内的两线方案均失败，后行减低剂量预处理的同胞全相合移植获得完全缓解，提示异基因移植能够使患者获益[147]。对于尤因肉瘤，1984—1996 年间维也纳单中心经验报道，应用（全身）放疗 / 美法仑（环磷酰胺）后行异基因造血干细胞移植（27 例异基因移植患者中位生存时间 56 个月，生存率为 50%，而对照组仅为 23%）的预后更好[148]。随着随访时间的延长，

结合 Düsseldorf 的经验，由非复发死亡率较高，尤因肉瘤行异基因造血干细胞移植后无病生存率并未优于自体造血干细胞移植[149]。2011 年 EBMT、APBMT、PRST 和 MetaEICESS 发表的多中心研究中，报道了 87 例尤因肉瘤行异基因造血干细胞移植的结果。有趣的是，采用减低强度（$n = 50$）或高强度（$n = 37$）预处理方案，患者 OS 没有差异。尽管减低强度组复发风险较高，但高强度组发生致命性并发症风险较高，从而导致两者 OS 相近。尽管这一结果表明尤因肉瘤中没有有临床意义的移植物抗肿瘤效应，但有病例报道显示，复发或转移性尤因肉瘤接受异基因造血干细胞移植治疗后，肿瘤对免疫抑制药撤退[147]或 IL-2 治疗[150]有应答反应，随后发展为急性 GVHD。

由于肉瘤患者在接受移植前通常都要接受大剂量的预处理，因此治疗相关死亡率是一个值得关注的问题，促使对这些患者采用减低强度预处理方案的研究。美国 NIH 的儿科肿瘤组最近报道了 23 例极高危肉瘤患者接受减低强度预处理的异基因造血干细胞移植结果。所有患者均快速植入，无围移植期死亡。7 例无明显病灶的移植患者中有 3 例（42%）存活，中位生存时间 29.0 个月，而影像学上有明显病灶的移植患者中位生存时间为 14.5 个月[151]。说明这一方案在高危人群中是可行的，并可能为缓解期接受移植的患者提供生存优势。

总的来说，关于异基因造血干细胞移植治疗儿童实体瘤的数据很少。这在很大程度上是由于神经母细胞瘤作为典型的预后不良儿童实体肿瘤，已有共识认为异基因移植对其无确切的疗效[152, 153]。患者无法从异基因造血干细胞移植获益，也说明自体移植物的肿瘤细胞污染不是复发的主要原因，异体反应性细胞 CTLs 对高风险的儿童实体肿瘤并没有实质疗效。然而，神经母细胞瘤和肉瘤之间存在重要的生物学差异，在体外，神经母细胞瘤细胞是 CTL 的不良靶点，而肉瘤细胞是 CTL 的良好靶点[154]。因此，造血干细胞移植在尤因肉瘤家族肿瘤和其他肉瘤中的作用仍是有待进一步研究。

（四）免疫治疗

横纹肌肉瘤和尤因肉瘤是 NK 细胞和 CTLs 的治疗靶点[155]，从骨肉瘤分离的肿瘤浸润性的淋巴细胞可溶解异基因骨肉瘤细胞系[156]。Vienna 和 Düsseldorf 进行的美法仑和依托泊苷联合超分割全身放疗的临床试验研究，提出免疫效应机制可能对高危尤因肉瘤有非常重要的临床价值。在初始的 17 例高危尤因肉瘤患者中，4 例行异基因移植患者 3 例为无病生存，5 例行自体移植患者 3 例接受 IL-2 治疗，8 例行自体移植患者 2 例未接受 IL-2 治疗[157]。采用相同方案治疗的更大的 EICESS 队列研究中，自体移植后行 IL-2 治疗的优势持续存在：造血干细胞移植后接受 IL-2 治疗的患者无病生存率为 52%，而未接受 IL-2 治疗的患者无病生存率为 22%（$P < 0.05$）[126]。我们已经在探索造血干细胞移植后 IL-2 治疗可能的效应机制，并证实存在 T 细胞和 NK 细胞的扩增，但未发现 NK/T 细胞数量增加。尽管 CD94 抑制受体活性增强[158]，NK 细胞活性还是有所增强。

美国 NCI 开展了一项针对尤因肉瘤和肺泡横纹肌肉瘤的肿瘤特异性免疫接种的临床试验，试验的基础是脉冲式应用具有独特 EWS/FLI-1 和 PAX3/FKHR 融合肽的树突状细胞，这些融合肽与肿瘤的 t（11；22）和 t（2；13）易位特征有关[159]。该试验共纳入 16 例患者，其中 15 例至少接种了一种疫苗。不幸的是，大多数患者在第一个 6 周的免疫接种周期中发生肿瘤进展，因此只有 4 例患者接受了两个或更多的免疫接种周期。这 4 例患者中，1 例出现混合反应，另 1 例则出现融合肽特异性淋巴细胞增殖反应。这项研究之所以重要，不仅因为它对抗肿瘤的免疫效应提出了令人鼓舞的建议，还因为它发现了免疫治疗的缺陷。这些患者免疫功能严重受损，肿瘤负荷高，所使用的不成熟循环树突状细胞实际上可能会抑制免疫反应[159]。此外，在 HLA 限制和细胞表面表达不确定的情况下使用单一肽抗原，肿瘤本身可能诱导自体淋巴细胞产生耐受或无反应。

已经开始在尤因肉瘤患者体外探索产生抗肿瘤的 CTL 细胞系的替代策略。特异性抗肿瘤的 CTL 来自 3 例自体造血干细胞移植后患者，经过 2 个或 2 个以上周期的自体外周血树突状细胞、CD4+ 淋巴细胞和经辐照的早期传代自体肿瘤细胞刺激自体外周血单个核细胞产生[160]。虽然该方法工作强度大，但对肿瘤抗原的应答，以及减少因抗原表达丢失造成的肿瘤逃逸均具有潜在优势。这种细胞系的临床意义尚未得到证实。

另一种能最大化增强异基因移植后抗肿瘤效应

的策略是应用 NK 细胞。NK 细胞的效应依赖于抑制性 KIR 的错配[161]。在一项研究中，3 例难治性实体瘤患者接受了单倍体造血干细胞移植，受体 KIR 与供体不匹配的 2 例患者显示出抗肿瘤效应(尽管其中 1 例最终进展并死于疾病)[162]。目前正在进行多项临床试验，采用多种方法以最大化发挥 NK 细胞的抗肿瘤作用，如 IL-15 激活和 KIR 错配。减低强度异基因造血干细胞移植的发展为儿童实体瘤的免疫治疗提供了一种新的思路，但如果这种治疗方案仅对微小残留病有益，则需要探索新的方案证明其临床价值。

四、结论

转移性、复发性或难治性小儿实体瘤患者预后极差。高剂量预处理方案的造血干细胞移植对多种小儿实体瘤具有作用。造血干细胞移植在尤因肉瘤治疗中取得了良好的疗效。对于预后较差的尤因肉瘤患者，造血干细胞移植与常规化疗的前瞻性随机对照临床试验正在进行中，对于高危复发的 Wilms 瘤也在筹备中。对于不太常见的适应证应当进行 I 期和 II 期临床试验。目前正在研究提高儿童实体瘤造血干细胞移植疗效的方法，包括序贯造血干细胞移植、靶向治疗、保护性化疗以及可能通过异体造血干细胞移植的靶向免疫治疗等。

第 65 章
造血干细胞移植治疗人类免疫缺陷病毒感染
Hematopoietic Cell Therapy for Human Immunodeficiency Virus Infection

Amrita Krishnan　Joseph Alvarnas　John J. Rossi　John A. Zaia　著

周士源　译

王　虹　傅琤琤　陈子兴　校

一、概述

20 年前，Holland 和 Saral 首次提出造血干细胞移植具有清除 HIV 储存库的作用[1]，该领域在之后的20 年获得了极大的发展，证实了造血干 / 祖细胞移植治疗人类免疫缺陷病毒 I 型（human immunodeficiency virus type1，HIV-1）感染的潜力。当然，造血干细胞移植治疗 HIV-1 感染的主要方面还是对患有血液系统恶性肿瘤的 AIDS 患者。在这方面，自体造血干细胞移植作为高危或难治性淋巴瘤的 AIDS 患者的挽救治疗方案，按当前的医疗护理标准已经可以实施。更重要的是，用于治疗白血病的异基因造血干细胞移植已被证实是可能治愈 AIDS 的方法[2]。在未来，造血干细胞移植甚至可能对没有恶性肿瘤的 HIV-1 感染者都发挥治疗作用。

使用具有先天抗 HIV-1 感染的无关供体进行异基因移植的个案报道，重新提出了异基因造血干细胞移植对 HIV/AIDS 是否具有治疗作用的问题[2]。最近有人指出，即使供体细胞本身没有内在的抗HIV 感染的基因，造血干细胞移植后的同种异体反应仍可以改变 HIV-1 储存库，使得抗反转录病毒联合治疗（antiretroviral therapy，cART）能够有效控制感染[3]。毫无疑问，人们对使用造血干细胞移植治疗 HIV/AIDS 的兴趣越来越大，因此，了解如何在此过程中管理 HIV-1 感染的患者显得愈加重要。

与此同时，对自体造血干细胞 / 祖细胞进行遗传修饰，以使免疫系统产生对 HIV-1 抗性的潜能，正在促进另一种以干细胞为基础的治疗策略的发展[4]。本章重点介绍了目前对艾滋病发病机制的认识以及 HIV/AIDS 基因治疗的基本原理，并回顾了近期对艾滋病患者自体和异基因造血干细胞移植的研究。关于 HIV-1 感染患者在造血干细胞移植期间管理的指南已经出版，这些针对 AIDS 患者以干细胞为基础的治疗为更好地控制 HIV-1 感染提供了有价值的信息。

二、人类免疫缺陷病毒 1 型感染与艾滋病的发病机制

（一）HIV-1 感染

HIV-1 感染分为三个阶段：急性感染期、慢性期和艾滋病的终末期[5]。在急性期，一般持续 3 ～ 6周，机体对病毒产生免疫应答，血浆和组织的病毒库中开始出现相对稳定水平的 HIV-1RNA。感染的慢性期可持续 10 年或更长时间，但最终免疫系统受损，病毒发展为对 T 细胞的趋向性，并且在疾病的终末期，CD4$^+$T 淋巴细胞快速减少，导致机体更严重的免疫缺陷，出现各种感染和恶性肿瘤，而这一过程被定义为 AIDS。

在与感染性体液接触后，最初的 HIV-1 感染随之发生。然后，病毒在病毒包膜蛋白与原代细胞受

体 CD4 相互作用后进入易感细胞（Shaw 和 Hunter 的综述[6]）。对造血系统的影响在于，CXCR4 和 CCR5 这两种趋化因子受体是病毒进入细胞所需的主要辅助受体[7, 8]。这些趋化因子来自多种多肽家族，它们与受体结合并激活免疫和（或）炎症反应[9]。C-C 趋化因子受体 CCR5 是巨噬细胞嗜性（R5）HIV-1 的主要辅助受体，C-X-C 趋化因子受体 CXCR4 是 T 细胞嗜性（X4）HIV-1 病毒株用于进入细胞的辅助受体[6]。其他趋化因子辅助受体可以在体外实现这种辅助受体功能，但 CCR5 和 CXCR4 在体内是最重要的。

病毒进入细胞前首先会形成一个异三聚体复合物，该复合物由 HIV-1 包膜，CD4 受体和趋化因子辅助受体组成，这会促使细胞膜发生改变，暴露出 HIV-1 中包含的肽结构域融合蛋白（gp41）[10]。gp41 融合肽与靶细胞膜的结合最终导致 HIV-1 侵入细胞，随后进入细胞核。接下来，感染的过程可能受到自然细胞因子的影响，其中许多因素才刚刚开始被发现[11]。例如，CCR5 的天然配体，如 RANTES 和 MIP-1α，以及 CXCR4 的天然配体 SDF-1，它们可以与 HIV-1 竞争结合这些病毒辅助受体并抑制 HIV 感染[12, 13]。基于患者队列研究的荟萃分析表明，只有 CCR5-Δ32 和 CCR2-64I 突变是 HIV-1 感染进展的较强的保护因素[14]。此外，有的细胞蛋白能够抑制 HIV-1 的复制和改变其病生理过程，如 APOBEC3G、TRIM5α、tetherin、SAMHD1 等[15]。毫无疑问，在未来，全基因组测序将揭示新的 HIV-1 细胞抑制途径，并为 HIV-1 的治疗提供更多靶点[11]。

HIV-1 感染的黏膜组织富含 CCR5+ 树突状细胞和 T 淋巴细胞（T 细胞）。HIV-1 可以通过各种机制穿过黏膜屏障，包括上皮屏障破坏，胞吞转运作用和转运进入感染的树突状细胞中[5]。一旦穿过黏膜，病毒就会感染 CCR5+ 树突状细胞，并将感染传播到局部的 T 细胞和引流区域的淋巴结中[16]。髓系的树突状细胞主要是被 HIV-1 的 R5 株感染，但它也可以被双重嗜性的 HIV-1 病毒株感染。这提示，病毒的这种借助 CCR-5 和（或）CXCR-4 进入细胞的能力可以感染树突状细胞。辅助受体的表达受复杂的细胞因子网络调节，该网络影响这些细胞中的 HIV-1 复制[17]。因此，刺激细胞因子释放的因素，如与其他微生物的共感染和肠道中微生物抗原的易位[18]，都可以影响树突状细胞稳态的活化或抑制，并

成为影响 HIV-1 发展为 AIDS 病理过程的重要因素。

正如灵长类模型所示，后来也在人类中证实的那样[5, 19]，HIV-1 的急性期感染导致肠道相关淋巴组织（gut-associated lymphoid tissue，GALT）中 CD4+ 细胞的大量减少。进一步研究 HIV-1 急性期感染后的 CD4+ 和 CD8+ T 细胞亚群时，发现淋巴细胞减少主要发生在 CCR5+CD4+ T 细胞中[19]。此外，这种可以活化 CD69+CD38+HLA-DR+ 记忆细胞的 CD4+ T 细胞的特异性减少，这似乎可以解释在 HIV-1 感染的人类患者中观察到的选择性记忆 T 细胞的数量减少和功能紊乱[5, 20]。

相对于外周血 CD4+ 细胞的减少来说，肠道相关淋巴组织中黏膜 CD4+ 淋巴细胞的选择性减少，即便在 cART 治疗后 HIV-1 病毒血症得到控制，并且外周血 CD4+ 细胞群体的免疫恢复到几近完全恢复的时候仍然存在[5]。在 HIV-1 感染的慢性期，持续的免疫激活诱导细胞凋亡过程，后者导致旁观者效应，使未受感染的 CD4+ T 细胞持续丧失[21]。这进一步支持了该过程中受感染的细胞作为病毒库而持续存在[18]。所以，免疫系统的持续激活会驱动 CD4+ 淋巴细胞的持续丧失，这成为疾病发病过程中的关键环节[22]。

（二）HIV-1 病毒库

在抗反转录病毒联合治疗期间，当 HIV-1RNA 水平低于临床检测水平时，仍可以从患者的血液中分离到 HIV-1。这一观察结果提示原先部位的感染总是可以恢复的[23, 24]。这种受 HIV-1 感染细胞的组织储存库可以分离出被激活复制的 HIV-1，这种组织库被称为是 HIV-1 病毒库[25, 26]。这些细胞形成一个池，在中断药物治疗或 HIV-1 被活化后，池中的 HIV-1 复制可以重新复燃。在分析性治疗中断的研究中，抗 HIV-1 化疗被中断后，大多数患者在几周内就会出现复制病毒的反弹[27]。病毒的这种快速复燃表明 HIV-1 并没有被根除，并且必须保证持续的联合抗病毒治疗，以更好地控制 HIV-1，从而挽救患者的生命。

在潜伏感染状态下携带了整合了 HIV-1DNA 的静息 CD4+ 记忆淋巴细胞是主要的病毒库[28]。在抗反转录病毒联合治疗过程检测结果为阴性的患者中 [< 50gc/ml]，通常每 1 000 000 个细胞中有 0.1 ~ 10 个感染单位（infectious units per million，IUPM），这些细胞含有整合了 HIV-1 的 DNA。使用病毒生长试验进行细胞活化后，病毒可以被分离出来，这是检测 HIV-1 病毒库的金标准[25]。使用这些细胞进行

HIV-1 前病毒 DNA 的检测，包括整合和未整合的 HIV-1DNA，可以作为检测病毒库的替代方法 [29]。治疗 HIV/AIDS 的策略正是以这些病毒库为目标，并且目前正在研究包括细胞消减化疗、免疫疗法和基于细胞治疗在内的治疗方法 [4, 30]。

三、异基因移植治疗人类免疫缺陷病毒 / 艾滋病患者

对 HIV-1 感染的患者行异基因造血干细胞移植的主要担忧，来自对处于免疫缺陷状态下的患者长期使用免疫抑制药进行 GVHD 的预防，以及在接受这种预防性治疗的患者中使用抗反转录病毒联合治疗。实体器官移植（solid organ transplantation，SOT）打消了一些关于移植物排斥的担忧，并证明在长期免疫抑制状态下维持 HIV-1 感染患者存活的可行性 [31]。如果患者能够持续接受抗反转录病毒联合治疗，实体器官移植期间潜在的 HIV-1 感染通常不会恶化。最近的研究发现，相合的无关供者造血干细胞移植后 HIV-1 病毒库发生了明显的变化，使人们设想 GVHD 是否甚至可能对 HIV-1 病毒库具有治疗作用，目前这个问题正在深入研究中 [3]。

在抗反转录病毒联合治疗前时代，对于 HIV-1 感染的患者进行异基因造血干细胞移植治疗非常不成功，这在很大程度上是由于感染相关的死亡。然而，回顾了过去 25 年的多个病例报道，至少有 56 名 HIV-1 感染患者在 2010 年之前接受了异基因造血干细胞移植 [32]。Hassett 等首次报道了在 AIDS 患者中进行异基因造血干细胞移植的病例，报道中 2 名 AIDS 患者使用相合的无关供者进行造血干细胞移植，但治疗以失败告终 [33]。EBMT 的一项回顾性研究分析了 1987—2003 年间接受移植的 30 例患者，并证实在抗反转录病毒联合治疗前时代进行的造血干细胞移植的结局不佳 [34]。然而，随着抗反转录病毒联合治疗的引入，造血干细胞移植后患者的存活似乎有所改善 [32]。

在这些早期经验中，有一批 HIV-1 感染的患者在 Johns Hopkins 大学接受移植 [1]。1 例复发的淋巴瘤患者在接受了以全身放疗为基础的完全清髓性预处理方案后，在当时可用的最佳药物齐多夫定进行静脉抗反转录病毒治疗保驾下进行了造血干细胞移植。患者于 +17 天获得植入，但在 +47 天死于淋巴瘤相关并发症。值得注意的是，移植后 PCR 检测外周血样本中病毒的结果呈阴性，尸检时多个组织均未检测到病毒 [35]。这便是 Saral 和 Holland 提出造血干 / 祖细胞治疗联合有效的抗反转录病毒治疗可能有效控制 HIV-1 感染的基础 [1]。

随着抗反转录病毒联合治疗的应用，随后报道了更多治疗成功的例子。首例个案报道是 2002 年一名 33 岁女性被诊断为急性髓性白血病，合并丙型肝炎病毒感染和 HIV-1 感染。经过完全清髓性预处理后，接受了 HLA 相合的同胞供者选择性 CD34+ 异基因移植 [36]。患者在移植前接受了抗反转录病毒联合治疗，病毒载量低于检测下限，移植后病程中出现 II 级 GVHD 并发症，经治疗后病情控制。截至报道时，患者移植后 39 个月，仍处于缓解期，并且 HIV-1 病毒载量仍低于检测下限。

异基因干细胞输注后的免疫重建机制尚未被完全被阐明，但病例报道显示 HIV-1 感染的患者在造血干细胞移植后，CD4+ 淋巴细胞群体确实有一定的恢复 [32]。2 例 HIV 感染的受者接受了减低强度预处理的异基因造血干细胞移植，其结果表明，tCD4+ T 细胞的重建与其他接受非清髓性移植的 HIV-1 阴性受者相似 [37]。值得注意的是，尚未接触过 HIV-1 的供者细胞可以分化出特异性靶向 HIV-1 表位的能力，这种特异性与受者移植前的模式不同。在 1 例实现完全供者嵌合的患者中，可检测的 HIV-1 前病毒 DNA 呈阴性。这可能提示移植后受到潜伏感染的淋巴细胞被清除，这种现象在自体移植的患者中没有观察到 [38]。另外一项支持这一理论但更有意思的数据来自俄亥俄州立大学，其结果显示，所有接受减低强度预处理的 HIV-1 感染的异基因造血干细胞移植受者在移植后 1 年仍然存活，并且处于疾病缓解状态。他们的免疫抑制治疗已经停止，但仍继续接受抗反转录病毒联合治疗 [39]。其中 2 例患者进行临床 PCR 检测，提示 HIV-1RNA 仍为阴性。Henrich 等最近首次报道了在 HIV-1 感染患者进行减低强度预处理异基因造血干细胞移植后 HIV-1 病毒库的系统性研究 [3]。研究中使用 HIV-1 病毒库的替代指标，即 HIV-1RNA 和 DNA 的超敏 PCR 检测、HIV-1 嗜性试验和 HIV-1 抗体。研究随访长达 3.5 年，受者持续接受抗反转录病毒联合治疗。在外周血单个核细胞、CD4+T 细胞和血浆中，病毒生长测定法均检测不到 HIV-1，同时 RNA 和 DNA 也均为阴性。与免疫恢复和 GVHD 发生同步，HIV-1

抗体滴度也在下降。由于无法检测 HIV-1，有人认为在抗反转录病毒联合治疗的保护下，这一过程与 HIV-1 病毒库的减少有关[3]。有报道指出，这些患者停止抗反转录病毒联合治疗后没有出现 HIV-1RNA 的复燃（2013 年吉隆坡国际 AIDS 学会会议口头报道）。异基因造血干细胞移植是否可以彻底清除 HIV-1 病毒库，以及是否可能是一种治愈的手段，目前 BMTCTN 正在进行的一项关于异基因造血干细胞移植治疗血液系统恶性疾病的临床研究（NCT01410344），可能会对这个问题做出回答。

另一种异基因移植的方法是使用筛选出具有抗 HIV-1 因子的脐血进行造血干细胞移植[40, 41]。据估计，全世界有多达 400 000 个单位的脐血[40]，这可以作为供者的来源。有一个 CCR5-Δ32/Δ32 单位的小脐血库，已被提议作为 AIDS 相关血液系统恶性肿瘤的相合无关供者移植物的替代；然而，在这种脐血库中找到适合的相合供者的概率很小[41]。常规脐血造血干细胞移植后免疫恢复延迟也可能成为问题，在 AIDS 患者中尚无足够的经验。

四、自体干细胞移植治疗患淋巴瘤的艾滋病患者

（一）AIDS 相关的淋巴瘤

尽管抗反转录病毒联合治疗时代 AIDS 患者的整体存活率已有明显改善[42]，但癌症仍然是人们持续关注的死亡原因[43]。最近，AIDS 定义的癌症如非霍奇金淋巴瘤有所减少，而 HIV-1 相关的霍奇金淋巴瘤有所增加[44]。弥漫性大细胞淋巴瘤和伯基特淋巴瘤的发生率与 HIV 阴性患者相似，但浆细胞和原发性渗出性淋巴瘤则更多见于 HIV-1 感染者。

自从抗反转录病毒联合治疗应用以来，AIDS 相关淋巴瘤的治疗发生了变化。曾经作为标准治疗的低剂量化疗如今被强度更高的原本用于 HIV 阴性患者的治疗方法所取代。例如对 HIV 非霍奇金淋巴瘤使用 R-CHOP 方案（利妥昔单抗、环磷酰胺、羟基柔红霉素、长春新碱、泼尼松），对霍奇金淋巴瘤使用 ABVD 方案（多柔比星、博来霉素、长春碱、达卡巴嗪）。HIV-1 对抗反转录病毒联合治疗产生应答与淋巴瘤治疗后存活率的提高有关[45]。R-CHOP 方案治疗后的缓解率接近 HIV 阴性淋巴瘤患者[46]。最近的研究发现，应用短程 R-EPOCH 方案（利妥昔单抗、依托泊苷、泼尼松、长春新碱、盐酸多柔比星），5 年无进展生存和 OS 分别为 84% 和 68%[47]。美国 NCI 开创性应用短程 R-EPOCH 方案，该方案试图在保持免疫功能的同时达到抗淋巴瘤的疗效[47]。这个方案中，从两个周期 R-EPOCH 治疗结束后开始，患者在接下来的每个治疗周期后都要通过 CT 和 [18F] 氟脱氧葡萄糖正电子发射断层扫描（fluorodeoxyglucose positron emission tomography，FDG PET）检查重新进行分期，直到他们达到完全缓解或疾病稳定状态。最短的给药周期为 3 个，化疗的不良反应通常与 HIV-1 阴性淋巴瘤患者相似。关于是否应该在化疗用药期间暂停抗反转录病毒联合治疗，当前仍存在不同意见，因为学者们担心各种药物可能在药效学或药代动力学上有相互作用，进而导致更多的毒性反应，或者导致抗病毒药物血药浓度的波动，进而诱发 HIV-1 病毒耐药。

（二）应用自体造血干细胞移植对 AIDS 相关淋巴瘤进行挽救治疗

HIV-1 阳性患者的自体干细胞移植最初是在抗反转录病毒联合治疗前时代报道的[48]。在个案报道中，1 例 HIV-1 感染、复发性非霍奇金淋巴瘤的 40 岁男性，在齐多夫定和扎西他滨抗反转录病毒治疗保护下，接受了标准的大剂量 BEAM 方案（卡莫司汀、依托泊苷、阿糖胞苷、美法仑）预处理，随后行自体造血干细胞移植治疗。移植后的病程中并发了多种机会性感染，包括巨细胞病毒血症、分枝杆菌肺炎和隐球菌病。这一病例凸显出 AIDS 相关免疫功能缺陷所带来的风险。但同时证明了在病毒复制活跃的骨髓环境中，动员干细胞和成功植入的可行性。这项工作之后，法国进行了一项更大规模的自体干细胞移植研究，其中囊括了难治或复发淋巴瘤的 AIDS 患者，这些患者接受了抗反转录病毒联合治疗，并且在入组时多数患者血浆 HIV-1 水平无法测出[49]。预处理方案采用放疗 + 化疗或单纯化疗，8 例中有 4 例存活并在报道时仍处于完全缓解状态，3 例在自体造血干细胞移植后 3 个月内死于淋巴瘤，1 例死于晚期机会性感染。

希望之城医疗中心研究纳入的病例中，进展期淋巴瘤病例较少，而且尤其排除了化疗耐药的病例，这与 HIV 阴性病例的常规实践相似[50]。最初入组的 20 例霍奇金淋巴瘤或非霍奇金淋巴瘤病例要求经抗反转录病毒联合治疗后血浆 HIV-1 病毒水平＜ 10 000gc/ml。

移植过程中，大多数病例给予含 CBV 方案（环磷酰胺、卡莫司汀、依托泊苷）的大剂量预处理。HIV-1阳性组的造血植入时间与 HIV-1 阴性组相似，只有1 例延迟到第 23 天植入。该例在植入之前暂停了抗反转录病毒联合治疗中的齐多夫定。研究者尝试在整个移植过程中持续抗反转录病毒联合治疗，但实际上 20 例患者中有 11 例由于恶心或黏膜炎而无法耐受这些口服药物。该研究的无进展生存率和 OS 优于法国的研究，分别为 85% 和 81%，可能是由于仅纳入了化疗敏感的病例。后来，该研究扩大至 29 个病例，随访中位时间 41 个月，无进展生存率仍高达 78%[51]（图 65-1）。2 年无病生存率和 OS 也相似 [HIV-1 阳性组分别为 75% 和 75%，而 HIV 阴性组分别为 56%（ *P* = ns）和 75%]。非复发相关死亡率也相似，HIV-1 阳性组中为 11%（95% *CI* 4% ~ 28%），HIV 阴性对照组为 4%（95% *CI* 1% ~ 25%）。两组患者的感染性并发症的确有差异，HIV 阳性组的机会性感染发生率更高，但并不影响 OS。

一项回顾性病例对照研究比较了 53 例 HIV-1

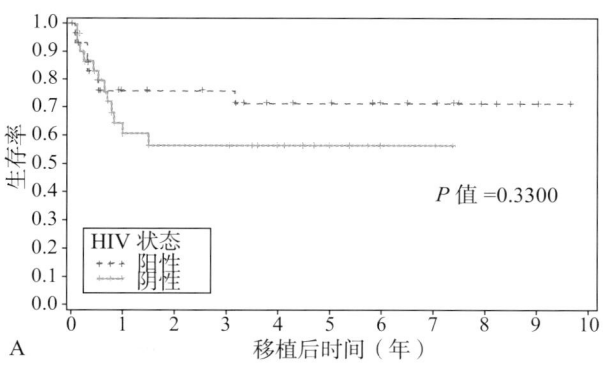

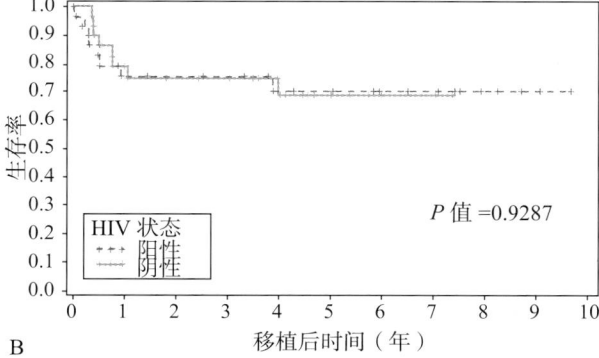

▲ 图 65-1 接受剂量强化治疗后造血干细胞移植的非霍奇金淋巴瘤患者以 HIV 状态进行分组的无病生存时间（A）和总生存时间（B）

A. 无病生存时间；B. 总生存时间。实线表示 HIV 阴性；虚线表示 HIV-1 阳性（引自 Krishnan 等，2010[51]。经 Elsevier 许可转载）

感染的淋巴瘤患者和 53 例 HIV-1 阴性对照组，两组的组织学类型、非年龄校正的 IPI 和移植时的疾病状态均匹配。该研究证明 HIV-1 感染对结局的影响微乎其微[52]。HIV-1 阳性组的 OS 为 61.5%（95%*CI*47% ~ 76%），对照组为 70%（ *P* = ns）。在 HIV-1阳性组中有血小板植入延迟的趋势。同样，HIV-1阳性组中非复发相关死亡率与对照组有差异，但差异无统计学意义，主要是由于 HIV-1 阳性组细菌感染发生率较高。有趣的是，尽管两组的复发率没有差异，但是 HIV-1 阳性组的复发率更低，该结果与希望之城的病例对照研究相似。

意大利的艾滋病和肿瘤合作组（Cooperative Group on AIDS and Tumors，GICAT）报道了 50 例HIV-1 感染和复发 / 难治性非霍奇金淋巴瘤或霍奇金淋巴瘤患者的长期随访结果[53]。在研究入组或干细胞动员时，46 例患者已经接受了抗反转录病毒联合治疗，4 例患者刚启动抗反转录病毒联合治疗。与希望之城研究的入组要求不同，该研究入组的患者允许任何水平的血浆 HIV-1RNA，并且研究入组时的病毒载量范围为 204 000 ~ 750 000gc/ml。在干细胞采集前，有 13 例患者出组，分别是由于治疗相关毒性所致的死亡（n = 2），疾病进展（n = 10）或患者拒绝继续进行研究（n = 1）。在剩余的 37 例患者中，31 例在经过化疗（n = 19）或环磷酰胺（4g/m²）+G-CSF（n = 12）治疗后进行动员并采集了足够的CD34⁺细胞。最终，有 4 例患者发生早期疾病进展而未进入移植程序，最初的 50 例患者中有 27 例在BEAM 方案预处理后接受自体造血干细胞移植，并且全部在自体造血干细胞移植后中位 10 天的时间获得植入。这些患者的 3 年无进展生存率为 76.3%[53]，该结果与希望之城的经验类似。对生存预后影响的多因素分析显示，骨髓受累、体能状态 < 2 分和CD4 细胞计数 < 100/μl 与不良预后显著相关。

EBMT 回顾性分析了多中心研究，纳入了来自20 个机构报道的 68 例自体造血干细胞移植的结果，涉及病例包括第一次完全缓解（n = 16）、疾病复发（n = 44）或化疗不敏感（n = 8）的高危病例[54]。29.5% 的患者自体造血干细胞移植后出现复发或疾病进展，移植相关死亡率为 7.5%，主要是由于细菌感染所致。无进展生存率为 56%。对预后因素的分析表明组织学类型、非弥漫性大细胞性淋巴瘤、使用超过两种预处理方案以及在移植时未达到临床缓解，这些因素与造血干细胞移植后更高的复发风险相关 [54]。表 65-1 总结了已发表的自体造血干细胞移植治疗 HIV 淋巴瘤的结果。

鉴于挽救性治疗在 AIDS 淋巴瘤中取得的较好的结果，清髓性预处理方案是否能够影响 HIV-1 病毒库便成为人们思考的问题。为了解决这个问题，Cillo 等进行了一项回顾性研究，该研究分析了移植后存活患者的冻存外周血单个核细胞标本，这些患者都在持续进行抗反转录病毒联合治疗，并且血浆中检测不到 HIV-1RNA [38]。在移植前和移植后的另一个时间点采取血液标本，使用具有单拷贝敏感的试剂盒对 HIV RNA 和 DNA 进行检测，用这种方法替代 HIV-1 病毒库的检测。研究表明，尽管通过常规检测手段在血浆中检测不到 HIV-1RNA，但应用更敏感的检测方法，9 例 /10 例的患者移植后即便是持续进行抗反转录病毒联合治疗仍然存在病毒血症，其 HIV-1 基因组拷贝范围在 < 0.15 ～ 26 个 /ml。并且研究者们发现，9 例 /10 例能够检测到 HIV-1DNA。输入患者体内的干细胞无疑受到 HIV-1 感染细胞的污染，移植受者很可能在移植后被内源性病毒"重新感染"，这种感染可能发生在抗反转录病毒联合治疗终止的间期。然而，尚未有人指出清髓性化疗序贯抗反转录病毒联合治疗对 HIV-1 病毒库能够产生任何实质性的影响。基于此，我们可以得出结论，上述研究所使用的方法不足以完全清除 HIV-1 感染。

五、造血干细胞移植期间艾滋病患者的管理

（一）血液系统恶性肿瘤行异基因造血干细胞移植的预处理方案

感染 HIV-1 的恶性肿瘤造血干细胞移植已经使用过多种预处理方案，这些方案通常与非 HIV-1 感染患者相同 [32]。即使使用 ATG，在 HIV-1 感染的患者中也是可以耐受的 [55]。对 HIV-1 感染者造血干细胞移植的管理，大多数差异在于预处理期间，并且与抗反转录病毒的治疗有关。当今著名的"柏林"CCR5-Δ32/Δ32 案例报道了相合无关供者异基因移植的经验，案例中使用的是完全清髓性预处理方案，首次移植方案中包含阿那克林、氟达拉滨和阿糖胞苷，复发后进行的第二次移植预处理包含环磷酰胺和全身放疗 [2]。

（二）血液系统恶性肿瘤中自体造血干细胞移植的预处理

希望之城对于自体干细胞移植治疗淋巴瘤的经验中，预处理方案采用的是 CBV 方案或全身放疗加环磷酰胺和依托泊苷。如前所述，该病例对照分析比较了 HIV-1 阴性和阳性的淋巴瘤患者，结果显示组间移植相关死亡率未见任何差异 [51]。其他涉及 HIV 淋巴瘤自体移植的临床试验使用了基于 BEAM 或全身放疗的预处理方案 [53, 54]。一项由 BMTCTN 发起的大型多中心临床试验正在进行，其中 AIDS 相关非霍奇金淋巴瘤自体造血干细胞移植使用的是 BEAM 预处理方案，而该方案已逐渐成为该病首选的预处理方案。

（三）造血干细胞移植期间的抗反转录病毒联合治疗管理

在造血干细胞移植中进行抗反转录病毒治疗与在实体器官移植中没有区别。在实体器官移植中，主要挑战是控制抗反转录病毒药物和免疫抑制药之间的相互作用。由于广泛的药物 - 药物相互作用，利托那韦增强蛋白酶抑制药的使用在造血干细胞移植预处理方案和移植后的使用需要特别注意。实际上，在首例肝移植病例报告中，由于与抗反转录病毒联合治疗的相互作用，患者体内就出现了中毒水

表 65-1　在高危艾滋病相关的淋巴瘤中进行自体造血干细胞移植的结果

参考文献	病例数	预处理方案	无进展生存率（%）	中位随访时间
Gabarre 等，2004[92]	14	BEAM/ 环磷酰胺 / 全身放疗 / 其他	29	49 个月
Krishnan 等，2005[58]	29	环磷酰胺 / 依托泊苷 / 全身放疗 CBV	76	24 个月
Spitzer 等，2008[93]	20	白消安 / 环磷酰胺	50	23 周
Re 等，2009[53]	27	BEAM	76	24 个月
Balsalobre 等，2009[54]	68	BEAM 及其变更方案	56	32 个月

BEAM. 卡莫司汀、依托泊苷、胞嘧啶阿拉伯糖苷（阿糖胞苷）、美法仑；CBV. 环磷酰胺、卡莫司汀、依托泊苷

平的环孢素浓度[56]。在造血干细胞移植中，cART 与用于预处理或 GVHD 预防的化疗药物之间的相互作用还存在更多的担忧。因此，在造血干细胞移植期间，对 HIV/AIDS 患者的管理必须保持一种平衡：一方面，抗反转录病毒联合治疗不能对移植过程所需的药物造成不利影响，另一方面，抗反转录病毒联合治疗必须能够防止任何可能影响移植结果的 HIV-1 感染的复燃。然而，实际情况是患者经常因黏膜炎或 GVHD，无法耐受经口抗反转录病毒联合治疗而导致治疗中断。目前，皮下应用的恩夫韦肽是唯一可用的肠外抗 HIV-1 制剂，并且在抗反转录病毒联合治疗方案的设计中应考虑使用该药。目标应该是尽量减少抗反转录病毒联合治疗的中断，因为 HIV-1 复燃可以导致感染，这可能影响到异基因移植物植入，就像 Kang 等的研究中提到的，患者出现急性发热症状，HIV-1 病毒载量升高至 1 000 000gc/ml[57]。接受 CBV 或全身放疗清髓性预处理的自体造血干细胞移植受者更有可能在移植后早期无法耐受抗反转录病毒联合治疗，并且可能在移植后 1～2 个月内都无法恢复药物治疗。尽管如此，根据长期的观察结果，很少见到 HIV-1 耐药或者 CD4 计数恢复不良的问题[58]。不过，研究显示，BEAM 方案预处理由于化疗相关的不良反应导致的口服药物不耐受发生较少，患者在移植后早期就能够继续进行抗反转录病毒联合治疗[53]。基于以上报道以及不断涌现的关于持续抗反转录病毒联合治疗对 HIV 病毒库潜在影响的数据，就像异基因移植条件下[3] 所观察的那样，目前的建议是无论在自体或异基因移植期间，都应该严格地持续进行抗反转录病毒联合治疗。一些患者可能需要使用肠胃外药物恩夫韦肽替代抗反转录病毒联合治疗。

对接受造血干细胞移植的 AIDS 患者进行抗反转录病毒联合治疗的主要临床问题是药物 - 药物相互作用。虽然关于这方面的研究不多，但有病例报道指出，可以根据当前治疗药物对细胞色素 p450 系统的影响指导调整治疗方案[32]。如表 65-2 所示，正在进行的 BMTCTN 试验 0903 建议在预处理前阶段调整某些抗反转录病毒联合治疗方案，总结如下：使用由肝脏代谢的药物时，如氟达拉滨 / 白消安和氟达拉滨 / 美法仑方案，基于雷特格韦（raltegravir）的整合酶链转移抑制药（integrase strand transfer inhibitor，INSTI）和基于非核苷类反

转录酶抑制药（non-nucleoside reverse transcriptase inhibitor，NNRTI）的抗反转录病毒联合治疗是患者可以耐受且能继续使用的。然而，基于利托那韦增强蛋白酶抑制药的抗反转录病毒联合需要在一段时间内稍稍中断或修改方案。利托那韦强烈抑制 CYP3A4 活性[59]，这会导致白消安血药浓度上升。因此，建议在抗反转录病毒联合治疗方案中停用利托那韦并换用另一种药物，通常是雷特格韦。对基于环磷酰胺的预处理方案，以及移植后预防 GVHD 方案中使用环磷酰胺的患者，利托那韦引起的 CYP3A4 活性抑制可能会降低环磷酰胺的活性代谢物并可能降低所预期的细胞毒作用。相反，非核苷类反转录酶抑制药药物会诱导 CYP3A4 活性，因而可能对环磷酰胺的活性代谢物水平起到相反的作用。在得到确定性研究结果之前，我们建议更换所有含利托那韦增强的抗反转录病毒联合治疗方案，并谨慎应用基于非核苷类反转录酶抑制药的抗反转录病毒联合治疗。

（四）造血干细胞移植后 HIV/AIDS 患者的真菌和 GVHD 预防

由于三唑类抗真菌药（伏立康唑、伊曲康唑和较低程度上的泊沙康唑）与抗反转录病毒联合治疗和他克莫司 / 西罗莫司方案之间具有复杂的相互作用，抗真菌预防应优先选用棘白菌素（阿尼芬净、卡泊芬净、米卡芬净）和两性霉素 B。此外，在抗反转录病毒联合治疗的使用中，预防 GVHD 的免疫抑制药的应用应当有所调整。同样，利托那韦能够对 CYP3A4 产生强烈的抑制，导致他克莫司和西罗莫司血药浓度升高。相反，基于非核苷类反转录酶抑制药的抗反转录病毒联合治疗方案，因其会诱导 CYP3A4 活性而会降低他克莫司和西罗莫司血药浓度，在依法韦仑（efaviren）和奈韦拉平（nevirapine）尤其如此。由于许多患者在围移植期无法耐受口服抗反转录病毒联合治疗药物，因此当重新开始抗反转录病毒联合治疗时，患者已经处于免疫抑制治疗当中。如表 65-3 所示，抗反转录病毒联合治疗重新开始之后，免疫抑制药剂量可能需要根据谷浓度进行调整。有时对 CYP3A4 活性的完全诱导可能需要数周，因此抗反转录病毒联合治疗对治疗的全部影响可能不会立即显现，这就导致药物剂量的调整变得更加复杂。还应注意，因药物毒性而进行的剂量调整也可能因难以准确识别可疑药物而变得复

表 65-2　在预处理方案期间应用抗反转录病毒联合治疗的建议 ª

预处理方案	代谢（主要部位）	药物相互作用影响力 [证据强度]	建　议
氟达拉滨 / 白消安 • 氟达拉滨 • 白消安	氟达拉滨（肝脏）: • 快速转化为去磷酸化 2- 氟 - 阿糖腺苷，然后在细胞内磷酸化为 2- 氟 - 阿糖腺苷三磷酸 白消安（肝脏）: • 由肝脏代谢，为 CYP3A4 的底物	高 同时给予利托那韦增强的蛋白酶抑制药可能会增加白消安的水平 [证据强度: 低]	基于雷特格韦: 可以根据耐受情况继续应用抗反转录病毒联合治疗; 基于非核苷类反转录酶抑制药: 可以根据耐受情况继续应用抗反转录病毒联合治疗; 基于蛋白酶抑制药: 在给予含有白消安的清髓性方案之前至少 48h 应停用包括利托那韦的方案; 在最后一剂白消安后至少 48h 后启动抗反转录病毒治疗; 并且一旦患者能够持续耐受口服药物, 再开始该治疗
氟达拉滨 / 美法仑 • 氟达拉滨 • 美法仑	氟达拉滨（肝脏）: • 快速转化为去磷酸化 2- 氟 - 阿糖腺苷，然后在细胞内磷酸化为 2- 氟 - 阿糖腺苷三磷酸 美法仑（血液）: • 在血浆中化学水解为无活性代谢物	低 利托那韦增强的蛋白酶抑制药对氟达拉滨水平的影响尚不清楚。依洛韦仓已经用于与氟达拉滨联合 [证据强度: 中等]	基于雷特格韦: 可以根据耐受情况继续抗反转录病毒联合治疗; 基于非核苷类反转录酶抑制药: 可以根据耐受情况继续抗反转录病毒联合治疗; 基于蛋白酶抑制药: 与利托那韦增强的蛋白酶抑制药与非核苷类反转录酶抑制药相互作用的可能性很小; 如果益处明显超过风险, 则可以继续抗反转录病毒治疗
环磷酰胺 / 全身放疗 • 环磷酰胺 • 全身放疗	环磷酰胺（肝脏）: 药物前体通过微粒体酶转化为活性形式。活化途径涉及 CYP3A4 同工酶 • 为以下酶的底物: CYP2A6（次要）, 3A4（主要） • 抑制以下酶活性: CYP3A4（弱） • 诱导以下酶活性: CYP2B6（弱）, 2C8/9（弱） 活性代谢物包括丙烯醛	高 利托那韦和环磷酰胺或其代谢物丙烯醛之间存在复杂的相互作用。当与蛋白酶抑制药联合应用时, 环磷酰胺水平可能升高, 但其活性代谢物水平可能降低; 如果与其他 CYP 诱导剂相似, 非核苷类反转录酶抑制药可能通过诱导 CYP 使丙烯醛水平升高, 如苯妥英可使其活性代谢物的 AUC 增加 50% [证据强度: 低]	基于雷特格韦: 可以根据耐受情况继续应用非核苷类反转录酶抑制药治疗; 基于非核苷类反转录酶抑制药: 含有非核苷类反转录酶抑制药的方案应谨慎使用, 并且由于 CYP450 诱导引起的毒性代谢物水平的增加而需要频繁监测; 基于蛋白酶抑制药: 含有利托那韦的方案应在给予含有环磷酰胺的清髓方案前最后停用至少 48h; 在最后一剂环磷酰胺后至少 72h 后再恢复抗反转录病毒治疗; 并且一旦患者能够持续耐受口服药物, 就可以继续该治疗

a. 联合抗反转录病毒治疗方案的治疗可能尚未被研究，但根据各种药物的代谢途径，其相互作用的潜力已被预测（摘自 BMTCTN 草案 0903 并获得许可）

杂。例如，应用替诺福韦治疗的患者可能会出现肾毒性，他克莫司也会出现类似的不良反应。如果患者出现肾功能损害，除了减少免疫抑制药剂量外，还必须记住核苷反转录酶抑制药（nucleoside reverse transcriptase inhibitors，NRTIs）通常是肾脏排泄，因此可能也需要调整剂量。精准的临床判断和血药浓度的密切监测对于患者管理的优化至关重要。

六、HIV/AIDS 的基因治疗

造血干细胞移植治疗 HIV/AIDS 的基本原理是构建一个新的免疫系统，用以控制 HIV-1 感染，同时摧毁内源性病毒库，从而治愈感染。随着具有 HIV-1 抗性的造血干细胞 / 祖细胞的植入，是否能够建立持久（抗 HIV-1）的免疫系统，将在很大程度上决定治疗的成败[60]。既往研究曾使用过异种、异基因和自体造血干细胞进行尝试。在 1995 年，一个尚未发表的个案报道曾将狒狒的干细胞移植到 HIV-1 感染患者体内。但此后没有关于进一步尝试异种细胞治疗 HIV-1 感染的报道。自从 1 例急性髓系白血病的 AIDS 患者进行了 HLA 相合的无关供者造血干细胞 / 祖细胞移植获得 HIV-1 抗性后，通过造血干细胞 / 祖细胞传递 HIV-1 抗性的可行性得到了最好的证实。该供者的造血干细胞 / 祖细胞在趋化因子受体 5 基因中第 32 位碱基对为纯合缺失（CCR5 Δ 32/ Δ 32）[2]。在该基因位点处纯合缺失的个体在其细胞表面不表达 CCR5，因此不能被 CCR5（R5）嗜性 HIV-1 感染[61]。该受者获得了供者细胞完全植入并获得造血重建，在造血干细胞移植后早期就暂停了抗反转录病毒联合治疗，并且在移植后超过 5 年的时间里，使用单拷贝敏感的 PCR 法在血液标本中检测不到 HIV-1RNA，组织标本中检测不到 HIV-1DNA[62]。如上所述，同种异体反应可以解释这一病例获得的良好结果，但采用了突变供者的细胞就意味着有可能细胞本身也贡献了一部分对感染的抗性。尽管这一病例取得了成功，但同时具有纯合 CCR5 Δ 32/ Δ 32 突变并且 HLA 相合的供者极为罕见，其统计学上的不可能性严重限制了这种方法的应用。在西欧高加索人群中，纯合 CCR5 Δ 32/ Δ 32 基因型的频率不到 2%，而在亚洲和非洲人的后裔中几乎不存在[63]。因此，人们通过对自体造血干细胞 / 祖细胞进行遗传修饰作为替代策略。

（一）HIV/AIDS 基因治疗的分子基础

基因治疗策略是以 HIV-1 感染所必需的病毒或细胞成分为靶点，从而保护 CD4$^+$T 细胞和其他易感细胞免受 HIV-1 的进一步感染，并恢复免疫功能[4]。基因治疗涉及将遗传信息转移到人类细胞中（转基因），以替代缺失或缺陷的功能，或产生一些细胞内分子（RNA，DNA，蛋白质）以达到治疗目的。这里主要强调一些已经在进行临床评估的研究和一些已经进入高级临床前研发的治疗策略（表 65-4、表 65-5）。遗传治疗包括基于细胞和基因的治疗方法，可与常规抗反转录病毒药物一起使用。现代科技能够将人类基因进行体外复制，然后将基因插入特定的靶细胞。虽然看似简单，但这个过程还是相当复杂的。

首先，需要转染的基因必须克隆到能提供基因表达所需转录调控元件的递送载体（载体）中。递送载体可以是病毒或非病毒载体。其次，载体必须有效地递送到靶细胞中。大多数递送方法是将细胞从患者体内取出，并在体外将需要转染的基因递送至靶细胞。然后，将修饰的细胞在培养基中扩增并重新注入患者体内。在体内将基因直接递送至靶细胞的几种方法也已经处于临床研究中，这些办法避免了昂贵且耗时的离体细胞操作。但是，在这一点上，这些研究仅限于局部组织的递送，例如皮肤、肌肉或肺。最后，除了通过瞬时暴露于核酸酶来编辑基因组的方法之外，大多数方法要求被转染的基因在修饰细胞中长期稳定的表达。

目前学者们正在研发整合和非整合的载体，每种载体都有其独特的优点和缺点[4, 64]。可以将转基因整合到宿主 DNA 中的整合载体有望得到长期表达，而非整合载体则预期具有较短的表达时间，但是理论上可以将 DNA 整合导致插入诱变的风险降至最低。当前针对这一方法进行技术改进的工作主要面临三个关键问题：①设计更有效，安全且经济的基因转染方法；②设计新的分子靶点以提高抗病毒效果；③进行临床试验，测试这些方法的可行性和安全性。以下内容将从这三个方面介绍 HIV-1 感染的基因治疗，但是为了更完整的讨论，读者可以参考该领域的相关综述[64, 65]。

（二）HIV-1 基因治疗的分子手段

针对如何抑制 HIV-1 功能或阻断感染周期，学者们已经设计了多个系列的转基因，并且其中几种已经开展了体内试验（参见表 65-4）。这些转基因

表 65-3　在抗反转录病毒联合治疗期间给予他克莫司和西罗莫司的剂量指南 [a]

联合用药	对他克莫司剂量的影响	对西罗莫司剂量的影响
蛋白酶抑制药 [r = 增强]： • 阿扎那韦（Atazanavir）/利托那韦 [ATZ/r] • 福沙那韦（Fosamprenavir）/利托那韦 [FAPV/r] • 印地那韦（Indinavir）/利托那韦 [IND'r] • 洛匹那韦（Lopinavir）/利托那韦 [LPV/r] • 沙奎那韦（Saquinavir）/利托那韦 [SQV/r] • 替拉那韦（Tipranavir）/利托那韦 [TPV/r] • 阿扎那韦 [ATZ] • 奈非那韦（Nelfinavir）[NFV]	由于对 CYP3A4 和 P- 糖蛋白显著抑制，导致他克莫司水平对↑↑，尤其是利托那韦增强的抗反转录病毒联合治疗方案 [94,95] 控制给药： 他克莫司谷浓度目标 = 5～15ng/ml 用药剂量根据每日谷浓度： < 5ng/ml：1mg 口服或 0.25mg 静脉注射 5～15ng/ml：0.5mg 口服或 0.125mg 静脉注射 > 15ng/ml：暂停他克莫司直到下一水平	由于对 CYP3A4 和 P- 糖蛋白显著抑制，导致西罗莫司水平对↑↑，尤其是利托那韦增强的抗反转录病毒联合治疗方案 [96] 控制给药： 西罗莫司谷浓度目标 = 3～12ng/ml 用药剂量根据每日谷浓度： < 3ng/ml：0.4mg 口服 3～12ng/ml：0.3mg 口服 > 12ng/ml：暂停西罗莫司直到下一水平
非核苷类反转录酶抑制药： • 依法韦仑（Efavirenz）[EFV] • 奈维拉平（Nevirapine）[NVP] • 依曲韦林（Etravirine）[ETV]	由于诱导 CYP3A4，导致他克莫司水平↓ [94] 继续给药： 目标谷浓度 = 5～15ng/ml 避免与 ETV 同时应用，对于 EFV 和 NVP，根据谷浓度调整他克莫司 每日基础剂量 [c]： < 5ng/ml：剂量增加 25% [c] 5～15ng/ml：无须调整 > 15ng/ml：剂量减少 25%	由于强烈地诱导 CYP3A4 [b]，导致西罗莫司水平↓ 继续给药： 目标谷浓度 = 3～12ng/ml 避免与 ETV 同时应用，对于 EFV 和 NVP，根据谷浓度调整西罗莫司 每日基础剂量 [c]： < 3ng/ml：剂量增加 25% 3～12ng/ml：无须调整 > 12ng/ml：剂量减少 25%
核苷类反转录酶抑制药： • 阿巴卡韦（Abacavir）[ABC] • 去羟肌苷（Didanosine）[ddI] • 恩曲他滨（Emtricitabine）[FTC] • 拉米夫定（Lamivudine）[3TC] • 司他夫定（Stavudine）[d4T] • 替诺福韦（Tenofovir）[TDF] • 齐多夫定（Zidovudine）[AZT, ZDV]	影响情况不详 [97] 无须调整剂量，但每周监测他克莫司谷浓度 2～3 次。监测应用 TDF 患者的肾功能 [d]	影响情况不详 无须调整剂量，但每周监测西罗莫司谷浓度 2～3 次。监测应用 TDF 患者的肾功能 [d]
整合酶抑制药： • 雷替格韦（Raltegravir）[RLV]	影响情况不详 [e] 无须调整剂量	影响情况不详 [e] 无须调整剂量
融合抑制药： • 恩夫韦肽（Enfuvirtide）[ENF, T20]	影响情况不详 [f] 无须调整剂量	影响情况不详 [f] 无须调整剂量
CCR5 抑制药： • 马拉维若（Maraviroc）[MVC]	影响情况不详 无须调整剂量	影响情况不详 无须调整剂量

a. 依据 BMTCTN 草案 0903 中提供的信息并得到许可；建议可能是根据抗反转录病毒药或抗反转录病毒类药物对细胞色素 P_{450} 酶或 P- 糖蛋白 1 的已知的或推理的效果；b. EFV 是比 NVP 更强的 CYP3A4 诱导剂；完全诱导可能需要最长 2 周的时间；c. 该建议是根据理论上 ETV 对 CYP3A4 的强效诱导导率来考虑来的；d. 对于肾功能不全患者，根据药品包装信息调整核苷类抗反转录药剂量；f. 恩夫韦肽是通过葡糖醛酸化而不是通过 CYP3A4 代谢，因在患者不能经口服药时经皮下给药使用

e. 基于雷替格韦可能优于基于 PI 或 NNRTI 的方案，因为其代谢不是通过 CYP3A4 代谢

表 65-4　抗人类免疫缺陷病毒基因治疗的临床试验

抗病毒机制	靶　点	基因递送/细胞移植	赞　助	试验分期	试验状态	参考文献
基于 HSPC 的基因治疗研究						
核糖酶	病毒（tat-rev mRNA）	反转录病毒（MMLV）转入自体 CD34+ 造血干/祖细胞	希望之城核酶制药	预试验	完成	Rossi, 2000[98]
RNA 诱饵	病毒（rev 蛋白）	反转录病毒（MMLV）转入自体 CD34+ 造血干/祖细胞	洛杉矶儿童医院	预试验	完成	Kohn 等, 1999[67]
核糖酶	病毒（tat-vpr mRNA）	反转录病毒（MMLV）转入自体 CD34+ 造血干/祖细胞	强生	I～II	完成	Mitsuyasu 等, 2009[78]
shRNARNA 诱饵（TAR），核糖酶	病毒（tat-rev mRNA），病毒（tat 蛋白），宿主（CCR5mRNA）	慢病毒载体（SIN HIV）转入自体 CD34+ 造血干/祖细胞	贝尼特兹希望之城	预试验	正在进行	DiGiusto 等, 2010[70]
C46 多肽 siRNA-CCR5	病毒进入	慢病毒载体（SIN HIV）转入自体 CD34+ 造血干/祖细胞	Calimmune	I	正在进行	An 等, 2007[99]
基于 T 细胞的基因治疗研究						
核糖酶	病毒（U5 和 pol mRNA）	反转录病毒（MMLV）转入自体 CD4T 细胞	UCSD	I	完成	Wong-Staal 等, 1998[100]
C46 多肽	病毒（env 蛋白）	反转录病毒（MMLV）转入自体 CD4T 细胞	汉堡-埃彭多夫大学医学中心	I	完成	van Lunzen 等, 2007[101]
核糖酶	病毒（tat-vpr mRNA）	反转录病毒（MMLV）转入同基因 CD4+T 细胞	强生	预试验	完成	Macpherson 等, 2005[102]
反义	病毒（env mRNA）	慢病毒载体（LTR HIV）转入自体 CD4T 细胞	VIRxSYS	I～II	正在进行	Levine 等, 2006[66]
ZFN	宿主（CCR5DNA）	腺病毒载体转入自体 CD4T 细胞	Sangamo Biosciences	I～II	完成	Perez 等, 2008[87]

引自 Burnett 等, 2012[64]

表 65-5　在临床前动物实验中的抗人类免疫缺陷病毒基因治疗

HIV 抑制药种类	转基因	靶标	基因递送	递送细胞	参考文献
基因编辑	SB-728ZFN	宿主 CCR5 基因	腺病毒或核转染	CD34+ 造血干 / 祖细胞	Li 等，2013[103]；Holt 等，2010[77]
基因编辑	Ad5/F35X4-ZFN	宿主 CXCR4 基因	腺病毒载体	CD4+T 细胞	Wilen 等，2011[104]
基干蛋白	C46 多肽	病毒包膜	慢病毒载体	CD34+ 造血干 / 祖细胞	Trobridge 等，2009[105]
基干蛋白	C46 多肽	病毒包膜	慢病毒载体	CD4+T 细胞	Kimpel 等，2010[106]
基干蛋白	LEDGF/p75KD LEDGF325-530	病毒整合酶	慢病毒载体	CD4+T 细胞	Vets 等，2012[107]
基干蛋白	TRIM5α	病毒衣壳蛋白	慢病毒载体	CD34+ 细胞	Anderson 等，2008[108]
两者联合	CCR5shRNA，TRIM5α，TAR 诱饵	CCR5 基因，病毒衣壳蛋白，病毒 Tat 蛋白	慢病毒载体	CD34+ 造血干 / 祖细胞	Walker 等，2012[89]
两者联合	C46 多肽，tat/rev shRNA，CCR5shRNA	病毒包膜，病毒 mRNA，宿主 CCR5mRNA	泡沫病毒载体	CD34+ 造血干 / 祖细胞	Kiem 等[109]
基干蛋白	中和抗体	病毒进入	腺相关病毒	直接肌内注射	Balazs 等[110]
基干蛋白并选择	C46 多肽甲基鸟嘌呤甲基转移酶	病毒包膜	慢病毒载体	CD34+ 造血干 / 祖细胞	Younan 等[91]

引自 Burnett 等，2012[64]

大致可以分为两类：编码基于核酸的抑制子和编码基于蛋白质的抑制子。与药物治疗的原理一样，抗病毒基因治疗的基本原理也是旨在通过多个关键步骤抑制病毒复制，这样可能比仅在单一步骤上阻断病毒感染达到更完全和有效的抑制。此外，就像药物治疗那样，对于能够抵抗或规避基因治疗手段的 HIV-1 变异体的出现也同样需要关注。由于这些原因，目前的基因治疗手段联合应用了不同类型的转基因、不同的病毒靶标和细胞靶标的组合，其目的在于，在感染周期的不同节点上完全消除 HIV-1 的功能。表 65-4 中列出了几种已进入临床试验的基因抑制药的治疗策略。

1. 基于 RNA 的抑制药

将新转录的反义 RNA 分子与 mRNA 序列结合，能够阻止其编码蛋白质的翻译，从而导致基因功能的丧失。在 T 细胞免疫治疗中，第一个通过慢病毒载体转染到人体中的基因编码了 HIV-1env 的反义基因，被证明是安全的[66]。RNA 诱饵策略试图通过使特定的 HIV-1RNA 元件的 RNA 类似物过表达，从而与复制周期中的病毒蛋白竞争性地结合发挥作用。TAR（Tat 反应元件）和 RRE（Rev 反应元件）就是两种这样的顺式作用因子，它们分别是 HIV-1 的关键调节蛋白 Tat 和 Rev 的正常功能所必需的元件。总之，上述研究和相关研究为在 HIV-1 感染的儿童中对骨髓来源的造血干细胞进行转染的临床试验提供了理论基础[67]。

核糖酶是可以在特定序列上切割目标 RNA 的 RNA 分子，这种特性被用来切割 HIV-1RNA 并使之失活[64]。第一项体外研究表明，使用"锤头"核糖酶可直接针对 HIV-1gag RNA 序列从而抑制 HIV-1[68]。在 HIV-1 基因组 5' 末端的前导序列处进行切割的"发夹"核糖酶对几种 HIV-1 株都具有抑制的能力，并且在体外长达 35 天的时间里仍能观察到相当大的抑制活性[69]。使用核糖酶作为联合基因治疗的一部分，相关的临床试验目前已经在进行中[70]。

RNA 干扰（RNAi）是一种细胞过程，通过双链 RNA（dsRNA）诱导同源转录物的转录后降解。目前已在多种生物中观察到 RNAi，包括真菌、植物、昆虫、原生动物和哺乳动物[71]。RNAi 是通过转染或者内源表达病毒 RNA 或转座子 RNA，将细胞暴露于 dsRNA 来启动的。dsRNA 由 RNAse Ⅲ样酶（称为核酸内切酶，"dicer"）加工成 21～23 个核苷酸的双链片段，称为短干扰 RNA（siRNA）。这些 siRNA 形成 RNAi 诱导的沉默复合物（RNAi-induced silencing complex，RISC），导致同源靶 RNA 的破坏。通过化学合成的长度为 21～23 个碱基，具有短 3' 突出端的双链 siRNA 的技术已经可行，并且能够在体内和体外介导 RNAi。一些研究已经证明，RNAi 的功能单元 siRNAs 可以引发序列特异性的靶基因下调，其过程可以通过转染引入预先形成的 siRNAs，或者通过使用聚合酶Ⅲ启动子系统，获得内源性表达的长度为 21～23 碱基对的 RNA[72]。当前在哺乳动物细胞中表达 siRNA 的技术已经可行，该技术为 siRNA 在治疗上的应用开辟了新的可能性。

RNAi 可作为抑制 HIV-1 感染的有效机制，是抗 HIV 治疗潜在的有力工具[73]。最近的发表的研究表明，可以通过使用合成或表达的 siRNAs 来抑制 HIV 复制，靶标包括病毒、其受体或其辅助受体。这些研究令人们对进一步验证 siRNA 抗 HIV 的治疗潜力产生了极大的兴趣和热情。siRNA 用于抗病毒治疗，至少有两种不同的形式：转染预先制备的 siRNA 或 siRNA 的细胞内表达。后一种方法已用于基因治疗中，能够为感染 HIV-1 的造血干细胞提供抗 HIV-1RNA[70]。

2. 基于蛋白的抑制药

反式显性突变蛋白可与同源 HIV-1 蛋白进行竞争，从而抑制正常的病毒功能。迄今为止，研究最多的反式显性蛋白是一种突变的 Rev 蛋白（RevM10）[74]。RevM10 保留了两个 Rev 功能：与病毒基因组上 RRE 结合的能力以及形成 Rev 多聚体的能力。然而，在将未剪接或单剪接的 RNA 从细胞核运输到细胞质的过程中，RevM10 无法发挥其调节作用。因此，表达 RevM10 的易感细胞系表现出对 HIV-1 复制的长期（＞30 天）抑制作用，并且人 CD34+ 造血祖细胞经过 RevM10 转导以后可以产生对 HIV-1 具有显著攻击力的 T 淋巴细胞。一项研究报道了应用基于 RevM10 的基因治疗联合异基因造血干细胞移植的治疗策略[57]。

（三）基因治疗 HIV-1 感染的临床试验

在 HIV-1 感染人群中进行的第一项临床基因治疗研究，探索了在体内条件下应用转导 RevM10 能否延长 CD4+T 细胞的存活时间[75]。在这项研究中，植入的持续时间有限且短暂。但随后的研究使用了反转录病毒传递载体代替质粒 DNA，与用阴性对照载体转导的 T 细胞相比，表达 RevM10 的 T 细胞存活率更高[76]。

还有一种特别有效的策略是阻止趋化因子共同受体在细胞表面表达，主要是因为该方法阻断了 HIV-1 感染靶细胞的第一步，而不是阻止原病毒 DNA 在细胞基因组中发生的病毒事件。这种趋化因子修饰的细胞在 HIV-1 感染的个体体内也具有生存优势，这表明在 R5 病毒感染期间有可能选择出具有 HIV 抗性的 T 细胞[77]。此外，基于基因的治疗方法可以利用人类的蛋白，更有可能诱导出针对已经表达蛋白的免疫应答。不过负面的结果是有可能导致免疫系统将转导的细胞清除。由于 HIV-1 复制可能受到各种细胞活动的影响，因此还有其他一些抑制病毒复制的分子策略（见表 65-4 和表 65-5），随着人们对 HIV-1 生物学的了解越来越多，治疗策略和手段将会越来越丰富。

（四）利用造血干细胞进行基因治疗的临床试验

从概念上讲，在 HIV 感染的个体中，转导了抗 HIV-1 基因的造血干细胞 / 祖细胞能够为所有谱系（如 CD4+T 细胞、单核细胞、朗格汉斯细胞、树突状细胞和星形胶质细胞）的易感造血细胞赋予抗 HIV-1 的保护作用。接下来的关键问题是：如何开发一种实用的方法，能够进行造血干细胞 / 祖细胞的操作和移植，并将其应用于目标患者群体？如上文所述，在第一次对异基因造血干细胞 / 祖细胞进行遗传修饰的操作中，1 例受者在减低强度预处理后，接受了经 RevM10 基因转导并且 HLA 相合的造血干细胞 / 祖细胞[57]。该患者病程中出现 II 级急性 GVHD 和局限性慢性 GVHD 并发症，但她在造血干细胞移植后 3 年仍存活并完全缓解。[注意：该患者随后在造血干细胞移植后 3.5 年死于血栓性血小板减少性紫癜，此时她仍在进行抗反转录病毒联合治疗中，并且 HIV-1 未检测到（J. Tisdale，个人通讯）]。如前文所述，已有的临床经验表明，即使没有对干细胞进行遗传修饰，同种异体反应本身也可能产生抗 HIV-1 效应[3]。已有研究探索了异基因造血干细胞移植在治愈 HIV 的过程中可能具有的作用[3, 4]。AIDS 相关的血液系统恶性肿瘤形成一个目标群体，人们在该群体中探索应用含有或不含人工诱导HIV-1 抗性的供者细胞是否能够发挥治愈的作用。

（五）用自体造血干细胞 / 祖细胞进行基因治疗

对自体造血干细胞 / 祖细胞进行遗传修饰已成

为植入 HIV-1 抗性并且避免任何 GVHD 问题的策略。一项大型 II 期临床试验已经报道了在不进行预处理的情况下进展的基因修饰自体细胞治疗[78]。该研究显示在试验设计中停止抗反转录病毒联合治疗，但是在未做移植前预处理的情况下，仅有极少的外周血单个核细胞检测到了基因标记，并且对 HIV-1 复制的水平仅具有短暂的影响。然而，这项开创性的研究显示了，分析性抗反转录病毒联合治疗中断用以评估基因治疗中抗 HIV-1 疗效的新用途。

对接受基因修饰的自体干细胞移植的患者首次给予预处理是在 AIDS 淋巴瘤的挽救治疗中[70]。患者需要进行自体造血干细胞移植治疗，并且可以作为试验群体以评估基因修饰造血干细胞 / 祖细胞的植入能力。DiGiusto 等报道了这项试验性临床研究，接受了高剂量化疗和自体干细胞移植的患者，分别输入了包含基因修饰和非基因修饰的造血干细胞 / 祖细胞[70]。另一项研究中对 4 例患者进行了动员和选择性 CD34+ 造血干细胞 / 祖细胞治疗，这些造血干细胞 / 祖细胞被编码三种抗 HIV-1RNA（即 TAR、针对 tat/rev 的 siRNA 和针对 CCR5 的核酸酶）的慢病毒进行了转导[79]。如图 65-2 所示，并没有出现由研究所用的造血干细胞 / 祖细胞制品导致的严重不良事件，基因标记在所有患者造血干细胞移植后的不同时期都存在。该试验研究证实了该方法在清髓性预处理中的安全性和可行性。但外周血单个核细胞中的标记水平仍低于 0.35%，后续的研究仍在不断改进基因递送方法以期获得更好的结果。

进行基于自体造血干细胞 / 祖细胞基因治疗的主要限制是需要植入足够数量的干细胞以克服内源性细胞库。使用基因修饰的自体造血干细胞治疗 HIV/AIDS 需要合适的预处理方案，但这仍然是未知的。必须平衡植入的安全性和有效性两个方面。对于非癌症人群，预处理剂量强度在伦理上常常难以保证，因而必须寻求适当的非清髓预处理治疗方案以确保干细胞植入。然而，有人提出，如果基因修饰细胞没有选择性优势，那么非清髓性预处理最终会失败[80]。白消安单独使用的总剂量 < 9mg/kg 时，其剂量被认为是非清髓性的[81]。既然人们已认识到在非癌症的 AIDS 中清髓剂量的白消安是不合理的，那么什么才是合适的非清髓剂量给药方案？使用基因修饰的造血干细胞 / 祖细胞纠正人类遗传

性疾病的临床试验，为使用基于白消安的方案提供了方向[82]，这些方法现在正被用于评估 HIV/AIDS。在这方面，在患有腺苷脱氨酶缺乏的儿童中，白消安首先以 2mg/kg 静脉内使用 2 天，然后输注 CD34+ 转基因的骨髓细胞[83]。随后，Candotti 等将白消安剂量与 AUC 联系起来，其结果显示，在剂量范围为 65 ～ 90mg/m² （相当于约 4mg/kg），AUC 达到 4000 ～ 4800mUmin 时，可获得成功植入[84]。患者会出现暂时性的中性粒细胞减少，轻度血小板减少和暂时的肝酶升高，但症状均较轻微。在另一研究中，对患有 X 连锁慢性肉芽肿病（chronic granulo-matous disease，CGD）的患者，使用 4mg/（kg•d）的脂质体白消安 2 天，ANC 在 18 ～ 21 天后可以恢复[85]。在非恶性肿瘤的 HIV-1 感染患者进行的临床试验中，早期选择的预处理方案是使用剂量递增的白消安。

（六）使用 CD4+ T 细胞的基因治疗

使用具有抗 HIV-1 的基因修饰 CD4+ T 细胞代表了另一种基于细胞的基因治疗办法[75]。类似的方法也有报道，即对成熟的 CD8+ T 细胞进行修饰以杀灭 HIV 感染的细胞[66]。在以上任一情形中，成熟的 T 淋巴细胞都具有共同的特性，而使它们成为有吸引力的基因治疗靶标：它们很容易从供者的外周血中获得，并且它们可以在体外扩增到很大的数量。的确，使用针对 CD3 和 CD28 的抗体进行细胞表面刺激，这种细胞扩增方法能够促使细胞扩增至非常高的数量[86]。将靶向成熟 T 淋巴细胞用于基因治疗具有额外的优势，即可以通过对细胞存活、

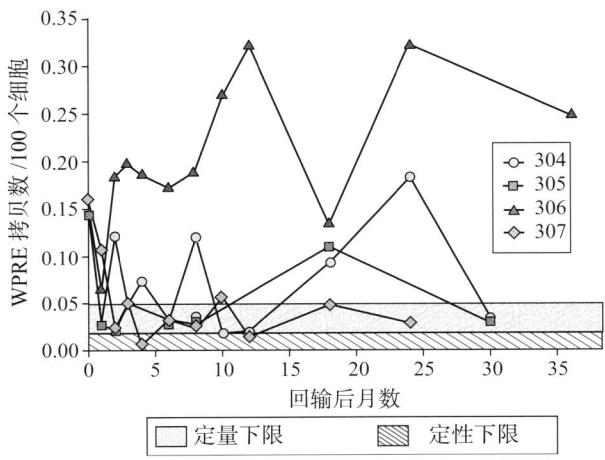

▲ 图 65-2　4 例艾滋病相关淋巴瘤患者自体造血干细胞移植后的外周血基因标记（**Nos. 304-307**）
随时间动态显示每 100 个外周血白细胞的整合载体的拷贝数

病毒载量和其他参数的判断，来对治疗基因的作用进行快速的监测。在细胞回输到宿主体内之前，也可以使用含有标记基因的载体对转导的细胞在体外进行选择，从而产生高度富集的基因修饰的细胞群体。由于这些原因，靶向成熟淋巴群体的基因疗法可能成为对新的基因治疗策略进行初始评估后的首选方法。在抗反转录病毒治疗耐药的 AIDS 患者中，使用慢病毒载体将靶向 HIV-1 包膜的反义 RNA 转导至 CD4 淋巴细胞中，并将细胞回输至患者体内，该过程被证明是安全的[66]。最近发现，ZFN 可以用于编辑 CCR5 基因，并且相关的临床试验正在进行中[87]。

（七）未来 HIV/AIDS 基因治疗的方向

基因治疗领域才刚刚开始展示其潜力，人们只能想象这将如何影响未来对患者的管理。表 65- 列出了未来几年可能进入临床试验的一些最新发现。在克服当前限制的关键领域方面，科学技术仍将持续进步。细胞处理方式的改进使我们能够制备更有效的转基因干细胞产品[65]，这些改进有可能令 HIV/AIDS 患者能够承受干细胞治疗的费用，进而使之成为可选择的治疗方式。预防 HIV-1 感染的新方法包括靶向 CCR5 的 ZFN[88]，含宿主限制因子的全新多重抗 HIV-1 复合物[89] 以及将中和抗体进行定向表达[90]。然而，为了使自体细胞治疗获得成功，可能需要一种方法在 HIV-1 感染期间筛选出具有遗传保护能力的细胞。人们期望 HIV-1 本身就可用于选择[77]，但使用甲基鸟嘌呤甲基转移酶（methylguanine methyltransferase，MGMT）的化学选择法已被证明可以保护猕猴免受感染[91]。基于 MGMT 的选择法已经被用于人类癌症的治疗，而这种方法正在迅速转向 HIV/AIDS 的临床试验。

七、结语

造血干细胞／祖细胞技术在治疗 HIV/AIDS 方面的应用正在使临床医生将其作为寻求治愈的策略。目前尚待确定的是，在 HIV-1 感染患者的管理中如何将造血干细胞移植作为抗反转录病毒联合治疗的补充。假如能够优化基于细胞的基因治疗的安全性，确定基因治疗的特定用途，并对该方法进行验证，就可以减少或破坏病毒库而阻止疾病进展。

第66章
造血干细胞移植治疗自身免疫性疾病
Hematopoietic Cell Transplantation for Autoimmune Diseases

Richard A. Nash 著

殷 杰 译

王 虹 傅琤琤 陈子兴 校

一、概述

自身免疫性疾病的特征是由对自身抗原的免疫反应而引起的器官损伤。另一方面，自身免疫是对自身抗原的免疫反应，但并不导致器官损伤的并发症。自身免疫性在正常个体可能是自发的，也可发生在感染性疾病或其他相关疾病之后，这些疾病导致组织损伤（如梗死）。有自身免疫疾病的标准是：①有体液或细胞的自身反应；②疾病相关自身抗体的产生，或者无其他明确病因导致的病理部位的淋巴细胞浸润；③自身抗体或 T 细胞透过胎盘，适应性植入动物体内，或体外实验中，引起组织病变或细胞功能障碍。有 3% ～ 8% 的人患有自身免疫性疾病[1]。自身免疫性疾病可能涉及单个器官或多个系统，可能有也可能没有特定的抗原靶点。大多数自身免疫性疾病不会危及生命，即使不能被治愈，也可以得到有效的治疗。然而，有些自身免疫性疾病可能致命，或损害重要脏器，并且对传统的治疗方法产生耐药。因此，这些将是需要考虑自体或异基因造血干细胞移植的候选人群。

二、自身免疫和自身免疫性疾病的机制

为了更好地采用造血干细胞移植有效地治疗自身免疫性疾病，对自身免疫性疾病发病机制的认识是必要的。淋巴细胞的体细胞基因组修饰导致了 B 和 T 细胞受体特异性的显著差异。这样就可以对外来抗原产生有效的免疫反应。这些受体独特的特异性是在 B 和 T 细胞分化过程中通过可变区（V）、多样区（D）和连接区（J）基因的重组产生的，然后在 B 细胞中，体细胞超突变产生进一步的差异。这些重组和体细胞超突变的随机过程导致了相当大比例的淋巴细胞（高达 50%），携带着对自身抗原有亲和力的 B 和 T 细胞受体[2]。

有四种细胞策略来防止具有自身反应受体的淋巴细胞发生自身免疫和自身免疫性疾病。第一，具有高亲和力和自身反应受体的淋巴细胞可以被克隆清除。在发育过程中，中央淋巴器官发生克隆清除。第二，自身反应受体可以通过 V（D）J 重组或体细胞超突变来进一步地编辑，产生一个不同受体，不会有自身反应[3]。在 B 细胞和 T 细胞中都可以发生自身反应诱导的受体编辑。对于 B 细胞受体的编辑，轻链位点和不常见的重链位点的重排被诱导。第三，细胞表面自身受体下调和细胞内变化，包括影响信号通路的变化，降低了对自身受体的结合反应，导致克隆失能[4]。最后，外源性因素如细胞因子，对增殖的依赖性和包括调节性 T 细胞在内的调节机制，可能会限制具有自身反应受体的淋巴细胞的活性。在带有自身反应受体的 B 细胞中，B 细胞激活因子（B-cell-activating factor，BAFF）受体的诱导能力较差，因此与其他具有非自身反应受体的 B 细胞相比，这些 B 细胞对 BAFF 的需求更容易受到竞争性调节。

自身肽 MHC Ⅱ类复合物与 TCR 结合后，胸腺中一些具有自身反应受体的 T 细胞被阳性选择。它

们发展成 CD25$^+$CD4$^+$ FoxP3$^+$ 调节性 T 细胞，抑制自身反应性 CD25$^-$CD4$^+$ 和 CD8$^+$ T 细胞的增殖和细胞内 IL-2 的产生[5]。调节性 T 细胞有 CD25（IL-2 受体）依赖于 IL-2 的表达，而不依赖于 IL-7，不表达 CD127（IL-7 受体）。NK T 细胞和其他 T 细胞亚群产生 TGF-β 和 IL-10，也与免疫调节有关。

自身免疫性疾病的遗传学

自身免疫性疾病可能与单个基因缺陷或作为复杂多基因的一部分易感基因有关。我们已经描述了四种来自单基因缺陷的遗传性疾病，这些疾病对人类认识自身免疫性疾病发病机制提供了进一步的见解（表 66-1）[6-9]。这些缺陷包括：①胸腺自身免疫调节（autoimmune regulator，AIRE）依赖性阴性选择；② CTLA-4 依赖性 T 细胞功能抑制；③识别自身抗原的 B 细胞和 T 细胞的 Fas/FasL（Fas 配体）依赖性凋亡；④ FoxP3 依赖的调节 T 细胞的发育。

最常见的自身免疫性疾病被认为是由易感基因的多个位点、环境因素和随机事件所致的。疾病相关的易感基因的等位基因已被证明对自身免疫性疾病的发生仅带来中等度的风险，并首次在 MHC 基因中被发现[10]。自身免疫性疾病多与 MHC Ⅱ 类分子相关，而并非与 Ⅰ 类分子有关。其他易感基因一般影响 T 细胞活化 / 抑制（IL-7R、IL-2R、PDCD-1、PTPN22、CTLA4）或自身抗原（胰岛素、PADI4）表达的途径[11-13]。目前还不清楚环境因素在多大程度上增加了罹患自身免疫性疾病的风险。环境因素包括肼、受污染的菜籽油、L- 色氨酸和 Borrelia 螺旋体感染，这些与 MHC 位点的特定等位基因一起，已被证明可增加自身免疫性疾病的风险。

家系或双胞胎的研究可能为遗传因素对自身免疫性疾病的发生和发展提供进一步信息。一般而言，这种发生相同疾病的概率，同卵双生 3 倍于异卵双生，这些疾病包括类风湿关节炎，系统性红斑狼疮，1 型糖尿病和多发性硬化症（multiple sclerosis，MS）[14, 15]。单卵双生子一方发生 1 型糖尿病、多发性硬化症、系统性红斑狼疮或类风湿关节炎，另一个发生相同疾病的概率为 15% ～ 30%。也有报道称，其他家庭成员有更高的风险罹患很多自身免疫性疾病。虽然遗传因素似乎在自身免疫性疾病的发展中发挥作用，但单卵双生子中相对较低的外显率表明，非遗传因素也很重要。

三、自身免疫和造血干细胞移植的临床前模型

造血干细胞移植治疗自身免疫性疾病有两种可行的方法。第一种方法是高剂量免疫抑制治疗（high-dose immunosuppressive therapy，HDIT）后的自体造血干细胞移植。治疗效果来源于高剂量的细胞毒性免疫抑制。第二种方法异基因造血干细胞移植，可以在高剂量或减低剂量预处理方案后进行。这种方法的治疗效果可能来自于当供者完全嵌合形成时，自身免疫性效应细胞被清除。然而，据报道仅在建立混合型造血嵌合后，自身免疫性疾病也可获得缓解。因此，即使持续地存在宿主自身免疫性细胞，供者移植物产生的免疫调节包括对调节机制的影响也可能产生自我耐受。

已经建立两种模型用于研究自体和同种异体造血干细胞移植治疗自身免疫性疾病：①一种是自发的自身免疫性疾病，如狼疮样多系统受累的 NZB（新西兰黑）老鼠，或者特定器官受累，如 NOD（非肥胖型糖尿病）老鼠；②另一种是抗原诱导的自身免疫性疾病，如佐剂诱导的关节炎和实验过敏性脑脊髓炎。在自发的自身免疫性疾病模型中，早期进行高剂量细胞毒性治疗和自体的骨髓移植不能阻止临床或病理自身免疫过程的发展。而在疾病早期，进行自身免疫耐受的异体骨髓移植，可以改善自身免疫疾病的临床表现（图 66-1）[16, 17]。

与自发性自身免疫性疾病模型的实验相比，抗原诱导的自身免疫性疾病的研究表明，接受高剂量细胞毒性免疫抑制治疗和同源或假自体造血干细胞移植后，受体出现治疗反应。假自体供体是造血干细胞移植时与受体患相同严重程度的自身免疫性疾

表 66-1　自身免疫相关的单基因缺陷

自身免疫性疾病	基因缺陷	自身免疫机制
APS1$^{a[6]}$	*AIRE*	胸腺自身抗原表达缺陷
Graves 病、1 型糖尿病，其他[7]	*CTLA4*	抑制信号缺陷
ALPS$^{b[8]}$	*FAS, FASL*	凋亡缺陷
IPEX$^{c[9]}$	*FOXP3*	T 细胞调节下降

a.1 型自身免疫性多腺体综合征；b. 自身免疫性淋巴增生综合征；c. 免疫失调、多内分泌失调、肠病、X 连锁综合征

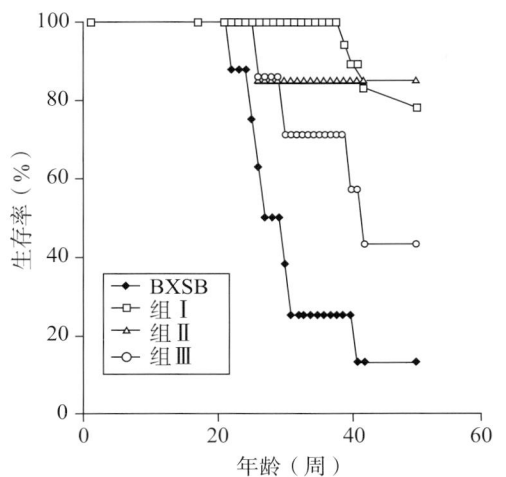

▲ 图 66-1　16 周的 BXSB 小鼠（自发狼疮样综合征）发生自身免疫性疾病时，经 9.5Gy 的全身放疗（^{137}Cs 辐照，0.70Gy/min）照射，通过静脉注射 BXSB 或正常 BALB/c 供体的去 T 细胞骨髓细胞治疗后生存曲线

移植组：BALB/c + BXSB → BXSB 组（方块；组 I；n = 18）、BALB/c → BXSB 组（三角形；组 II；n = 8）、BXSB → BXSB 组（圆圈；组 III；n = 7）。未经处理的 BXSB 小鼠作为对照（菱形；n = 8）。与未经治疗的对照组或组 III（假自体移植）相比，异体骨髓移植组的存活率提高了（引自 Wang 等，1999[16]。经美国国家科学院批准转载）

病的同种供体。用髓鞘碱性蛋白对 Buffalo 大鼠和 SJL/J 小鼠进行主动免疫，能制备实验性变态反应性脑脊髓炎，一种多发性硬化症的实验模型。在这个模型中，高剂量的全身放疗或环磷酰胺治疗，然后是异体、同源或自体的骨髓移植可以阻止疾病或缓解疾病症状[18, 19]。异基因造血干细胞移植在阻止自发的或者髓鞘碱性蛋白再免疫诱导复发方面具有优势。用髓鞘的独特肽片段接种老鼠后，体内启动脑脊髓炎的 CD4$^+$T 淋巴细胞趋于过度使用 V$_β$8.2T 细胞受体。采用反转录酶聚合酶链反应和原位杂交分析，发现高剂量免疫抑制治疗和同源的造血干细胞移植之后中枢神经系统没有检测到 V$_β$8.2T 淋巴细胞[20]。因此，在该模型中，高剂量治疗能够从中枢神经系统中清除与脑脊髓炎相关的效应淋巴细胞。类似地，在佐剂诱导的关节炎中，高剂量免疫抑制治疗后行同源造血干细胞移植可预防疾病复发，并在重复免疫后表现为对刺激抗原的免疫耐受效应。增加高剂量细胞毒免疫抑制强度，可导致更有效的诱导缓解和更少的复发[21]。

自发性自身免疫性疾病临床前模型的观察结果支持对自身免疫性疾病使用异基因造血干细胞移植，这些疾病与高外显率的单基因疾病（如 IPEX

综合征）相关。对于其他更常见的人类自身免疫性疾病，环境或随机因素可能在触发疾病发病中发挥更大的作用，临床前数据支持高剂量免疫抑制治疗和自体造血干细胞移植的研究。

四、自体免疫性疾病患者行移植治疗其他原发病

通过对血液病患者同时合并自身免疫病的观察，我们首次认识到人类自身免疫病对异基因造血干细胞移植的反应可与临床前模型中的实验相媲美（表 66-2）[22-36]。Baldwin 等首次报道重型再生障碍性贫血患者合并类风湿关节炎，移植后病情持续缓解[22]。随访时间短，有早期移植相关死亡。随后关于伴有类风湿关节炎的患者移植的病例报道证实，可使疾病获得缓解，且缓解持续超过 20 年[27]。另外，9 例类风湿关节炎患者中有 3 例在异基因造血干细胞移植后复发。其中 1 例复发是短暂的，未治疗随后再缓解了 11 年。在 2 例持续性复发的患者中有 1 例，通过数据研究发现，受体供者造血完全嵌合，HLA 相同的供者类风湿因子血清学阳性，但无临床症状[23]。

伴有其他自身免疫性疾病的患者在异基因造血干细胞移植治疗后也出现持续缓解和部分复发。5 例克罗恩病患者中有 4 例在异基因造血干细胞移植治疗白血病后随访 4.5 ～ 15.3 年，病情持续缓解[32]。1 例复发的克罗恩病患者在造血干细胞移植后 3 个月检测到混合型造血嵌合。病例报道中尚没有足够的数据来说明异基因造血干细胞移植术后复发的原因。在所有报道使用异基因造血干细胞移植治疗合并自身免疫性疾病的病例中，除 1 例外，供者均为 HLA 相合的同胞。因此，自身免疫性疾病复发的一种可能解释是相关供者和受者之间存在共同的遗传因素。另一种可能的解释是宿主免疫细胞的持续存在导致疾病复发。这些病例报道虽然数量较少，但对于我们了解异基因造血干细胞移植在治疗严重自身免疫性疾病中的潜在作用具有重要意义。

五、高剂量免疫抑制疗法和自体造血细胞移植治疗自身免疫性疾病：临床经验

高剂量免疫抑制治疗最常用于多发性硬化症、

表 66-2　同种异体造血细胞移植治疗伴自身免疫性疾病的其他原发疾病的疗效

自身免疫性疾病	血液系统疾病	评估患者（总数, n）	自身免疫性疾病的缓解（移植后, n）	结果（最后随访时存活, n）	随访
类风湿关节炎 [22-28]	SAA（n = 8），MM（n=1）	9	7（2 例复发 +1 例短暂复发）	6	2 个月至 21 年
系统性红斑狼疮 [29]	SAA	1	1a（ANA 滴度阳性）	1	15 年
银屑病关节炎 [30, 31]	AML、CML（n = 3）	4	3（1 例复发）	3	1，3，5，5 年
溃疡性结肠炎 [30]	AML	1	1	1	4 年
克罗恩病 [32]	CML	5	4b	5	4.5 ～ 15.3 年
多发性硬化症 [33-36]	CML（n = 2），LGL 白血病，AML	4	3	3	1，2，3，4 年

AML. 急性髓系白血病；ALL. 急性淋巴细胞白血病；ANA. 抗核抗体；CML. 慢性粒细胞白血病；LGL. 大颗粒淋巴细胞；MM. 多发性骨髓瘤；SAA. 严重再生障碍性贫血。
a. 临床缓解但 ANA 仍阳性；b. 复发率见于 1 例混合型嵌合

系统性硬化病（systemic sclerosis，SSc）、系统性红斑狼疮、类风湿关节炎、青少年特发性关节炎（juvenile idiopathic arthritis，JIA）和免疫性血细胞减少 [37]。高剂量免疫抑制治疗方案经调查有不同的强度。高剂量单药环磷酰胺被认为是低强度方案 [38]。它具有高度的免疫抑制作用，但为非清髓性方案。已开展高剂量环磷酰胺伴或不伴自体造血干细胞移植的临床试验。包括全身放疗或大剂量白消安的方案被认为是高强度的，需要自体造血干细胞移植的支持。

（一）患者筛选

符合高剂量免疫抑制治疗临床试验要求的一般是患有严重自身免疫性疾病（危及生命或累及重要内脏器官功能）且常规治疗失败的患者。尽管选择患者的标准取决于自身免疫性疾病的类型，但根据患者疾病的活动性和严重程度，通常提示入选患者预后较差。

（二）造血干细胞的采集和处理

虽然早期的成人患者中有一些是骨髓移植，但后期的患者大多是行外周血造血细胞移植 [39]。骨髓是许多儿童患者造血干细胞的首选来源 [40]。对于血液恶性肿瘤患者，成功移植的外周血 CD34+ 细胞最佳剂量是（2 ～ 5）× 10^6/kg，因此这也成为自身免疫性疾病患者移植需要采集的目标细胞数量。在一项多中心回顾性分析中，173 例患者中有 8 例（4.6%）未能动员足够数量的 CD34+ 细胞进行 HDIT[39]。8 例患者中有 5 例最终获得了足够数量的细胞，这些细胞是通过骨髓采集补充（n = 2）或第

二次动员（n = 3）获得。

在高剂量免疫抑制治疗用于自身免疫性疾病的临床试验早期，观察到一些患者在动员过程中出现疾病恶化。在一项研究中，56 名仅使用 G-CSF 动员的患者中，有 5 名患者自身免疫性疾病恶化（多发性硬化症 2 例，类风湿关节炎 3 例）[39]。也有其他一些报道单独使用 G-CSF 动员导致多发性硬化症和类风湿关节炎患者疾病加重 [41, 42]。大多数病情恶化是短暂的，但有一位多发性硬化患者死于严重的脑干功能障碍。由于这些早期的疾病恶化，大多数患者现在动员时环磷酰胺和 G-CSF 联合使用。在 117 例患者联合动员中，没有观察到病情恶化。事实上，使用环磷酰胺动员后，潜在的自身免疫性疾病得到了改善。在 G-CSF 动员中增加环磷酰胺也提高了动员后干细胞的产量 [39]。然而，这项报道中有 3 例患者死于环磷酰胺相关毒性或感染。在另一个单中心的 126 例患者的报告中，联合使用 G-CSF 和环磷酰胺，有 1 例患者死于感染 [43]。在以环磷酰胺为基础的动员方案中，还观察到 4 例疾病轻微加重和 7 例感染事件。其他用于 22 例多发性硬化症患者的动员方案是泼尼松和 G-CSF 联合使用 [44]，没有出现疾病恶化或感染。G-CSF 单独用于动员 34 例系统性硬化病患者，这些患者除了少数出现毛细血管扩张或皮肤紧绷增加的症状外 [45]，没有出现明显的疾病恶化。单独使用 G-CSF 动员时病情恶化的风险可能与自身免疫性疾病的类型有关。使用环磷酰胺作为动员方案的一部分应该慎重，根

据自身免疫性疾病的类型，考虑其潜在的风险。

许多报道的临床试验采用去除 T 细胞的自体移植作为预防自身免疫病复发的策略。这种策略是基于临床前模型的观察，在这些模型中，自体免疫性疾病可以通过 T 细胞进行过继转移。在大多数临床试验中，CD34 的筛选导致自体移植物中 T 细胞的 3 ～ 4 个数量级的清除。一些临床试验中 CD34 筛选后，进一步清除了 T 和 B 细胞。EBMT 一项回顾性数据分析指出，去除 T 细胞的重要性在于预防进展或复发。T 细胞去除对移植物没有显著影响[38]。在最近的 EBMT 注册数据分析中，T 细胞去除不会影响 100 天治疗相关死亡率、3 年无进展生存期或 3 年总生存期[37]。尽管自体移植物去除 T 细胞会增加感染风险，但如果这些患者采用与异基因造血干细胞移植后相同的感染预防策略，则感染性疾病的发生率会较低[40, 46]。去除 T 细胞的自体造血细胞移植在预防进展或复发中的作用在未来的临床试验中仍有待确定。

（三）高剂量免疫抑制治疗方案

早期高剂量免疫抑制治疗是系统地清除自身反应性免疫效应细胞。随着临床试验对高剂量免疫抑制治疗和自体造血干细胞移植的长期随访，已经观察到有很高的初始应答率和相当比例的患者实现了持续缓解[40, 45, 47-49]。高剂量免疫抑制治疗后早期的临床反应可能是由于自身免疫性疾病的免疫效应细胞的全面减少。2 年后淋巴细胞计数恢复，观察到的持续反应可能是高剂量免疫抑制治疗方案的持续免疫调节作用所致[46, 50, 51]。需要完成随机临床试验，以确认高剂量免疫抑制治疗后的临床疗效是对传统治疗策略的改进。

高剂量免疫抑制治疗方案的强度似乎对预防疾病进展至关重要。在一份来自 EBMT 登记中心的 473 例患者的报道，78% 的患者在使用高强度方案后观察到持续的反应，相比之下，68% 采用中强度方案和 30% 的低强度方案患者有持续反应（$P = 0.0001$）[38]。包括白消安或全身放疗联合环磷酰胺的方案认为是高强度预处理组，而环磷酰胺单药属于低强度组。所有其他方案都被认为是中等强度。数据的分析有一些局限性，包括诊断、患者选择标准和治疗的可变性（除了诊断和高剂量免疫抑制治疗方案类型之间的不平衡），但剂量强度明显影响治疗结果。

最常用的高剂量免疫抑制治疗方案之一是高剂量单药环磷酰胺（200mg/kg），继之行自体造血干细胞移植以支持造血[38]。一项小型研究比较了 100mg/kg 和 200mg/kg 的环磷酰胺和随后的造血干细胞移植对类风湿关节炎患者的影响。环磷酰胺剂量越大，缓解时间越长，但所有病例均发生复发[52]。与其他自身免疫性疾病相比，高剂量免疫抑制治疗后的高复发率可能是类风湿关节炎的一个独特特征。环磷酰胺和 ATG 联用可提高有效率和延长缓解持续时间。由于环磷酰胺是非清髓性的，因此，有报道应用单药高剂量环磷酰胺（200mg/kg）不联合自体造血干细胞移植用于治疗自身免疫性疾病或免疫介导的疾病，如再生障碍性贫血[53, 54]。在没有自体造血干细胞支持的情况下，中性粒细胞计数恢复的中位时间比含有自体干细胞支持的患者延长 2 ～ 3 天，最多延长达 7 天。系统性红斑狼疮患者高剂量环磷酰胺无造血干细胞移植后复发率也很高（$n = 14$），但有很大比例（36%）的患者有持久的完全缓解。在这个样本研究中，即使不输注自体造血细胞，复发率仍然很高。

应用包含 BCNU、依托泊苷、阿糖胞苷（Ara-C）和美法仑（BEAM 方案）的高剂量化疗联合或不联合 ATG，被认为是中等强度方案[38]。对于自身免疫性疾病，本方案最常用于治疗多发性硬化症[55]。本组患者耐受性良好，而其他自身免疫性疾病没有这方面的资料。环磷酰胺联合全身放疗或白消安被认为是高强度治疗方案[40, 44, 45, 56-58]。有白消安联合环磷酰胺治疗多发性硬化症的初步报道[58]。全身放疗联合环磷酰胺用于治疗多发性硬化症、系统性硬化病和青少年特发性关节炎的临床试验已经有报道。全身放疗具有高度的免疫抑制作用，在自身免疫性疾病的临床前模型中被证明是有效的[21, 59]。在全身放疗期间，可以用铅保护器官，以免受这种细胞毒性治疗的潜在不良反应的影响，这在全身化疗中是不可能的。全身放疗具有杀死循环和非循环干细胞以及免疫效应细胞的潜力。在中强度和高强度的高剂量免疫抑制治疗方案后，需要输注自体造血干细胞来支持，以防止长时间的全血细胞减少或造血恢复不足。

来自 EBMT 登记处资料显示，接受高强度和低强度方案治疗，治疗相关死亡率分别为 5% 和 4%[37]。100 天治疗相关死亡率与高剂量免疫抑制治疗方案的强度无关，但与自身免疫性疾病类型和移植中心经验有关。治疗相关死亡率主要由感染和严重的器官毒性引起。报道过几例死亡病例和 1 例非死亡的 EB 病毒相关 PTLD 的病例 [57, 60]。对于采用高强度免疫抑制方案的患者，早期检测到 EB 病毒再活化，而使用利妥昔单抗治疗可预防 PTLD 的发生。高剂量免疫抑制治疗之后的感染并发症和器官毒性风险与正在治疗的自身免疫性疾病的类型密切相关。多发性硬化症和类风湿关节炎患者的治疗相关死亡率低于系统性硬化病和系统性红斑狼疮患者，后两者在移植时有重要的内脏器官受累。移植前使用包括皮质类固醇在内的免疫抑制药进行长期或高密度的治疗，如治疗严重的系统性红斑狼疮患者，高剂量免疫抑制治疗后易于发生感染并发症。近年来，更优的患者筛选和治疗方案的改良似乎降低了治疗相关的死亡风险 [37]。高剂量细胞毒性治疗后的长期并发症包括继发性 MDS 和白血病 [37, 45, 57]。在一个报道的 MDS 病例中，低温保存的移植前造血细胞中发现了克隆异常的证据。移植前化疗的强度和持续时间是已知的继发性 MDS 和白血病发生的另一个危险因素。高剂量免疫抑制治疗和自体造血干细胞移植术后晚期还可出现继发性自身免疫性疾病（移植治疗的自身免疫性疾病外的其他自身免疫性疾病）[45, 61, 62]。高剂量免疫抑制治疗方案中的阿仑单抗可能会增加发生继发性自身免疫性疾病的风险 [61, 63]。

（四）大剂量免疫抑制治疗方案后的免疫重建

高剂量免疫抑制治疗后 1 个月时 NK 细胞计数恢复，6 ～ 12 个月后 B 细胞和 CD8+ T 细胞计数恢复。CD4+ T 细胞计数恢复较慢，到治疗后 2 年还低于正常 [46]。高剂量免疫抑制治疗 2 年后的免疫恢复与胸腺来源的初始 CD4+ T 细胞的增加有关（图 66-2）。在高剂量免疫抑制治疗之后的 1 年和 2 年，CD4+ T 细胞的 TRECs（最近胸腺移植的标记物）增加。随着时间的推移，CD4+ 中央记忆 T 细胞呈稳定下降趋势。高剂量免疫抑制治疗后 6 个月，CD4+ 效应记忆细胞相对增多，可能是体内平衡增殖所致，但 2 年后恢复到正常水平。CD8+ T 细胞亚群无明显变化。与高剂量免疫抑制治疗之前相比，CD4+ 和 CD8+ 调节性 T 细胞增加，克隆多样性更广泛 [50, 51, 64, 65]。与幼稚 CD4+ T 细胞水平升高相关，与基线相比 1 ～ 2 年时胸腺肥大更明显，尤其是年轻患者（43 岁以下）。这些证据提示在高剂量免疫抑

制治疗和自体造血干细胞移植后胸腺是 CD4+ T 细胞系列恢复的起源。即使在高剂量免疫抑制治疗后的前 3 个月 B 细胞计数非常低，血清中破伤风类毒素、流感嗜血杆菌和肺炎链球菌特异性免疫球蛋白 G 的中位水平仍然正常。高剂量免疫抑制治疗后持续 5 年或更长时间的临床疗效，可能是由于高剂量免疫抑制治疗相关的免疫调节作用。

（五）特定的自身免疫性疾病及造血干细胞移植

针对特定的自身免疫性疾病的 HDIT 和自体 HCT 临床试验已经在进行中。在某些疾病中，已取得了长期评估随访的结果。

1. 多发性硬化症

多发性硬化症是一种中枢神经系统自身免疫炎症性疾病，表现为急性局灶性脱髓鞘和轴突缺失，局限性再髓鞘化和局灶性硬化改变 [66]。反复发生的炎症事件导致在大脑和脊髓中形成慢性多发性硬化斑块。在美国，每 400 人中就有 1 人患有多发性硬化症，有 35 万患者。多发性硬化症可能是年轻人神经功能障碍最常见的原因。27 对单卵双胞胎中有 7 对（25.9%）多发性硬化症基因一致，43 对异卵双胞胎中有 1 对（2.3%）多发性硬化症基因一致，这提示多发性硬化症的发生具有遗传易感性，环境因素对其发生有一定的影响 [15]。利用全基因组关联研究，HLA DRB*1501 已被确定为 MHC 风险基因。其他的易感基因还有 IL-2 受体和 IL-7 受体，表达于调节性 T 细胞 [66]。据推测髓鞘蛋白，如髓鞘碱性蛋白、蛋白质脂质蛋白，或许还有髓鞘少突胶质细胞糖蛋白，是多发性硬化症患者致病的 CD4+ T 细胞的靶点。病理显示在血管周围和脱髓鞘病变中均有明显的 T 细胞应答。轴索损伤不仅表现在急性炎症和慢性非强化病变中，而且表现在正常白质中。

该疾病的临床表现包括视神经炎所致的视觉缺失、复视、感觉丧失和感觉异常、眩晕、大便和（或）尿失禁、勃起功能障碍、智力下降、阵发性疼痛、反复感染、共济失调或瘫痪。临床诊断需要有两次或两次以上的发作，包括非连续解剖区的症状持续至少 1 个月，或症状/体征进展超过 6 个月。约 85% 患者是复发缓解型多发性硬化症（relapsing-remitting MS，RRMS），10 年后约 50% 的患者将演变为继发性进行性疾病并伴有累积性残疾。另外 15% 的患者进展来自原发性疾病。评估多发性硬化症研究结果的标准是 Kurtzke 扩展残疾

CD4⁺ T 细胞

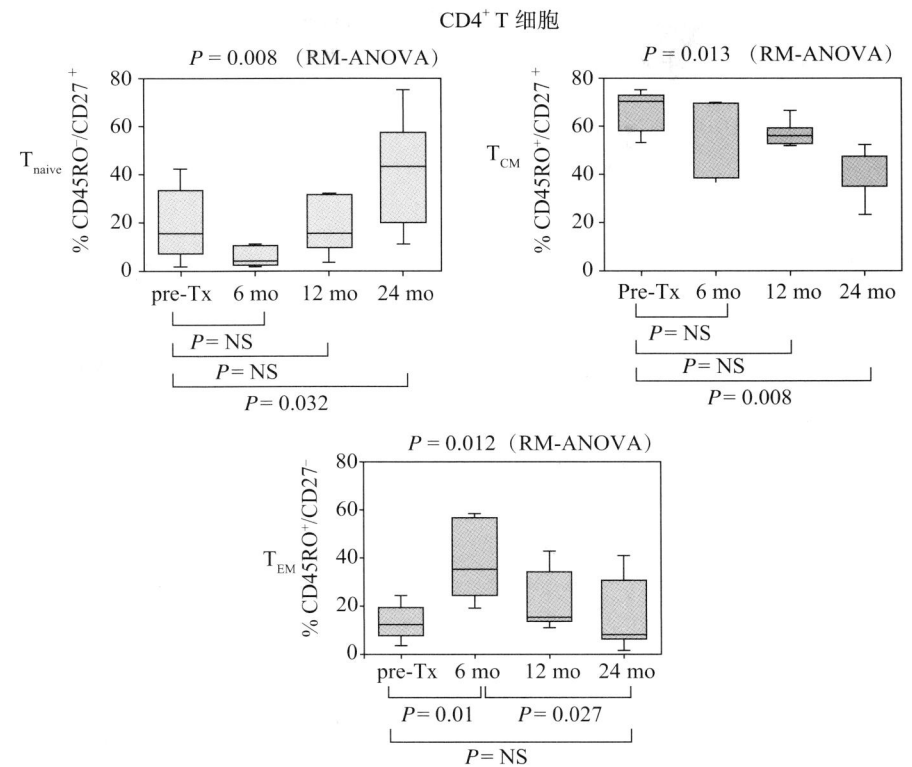

▲ 图 66-2　高剂量免疫抑制治疗 2 年后的免疫恢复与胸腺来源的初始 CD4⁺ T 细胞的增加有关

图示多发性硬化症行高剂量免疫抑制治疗和自体造血干细胞移植 2 年后，幼稚 CD4⁺ T 细胞增加，中央记忆 CD4⁺ T 细胞减少。在高剂量免疫抑制治疗和自体造血干细胞移植后 T 细胞亚群的纵向分析中，6 个月时观察到幼稚（CD45RA⁺/CD45RO⁻/CD27⁺）CD4⁺ T 细胞有减少趋势，这与淋巴稳态增殖导致的效应记忆表型增加一致。中央记忆（CM；CD45RA⁻/CD45RO⁺/CD27⁺）CD4⁺ 细胞在随访中逐步下降。效应记忆（CD45RA⁻/CD45RO⁺/CD27⁻）CD4⁺T 细胞的比例造血干细胞移植后 6 个月显著升高，随后随着 CD4⁺T 细胞绝对数量的逐渐恢复，逐渐下降至基线水平。在 2 年的随访中，与治疗前相比，幼稚 CD4⁺ T 细胞的比例增加了 118%（P = 0.032）。相应地，治疗 2 年后中央记忆 CD4⁺T 细胞减少了 38%（P = 0.008）。在 2 年的随访中，效应记忆 CD4⁺T 细胞的比例与基线相比没有显著变化。这些数据支持了高剂量免疫抑制治疗和自体造血干细胞移植术后 2 年有显著的免疫调节的概念，这可能解释了相当比例的自身免疫性疾病患者，治疗后持久的临床缓解（引自 Muraro 等，2005[50]。经洛克菲勒大学出版社许可转载）

状态量表（Kurtzke Expanded Disability Status Scale，EDSS）和最近的多发性硬化功能复合量表（Multiple Sclerosis Functional Composite，MSFC）。多发性硬化对患者生存的影响要到发病后至少 15 年才开始体现出来。发病后 20 年，多发性硬化症患者的预期生存率为 85%。预后较差的判定因素已被确定，包括年龄增加、复发间隔短、发病后复发频率高以及早期严重残疾。尽管对免疫调节药有治疗应答反应，但尚没有标准的方案可治愈疾病或被证明可防止疾病进展。在复发缓解型多发性硬化症中被证明对疾病有调节作用的药物包括 IFNβ-1a、IFNβ-1b、醋酸格拉替雷（glatiramer acetate，GA）、米托蒽醌、纳他利珠单抗、芬格利莫、特氟柳胺和富马酸二甲酯。复发缓解型多发性硬化症治疗使患者的临床复发率降低了 30%～68%，新药物比 IFN 或醋酸格拉替雷更有效。然而，这些药物仍然不足以完全预防复发和进展。对于原发性或继发性进行性 MS 还没有有效的治疗方法。

许多北美和欧洲中心报道了高剂量免疫抑制治疗和自体造血干细胞移植用于多发性硬化症的 Ⅱ 期临床试验结果（表 66-3）[44,55-58,67-69]。虽然这些临床试验的设计各不相同，但都包括了多发性硬化晚期和进展期患者。所有患者均接受大剂量联合化疗或全身放疗联合环磷酰胺。在 8 个临床试验中，有 7 个从外周血中动员造血干细胞，除 1 个试验外，所有试验均采用去除 T 细胞的 CD34 筛选。在这些临床试验中，与治疗相关的总死亡率为 2.8%（4/145），在治疗后 2～3 年，临床试验报道的无进展生存率或神经系统稳定性为 36%～95%。5 例（3.5%）患者死于疾病进展及神经功能进一步丧失或其他并发症。

表 66-3 高剂量免疫抑制治疗和自体造血干细胞移植治疗多发性硬化症的临床试验

研究	病例数 (n)	多发性硬化症类型 (n)	EDSS[a] 平均值(范围)	动员	大剂量治疗	去除 T 细胞	平均随访时间（范围，个月）	治疗/疾病相关死亡 (n)	临床结果
Fassas[67]	35	SP (19), PP (14), RR (2)	6.0 (4.5~8.0)	G/GM-CSF+环磷酰胺	BEAM + ATG	CD34 筛选	35 (3~67)	1/1[b]	5 年 PFS 81%
Openshaw[58]	5	SP	6.5 (5.5~7.5)	仅 G-CSF	白消安/环磷酰胺	CD34 筛选	22 (17~30)	2/0	PFS 40%
Kozak[69]	10	SP	6.5 (6.0~7.5)	G-CSF+环磷酰胺	BEAM ± ATG	CD34 筛选 + 单克隆	8 (1~18)	0/0	90% 稳定或改善
Saiz[68]	14	SP (9), RR (5)	6.0 (4.5~6.5)	G-CSF+环磷酰胺	BCNU/环磷酰胺 +ATG	CD34 筛选	37 (19~55)	0/0	PFS 86%
Saccardi[55]	19	SP (15), RR (4)	6.5 (5.0~6.5)	G-CSF+环磷酰胺	BEAM+ATG	无	36 (12~72)	0/0	6 年 PFS 95%
Nash[44]	26	SP (17), PP (8), RR (1)	7.0 (5.0~8.0)	G-CSF+泼尼松	全身放疗/环磷酰胺+ATG	CD34 筛选	27 (2~47)	1/1	76% 稳定或改善
Burt[56]	21	SP (14), PR (6), RR (1)	7.0 (3.0~8.5)	G-CSF+环磷酰胺	全身放疗/环磷酰胺+ATG	CD34 筛选	24 (12~60)	0/2	62% 稳定或改善
Samijn[57]	14	SP	6.0 (5.0~6.5)	None (骨髓)	全身放疗/环磷酰胺+ATG	CD34 筛选	36 (7~36)	0/1	PFS 36%
Burt[63]	21	RR	3.1 (2.0~5.5)	G-CSF+环磷酰胺	环磷酰胺+Campath 或 ATF	无	平均 37 (24~48)	0/0	PFS 100%; 无病生存 62%

ATG. 抗胸腺细胞球蛋白；BEAM.BCNU，依托泊苷，阿糖胞苷（Ara-C），美法仑；PFS. 无进展生存；PP. 原发进展；PR. 进展复发；RR. 复发后缓解；SP. 继发进展

a. 简而言之，扩展残疾状况量表的功能水平由 0～10 分不等，并包括 0.5 分的增量变化。EDSS 评分 0 表示所有功能系统的神经系统检查正常。大多数参与高剂量免疫抑制治疗和自体造血干细胞移植临床试验的多发性硬化症患者的 EDSS 评分为 5.0～8.0。总的来说，这些不同扩展残疾状况量表评分患者的功能如下：5.0. 无辅助可步行 200m，难以全天工作，功能系统 5 级；6.0. 同侧性或单侧辅助行 100m；7.0. 轮椅受限（步行＜5m 与协助）。能够独立移动和使用轮椅。有时严重的椅外滞留，自理功能保留（手臂功能保留），每天大部分时间不卧床。b. 1 例进展期多发性硬化症患者复发后开始使用 β 干扰素，14 个月时出现因子咖抑制剂，高剂量免疫抑制治疗和自体造血干细胞移植后 28 个月死亡

虽然未能直接比较临床试验的结果，但是在高剂量免疫抑制治疗方案中包含全身放疗似乎没有任何优势。在 Saccardi 等的报道中，6 年无进展生存率为 95%[55]（图 66-3）。在一项早期研究的长期随访报道中，在基线期有神经系统症状的 15 年无进展生存率为 44%，而在基线期无症状的无进展生存率为 10%[48]。虽然在所有的研究中与基线期相比，移植后 MRI 显示 Gd- 增强的脑损伤显著减少，但不确定的是，晚期多发性硬化症患者中观察到的持续性神经功能丧失进展是退化的结果，还是未能完全控制自身免疫性疾病相关的炎症。需要进一步的随机临床试验，以确定高剂量免疫抑制治疗和自体造血干细胞移植对多发性硬化症晚期患者的治疗是否有益。最近对高剂量免疫抑制治疗和自体造血干细胞移植的研究主要集中在复发缓解型多发性硬化症患者和基线期不伴有晚期神经功能障碍的患者[63]。Burt 等[63]的一项平均随访 37 个月的研究显示，无进展生存期为 100%，21 例患者中 16 例无复发。在神经功能障碍和生活质量方面有显著改善（图 66-4）。

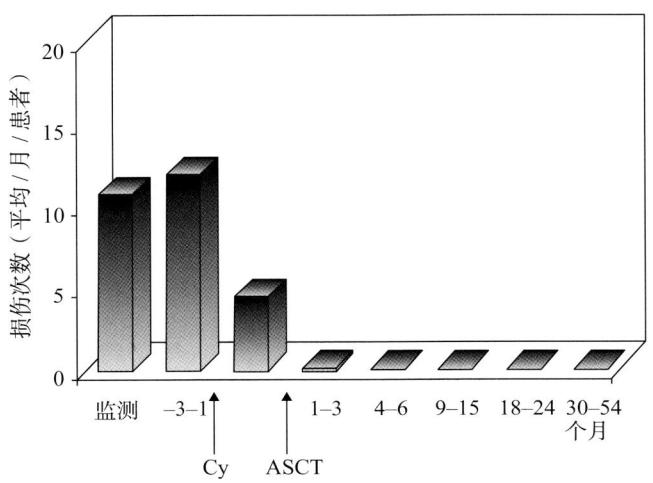

◀ 图 66-3　高剂量免疫抑制治疗和自体造血干细胞移植后钆强化脑损伤 MRI 结果

基线期、动员前 3 个月（-3 ～ 1）、动员（Cy）和移植后（ASCT）到随访终点，每个患者每月报告的钆增强脑病变的平均数量。新病灶钆强化的持续时间约为 4 周，因此在中枢神经系统中钆强化病灶提示近期存在疾病活动。在高剂量免疫抑制治疗和自体造血干细胞移植之后的随访期内，病灶强化明显减少（引自 Saccardi 等，2005[55]。经美国血液学学会允许转载）

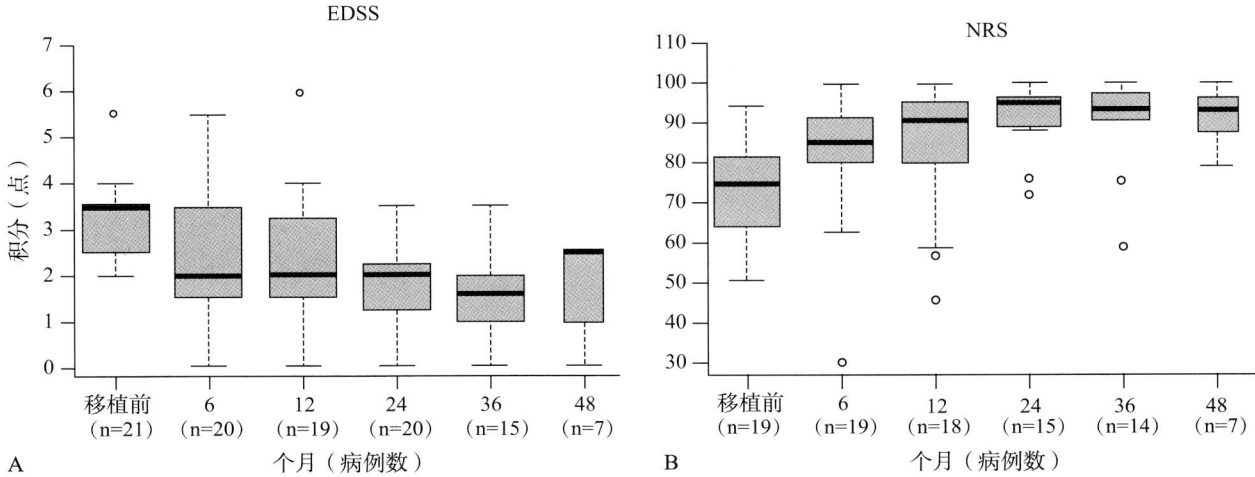

▲ 图 66-4　采用 Kurtzke 扩展残疾状态量表和 Scripps 神经评分量表评估高剂量免疫抑制治疗和自体造血干细胞移植后的临床症状的改善情况

A. 扩展残疾状态量表是一种神经系统表现量表，随着残疾程度的增加，该量表以 0.5 分的间隔从 0（健康）增加到 10（神经残疾导致死亡）。B.Scripps 神经评分量表是一种神经系统表现量表，每隔 1 分增加，从 100 分（健康）减少到 0 分（死亡）。尽管所有患者在移植前都记录了扩展残疾状态量表评分，但少数患者缺失一次或多次移植前测试，还有少数患者间断了移植后间隔随访，但下一次随访又回来了。粗线是平均值；方框是上下四分位数的值。空心圈是异常值，定义为超过第 25 或 75 个百分位数的 1.5 倍（引自 Burt 等，2009[63]。经 Elsevier 允许转载）

2. 系统性硬化病

系统性硬化病是一种罕见的致残性自身免疫性疾病，有较高的死亡率。在不同的地区研究中，患病率为 28/1 000 000 ～ 286/1 000 000，据报道发病率为 3.7/1 000 000 ～ 19.2/1 000 000 [70]。系统性硬化病具有两大临床特征：①非炎症性小血管病变；②皮肤和多脏器的纤维化 [70]。存在系统性硬化病特异性自身抗体的免疫失调，单核细胞浸润受累器官，组织和血清中细胞因子水平增加。抗中心粒抗体见于皮肤局限型系统性硬化病患者，抗拓扑异构酶 Ⅰ 抗体（Scl–70）见于 30% ～ 40% 的皮肤弥漫型系统性硬化病患者。95% 的患者有抗核抗体。皮肤弥漫型比皮肤局限型系统性硬化病患者的临床表现更严重，具有较高的死亡率，与血管病引起的缺血信号 / 皮肤溃疡、躯干和肢端硬皮病、间质性肺疾病、高血压肾危象、弥漫性胃肠疾病和心肌受累相关。一项系统性硬化病自然病程研究显示，2 年生存率＜ 80%，8.5 年生存率＜ 50%，12 年生存率＜ 30% [71]。其他研究也证实了系统性硬化病的生存率较低，死亡风险高，尤其是有内脏受累时。标化死亡率在过去 40 年没有显著变化 [72-74]。对皮肤硬化程度进行评分可以预测预后 [75]。改良的健康评估残疾指数问卷（modified Health Assessment Questionnaire Disability Index，mHAQ）是衡量疾病对整体功能影响的有效工具 [76]。

对严重系统性硬化病行免疫抑制治疗效果不佳或无效。环磷酰胺被认为是早期和重度系统性硬化病患者的标准治疗，尤其是肺受累患者，但其治疗效果非常有限 [77]。目前还没有对照、前瞻性的临床试验证明其他常规剂量免疫调节药有效。对系统性硬化病患者重要的支持治疗包括血管紧张素转换酶抑制药治疗肾危象和波生坦或其他药物治疗肺动脉高压。

参加高剂量免疫抑制治疗和自体造血干细胞移植临床试验的系统性硬化病患者，由于存在弥漫性皮肤疾病和内脏器官受累，一般预后较差。在一项仅使用高剂量环磷酰胺和造血干细胞移植治疗，生存至少超过 6 个月的患者（26 例）研究中，5 年生存率 96%，无事件生存率 64%（表 66-4）[78]。本研究中约有半数患者有弥漫性皮肤疾病，但无内脏受累。

一项多中心研究采用更高强度的包含全身放疗和环磷酰胺的高剂量免疫抑制治疗方案，用于 34 例弥漫型皮肤和内部器官受累的患者，中位随访期

是 4 年，17/27（63%）的可评估患者高剂量免疫抑制治疗后存活至少 1 年，有持续疗效（没有进展或疾病活动）[45]。有持续疗效的患者在高剂量免疫抑制治疗后不需要免疫治疗。在最终评估中患者通过改良罗德曼皮肤评分（modified Rodman skin score，mRSS）测量硬化程度，以及通过 mHAQ 测量的总体功能，均有较大的改善（图 66-5）。皮肤活检证实，皮肤评分的改善与真皮纤维化的减少有关。总的来说，肺、心脏和肾功能保持稳定。治疗相关死亡率为 23%，5 年无进展生存率为 64%。选择更好的患者和对治疗方案的修改降低了治疗相关的死亡

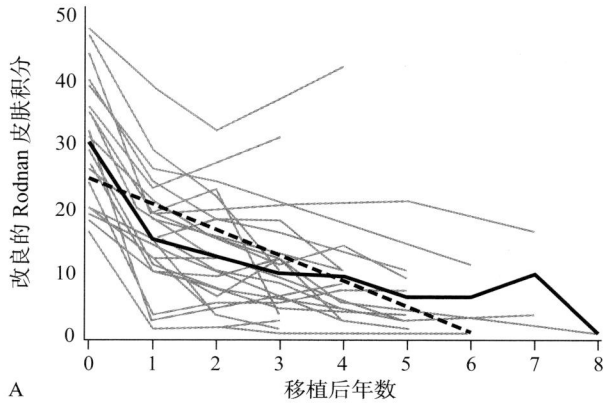

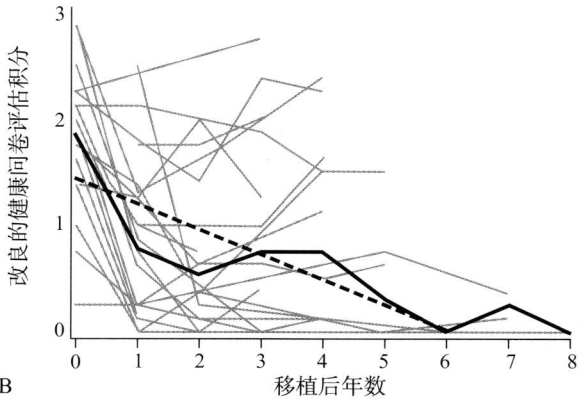

▲ 图 66-5　高剂量免疫抑制治疗和自体造血干细胞移植后的改良的 Rodnan 皮肤评分和改良健康评估问卷评分的变化

A. 改良的 Rodnan 皮肤评分；B. 改良健康评估问卷评分。使用广义估计方程（GEE）模型确定参数值是否随时间显著增加或减少。黑体虚线评估参数值与时间之间的线性关系，并总结了 GEE 模型的结果。黑体实线表示感兴趣的参数随时间变化的平均值。灰色实线是单个患者的参数值。造血干细胞移植后改良的 Rodnan 皮肤评分和改良健康评估问卷评分值随着时间的推移均有统计学意义的降低（P 均＜ 0.001），这作为硬化病减轻和功能改善的客观标志物（引自 Nash 等，2007[45]。经美国血液学学会允许转载）

表 66-4 高剂量免疫抑制治疗和自体造血干细胞移植治疗系统性硬化的临床试验

研究	病例(n)	BLDLCO 平均值 [% (范围)]	平均基线 mRSS(范围)	动员	大剂量治疗	去除 T 细胞	平均随访(范围, 个月)	治疗/疾病相关死亡	临床结果
Nash[45]	34	61 (40 ~ 83)	30 (3 ~ 48)	G-CSF	全身放疗/环磷酰胺 + ATG	CD34 筛选	48 (12 ~ 96)	8/4	PFS 64%, 持续缓解 (可评估, n = 27), 63% 皮肤积分改善 (P = 0.001) + 肺功能总体稳定
Vonk[78]	28	55 (21 ~ 100)	32 (9 ~ 51)	G-CSF + 环磷酰胺	环磷酰胺	CD34 筛选	63 (12 ~ 90)	2/2[a]	5 年 EFS (可评估, n = 26) 64%, 7 年 57% PFS 80%
Burt[81]	19	58 (29 ~ 82)	28 (6 ~ 48)	G-CSF + 环磷酰胺	环磷酰胺 + ATG	无	12 (所有病例)	0/0	

ATG. 抗胸腺细胞球蛋白; 环磷酰胺 (动员: 2 或 4 g/m²; 治疗: 120mg/kg 联合全身放疗或单药 200mg/kg); DLCO. 肺一氧化碳的扩散能力; EFS. 无事件生存; mRSS. 修正 Rodnan 皮肤评分 (0 ~ 51 分; 评分升高表示硬皮病加重); PFS. 无进展生存

a. 高剂量免疫抑制治疗后 5 年, 又有 1 人死于肿瘤

率。在一份来自 EBMT 的报道中，对 57 名患者进行了 20 个月的中位随访，5 年累计疾病进展率为48%，5 年累计生存率为 72%[79]。

在最近一份关于 90 例患者的报道中，5 年无复发生存率和总体生存率分别为 70% 和 78%[80]。在本研究中，与治疗相关的死亡率为 6%，治疗相关的 5 例死亡中有 4 例死于心血管并发症。在一项随机临床试验短期随访（n = 19）中，与环磷酰胺脉冲治疗相比，高剂量免疫抑制治疗提高了 1 年无进展生存期（图 66-6）[81]。那些接受脉冲环磷酰胺治疗失败的患者，在交叉到高剂量免疫抑制治疗治疗后，有相似的改善率。两项随机临床试验比较高剂量免疫抑制治疗与脉冲环磷酰胺疗效（ASTIS 和SCOT），现已完成患者入组，并等待研究结果。

3. 系统性红斑狼疮

系统性红斑狼疮是一种自身免疫性疾病，其特征是存在抗核抗体和免疫复合物[82]。据估计，发病率和患病率分别为每 10 万人中 5.1 人和 52.2 人。系统性红斑狼疮可累及许多器官系统，疾病严重程度从轻微到危及生命不等。系统性红斑狼疮患者中抗核抗体、抗双链 DNA 抗体和抗 Smith 抗体阳性率分别为 98%、70% 和 25%。总的来说，系统性红斑狼疮患者的 10 年生存率报道为 75% ～ 85%，其中 90% 以上的患者生存超过 5 年[83]。对于对标准治疗耐药的严重系统性红斑狼疮患者，生存率要低得多。标准的治疗方案不能治愈患者，完全的持续缓解也是罕见的。抗疟药如羟氯喹，可减少疾病的

发作。低剂量糖皮质激素用于保守措施后疾病症状没有得到控制的患者，高剂量糖皮质激素治疗疾病大发作。贝利木单抗是一种单克隆抗体，靶向并抑制 B 淋巴细胞刺激因子（B-lymphocyte stimulator，BLyS），导致 B 细胞凋亡，现已被美国 FDA 批准用于系统性红斑狼疮的治疗。已发现环磷酰胺、硫唑嘌呤、甲氨蝶呤和霉酚酸酯等药物可有效控制疾病发作[84]。系统性红斑狼疮疾病活动性指数（SLE Disease Activity Index，SLEDAI）是一种有效的工具，可长期随访疾病活动[85]。

对标准治疗耐药的系统性红斑狼疮患者进行高剂量免疫抑制治疗伴与不伴造血干细胞移植的临床试验。在高剂量免疫抑制治疗和造血干细胞移植的单中心研究中（n = 50），用 G-CSF 和环磷酰胺动员患者，自体移植物去除 T 细胞，筛选 CD34 细胞[47]。高剂量免疫抑制治疗方案包括高剂量环磷酰胺（200mg/kg）和 ATG。5 年总体生存率和 5 年无病生存率分别为 84% 和 50%。SLEDAI 评分和肾功能稳定有显著改善（图 66-7）。高剂量免疫抑制治疗后抗核抗体和抗双链抗体的效价下降，补体水平提高。治疗相关死亡率为 4%（n = 2），两例死亡均发生在高剂量免疫抑制治疗之前。相比之下，一项系统性红斑狼疮患者行高剂量免疫抑制治疗不伴造血干细胞移植的研究中，单药高剂量环磷酰胺（200mg/kg）（n = 14）治疗后中位随访 27 个月显示相似的疗效，5 名患者（36%）据报道获得持续完全缓解[53]。这种治疗方案避免了细胞输注导致复发

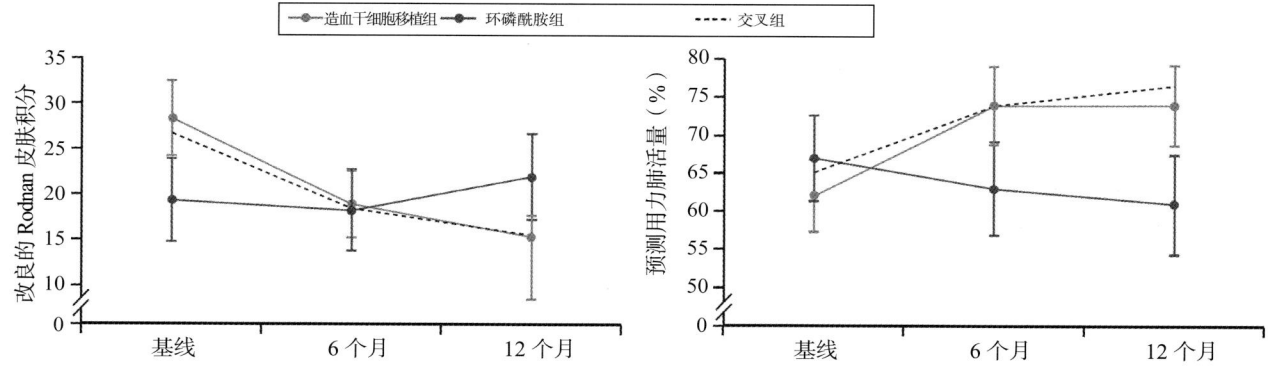

▲ 图 66-6 高剂量免疫抑制治疗和自体造血干细胞移植治疗与常规免疫抑制治疗相比，皮肤评分和肺功能改善情况

所有 10 个患者随机分配接受造血干细胞移植治疗，在 12 个月的随访前都有改善，相比之下，9 个分配到环磷酰胺组没有一个有好转（比值 110，95%CI 14.04 ～ - ∞；P = 0.00001）。与未接受造血干细胞移植治疗的患者相比，9 例对照有 8 例病情进展（无间断改善）（P = 0.001），7 例患者转造血干细胞移植治疗组。与基线相比，11 例造血干细胞移植术后随访 2 年，患者的数据显示 mRSS（P < 0.001）和强迫肺活量（P < 0.3）的持续改善（引自 Burt 等，2011[81]）。经爱思唯尔许可转载。此图的彩色版本，请参阅彩色部分）

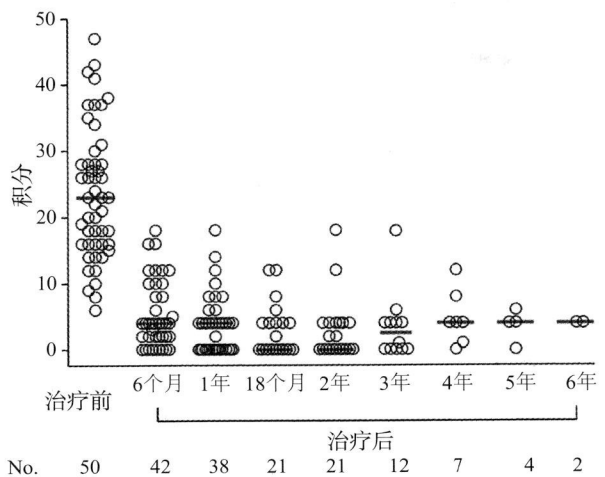

▲ 图 66-7　高剂量免疫抑制治疗和自体造血干细胞移植后系统性红斑狼疮疾病活动度指数改善。在严重难治性系统性红斑狼疮患者中，系统性红斑狼疮疾病活动度指数迅速下降（表明疾病活动度下降），很大一部分患者治疗后疗效持续 2 年以上（引自 Burt 等，2006[47]。经美国医学会许可转载）

的可能。然而，正如预期的那样，血液计数恢复的时间更长，这可能会增加治疗相关的不良反应。没有发生治疗相关的死亡。

EBMT 注册中心报道了高剂量免疫抑制治疗和自体造血干细胞移植治疗系统性红斑狼疮的病例，在 31 例 /50 例的患者中观察到显著的疗效[86]。然而，31 例患者中有 10 例复发，部分患者在高剂量免疫抑制治疗后仍继续接受免疫调节治疗，以防止复发。治疗相关死亡率为 16%。虽然病例有限，这些原本对标准疗法耐药的系统性红斑狼疮患者，高剂量免疫抑制治疗可获得较高的有效率，并且相当大比例的患者可持续缓解。

4. 类风湿关节炎

类风湿关节炎是一种慢性多系统疾病，以滑膜炎症、软骨损伤和骨破坏为特征[87]。美国风湿病学会已经制定了判断疗效的标准[88]。该病影响人数占总人口的 0.8% ～ 1%，男女发病率分别为 25/100 000 和 54/100 000。类风湿关节炎的病理特点是滑膜炎症伴巨噬细胞和成纤维细胞增生。如果严重的话，滑膜炎会发展成侵袭性的血管翳，破坏软骨和骨。病情可以是轻微的，只有少数小关节损伤；也可以是严重的，表现为多发关节炎和关节受损。类风湿关节炎的其他并发症包括血管炎、颈椎病、肺结节或间质纤维化，以及心脏并发症，包括

心包炎。进展风险可以通过预后因素来预测，如受影响的关节数量较多，C 反应蛋白水平高，存在类风湿因子以及关节外症状。疾病活动性越严重或一种或多种关节外症状越明显，死亡率越高[89-91]。症状严重的患者 5 年死亡率约为 30%。批准用于类风湿关节炎的抗细胞因子或免疫调节药有很多，包括甲氨蝶呤、羟氯喹、磺胺嘧啶、来氟米特、英夫利昔单抗、阿达利马单抗、依他那普、托西单抗、阿巴西普、利妥昔单抗和阿那白滞素[87]。标准治疗的目标是减轻疾病的体征和症状，因为这些治疗都无法治愈疾病。

已有 4 个小型临床试验报道类风湿关节炎患者行高剂量免疫抑制治疗治疗，这些患者标准治疗均无效[52, 92-95]。所有患者均接受高剂量环磷酰胺联合或不联合 ATG 治疗。最初的报道描述大多数患者早期有主要反应。在长期随访中，值得注意的是所有 32 例参与这些临床试验的患者均复发，需要进一步治疗。然而，许多复发的难治性患者在高剂量免疫抑制治疗之后对治疗再次有反应。一项研究表明，在高剂量免疫抑制治疗之后，与基线相比，关节损伤的进展变慢[96]。所有临床试验均未发现死亡病例。76 例类风湿关节炎患者接受了高剂量免疫抑制治疗和自体 HCT，其数据在 EBMT 登记并分析，结果与临床试验报道的结果相当[97]。82% 的患者单独使用环磷酰胺作为高剂量免疫抑制治疗方案，9% 的患者联合使用环磷酰胺和 ATG。67% 的患者出现了主要反应，残疾指标也有了显著的降低。大多数患者在高剂量免疫抑制治疗后 6 个月重新开始免疫调节治疗，治疗疾病活动或复发。未观察到治疗相关的死亡。目前还不清楚为什么类风湿关节炎对高剂量免疫抑制治疗的反应与其他自身免疫性疾病不同。更强的高剂量免疫抑制治疗方案可能获得更持久的疗效，但这可能进一步增加治疗相关的死亡风险。另一种减少复发或进展的策略可能是在高剂量免疫抑制治疗之后加用免疫调节治疗。

5. 青少年特发性关节炎

青少年特发性关节炎是一种异质性的慢性炎性疾病，发生于 16 岁以前，累及关节和关节外组织[98]。据估计，儿童中发病率和患病率分别 10/100000 和 65/100 000。持续的系统性青少年特发性关节炎患者预后最差。严重者对骨骼和关节发育有影响，导致近关节骨过度生长或生长不足，从而造成四肢畸

形。巨噬细胞激活综合征是一种潜在的致命的并发症，其中巨噬细胞和 T 细胞的激活和增殖不受控制，而且血清细胞因子，如 γ-IFN 和 GM-CSF 水平显著增加。5%～8% 的全身性青少年特发性关节炎患者可发生这种并发症，需要密切监测和早期治疗才能取得最佳疗效。本病死亡率＜1%，多见于系统性青少年特发性关节炎亚型。已报道一项难治性青少年特发性关节炎患者进行 HDIT 和自体 HCT 临床试验（n = 22），中位随访时间为 80 个月。系统型青少年特发性关节炎 18 例，多关节型青少年特发性关节炎 4 例。HDIT 方案包括 TBI（400cGy）、环磷酰胺和 ATG。在临床试验早期，2 例患者在高剂量免疫抑制治疗后不到 1 个月出现巨噬细胞活化综合征，导致死亡。后期患者在治疗中增加了预防措施以降低巨噬细胞活化综合征的风险。另外 2 例患者在高剂量免疫抑制治疗后超过 1 年复发并重新启动免疫抑制治疗后死亡。总体生存率和无病生存率分别为 82% 和 36%。基于残疾和活动关节评分，这组患者的疾病症状有显著改善。在另一项研究中，7 例患者中有 4 例在 5～8 年期间完全缓解[99]。两名患者在移植后 1 年内疾病进展，需要进一步治疗。1 例患者在接受弥散性腺病毒感染治疗后 4 个月内死亡。在一份来自 EBMT 登记的 34 例青少年特发性关节炎患者的报道中，18 例（53%）在高剂量免疫抑制治疗后 12～60 个月完全缓解，没有进行额外治疗[100]。小部分预后不佳的青少年特发性关节炎患者标准治疗无效时，高剂量免疫抑制治疗和自体造血干细胞移植可能使患者获益。

6. 克罗恩病

克罗恩病是一种复发性炎症性疾病，影响胃肠道，伴有肠外症状[101]。在德国一项关于克罗恩病的双胞胎研究中，35% 的单卵双生及 3% 的双卵双生同时患病。克罗恩病与基因有关，全基因组关联研究已经确定了 71 个易感位点，包括 NOD2/CARD15。环境因素也是重要的诱发因素。相关的自身免疫性疾病有哮喘、1 型糖尿病、多发性硬化和自身免疫性甲状腺疾病。治疗目的是维持持续的临床和内镜下缓解。药物治疗包括柳氮磺吡啶、泼尼松、布地奈德、硫唑嘌呤、甲氨蝶呤、英夫利昔单抗、阿达利马单抗和纳他利珠单抗。外科手术不能根治疾病，因此应该慎重考虑，适用于内科治疗

无效的脓肿、瘘管，以及纤维狭窄伴小肠梗阻。

几个小组报道了高剂量免疫抑制治疗和自体造血干细胞移植治疗克罗恩病的经验。Burt 等报道了高剂量环磷酰胺和 ATG 治疗 24 例患者的结果[49]。24 例患者中有 18 例在高剂量免疫抑制治疗后随访了 5 年。1 年非复发生存率 91%，2 年 63%，3 年 57%，4 年 39%，5 年 19%（图 66-8）。移植后 5 年内患者缓解、不使用类固醇药物，无药物治疗的比例分别为 70%、80% 和 60%。未发生与治疗相关的死亡。在另一项研究中，9 名难治性克罗恩病患者仅接受高剂量环磷酰胺治疗[102]。其中 5 例患者获得了临床和内镜下缓解，但其中 7 例最终复发。复发后，患者对低剂量皮质类固醇或常规免疫抑制治疗有应答反应。虽然反应是明显的，长时间随访仍发生复发。

7. 其他自身免疫性疾病

其他自身免疫性疾病患者也进行过高剂量免疫抑制治疗和自体造血干细胞移植的研究，但病例有限。在所有这些临床试验中，高剂量免疫抑制治疗方案是高剂量环磷酰胺联合或者不联合 ATG。14 例中有 6 例（43%）难治性慢性血小板减少患者获得了持久的完全有效（血小板计数＞100 000/mm³），2 例患者在高剂量免疫抑制治疗后中位 27 个月（范围 9～41 个月）获得了部分应答反应[103]。一项高剂量免疫抑制治疗的临床试验在新发的糖尿病患者中进行。15 例患者中有 14 例在高剂量免疫抑制治

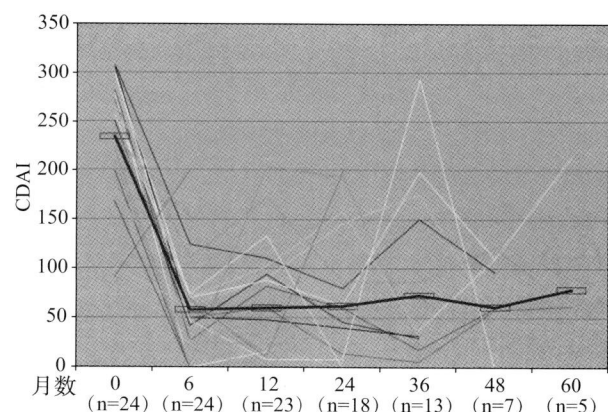

▲ 图 66-8　高剂量免疫抑制治疗和自体造血干细胞移植治疗前后克罗恩病活动度指数（CDAI）变化

图示了疾病治疗反应。粗线表示所有患者的平均克罗恩病活动度指数。与基线相比，治疗后 5 年内，克罗恩病的活动显著减少（引自 Burt 等，2010[49]。经美国血液学学会允许转载）

疗之后有较长时间的不需要胰岛素[104]。在一份随访报道中，23 例患者中有 20 例不再使用胰岛素。中位随访 30 个月，12 例患者仍然不使用胰岛素[105]。无论在持续脱离还是短暂不用胰岛素组，C 肽水平均显著升高。该方案耐受性良好，不良事件极少，无治疗相关死亡率。长期随访中疗效的持久性和手术的安全性将决定这种方法是否作为糖尿病的可接受的治疗方案。

六、异基因造血细胞移植治疗自身免疫性疾病的临床经验

异基因造血干细胞移植可以通过将"患病"的自身反应性免疫系统替换为非自身反应性免疫系统（尽管有潜在的异体反应性）来根治严重的自身免疫性疾病。异基因造血干细胞移植的主要风险是延迟免疫重建和 GVHD 的发病和相关的死亡。尽管并发症和治疗相关的死亡率高于自体造血干细胞移植，但异基因造血干细胞移植后严重自身免疫性疾病持续缓解的可能性更高，从而改善整体预后。非恶性血液病或低风险恶性血液病（如慢性粒细胞白血病慢性期）的异基因造血干细胞移植生存率在 85%～95% 之间。年轻且 HLA 相合的患者移植效果最佳。目前尚未开展以自身免疫性疾病为主要指征的异基因造血干细胞移植临床试验，但有少数病例报道。最多的是自身免疫性血细胞减少症[106-109]。来自 EBMT 登记处报道的 7 例可评估患者中 5 例患者存活，中位随访 41 个月，病情仍缓解[106]。EBMT 登记处报道 1 例 Evans 综合征患者病情恶化并死亡。第二例患者死于 HLA 单倍体造血干细胞移植治疗相关并发症。文献中关于 Evans 综合征的 3 例报道，1 例复发死亡，另外 2 例完全缓解，但死于移植相关并发症[107-109]。有 6 例异基因造血干细胞移植治疗结缔组织疾病，如系统性硬化病、重叠综合征和类风湿关节炎[110-114]。两例系统性硬化病患者给予高剂量预处理，其中 1 例患者存活 5 年，疾病完全缓解，真皮纤维化和硬皮病消失。4 例患者接受了降低强度的预处理方案。所有患者均存活，随访处于病情缓解。其中 3 例患者有稳定的混合造血嵌合，无 GVHD 病史。EBMT 总结了 35 例血液病和非血液自身免疫性疾病的病例[115]。78% 的患者有效。3 例患者在移植后平均中位 12.3 个月出现自身免疫性疾病复发。治疗相关死亡率为 22%。2 例死于自身免疫性疾病的进展。本研究由于是回顾性研究，患者的异质性高和数据不完整，存在局限性。与建立存在混合嵌合造血相关的调节免疫机制可能是导致自身免疫性疾病缓解的原因。异基因造血干细胞移植对严重自身免疫性疾病的治疗作用，还有待于在精心分组的患者中进行前瞻性临床试验进一步研究确认。

七、结论

常见的自身免疫性疾病可能是由遗传易感性和环境因素诱发。高剂量免疫抑制治疗和自体造血干细胞移植术后疾病缓解率高，4～5 年后仍有相当比例的患者持续缓解。起效速度和持久性可能取决于高剂量免疫抑制治疗方案的强度和自身免疫性疾病的类型。针对特定的自身免疫性疾病正在进行随机临床试验，比较高剂量免疫抑制治疗和自体造血干细胞移植与标准治疗或"最佳临床方案"。异基因造血干细胞移植治疗自身免疫性疾病的经验有限，但有望具有良好的疗效。GVHD 的发病和相关死亡风险会继续拖延这方面的临床试验。经精心筛选的自身免疫性疾病活动期患者，如危及生命或重要器官，且对标准治疗耐药，应考虑进行异基因 HCT 或高剂量免疫抑制治疗后自体造血干细胞移植的临床试验。

第67章
造血干细胞移植治疗血液系统罕见恶性肿瘤
Hematopoietic Cell Transplantation for Rare Hematologic Malignancies

Vinod Pullarkat　Stephen J. Forman　著

颜灵芝　译

王　虹　傅玎玎　陈子兴　校

一、概述

在这一章节中，我们复习了血液系统各种罕见恶性肿瘤的自体和异基因造血干细胞移植的结果，我们在此讨论的罕见肿瘤指的是在专科中心以外很少见，而且曾进行过造血干细胞移植治疗的一些类型（表67-1）。正如对罕见病所预料的那样，本章所讨论的病种也多为缺乏前瞻性、周密设计的试验，而且大多数已发表的文献仅限于单个病例或小样本病例系列的报道，以及回顾性分析，且这种回顾性分析中患者组别之间的异质性较大。我们试图对已发表的文献进行回顾总结，并根据优势证据提出建议和推荐。考虑到单病例报告倾向只报道积极结论的偏向，我们尽可能使用系列病例和登记数据的回顾性分析，而不是单病例报告的结果作为我们推荐的依据。对于下面即将讨论的极为罕见的这些病种，不太可能进行大样本、前瞻性研究来验证造血干细胞移植治疗的价值，但依然希望最好有大型协作组能够进行此类试验。

二、罕见的髓系恶性血液病

（一）朗格汉斯细胞组织细胞增生症

朗格汉斯细胞组织细胞增生症（Langerhans cell histiocytosis，LCH）是以朗格汉斯细胞克隆性增殖为特征的一组临床综合征。这些综合征在过去曾根据器官受累情况被冠以不同的名称，包括组织细胞增多症X、Letterer-Siwe病（简称L-S病）、Hand-Schüller-Christian病（简称H-S-C病）[1]。虽然LCH常见于婴儿和儿童，但成人也可发病。年龄、器官受累情况和器官功能障碍是最重要的预后因素。一般而言，2岁以下的儿童和65岁以上的成年人预后较差[2-4]。单一系统受累的LCH表现为惰性过程，常累及骨骼或皮肤。但化疗耐药的多系统LCH（multisystem LCH，MS-LCH），尤其是累及骨髓、肝脏、脾脏和肺等器官者则预后极差[3,5]。

有多篇异基因干细胞移植成功治疗多系统LCH患者的个案报道[6-10]。早期的一篇文献曾报道化疗耐药的LCH患者在接受异基因造血干细胞移植治疗12年后仍处于完全缓解状态，提示采用异基因移植是可能让此类患者获得长期无病生存的[11]。Kudo等学者分析了在日本不同中心接受异基因造血干细胞移植治疗的15例难治性LCH患儿的结果，10例患儿接受了清髓性预处理，其余5例采用了减低剂量的预处理；10例患儿的移植物来源于脐带血；结果显示该组患儿的10年OS中位值为73.3%，疗效明显优于那些无高危器官累及的患儿[12]。法国朗格汉斯细胞研究组报道了6个不同中心移植的8例难治性MS-LCH患者的结果，3例患者行自体造血干细胞移植，5例行异基因造血干细胞移植。3例

表 67-1　已行造血干细胞移植治疗的罕见血液系统恶性肿瘤

朗格汉斯细胞组织细胞增多症
系统性肥大细胞增多症
高嗜酸性粒细胞综合征
急性巨核细胞白血病
急性红细胞白血病
慢性粒单核细胞白血病
成人 T 细胞白血病 / 淋巴瘤
NK 细胞白血病 / 淋巴瘤
蕈样肉芽肿
Sézary 综合征
血管免疫母细胞性细胞淋巴瘤
原发性中枢神经系统淋巴瘤
母细胞性浆细胞样树突状细胞瘤
肝脾 T 细胞淋巴瘤（γ/δT 细胞淋巴瘤）
T 幼淋巴细胞白血病
皮下脂膜炎 T 细胞淋巴瘤

行自体造血干细胞移植治疗的患者中，2 例死于复发，1 例仍然存活，移植 7 年之后仍处于完全缓解。接受全剂量清髓预处理的异基因造血干细胞移植治疗的另外 5 例患者中，2 例死于预处理相关的毒性，1 例在造血干细胞移植后 23 个月时死于败血症，其余 2 例患者仍存活，造血干细胞移植后完全缓解分别持续了 12 年和 21 个月；再次证明了异基因造血干细胞移植可使难治性 MS-LCH 患者获得持久的缓解 [13]。清髓性异基因造血干细胞移植治疗的移植相关死亡率高，一方面是由于这些患者前期一般都接受过多疗程的化疗，另一方面是因为这些患者常存在肺和肝等重要脏器的疾病累及 [14]。为了降低异基因造血干细胞移植的治疗相关死亡率，Steiner 等 [14] 报道了 9 例高危 LCH 患儿使用氟达拉滨为基础的减低剂量预处理方案的临床结果，移植物来源包括有相合的同胞供者、相合的无亲缘供者、不合的无亲缘供者以及单倍体父 / 母亲供者，3 例单倍体造血干细胞移植患者因植入失败而进行了二次移植。经过 390 天的中位随访，9 例患者中有 7 例无病存活，对于这组曾接受过反复多次治疗的高危患

者而言，疗效相当显著。Caselli 和 Arico 还对其他多篇异基因造血干细胞移植治疗 LCH 病例的结果进行了总结，详见参考文献 [15]。

有趣的是，1 例患者在第二次异基因单倍体造血干细胞移植移植植入失败后，出现自体造血恢复，而且在第一次造血干细胞移植后 770 天疾病仍处于缓解状态 [13]，提示对于那些无合适供者或不适合异基因造血干细胞移植治疗的 LCH 患者来说，自体造血干细胞移植也是一种可行的选择。曾有文献报道，2 例成功接受自体造血干细胞移植治疗的 MS-LCH 患者，造血干细胞移植后疾病完全缓解分别持续了 4 年以上和 10 个月 [9, 16]。

基于以上数据，且考虑到难治性 MS-LCH 预后差的特点，建议有相合供者的患者，应首选在疾病的早期行异基因造血干细胞移植。与清髓性预处理相比，减低剂量预处理组的复发率相对较高 [15]。自体造血干细胞移植可作为缺乏相合供体的患者的一种选择。造血干细胞移植是治疗 MS-LCH 的一种有希望的治疗方式，有必要进行大型的临床试验，去论证在病程早期行自体和异基因造血干细胞移植的价值。

（二）系统性肥大细胞增多症

系统性肥大细胞增多症（systemic mastocytosis, SM）是指肿瘤性增生的肥大细胞浸润骨髓和其他器官，几乎所有的肿瘤性肥大细胞中均可以检测到激活型 *KIT* 基因突变（最常见的是 D816V）。世界卫生组织对多种临床病理系统性肥大细胞增多症综合征进行了分类，包括惰性系统性肥大细胞增多症、系统性肥大细胞增多症合并克隆性造血系统非肥大细胞疾病（SM with associated clonal hematologic non-mast-cell lineage disease，SM-AHNMD）、侵袭性系统性肥大细胞增多症和肥大细胞白血病(mast cell leukemia，MCL）等 [1, 17]。侵袭性系统性肥大细胞增多症和肥大细胞白血病预后较差 [17, 18]。顾名思义，惰性系统性肥大细胞增多症的临床病程可以很长。而在 SM-AHNMD 中，其临床病程是由伴随的恶性肿瘤决定的，这些恶性肿瘤通常为急性髓系白血病、骨髓增生异常或骨髓增殖性疾病 [19, 20]。系统性肥大细胞增多症和伴有 t（8；21）异常的急性髓系白血病之间存在着密切关联 [20-22]。

系统性肥大细胞增多症的造血干细胞移植经验非常有限。Nakamura 等学者采用氟达拉滨和环磷酰

胺的非清髓预处理方案，对 3 例系统性肥大细胞增多症患者进行了同胞 HLA 相合的造血干细胞移植，1 例患者为肥大细胞白血病，1 例为系统性肥大细胞增多症伴骨髓增生异常（SM-AHNMD），1 例患者为侵袭性系统性肥大细胞增多症。所有患者均获得了 T 细胞完全嵌合，虽然临床和病理方面有证据表明存在移植物抗肥大细胞效应，但这并没有转化为疾病的持久缓解，3 例患者最终都复发了。其中 1 例患者在造血干细胞移植的 +3 天出现了明显的并发症，表现为肥大细胞介质释放与急性 GVHD 同时发生[23]。在一项针对全球不同中心共包含 57 例接受造血干细胞移植治疗的系统性肥大细胞增多症患者的研究分析中，其结果显示，SM-AHNMD 患者的 3 年 OS 为 74%，侵袭性系统性肥大细胞增多症患者为 43%，肥大细胞白血病患者为 17%。与清髓性预处理相比，接受减低强度预处理治疗的患者生存率较低[24]。

SM-AHNMD 患者的预后较单纯血液肿瘤患者差[19]。如果合并的血液病为 t（8；21）急性髓系白血病，即一类低危的急性髓系白血病亚型，两者之间的预后差异就更为显著。然而，这并不奇怪，因为 KIT 突变与 t（8；21）AML 预后不良有关[25, 26]。在系统性肥大细胞增多症 - 急性髓系白血病中，即使异基因造血干细胞移植后 1 年在受体的骨髓肥大细胞中检测到 t（8；21）异常，但病情仍可持续缓解[22, 27]。另有报道，1 例系统性肥大细胞增多症合并 t（8；21）急性髓系白血病患者在首次非清髓同胞供者造血干细胞移植后复发，经第二次清髓性异基因造血干细胞移植治疗后，缓解期获得了延长[21]。1 例系统性肥大细胞增多症合并骨髓增生异常综合征的患者，即使在异基因造血干细胞移植恢复正常造血后，肥大细胞仍然浸润骨髓和肝脏。该患者在移植后出现了静脉血栓，这是由于肥大细胞介质释放所致[28]。另 1 例系统性肥大细胞增多症合并慢性粒单核细胞白血病的患者，异基因造血干细胞移植治疗后存活了 6 年[20]。

考虑到侵袭性系统性肥大细胞增多症和肥大细胞白血病患者的预后极其恶劣，以及移植物抗肥大细胞效应的存在，最好能够进行临床试验去论证异基因造血干细胞移植对这些系统性肥大细胞增多症亚型的疗效。新一代的激酶抑制药，如达沙替尼，能够抑制 D816V KIT 突变，与异基因造血干细胞移植联用可能可以发挥重要作用[29]。由于肥大细胞对化疗不敏感，高剂量的预处理可能有益[21]。对于肥大细胞负荷高的患者，可能需要特殊的措施来处理围术期介质释放相关的并发症[23, 28]。

对于系统性肥大细胞增多症和伴有 t（8；21）异常的患者，在有限的数据基础上，第一次完全缓解期行异基因造血干细胞移植似乎是最好的选择。在异基因造血干细胞移植后，受者来源的骨髓肥大细胞增生可能会持续存在，但似乎并没有临床意义[22, 27]。目前尚不清楚造血干细胞移植对系统性肥大细胞增多症合并其他造血系恶性肿瘤的疗效，尤其是随着抑制 D816V KIT 突变的靶向药物发展，造血干细胞移植不太可能在惰性系统性肥大细胞增多症中有重要地位。

（三）高嗜酸性粒细胞综合征

高嗜酸性粒细胞综合征（hypereosinophilic syndrome，HES）是一种异质性疾病，其特征是外周血嗜酸性粒细胞增多，从而容易造成器官损伤，尤其是心肌内膜纤维化引起的心功能不全。HES 的诊断标准已明确[1, 30, 31]，现 HES 的髓系和淋系变异型也已被识别。随着对髓系嗜酸性粒细胞疾病潜在分子学异常的认识不断加深，其中大多数可列为世界卫生组织分类的独立亚型，被命名为髓系和淋系肿瘤相关的嗜酸性粒细胞增多，以及 PDGFRA、PDGFRB 和 FGFR1 异常[1]。研究发现男性具有髓系变异型的 HES 患者均存在有染色体的间位性缺失，这一缺失导致 FIP1L1-PDGFRA 融合基因的形成，且对伊马替尼异常敏感；而淋系变异型则与克隆性 T 细胞增殖有关[31-34]。HES 并发症和死亡的主要原因是心功能不全[30]。慢性嗜酸性粒细胞白血病非特指型（CEL-NOS）被列入骨髓增殖性疾病的分类，其特征是骨髓原始细胞和克隆性嗜酸性粒细胞的增多，且缺乏 PDGFRA/B 或 FGFR1 重排[1]。

异基因造血干细胞移植治疗 HES 的结果仅限于病例报告，因此，目前尚不能确定异基因造血干细胞移植治疗这种疾病的确切价值。Cooper 等总结了其中一些病例报告的结果[35]。大多数移植都是来源于 HLA 相合同胞供者的清髓性移植，少数病例行的是减低剂量的预处理[35, 36]。曾有报道造血干细胞移植后患者可无病生存长达 6 年以上，而且骨髓纤维化得到了改善[35, 37]。曾有单个病例报道伴有 PDGFRA 重排的患者在异基因造血干细胞移植后获得了持久缓解，这例患者伴有嗜酸性粒细胞增多的骨髓增殖疾病、T 淋巴细胞白血病和前体 B 细胞急性淋巴细胞白血病[38]。这些异基因造血干细胞移植术后长期缓解的病例报道提示异基因造血干细胞移植对这种疾病有潜在的治愈可能。

观察到一个有趣的现象，即使骨髓和外周血细胞 100% 是供者来源的，嗜酸性粒细胞在部分病例中也会复发[35, 39, 40]。这种现象通常为自限过程，可自行缓解，不能被认为是造血干细胞移植的失败。目前尚不清楚这些病例是否属于伴克隆性 T 细胞增殖的 HES 淋系变异型。曾在 2 例患者中检测到高水平的 IL-5，提示异常的 T 细胞可能持续存在于淋巴器官（尽管供者骨髓完全植入），导致了嗜酸性粒细胞增多；可能随着淋巴器官也获得供者的完全植入后，嗜酸性粒细胞就会消失[35, 40]。

我们对 HES 的生物学认识正在不断提高，基于细胞遗传学和分子学异常的新分类以及对预后因素的更好定义，可能有助于更好地预测哪些患者对伊马替尼无效以及哪些患者更容易发生终末器官损害。伊马替尼治疗 FIP1L1-PDGFRA 重排阳性患者的效果很好，但 PDGFRA/B 重排阴性的患者很少能对伊马替尼的治疗产生持久的反应[31, 41]。已经发生终末器官损害的 PDGFRA/B 重排阴性的 HES 患者预后很差。若患者有器官损害迹象或者是对泼尼松或二线药物（如羟基脲或 IFN-α）治疗失败时，强烈建议适合的患者应当积极行异基因造血干细胞移植治疗。尽管有报道称，在 HES 合并心功能不全的患者行异基因造血干细胞移植治疗后，其心功能得到了改善[42]，但在这种情况下，移植相关的死亡率仍可能很高。

（四）急性巨核细胞白血病

急性巨核细胞白血病（acute megakaryoblastic leukemia，AMKL）约占成人急性髓系白血病的 1%，儿童急性髓系白血病的 5% ~ 10%，唐氏综合征患儿发病率更高[43-45]。该疾病具有双峰年龄分布，两个发病高峰分别出现在儿童早期（3 岁以下）和成人[44]。骨髓纤维化是急性巨核细胞白血病的一个突出特征，使其成为 "急性骨髓纤维化" 最常见的病因[1, 43]。伴有骨髓纤维化的急性全骨髓增生（acute panmyelosis with myelofibrosis，APMF）是具有独特病理特征的一种类型。急性巨核细胞白血病可以是原发的，也可能起源于潜在的骨髓增殖性疾病

或 MDS。尽管 50% 的成人患者通过常规急性髓系白血病的诱导化疗可以获得完全缓解，但常规巩固化疗的长期生存率很低[43, 46-48]。因此，为改善其预后，造血干细胞移植已被用作为该类疾病的巩固治疗措施。

已有单病例报道，异基因造血干细胞移植后可以使骨髓纤维化逆转和疾病持久缓解[49-52]（图 67-1）。EBMT 对原发急性巨核细胞白血病患者第一次完全缓解期行造血干细胞移植的结果进行了回顾性分析。在异基因造血干细胞移植后 3 年，儿童和成人患者组的无白血病生存率分别为 66% 和 46%，OS 分别为 82% 和 43%，治疗相关死亡率分别为 0% 和 26%。行自体造血干细胞移植治疗的儿童和成人患者，无白血病生存率分别为 52% 和 27%，OS 分别为 61% 和 30%，治疗相关死亡率分别为 3% 和 8%[53]（图 67-2）。Athale 等报道了单中心治疗 41 例儿童急性巨核细胞白血病患者的经验，其中包括 6 例继发性急性巨核细胞白血病患者和 6 例唐氏综合征患儿。2 年 EFS 在异基因造血干细胞移植治疗组为 26%，而在单纯化疗组为 0。缓解期行异基因造血干细胞移植治疗的效果明显优于疾病持续状态行异基因造血干细胞移植者（2 年 EFS：46% vs 0%）。在上述两项研究中，唐氏综合征患者的疗效更好，第二项研究中预计其 2 年 EFS 为 83%[47, 53]。

基于上述数据，对于获得完全缓解的成人急性巨核细胞白血病患者，应选择相合的同胞或无亲缘供者的异基因造血干细胞移植对其进行巩固治疗。缺乏相合同胞供者的儿童第一次完全缓解期急性巨核细胞白血病患者，也可选择自体移植，有报道显示自体移植可以延长患者的生存。成人自体移植的效果很差。在现阶段，疾病持续存在的患者不推荐行异基因造血干细胞移植，建议其参加临床试验。对于合并有唐氏综合征的急性巨核细胞白血病患者，异基因造血干细胞移植与自体造血干细胞移植相比似乎并没有优势。目前还没有足够的数据来确定造血干细胞移植对伴有骨髓纤维化的急性全骨髓增生的疗效。

（五）急性红细胞白血病

急性红细胞白血病（acute erythroleukemia，AEL）是急性髓系白血病中一种少见类型，约占所有急性髓系白血病的 4.5%[54]。急性红细胞白血病可以原发，也可继发于潜在的骨髓增生异常或骨髓增殖性

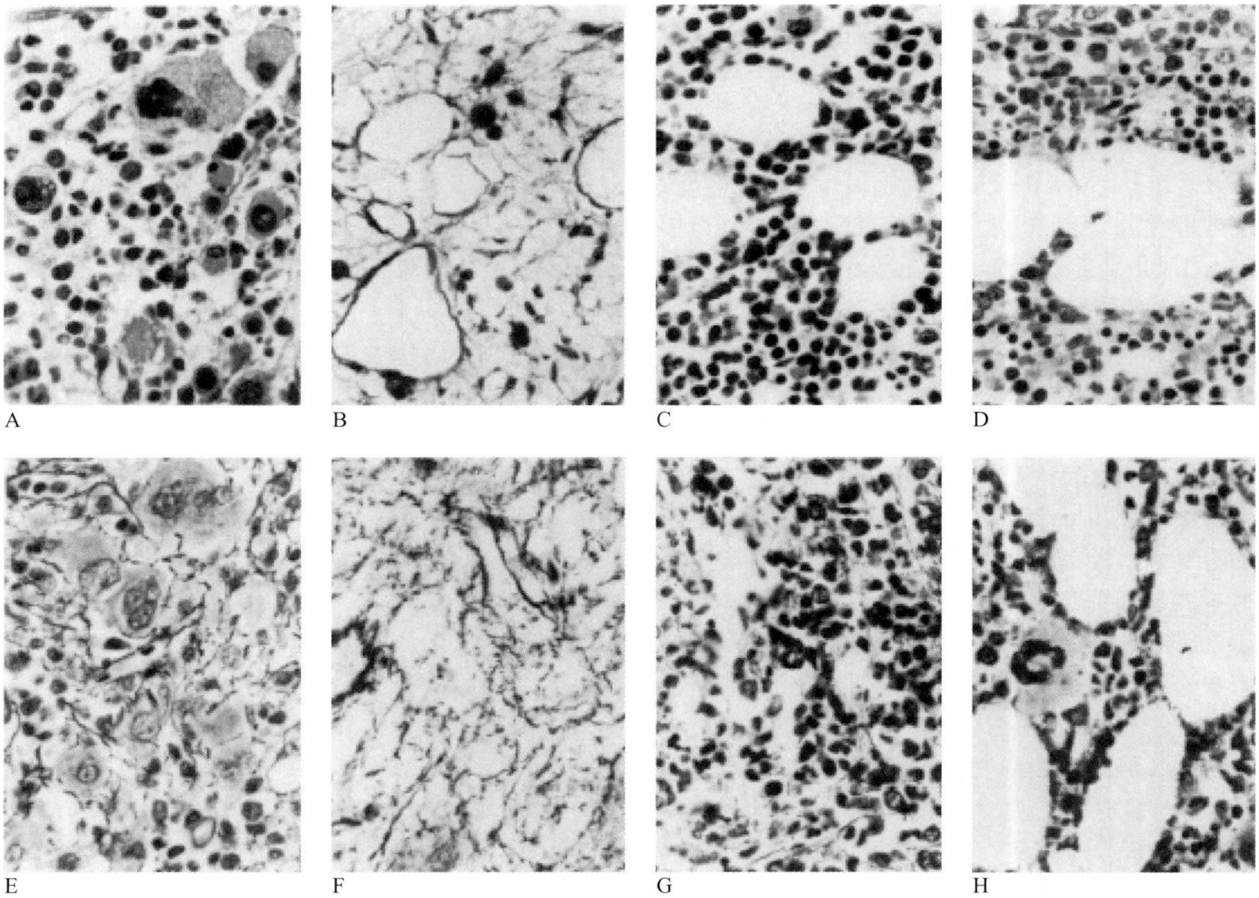

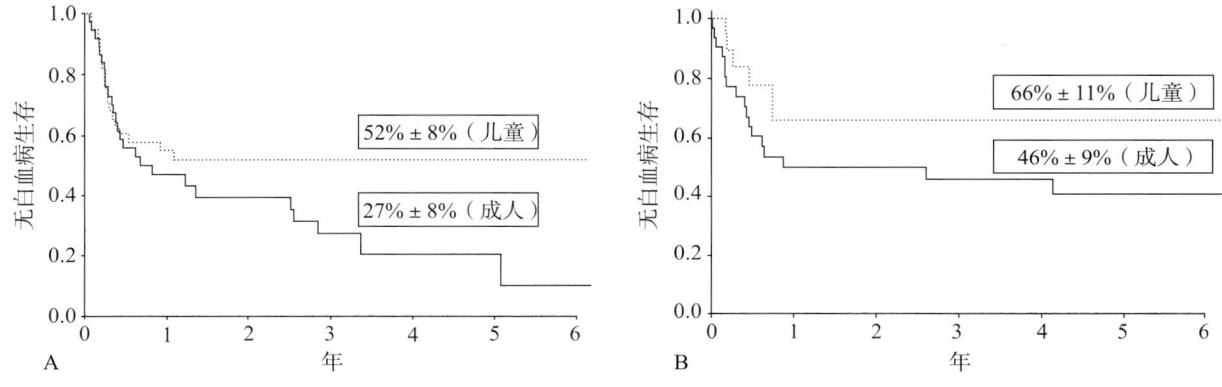

▲ 图 67-1　异基因造血干细胞移植后可以使骨髓纤维化逆转和疾病持久缓解

A～D.1 例急性骨髓纤维化患者在初诊、造血干细胞移植后 +15、+100 和 +360 天时骨髓活检中的苏木精 - 伊红染色，显示其造血功能逐步恢复；E～H. 相应时间点的网状蛋白染色显示异基因造血干细胞移植后网状蛋白纤维化完全清除（引自 Wolf 等，1982 [51]。美国血液学学会授权转载）

▲ 图 67-2　急性巨核细胞白血病行造血干细胞移植的结果

A. 成人和儿童原发急性巨核细胞白血病患者在第一次完全缓解期行自体造血干细胞移植后的无白血病生存；B. 成人和儿童原发急性巨核细胞白血病患者在第一次完全缓解期行异基因造血干细胞移植后的无白血病生存（引自 Garderet 等，2005[53]）

疾病以及前期的化疗史[55, 56]。与其他 AML 亚型相比，急性红细胞白血病预后较差，在一项回顾性研究中急性红细胞白血病的中位生存期仅有 9 个月[56]。与急性巨核细胞白血病一样，急性红细胞白血病行常规化疗预后极差[56, 57]。

EBMT 报道了一组原发急性红细胞白血病患者在第一次完全缓解期行移植治疗的结果，其中有 103 例自体移植，104 例为 HLA 相合同胞供者来源的异基因造血干细胞移植。异基因造血干细胞移植组，5 年的无白血病生存率、复发率和治疗相关死亡率分别为 57%±5%、21%±5% 和 27%±5%；自体造血干细胞移植组相应指标的结果分别为 26%±5%、70%±6% 和 13%±4%。在多因素分析中，年龄仍然是影响异基因和自体造血干细胞移植疗效的最重要因素[58]。在一项小型研究中，Killick 等报道了 27 例急性红细胞白血病患者的临床结果，其中包括 8 例成人继发急性红细胞白血病患者和 5 例儿童。经诱导化疗后，95% 的原发急性红细胞白血病患者可获得完全缓解，而继发急性红细胞白血病患者中仅有 57% 可获得完全缓解。获得完全缓解的 18 例 /22 例（82%）患者进行造血干细胞移植的巩固（15 例为异基因，3 例为自体）。原发急性红细胞白血病的中位生存期为 2.9 年，与其他亚型急性髓系白血病的匹配对照组相比并无差异。总复发率仅为 35%，提示在第一次完全缓解期行造血干细胞移植的巩固治疗患者可以获益[59]。

因此，目前异基因造血干细胞移植是第一次完全缓解期急性红细胞白血病患者首选的治疗方案。对于缺乏相合供体的第一次完全缓解期患者，也可选择行自体造血干细胞移植。对于难治和复发性急性红细胞白血病，异基因造血干细胞移植治疗尚无定论。

（六）慢性粒单核细胞白血病

慢性粒单核细胞白血病是一种以外周血单核细胞增多为特征的克隆性干细胞疾病，具有 MDS 和 MPN 的共同特征。诊断时中位年龄为 65—75 岁，男性居多。世界卫生组织分类中明确定义了慢性粒单核细胞白血病的诊断标准[1]。由于慢性粒单核细胞白血病既往被归为 MDS，行异基因造血干细胞移植治疗的慢性粒单核细胞白血病患者结果也就被包括在 MDS 造血干细胞移植治疗的报道中。然而，慢性粒单核细胞白血病的临床病理特征较为独特，应当将其列为一种独立的疾病。

慢性粒单核细胞白血病是一组异质性疾病，疾病进展率不同，总体预后较差，在一项研究中报道其中位生存期仅为 12 个月[60]。慢性粒单核细胞白血病不能通过常规化疗得到治愈，靶向治疗的应答较差，只有一小部分携带 PDGFRB 融合癌基因的患者对伊马替尼敏感[61]。认识到这种恶劣的预后，异基因造血干细胞移植已被尝试作为一种潜在治愈的选择。

Fred Hutchinson 癌症研究中心的 Eissa 等学者分析了 1986—2008 年间 85 例接受异基因造血干细胞移植治疗的慢性粒单核细胞白血病患者的结果，这是迄今为止报道的最大的一组行造血干细胞移植治疗的慢性粒单核细胞白血病患者。患者的中位年龄为 51.7 岁，接受了不同的预处理方案。38 例患者接受相合的有血缘供者来源的造血干细胞移植，47 例接受了相合的无亲缘供者的造血干细胞移植。10 年无进展生存率为 38%，10 年的复发率为 27%。导致高死亡率的主要危险因素是高危细胞遗传学、高 HCT-CI 和高龄[62]（图 67-3）。EBMT 报道了 50 例接受异基因造血干细胞移植治疗的慢性粒单核细胞白血病患者的结果。43 例患者接受了有亲缘供者的移植，7 例接受了无亲缘供者的移植，患者中位年龄为 44 岁。26 例患者接受了以全身放疗为基础的预处理，其余患者接受了化疗的预处理。中位随访 40 个月后，5 年的 OS、无病生存率和复发率分别为 21%、18% 和 49%[63]。1992—2009 年，法国登记处（SFGM-TC）对 1992—2009 年期间 73 例慢性粒单核细胞白血病患者的结果进行回顾性分析，结果显示，3 年 OS、非复发死亡率、EFS 和累计复发率分别为 32%、36%、29% 和 35%[64]。Cheng 等对慢性粒单核细胞白血病的异基因造血干细胞移植治疗进行了综述[65]。

对于适合的慢性粒单核细胞白血病患者，应当早期考虑进行 HLA 相合的同胞或无血缘供者的异基因造血干细胞移植。需要注意的是，虽然上述研究中患者的中位年龄远低于慢性粒单核细胞白血病患者整个群体诊断时的中位年龄，但异基因造血干细胞移植的治疗相关死亡率仍然较高。并发症是判断预后的一个重要预测因素，在选择异基因造血干细胞移植患者时必须加以考虑。大多数报道的患者都采用的是清髓性预处理，这很可能是造成高治疗相关死亡率的原因。因此，为尽可能治愈慢性粒单核细胞白血病，需要进一步探索减低强度预处理的

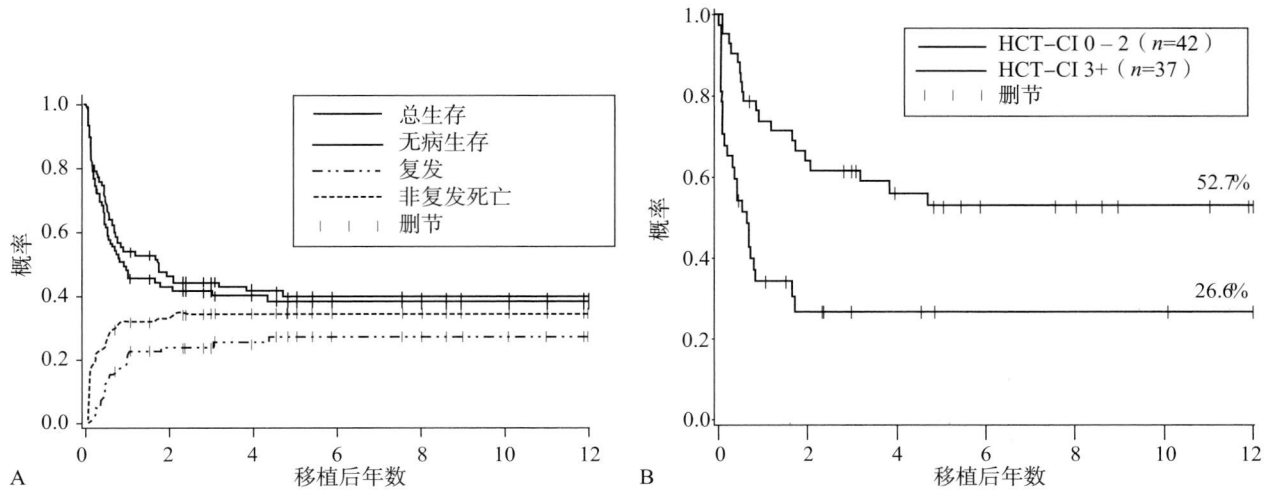

▲ 图 67-3　慢性粒单核细胞白血病行造血干细胞移植的结果

A. 85 例接受异基因造血干细胞移植的慢性粒单核细胞白血病患者的生存、复发和非复发死亡情况；B. 根据造血干细胞移植相关并发症的生存率（经 Elsevier 授权转载）

异基因造血干细胞移植。

三、罕见的淋巴系统恶性肿瘤

（一）成人 T 细胞白血病

ATLL 是指一种特殊的临床病理综合征，其特征是明显的皮肤累及、高钙血症和急性白血病或淋巴瘤表现。ATLL 与 HTLV-1 感染相关，该病毒克隆性整合到恶性 T 细胞的基因组中[1]。虽然 ATLL 在日本和加勒比海部分地区流行，但在美国也有发生，尤其是在东南地区[1, 66]。与急性淋巴细胞白血病或淋巴瘤相比，ATLL 也可以慢性和隐匿性发病，呈现为相对惰性的发展过程[1, 67]。

不足为奇的是，治疗 ATLL 的大部分经验来自日本。高剂量的联合化疗与自体造血干细胞移植的疗效一样，结果均较差[68, 69]。在日本，异基因造血干细胞移植治疗的比例增多与 ATLL 患者死亡率的下降趋势有关[70]。Jabbour 等对 ATLL 的造血干细胞移植研究进行了综述[71]。在早期的病例系列报道中，Fukushima 等报道了在日本 7 家不同的中心接受异体造血干细胞移植治疗的 40 例急性或淋巴瘤型 ATLL 患者的结果[72]。除 1 例患者外，其余患者均接受了清髓性的预处理；27 例患者来自相合的亲缘供者，5 例来自不全合的亲属供者，8 例来自相合的非亲属供者。在 36 例已知 HTLV-1 病毒状态的捐赠者中，9 例 HTLV-1 呈现为阳性。3 年预计

的 OS、无复发生存率和疾病复发率分别为 45.3%、33.8% 和 39.3%（图 67-4）。在 10 例复发患者中，3 例患者通过减少免疫抑制药重新获得缓解，提示存在有移植物抗白血病 / 淋巴瘤的作用[72]。迄今为止，一项有关 ATLL 行异基因造血干细胞移植治疗的最大系列的回顾性分析，是在日本的不同中心使用骨髓或外周血干细胞共对 586 例患者进行了造血干细胞移植治疗，3 年 OS 为 36%。接受清髓性预处理和减低强度预处理两组患者的 3 年 OS 分别为 39% 和 34%。在多因素分析中，导致 OS 较差的因素包括有高龄、男性患者、活动性疾病、体能状态差以及使用无亲缘的供者。清髓性预处理与减低强度预处理两组患者在 OS 上无明显差异。本报道中所包含的 174 例行脐带血移植的患者中，3 年 OS 仅为 21%[73]。对于异基因造血干细胞移植时未获得完全缓解状态的患者，血清中高的可溶性 IL-2 受体水平与预后较差有关[74]。异基因造血干细胞移植是目前唯一一种能够使 ATLL 患者获得长期生存的治疗手段。

疾病复发 / 进展和治疗相关死亡率仍然是 ATLL 行异基因造血干细胞移植治疗成功的主要障碍。Nagasaki 移植组最近发表了 35 例异基因造血干细胞移植术后复发或疾病进展的患者的结果[75]，7 例患者通过撤减免疫抑制药或联合应用供者淋巴细胞输注和细胞毒性药物的治疗重新获得了完全缓解。供者淋巴细胞输注诱导的疾病缓解持续时间相

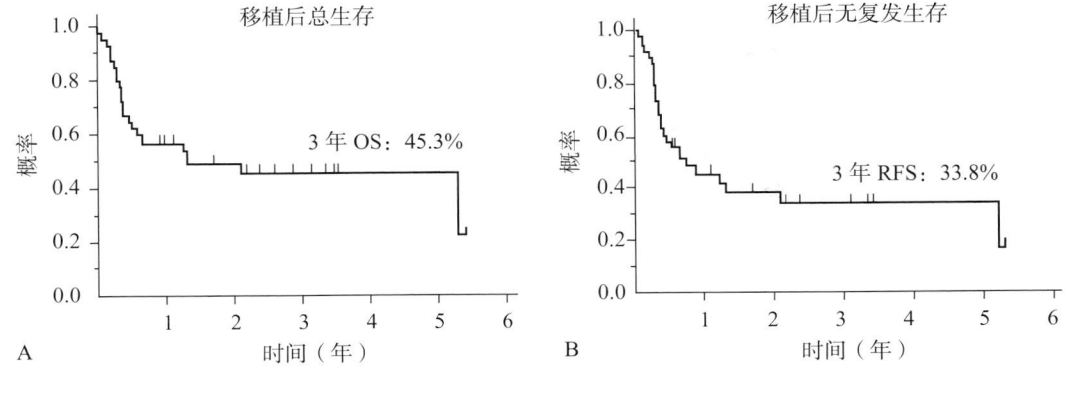

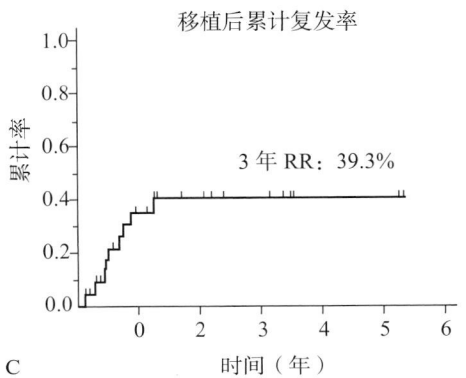

▲ 图 67-4 成人 T 细胞白血病行异基因造血干细胞移植治疗后的结果

A. 40 例成人 T 细胞白血病患者行异基因造血干细胞移植治疗后的 3 年预计总生存；B. 3 年预计无复发生存；C. 3 年预计复发风险（引自 Fukushima 等，2005 [72]。经 Nature Publishing Group 授权转载，2005 版本）

对较长，这些患者的 3 年 OS 为 19.3%。在其他报道中也观察到类似的结果，表明通过提高移植物对抗白血病 / 淋巴瘤的效应可能会进一步改善造血干细胞移植的疗效。降低预处理强度对改善造血干细胞移植效果有限。在日本的大系列研究报道中，尽管采用了减低强度预处理，1 年治疗相关死亡率也有 29.2%，而清髓性预处理组则为 32.7%[73]。ATLL 患者在造血干细胞移植前的免疫抑制状态很可能是导致治疗相关死亡率升高的主要原因。例如，曾有一份研究报道巨细胞病毒的活化率高达 83%[71]。

供者细胞来源的 ATLL 也有报道，1 例患者接受了 HLA 配型相合兄弟供者的造血干细胞移植，此供者为 HTLV-1 携带者[76]。使用肿瘤特异性聚合酶链反应技术，后来发现复发的细胞来源于供者体内已经被感染了的 T 细胞[77]。因此，受者的免疫抑制状态似乎促进了被 HTLV-1 感染的供者 T 细胞向 T 细胞白血病 / 淋巴瘤的转化。供者细胞来源的复发的确切发生率还未明确，故目前尚不清楚

HTLV-1 血清阴性的无亲缘供者是否优于血清阳性的同胞相合供者。然而，在多因素分析中，使用无亲缘的供者与较差的总生存率较差相关。

从 ATLL 行异基因造血干细胞移植治疗中发现一个有趣的现象，血清学阳性或阴性供者行异基因造血干细胞移植后，观察到受者体内的病毒可以被清除[78]。这可能是由供者来源的细胞毒性 T 细胞对病毒表位的反应介导的，从而导致清除了病毒。

（二）NK 细胞肿瘤

NK 细胞肿瘤包括世界卫生组织分类中所描述的结外 NK/T 细胞淋巴瘤、鼻型和侵袭性 NK 细胞白血病。结外 NK/T 细胞淋巴瘤易发生于上呼吸消化道，但也可累及其他部位，如皮肤、胃肠道和睾丸。播散性疾病的病例通常有明显的细胞因子介导的并发症，如肝功能异常和噬血细胞综合征。罕见的病例可能有细胞毒性 T 细胞表型，因此被命名为 NK/T 细胞淋巴瘤。NK 细胞肿瘤与 EB 病毒密切相关，可能在其发病机制中发挥重要作用。NK 细胞

瘤易于发生在亚洲、墨西哥和中南美洲的土著居民人群中，具有明显的地域差异[1, 79]。以前被称为母细胞性 NK 细胞淋巴瘤（CD4⁺CD56⁺ 血液皮肤肿瘤）的一类疾病，现在被认为是浆细胞样树突状细胞恶性肿瘤，并不是真正意义上的 NK 细胞肿瘤[1]。

在结外 NK/T 细胞淋巴瘤的病例中，采用传统的放疗和联合化疗方法，只有大约 1/3 局限性病变的患者能够长期存活[80]。局部和全身性的治疗失败是常见的，复发性疾病或发病时即为系统性病变的患者则预后较差[81, 82]。侵袭性 NK 白血病的预后更差，一项研究显示其中位生存期仅为 2 个月[83]。因此，采用造血干细胞移植去改善 NK 细胞肿瘤不良预后的研究很有意义。

尽管在某些地区的 NK 细胞肿瘤并不非常罕见，但尚未进行系统的前瞻性临床试验来评价造血干细胞移植对 NK 细胞肿瘤的疗效。自体和异基因造血干细胞移植治疗晚期播散性疾病的成功案例曾有报道[84-88]。Au 等报道了他们在香港两家中心连续治疗 18 例鼻型 NK/T 细胞淋巴瘤的经验，第一次完全缓解期 8 例，第二次完全缓解期 5 例，难治性 5 例。5 例患者在自体造血干细胞移植前有鼻外病变，最常用的初始治疗是联合化疗和放疗。2 例患者死于与治疗相关的因素，9 例患者复发，7 例仍在完全缓解中。所有在造血干细胞移植时病情处于活动或播散状态的患者均死于早期复发或疾病进展。整组患者在 6 个月后的实际生存率为 39%，6 个月后未再见有疾病复发[89]。Lee 等比较了 47 例（来自 3 个已发表的病例系列报道）接受自体造血干细胞移植的患者与 107 例历史对照患者的结果，两组患者的预后危险组和疾病状态类似。自体造血干细胞移植对于完全缓解期的患者具有显著的生存优势（5 年的疾病相关的生存率造血干细胞移植组为 87.3%，非造血干细胞移植组为 67.8%）[90]。对于局限性疾病（Ⅰ / Ⅱ期）的患者，不建议进行自体造血干细胞移植治疗（临床试验除外）。对于进展期的患者，若初始治疗达到完全缓解，可以行自体造血干细胞移植。化疗方案的改进和优化，特别是使用包括 L-门冬酰胺酶在内的联合化疗，提高了复发 / 难治性病例的完全缓解率，从而使更多患者能够有机会接受造血干细胞移植的治疗。在一项包括进展 / 复发 / 难治性疾病患者的研究中，在两个疗程 SMILE（地塞米松、甲氨蝶呤、异环磷酰胺、L- 天冬酰胺酶、

依托泊苷）化疗后进行自体造血干细胞移植治疗，似乎优于异基因造血干细胞移植或继续化疗，但差异并无统计学意义[91]。由于含门冬酰胺酶的方案可能使一部分甚至进展期的患者获得长期无病生存，因此进一步的研究以明确哪些患者能从自体造血干细胞移植获益至关重要。已有证据显示，外周血 EB 病毒 DNA 水平是评估疾病负荷的一种标志物，在监测化疗反应和第一次完全缓解期行自体造血干细胞移植的患者选择方面可能有用[92]。

Murashige 等报道了 28 例 NK 细胞肿瘤患者行异基因造血干细胞移植治疗的结果[93]，绝大多数（n = 22）患者为结外 NK/T 细胞淋巴瘤，进行移植前 12 例患者对化疗敏感，16 例患者对化疗耐药。23 例患者接受了相合的亲缘供者的移植物，23 例患者接受了清髓性预处理。中位随访 34 个月，2 年的无进展生存率和 OS 分别为 34% 和 40%（图 67-5）。造血干细胞移植术后 10 个月内未复发的患者仍无病生存。在多因素分析中，干细胞来源（骨髓 vs 外周血）和组织学类型（结外 NK/T 细胞淋巴瘤 vs 其他）是无进展生存率的危险因素（RR 分别为 3.03 和 3.94）。这些结果还是令人满意的，因为 28 例患者中有 19 例在造血干细胞移植时病情尚处于活动状态[93]。日本骨髓供者计划报道了 12 例 NK 细胞淋巴瘤患者行非亲缘供者造血干细胞移植治疗结果，发现 OS 率与上述研究类似[94]，其他病例系列中也报道了相似的 OS 率[95, 96]。

随着初始化疗方案的改进，尤其是含 L- 门冬酰胺酶方案的使用，异基因造血干细胞移植治疗的疗效还可能会进一步提高。在 Yamaguchi 等学者的研究中，进展 / 难治 / 复发的患者行两疗程化疗后完全缓解率达到 45%。28 例完成了两疗程 SMILE 化疗的患者中，有 17 例患者接受了异基因造血干细胞移植，这组造血干细胞移植患者 1 年的 OS 和无进展生存率均为 59%[91]。这与接受自体造血干细胞移植或化疗的患者结果相比没有统计学差异。基于现有的数据，尚无减低强度预处理方案有效的结论。

基于以上证据，对于进展期的结外 NK/T 细胞淋巴瘤，在化疗后达到完全缓解时应考虑行自体造血干细胞移植进行巩固治疗。据报道，使用这种方法可使患者长期存活，且治疗相关死亡率较低。自体造血干细胞移植对难治性鼻型结外 NK/T 淋巴瘤

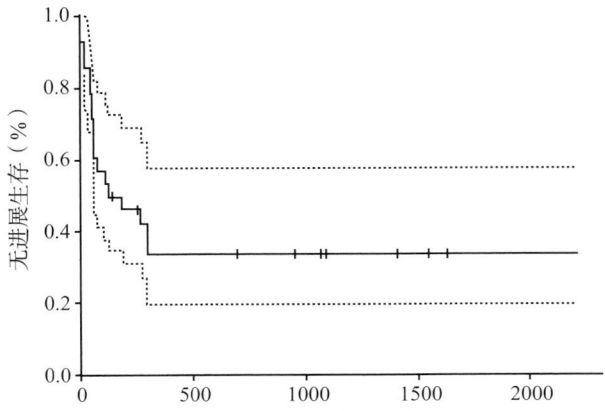

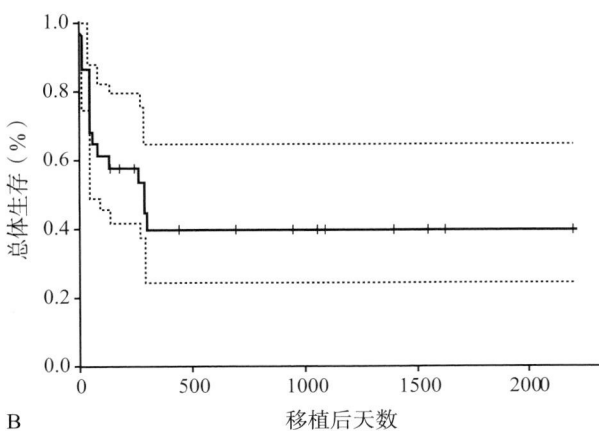

▲ 图 67-5　28 例行异基因造血干细胞移植治疗的 NK 细胞肿瘤患者的结果

A. 无进展生存；B. 总生存。中位随访 34 个月后，2 年的无进展生存率和 OS 分别为 34% 和 40%。折线表示 95%CI（引自 Murashige 等，2005 [93]。经 John Wiley & Sons，Ltd. 许可转载）

或侵袭性 NK 细胞白血病患者价值不大，这类患者应强烈推荐行异基因造血干细胞移植，因为异基因造血干细胞移植是已知的唯一可能使其长期存活的治疗手段。在系统性 NK 细胞肿瘤中，影响异基因造血干细胞移植成功的主要障碍似乎是肝功能异常等副肿瘤现象的并发症。因此，为充分发挥后期异基因造血干细胞移植治疗的潜力，需要优化和改进初始治疗的策略。异基因造血干细胞移植后存在 GVL 效应[84]，监测外周血 EB 病毒 DNA 可更好地帮助筛选造血干细胞移植患者，也可监测造血干细胞移植后微小残留病。

（三）蕈样肉芽肿和 Sézarg 综合征

蕈样肉芽肿（mycosis fungoides，MF）在皮肤 T 细胞淋巴瘤中最为常见，是一种表皮的 CD4[+]T 细胞肿瘤。蕈样肉芽肿早期以斑点或斑块皮损为特征，通常持续多年。晚期患者会发生皮肤肿瘤，经皮外播散至淋巴结和内脏器官[1, 97, 98]。虽然早期蕈样肉芽肿患者常对现有的疗法有治疗反应，包括维 A 酸、IFN-α、光疗、单克隆抗体和化疗等，但这些疗法均不能根治本病，最终必将逐步进展恶化[98]。在一项研究中，Ⅳ期患者的中位生存期从初始治疗算起，仅有 13 个月[99]。Sézary 综合征（Sézary syndrome，SS）是蕈样肉芽肿的一种侵袭性亚型，以红皮病、淋巴结病、循环肿瘤性 T 细胞为特征，临床病程方面有更高的侵袭性[1, 97, 98]。

根据现有的有限经验，可以得出结论，自体造血干细胞移植在反复治疗过的蕈样肉芽肿晚期患者中并不能诱导持久缓解。Duarte 等收集的 20 例患者中，虽然自体造血干细胞移植后患者的完全缓解率达到 90%，但 1 年 OS 仅为 50%，进展时间仅 2.3 个月[100]。同样，荟萃分析也未发现自体造血干细胞移植能使患者获益[101]。移植物去除 T 细胞处理并不能改善自体造血干细胞移植的不良结果[100, 102]。在疾病的早期行自体造血干细胞移植，若采用现有的活性药物作为移植后的维持治疗，是否能使病情产生持久的缓解尚有待明确。

考虑到进展期蕈样肉芽肿和 Sézary 综合征患者预后较差，利用异基因造血干细胞移植潜在的 GVL 效应，已经尝试将其作为一种治疗手段。Molina 等首次报道了在希望之城医疗中心使用异基因造血干细胞移植治疗 8 例患者的结果[103]。3 例患者为肿瘤期蕈样肉芽肿，1 例为红皮病蕈样肉芽肿，3 例为 Sézary 综合征，所有患者均接受了反复多次的治疗，中位治疗疗程为 7 疗程，所有患者治疗均失败。4 例为相合的同胞供者，另外 4 例为相合的无亲缘供者。预处理方案包括分次全身放疗/环磷酰胺（3 例）、白消安/环磷酰胺（1 例）、氟达拉滨/美法仑（4 例）。所有患者均获得完全缓解，其原 T 细胞克隆在造血干细胞移植后 60 天内从血液中被清除。尽管在后期的随访中，2 名患者的外周血中检测到新的 T 细胞克隆，但这些克隆并没有产生任何临床影响，这些患者仍无病存活。中位随访 56 个月，6 例患者仍保持无病状态[103]（图 67-6）。来自同一中心采用氟达拉滨和美法仑（降低强度）预处理的异基因造血干细胞移植的后续报道显示，11 例患者的 2 年无进展生存率为 45%，非复发死亡率为 27%[104]。

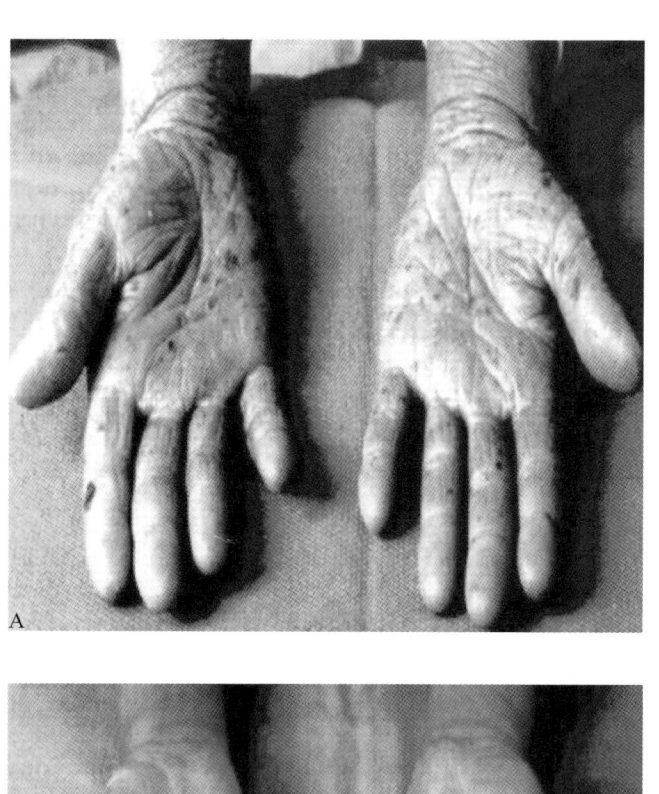
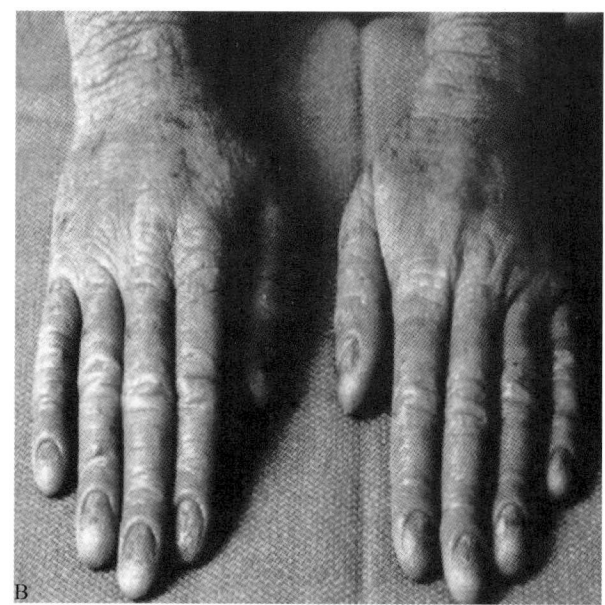
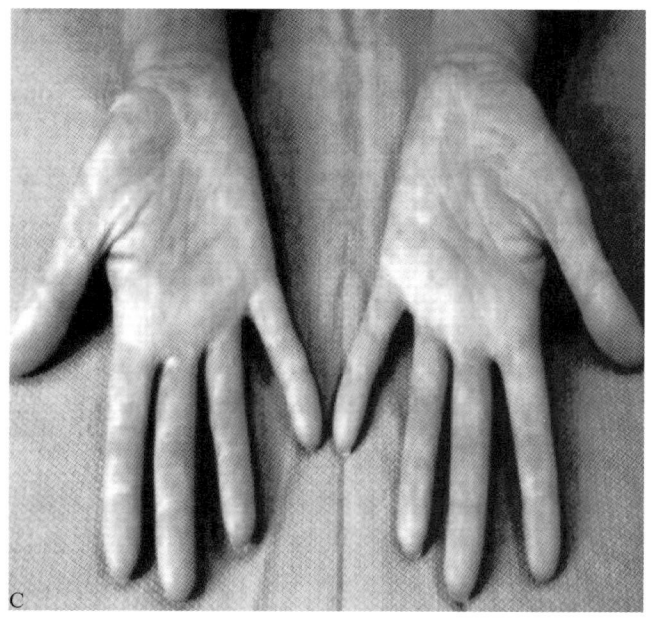
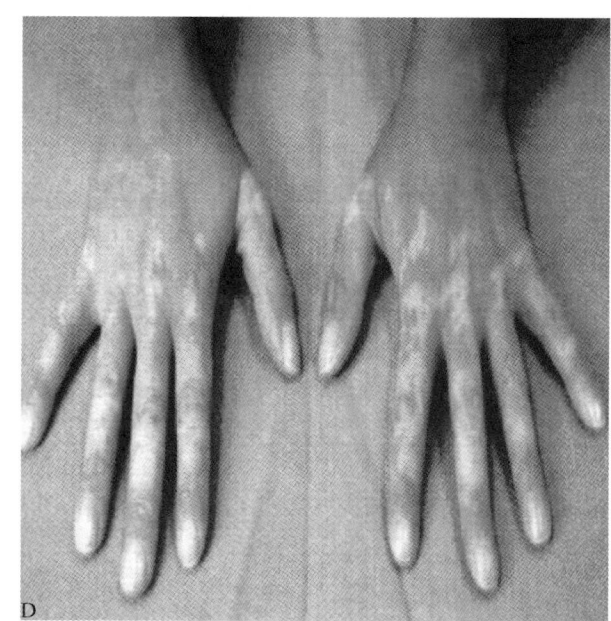

▲ 图 67-6　Sézary 综合征患者行异基因造血干细胞移植前后对比图

A、B. 1 例 Sézary 综合征患者的双手出现裂缝、开裂和指甲破坏；C、D. 异基因造血干细胞移植术后 1 年，皮肤损害消退，指甲恢复正常（引自 Molina 等，2005[103]。美国临床肿瘤学会授权转载）

　　其他更大病例样本的异基因造血干细胞移植治疗蕈样肉芽肿和 Sézary 综合征的数据陆续已有报道。Duarte 等对 60 例在 EBMT 中心接受异基因造血干细胞移植治疗的患者（蕈样肉芽肿 36 例，Sézary 综合征 24 例）进行了回顾性分析。1 年和 3 年的 OS 分别为 66% 和 54%，无进展生存率分别为 42% 和 34%（图 67-7）。减低强度预处理组患者的非复发死亡率明显低于清髓性预处理组的患者（1 年的非复发死亡率分别为 14% 和 38%），且未增加复发风险。移植物去除 T 细胞增加了复发风险。配型相合的亲缘供者移植，其无进展生存率上优于配型相合的无血缘供者的移植[105]。关于这组患者长期结果的最新报道显示，7 年的 OS 为 44%，无进展生存率为 30%，复发 / 进展占 45%。复发的中

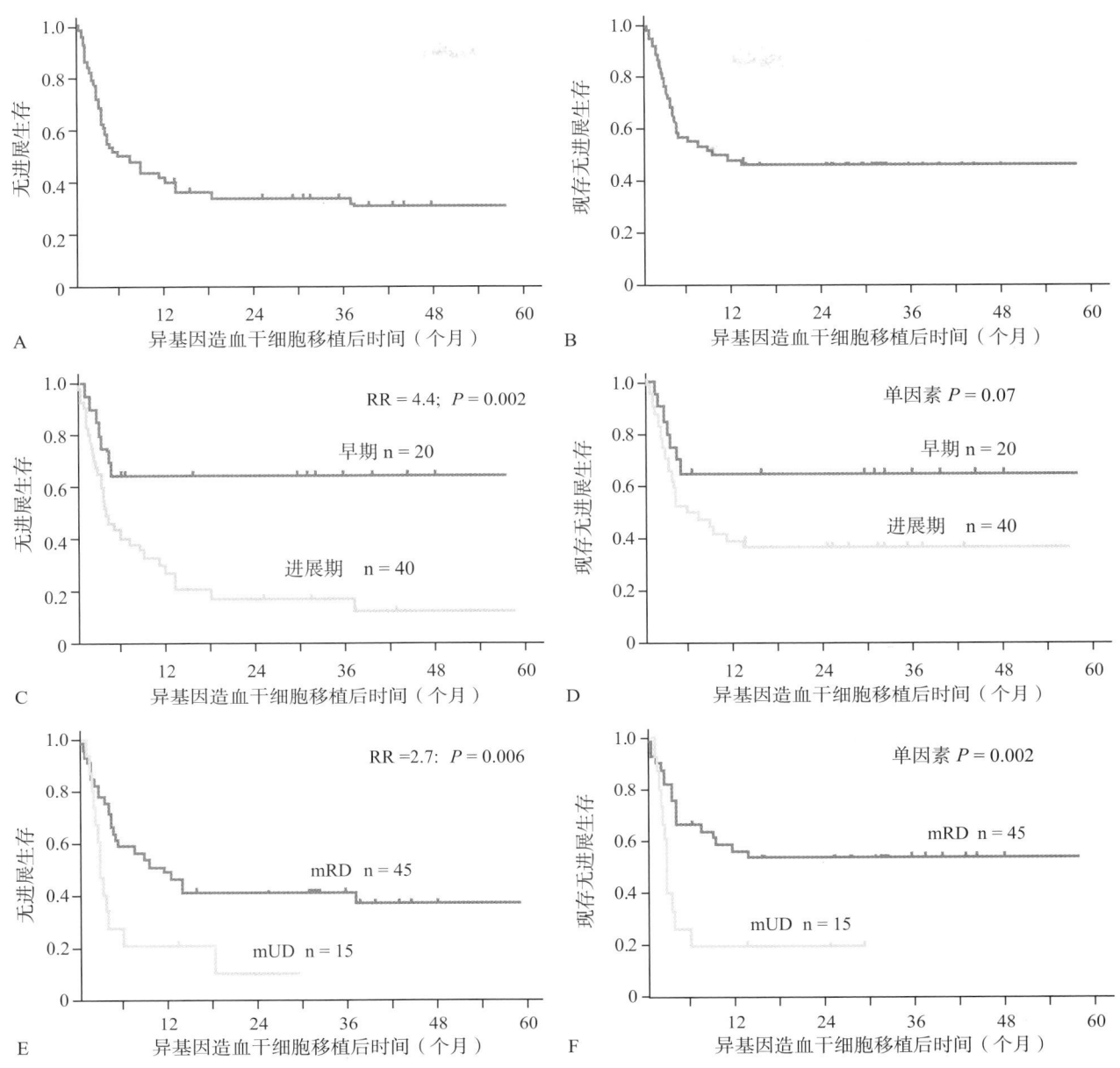

▲ 图 67-7　60 例蕈样肉芽肿和 Sézary 综合征的预计和流行无进展生存
A、C、E. 预计无进展生存；B、D、F. 流行无进展生存（引自 Duarte 等，2010 [105]）

位时间为 3.8 个月，仅有 2 例复发时间在移植后 2 年以上 [106]。Schlaak 等学者综述了 CTCL 的异基因造血干细胞移植结果 [107]。

总的来说，即使对于晚期和高危的患者，这些研究也为异基因造血干细胞移植的可行性和治疗潜力提供了依据。减低强度预处理方案非复发死亡率低，似乎耐受性更好。通过撤减免疫抑制药或供者淋巴细胞输注的应用，蕈样肉芽肿持续病灶可以消退，证明了 GVL 的潜在作用 [106]。感染似乎是非复发死亡率的一个主要原因，毫无疑问，这是由于患者在前期大量使用了强效免疫抑制作用的治疗所导致的。由于蕈样肉芽肿对生活质量的影响以及现有的治疗不能阻止病情进展，若患者年龄在 60 岁以下且有相合同胞供者，在患者对 2 ～ 3 种初始方案治疗失败时应考虑进行异基因造血干细胞移植。

（四）血管免疫母细胞性 T 细胞淋巴瘤

AITL 是一种罕见的淋巴瘤，占非霍奇金淋巴瘤的 1% ～ 2%。AITL 与 EB 病毒密切相关，可在大多数患者受累组织的 B 细胞中检测到 EB 病毒。全身症状、皮疹、免疫缺陷和溶血性贫血等自身免疫现象是 AITL 的典型特征。AITL 通常是中年或老年人发病，且常为进展性病程。尽管曾有报道描述 AITL 对多种药物有治疗反应，包括免疫抑制药、生物反应调节药和化疗药物，但 AITL 的总体预后较差 [1, 108, 109]。在一项研究分析了接受化疗的 33 例患者的结果，5 年的 OS 为 36%。值得注意的是，本研究中 2 例长期生存的患者曾接受了自体造血干细胞移植 [110]。

虽然一部分 AITL 患者被纳入了各种关于 T 细胞淋巴瘤的造血干细胞移植报道中，但是有 2 份报道将 AITL 的自体造血干细胞移植结果作为一个单独的队列进行了分析。在第一份来自 EBMT 的报道中，146 例 AITL 患者接受了自体造血干细胞移植治疗，大多数患者使用的是 BEAM（卡莫司汀、依托泊苷、阿糖胞苷、美法仑）预处理。24 个月的非复发死亡率为 7%，48 个月的精确 OS 为 59%，48 个月的预计累计复发率为 51%。造血干细胞移植时的疾病状态是决定预后的主要因素。完全缓解状态接受造血干细胞移植的患者在 48 个月时的无进展生存率为 56%，而化疗耐药患者行造血干细胞移植的无进展生存率仅为 23% [111]。由于常规化疗的疗效不佳，这些报道的结果说明 AITL 患者在第一次完全缓解期应当进行自体造血干细胞移植治疗。

在另一份报道中，西班牙淋巴瘤 / 自体骨髓移植研究组分析了 19 例接受自体造血干细胞移植的 AITL 患者的结果。同样，这组患者的中位年龄为 46 岁，低于 AITL 发病的中位年龄。第一次完全缓解期或 ≥ 第二次完全缓解期的患者共 11 例，造血干细胞移植后达完全缓解的患者有 15 例（79%）。整组患者 3 年的 OS 和无进展生存率分别为 60% 和 55%（图 67-8）。如预测的一样，骨髓受累、难治性疾病以及 ≥ 2 个年龄调整的 IPI 因素与预后不良有关 [112]。尽管上述两项研究无疑代表了特定的一组能够接受自体造血干细胞移植的患者，但其结果似乎比常规治疗的疗效要好。AITL 患者可继发 EB 病毒阳性或 EB 病毒阴性的 B 细胞淋巴瘤 [113, 114]。EB 病毒阳性和阴性的淋巴增生性疾病也可在自体造血干细胞移植后发生，利妥昔单抗为基础的治疗似乎对这类疾病有效 [115, 116]。

一项来自 EBMT 中心的回顾性研究报道了对 AITL 患者行异体造血干细胞移植的治疗经验。报道的 45 例患者中位年龄为 48 岁，11 例患者为自体

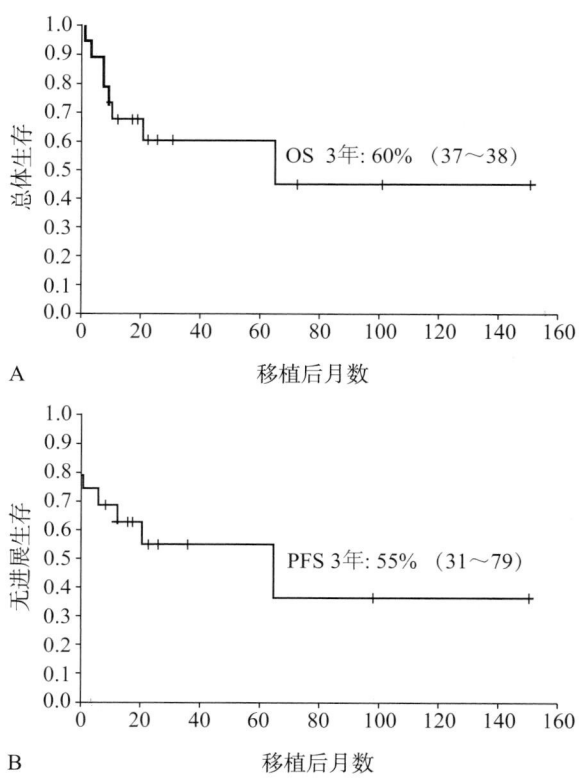

▲ 图 67-8 19 例血管免疫母细胞性 T 细胞淋巴瘤患者行自体造血干细胞移植后的总生存和无进展生存

A. 总生存；B. 无进展生存（引自 Rodríguez 等，2007[112]）

造血干细胞移植治疗后失败。20 例患者接受了减低强度预处理。1 年非复发死亡率为 25%，3 年复发率为 20%。出现慢性 GVHD 的患者较少复发，提示 GVL 在本病中的作用。3 年的无进展生存率和 OS 分别为 66% 和 64%，对化疗敏感的患者疗效更佳 [117]。高龄和明显的肿瘤相关并发症是影响 AITL 患者异体造血干细胞移植成功的重要障碍。然而，对于原发或复发难治性疾病的患者，应考虑异基因造血干细胞移植，因为这些患者不能从自体造血干细胞移植中获益。

（五）原发中枢神经系统淋巴瘤

原发性中枢神经系统淋巴瘤（primary central nervous system lymphoma, PCNSL）占 NHL 的 1% ~ 2%。其发病率在免疫缺陷和免疫亢进的个体中均呈上升趋势 [118]。PCNSL 通常表现为单灶或多灶性的脑室旁实质内肿块。10% ~ 20% 的 PCNSL 患者在诊断时存在有临床或无症状的眼部受累，其他系统受累在临床上极为罕见。PCNSL 诊断时的中位年龄为 60 岁。超过 90% 的 PCNSLs 为弥漫性大 B 细胞病理特征，2% ~ 4% 的病例来源于 T 细胞。与免

疫缺陷患者的情况不同，EB 病毒在免疫亢进患者的 PCNSL 发病机制中不发挥作用 [1, 119]。

尽管缺乏随机对照临床试验的数据，目前 PCNSL 的治疗包括单独使用高剂量的甲氨蝶呤化疗或联合使用全脑放疗（whole-brain radiotherapy WBRT）。PCNSL 的长期预后很差，虽然一项研究报道了其 2 年的无进展生存率和 OS 分别为 57% 和 67%[120]，但另一项临床试验中 60 岁以下患者的 10 年 OS 仅为 32%[121]。值得注意的是，在上述的第二项临床试验中，确诊时 60 岁以上的患者无 1 例长期生存。全脑放疗和化疗导致的神经毒性是患者的主要并发症，尤其是占 PCNSL 患者大多数的 50 岁以上的人群 [122]。因此，在初始化疗后使用自体干细胞移植的高剂量化疗已被尝试作为一种 PCNSL 的治疗策略，这样可以避免或降低全脑放疗的剂量以减少神经毒性的发生，进而提高 PCNSL 患者的长期预后。

目前有关 PCNSL 治疗报道的研究规模均较小，而且采用的初始和高剂量化疗方案异质性很大，故很难明确自体造血干细胞移植作为 PCNSL 一线治疗的疗效。总的来说，在这些研究中，会根据化疗药物穿过血脑屏障的能力来选择预处理方案。Illerhaus 等报道了 30 例 PCNSL 患者的结果，这些患者年龄均在 65 岁以下，参加了一项初始化疗的临床试验，首先使用三疗程的高剂量甲氨蝶呤化疗，然后使用一疗程的阿糖胞苷和塞替派，随后采集外周血干细胞。高剂量治疗包括卡莫司汀和塞替派化疗或分次放疗(45Gy，两次 1Gy/ 天)进行巩固。23 例患者能够接受自体造血干细胞移植治疗，其中 15 例达到完全缓解，8 例达到部分缓解。所有 21 例接受全脑放疗的患者均获得了完全缓解，中位随访 63 个月，整组患者的 5 年 OS 率为 69%，接受造血干细胞移植治疗的患者 5 年 OS 率为 87%。17% 的患者发生了白质脑病，这些患者均接受过全脑放疗治疗 [123]。在另一项 II 期研究中，Colombat 等治疗了 25 例 60 岁以下的 PCNSL 患者，采用两个疗程以高剂量甲氨蝶呤为基础的方案，17 例有治疗应答反应的患者随后接受了 BEAM 预处理化疗和自体造血干细胞移植，最后给予 30Gy 的全脑放疗治疗。中位随访 34 个月，预计 4 年的 OS 和 EFS 分别为 64% 和 46%。虽然随访时间较短，但在接受了整个计划治疗的可评估患者中并未发生白质脑病 [124]。

在另一项小型研究中，6 例患者接受了与上述研究相同的治疗方案，中位随访 41.5 个月，其中有 4 例患者无病存活 [125]。其他一些研究则针对造血干细胞移植后未能获得完全缓解的患者，采用全脑放疗方案。Yoon 等报道了 11 例患者在接受高剂量甲氨蝶呤和阿糖胞苷初始治疗后，使用白消安、环磷酰胺和依托泊苷方案的预处理行自体造血干细胞移植的临床结果。仅有 2 例造血干细胞移植术后未达到完全缓解，后对患者进行了全脑放疗。6 例患者复发，中位 EFS 为 15 个月，2 年的 EFS 和 OS 分别为 30.3% 和 88.9%[126]。在另一项研究中，13 例接受甲氨蝶呤和阿糖胞苷 / 塞替派治疗的患者中，11 例接受了造血干细胞移植治疗。造血干细胞移植后 4 例部分缓解患者中仅有 3 例接受了全脑放疗治疗，3 年的无病生存率和 OS 为 76.9%，与之前对全脑放疗的分析结果相似。关于上述治疗方案的另一项多中心研究显示，未接受全脑放疗治疗的患者 10 年 OS 为 35%，神经认知功能良好 [127]。

在新诊断的 PCNSL 患者中，一些高剂量治疗的研究方案已经将全脑放疗完全摒弃。在更大型的研究中，28 例患者接受高剂量甲氨蝶呤和阿糖胞苷诱导，随后对化疗敏感的患者进行高剂量 BEAM 治疗，14 例患者行自体造血干细胞移植。中位随访 28 个月，所有患者的中位 EFS 为 5.6 个月，14 例造血干细胞移植患者的中位 EFS 为 9.3 个月。这 14 例患者中有 6 例（43%）在报道时仍呈现无病生存 [128]。在另一项研究中，Alimohamed 等对 21 例 34—69 岁的 PCNSL 患者进行高剂量甲氨蝶呤和阿糖胞苷的初始治疗，然后采用塞替派、白消安和环磷酰胺联合方案的预处理行自体造血干细胞移植。在中位随访 60 个月后，11 例患者（52%）仍然无病存活，且无神经认知功能障碍的表现 [129]。Cheng 等用高剂量甲氨蝶呤诱导治疗 7 例患者，随后用塞替派、白消安和环磷酰胺进行高剂量治疗。此研究中 2 例患者在初始化疗后疾病进展，此后仅接受了单一的自体造血干细胞移植治疗。7 例患者中有 5 例在确诊后 5～42 个月仍无病生存，包括 2 例在初始化疗后疾病进展的患者。这些作者认为这类预后差的患者能取得如此好的临床效果，是由于使用了比 BEAM 的中枢神经系统穿透性更好的塞替派和白消安等药物 [130]。在随访期间，所有这些研究中均未观察到神经毒性。

使用自体干细胞支持的高剂量化疗也被尝试作为高剂量甲氨蝶呤治疗后难治性或复发性 PCNSL 或眼内淋巴瘤患者的挽救治疗。Soussain 等学者对 79 例中位年龄 52.4 岁的患者进行了回顾性分析，这些患者在高剂量塞替派、白消安和环磷酰胺治疗后接受了自体造血干细胞移植。中位随访 56 个月，所有患者 5 年的 OS 和 EFS 分别为 51% 和 37.8%；而对挽救治疗敏感的患者 5 年的 OS 和 EFS 分别为 62% 和 43.7%[131]。一个单病例报道描述了 1 例难治性 PCNSL 患者在非清髓预处理后接受了同胞间的异基因造血干细胞移植，该患者在造血干细胞移植后 30 个月仍无病生存，提示 GVL 效应可能在中枢神经系统中发挥作用[132]。最近 Reddy 和 Savani 对 PCNSL 的自体造血干细胞移植结果进行了综述[133]。

综上所述，自体造血干细胞移植支持的高剂量化疗作为化疗敏感 PCNSL 的一线治疗是可行的，且至少在 65 岁以下的患者中具有较低的治疗相关死亡率。在自体造血干细胞移植后，可考虑给予具有轻微且短暂神经毒性的减低剂量的全脑放疗，但目前尚不清楚高剂量化疗是否能完全摒弃全脑放疗。有一种建议是，使用塞替派和白消安等具有更好中枢神经穿透力的药物进行高剂量治疗，比传统的淋巴瘤治疗方案（如 BEAM）更有效。自体造血干细胞移植可能在对初始化疗耐药或放化疗后复发患者的挽救治疗中发挥作用，不过在这种情况下神经毒性似乎很高。

（六）母细胞性浆细胞样树突细胞肿瘤

母细胞性浆细胞样树突细胞肿瘤（blastic plasmacytoid dendritic cell neoplasm，BPDCN；原名母细胞性 NK 细胞淋巴瘤、CD4+/56+ 血液皮肤肿瘤）是一种浆细胞样树突细胞恶性肿瘤，具有明显的皮肤受累倾向，骨髓侵犯也很常见[1, 134, 135]。

由于 BPDCN 的系列来源不甚清楚，患者曾接受急性髓系白血病或急性淋巴细胞白血病的化疗方案治疗。Pagano 等报道了在意大利 28 个中心接受治疗的 43 例 BPDCN 患者[136]，中位 OS 仅 8.7 个月，提示该疾病治疗效果不佳。在该系列病例的报道中，采用急性淋巴细胞白血病方案治疗的患者在完全缓解率和 OS 方面均显著优于使用急性髓系白血病方案治疗的患者。虽然也有一些联合化疗后可获得持久缓解的病例报道，但单纯应用常规联合化疗，整体疗效较差，因此，研究者试图希望通过造

血干细胞移植治疗使患者获得长期生存。在意大利的系列报道中，6 例患者接受了异基因造血干细胞移植，这些患者的 OS 明显优于非移植患者（中位 OS：22.7 个月 vs 7.1 个月）[136]。另一份有来自法国 47 例患者的报道，47 例患者中有 10 例接受了造血干细胞移植治疗（9 例为异基因，1 例为自体），行造血干细胞移植治疗的患者平均生存期为 31.3 个月，明显优于未行造血干细胞移植的患者[137]。Dietrich 等对 4 例年龄在 56—70 岁的患者进行了减低强度预处理的异基因造血干细胞移植治疗，移植物来源于无亲缘供者。2 例完全缓解期移植的患者分别在 57 个月和 16 个月时仍无病存活，而另外 2 例在疾病活动状态下行移植治疗的患者在造血干细胞移植后 6 个月和 18 个月时均出现复发[138]。Yoshimasu 等报道了使用非亲缘的脐带血对 1 例 BPDCN 复发的患者成功地进行了异基因造血干细胞移植治疗[139]。尚还有其他已发表的关于异基因造血干细胞移植成功治疗儿童和成人 BPDCN 患者的单个病例报道[140, 141]。

基于有限的数据，第一次完全缓解期时行异基因造血干细胞移植为 BPDCN 患者获得长期生存提供了最佳的可能性。疾病活动状态行移植复发率高，非复发死亡率也较高。有单个病例报道描述了 1 例包括骨髓受累在内广泛播散的 BPDCN 患者，在自体造血干细胞移植治疗后获得持续完全缓解[142, 143]。一份来自日本的报道显示，11 例第一次完全缓解期患者行自体造血干细胞移植，4 年的 OS 和无进展生存率分别为 82% 和 73%[142]。自体造血干细胞移植可能是部分患者巩固首次完全缓解疗效的一种选择。

（七）其他罕见的淋巴恶性肿瘤

肝脾 T 细胞淋巴瘤是一种侵袭性的 T 细胞淋巴瘤，其特征是肝脾肿大，几乎均侵犯骨髓，大多数患者是 γ/δT 细胞型[1]。多个报道都描述了肝脾 T 细胞淋巴瘤行异基因造血干细胞移植可获得持久的缓解，即使化疗耐药的患者也是如此[144–147]。

T 幼淋巴细胞白血病是一种对化疗反应差的侵袭性肿瘤[1, 148]。最近法国登记处对 27 例（14 例完全缓解）行异基因造血干细胞移植治疗的 T 幼淋巴细胞白血病患者进行了分析，结果显示 3 年的 OS 和无进展生存率分别为 36% 和 26%，非复发死亡率较高，为 31%[149]。Kruspe 等总结了 T 幼淋巴细

胞白血病行异基因造血干细胞移植治疗的文献。在 13 份已发表的病例报道中，包括一份他们自己的病例，有 10 例患者在造血干细胞移植后 2～48 个月内仍在完全缓解中。值得注意的是，这 13 例患者中只有 4 例在造血干细胞移植前达到了完全缓解状态[150]。

皮下脂膜炎 T 细胞淋巴瘤主要见于年轻的成人，伴有皮下结节，也可能出现噬血细胞综合征[1]。在对 21 例接受多种方式治疗的患者的回顾分析中，包括 5 例接受造血干细胞移植的患者，确诊后的总生存期仅为 15 个月[151]。单病例报道显示，即使患者已复发或具有其他不良预后因素，如乳酸脱氢酶升高和骨髓受累，自体造血干细胞移植也能延长患者的生存[152-156]。有报道 1 例进展期疾病的患者在同胞供者异基因造血干细胞移植后 31 个月仍处于完全缓解状态[157]。

在本节所讨论的三种极为罕见肿瘤的治疗计划中，应尽早考虑造血干细胞移植。对于肝脾淋巴瘤和 T 幼淋巴细胞白血病，早期进行异基因造血干细胞移植似乎是首选的治疗方法，最好选择在化疗或抗体诱导治疗疾病达缓解的情况下进行。目前没有证据表明这两种疾病可从自体造血干细胞移植获益。对于脂膜炎 T 细胞淋巴瘤，在巩固首次完全缓解疗效或化疗敏感后复发的患者中，行自体造血干细胞移植似乎是合理的。异基因造血干细胞移植可用于原发耐药或复发难治性病例，也可用于具有不良预后因素的患者，如广泛的骨髓受累。虽然从报道的病例中不能得出关于造血干细胞移植总体疗效的结论，但目前可以明确造血干细胞移植是这些侵袭性淋巴系统恶性肿瘤患者能够获得持久缓解的唯一手段。

第 68 章
在造血干细胞移植中应用过继性 T 细胞治疗病毒性疾病
Adoptive T-cell Therapy for Viral Disease in the Setting of Hematopoietic Cell Transplantation

Catherine M. Bollard　　Helen E. Heslop　　著

陈广华　译

王　虹　傅琤琤　陈子兴　校

一、概述

造血干细胞移植后，供者细胞将重建受者的免疫系统。目前，小鼠和人体研究已清楚表明造血干细胞移植后需要形成病毒特异性 T 细胞免疫应答来控制病毒感染[1-3]，因此，在此过程完成之前，病毒重新激活或感染是造成发病和死亡的重要原因。许多因素会影响机体感染病毒的风险，包括供者和受者之间的组织相合程度、免疫抑制程度和供者的免疫状态。例如，ATG 或阿仑单抗在预处理方案中的应用与病毒感染发生率的显著增加有关[4]。由于病毒特异性细胞免疫应答的缺失与病毒重激活和患者的疾病相关[3, 5, 6]，细胞免疫治疗应用病毒抗原特异性 T 细胞（CTLs）恢复病毒特异性免疫成为一个有吸引力的治疗选择。第一个评估病毒特异性 T 细胞过继转移的研究发表于 1992 年[7]，从那时起该策略已针对多种病毒进行了测试，许多研究显示出令人鼓舞的有效率。近年来工艺的进步极大地简化了生产流程，因此目前对一些治疗方法的评估已到了后期阶段，这些方法可能会使病毒特异性 CTL 的过继转移成为造血干细胞移植后的标准治疗。

二、移植后常见的病毒感染

随着监测手段的提高，PCR 检测到的与 HSCT 后疾病相关的病毒数量正在增加，并发现了一些新的病毒[8]。一些新病毒如偏肺病毒与疾病明显相关，而其他病毒与移植后并发症并无明显相关性。移植后受者体内潜伏病毒有再活化的风险，如巨细胞病毒、BK 病毒、单纯疱疹病毒、水痘-带状疱疹病毒、HHV-6 和 EB 病毒，同时呼吸道会出现新的病毒感染，如腺病毒、副流感病毒和流感病毒。其中一些病毒可用抗病毒药物，但是由于抗病毒药物的显著毒性及耐药突变体的生长导致抗病毒药物的应用受到限制。而且，停用药物时感染通常会重激活。

（一）巨细胞病毒

巨细胞病毒是潜伏的 β- 疱疹病毒，通常在免疫功能正常的个体中引起无症状感染。大约 65% 的健康成人巨细胞病毒血清学阳性，在这些人体内中，巨细胞病毒可在上皮细胞、成纤维细胞和单核细胞中复制。巨细胞病毒特异性 CD4+ 和 CD8+ 淋巴细胞在原发感染和随后再激活的免疫保护中起着重要作用，因此血清学阳性个体或血清学阴性受者接受血清学阳性供者移植物后病毒重激活和感染的风险显著增高[9]。

（二）EB 病毒

EB 病毒是一种 γ 疱疹病毒，全世界 95% 以上的人群均有感染。原发感染通常是轻度、自限性的疾病，常常伴随 B 细胞的潜伏感染及在 B 细胞、黏膜上皮细胞中生成性复制。在免疫受损的宿主中，潜伏期表达 3 型 B 细胞的生长可能导致 PTLD 的发生[10]。造血干细胞移植后 PTLD 的总体发生率低于 1%，但原发病为免疫缺陷的受者、接受来自无关供者或 HLA 不匹配的供者的受者，通常选择性去除 T 细胞以预防 GVHD，导致 PTLD 发生率较高。PTLD 非常容易被病毒特异性 T 细胞控制[11]。

（三）腺病毒

腺病毒是一种无包膜的裂解性 DNA 病毒。人类易感染 51 种血清型，形成六种不同的腺病毒种类（A ～ F），它们的组织特异性和毒力不同。虽然急性感染在健康成人中很少致命，但它是造成免疫功能低下者发病和死亡的重要原因，这部分患者可能发生肺炎、出血性膀胱炎、肾炎、结肠炎、肝炎和脑炎。移植后患者可能会感染新的病毒种类，但也可能使之前感染过的病毒重新激活。造血干细胞移植后儿童中腺病毒发病率特别高。有报道显示，腺病毒感染的清除与检测到腺病毒特异性 T 细胞有关[6, 12]，同时接受无关供者移植及接受强烈免疫抑制治疗比如阿仑单抗的单倍体移植的受者，腺病毒感染后的恢复明显延迟[13]。

（四）水痘 - 带状疱疹

水痘 - 带状疱疹属于疱疹病毒的一类，原发感染会导致水痘，原发感染消退后，病毒重新激活会导致带状疱疹。一旦原发感染消退，病毒就会在背根神经节中潜伏。造血干细胞移植后约 30% 的患者可发生水痘 - 带状疱疹的再活化，这与免疫抑制程度相关[8]。

（五）BK 病毒

人类多瘤病毒 I 型，通常称为 BK 病毒，在 10 岁之前全世界感染率高达 90%。在健康人及移植后患者尿液中经常看到 BK 病毒的脱落，部分移植后患者可发展为 BK 病毒相关的出血性膀胱炎[8]。

（六）HHV-6

大多数人会在儿童时期感染 HHV-6，而此类病毒会在淋巴细胞和单核细胞中潜伏[14]。HHV-6 重新激活在异基因造血干细胞移植后早期很常见，其中 40% ～ 60% 的患者会发生病毒血症，并且一些患者会出现诸如脑炎的症状性疾病。对 HHV-6 病毒重新激活的控制与能产生 IFN-γ 的 HHV-6 特异性 T 细胞的恢复有关[15]。

（七）单纯疱疹病毒

单纯疱疹病毒是一种双链包膜 DNA 病毒，原发感染后常潜伏在感觉神经节中。虽然可通过预防使用阿昔洛韦降低移植前和移植后的单纯疱疹病毒再激活，但仍有较高的发病率[8]。

（八）呼吸道病毒

造血干细胞移植患者易感染如呼吸道合胞病毒、流感病毒及副流感病毒等社区获得性及医院传播的呼吸道病毒[8]。这些病毒感染在移植后早期可有很高的死亡率，可通过免疫手段来治疗。

三、T 细胞疗法的先决条件

由于病毒特异性 T 细胞的恢复与保护机体免受病毒感染有关[16]，过继性免疫疗法通过减少免疫重建的时间，治疗病毒再活化和感染，从而成为一种有吸引力的治疗方法。特定病毒血清学阳性的移植受者将产生针对该病毒的特异的循环 T 细胞，对于潜伏感染的疱疹病毒、巨细胞病毒和 EB 病毒，其病毒特异性的循环 T 细胞的比例从极低到高达总 T 细胞的 1% 不等。如果供者具有高比例的病毒特异性 T 细胞，那么它们可能直接来自单采血液成分中，但这种情况通常适用于病毒特异性前体比例高的病毒。然而，在所有情况下，通过用表达病毒抗原的抗原提呈细胞反复刺激血清学阳性供者，可以从体外产生病毒特异性 T 细胞。在这些条件下，同种异体反应性 T 细胞不能存活。

（一）选择抗原

为了在体外产生病毒特异性 T 细胞，需要特定的免疫原性抗原和抗原呈递细胞，其可以用适当的共刺激信号有效地将抗原呈递给 T 细胞。因此，对于一种病毒，我们有必要知道哪种病毒抗原是可以产生明显的免疫反应并且可诱导产生保护性 T 细胞。此外，鉴定出对病毒持续活化最重要的抗原至关重要，这些抗原将成为免疫治疗的最佳靶点。对于某些病毒，如巨细胞病毒和 EB 病毒，在感染的不同阶段表达的能产生明显免疫反应的抗原已明确[5]，但对于其他病毒如腺病毒，必须确定适当的靶抗原以用于过继免疫治疗研究[17]。生物信息学工具的应用简化了抗原表征，此类工具可以由 CD4+ 和 CD8+ T 细胞有效定位病毒表位。

（二）抗原呈递

免疫原性抗原必须存在于表达 MHC 抗原的自体抗原提呈细胞上，除了足以诱导 T 细胞活化和扩增的共刺激分子外，还呈递病毒抗原衍生肽。APC 的选择还取决于所用抗原的类型和呈递的方式。一些方法使用全病毒颗粒作为抗原，还有一些方法使用特定病毒基因、蛋白质或肽作为抗原，而使用的 APC 包括成纤维细胞、树突状细胞、单核细胞和 B 细胞。具体示例包括以下内容：

1. 全病毒或病毒裂解物扩增病毒特异性 T 细胞。使用完整病毒抗原（如巨细胞病毒）可以产生广泛的 CTL 反应，目前已经使用巨细胞病毒裂解物或抗原感染成纤维细胞或激活树突状细胞[18, 19]。同时，基础研究已经开始使用 EB 病毒感染的淋巴母细胞样细胞系（lymphoblastoid cell lines，LCLs）重新激活 EB 病毒特异性 CTL，从而产生广泛的 EB 病毒特异性反应[20]。然而，使用含有感染性巨细胞病毒的裂解物或 EB 病毒转化的淋巴母细胞样细胞系使得后期试验变得困难。

2. 全蛋白，例如用 EBNA-1 扩增特异性 T 细胞来治疗 EB 病毒相关的 PTLD[21]。

3. 基因修饰的抗原提呈细胞。编码巨细胞病毒 pp65 的腺病毒载体已用于遗传修饰各种抗原提呈细胞，包括树突状细胞、单核细胞和淋巴母细胞样细胞系，从而来扩增巨细胞病毒 pp65 特异性 T 细胞[22, 23]。此外，该方法还有其他优势，即扩增能识别由腺病毒载体表达的腺病毒颗粒蛋白六邻体和五邻体的 T 细胞。在使用腺病毒载体转染淋巴母细胞样细胞系的研究中，有反应的 T 细胞也暴露于由淋巴母细胞样细胞系表达的潜伏期和早期裂解周期 EB 病毒蛋白中[22, 24]。最近，为了避免使用病毒载体，来自巨细胞病毒、EB 病毒和腺病毒的病毒抗原表达的质粒已被用于转染树突状细胞以刺激多病毒特异性 T 细胞[25]。

4. 肽和肽混合物。目前，几个研究小组已经开始探索使用多肽，如 A2 限制性巨细胞病毒 pp65 表位 NLV 来刺激病毒特异性 T 细胞[26]。这种方法需要关注的问题是，靶向单个表位将导致逃逸突变体，并且它仅限于特定的 HLA 类型。最近，已开始使用重叠肽库或多肽混合物，其中重叠肽库代表了靶病毒抗原的完整蛋白质序列，为我们提供了一种方便的抗原来源，已经在临床研究中得到了验证[27-30]，目前正在几个临床中试验进行测试。

（三）扩增策略

1. "经典" 离体扩增

在 "经典" 扩增方法中，产生表达相关抗原的抗原提呈细胞，然后用于多次刺激（通常每周一次）

以激活和扩增病毒特异性 T 细胞产物，其中富集靶向抗原提呈细胞所表达病毒抗原的 T 细胞（图 68-1A）。该策略的优点在于可以延长受体培养时间以获得更多的病毒特异性细胞，同时会耗尽同种异体反应性 T 细胞。此外，在大多数培养条件下，所得产品具有广泛的特异性，比如 CD8$^+$ 和 CD4$^+$ T 细胞，这被认为是有利的，因为抗原特异性 CD4 辅助 T 细胞的存在对于体内 CD8$^+$ 的细胞毒性 T 细胞的存活至关重要。缺点是制备所需的时间过长，例如，使用淋巴母细胞样细胞系作为抗原提呈细胞产生的 EB 病毒特异性 T 细胞，其中淋巴母细胞样细胞系需要大约 6 周来制备，通过用 EB 病毒的实验室病毒株感染供者 PBMC 而产生，然后 4～6 周通过与照射灭活的淋巴母细胞样细胞系共培养来刺激和扩增 EB 病毒特异性 CTL。

2. 快速 CTL 分选或扩增

为了使 CTL 的制造流程更简便，应用更广泛，部分小组目前已经开发出快速产生病毒特异性 T 细胞的方法。所有快速的制造方法均需要依赖于少数抗原特异性 T 细胞，这些细胞一旦遇到抗原，会在体内急剧扩增，从而对目标病毒提供保护。值得注意的是，如果被靶向的病毒不是潜伏感染的（例如腺病毒），当过继性 T 细胞转移时体内不存在此抗原，这时预防性输注过继性 T 细胞就不会产生效果。此外，GVHD 发生的可能性增加，因为较短的培养期可能导致残留的同种异体反应性 T 细胞群体存在于产品中的机会增加。在后续内容中重点介绍临床上所使用的几种快速制备方法[31-35]。

（1）多聚体分选：对于病毒血清学阳性供者，如巨细胞病毒阳性，如果要产生高比例的病毒反应性 T 细胞，一种潜在的方法是使用磁珠标记的肽多聚体直接选择与免疫原性肽发生反应的 T 细胞（图 68-1B）。该方法的首次报道中，使用了含有来自巨细胞病毒 pp65 或 IE-1 肽的 HLA- 肽四聚体孵育，然后用磁珠从供者的外周血中分离出巨细胞病毒肽特异性 CD8$^+$ T 细胞[35]。尽管研究人员注入了极少量的 T 细胞，但 10 天内在受者血液中仍可检测到特异性巨细胞病毒的活性。最近，Schmitt 等使用 streptamer 技术（与标记偶联的多聚体，分选后多聚体可以被分离及解离）从移植供者中选择巨细胞病毒特异性 T 细胞。它们将巨细胞病毒特异性 CD8$^+$ 效应 T 细胞转移至巨细胞病毒重新激活的造血干细胞移植受者体内，观察到巨细

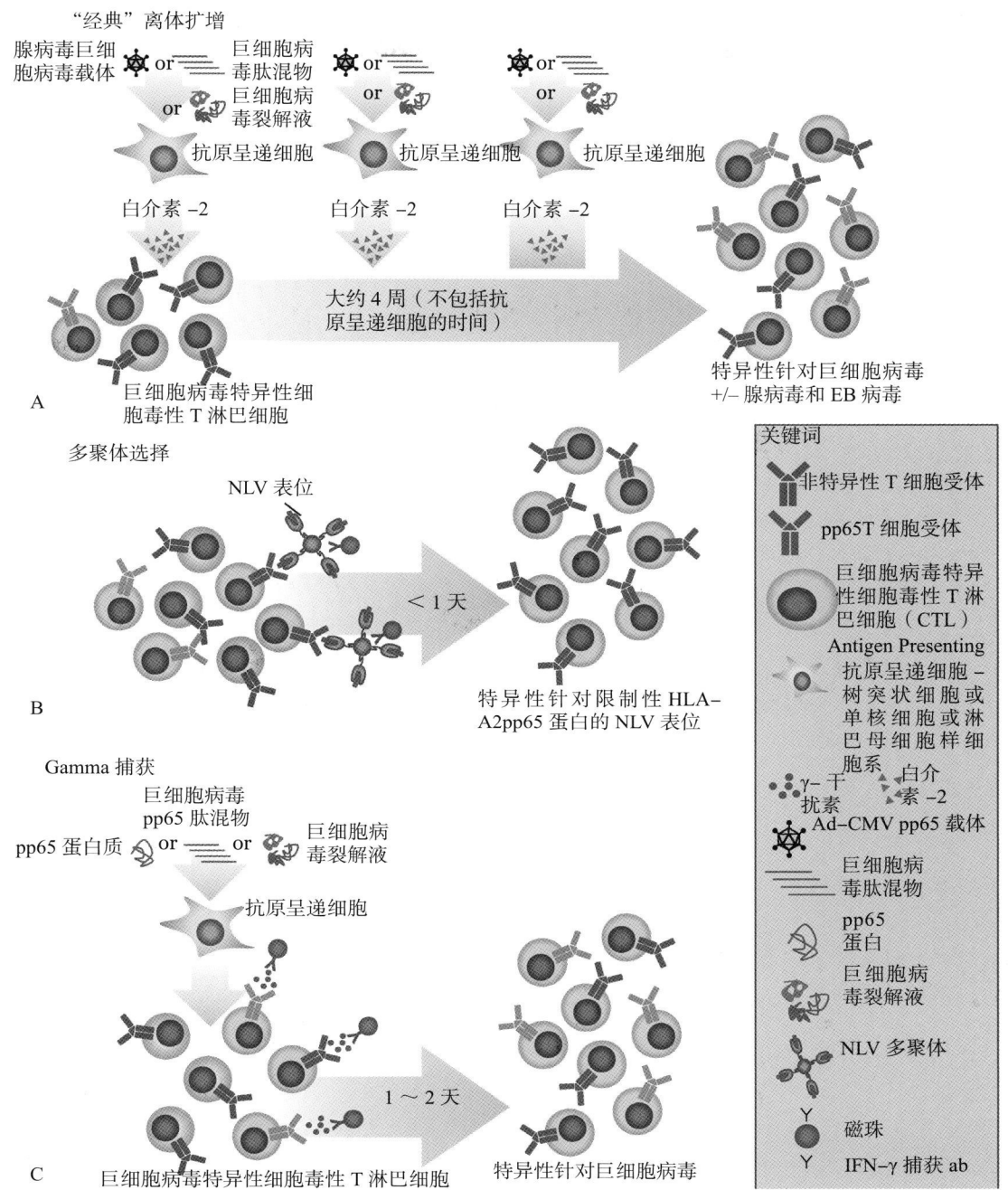

▲ 图 68-1　符合 GMP 的方法用于产生 CMV 特异性 T 细胞

A. 巨细胞病毒 CTL 制备的"经典"离体扩增方法，其中使用树突细胞或单核细胞或 EBV 转化的 B 淋巴母细胞样细胞系（LCL）制备抗原提呈细胞。然后将抗原提呈细胞用巨细胞病毒肽或蛋白质脉冲或用巨细胞病毒裂解物感染或用表达巨细胞病毒 pp65 转基因的腺病毒载体转导。然后照射抗原提呈细胞并用于刺激来自相同供体的外周血单核细胞（PBMC）。9 ～ 12 天后，每周一次在 IL-2 存在下用抗原提呈细胞再刺激 T 细胞。在 CTL 制造过程结束时（约 4 周），CTL 被冷冻起来并释放。功能测试是在输注到患者体内之前进行。B. 这显示了如何使用多聚体分选巨细胞病毒特异性 T 细胞。在所示的实施案例中，通过首先与 HLA- 肽四聚体一起孵育，然后用磁珠分选四聚体阳性 T 细胞，直接从供体 PBMC 中选择识别 HLA A2 限制性巨细胞病毒 pp65 表位 NLV 的 T 细胞。此过程通常需要不到 1 天的处理时间。C. 这显示了使用 γ 捕获技术快速产生巨细胞病毒特异性 T 细胞系的一种替代方法。用重组巨细胞病毒蛋白或巨细胞病毒裂解物或 GMP 级选择的 HLA 限制性巨细胞病毒肽或跨越整个巨细胞病毒抗原（例如 pp65）的重叠肽刺激供体 PBMC。隔夜刺激后，使用细胞因子分泌系统和 CliniMACS 免疫磁性分离装置（均来自 Miltenyi Biotech）选择分泌 IFN-γ 的细胞，其"捕获"分泌 IFN-γ 的巨细胞病毒特异性 T 细胞。使用该方法选择的巨细胞病毒特异性 T 细胞可以在分离程序后立即输注或冷冻保存以备将来使用。该程序的制备时间为 1 ～ 2 天（此图的彩色版本，请参见彩图部分）

胞病毒的免疫重建和对巨细胞病毒载量的清除[33]。这些结果令人鼓舞，目前在英国进行的 III 期随机对照临床试验中，已经开始选择不同的多聚体来治疗巨细胞病毒的重新激活（NCT01077908）。然而有一些需要注意的问题，比如需要大量的供者血液来分选，供者需要表达可获得病毒肽的 HLA 等位基因，以及必须在供者中检测到对肽具有特异性的足够量的循环 T 细胞。此外，由于使用的细胞特异性有限，因此还存在病毒逃避的风险[36]。

(2) IFN-γ 捕获：快速筛选病毒反应性 T 细胞的另一种方法是 IFN-γ 捕获技术，其涉及对表达病毒抗原的抗原提呈细胞的单一刺激发生反应的 T 细胞，并对其进行筛选（图 68-1C）。在该方法中，仅筛选由病毒刺激后分泌 IFN-γ 的 T 细胞。该策略已用于选择 CMV、EBV 和腺病毒特异性 T 细胞群（表 68-1）。该策略的优点包括制备过程可快速完成，从而可以为患有病毒感染 / 疾病的患者提供紧急治疗。此外，该方法不限于某些特定的 HLA 类型，可以选择识别多个表位的多克隆 T 细胞，从而降低了免疫逃避的风险。然而，缺点也是需要大量供者血液来制造 T 细胞，以及可能分选同种异体反应性 IFN-γ 分泌 T 细胞。

(3) 用肽刺激的抗原提呈细胞进行单次刺激和扩增或用质粒衍生的病毒抗原转染：一些研究小组正在探索使用肽或质粒刺激的抗原提呈细胞单次刺激供体 PBMC，然后在优化的细胞因子中离体培养 7 ～ 14 天以扩增病毒特异性 T 细胞，从而避免对血液成分进行单采。这些策略的优点是采集血量少，而且还避免了在抗原提呈细胞中使用活病毒。用编码免疫原性 EB 病毒（LMP2、EBNA1、BZLF1）、腺病毒（六邻体、五邻体）和巨细胞病毒（pp65 和 IE1）的 DNA 质粒核转染的树突细胞已被用作抗原提呈细胞，其在细胞因子 IL-4、IL-7 作用下扩增后产生多病毒 CTL 细胞系[25]。使用重叠肽库作为抗原来源从 PBMC 扩增 T 细胞，因其进一步简化了流程并缩短了培养时间，正在越来越多的研究中测试评估[27, 29, 30]。目前，该类临床实验正在进行中[37]。

四、使用针对单一病毒的免疫疗法的临床结果

大多数 T 细胞研究都集中在巨细胞病毒、EB 病毒和腺病毒上，表 68-1 总结了对单一病毒特异的供者衍生 CTL 临床试验的结果。虽然正在开发针对其他病毒如 BK 病毒[27, 29]、HHV-6[38] 和水痘 - 带状疱疹病毒[28] 的实验方法，但临床试验结果尚未见报道。

（一）EB 病毒

针对重建 EB 病毒特异性 T 细胞免疫的细胞疗法已经进行了约 20 年时间[20, 39-41]。在首次报道的研究中，未经处理的供者淋巴细胞输注被用于已确诊疾病的造血干细胞移植患者的治疗[42, 43]。该治疗方法效果不错，因为大多数 EB 病毒血清阳性的个体具有高比例的 EB 病毒特异性 T 细胞前体，并且输注未处理的供者淋巴细胞会促进 EB 病毒特异性免疫的恢复，治疗了多例 EB 病毒 -PTLD 患者[42-44]。Sloan Kettering 小组最近报道了已确诊 PTLD 的造血干细胞移植患者治疗结果，其长期有效率超过 70%[45]。然而，因供者淋巴细胞输注产品中存在同种异体反应性 T 细胞，可能会增加后续 GVHD 的风险，使得这种治疗方法的应用受到限制[43-45]。

为了克服同种异体反应性问题，对作为抗原提呈细胞的淋巴母细胞样细胞系进行重复刺激，以产生 EB 病毒特异性 T 细胞，治疗配型不合或无关供者去除 T 细胞移植的高危患者。我们报道了 114 例接受 EB 病毒特异性 CTL 治疗的结果，其中 101 例为预防性应用，3 例为治疗性应用[39]。该治疗方法毒性相对较小，在 EB 病毒特异性 T 细胞治疗后无 GVHD 发生，主要不良反应是 4 例 PTLD 患者疾病部位的可逆性炎症反应[39]。在接受 CTL 预防性应用的患者中，体内观察到 EB 病毒特异性 T 细胞高达 4-log 扩增，并未发生 PTLD，而对照组中 PTLD 发生率为 11.5%。接受 EB 病毒特异性 T 细胞治疗的 13 例有活动性疾病的患者，11 例患者获得了持久缓解。其中 1 例无反应者发生了逃逸突变，该患者体内肿瘤发生了显性免疫表位缺失[36]。由于前 26 例患者接受了用编码新霉素抗性基因的反转录病毒载体进行遗传修饰的 T 细胞，因此从该研究中也获得了关于输注的 CTL 持续存在的重要信息，使用定量 PCR 追踪该标记基因证实输注的 T 细胞持续长达 9 年[39]。

在另一项研究中，Doubrovina 等使用供者来源的 EB 病毒特异性 CTL 治疗 14 例活动性 PTLD 患者，其中 10 例显示完全反应应答[45]。在 3 例无应答者中，CTL 可以识别 B-95 实验室 EB 病毒病毒株转化的 EB 病毒 - 淋巴母细胞样细胞系，但不识别肿瘤细胞或从患者血液中自发性的淋巴母细胞

第 68 章　在造血干细胞移植中应用过继性 T 细胞治疗病毒性疾病
Adoptive T-cell Therapy for Viral Disease in the Setting of Hematopoietic Cell Transplantation

993

表 68-1　使用移植供体来源的单一病毒特异性细胞毒 T 淋巴细胞预防或治疗病毒感染的临床试验

病毒种类	病例数	移植患者情况	CTL 类型	急性 GVHD	抗病毒效果	参考文献
EB 病毒	113	预防：来自无关或不匹配亲缘供体的 T 耗竭的 HSCT 或具有发病高风险；治疗：PTLD 患者	LCL 激活	8 例 CTL 后复发之前的急性 GVHD	预防：101 例患者均未发生 PTLD 治疗：11 例 /13 例患者诱发完全缓解	Rooney 等，1995[20] Heslop 等，1996[41] Rooney 等，1998[40] Heslop 等，2010[39]
EB 病毒	14	HSCT 后经活检证实为 PTLD	LCL 激活	无	10 例患者完全缓解 4 例患者疾病进展	Doubrovina 等，2012[45]
EB 病毒	6	T 细胞耗竭的 HSCT 患者或 OKT3 调节的患者 EB 病毒载量升高	LCL 激活	无报道	5 例患者的 EB 病毒 DNA 水平下降；1 例患者死于 PTLD	Gustafsson 等，2000[69]
EB 病毒	1	T 细胞耗尽的 HSCT 患者患有 PTLD	LCL 激活	1 名患者发生急性皮肤型 GVHD	患者获得完全缓解	Lucas 等，1998[44]
EB 病毒	1	不相合 HSCT 后发生 PTLD	LCL 激活	无	患者无反应	Imashuku 等，1998[70]
EB 病毒	4	单倍体 HSCT 受者：3 例利妥昔单抗后复发性 PTLD，1 例病毒载量升高	LCL 激活	无	3 例使用利妥昔单抗的 PTLD 患者完全缓解；明显 PTLD 的患者没有 EB 病毒 DNA 没有减少	Comoli 等，2007[46]
EB 病毒	6	HSCT（5 个半相合的）患者经活检证实的 PTLD 对标准疗法无反应	LCL 激活	无	3 例患者完全缓解；3 例患者无反应	Moosmann 等，2010[48]
EB 病毒	10	HSCT 患者有难治性 EB 病毒血症和（或）PTLD	使用 IFN-γ 捕获细胞响应 EB 病毒核抗原 1 蛋白或重叠肽	1 例暂时性皮肤型 GVHD	7 例 /10 例患者完全缓解	Icheva 等，2013[21]
巨细胞病毒	14	亲缘相合的 HSCT 患者有巨细胞病毒激活的风险	CD8+ 巨细胞病毒特异性 T 细胞克隆，由感染巨细胞病毒 AD169 株的自体成纤维细胞刺激	3 名患者在输注后发展为 I 型或 II 型 GVHD	所有患者体内重建巨细胞病毒特异性免疫。没有患者发生巨细胞病毒血症或巨细胞病毒相关疾病	Riddell 等，1992[7] Walter 等，1995[18]
巨细胞病毒	8	HSCT 患者抗病毒化疗 4 周后外周血中持续存在巨细胞病毒 DNA 或复发感染巨细胞病毒	巨细胞病毒特异性 CTL 系，由巨细胞病毒裂解物和抗原产生	无	5 例一次 CTL 后清除，1 例二次剂量后清除，1 例不清楚，1 例不可评估	Einsele 等，2002[50]

（续表）

病毒种类	病例数	移植患者情况	CTL 类型	急性 GVHD	抗病毒效果	参考文献
巨细胞病毒	16	有巨细胞病毒感染的 HSCT 患者	使用源自巨细胞病毒感染的人肺成纤维细胞产生的巨细胞病毒抗原脉冲刺激树突细胞产生的巨细胞病毒特异性 CTL	3 例发展成 I 级皮肤 GVHD，对于局部类固醇有反应	重建机体对巨细胞病毒的免疫力。其中 8 例未使用抗病毒药物。2 例患者后期发生复活	Peggs 等，2003 [19]
巨细胞病毒	25	单倍体 HSCT 患者有巨细胞病毒激活的风险	通过巨细胞病毒抗原刺激产生的巨细胞病毒特异性 T 细胞的 CD4 克隆	1 例	7 名患者巨细胞病毒激活，5 名患者感染巨细胞病毒，其中 2 例死亡	Perruccio 等，2005 [49]
巨细胞病毒	9	表达 HLA-A * 0101, * 0201, HLA-B * 0702, * 0801 或 * 3502 且巨细胞病毒失活的患者	用 HLA- 肽四聚体染色的巨细胞病毒特异性 CD8T 细胞并用磁珠选择	1 例 I 型，1 例 II 型	8/9 例患者清除了巨细胞病毒血症	Cobbold 等，2005 [35]
巨细胞病毒	9	同种异体 HSCT 受者有巨细胞病毒激活的风险	用来自 pp65 的 CD8 + HLA-A2 限制性表位 NLVPMVATV 脉冲的树突细胞刺激 CTLs	3 例 III 级 GVHD，其中致死一例	6 例患者中增加 NLV－四聚体结合 T 细胞。2 例患者发生再激活，无需治疗	Micklethwaite 等，2007 [26]
巨细胞病毒	30	同种异体 HSCT 受者有巨细胞病毒激活的风险	使用 DC 脉冲 CMV 裂解物产生的 CMV 特异性 CTL	19 例未发生，7 例 I 级 GVHD,1 例 II 级 GVHD，3 例 III 级 GVHD	重建巨细胞病毒免疫和预防晚期复活	Peggs 等，2009 [71]
巨细胞病毒	16	同种异体 HSCT 具有抗病毒化学疗法难以治疗的巨细胞病毒疾病或病毒血症的患者	用 pp65 蛋白离体刺激，然后分离产生 IFN-γ 的细胞	1 例可疑（胃肠道出血）	14 例 /16 例的患者部分或完全反应	Feuchtinger 等，2010 [51]
巨细胞病毒	18	同种异体 HSCT 受者有早期巨细胞病毒激活的风险	响应重组 pp65 或来自 CMV pp65 的重叠肽库的由 IFN-γ 分泌直接分离产生的 CMV 特异性 T 细胞	7 例 GVHD（5 例只有皮肤型 I 级 GVHD）	重建 CMV 免疫：7 名患者在接下来的 6 个月内无巨病毒治疗	Peggs 等，2011 [31]
巨细胞病毒	2	HSCT 患者有巨细胞病毒抗原血症高复发性	用 streptamer 技术选择 CMV pp65 特异性 T 细胞	无	2 例 /2 例病毒清除率	Schmitt 等，2011 [33]
巨细胞病毒	7	HSCT 患者有巨细胞病毒复活 > 2 周	用来自全长的 pp65 和 IE1 的肽的混合物刺激	无	5 例 /7 例的外周血 CMV 活性增加，病毒载量达到完全缓解或部分缓解	Bao 等，2012 [72]

第 68 章　在造血干细胞移植中应用过继性 T 细胞治疗病毒性疾病
Adoptive T-cell Therapy for Viral Disease in the Setting of Hematopoietic Cell Transplantation

995

（续表）

病毒种类	病例数	移植患者情况	CTL 类型	急性 GVHD	抗病毒效果	参考文献
巨细胞病毒	6	同种异体 HSCT 受者持续性巨细胞病毒血症持续>2周，同时接受药物治疗或治疗后早期复发（2周内）	用限制性 HLA-A*0201 和/或限制性 HLA-B*0702CMV pp65 肽（NLV/TPR）刺激，通过 IFN-γ 捕获选择，然后扩增 7~14 天	无	6 例 /6 例清除了巨细胞病毒血症	Meij 等，2012[52]
巨细胞病毒	13	具有持续性巨细胞病毒血症的同种异体患者，至少 2 周的更昔洛韦或膦甲酸治疗有难治性	由来自巨细胞病毒 pp65 的重组肽的自体单核细胞衍生的树突状细胞。刺激 T 细胞。培养周期为 21~35 天	无	12 例 /13 例在输注后 2~8 周清除病毒血症；1 例没有回应	Koehne 等，2012[37]
腺病毒	9	治疗 2 周后患儿有持续性腺病毒的 HSCT 受者	用腺病毒抗原短暂体外刺激后捕获 IFN-γ	1 例 II 级皮肤型 GVHD	腺病毒特异性免疫的过继转移在 5 例 /6 例可评估的患者中成功开且 4 次清除了腺病毒感染	Feuchtinger 等，2006[54]
JC 病毒	1	与兄弟匹配的患者的与 JC 病毒相关的 PML	用衍生自 VP1 和大 T 病毒蛋白的肽刺激	无	JC 病毒 DNA 在脑脊液中被清除	Balduzzi 等，2011[55]

HSCT. 造血干细胞移植；GVHD. 移植物抗宿主病；PTLD. 移植后淋巴组织增生性疾病；PML. 进行性多灶性白质脑病

样细胞系。该结果说明引起 PTLD 的 EB 病毒株和用于产生淋巴母细胞样细胞系的实验室 B95-8 病毒株之间的抗原存在潜在的差异。在第 4 例患者中，供者与受者在人类白细胞抗原表位仅有 7/10 相合，并且供者 CTL 对 EB 病毒抗原反应主要针对为 HLA-A1101，而 HLA-A1101 仅在供体中存在[45]。这一结果和我们小组观察到的免疫逃逸[36]均证实了输注具有特异性限制的 T 细胞的风险。

以上这些研究以及其他的研究（表 68-1）均证实，对造血干细胞移植后患者输注供者来源的 EB 病毒特异性 CTL 预防或治疗 PTLD 是安全有效的。然而，虽然制备方法具有可重复性，并且可以在其他机构推广，主要问题是制作 EB 病毒特异性 CTL 需要时间较长，需 2 ～ 3 个月时间（图 68-1A）。许多对 EB 病毒 -CTL 的研究是在使用利妥昔单抗之前进行的，但仍有很大一部分患者即使对利妥昔单抗治疗耐药，仍对 EB 病毒特异性 T 细胞治疗有反应[46]。因此，其他缩短 EB 病毒 -CTL 制备时间的方案正在进行评估。多聚体筛选（图 68-1B）已被用于治疗 1 例脐带血移植后的 EB 病毒相关的 PTLD。在这个病例中从半相合供者中制备了针对两种不同的 EB 病毒抗原表位的 HLA A2 限制性 EB 病毒特异性 T 细胞，输注受者体内后大量扩增，取得了一定的临床疗效[47]。该患者 EB 病毒相关的 PTLD 在移植后 12 个月复发，进行第二次输注治疗同样有效。

其他小组已经评估了 IFN-γ 捕获技术筛选供者来源的 EB 病毒特异性 T 细胞来治疗造血干细胞移植后 PTLD 患者。Moosmann 等将供者单核细胞与来自 11 种 EB 病毒抗原的 23 种 HLA Ⅰ类肽和 HLA Ⅱ类肽共孵育，并选择对这些肽发生应答的分泌 IFN-γ 的 T 细胞[48]。3 例在疾病早期的患者对 T 细胞治疗有效，另有 3 例在疾病晚期的患者对该治疗无效[48]。Icheva 等使用完整 EBNA-1 蛋白或 EBNA-1 重叠肽库刺激抗原提呈细胞产生 EBNA1 特异性 T 细胞，然后通过 IFN-γ 捕获的方法进行分选（图 68-1C）。分选出的 EBNA1 特异性 T 细胞治疗了 10 例 PTLD 患者，7 例有效[21]。此外，在这两项研究中，除了 1 例患者发生短暂的皮肤Ⅰ度 GVHD[21]，没有明显的毒性反应。虽然尚不清楚治疗失败的增加是否是由于对有限数量的 EBV 抗原和（或）表位的免疫逃逸，但目前这些结果仍是令人鼓舞的。另外，目前仍不清楚哪种 EB 病毒抗原最有可能诱导体内保护性的 T 细胞。

（二）巨细胞病毒

Riddell 和 Walter 小组首先对造血干细胞移植患者进行了巨细胞病毒特异性 T 细胞治疗，该研究中对同胞全相合移植的患者输注供者来源的剂量递增的巨细胞病毒特异性 CD8+T 细胞。细胞输注后在所有患者的外周血中均检到巨细胞病毒特异性 CD8+T 细胞反应，无不良事件发生[7, 18]。此研究中没有患者发生巨细胞病毒疾病，从而证明了巨细胞病毒特异性 CD8+T 细胞在预防造血干细胞移植后巨细胞病毒重新激活中的重要性[18]。此研究中观察到一个有趣的现象是，在体内缺乏 CD4+ 的巨细胞病毒特异性 T 细胞的患者中，巨细胞病毒特异性 T 细胞反应的强度有所下降，同样在一些动物模型中，CD4+T 细胞是过继转移的 CD8+T 细胞克隆持久存在所必需的。应用过继免疫重建抗病毒免疫，本研究为这一理论提供了证据支持。但是使用供者成纤维细胞作为抗原提呈细胞和巨细胞病毒的 AD169 病毒株，以及比较长的扩增周期限制了其更广泛的应用。

在这些研究的基础上，许多小组都对造血干细胞移植后患者进行了巨细胞病毒特异性 T 细胞治疗。Peggs 等使用来自巨细胞病毒感染的患者肺成纤维细胞系的巨细胞病毒抗原刺激树突状细胞，扩增多克隆巨细胞病毒特异性 CD4+ 和 CD8+T 细胞[19]。应用整个巨细胞病毒抗原可以扩增产生出具有广泛特异性的 CTL 产物。患者在第一次被 PCR 监测到有巨细胞病毒拷贝数升高时输注巨细胞病毒 -CTL。没有输注相关的毒性，除了有两例患者发生了巨细胞病毒重新激活并成功用更昔洛韦治疗，16 例患者中无 1 例发生巨细胞病毒疾病[19]。在这项研究中，只有 3 例患者发生为Ⅰ度皮肤 GVHD，并且这 3 例患者都对局部激素治疗有效。然而，需要注意的是，这些患者在 T 细胞输注前停用了 GVHD 预防用药。

Perruccio 等将 CD4+ 巨细胞病毒特异性 T 细胞克隆（而非多克隆 CTLs）应用于 25 例单倍体移植的患者中[49]。由于巨细胞病毒的清除是由 CD8+T 细胞介导的，因此认为输注的 CD4+ 细胞对刺激和扩增内源性巨细胞病毒特异性 CD8+T 细胞提供了帮助。在用巨细胞病毒抗原感染供者 PBMC 后扩增 T 细胞克隆，并以 10^5 ～ 10^6 个细胞 /kg 的剂量作为单次输注剂量。在这 25 例输注巨细胞病毒特异性 CD4+ 细胞中有效预防了 16 例患者巨细胞病毒再激活，7 例患者重新激活巨细胞病毒，5 例患者发生巨细胞病毒疾病，其中 2 例

第 68 章　在造血干细胞移植中应用过继性 T 细胞治疗病毒性疾病
Adoptive T-cell Therapy for Viral Disease in the Setting of Hematopoietic Cell Transplantation

997

死亡，这表明使用含有 CD4[+] 和 CD8[+]T 细胞的广谱产品可能产生更大的治疗获益。

基于巨细胞病毒特异性 T 细胞作为预防治疗的成功经验，Einsele 等研究了过继转移巨细胞病毒特异性 CTL 对抗病毒药物治疗无效或治疗后病毒复燃患者的效果 [50]。通过用巨细胞病毒裂解物刺激供者 PBMC，并在 IL-2 存在下利用自体辐照饲养细胞和巨细胞病毒裂解物，促进巨细胞病毒特异性 T 细胞的扩增。8 例患者接受剂量为 1×10^7 个细胞 /m² 巨细胞病毒特异性 T 细胞，无不良事件发生 [50]。在 7 例可评估的患者中，在进行一次或两次的输注后，6 例巨细胞病毒血症患者病毒被清除，这与 CD4[+] 和 CD8[+] 巨细胞病毒特异性 T 细胞的增加同步 [50]。该方法的优点在于它依赖于巨细胞病毒裂解物感染的单核细胞呈递抗原，从而避免使用树突状细胞。然而，当使用巨细胞病毒裂解物时仍存在潜在的感染风险。

为了避免使用活巨细胞病毒或病毒抗原，一些研究小组已开始探索使用巨细胞病毒蛋白或肽扩增 T 细胞的方法 [26, 30]。最初使用的是受普通 HLA 等位基因限制的免疫多肽，最近可获得的重叠肽已克服了 HLA 限制的问题。几种应用的策略包括：使用单肽或肽混合物脉冲刺激的树突状细胞用于扩增巨细胞病毒特异性 T 细胞，已在两项研究中进行 [26, 27]；使用 IFN-γ 捕获对相关肽产生应答的 T 细胞，已在 3 个研究小组进行 [31, 51, 52]。Feuchtinger 等用巨细胞病毒 pp65 蛋白刺激并通过 IFN-γ 捕获分离的巨细胞病毒特异性 T 细胞，将其输入 18 例同种异基因造血干细胞移植后合并巨细胞病毒病或巨细胞病毒血症的患者中，有效率为 83%[51]。Peggs 等用重组巨细胞病毒 pp65 蛋白或来自巨细胞病毒 pp65 抗原的重叠肽刺激供者采集物产生巨细胞病毒特异性 T 细胞 [31]，并将其输注到 25 例受者体内，这 25 例受者均获得免疫重建；Meij 等用两种免疫活性巨细胞病毒 pp65 多肽（NLV，即 HLA-A * 0201 限制性和 TPR，HLA-B * 0702 限制性）刺激产生的 T 细胞输注至 6 例巨细胞病毒重激活患者中，所有患者均获得完全的治疗反应 [52]。

使用 HLA 四聚体可以避免使用抗原提呈细胞来选择供者来源的巨细胞病毒特异性 CD8[+]T 细胞 [35]。在一项评估这种巨细胞病毒方法的研究中，9 例患者接受了中位剂量为 8.6×10^3 个 CTLs/kg 的四聚体染色的巨细胞病毒，在输注 10 天内可检测到患者外周血

巨细胞病毒特异性 CTL 的增加，8 例 /9 例患者清除了病毒，其中包括 1 例对治疗耐药的患者 [35]。最近，Schmitt 等使用多聚体技术分选 pp65 特异性 T 细胞并治疗了 2 例患者，均清除了病毒 [33]。因此，这是一种有前途的治疗方法，但由于能够与已知的 HLA 限制性巨细胞病毒肽表位发生反应的 T 细胞的供者数量有限，此方法的应用受到限制。

总而言之，供者来源的巨细胞病毒特异性 CTL 治疗巨细胞病毒再激活或巨细胞病毒病的研究取得了令人鼓舞的结果，有效率为 80% ～ 100% 不等。此外，预防性使用 CTL 时，除了接受 CD4[+] 的巨细胞病毒特异性 T 细胞的 5 例患者外，没有其他患者报道发生巨细胞病毒病（表 68-1）。

（三）腺病毒

已发表的使用单独靶向腺病毒的 T 细胞治疗的报道中，有病例报道证实供者淋巴细胞输注在治疗由腺病毒感染引起的出血性膀胱炎患者中取得了成功 [53]。最近，Feuchtinger 等报道了一项研究，该研究通过用腺病毒抗原刺激供者 PBMC 然后进行 IFN-γ 捕获来分选腺病毒反应性 T 细胞 [54]。造血干细胞移植后合并系统性腺病毒感染的 9 例儿童，细胞治疗中输注的 T 细胞量为 1.2×10^3 ～ 50×10^3/kg。虽然输注的细胞数量非常低，但 9 例患者中有 4 例清除了病毒 [54]。

（四）JC 病毒

JC 多瘤病毒（polyomavirus JC，JCV）通常与具有致命风险，且进行性多灶性白质脑病（progressive multifocal leukoencephalopathy，PML）有关。Balduzzi 等通过使用来自 VP1 和大 T 病毒抗原的重叠 15 肽，刺激供者 PBMC 产生的 JC 多瘤病毒特异性 T 细胞。将其输注给造血干细胞移植后的 JC 多瘤病毒相关的 PML 患者 [55]。T 细胞输注后外周血中检测到 JC 多瘤病毒特异性 T 细胞，其与脑脊液中 JC 多瘤病毒 DNA 的清除一致，并且具有显著的临床改善。未发现 CTL 输注相关的不良事件。虽然只是病例报告，但对造血干细胞移植患者进行 JC 多瘤病毒特异性 T 细胞免疫疗法，以恢复对该病毒的 T 细胞免疫并控制疾病，该研究提供了证据支持。

五、使用针对多种病毒的免疫疗法的临床结果

由于造血干细胞移植后发生多种病毒感染的患者

并不罕见，因此几个研究小组已经探索了使用靶向多种病毒的 T 细胞，以便在造血干细胞移植后给予患者作为治疗或预防性输注。这些临床试验总结见表 68-2。

（一）针对巨细胞病毒、EB 病毒和腺病毒

在首次报道的使用多病毒特异性 T 细胞的研究中，贝勒医学院的研究小组开发了一种方法，产生了供者来源的具有病毒特异性的 T 细胞系，该细胞可以识别巨细胞病毒、EB 病毒和腺病毒[22]。使用嵌合腺病毒 - 巨细胞病毒 pp65 载体（Ad5f35-pp65）修饰单核细胞，以 EB 病毒淋巴母细胞样细胞系作为抗原提呈细胞，以产生对 EB 病毒、巨细胞病毒和腺病毒特异的 CTL 的单一培养物。共有 26 例患者接受了三个病毒特异性 CTL 产品的预防性输注或治疗性输注，剂量范围为 $1 \times 10^7 \sim 1 \times 10^8/m^2$。在输注后对安全性监测超过 3 个月以上，没有患者发生 Ⅱ 度以上 GVHD 或其他不良反应。

IFN-γ ELISPOT（酶联免疫斑点）测定法检测 CTL 输注后免疫重建，发现输注后 4 周重建对巨细胞病毒和 EB 病毒的免疫。而对腺病毒的免疫应答仅存在于再激活或感染的患者中。在 CTL 输注之前及刚输注结束总共观察到 20 次病毒再活化。11 例巨细胞病毒再激活患者中，有 9 例在没有药物治疗的情况下清除了巨细胞病毒血症，同时监测到外周血中巨细胞病毒特异性 CTL 有相应升高[22, 56]。另外 1 例患者使用 CTL 和更昔洛韦联合清除了感染的巨细胞病毒，而最后 1 例患者对任何治疗方式均无反应。6 例有高 EB 病毒拷贝的患者均清除了病毒血症，6 例患有腺病毒感染的患者中有 5 例清除了病毒血症[22]。该研究表明，源自血清阳性供者外周血的多病毒特异性 CTL 能够在体内扩增并介导抗多种病毒的活性。最近采用 DNA 质粒转染的树突状细胞刺激培养制备的多病毒 CTL 用于治疗 10 例异基因造血干细胞移植患者，治疗有效率为 80%，其中 2 例为 EB 病毒相关淋巴瘤，3 例为双病毒重激活患者[57]。

（二）腺病毒 /EB 病毒

该研究小组的另一项临床试验针对接受巨细胞病毒血清学阴性供者移植物的造血干细胞移植受者。在这项研究中，单独的嵌合腺病毒特异性载体（Ad5f35）修饰单核细胞和 EB 病毒淋巴母细胞样细胞系，产生单个 PBMC 培养物，使之产生对 EB 病毒和腺病毒特异的 CTL[58]。14 例患者在造血干细胞移植后接受了双病毒特异性 CTL 治疗，没

有输注相关的毒性反应，也没有患者发生 Ⅱ 度以上 GVHD。所有 3 例 EB 病毒高拷贝数的患者都清除了病毒，3 例腺病毒血症 / 腺病毒病患者中有 2 例清除了病毒，提示该方法在预防或治疗时也是安全有效的[58]。

（三）巨细胞病毒 / 腺病毒

Micklethwaite 等使用与上述相同的嵌合腺病毒 - 巨细胞病毒 pp65 载体，转导来自供者来源的树突状细胞刺激自体 PBMC，扩增出巨细胞病毒和腺病毒特异性 T 细胞[23]。在最近的一次更新中，他们报道了在移植后第 28 天将巨细胞病毒 / 腺病毒特异性 T 细胞预防性输注给 40 例成年患者[59]。没有观察到与输注相关的不良事件，并且与未输注 CTL 的对照组相比，急性或慢性 GVHD 的发生率或巨细胞病毒再活化率没有显著差异。不过他们却发现在接受 CTL 治疗的队列中，需要针对巨细胞病毒进行抗病毒治疗的患者比例及每个患者的总治疗天数有明显下降[59]。

（四）巨细胞病毒和 EB 病毒

Dong 等报道了 3 例儿童患者，这些患者在半相合供体移植后接受了针对巨细胞病毒和 EB 病毒的供体来源的 T 细胞[60]。使用针对 LMP2、pp65 和 IE1 表位肽负载的树突状细胞刺激产生的 T 细胞。2 例患者在造血干细胞移植后不到 32 天出现巨细胞病毒血症，并通过逐渐减少免疫抑制药和输注病毒特异性 T 细胞清除了病毒[60]。第 3 例患者经预防性治疗，移植后 14 个月以上都未发生病毒感染。

（五）针对 EB 病毒、腺病毒、巨细胞病毒、BK 病毒和 HHV-6

最近贝勒医学院的研究小组报道了一项研究，将快速制备的多病毒特异性 T 细胞单份培养物给予造血干细胞移植后的 11 例患者。多病毒特异性 T 细胞可识别来自五种病毒（EB 病毒、巨细胞病毒、腺病毒、BK 病毒和 HHV-6）的 12 种免疫原性抗原。11 例患者中有 8 例输注 T 细胞时有多达 4 次的活动性病毒感染。这些快速生成的（10 天）T 细胞产品在异基因造血干细胞移植受者中是安全的，高达 94% 的患者产生持续的病毒学反应和临床疗效[75]。

（六）同种异体反应的风险

综上，这些研究显示针对 1 ～ 3 种病毒的特异性 T 细胞，在造血干细胞移植后重建机体免疫活性，清除活化的病毒及病毒病方面均有一定的作用。尽管所有这些方法都具有产生同种异体反应的可能性，

第 68 章　在造血干细胞移植中应用过继性 T 细胞治疗病毒性疾病
Adoptive T-cell Therapy for Viral Disease in the Setting of Hematopoietic Cell Transplantation

999

表 68-2　使用移植供体来源的多病毒特异性细胞预防或治疗病毒感染的临床试验

病毒	病例数	移植患者人群	CTL 的来源	GVHD	抗病毒作用	参考文献
巨细胞病毒、EB 病毒和腺病毒	23 例受试者，3 例紧急使用或姑息治疗	HSCT 后有巨细胞病毒、腺病毒、EB 病毒载体激活高风险或发生病毒疾病者	由巨细胞病毒 pp65 刺激病毒载体编码转导的单核细胞和淋巴母细胞样细胞系	有 2 例患者出现皮疹，对局部激素敏感	6/6 的 EB 病毒清除感染；5/6 例腺病毒清除，10/11 例巨细胞病毒清除感染，1 例巨细胞病毒清除感染患者经 CTL 和药物治疗后病情进展	Leen 等, 2006[22] Bollard 等, 2011[56]
巨细胞病毒、EB 病毒和腺病毒	10	HSCT 后巨细胞病毒或 EB 病毒、腺病毒再激活或有其活化及疾病相关疾病	用编码 EB 病毒、抗原的 DNA 质粒（LMP2 EBNA1、BZLF1）腺病毒（hexon, penton）和 CMV（pp56, IE1）刺激 DCs	有 1 例患者出现皮疹，但不能确定发生 GVHD 还是 BK 病毒感染	3 例 EB 病毒再活化患者 2 例达到完全缓解（含 2 个 EB 病毒 -PTLD）5 例巨细胞病毒患者 4 例获得完全缓解；5 例腺病毒患者均达到完全缓解	Gerdemann 等, 2013[57]
EB 病毒和腺病毒	12 例受试者，包括 2 例名姑息治疗者	HSCT 后有巨细胞病毒、腺病毒、EB 病毒发生或有其活化及疾病者	由腺病毒载体激活转导的单核细胞和淋巴母细胞样细胞系	3 例患者出现皮疹，对局部激素敏感	11 例接受预防的患者未发生巨细胞病毒感染，2/3 的患者感染腺病毒被清除	Leen 等, 2009[58]
巨细胞病毒和腺病毒	40	HSCT 后有巨细胞病毒、腺病毒、EB 病毒高风险或有活化及疾病者	由编码巨细胞病毒 pp56 的腺病毒载体激活	24% 的患者发生 II～IV度急性 GVHD；CTL 队列中 vs 18% 在对照组中	巨细胞病毒重激活明显减少仅 1 例患者需要重要抗病毒药物治疗。病毒 CTL 受体巨细胞病毒特异性药物治疗免疫重建	Micklethwaite 等, 2008[23] Blyth 等, 2013[59]
巨细胞病毒和 EB 病毒	3	单倍体移植后有巨细胞病毒、腺病毒、EB 病毒再活化及疾病者	EB 病毒 LMP2, 巨细胞病毒 pp65, 巨细胞病毒 IE 肽负载树突状细胞诱导产生	I度 GVHD	治疗：2 例 /2 例清除 预防：1 例无感染	Dong 等, 2010[60]

HSCT. 造血干细胞移植；GVHD. 移植物抗宿主病

但发生 GVHD 的概率似乎没有像预期那样明显增加（表 68-1 和表 68-2）。由于体外研究表明大多数病毒特异性 CTL 细胞系具有与同种异体 HLA 分子的交叉反应性，这种错配环境的存在特别令人担忧[61]。然而在接受病毒特异性 CTL 的 153 例受试者中却未观察到这种同种异体反应，包括 73 例与供者 HLA 不相合的患者[62]。需要注意的是，对同种异体反应的关注意味着大多数研究排除了 Ⅱ 度及以上 GVHD 患者。

六、病毒阴性供者的 CTLs 对造血干细胞移植患者的治疗

到目前为止讨论的所有供体特异性 T 细胞都是利用来自病毒血清学阳性供者采集物制备。当供体没有对病毒的免疫力，或受者接受脐带血移植时，目前不能采用病毒特异性 CTL 的过继转移。临床前期的研究通过评估转移特异病毒抗原的人工受体来解决这一问题[63, 64]。但这种方法尚未进行在临床研究中进行测试。此外，还可以考虑改变培养条件，使病毒阴性供者的 CTL 重新活化[65]。最近的一份报道证实了该方法在临床上的可行性[76]。最后，一些研究评估了与造血干细胞移植受者共享 HLA 抗原的第三方 CTL 是否具有抗病毒活性，相关研究总结见表 68-3。

（一）第三方 EB 病毒 CTL

一种可能为所有受者提供"现成"产品的选择是使用由具有常见 HLA 多态性的病毒免疫个体产生的库存病毒特异性 T 细胞系。Haque 等在 33 例患者的 Ⅱ 期多中心临床试验中，使用多克隆 EB 病毒 CTL 治疗造血干细胞移植和实体器官移植后的 EB 病毒 PTLD，结果显示 6 个月的总反应率为 52%[66]。Memorial Sloan Kettering 癌症中心的研究人员报道了接受第三方 EB 病毒 CTL 治疗的 5 例 PTLD 患者，其中 4 例获得完全反应[45]。在评估使用第三方多病毒特异性 CTL 治疗难治性病毒感染患者的多中心研究中，输注后 42 天进行评估，50 例患者首次完全 / 部分缓解的总累计发生率为 74%（巨细胞病毒为 73.9%，EB 病毒为 66.7%，腺病毒为 77.8%）[67]。尽管其应答略低于供体来源的 CTL，但这种方法仍显示出相当大的应用前景。尽管有一篇关于使用第三方腺病毒 CTL 后导致肝脏 GVHD 的报道[68]，但大多数研究都未显示 GVHD 风险增加。如果第三方

CTL 能够得到进一步发展，建立可以提供广泛覆盖的 HLA 相合标准将非常重要。这将有可能使用纯合子捐赠者，由于在制备过程中抗原竞争减少，含有一种病毒的产品可能比含有多种病毒的产品具有更广泛的特异性。

（二）脐带血来源的 CTL

随着使用脐血移植的增加，有相当数量的患者接受了病毒阴性供者移植物。巨细胞病毒再激活通常发生在内源性病毒中。血清学阳性受者接受血清学阴性供者移植物仍然是发生巨细胞病毒感染的高风险人群。从脐血移植物的受者开发多病毒特异性 T 细胞需要激活初始 T 细胞，而不是从血清学阳性供者中简单扩增已存在的记忆 T 细胞。在含 IL-7、IL-12 和 IL-15 细胞因子的情况下，使用带有 Ad5f35 巨细胞病毒 pp65 载体转导自体脐血来源的树突状细胞和 EB 病毒淋巴母细胞样细胞系刺激脐血来源的 T 细胞，单份脐血采集物从体外激发获得多病毒特异性 T 细胞的比例为 20%[65]。到目前为止，已有 6 例患者在脐血移植后接受 CTL 预防或治疗[76]，没有观察到与输注相关的毒性或 GVHD。尽管仅接受了 80% 的脐血单位，但所有均在 30 天完成了中性粒细胞植入。2 例感染了 EB 病毒、巨细胞病毒和腺病毒的患者和另外 4 例患者保持长期无病毒状态的患者也证明了该治疗早期的疗效。虽然这项研究仍在进行中，但研究结果表明，将初始 T 细胞（脐血）来源的病毒特异性 T 细胞移植给脐血移植后的患者是安全的，并有助于病毒特异性 T 细胞在体内的免疫重建。

七、结论和未来方向

过继特异性 CTL 可以重建相关病毒的免疫并治疗对传统治疗方法无效的病毒感染。有活动性病毒感染的造血干细胞移植受者从其移植供者获得的源自病毒特异性 CTL 的总有效率约为 80%（表 68-1 和表 68-2），而接受第三方细胞来源的 CTL 有效率约为 70%（表 68-3）。在大多数情况下，这些免疫治疗与药物疗法相比，疗效更持久，具有更多的优势。然而更广泛的临床应用被 CTL 复杂的制备方法和漫长的制备时间所限制。在过去几年中，一些研究小组已开发出更加快速制备 CTL 的方案，这些方案似乎具有相同的抗病毒效应并将在后期临床试验中进行最终测试。

第 68 章　在造血干细胞移植中应用过继性 T 细胞治疗病毒性疾病
Adoptive T-cell Therapy for Viral Disease in the Setting of Hematopoietic Cell Transplantation

1001

表 68-3　使用第三方病毒特异性细胞毒 T 淋巴细胞的临床试验

目标病毒	患者人数	移植人群	CTL 类型	CTLs 可能引起的严重不良事件	结果	参考文献
EB 病毒	2	HSCT 后发生 PTLD	高度匹配的异基因 EB 病毒 -CTL	无报道	2 例完全缓解	Haque 等, 2007 [66]
EB 病毒	5	HSCT 经活检证实的 PTLD 患者	高度匹配的异基因 EB 病毒 -CTL	无报道	4 例完全缓解, 1 例疾病进展	Barker 等, 2010 [73] Doubrovina 等, 2012 [45]
EB 病毒	1	对利妥昔单抗无反应的 PTLD 患者	单倍型半相合, GLC 肽四聚体分选	无报道	1 例患者实现完全缓解, 9 个月后复发, 二次输注有效	Uhlin 等, 2010 [47]
巨细胞病毒	2	接受异基因造血干细胞移植的巨细胞病毒病患者或抗病毒治疗难治性病毒血症者	巨细胞病毒 pp65 蛋白质体外刺激后产生 IFN-γ 捕获	无报道	1 例患者完全缓解 1 例患者无应答	Feuchtinger 等, 2010 [51]
腺病毒	1	无关供体移植后有难治性腺病毒感染	刺激单倍体相合供者并用 IFN-γ 捕获	肝脏 GVHD（活检无第三方细胞）	1 例完全缓解	Qasim 等, 2011 [68]
EB 病毒、巨细胞病毒、腺病毒	50	HSCT 后经正规抗病毒治疗后仍有持续巨细胞病毒、EB 病毒、腺病毒感染	异基因三种特异性 CTLs	6 例 GVHD 再活化; 2 例新发 GVHD	注射 6 周后完全或部分缓解的累计发生率为 74%（巨细胞病毒为 73.9%, EB 病毒为 66.7%, 腺病毒为 77.8%）	Leen 等, 2013 [67]
EB 病毒、巨细胞病毒、腺病毒	6	HSCT 后经正规抗病毒治疗后仍有持续巨细胞病毒、EB 病毒、腺病毒感染	多聚体分选, 针对巨细胞病毒、EB 病毒、腺病毒	没有报道	巨细胞病毒: 3 例 /4 例有应答 腺病毒: 无应答 EB 病毒: 二次输注后完全缓解	Uhlin 等, 2010 [47] Uhlin 等, 2012 [74]

HSCT. 造血干细胞移植; PTLD. 移植后淋巴增殖性疾病; GVHD. 移植物抗宿主病

第 69 章
过继性 T 细胞造血干细胞移植治疗恶性肿瘤
Adoptive T-cell Therapy for Malignancy in the Setting of Hematopoietic Cell Transplantation

Stephen J. Forman   Michael Kalos   Carl H. June   著

朱原辛   唐晓文   译

王   虹   傅琤琤   陈子兴   校

一、概述

目前已有多种细胞疗法应用于造血干细胞移植，包括输注单克隆 T 细胞或抗原特异性 T 细胞、淋巴因子激活的杀伤细胞、NK 细胞、树突状细胞及巨噬细胞。本书第 70 章我们阐述了通过输注异基因 T 淋巴细胞（又称为供者淋巴细胞输注）来增强抗肿瘤效应。第 68 章介绍了采用过继性 T 细胞疗法来控制感染，治疗 EB 病毒相关肿瘤或病毒诱导的其他肿瘤。本章主要探讨造血干细胞移植中采用 T 细胞疗法治疗肿瘤的背景、基本原理、当前临床应用和实验方法。我们还讨论了新的细胞和分子技术的发展对 T 细胞治疗的未来方向、疗效和适应证可能带来的影响。

二、过继性 T 细胞传递治疗的历史及理论基础

（一）背景

异基因移植中过继性细胞疗法治疗肿瘤的概念最早由 Mitchison 于 60 年前提出[1]。在小鼠同基因肿瘤模型中，T 细胞生长因子的应用首次使得用于过继性免疫治疗的肿瘤特异性 T 细胞在体内扩增成为可能。随后，一些研究者对过继性 T 细胞治疗肿瘤的理论基础和实验基础进行了很好的总结[2, 3]。

在最早的临床试验中，通过过继性输注自体、异基因及异种淋巴细胞来治疗各种肿瘤。这些试验进行时，T 细胞生物学和肿瘤抗原的机制还没有被完全阐明，因而这些早期试验的结果并不理想。1977 年，Rosenberg 和 Terry 回顾了最初 25 年过继性细胞治疗的相关研究[4]。

（二）基础原理

Weiden[5] 等开创性地发现使用同基因供者造血干细胞移植在预防白血病复发方面不如同胞供者造血干细胞移植有效，这为过继性 T 细胞治疗提供了强有力的理论基础。该理论源于如下解释，即遗传差异为肿瘤细胞提供了免疫的靶标，而来自同基因供者移植物中的过路 T 细胞却无法识别这种靶标。鉴于 T 细胞的持续抗肿瘤作用，我们或可利用主动免疫来增加 T 细胞的数量和功能。然而，目前共识认为基于过继 T 细胞治疗的疫苗疗效并不明显，在造血干细胞移植中尤其如此。因为造血干细胞移植后往往伴随免疫抑制，患者体内 T 细胞数量和质量缺陷可能持续数月和数年[6]，这为疫苗免疫疗法的应用带来了极大的障碍。

三、T 细胞传递的原理

表 69-1 列出了基于免疫学机制，在造血干细胞移植中采用的一些提高 T 细胞输注疗效的策略。

第 69 章　过继性 T 细胞造血干细胞移植治疗恶性肿瘤
Adoptive T-cell Therapy for Malignancy in the Setting of Hematopoietic Cell Transplantation

1003

表 69-1　提高过继性 T 细胞治疗疗效的策略

辅助促进维持 Th1 细胞功能
输注抗体以增强 4-1BB、CD27 或 ICOS 信号
阻断检查点：CTLA-4、PD-1、HVEM、LAG3、TIM3
选择最佳细胞：Tcm、Tn、Th17
应用细胞因子，例如 IL-7、IL-12、IL-15、IL-18 或 IL-21
细胞因子拮抗药，如 TGF-β 阻断或抑制药
输注 CD4+ Th 细胞维持 CTL 功能
增强输注细胞的复制能力
清除宿主淋巴细胞
耗尽或抑制宿主 Treg 细胞
增加 T 细胞受体亲和力
非清髓性干细胞移植促进异基因 T 细胞输注
控制瘤床，例如化疗，在瘤床中表达趋化因子以促进 CTL 的转运冷冻消融，抑制磷酸二酯酶 -5 疫苗疗法以促进嵌合抗原受体 T 细胞

过继性 T 细胞疗法的合理应用建立在我们对细胞和分子免疫学，以及肿瘤细胞生物学等相关机制的理解上。随着基础科学的进展，前期应用过继性细胞疗法疗效不佳的原因已被逐渐阐明。

移植后由于宿主淋巴细胞耗竭，这对主动（疫苗）免疫治疗提出了挑战。相比之下，宿主淋巴细胞的减少为 T 细胞输注创造了更有利的环境，因为在这种环境下，过继 T 细胞的植入和扩增更容易。可以导致过继 T 细胞稳定扩增的因素很多[7]，而且这种扩增往往伴随细胞功能的增强[8]。

在稳定的淋巴细胞生成过程中，淋巴细胞总数保持稳定。然而，来自共同 γ 链家族的细胞因子，如 IL-2、IL-7 和 IL-15 可以将 T 细胞总数，增加至高于基线水平。但是，与 B 细胞不同，T 细胞是在克隆水平上受到调控[9]。因此大量输注仅具有单一 TCR 特异性的 T 细胞，可能不会使过继输注的克隆保持长效，并维持在较高水平。

过继输注的 T 细胞，其最佳组成目前仍存在争议。此外，根据肿瘤和过继治疗的目标不同，用于治疗的最佳细胞也有所不同。多年来，人们认为效应 T 细胞应作为首选。但是现在的研究表明，输注幼稚 T 细胞[10]、中央记忆 T 细胞[11]、Th17 细胞[12]

和 T 淋巴干细胞[13] 可能都具有一定的优势。在需要根除肿瘤的情况下，输注 T 细胞的最佳组合可能会依据治疗目标是长期持续的发挥作用，还是免疫监视作用而有所不同。

早期的临床实验中，过继性 T 细胞治疗失败的原因可能是体外培养周期过长导致大量细胞达到或接近复制性衰老。有研究表明，黑色素瘤患者端粒长度和复制能力与过继 T 细胞系的植入效率和抗肿瘤效应相关[14]。而 CD28 的刺激可以维持 T 细胞的端粒长度[15]，发挥正性共刺激作用从而可以改善过继转移 T 细胞的植入和持久性。另一份研究表明，IL-15 可诱导端粒酶保持一定的活性，从而减少细胞分裂后大量记忆性 CD8+T 细胞的端粒丢失[16]。此外，hTERT 的构成性表达可延长人 T 细胞的复制潜能[17]。

如前所述，T 细胞基因工程可以通过各种细胞自主机制增强其功能。此外，T 细胞可以被工程化以抵抗细胞外源性的免疫抑制，就如由 TGF-β 和 Treg 细胞所介导[18, 19] 的。因此，与其他形式的免疫治疗一样，临床上过继性 T 细胞转移最终采用联合的治疗方式。

四、T 细胞培养和工程化的策略

（一）原理

多年来，大多数研究者采用的方法是建立在大量输注效应 T 细胞基础上的。这是一种必要的策略，因为输注的 T 细胞在本质上是不可复制的，并且它是作为药物发挥治疗作用，而不是作为长效记忆性 T 细胞发挥作用。根据临床试验中应用工程化 T 细胞的相关研究结果[20, 21]，我们认为在大多数情况下，其实只需要输注少量细胞就能达到治疗的效果，因为输注的 T 细胞大部分可以在宿主体内扩增，而不能在体外的细胞培养中扩增。这种新的治疗方式并不适用于短效工程细胞，如 mRNA 转染的 T 细胞，因为该细胞需要多次大量输注才能发挥作用[22, 23]。

（二）T 细胞培养方法

研究表明，在每个细胞的基础上，输注具有广泛复制能力的过继 T 细胞极大地提高了植入率和抗肿瘤效应，这比输注具有更强细胞毒性效应的终末分化效应细胞的效果更好[14]。造成这种矛盾的结果很可能是由于中枢记忆 T 细胞（T_{CM} 细胞）在体内具有自我更新和分化成效应 T 细胞的能力，而终末效应记忆 T 细胞（T_{EM} 细胞）已失去这种能力。如何优化 T 细胞的培养方法，目前尚存争议 [24]。一种方法是根据需要设计出具有一定特异性的 T 细胞，通过分选或其他物理分离方法在体外分离获取 T_{CM} 细胞，对其进行扩增后进行输注 [11]。我们认为优化 T 细胞培养条件可以富集和维持 T_{CM} 细胞，就避免了细胞分选的过程。有研究证实，在体外改善 CD28 和 CD137（4-1BB）共刺激的细胞培养条件可以在体外 [25, 26] 和体内 [27] 促进维持 T_{CM} 细胞的功能。此外，记忆干细胞，即具有最广泛的自我更新能力的工程化 T 细胞，具有良好的应用前景 [13, 28]。

目前临床上过继性 T 细胞治疗采用两种基本方法。第一种方法是从外周血或肿瘤标本中分离和激活抗原特异性 T 细胞，然后通过各种方法在体外对其重复刺激，促进这种抗原特异性 T 细胞的克隆性增殖。第二种方法是在体外对 T 细胞进行多克隆的体外活化，其需要 3 个条件：第一，患者体内存在肿瘤特异性 T 细胞；第二，肿瘤特异性 T 细胞已在患者体内激活；第三，患者的肿瘤特异性 T 细胞在体内的功能受损。这种方法通过体外多种方法以激活多克隆 T 细胞，然后将其重新注入患者体内，以期它们直接对肿瘤或抗原呈递细胞呈递的肿瘤抗原发挥效应。相比而言，第一种方法可以保证抗原特异性，但成本高且劳动强度大；而第二种方法在技术上更加快速、可行。实际上，也只有第二种方法可以进行随机临床试

验 [29, 30]，因而有可能获得监管部门的批准。

体外 T 细胞培养最适当的方法是模拟其生理过程，即通过树突状细胞使得 T 细胞产生抗原特异性和共刺激信号的一系列反应。治疗接种虽然有效，然而，实际应用中还需要考虑一些现实的因素，如高昂的生产成本和独立培养体系的维持。因此树突状细胞不能像抗原呈递细胞一样用作大规模过继性 T 细胞治疗临床试验。最佳的细胞培养系统应根据所繁殖的 T 细胞亚群而变化（图 69-1）。一般是通过用 CD3 特异性抗体或肽 -MHC 的复合物，或通过用 MHC 分子和共刺激分子转染缺乏内源 MHC 分子的细胞来生产人工抗原呈递细胞。

（三）T 细胞工程化方法

随着基础科学的进步，目前已经有多种方法从基因组、RNA、表观遗传和蛋白质水平对淋巴细胞实施工程化，目的是为了能从药理学上增强免疫系统 [31]。永久性和非永久性工程化 T 细胞的策略概述见图 69-2 和表 69-2。在以 T 细胞为基础的治疗中，来自 γ 反转录病毒或慢病毒整合的染色体对于基因的长期表达最有意义，因为它们能够整合到宿主基因组中，这一特征可以导致转基因的永久表达，并且具有较低的内在免疫原性 [32, 33]。

在一些应用中，可能不需要通过改变过继淋巴细胞的基因组来达到实质性的治疗效果。应用体外转录的 mRNA 对淋巴细胞进行 RNA 电穿孔介导蛋白质的瞬时表达时间可以持续约 1 周，而且用编码 TCR

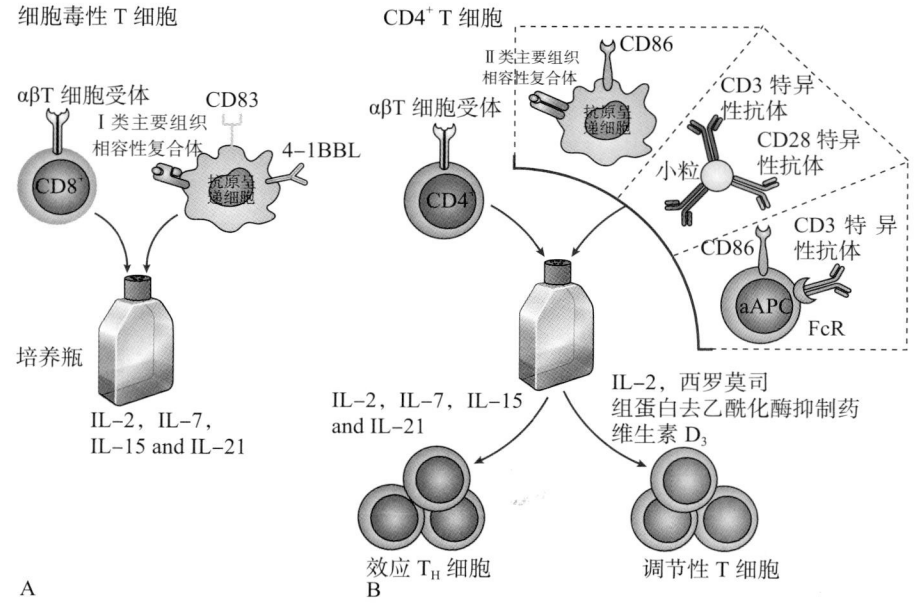

◀ 图 69-1　过继转移淋巴细胞亚群的细胞培养方法

不同淋巴细胞亚群所需的培养条件根据激活和共刺激要求而变化。CTL 表达 αβTCR 并且由表达 MHC Ⅰ 类的 APC 刺激。CTL 需要 4-1BB 刺激以扩增，并且已经通过添加表达共刺激配体的饲养细胞或人工抗原呈递细胞而扩展。CD4T 细胞由表达载有肽的 MHC Ⅱ 类的抗原呈递细胞刺激生成。CD4 细胞的主要共刺激分子是 CD28。在各种细胞因子的存在下，可以通过珠子或基于细胞的人工抗原呈递细胞刺激效应子 CD4 细胞。调节性 CD4T 细胞（Treg 细胞）需要在 IL-2 中培养，并且向培养物中添加许多试剂可以增强体外扩增的 Treg 细胞的抑制功能。（有关此图的彩色版本，请参阅彩图部分）

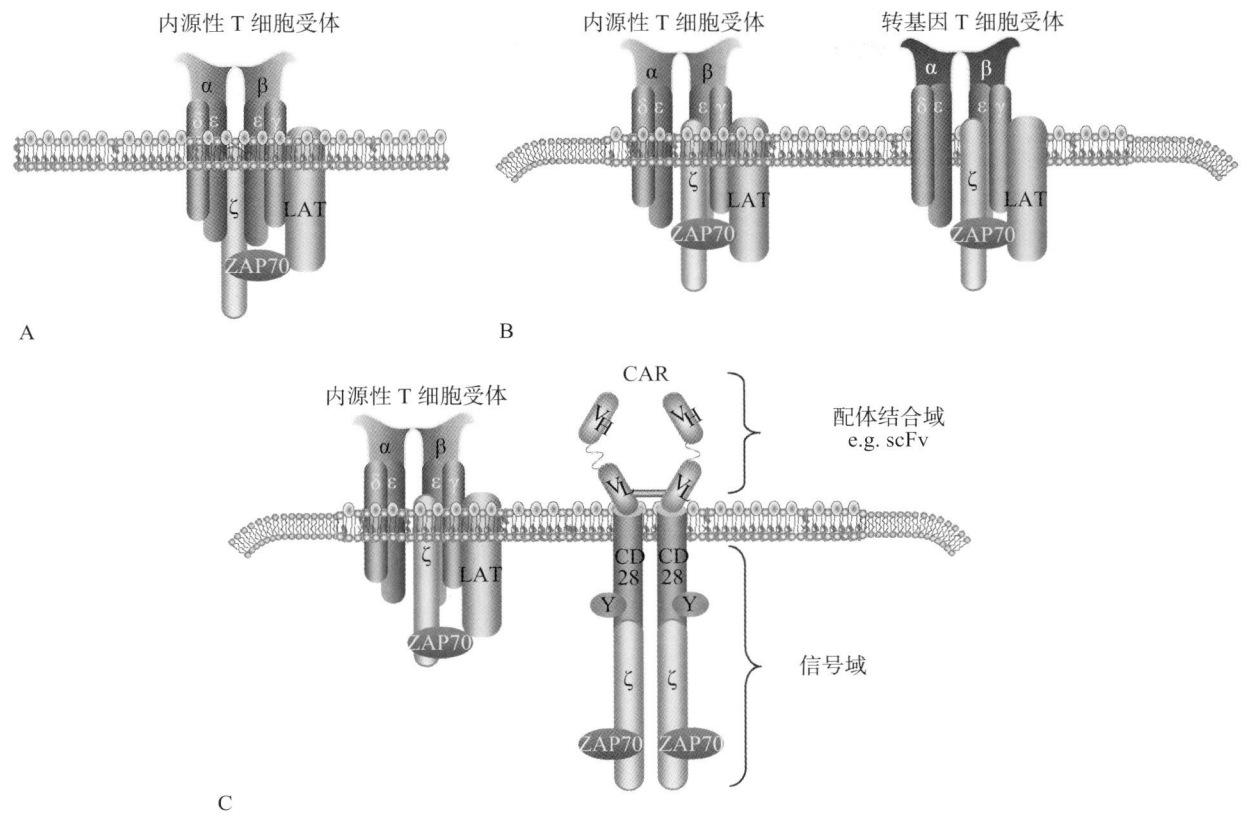

▲ 图 69-2　T 细胞可以被设计为具有针对肿瘤的重定向特异性

A. 内源性 T 细胞表达具有单一特异性的 TCR。双特异性 T 细胞通过引入编码识别靶向肿瘤细胞表达的抗原的蛋白质的基因而产生。B. 这些基因可以编码天然 TCR, 其与内源性 TCR 相同的 MHC 限制性的方式起作用, 但具有肿瘤抗原特异性。C. 或者, 这些基因可以编码以 MHC 非依赖性方式靶向表面抗原的嵌合肿瘤抗原特异性受体。T 体表达通常衍生于抗体的细胞外配体和衍生于 T 细胞信号传导蛋白的细胞内信号传导模块（有关此图的彩色版本, 请参阅彩图部分）

或嵌合抗原受体的 RNA 转导的重定向 T 细胞可以达到预期的效果[22]。目前, 使用 mRNA 转导的树突状细胞的临床试验已经在安全地进行中[34], 同时, 使用 mRNA- 电穿孔的 T、NK 淋巴细胞的临床试验正在一些中心进行。

五、造血干细胞移植治疗程序中的临床应用

（一）肿瘤浸润淋巴细胞疗法

肿瘤浸润淋巴细胞（tumor-infiltrating lymphocytes，TILs）是从切除的黑色素瘤样本中扩增出来, 并选择出表达 MHC 分子肿瘤相关肽的肿瘤细胞, TILs 的过继输注可以使得一部分晚期转移性黑色素瘤患者的肿瘤持久性消退[35]。一项重要的研究进展让我们认识到, 清除宿主免疫可以促进过

继转移的 T 细胞在黑色素瘤[36] 和淋巴瘤[37] 中的植入, 并提高疗效。在非对照临床试验中, TILs 在接受高剂量化疗和全身放疗自体造血干细胞移植中的疗效要优于给予低强度免疫抑制处理的疗效[35]。目前我们使用 TILs 疗法进行随机对照临床试验的最大挑战就是如何制备肿瘤特异性 T 细胞的技术问题。

（二）细胞毒性 T 淋巴细胞疗法

MHC Ⅰ类限制性 CTLs 对病毒感染和恶性肿瘤有效, 有关 CTL 用于病毒性疾病的详细内容参见第 68 章。在研究之初, 由于缺乏人类肿瘤的常见肿瘤相关抗原, 阻碍了研究者们制备肿瘤特异性 CTL。然而, 现在许多肿瘤中均存在大量合适的 CTL 靶点[38]。T 细胞治疗的抗原靶标可分为六大类（表 69-3）。表 69-3 中显示的所有 6 类抗原都有安全的靶向治疗性疫苗。但是, 具有高亲和力 TCRs 的强效 CTLs 过继输注疗法很可能只适用于具有肿瘤特

表 69-2 工程化淋巴细胞的研究方法

方法	优势	劣势	临床应用	参考文献
病毒载体:				
γ 反转录病毒载体	具有 20 年临床应用的广泛安全性	工程化的造血干细胞输注后有文献报道会导致插入肿瘤的发生；修饰其他淋巴细胞亚群（如 NK 细胞）的效率很低；提供的 DNA 序列比慢病毒载体更小，特别是在造血干细胞分裂中；需要穿导细胞分裂进行整合	广泛的临床应用	[32]
慢病毒载体	转导静息 T 细胞的高转导率	与 γ 反转录病毒载体相比，生产成本较高；由长末端重复序列和 HIV 辅助基因引起的潜在遗传毒性；第三代自失活载体在去除这些序列后可以改善安全性	使用 VSV-G 假型慢病毒载体的工程化 T 细胞的早期临床试验	[33]
泡沫病毒载体	人畜共患感染后对人类具有非致病性，与基于 γ 反转录病毒和基于慢病毒的载体相比，较为有利的整合模式	没有用于临床级别的载体	尚未应用于临床；泡沫病毒介导的 CD18 痛入造血干细胞纠正了犬类的先天性 CD18 缺陷	[129]
Ad5/F35 载体	使用 CD46 作为进入受体的重组 Ad5/35 载体可以有效感染人 T 细胞并维持高水平转基因表达约 1 周，具有将质粒和抗原引入 T 细胞以产生可充当抗原呈递细胞的潜力	淋巴细胞表达低水平的 Ad5 受体，因此感染难以治愈；通过控制 Ad5 纤维蛋白可以修饰载体的向性	用改良的 CD4+ T 细胞进行 HIV 感染的临床试验（NCT00842634）	[130]
嗜淋巴疱疹病毒（HHV6 和 HHV7）	在早期可以感染儿乎所有患者并具有低致病性，转移的基因在 T 细胞中有效表达	没有用于临床级别的载体	建议用于基因转移和疫苗治疗	[131]
非病毒方法:				
电穿孔随机整合	有效率的短期表达转基因；在少数细胞中实现长期表达	为了长期表达，需要选择和扩展培养中具有整合 DNA 的稀有 T 细胞，导致复制性衰老	CD20 特异性嵌合抗原受体的临床试验成功导致工程化 T 细胞植入和抗肿瘤效果不理想	[68]
mRNA 转染	在 T 细胞中高效表达，比病毒载体便宜	可能需要多次 T 细胞输注以维持转基因的短暂的持续性	正在进行间皮素嵌合抗原受体临床试验（NCT01355965）	[22]
转座子的整合	比反转录病毒载体有效载荷更大；高水平、持久的转基因表达；与病毒载体相比，降低了成本	需要进行测试以确定相对于慢病毒载体的安全性和遗传毒性	正在进行 CD19 嵌合抗原受体的临床试验（NCT00968760）	[87]
遗传编辑	可以选择性地增加或降低 T 细胞的效力	在早期开发中，锌指核酸酶和 crispr/cas 似乎很有前景	ZFN 修饰 CD4 细胞在 HIV/AIDS 中的临床试验	[145]

表 69-3　细胞毒 T 淋巴细胞治疗的潜在抗原靶点

抗原类别	参考文献
1. 组织特异性分化抗原不是肿瘤特异性的，但如果其对正常组织的损伤可以接受，就可以选择作为靶标，例如胰腺癌中的间皮素和前列腺癌中的前列腺特异性抗原	[132, 133]
2. 睾丸癌（生殖细胞）抗原，如在许多肿瘤（骨髓瘤和黑色素瘤）中可以检测到，但在睾丸除外的正常成人组织中检测不到的 NY-ESO-1 和 MAGE 家族	[134, 135]
3. 过度表达的自身蛋白，特别是那些与驱动突变相关的自身蛋白，如乳腺癌中的 c-erbB2	[136]
4. 肿瘤特异性的突变抗原，如 BRAFV600E 突变和 BCR-ABL 易位	[137]
5. 肿瘤特异性的病毒抗原，如霍奇金病中的 EB 病毒，宫颈癌中的人乳头瘤病毒，以及 Merkel 癌症中的多瘤病毒	See Chapter XX
6. 次要组织相容性抗原特异性 T 细胞（同种异体 T 细胞）	[138]
7. 靶向肿瘤抑制基因，如 WT1	[139]

异性靶点的肿瘤。而在自身反应性 CTLs 中表达的条件性自杀机制可能会增加造血干细胞移植条件下 CTLs 的治疗指数[39]。

随着 CTL 细胞培养技术的改进[40]，第一个过继输注 CTLs 治疗的临床试验也随之诞生，虽然在黑素瘤以外肿瘤的治疗中疗效有限，但试验结果显示该疗法似乎在黑素瘤患者中具有切实的疗效[1]。例如，来自外周血淋巴细胞的 CTL 细胞可用于治疗难治性转移性黑素瘤的患者[41]，T 细胞群在体内的治疗效果通过正常黑色素细胞的破坏和 MART-1 阴性肿瘤的过渡生长，也反映了 T 细胞群对具有 MART-1 表达缺失的肿瘤变异体具有选择性[42]。在接受异基因造血干细胞移植后复发的患者中输注 mHA- 错配的供体 T 细胞，可以观察到明显的抗白血病作用[43]。CTL 输注目前存在的最大问题可能是抗原逃逸变异，这似乎在人类肿瘤中比小鼠同基因肿瘤模型中更常见[44]。

六、疫苗和过继性 T 细胞的联合治疗

在小鼠试验中，过继性 T 细胞疗法增强了治疗

性疫苗的效果[45]，这种联合治疗在淋巴细胞减少的情况下可以进一步增强抗肿瘤免疫反应[46, 47]。多发性骨髓瘤患者在异基因干细胞移植后，用患者骨髓瘤细胞产生的独特肿瘤特异性免疫球蛋白免疫同胞供者后制备的独特型疫苗对患者过继性治疗，可以诱导强效抗肿瘤免疫反应[48]。

目前，在接受造血干细胞移植的血液系统恶性肿瘤患者中应用过继自体活化 T 细胞治疗的几项 I 期临床试验已有报道。在第一项临床试验中[37]，对复发或化疗耐药的非霍奇金淋巴瘤的患者，在给予 CD34+ HSC 后输注经 CD3- 和 CD28- 特异性抗体体外扩增的自体 T 细胞。在输注自体共刺激的 T 细胞后，淋巴细胞的数量得到快速重建。重要的是，通过它们在体外用肿瘤细胞刺激时产生 IFN-γ 的能力，证实扩增的细胞在功能上优于直接从患者获得的细胞。在第二项随机临床试验中，研究者评估了在多发性骨髓瘤自体移植情况下，移植前免疫接种和过继输注由疫苗激活的 T 细胞的可行性[29]，该研究使用 Prevnar（七价肺炎球菌结合疫苗，PCV）接种患者，2 周后收集 T 细胞并使用 CD3- 和 CD28- 特异性抗体进行体外扩增。患者在美法仑预处理后接受标准的自体造血干细胞移植治疗，同时体外扩增自体 T 细胞至移植后 14 或 100 天，移植后 1 个月开始两剂 PCV 输注。在自体造血干细胞移植后 14 天接受体外扩增的自体 T 细胞输注的患者中观察到迅速的 T 细胞恢复，而在移植后 100 天接受 T 细胞输注的患者淋巴细胞水平呈持续低水平。早期过继输注 PCV 产生的 T 细胞可产生强效的免疫反应，因为只有那些在移植后早期接受输注 PCV 产生的 T 细胞的患者，才能产生具有保护作用的肺炎球菌特异性抗体及疫苗特异性 CD4+T 细胞免疫反应。其他类似的临床试验表明，晚期骨髓瘤患者行自体移植后，应用过继细胞疗法和疫苗接种可以诱导患者对人端粒酶反转录酶（human telomerase reverse transcriptase，hTERT）和流感的有效的体液和细胞免疫反应[30, 49]。在小儿神经母细胞瘤的自体造血干细胞移植中，通过评估 TCR 谱系多样性和对肺炎球菌疫苗的体液应答显示，在移植后第 2 天给予 T 细胞的过继输注优于在移植后第 12 天或第 90 天给予的 T 细胞输注[50]。

过继 T 细胞输注和疫苗联合治疗的主要毒性是自体 GVHD 样综合征，表现为皮疹和结肠炎，约占

25% 的患者 [51]。这些数据表明疫苗和过继性 T 细胞疗法的联合治疗，包括移植前单用疫苗、移植后早期输注体内抗原诱导的受体共刺激的自体 T 细胞，可以改善高剂量化疗相关的严重免疫缺陷，并且在造血干细胞移植治疗后 1 个月内促进免疫重建。而标准移植程序的患者需要 1 年才能完成免疫重建 [6]。这些研究为在伴有淋巴细胞减少的各种恶性肿瘤患者中设计联合应用肿瘤疫苗和疫苗介导的 T 细胞治疗策略提供了有用的基础。

七、工程化 T 细胞的合成生物学

（一）基本原理

在大多数晚期恶性肿瘤患者中，鉴于对多数肿瘤抗原存在的高度耐受及免疫抑制的微环境，过继输注 T 细胞增强免疫的效果并不好。合成生物学作为一项新兴学科，结合了工程学、化学、计算机科学和分子生物学等方面，配备了改善自然功能所必需的细胞和生物学工具 [52]。基因转移的原理与过继性细胞疗法相结合，有望克服上述治疗方法的局限性。

对 T 细胞进行基因修饰以增强抗肿瘤效应，并促进免疫抑制患者的免疫重建，是一个很有前景的治疗策略 [53]。回输工程化 T 细胞治疗存在一个潜在的安全性问题是由基因编辑后的造血干细胞引起的，因为病毒插入突变基因时可能引起细胞转化 [54]。然而，在先天性和后天性免疫缺陷患者中，过继性输注基因修饰（genetically modified）的 T 细胞在过去的十多年中并没有出现不良反应 [55, 56]，说明这种治疗方法基本上是安全的。

（二）策略

为了克服由于 TCR 谱系的缺陷导致的对肿瘤抗原的耐受，目前有两种方法正在开发中。第一种方法，是从肿瘤反应性 T 细胞克隆中分离 TCR 基因，装载在基因转移载体中，并导入适当 MHC 类型患者的 T 细胞中，来传递对肿瘤细胞的特异性。第二种方法对 T 细胞的遗传修饰形成 CAR，其中包含编码抗体识别结构域的序列连接着信号序列。嵌合抗原受体的优点在于它们对细胞表面分子具有特异性，因此克服了仅由某些 MHC 分子呈递的肽抗原的 TCR 识别的限制，并且规避了由于抗原呈递或 HLA 表达的受损而导致的肿瘤逃逸。T 细胞的遗传修饰不仅可以赋予受者 T 细胞新的抗原反应性，还

可以用于插入基因以改善转导 T 细胞的功效。这些基因包括那些参与共刺激 [57]、预防细胞凋亡 [58]、重塑肿瘤微环境 [59]、诱导稳态增殖 [60]，以及编码趋化因子，以促进 T 细胞受体归巢的编码序列 [61]。

八、嵌合抗原受体 T 细胞的临床试验

临床试验中嵌合抗原受体的设计大致可分为 3 代。第一代嵌合抗原受体由编码基于抗体的细胞外受体结构域和编码免疫受体酪氨酸活化基序（例如 TCRζ 或 FcRγ）的信号转导分子的细胞内结构域的基因序列组成 [62]。第二代嵌合抗原受体还包括共刺激信号域，如 CD28 或 4-1BB [63, 64]。第三代嵌合抗原受体包括 3 个或更多的细胞内结构域 [65]。

（一）第一代嵌合抗原受体

嵌合抗原受体 T 首次临床试验是在 HIV 患者中进行的。第一代 CD4ζ 嵌合抗原受体的两个 I 期和一个 II 期临床试验的结果已经发表 [66]。试验结果显示该嵌合抗原受体 –T 治疗有一定的抗病毒功效，并且还发现 CD4ζ 嵌合抗原受体 T 细胞以较高的比例持续存活于大多数患者体内。令人鼓舞的是，反转录病毒整合位点分析显示，在肿瘤基因或肿瘤抑制基因附近没有持续克隆扩增或整合位点聚集的证据 [56]。

随后，在肿瘤患者中进行了另外几项 I 期临床试验。其中一项试验检测了表达存在于卵巢癌细胞上的具有叶酸结合蛋白的特异性嵌合抗原受体 T 细胞，结果表明该治疗方法是安全的，但 T 细胞在体内编码嵌合抗原受体的转基因的表达及持久性均较差 [67]。与此结果类似的一项初步临床试验中，用靶向肿瘤相关黏附分子（CD171）的自体 T 细胞治疗神经母细胞瘤患儿，结果表明这种治疗方法是安全的，但 T 细胞的持久性较差使试验受到了限制 [68]。Lamers 等 [69] 检测了对碳酸酐酶IX（一种存在于肾透明细胞癌表面的抗原）具有特异性的嵌合抗原受体 T 细胞，结果发现几名患者在 T 细胞输注 1 周内出现了严重的肝毒性，是由于胆道中碳酸酐酶IX 的表达所致。这说明嵌合抗原受体 T 细胞可以在抗原表达的位点转运并发挥作用。此外，必须谨慎选择嵌合抗原受体的靶标，或者需要将额外的安全特征如自杀开关 [70] 并入驱动嵌合受体表达的载体中，以避免不希望出现的不良反应。一些试验中，工程化细胞在被宿主免疫应答消除之前可以持续数周，

第 69 章　过继性 T 细胞造血干细胞移植治疗恶性肿瘤
Adoptive T-cell Therapy for Malignancy in the Setting of Hematopoietic Cell Transplantation

1009

因而嵌合抗原受体 T 治疗的技术挑战是如何防止宿主免疫应答清除过继输注的 T 细胞。

第一代嵌合抗原受体 T 细胞临床试验的一个不足是输注的细胞可能具有免疫原性。嵌合抗原受体试验中均可发现 B 细胞应答[67, 69] 和 T 细胞应答[71, 72]。在 Lamers 等报道的临床试验中，患者的血浆抵消了嵌合抗原受体 T 细胞对靶细胞的识别。此外，该研究发现 9 例患者中有 8 例出现了针对碳酸酐酶Ⅸ特异性嵌合抗原受体的细胞免疫应答[72]，并且这些出现针对嵌合抗原受体的 B 细胞免疫应答的患者也表现出针对嵌合抗原受体 T 细胞的细胞免疫应答，但反之则不一定。

第一代嵌合抗原受体 T 临床试验治疗肿瘤的另一个不足是嵌合抗原受体 T 细胞的持久性和扩增性很差。这在某种程度上是嵌合抗原受体设计上的不足所致。并且试验中并没有使用最佳的细胞培养方法，试验中使用的培养方法有利于终末分化的 T_{EM} 嵌合抗原受体产品而不是 T_{CM} 嵌合抗原受体。持久性最好的嵌合抗原受体是在儿童神经母细胞瘤试验（NCT00085930）中报道的，在该研究中，嵌合抗原受体在输注后长达 4 年的时间仍可以检测到非常低的水平（0.0001% ～ 0.001%）[73]。相比之下，在 CD4ζ 嵌合抗原受体试验（NCT01013415）中，嵌合抗原受体 T 细胞治疗 5 年后，仍可从患者血液中检测到高出几个数量级（0.6% ～ 6%）的嵌合抗原受体 T 细胞比例[56]。

最后的一个不足是，第一代嵌合抗原受体治疗肿瘤患者临床试验的疗效并不理想。在效果最好的一项临床研究中，输注 GD2 特异性嵌合抗原受体后，11 例中仅有 2 例患者达到长期缓解[73]。

（二）第二代及第三代嵌合抗原受体

考虑到伦理因素，我们需要重新评估第一代嵌合抗原受体以排除安全性问题，例如诱导的 T 细胞淋巴增殖综合征。基于 T 细胞活化的原理[74]，我们可以推测，除非肿瘤靶标表现出共刺激，否则第一代嵌合抗原受体将变得无效[19]。此外，在没有共刺激的情况下，静息 T 细胞不能被含有 TCRζ 或 FcRγ 信号部分的嵌合抗原受体所激活[75]。1998 年，两个实验室的研究表明，CD28 信号传导结构域在嵌合抗原受体设计中可与顺式 TCRζ 结构域产生共刺激[63, 76]。随后证实肿瘤坏死因子受体家族的成员如 CD27、4-1BB（CD137）和 OX40（CD134）也可以

产生共刺激[77-79]。这些第二代和第三代嵌合抗原受体目前正在一些医疗中心进行多项早期临床试验。

（三）靶向治疗 B 细胞恶性肿瘤的嵌合抗原受体临床试验

不同于正常 B 细胞，CD19 在正常组织包括多能干细胞上并不表达，并且不会以易溶的形式进入循环中，就如同利妥昔单抗靶向 CD20+ 细胞一样，CD19 也是一个相对可靠的治疗靶点，可使自身免疫性疾病或不可逆的骨髓毒性的风险降到最低。目前多项对第二代和第三代嵌合抗原受体的临床试验正在进行中[80, 81]。其中，靶向 B 细胞谱系限制性 CD19 分子的嵌合抗原受体 T 试验取得了令人振奋的结果，这种嵌合抗原受体是针对 B 细胞白血病和淋巴瘤上 CD19 抗原的特异性嵌合抗原受体 T 细胞[20, 82-84]。宾夕法尼亚大学的研究显示，初始队列中复发难治的 B 细胞慢性淋巴细胞白血病患者，在接受自体含 4-1BB 共刺激结构域表达 CD19 特异性 CAR-T 细胞的输注后，达到了超过 2 年的持续缓解[20, 21]。这些研究中，低剂量 T 细胞输注后可使嵌合抗原受体 T 细胞在体内 2 ～ 4 倍的对数扩增，并持续存活，这也导致了随后的肿瘤溶解及 CD19+B 细胞的持续发育不良[20]。根据 NIH、Memorial Sloan Kettering 癌症中心和贝勒医学院的研究小组报道，在经修饰过包含 CD28 共刺激结构域 CD19+ 嵌合抗原受体 T 细胞在慢性淋巴细胞白血病和淋巴瘤患者中也取得了显著的抗肿瘤效应，同时也伴随 B 细胞耗竭及肿瘤溶解和细胞因子释放带来的不良反应[82-85]。CD19 ：4-1BB 嵌合抗原受体除了在慢性淋巴细胞白血病和套细胞淋巴瘤中的良好效果，也能有效运输至骨髓和脑脊液，在小儿急性淋巴细胞白血病的治疗中也具有明显的效果[86]。信号传导结构域中 CD28 和 4-1BB，哪个为嵌合抗原受体治疗的更优选择尚不清楚。Brentjens 团队正在进行一项临床试验（ClinicalTrials.gov NCT01044069），该试验包含具有相同数量 CD28 或 4-1BB 结构域的 CD19 特异性嵌合抗原受体，以期明确 CD28 或 4-1BB 哪个更优。

上述临床试验中均采用有效的反转录病毒或慢病毒转导将嵌合抗原受体引入 T 细胞，哪个载体更优仍然未知。一项正在进行中的临床试验（ClinicalTrials.gov NCT00968760）正在检测使用"睡美人转座子"系统的 CD19+ 嵌合抗原受体的表达[87]。嵌合抗原受体治疗 B 细胞恶性肿瘤还存在着许多问

题。例如，在嵌合抗原受体的设计方面，除了关于最佳共刺激结构域的开放性问题之外，scFv（亲和力和表位）、铰链长度和跨膜结构域的最佳特征仍有待确定。此外，临床试验设计方面也有一些重要的问题需要解决，例如在嵌合抗原受体输注后是否需要为患者提供细胞因子支持及是否需要对宿主进行预处理化疗。

（四）嵌合抗原受体 T 细胞治疗毒性

与所有抗肿瘤治疗方法一样，嵌合抗原受体 T 细胞也伴随着相应的治疗毒性反应。输注自体或异基因淋巴细胞后，已有多种类型的不良事件被报道。这些毒性反应可归类为由于培养过程中存在的外在因素引起的毒性，与细胞共同注入体内的细胞因子引起的毒性，以及由细胞本身引起的毒性。第三种不良反应的程度仍有待明确，目前看来似乎与细胞生产制备中的基因工程编辑有关。对于未经基因工程改造的细胞，其不良反应有限并且与使用疫苗治疗观察到的不良反应相似。自体 T 细胞输注后亦会发生视网膜炎、虹膜炎、肝炎、自身免疫性甲状腺炎伴甲状腺功能减退症和白癜风[36, 42, 69, 88]。EB 病毒相关淋巴瘤在接受 CTL 输注后有报道出现呼吸道阻塞的病例[89]。这可能是由 T 细胞诱导的炎症反应导致的肿瘤水肿和坏死。输注 T 细胞可出现的效应包括组织损伤，与 T 细胞介导的自身免疫疾病所致的组织损伤类似。此外输注异基因淋巴细胞，还可发生 GVHD 和骨髓发育不良[90]。

CD19⁺嵌合抗原受体 T 细胞治疗可能存在的靶向毒性包括 B 细胞发育障碍、肿瘤溶解综合征（tumor lysis syndrome，TLS）和细胞因子释放综合征（cytokine release syndrome，CRS）。静脉输注免疫球蛋白可用于替代由于 B 细胞的清除导致的抗体生成缺陷。肿瘤溶解综合征按照标准的支持疗法可以成功应对，包括水化、碱化，别嘌呤醇和拉布立酶[91]。嵌合抗原受体 T 疗法带来的肿瘤溶解综合征有个特征是可以延迟出现[21]。在宾夕法尼亚大学的研究中，1 名患者在嵌合抗原受体输注后近 2 个月才出现暴发性肿瘤溶解综合征。在所有的患者中，肿瘤溶解综合征均伴有发热和炎症细胞因子水平升高，如 IFN-γ 和 IL-6。

在 B 细胞恶性肿瘤中，细胞因子释放综合征常发生于血液和骨髓中嵌合抗原受体 T 细胞达到峰值水平时。目前细胞因子释放综合征的最佳治疗方案仍然未确定。已有研究在急性淋巴细胞白血病和慢性淋巴细胞白血病患者中评估皮质类固醇和细胞因子阻断药依那西普和托珠单抗对细胞因子的阻断作用。最近报道了细胞因子释放综合征的分级系统，并提出了临床处理流程[140]。如何保持靶向效应，又能避免对正常组织的损伤，这需要开发新的策略以降低嵌合抗原受体 T 治疗的毒性，如通过调节嵌合抗原受体的表达或 T 细胞的存活。

嵌合抗原受体 T 细胞可能存在许多理论上的脱靶毒性。通过整合反转录病毒或慢病毒载体、转座子和电穿孔引入嵌合抗原受体都可能产生细胞转化的风险。根据对 CD4ζ 嵌合抗原受体治疗患者的长期随访数据，这种风险的发生率似乎很低，在超过 540 名患者的多年观察中没有发现一例带有遗传毒性[56]。另一个理论上的风险是可能会诱发 T 淋巴细胞增殖综合征或 T 细胞白血病，特别是在含有合成信号传导结构域的嵌合抗原受体中。在先天性免疫缺陷的患者，当反转录病毒介导的基因转移到造血干细胞中时，会发生 T 细胞白血病[54]，但如果基因转移至成熟 T 细胞中，未有发生 T 细胞白血病的报道。最后一个风险是具有复制能力的反转录病毒或慢病毒，因为之前在非人类的灵长类动物试验中注入了以逆转录病毒载体转导的造血干细胞而发生了严重的不良后果[92]。随着包装细胞系和质粒设计的改进，在 29 种不同临床方案中登记的 297 例患者，过继输注反转录病毒修饰的 T 细胞后，未有上述风险的报道[93]。

九、转基因 T 细胞受体修饰 T 细胞的临床试验

过继性 T 细胞治疗对大多数肿瘤的主要限制是肿瘤抗原性差或在胸腺选择期间高亲和力的 T 细胞被清除。因此，缺乏对肿瘤特异性抗原有高亲和力的 T 细胞，并且在化疗后患者体内并没有能对肿瘤发挥作用的特异性 T 细胞留存。多数 T 细胞的 TCRs 对肽 –MHC 配体具有微摩尔级亲和力，但基因编辑可以产生具有纳摩尔级亲和力的 TCRs。目前两种提高 TCRs 亲和力的方法正在进行临床试验。其中的一种方法已经开发出表达人 MHC 和 TCR 基因的小鼠，并且可以接种疫苗以从不耐受人自身或肿瘤相关决定簇的谱系中诱发 TCRs[94]。通过突变

也可从对自身蛋白有特异性的低亲和力 T 细胞获得具有高亲和力的 TCRs[95]。对 MHC Ⅰ 类 TCR 病毒表位的亲和力可以被提高到亚纳摩尔程度，在临床前研究中，当 T 细胞中 TCR 的亲和力增强时，其临床活性也有所改善[96]。然而，引入亲和力过高的自身抗原特异性的 TCR，可导致体内过继转移的 CD8⁺T 细胞缺失，而表达相同 TCR 的 CD4⁺ T 细胞却存活[97]。

已经有一些使用转基因 TCR 靶向分化抗原（MART-1、gp100、CEA）和癌 - 睾丸抗原 NY-ESO-1[98-100] 的临床试验被报道。在试验中观察到了一些抗肿瘤效应，并且在相当一部分接受最高亲和力 TCRs 的患者中，观察到了需要使用局部皮质类固醇来治疗的对皮肤、眼睛和耳朵中正常黑素细胞的靶向毒性。与此相一致，将高亲和力的癌胚抗原特异性 TCR 引入自体 T 细胞，以治疗结肠直肠癌导致的严重结肠炎，这可能是由于识别出了能表达癌胚抗原的正常上皮细胞所致，该试验在 3 名患者出现问题后而终止[101]。这些数据，以及 B 细胞持续发育不良的 CD19⁺ 嵌合抗原受体数据都表明，对于工程化 T 细胞，其治疗指数低于天然 T 细胞，并且只有对肿瘤细胞具有高度限制性表达的靶标才能出现可接受的毒性反应。与此观点一致，用于 HLA-A*0201 限制性 NY-ESO-1 表位的 TCR，在许多人类癌症中表达，但在除睾丸之外的正常组织中不表达，因而可用于设计自体 T 细胞来治疗转移性黑素瘤和滑膜肉瘤。结果显示，在 11 例黑色素瘤患者中 5 例可见客观疗效，6 例肉瘤患者中有 4 例观察到了客观疗效，且对正常组织没有毒性[100]。宾夕法尼亚大学正在对骨髓瘤患者进行 NY-ESO-1 特异性 TCR 的 Ⅱ 期临床试验，结果显示出该方法具有一定的靶向抗肿瘤效应而没有显著的毒性反应（ClinicalTrials.gov NCT01352286）。

转基因 TCR 方法的一个问题是它可能通过将转基因与内源性 TCR 链配对而产生新的受体特异性，即产生所谓的"混合二聚体"。在小鼠实验中，由于混合二聚体的形成，可能发生致死性的 GVHD 综合征[102]。令人欣慰的是，在上述的转基因 TCR 临床试验中招募了超过 50 例患者，并没有观察到毒性反应。针对这一问题有几种可能的解决方案。首先，αβTCRs 可以转移到 γδT 细胞中，因为观察到 α 和 β 多肽链不与 γδTCRs 配对[103]。其次，可采用

一些方法阻止内源性 TCR 与转基因 TCR 配对。有一项研究通过使用抑制性 RNA 降低内源性 TCR 链的表达来阻止其配对[104]。另一种消除 TCR 链错配的方法是使用特异性锌指蛋白核酸酶，破坏内源性 TCRα 和 β 基因位点来消除内源性受体的表达[105]。已有研究发现应用工程化 TCRs 可发生严重的脱靶毒性[141-143]。此外，有病例输注 MART-1 修饰的 T 细胞后发生严重细胞因子释放综合征的报道[144]。

十、将嵌合抗原受体和 T 细胞受体修饰的 T 细胞纳入干细胞移植方案

基因工程 T 细胞可提高自体造血干细胞移植的效果。自体 CD19⁺ 嵌合抗原受体 T 细胞对患有晚期 B 细胞恶性肿瘤和 TCR-T 细胞对骨髓瘤患者的抗肿瘤效应说明，结合嵌合抗原受体或 TCR 修饰的 T 细胞有降低自体干细胞移植后复发的潜力。在黑色素瘤和淋巴瘤的研究中，发现放化疗对淋巴细胞的清除可改善输注 T 细胞的持久性和抗肿瘤功效[36, 37]，这表明自体造血干细胞移植之前进行强化预处理可为工程化 T 细胞的使用提供理想的条件。此外在小鼠实验中，小鼠效应 CD8⁺T 细胞功能随着造血干细胞的输注而增强[106]。

白血病复发仍然是异基因造血干细胞移植治疗失败的主要原因，增加 GVL 效应而不加重 GVHD 是我们长期追求的目标[107]。输注异基因 TCR 或嵌合抗原受体修饰的 T 细胞可能会增强异基因造血干细胞移植的效果。上述理论得到了数据的支持，这些数据表明在 Ⅰ 期试验中输注共刺激但非基因修饰的异基因 T 细胞是安全的[108]。在这项研究中，异基因造血干细胞移植后复发的 18 例患者，在再诱导化疗后的第 12 天给予患者过继输注用抗 CD3 和抗 CD28 包被珠共刺激活化的供者 T 细胞。活化的供体淋巴细胞输注剂量从 $1 \times 10^6 \sim 1 \times 10^8$/kg CD3⁺ 细胞，分为 5 个等级。7 例患者出现急性 GVHD（5 例 Ⅰ ～ Ⅱ 度，2 例 Ⅲ 度），4 例患者有慢性 GVHD。8 例患者达到完全缓解（7 例急性淋巴细胞白血病中有 4 例完全缓解，4 例急性髓系白血病中有 2 例完全缓解，1 例慢性淋巴细胞白血病达完全缓解，2 例非霍奇金淋巴瘤中有 1 例达完全缓解）。目前正在进行一些试验以评估嵌合抗原受体修饰的异基因 T 细胞输注的安全性和抗白血病潜力。

十一、工程化 T 细胞桥接移植

白血病相关抗原特异性的嵌合抗原受体和 TCR 转基因 T 细胞的开展，为我们移植中应用这些细胞以提高治疗效果提供了新的可能性。第一种情况是针对急性淋巴细胞白血病复发，准备异基因移植的患者。鉴于再诱导方案治疗效果的有限性，工程化 T 细胞的发展可通过诱导缓解来为移植提供适当的桥梁，然后可通过异基因移植来维持缓解。对于已接受移植的患者，或可利用嵌合抗原受体或 TCR 转导的 T 细胞来替代供者淋巴细胞治疗移植后复发，前者是利用抗原特异性供者源性的免疫应答，区别于供者淋巴细胞输注介导的抗白血病细胞的同种异体反应。此外，微小残留病的监测变得愈加重要及标准化，无论是在移植前接受标准治疗和移植后患者的管理中，供者来源的嵌合抗原受体转导 T 细胞供者淋巴细胞输注都可在出现血液学复发之前用于治疗分子水平的复发。利用病毒特异性 T 细胞作为转导细胞群，可以进一步降低伴随的移植物抗宿主反应的可能性，并且可以通过各种疫苗治疗策略进行操纵。相同的原理可以扩展到髓性白血病和多发性骨髓瘤等其他靶抗原。

在自体移植条件下，尽管抗原决定簇可能相同，但是关于这些细胞在治疗复发性 B 细胞淋巴瘤患者中治疗效果的可用数据较少。然而对于大细胞淋巴瘤标准治疗后复发的患者，嵌合抗原受体 T 细胞治疗具有一定的疗效，即使没有达到缓解，也可以作为移植的桥接治疗。与异基因移植的情况类似，研究人员可以利用 CD19 特异性嵌合抗原受体 T 细胞作为移植后的免疫治疗，通过引入重组 CD19 特异性 T 细胞作为移植后免疫重建的一部分，来帮助降低复发率。目前，在淋巴瘤和以 NY-ESO1 为靶点多发性骨髓瘤的移植后患者中，正在进行利用 TCR 转导策略的临床试验来达到这样的治疗目标。因此，CAR-T 细胞可以在患者自体移植前发挥作用，也可以在移植后通过增强移植的疗效来预防自体移植后的复发。

十二、负面原理：调节性 T 细胞过继疗法

成熟供者效应 T 细胞会引起 GVHD，但它们也是异基因骨髓移植后增强移植物抗肿瘤效应的主要介质。胸腺来源的表达 CD4、CD25 和 FoxP3 的 Treg 细胞是 GVHD 和其他免疫应答的有效抑制因子。在小鼠模型中，输注新鲜分离或体外扩增的供体 Treg 细胞在预防急性或慢性 GVHD 方面非常有效[109]。输注供体来源的 Treg 细胞可以预防 GVHD 而不会消除移植物抗肿瘤效应，这种效应主要由穿孔素裂解途径介导[110]。此外，体内活化的供体或宿主 Treg 细胞能够改善正在发生的慢性 GVHD。

明尼苏达大学开发了使用西罗莫司和人工抗原呈递细胞的临床上批量培养技术，用于有效扩增来自供体外周血或脐带血的天然 Treg 细胞[111]。在接受双份脐血移植的患者中进行的天然 Treg 细胞输注试验，证明了过继输注经体外扩增天然 Treg 细胞的安全性和可行性[112]。在该方案中，23 例患者接受了从第三份脐血分离、富集、体外扩增的天然 Treg 细胞的输注。脐血天然 Treg 细胞输后的 2 ~ 14 天获得细胞植入，并可在循环中检测到。该脐血试验证明，扩增的天然 Treg 细胞安全剂量可达 $3 \times 10^6/$kg，符合研究设计的主要终点。在该试验中没有观察到输注毒性，也没有增加感染、复发或早期死亡的风险。与 108 例未接受 Treg 细胞治疗的历史对照相比，给予 Treg 细胞过继输注的患者 Ⅱ～Ⅳ级急性 GVHD 的发生率降低（43% vs 61%，$P = 0.05$）[112]。

Ⅱ 期临床试验计划对高风险发生 Ⅱ～Ⅳ度 GVHD 的患者，过继输注天然 Treg 细胞，以评估其在预防 GVHD 中的安全性和有效性。需要解决的主要问题是 Treg 细胞是否会降低 GVL 效应，导致更高的肿瘤复发或增加机会性感染的风险。一个可能存在的理论问题是，在某些模型中，已经报道了 Treg 细胞的可变性，Treg 细胞可以出现 Foxp3 表达缺失并分化为致病性的 Th17 细胞[113]。

十三、剂量和流程安排问题

已有很多文献中报道了关于过继输注细胞的剂量和流程信息，目前还没有一个标准化的剂量体系。然而，来自非淋巴细胞减少的宿主动物模型表明，多次过继输注 T 细胞比单次输注 T 细胞具有更好的抗肿瘤作用[114]。过继输注细胞的剂量通常报告为输注的活细胞总数，或每千克体重或每平方米体表面积输注的活细胞总数。内源性淋巴细胞的总数与体

表面积无关，与年龄呈显著负相关。其他变量的存在增加了计算的复杂性，特别是在 T 细胞或其他具有高复制潜力的过继输注细胞，输注剂量可能与植入数量和持续稳态细胞的数量没有太大关系。因此，剂量考虑比输血医学的其他领域更加复杂，如红细胞或血小板输注后立即可达到最高水平。在对过继输注自体嵌合抗原受体 T 细胞的研究中，常常发现宿主 CATR-T 的数量在输注细胞后 2 ~ 3 周达到峰值[20]。这是因为输注细胞的植入潜力和复制潜力取决于复杂的宿主内环境，例如在宿主体内提供植入环境的龛的数量，以及用于克隆扩增或缺失的抗原刺激。除极少数特例中，过继输注的效应 T 细胞被用作非复制性药物而非复制细胞使用的[115]，在大多数啮齿动物肿瘤模型中，移植后宿主中 T 细胞的增殖对于治疗效果是必需的[2]，这也是人类过继输注治疗中所需要的。

用于宿主的细胞因子也可对过继输注 T 细胞的持久性产生重大影响。有研究发现，同时给予 IL-2 可以增强过继转移的人 CD8[+] T 细胞的持久性[116]。然而，我们发现当自体 CD4[+]T 细胞和 CD8[+]T 细胞合用时，联合 IL-2 的治疗并未增加 T 细胞的持久性[117]。也有研究表明 IL-2 可以诱导效应 CD8[+]T 细胞的增殖和维持，但实际上可能会删除记忆 T 细胞及增加 Treg 细胞的数量[118]。相反，IL-15 和 IL-7 似乎选择性地增加记忆 CD8[+] T 细胞的持久性，并可能减少小鼠[119]和非人灵长类动物[120]中 Treg 细胞的数量。

当向淋巴细胞减少的宿主输注 T 细胞时，已有报道过继输注细胞的治疗效果和不良反应频率随着时间的延长显著增加[51, 121, 122]。许多啮齿动物肿瘤模型的研究表明，细胞毒性治疗的联合应用可以增强过继输注细胞的效应[123]。宿主通常在过继输注 T 细胞前数天给予环磷酰胺和（或）氟达拉滨。这些药物具有多重作用，或可促进过继输注 T 细胞的抗肿瘤效应[7]。

Curti 等[124]研究了晚期癌症患者采集自体 CD4[+]T 细胞的最佳时间，发现与给予环磷酰胺的时间有关。T 细胞在稳定状态下，或环磷酰胺诱导白细胞下降，或恢复时采集，他们发现当患者被环磷酰胺诱导细胞降至最低点时采集细胞，输注后体内 CD4[+]T 细胞的扩增最显著。这些发现与造血干细胞移植后的 T 细胞输注有关。在儿童中，我们发现高剂量化疗后 +2 天输注优于 +12 或 +90 天输注[50]。

十四、结论及未来研究方向

T 细胞过继疗法是实现个体化医疗的最终挑战，是造血干细胞移植的自然延伸。由于细胞培养和转基因方法的发展，工程化 T 细胞过继治疗的领域有望取得实质性的临床进展。在某些情况下，工程化的自体 T 细胞有取代异基因造血干细胞移植的可能，因此可以相信 T 细胞输注与自体造血干细胞移植结合，能够达到异基因造血干细胞移植的效果并且没有 GVHD 的风险。目前该领域面临的主要挑战是进行相关的随机对照临床试验，证实个体化的细胞治疗在疗效和费用方面均有具有明显的优势。

随着对淋巴细胞发育的更深入了解，另一个有前景的领域是输注具有效应淋巴细胞功能的工程化前体细胞。例如，工程化的淋巴祖细胞[125]、记忆干 T 细胞[13, 28]和"反转录产生 T 细胞"的过继输注。反转录产生 T 细胞是胚胎干细胞或造血干细胞在体内分化为 T 细胞后经过工程改造，使其表达转基因 TCRs 或嵌合抗原受体而生成的[126-128]。

第 70 章
异基因造血干细胞移植后血液系统恶性肿瘤的复发
Relapse of Hematologic Malignancy After Allogeneic Hematopoietic Transplantation

Richard Champlin　著

唐晓文　译

王　虹　傅琤琤　陈子兴　校

一、概述

异基因造血干细胞移植是治疗血液系统恶性肿瘤的有效且有潜在治愈可能的治疗手段。支持治疗的进展显著降低了移植相关死亡率，但移植后复发仍然是移植失败的主要原因[1-4]。移植后复发患者的预后与原发病的侵袭性，对挽救性化疗的治疗反应，以及免疫介导的移植物抗肿瘤效应有关。

异基因造血干细胞移植包括采用高剂量化疗和（或）放疗的预处理，并通过供者来源的细胞重建受者的造血功能。高剂量的放化疗通常并不能完全清除肿瘤细胞，因此 GVL 效应对清除残留的耐药病变至关重要[5]。同卵双生供者和去除 T 细胞移植的患者复发率较高，为这一结论提供了证据支持[6]。NK 细胞在髓系白血病的 GVL 效应中发挥重要作用[7, 8]并且可能介导去除 T 细胞移植中的 GVL 效应。GVHD 仍然是异基因造血干细胞移植成功的主要障碍。钙调蛋白抑制药和 ATG 可以降低 GVHD 的发生率，减轻 GVHD 的严重程度，但移植后免疫抑制治疗的增强可能会增加复发风险[9, 10]。mHA 与 GVL 和 GVHD 均有关，因此 GVL 效应和 GVHD 可能会重叠出现[11]，合并 GVHD（特别是慢性 GVHD）的患者复发的可能性要低一些[6]。因此造血干细胞移植的主要挑战是如何有效地将有益的 GVL 效应与 GVHD 的毒性反应分离。目前在研的几种方法旨在预防 GVHD 的同时增强 GVL 效应。

二、移植后复发的机制

复发通常由那些在预处理方案中存活下来并且未被 GVL 效应清除的残留的肿瘤细胞产生。在少数患者中，复发可以发生在供者来源的细胞中[12-14]。供者细胞来源复发的诊断通常在性别不合移植的情况下，依据是在白血病细胞中发现有供者的性染色体。但是当对嵌合体应用多重基因分析时，如果白血病细胞中同时存在供者和受者的标记时，就会使得分析白血病细胞来源变得更为复杂[15]。目前，供者来源的细胞发生白血病的机制尚不清楚，可能是供者细胞中重现原发白血病过程，基因或染色体从受者白血病细胞转移到供者细胞，或者是白血病微环境的作用。一例有趣的病例报道了患者和供者均存在 CEBPA 胚系突变，供者造血细胞在受者骨髓微环境中产生第二个 CEBPA 突变，从而进展为急性髓系白血病，这些突变与原发白血病患者中发现的获得性突变相同[16]。

移植后复发也可能是因为白血病细胞逃避了 GVL 效应，这与白血病相关抗原表达缺失相关[17]。据报道有 1 例患者的复发与 6 号染色体缺失导致的 HLA 单倍型表达缺失有关[18]。免疫逃逸的另一机制是在移植后供者来源的 T 细胞产生免疫耐受，随着时间的推移，抗原特异性 T 细胞可能会被清除，从而产生移植后复发[19]，这些患者可能通过供者淋巴细胞输注或二次移植，给予未产生耐受的供者 T 细胞来治疗移植后复发。

（一）慢性髓系白血病

移植后复发在慢性髓系白血病患者中研究得最为广泛。在出现 TKI 之前，异基因造血干细胞移植被公认为是治疗这种恶性疾病的首选治疗手段。供者淋巴细胞输注最初就是在慢性髓系白血病中研究的[20]。超过 70% 的伴有微小残留病变或复发后处于慢性期的患者，能够通过供者淋巴细胞输注获得持久的完全缓解[21]，复发后处于加速期或急变期的患者通过供者淋巴细胞输注获得完全缓解的可能性较低（分别为 33% 和 16%[22]）。慢性髓系白血病移植后主要并发症是 GVHD 和骨髓抑制[23]。GVHD 更常见于输注较高剂量的 T 淋巴细胞、从移植到供者淋巴细胞输注的时间较短，以及无关供者移植。对于配型相合的同胞供者，初始输注相对较低数量的细胞（ $\leq 10^7$/kg），如果需要，随后逐步增加细胞剂量，这种剂量递增式供者淋巴细胞输注产生的 GVHD 发生率，较单次输注高剂量 T 细胞产生的 GVHD 要低，而两种输注方式在获得缓解的疗效方面是相似的[24-26]。对于 TKI 不耐药的移植后复发患者，TKI 可以诱导其达到完全缓解[27]。但停用 TKI 后，复发概率很大。据报道，TKI 耐药的慢性髓系白血病患者移植前应用减低强度的预处理方案，移植后若存在残留病变，应用供者淋巴细胞输注，可取得不错的疗效[28, 29]。

（二）急性髓系白血病（MAL）和骨髓增生异常综合征（MDS）

异基因造血干细胞移植是 MAL/MDS 的主要治疗手段。移植后复发是治疗失败的主要原因，现已对预防或治疗移植后复发的手段进行了广泛的研究。

急性髓系白血病或中高危 MDS 患者在异基因造血干细胞移植后出现复发是一个毁灭性的事件。复发的中位时间约为 4 个月，大部分复发发生在移植后 2 年内，预后通常很差[30, 31]。M.D. Anderson 癌症治疗中心急性髓系白血病或 MDS 移植后复发的患者 5 年 OS 仅为 6%。然而，许多患者对进一步治疗有反应，在二次移植或供者淋巴细胞输注后，少数患者仍可获得持久缓解[32]。

MAL/MDS 移植后复发的高危因素，包括患者、原发病及治疗相关因素，见表 70-1。预测复发的主要疾病相关因素包括原发病状态（疾病进展与缓解），高危细胞遗传学，高危分子遗传学，特别合并是 FLT3-ITD 突变[33]。移植后复发相关的细胞遗传学异常与标准化疗后复发相关的细胞遗传学异常不同。CIBMTR 的登记处的资料分析显示，只有存在 4 种或更多的复杂细胞遗传学异常才是复发的预测因素[34]。有趣的是，巨细胞病毒或其他疱疹病毒感染的发生与移植后复发呈负相关[35]；其机制尚不明确，可能与免疫激活有关。

供者因素可能会影响白血病的复发。使用具有异源活化的 NK 细胞[36, 37]或表达某种激活的 KIR 基因的供者，或与 NK 活性相关的 KIR 单倍型的供者可能会降低移植后复发率[38-40]。

非清髓性和减低强度预处理方案通常用于无法耐受清髓性治疗的老年和体弱患者[41]，相关的随机对照研究很少[42]，这种预处理方案可能与高复发率相关，但同时移植相关死亡率会有所降低[43]。

移植前微小残留病的存在与移植后增加的白血病复发风险相关。Walter 等进行了一项大样本临床研究，该研究对成人急性髓系白血病首次完全缓解后给予清髓性预处理方案后进行移植[44]。移植前微小残留病阳性和阴性患者，预计 5 年 OS 分别为 26% 和 79%，预计 2 年复发率分别为 58% 和 14%。虽然微小残留病的存在与其他不良危险因素密切相关，但微小残留病可以鉴别具有复发高风险的患者。

据报道，移植后嵌合的检测可预测白血病复发，但数据结果不统一。供者嵌合状态的缺失或持

表 70-1　急性髓系白血病 / 骨髓异常增生综合征异基因移植后复发高危因素

患者
　　年龄较大
疾病
　　非第一次完全缓解
　　挽救性治疗效果不佳
　　不良的细胞遗传学
　　FLT3-ITD 突变
　　移植前或移植后微小残留病
移植
　　性别，除女供男之外的供受者组合
　　供者中特定的 KIR 单倍型
　　单份和双份脐血移植
　　应用非清髓或低强度预处理方案
　　体内或体外 T 细胞耗竭
　　CD34+ 细胞移植后混合嵌合体
　　巨细胞病毒感染

续的供受者混合嵌合状态可能早于急性白血病复发，但不同细胞系的植入特征依据不同的预处理方案而有所不同 [45]。髓系的混合嵌合，特别是受者髓系细胞比例增加，提示疾病复发 [46]。CD34+ 细胞内供者 – 受者嵌合状态的变化可预测白血病复发 [46-48]。淋巴细胞的混合嵌合体常见于经典的白消安 – 氟达拉滨预处理方案。根据我们的经验单纯淋巴细胞的混合嵌合状态并不能预测疾病复发 [49]。

急性髓系白血病或 MDS 传统意义上的复发一般通过形态学进行诊断。然而 MDS 患者移植后复发的形态学诊断极具挑战性，患者可能由于多种原因表现为全血细胞减少症，并且移植后缓解患者也会存在增生异常，此时单纯形态学诊断就可能会出现误差。如果在受者来源的细胞中存在与疾病相关的克隆性细胞遗传学异常，则可以证实存在疾病未缓解或疾病复发可能。嵌合体的检测同样非常重要，如果受者髓细胞 100% 为供者来源，则几乎不大可能出现 MDS 复发。形态学缓解的急性髓系白血病患者如果残留有细胞遗传学异常或者流式检测出异常表型，提示预后不良 [50]。

复发的定义随着日益敏感的微小残留病技术的发展而不断更新 [51-57]。实时定量 PCR 技术具有最高的灵敏度，但它们的使用仅限于具有某些疾病特异性分子标记的患者。这种方法还可以检测微小残留病，识别白血病相关的易位 [58] 以及突变如 NPM1[55, 59] 和 FLT3/ITD[60]。在 80% ～ 100% 的急性髓系白血病病例中发现非突变的 WT1 的过表达，并且已发现其可以预测复发 [61-63]。

异基因造血干细胞移植后复发患者预后不良。移植后缓解时间是复发后生存的重要预测指标，缓解持续时间超过 6 个月的患者预后最佳。图 70-1 显示了从移植到复发时间间隔小于或大于 6 个月的患者的生存，1 年生存率分别为 8% 和 30%。不良预后因素包括在复发时接受首次移植，不良的细胞遗传学和分子标记，以及接受来自替代供者的移植 [2, 3, 64]。

受者年龄、PS 评分、并发症和活动性 GVHD 的存在是选择挽救性治疗的重要因素 [65]。与快速增殖的白血病相比，惰性疾病的复发更易于干预。患者自身意愿是一个重要的考虑因素，接受移植的受者已经经历了长时间的积极治疗，通常是在远离家乡的移植中心，因此一些患者倾向于继续积极治疗，而其他患者实际上更愿意返回家中接受姑息治疗。

选择偏倚会影响所有关于移植后复发治疗的研究结果。仅有少数患者参加了临床试验，而病情获得缓解并长期存活的患者少之又少 [30, 65-67]。挽救性治疗方式繁多，不同选择往往能够反映医疗机构的救治经验。挽救性治疗包括停用免疫抑制治疗、挽救性化疗、供者淋巴细胞输注、二次移植以及联合应用上述方法 [68]。

尽管有治疗成功的报道，但停用免疫抑制药不太可能使形态学复发的急性髓系白血病 /MDS 患者临床获益，且不应影响其他有效的干预措施的应用 [66]。停用免疫抑制治疗的早期或快速停用免疫抑制药后出现的 GVHD 常常使情况变得复杂，并有可能影响后续治疗成功的可能性。最糟糕的情况是既有急性 GVHD 同时又出现复发。我们建议对活动性 GVHD 的患者继续进行免疫抑制治疗，而对其他患者则缓慢撤减免疫抑制治疗。

对于移植后复发患者而言，常规化疗往往效果不佳，有研究称其完全缓解率（0% ～ 60%）极易受缓解维持时间和患者选择的影响 [69]。对挽救性化疗，患者可能会有效，尤其是在首次移植前对化疗比较敏感的患者。在这种情况下，应用蒽环类和阿糖胞苷为基础的方案进行再诱导可能有效。

FLT3-ITD 突变阳性患者可能对 FLT3TKI 的治疗有应答反应。4 例异基因造血干细胞移植后复发的 FLT3-ITD 阳性急性髓系白血病患者，给予索拉非尼治疗，有 2 例获得了长期缓解 [70]。不幸的是，我们无法重复出上述索拉非尼的治疗结果，我

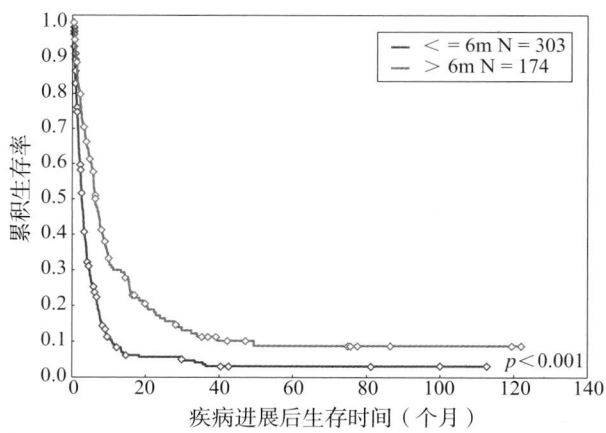

▲ 图 70-1　2000 年以来在 M.D.Anderson 癌症中心异基因移植后复发的急性髓系白血病 / 骨髓异常增生综合征患者存活率

移植后缓解时间小于 6 个月（深色曲线）预后特别差

们中心的 16 例患者均未达到完全缓解[71]。其他 FLT3TKI 正在研究中。当停用 TKI 时，患者病情往往会很快复发。这类药物能诱发短暂的治疗反应，可作为二次移植的桥接治疗手段。

阿扎胞苷已被用于治疗移植后微小残留病阳性或复发的患者。它是一种 DNA 去甲基化药物，可以诱导白血病细胞分化，还可以增加肿瘤细胞的"免疫原性"[72, 73]，增强 GVL 效应[74]。我们评估了小剂量阿扎胞苷（剂量：16 ～ 40mg/m²）治疗和（或）预防急性髓系白血病患者异基因造血干细胞移植后复发的可行性和可能的疗效，9 例复发患者中有 5 例有应答反应[75]。Lübbert 等应用阿扎胞苷治疗 26 例异基因造血干细胞移植后复发患者，并序贯供者淋巴细胞输注，结果发现治疗毒性可耐受，并且在有治疗反应的患者中生存时间得到了延长[76]。Bolaños-Meade 等[77] 报道了应用阿扎胞苷治疗 10 例髓系恶性肿瘤（主要是急性髓系白血病）异基因造血干细胞移植后复发的研究结果，中位随访时间 624 天，6 例患者达到完全缓解，5 例保持无病生存状态。基于移植后 CD34 供体嵌合体减少，Platzbecker 等用阿扎胞苷（75mg/m²）治疗微小残留病阳性患者[78]，19 例可评估患者中，53% 的患者微小残留病完全清除，他们认为与这些患者的 CD34 供体嵌合体增加有关。这些数据使得我们中心考虑应用阿扎胞苷进行移植后维持治疗以预防复发。

单纯化疗通常只会对异基因造血干细胞移植后复发急性髓系白血病 /MDS 患者产生短暂的治疗反应，只有进行供者淋巴细胞输注或二次移植，才可能达到最佳效果。供者淋巴细胞输注作为移植后复发的主要治疗手段，用于增强 GVL 效应[79]。供者淋巴细胞输注治疗慢性粒细胞白血病效果非常好，但急性髓系白血病患者对供者淋巴细胞输注的 GVL 效应仅具有中等敏感性。复发患者单独应用供者淋巴细胞输注通常无效，但序贯挽救性化疗后部分患者得到了长期生存[65]。治疗效果很大程度上取决于患者选择的不同。供者淋巴细胞输注可能因 GVHD、感染和全血细胞减少而变得复杂，不利于患者的长期生存[80]。Schmid 等回顾了 399 例急性髓系白血病移植后复发的患者，接受供者淋巴细胞输注的患者预计 2 年 OS 为 21%，未接受供者淋巴细胞输注的患者 2 年 OS 仅为 9%。预后较好的因素包括患者年龄 < 37 岁、移植后缓解时间超过

5 个月和应用供者淋巴细胞输注等。在多因素分析中，复发时低肿瘤负荷、女性、细胞遗传学良好和供者淋巴细胞输注时处于缓解状态是良好生存的预测因素。如果患者供者淋巴细胞输注时处于缓解状态或有预后良好核型，则 2 年 OS 为 56%，对血细胞减少或疾病进展患者给予供者淋巴细胞输注，两年 OS 仅为 15%。Levine 等报道了 57 例复发的髓系肿瘤患者，接受以阿糖胞苷为基础的化疗方案以及 G-CSF 动员后的供者淋巴细胞输注，27 例患者达到完全缓解。56% 的患者观察到 GVHD。治疗相关死亡率为 23%，2 年整体 OS 为 19%[81]。与同胞全合供者相比，无关或非全合供者的供者淋巴细胞输注诱导的 GVHD 发生率更高[82]。目前尚无随机对照试验比较供者淋巴细胞输注与单纯化疗或二次移植的疗效差异[65, 81, 83]。

目前已经研究出一系列的提高供者淋巴细胞输注疗效，降低供者淋巴细胞输注诱导的 GVHD 的方案。识别 mHAs 体外选择性 T 细胞的过继输注能够避免 GVHD 风险，同时介导抗白血病效应[84, 85]。Warren 等报道了一项 I 期临床试验的结果，评估了采用供体来源的 CD8⁺ 细胞毒性 T 细胞（cytotoxic T cells，CTCs）输注的安全性。对清髓性异基因造血干细胞移植后复发的急性髓系白血病患者，输注识别受者造血细胞而非受体真皮成纤维细胞 mHAs 的 T 细胞[86]。制备治疗剂量的 T 细胞技术虽然复杂但具有可行性，但不幸的是，在 7 例患者中，有 3 例患者出现了肺部 GVHD 的毒性反应，而且研究人员也无法证实输注的 CD8⁺ T 细胞可以在体内持续存在。二代测序可能能够识别可供每对供者 - 受者进行免疫治疗的独特靶点[87]。

二次移植可以使得部分移植后复发的急性髓系白血病 /MDS 患者获得持久缓解。注册数据和单中心回顾性分析显示，二次移植可能获得成功的因素包括：二次移植前获得形态学缓解（或微小残留病阴性），以及首次移植后缓解持续时间超过 6 个月。在这种情况下，20% ～ 30% 的患者可以获得长期生存[66, 88-92]。我们认为对化疗敏感的复发患者如果健康状况良好，二次移植是最有效的治疗方法，应该作为此类患者的标准治疗。图 70-2 显示了 M.D. Anderson 癌症中心复发急性髓系白血病 /MDS 患者接受二次移植后的无进展生存。挽救性化疗后获得完全缓解或完全缓解但造血恢复欠佳的患者有 21%

的长期生存率。挽救性化疗后微小残留病低水平患者或未经治疗的早期复发患者也可能受益于二次移植，16% 的患者无病存活了 5 年以上。全面复发或化疗不敏感的患者不适合进行二次移植，应该给予支持治疗或考虑进行新治疗方法的临床试验。

目前，对于二次移植的最佳预处理方案缺少共识；清髓和减低强度预处理方案均可被采用。清髓性方案能够获得更低的复发率，但治疗相关死亡率高于减低强度预处理方案[90]。大多数中心采用与初次移植不同的预处理方案，老年患者通常使用减低强度预处理方案。在 M.D.Anderson 癌症中心，如果初次预处理方案为白消安相关方案，我们通常会在成人二次移植中选择减低强度的美法仑联合氟达拉滨方案。对于年轻、健康的患者，可以考虑大剂量全身放疗方案。

无关供者和脐血移植后，有无合适的供者行二次移植是面临的主要问题。对脐血受者来说，来自同一供者的二次移植是不可能的。有推测认为使用不同的供者或细胞来源可能会改善二次移植的效果。不同的供者可能表达不同的 mHAs，并可能产生更有效的 GVL 效应。Christopeit 等最近的一项研究报道称使用不同的供者进行二次移植并不能使患者获益。而相较于无关供者，使用亲缘供者患者预后更佳[93]。另一种方案是进行 HLA 不相合的脐血或单倍体移植，其潜在的目的是诱导更强的免疫效应，但这种方法尚无大型的临床试验报道。

目前主要的问题是，大多数移植后复发的患者即使接受挽救性化疗，也不能取得哪怕短暂的缓解。一种方案是给予强化疗以减少白血病负荷，使骨髓处于增生低下状态。在白血病复发前，患者可以在血细胞计数最低时接受减低强度预处理的二次异基因造血干细胞移植。此方案在一些初次移植前复发的急性髓系白血病患者的研究中有效[94]，但是在移植后复发的患者中还没有相关的研究。

（三）急性淋巴细胞白血病

在所有白血病中，急性淋巴细胞白血病的 GVL 效应最弱[6, 95]。移植前或移植后进行微小残留病监测可识别复发高风险的患者[96]。EBMT 最近报道，移植后中位 OS 小于 6 个月的预后因素包括：首次移植时疾病处于进展状态，移植后复发时间和外周血中的原幼细胞百分比[97]。供者淋巴细胞输注通常无效，CIBMTR 分析了 44 例接受供者淋巴细胞输注的患者，结果显示仅接受供者淋巴细胞输注治疗的 15 例患者中有 2 例获得完全缓解，3 年 OS 为 13%[98]。目前，研究人员正在研究新的细胞疗法，例如对 CD19[+] 的复发急性淋巴细胞白血病患者使用嵌合抗原受体 T 细胞治疗[99]。对复发后再诱导获得第二次完全缓解的患者进行二次移植，20% ～ 25% 患者可获得持续缓解[90, 100]。

（四）淋巴系统恶性肿瘤

淋巴瘤、霍奇金病、慢性淋巴细胞白血病和多发性骨髓瘤患者移植后复发的治疗经验有限。

异基因造血干细胞移植可使滤泡淋巴瘤和套细胞淋巴瘤患者获得很高的持续缓解率[101]。几个研究组报道了一些非 T 细胞去除的异基因造血干细胞移植后复发患者的治疗疗效。结果表明，接受阿仑单抗相关方案的患者复发率更高[101]，该方案治疗相关死亡率低，但复发风险高；超过 50% 的滤泡淋巴瘤或套细胞淋巴瘤患者供者淋巴细胞输注治疗有效并获得了持续缓解。据报道，24 例复发患者中，有 19 例供者淋巴细胞输注后获得完全缓解，移植后 4 年无病生存率为 64%[102, 103]。但对于侵袭性淋巴瘤，供者淋巴细胞输注治疗疗效不佳[101]。

非清髓或减低强度预处理的异基因造血干细胞移植经常用于晚期慢性淋巴细胞白血病患者[104]。复发或原发病未缓解是一个常见的问题，特别是应用含阿仑单抗的预处理方案之后[105]。Khouri 等报道，43 例患者中有 20 例对免疫治疗有持续反应，包括停用免疫抑制药、利妥昔单抗治疗或供者淋巴细胞

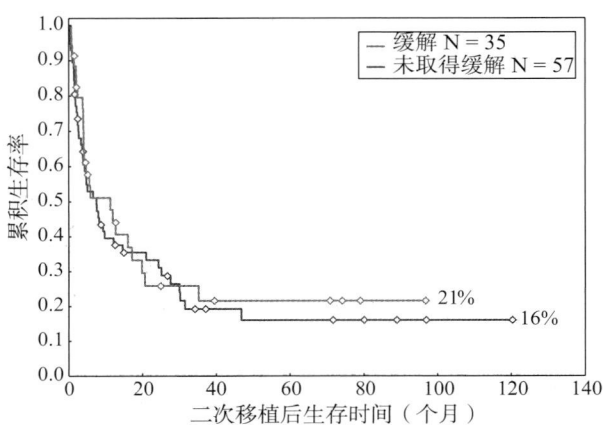

▲ 图 70-2 二次移植患者无进展生存曲线图

经挽救性化疗病情缓解后接受二次移植患者无进展生存（浅色曲线），微小残留病阳性或未经治疗的早期复发接受二次移植患者无进展生存（深色曲线）

输注[106]。一些患者在单用利妥昔单抗治疗获得持续缓解，提示 GVL 效应得以增强。抗 CD19 嵌合抗原受体 T 细胞治疗对淋巴系统恶性肿瘤和慢性淋巴细胞白血病有着广泛的应用前景[107]。

异基因造血干细胞移植一般用于自体移植后复发的霍奇金病。部分复发患者对供者淋巴细胞输注也有应答反应[108, 109]；Anderlini 等报道了 9 例患者中 4 例对供者淋巴细胞输注有治疗反应[109]。最近，有研究人员正在尝试将供者淋巴细胞输注联合 CD30 单抗本妥昔单抗治疗移植后复发的霍奇金病[110]。

（五）多发性骨髓瘤

异基因造血干细胞移植治疗多发性骨髓瘤患者的研究表明，移植后患者复发的风险仍然很高，小部分患者可能会获得持续性缓解。异基因造血干细胞移植对多发性骨髓瘤有移植物抗骨髓瘤效应[111]。供者淋巴细胞输注治疗可提高完全缓解率[112]，大多数治疗反应良好的患者也会出现 GVHD[113]。Beitinjaneh 等报道了 23 例在异基因造血干细胞移植后接受供者淋巴细胞输注治疗的多发性骨髓瘤患者，8 例患者因残留病变而接受抢先性供者淋巴细胞输注输注，15 例复发或疾病进展患者接受供者淋巴细胞输注输注，其中 5 例患者（22%）获得完全缓解或者非常好的部分缓解，8 例患者（34%）在供者淋巴细胞输注后疾病稳定。因残留病变接受供者淋巴细胞输注治疗的患者比因疾病进展接受治疗的患者有更高的应答率（50% vs 7%），并且中位生存时间更长（28.3 个月 vs 7.6 个月）[114]。

（六）预防复发

采取干预手段以降低移植后复发风险是目前的关注热点。正在研究的方法包括应用化疗、去甲基化药物、免疫调节治疗、疫苗以及细胞治疗等手段进行维持治疗，这些方法已经在急性髓系白血病患者中被广泛研究和应用。

干预手段一般用于复发高风险患者或微小残留病阳性患者。血液学复发前通常有一段可监测到微小残留病的时期。与等待全面复发相比，监测和抢先治疗微小残留病可改善预后，同时可使患者避免出现治疗相关毒性。

预防性治疗是一种清除移植后残留病变的更精准的治疗。预防复发的干预措施不能对移植产生有害的影响，不能影响血液 / 免疫重建，且毒性相对可以接受。移植后复发的中位时间只有 4 个月，因

此干预措施必须尽早进行，特别是对于移植时未达到完全缓解的患者。

如上所述，阿扎胞苷具有直接的抗白血病作用，并且可以有效增强针对髓系肿瘤的 GVL 效应。阿扎胞苷还可以诱导调节 T 细胞的扩增，从而抑制 GVHD 的进展[115]，这使其成为极具吸引力的移植后治疗药物。我们对 42 例复发或难治性急性髓系白血病患者进行了 I 期研究，这些患者接受了减低强度的异基因造血干细胞移植。从移植后第六周开始，给予最大耐受剂量的阿扎胞苷 32mg/（m² · d），每 4 周连续使用 5 天，持续至少 4 个疗程，限制性毒性为血小板减少。目前我们正在对移植后 1 个月处于缓解状态并且身体状况良好的高危急性髓系白血病 /MDS 患者进行前瞻性随机对照试验。患者随机接受每月一次的阿扎胞苷治疗，为期 1 年，并与非维持治疗进行对照（ClinicalTrials. gov 登记号：NCT00887068）。

如上所述，FLT3-ITD 突变患者在异基因造血干细胞移植后复发的风险很高。许多新型 FLT3TKI 正被研究用于预防移植后复发[116, 117]。目前还没有关于它们的安全性和有效性的数据。这些临床试验需要特别关注治疗相关毒性，包括骨髓抑制和潜在的药物相互作用[118, 119]。

早期停用免疫抑制药，无论是否行预防性供者淋巴细胞输注，都会出现不同的预后[120]。T 细胞是 GVL 效应的介质。据报道，用 T 细胞抗体体内去除 T 细胞会增加移植后复发风险，特别是在减低强度预处理方案后[10]。分离 GVHD 与 GVL 效应的方法是体内或体外清除 T 细胞以达到无 GVHD 的植入。移植大约 6 周后，可以进行预期的预防性供者淋巴细胞输注，以增强 GVL 效应。目前这种方法仍在研究阶段。如上所述，供者淋巴细胞输注可能因 GVHD 而变得复杂，这种预防复发方法尚未在随机临床试验中被采用[60]。采用延迟输注工程化的白血病特异性 T 细胞的供者淋巴细胞输注，可特异性杀伤白血病细胞，同时降低 GVHD，为评估免疫治疗的疗效提供了平台。T 细胞也可以被转化为表达疱疹病毒胸苷激酶[121]或用 caspase-9 改装为具有自杀开关的 T 细胞[122]；如果发生了 GVHD 或其他毒性反应，基因修饰的 T 细胞可以通过应用其他无毒活性药物而得以清除[123]。

多肽类疫苗可以提升 GVL 效应，且毒性很小。

白血病相关抗原过度或异常表达，如急性髓系白血病中的 PR1 肽，可诱导 T 细胞（CTLs）特异性的溶瘤效应 [124, 125]。很多研究报道了应用肽疫苗接种后获得缓解，但对照试验尚未完成，因此该方法尚未得到广泛应用 [126, 127]。Molldrem 等正在对 PR1 肽进行研究，它既是一种髓系白血病相关抗原，能够产生与临床相关的免疫应答 [19]，也是治疗性单克隆抗体的潜在靶点 [128]。Rezvani 等 [126] 进行了一项临床试验，研究 HLA–A0201–WT1 肽疫苗与 PR1 疫苗联合应用治疗白血病患者，结果 8 例患者中有 5 例接种疫苗后出现功能性 WT1–CTLs 增加。通过检测 WT1 表达，发现疾病转归与抗 WT1 和 PR-1 细胞毒 T 细胞的增加相关。另一个潜在的治疗策略是在采集干细胞前应用供体 PR1 肽疫苗以增强 GVL 效应。

供体来源的 NK 细胞能够介导针对多种血液恶性肿瘤的抗肿瘤作用，并且不会直接引起 GVHD[129]。NK 细胞异源性反应可预测单倍体移植后急性髓系白血病患者复发风险 [37]。如果受者接受亲缘或者无关供体 B 组 KIR 单倍型移植，移植后急性髓系白血病复发的风险会降低 [39, 130, 131]。NK 细胞的过继疗法可以诱导急性髓系白血病患者缓解 [132]，并用于预防化疗后复发 [133]。本研究的局限性在于通过单采从正常供者中采集的细胞数量较少，我们和其他研究者正在研究 NK 细胞的体外扩增，以用于异基因造血干细胞移植输注 [134]。

三、结论和未来研究方向

复发仍然是血液系统恶性疾病异基因造血干细胞移植治疗失败的主要原因。免疫治疗和供者淋巴细胞输注在慢性髓系白血病和惰性淋巴系统肿瘤患者中是有效的。急性白血病移植后复发的患者预后极差，部分患者可能会对进一步的化疗存在应答反应，小部分患者可以通过二次移植或供者淋巴细胞输注获得持续缓解。使用靶向药物、免疫调节治疗或抗原特异性免疫治疗作为维持治疗方案或抢先治疗是目前的研究热点。目前正在进行前瞻性临床试验以评估上述治疗方式的效果。

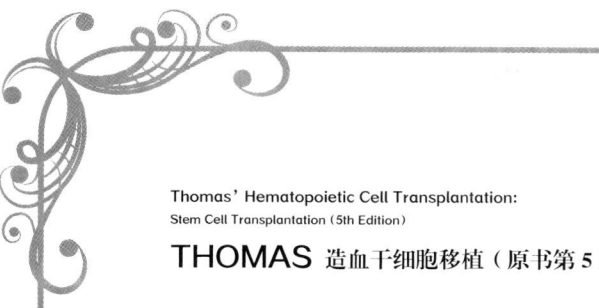
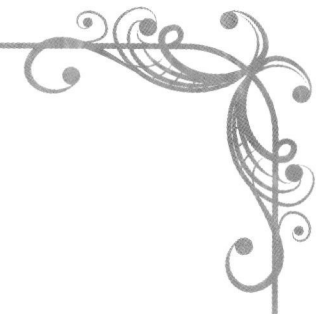

第六部分

造血干细胞移植治疗先天性疾病

Hematopoietic Cell Transplantation for Inherited Disease

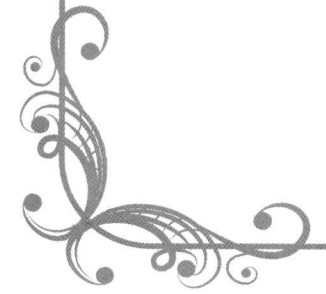
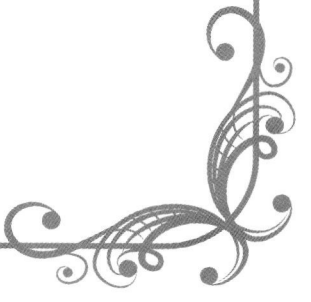

第71章
造血干细胞移植治疗珠蛋白生成障碍性贫血
Hematopoietic Cell Transplantation for Thalassemia

Guido Lucarelli　Javid Gaziev　著

周莉莉　译

王　虹　傅琤琤　陈子兴　校

一、概述

地中海贫血，又称珠蛋白生成障碍性贫血，指一种或多种蛋白肽链（α、β、γ、δβ、γδβ、δ和εγδβ）合成不足而导致的血红蛋白病，同时它也是一类引起世界公共卫生问题的最常见的单基因疾病[1]。全球约有 2.7 亿血红蛋白病携带者，其中 8000 万是β- 珠蛋白生成障碍性贫血携带者。目前推荐的珠蛋白生成障碍性贫血的治疗包括终身定期输血，维持血红蛋白水平在 9 ～ 10g/dl 之间，同时配合螯合去铁治疗，旨在减少由于慢性输血造成的铁蓄积。去铁胺（desferrioxamine，DFO）作为最早使用的螯合剂，每天至少连续皮下注射 8 ～ 12h，可延长患者寿命超过 20 年，并且明显改善了珠蛋白生成障碍性贫血儿童的生活质量。近年来临床应用的口服螯合剂地拉罗司，与去铁胺相比其长期的疗效尚未确定，但地拉罗司每日服用一次，可以有效去除肝脏和心脏的铁沉积，明显提高了治疗依从性。然而，在很多国家，由于治疗费用较高，血制品的输注及去铁治疗不规律，大多数纯合子 β- 珠蛋白生成障碍性贫血患者在儿童期就死于慢性贫血及其并发症或脏器的铁过载。

造血干细胞移植已被尝试用于治疗珠蛋白生成障碍性贫血。Thomas 和他的同事在 1982 年报道了首个通过骨髓移植成功治疗珠蛋白生成障碍性贫血的个案[2]，Lucarelli 等首次报道了大样本的移植治疗珠蛋白生成障碍性贫血的结果[3-5]。本章节就珠蛋白生成障碍性贫血的流行病学、分子生物学、病理生理学、临床特征及支持治疗作了一些讨论，以期明确骨髓移植治疗珠蛋白生成障碍性贫血的方案、移植时机及移植患者的选择等问题。

二、流行病学及病因学

尽管 β- 珠蛋白生成障碍性贫血与地域分布的关系没有被证实，但其地理分布在历史上与疟疾发生地区一致，并且有令人信服的证据证实 β- 珠蛋白生成障碍性贫血与镰状细胞病发生区域相同。由于杂合子珠蛋白生成障碍性贫血与严重疟疾区域分布的相关性，疟疾高发的地中海区域、印度次大陆区域，非洲及东南亚的热带及亚热带地区，β- 珠蛋白生成障碍性贫血尤其高发[1]。β- 珠蛋白生成障碍性贫血携带者在北欧地区的比例很低（1：1000），而在地中海北部国家，携带者的比例在 1% ～ 19%。在中东国家，携带者比例 3% 左右。而在中亚携带者比例在 4% ～ 10%。在印度次大陆和中南亚，β- 珠蛋白生成障碍性贫血与血红蛋白 E 同时存在，其携带者比例在 1% ～ 40%[6]。全世界每年大约有 6 万珠蛋白生成障碍性贫血儿童及 25 万镰状细胞病儿童出生，每 1000 个出生婴儿中珠蛋白生成障碍性贫血的发病率超过 2.4 人[7]。由于近期的人口迁移，珠蛋白生成障碍性贫血的流行病学正在发生变化。在欧洲、美国、澳大利亚，珠蛋白生成障碍性贫血已成为临床疾病的重要组成部分。

三、分子和临床生物学

目前已知能影响 β- 珠蛋白基因，引发 β- 珠蛋白生成障碍性贫血表型的基因突变超过 200 种。除了在亚裔印度人 β- 珠蛋白生成障碍性贫血中，619bp 缺失占 20% 外[8]，β- 珠蛋白生成障碍性贫血最常见突变是由点突变引起的单碱基替代，少数是由基因或其直接侧翼序列中的一些碱基的插入或缺失所致。根据其对基因调节机制的影响，可分为几类：转录、RNA 加工或 RNA 翻译[9]。这些遗传缺陷导致 β- 珠蛋白的合成减少，产生的变异可从微小缺陷（β^+ 珠蛋白生成障碍性贫血）至完全缺失（β^0 珠蛋白生成障碍性贫血）。

β- 珠蛋白生成障碍性贫血的病理生理学与功能性 β- 珠蛋白的缺失程度有关，导致珠蛋白链产生失衡，形成多余的 α 球蛋白链[1, 10]。后者不能形成四聚体，而是在红细胞前体中沉积，形成包涵体，引起红细胞的机械性损伤和骨髓中红细胞前体的过早破坏，导致无效的红细胞生成。这些存活下来的红细胞到达外周循环，在脾脏中被过早的破坏，导致脾脏肿大及脾功能亢进。因此，β- 珠蛋白生成障碍性贫血患者由于无效的红细胞生成、外周血溶血和血红蛋白合成总量减少导致贫血表现。而骨髓过度增殖及扩张会引起骨骼畸形。其他的并发症如骨疾病、脾脏肿大、内分泌异常及心脏损害，可能与贫血的严重程度、胃肠道铁吸收及输血增加引起的铁负荷增加有关。

四、临床表现

β- 珠蛋白生成障碍性贫血的临床表现多样，可以表现为输血依赖的重型珠蛋白生成障碍性贫血，也可以是输血依赖不那么严重的中间型，或者是无症状的珠蛋白生成障碍性贫血。β- 珠蛋白生成障碍性贫血大多是常染色体隐性遗传，少数为显性遗传形式。重型 β- 珠蛋白生成障碍性贫血是 β- 珠蛋白合成的完全缺失，由两个 β^0 珠蛋白生成障碍性贫血等位基因以纯合或复合杂合状态的遗传引起。这些组合通常导致重型 β- 珠蛋白生成障碍性贫血，患者在出生后 6 个月内出现严重贫血，如果不经常定期输血，则在 2 年内死亡。β- 珠蛋白生成障碍性贫血的红细胞核较小，具有明显的异染色质。骨髓检查表现为红系增生极度活跃，血清铁蛋白水平升高。β- 珠蛋白生成障碍性贫血的患者常有血红蛋白 F 增加，占到总血红蛋白浓度的 8% ~ 90%，HbA_2 也增加，浓度高达 6%[1]。在儿童及年轻人中，骨髓增生扩张可导致骨骼畸形及骨疾病。由于慢性贫血及铁过载，珠蛋白生成障碍性贫血儿童随着年龄的增长，内分泌疾病（如垂体功能减退、甲状腺功能减退、甲状旁腺功能减退、糖尿病）、心肌病、睾丸及卵巢功能衰竭等并发症比较常见[1, 11]。在老年 β- 珠蛋白生成障碍性贫血患者中，可出现慢性肺疾病及肺动脉高压等并发症，可能与血栓形成及小的肺栓塞增加有关[12]。

五、非移植治疗

目前，β- 珠蛋白生成障碍性贫血的传统治疗主要包括终身定期输血和每日的螯合治疗。1964 年，Wolman 报道，若患者血红蛋白维持在较高水平就会有较少的严重并发症，身体状况也比血红蛋白较低的患者更好[13]。受到这项观察的启发，Piomelli 及他的同事制定了一项输血方案，防止血红蛋白降至 10g/dl 以下。这种高灌注的输血方案在婴幼儿时期开始应用并严格实施，虽然婴幼儿并不能正常发育，也不能阻止脾亢的发展，但是心脏肥大及骨骼畸形的发生率大幅下降[14]。将血红蛋白维持在 10g/dl 水平，主要是抑制内源性红细胞生成，从而避免骨髓过度增殖伴随的骨髓腔扩大。该治疗目标能部分完成，但是要完全抑制内源性的红细胞生成要求血红蛋白维持在 13g/dl 以上。而要达到这种水平有很大的障碍，因为将血红蛋白从 10g/dl 升值 11g/dl 需要增加 20% 的红细胞输注量[15]，而有很多原因需要减少珠蛋白生成障碍性贫血患者的输血量。

高灌注的输血方案对严重溶血性贫血患者铁的转运和分布有重要影响。铁过载的并发症包括内分泌异常、肝脏及胰腺损伤以及心脏疾病。这些是接受高灌注输血治疗的珠蛋白生成障碍性贫血患者最主要的并发症及死亡原因。患者每年每千克体重输注 165ml 浓缩红细胞，相当于每年大约摄入铁 180mg/kg[15]。最近，临床经验表明终身维持血红蛋白在 9 ~ 10g/dl 的适度输血方案，可降低重型 β- 珠蛋白生成障碍性贫血患者的铁负荷，同时不会引起红系过度增生[16]。

重型 β- 珠蛋白生成障碍性贫血患者反复输血及胃肠道铁吸收的增加导致体内铁蓄积，可能会引起严重的脏器功能损害并最终导致死亡。有效去除这些过量的铁可以提高这些患者的存活率。最近 10 年，去铁胺是唯一对重型 β- 珠蛋白生成障碍性贫血患者有效的螯合药物。去铁胺对铁有很强的选择性亲和力，且没有严重的不良反应。然而，去铁胺在口服给药时生物利用率较差，并且在血浆中快速清除。因此，去铁胺仅在肠外给药数小时才有效，以保持稳定的血清水平。由于维持该药物的稳定血浆浓度对于有效的铁转运至关重要，所以它必须使用特殊泵（过夜 8 ～ 12h 输注连续 5 ～ 7 天）持续静脉或皮下注射。研究证明强效长程的使用去铁胺螯合治疗，可以逐步降低血清铁蛋白及肝脏中的铁含量而改善生存，使大部分患者获益[17]。

去铁胺去铁治疗失败的主要原因有两个。β- 珠蛋白生成障碍性贫血是一个重大的公共卫生问题，在许多发展中国家，药物高成本导致多数患者无法得到相应的治疗。尽管在西方国家广泛使用去铁胺，但由于有效的螯合治疗过程烦琐，需要每天皮下或静脉注射，导致治疗的依从性差，一些患者不能充分遵守规定的治疗方案。因此，迫切需要口服应用的螯合剂来解决这些问题。

目前有两种口服铁螯合剂可供临床使用。去铁酮（deferiprone）或 L1（DFP），均是双配位基螯合剂，形成的螯合剂 / 铁复合物主要通过尿液排泄。在标准剂量下 [75mg/（kg·d），分 3 次]，一些患者的铁储存量可能会减少，在另一些患者中铁储存量保持稳定，而在其他患者中会增加[18]。去铁酮在欧洲及其他许多国家已被批准使用，通常作为去铁治疗的二线用药。一般来说，尽管有很大的个体差异，去铁酮去除肝脏的铁过载效果不佳。去铁酮不良反应包括粒细胞缺乏、中性粒细胞减少和关节病，需要密切监测。研究发现，与去铁胺相比，在使用去铁酮治疗后，患者的心脏 MRI 显著改善，这与降低心脏铁负荷及改善心功能一致，支持去铁酮在保护心脏中的作用[19]。

另一种目前使用的口服螯合剂地拉罗司（ICL670），它是一种新型三配位基铁螯合剂[20]。它口服生物利用度好，终末消除半衰期为 8 ～ 16h，每日给药一次。最近一项Ⅲ期随机研究比较了接受常规输血的儿童及成人重型 β- 珠蛋白生成障碍性贫血患者使用地拉罗司及去铁胺的情况，结果显示，在每天 20 ～ 30mg/kg 的情况下，地拉罗司可以使大多数患者保持铁平衡或负铁平衡，与中剂量的去铁胺大致等效。最常见的不良反应包括皮疹、胃肠道紊乱及血清肌酐的轻度非进行性的升高[21]。尽管去铁胺对于输血依赖的重型 β- 珠蛋白生成障碍性贫血患者的疗效及局限性已经明确，但这两种新型口服螯合剂治疗铁过载的长期数据尚未公布，还需要进行大规模前瞻性随机研究来证实。

多年来，人们已经认识到高水平的血红蛋白 F 对 β- 珠蛋白生成障碍性贫血及镰状细胞病有益。在药理学方面，已经证明有三类药剂能够诱导血红蛋白 F 至治疗水平，包括促红细胞生成素、短链脂肪酸衍生物和化疗药物。然而，β- 珠蛋白生成障碍性贫血中对血红蛋白 F 药理学诱导，使其升至治疗水平的结果令人失望。尽管产生有效的血细胞生成，贫血仍然很难纠正，主要是因为目前使用的药物会抑制红细胞生成。

β- 珠蛋白生成障碍性贫血的基因治疗需要使用整合载体，将直接调控 β- 珠蛋白的基因导入干细胞中。与致癌反转录病毒载体不同，基于人类免疫缺陷病毒的慢病毒载体（lentiviral，LV）可以转导非分裂细胞，并且能够稳定传递人 β- 珠蛋白基因和较大的连接酶链式反应（ligase chain reaction，LCR）元件，从而纠正小鼠不同水平 β- 珠蛋白表达的中间型珠蛋白生成障碍性贫血表型[22]。最近一项研究报道了法国 1 例中间型珠蛋白生成障碍性贫血患者中，使用慢病毒成功导入 β- 珠蛋白基因后，患者脱离了输血依赖[23]。然而，出现了部分显性克隆群体，需要对慢病毒载体的安全性，尤其遗传毒性方面给予特别关注。

目前，珠蛋白生成障碍性贫血的预防计划主要基于前瞻性的对携带者的筛查及产前诊断。虽然 β- 珠蛋白生成障碍性贫血的传统产前诊断在一些国家开展得较好，但为了避免珠蛋白生成障碍性贫血患儿的出生，必须终止妊娠，这仍让多数人无法接受。最近发展起来的在体外受精的胚胎植入前的基因诊断（preimplantation genetic diagnosis，PGD）已经成为传统产前诊断的替代方案，因只允许不存在异常基因的健康妊娠，从而避免了妊娠终止的风险[24]。联合 HLA 配型的 PGD 允许在珠蛋白生成障碍性贫血患儿的家庭中选择健康的配型相容的胚胎，以确定未来可获得用于移植的干细胞[24]。

六、造血干细胞移植

目前，异基因造血干细胞移植是唯一的可有效根治重型 β- 珠蛋白生成障碍性贫血的手段。它也是一种基因疗法，使用异基因干细胞作为正常造血必需的载体。最终，这些载体通过插入正常基因，使自体造血干细胞发生转化，但是没有迹象表明这种方式在可预见的未来会被临床选择应用。在本章节中讨论的在佩萨罗的所有移植过程都是用骨髓进行的，术语即"骨髓移植"。

针对重型珠蛋白生成障碍性贫血，目前还没有比较造血干细胞移植与药物治疗的临床对照试验，也很少有研究比较两者的生活质量。定期输血及铁螯合治疗使得之前可能发生早期死亡的致命性并发症转变为慢性进行性的并发症，改善了患者的生存及生活质量 [7, 25]。尽管预期寿命延长，但是近期英国珠蛋白生成障碍性贫血登记中心的一项研究显示，20—30 岁珠蛋白生成障碍性贫血患者的生存率呈稳定降低趋势，存活超过 35 岁的患者不足 50%，其主要原因是螯合治疗的依从性差 [26]。在珠蛋白生成障碍性贫血更常见的发展中国家，由于缺乏安全的血制品输注，和（或）无法承担昂贵的铁螯合药物，很多患者在 20 岁之前死亡。最近开发的两种口服铁螯合剂可使患者有更好的治疗依从性，应该会对珠蛋白生成障碍性贫血患者的生存产生有利影响。然而，对于终身需要输血的患者，即使严格遵守铁螯合剂的治疗方案，依从性良好，也只能显著减少但不能消除患者的铁过载。在发达国家，珠蛋白生成障碍性贫血患者通过药物获得较好的治疗，而且在一些国家接受定期输血及铁螯合治疗的患者具有较好的存活率，而移植的急性并发症使其应用受到挑战 [17, 27]。不幸的是，随着年龄的增长，接受传统治疗的患者预后较差，即使在医疗资源较丰富、医疗良好的国家也是如此 [11, 26]。

1981 年 12 月，最早使用配型相合的亲缘供者进行的骨髓移植于分别在华盛顿的西雅图和意大利的佩萨罗施行。西雅图的移植基于下列假设：骨髓移植相关风险的增加可能与铁过载及由高剂量输血引起的 HLA 的敏感性有关。因此，早期临床研究仅在接受少量输血的年轻患者中进行。1981 年 12 月 3 日，在西雅图，一个输注了总量 250ml 浓缩红细胞的 14 个月大的重型 β- 珠蛋白生成障碍性贫血患儿接受了 HLA 相合胞姐的骨髓，预处理使用静滴单剂量的去甲基化白消安（5mg/kg）和环磷酰胺（200mg/kg 总剂量）[2]，这次治疗十分成功。

佩萨罗方案认为只对未输过血的患者进行移植是不切实际的。1981 年 12 月 17 日佩萨罗小组对 1 例已经接受 150 次红细胞输注的 14 岁珠蛋白生成障碍性贫血患者进行了同胞全相合移植 [3]。这个患者移植后出现了移植物被排斥，是珠蛋白生成障碍性贫血患者系列移植的第一个病例，提供了本章所需的大部分数据。

（一）预处理方案

为了实现清髓目的并促进移植物植入，预处理方案通常包括全身放疗联合高剂量化疗。尽管不涉及全身放疗的预处理方案其毒性反应尚未完全明确，但全身放疗引起的晚期不良反应已经明确，包括生长障碍、白内障、甲状腺功能减退症和继发性恶性肿瘤 [28, 29]，这些风险对于有可能长期存活的年轻患者尤为不利。白消安是全身放疗的替代治疗方案 [30-33]。白消安是一种烷化剂，对于髓系 - 红系轴的大部分前体细胞具有较高的特异性。使用低剂量白消安治疗慢性髓系白血病已有 30 多年，其毒性和有效性已得到充分证明。对啮齿类动物的研究表明，对骨髓致死剂量的白消安对淋巴系统的毒性较小，并且几乎不引起免疫抑制反应 [34]。对犬白细胞抗原相合的犬移植研究显示，单独使用白消安后骨髓的植入率是 50%，在预处理方案中加入抗胸腺细胞血清后有 95% 的植入率 [35]。Santos 等报道了在骨髓移植中使用超高剂量白消安的首个临床试验 [30]。在这些研究中，急性髓系白血病患者用环磷酰胺（200mg/kg，4 天）免疫抑制后接受异基因骨髓移植，并给予口服白消安（16mg/kg，4 天）作为另外的抗肿瘤疗法。该治疗的早期结果令人鼓舞，为了减少移植早期相关的不良反应，Tutschka 等尝试将环磷酰胺剂量降至 120mg/kg，应用 2 天 [36]。为了优化白消安的治疗方案，临床上广泛采用口服白消安方案，并根据药物监测结果调整剂量。但由于肠道吸收不稳定，呕吐可能出现剂量损失，导致口服白消安药物代谢动力学评估结果不可靠。最近开发的白消安静脉制剂在不同患者间剂量变异较小，剂量 - 剂量之间变异性亦较小，可获得更可靠且一致的药物代谢动力学评估 [37]。高剂量的白消安暴露（浓度对时间 AUC > 1500μmol/min）与较大的毒性反应相关，而低暴露（AUC < 900μmol/min）与移植物排斥或复发有关[38, 39]。因此，针对治疗范围的白消安药物暴露可以改善临床结果。我们对 71 例存在肝功能异常并接受造血干细胞移植治疗的珠蛋白生成障碍性贫血儿童，静脉应用白消安的药物代谢动力学进行了前瞻性的研究，并评估了临床结果[40]。作为预处理方案的一部分，每 6h 依据药物代谢动力学对静脉应用白消安进行剂量调整，以达到目标 AUC 范围（900 ～ 1350μmol/min）。我们发现首剂白消安清除率显著高于之后当天或后几天的清除率，首剂之后药物的清除率保存稳定。因此，首剂量静脉应用白消安的 AUC 目标为 59%。1/3 患者的首剂静脉应用白消安需要基于 AUC 进行剂量递增，主要是由于随后几天白消安清除的"正常化"而需要减少剂量。药物暴露和剂量调整的波动遵循白消安清除率模式。为了避免药物暴露的大幅波动和频繁的剂量调整，我们建议基于首剂 AUC，以较低的暴露范围（900μmol/min）进行剂量调整。该方法可以防止在患者群体中观察到的后续剂量的意外高暴露。在首剂之后的剂量调整中，目标剂量应按惯例（即 1125μmol/min）进行调整，因为清除率在首剂后保持稳定。白消安是一类高度亲脂性的分子，容易穿过血脑屏障并可能引起癫痫发作。因此，在白消安治疗期间，应进行癫痫预防。

此外，环磷酰胺已成为恶性血液病患者大多数移植预处理方案的组成部分。Santos 等研究发现，在接受异基因移植的白血病患者中，高剂量环磷酰胺（200mg/kg，共用 4 天）作为唯一的抗肿瘤药物，具有足够的免疫抑制作用，可使异基因干细胞成功植入[41]。环磷酰胺是治疗淋巴系统恶性肿瘤和实体瘤的常用药物，也与其他药物联合治疗急性白血病。尽管缺乏单药研究，但环磷酰胺并不是治疗髓系恶性肿瘤的有效药物。环磷酰胺的剂量限制性毒性主要是针对心脏而不是针对骨髓。由于环磷酰胺并不能清除造血干细胞，因此小鼠、猴子和人类在接受最高剂量的环磷酰胺治疗后能迅速恢复造血功能。由于珠蛋白生成障碍性贫血患者骨髓恢复很快，因此单用环磷酰胺并不能作为移植预处理方案。另一方面，白消安是一种有可能根除病态红细胞的药物，但单独使用并不能产生足够的免疫抑制以促进干细胞植入。因此白消安和环磷酰胺联合使用可以根治珠蛋白生成障碍性贫血并促进干细胞植入。

珠蛋白生成障碍性贫血的许多造血表现都与造血系统恶性肿瘤类似。该疾病的特征在于骨髓极度增生，迅速增殖的红细胞向通常不被骨髓占据的髓内和髓外区域扩张。主要表现在骨质重建，伴明显的肝脾肿大。与肿瘤组织的增殖行为类似，快速增殖的造血组织比正常的造血组织更难以根除，并且在移植后更容易复发。虽然移植后珠蛋白生成障碍性贫血的复发是一个问题，但它发生的情况与白血病复发时的情况不同。白血病复发最常见的表现是在供者来源的持续免疫系统的情况下发生宿主来源的白血病复发。相反，珠蛋白生成障碍性贫血的复发通常发生在宿主的免疫和造血重建的背景下。因此，这个事件同时具有复发和排斥两个方面，并且习惯上将这种现象称为排斥。

（二）干细胞来源

用于移植的干细胞有三种来源：骨髓、外周血和脐血。哪种干细胞最适合珠蛋白生成障碍性贫血的移植呢？骨髓是珠蛋白生成障碍性贫血患者最常用的干细胞来源。目前，外周血干细胞已经成为大多数移植中心，特别是移植治疗血液系统恶性疾病的干细胞的首选来源。在过去的 10 年中，脐带血来源的干细胞在异基因移植中的应用越来越多。每种干细胞都有其优缺点。易捐赠、干细胞量高和更快的血液学恢复是外周血干细胞移植的优点。然而，外周血干细胞移植后发生的急性和慢性 GVHD 风险比骨髓移植的风险稍高。

尽管有 1 个或 2 个抗原不匹配，但是无须单独捐赠，易获得，急性 GVHD 发生率低，是脐血移植的优点。脐血移植的缺点包括植入时间长导致相关的感染和出血并发症风险增高。此外细胞治疗植入失败的情况下无法获得供者脐血细胞也是其缺点。

Eurocord 合作组最近的一项研究分析了 33 例 1 级或 2 级珠蛋白生成障碍性贫血患者和 11 例镰状细胞病患者，在白消安 + 环磷酰胺 +ATG 或白消安 + 氟达拉滨预处理方案后接受了同胞脐血移植的结果[42]。在 17 例患者的预处理方案中加了塞替派。33 例珠蛋白生成障碍性贫血患者中有 7 例（21%）植入失败。令人欣喜的是出现急性（11%）或慢性（6%）GVHD 的比例很低。2 年 EFS 为 79%。尽管移植患者属于 1 级和 2 级，但移植排斥的发生率高于 HLA

相合的同胞骨髓移植后的发生率。此前报道过，相比接受骨髓移植的患者，脐血移植后植入失败的风险增加。脐血移植的一个众所周知的缺点是，当细胞剂量低于1个对数级，可能会对患有非恶性疾病的受体的持续植入产生不良影响。

最近报道了183例珠蛋白生成障碍性贫血患者接受外周血干细胞移植（n = 87）或骨髓（n = 96）移植的结果[43]。应用环孢素（n = 60）或环孢素 + 甲氨蝶呤（n = 123）预防GVHD。外周血和骨髓移植中发生Ⅱ~Ⅳ度急性GVHD的比例分别为74%和57%，发生广泛慢性GVHD的比例为49%和17%。综合这些数据，提示珠蛋白生成障碍性贫血患者应首选骨髓移植。

（三）植入

大多数珠蛋白生成障碍性贫血患者移植前都已反复输血。骨髓移植治疗反复输血的重度再生障碍性贫血患者的经验表明，移植前输血次数越多，移植物被排斥的可能性越高[44, 45]。珠蛋白生成障碍性贫血患者在接受了骨髓移植的预处理方案之后，移植物被排斥的发生率很高，并且这似乎与移植时的疾病状态有关。如前所述，在大多数移植物被排斥的情况下，珠蛋白生成障碍性贫血的骨髓会再生长，随后的生存时间会很长（尽管合并有珠蛋白生成障碍性贫血）。患者出现排斥而不复发的珠蛋白生成障碍性贫血较少见。除非进行挽救性的第二次移植，否则这些患者将死于骨髓增生不良。移植物被排斥后患者的治疗将根据排斥反应是否伴随宿主型造血再生或骨髓增生不良而有所不同。我们稍后将讨论发生这种情况的经验。

（四）移植相关的并发症和死亡率

造血干细胞移植是一项高风险的技术。能够根除患病骨髓并促进持久植入的方案必然是有不良反应的，而成功的异基因骨髓移植相关的并发症包括急性和慢性GVHD，与严重免疫功能不全相关的综合征。预防GVHD及其治疗GVHD的方法均会引起免疫抑制。GVHD和旨在预防这种并发症的措施可能会加重移植相关的毒性。这种毒性可归类为预处理相关毒性或GVHD。

在移植治疗血液系统恶性肿瘤的研究中，来自预处理方案的相关毒性已被充分描述[46, 47]。肺和肝脏是使用全身放疗和白消安诱导的毒性风险最高的器官，而心脏是环磷酰胺诱导损伤的主要部位。随

着患者年龄的增加，先前暴露于细胞毒药物，或存在病毒的潜伏性感染，如丙型肝炎和巨细胞病毒，都会对上述毒性反应产生不利影响。珠蛋白生成障碍性贫血患者通常很年轻，而且前期没有接触细胞毒药物，患者可从移植明显获益。然而，由于先前的强化输血治疗，他们携带有害病毒的风险增高，并有超高的铁过载会引起器官损伤。

（五）临床移植经验

1. 前20年的经验（1982—2002）

到目前为止，意大利佩萨罗已经积累了骨髓移植治疗珠蛋白生成障碍性贫血的大量经验。从1981年12月到2001年6月，915例纯合β- 珠蛋白生成障碍性贫血患者接受了骨髓移植。整组患者（移植年龄在1—35岁）的无病生存率为69%。880例为HLA配型全相合供体（853例同胞供者，27例是父母供者），29例为HLA部分相合的亲缘供者，6例是HLA相合的无关供者。大多数患者接受两种预处理方案中的一种：547例患者使用白消安14mg/kg和环磷酰胺200mg/kg，其他患者使用白消安以及较低剂量的环磷酰胺，因为这些患者被认为对高剂量环磷酰胺相关的毒性并发症特别敏感。

在早期经验中，年轻患者的移植效果最佳[5, 48, 49]。在最早进行移植的6例年龄超过16岁的患者中，有5例在前100天内死于移植相关并发症（GVHD，感染）。鉴于这一经验，早期研究集中在17岁以下的患者。

(1) 儿童和青少年：年轻患者的结果非常令人鼓舞，于是在1990年，Lucarelli及其同事报道了他们自1988年8月起连续移植治疗222例16岁以下患者的经验[5]。所有这些患者在使用含有白消安14mg/kg和环磷酰胺200mg/kg的预处理方案后，接受HLA相合的骨髓，其中10例来自父母，剩下的均来自同胞供体。141例供体是β- 珠蛋白生成障碍性贫血的杂合子，81例供体是正常的纯合子。采用五种不同的方案预防急性GVHD。

通过对116例采用相同预处理方案的患者进行分析，以明确移植前特征对移植结果的影响。研究表明，肝肿大和门静脉纤维化与生存率显著降低有关。在多因素分析中，作为生存和无排斥生存的预测因素，无法将螯合治疗依从性差的病史与肝肿大区分开来。1989年末，有研究重新分析了移植前特征对移植结果的影响[50]，当时有161例17岁以

下的患者接受了同样的方案。规范的螯合治疗标准为：首次输血后 18 个月内开始使用去铁胺作为常规的螯合治疗，每周皮下持续使用 8 ～ 10h，持续至少 5 天。若与上述标准存在偏差，即被定义为螯合治疗不规范。肝大的程度（大于或不大于 2cm），移植前肝活检中门静脉纤维化的存在与否，以及移植前几年给予的螯合治疗（规范或不规范）被确定为变量因素，据此将患者分为三个风险等级。1 级患者没有上述的不良危险因素，3 级患者包含该三种危险因素，2 级患者有 1 或 2 中不良危险因素。该研究证实了风险等级及螯合治疗的规范性对移植预后的预测价值。

截至 2003 年 12 月底，有 524 例 17 岁以下的患者接受了 HLA 相合的移植，预处理使用含有白消安 14mg/kg 和环磷酰胺 200mg/kg 的方案。其中有 145 例 1 级患者，333 例 2 级患者和 46 例 3 级患者。1 级患者的生存率、无珠蛋白生成障碍性贫血生存率、排斥率和非排斥相关死亡率分别为 90%、87%、3% 和 10%。而对于 2 级患者，结果分别为 87%、85%、3 % 和 13%（表 71–1）。46 例 3 级患者移植 15 年后的生存率、无珠蛋白生成障碍性贫血生存率、排斥率和非排斥相关死亡率分别为 53%、51%、7% 和 42%。为了改善 3 级患者的结果，在 1989 年 9 月至 1997 年 4 月期间使用由白消安 14mg/kg 和减少剂量的环磷酰胺（160 或 120mg/kg）组成的新预处理方案。这些方案将 3 级年轻患者(年龄＜ 17 岁）的生存率从 53% 提高到 79%，但排斥率从 7% 增加到 30%，可能与免疫抑制不足和不能根除这些患者的红系增生有关 [51]。

1997 年 4 月，对于 17 岁以下的 3 级患者采用了新的治疗方案（方案 26），该方案试图降低 30%

的排斥率，而珠蛋白生成障碍性贫血重现性克隆并没有相应的增加。该方案包括从移植 –45 天开始每日 3mg/kg 硫唑嘌呤和 30mg/kg 羟基脲，从 –17 天至 –13 天使用氟达拉滨 20mg/m^2，然后使用白消安 14mg/kg（总剂量）和环磷酰胺 160mg/kg（总剂量）。预防 GVHD 方案包括移植后 +1 天使用环磷酰胺 7.5mg/kg 静脉滴注，+3 天和 +6 天应用甲氨蝶呤 10mg/m^2 静脉滴注，从 –2 天至 +4 天每天 5mg/kg 静脉应用环孢素，+5 天 CSP 减至 3mg/（kg·d）静脉应用直至口服可耐受剂量 12.5mg/(kg•d)。从 –45 天开始通过中心静脉导管连续 24h 输注 40mg/kg 去铁胺，并且使用高灌注输注红细胞将血红蛋白水平保持在 14 ～ 15g/dl。在此期间，患者每周两次接受生长因子、G–CSF 和促红细胞生成素以应对高灌注维持干细胞增殖，从而促进羟基脲的作用。方案 26 的设计假设基于使用白消安 14mg/kg 和环磷酰胺 160mg/kg 不足以根除 17 岁以下的 3 级珠蛋白生成障碍性贫血患者的造血形成。33 例接受方案 26 的移植初步结果显示，患者的生存率、无病生存率、排斥率和非排斥相关死亡率分别为 93%、85%、8% 和 6%（表 71–1[52]）。有趣的是，这种治疗方案改善了移植时年龄小于 17 岁的 3 级珠蛋白生成障碍性贫血患者的无病生存率，从 58% 升至 85%。同时，与先前的方案相比，排斥率从 30% 降至 8%。氟达拉滨的免疫抑制特性可能有助于提高该方案的有效性。

(2) 成人患者：成人珠蛋白生成障碍性贫血患者有更严重的疾病相关和治疗相关的器官并发症，主要是由于长期的铁过载。从 1988 年 11 月到 1996 年 9 月，107 例年龄超过 17 岁的患者接受了来自相合供者的移植。这些患者的中位年龄为 20

表 71–1　1985 年 5 月至 2003 年 12 月期间使用 HLA 配型相合供者进行骨髓移植治疗珠蛋白生成障碍性贫血的 Pesaro 经验

	1 级	2 级	3 级（年龄＜ 17 岁）（自 1997 年以来）	成人（年龄＞ 17 岁）（自 1997 年以来）
患者人数（例）	145	333	33	15
对照人数	6	6	26	26
生存率（%）	90	87	93	65
无病生存率（%）	87	85	85	65
死亡率（%）	10	13	6	28
排斥率（%）	3	3	8	7

岁（范围 17—35 岁）。18 例 2 级患者接受白消安 14mg/kg 和环磷酰胺 200mg/kg 的预处理。其他均为 3 级患者，接受白消安 14～16mg/kg 和环磷酰胺 120～160mg/kg 的预处理。总生存率、无病生存率、排斥率和非排斥相关死亡率分别为 66%、62%、4% 和 37%[53, 54]。18 例 2 级成人患者，生存率和无病生存率均为 76%。

从 1997 年 4 月起，所有成人患者均按照方案 26 进行移植，唯一的区别是环磷酰胺的剂量减少到 90mg/kg（总剂量）。15 例高危组患者的生存率、无病生存率、排斥率和非排斥相关死亡率分别为 65%、65%、7% 和 28%[55]。

2. 目前的经验

2003 年，本章的作者和另外两位移植医生从佩萨罗搬到了罗马，在地中海血液学研究所的珠蛋白生成障碍性贫血和镰状细胞贫血国际移植中心启动了一项新的移植计划。尽管佩萨罗经验主要在意大利患者群体中进行，但罗马的经验具有两个特征：患者在种族上有较高异质性，绝大多数患者没有定期输血 / 规范的螯合治疗，或由于输注非滤白的红细胞导致输血过敏。因此，这些患者由于对 mHA 的敏感性而可有较高的移植物排斥风险。考虑到这些特征，我们修改了这些患者的移植治疗方案（表 71-2）。截至 2012 年 9 月，年龄小于 17 岁的 24 例 1 级患者，34 例 2 级患者和 47 例 3 级患者，在本机构接受了来自 HLA 相合的同胞供者的第一次造血干细胞移植。最初用原始方案 26 治疗的 26 例 3 级患者的排斥率升高（15%）。因此，我们在 2007 年修改了该方案，在预处理中增加氟达拉滨的剂量并添加塞替派，以进一步降低该组患者的排斥率。自此之后，我们用修改后的方案 26 治疗了 20 例 3

级患者。初步结果显示，所有患者均未出现排斥反应，无病生存率为 84%[56]。图 71-1 至图 71-3 显示了 1 级、2 级和 3 级患者的生存率、无病生存率、排斥率和移植相关死亡率，存活患者的中位随访时间为 65 个月（范围 1～97 个月）。

单倍体移植治疗珠蛋白生成障碍性贫血的结果将在后面讨论。

(1) 移植失败或排斥：植入失败且骨髓功能不全的患者预后极差，因为早期对患者进行预处理及二次移植通常不是明智的选择。然而，仅极个别患者出现晚期移植失败而没有珠蛋白生成障碍性贫血复发，在这种情况下，进行较强的预处理后行二次移植可能是延长生存机会的唯一选择。

移植物被排斥且恢复了宿主造血功能的患者并不需要紧急进行第二次移植，且这种干预可以延迟至第一次移植预处理方案不良反应消失后。第一次和第二次移植的间隔时间至少为 1 年。之前的经验表明，

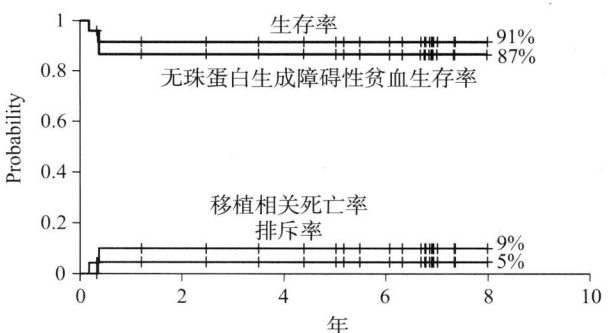

▲ 图 71-1　24 例中位年龄为 3 岁（范围 2—6 岁）的 1 级珠蛋白生成障碍性贫血患者的生存率、无珠蛋白生成障碍性贫血生存率、非排斥相关死亡率和排斥率

预处理方案为：口服（14mg/kg）或静脉应用白消安（基于体重的剂量）＋环磷酰胺 200mg/kg ± 塞替派 10mg/kg

表 71-2　目前的治疗方案

	预处理前	预处理	GVHD 预防
1 级和 2 级，年龄＞ 4 岁	无	静脉白消安、环磷酰胺 200	环孢素 / 甲泼尼龙 / 短程甲氨蝶呤
1 级和 2 级，年龄≤ 4 岁	无	静脉白消安、塞替派 10 环磷酰胺 200	环孢素 / 甲泼尼龙 / 短程甲氨蝶呤
3 级，年龄≤ 17 岁	移植 –35 天至 –11 天硫唑嘌呤、羟基脲；移植 –16 天至 –11 天氟达拉滨 150	静脉白消安、塞替派 10 环磷酰胺 160	环孢素 / 甲泼尼龙 / 短程甲氨蝶呤
成人（年龄＞ 17 岁）2～3 级	移植 –35 天至 –11 天硫唑嘌呤、羟基脲；移植 –16 天至 –11 天氟达拉滨 150	静脉白消安、塞替派 10 环磷酰胺 90	环孢素 / 甲泼尼龙 / 短程甲氨蝶呤

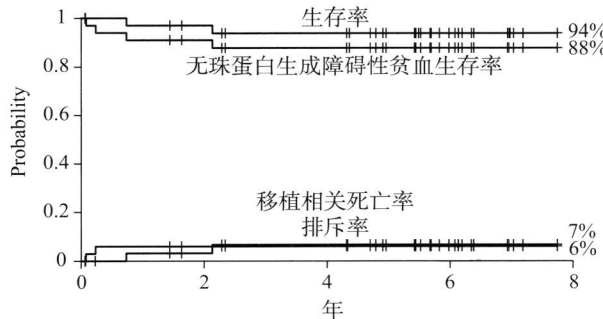

▲ 图 71-2 34 例中位年龄为 7 岁（范围 2—16 岁）的 2 级珠蛋白生成障碍性贫血患者的生存率、无珠蛋白生成障碍性贫血生存率、非排斥相关死亡率和排斥率

预处理方案为：口服（14mg/kg）或静脉白消安（基于体重的剂量）+ 环磷酰胺 200mg/kg ± 塞替派 10mg/kg

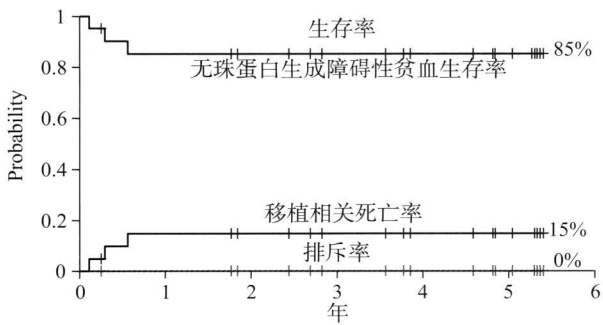

▲ 图 71-3 20 例中位年龄为 9 岁（6—16 岁）的 3 级珠蛋白生成障碍性贫血患者的生存率、无珠蛋白生成障碍性贫血生存率、非排斥相关死亡率和排斥率

预处理方案为修改后的方案 26（预处理前用羟基脲 30、硫唑嘌呤 3、氟达拉滨 150；预处理用静脉白消安、塞替派 10、环磷酰胺 160）

二次移植后无病生存率低，移植物排斥率高[57]。

在 2003 年，我们为二次移植的珠蛋白生成障碍性贫血患者设计了一种新的治疗方案，旨在降低高移植物排斥率并提高无病生存率。在第一次移植发生排斥，珠蛋白生成障碍性贫血复发后，16 例中位年龄为 9 岁（范围 4—20 岁）的患者，接受了骨髓或外周血造血干细胞的第二次移植[58]。除了 2 例患者更换供者外，其他患者均接受与首次移植相同供者的干细胞。二次移植植入率很高（94%），只有 1 例患者植入失败。生存率、无病生存率、植入失败率和治疗相关死亡率分别为 79%、79%、6% 和 16%，表明该治疗方案在促进植入和改善无事件生存率方面非常有效。

（2）GVHD：GVHD 是异基因造血干细胞移植后各种并发症和死亡的主要原因之一。在最近的一项前瞻性研究中，我们评估了珠蛋白生成障碍性贫血儿童接受骨髓移植治疗的 GVHD 情况[59]。所有患者均给予环孢素、甲基强度松龙和改良的短程甲氨蝶呤（移植后 +1 天使用环磷酰胺或甲氨蝶呤，+3 天和 +6 天使用甲氨蝶呤）作为 GVHD 预防。Ⅱ～Ⅳ度和Ⅲ～Ⅳ度急性 GVHD 的发生率分别为 35% 和 9%。在多因素分析中，高 CD3[+] 细胞量（HR 4.6；95% CI 1.4 ～ 14.7；P = 0.010）和 CD34[+] 细胞量（HR 4.3，95% CI 1.4 ～ 12.7；P = 0.011）与Ⅱ～Ⅳ度急性 GVHD 相关。使用四分位数分析，我们确定了 CD3[+] 细胞量（38×10^6/kg）和 CD34[+] 细胞量（4×10^6/kg）的临界值，高于该临界值，Ⅱ～Ⅳ度急性 GVHD 的发生率显著增加。为了降低输注了高于这些临界值的 CD3[+] 和（或）CD34[+] 细胞量的急性 GVHD 患者的发病率，采用的方法是 +11 天给予甲氨蝶呤治疗。广泛慢性 GVHD 的累积发生率为 10%。

（3）珠蛋白生成障碍性贫血骨髓移植后混合嵌合（mixed chimerism，MC）：为了促进供者干细胞稳定和完全的植入，通常需要对宿主的所有干细胞进行清除 [以达到完全嵌合（complete chimerism，CC）]。然而，我们观察到混合嵌合在珠蛋白生成障碍性贫血移植患者中并不罕见。此外，混合嵌合（transient mixed chimerism，TMC）可能是短暂的，它可以转换为完全嵌合或后续发生移植物排斥。混合嵌合也可能是持续存在的，当供者和受者细胞共存超过 2 年，血红蛋白水平足以维持良好的生活质量而没有输注红细胞，混合嵌合即为持续性混合嵌合（persistent mixed chimerism，PMC）[60]。使用敏感的技术检测到持续性混合嵌合[61]，就可以证明它存在于骨髓及外周血所有有核造血细胞亚群中。大量信息提示，所有循环中的成熟红细胞与供者具有相同的血型，即使有 70% 的 BFU-E 都是宿主来源的。

对一组基本连续的 355 例移植患者资料进行分析，随访时间为移植后 2 年或以上，结果表明造血干细胞移植后 2 个月混合嵌合的发生率为 32.2%。混合嵌合在移植后 2 年降至 10.1%，之后保持稳定。该组患者中，有 185 例 1 级或 2 级患者，均使用相同的移植前预处理方案（白消安 14mg/kg 和环磷酰胺 200mg/kg）。这些患者移植后 2 个月混合嵌合的发生率为 21%。而其余的 150 例患者使用相同剂量白消安和减低剂量环磷酰胺（120mg/kg 或 160mg/kg）预处理，混合嵌合的发生率为 54.9%。虽然并没有使用完全相同的预处理方案，两组患者移植后 2 年持续性混合嵌合的发生率均为 10.1%。227 例完全嵌合患者造血干细胞移植后早期无一例发生移植排斥，而 108 例混合嵌合患者造血干细胞移植后的前 2 个月内有 35 例（32.4%）发生移植排斥。

移植排斥与短暂混合嵌合患者造血干细胞移植后早期体内残存宿主细胞（residual host cells, RHCs）数量有关[61]。采用混合嵌合的分级方案[61]，残存宿主细胞 < 10% 为 1 级，残存宿主细胞在 10% ～ 25% 为 2 级，残存宿主细胞 > 25% 为 3 级。移植后 2 个月有 108 例患者确定为混合嵌合，其中 61 例患者为 1 级，27 例患者为 2 级，20 例患者为 3 级。在 1 级患者中，57% 最终发展成完全嵌合，13% 发生移植排斥，30% 成为持续性混合嵌合。在 2 级患者中，44% 发展成完全嵌合，41% 发生移植排斥，15% 仍然是持续性混合嵌合。20 例 3 级混合嵌合患者中有 18 例出现移植排斥，2 例患者发展成持续性混合嵌合。

34 例珠蛋白生成障碍性贫血患者移植后持续性混合嵌合持续了 2—13 年，并且不依赖输血，血红蛋白水平维持在 8.3 ～ 14.7g/dl[61]。其中有 15 例 3 级持续性混合嵌合患者发现大量受者前体细胞。在一些患者中，供者植入细胞的比例降低，通常预测后续可能发生完全排斥。1998 年接受骨髓移植治疗的 15 例患者中，有 1 例患者在每年的随访中发现残存宿主细胞逐渐增加，尽管其血红蛋白水平仍维持在 10 ～ 11g/dl，但到 2005 年患者出现贫血，供者细胞百分比为 5%。该患者再次出现输血依赖，并于 2006 年 5 月成功接受同一供者来源的干细胞，进行了第二次移植[62]。自体重建后可能发生排斥，需要终身监测持续性混合嵌合患者的嵌合状态。目前尚不清楚为什么混合嵌合在某些患者中是短暂的，但在其他患者中持续存在。调节性 T 细胞克隆可能在一些持续性混合嵌合患者发挥作用并且形成相互耐受的状态。需要进一步研究这种耐受状态的机制，以便设计出可预测产生这种耐受状态的方案。这种现象的发现对于未来基因治疗的应用以及采用毒性较小的预处理方案具有潜在的重要意义。这些研究结果表明，早期鉴别出具有高排斥风险的患者就可以在移植后采取抢先治疗策略以预防移植

排斥的发生。

3. 其他替代供者的造血干细胞移植

来自其他替代供者的造血干细胞移植。成功移植的主要限制因素是 HLA 相合的供者数量有限。仅 30% ～ 35% 的血红蛋白病患者具有 HLA 相合的供者。移植对血红蛋白病的治愈潜力促使使用来自 HLA 相合的同胞供者以外的供者（替代供者）。

我们以前在珠蛋白生成障碍性贫血移植中使用替代供者（配型相同或 1 ～ 3 个抗原不相合供者）的经验并不成功。移植排斥率和 GVHD 发生率高，无病生存率低，预后很差[63]。研究结果明确表明，预处理方案若没有达到充分的清髓和免疫抑制目的，就无法确保高的持续植入率，预防严重 GVHD，并提高无病生存率。因此，我们采用了一种新的强化治疗方案（Pc 26.1）用于珠蛋白生成障碍性贫血的替代供者移植。Pc 26.1 最初为第二次移植设计的方案[59]，结果非常令人鼓舞，因此我们也将其应用于接受 HLA 相合的同胞供者以外替代供者的移植。对于 16 例中位年龄 9.6 岁（范围为 1.4—24 岁）的珠蛋白生成障碍性贫血患者使用这一新方案接受 HLA 配型相同（n = 11）或 1 个抗原不相合的亲缘供者（n = 5）的 BMT[64]。所有患者均持续植入。1 例患者因慢性 GVHD 相关原因死亡。总生存率、无病生存率和移植相关死亡率分别为 94%（95%CI 63% ～ 99%）、94%（95%CI 63% ～ 99%）和 6%（95%CI 1% ～ 26%）。这些数据显示，新的 Pc 26.1 治疗方案有效且安全地预防了移植物排斥，并确保接受 HLA 相合同胞供者以外替代供者移植的高无病生存率。重要的是，使用配型匹配或 1 个抗原不合的相关供者的结果与使用相合的同胞供者移植的结果相似。我们的数据支持使用相关的 HLA- 配型相合或 1 个抗原错配的供者作为珠蛋白生成障碍性贫血患者的替代供者。

（1）单倍体干细胞移植：为了进一步扩大缺乏配型相合供者患者的移植，我们在 2002 年开始实施半相合去除 T 细胞造血干细胞移植治疗珠蛋白生成障碍性贫血。符合本研究条件的患者缺乏 HLA 相合的亲缘或无关供者，或者患者对红细胞有同种异体免疫性，导致其不能输血或有生命危险。在 2002—2008 年期间，22 例有输血依赖，中位年龄为 7 岁（范围为 3—14 岁）的珠蛋白生成障碍性贫血患者接受单倍体母亲来源（n = 20）或兄弟来源（n = 2）

的干细胞移植。从移植前 -59 天起，所有患者每天接受包括 3mg/kg 硫唑嘌呤和 60mg/kg 羟基脲的强化预处理前方案，从 -17 天到 -13 天接受氟达拉滨 30mg/m²，旨在减少骨髓增生并逐渐增加免疫抑制，以避免在移植时出现不可接受的药物毒性。在此期间，患者还接受了高灌注输血以抑制内源性红细胞生成，予 G-CSF 和 EPO 以维持干细胞增殖，从而促进羟基脲的作用。预处理方案包括白消安 14/ 塞替派 10/ 环磷酰胺 200 和 ATG。患者在移植后的前 2 个月接受环孢素预防 GVHD。8 例患者接受了去除 T 细胞的外周血干细胞（CD34⁺ 免疫选择的）和 CD3/CD19⁺ 免疫抑制的骨髓干细胞。余下 14 例患者接受使用 CliniMACS® 选择的 CD34⁺ 外周血和骨髓干细胞。前 8 例患者输注细胞量的中位数分别为：CD34⁺ 15.2×10^6/kg，CD3⁺ 1.8×10^5/kg，CD1⁹⁺ 0.27×10^6/kg，后 14 例患者输注细胞剂量的中位数分别为：CD34⁺ 14.2×10^6/kg，CD3⁺ 2×10^5/kg，CD19⁺ 0.19×10^6/kg。总的来说，6 例患者发生移植物排斥，2 例患者死于 EB 病毒相关的中枢淋巴瘤或巨细胞病毒肺炎，14 例患者存活且本病治愈。总生存率、无病生存率、排斥率和非排斥相关死亡率分别为 90%、61%、29% 和 14%[65]。虽然患者年龄较小，移植物中 CD34⁺ 细胞数高，但是免疫重建延迟，特别是 CD4⁺ 细胞恢复延迟，大部分患者均重建超过 1 年[66]。这些数据表明单倍体干细胞移植对珠蛋白生成障碍性贫血患者是可行的。因此，对于那些无合适的 HLA 相合的亲缘或无关供者的年轻患者可考虑单倍体移植。

（2）无关供体的造血干细胞移植：检测组织相容性的高分辨率分子技术的引入和移植后并发症治疗水平的提高，使得无关供体造血干细胞移植治疗恶性疾病的结果稳步改善。这些结果促进开展非亲缘供者造血干细胞移植治疗血红蛋白病的开展。意大利骨髓移植合作组最近报道了 32 例珠蛋白生成障碍性贫血患者（2—28 岁）接受无关供者骨髓移植的结果[67]。4 例 1 级患者，11 例 2 级患者，17 例 3 级患者。前 4 例患者接受白消安和环磷酰胺的预处理，其余 28 例患者接受白消安 14mg/kg，塞替派 10mg/kg 和环磷酰胺的预处理方案。1 级和 2 级患者的环磷酰胺剂量为 200mg/kg，年龄 > 16 岁的 3 级患者，环磷酰胺的剂量为 120mg/kg 或 160mg/kg。预防 GVHD 包括环孢素和短程甲氨蝶呤。整组患

者的无病生存率和非排斥相关死亡率分别为 66% 和 25%。虽然差异不显著，6 例患者中有 5 例死亡，均分 3 级患者。Ⅱ～Ⅳ度急性和慢性 GVHD 的发生率分别为 41% 和 25%。至少存在一种扩展单倍型的患者具有较低的急性或慢性 GVHD 发生率和较好的生存率。将这些中心的观察结果更新至 44 例患者，发现生存率、无病生存率、排斥率和非排斥相关死亡率分别为 79%、68%、12% 和 23%。这些数据令人鼓舞，说明对于珠蛋白生成障碍性贫血患者，特别是病情较轻的，经过严格筛选的无关供者造血干细胞移植结果可能与 HLA 相合的同胞移植的结果相当。

最近，该研究组报道了 27 例成人珠蛋白生成障碍性贫血患者（年龄 17—37 岁）的数据，这些患者是通过高分辨率 HLA 分子配型选择的无关供者[68]。15 例患者接受了白消安 14mg/kg、塞替派 10mg/kg 和环磷酰胺 160mg/kg（9 例）或环磷酰胺 120mg/kg（6 例）的预处理方案。由于这些患者的高死亡率，随后的 11 例患者给予白消安 14mg/kg 和环磷酰胺 120mg/kg 的预处理方案。GVHD 预防包括环孢素和短程甲氨蝶呤。3 例患者还给予 ATG。移植的生存率、无病生存率、移植相关死亡率和排斥率分别为 70%、70%、30% 和 4%。Ⅱ～Ⅳ度急性和慢性 GVHD 的发生率分别为 37% 和 27%。虽然这些数据有限，但说明无关供者的骨髓移植在年轻患者和经过供者筛选的成年患者，其移植成功率与 HLA 全相合的同胞供者移植相似。无关供者骨髓移植治疗珠蛋白生成障碍性贫血经验的主要局限性在于，采用严格的入组标准，只有约 1/3 珠蛋白生成障碍性贫血患者在 3～4 个月的中位时间内找到了合适的供者。采用不那么严格的 HLA 相合标准来选择供者，允许一个或两个等位基因差异，可能会扩大供者范围，但这样的移植结果尚不明确。

（3）无关脐血造血干细胞移植：无关脐血的造血干细胞移植是目前治疗恶性血液病的标准治疗方式。一些研究表明，在儿童患者中，HLA 不相合的脐血移植结果与 HLA 相合的无关骨髓移植结果相当，因此脐血移植的数量急剧增加[69]。脐血移植可快速施行，允许存在 1-2 个 HLA 位点不相合，且急性 GVHD 发生率较低，这些优势使得脐血移植对一些非恶性疾病的治疗具有较强的吸引力[70]。最近的 Eurocord/CIBMTR/NY 血液中心研究人员评估

了 51 例珠蛋白生成障碍性贫血患者（$n=35$，中位年龄 4 岁）和镰状细胞病（$n=16$，中位年龄 6 岁）应用无关脐带血移植治疗的结果[71]。7 例患者接受 6/6 相合（HLA-A、-B 抗原和 -DRB1 等位基因水平），18 例患者 5/6 相合，25 例患者 4/6 相合，1 例患者 3/6 相合的脐带血，采用清髓性（$n=39$）或减低强度（$n=12$）预处理方案。大多数患者在移植前也给予 ATG 或阿仑单抗。珠蛋白生成障碍性贫血和镰状细胞病患者的总生存率分别为 62% 和 94%，无病生存率分别为 21% 和 50%。最近来自中国的一项研究结果非常令人鼓舞，在使用白消安 + 环磷酰胺 +ATG 进行清髓性预处理后，中位年龄为 5.5 岁（1.2—14 岁）的 35 例珠蛋白生成障碍性贫血患者进行了 6/6 相合（$n=8$）、5/6 相合（$n=16$）、4/6 相合（$n=27$）、3/6 相合的脐带血移植[72]。排斥率为 17%，Ⅱ～Ⅳ度急性 GVHD 发生率为 82%，慢性 GVHD 发生率为 35%。总生存率和无病生存率分别为 88.3% 和 78.9%。中国人群的遗传同质性可能解释两项研究结果的差异。

（4）非清髓性或减低强度预处理造血干细胞移植：血液系统恶性肿瘤中混合嵌合可能预测复发，而在非恶性疾病中，稳定的混合嵌合状态可以改善重型 β-珠蛋白生成障碍性贫血和镰状细胞贫血的疗效[61, 73]。当形成稳定的混合嵌合状态后，即使存在少量供者细胞也足以克服潜在的遗传缺陷。这些观察结果为珠蛋白生成障碍性贫血或镰状细胞贫血患者使用非清髓性或减低剂量预处理方案提供了理论依据，特别是对于晚期疾病患者，这可能会降低移植相关的毒性。在少数的临床实践中发现非清髓性预处理后行异基因移植是依靠免疫抑制，而不是清髓性方案促进供者细胞植入。最近研究报道了 7 例（年龄 3—20 岁）镰状细胞贫血或珠蛋白生成障碍性贫血的患者，使用包括氟达拉滨、低剂量全身放疗（如 200cGy）和 ATG（2 例）的预处理方案后进行了干细胞移植[74]。尽管移植相关的毒性很小，许多患者获得短暂的植入，但最终都出现移植物排斥的情况。在最近的一项研究中，在使用包含氟达拉滨（总剂量为 $180mg/m^2$），静脉应用白消安（总剂量为 6.4mg/kg）和马 ATG（总剂量为 160mg/kg）的减低强度预处理方案后，镰状细胞贫血患者（3 例）或 β- 珠蛋白生成障碍性贫血患者（1 例）接受同胞或无关供者外周血干细胞移植，结果令人失望，只有 1/4 的患者获得持续植入[75]。

这些结果表明，在免疫功能正常的血红蛋白病患者中非清髓性或低强度造血干细胞移植后难以获得稳定的供者植入。因此，患有珠蛋白生成障碍性贫血或镰状细胞病的患者需要更强的清髓性预处理，因为即使使用常规清髓性预处理方案，这些患者的植入失败也是一个不可忽视的问题[4, 5, 67]。这些预处理方案应选择在高风险的合并器官损伤的晚期珠蛋白生成障碍性贫血患者中进行研究，因为传统清髓性预处理移植可能具有更高的移植相关毒性。

4. 其他移植中心的经验

目前全球已有超过 3000 例珠蛋白生成障碍性贫血移植病例，低 / 中危患者的总生存率和无病生存率分别超过 90% 和 80%[76]。表 71-3 列举了来自不同国家的移植结果[77-87]。意大利的佩斯卡拉研究小组的移植数量最多，报道了 2006 年移植的 115 例患者情况[77]。

表 71-3　移植治疗珠蛋白生成障碍性贫血（来自 Pesaro 以外中心的报道）

移植中心 [参考文献]	病例数	生存率	无病生存率
佩斯卡拉，意大利[77]	115	0.89	0.86
卡利亚里，意大利[78]	37	0.88	0.88
美国[79]	68	0.94/0.81*	0.81/0.57*
英国[80]	54	0.95	0.82
德黑兰，伊朗[81]	60	0.83	0.73
韦洛尔，印度[82]	50	0.76	0.68
马来西亚[83]	28	0.86	0.75
中国香港[84]	44	0.86	0.82
泰国[85]	28	0.92	0.82
希腊[86]	75	0.96	0.92
法国[87]	108	0.87	0.69

*. 按风险类别，生存 = 最佳风险 / 最差风险

七、造血干细胞移植后珠蛋白生成障碍性贫血患者的管理

移植后的珠蛋白生成障碍性贫血患者因常年输血和螯合治疗存在一些临床并发症。这些需要长期

处理的并发症包括铁过载、慢性肝炎、肝纤维化和内分泌功能障碍。

骨髓移植并不能消除珠蛋白生成障碍性贫血患者多年形成的铁过载，因为依靠自身消除铁过载非常缓慢。根据我们的经验，只有 1 级患者血清铁蛋白和转铁蛋白饱和度可以恢复到正常水平[88]。持续的组织铁过载可导致与遗传性色素沉着症相似的显著增高的并发症和高死亡率[89]。因此，如有持续铁过载的证据，所有移植的珠蛋白生成障碍性贫血患者都需去铁，并且在造血干细胞移植后 18 个月开始一系列放血或用去铁胺重新开始螯合治疗，才能达到最佳去铁效果。

过量的铁可以从身体中完全去除，并且达到体内铁含量的正常范围。必要的去铁治疗持续时间从几个月到几年不等，与铁过载的程度直接相关[90]。在大多数珠蛋白生成障碍性贫血患者中，铁池的减少或正常化导致血清肝酶水平和组织学活性指数显著改善[91]。大约一半的丙型肝炎病毒血清反应阳性患者在去铁后血清转氨酶和组织学活性指数正常，提示铁是丙型肝炎的病毒活动的辅助因子[91]。珠蛋白生成障碍性贫血早期心脏损害以收缩和（或）舒张功能障碍为特征，去铁后这些亚临床心脏异常完全恢复正常[92]。

丙型肝炎病毒感染在珠蛋白生成障碍性贫血患者中很常见，特别是应用第二代 ELISA 检测捐献的血制品之前，接受输血的珠蛋白生成障碍性贫血患者。在珠蛋白生成障碍性贫血中，由于丙型肝炎病毒感染导致的肝损伤会因为铁过载而加剧，并且肝脏疾病是移植相关并发症和死亡的原因。事实上，分析珠蛋白生成障碍性贫血患者移植后肝纤维化的病史表明，铁过载和丙型肝炎是肝纤维化进展的独立危险因素，并且两者同时存在导致肝纤维化进展风险显著增加[93]。本组患者的所有供者均为丙型肝炎病毒血清学阴性。在造血干细胞移植后，10% ～ 15% 的丙型肝炎病毒感染患者变为丙型肝炎病毒血清学阴性[94]。这可能反映了病毒被彻底清除，但我们无法确定这一点。然而，这些患者的血清阳性并没有再次出现。与丙型肝炎病毒感染相关的慢性疾病风险，例如慢性肝炎、肝硬化和肝细胞癌，在其余患者中持续存在。珠蛋白生成障碍性贫血患者发生这些并发症的确切风险尚不确定。移植后的珠蛋白生成障碍性贫血患者有很长的预期寿命，必须考虑到轻度慢性肝病这个因素。慢性丙型肝炎病毒感染和移植相关并发症可能是影响珠蛋白生成障碍性贫血患者存活的唯一因素。因此，避免肝损伤继续进展至肝硬化是首要目标。慢性丙型肝炎的治疗在过去的 20 年里取得了较大的进步，目前对于非珠蛋白生成障碍性贫血的成人和儿童，采用的标准治疗方法是应用聚乙二醇干扰素 α/ 利巴韦林[95]。利巴韦林可引起溶血，加重贫血及铁过载，这些限制了它在珠蛋白生成障碍性贫血患者中的应用。与非珠蛋白生成障碍性贫血的患者相比，具有完全供者嵌合和慢性丙型肝炎的珠蛋白生成障碍性贫血患者对药物的不良反应相似。因此，在完成去铁后，珠蛋白生成障碍性贫血患者应给予聚乙二醇干扰素 α/ 利巴韦林的联合治疗。

众所周知，通过常规治疗的重型珠蛋白生成障碍性贫血患者，生长障碍和内分泌功能障碍较常见。虽然内分泌功能障碍通常是由于慢性输血导致的铁过载引起，但生长障碍患者终身使用去铁胺治疗也会有负面作用。尽管含有白消安的方案对移植后生长速度的影响仍存在争议，但对性腺损伤的负面影响却有文献记载。β- 珠蛋白生成障碍性贫血患者的移植年龄是生长的重要预测指标。事实上，在 8 岁之前接受移植的儿童生长速度正常，而年龄较大的儿童，3 级患者和患有慢性 GVHD 的患者有生长障碍[96]。性腺损伤是使用白消安 – 环磷酰胺预处理的常见不良反应。实际上，大约 1/3 的男孩和 2/3 的女孩在移植后未能自然进入青春期[97]。然而，我们也观察到了 9 例成功妊娠和 6 例自然分娩的病例（未发表的数据），说明一些患者在移植后可以恢复生育能力。这些数据表明使用白消安 + 环磷酰胺预处理方案，并不意味着绝对不能生育。

骨髓移植的主要晚期并发症之一是慢性 GVHD，是引起并发症和非复发相关死亡的主要原因。我们的大多数患者都会出现一定程度的慢性 GVHD，中度或重度慢性 GVHD 的概率分别仅为 8% 和 2%[59, 98]。

随着移植成功患者数量的增加，发生继发性恶性肿瘤的风险也随之增加。在佩萨罗 β- 珠蛋白生成障碍性贫血和镰状细胞病的患者接受骨髓移植治疗后，恶性肿瘤的发生率较低（1.3%）（数据未发表）。恶性肿瘤的类型包括 3 例早期和 1 例晚期非霍奇金淋巴瘤，4 例实体瘤（分别为鳞状细胞癌、卡波西肉瘤、黑色素瘤和结肠癌）和2例急性髓系白血病。其中6例患者目前还健在。

八、造血干细胞移植在珠蛋白生成障碍性贫血治疗中的作用

造血细胞移植是唯一能够治愈珠蛋白生成障碍性贫血的手段。从HLA相合的家庭成员作为供者移植的结果可明确这一结论。1级患者有非常高的治愈率，早期和晚期并发症和死亡率均很低。移植可使这些患者摆脱传统治疗所导致的烦琐日常、昂

贵的治疗费用及各种不适的治疗体验。我们尚不清楚接受常规治疗的患者病情恶化的确切概率，但事实上移植中心经常面对风险等级2级和3级，常规治疗失败的患者。延迟治疗直到患者处于超过1级风险再进行移植，将大大降低移植成功的可能性，并且可能引起肝脏和心脏的不可逆性损伤。因此，我们认为所有具有HLA相合亲缘供者的β-珠蛋白生成障碍性贫血患者都应尽快移植。缺乏这类亲缘供者但有合适无关供者的珠蛋白生成障碍性贫血患者，也应考虑接受造血干细胞移植治疗。

第 72 章
造血干细胞移植治疗镰状细胞病
Hematopoietic Cell Transplantation for Sickle Cell Disease

Mark C. Walters 著

卢 静 译

王 虹 傅玎玎 陈子兴 校

一、概述

镰状细胞病是由编码 β 珠蛋白链的 6 号密码子的单个点突变引起。这种突变导致氨基酸替换，即缬氨酸取代谷氨酸，从而促进血红蛋白在缺氧条件下形成绵长的聚合物[1-3]。这种聚合物使红细胞形态容易发生改变，并且显著影响红细胞的完整性、流变性质和寿命[4]，进而可能直接或间接地引起几乎全身器官的血管病变。在美国，每 375 名非裔美国人中就有 1 人受到这种遗传性血红蛋白病的影响。在世界范围内，每年有近 30 万婴儿出生时患有镰状细胞病，其中大多数在非洲[5]。在美国，每年有 2000 名镰状细胞病新生儿[6]。

自从 1984 年首次报道造血干细胞移植成功治愈儿童急性髓性白血病和镰状细胞病后，血液学家和移植医生一直致力于研究如何将这种疗法应用到更广泛的患者人群中[7]。在治疗干预镰状细胞病的这些年里，人们对镰状细胞病的自然病程有了更多的了解，观念也在发生变化，已经从哪些患者可能从这一强化治疗中获益最多，演变为如何纳入更多潜在的患者，使其从强化治疗中获益[8]。虽然对镰状细胞病的严重程度有了更深的认识，造血干细胞移植并未推广应用，特别是在儿童中。部分原因是新生儿筛查项目的开展使得确诊的儿童在成年后存活率提高。此外，由于儿童和成人中更广泛地使用羟基脲因而降低了血管闭塞性临床事件的发生频率。有趣的是，造血干细胞移植的效用在 2014 年美国国家心脏、肺和血液研究所发表的最新《镰状细胞病的循证管理》论著中受到质疑，专家小组的结论是"在造血干细胞移植成为一种广泛使用的疗法之前，仍然需要进一步的研究来应对这种疗法的潜在风险（例如，植入失败和慢性 GVHD）"[9]。然而，在过去 30 年中，镰状细胞病成人的中位生存期没有显著变化[10]。因此，鉴于造血干细胞移植治愈镰状细胞病的潜力，对合并卒中、复发性血管闭塞事件以及其他影响寿命和生活质量的临床显著并发症的患者，造血干细胞移植仍然是非常重要的治疗选择。最后，由于大多数原本可能适合造血干细胞移植的镰状细胞病患者缺少同胞兄弟姐妹供者，所以最重要的进展必然发生在造血干细胞移植应用替代供者的领域。目前，这一领域尚处于发展的初期阶段。因此，本章最后的结论源于正在进行的临床试验，这些临床试验可能会使更多患者从造血干细胞移植中获益。

二、流行病学和病因学

虽然镰状细胞病作为一种以红细胞形态特异性改变为特征的疾病在 1910 年的医学文献中就有了首次报道，但是早在很多年前西非就已识别出镰状细胞病。在西非，镰状细胞病的各种当地名称反映了其最常见的特征，即复发性疼痛。因此，这一疾病的公认部落名称包括 "Ga Chwechweechwe, Fante Nwiiwii, Ewe Nuiduidui, Akan Ahotutuo 等都反映了镰状细胞危象特有的反复啃咬痛的拟声词"[11]。发现镰状细胞病的分子决定因素的途径主要集中在最可能的怀疑对象——血红蛋白，即畸形红细胞中最丰富的蛋白质。1949 年，Pauling 表明镰状红细胞含有的血红蛋白电泳迁移率发生改变，并推断镰状细胞病肯定是血红蛋白疾病[1]。此后不久，Neel及其同事们发现镰状细胞病患者的红细胞可能被诱导为镰状细胞，并且还表明这种现象为常染色体隐性遗传病[12]。最终在 1957 年，Ingram 证明镰状细胞病的病因是由于在珠蛋白链的 β-6 位置上的氨基酸缬氨酸取代谷氨酸，随后确定这一替代遵循编码DNA 中单个碱基对的变化[3]。

据估计，镰状突变可能独立起源于 70000 ～ 15 0000 年前非洲和沙特阿拉伯区域的人群[13]。人们普遍认为，镰状基因在非洲和地中海地区的持续存在是因为该基因可以降低疟疾寄生虫疟原虫的感染风险和死亡率[14]。然而，患有镰状细胞性贫血（纯合子 HbSS）的婴幼儿死于疟疾的风险尤其高，部分原因是非洲某些地区镰状细胞性贫血的早期死亡率很高[14]。尽管如此，防御疟疾的作用似乎与红细胞中 HbS 含量呈剂量依赖模式；镰状细胞性贫血患者对疟疾感染具有最强的天然抵抗力。

据估计，美国有 8 万～ 10 万人患有镰状细胞病[15]。如加利福尼亚新生儿筛查计划的经验所示，镰状血红蛋白疾病的发病率见表 72-1，表明美国的大多数患者都是非洲后裔[16]。然而，地中海、加勒比海南部、中美洲、阿拉伯和东印度血统的人也有患镰状细胞病的风险。鉴于镰状细胞病对个人和医疗保健系统造成的影响，这些疾病共同引起庞大

的国家和全球公共卫生问题。仅在美国，用于大约80000 名患者的医疗开支就超过 10 亿美元[17]。

三、分子和细胞生物学

α 和 β 珠蛋白多肽共同构成了血红蛋白四聚体，其编码基因分别位于人类 16 号和 11 号染色体上[18]。α 和 β 珠蛋白的表达协同调节以避免多肽链失衡。多肽链不平衡是重型地中海贫血等严重先天性疾病中无效红细胞生成的直接原因。球蛋白基因座含有在红系发育过程中依次表达的基因阵列，调节包括在转录水平上控制的发育转换。这种调节与胚胎发育期间红细胞生成位点和红细胞形态中的改变一致，是脊椎动物红细胞生成的共同特征（图 72-1）。关于镰状细胞病，临床上最重要的发育转换发生在出生时从胎儿 γ 珠蛋白到成人 β 珠蛋白的过渡期间，此时抗镰状胎儿血红蛋白被具有形成聚合物倾向的 HbS 取代，同时开始表现出镰状细胞病的临床特征。

阐明 γ 珠蛋白至 β 珠蛋白转换的分子机制已成为深入研究的焦点，并且对胎儿血红蛋白表达的调控有了更多认识。人们普遍认为，在出生后骨髓中发育的红细胞祖细胞中 γ 珠蛋白转录是静息的，并且长期怀疑难以捕捉的转录抑制因子是否存在。直到最近这一问题有了答案。在患有和不患有血红蛋白病的个体中进行的全基因组关联研究，发现在珠蛋白基因座外位于 2 号染色体（BCL11A）和

表 72-1　1990—1996 年加州不同种族新生儿人群中 β - 珠蛋白基因变异体的出生率

种　族	基因变异					
	HbSS	HbAS	HbS-β⁰- 地中海贫血	HbSC	HbSD	HbSE
亚裔	0/207, 551	1/1, 336	0/207, 551	0/207, 551	0/207, 551	0/207, 551
亚洲印裔	0/15, 843	1/725	1/15, 843	0/15, 843	0/15, 843	0/15, 843
黑人	1/700	1/14	1/4, 056	1/1, 297	1/63, 885	1/63, 885
西班牙裔	1/45, 622	1/183	1/729, 953	1/364, 976	1/1, 459, 900	1/1, 459, 900
中东	0/21, 677	1/360	0/21, 677	0/21, 677	0/21, 677	0/21, 677
美洲原住民	1/16, 529	1/176	0/16, 529	0/16, 529	0/16, 529	0/16, 529
白人	1/158, 127	1/625	1/553, 447	0/1, 106, 895	0/1, 106, 895	0/1, 106, 895

Hb. 血红蛋白；Hb S. 镰状血红蛋白。Hb SS. 镰状细胞性贫血（包括 Hb S-β⁰- 地中海贫血）；Hb AS. 镰状细胞性状；Hb SC. 镰状血红蛋白 C 病；Hb SD. 镰状血红蛋白 D 病；Hb SE. 镰状血红蛋白 E 病（引自 Lorey 等，1996[16]. 经 John Wiley & Sons, Ltd. 许可转载）

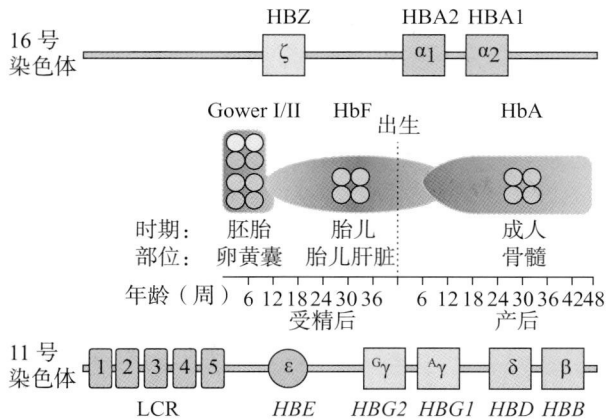

▲ 图 72-1　在个体发育过程中人 α 珠蛋白和 β 珠蛋白基因座的时序表达示意图

图底部的时间轴显示了每个时间段 16 号染色体上的 α 珠蛋白基因座和 11 号染色体上的 β 珠蛋白基因座的基因表达顺序。此图显示了每个指定位点产生的血红蛋白四聚体的类型。LCR. 基因座控制区；HbF. 胎儿血红蛋白；HbA. 成人血红蛋白（引自 Wilber 等，2011[141]。经美国血液学学会许可转载）

6 号染色体（HBS1L−MYB）的两个位点在血红蛋白 F 水平个体变异的患者中占相当大的比例[19−21]。BCL11A 是一种转录抑制因子，当其在成人原代红系祖细胞的表达水平降低时，血红蛋白 F 表达水平增加[22]。在小鼠中通过同源重组消除 BCL11A 表达时，小鼠胚胎和转基因的人 γ 珠蛋白基因的生理静息受损[23]。此外，BCL11A 与遗传性胎儿血红蛋白持续存在（hereditary persistence of fetal hemoglobin，HPFH）综合征特异性缺失的人 β 珠蛋白基因座中的位点结合[24, 25]。因此，BCL11A 很可能通过参与多蛋白复合物来协调血红蛋白转换。很显然，当 HPFH 与镰状细胞病共遗传时，消除这种持续 γ 珠蛋白转录的转换对镰状细胞病的临床表现具有改善作用。因为有最近的这些发现，所以正在开发针对 γ-β 分子转换的药理学研究以诱导持续的血红蛋白 F 表达[26]。此外，其他基因治疗以抑制 BCL11A 表达或在基因递送系统中表达 γ 珠蛋白或其他抗镰状球蛋白，以确保长期表达并产生持久有效的抗镰状效果，这些研究即将进入 I 期临床测试[27]。

在没有抗镰状血红蛋白的情况下，镰状血红蛋白有很强的聚合倾向，并继发性血管闭塞，这是该病的临床标志。镰状血红蛋白在脱氧状态下倾向于形成聚合物，该聚合物使红细胞变形并降低红细胞的生化和结构完整性，从而引起血管闭塞。虽然镰状血红蛋白和血管闭塞之间的因果关系没有争议，

然而最终影响小血管和大血管中血液流动的相关因素和事件顺序是错综复杂的，不过正在不断被阐明。酸化和细胞肿胀激活氯化钾共转运外流通路，导致脱氧镰状聚合物诱导的细胞钾和水分子外流[28]，并通过细胞膜扭曲及伴随的瞬时钙内流，激活钙依赖性 Gardos 通道途径引起钾和水外排[29]。由此产生的细胞脱水使得细胞密度和镰状血红蛋白的浓度增加，从而促进了镰状血红蛋白的聚合。这些细胞状态与皮肤溃疡和阴茎异常勃起等并发症强烈相关，临床表现取决于循环中致密红细胞的百分比[30]。

镰状血红蛋白聚合还引起红细胞膜不稳定，促进红细胞与血管内皮细胞的相互黏附作用（见文献[31]）。这些相互作用影响着控制血管张力的因素，通常引起血管收缩；还影响血液中的其他细胞成分，尤其重要的是粒细胞和活化的血小板与黏性镰状红细胞和内皮细胞之间的相互作用。骨髓中过早释放的网织红细胞也表达促进红细胞—内皮细胞相互作用的膜蛋白[32]。这些细胞间的相互作用最终导致细胞因子的释放，进而促进炎症反应并扩增血管闭塞和组织损伤的级联过程。尽管这些因素可能单独或以组合的方式起作用，但是单独的上述因素都不能解释血管闭塞。因此，血管闭塞的原因和严重程度可能因事件而异，也可能因个体而异。

血管内镰状细胞以及伴随的复发性缺血 / 缺氧导致慢性器官损伤。腺苷是与缺氧相关的信号分子之一，发生血管闭塞事件时腺苷水平升高[33]。在正常生理条件下，缺血 / 缺氧事件会产生 ATP，从而产生腺苷，腺苷通过红细胞特异性刺激性 G 蛋白受体 ADORA2B 发出信号，促进 2，3 二磷酸甘油酸酯（2，3bisphosphate glycerate，2，3-BPG）的产生。在生理条件下当其在红细胞中积累时，2，3-BPG 导致氧气—血红蛋白解离曲线向右移动，因此促进缺氧环境中的氧输送。然而，在镰状细胞贫血的这些条件下腺苷的释放引起病理生理反应，因为腺苷促进镰状血红蛋白的脱氧，加快镰状血红蛋白聚合并因此导致血管闭塞。Xia 及其同事最近的研究表明，镰状细胞病中 2，3-BPG 水平升高，并且在小鼠 SCD 模型中，可以通过暴露于茶碱和其他 ADORA2B 受体抑制药或通过使用 PEG- 腺苷脱氨酶（一种降低腺苷水平的聚乙二醇化酶）消除这种作用[34]。已经证明，通过降低镰状细胞病小鼠模型中的腺苷浓度，还可以降低 2，3-BPG，增加氧结

合能力，并减少血管内镰状细胞。因此，正在研究开发减少镰状聚合和血管闭塞的新药的崭新途径。

镰状血红蛋白聚合的另一个后果是溶血，并且大量证据表明溶血最重要的后果是引起血管收缩和血管重塑。这是由于一氧化氮生物利用度受损所致，这可能是内皮功能障碍的核心特征[35]。机体对外源性一氧化氮供体（如硝普钠和硝酸甘油）替代一氧化氮具有耐受性，这种耐受性与血浆血红蛋白水平相关[36]。血管内溶血将血红蛋白和红细胞精氨酸酶释放到血浆中，前者清除一氧化氮，后者消耗血浆中的 L- 精氨酸（L- 精氨酸是一氧化氮合酶的专性底物）；这些过程均严重降低了一氧化氮的生物利用度（图 72-2）[37]。通常，完整的红细胞膜对一氧化氮与氧合血红蛋白的气体交换反应产生抑制，限制扩散。然而，血管内氧合血红蛋白消除了这种限制，导致一氧化氮破坏性增加 1000 倍[38]。这种血管内级联反应的一个重要后果是引起肺动脉高压。肺动脉高压是成人镰状细胞病的临床表现之一，与成人 37% 的 6 年死亡率相关（见后面的"临床描述"）[39]。在针对该论题的有力评论中，一氧化氮清除与血管收缩和肺动脉高压的关系受到质疑[40, 41]。相反的观点认为，镰状细胞病中的肺动脉高压较罕见，并且是伴随镰状细胞病中的内皮功能障碍和白细胞活化的肺栓塞或原位血栓形成的结果。临床观察结果强烈支持这一观点，即给予羟基脲可以减少溶血，似乎不能预防肺动脉高压[42]，并且在吸入一氧化氮以补充血液一氧化氮水平的试验中，并未对痛苦的血管闭塞事件的持续时间和严重程度产生影响[43]。

内皮素 –1 是一种强效的肺血管收缩剂，可作为一氧化氮的抑制药。因此，与一氧化氮相反，内皮素 –1 在肺动脉高压中的水平增加。在缺氧条件下由内皮细胞表达的 HIF-1α，可诱导内皮素 –1。HIF-1α 诱导和内皮素 –1 过度表达的新机制涉及胎盘生长因子（placental growth factor，PlGF）。最近发现胎盘生长因子特异性参与镰状细胞病和更常见的溶血性贫血[44]。在骨髓中，红细胞表达胎盘生长因子，其表达有助于驱动严重贫血时红细胞生成的应激。在胎盘生长因子过表达的鼠模型中诱导了内皮素 –1 并观察到肺动脉高压。与健康对照相比，在来自 123 例镰状细胞病患者的血液样本中胎盘生长因子水平升高 8 倍，并且与三尖瓣反流速度（tricuspid regurgitation velocity，TRV）加快有关。所以，溶血以及严重贫血时旺盛的红细胞生成反应相关的其他特征所致的 NO 的消减，似乎促进镰状细

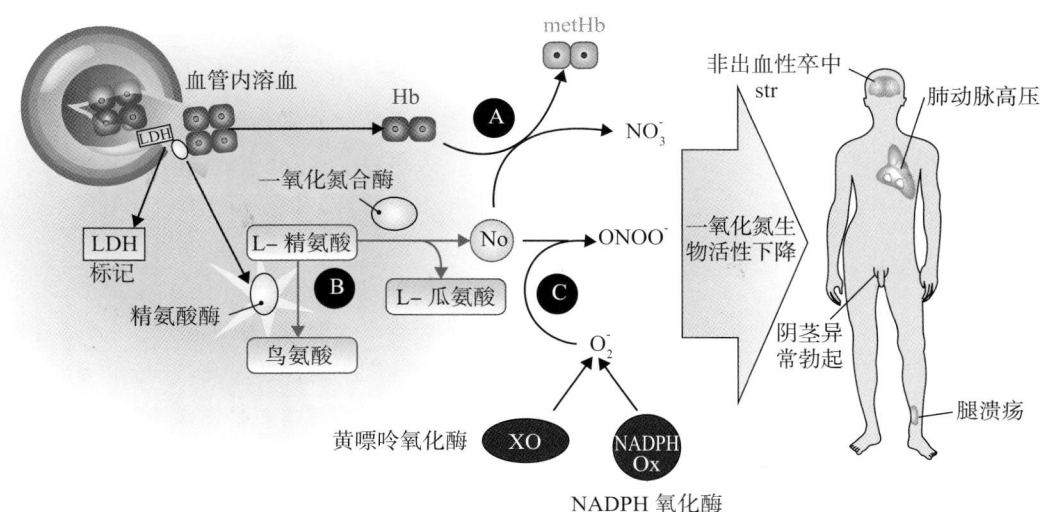

▲ 图 72-2　血管内溶血降低一氧化氮的生物活性

A. 一氧化氮通过一氧化氮合酶亚型利用底物 L- 精氨酸产生。血管内溶血同时将红细胞中的血红蛋白、精氨酸酶和乳酸脱氢酶释放到血浆中。细胞以外的血浆血红蛋白化学计量地使 NO 失活，产生高铁血红蛋白和惰性硝酸盐；B. 血浆精氨酸酶消耗血浆 L- 精氨酸并产生鸟氨酸，导致一氧化氮无法产生；C. 乳酸脱氢酶还从红细胞释放到血清中，作为血红蛋白和精氨酸酶释放量的替代指标。镰状细胞病中所见的黄嘌呤氧化酶活性和 NADPH 氧化酶活性升高，由此产生的活性氧物质与一氧化氮反应，也消耗一氧化氮，产生氧自由基，如过氧亚硝酸盐（ONOO⁻）。结果造成镰状细胞病中一氧化氮生物活性降低，肺动脉高压和其他临床并发症如阴茎异常勃起等（引自 Kato 等，2007[142]。经 Elsevier 许可转载）

胞病中的内皮素 –1 过度表达和肺动脉高压。

　　血小板活化是镰状细胞病血管闭塞的另一个重要因素[45]。由内皮和血小板合成的一氧化氮促进血管舒张，但是抑制正常血管环境中的血小板活化、血小板聚集和内皮黏附。然而，上述过程在镰状细胞病中被废除了，部分原因是一氧化氮耗尽。血小板活化与溶血率有关，说明游离血红蛋白也可通过阻断一氧化氮对血小板功能的抑制作用来触发血小板活化[46]。有趣的是，肺动脉高压的严重程度与血小板活化之间似乎存在关联，这可能有助于解释这种病症的潜在病理生理机制，包括血管张力增加、血管增生和原位血栓形成，所有这些都可能是由溶血相关的一氧化氮耗竭引起[47]。类似的病理生理过程发生在镰状细胞病脑卒中后的脑动脉中，其中还包括内膜增生和动脉血栓形成。因此，这些观察结果表明，即使在不同的靶器官中血管损伤的临床表现然明显不同，但是在这些器官中镰状血管病变的发生存在共同的特点，即血管收缩、内膜增生伴平滑肌增生、原位血栓形成。

四、临床描述

　　本章并未对镰状细胞病所有临床并发症进行全面讨论。然而，本章对镰状细胞病简短的描述支持这一观点，即镰状细胞病是一种严重的危及生命的血液疾病，这种疾病显著降低了大多数患者的生活质量，并且使其平均寿命减少了 30 年[48]。这些临床观察为我们权衡造血干细胞移植固有的风险与镰状细胞病患者生存的巨大困难，开展造血干细胞移植治疗镰状细胞病的临床试验提供了依据。

（一）疼痛

　　镰状细胞病最常见的特征是疼痛，在不同个体之间或镰状基因型内部之间的频率和强度均有所不同[49]。发热、脱水、应激和暴露于极端温度均可能引起疼痛的发作，但是更典型的是不明诱因的疼痛。与频繁的严重疼痛发作（定义为每年≥ 3 次发作，在 381 例前瞻性监测的儿童镰状细胞病中观察到 20% 的发生率）相关的风险因素包括年龄较大、α– 珠蛋白生成障碍性贫血特征，乳酸脱氢酶降低和最近调查中的三尖瓣反流速度升高[50]。通过采用日记调查疼痛发作的频率和严重程度，已经改变了对镰状细胞病疼痛谱的看法。镰状细胞病的疼痛流

行病学研究（pain in sickle cell epidemiology study, PiSCES）调查了大量成年患者的疼痛纵向频率，患者在日记中定期报告疼痛情况，为期长达 6 个月[51]。患者在 54.5% 的日子里经历了疼痛，但是仅 3.5% 的日子里到医疗机构接受了计划外的疼痛治疗。约 1/3 的患者几乎每天都感到疼痛。儿童和成人报道的这些观察结果充分表明，镰状细胞病患者的疼痛经常发作，并且大部分在家中进行处理。这些观察结果也强烈提示，疼痛的临床影响远远超过镰状细胞病合作组研究（cooperative study of sickle cell Disease, CSSCD）所定义的范围，该研究中疼痛发作的定义更为狭隘，即疼痛持续时间超过 2h 并需要在医疗机构接受临床看护。尽管一小部分（5.2%）患者每年有超过 10 次的疼痛发作成人 HbSS 的疼痛平均每年发生一次。因此，通过健康量表测定的疼痛频率严重低估了疼痛的真实频率和严重程度。更准确的观点是，疼痛发作频繁，并且可以用频率和严重程度的连续性量表记录，包括从在家处理到反向极端情况下在医疗机构中的治疗。尽管在统计学上使用羟基脲可以显著降低疼痛强度，并减少镇痛药的使用，但是这种作用很弱（安慰剂组和羟基脲组镇痛药使用天数的比例分别为 0.44 和 0.40；P = 0.0006）[52]。因此，频繁的疼痛发作（特别是对支持疗法无反应时）显著降低生活质量，已作为造血干细胞移植的适应证。

（二）肺部并发症

急性胸部综合征和肺动脉高压

　　包括急性胸部综合征（acute chest syndrome, ACS）、肺动脉高压和肺纤维化在内的肺部并发症是造成 20% ～ 30% 的镰状细胞病患者死亡的原因。镰状细胞病中肺损伤的最常见和临床显著的表现是急性胸部综合征（一种发热、胸痛或其他呼吸道症状的临床三联征）以及出现新的影像学浸润。

　　急性胸部综合征的病因学是多因素的，但是通常可以通过严格追查确定原因[53]。在儿童时期，大多数发作与感染有关；而在成人中，急性胸部综合征通常伴随急性疼痛发作。分泌型磷脂酶 A2 是一种切割脂肪酸的酶，这种酶可能是即将发生急性胸部综合征的生物标志物[54]。肺中游离脂肪酸和促炎性花生四烯酸的释放可能有助于急性胸部综合征的发病，特别是在肺部存在脂肪栓塞的情况下。尽管在基于磷脂酶 A2 水平升高的短期时间内进行治疗

性输血的可行性已经受到质疑，但是在疼痛发作伴随血清分泌型磷脂酶 A2 水平升高期间输血可以预防急性胸部综合征[55]。早期发生急性胸部综合征事件的儿童更有可能出现反复发作。即使急性胸部综合征反复发作与早期死亡风险无关，但肯定预示着发病率较高；出于预后的目的，应该考虑羟基脲和造血干细胞移植等干预措施。从长远来看，CSSCD 中急性胸部综合征反复发作的成年患者出现了限制性肺病和弥散功能异常，这是成年患者肺功能检测中最常见的异常[56]。尽管如此，镰状细胞病的整体影响体现在 90% 的个体肺功能测试结果出现异常。

肺动脉高压作为镰状细胞病的严重并发症，其预后意义已经确立，虽然这种并发症的发生频率最近受到详细审查。然而，作为识别高风险患者的筛查工具，一些患者队列显示，通过经胸多普勒超声心动图筛查，三尖瓣反流速度超过 2.5m/s 的成年人猝死的风险很高。在三项大型筛查研究中，约 30% 患者的三尖瓣反流速度 > 2.5m/s，10% 患者三尖瓣反流速度 > 3m/s。在迄今为止进行的所有流行病学研究中，三尖瓣反流速度 > 2.5m/s 的成人早期死亡风险比为 9.24 ~ 15.9 倍[57-59]。最近，在一项名为步行 –PHASST（用于肺动脉高压和镰状细胞病接受西地那非治疗的"步行"测试）筛查研究中，筛选出了更大的 483 例患者队列[60, 61]。在该队列中，三尖瓣反流速度在 28.5% 的受试者中为 2.7 ~ 3m/s，在 9.1% 的受试者中，三尖瓣反流速度 > 3m/s。三尖瓣反流速度值升高的患者，其 2 年死亡率也显著增加（$P < 0.000\ 006$）。总之，这些观察结果有助于识别出一个成人患者亚组，对于这类患者，从长远上来说造血干细胞移植可以提供保护和治愈的作用，并且可以平衡对风险—效益的考虑。

最近，肺动脉高压与镰状细胞病猝死风险的直接因果关系受到质疑，因为并非所有三尖瓣反流速度升高的个体均患有肺动脉高压（肺动脉高压通常定义为右心导管检测的肺动脉压力 ≥ 25mmHg）。法国的一项大型筛查研究显示肺动脉高压患病率低得多，该研究通过右心导管检查评估了三尖瓣反流速度 > 2.5m/s 的患者[62]。该研究观察到，在一小部分（25%）三尖瓣反流速度升高的患者，通过导管插入直接测量出肺动脉压 > 25mmHg。因此，可能需要结合更精确的肺动脉高压临床危险因素来准确识别早期死亡风险最高的那些患者。肺动脉高压

与血清乳酸脱氢酶（溶血期间释放）及 NT–proBNP 升高相关。NT–proBNP 是一种因心肌细胞扩张而反应性释放的激素。如前所述，溶血似乎与肺动脉高压在机制上有关联，血清乳酸脱氢酶升高也与镰状细胞病成人早期死亡的高风险相关，为这一观点提供了证据支持。同样地，对来自 CSSCD 库存样本进行的研究分析了 NT–proBNP 水平 > 160pg/ml 的发生率，观察到 26% 的成人 NT–proBNP 水平升高，高水平 NT–proBNP 也与溶血标志物（包括乳酸脱氢酶升高、低血红蛋白和血清胆红素升高）相关[63]。NT–proBNP 水平 > 160pg/ml 是早期死亡的独立危险因素（RR 6.24；95%CI 2.9 ~ 13.3；$P <$ 0.0001）。应用更严格的临床标准包括：三尖瓣反流速度 ≥ 2.8m/s，6min 步行距离 < 500m，以及不明原因的呼吸困难或氧饱和度下降，符合这些标准的 86 例患者中，有 65% 的患者通过右心导管检测确定合并肺动脉高压[39]。因此，临床和实验室筛查工具的进一步精细化很可能，有助于更准确地识别肺动脉高压风险高的个体以及可能受益于造血干细胞移植的个体。这一点至关重要，因为包括西地那非[60] 和波生坦[64] 在内的干预措施并未改善合并肺动脉高压的镰状细胞病患者的预后。

（三）脑卒中

脑动脉血管闭塞的后果是发生脑卒中，卒中是镰状细胞病发病和致残的主要原因。儿童镰状细胞病的卒中风险增加 300 倍以上，使得镰状细胞病成为儿童卒中的最常见原因[65]。大多数卒中发生在纯合子 HbS 患者中，少数发生在其他镰状细胞病基因型中。在 20 岁时，11% 的镰状细胞病患者中观察到临床显性卒中；而在 6 岁时，27% 的患者脑 MRI 上显示无症状脑梗死的亚临床证据；到 14 岁时，有 37% 的患者脑 MRI 上有无症状脑梗死，定义为与神经系统症状和临床事件无关的放射学异常[66, 67]。这些损伤与较差的整体智力功能有关。最近，在 652 例镰状细胞病患儿中进行的横断面研究评估了急性无症状缺血事件的发生率，并观察到每 100 例患者每年发生 47.3 次缺血事件[68]。虽然这些事件可能是一过性的，但是慢性和间歇性的缺血事件表明持续存在脑缺血和功能障碍的风险。

共遗传的 α– 地中海贫血似乎通过改善红细胞变形性和减少溶血来防御卒中[69]。对动脉粥样硬化和主动脉瘤等疾病中 HLA 基因的免疫调节和炎症

的认识也越来越多 [70]。在遗传 HLA Ⅱ 类基因位点 DQB1*0502 的日本儿童中存在 Moyamoya 病易感性 [71]。遗传该等位基因的镰状细胞病儿童也与卒中有很强的相关性 [72]。同样，独特的 HLA 基因位点 DPB1*0401 和 DPB1*1701，分别与脑小血管卒中的易感性增加和保护作用有关。

已经通过流行病学方法研究了许多其他候选基因以评估它们与卒中的关联。最近，有研究在脑血流量升高和卒中的儿童中观察到血小板衍生生长因子和脑源性神经营养因子水平升高，提示其存在相关性 [73]。血管细胞黏附分子 -1（vascular cell adhesion molecule - 1，VCAM-1），一种负责调控白细胞附着和迁移的黏附分子表达的基因，针对镰状红细胞反应性上调，并且似乎参与镰状细胞病相关微血管闭塞的病理生理机制 [32]。VCAM-1（-1594）C 变异仅与 CSSCD 队列中的小血管卒中风险相关 [74]。连锁不平衡中的其他单核苷酸多态性可能存在于该基因座并且表明卒中的"单倍型" [75]。需要在更大的前瞻性研究中进一步评估和确认，以证明其作为镰状细胞病卒中风险的预测因素。而这些因素也可以用于在中枢神经系统损伤发作之前筛选出可能从造血干细胞移植受益的患者。

五、除造血干细胞移植以外的其他治疗

（一）红细胞输注和卒中预防

通过非侵入性方法即经颅多普勒超声（transcranial Doppler ultrasonography，TCD）测量颅内动脉的血流速度，可以确定镰状细胞病患儿的临床卒中风险 [76]。当远端颈内动脉或大脑中动脉（middle cerebral artery，MCA）最大流速的时间平均值（time-averaged mean of the maximum，TAMM）超过了狭窄血管中观察到的阈值时，那么卒中的风险增加。大脑中动脉 TAMM 速度加快和卒中风险增加之间的相关性，为进行卒中初级预防试验即镰状细胞贫血的卒中预防试验（Stroke Prevention Trial in Sickle Cell Anemia，STOP）提供了依据 [77]。STOP 临床试验验证了这一假设，即与接受标准治疗的风险相比，定期输血可降低卒中风险。当在标准支持治疗组中观察到 11 次卒中而输血组中只有一次卒中（表明在 2 年的随访中慢性输血治疗使得卒中的相对风险

降低 92%）时，STOP 试验提前终止。

为了扩展这些发现，STOP 研究者进行了第二项随机对照试验，即优化镰状细胞贫血症的初级卒中预防（Optimizing Primary Stroke Prevention in Sickle Cell Anemia，STOP 2）试验，以确定是否有可能缩短输血预防的持续时间 [78]。在 STOP 试验中输血 30 个月或更长时间后多普勒检查正常的儿童有资格入组 STOP 2，并随机停止或继续定期输注红细胞。在输血停止组的 41 例儿童中，14 例患儿出现高风险多普勒结果，并且还有 2 名发生卒中，平均发生在最后一次输血后 4.5 个月（±2.6；范围 2.1 ~ 10.1 月）。38 例继续接受输血的儿童均未发生这些事件，因此该试验提前终止。作者据此得出结论，在高风险镰状细胞病儿童中停止可以预防卒中的输血治疗，将导致异常 TCD 血流速度恢复和很高的卒中发生率。延长随访时间的观察结果也支持这一结论，其中包括在试验后随访期间 6 例儿童再次出现卒中 [79]。此外，停止输血后还通过 MRI 确定出现了新的或进行性无症状的脑梗死。截至研究结束时，在输血治疗组的 37 例患儿中有 3 例（9.1%）出现了新的脑部 MRI 病变，而在停止输血组的 40 例患儿中有 11 例（27.5%）出现新的病变 [80]。此外，输血组的 MRI 脑损伤总数没有变化，而停止输血组中脑损伤病变数从 27 处增加到 45 处。因此，定期输血治疗也可以预防亚临床缺血性脑损伤。

目前尚不清楚输血治疗预防镰状细胞病患儿卒中应该持续多长时间，STOP 2 试验尚未正式解决这一问题。最近发表了一项类似于 STOP 研究设计的试验，旨在确定临床无症状的镰状细胞病患儿是否有必要根据 MRI 病变进行输血。该研究表明定期输注红细胞可显著降低脑梗死复发的发生率 [82]。在发生临床卒中的儿童中，即使定期输血治疗，第二次卒中的风险也至少为 20%。在最近的一项前瞻性研究中，来自 7 个卒中学术中心的 40 例卒中患者进行了为期 2 年以上的定期脑部 MRI 检查，第二次卒中或短暂性脑缺血发作的发生率为 40%，并且在 45% 的患者中观察到新的或扩大的脑梗死 [83]。总之，这些临床试验已经确定了可能通过定期输注红细胞，而从预防神经损伤中获益的镰状细胞病患儿亚组。因此，与卒中患者一样，具有卒中和其他脑损伤风险的患者很可能也是造血干细胞移植（作为长期输注红细胞的替代方案）的合适候选人群。

（二）羟基脲

羟基脲是一种强效的核糖核苷酸还原酶抑制药，它可以刺激胎儿血红蛋白的产生，从而抑制镰状血红蛋白聚合物的形成。羟基脲在镰状细胞病中的实验室效应是提高血红蛋白 F 比例，提高血清血红蛋白水平和平均红细胞体积[10,84]。羟基脲还可以减少白细胞、网织红细胞和血小板计数，同时增加一氧化氮产生[85]，减少红细胞细胞内脱水，并降低红细胞对内皮细胞的黏附性。总之，这些实验室效应转化的临床获益为，严重影响成人和儿童的疼痛和急性肺部综合征事件发生率降低[10,84]。对羟基脲多中心研究（multicenter study of hydroxyurea，MSH）的长期随访显示，在第 17.5 年时，原始队列中有 43% 的患者死亡；持续接受羟基脲治疗 10 ～ 15 年的患者与羟基脲治疗不足 5 年的患者相比，死亡率分别为 1.78/（100 人·年）和 6.77/（100 人·年）[10]。在羟基脲的儿科随机安慰剂对照试验（BABY-HUG）中也观察到了临床获益，其中羟基脲组的疼痛率几乎减半，并且指（趾）炎的发生率降低了 5 倍，住院率和红细胞输注略有减少[86]。有趣的是，在羟基脲组中观察到该药对进行性脾和肾损伤没有显著的保护作用，表明在幼儿中定期使用羟基脲不能阻止正在进展的亚临床性血管闭塞。尽管如此，羟基脲治疗的现成可用性及其良好的安全性使其成为大多数儿童和成人的适宜的干预措施。

不幸的是，羟基脲的这些有益作用既不普遍也不具有治愈性，因为成年镰状细胞病患者在接受羟基脲治疗时死于疾病并发症[10]。此外，一个队列研究中 225 例儿童中有 81 例停止羟基脲治疗，大部分停药原因是缺乏临床应答或依从性差，也有患者因卒中而治疗失败（n = 2）和 TCD 速度的增加大于 200cm/s（n = 3）而停药[87]。对生活质量的调查表明羟基脲改善了部分生活质量指标，包括整体健康感知和疼痛回忆[88]。然而，羟基脲对躯体功能和躯体角色等其他生活质量指标没有影响。尽管许多患者急性疼痛发作平均减少 50%，但是受试者仍有频繁的急性疼痛发作和慢性疼痛。因此，虽然羟基脲是美国 FDA 批准的治疗镰状细胞病的唯一药物，并且（根据适应证）其用途较广泛，但是该药似乎不能代替造血干细胞移植的治愈作用。

为了扩大羟基脲的适应证，前瞻性研究重点关注羟基脲治疗对镰状细胞病儿童复发性卒中风险和

TCD 速度的疗效。因为羟基脲可以升高血红蛋白水平，所以可进行静脉放血，以减少接受慢性输血以预防卒中的患者的铁负荷。在一个系列的 35 例患者中，尽管有 7 例患者在羟基脲替代输血后出现第二次梗死性卒中[89]，但羟基脲有利于卒中的二级预防，减少铁储备。在另一项研究中，经过常规输血预防卒中至少 6 个月后，羟基脲将儿童和青年卒中复发率降至 4.6/（100 者·年），这一比例明显低于未输血患者[90]。然而，未从输血转换为羟基脲预防卒中（Stroke Without Transfusions Changing to Hydroxyurea，SWiTCH）的随机试验表明，单独使用羟基脲治疗卒中的患儿二次卒中发生率高于定期输注红细胞的患者（分别为 7 例 /67 例和 0 例 /66 例）[91]。正如牙买加的一项大型队列研究所示[92]，与不输血治疗相比，羟基脲可能降低复发性卒中风险；但是与定期输血治疗以预防二次卒中及维持 HbS 分数 < 30% 相比，羟基脲并不具有治疗的优势。

六、造血干细胞移植治疗镰状细胞病

（一）适应证

在标准实践中，目前造血干细胞移植治疗镰状细胞病几乎仅限于临床特征提示预后不良或镰状相关发病率较高的患者，部分原因是这种强化治疗的毒性。这些临床适应证改编自骨髓移植治疗镰状细胞病的多中心研究，见表 72-2[93]。此外，这些标准几乎全部适用于儿童，在供体细胞持续植入的存活患者中，就延长的寿命年数来说，儿童患者的风险—获益比最高。然而，这种情况正在演变，因为

表 72-2　造血细胞移植治疗镰状细胞病的适应证

镰状细胞病（HbSS 或 HbS β⁰- 地中海贫血）患者年龄 < 16 岁
一个或多个以下并发症：
卒中或中枢神经系统事件持续超过 24h
神经精神功能受损，伴脑 MRI 和血管造影异常
复发性急性胸部综合征
Ⅰ期或Ⅱ期镰状肺病
反复发作的血管闭塞性疼痛发作或反复发作的阴茎异常勃起
镰状肾病（肾小球滤过率为正常预测值的 30% ～ 50%）
其他需要考虑的情况：
经颅多普勒超声扫描异常
肺动脉高压
无症状脑梗死

较低毒性预处理方案的应用，使得更多比例的儿童可以存活到青年时期，而支持性护理措施有限并且猝死的风险很高。法国的一个小样本研究中，15 例患者接受清髓预处理方案的成年人，观察到 EFS 为 93%[94]。对于所有患者，临床医生必须仔细权衡造血干细胞移植及其以外的其他治疗方案，特别注意安全性、有效性、可行性和治疗费用[95, 96]。

（二）结果

全球移植治疗镰状细胞病的经验总结见表 72-3[93, 97-110]，大约有 400 例已发表的病例。在这些研究的累积经验中，观察到造血干细胞移植从为病情严重的患者保留的实验性干预转变为针对具有镰状相关发病早期迹象的年幼儿童的转变。欧洲和北美的几个系列报道了 HLA 相合同胞移植的结果，其中骨髓是造血干细胞的来源，结果非常相似[104-106, 111]。目前还没有进行随机试验比较造血干细胞移植与支持治疗（如羟基脲）。这些多中心 Ⅰ~Ⅱ 期临床研究的主要目的是更全面地定义该疗法的风险和益处，并描述无镰状细胞病生存的患者的自然病程。镰状细胞病患儿进行 HLA 相合同胞供体的移植，结果最佳。尽管许多接受异基因移植的儿童患有严重的镰状相关并发症，如卒中和反复的急性胸部综合征发作，但在几个系列中无病生存率在 80%~85% 不等。在最近的系列研究中，无病生存率提高到约 90%（表 72-3）[97-99]。然而，5%~10% 的患者死于与移植相关的并发症，GVHD 及其治疗是导致死亡的主要原因。大多数造血干细胞移植治疗镰状细胞病的临床研究都针对儿童入组，而不是成人；但是目前成人镰状细胞病患者的造血干细胞移植经验正不断增加[94, 100, 103]。

在造血干细胞移植治疗镰状细胞病的多中心研究中，在 1991 年 9 月至 2000 年 4 月期间，59 例年龄在 3.3~15.9 岁（中位数 9.9 岁）的患儿接受了 HLA 相合同胞骨髓的异基因移植[112]。患者接受包含白消安、环磷酰胺和马 ATG 的清髓性预处理，大多数患者在造血干细胞移植后接受甲氨蝶呤和环孢素联合预防 GVHD。在 59 例儿童中有 50 例在造血干细胞移植后无病生存。Kaplan-Meier 生存率和无病生存率分别为 93% 和 85%（图 72-3）。国际血液和骨髓移植研究中心报告了非常相似的结果，描述了在 1989 年至 2002 年间移植的 67 例 SCD 患者行 HLA 相合同胞 HCT 后的结果[105]。急性和慢性

GVHD 的发生率分别为 10% 和 22%。67 例患者中有 64 例存活；5 年无病生存率和总生存率分别为 85% 和 97%。

欧洲在此期间也开展了几项造血干细胞移植治疗镰状细胞病患者的研究。在欧洲接受常规清髓性 HLA 相合同胞造血干细胞移植的 101 例患者的结果与北美报道的结果非常相似，总生存率为 88%，无病生存率为 80%[104]。法国的一项研究了报道了 1988 年 11 月至 2004 年 12 月期间在 14 个中心接受治疗的 87 例连续患者[110]。中位年龄为 9.5 岁，造血干细胞移植的主要适应证是卒中或短暂性脑缺血发作（n = 36）和 TCD 检测到异常脑动脉血流速度（n = 8）。未接受 ATG 治疗的 18 例患者中有 5 例有移植物排斥反应。将 ATG 加入预处理方案后，移植物排斥率从 22.6% 下降至 2.9%（图 72-4A）。Kaplan-Meier 估计的 5 年 EFS 为 86.1%。多因素分析显示移植日期是唯一有意义的危险因素。2000 年 1 月以后接受移植的患者 5 年 EFS 为 95.3%，而在此之前接受造血干细胞移植的患者为 76.7%（图 72-4B）。最近来自罗马单中心的研究显示，2004—2009 年间接受治疗的 11 例患者，行 HLA 相合同胞骨髓移植后无病生存率为 90%[97]。

对比利时的 24 例镰状细胞病患者的回顾性综述分析了移植前 ATG 和羟基脲对预后的影响[113]。与未接受羟基脲的患者相比，造血干细胞移植前使用羟基脲与移植物排斥率显著降低相关，但是移植前给予 ATG 不影响植入率。在 24 例患者中总共有

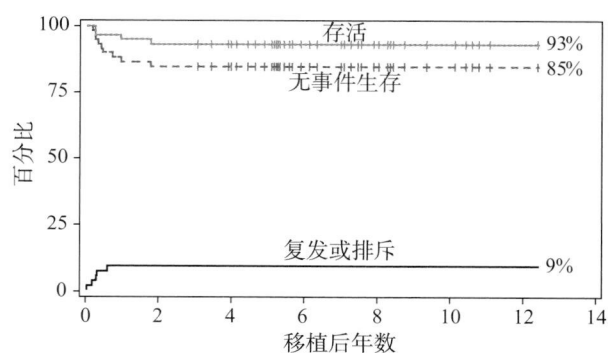

▲ 图 72-3 骨髓移植治疗镰状细胞病后的存活率和移植排斥的累积发生率

Kaplan-Meier 概率显示了在骨髓移植治疗镰状细胞病的存活率和无事件生存。事件定义为死亡、移植物排斥或 SCD 复发，还描绘了移植物排斥 / 疾病复发的累积发生率曲线（引自 Walters 等，2010[112]。经 Elsevier 许可转载）

表72-3　已发表的造血干细胞移植治疗镰状细胞病的报道

	最低毒性的预处理方案 [107,108]	减低强度的预处理方案 [109,117,119,143,144]	传统清髓性预处理方案				
			US协作组 [112]	法国 [111]	比利时 [104]	CIBMTR [105]	近期研究 [97-99]
病例数	11*	20†	59	87	50	67	46
患者年龄（中位，岁）	10（3~28）	12.4（1.8~56）	9.9（3.3~15.9）	9.5（2~22）	7.5（0.9~23）	10（2~27）	10.6（2~17.4）
预处理方案 [135]	氟达拉滨（90~150mg/m²）/全身放疗（200cGy）/氟达拉滨（125~150mg/m²）/全身放疗（200cGy）{6}	氟达拉滨（175mg/m²）/白消安（8mg/kg）/ATG/全淋巴放疗（500cGy）{7}；氟达拉滨（120mg/m²）/美法仑（140mg/m²）/ATG{2}；氟达拉滨（120mg/m²）/环磷酰胺（120mg/kg）{1}；氟达拉滨（140/70mg/m²）/阿仑单抗{2}；氟达拉滨120mg/m²/白消安3.2mg/kg{2}；阿仑单抗/氟达拉滨（150mg/m²）/美法仑（140mg/m²）{2}；氟达拉滨（180mg/m²）/白消安（6.4mg/kg）/ATG{4}‡	白消安/环磷酰胺/ATG{55}；白消安/环磷酰胺/阿仑单抗{4}	白消安/环磷酰胺{12}；白消安/环磷酰胺/ATG{65}	白消安/环磷酰胺{3}；白消安/环磷酰胺/全淋巴放疗{6}；白消安/环磷酰胺/ATG{14}	白消安+环磷酰胺±其他{63}；其他{4}	白消安/环磷酰胺/ATG{44}；白消安/环磷酰胺160{1}；白消安/环磷酰胺/塞替派/ATG{1}
干细胞来源{病例数}	骨髓{9}；外周血造血干细胞{2}	骨髓{10}§；脐血干细胞{10}	骨髓	骨髓{74}；脐血干细胞{10}；脐血+骨髓{2}；外周血造血干细胞{1}	骨髓{48}；脐血干细胞{2}	骨髓{54}；外周血造血干细胞{9}；脐血干细胞{4}	骨髓{42}；外周血造血干细胞{2}；脐血干细胞{2}
混合嵌合诱导	是（10例一过性）	是	是	是	是	是	是
移植物排斥/疾病复发病例数	1（二次造血干细胞移植后）（9%）	5（25%）	5（8.5%）	7（8%）	5（10%）	9（13%）	1（2%）
移植物抗宿主病病例数	急性：1（I度），慢性：无	急性：5（II~IV度），慢性：4（3例死亡）	急性25%，慢性12%	急性：20%，慢性：12.6%	急性：40%，慢性：20%	急性：10%，慢性：22%	急性：33%，慢性：17%
死亡病例数	1（9%）	4（20%）	4（7%）	6（7%）	2（4%）	3（4.5%）	3（6.5%）
无事件生存活病例数	10（91%）	11（55%）	50（85%）	74（85%）	43（86%）	55（82%）	42（91%）

ATG. 抗胸腺细胞球蛋白；CIBMTR. 国际血液和骨髓移植研究中心；†. 包括3名重型地中海贫血患者；§. 1例患者接受了来自同一捐赠者的骨髓和脐带血用于造血干细胞移植；‡. 人白细胞抗原匹配的无关供体外同胞单个核细胞用于造血干细胞移植；
*. 包括2名重型地中海贫血患者；

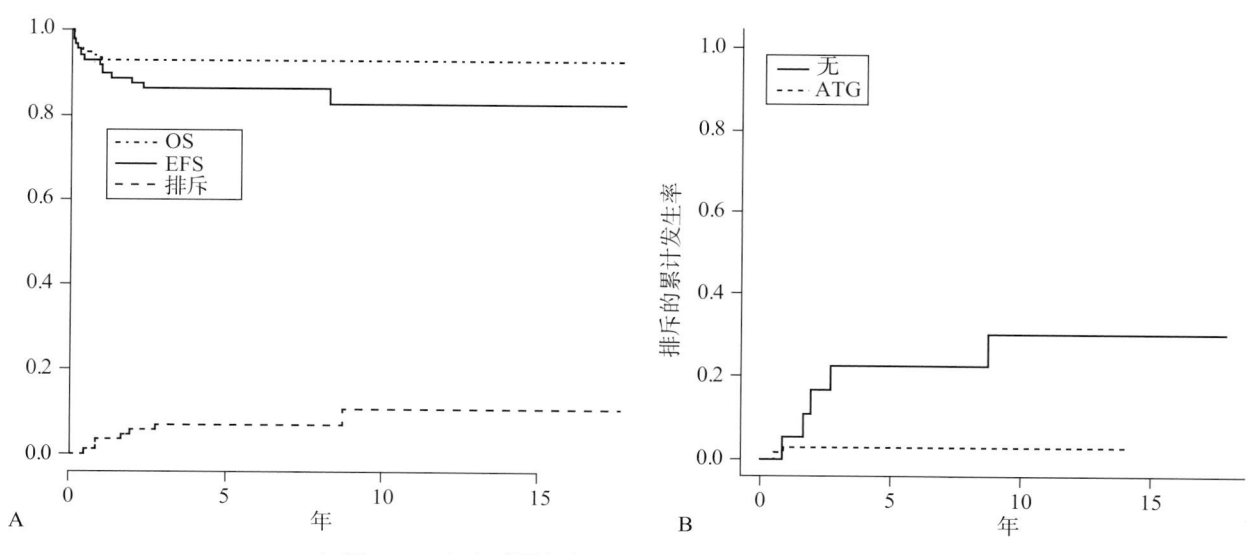

▲ 图 72-4　加入或不加入 ATG 的预处理方案移植后的结果

A. 估计结果：87 例患者的总生存率、无事件生存率和累积排斥发生率；B. 比较使用和不使用抗胸腺细胞球蛋白的患者排斥反应的累计发生率（引自 Bernaudin 等，2007[110]。经美国血液学学会许可转载）

20 例在造血干细胞移植后获得稳定的供者细胞植入，但是在预处理方案中用 ATG 移植之前接受羟基脲的患者中，没有一例患者出现移植物排斥或镰状细胞病的晚期复发。这表明移植前强化免疫抑制可能是克服对供者组织相容性抗原耐受的免疫屏障所必需的。即使在 HLA 相合同胞造血干细胞移植之后移植物排斥的倾向也遵循以下假设：在造血干细胞移植之前的多次输血暴露诱导输注细胞表面上表达的 mHA 的敏感性。由于红细胞还可能通过 HLA I 类途径呈递组织相容性抗原，以引发宿主 CD8+ T 细胞的扩增和活化，所以并不单是血液制品中存在的白细胞才具有致敏的能力[114]。

1. 高剂量造血干细胞移植治疗镰状细胞病后稳定的供者 – 宿主嵌合体

根据对常规高剂量造血干细胞移植后供者 – 宿主造血嵌合体的观察，即使仅存在一部分正常红细胞的持续生成，也可能产生临床疗效[108,115]。这种效应的基础似乎有两个方面：与镰状红细胞相比，血液中健康供者红细胞的存活率提高；而镰状细胞病骨髓中的红细胞无效生成则为供体红系祖细胞提供了生存优势[116,117]。行 HLA 相合同胞造血干细胞移植后，大约 25% 的镰状细胞病儿童出现稳定的混合嵌合现象[111,112]。

在骨髓移植治疗镰状细胞病的多中心研究中，50 例临床上成功的异基因移植患者中有 13 例出现

了稳定的混合嵌合状态，定义为：在移植后免疫抑制停止后，供者和宿主造血细胞持续共存良好。在 8 例血红蛋白水平正常的患者中，移植后 6 个月或更长时间内外周血检测的供者嵌合体水平为 90% ～ 99% 不等，在 5 例患者中供体细胞比例较低（范围 11% ～ 74%）。在这 5 例患者中，血红蛋白水平在 11.2 ～ 14.2g/dl 变化（中位数 11.3g/dl，平均值 12.0g/dl）。没有患者在造血干细胞移植后出现与镰状细胞病相关的疼痛事件或其他临床并发症。1 例在移植前卒中的患者尽管在外周血中检测到仅 10% 的供者细胞，但在造血干细胞移植后没有再次卒中，并且脑 MRI 显示病情稳定。

在法国的多个研究系列中，造血干细胞移植前未接受 ATG 的患者，更容易观察到低水平的残留宿主造血功能（移植后 12 个月时 $P = 0.04$，24 个月时 $P = 0.002$）[111]。在接受 ATG 的患者中，更容易观察到高比例的残留宿主细胞（移植后 12 个月时 $P = 0.03$，24 个月时 $P = 0.001$），并且这种水平的供者 – 宿主嵌合体长期保持稳定。这些观察结果与以下观点一致：嵌合体即使仅有少数供者细胞，也具有显著的改善作用。因此供体细胞的完全植入不是造血干细胞移植成功的必要条件，并且供者嵌合体比例在造血干细胞移植后 12 个月及更长时间内保持稳定。

2. 减低强度的造血干细胞移植治疗镰状细胞病

部分由于前面讨论过的观察结果，我们有理由

认为，可以调整预处理方案，以促进足以防止血管闭塞的供体细胞稳定植入的阈值比例，并且实施该方案比常规的高剂量预处理方案更安全，特别是在成人患者中。为此，一些研究小组试图采用不同强度的预处理方案，将减低强度的造血干细胞移植用于治疗镰状细胞病[100, 107, 108, 117]。最初在大型动物模型中开发了一种毒性最低的预处理方案，并成功地将其应用到血液系统恶性肿瘤的老年患者临床试验中[108]。用这种方法治疗镰状细胞病是安全的，几乎不产生急性 GVHD，并且在大多数情况下与供体植入的初始阶段相关。不幸的是，移植后停用免疫抑制药之后，几乎所有患者均出现了移植物排斥和疾病复发（表72-4）。美国 NIH 的一组研究人员改良了这种方案，移植后长期服用西罗莫司进行免疫抑制，最终大多数患有严重疾病的成人获得了供体细胞的植入[100]。在接受 HLA 相合同胞供体动员的外周血干细胞移植后，10 例有明显医学并发症的患者中有 9 例为混合的供体 - 宿主造血嵌合。这些患者在造血干细胞移植前使用阿仑单抗、氟达拉滨和全身放射（300cGy）的非清髓性预处理方案。混合嵌合足以降低溶血标记物（网织红细胞计数、总胆红素和乳酸脱氢酶水平），并且在造血干细胞移植后没有输注红细胞的情况下可使血红蛋白水平逐渐升高（图72-5）。最近更新的结果表明，目前 23 例患者在造血干细胞移植后存活，17 例患者中有 5 例患者具有 > 50% 的供体 T 细胞嵌合体，并成功停用西罗莫司[118]。在另一组减低强度造血干细胞移植的患者系列中，与非清髓性造血干细胞移植后血液中的全基因组 DNA 相比，供体 β 珠蛋白 RNA 的表达高出两倍。直接骨髓分析显示天然 HbSS 红系祖细胞存在无效生成，红细胞成熟过程中供体红细

胞的标志逐渐增加[117]。这些发现与移植后的临床获益有关，并且与溶血、内皮功能和一氧化氮生物利用度改善有关；然而，在移植物排斥后这些效应并没有持续存在。

越来越多的患者接受了比大剂量方案温和的预处理方案，但是仍保留了中等程度的骨髓抑制效应，抑制宿主抗移植物反应并促进植入。这些方案需要住院治疗，但是预处理相关毒性与该方案的深度免疫抑制和伴随的机会性感染风险有关（表72-4）。儿童在接受由 BU、氟达拉滨、ATG 和全身淋巴结照射（500cGy）组成的低强度预处理方案后，成功实现了供者嵌合体[109]。7 例年龄在 6—18 岁的患者接受 HLA 相合同胞骨髓移植后，应用环孢素和麦考酚酸酯进行移植后免疫抑制。治疗相关毒性很小，所有患者都具有供者稳定植入的证据。另一项研究纳入了 16 例患有非恶性疾病的儿童，其中包括 1 例镰状细胞病患者[119]。患者在移植前接受了白消安、氟达拉滨和阿仑单抗预处理，其中 7 例接受来自无关供体或 HLA 不相合供者的异基因移植。16 例患者中有 12 例（75%）在移植后无病存活，并且幸存的患者均没有出现移植物排斥。这个特殊的治疗方案正在美国进行多中心临床试验——无关供体造血干细胞移植治疗症状性镰状细胞病研究（Sickle Cell UnRelated donor Transplant study，SCURT），最近报道了无关供体脐带血移植后的结果（见下文）。

3. 供者造血功能对血管闭塞的影响

在造血干细胞移植成功治疗镰状细胞病后，对于供者细胞稳定植入的患者，哪怕存在稳定的混合供者 - 宿主造血嵌合体，均没有出现临床并发症，并摆脱了输血[111, 112]。此外，研究人员报道了脾功能和骨坏死的改善情况[120, 121]。通过造血干细胞移

表 72-4 存活患者的神经系统结局（n = 55）

骨髓移植前状态及随访时间（中位时间，范围）	骨髓移植后缺血性卒中	骨髓移植后颅内出血	骨髓移植后痫性发作	骨髓移植后 MRI 表现（中位时间，骨髓移植后年数范围）
"临床"卒中（n = 29）（7.0，3.4 ~ 12.4 年）	1	1（蛛网膜下腔出血）	7	27/28 患者 MRI 稳定或改善；1 名患者未进行此检查（3.2 年，0.6 ~ 7.3 年）
"静息性"卒中*（n = 10）（6.7，3.4 ~ 10.6 年）	0	0	4	研究的 8 例患者 MRI 稳定（4 例）或改善（4 例）；2 例患者未进行此检查（1.7 年，0.6 ~ 4.9 年）
正常（n = 16）**（6.6，3.1 ~ 11.1 年）	0	0	5	研究的 10 例患者 MRI 正常，6 例患者未进行此检查（3.1 年，0.5 ~ 5.2 年）

*."静息性"卒中指具有脑血管疾病的 MRI 证据但无临床表现的个体；**.包括 4 例没有基线检查的患者。

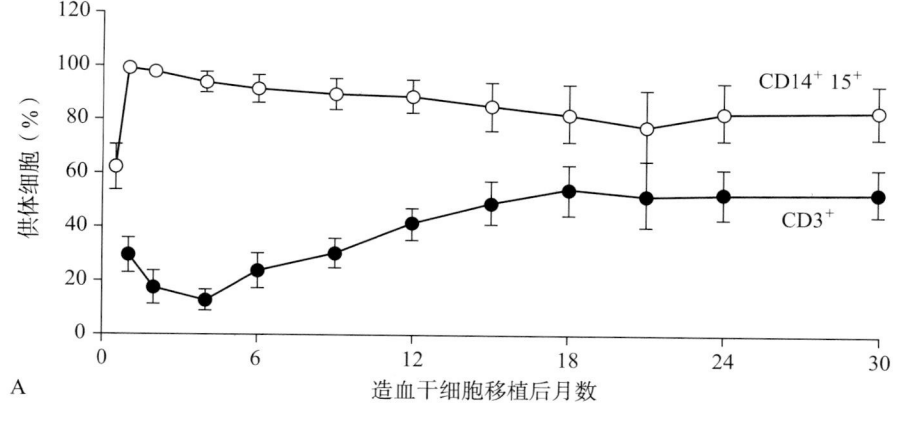

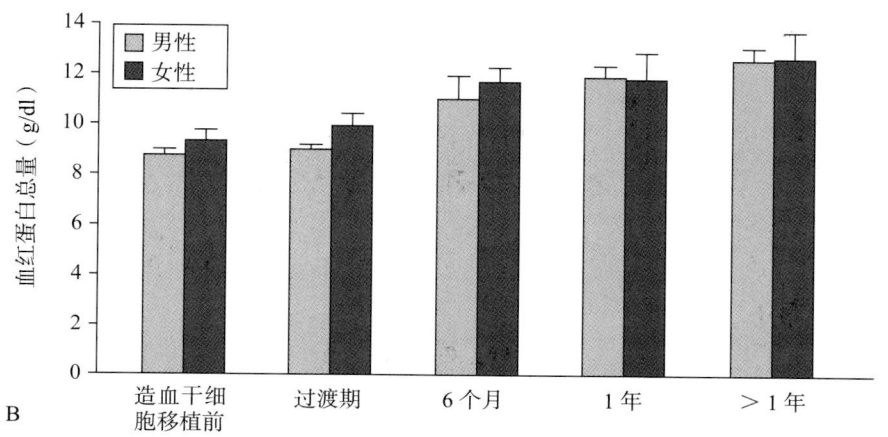

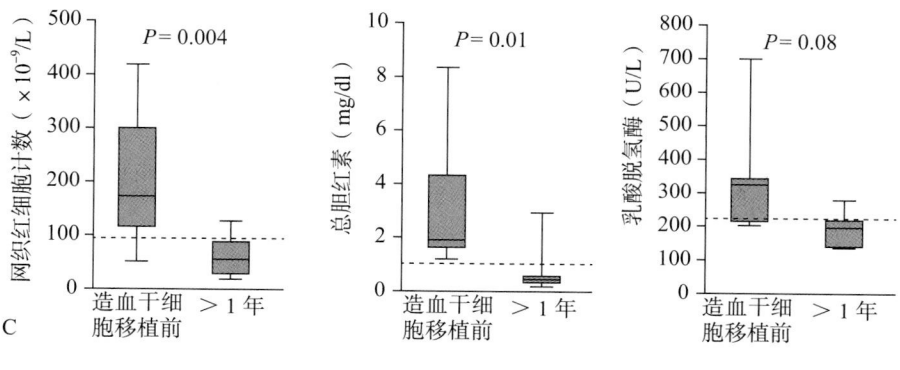

◀ 图 72-5 造血干细胞移植后的供体细胞嵌合和实验室检测结果

A. 显示造血干细胞移植后 CD3$^+$ T 细胞和 CD14$^+$ 15$^+$ 髓系细胞中的平均供体嵌合比例。B、C. 显示造血干细胞移植前后血清血红蛋白、网织红细胞计数、乳酸脱氢酶和总胆红素的实验室检测结果（引自：Hsieh 等，2009[100]。经麻省医学会许可转载）

植治疗的患者潜在的脑血管疾病也保存稳定。参加多中心研究的 55 例患者中有 46 例进行了脑 MRI 检查（中位检查时间：移植后 25.4 个月）[112]。除了 4 例患者外，这些研究结果与患者的移植前基线检查进行了比较。卒中患者也具有稳定的供体细胞植入（n = 25），在骨髓移植后没有再发生卒中事件。然而，骨髓移植后出现移植排斥反应的患者仍有发生卒中的风险。1 例发生移植物排斥的患者在骨髓移植后 HbS 比例达到 60% 时经历了第二次卒中，另一例发生移植物排斥的患者在骨髓移植后出现蛛网膜下

腔出血。在总计 29 例卒中患者中，有 28 例（97%）在移植后存活，有 26 例（90%）在骨髓移植后无卒中存活。10 例患者在移植前具有无症状性脑梗死的证据。在这 10 例患者中，8 例患者在骨髓移植后进行了后续研究，中位时间为移植后 1.7 年（范围：0.5～4.9 年），3 例患者稳定，4 例患者脑 MRI 显示病灶变小。在该组中，造血干细胞移植后不再发生临床卒中。16 例患者在骨髓移植前没有记录合并中枢神经系统疾病。在该组中研究的所有 10 例患者在骨髓移植后 MRI 表现正常，中位时间为 3.1 年（范围：

0.5 ～ 5.2 年)。总之,这些观察显示大多数患者在造血干细胞移植后脑血管病变保持稳定(表 72-4)。这些数据还表明,在有发生卒中风险的无症状脑梗死患者中,造血干细胞移植可以防止疾病进展和卒中首次发作。

法国研究小组报道了类似的经验[111]。在造血干细胞移植前有卒中史的 36 例患者中,2 例患者出现卒中复发。1 例患者在造血干细胞移植后 10 天出现短暂性脑缺血发作,而另一例合并严重脑血管损伤的 Moyamoya 病,患者在造血干细胞移植后 32 天出现致命性颅内出血。中位随访时间为 6 年,卒中复发的风险为 5.6%。这与第一次卒中后常规输注红细胞治疗的镰状细胞病患者中观察到的第二次卒中的发生率类似。然而,造血干细胞移植后血管阻塞倾向于持续存在,并且长期结局有所不同:5 例患者血管狭窄消退,16 例患者血管无变化,2 例患者血管狭窄进展。然而,获得持续供体植入的患者无 1 例发生临床卒中或无症状缺血性病变,包括 2 例患有进行性脑血管狭窄的患者。2 例患者皮质萎缩恶化。此外,在造血干细胞移植前进行 TCD 检查的 49 例患者中,脑动脉速度在造血干细胞移植后 1 年内显著下降(P < 0.001)[在右大脑中动脉测量的 TCD 速度从造血干细胞移植前的 138cm/s(范围 88 ～ 188cm/s)下降到 100cm/s(范围 66 ～ 134cm/s);在左大脑中动脉测量的 TCD 速度从 138cm/s(范围 92 ～ 184cm/s)下降至 103cm/s(范围 63 ～ 143cm/s)]。在造血干细胞移植之前测量 TCD 速度异常的 2 例患者,虽然在移植前接受常规红细胞治疗,在造血干细胞移植之后 3 个月 TCD 速度也恢复正常。

在其他研究中,造血干细胞移植前卒中患者,在应用有效措施预防这些不良事件之前,也会出现短暂性脑缺血发作和颅内出血[122, 123]。采取预防措施后,移植后仍然会发生神经系统并发症,但这些并发症往往有自限性,例如没有长期后遗症的癫痫发作。一组研究人员观察了部分合并卒中的镰状细胞病患者,接受造血干细胞移植治疗后的放射学进展情况[124]。9 例患者中有 5 例患者出现新的或稍微增大的脑部病变或脑白质病,在造血干细胞移植后 2 ～ 7.5 年保持稳定。因此,这些观察结果可能反映了骨髓移植前即存在的脑血管病的演变。有趣的是,这些脑部 MRI 变化与进行性神经认知缺陷无关。

在多中心协作研究中还系统地评估了造血干细胞移植后的肺功能。存活的患者中有 82% 进行了肺功能检查,中位时间为造血干细胞移植后 3.2 年。移植后第一秒用力呼气容积平均预测值从 88% ± 10% 变为 86% ± 11%(P = 0.59),用力肺活量平均预测值从 78% ± 16% 变为 81% ± 12%(P = 0.45)。造血干细胞移植之前的基线数据表明,11 例有限制性改变,2 例有阻塞性改变,10 例患者肺功能正常。与造血干细胞移植前检测数据相比,骨髓移植后肺的残气功能(P = 0.02)和肺的残气功能占肺总量的百分比(P = 0.03)显著降低。这表明气体残留减少,骨髓移植后肺功能得到改善。总体而言,基线肺功能正常的患者骨髓移植后肺功能保持正常的可能性很大(8 例 /10 例)。在基线时有限制性疾病的患者骨髓移植后病情可能改善或持续,但进行性限制性疾病例外(10 例 /11 例)。总之,这些数据表明大多数患者在骨髓移植后肺功能保持稳定。这一结果与镰状细胞病的自然病程截然相反,越来越多的证据表明镰状细胞病的肺毒性是进行性进展的,可能表现为限制性或阻塞性肺病[125, 126]。在镰状细胞病合作组进行的一系列研究中,只有 10% 的成年患者 PFT 结果正常,限制性肺病(74%)是测试的 310 例成年镰状细胞病患者中最常见的并发症[127]。

4. 造血干细胞移植治疗镰状细胞病后的生长发育问题

造血干细胞移植治疗镰状细胞病后,仍然存在对生长障碍的担忧。造成生长障碍的部分原因是高剂量白消安相关的性腺毒性,特别是对于女性。一项研究比较了四组镰状细胞病患儿,分析了造血干细胞移植后的生长情况。参加 CSSCD 研究的儿童作为其中一个支持治疗对照组。参加 HUG-KIDS 试验的患儿组成了剩余的两个对照组[128]。这两组儿童治疗前均进行了生长指标的测量(HUG-KIDS Pre),在达到羟基脲最大耐受剂量(HUG-KIDS HU)后至少 1 年后,再次测量生长指标。

使用两级分层线性模型,造血干细胞移植与三个对照组之间女性的估计身高增加(体重)速度曲线没有统计学上的显著差异;然而,造血干细胞移植组和 CSSCD 组男性之间存在显著差异。造血干细胞移植组随访期间的预测身高速度大于 CSSCD 组在 3.3—11.6 岁之间的身高速度。8.4 年后,造血干细胞移植组没有明显的生长优势。因此，移植时年龄大于 12 岁的造血干细胞移植组，男性的预测身高速度低于 CSSCD 组男性的身高速度。同样，直到基线年龄为 12.1 岁，造血干细胞移植组的线性体重速度大于 CSSCD 组。总之，除了年龄较大的男性以外，移植治疗镰状细胞病后的生长没有受到不良影响。这些数据表明，传统的高剂量造血干细胞移植通常对幼儿的身高或体重增加没有不良影响。

研究还监测了存活患者的促性腺激素和性激素水平，证实了白消安对性腺功能的毒性作用。在多中心研究中，男性和女性在评估时中位年龄分别为 21.6 岁（范围：16.1—28.5 岁）和 21.7 岁（范围：14.1—27.8 岁）。其中，13 例男性（39%）和 14 例女性（64%）进行了移植后内分泌研究。14 例女性中有 8 例女性的促性腺激素水平升高和（或）雌二醇水平低于正常，这一发现与大多数青春期后女性的原发性卵巢功能衰竭一致。在 14 例女性中只有 4 例女性的雌二醇水平正常。然而，1 例女性在骨髓移植术后 13 年后成功怀孕，另一例合并移植物排斥的女性虽在几年前曾经历过两次自然流产，但在骨髓移植术后 14 年进行遗传学诊断后，分娩了一个健康的婴儿，尽管她既往在几年前。在比利时研究中的 6 例可评估的青春期前女孩中，5 例患有原发性闭经，血清 LH 和 FSH 升高[104]。2 例青春期后女性出现继发性闭经。

在法国研究中，7 例青春期后女性（年龄 13—22 岁）在造血干细胞移植后出现闭经，血清雌二醇降低，LH 和 FSH 水平升高，并接受激素替代治疗[111]。此外，在造血干细胞移植前为青春期前的女性大多接受激素替代治疗，以在骨龄达到 13 岁后促进第二性征的发育。然而，2 例年龄较小的女孩（6.4 岁和 8.3 岁）经历了自然的青春期发育，因此非常年轻的患者造血干细胞移植后有可能不会出现青春期延迟。尽管如此，预计仍有部分女性患者（如果不是大多数）在使用高剂量白消安的造血干细胞移植后需要激素替代治疗。

男性可能对性腺功能的不良反应有一定的抵抗力，但是长期结果仍然存在一些不确定性。来自造血干细胞移植治疗镰状细胞病多中心研究的 7 例男性中，其中 4 例患者移植后的 LH 和 FSH 水平小于正常水平。然而，13 例患者中只有 3 例睾酮水平正常，

与大多数青春期男性的低促性腺激素性导致的性腺功能减退症一致[112]。来自比利时研究的 6 例可评估的男孩中有 4 例睾丸功能受到不良影响，表现为睾酮水平下降和 FSH 水平升高[104]。然而，法国研究中的所有男性患者的睾酮、FSH 和 LH 水平都与其骨龄和青春期状态保持一致[111]。在 6 例比利时男性患者中，有 5 例在造血干细胞移植前为青春期前，进行了精液分析，并使用白消安 / 环磷酰胺或联合全淋巴放疗预处理后进行造血干细胞移植。3 例接受全淋巴放疗的患者存在无精子症，其余 3 例患者中有 2 例患有无精子症，1 例患者正常[129]。虽然这些研究都没有关于治疗对生育能力影响的确切信息，但估计，清髓性白消安对生育力可能产生不利影响，特别是在青春期后的女性。最近报道了清髓性造血干细胞移植治疗镰状细胞病后卵巢组织自体移植的可能性，并且可能在未来提供其他替代方案[130]。

铁过载放大了造血干细胞移植对生长和发育的不良影响，在造血干细胞移植前输血导致的显著铁过载的重型地中海贫血患儿中，影响最为明显[131]。镰状细胞病中的输血性铁过载与在重型地中海贫血中观察到的现象接近，因此有必要采取策略在造血干细胞移植后成功消除铁过载[132]。造血干细胞移植术后放血疗法是一种安全有效减少铁储备的方法，应该在有铁过载的镰状细胞病患者中应用[133]。铁螯合治疗用于不能耐受定期放血的患者[134]。

5. 供者造血干细胞的其他来源

在镰状细胞病的移植中使用脐血代替骨髓是有意义的，主要是因为脐血移植后发生 GVHD 的风险降低。然而，脐血移植的益处却伴随着更高的移植物排斥率和更长的植入疗程，直到患者血液学恢复。因此，为了克服这些风险，研究人员调整了移植前和移植后的免疫抑制治疗，并加强了支持性治疗以确保获得更有利的结果。

在一项包括 44 例患者的报告中，11 例镰状细胞病患者接受了 HLA 相合或 HLA 单抗原不相合的同胞脐血异基因移植，总体 2 年无镰状细胞病生存率为 91%，1 例患者出现疾病复发[135]。采用白消安 / 环磷酰胺基础上加用塞替派或氟达拉滨预处理，移植后未应用甲氨蝶呤进行免疫抑制的患者中，同胞供者脐血移植后的结果具有优势，特别是在重型地中海贫血患者。此外，44 例患者中只有 4 例在脐血移植后出现急性 GVHD，2 例出现慢性 GVHD，并且没有与 GVHD 相关的死亡。这一经验在近期

更大型的一项研究中得到了扩展，该研究在 485 例镰状细胞病或地中海贫血患者中比较采用 HLA 相合同胞供者的脐血移植和骨髓移植的结果[136]。160 例镰状细胞病患者在 1994—2005 年期间接受脐带血或骨髓来源干细胞的造血干细胞移植，6 年无病生存率为（92±2）%。30 例患者脐血移植后无病生存率为（90±5）%，130 例患者骨髓移植后无病生存率为（92±2）%。在这项调查中，脐血移植后的结果也受到使用甲氨蝶呤预防 GVHD 的影响，这是影响无病生存率的多因素分析中的重要变量（HR 3.81；P= 0.004）。脐血移植后没有患者发生慢性广泛性 GVHD，并且没有患者死于 GVHD。因此，虽然看起来源自 HLA 相合供者的脐血和骨髓可以替代应用于造血干细胞移植治疗镰状细胞病，但是使用脐血在急性和慢性 GVHD 方面的风险较低，更为有益。

目前无关供者脐血移植治疗镰状细胞病的经验非常有限，这是一项尚待克服的挑战。在包括地中海贫血和镰状细胞病患者的 CIBMTR 分析中，16 例儿童患有镰状细胞病[102]。在 16 例镰状细胞病患者中有 9 例接受了清髓性预处理。7 例在获得完全供者嵌合，移植后中位数 22 天达到中性粒细胞计数的恢复。16 例患者中有 8 例存活且无病生存，总生存率为（62±9）%。在多因素分析中，如果脐血单位含有细胞数 > 5×10^7 总有核细胞 /kg 受者体重（HR 0.4；P = 0.01），则无病生存率更高。所有患者慢性 GVHD 累积发生率为（16±4）%。最后，由于应用包含阿仑单抗、氟达拉滨和美法仑的低强度预处理方案后，移植排斥率很高，因此美国 SCURT 试验的脐血组的入组提前终止[101]。8 例儿童接受了来自无关供者的脐血移植，这些供体的 6 个 HLA 抗原位点中有 5 个或 6 个相合。5 例患者在脐血移植后经历了自体骨髓恢复，1 例死于慢性 GVHD。接受这种低强度的预处理方案后 8 例患者中有 3 例无病生存。

总之，这些报道表明，如果严格遵循 HLA 相合标准、预处理方案强度和最小细胞剂量，那么无关供者脐血移植治疗镰状细胞病后可能获得成功的结果；仅符合其中单一标准不足以确保大多数患者治疗成功。因此，更优的治疗结果将依赖于更优的预处理方案、更优的替代供者/受者 HLA 相合算法、抗 HLA 抗体筛查，以及可能甚至更高的细胞剂量靶标，以克服目前存在的妨碍结果优化的移植物排斥和 GVHD 问题。

造血干细胞移植广泛用于治疗镰状细胞病之所以受限，最主要的例证是仅有 14% 的镰状细胞病受者可能拥有 HLA 相合的同胞供者[137]。毫不奇怪，缺乏合适的供者是造血干细胞移植治疗镰状细胞病的主要障碍。有必要扩大 HLA 相容的无关供者来源的可用性，从而将造血干细胞移植作为大多数镰状细胞病患者的治疗选择。通过国家骨髓捐献者计划，大约 80% 的白种人受者可以配到 6 个（HLA-A、-B 和 DRB1 位点）至 10 个 HLA 抗原位点（还包括 HLA-C 和 DQB1 位点）相合的供者。目前，由于这些群体在志愿捐赠者库中的代表性不足并且 HLA 多样性较高，因此在其他种族群体中识别 HLA 相合无关供者的可能性较小。识别合适供者的可能性较低是造血干细胞移植治疗镰状细胞病的一个难题，并且可能限制造血干细胞移植在可能受益最多的人群中的应用[138-140]。然而，通过调查提出了确定合适供体的可行性方案，其中 60% 的镰状细胞病患者至少有一个潜在的合适的无关供者，并且 26% 的患者有 3 个或更多潜在供者。尽管在实践中，大多数镰状细胞病患者可能仍然无法确定合适的无关供者。对于这些患者，应用来自 HLA 不相合的替代供者的造血干细胞移植会是特别有意义。由约翰霍普金斯大学移植团队开创性进行的 HLA 半相合骨髓移植治疗严重镰状细胞病的研究，为该治疗的应用确定了可行性[103]。该方案在造血干细胞移植之前使用包含环磷酰胺、ATG、氟达拉滨及 200cGy 全身放疗的清髓性预处理。在输注骨髓后，给予高剂量的环磷酰胺以实现体内 T 细胞耗竭，并促进供者细胞的持久植入而不产生严重的 GVHD。在一项试点调查中，14 例接受单倍型相合造血干细胞移植治疗的患者，移植后均迅速恢复，但是 6 例患者在造血干细胞移植后发生移植排斥，中位时间为移植后 151 天；另外，1 例患者在造血干细胞移植后有低水平供者嵌合及严重贫血。尽管如此，50% 的患者具有稳定的供者植入，镰状相关并发症消失，且没有患者出现慢性 GVHD。如果可以减少移植物排斥的并发症，就可以将移植扩大到更多具备移植资格但缺乏合适无关供者的患者。

因此，在治疗严重镰状细胞病的患者时，寻找在 HLA 位点适当匹配的替代供体已具有可行性。

成功将无关供体用于造血干细胞移植治疗镰状细胞病已成为可能，这将取决于我们建立双向供体 – 宿主免疫耐受的能力，并且涉及使用比我们在临床中常用的更强的免疫抑制药。这也反映了清髓和消除镰状祖细胞群体是实现成功造血干细胞移植的主要目标这一观念的转变。观念的转变可能有很多原因，尤其是镰状细胞病的免疫环境是炎症的一种因素，其中固有的移植物抗宿主和宿主抗移植物反应均有可能发生。在通过药理学手段抑制这些反应的过程中，控制机会性病毒感染和其他感染，将比先前我们在移植后血红蛋白病中的认识要更重要。

七、结论

就目前的记录而言，HLA 相合同胞供者造血干细胞移植治疗临床上重要的血红蛋白病，是造血干细胞移植治疗所有疾病中效果最佳的一种。大多数镰状细胞病患者在造血干细胞移植后可以存活，且没有特征性血管闭塞的临床后遗症。此外，随着造血干细胞移植的新适应证出现，以及应用替代供者进行造血干细胞移植的可能性增大，既往无法进行造血干细胞移植的个体将有可能接受造血干细胞移植治疗。尽管如此，目前仅有少数患者可以接受这种移植治疗。未来关于治疗方案的选择很可能受到镰状细胞病作为慢性疾病性质的影响，以及权衡造血干细胞移植伴随的短期死亡风险与无症状或无治疗生存的可能性。虽然造血干细胞移植是唯一可能治愈镰状细胞病的手段，但其他治疗方法如羟基脲和定期输注红细胞可能会减少短期风险，在缺乏合适供者的患儿或具有良好风险特征的患儿中可以考虑应用。应进行临床对照试验以比较慢性输血、羟基脲和造血干细胞移植治疗的相对价值，最终为镰状细胞病患者提供最佳的治疗。

第73章
造血干细胞移植治疗免疫缺陷病
Hematopoietic Cell Transplantation for Immunodeficiency Diseases

Richard J. O'Reilly　Wilhelm Friedrich　著

孔丹青　译

王　虹　傅玎玎　陈子兴　校

一、概述

从 2008 年本书第 4 版至今，重症联合免疫缺陷综合征（SCID）和其他先天淋巴免疫缺陷疾病的诊断和治疗有重大进展[1]。这些疾病的分子遗传学进展尤为瞩目[2-4]。目前超过 120 种原发性免疫缺陷病（primary immunodeficiency diseases，PID）的遗传机制已被阐明（见文献[5-7]）。识别这些基因及其突变显著提高了诊断的准确率，而且利于发现不同突变，包括可能影响受累个体的表型和功能的修饰基因。对新生儿筛查 SCID 及其他严重的 T 淋巴细胞减少疾病目前已在美国的几个州开展，使疾病在新生儿期得到及时诊断，并在出现致命性的急慢性感染前采取移植或基因治疗。SCID、WAS 及其他致死性遗传免疫缺陷疾病的移植治疗技术水平也在不断提升，HLA 相合造血干细胞移植患者生存率可达 80% ～ 100%，其他供者移植生存率可达 50% ～ 90%。本章将更新移植治疗 SCID、WAS 及其他联合淋巴免疫缺陷病（combined lymphoid immunodeficiency syndromes，CID）的相关数据，总结导致 SCID、CID 的基因突变，分析临床医生在这些儿童诊治过程中面临的问题。

二、重症联合免疫缺陷综合征免疫表型和基因型变异体

SCID 是指一组以缺乏抗原特异性的 T/B 细胞反应为特点的异质性致死性家族遗传病（见文献[1,7,8]）。

SCID 根据表型可分为两大类[8]：一种为典型或"经典"型 SCID，主要特征为 T 细胞减少（小于 300/μl）以及对植物凝集素（phytohemagglutinin，PHA）的反应小于正常下限的 10%，另一种为"渗漏"型，表现为 T 细胞减少（小于 1000/μl），没有母系的 T 细胞植入，对 PHA 反应小于正常下限的 30%。基于美国的 SCID 患者数，SCID 的发病率占新出生人数的 1/10 0000 ～ 1/50 000[5]。然而，一项大型新生儿筛查项目（后面详述）的初步结果显示 SCID 发病率为大约 1/58 000[9]。对比美国的人群总数，讲阿萨巴斯卡语的美洲原住民发生 Artemis 基因突变的概率较高，也就意味着在这种人群中，SCID 的发病率（52/10 0000）更高[10]。

在导致 SCID 的多种基因缺陷被认知前，经典型 SCID 儿童是通过循环淋巴细胞的表型和功能、遗传学机制，和（或）腺苷脱氨酶（adenosine deaminase，ADA）的表达或缺陷被分类的[8,11]。SCID 分为三种主要类型，包括最常见的 SCID[B⁺SCID 伴 T 细胞缺乏（T⁻B⁺）]、经典型 SCID（T⁻B⁻），以及 ADA 缺陷型 SCID，其可表现为前两者的任一表型。超过 15 种基因突变可能与 SCID 的发生相关（见文献[5-8,12-14]）。目前已知的导致 SCID 的基因缺陷主要影响了淋巴系统发育的 4 个方面：①代谢失调导致淋巴祖细胞的过早死亡，主要原因为毒性代谢产物（ADA 缺陷）或分化受损（网状组织发育不全中腺苷酸激酶 2 缺陷）；②异常的信号通路导致发育缺陷（γc，IL-7Rα，Janus 激酶，IL-2Rα，IL-2R/IL-15β 基因

的无效突变）；③重组酶激活基因（RAG1/2）缺陷或 DNA 修复基因缺陷（Artemis，DNA 连接酶Ⅳ）导致的 T 及 B 祖细胞 VD-J 基因重排缺陷；④通过 T 细胞受体的异常信号（CD3/TCR 亚单位缺陷，CD45 缺陷）（见文献 [5-8, 14]）。导致 SCID 的基因缺陷以及常见的淋巴细胞表现型汇总在表 73-1。

腺苷脱氨酶参与嘌呤代谢，1972 年，Giblett 等最早报道其缺陷可导致 SCID[11]。在这些患者中，由于不能将脱氧腺苷和腺苷脱氨基变成代谢产物脱氧次黄嘌呤核苷和次黄嘌呤核苷，使得 T 细胞、B 细胞、NK 细胞在发育过程中有不同程度的耗竭。脱氧腺苷和腺苷的积聚对于淋巴细胞是有毒性的，缩短其生存期。在网状组织生成不良时，线粒体酶腺苷酸激酶 2 突变影响蛋白的折叠和分布，而这些蛋白对 B 细胞、T 细胞和中性粒细胞及血小板的分化都是必需的 [15, 16]。

对于 T⁻B⁺NK⁻ 的 SCID，X 连锁遗传方式约占 50%。这种异常是由于共同细胞因子受体的 γ 链（γc）突变所致 [17, 18]。T⁻B⁺NK⁻ 的 SCID 中常染色体隐性遗传最常见于 JAK3 基因突变所致 [19, 20]。IL-2R/IL-15β 亚单位突变是一种比较罕见的 T⁻B⁺NK⁻ 的 SCID[21]。另一方面，T⁻B⁺ NK⁺ 的 SCID 可能有 IL-7Rα[22] 链的缺陷或者 CD3/TCR 复合体中 CD3 亚单位的 δ、ε 或 ζ 恒定链的无效突变 [23, 24]。T^lo B⁺NK⁺ 的 SCID 儿童可能有编码 CD45 基因的突变 [25] 和 CD3R（见文献 [23]）或者 IL-2Rα[26] 恒定链的低效基因突变，以及 CHD7 基因突变导致 T⁻B⁺NK⁺ 的 SCID 出现与 DiGeorge 和 CHARGE 综合征相关的异常特征 [27]。

T⁻B⁻ 的 SCID 表型可见于重组酶的缺陷，如 RAG1 及 RAG2[28-30]，影响 DNA 修复酶的 Artemis 突变对于淋巴系统的发育至关重要 [31, 32]（其中一种常见于 Navajo 人 [10]），类似的还有编码 ADA 的基因（见文献 [11]）。另外两种影响 DNA 修复的基因，DNA 连接酶Ⅳ[13] 和 Cernummos-XRCC4- 样因子 [12]（见后），通常表现为起初有 T 细胞功能，但逐渐进展为 T⁻B⁻ 的 SCID。ZAP70[33-35] 及 p56lck[36] 缺陷通常导致患者出现单独的 CD4 或 CD8 细胞缺乏。然而，基因分析存在 ZAP70 突变的 SCID 患者可能也会有 T⁻B⁻ 表型 [35, 37]。异常的 CD7 表达 [38] 也与 SCID 相关，但是特征性的基因突变还未被阐明。

有几家中心根据治疗情况分析了 SCID 基因型的分布 [39-42]，不同中心有一定差异，主要反映了不同种族分布下基因频率的不同。X 连锁 γc⁻/⁻ 的 SCID 最常见（20%～46%），此后依次为 ADA 缺陷（5%～16%）、IL-17α⁻/⁻（5%～10%）、JAK3⁻/⁻（7%～13%），RAG1/2 缺陷包括 Omenn 综合征（3%～23%）、Artemis 基因缺陷（1%～12%）。其他 SCID 罕见，占不到 1%～5%。此外，目前至少还有 7% 的 SCID 基因缺陷尚未明确。

三、重症联合免疫缺陷综合征的临床特征

由于缺乏阳性家族史，SCID 通常在出生后 3～6 个月被发现，此时婴儿携带的母体抗体的保护作用逐渐消失。大多数 SCID 儿童伴有发育迟缓、难治性鹅口疮、持续性腹泻、反复发作中耳炎，和（或）间质性肺炎，后者常继发于肺孢子虫、巨细胞病毒或者常见的呼吸道病毒如呼吸道合胞病毒、副流感病毒、腺病毒或流感病毒 [43-46]。

有些基因突变所致的 SCID 有显著的临床特征，具体见表 73-1。儿童合并生殖器及口腔溃疡常存在 Artemis 突变 [10, 31, 32]。婴儿合并 Omenn 综合征（红皮病、淋巴结肿大、器官肿大、嗜酸性粒细胞增多、IgE 升高 [47]）常见于重组酶激活基因缺陷（RAG1/RAG2）[28-30]，少数可见 Artemis[48] 或者 IL7-Rα 基因 [49] 缺陷。小头畸形、发育迟滞及光敏感在 SCID 中常与 DNA 双链断裂的非同源末端连接修复基因有关，如 DNA 连接酶Ⅳ[13, 50, 51]。ADA 缺陷 [11, 52] 可能与骨骼、肾脏、肝脏及神经系统缺陷有关，即使进行造血干细胞移植纠正 SCID，这种情况仍会持续存在 [53]。少数 SCID 儿童存在短肢畸形和外胚层发育不良 [54]。T⁻B⁻ 的网状组织发育不全的患者也可以出现中性粒细胞减少、血小板减少及感音性耳聋 [15, 55, 56]。软骨 - 毛发发育不良 [57, 58]，是由于定位于染色体 9p21-p12[59] 的线粒体 RNA 处理内切核糖核酸酶的 RNA 成分突变所致，表现为 T⁻B⁺NK⁻ 的 SCID，也可以出现身材矮小，干骺端软骨发育不良，发量稀疏，某些患者可能有先天性巨结肠症。

除此之外，对于存在 SCID 相关基因突变，但 T 细胞水平及 T 细胞功能超过常见 SCID 的一类患者，机制还未阐明。对这些"渗漏型"SCID[8] 基因突变的认识，证实相同基因的不同潜在突变可能导致不同的临床和免疫学表型。在鼠模型中，同样

表 73-1　已经确定的重症联合免疫缺陷病变异型的基因突变和表型特征

疾病	循环 T 细胞	循环 B 细胞	血清免疫球蛋白	循环 NK 细胞	显著特征	遗传方式	基因缺陷/可能的发病机制
1. T⁻B⁺ SCID							
(1) γc 缺陷	显著降低	正常或增加	降低	显著降低		XL	编码 IL-2、-4、-7、-9、-15、-21 受体 γ 链的 GFAC 无效突变
(2) JAK3 缺陷	显著降低	正常或增加	降低	显著降低		AR	JAK3 信号激酶基因的无效突变
(3) IL-7Rα 缺陷	显著降低	正常或增加	降低	正常		AR	IL-7Rα 链基因的无效突变
(4) CD45 缺陷	显著降低	正常	降低	降低	正常 γ/δ T 细胞	AR	CD45 基因的无效突变
(5) CD3δ/CD3ε/CD3ζ 缺陷	显著降低	正常	降低	正常		AR	编码 T 细胞受体 CD3δ、CD3ε 或 CD3ζ 链基因的无效突变
2. T⁻B⁻ SCID							
(1) RAG 1/2 缺陷	显著降低	显著降低	降低	正常	VDJ 重组缺陷	AR	RAG1 或 2 的无效突变
(2) DCLRE1C（Artemis）缺陷	显著降低	显著降低	降低	正常	VDJ 重组缺陷，辐射敏感	AR	编码 ArtemisDNA 重组酶修复蛋白基因的无效突变
(3) 腺苷脱氨酶缺陷（ADA）	出生时缺乏（无效突变）或进行性降低	出生时缺乏或进行性降低	进行性降低	正常	肋软骨连接处凹陷	AR	ADA 基因的无效突变，淋巴毒性代谢物（dATP, S- 腺苷同型半胱氨酸）升高
(4) 网状组织发育不全	显著降低	降低或正常	降低	降低	粒细胞减少，血小板减少（耳聋）	AR	腺苷酸激酶 2 基因无效突变，T 细胞、B 细胞和髓系细胞的成熟缺陷（干细胞缺陷）
(5) DNA 连接酶IV	降低	降低	降低	正常	小头畸形，面部营养不良，辐射敏感	AR	DNA 连接酶IV缺陷，NHEJ 受损
(6) ZAP70 缺陷	CD8 降低，CD4 细胞正常	正常	正常	降低		AR	ZAP-70 信号激酶缺陷
3. Omenn 综合征	表达；限制性异质性	正常或降低	降低，但 IgE 升高	正常	红皮病，嗜酸性粒细胞增多症，淋巴结肿大，肝脾肿大	AR	通常在 RAG1 或 2，但也在 Artemis、IL-7Rα 和 RMRP 基因中，亚等位基因突变，可有残余功能

SCID. 重症联合免疫缺陷综合征

基因出现突变也可导致这些"渗漏型"SCID[60-62]。RAG1 的无效突变或亚等位基因突变便是很好的例证。RAG1 无效突变[28]可以导致经典型（T⁻B⁻NK⁺）SCID，而保留了部分重组酶活性的亚等位基因突变可导致 Omenn 综合征和以寡克隆 T 细胞、自身免疫性血细胞减少，以及高风险巨细胞病毒感染为特点的综合征[28-30, 63]。此外，RAG1/2 的某些突变可能仅导致轻度的重组酶活性下降，这些患者可表现为正常数量的 T 细胞、B 细胞、NK 细胞，但有不同程度的免疫球蛋白缺乏以及自身攻击 T 细胞的增殖导致肉芽肿疾病[64]。"渗漏型"SCID，常被认为是 SCID 的变异型，更常见于影响 DNA 修复基因如 Artemis[48]，DNA 蛋白酶催化亚单位（DNA-PKCS）和 DNA 连接酶Ⅳ的基因突变[12, 65]。甚至于部分 X 连锁 T⁻B⁺NK⁻ 的 SCID γc 受体突变和 ADA⁻SCID 偶尔也有"渗漏型"特点。

这种区别在有 RAG1/RAG2 及 Artemis 突变的同胞中也能看到。此外，ADA 缺陷的同胞在 T 细胞和 B 细胞缺乏的严重程度和对丝裂原的反应功能上也有显著区别[33]。从这些亲缘间的区别中可以看到，其他基因或微环境因素（如胸腺基质功能[66]及感染的影响）也可以调节突变或缺陷的基因产物表达，进而影响临床转归。

有些 SCID 基因型患者会出现异常增多的 T 细胞，尤其可见于 NK 细胞缺乏的 SCID，这可能与母体的 T 细胞经胎盘植入有关[67-69]。我们的病例中，超过 90% 的患者伴有 X 连锁，γc⁻/⁻SCID 患者可以在循环外周血中找到母体的 T 细胞。植入母体 CD4⁺ T 细胞可能导致 GVHD，但母体 CD8⁺T 细胞很少引起这个并发症[68]。

四、重症联合免疫缺陷综合征的早期发现：产前诊断和新生儿筛查对移植结果的潜在影响

既往 T 细胞和 B 细胞功能缺陷的 SCID 只能根据与被诊断 SCID 患者的亲缘关系进行早期识别。随着 SCID 的致病基因突变的阐明，宫内诊断的比例有所增加[70-73]。有经验的中心可以对这些病例在新生儿期实施治疗性的移植[45, 71-74]。早期移植的结果强调了在发生感染前进行移植的优势。根据 Myers 等的研究[75]，在出生后的 28 天内进行 T 细胞去除的 HLA 单倍型亲缘移植的长期生存率是 95%（21 例 /22 例），而在晚于这个时间段同样类型的移植长期生存率仅为 76%（51 例 /67 例）。其他多家中心也证实出生后 3 个月内进行相合或 HLA 不相合或无关移植效果更好[45, 76]。这些结果促进了具有高敏感性和特异性的诊断指标的发展，可以用于大规模筛选新生儿重症联合免疫缺陷。

在胸腺的发育过程中，功能性 T 细胞经历 V-D-J 基因重排形成 α/βTCR。此时，这些 T 细胞会形成 TRECs，而 Douek 等[77]报道 TRECs 可在外周血被定量检测，作为近期胸腺迁移的标识。随后，Chan 和 Puck[78]研究出一种可以检测特殊 TREC 的 DNA 的方法，即 γRec-ΨJa signal joint TREC，至少 70% 的 T 细胞在形成 α/βTCR 的过程中会产生。Puck 等[79]后来也证实 T 细胞严重缺乏的患者，包括 SCID 患者，TREC 的水平都是降低或者是缺乏的，因此这种检测方法可用在新生儿筛选。他们也证实应用新生儿代谢性疾病筛选的 Guthrie 卡上的血样，通过 PCR 可以对 TREC 水平精确定量。在 2008 年，Wisconsin 州开始用这种方法对新生儿进行筛查[80]。对这项计划前三年的结果分析显示[81]，他们共筛选了 207 696 例，33 例（发病率 1：41 848）被证实有严重的 T 细胞缺乏，其中包括 5 例缺乏 TRECs 的 SCID 和 4 例 DiGeorge 综合征。其他导致严重 T 细胞缺乏的情况还包括患者有多发的染色体异常、新生儿复杂的血管和淋巴系统畸形。TREC 检测严重淋巴细胞减少的方法其可重复性、敏感性和特异性都很高，而假阳性更多是在妊娠小于 37 周的不成熟婴儿中出现。近期，在一项对 10 个州和纳瓦霍民族的超过 3 000 000 婴儿的筛查分析中，Kwan 等[9]发现了 52 例 SCID 及变异型（发生率 1：58 000）。结果表明某些类型 SCID 有地域相关的流行病学差异，此外像加利福尼亚州的西班牙裔等特殊种族分布区有较高的发病率。

新生儿筛查对治疗影响的早期预计结果也非常令人振奋。尽管 SCID 或者其变异型的儿童通过新生儿筛查确诊的数量有限，但是 Kwan 等[9]报道的 52 例患者中，49 例早期进行了造血干细胞移植、酶替代治疗或者基因治疗，其中，87% 在不同程度的免疫重建后仍然存活。

五、造血干细胞移植治疗重症联合免疫缺陷综合征

为了纠正这个致死性免疫缺陷，人类造血干细胞移植史上有很多著名事件，包括第一例亲缘间 HLA 相合的异基因移植成功治疗 SCID 相关免疫缺陷[82] 和 WAS[83]，成功开展无关供者的骨髓移植[84]，以及证实父母 HLA 单倍型去除 T 细胞骨髓移植成功治疗 SCID 而未发生 GVHD[85, 86]。通过基因治疗纠正疾病在 SCID 中也有成功案例[87]。在这一章节，我们将首先讨论 HLA 相合移植的治疗效果，然后，对无关骨髓移植、单倍型 T 细胞去除移植、脐血移植等效果进行综述。

（一）未经修饰的 HLA 相合的亲缘造血干细胞移植

1968 年 Gatti 等报道了第一例异基因移植成功治疗 X 连锁的 SCID[82]，这例患者经 40 余年至今仍存活中。对于 SCID 婴儿，进行同胞 HLA 相合的去除 T 细胞的造血干细胞移植仍然是治疗的选择。

HLA 相合的移植治疗 SCID 的长期生存率已经从 1979 年的 48%[1, 88] 提升至近期的 80% ～ 100%[69, 89-91]。

欧洲 1968—1999 年的 SCID 移植的长期数据显示，104 例 HLA 相合的同胞骨髓移植 3 年生存率为 81%，而 1995 年以后移植患者 3 年生存率超过 90%[76, 90]。疾病的早期诊断，支持治疗水平的提升，尤其是对机会性感染的检测、治疗和预防手段的提高，改善了所有供者来源的移植治疗 SCID 的结局。近期，原发性免疫缺陷移植联合会（primary lmmunedeficiency transplant consortium，PIDTC）分析了 2000—2009 年间移植的 240 例经典型 SCID 儿童，在出生后 3.5 个月内或者无活动性感染情况下行 HLA 相合的亲缘移植 5 年生存率均为 100%，在移植时有活动期感染的 5 年生存率为 93%[69]（图 73-1A）。

对于大多数接受 HLA 相合亲缘移植的 SCID 患者，包括那些有功能性 NK 细胞和体外植物凝集素诱导 T 细胞增殖反应呈界限反应的"渗漏型"SCID，移植前的细胞清除并非保证植入所必需的。ADA 缺陷的 SCID 就是一个重要例证。近期，EBMT 分析了 54 例 ADA 缺陷的 SCID（T−B−NK+）患者，接受了 HLA 相合的同胞（n=42）或相合的亲缘供者（n=12），大多数都未经过预处理，报道的 10 年无

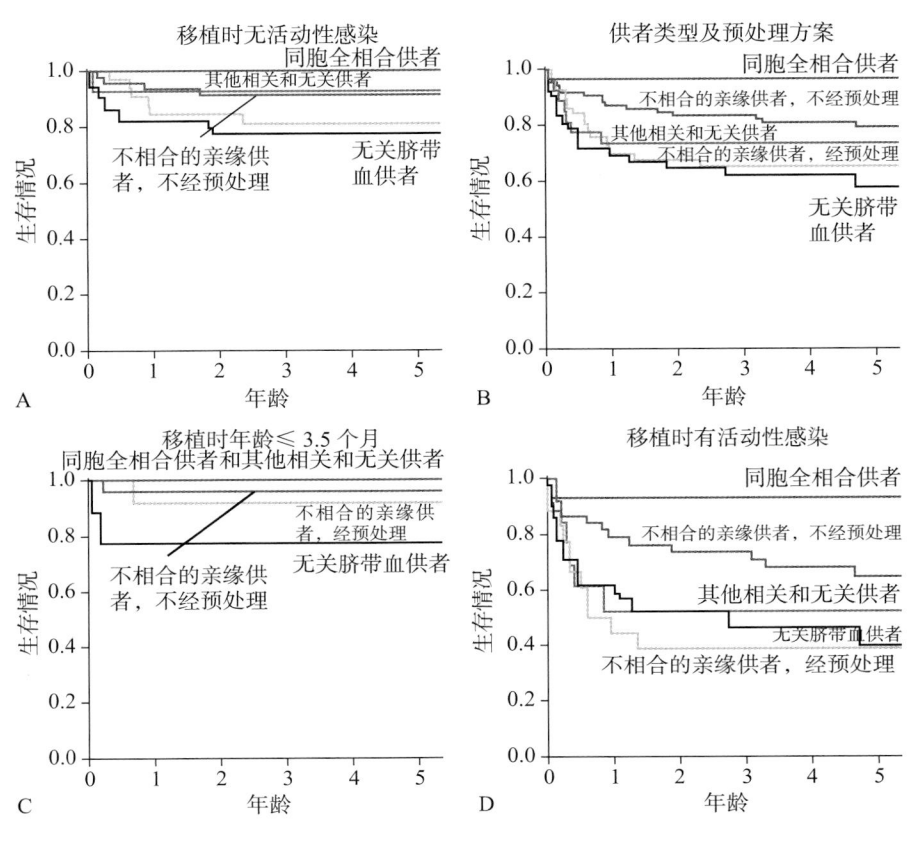

◀ 图 73-1　PIDTC 用 Kaplan-Meier 曲线评估 2000—2009 年间接受移植的 240 例经典型重症联合免疫缺陷综合征患者的 5 年生存率

A. 移植时年龄分别对同胞全相合供者、其他相关和无关供者、T 细胞去除的不相合亲缘供者或无关脐血供者移植受者生存的影响；B. 同组间供者类型及预处理方案对生存的影响；C、D. 不同供者类型经 / 不经预处理移植分别在患者移植时无活动性感染和移植时有活动性感染的生存情况（引自 Pai, et al. Transplantation outcomes for severe combined immunodeficiency. *N Engl J Med*, 371：434-446，2014 Copyright © 2014Massachusetts Medical Society. Reproduced with permission of Massachusetts Medical Society）

病生存率分别是 83% 和 81%[92]。然而，在网状组织生成不良的患者中（伴严重中性粒细胞缺乏和血小板低下的 SCID），为了造血干细胞及淋巴祖细胞能持续植入，移植前进行细胞清除是必需的[90]，根据报道，行细胞清除的无病生存率约在 75%[90]。

行 HLA 相合移植的 SCID 常常不需要预防 GVHD，因为对于婴儿发生严重 GVHD 的概率较低（0～25%）[69, 89, 90]。例如，1974 年以来，在 MSKCC，22 例 SCID 患者行未修饰的 HLA 相合的同胞骨髓移植，这些患者都未经移植前细胞清除，18 例（95%）获得免疫重建，尽管未经预防 GVHD，输注的未处理骨髓有核细胞数中位数为 7.18×10^8/kg（$2.5 \times 10^8 \sim 10.9 \times 10^8$/kg），这些患者都未发生 GVHD。急慢性 GVHD 发生率低可能与无细胞清除相关的组织损伤[93]以及患者及同胞供者的年龄较小有关。

（二）未经修饰的 HLA 相合亲缘移植的免疫重建

HLA 相合的同胞供者骨髓输注后，移植物中记忆性 T 细胞稳定性增殖，在移植后 2～4 周内，循环中可检测到正常数量的 T 细胞，丝裂原诱导的抗原特异性 T 细胞反应迅速恢复[46, 89, 94, 95]（图 73-2）。从骨髓发育的淋巴祖细胞经过胸腺训育后形成初始 CD45RA+ 的 T 细胞，循环中往往在移植后 3～4 个月才能检测到。在未经修饰的 HLA 相合的亲缘移植后，特异性 B 细胞功能常在移植后 1 年左右恢复，

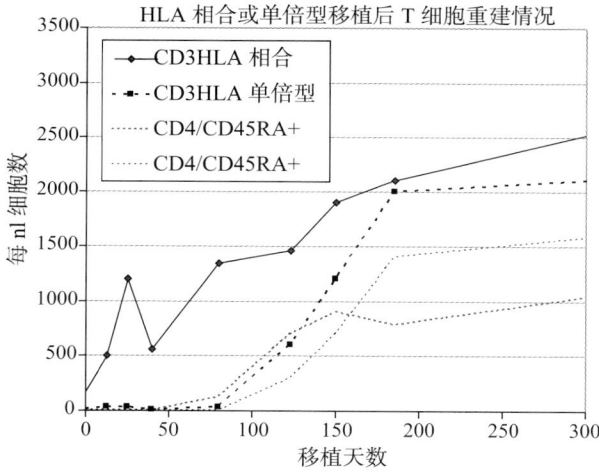

▲ 图 73-2 行未修饰的 HLA 相合的同胞骨髓移植及 T 细胞去除的 HLA 单倍型亲缘骨髓移植后，总 CD3+ T 细胞和幼稚 CD45RA+ CD3+T 细胞的重建情况

图示总 CD3+ T 细胞和幼稚 CD45RA+ CD3+T 细胞的重建情况均没有行移植前预处理及移植后药物预防 GVHD

此时，可停止每月应用静脉丙种球蛋白，并进行后续免疫接种[46, 89, 95]。我们分析了 10 例在 1987—2005 年间的患者，行未经修饰的 HLA 相合的同胞骨髓移植，移植前未行预处理。这些患者在儿童期间行常规免疫接种，均可产生特异性抗体，无需再依赖静脉丙种球蛋白。

（三）SCID 的其他供者

1. 未经修饰的 HLA 相合的无关骨髓移植治疗 SCID

1973 年，O'Reilly 及同事成功实施了第一例 SCID 的无关供者移植[84]。1 例 T-B- SCID 男婴接受的干细胞源自一名 HLA I 类抗原不合的女性供者骨髓。这名患者接受了多次来自同一供者干细胞的移植，最终获得了淋巴系统植入及完全的免疫重建，但后期出现了广泛的慢性 GVHD。这位患者移植 9 年后死于转移性皮肤鳞状细胞癌。

由于缺乏正常供者的 HLA 数据库，而首例以父母为供者的 T 细胞去除的 HLA 单倍型骨髓移植在 1981 年就获得了成功，因此 SCIDs 的无关移植直到 20 世纪 90 年代才逐渐开展。那时，国家骨髓供者计划招募了超过 160 万志愿者，很多中心成功开展了无关相合供者的移植治疗恶性血液病[96]。

在 1992 年，Filipovich 等[97] 报道了 8 例行无关移植的 SCID 患者，经过白消安 / 环磷酰胺方案预处理、ATG 免疫抑制，6 例获得免疫重建。更新的数据报道于 1996 年，24 例 SCID 患者接受无关骨髓移植[98]，预计的 3 年生存率是 61%，其中，植入的患者中 17% 出现 II～IV 度 GVHD[98]。在 2006 年，Grunebaum 等报道，在布雷西亚大学和多伦多儿童医院，41 例接受未修饰的无关移植患者中，33 例（80.5%）获得了 T 细胞功能重建，78% 获得了 B 细胞功能重建。然而，73% 患者出现了急性 GVHD。与上述情况类似，来自纽卡斯尔市和大欧蒙街的研究报道了 17 例 SCID 患者，接受的是未修饰的无关移植，经过苏消安和氟达拉滨 / 环磷酰胺预处理，其中，15 例（88%）获得了 T 系重建，9 例（53%）获得了 B 系重建[99]。欧洲干细胞移植免疫研究中心（European registry Stem Cell Transplant for Immuno Deficiencies，SCETIDE）报道最初 28 例 SCID 无关移植的 3 年生存率为 63%[90]，后续在 1995—2005 年间接受无关移植的 SCID 患者，其 3 年生存率是 69%[76]。在 PIDTC 研究中，2000—2009 年间移植的 240 例 SCID 患者，行无关移植 5 年生

存率是 74%[69]。同一时期，186 例 SCID 患者接受 T 细胞去除的 HLA 单倍型移植，接受和未接受预处理的患者，3 年生存率分别是 66% 和 80%[69]。因此，无关移植和单倍型移植的效果相当，且较前有了明显改善，但对比同胞全相合移植 88% 的 3 年生存率仍有差距（图 73-1B）。

2. T 细胞去除的 HLA 单倍型移植

早期异基因移植的鼠模型研究，证实了 T 细胞去除在移植中的潜在优势，来自胎儿肝脏的造血干细胞在经广泛放疗的受者体内可以重建造血功能而不发生 GVHD[100]。在 1973 年，Keightly 等[101] 将这项技术用于人类，一例 ADA 缺陷的 SCID 患者，应用不相合的胎儿肝脏细胞成功获得造血重建，并且未发生严重的 GVHD。这个病例及后续的一些报道提示在胸腺淋巴细胞形成前（大约为成人妊娠 11 周）胎儿的肝脏细胞可用于移植，而不用担心严重 GVHD 的风险。然而，1983 年总结的 105 例胎肝移植中[102]，只有 22 例植入，仅有 20% 的患者移植后存活超过 1 年。不过，在那些接受异源胎肝细胞移植并成功植入的 SCID 患者中，异源的胎儿 T 细胞对外来病原可以产生免疫反应，而对于患者自身的细胞耐受[103]。

在 20 世纪 70 年代早期，von Boehmer 等[104] 和 Reisner 等[105] 证实用 T 细胞特异性抗体或 T 细胞结合凝集素，即花生凝集素去除 T 细胞后，H-2 不相容的鼠骨髓和（或）脾细胞移植物也可以在接受致死性照射的受者内重建造血并且没有发生 GVHD 的风险。在 1981 年，我们研究小组证实 HLA 单倍型亲缘骨髓，经过大豆凝集素的凝集作用以及 E 玫瑰花环试验去除 T 细胞后，可在 1 例白血病患儿体内获得重建且未发生 GVHD[86]。在 1983 年，我们报道了用同样方案 T 细胞去除的 HLA 单倍型相合的骨髓成功治疗 SCID[85]。这 3 例婴儿并未进行移植前预处理或移植后 GVHD 的预防。3 例均获得了长期稳定的 T 细胞嵌合，有正常 T 细胞的功能并且没有急慢性 GVHD。此后，德国 Ulm 大学[43]、洛杉矶加利福尼亚大学医学中心[106]、Duke 大学医学中心[89] 的学者应用单倍型 SBA⁻E⁻BMT 治疗 SCID 也获得类似的结果。T 细胞去除的 HLA 不合的骨髓移植物现已成为缺乏全相合供者的最常选择的移植物。在最近的 SCETIDE 研究中，338 例 SCID 患者在 1995—2005 年间接受移植，25% 为基因型或表型相合的亲缘供者，20% 为配型相合的无关供者，55% 为 T 细胞去除的 HLA 不合的亲缘供者[76]。类似的，在 PIDTC 研究中，55%（132 例 /240 例）患者接受了 T 细胞去除的 HLA 不合移植[69]。

SCID 患者移植的 T 细胞去除技术很多，包括大豆凝集反应联合 E 玫瑰花环试验（SBA⁻E⁻）[85, 86]，单独使用 E 玫瑰花环[107]，抗体介导技术例如用 OKT3[108] 或 alemtuzumab[109, 110] 处理移植物，以及在 G-CSF 动员的外周血单个核细胞中进行 CD34⁺ 干祖细胞筛选，后续行（或不行）E 玫瑰花环试验或单克隆抗体清除 T 细胞[69, 111]。这些技术在清除骨髓或细胞因子动员的外周血干细胞来源的 T 细胞的作用效果差别较大。SBA⁻E⁻ 骨髓和 CD34⁺ 外周血干细胞在 CliniMACS® 机器中 T 细胞的去除分别可达 $3\log_{10}$ 和 $4\log_{10}$[112, 113]，移植后常常不需要 GVHD 的预防。对比来看，E 玫瑰花环试验清除 T 细胞或者鼠源的特异性 T 细胞单克隆抗体最多清除 $2\log_{10}$；阿仑单抗抗体清除大约 $2.5\log_{10}$[112]。在大多数病例中，这些移植常常会联合移植后免疫抑制药来预防 GVHD。

严格来讲，不经预防性免疫抑制的 T 细胞去除的移植中，急慢性 GVHD 的发生率并不高，且 T 细胞可完全重建并长期生存的概率很大。例如，自 1981 年在我们中心开展以来，SBA⁻E⁻HLA 单倍型移植已经用于治疗 78 例经典型或"渗漏型"SCID，66% 患者存活最高达移植后 31 年，且 T 细胞全部获得重建。在接受清髓性预处理的患者中 B 细胞也获得重建（图 73-3）。中位随访 18 年，Ⅱ～Ⅳ度 GVHD 的发生率为 10%。3 例（6%）患者死于 GVHD 并发症。类似的，Duke 大学报道了 145 例 SCID 患者经过单倍型 SBA⁻E⁻BMT 移植，这些患者未接受移植前预处理，其中，109 例（75%）的患者 T 系重建，41% 的患者 B 系重建；99 例（69%）的患者是移植的直接结果。在这些患者中，Ⅲ～Ⅳ度急性 GVHD 发生率较低（10%），没有患者死于 GVHD[39, 89]。

未严格 T 细胞去除的单倍型移植，虽在移植后给予环孢素等药物预防 GVHD，但在 GVHD 和（或）感染相关的死亡率方面仍较高。获得长期生存以及至少 T 细胞功能重建的患者比例在单中心报道中为 56%～64%[46, 107, 110, 114]。在 1983—1995 年移植的儿童 SCID 的 SCETIDE 研究中，大部分欧洲治疗中心施行的单倍型移植采用了不严格 T 细胞去除技术，总生存约在 52%。死亡的主要原因是感染（56%）和 GVHD（25%）[90]。

理论上更简单有效的 T 细胞去除方法是基于抗体包被的磁珠免疫吸附，它可以使从 G–CSF 动员的外周血干细胞中快速纯化 CD34[+] 前体细胞。这种移植物可以提供高剂量的 CD34[+] 前体细胞（$5 \times 10^6 \sim 10 \times 10^6$/kg），同时将 T 细胞量控制在 CD3[+]T 细胞 $< 10^4$/kg。用这种移植物可以无须行移植后免疫抑制治疗。在 Ulm 大学，71 例 SCID 患者通过 CliniMACS 设备进行 CD34[+] 分选和 T 细胞去除后行移植（图 73-4），移植前给予以白消安为基础的预处理，70% 的患者顺利植入并获得 T 系及 B 系的重建。其他的 11 例未经过移植前预处理，72% 获得了 T 系重建但没有 B 系重建。

在 SCETIDE 研究中，自 1996 年以来 186 例 SCID 患者应用此技术去除 T 细胞并行单倍型移植，大多数经过了移植前预处理。中位随访 3 年，68% 的患者仍存活并至少获得了 T 系重建，这一结果与同一研究小组报道的 66 例行无关全合移植的患者生存率类似，后者为 68%[76]。

在 PIDTC 研究中，137 例为 HLA 不相合移植，121 例（89%）采取了植物凝集素或 CD34 筛选技

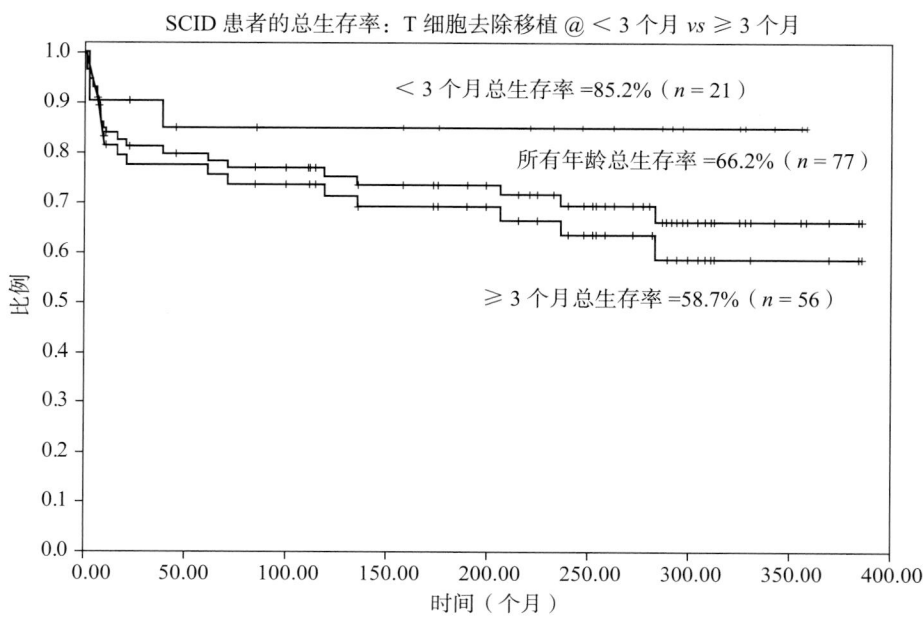

◀ 图 73-3　MSKCC 应用 Kaplan–Meier 曲线评估 71 例接受 HLA 单倍型亲缘骨髓移植的经典或"渗漏"型 SCID 患者的 30 年生存率

T 细胞清除是采取 SBA 凝集素凝集和 E- 玫瑰花结耗竭方法。绘制的是总生存率和移植年龄在出生 3 个月内和 3 个月后患者的存活率

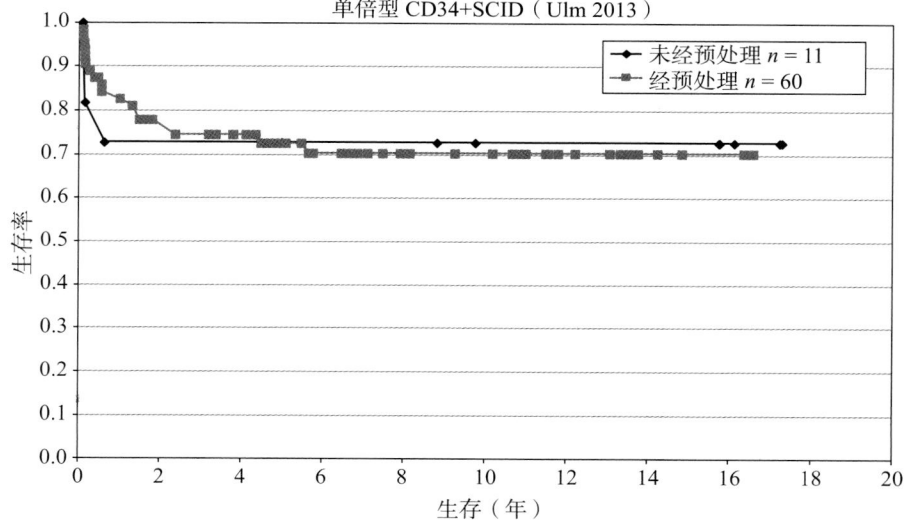

◀ 图 73-4　Ulm 大学应用 Kaplan–Meier 曲线评估 71 例接受 HLA 单倍型移植的经典或"渗漏"型重症联合免疫缺陷综合征患者的 15 年生存率

T 细胞清除是采取 CD34[+] 造血前体细胞阳性选择方法

术去除 T 细胞。未经预处理的患者 5 年总生存率为 79%，而给予预处理的患者仅 66%[69]。

T 细胞去除单倍型移植治疗儿童 SCID 的经验使我们认识到，移植受体的一些特征可能影响最终移植结局。最重要的因素是移植时的年龄和感染状态。除此之外，SCID 患者的表型和基因型特点可能与植入延迟或植入失败以及淋系造血重建不良等有关[90]。其他的一些相对重要的影响因素包括 T 细胞去除细胞的方式（例如，在 T⁻B⁻SCID 中，SBA⁻E⁻BMT 结局优于抗体去除 T 细胞的骨髓移植[69, 90]），患者是否存在需要治疗的急性 GVHD，以及移植中心治疗 SCID 的经验[90]。

1993 年 Stephan 等[46]首先提出年龄偏大以及移植时存在感染是影响 SCID 患者移植预后的危险因素。而后 1999 年 Buckley 等[89]的研究、欧洲的一项对 1968—2005 年间移植数据的回顾性分析[76]以及北美 2000—2009 年间的研究[69]，也相继证实了这一点。Myers 等首先证实 SCID 患者在婴儿期移植效果最好[75]，他们报道的 22 例在出生后 3.5 个月内移植的患儿生存率为 95%，其中 19 例采取了 SBA⁻E⁻ 单倍型移植，只有 1 例出现严重的机会性感染。类似的，Brown 等分析了 108 例 SCID 患者，其中 48 例是家族中首发的，直到中位出生后 143 天才被诊断，另外 60 例在产前或出生时被诊断。对于接受 HLA 单倍型 T 细胞去除移植的患者，产前或出生时诊断的患者造血重建率达 87.5%，而家族中首发的患者造血重建率为 50%。造成这个差别的主要原因在于前者感染相关死亡率下降。

PIDTC 分析了早期移植和感染的相对影响。240 例患者移植时年龄分布呈现双峰曲线，中间转折出现在 3.5 个月。对于较小的患儿（年龄小于 3.5 个月）而言，接受单倍型 T 细胞去除移植、未修饰的无关相合移植、脐血移植 5 年生存率分别为 95%、100% 及 77%，和同胞全合移植的 5 年生存率 100% 相比，未见显著差异。对于 3.5 个月后移植的患者，接受单倍型 T 细胞去除移植、未修饰的无关相合移植、脐血移植的 5 年生存率劣于同胞全合的生存率。然而，不论什么时候移植，那些没有活动性感染或者前期感染已被控制的患者，5 年生存率分别是 90% 和 82%[69]。这些研究强调在出现感染并发症前早期诊断和移植对长期预后的重要性，尤其是备选供者为 HLA 单倍型时。

PIDTC 研究也证实如果移植时合并活动性感染，无论哪个年龄段移植，移植前采取何种预处理方案，进行除了同胞全合移植以外的其他移植，都会降低 5 年生存率（无关相合移植 55%；CBT 40%；T 细胞去除单倍型移植 39%），而不经过移植预处理的同胞全合移植和 T 细胞去除的不相合移植 5 年生存率分别为 93% 和 65%。因此，对于经典型 SCID 的患儿[8]，当同时合并活动性感染时，不经移植前预处理直接移植的 5 年生存率会更高（图 73-1C vs D）。

这些结果使我们对存在感染的经典型 SCID 患者进行非同胞全合移植时，预处理的必要性及适当性产生怀疑。HLA 单倍型 T 细胞去除移植治疗儿童 SCID 的大量经验证实，"渗漏型" SCID[8]和存在表型及基因型差异的特殊变异型，对于供者造血干细胞的植入、T 细胞及功能的重建会表现出不同程度的抵抗。而且，如果不施行预处理，不管哪种类型的 SCID，供者 B 细胞植入和免疫功能重建都较少见。

在 T 细胞去除的移植中影响 T 系祖细胞植入的机制，还有在不同变异型的 SCID 中 B 细胞发育和植入的机制目前仍未明确。然而，通过对移植的患者和存在这些基因缺陷的鼠模型进行分析发现了一些证据，提示受体体内特殊的细胞系统可能与这种抵抗相关。

在小鼠移植模型中，NK 细胞一直被认为不利于植入[115]。我们工作组和其他研究小组也发现，在未处理的 SCID 受者体内 NK 细胞的活性和功能与植入失败相关[109, 116-118]。然而，Duke 大学[89]最初的大样本移植分析中并未发现类似的相关性。而他们的后续研究发现存在 NK⁺RAG1 和 RAG2 的 SCID 变异型的患者存在显著的重建延迟，而且常需二次移植[119]。这些差异反映的是否为不同基因变异型的 SCID 中 NK 细胞成熟或功能的不同，抑或是 HLA 单倍型供者造血干细胞和受体 NK 细胞表达的 KIR 的相互作用，目前尚不清楚。在 Duke 研究组中，一项对 NK⁺SCID 移植患者的分析表明，供者 KIR 配体的缺失和 T 细胞功能重建失败未见明显相关性，但是这组病例数较少（n = 22）[120]。

在某些 SCID 的变异型中，宿主中的残余 T 细胞也可能对移植物的排斥反应产生影响。例如，在 Omenn 综合征患者中，寡克隆自身反应性 T 细胞可以抑制供者造血干细胞[121, 122]。类似的，ADA 缺陷的 SCID 患者的 T 细胞包括异体反应性 T 细胞可以被正常血细胞的 ADA 活化[123]。经观察，这些患者接受未经预处理行 T 细胞去除的骨髓移植后，上述 T 细胞可能会参与排斥反应。

宿主和供者胸腺前体细胞会竞争进入早期胸腺细胞发育必需的胸腺内的壁龛，这也可能阻碍或损害正常供者骨髓祖细胞的发育和稳定植入。例如，在 RAG$^{-/-}$ 小鼠中，其宿主的双阴性胸腺细胞已经占据了胸腺皮质可用的部位，会影响野生型骨髓细胞在胸腺的重新植入[124]。同型 RAG1 和 DNA 连接酶 4 突变也可能损害胸腺髓质上皮细胞的功能[66]，导致 Fox P3$^+$ 调节性 T 细胞合成显著减少，造成 Omenn 综合征中寡克隆自身攻击性 T 细胞的生成不受控制。对比之下，$\gamma c^{-/-}$ 和 IL-7R$^{-/-}$ 的小鼠中，野生型淋巴祖细胞易于在胸腺中重新植入和重建 T 系功能[66, 124]。由于 IL-7R$^{-/-}$ 的变异型常常是 NK$^+$，与其相关的结果常提供很重要的信息。

当采用母亲以外的供者作为单倍型供者，并不经移植前预处理行 T 细胞去除移植时，移植前循环中存在经胎盘转化的母体 T 细胞也可能导致移植失败，这可能解释了经过母亲来源的 T 细胞去除移植植入比例增加[125]。在所有类型的 SCID 中，总有一部分患者可以在移植前检测出母体 T 细胞，尤其是那些 $\gamma c^{-/-}$ 的 SCID 患者，他们在行母亲单倍型 T 细胞去除移植时，不经移植前预处理，常常获得供者来源 T 细胞的植入和重建，但在 Omenn 综合征患者中很少会这样[46, 68, 69]。因此，经胎盘的母系 T 细胞的植入可能会作为受体免疫排斥缺乏的标志。

这种对移植物的排斥反应常见于某些特殊类型的 SCID，对于植入以及供者来源的 T 系祖细胞功能有很大的影响，因而也影响了不经预处理的 HLA 单倍型 T 细胞去除移植的结局。在我们自己和他人研究中，85% ～ 100% 患有 $\gamma cR^{-/-}$ 和 JAK3 突变体 T$^-$B$^+$NK$^-$ 形式的 SCID 患者，不经过预处理实现了植入和持续的 T 细胞重建[69, 89, 126]。相比之下，如果没有采用移植前预处理，那么在患有 T$^-$B$^-$NK$^+$ 的 SCID 变异型的患者中植入率会有所降低[116]。这导致这些变异型的移植结果明显较差。在由 Hassan 等报道的 40 例 ADA 缺陷的 SCID 患者中[92]，T 细胞去除单倍型骨髓移植植入失败率达 84%。即使应用未经修饰的 HLA 相合亲缘供者进行移植，植入失

败风险仍为 13%。类似的，Duke 研究组报道的 16 例采取不经预处理的单倍型 T 细胞去除移植并获得长期生存的 ADA$^-$SCID 患者中[39]，7 例随后仍需要其他治疗以达到重建（4 例聚乙二醇 ADA，2 例 ADA 基因治疗，1 例预处理后行无关全相合供者造血干细胞移植）。合并 CD3δ 缺陷的 T$^-$B$^+$NK$^+$ 表型的患者，如果他们没有接受清髓或减低强度预处理，也会植入失败，甚至在 HLA 相合的亲缘移植后也是如此。在一项 13 例患者的报道中，Marcus 等[127] 报道了在不经过预处理的患者中，2 例行不相合 T 细胞去除移植均植入失败，2 例行脐血移植的病例有 1 例植入失败，而那些接受预处理的患者均获得持久的植入和 T 细胞重建。同样，经报道 6 例患有 IL-7Rα$^{-/-}$SCID 的患者，其中 4 例在最初接受不经预处理移植治疗后未能成功植入，但再经含白消安或氟达拉滨预处理后行二次移植，最终重建 T 细胞免疫[44, 89, 126]。

相比之下，HLA 单倍型 T 细胞去除的骨髓或外周造血干细胞的植入，已在大部分接受清髓或是骨髓抑制预处理方案的 SCID 变异型患者中实现，这些预处理方案包括白消安、塞替派或苏消胺与环磷酰胺或氟达拉滨。结果，供者 T 细胞重建的可能性和 T 细胞正常免疫功能的维持可明显改善。例如，在 MSKCC 和 ULM 共同研究中，13 例 ADA-SCID 患者接受白消安和环磷酰胺预处理，而后接受父母的 SBA$^-$E$^-$ 骨髓移植，所有均顺利植入，10 例（77%）获得长期的 T 细胞和 B 细胞重建[53]。同样，Giliani 等[128] 报道了 16 例 IL-7Rα$^-$SCID 患者，6 例患者在移植前接受预处理后行 HLA 单倍型 T 细胞去除移植，均获得 T 细胞免疫重建和长期生存。

对于 Omenn 综合征或网状生成不良相关的 SCID 患者，越来越多的证据表明，对于单倍型 T 细胞去除移植，在移植前至少采取减低强度的预处理有利于安全植入和功能重建[109]。在 Omenn 综合征患者中，早期移植中未给予预处理，这与植入失败的高发生率有关[109, 129]。相比之下，Mazzolari 等[130] 报道，接受白消安和环磷酰胺预处理后，4 例 /5 例经 HLA 单倍型 T 细胞去除移植患者和 3 例 /4 例行未修饰无关供者骨髓移植患者，最终都实现了完全植入和 T 和 B 细胞重建。因此，移植前预处理可以克服受者体内可以持续检测到的少量自身反应性 T 细胞和 NK 细胞介导的移植排斥。类似的，在一份

欧洲的摘要中提到，在网状生成不良的患者中，5例移植前未接受高剂量的白消安和环磷酰胺，这些人均未获得长期稳定植入，而另 5 例接受了大剂量联合预处理，其中 3 例获得了长期生存[131]。

3. 单倍型 T 细胞去除移植后的免疫重建

SBA⁻E⁻ 患者行 T 细胞去除的单倍型骨髓移植后，无论是否采用移植前预处理，大多数患者在移植后 3 ～ 6 个月，CD3（图 73-2），CD8 和 CD4T 细胞数量会恢复正常[1, 89]。大约 50% 的患者在移植后 6 个月会有正常的植物凝集素应答反应。80% 的患者在移植后 6 ～ 12 个月 T 细胞会对丝裂原及抗原产生正常的应答反应（见文献[1, 89, 90]）。Myers 等[75] 还证明，在出生后 28 天内接受 SBA⁻E⁻ 父母单倍型骨髓移植的婴儿，对比 28 天以后进行移植的婴儿，在移植后前 3 年会有更高的 CD45RA⁺ 和 TREC 阳性的 T 细胞和更强大的 T 细胞增殖反应。在欧洲一项关于对接受不同 T 细胞去除技术的配型不合造血干细胞移植受者的研究中，对破伤风类毒素产生正常的 T 细胞增殖反应的中位时间是 8.7 个月[132]。在这项研究中，在造血干细胞移植后至少 6 个月存活的 116 名患者中，只有 43% 在 6 个月时 T 细胞功能仍缺失（n=21），最终获得正常的 T 细胞反应。相比之下，71% 的患者在移植后 6 个月时已获得正常或接近正常的 T 细胞功能[132]。在这些欧洲的研究中，T 细胞重建质量和动力学与 SCID 表型相关，B⁺SCID 患者与 B⁻SCID 患者相比，造血干细胞移植后 6 个月的任意时间点上，前者获得正常的 T 细胞功能的比例始终更高。PIDTC 研究报道了类似的发现[69]。

最近对经 HLA 单倍型 T 细胞去除移植后 10—15 年 SCID 患者的评估，主要集中于那些有持续胸腺输出和正常的 T 细胞功能的宿主和移植的特征。最初，Patel 等[133] 表明，TREC⁺ 早期胸腺迁移 T 细胞的平均数量，初始 T 细胞和 T 细胞丝裂原反应随着时间的推移而减少，表明在移植物中胸腺前体细胞池转移可能受到限制，导致与年龄相关的胸腺输出减少。

Borghans 等[134] 通过分析移植后 5—32 年的共计 19 例的一组异质性的 SCID 患者，评估了 T 细胞长期重建的预测因素。与 Patel 等[133] 研究中未经预处理接受 SBA⁻E⁻ 造血干细胞移植的患者不同，本研究中 74% 的患者进行了移植前预处理，19 例患者中有 14 例患者接受 E 玫瑰花环试验 T 细胞去除

与移植后 GVHD 的预防。19 例患者中的 11 例与年龄匹配的对照组相比，并无证据证实 T 细胞重建受损、初始 T 细胞产生受损或者移植后端粒长度缩短。在移植后期 T 细胞重建受损的 8 例患者中，这些参数在造血干细胞移植后早期就已经异常，这表明随时间减少的胸腺输出并非 T 细胞重建不良的原因。

与 Patel 等[133] 的研究结果相反，但与 Borghans 等[134] 的研究结果一致，最近的三项研究表明那些已接受清髓预处理的单倍型 T 细胞去除移植的 SCID 患者，和那些移植后外周髓系有供者细胞或移植后晚期骨髓仍有 CD34⁺ 祖细胞的 SCID 患者，也有持续正常水平的 TREC⁺T 细胞，而没有 T 细胞数量和功能下降的证据[114, 135, 136]。Friedrich 等[136] 的研究中，31 例患者中 25 例患者接受了 HLA 单倍型 SBA⁻E⁻ 的 T 细胞去除骨髓移植，经过（n=13）或没有经过（n=12）移植前预处理。供者型 CD34⁺ 祖细胞的持续植入在预处理组更常见，这与 TREC⁺ 和 CD45RA⁺T 细胞数量持续正常直接相关。供者 CD34⁺ 细胞在未经预处理组中未检测到。与那些经过预处理的病例不同，未接受移植前预处理的患者在移植后 15 年也表现出明显 CD45RA⁺T 细胞的减少。至少 20 年来的这些研究均支持大多数 SCID 患者的胸腺上皮细胞有支持胸腺生成的能力[133-137]。Duke 小组的后续随访表明，在起初的 10 年后，TREC 产生和 T 细胞多样性是稳定的[138]。然而，在移植前未接受预处理的患者中，幼稚胸腺迁移 T 细胞的产生减少引人关注[133]，并表明如果持续提供胸腺前体的造血干细胞不能长期植入，胸腺生成可能亦无法维持[135, 136]。二次回输 T 细胞去除的骨髓移植物，不经移植预处理，来增强长期 T 细胞功能重建不良患者的 T 细胞功能，会产生不同的结果。Slatter 及其同事报道，在初次移植后，再次行不经预处理的去除 T 细胞去除移植，无法改善 T 细胞功能[139]。然而，在减少强度预处理后施用二次移植可能会带来益处[140]。

与其他 T 细胞去除技术一样，SBA⁻E⁻ 不相合造血干细胞移植后特异性抗体形成的免疫重建，通常仅在移植前给予预处理的患者中观察到，包括对造血干细胞有毒性的烷化剂，如白消安、曲奥舒凡、塞替派或美法仑等，且与供者 B 细胞的植入程度相关（见文献[1, 69, 99, 139]）。在 MSKCC 研究中，对于供者 B 细胞植入的患者可以观察到患者免疫接种

后的正常抗体反应，与之相比，仅有宿主 B 细胞的患者，抗体反应率不到 10%（见文献 [1]）。在对 Hôpital Necker-Enfants Malades 的 90 例患者的回顾性分析中，Neven 等 [41] 还注意到，应用清髓剂量的白消安和环磷酰胺，进行 HLA 不合的 T 细胞去除骨髓移植，在高比例的病例中可诱导混合髓系和 B 系嵌合，重建 B 和 T 细胞免疫。同样，Mazzolari 等 [114] 分析了 40 例 SCID 患者接受 HLA 相合的未经修饰的或者 HLA 不合的 T 细胞去除移植，发现 11 例未经预处理或只用 ATG 预处理患者中，仅 1 例患者有供者 B 系重建。而相比之下，29 例采用清髓量的白消安和（或）塞替派或美法仑预处理中，26 例有供者 B 系重建。然而，来自 Hôpital Necker-Enfants Maladies 的一项单中心研究中，Haddad 等 [141] 发现，9 例受者接受 T 细胞去除的配型不合的骨髓移植，移植前予低剂量白消安（8mg/kg）和环磷酰胺（200mg/kg）预处理，仅 1 例供者 B 细胞植入。而未接受预处理的 8 例中，2 例有供者 B 细胞植入。因此，在大多数接受部分相合无关移植和 HLA 单倍型 T 细胞去除移植的受者，需要采用清髓剂量的白消安、美法仑、塞替派或曲奥舒凡，才可能诱导持续性供者 B 细胞植入和体液免疫重建。

然而，供者 B 细胞和（或）其前体细胞植入并不是实现体液免疫重建的绝对必要条件。在 SCID 变异型中检测到的内源性 B 细胞本质上是有缺陷的，并且需要被替换的论点与事实不符。实际上，在不经预处理的 HLA 相合移植后常常会重建体液免疫而产生抗体，即使 B 细胞通常是宿主类型。很大比例的 HLA 单倍型 T 细胞去除骨髓移植的患者不经预处理而治疗 IL-7Rα⁻/⁻、CD3⁻/⁻ 或 ADA⁻ 变异型 SCID [42, 142]，就可证实这一点。此外，Hadded 等 [141] 发现，通过等位基因分型，在这种情况下检测到的抗体确实是宿主型。相反，宿主 B 细胞重建产生抗体在 γc⁻/⁻ 或 JAK3⁻/⁻ SCID 中很少见 [42]，影响 V-D-J 重组的突变例如 RAG1、RAG2、Artemis 和 DNA 连接酶Ⅳ，在 T⁻B⁻SCID 类型中亦未见到。然而，宿主 B 细胞介导的体液免疫重建的这些实例，引发了在部分病例中是否有必要行清髓性预处理及预处理可行性的持续争论。这在合并感染的患者，以及在新生儿期诊断和移植的患者中尤其值得关注。一方面，清髓性预处理可能无法确保供者 B 细胞前体植入，因为在这个年龄宿主造血细胞有恢

复的可能；另一方面，清髓性预处理有可能对包括中枢神经系统在内的其他组织器官的发育造成长期损害。

未来的主要挑战在于：①发展更好的技术，根据 B 细胞的遗传和功能特征，或其发育阶段重新定义患者，并使其有效地与供者来源的 T 细胞协同发挥作用；②探索替代移植策略，如串联移植，也就是在新生儿时期给予不经预处理的初次移植以期重建 T 细胞功能，然后在患儿 18 ～ 24 个月脑部发育完善且其他方面均健康时行二次清髓性移植；③制定毒性较小，更有针对性的方案创造一个壁龛和（或）保证供者来源的造血干细胞和（或）B 细胞前体的安全植入以达到长期体液免疫重建。

许多 SCID 的变异型也与 NK 细胞数量及其功能的缺陷有关，其中尤为明显的是 γc⁻/⁻ 或 JAK3⁻/⁻ SCID 变异型。如果不经移植前预处理，这些患者行 HLA 不相合 T 细胞去除移植或未经修饰的无关移植后通常仍然存在 NK 细胞缺乏。虽然在移植前行含有白消安的预处理，可以确保大多数患者获得供者来源的 NK 细胞及功能重建，但在 γc⁻/⁻ 或 JAK3⁻/⁻SCID 中，13% ～ 30% 的患者无法重建 NK 细胞 [41, 114, 141]。持续性 NK 细胞缺乏的意义尚不清楚。在 γc⁻/⁻ 或 JAK3⁻/⁻SCID 患者中移植后持续 NK 细胞缺乏可能导致严重的人乳头瘤病毒（papillomavirus，HPV）相关疣的发生率增高，但是那些获得了 NK 细胞重建的 SCID 变异型患者中也观察到了这种并发症 [41]。

（四）SCID 的脐带血移植

直到最近，脐血移植才作为异基因造血干细胞移植的替代方案，用于治疗患有 SCID 和其他免疫缺陷的儿童。然而，脐血移植在成人白血病和骨髓衰竭性综合征方面的治疗经验已经证实，脐血移植在长期的造血重建和淋巴重建上与一些未经修饰的无关骨髓或外周造血干细胞移植相比，具有无可比拟的潜在优势，包括与 HLA 不相合移植相比严重 GVHD 发生率明显降低、获取方便。相比少数患者从被忽视的 IBMTR 获得干细胞，脐血移植目前的应用范围更加广泛，可以从通用的选择性招募的脐血库获得脐带血干细胞。

在 2000 年，Knutsen 和 Wall [143] 描述了 8 例严重的 T 细胞免疫缺陷病的婴儿，他们接受了无关脐带血移植，其中 7 例植入。尽管脐血供者和受者

HLA 不相合，只有 1 例发生了严重的 GVHD。T 和 B 细胞免疫在移植后 60 ～ 100 天恢复。类似的，Buckley 等[89]利用白消安 / 环磷酰胺预处理后行无关脐血移植挽救了 2 名 X 连锁 SCID 儿童，他们之前行未经预处理的不相合的 T 细胞去除骨髓移植后发生移植排斥。近期，一项由两家欧洲注册机构进行的回顾性分析，SCETIDE 比较了 1995—2005 年间进行的脐血移植和 HLA 不相合的 T 细胞去除移植的结果[144]。在 CBT 组（n=74），67% 为 HLA 相合或仅 1 个位点不合，相比之下，68% 的不全相合亲缘供者是单倍型移植。虽然不全相合亲缘供者组患者中没有接受预处理或接受减低强度预处理的患者比例明显更高，但两组植入的比例没有显著差异（86% vs 78%）。此外，在除了 10% 的脐血移植患者外，其他患者均接受高强度预处理，使得脐血移植组患者骨髓嵌合和不依赖免疫球蛋白（intravenous immunoglobulin，IVIG）补充的比例更高。尽管不全相合亲缘供者组的 HLA 不相合程度较高，Ⅱ～Ⅳ度急性 GVHD 发生率却明显降低（22% vs 34%）。脐血移植组的总体 5 年生存率为 57%，而不全相合亲缘供者组为 62%（无统计学差异）。然而，这些较好的结果主要反映了 HLA 相合或 5/6HLA 等位基因相合的患者的存活情况（分别为 76% 和 62%）。对于接受脐血移植的患者，当有 ≥ 2 个 HLA 等位基因不相合，5 年生存率仅为 35%。在最近的 PIDTC 研究中[69]，43 例患者接受了 HLA 相合或 ≥ 4/6 等位基因相合的脐血移植。整体 5 年存活率为 58%；77% 患者移植时没有活动性感染，40% 患者移植期间出现感染（图 73-1C、D）。

（五）SCID 宫内造血干细胞移植

1996 年，Flake 等报道了第一例成功在宫腔内应用亲缘单倍型 T 细胞去除骨髓移植治疗 SCID[145]。这名患者为 X 连锁 SCID，在孕早期诊断出来。患者共接受三次 T 细胞去除骨髓细胞输注，输注的骨髓 CD34+ 细胞数分别为 114.0×10^6/kg、8.9×10^6/kg 和 6.2×10^6/kg（胎儿体重），输注的 CD3+ 细胞均 < 5.2×10^5/kg（胎儿体重）。在妊娠 15.0 ～ 18.5 周，这些细胞被注入胎儿的腹部。在出生时，出生后 3 个月和 6 个月时均观察到循环供者的 T 细胞。然而，B 细胞、NK 细胞、单核细胞和粒细胞仍然是受者来源的。植入的亲缘 T 细胞对患者耐受且体外 T 细胞增殖反应正常。对该患者的后续分析证实，在移植后 4 年，供者 T 细胞持续植入，且存在特异性 T 细胞功能和抗体产生。

2005 年，Muench 等[146]总结了 10 例已发表的 1996—2005 年间行宫内移植的病例结果，γc-SCID（n=5）、IL-7Rα 缺陷的 SCID（n=1）、Omenn 综合征（n=1）、不典型的 T-B+SCID（n = 1）、T-B-SCID（n = 1）、T-B+NK+SCID（n = 1）。这 10 例患者中，9 例接受亲缘性、T 细胞去除骨髓或者外周造血干细胞。8 例获得 T 淋巴细胞的植入伴有或没有供者 NK 细胞，其中 7 例在评估时，实现了供者 T 细胞和 NK 细胞的全部功能重建。Piroveno 等指出[147]，这 10 例患者中有 5 例是他们移植的，在患有 T-B+，γc-/- 和 IL-7Rα-/- 变异型的 SCID 患者中，可持续性观察到 T 细胞植入和功能重建。但是在 2 例 T-B-SCID 中却无法检测到或仅有低水平 T 植入和功能重建，这 2 例中有 1 例为 RAG2 缺陷的 Omenn 综合征。而且，只有 2 例患者获得 B 系重建[145]。然而，获得 T 系植入的患者在出生时无 GVHD 发生的证据，后续也未发生 GVHD。此外，植入的功能性亲缘来源的 T 细胞对宿主组织或造血细胞没有表现同种异体反应。因此，虽然对于 SCID 的宫内移植经验有限，但这些移植重申了分娩后 T 细胞去除移植的潜力和局限性。同时还证明在妊娠 20 ～ 24 周时进行移植，此时正常供者来源的淋巴祖细胞发育受到限制，是影响植入的因素。

六、重症联合免疫缺陷综合征患者移植的长期并发症

许多 SCID 患者随访超过 40 年，因此，SCID 移植的经验允许对长期疗效、耐受性和移植物功能，以及可归因于这些疾病和（或）其治疗的晚期并发症进行大量评估。正如这些患者在移植后 10 年、20 年和 30 年为间隔记录的存活率达 85% ～ 100% 所反映的那样[39, 41, 114]，HLA 相合的移植，除了极少数患者，大多数患者往往健康状况良好，拥有正常生活，且有 T 系和 B 系的稳定免疫重建，或至少有供者 T 细胞的稳定植入。在移植后 1 年，患者已实现免疫重建，很少发生反复或严重的感染或自身免疫紊乱[39, 41, 114]。然而，某些研究显示这些患者中有多达 10% 存在低于正常的身高和（或）体重[114]，这与长期应用激素治疗 GVHD 有关。

在 HLA 相合的未修饰的无关移植或 T 细胞去除的 HLA 不合的移植中，晚期并发症比较常见。2%～15% 的患者合并自身免疫病，如溶血性贫血、自身免疫性肌炎、甲状腺炎和肝炎等疾病 [39, 41, 114]，高达 20% 的患者有反复发作的鼻窦感染或慢性鼻窦感染 [39]，16%～20% 的患者有反复发作的间歇性胃肠道疾病，包括与 GVHD 无关的腹泻和胃食管反流病。这些并发症在移植时年龄 ≥ 3.5 个月的患者身上更常见 [39]，特别是那些在移植 1 年后仍然存在 T 细胞数量和功能缺陷的变异型 T⁻B⁻SCID 移植，例如 RAG1⁻/⁻ 和 Artemis 变异型 [41]。值得注意的是，在需要补充免疫球蛋白的患者中观察到复发性或经久不愈的肺部感染。无论采用何种类型的移植，高达 26% 的患者，还存在涉及手和脚的中度到重度的 HPV 感染，特别是 γc⁻/⁻ 和 JAK-3⁻/⁻ 变异型 SCID [39, 41, 114]。

某些晚期并发症，包括身材矮小、不孕不育和恒牙发育异常，可能是由移植前清髓性预处理所致。但是，关于这些并发症的评估尚未公布可靠数据。其他晚期异常可能是 SCID 变异型治疗相关的后遗症，如 ADA-SCID 移植患者中部分出现神经认知发育受损 [53]，或出现包括脑炎在内的严重感染，常发生在移植之前或移植后短期内 [41, 114]。

七、移植治疗其他联合免疫缺陷病和威胁生命的由基因异常所导致的淋巴发育或功能异常

除了 SCID 的亚型或"渗漏"型外，目前发现了一系列 CIDs，并在最近确定了会不同程度影响 T/B 细胞群及其功能的基因特征。这些疾病包括与严重缺陷相关的综合征，对广泛或部分外源性病原体的反应缺失。然而，患有这些疾病的患者通常保留对同种异体细胞产生 T 细胞反应的能力。因而为了保证持续性植入，通常需要免疫清除和骨髓抑制的预处理。

最近报道了一份公认的 CID 共识清单 [148]，表 73-2 总结了曾反复行移植的疾病，以及每种疾病的免疫学特征和临床特点。这些 CID 大体上分为七类：①核苷酸代谢紊乱；② DNA 重组和修复缺陷；③细胞内信号分子缺陷；④细胞因子产生缺陷；⑤细胞溶解效应功能缺陷；⑥细胞骨架可塑性或淋巴细胞效应功能缺陷；⑦免疫调节缺陷。

这些疾病都可以通过行正常供者的异基因造血干细胞移植进行纠正。总的来说，对这些疾病进行移植的早期结果不如 SCID 或 WAS。例如，在 1968—1993 年间，欧洲对患有 T 细胞免疫缺陷的非 SCID 患者进行造血干细胞移植的结果表明，对于 47 例接受 HLA 相合的同胞移植，3 年 OS 为 63%，而 72 例 HLA 不相合的 T 细胞去除移植，3 年 OS 仅有 35% [90]。相比较，在同一中心 SCID 患者接受同胞全相合移植和不相合的 T 细胞去除移植，存活率分别为 81% 和 54%。然而，这些疾病比较罕见，在任一移植中心行异基因造血干细胞移植治疗的患者仅有 1～3 例。然而最近，分析多中心报道的这类疾病行移植的累积经验，可以更好地估计移植治疗效果，也可以简要总结对于这种特定疾病的分析结果。

（一）嘌呤核苷酸磷酸化酶缺陷

嘌呤核苷酸磷酸化酶（Purine nucleotide phosphorylase，PNP）是一种罕见的常染色体隐性遗传疾病，影响嘌呤代谢途径并阻止肌苷正常转化为次黄嘌呤以及鸟嘌呤核苷转化为鸟嘌呤，导致细胞内脱氧 GTP 积累，对 T 细胞产生毒性，也会降低血液和尿液中的尿酸水平 [149]。虽然出生时 T 细胞功能可能正常，但很快就会出现严重的 T 淋巴细胞减少。这些患者可能出现包括水痘病毒性肺炎在内的严重感染，其 T 细胞可能与 T⁻B⁺NK⁺ SCID 一样，对 PHA 和抗原没有反应，或者，某些病例会表现为相对较轻的有波动性的联合免疫缺陷症。它们还可表现出发育迟缓、肌张力减退和痉挛。

早期 HLA 相合移植失败的主要原因是植入失败，尤其是未行移植前预处理的患者 [149]。但是，自 1996 年以来，经过含白消安和环磷酰胺 [150] 或氟达拉滨 [151] 的清髓性预处理后，有些患者已成功实施 HLA 相合的亲缘或无关移植甚至脐血移植。

但是，值得注意的是尽管 HLA 相合的亲缘和无关的骨髓移植，以及 HLA 单倍型 T 细胞去除移植和脐血移植可以纠正 PNP 缺陷的免疫异常，但神经功能受损方面，虽然可能维持稳定，但不可逆转。

（二）DNA 修复缺陷相关的联合免疫缺陷

T 细胞受体的产生、免疫球蛋白类别转换和抗体多样性都需要体细胞 DNA 的可变区（V）段、多样区（D）和铰链区（J）的重排，这个过程需

表 73-2　通过移植纠正的联合免疫缺陷

疾病	循环 T 细胞	循环 B 细胞	血清免疫球蛋白	相关特征	遗传方式	基因缺陷 / 假定的发病机制
代谢性疾病						
(a) 嘌呤核苷酸磷酸化酶缺陷	显著降低	正常	正常或降低	自身免疫性溶血性贫血；神经损害	AR	嘌呤核苷酸磷酸化酶缺陷，增高的毒性（代谢物）（如 dGTP）致 T 细胞和神经损害
DNA 修复缺陷相关疾病						
(a) Cernunnos/XLF 缺陷	降低	降低	降低	小头畸形，宫内生长迟滞	AR	Cernunnos 缺陷导致 NHEJ 受损
(b) DNA 连接酶Ⅳ	降低	降低	降低	小头畸形，面部营养不良，辐射敏感	AR	DNA 连接酶Ⅳ缺陷，NHEJ 受损
(c) Nijmegen 破损综合征	进行性降低	正常	常有 IgA，IgE 和 IgG 亚类的降低；IgM 单体增多；抗体变化减少	小头畸形，鸟样面容，淋巴瘤，电离辐射敏感，染色体不稳定	AR	NBS1（Nibrin）亚等位基因突变，细胞循环检查点及 DNA 双链破损修复异常
细胞内及细胞间信号异常						
(a) 软骨毛发发育不全	降低或正常	正常	正常或下降，抗体变化减少	短肢体侏儒症，干骺端发育不良，稀疏的头发，贫血，中性粒细胞减少，淋巴瘤及其他癌症易感性，精子形成障碍，肠道神经元发育不良	AR	编码线粒体 RNA 加工内切核糖核酸酶的 RNA 片段的 RMRP 的突变，与 TERT 共同调节细胞增殖
(b) 无汗性外胚层发育不良伴免疫缺陷	记忆 T 细胞合成受损	表达	抗体反应受损	无汗性外胚层发育不良伴异常抗体（抗体对多糖反应缺乏）；多种感染（分枝杆菌和生脓原）	XL	NEMO（IKBKG）突变，导致 NF-κB 活化受损
(c) 无汗性外胚层发育不良伴免疫缺陷				无汗性外胚层发育不良 +T 细胞缺陷 + 多种感染	AD	IKBA 功能增强突变，导致 NF-κB 活化受损
(d) Dock 8 缺陷伴常染色体隐性高 IgE 综合征	正常	正常	IgE 升高	对细菌、病毒和真菌感染易感性，湿疹、血管炎、中枢神经系统出血、没有骨骼或结缔组织异常	AR	Dock 8 突变
(e) CD40 配体缺陷	正常	IgM 和 IgD B 记忆细胞表达，其他缺乏	IgM 升高或正常，其他同种型降低	中性粒细胞减少，血小板减少，溶血性贫血，胆道和肝脏疾病，机会性感染	XL	CD40 配体（CD40L）缺陷；B 细胞和树突细胞信号缺陷

（续表）

疾病	循环 T 细胞	循环 B 细胞	血清免疫球蛋白	相关特征	遗传方式	基因缺陷/限定的发病机制
（f）MHC I类缺陷	CD8 降低，CD4 正常	正常	正常	血管炎	AR	TAP1、TAP2 或 TAPBP（tapasin）基因突变，导致 MHC I类缺陷
（g）MHC II类缺陷	数量正常，CD4 细胞降低	正常	正常或降低		AR	MHC II类蛋白转录因子突变（C2TA、RFX5、RFXAP、RFXANK 基因）
细胞溶解效应功能异常						
（a）家族性噬血细胞性淋巴组织细胞增多症						
（i）穿孔素缺陷	正常	正常	正常	严重感染，发热，NK 和 CTL 活性降低	AR	PRF1 缺陷，穿孔素，一种主要的细胞溶解蛋白
（ii）Munc 13-D 缺陷	正常	正常	正常	严重感染，发热，NK 和 CTL 活性降低	AR	MUNC13D 缺陷，为初级囊泡融合所需
（iii）Syntaxin 11 缺陷	正常	正常	正常	严重感染，发热，NK 和 CTL 活性降低	AR	STX11 缺陷，参与囊泡运输和融合
（b）免疫缺陷合并色素减少						
（i）Chediak-Higashi 综合征	正常	正常	正常	部分白化病，巨大溶酶体，低 NK 和 CTL 活性，急性期反应增强，脑病加速期	AR	LYST 缺陷，溶酶体运输受损
（ii）Griscelli 综合征，2 型	正常	正常	正常	部分白化病，低 NK 和 CTL 活性，急性期反应增强，某些患者脑病	AR	RAB27A 缺陷，编码分泌性囊泡的 GTPase
（iii）Hermansky-Pudlak 综合征，2 型	正常	正常	正常	部分白化病，中性粒细胞减少，低 NL 和 CTL 活性，初学倾向增加	AR	AP3B1 基因突变，编码 AP-3 复合物的 β 亚单位
（c）X 连锁淋巴组织增生综合征						
（i）XLP-1	正常	正常或降低	免疫球蛋白正常或减少	EB 病毒感染引发的临床和免疫学异常；包括肝炎，再生障碍性贫血，淋巴瘤	XL	SH2D1A 缺陷，编码调节细胞内信号的衔接蛋白
（ii）XLP-II	正常	正常或降低	免疫球蛋白正常或减少	EB 病毒感染引发的临床和免疫学异常；包括肝大，肝炎，噬血细胞综合征，淋巴瘤	XL	XIAP 缺陷，编码一种凋亡抑制药

（续表）

疾　病	循环 T 细胞	循环 B 细胞	血清免疫球蛋白	相关特征	遗传方式	基因缺陷 / 假定的发病机制
细胞骨架可塑性或淋巴细胞效应功能异常						
（a）Wiskott–Aldrich 综合征	显著降低	正常	IgM 降低，多糖抗体显著降低，IgA 和 IgE 常常增高	血小板减少症、小血小板、湿疹、淋巴瘤；自身免疫性疾病，IgA 肾病、细菌和病毒感染。X 连锁血小板减少症是一种较轻的 WAS，X 连锁中性粒细胞减少症是由 WASP 的 GTP 酶结合域错义突变所致	XL	WASP 突变，影响造血干细胞衍化的细胞骨架缺陷
免疫调节异常						
（a）自身免疫性淋巴细胞增生综合征（ALPS）						
（i）CD95（Fas）缺陷，ALPS 1a 型	双阴（CD4⁻CD8⁻）T 细胞增加	正常	正常或升高	脾肿大、淋巴结肿大、自身免疫性血细胞减少、淋巴细胞凋亡缺陷、淋巴瘤风险	AD（罕见，严重 AR 病例）	TNFRSF6 缺陷，细胞表面凋亡受体，除了胚系突变，体细胞突变也会导致类似表型，ALPS 1a（体细胞）
（ii）CD95L（Fas ligand）缺陷，ALPS 1b 型	双阴（CD4⁻CD8⁻）T 细胞增加	正常	正常	脾肿大、淋巴结肿大、自身免疫性血细胞减少、淋巴细胞凋亡缺陷、狼疮	AD, AR	TNFSF6 缺陷，CD95 凋亡受体配体
（iii）Caspase 10 缺陷，ALPS 2a 型	CD4⁻CD8⁻T 细胞增加	正常	正常	脾肿大、淋巴结肿大、自身免疫疾病、淋巴细胞凋亡缺陷	AD	CASP10 缺陷，细胞内凋亡通路
（iv）Caspase 8 缺陷，ALPS 2b 型	CD4⁻CD8⁻T 细胞轻度增加	正常	正常或降低	脾肿大、淋巴结肿大、反复的细菌和病毒感染、淋巴细胞凋亡和活化缺陷	AD	CASP8 缺陷，细胞内凋亡和活化通路
（v）活化 N-Ras 缺陷，N-Ras ALPS	CD4⁻CD8⁻T 细胞增加	CD5B 细胞升高	正常	脾肿大、淋巴结肿大、白血病、淋巴瘤、淋巴细胞凋亡缺陷、IL-2 减退	AD	NRAS 缺陷，编码多信号功能的 GTP 结合蛋白，激活的突变会影响线粒体凋亡
（vi）IPEX，免疫失调、多发性内分泌病和肠病综合征（X 连锁）	缺乏 CD4⁺CD25⁺ FOXP3⁺调节 T 细胞	正常	IgA，IgE 升高	自身免疫性腹泻、早发糖尿病、甲状腺炎、溶血性贫血、血小板减少、湿疹	XL	FOXP3 缺陷，编码一种 T 细胞转录因子

要非同源末端连接（non-homologous end joining，NHEJ）作用下的 DNA 双链断裂和修复。如前所述，虽然 RAG1/2 的无效突变和 Artemis 常诱发经典型 SCID。亚效基因突变可能会导致有限的 T 细胞受体重排和类别转换，导致 Omenn 综合征，对于 Artemis 而言，导致常见变异型免疫缺陷病。最近，已经确定了一系列在 NHEJ 中起关键作用的其他基因，也可能逐渐诱发 T 和 B 细胞发育和功能的严重缺陷，进而导致患者在出生后的前 10 年易出现感染、自身免疫性血细胞减少和（或）EB 病毒诱导的肿瘤。这些基因异常包括可激活 Artemis 的 DNA-PKCS 中的无效突变 [152]，编码启动非同源末端连接所必需蛋白的 Cernunnos（或 XLF）基因突变 [12]，DNA 连接酶Ⅳ的亚效基因突变 [13]，以及导致 Nijmegan 断裂综合征的 NBS1 基因突变 [153]。这些疾病还都与小头畸形和对辐射的敏感性增加有关。

对这些疾病移植治疗的经验非常有限。然而，应用氟达拉滨降低强度的预处理，而不是应用基于烷化剂的方案，行 HLA 相合的亲缘及无关移植可以诱导完全嵌合和免疫重建。而且到目前为止，无自身免疫后遗症和淋巴系统恶性肿瘤的发生。3 例 Cernunnos 缺陷的病例进行移植，其中 1 例 9 岁患儿接受了氟达拉滨、环磷酰胺及 ATG 方案的预处理，后行 HLA-C 位点不相合的移植，效果良好 [154]。另外 2 例患儿的父母有血缘关系，在 15 个月时接受了 HLA 相合的亲缘移植，移植前未行预处理，获得了植入和造血重建 [155]。5 例 DNA 连接酶Ⅳ缺陷的患者经氟达拉滨、环磷酰胺和 ATG 预处理后行移植，3 例移植成功，情况稳定 [156]。另外 2 例出现复发感染和类似 SCID 的免疫缺陷，在移植后早期分别死于 EB 病毒相关的淋巴增殖性疾病（Epstein Barr virus-associated lymphoproliferative disease，EBV-LPD）和肝窦性阻塞综合征 [13]。相比之下，6 例免疫缺陷或 Nijmegen 断裂综合征相关的淋巴恶性肿瘤患者移植后，其中 5 例获得造血重建 [157]。这 5 例患者中有 4 例经过非清髓预处理后行 HLA 相合移植后获得成功。另有 1 例经过美法仑、塞替派及氟达拉滨的清髓性预处理后行 HLA 单倍型 T 细胞去除移植也获得成功植入。总体看来，这些结果表明应用以氟达拉滨为基础的减低强度预处理，而后行合适的 HLA 相合的移植可以部分纠正这类联合免疫缺陷病。

（三）软骨发育不全

软骨发育不全（cartilage-hair hypoplasia，CHH）是一种常染色体隐性遗传疾病，表现为身材矮小、软骨发育不良、头发稀薄、严重的免疫缺陷。软骨发育不全由编码线粒体 RNA 加工内切核糖核酸酶的 RNA 片段的 RMRP 基因突变引起 [59]。RMRP 与 TERT 共同调节细胞增殖。其严重缺乏会导致 T 细胞生长和成熟受损，可导致 SCID 样联合免疫缺陷。不太严重的变异型在出生以后常易出现严重水痘感染、自身免疫性血细胞减少症和 EB 病毒相关的淋巴系统恶性肿瘤 [58]。这种免疫缺陷可通过异基因造血干细胞移植纠正 [57]。在欧洲的一项调查中，给予白消安或美法仑和氟达拉滨或环磷酰胺的清髓性预处理方案后，施行 HLA 相合的亲缘和无关的骨髓移植后，分别有 4 例 /5 例和 6 例 /8 例患者获得完全嵌合，免疫缺陷被纠正并长期存活 [158]。相比之下，3 例患者接受了联合阿仑单抗的清髓性预处理，而后行 HLA 单倍型移植，但效果不佳，其原因部分是移植排斥反应，部分是选择性供者 T 细胞植入后出现免疫性血细胞减少症 [158]。

（四）联合免疫缺陷与外胚层发育不良

这些疾病是由编码 NF-κβ 必需调节因子（NEMO 或 IKK-γ）的基因发生 X 连锁突变或 Iκβα 中常染色体显性突变所引起 [159, 160]。这些缺陷导致对于来自 TLR 和细胞因子 IL-1、IL-6、IL-18、TNF 的受体信号起反应的 NF-κB 活化受损。这抑制了 T 细胞对外源性病原体的增殖反应和记忆 T 细胞的产生。患有这些疾病的患者通常在出生后 6～12 个月时出现反复细菌和 DNA 病毒感染。他们也非常容易出现非结核分枝杆菌的感染以及慢性结肠炎。这些患者也常出现以汗腺异常为特征的外胚层发育不良，导致少汗或无汗、头发稀疏和独特的锥形牙齿。8 例由 NEMO（n = 6）或 Iκβα 突变（n = 2）引起的严重免疫缺陷患者接受 HLA 相合的亲缘或无关的骨髓或外周血移植，或 HLA 不合的脐带血或 T 细胞去除的亲缘半相合骨髓移植，移植前予以含白消安或美法仑与环磷酰胺或氟达拉滨的预处理，其中 5 例获得造血及免疫重建并存活 [161, 162]。但是，与有 DNA 修复障碍的 CID 患者不同，这些患者没有获得正常的植入。即使行 HLA 相合移植，仍有 3 例需要进行额外的预处理进行二次移植，以获得持久的供者嵌合 [161, 162]。此外，虽然 T 细胞、

B 细胞和 NK 细胞功能重建可使患者免受感染及非
GVHD 相关的慢性结肠炎，但外胚层发育不良的其
他特征通常持续存在[161, 162]。

（五）Dock 8 缺陷的高 IgE 综合征

高 IgE 综合征是一组以严重的湿疹及异位性皮
炎、肺部感染和 IgE 升高为特征的遗传性疾病[148]。
它们包括 Job 综合征，一种由 STAT3 显性负性突变
引起的常染色体疾病，以反复发作的严重的皮肤葡
萄球菌脓肿为特征[148]；TYK2 缺陷症，一种对播
散性 BCG 感染具有特殊敏感性的常染色体隐性遗
传病[148]，以及一种由 Dock8 基因大片段缺失突变
所致的常染色体隐性遗传病[148, 163, 164]，导致 CD4 和
CD8T 细胞活化的严重缺陷、Th17 细胞分化受损以
及体液免疫缺陷[163, 164]。Dock 8 缺陷主要表现为渐
进性 T 细胞和 B 细胞联合缺陷，IgE 升高，对传染
性软疣、单纯疱疹和乳头状瘤病毒引起的慢性和残
毁性的皮肤感染有高度易感性，早期有发生鳞状细
胞癌、皮肤 T 细胞白血病 / 淋巴瘤和 HPV 和 EB 病
毒相关恶性肿瘤的风险[163, 164]。与 STAT3 和 TYK2
突变相关的高 IgE 综合征通常可以通过抗生素和保
守治疗控制。在极少数反复严重肺部感染的患者，
已成功应用 HLA 相合的异基因移植[165]。

相比之下，Dock 8 缺陷症患者的预后很差[163]。
实际上，造血干细胞移植是唯一能够控制或治愈本
病的手段。经报道迄今为止，有 8 例 Dock 8 缺陷的
患者接受过 HLA 相合的亲缘或无关造血干细胞移
植[166]。除了 1 例患者外[167]，其他均采用白消安 /
环磷酰胺、塞替派 / 美法仑 / 氟达拉滨或美法仑 / 氟
达拉滨联合 ^{90}Y 抗 –CD66 提供 1600cGy 的辐照进行
清髓性预处理。8 例中 1 例死于早期的细菌性败血
症。7 例存活者中有 5 例获得完全嵌合和免疫重建，
病毒感染和湿疹得以治愈。另 2 例患者接受 400cGy
全身放疗 / 氟达拉滨和环磷酰胺的非清髓预处理，
移植后为混合嵌合，其湿疹和病毒感染得到改善，
但仍然存在异位性皮炎和 IgE 轻度升高。引人注目
的是，尽管移植前有广泛的皮肤异常，但只有 1 例
患者发生了局限于皮肤的 GVHD，并应用类固醇激
素后很快好转。因此，HLA 相合的亲缘或无关造血
干细胞移植在大部分患者中可以获得成功。

（六）CD40 配体缺陷（ X 连锁的高 IgM 综合征 ）

X 连锁的高 IgM 综合征是研究最广泛的 CID 之
一。这种疾病是由编码 CD40 配体的基因无效突变

引起的，这是 T 细胞辅助 B 细胞形成生发中心并启
动同种型转换，以产生 IgM 以外的抗体所必需的。
CD40 配体缺陷也会影响巨噬细胞的活化和自身反
应性 T 细胞清除[168]。正基于此，这些患者易受病
毒和细胞内微生物如隐孢子虫所致的慢性感染的影
响。他们也很容易出现自身免疫性血细胞减少[169]。

在过去 10 年中，移植治疗 CD40 配体缺陷引起
的高 IgM 综合征的结果显著改善。例如，Gennery
等[170] 报道了欧洲 1993—2002 年间经清髓性预处
理后移植的 38 例 X 连锁高 IgM 综合征患者。供
者包括 HLA 相合的同胞（ n = 14 ）、家族成员（ n =
4 ）及 HLA 相合的无关供者（ n = 22 ）。38 例患者
中，34 例获得植入，26 例存活，其中 22 例有正常
的 T 细胞功能，18 例经免疫接种后可形成特异性抗
体。另有 1 例患者成功植入但 T 细胞免疫重建不良。
12 例（32%）患者死于感染，其中 6 例与Ⅱ～Ⅳ度
GVHD 相关。不良的预后因素主要包括移植前存在
肝脏及肺脏疾病。目前更多的是探索减低强度预处
理。2 例高 IgM 综合征合并慢性肝病的患者接受低
剂量的白消安、氟达拉滨、ATG 和环孢素 A 的预处
理[171]，而后行未经修饰的 HLA 相合的同胞移植，
移植后 2 年患者均存活（其中 1 例混合嵌合，1 例
完全嵌合），而且有正常的 T 细胞功能，不需额外
补充免疫球蛋白。

（七）裸淋巴细胞综合征

裸淋巴细胞综合征（ bare lymphocyte syndromes，
BLS ）是由基因突变所致的一组联合免疫缺陷，其
细胞表面表达 HLA 蛋白受抑，从而抑制了 T 细
胞致敏所需的以及 T 细胞和 NK 细胞识别抗原靶
标中所必需的抗原肽的呈递。1 型裸淋巴细胞综
合征是由 TAP1 或 2 转运蛋白基因突变引起的，
其对 HLA Ⅰ 类等位基因的肽呈递至关重要[172]；
2 型裸淋巴细胞综合征是由编码调节因子 X
（ RFXANK、REXAP 或 RFX–5 ）组分的基因突变引
起的，其可激活控制 HLA Ⅱ 类等位基因转录的启
动子[173]。2 型裸淋巴细胞综合征更为常见，与 CD4
淋巴细胞减少症相关，并且缺乏抗原特异性 T 细胞
反应或产生抗体所需的 T 细胞的辅助。所有裸淋巴
细胞综合征患者均有发生严重、反复发作的病毒、
细菌和真菌感染的高风险[174]。在 20 世纪 80 年代
和 90 年代，裸淋巴细胞综合征患者行 HLA 相合移
植后，移植相关的死亡率通常很高，包括病毒感染

和移植排斥反应。HLA 相合移植总生存率为 50%，HLA 不合移植总生存率仅为 0% ~ 20%。早期记录的 HLA 相合移植失败率超过 20% ~ 30%，HLA 不合移植失败率更高[175]。最近的研究一直采用含白消安、环磷酰胺及 ATG 或阿仑单抗的清髓性预处理方案，清除对 HLA+ 供者细胞起反应的耐受化疗的宿主 T 细胞，其植入率为 80% ~ 100%，HLA 相合移植中 60% ~ 76% 的患者获得造血重建并存活[176]。HLA 单倍型相合的亲缘或无关骨髓及脐血移植经验也在提升中。虽然这些移植失败率仍然很高，但其中很大一部分患者在二次移植时成功植入。在近期 Small 等[177] 报道的多中心研究中，67% 的患者获得了免疫重建并长期存活，7 例患者中有 4 例接受 HLA 单倍型 T 细胞去除移植。病毒感染仍为死亡的主要原因，最近研究中巨细胞病毒和腺病毒感染的患者比例在降低，这反映了目前抗病毒药物和支持治疗均有了较大的进步。

（八）家族性噬血细胞性淋巴组织细胞增多症

HLH 综合征包括一组由遗传因素和病毒诱发的疾病，主要以巨噬细胞异常激活、T 细胞扩增和细胞因子异常产生导致的累及多脏器的炎症反应为特征，患者表现有发热、继发于噬血现象的严重的血细胞减少、淋巴结肿大、脾肿大、淋巴和组织细胞浸润并损害脏器，特别是肝脏和中枢神经系统，在某些类型中，还有不受控制的淋巴组织增生性疾病[178]。其诊断标准除了这些临床特点外，还包括噬血现象的实验室证据，如铁蛋白升高、可溶性 IL-2 受体 α 或 NK 细胞功能缺乏，代谢异常，如低纤维蛋白原血症、低钠血症和高三酰甘油血症[178]。目前已知的 HLH 的五种遗传形式为常染色体隐性遗传，是 NK 细胞、CD56+NK T 细胞或抗原特异性 T 细胞溶解靶细胞所必需的基因发生突变因而功能缺失引起。这些突变包括穿孔素（FHL-2）、MUNC-1（FHL-3）、脱颗粒所必需的 syntaxin 11（FHL-4），影响溶酶体颗粒运输的突变（Chediak-Higachi 综合征基因 LYST）及影响颗粒胞吐作用的突变（Griscelli 综合征 1-4 型和 Hermansky-Pudlak 综合征）（表 73-2）[178]。

继 1986 年 Fisher 等[179] 首次报道移植治疗家族性 HLH 后，后续一些病例报道证实了 HLA 相合移植治疗这些疾病的潜力。随后，积累的相关数据分析表明，在用白消安 + 环磷酰胺 +/- 依托泊苷 + ATG 的清髓性预处理方案后，行 HLA 相合的亲缘或无关移植、HLA 不合的 T 细胞去除移植，疾病缓解的生存率可达 45% ~ 58%[180]。Horne 等的多国总结[181] 和 Cesaro 等报道[182] 的 AIEOP 研究，分别分析了 86 例和 61 例患者的结果，他们在接受含地塞米松和依托泊苷的标准诱导化疗方案（HLH-94）后行预处理和移植。尽管经过诱导化疗，两项研究中仍分别有 43% 和 60% 的患者在移植时疾病仍处于活动期。然而，Horne 等[181] 报道 71 例患者的 3 年生存率，HLA 相合亲缘或无关移植为 70%，部分不合的无关移植为 54%，单倍型 T 细胞去除移植为 50%。在 AIEOP 研究中，整体 8 年生存率为 58%，其中在 1999 年以后行 HLA 相合的无关移植或 HLA 不合的移植 8 年生存率达 63%[182]。在一项巴黎的大规模单中心研究中[183]，未经修饰的 HLA 相合的亲缘或无关移植 5 年 OS 达 70%，HLA 单倍型 T 细胞去除移植的 5 年 OS 为 50%。不同类型的移植植入率相似。对于疾病缓解期行单倍型 T 细胞去除移植的患者，5 年生存率达 80%。然而，在疾病活动期行单倍型移植的患者预后很差（5 年生存率仅 15%），这与植入失败有关。HLH 累及中枢神经系统往往提示预后不佳[183]。然而，一项最新的研究表明，如果在疾病复发的早期进行移植，包括单倍型 T 细胞去除骨髓移植在内，即使对于活动期系统或中枢神经系统疾病的患者亦可能有效[184]。在这些研究中，有明确基因异常的 HLH 和非家族性的 HLH 或获得性的 HLH 相比，两者的结局并无显著差异。

由于在清髓性预处理后 HLH 患者在静脉闭塞性疾病和毒性相关治疗相关死亡率方面较高，最近有中心在探索减低强度和非清髓性预处理方案。初步结果令人鼓舞。Cooper 等[185] 报道了 25 例 HLH 患者（完全缓解患者 21 例），其中 17 例有明确的基因异常。这些患者接受了减低强度预处理，包括美法仑（140mg/m²）、氟达拉滨（总剂量 150mg/m²）和阿仑单抗（用于 HLA 相合的亲缘或无关移植）方案，或者美法仑、氟达拉滨、白消安 [（4mg/（kg·d），共 2 天）] 及 ATG 方案用于 HLA 不相合移植，所有患者均顺利植入。88%（21 例 /25 例）的患者在中位时间 3 年获得持续缓解，其中 82%（9 例 /11 例）的患者行 HLA 不全相合移植。同样的，Marsh 等[186] 应用同样剂量的美法仑和氟达拉滨联合阿仑单抗预处理治疗 26 例 HLH 患者，行 HLA

相合或 1 个位点不合的骨髓移植，完全缓解率为 61%。所有患者均植入，有 14 例患者随后接受供者淋巴细胞输注以增强嵌合状态。尽管如此，26 例患者中，22 例（89%）在中位 654 天时持续缓解。因此，这种减低强度的预处理足以在降低治疗相关死亡率的同时确保安全持续植入和控制 HLH，改善疾病预后。

（九）X 连锁淋巴组织增殖性疾病

X 连锁淋巴组织增生综合征（X-linked lymphoproliferative diseases，X-LP）是由 SLAM 相关蛋白 SAP 或 SH2DI-A（XLP-Ⅰ）或 X 连锁凋亡抑制基因 XIAP（XLP-Ⅱ）发生杂合突变引起。导致细胞毒性 NK 细胞，特别是 NKT/T 细胞与 EB 病毒转化细胞的相互作用受到影响。这些缺陷也可增强 EB 病毒抗原活化 T 细胞的抗原诱导的凋亡作用[187, 188]。这可能会限制病毒特异性 T 细胞群体的扩大，导致对淋巴组织增殖性疾病的易感性增高。

X 连锁淋巴组织增生综合征的骨髓移植治疗最早是在 1986 年由 Filipovich 等证实[189]。从那以后，大多数 XLP-Ⅰ患者接受移植来治疗或预防暴发性 EB 病毒感染，EB 病毒相关淋巴瘤或其他淋巴恶性肿瘤。移植的经验仍然有限，有报道 14 例患者接受 HLA 相合的亲缘或无关的骨髓或脐带血移植，经清髓性预处理后（1 例患者除外），10 例顺利植入而且根治了 X 连锁淋巴组织增生综合征相关疾病（见文献[190]）。

（十）自身免疫性淋巴细胞增生综合征

ALPS 是由 Fas、Fas 配体或 caspase-10 或 caspase-8 基因突变引起的一组遗传性疾病，Fas 介导的细胞凋亡缺陷，导致淋巴增殖性疾病，常见的临床表现为腺病、肝脾肿大、慢性或复发性自身免疫性血细胞减少症。较少见的表现为其他器官的自身免疫性疾病，包括关节、肾脏、肝脏、肠道和中枢神经系统，发生淋巴瘤和其他恶性肿瘤的风险显著增加[191, 192]。这些患者循环中 CD4⁻CD8⁻TCRα/β⁺ 的双阴性 T 细胞增多[191, 192]。与这些遗传性因素相关的临床疾病的严重程度差异很大，并且通常通过类固醇单药或联合吗替麦考酚酯或 mTOR 抑制药西罗莫司治疗[192]。异基因造血干细胞移植已被用于治疗进展为淋巴瘤的部分患者。不同类型的 ALPS 移植经验仍然有限。但是，清髓性预处理或减低剂量预处理后行 HLA 相合的无关骨髓移植可有效诱导完全供者嵌合和疾病的长期缓解[193]。通过正常供者替代病变的宿主淋巴细胞也纠正了 Fas 介导的细胞凋亡的异常，并逆转了 ALPS 相关的自身免疫表现。

（十一）X 连锁免疫失调伴多发性内分泌病和肠病综合征

IPEX 是由 FoxP3 突变导致其功能缺失的一种致命性疾病，患者的调节性 T 细胞显著缺乏，引发不受控制的自身免疫性肠病、糖尿病、其他内分泌腺的功能障碍、鱼鳞状皮炎和自身免疫性血细胞减少症[194]。该病症需要用类固醇和其他免疫抑制药物持续治疗且常常难以长期控制病情。大多数患者在出生后 1—3 年内死于本病或相关感染。早期报道患者在含全身放疗或高剂量白消安的清髓性预处理后行 HLA 相合的亲缘或无关的造血干细胞移植，由于器官毒性或感染性并发症常导致死亡[194, 195]。但是，这些移植前行减低强度预处理，例如用氟达拉滨、美法仑、阿仑单抗或 400cGy 全身放疗联合氟达拉滨，均可达到完全或持续混合嵌合，供者来源 Fox P3⁺ 调节性 T 细胞群获得重建，并持久解决了 IPEX 相关的自身免疫性肠病、皮炎和血细胞减少[196, 197]。尽管许多内分泌疾病呈稳定状态，但移植前已存在的糖尿病却没有改善。患者在减低强度的预处理方案后行 HLA 相合移植获得成功，长期生存得以提高，强调了移植对这种疾病预后的改善和治愈的潜力。

八、Wiskott-Aldrich 综合征（WAS）

WAS 是一种罕见的 X 连锁疾病，其特征为血小板减少、免疫缺陷和湿疹，发病率在活产男婴中约为 1/10 000 000[198]。该病患者发生淋巴瘤的风险增高，特别是 EBV-LPD 和自身免疫性疾病[199]。WAS 的突变基因和 X 连锁性血小板减少和中性粒细胞减少的轻度异常是 1994 年由 Derry 和他的同事发现的[199]。WAS 正常基因位于 Xp11.22-p11.23，编码 501 个氨基酸，53kDa 细胞内蛋白（WAS 蛋白或 WASp），在大多数造血细胞中表达[199]。WASp 参与细胞骨架组织（见文献[200]），并且在 T 细胞和 NK 细胞活化中起重要作用[198, 200, 201]。全世界现已确定超过 300 个家族的 150 种以上的基因突变[198, 202]。

虽然所有 WAS 患者均存在血小板减少，但 T

细胞和 B 细胞免疫缺陷程度以及自身免疫现象（肾病、血管炎）和淋巴恶性肿瘤的风险可能变化很大。Zhu 等[203]首先证实在 WAS 患者中观察到的临床异质性是由于淋巴细胞中 WASp 的表达差异所致。目前，根据 WASp 表达可将患者分为五个组，从第 1 组，即临床症状较轻，外周血单个核细胞中 WASp 水平低，至第 5 组，即患者 WASp 表达缺失并且症状严重[198]。基于 WASp 个体表达模式的评分对患者进行分组，以确定对于缺乏 HLA 相合供者的患者，哪些应该给予支持治疗，哪些应该尽早寻求其他供者进行造血干细胞移植[198]。其他几项研究也表明该疾病表型与基因型有很强的相关性。例如，Jin 等[204]在西雅图和意大利的两个中心评估了来自 227 个无关联家庭的 262 例 WAS/XLT 患者的基因型与表型的相关性。预测临床表现的最佳因素是 WASp 表达情况。本研究中的大多数患者由于发生基因缺失或插入，导致移码、无义或剪接位点突变，淋巴细胞中没有检测到 WASp。相比之下，74% 的 XLT 患者具有错义突变和低水平的 WASp。

（一）造血干细胞移植治疗 WAS

1968 年，Bach 等[83]报道了 HLA 相合的同胞移植可纠正 WAS 相关的免疫异常。然而，尽管应用了高剂量环磷酰胺，这名患者移植后仍然存在血小板减少。1978 年，Parkman 等[205]通过在全身放疗、丙卡巴肼和 ATG 进行清髓性预处理后给予 HLA 相合骨髓移植，纠正了 1 例 WAS 儿童的免疫和血液学缺陷。他们据此提出假设，认为骨髓细胞清除以及免疫抑制是必需的，从而为造血祖细胞发育提供"空间"。随后，Kapoor 等[206]在一组 WAS 儿童患者证实用白消安（8mg/kg）和环磷酰胺（200mg/kg）预处理也可诱导造血完全嵌合，纠正淋巴细胞和血小板缺陷。随后单中心的研究证实 HLA 相合骨髓移植的长期生存率为 80% ～ 100%[207-210]。据报道，在 1968—1997 年间，65 例儿童中有 57 例（87%）在 HLA 相合骨髓移植后获得长期生存[211]。

对于缺乏 HLA 相合同胞的患者，行 HLA 相合无关供者的移植也有很好的效果。30 例 WAS 患者在 1994 年 7 月之前接受了无关供者未经修饰的 BMT，根据 Filipovich 报道，总体实际存活率为 67%[98]。对这些移植结果的分析表明，移植时年龄＜ 2 岁的儿童预后更好，在 23 例中有 21 例存活（3 年实际活率为 91%）。急性 II ～ IV 度 GVHD 发生率为 50%，移植时年龄＞ 5 岁的患者中 GVHD 发生率和严重程度均最高。2001 年，Filipovich 等[212]总结了 IBMTR 和（或＝国家骨髓供者登记处（1968—1996 年）的 170 例患者移植的结果，比较了 58 例 HLA 相合的同胞移植，48 例其他亲属移植和 67 例无关供者移植。根据不同供者类型，移植结果有所不同，总体 5 年生存率在同胞全相合移植、亲缘供者移植及无关供者移植中分别为 87%（74% ～ 93%）、52%（37% ～ 65%）和 71%（58% ～ 80%）对于无关供者造血干细胞移植，移植时年龄不到 5 岁的患者效果最佳。

近年来无关移植的预后显著提高，这反映了基于 DNA 测序技术的 HLA 配型技术的进步，使供者的范围扩大。此外无关移植的改善也与更低的毒性反应、更优的清髓性预处理方案，以及更优质的支持治疗有关。Pai 等回顾性分析了布雷西亚大学从 1990—2005 年间的 16 例行无关造血干细胞移植的 WAS 患者[209]，其中 13 例存活（81.2%），移植后中位生存时间（范围）为 6（0.6 ～ 9）年。同样，Kobayashi 等报道[210]，日本 WAS 患者经无关造血干细胞移植（n = 21）存活率为 80%，75% 患者处于无病状态[210]。移植时年龄＞ 5 岁的患者和接受非白消安 / 环磷酰胺 +/-ATG 的预处理方案的患者预后较差。

最近一项涉及多国家的综述分析了 1980—2009 年间移植的 WAS 患者。91 例行 HLA 相合的无关移植，几乎全部采用白消安 / 环磷酰胺 +ATG 预处理。1980—1999 年间移植的患者与 2000 年以后移植的患者相比，移植时年龄≥ 5 岁的患者生存率分别为 77% 和 90%[213]。移植时年龄≤ 5 岁的患者，90% 可获得长期生存，而移植时年龄＞ 5 岁的患者仅为 73% 可获得长期生存。尽管如此，与早期的移植病例对比，移植时年龄较大患者的移植效果已有了显著的提高[98, 210, 212]。

近年来人们开始应用脐血移植治疗 WAS 患者。自 2003 年以来，多家中心都在开展脐血移植技术[210, 214]。在日本 WAS 患者移植纲要中，15 例接受白消安 / 环磷酰胺 +/-ATG 预处理后的无关脐带血移植，12 例（80%）患者存活 5 年以上[210]。同样，在 Moratto 等报道的涉及多国家的分析研究中[213]，自 2000 年以来，24 例患者接受脐血治疗，82% 获得长期生存。

对于那些没有 HLA 相合的亲缘或无关供者的患者，HLA 亲缘单倍型 T 细胞去除移植在最近 10 年取得了较大的进步。早期经验中，单倍型移植由于 GVHD 和感染，失败率和死亡率均较高。因此，早期单中心和多中心报道的长期存活率为 16%～55%[90, 207, 210-212, 215]。然而，随着外周血干细胞完全 T 细胞去除技术的开展，输注高剂量干祖细胞后可以不需要移植后免疫抑制来预防 GVHD，还可以实现持续植入。此外，药物和免疫疗法的开展可以更有效地预防或治疗移植后严重 EB 病毒、巨细胞病毒和腺病毒感染。基于这些进步，近期 Moratto 等报道的国际合作研究指出[213]，1980—1999 年间移植患者的 5 年生存率为 52.2%，而 2000—2009 年间移植患者的 5 年生存率为 91.7%，提升显著。实际上，在本报道中，在 2000—2009 年间行 HLA 单倍型 T 细胞去除移植的结果与未经修饰的 HLA 相合无关移植结果相当。

（二）WAS 患者移植的远期并发症

WAS 的异基因移植经验可以回溯到 1968 年，使得评估 WAS 患者移植后的长期并发症成为可能，特别是对多糖包裹的细菌感染、出血性 EB 病毒淋巴瘤、其他肿瘤和自身免疫性疾病的易感性。

单中心和多中心临床试验的结果表明，对于大多数接受移植的 WAS 患者而言，移植后供者细胞免疫重建，与正常同龄人相比，减少了细菌感染的风险。然而，在移植前行脾切除的患者除外。此类患者如果不坚持青霉素预防，仍有患危及生命的肺炎球菌、脑膜炎球菌或其他化脓性感染的风险[213, 216]。尽管采用清髓性预处理方案的患者，通常血小板减少可以持续获得纠正。但有 9% 的患者，特别是那些混合嵌合的患者，移植后仍存在持续的血小板减少，最终可能需要行二次移植[208, 213]。WAS 患者移植后早期存在 EBV-LPD 风险，大约 5% 的患者长期可能发生恶性肿瘤，这与其他不同病因接受造血干细胞移植的个体风险相当[208, 213]。

九、结论

对于任何不同基因变异型的 SCID，HLA 相合正常亲缘供者的异基因造血干细胞移植都是应该选择的治疗方式。目前，HLA 相合的未经修饰的无关移植在移植后需要应用药物预防 GVHD，严格的 T 细胞去除的 HLA 单倍型移植在移植后不做 GVHD 的预防，也常有不错的效果，总的长期无病生存率 70%～74%，出生后 3 个月内移植的患儿长期无病生存率可达 90%。每种治疗的相对优势都需要大规模前瞻性分析。某些类型的 SCID，特别是 ADA 缺陷的 SCID 和 NK+ 变异型以及 SCID 的"渗漏"型，包括 Omenn 综合征，移植后表现出移植物排斥，可能需要移植前预处理，特别是当供者不是 HLA 相合的同胞时。应用具有骨髓抑制作用的烷化剂，如白消安、曲奥舒凡、塞替派或美法仑等，是预处理首先考虑的药物，可以确保这些变异型中 SCID 供者 B 细胞、NK 细胞和 T 细胞的持续植入，从而实现细胞免疫和体液免疫的共同重建。

对于其他联合免疫缺陷病和 WAS 的患者，应用具有骨髓抑制作用的细胞清除药物及免疫清除药物（环磷酰胺或氟达拉滨）都是为了实现持续植入和重建。对于这些适应证，未修饰的 HLA 相合的亲缘和无关造血干细胞移植比 HLA 单倍型 T 细胞去除移植有更好的效果。某些特定疾病，特别是与 HLA Ⅱ 类分组缺乏相关的裸淋巴细胞综合征，尽管使用这些方案，仍出现过高的移植失败率。未来，开发耐受性良好的预处理方案和移植方法，以确保持续性植入和完全嵌合是重中之重的问题。在移植时采取选择性的细胞因子或特殊的细胞治疗可能会促进植入和免疫功能的恢复。

基因治疗目前被用于临床试验中，使用编码正常基因的载体转导造血干细胞，以纠正某些致命性免疫和造血功能紊乱，关于基因治疗的内容将会有单独的章节详细阐述。应用白消安预处理后，采取基因修饰的自体造血干细胞治疗儿童 ADA 缺陷的 SCID，已经显示出了很好的前景。但是，迄今为止，基因治疗获得完全重建的患者比例与 HLA 相合的无关移植或 HLA 不合的 T 细胞去除移植并无明显区别[69]。对于 SCID 的某些变异型，例如 ADA 缺陷症患者，仍需要更长时间的随访来确定基因治疗能否取代造血干细胞移植，或何种程度上取代造血干细胞移植作为首选治疗。对于 X 连锁 IL-2R γc 缺陷的 SCID 和 WAS，基因修饰的自体造血干细胞移植可以重建 T 细胞和部分患者的 B 细胞免疫。此外，基因治疗可以诱导 WAS 患者产生正常数量和功能的血小板。然而，经遗传修饰的细胞其白血病转化风险非常高。将来，替代载体和位点特异性基因修饰手段可能消除这些转导细胞的后期白血病转化风险，并确保基因治疗在这些患者中的作用。

第74章
造血干细胞移植治疗沉积病
Hematopoietic Cell Transplantation for Storage Diseases

Joseph Rosenthal　著

吴小霞　译

王　虹　傅玲玲　陈子兴　校

一、概述

溶酶体贮积症（lysosomal storage disorders，LSDs）是由单基因缺陷引起的约50种罕见的遗传性代谢紊乱疾病，通常由于溶酶体水解酶或重要的过氧化物酶功能异常，导致多个器官受累的全身系统性疾病（表74-1至表74-3）。由于膜蛋白缺陷、酶功能异常或酶激活物功能缺陷，导致溶酶体内的大分子底物无法降解、大量贮积，这是这类疾病的典型标志并导致了其复杂的临床表型。由于溶酶体水解酶的"管家"性质和表达的普遍性，这类疾病常累及多器官或多系统，并且通常危及生命。随着时间的延长，贮存的底物越来越多，导致临床症状进行性加重，表现形式不一，可以表现为轻微的症状，也可以表现为严重的进行性进展的神经系统症状[1, 2]。贮存的底物通过何种具体机制干扰细胞功能尚不完全清楚；有研究发现这些变化可能发生在许多细胞过程中，如自噬、细胞内钙稳态、信号传导途径、转运、炎症和氧化应激反应等，均可导致疾病进展。虽然该病例很罕见，在人群中发病率也比较低，但每5000～9000个新生儿中，就有1例溶酶体贮积症患者。

在过去的30年中，对于部分先天性代谢紊乱（inborn errors of metabolism，IEM）的患者，主要是患有溶酶体贮积病和过氧化物酶体病的患者，造血干细胞移植已被证明是一种有效的治疗手段。造血干细胞移植治疗先天性代谢紊乱的主要原理是供体细胞可以提供血管内外的各种正常酶。造血干细胞

移植的最终目标是预防这类疾病特有的神经系统症状和发育的进行性恶化，以使患者恢复正常或接近正常的生活质量。目前造血干细胞移植仅适用于经过谨慎筛选的病例，如Hurler综合征、X连锁肾上腺脑白质营养不良（X-linked adrenoleukodystrophy，X-ALD）和婴儿Krabbe病。移植技术的进步和替代治疗的发展可能会使造血干细胞移植治疗先天性代谢紊乱的适应证发生变化。最近开展的无关脐血移植，就具有快速性及可行性。对于合并快速进展的神经系统疾病的患者，脐血移植[3-5]成为可行的治疗手段。

脐带血可以快速获得，这使得脐血移植获得了快速发展，可用于治疗刚诊断不久，未发生不可逆转损伤的患者。另一方面，酶替代疗法在治疗良好/中等状态患者取得的成功，使人们开始探索在造血干细胞移植前或移植期间联合应用酶替代疗法治疗一般状况较差的患者[6, 7]。采用基因修饰细胞及间充质干细胞的自体造血干细胞移植，作为一门新兴的治疗手段，可以阻止疾病的进展。造血干细胞移植技术的发展及干细胞来源的改进使得这种疗法的安全性和有效性得到了提高，适应证也更广泛。为了更详细地评估这些治疗的效果，有必要在全世界建立一个登记库。

二、造血干细胞移植治疗沉积病

（一）为何造血干细胞移植会有效

溶酶体是含有水解酶的细胞器；过氧化物酶

表 74-1 黏多糖贮积症和黏脂贮积症

疾病	遗传方式	酶 / 蛋白	发病人数 / 携带者人数（估计值）	治疗选择：HCT/ ERT/SD/GT	备注
黏多糖贮积症（MPS）					
MPS Ⅰ	常染色体隐性遗传	α–L–艾杜糖醛酸	111/148		
Hurler（MPS IH）				+/+/–/–	HCT 或 HCT+ ERT
Hurler–Scheie （MPS IH/S）				+/+/–/–	ERT 被认为是 标准治疗
Scheie（MPS IS）				+/+/–/–	
Hunter MPS Ⅱ	X– 连锁	艾杜糖醛酸 –2– 硫酸酯酶	162/136 000		
严重（MPS Ⅱ A）				–/+/–/–	ERT 目前一般用于 Hunter 病
稍弱（MPS Ⅱ B）				–/+/–/–	
Sanfilippo（MPS Ⅲ）	常染色体隐性遗传				
MPS Ⅲ A		乙酰肝素 –N– 硫酸酯酶	128/169	–/–/–/–	
MPS Ⅲ B		N- 乙酰葡糖胺	235/230	–/–/–/–	没有证据表明成功，及时的 HCT 可以改善神经认知功能
MPS Ⅲ C		乙酰辅酶 A：N– 乙酰转移酶	1407/593	–/–/–/–	
MPS Ⅲ D		N- 乙酰葡糖胺 6– 硫酸酯酶	1056/514	–/–/–/–	
Morquio（MPS Ⅳ）	常染色体隐性遗传		201/206		
MPS Ⅳ A		半乳糖 6– 硫酸酯酶		–/–/–/–	严重的骨骼畸形避免行 HCT
MPS IV B		β– 半乳糖苷		–/–/–/–	
Maroteaux–Lamy （MPS Ⅵ）	常染色体隐性遗传	芳基硫酸酯酶 B	248/242	+/+/–/–	ERT 是首选疗法；HCT 也可考虑
Sly（MPS Ⅶ）	常染色体隐性遗传	β– 葡萄糖醛酸	2111/726	+/–/–/–	极少数病例行 HCT 治疗
黏脂贮积症（ML）	常染色体隐性遗传	磷酸转移酶	422/285	+/–/–/–	
ML– Ⅱ（Ⅰ – 细胞）					由于呼吸道和肺部问题导致 HCT 面临重大临床挑战
ML– Ⅲ（假性 Hurler 多发性营养不良）					

ERT. 酶替代疗法；GT. 基因治疗；HCT. 造血干细胞移植；SD. 底物消耗（引自文献 [147]）

表 74-2　脑白质营养不良 [147]

疾病	遗传方式	酶 / 蛋白	发病人数 / 携带者人数（估计值）	治疗选择：HCT/ERT/SD/GT	备注
脑白质营养不良和其他白质疾病	X- 连锁	ALD 蛋白（ALDP）	19/19 000	+/-/-/+	
				+/-/-/-	HCT 是唯一有效的长期疗法，可能使脑疾病进程保持稳定。罗伦佐油似乎可以降低生物化学诊断的 X-ALD 的男孩患脑病的可能性。需要对 UCB 移植的婴儿进行长期随访。延长的 CNS 稳定时间和 HCT 无法有效影响 PNS 会降低晚发患者对生活质量的热情。ERT 可能对治疗 PNS 有效；但是，需要进一步研究
X-ALD 型				+/-/-/-	
儿童脑型 X-ALD				?/-/-/?	
青少年脑型 X-ALD				-/-/-/-	
成人脑型 X-ALD					
AMN 伴或不伴有脑部受累型 X-ALD					
单纯 Addison 型					
球形细胞脑白质营养不良	常染色体隐性遗传	半乳糖脑苷脂酶	201/188	+/-/-/-	
异染性脑白质营养不良	常染色体隐性遗传	芳基硫酸酯酶 A	121/152	+/+/-/-	
Alexander	常染色体隐性遗传		?/?	-/-/-/-	
Pelizaeus–Merzbacher 病	X- 连锁	蛋白脂质蛋白	?/?	-/-/-/-	
白质消融性白质脑病	常染色体隐性遗传	翻译起始因子 eIF2B 的突变及其他可能的突变	?/?	-/-/-/-	
Zellweger 综合征	常染色体隐性遗传	包括 VLCFA 的积累，缩醛磷脂明显缺乏的几种性	?/?	-/-/-/-	

ERT. 酶替代疗法；GT. 基因治疗；PN. 外周神经系统；SD. 底物消耗；? 为不明确。其他缩写参阅文本（引自文献 [147]）

表 74-3　糖蛋白代谢紊乱和各种溶酶体贮积病和先天性代谢紊乱疾病 [147]

疾　病	遗传方式	酶 / 蛋白	发病人数 / 携带者（估计值）	治疗选择：HCT/ERT/SD/GT	备　注
岩藻糖苷累积病	常染色体隐性遗传	岩藻糖苷酶		+/-/-/-	
戈谢病	常染色体隐性遗传	葡糖脑苷脂酶	59/119	+/+/+/+	优先考虑 ERT 和（或）SD
Ⅰ（非神经型）				-/+/+/-	
Ⅱ（急性神经型）				+/+/+/-	HCT 取得了长期有利的结果，特别是在 Norrbottnian 型的患者中
Ⅲ（亚急性神经型）					

（续表）

疾　病	遗传方式	酶 / 蛋白	发病人数 / 携带者（估计值）	治疗选择: HCT/ERT/SD/GT	备　注
α- 甘露糖苷病	常染色体隐性遗传	α- 甘露糖苷酶	1056/514	+/-/-/-	HCT 治疗方案有效
天冬氨酰葡萄糖胺尿症	常染色体隐性遗传	天冬氨酰葡糖胺酶	2111/726	+/-/-/-	
脑腱黄瘤病	常染色体隐性遗传	27- 羟化酶		-/-/-/-	
Fabry 病	X- 连锁	α- 半乳糖苷酶	117/117 000	-/+/+/-	ERT: 首选疗法
Farber 脂肪肉芽肿病	常染色体隐性遗传	神经酰胺酶	?/?	+/-/-/-	
神经节苷脂累积病（GM1、GM2，包括 Tay-Sachs 病，Sandhoff 病和 GM2 激活剂缺乏症）GM1 神经节苷脂累积病 GM2 神经节苷脂累积病 • Tay-Sachs 病 • Sandhoff 病 • GM2 激活剂缺乏症	常染色体隐性遗传	β- 半乳糖苷酶	422/310	?/-/-/-	没有明确证据表明 HCT 治疗有效性
		氨基己糖苷酶 A	222/224	-/-/+/-	
		氨基己糖苷酶 A 和 B	422/310		
糖原贮积病Ⅱ型（Pompe）	常染色体隐性遗传	α- 葡萄糖苷酶	201/191	-/+/-/-	ERT: 首选疗法
神经元蜡样脂褐质沉着症	常染色体隐性遗传	棕榈酰蛋白硫酯酶 三肽基肽酶Ⅰ	?/?	+/-/-/-	HCT 的临床应用非常有限，且疾病进展迅速，难以得出结论
NCL1					
NCL2					
Niemann - Pick 病	常染色体隐性遗传	酸性鞘磷脂酶	A 和 B:	-/+/-/-	ERT 可能在 A 型和 B 型患者中起作用。HCT 可能对 B 型和 C 型患者有效；然而，经验仍然非常有限
A		酸性鞘磷脂酶	264/249	+/+/-/-	
B		NPC1（胆固醇转运）	211/230	+/-/-/-	
C					
Wolman 综合征	常染色体隐性遗传	酸性脂肪酶	704/363	+/-/-/-	HCT: 极高的发病率和死亡率
Canavan 病	常染色体隐性遗传	天冬氨酸酶		-/-/-/-	德系犹太人多见
胱氨酸病	常染色体隐性遗传	胱氨酸转运蛋白	281/219	-/-/+/-	
唾液酸贮积病	常染色体隐性遗传	唾液酸转运蛋白	603/363	?/-/-/-	HCT: 角色未知
唾液酸病	常染色体隐性遗传	神经氨酸酶	4222/1027	?/-/-/-	HCT: 角色未知
多种硫酸酯酶缺乏症	常染色体隐性遗传	多种硫酸酯酶因子，所有硫酸酯酶	1407/593	+/-/-/-	HCT: 临床经验非常有限
低磷酸酯酶症	常染色体隐性遗传或常染色体显性遗传	组织非特异性碱性磷酸酶		+/-/-/-	HCT: 临床经验非常有限

ERT. 酶替代疗法；GT. 基因治疗；HCT. 造血干细胞移植；SD. 底物消耗；? 为不明确（引自文献[147]）

体是亚细胞器，主要参与脂质代谢相关的代谢。1968 年，Fratantoni 和 Neufeld 通过代谢交叉校正了 Hurler 和 Hunter 综合征患者成纤维细胞中的缺陷，提出了可转移性溶酶体酶的概念[8]。溶酶体贮积病的代谢校正是通过甘露糖 –6- 磷酸受体介导的分泌酶的内吞作用，或者是来自邻近细胞的酶的直接转移作用完成的[1]。这两种机制很可能都发生在造血干细胞移植之后（图 74-1）。各种细胞和组织中受体介导的酶内吞作用的多样性，可影响造血干细胞移植后的水解酶摄取。例如，单核细胞和巨噬细胞具有 N- 乙酰葡糖胺和甘露糖的受体；神经胶质细胞具有唾液酸受体。X–ALD 是超长链脂肪酸（very long chain fatty acid，VLCFA）β 氧化引起的过氧化物酶体病。造血干细胞移植阻止大脑脱髓鞘的可能机制有三种：免疫抑制、替代正常代谢细胞群使血

管周围炎症减少以及代谢校正。如何使血浆中超长链脂肪酸恢复正常，其机制尚不清楚。

造血干细胞移植治疗中枢神经系统受累的沉积病患者，一个关键问题是供体来源的细胞是否能进入中枢神经系统实现代谢校正或中止炎症。小胶质细胞是中枢神经系统中的单核吞噬细胞，它是由造血细胞衍生而来。它们占脑中非神经元细胞的 5% ～ 10%。活化的小胶质细胞参与抗原呈递、炎症反应、感染和中枢神经系统损伤。在人体中，供体来源的小胶质细胞的再增殖可能需要 1 年时间。造血干细胞移植后小胶质细胞替换的速度比其他组织巨噬细胞（例如肺泡巨噬细胞或 Kupffer 细胞）的速度慢。这一观察结果在一定程度上解释了为何对于快速进展性疾病，造血干细胞移植不能有效地稳定其中枢神经系统及神经相关方面的问题。

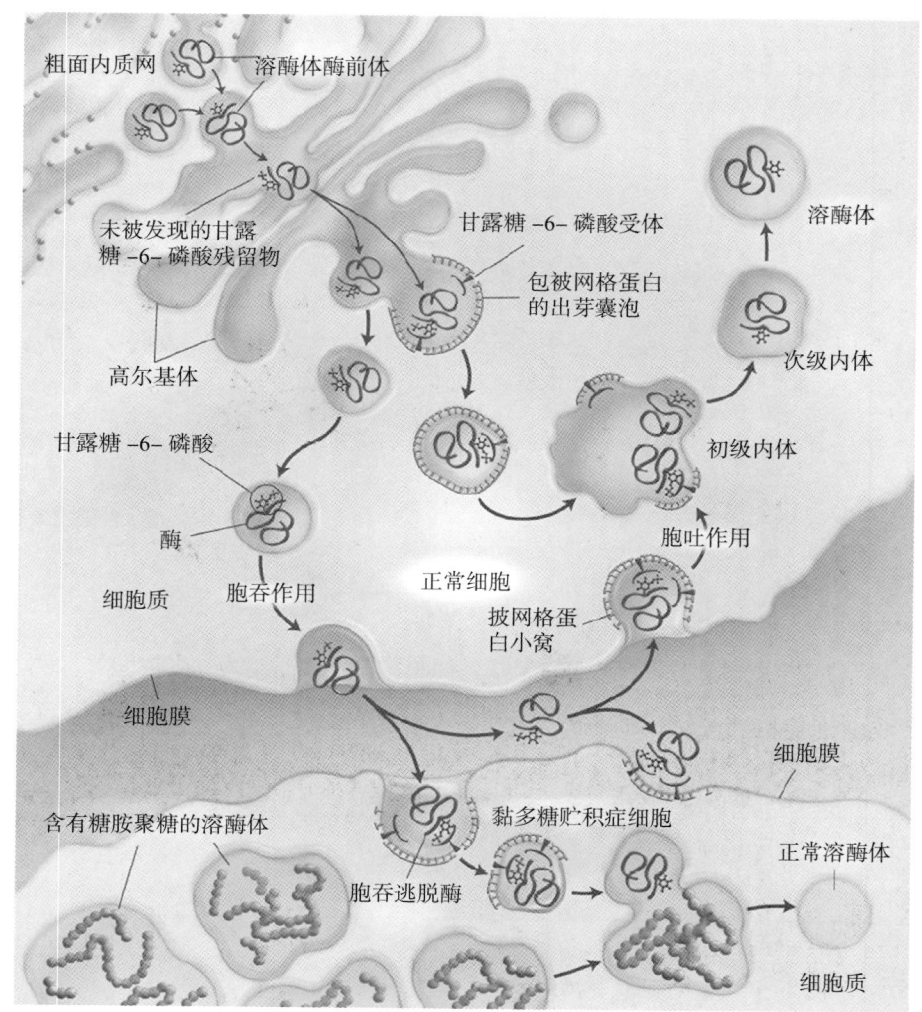

◀ 图 74-1 溶酶体酶在正常细胞中的转运及储存障碍在黏多糖贮积症患者细胞中的校正经过

将甘露糖 –6- 磷酸识别信号添加到位于晚期高尔基体区室的溶酶体酶前体中，甘露糖 –6- 磷酸修饰的酶也在此与甘露糖 –6- 磷酸受体结合。将酶 - 受体复合物包装到转运载体囊泡中并递送至早期内体，在其中低 pH 促进酶与受体的解离。后将酶递送至成熟溶酶体，并将甘露糖 –6- 磷酸受体再循环至高尔基体。少量的甘露糖 –6- 磷酸修饰的酶逃脱由甘露糖 –6- 磷酸受体捕获并释放到细胞外空间。通过与细胞表面上网格蛋白包被的凹坑中的甘露糖 –6- 磷酸受体结合，可以重新捕获该酶。在经历过造血干细胞移植的患者中，从供体来源的细胞释放的酶可以被黏多糖贮积症细胞摄取，纠正异常的糖胺聚糖储存（引自 Muenzer 等，2004[146]。经麻省医学会许可转载）

（二）历史

1980 年 4 月 8 日，一例 9 个月大的男婴因 Hurler 综合征首次接受骨髓移植[9]。尽管基因型分析提示纯合的 W402X 突变代表了严重的 Hurler 综合征 [黏多糖贮积症 IH 型（mucopolysaccharidosis IH，MPS IH）] 表型，但患儿成功植入了母亲来源的骨髓干细胞，并且获得了稳定，且智力正常[9]。1982 年，一例 13 岁的女性 Maroteaux-Lamy 综合征患者，成为首个接受 HLA 匹配移植的患者，供者为代谢酶功能正常的姐妹的干细胞，移植后患者的肝脾肿大消退，心肺功能恢复正常[10]。在 20 世纪 80 年代后期到 90 年代，移植成功治疗了包括脑 X-ALD[11]、球形细胞脑白质营养不良（globoid cell leukodystrophy，GLD）[12] 和 MLD[13] 在内的脑白质营养不良疾病。在 20 世纪 90 年代中期到 21 世纪初期，第一个关于造血干细胞移植治疗 Hurler 综合征[14-16] 和脑 X-ALD[17] 的大型多中心研究结果发表。移植的造血干细胞包括骨髓[12, 13, 17]、外周血[18] 和脐血[17, 19, 20]。除了高剂量预处理方案，减低强度的预处理方案也被证明是有效的[18]。联合治疗、酶替代疗法和造血干细胞移植[6, 7] 均被证实可有效治疗 Hurler 综合征患者。另外，该领域的研究者已经认识到全面护理这些患者的重要性，这将在后面描述。

（三）总体评估

以下因素对于造血干细胞移植成功治疗沉积病患者至关重要：多学科和多专业的评估和随访；HLA 配型的优化及造血干细胞来源的选择；高剂量与减低剂量预处理方案的风险及获益，支持治疗和造血干细胞移植后的长期评估。本章后面将介绍相关评估及指南（表 74-4 和表 74-5）。

表 74-4　黏多糖贮积症、黏脂贮积症和糖蛋白代谢紊乱患者造血干细胞移植前的评估指南（A 部分）和移植后（B 部分）的随访

A 部分	移植前
神经病学	检查包括评估 Hurler 综合征患者脑积水的体征或症状
神经心理学	根据年龄和发育水平测试认知能力，例如早期学习的 Mullen 量表以评估早期学习综合能力或 WISC Ⅲ 语言评估，以获得接受和表达语言的分数 Vineland 自适应行为量表
神经放射学 心脏病学 肺病学	脑与上颈椎 MRI 对 Hurler 综合征患者齿状突的关注 超声心动图、心电图 胸部 X 线片（后前位和外侧） 多导睡眠图
听力学	根据需要的耳鼻喉科 如果听力科要求，脑干听觉诱发反应
眼科学 遗传咨询	Hurler 综合征患者的常规评估和如果可能测眼压
神经生理学	具有表面电极的电生理学研究用于评估腕管综合征（如果在 Hurler 综合征患者中有临床表现）
职业、身体、言语和语言治疗	根据需要进行评估和治疗，对 Hurler 综合征患儿尤为重要
捐助者研究	除了传染病标志物外，如果可能，还要提供酶活性水平
分子生物学研究	在入院时，考虑获取血液的 DNA 样本（例如，突变分析、药物基因组学）
腰椎穿刺	如果临床上存在可能，显著增加的颅内压，可以行腰椎穿刺测定 Hurler 综合征患者的脑脊液葡萄糖和蛋白质来确定开放和闭合压力
B 部分	**移植后**
血液和骨髓移植团队	骨髓移植医师、神经病学家、神经心理学家或发育儿科医生，心脏病专家、肺病学家 / 睡眠障碍专家、内分泌学家、听力学家、眼科医生、职业和物理治疗师、言语和语言治疗师、高级执业护士、护士协调员、社会工作者；其他人根据需要，包括职业和物理治疗师
神经病学	检查

（续表）

B 部分	移植后
神经心理学	根据年龄和发育水平测试认知能力，即早期学习的 Mullen 量表（早期学习综合）或斯坦福比奈智力量表（综合得分）或 Wechsler 学前教育和初级智力量表（全面智商） 语言评估，以获得接受和表达的语言分数 Vineland 自适应行为量表
神经放射学	脑和上颈椎 MRI（注意齿状突）
心脏病学	超声心动图 EKG
肺病学	胸部 X 线检查 临床指导作用的随访多导睡眠图
听力学	根据需要的耳鼻喉科 如果听力科要求，脑干听觉诱发反应
眼科	视网膜电图
骨科手术	脊柱、髋部和膝部的骨科评估，以及腕管综合征的手外科评估
内分泌学	生长激素刺激试验 游离甲状腺素甲状腺刺激素水平 双能 X 线吸收测量扫描 骨龄 X 线
神经生理学	用表面电极进行电生理学研究以评估腕管综合征
职业、身体、语言和语言治疗	根据需要进行评估和治疗
植入和嵌合研究	多次串联重复序列检查或 XY 荧光原位杂交研究及酶水平（天数 +21～30，+60，+100，+6 个月，+1 年，此后根据造血干细胞移植后需要

表 74-5 脑白质营养不良患者造血干细胞移植前的评估指南（A 部分）和移植后（B 部分）的随访

A 部分	移植前
神经病学	检查
神经心理学	年龄适当的神经心理学测试，即 Wechsler 学前教育和初级智力量表（WPPSI 修订版）和 Wechsler 儿童智力量表Ⅲ（WISC-Ⅲ） Wechsler 成人智力量表Ⅲ得到： • 全面智商分数 • 言语智商分数 • 绩效 IQ 分数 测量学校成绩，语言、视觉感知、注意力、记忆力、运动功能、执行功能和行为的其他测试 Vineland 自适应行为量表
神经放射学 – 脑型 X–ALD 神经放射学 –GLD[12] 及异染性脑白质营养不良	脑部 MRI 包括造影剂（钆）和严重程度评分确定（Loes 评分[63]） 磁共振波谱（如果可用）及被认为可能提供信息 脑 MRI
脑脊液	检查脑脊液（包括 CSD 蛋白）：可能对造血干细胞移植晚期疾病患者提供信息，以评估血 – 脑屏障破坏的状态（即脑脊液蛋白升高程度；例如，患有 GLD 的婴儿，脑脊液蛋白水平为 500～600mg/dl）
肺病学	胸部 X 线片（后前位和外侧）
眼科学	必要的评估

（续表）

A 部分	移植前
内分泌学	评估 X-ALD 男孩肾上腺皮质功能不全（如氢化可的松给药）的治疗方法；所有患者常规评估甲状腺功能，发展至青春期的进程，生长发育状态
神经生理学	电生理学研究：对脑 X-ALD 移植的男孩进行长期评估，这些男性已达到发展成 AMN 风险的年龄，即大约≥ 20 岁。这些人是否会发展 AMN 的问题没有得到答复
职业、身体、言语和语言治疗	根据需要进行评估和治疗
B 部分	**移植后**
血液和骨髓移植团队	骨髓移植医师、神经科医生、高级执业护士、护士协调员、社会工作者；其他人根据需要，包括职业和物理治疗师
神经病学	检查
神经心理学	年龄适当的神经心理学测试，即 Wechsler 学前教育和初级智力量表（WPPSI 修订版）和 Wechsler 儿童智力量表Ⅲ（WISC–Ⅲ） Wechsler 成人智力量表Ⅲ得到： • 全面智商分数 • 言语智商分数 • 绩效 IQ 分数 测量学校成绩，语言、视觉感知、注意力、记忆力、运动功能、执行功能和行为的其他测试 Vineland 自适应行为量表
神经放射学 – 脑型 X-ALD 神经放射学 –GLD[12] 及异染性脑白质营养不良	脑部 MRI 包括造影剂（钆）和严重程度评分确定（MRI 严重程度或 Loes 评分[63]）；建议的最低检查次数，在造血干细胞移植后 2 ~ 3 个月评估钆增强的分辨率（脑 X-ALD 中活性脱髓鞘的标志）和在造血干细胞移植后 1 年，在达到稳定时评估严重程度评分[64]。随后的脑部 MRI 根据临床需要进行 磁共振波谱（如果可用）并被认为可能提供信息 造血干细胞移植后 1 年的脑部 MRI 检查，如果有临床指征，每年一次，直到证实稳定的髓鞘形成
肺病学	胸部 X 线检查
眼科学	必要的评估
内分泌学	评估 X-ALD 男孩肾上腺皮质功能不全（如氢化可的松给药）的治疗方法；所有患者常规评估甲状腺功能，发展至青春期的进程，生长发育状态
神经生理学	电生理学研究：对脑 X-ALD 移植的男孩进行长期评估，这些男性已达到发展成 AMN 风险的年龄，即大约≥ 20 岁。这些人是否会发展 AMN 的问题没有得到答复
植入和嵌合研究	患者的串联重复序列和可测的酶水平（天数 +21 ~ 30，+60，+100，+6 个月，+1 年，此后造血干细胞移植后每年）；超长链脂肪酸的随访评估已经停止，因为已发表的研究显示造血干细胞移植后这些水平降低了 55% 但未完全正常化[66]。超长链脂肪酸水平似乎与疾病活动或临床状态没有任何临床意义或相关性

AMN. 肾上腺脑白质营养不良；EMG. 肌电图；GLD. 球形细胞脑白质营养不良；ML. 异染性脑白质营养不良；MRI. 磁共振成像；X-ALD. X– 连锁的肾上腺脑白质营养不良

三、黏多糖贮积症和黏脂贮积症

在本节中，将介绍和讨论 MPS（Hurler、Hurler-Scheie、Scheie、Hunter、Sanfilippo、Morquio、Maroteaux–Lamy 和 Sly）和黏脂贮积症（mucolipidoses，ML；Ⅰ细胞疾病和假性 Hurler 多发性营养不良）（表 74-1）。

MPS 是由于葡糖氨基葡聚糖（glycosaminoglycans，GAGs）的降解酶缺乏引起的一组溶酶体贮积症[1]，葡糖氨基葡聚糖包括乙酰肝素、皮肤素、角蛋白和硫酸软骨素，它们的一种或多种成分在细胞内累积，导致细胞功能障碍。这些葡糖氨基葡聚糖通常通过尿液排出，可通过初步诊断筛查试验检测。编码大多数酶的基因及其互补 DNA（cDNA）已被克隆出来，其一级结构的特征，重组酶的产生以及引起疾病的突变也被阐明。表 74-1 列出了 MPS，其遗传学和各自的酶谱、发病率、携带率以及治疗方案。除 Hurler 综合征（X 连锁）外，所有 MPS 和 ML 均为常染色体隐性遗传。ML Ⅱ（Ⅰ 细胞疾病）和 ML Ⅲ（假性 Hurler 多发性营养不良）是罕见的遗传性疾病，在间充质来源的细胞中存在溶酶体酶转运过程异常。新合成的溶酶体酶不能正确地靶向作用于溶酶体，而是被分泌到细胞外基质中。受影响的细胞充满致密的沉积物填充；溶酶体酶在患者血清和体液中的水平升高[21]。

　　MPS 的共同临床特征包括进展性的多器官系统受累、器官肿大、多发性成骨异常症和面部畸形。听力、视力、呼吸和心血管功能也常受到影响。在 Hurler 综合征（MPS IH）、重型 Hunter 综合征（MPS Ⅱ A）和 Sanfilippo 综合征（MPS Ⅲ）患者中观察到与发育迟缓伴随的严重认知障碍[1]。

　　对于一些特定的 MPS 患者，造血干细胞移植是有效的治疗手段，可使 MPS 和 ML 包括 Hurler（MPS IH）、Maroteaux-Lamy（MPS Ⅵ）和 Sly（MPS Ⅶ）综合征，以及 Ⅰ 细胞病（ML Ⅱ）的患者获益。另一方面，造血干细胞移植对中枢神经系统和（或）骨骼系统治疗效果的有限性，显著降低了 Hunter（MPS Ⅱ）、Sanfilippo（MPS Ⅲ）和 Morquio（MPS Ⅳ）综合征患者的移植热情（表 74-1）。

四、能从造血干细胞移植获益的黏多糖贮积症疾病：Ⅰ 型、Ⅵ 型和Ⅶ型

（一）Hurler（MPS IH）、Hurler-Scheie（MPS IH/S）和 Scheie 综合征（MPS IS）

1. 流行病学、分子生物学和病因学

　　MPS Ⅰ 是一种常染色体隐性遗传的溶酶体贮积症，是由于 α-L- 艾杜糖醛酸酶（α-L-iduronidase，IDUA）的酶活性缺乏引起，导致全身多个组织中葡糖氨基葡聚糖的溶酶体累积。总体患病率为 1/10 万活产婴儿[22]，因临床表现的显著多样性，各型 MPS Ⅰ 诊断都存在挑战。初步诊断主要基于医生对症状和体征的识别。所有患者均可见 IDUA 活性不足和尿葡糖氨基葡聚糖排泄过多，但无法准确预测

疾病的严重程度或表型[22]。大多数已知的引起疾病的突变（迄今为止超过 100 个）都是独特的（"私人的"）并且没有特征性。

2. 临床特征

　　MPS Ⅰ 是一种慢性进展性疾病，可以影响心脏、眼睛、骨骼、关节、呼吸系统、面部外观、内脏，并且常常累及中枢。根据发病年龄、进展程度以及认知受累的程度，可分为三种类型[1]。Hurler 综合征（也称为 MPS IH），是最严重的 MPS Ⅰ 类型，其症状和体征通常出现在婴儿期，未治疗患者死亡的中位年龄为 6.8 岁。Scheie 综合征（又称 MPS IS），儿童期后期发病并表现出较慢的临床过程，其认知功能可持续保持并可存活至成人。Hurler-Scheie，又称 MPS IH/S，严重程度介于两者之间，不存在认知障碍或仅存在轻度认知障碍，不接受治疗的患者通常在青春期或成年早期死亡。患有 Hurler-Scheie 和 Scheie 综合征的患者也被称为减弱型 MPS Ⅰ。总的来说，这些表型代表疾病谱中不同的严重程度，没有严格的临床，生物学或分子诊断标准来区分它们。

3. 造血干细胞移植治疗 MPS Ⅰ

　　自首例关于造血干细胞移植治疗 Hurler 综合征婴儿可以成功逆转其临床表现及改善其生物学标志的报道后[9]，已有数百例 MPS IH 和 MPS IH/S 患者接受移植治疗。来自亲缘和无关供体的移植，以及亲缘或无关脐带血移植的经验[15, 22, 23]，为造血干细胞移植治疗 MPS IH 和 MPS IH/S 的患者选择、移植时机、脏器功能评估及神经认知功能的评估提供了指导（图 74-2）。虽然难以准确估计造血干细胞移植治疗 Hurler 患者的长期存活率，但使用骨髓或脐血治疗的成功率高达 80%～85%（图 74-3）[19, 23]。

　　Hurler 综合征患者是否需要行造血干细胞移植是一个很难决策的问题。需要考虑儿童的神经认知和发育状况（重点关注生长潜力），是否存在脑积水，是否需要行脑室腹腔分流术，以及是否存在肺和气道并发症，如频繁肺炎、慢性缺氧、睡眠呼吸暂停和心衰。必须进行全面的造血干细胞移植前评估，并向患者家庭提供详细信息，尤其需要关注影响造血干细胞移植获益的疾病，如骨骼异常、某些眼部和听觉问题以及心脏病方面。造血干细胞移植后需要长期、共同协助的全面监测（见第 105 章）。针对疾病的细节方面，也应与教育工作者和治疗师

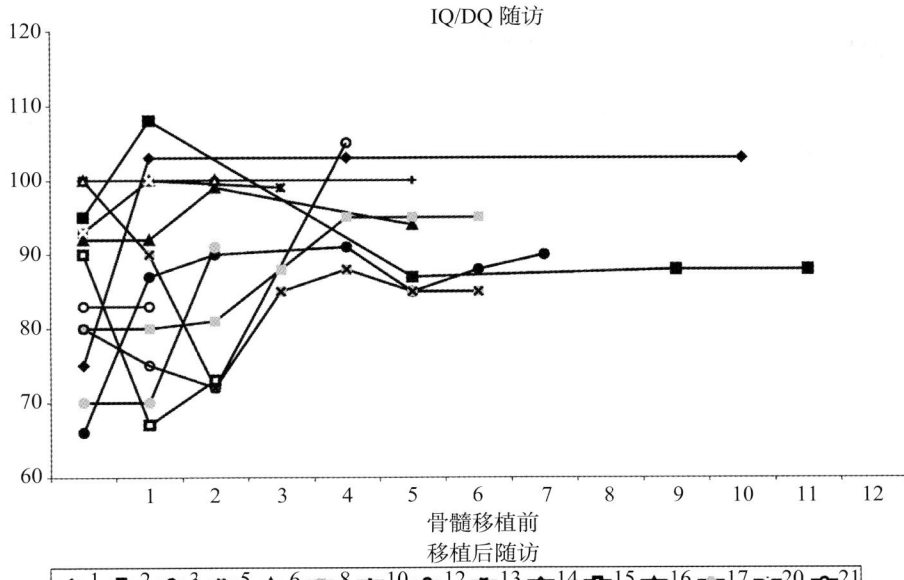

◀ 图 74-2 通过智力或发育商数（IQ 或 DQ）测试 15 例 Hurler 综合征患者在造血干细胞移植前后的神经认知功能

BMT. 骨髓移植（引自 Souillet 等，2003[23]。经 Nature Publishing Group 许可转载）

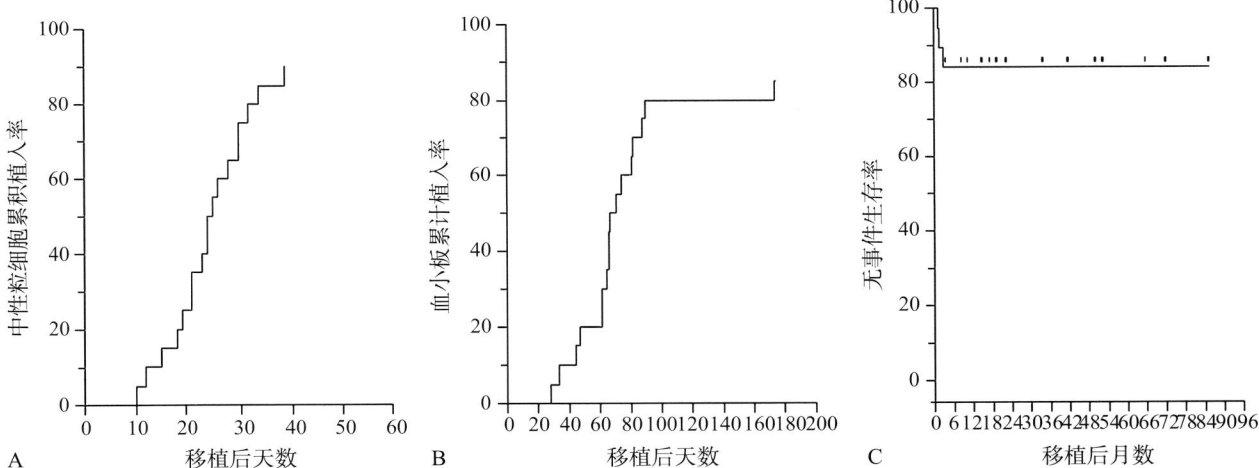

▲ 图 74-3 脐带血移植后中性粒细胞和血小板（b）植入的累积发生率和 Kaplan-Meier 估计无事件生存的概率

A. 中性粒细胞植入的累积发生率。粒系植入被定义为连续三天的绝对中性粒细胞计数至少为 500/mm³。第一次脐带血移植后仍然发生再生障碍的患者在第 63 天接受了第二次脐带血移植手术。在第二次移植后第 +26 天发生粒系植入；B. 血小板植入的累积发生率。血小板植入定义为血小板计数至少 50000/mm³，无须输血至少连续 7 天；C. 无事件生存的概率。无事件存活率由完全（＞ 99%）供体嵌合体的存活定义。刻度标记表示每位患者的最近一次随访（引自 Staba 等，2004[19]。经麻省医学会许可转载）

密切合作（如身体情况、职业发育、发因和语言）（表 74-4）。

MPS IH 及 Hurler 综合征造血干细胞移植后成功植入的患者，可以获得长期较好的结果，包括中枢神经系统的稳定和神经认知功能的保留，以及日常独立生活的动作能力。仔细的神经心理学和神经放射学评估是必需的[24-26]。

在疾病进程的早期进行造血干细胞移植，可以改善高灌注内脏器官（例如肝、脾、腺样体、扁桃体、心脏和肺）中葡糖氨基葡聚糖的代谢和清除。在造血干细胞移植后的前 3 ~ 6 个月内，所有患者均可观察到肝脾肿大的显著改善以及阻塞性气道症状的缓解，包括持续性鼻漏和上呼吸道阻塞[16, 23, 27]。心肌功能保持稳定或得到改善，冠状动脉通畅可维持到造血干细胞移植 14 年之久[28]。心脏瓣膜增厚和心功能不全的长期结果需要继续监测。此外，造血干细胞移植有助于保持智力功能并预防典型的重型 Hurler 表型，减少进行性认知恶化的风险。这只有在早期及脑损伤发生之前进行造血干细胞移植才能实现[14-16, 23, 27, 29]。造血干细胞移植时的年龄与造血干细胞移植后认知发展斜率（−0.64，$P < 0.03$；−0.51，$P = 0.01$）具有显著相关性，同样的，心理发育指数（mental development index，MDI）基线和造血干细胞移植后认知发展的斜率（0.76，$P < 0.05$；0.77，$P = 0.0002$）也具有显著相关性，这已在 MPS IH 患者中被发现[14, 15]，表明造血干细胞移植时低龄和较高龄患者的心理发育指数基线与移植后更好的认知功能相关。因此，一些权威人士曾建议造血干细胞移植仅应在 2 岁以下，且不超过最小认知障碍（minimal cognitive impairment，MDI）≥ 0.70 的 MPS IH 患者中进行。然而，造血干细胞移植时年龄超过 2 岁或心理发育指数基线低于 70 的 MPS IH 患者，造血干细胞移植后的神经认知功能的改善结果差异很大[14-16, 26]，所以必须谨慎考虑这些禁忌证[16]。造血干细胞移植前神经认知情况可能难以评估，特别是在较年轻患者或听力损失的患者。另外，在 2 岁以后，那些轻微表型的患者仍可以考虑造血干细胞移植。因此，关于干细胞移植的决策必须个体化进行。

由于 laronidase 组织渗透性较差，一些疾病表现出较差的反应。其中主要是骨骼异常病，也称为多发性成骨异常症。即使移植成功的儿童，通常也需要在 6 岁时通过整形外科手术来治疗膝外翻、髋臼发育不良、脊柱后凸畸形、腕管综合征以及手指屈肌腱鞘炎。2003 年在英国曼彻斯特举行的共识会议，主题为 MPS 的矫形（表 74-6）。有趣的是，许多移植的 Hurler 患者获得了长期的上颈椎的稳定[30]。

表 74-6   Jean Mossman 就使用造血干细胞移植治疗黏多糖贮积症患者的骨科管理提出的共识声明（2003 年 10 月 3 日至 4 日在英国曼彻斯特举行的会议产生的共识声明）

A. 普通会议

本次会议及其所属机构的发言人和撰稿人：Peters，C。目前：美国堪萨斯城儿童慈善医院，此前：美国明尼苏达州明尼苏达大学；Wynn，R，皇家曼彻斯特儿童医院，英国曼彻斯特；Steward，CG，英国布里斯托尔皇家儿童医院骨髓移植科；Wraith，E。威林克生化遗传学中心，英国曼彻斯特皇家曼彻斯特儿童医院；Guffon，N，法国里昂 Edouard Herriot 医院遗传性代谢疾病中心

- 由于造血干细胞移植和其他新出现的 MPS 疾病治疗方法，骨骼异常的管理变得越来越重要
- 造血干细胞移植有利于改变某些 MPS 疾病的自然病史，并可部分纠正骨骼异常
- 患者和动物中积累的各种数据提供了令人信服的证据，表明早期 H 造血干细胞移植对骨骼疾病，特别是腕管综合征和触发手指有积极影响
- 造血干细胞移植可改善与 MPS 疾病相关的软组织异常
- 预计造血干细胞移植作为预防措施比治疗更有效
- 骨骼疾病因 MPS 疾病类型而异
- 骨骼疾病的病因尚不确定：目前尚不清楚糖胺聚糖如何导致骨骼发育不良
- 目前，无法准确预测哪些儿童会出现足够严重的骨骼异常需要干预，对可能的骨科问题的持续审查至关重要
- 在这些症状出现问题的患者组中，骨骼和软组织问题（膝外翻、髋关节脱位、触发手指和腕管综合征）的骨科手术结果令人鼓舞
- 大多数接受过手术的孩子的父母都对结果感到满意
- 评估接受骨髓移植的儿童的外科手术干预的长期结果很重要，需要对成年后续进行随访
- 作为紧急事项，需要对治疗和未治疗患者进行国际登记，包括程序和结果
- 注册管理机构收集的数据字段应该得到患者和家属的意见，以确保收集的数据与未来父母对子女治疗的决策相关

B. 膝盖手术会议

本次会议及其所属机构的发言人和撰稿人：Ogilvie，JW。目前：美国盐湖城 Shriners 儿童医院，此前：明尼苏达大学，美国明尼阿波利斯；Meadows，T，皇家曼彻斯特儿童医院，英国曼彻斯特

- > 50% 的移植患者出现膝关节疼痛
- 使用吻合器和截骨术可以实现良好的矫正
- 随着增长而变化可能导致两个方法都失败，并且可能需要多种方法
- 由于膝关节另一侧生长区的永久性生长失败，吻合可能会失败
- 膝关节手术的评估：在临床怀疑膝外翻的儿童中，需要行整个下肢的后前站立 X 线

缝合器闭合术

- 当胫骨股骨角 > 15° 时，应考虑骨骺 U 形钉固定术

（续表）

- 骨骺僵化到程度才行 U 形钉固定术
- 年龄＞ 4—5 岁可能是最佳的
- 预计还有 1—2 年的增长
- 当角度减小到 0 ～ 5° 时，应移除 U 形钉。应使用两种钉，其设计可提供足够的锚固但可以移除

截骨术

在以下情况下应考虑截骨术

- 畸形程度＞ 20°
- 装 U 形钉无法解决问题
- 畸形不在膝盖处
- 患者年龄太大，因此没有足够的生长时间
- 急性矫正与分级矫正：根据对两种方法的风险和益处的明确解释和公开讨论，患者偏好应有助于决定使用哪种方法
- 患者团体在制作指出风险和收益的信息方面可发挥重要作用

截骨术 更多的发病率 住院多天 几天或几周走动，取决于程序	*缝合器闭合术* 发病率降低 门诊或短期住院，如果没有与其他程序一起完成 几天内走动

C. 髋关节手术会议

本次会议及其所属机构的发言人和撰稿人：Meadows，T。皇家曼彻斯特儿童医院，英国曼彻斯特；Ogilvie，JW，目前：美国盐湖城 Shriners 儿童医院，此前：明尼苏达大学，美国明尼阿波利斯；Garin，C，法国里昂 Edouard Herriot 医院

与非 MPS 髋关节发育不良相同，适用于手术适应证的基本原则

- 浅髋臼
- Shenton 线断了
- 假设长寿的患者
- 如果发育不良的程度可能导致
    - 早期或早产性关节炎
    - 可能对生活质量产生不利影响

手术的目的

- 降低髋部
- 提供保险
- 早期康复

髋关节手术应该在重塑髋臼的能力丧失之前进行

- 评估
    - 骨盆的后部 X 线
    - 进行磁共振成像手术可以是骨盆、股骨或两者皆可

操作技术将取决于

- 年龄
- 问题严重程度
- 手术偏好

根据所使用的技术，患者的一般健康状况以及患者／家属和外科医生的偏好，两个髋部可以同时操作

一种成功使用的技术

 (1) 单阶段

  ①双侧股骨截骨术

  ②双侧髂骨截骨术

   a. 股骨内翻有或无旋转截骨术

   b. Degas 型髂骨截骨术

 (2) 6 周固定

  ①渐进式步行

  ②温和的物理治疗

D. 腕管综合征会议

本次会议及其所属机构的发言人和撰稿人：Van Heest，A 和 Khanna，G，明尼苏达大学，美国明尼阿波利斯

- 使用神经传导速度对所有 MPS 儿童进行筛查测试至关重要。儿童不会抱怨疼痛、麻木或虚弱，直到腕管综合征严重并且神经损伤可能是永久性的。当正中神经压迫是可逆的时，神经传导速度测试可以以更温和的形式诊断腕管综合征
- 与同一腕骨距离的尺神经功能相比，正中神经功能的神经传导速度降低或幅度减小或延迟增加对腕管综合征是诊断性的
- 未经治疗的腕管综合征导致鱼际肌肉功能丧失，拇指、指数、长度和部分无名指失去感觉

（续表）

- MPS 疾病中的腕管综合征是由于腕骨发育不良导致骨盆腕管狭窄，并伴有腕管内屈肌腱上的糖胺聚糖沉积，导致正中神经压力增加
- 研究表明，腕管松解手术可改善正中神经功能
- 通过改进血液和骨髓移植技术，治疗患有 MPS IH 的患者，大约 50% 的儿童患有腕管综合征。移植年龄较小的患者以及移植后正常或载体水平的患者存在发生腕管综合征的风险降低

E. 手指屈肌腱鞘炎会议
本次会议及其所属机构的发言人和撰稿人：Van Heest，A 和 Khanna，G，明尼苏达大学，美国明尼阿波利斯
- 未经处理的锁定触发器手指可导致永久性手关节挛缩
- 手术释放 A1 和 A3 皮带轮，可能切除屈肌腱浅肌腱的一半，如果存在锁定手指，可能会导致挛缩的预防。伸展手指练习和夜间夹板不能解决根本原因
- 触发手指的筛查包括针对结节的屈肌腱触诊以及每个手指关节的主动和被动运动范围的记录

F. 脊柱后凸的手术会议
本届会议的发言人和撰稿人及其附属机构：Garin，C. 法国里昂 Edouard Herriot 医院；Ogilvie，JW。目前：美国盐湖城 Shriners 儿童医院，此前：明尼苏达大学，美国明尼阿波利斯；Williamson，B，英国曼彻斯特皇家曼彻斯特儿童医院
- 脊柱手术的目的
  - 保持脊柱平衡
  - 保护神经元素
  - 通过最小化畸形来达到最大化移动性和功能
  - 保持生活质量
- 脊柱手术只能在具有 MPS 疾病患儿手术专业知识的外科医生临床审查后进行
- 手术适应证
  - 这些可能与适用于非 MPS 儿童的适应证不同
  - 连续 X 线的持续恶化
  - 由专家意见判断的临床需求
  - 一些外科医生仅在曲率在 60° ～ 70° 区域时才能操作
- 患者宣传组织在教育患者及其家属时需要监测脊柱的变化，并警惕脊柱变化引起的神经系统变化：
  - 虚弱
  - 痛
  - 活动容忍度降低
  - 肠道或膀胱功能恶化
- 评估：站立 2m 后前位 X 线和侧位 X 线
- 手术方法
  - 前柱支撑
  - 前路手术
- 支架的作用
  - 没有证据表明支架会改变手术前脊柱变化的自然史
  - 在此基础上，如果家庭不能容忍任何支架，这是一种可接受的方法
- 手术后管理
  - 手术结束时应在手术室内使用石膏，并应保持 6 周至 3 个月
  - 随后，患者应佩戴支具，直到骨骼愈合 / 团结 / 融合
  - 物理治疗只能与事先与外科医生商定的治疗计划一起进行
  - 正常活动可以在 12 个月恢复，但这不包括接触性运动和其他潜在的危险活动，如翻滚

G. 脊柱侧弯的手术会议
本届会议及其成员的发言人和撰稿人：Garin，C，法国里昂 Edouard Herriot 医院；Ogilvie，JW。目前：美国盐湖城 Shriners 儿童医院，此前：明尼苏达大学，美国明尼阿波利斯；Williamson，B，英国曼彻斯特皇家曼彻斯特儿童医院
- 脊柱手术的目的
  - 保持脊柱平衡
  - 保护神经元素
  - 最大化移动性
  - 保持生活质量
- 手术适应证：采用与非 MPS 儿童相同的原则
- 脊柱侧弯脊柱手术只能在具有 MPS 疾病患儿手术专业知识的外科医生临床复查后进行

4. MPS Ⅰ 患者造血干细胞移植的干细胞来源

自1981年MPS IH患儿首次接受骨髓移植以来，大约500例MPS患者接受了各种供体来源的干细胞移植，包括亲缘的非携带者或携带者的骨髓或外周血干细胞、无关供体的骨髓或外周血干细胞，以及无关的部分匹配的脐带血。HLA和MPS基因的孟德尔遗传定律限制了找到匹配的非携带者的骨髓供体的可能性，16例患者中仅有1例可能找到供体[5]。因此，可能从造血干细胞移植受益的大多数患者将需要替代供体。总的来说，过去几年关于脐血移植的报道更多[3, 4, 19, 22, 31]。多国MPS Ⅰ登记结果显示，接受脐带血或外周血干细胞治疗的患者比例持续增长：2003年之前的158例患者中有26例（16.5%）接受脐带血或外周血干细胞移植，2003—2005年间65例患者中有33例（50.7%）接受了上述方式的移植，2006—2009年间移植的64例患者，有39例（60.9%）接受了上述方式的移植[22]。多项研究表明与骨髓或外周血移植相比，MPS IH患者行脐带血移植可获得更高的植入成功率（84%～85% vs 26%～75%）[14, 15, 19, 23, 31]。然而，这些结果主要是从近20年脐血移植的经验得来，而使用骨髓或外周血干细胞作为干细胞来源的移植研究已持续了几十年。因此，接受脐血移植患者的高植入率可能与其他因素有关，包括预处理方案和支持性治疗的变化。这一结论可从EBMT的回顾性研究中得到了证实，该研究分析了146例MPS IH患者移植失败的危险因素[32]。使用脐血、骨髓和外周血干细胞之间的患者在植入率方面没有显著差异。尽管在接受不同类型干细胞的患者在生存或移植物植入失败方面没有显著差异，但作者确实表明，与骨髓和外周血干细胞相比，接受脐血移植的患者获得了更高的完全供体嵌合（93% vs 66%，OR 9.31；P = 0.044）。此外，所有接受脐血移植的患者的酶水平均达到正常，而非脐血移植组仅为60%[32]。其他研究也同样表明MPS IH患者脐血移植后能获得较好的完全供体嵌合和正常酶水平[3, 19, 31]。据报道，这种结果在其他形式的遗传性代谢疾病中也被观察到[3, 20]。

从理论上讲，除了酶水平达到正常和供者植入率更高外，使用脐血移植还有其他几个潜在的优势，包括：

（1）脐血单位较易获得，大大缩短了从诊断到造血干细胞移植之间的时间[19, 20]。这对于疾病进展

较快的伴有中枢神经系统累及的MPS IH患者尤其重要。

（2）即使存在HLA差异的供体也可以应用，增加寻找合适供体的可能性[19]。

（3）尽管HLA不相容水平较高，但已报道急性和慢性GVHD的发生率较低[3, 19]。

（4）推测因为脐血中原始干细胞比例较多，因此存在向成骨细胞、成软骨细胞和神经元等细胞分化的可能[33]。

理论上使用脐血作为干细胞来源的缺点是：

（1）由于脐血中造血干细胞数量较少，因此植入时间延长。

（2）每位供体只能捐赠一次脐血。

（3）免疫力较低可能会增加危及生命的病毒再激活的可能性。

尽管有上述不足，但对于MPS IH患者这些缺点可以忽略，因为这类型患者一般年龄较小，体型也小。这些患者只需要小剂量的干细胞就能获得成功的植入，且脐血移植后的移植物失败率相对较低，在大多数情况下单份脐血就足够了。

总之，因为完全的供体嵌合和更高的酶水平对造血干细胞移植后的神经认知结果改善有积极影响，脐血移植可能是MPS IH患者优先考虑的造血干细胞移植干细胞来源。

5. 酶替代疗法和造血干细胞移植治疗 MPS Ⅰ

酶替代疗法是一种针对病因的治疗方法，其通过提供足够的IDUA laronidase活性来逆转和防止葡糖氨基葡聚糖积累，从而来解决MPS Ⅰ患者的潜在病理生理学机制。重组人IDUA，即laronidase，作为酶替代疗法，在一项随机双盲、安慰剂对照、多国3期研究中显示出有效性，且毒性较低[34]。

自20世纪80年代以来，造血干细胞移植被证明是唯一可能治愈重型MPS IH患者的手段[9]；MPS IS（Scheie综合征）和MPS IH/S（Hurler-Scheie综合征），与MPS IH相比，侵袭性较低，神经认知发育一般正常或轻度延迟，如果存活时间超过10年，一般可存活超过30岁[1]。虽然造血干细胞移植可成功治疗MPS IH/S或MPS IS，但造血干细胞移植相关的显著毒性及酶替代疗法的有效性使得造血干细胞移植在这些不太严重表型的疾病中受到限制；因此，在MPS IH/S和MPS IS的治疗手段中，造血干细胞移植的地位逐渐下降，重组IDUA的使

用率在逐渐上升[22, 34]。

酶替代疗法已成为没有中枢神经系统累及，轻型 IDUA 缺陷的 MPS IH/S 和 MPS IS 患者的主要治疗方法。该酶通过静脉内给药不能有效地穿过血 - 脑屏障，因此单独用酶替代疗法治疗重型 MPS I 患者仍不可行；在 MPS IH（Hurler 综合征）人群中，造血干细胞移植仍然是标准治疗手段。然而，MPS IH/S 和 MPS IS 患者行造血干细胞移植之前或之后辅以酶替代疗法可能使患者获益[35, 36]。酶替代疗法与造血干细胞移植联合应用可提高患者认知能力，表明了酶替代疗法是造血干细胞移植的有价值的补充治疗手段。尽管导致这种疗效改善的机制尚不清楚，但酶替代疗法可能存在直接和间接影响[36]。

6. 造血干细胞移植治疗 MPS I 患者的预后

一般来说，患有 MPS IH 的儿童造血干细胞移植成功后，可以实现正常的神经发育[19]，并且不需要脑室腹腔分流术[27]。年龄、心肺功能和神经发育状态是造血干细胞移植后 MPS IH 患者预后的重要决定因素，但其他因素包括促进发育的治疗手段和治疗质量（如发音和语言治疗），造血干细胞移植后的并发症（如 GVHD、感染和器官毒性）的数量及严重程度也至关重要[14, 15, 19, 23, 27, 29, 37, 38]。在原发性或继发性移植失败的情况下，第二次造血干细胞移植仍能成功实现良好的生活质量及长期存活[39]。造血干细胞移植后，Hurler 患者的生活质量，如肌肉骨骼、运动和适应性功能等，以及如何优化造血干细胞移植期间和造血干细胞移植后患者的安全性都应特别关注[24, 25, 40]。在造血干细胞移植之前、期间和之后使用 laronidase 作为酶替代疗法，已经被用来减少 GAGs 带来的不良影响，理论上降低了 MPS 相关的移植后并发症[6, 7]。

（二）Maroteaux-Lamy 综合征（MPS VI）

1. 流行病学、分子生物学和病因学

MPS VI（Maroteaux-Lamy 综合征）的特征在于 N- 乙酰半乳糖胺 4- 硫酸酯酶（芳基硫酸酯酶 B）的不足或缺乏，导致硫酸皮肤素的积累。一项对 121 例 4 岁以上未治疗的 MPS VI 患儿调查显示，MPS VI 患者并不因中枢神经系统葡糖氨基葡聚糖累积而存在原发性认知障碍。但患者临床表现多样，包括身材矮小、大头伴面容丑陋、鼻梁扁平、大舌、骨骼和关节异常、心脏瓣膜病、疝气、虚弱、肝脾肿大、气道阻塞、慢性耳道和呼吸道感染、腕管综合征、角膜混浊、视力不佳和失明[41]。因此，出生时即患有进展较快的 MPS VI 患者通常会有严重残疾并且预期寿命较短。

2. 造血干细胞移植治疗 MPS VI

在酶替代疗法或造血干细胞移植治疗开始应用以前，疾病进展较快的患者预期寿命仅有 20—30 年，而病程进展缓慢的患者预期寿命为 50—60 岁[42]。随着造血干细胞移植的成功植入可以使患者芳基硫酸酯酶 B 活性增加，并且有证据表明这些患者的病情总体获得了改善。造血干细胞移植可以使 MPS VI 患者面部畸形、肝脾肿大、关节活动性和心脏功能得到长期改善[43]；然而，如多发性成骨异常症等骨病尽管经过造血干细胞移植，症状往往会持续或进展，造血干细胞移植对视觉症状改善效果也有限[44]。

在酶替代疗法应用之前，MPS VI 的治疗仅限于支持性和异基因造血干细胞移植。然而，由于这种疾病非常罕见，造血干细胞移植治疗 MPS VI 的长期预后知之甚少。

3. 造血干细胞移植治疗 MPS VI 患者的预后

造血干细胞移植治疗 MPS VI 已经有近 25 年的时间[10, 43]，成功解决了肝脾肿大、气道阻塞和睡眠呼吸暂停问题，也可以预防远期的心肺功能衰竭，改善关节的活动性。尽管角膜混浊不一定能解决，但在某些情况下可以提高视力[10, 43]。与其他 MPS 疾病一样，造血干细胞移植未能有效治疗骨骼异常（表 74-6）。CIBMTR 分析了 1982—2007 年间 45 例 MPS VI 患者异基因移植的数据，结果表明 MPS VI 患者移植时的中位年龄为 5 岁（1—22 岁），移植后 100 天时急性 GVHD 的累积发生率（95%CI）为 36%（21% ～ 53%），生存率在移植后 100 天为 78%（65% ～ 89%），在移植后 1 年和 3 年时为 66%（52% ～ 79%）。虽然这些数据来源于少量患者，但他们确是迄今为止最大的统计数据，可能能有助于临床医生评估目前现有的治疗手段的相对风险和获益[45]。

4. 酶替代疗法和造血干细胞移植治疗 MPS VI

从 2004 年开始研究重组人芳基硫酸酯酶 B（recombinant human arylsulfatase B，rhASB）治疗 MPS VI，其可行性已被证实。一项三期研究结果显示 rhASB 耐受性良好，不会因为药物毒性或严重并发症导致研究中断。该三期研究中长达 48 周的功能试验的改善表明了每周用 1.0mg/kg rhASB，可使尿葡糖氨基葡聚糖持续排出，并证明该化合物治疗 MPS Ⅵ患者具有良好的安全性。最后，在随后的 24周开放试验期内也体现了其有效性跟安全性[46]。酶替代疗法的有效性使造血干细胞移植在未来治疗 MPS Ⅵ患者中的地位受到挑战（表74-6）。

（三）Sly 综合征（MPS Ⅶ）

MPS Ⅶ型（β-葡萄糖醛酸酶缺乏症）是一种罕见的常染色体隐性遗传病，由于溶酶体水解酶 β-葡萄糖醛酸酶的遗传缺陷，导致溶酶体中未降解的糖胺聚糖累积。因 MPS Ⅶ较罕见，且多表现为胎儿水肿，造血干细胞移植较少用于治疗这种疾病。新生儿型是少数在子宫内或出生时即具有临床表现的溶酶体贮积病之一，也存在一些重型患者[47]。在某些情况下，MPS Ⅶ可以通过造血干细胞移植得到改善，前提是造血干细胞移植时患者的神经发育和一般状态尚可[47]。在本病例报道中，12岁的 MPS Ⅶ患者经过造血干细胞移植运动功能和肺功能得到了明显改善，上呼吸道和中耳道感染也减少，生活质量提升。

（四）黏脂贮积症Ⅱ型和Ⅲ型（Ⅰ细胞疾病和假性 Hurler 多发性营养不良）

Ⅰ细胞疾病（ML Ⅱ）和假性 Hurler 多发性营养不良（ML Ⅲ）是由于溶酶体酶磷酸化和定位异常引起的溶酶体贮积病。这两种疾病中新合成的溶酶体酶不能到达溶酶体，而是被分泌到细胞外。患者的所有细胞和组织均缺乏 UDP-N-乙酰葡糖胺：溶酶体酶 N-乙酰葡糖胺-1-磷酸转移酶活性。ML Ⅱ的特征为严重的精神运动迟缓，与 Hurler 综合征临床表现和放射学特征有很多相似之处。二者的区别在于 ML Ⅱ临床症状及体征更早出现，尿中缺乏葡糖氨基葡聚糖，以及疾病进展更快，导致患者在5—8岁死亡。患有Ⅰ细胞疾病的新生儿除了全身性肌张力减退，通常还有特征性面部表现，颅面畸形和关节运动受限。其他特征还包括牙龈增生、先天性髋关节脱位、骨折、疝气和双侧马蹄内翻足。临床上常表现为生长障碍和发育迟缓，通常在6个月出现；线性增长在第一年时减速，在第二年则停滞。爪形手畸形和脊柱后凸的发生使关节运动障碍逐渐进展。常发生肝脏肿大，而脾肿大不常见。其他常见的表现还有呼吸道感染、中耳炎、心脏扩大、心脏杂音及主动脉瓣关闭不全[21]。

最初只有伴有终末期心肺疾病的 ML Ⅱ（Ⅰ细胞疾病）患者进行造血干细胞移植治疗[48]。在过去的10年中，少数经筛选的年龄在0.3—1.7岁之间的患儿接受了造血干细胞移植，移植后长期存活的患者能够继续发育，尽管发育速度低于正常水平[49]。阻塞性睡眠呼吸暂停在造血干细胞移植前可能需要行气管切开术以及持续气道正压或双水平气道正压支持。此外，因为可能发生气道并发症和肺动脉高压，需要长期的详细监测。

五、无法从造血干细胞移植获益的黏多糖贮积症疾病：MPS Ⅱ型、MPS Ⅲ型、MPS Ⅳ型

（一）Hunter 综合征（MPS Ⅱ）

1. 流行病学、分子生物学和病因学

MPS Ⅱ（Hunter 综合征）是由溶酶体酶艾杜糖醛酸-2-硫酸酯酶（iduronate-2-sulfatase，IDS）缺乏引起的罕见遗传性疾病。MPS Ⅱ 的发病率约为每10万个新生儿中0.31～0.71例，因为是 X 连锁遗传，故几乎全部见于年轻男性。多例报道的病例表明女性患者与男性患者有相似的临床表现[50]。MPS Ⅱ 是一种慢性进行性疾病，其临床表现在某些方面与 MPS Ⅰ相似：临床表现多样，也有中枢神经系统受累，因此可分为重型亦称为"神经性"型，以及轻型或称为"非神经性"型。常见的重型通常在3岁之前发病，具有严重的神经认知障碍和发育延迟，并且与 MPS IH 具有一些相同的临床特征，包括面部畸形、进行性传导性和感觉神经性听力丧失、上呼吸道阻塞伴睡眠呼吸暂停、心肺功能障碍、肝脾肿大、关节僵硬、身材矮小[51, 52]。但在 Hunter 综合征中，多发性成骨发育不全一般不太严重，且不存在角膜混浊。MPS Ⅱ 的轻型一般神经认知障碍较少，某些患者智力正常；与预期寿命只有10—20年的 MPS Ⅱ A（重型 Hunter 综合征）相比，其生存期可以有50—60年[51, 52]。

2. 造血干细胞移植治疗 MPS Ⅱ

虽然造血干细胞移植似乎可以改善 MPS Ⅱ A 和 MPS Ⅱ B（轻型 Hunter 综合征）患者的器官肿大、气道阻塞和心脏功能，但即使早期行造血干细胞移植且获得成功的 MPS Ⅱ A 型男孩仍然表现出严重的神经认知障碍[26, 48, 53]。造血干细胞移植无法有效地改善 MPS Ⅱ A 患者的长期神经认知功能，表明

艾杜糖醛酸 –2– 硫酸酯酶未能被有效递送至中枢神经系统的重要部位。移植的 MPS Ⅱ B 患者可以使躯体功能得到改善，且基于该病的自然病程，智力基本保持正常。对于有限的躯体症状获益和微小的神经认知改善，是否应对 MPS Ⅱ B 患者进行移植仍存在争议[54]。总之，几乎没有证据表明造血干细胞移植在 MPS Ⅱ（Hunter 综合征）患者中的有效性。迄今为止，已报道的小样本病例表明，造血干细胞移植与应用重组酶替代疗法一样可以使 Hunter 综合征患者的一些躯体症状稳定或得到改善，但造血干细胞移植并没有被证实可使改善患者的认知功能[5,54]。

3. 酶替代疗法和造血干细胞移植治疗 MPS Ⅱ

重组人艾杜硫酶（Elaprase®）已被证明对于各年龄段及不同疾病严重程度的患者是一种安全有效的治疗方法，它可以改善呼吸功能、关节活动能力、步行能力，提高生活质量[55, 56]。然而，与造血干细胞移植类似，酶替代疗法治疗 Hunter 综合征尚未被证实且预计不能穿过血 – 脑屏障。因此，几乎所有已发表的报道，重组人艾杜硫酶都用于治疗没有认知障碍（轻型）的 MPS Ⅱ 患者。酶替代疗法治疗重型的认知障碍患者很少在指南中提及。基于 66 例患者的治疗经验得出的专家共识表明，酶替代疗法在大多数严重的患者中可能出现躯体改善（例如，肝脏体积减小、运动增加和呼吸道感染减少），但尚未观察到认知改善。目前一致认为除外有严重神经功能障碍，处于植物人状态或可能近期死亡的患者，具有严重表型的患者至少需要 6 ～ 12 个月的酶替代疗法治疗。酶替代疗法治疗严重的 Hunter 综合征应该由医生和父母来决定，并且充分评估其益处和风险，当酶替代疗法治疗没有明显获益时其治疗将可能被终止[57]。

（二）Sanfilippo 综合征（MPS Ⅲ）

MPS Ⅲ（Sanfilippo 综合征）是一种因硫酸乙酰肝素的降解受损而导致的溶酶体贮积症。MPS Ⅲ 分为四种亚型——A ～ D，虽然临床上表现相似，但每种亚型都缺乏一种独特的酶。神经行为表现是所有四种 MPS Ⅲ 的特征[1]。特征性表现包括活动过度、攻击性行为、注意力缺陷，以及常与表达性语言障碍相关的进行性神经认知延迟。与其他 MPS 不同，MPS Ⅲ 患者早期即出现较严重的中枢神经系统受累，几乎没有躯体表现。因此，在这些患者中，其他 MPS 中常见的典型面部畸形、器官肿大

和多发性成骨异常症不太明显。然而，患者在 2—6 岁即开始出现认知恶化，到 10 岁时，许多患者都已经有严重的认知功能受损[1]。与 MPS Ⅱ 一样，造血干细胞移植能够有效地治疗 MPS Ⅲ 的各种躯体表现，尽管在疾病早期进行了成功的骨髓移植，其神经认知和发育的改善仍然较差（图 74-4）[58, 59]，这归因于 MPS Ⅲ 特异性水解酶摄取效率降低，导致底物清除率降低。目前仍然缺乏证据表明使用脐带血较其他来源的供体细胞对中枢改善更有效。显著正在研究包括酶替代疗法在内的其他治疗，但尚未获得任何对 MPS Ⅲ 亚型有效的结果。尽管目前造血干细胞移植或任何其他治疗尚未被证明对该病有效，但随着治疗的发展可能会使这种疾病得到改善。

（三）Morquio 综合征（MPS Ⅳ型）

MPS Ⅳ 的两种不同形式具有相似的临床特征，包括严重的多发性成骨异常、侏儒症、寰枢椎不稳、身材矮小和韧带松弛导致的关节伸展过度，其他还有轻微的角膜混浊、中度肝脾肿大、少见的心脏功能异常和基本正常的智力[26]。造血干细胞移植无法改善严重的骨骼畸形，因此，MPS Ⅳ 中并不优

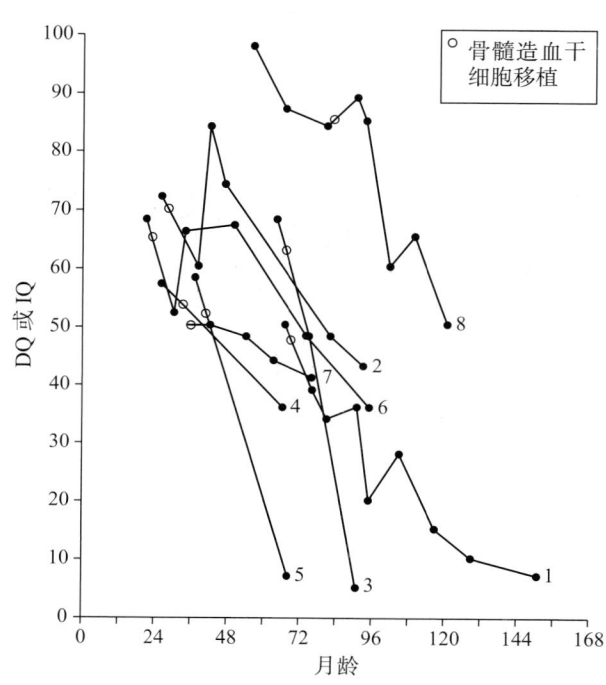

▲ 图 74-4　8 例黏多糖贮积症患儿（Sanfilippo 综合征）的智力功能（发育商或智商）下降曲线

[引 自 Klein 等，1995. Bone Marrow Transplant 15（Suppl. 1）: S176-S181。经 Nature Publishing Group 许可转载]

先考虑造血干细胞移植。

（四）脑白质营养不良和其他白质疾病

脑白质营养不良是一组以髓鞘形成或维持障碍为特征的疾病，使髓鞘发育受损（髓鞘形成障碍）或破坏（脱髓鞘）。在一些脑白质营养不良中，周围神经系统也可能受到影响，并且可以观察到异常周围神经系统髓鞘的存在。髓鞘形成障碍是髓鞘未能正常形成，使其结构和功能受损，这可能进一步增加了髓鞘损伤和缺失的易感性。另一方面，脱髓鞘的特征在于髓鞘的合成和形成是正常的，而后出现了髓鞘的减少或丧失。有几个因素导致髓鞘丢失，如在过氧化物酶体和溶酶体病症中常见的那样，代谢物的积累或缺陷通常是主要的潜在原因。脑白质营养不良很少见，但它们对社会影响重大，发病率约为每 7500 例活产婴儿中有 1 例。目前，没有治愈脑白质营养不良的方法，有效的治疗方法仍待探索。

在本节中，脑白质营养不良（X-ALD、GLD和 MLD）将会被详细介绍和讨论（见后面和表 74-2）；其他白质疾病，如 Alexander 病、Pelizaeus-Merzbacher 病、白质消融性白质脑病（vanishing white matter disease，VWMD）和脑-肝-肾综合征将做简单的呈现和讨论（表 74-2）。

（五）X 连锁肾上腺脑白质营养不良

1. 流行病学、分子生物学和病因学

X-ALD 是一种过氧化物酶体病，其特征为脑脱髓鞘、肾上腺皮质功能不全和进行性神经功能恶化。X-ALD 的新突变率为 7.8%，其中 42% 的初次识别的突变发生在母亲身上。ALD 基因（位于 Xq28）编码 ALD 蛋白（ALDP、ABCD1），它是 ATP 结合盒转运蛋白家族（ABC 转运蛋白）的成员，可能参与将脂肪酰基辅酶 A 底物或其辅助因子转运到过氧化物酶体中。其特征是组织和血浆中极长链脂肪酸的累积，这是由于过氧化物酶体中这些脂肪酸的运输和 β- 氧化受损导致的。目前对造成脑和肾上腺功能障碍的病因知之甚少，了解潜在的病理生理机制是下一步努力的目标。

X-ALD 在总人群中的最小发生概率为 1∶16 800，在男性中约为 1∶20 000（表 74-2）[60]。尽管 40%或更多的女性杂合子携带者有轻至中度的非中枢疾病表现，但它主要影响男性。X-ALD 是一种炎症性脱髓鞘疾病，患儿快速及进行性脱髓鞘是其最严重的表现形式。炎症性脱髓鞘也可能影响神经元及其轴突[61]。

2. 临床特征

X-ALD 不存在基因型 - 表型的相关性；也就是说，目前存在的六种不同的临床表型，它们不是按照超长链脂肪酸异常或 ALDP 表达，突变或家族史区分。基因型分析表明 20% 的为女性杂合子携带者，她们可以具有正常水平的空腹血浆超长链脂肪酸。临床表型及其相对百分比如下[62]。

- 儿童脑型（30%～40%）。
- 青少年脑型（5%～10%）。
- 成人脑型（约 5%）。
- 肾上腺脊髓神经病型（adrenomyeloneuropathy，AMN；40%～50%）。
- AMN 伴有脑部受累型（占 AMN 总数的 25%）。
- Addison 型（百分比取决于年龄）。

儿童期发病的脑病，其中位年龄为 7 岁，其中 90% 的男孩存在肾上腺功能不全。

大脑 MRI 所见的主要脱髓鞘形式，80%～85%的病例是在后部（即顶枕沟）。额叶和锥体束受累也分别占 10%～15% 和约 5%[63-65]。

所有男孩均出现神经系统功能恶化，包括视力受损、皮质性失明、听力及听觉处理异常、失语症、失用症、吞咽困难、步态和运动困难、精细运动障碍、肠和（或）膀胱功能障碍、癫痫发作、头发稀疏、肾上腺功能不足和性腺功能减退，表现为低水平睾酮和高水平黄体生成素。大脑的 MRI 显示锥形束从脑桥到内囊呈特征性线性受累。值得注意的是，成年男性可以出现与儿童期相似的大脑脱髓鞘表现。临床症状出现后的几个月到几年内可能发生残疾、痴呆和死亡。

对 X-ALD 男孩的完整评估应包括彻底的神经系统检查；全面的神经心理学评估，尤其关注行为智商（performance IQ，PIQ）。行为 IQ 是预测视觉感知和空间处理能力，任务完成的速度和效率以及新问题解决方面的缺陷的一项敏感指标。根据脑 MRI 的对比，可以确定 MRI 严重性评分，称为 Loes 评分[63]。

因家族史而诊断患有 X-ALD 的男孩，从 3 岁起直至青春期都应持续进行仔细、完整的监测，目标是在早期阶段发现脑脱髓鞘状态并及时进行造血干细胞移植干预。迄今为止，用钆进行脑部 MRI 扫描是进行连续监测的最有效的临床诊断方案。强烈建议至少每 6 个月进行一次 MRI 扫描，如果发现早期髓鞘形成障碍，则应增加监测频率。这对于 10 岁以下患有 X-ALD 的男孩尤为重要，他们患有快速进展的儿童期脑脱髓鞘的风险最高。但是，在任何情况下都不应该对没有脑疾病的患者行造血干细胞移植（见下文）。

3. 造血干细胞移植

首例儿童脑型 X-ALD 的移植在 1982 年进行，男童患者处于进展期疾病。尽管移植获得成功，但他仍死于 X-ALD 进展[84]。然而，Aubourg 及其同事在巴黎成功移植了 1 例早期 X-ALD 的男孩，并于 1990 年发表了他们的研究结果[14]，从而揭开了移植成功治疗这种疾病的序幕。造血干细胞移植被认为是早期阶段 X-ALD 的有效治疗手段。Shapiro 等描述了 12 例男孩的移植长期结果（5—10 年）[66]。在视觉处理达到最终稳定之前，PIQ 评分提示后脑受影响的男孩具有恶化倾向，他们表明造血干细胞移植治疗在 MRI 脱髓鞘程度和神经心理功能变化方面可以实现稳定。有趣的是，超长链脂肪酸浓度降低了 55%，但还是长期偏高，这表明超长链脂肪酸水平不是这种疾病的最佳预后指标。一项关于 X-ALD 患者的大型多国报道显示，只有患有早期疾病的男孩才能从造血干细胞移植中获益[17]，5 年总生存率为 56%（95%CI 44% ~ 68%）。早期阶段脑病的男孩接受了移植（不存在或一个神经功能缺损且 MRI 严重程度评分＜9），5 年存活率为 92%（图 74-5）。该报道同时分析了造血干细胞移植后神经功能恶化的概率（表 74-7）。具体而言，尽管在造血干细胞移植之前没有神经功能缺损的男孩，在移植后仍有 44% 的患者可能出现神经功能缺损[17]。ALD 残疾评定量表（ALD-disability rating scale，ALD-DRS）的概念被提出，但尚未得到验证（表 74-8）。根据基线行为 IQ，该量表在检测脑 X-ALD 患者的造血干细胞移植后神经功能缺损、神经心理功能、MRI 严重程度和 ALD-DRS 水平方面提供了丰富的信息（表 74-9）。在基线行为 IQ 低于 80 的男孩中，造血干细胞移植后行为 IQ 和 ALD-DRS 水平均显著下降。造血干细胞移植之前和之后的 ALD-DRS 水平，它可以预估造血干细胞移植后的疾病状态是否会恶化（表 74-10）。最后，

根据他们 MRI 的脱髓鞘模式评估和报告了 HCT 后男孩的神经心理功能结果（表 74-11）。一项最大的来自单中心的异基因造血干细胞移植治疗 X-ALD 患者的经验显示[67]，5 年生存率为 76%（95%CI 64% ~ 88%）。生存率跟造血干细胞移植时的 Loes 评分及脑疾病的严重程度有关。对于基线 Loes 评分＜10 的男孩，5 年生存率估计为 89%，而对于影像学表现为晚期的患者（Loes 评分≥10），5 年生存率估计仅为 60%（P = 0.03）。没有中枢疾病表现的男性患儿具有较好的生存率，5 年生存率估计为 91%，而存在明显临床脑病患儿的生存率估计为 66%（P = 0.08）。在本研究中，造血干细胞移植后通过影像学检查评估移植后疾病进展，通过功能测试和 Loes 评分评估临床神经功能异常，其基于基线 Loes 评分、功能测试，行为 IQ 和 FSIQ。该研究的数据表明，造血干细胞移植时的脑疾病严重程度与移植后脑疾病的进展相关。当父母和临床医生对患有晚期脑疾病的男孩进行造血干细胞移植决策时，这些神经功能结果数据对于治疗选择至关重要，并且对该人群开发替代疗法具有重要意义[67]。

造血干细胞移植阻止大脑 X-ALD 中中枢神经系统脱髓鞘进展的机制尚不清楚。据推测，免疫抑制与长期的供体植入，可阻止炎症过程并提供供体衍生而来的小胶质细胞。

造血干细胞移植治疗 X 连锁肾上腺脑白质营养

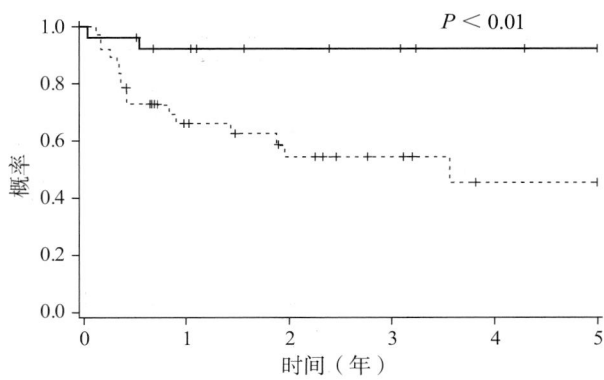

▲ 图 74-5　Kaplan-Meier 估计造血干细胞移植后脑 X-连锁肾上腺脑白质营养不良的存活率

通过移植前神经缺陷的数量 [例如视力、听力、言语、步态、精细运动技能和（或）日常生活活动的限制] 和磁共振成像（MRI）严重性评分。实线表示患有 0 或 1 个神经功能缺损且 MRI 严重程度评分＜9（n = 25）的患者。虚线表示具有两个或更多神经缺陷或 MRI 严重性评分为 9 或更高（n = 37）的患者。概率线上的刻度表示最后一次随访时的审查日期（引自 Peters 等，2004[17]。经美国血液学学会许可转载）

表 74–7 94 例脑 X– 肾上腺脑白质营养不良患者造血干细胞移植前后的神经功能缺损 [例如视力、听力、言语、步态、精细运动技能和（或）日常生活活动障碍] 评分

移植前	n	移植后 [n（%）]				
		0	**1**	**2**	大于 **2**	不知道或无法获知
0	32	**18（56）**	4（13）	1（3）	9（28）	–
1	28	3（11）	**10（36）**	4（14）	9（32）	2（7）
2	21	–	1（5）	**6（29）**	14（67）	–
大于 2	9	–	–	–	**9（100）**	–
不知道或无法获知	4	–	–	–	–	**4（100）**
总数	94	21	15	11	41	6

–. 无数据；粗体文字表示神经功能缺损评分未发生变化的患者

表 74–8 X 连锁肾上腺脑白质营养不良残疾评定量表（ALD–DRS）

评分水平	描 述
0	没有障碍
I	轻度学习或协调困难；患者不需要支持或干预
II	中度的学习，感觉和（或）神经系统异常；患者需要在一些方面提供支持或干预
III	严重的学习，感觉和（或）神经系统异常；患者需要在许多方面提供支持或干预
IV	失去认知能力和迷失方向；患者需要不断监督

表 74–9 根据行为智商基线，X 连锁肾上腺脑白质营养不良患者造血干细胞移植后神经缺陷 [例如视力、听力、言语、步态、精细动作技能和（或）日常生活活动的障碍]、神经心理功能、磁共振成像严重程度、肾上腺脑白质营养不良残疾评定量表（ALD–DRS）水平

	基线行为 IQ < 80	基线行为 IQ ⩾ 80	P
神经缺陷 中位数，数目（范围） 观察到的数目	2（0～4） 32	1（0～4） 43	0.29
PIQ 中位数，数目（范围） 观察到的数目	45（45～63） 6	78.5（45～122.5） 26	< 0.01
MRI 严重评分 中位数，数目（范围） 观察到的数目	12.8（8～19） 8	8（0～23.5） 23	0.25
ALD–DRS 水平 中位数，数目（范围） 观察到的数目	IV（I～IV） 28	II（0～IV） 36	< 0.01

表 74-10　94 例 X 连锁肾上腺脑白质营养不良患者造血干细胞移植前后 X- 肾上腺脑白质营养不良的残疾评定量表（ALD-DRS）水平

HCT 前水平	n	HCT 后水平 [n（%）]					
		0	I	II	III	IV	因死亡而没有数据
0	13	8（62）*	3（23）	1（7.6）	–	1（7.6）	–
I	21	1（4.8）	3（28）†	4（19）†	3（14）	6（28）†	1（4.8）
II	36	1（2.8）	1（2.8）	10（2.8）‡	1（2.8）	19（53）¶	4（11）
III	12	–	–	–	1（8.3）	10（83）§	1（8.3）
IV	1	–	–	–	–	1（100）*	–
数据丢失	11	–	–	1（9）	–	–	5（45）
总数	94	10	10	16	5	37	11
死亡数目	35	1	2	5	0	16	11

*. 1 例死亡；†. 2 例死亡；‡. 3 例死亡；§. 4 例死亡；¶. 9 例死亡

表 74-11　大脑 X 连锁肾上腺脑白质营养不良患者造血干细胞移植之后根据脱髓鞘的磁共振成像模式比较神经心理学功能结果

	顶 - 枕叶, n = 25	额叶或锥体束, n = 7	总数, n = 32	因为死亡移植后没有评估, n = 29	P
言语智商 *					
基线（范围）	99（59 ～ 27）	89（70 ～ 107）	**98（59 ～ 127）**	**92（74 ～ 124）**	**NS**
HCT 后	82（46 ～ 123）	79（57 ～ 113）	80.5（46 ～ 123）	–	–
平均值（95% 置信区间）	**-13.7（-20.5 ～ -6.8）**	**-6.4（-17.8 ～ 4.9）**	-12.1（-17.1to-7.1）	–	**0.25**
行为智商 *					
基线（范围）	96（45 ～ 122.5）	92（61 ～ 100）	**94.5（45 ～ 122.5）**	**77.5（45 ～ 138）**	**< 0.01**
移植后	64（45 ～ 122.5）	93（54 ～ 108）	73（45 ～ 122.5）	–	–
平均值（95% 置信区间）	-21.6（-30.6 ～ -12.6）	**0.4（-6.8 ～ 7.7）**	**-16.8（-24.6 ～ -8.9）**	–	**0.03**

NS. 不显著；*. VIQ 和 PIQ 基线评估以及造血干细胞移植后的评估：中位数（范围）；粗体表示统计比较和相应的 P 值

不良后可使神经功能改善，这归因于供体骨髓细胞中的脑小神经胶质细胞。为了阐明造血干细胞移植的机制，在 ABCD1 突变小鼠中进行了静脉注射[68]。移植后脾和肺中超长链脂肪酸累积显著减少，但在脑和脊髓中并没有明显减少。这与脾和肺中移植细胞的更高植入以及 ALD 蛋白的检测相关，中枢神经系统中几乎没有细胞植入，检测不到 ALD 蛋白[68]。

4. 基因疗法和自体造血干细胞移植治疗 X-ALD

在体外用慢病毒载体导入 ALD 基因，可以校正源自 ALD 蛋白缺陷的人 CD34 + 细胞的单核 / 巨噬细胞[9]。将慢病毒转染的鼠 ALD 造血干细胞移植到 ALD 小鼠体内，可以使 20% ～ 25% 的脑小胶质细胞在移植后表达 ALD 蛋白长达 12 个月[10]。基于这些良好的临床前数据，Cartier 等在已经发展为进行性脑脱髓鞘的 2 例 X-ALD 患者中启动了造血干细胞基因治疗试验。2 例患者都在等待行异基因造血干细胞移植，但没有 HLA 匹配的供体或脐带血。用编码野生型 ABCD1cDNA 的慢病毒载体离体校正自体 CD34 + 细胞，然后在清髓性预处理方案后重新注入患者体内[69]。经过 3 年的随访，2 例患者的造血仍然是多克隆的，有 7%～14% 的粒细胞，单核细胞、T 细胞和 B 淋巴细胞表达慢病毒编码的 ALD 蛋白。基于深度测序检索不同造血谱系中的慢病毒插入谱，没有证据证明克隆优势或偏移。2 例接受治疗的患者，其脑脱髓鞘分别终止于 14 个月和 16 个月，至最后一次随访时其病情仍未发生进展，临床结果与异基因造血干细胞移植观察到的相似[70]。该研究结果表明，因为造血干细胞基因治疗不会发生异基因造血干细胞移植相关的发病率和死亡率风险，故其可以作为进展性脑脱髓鞘的 X-ALD 患者的潜在治疗选择。

5. X-ALD 患者造血干细胞移植的干细胞来源

一项 12 例 X-ALD 患者行脐血造血干细胞移植的单中心报道中，其中 6 例患有早期和极早期脑疾病（Loes 评分 3～8）。尽管 HLA 不匹配，但治疗结果与 HLA 匹配的骨髓移植结果相似[17, 59]，即使考虑了并发症和死亡率，结果亦类似[71]。对未达到脑 X-ALD 特征性进展年龄的儿童进行脐血移植治疗时，患儿的耐受性良好，神经系统检查正常，能够有典型的发育，4 岁、6 岁和 8 岁的 MRI 扫描无其他变化[71]。

在脐带血移植（Cord Blood Transplantation, COBLT）研究中，脐血受者的中位年龄为 1.8 岁，尚不能证明他们移植时是否有脑部疾病的证据[3]。总之，关于脐血移植报道数太少，无法推翻国家骨髓捐赠计划组、国际骨髓移植登记处、欧洲先天性疾病工作组提出的现有建议，他们建议等到 MRI 进行性改变或神经行为测试异常明显时进行血液和骨髓移植。该推荐仍是建议患有早期但脑 MRI 明确存在脑部疾病证据的 X-ALD 患者行造血干细胞移植[72]。

在各型脑 X-ALD 病例中学到的经验和考虑因素包括以下几点。

(1) 造血干细胞移植时间和疾病状态。

(2) 最佳造血干细胞来源（骨髓、外周或脐血，HLA 匹配，细胞剂量和供体的状态，是否适用）。

(3) 预处理方案：高剂量还是减低剂量。

(4) 提供多专业，多学科的评估和治疗团队。

(5) 患者及其家人的生活质量。

基于造血干细胞移植治疗脑 X-ALD 的长期观察结果，该疾病的全球造血干细胞移植经验以及对其自然史的了解，可以颁布以下指南：MRI 严重程度评分和钆增强可高度预测疾病进展的风险；例如，MRI 严重程度评分至少为 1～3 分或更高，而 10 岁以下男孩的钆增强程度与严重、进行性脱髓鞘约 90% 有关[64-66, 73]。患有进展期疾病（即极晚期）的男孩如果表现为低行为 IQ（< 80，一个用于评估视觉处理非常敏感的神经心理学参数），神经功能缺损和高 Loes 评分[63]，通常超过 13 分，一般不考虑造血干细胞移植。Loes 评分在 1～8 分之间的极早期和早期脑疾病的男孩，通常没有神经和神经心理异常，是造血干细胞移植的最佳候选者。

6. 造血干细胞移植治疗 X-ALD 患者的挑战

尽管造血干细胞移植在治疗脑 X-ALD 的领域取得了重大进展，但仍有许多局限性和未解决的问题：

(1) 在多数情况下，大约 2/3 的病例，造血干细胞移植治疗的是有症状的脑 X-ALD 男孩，而不是有阳性家族史，ALD 生化诊断后连续 MRI 监测提示患有早期疾病的男孩。

(2) 我们仍无法预测男孩或成年男性的表型。

(3) 需要一种可测量脑疾病进展速度的方法。

(4) 在造血干细胞移植之前实施更精确的脑疾病分期系统，建立在以下基础上：极早期阶段，MRI 评分 1～3；早期阶段，MRI 评分 4～8；晚期，MRI 评分 9～13；极晚期阶段，MRI 分数 > 13。

(5) 迫切需要对新生儿筛查 X-ALD。

与此同时，还需要开发针对患有晚期脑病的男孩和成年男性的新疗法。此外，造血干细胞移植治疗 AMN 和脑疾病患者已开始在德国、荷兰和美国的中心进行。显然，这需要国际的合作，同时国际数据库和注册管理机构亦需要通力合作，以记录长期的结果。

7. 非移植治疗

理论上，去除累积的超长链脂肪酸可能是肾上腺脑白质营养不良的治疗方法。X-ALD 的主要非移植治疗是应用罗伦佐油（甘油三油酸酯和三酰甘油的混合物），使血浆超长链脂肪酸浓度恢复正常。有证据表明，罗伦佐油和特殊饮食治疗生化诊断的 X-ALD 患者是可行的，且如果从早期开始治疗，发生儿童期脑脱髓鞘的可能性会降低[74]。然而，该疗法对已有神经功能缺损的患者没有效果，因为治疗后脑超长链脂肪酸的水平没有变化。4- 苯基丁酸酯和非诺贝特是已知能够降低培养细胞和 ABCD1 基因敲除小鼠体内超长链脂肪酸水平的化合物，因为它们可以使过氧化物酶体增殖及使参与 β- 氧化和脂肪酸转运的基因上调[68]。然而，到目前为止，尚未确定这些化合物对 X 连锁肾上腺脑白质营养不良患者的效果和可用性。

其他有关改善大脑 X-ALD 造血干细胞移植结果的研究主要包括 N- 乙酰 -L- 半胱氨酸在晚期脑病患者中的应用[75]，使用先进的成像技术，如磁共振波谱法，评估造血干细胞移植后的大脑[76]，并使用磁共振波谱法作为评估脱髓鞘变化的最早证据[77]。

（六）球形细胞脑白质营养不良

1. 流行病学、分子生物学和病因学

GLD 也称为 Krabbe 病，是由半乳糖脑苷脂酶（galactocerebrosidase，GALC）缺乏引起的严重的常染色体隐性遗传的溶酶体神经退行性疾病[78]。尽管整体人群的总患病率为 1:100 000，但在某些地区，Krabbe 病的发病率高达 1:150。由于半乳糖脑苷脂的毒性代谢物，鞘氨醇半乳糖苷的累积导致形成神经系统髓鞘的细胞死亡[79, 80]（表 74-2）。该病症的特征表现为中枢神经系统和周围神经系统中的白质变性，出现大的巨噬细胞（球形细胞）。

2. 临床特征

婴儿型 Krabbe 病，也称为经典 Krabbe 病，表现为先前健康的婴儿突然发作烦躁，对刺激的惊恐反应，3 ～ 6 个月时发育停滞[80]。在几个月的病程中，患病婴儿出现高肌张力，癫痫发作、失明和能力丧失，最终在 2 岁时死亡[80]。喂养困难和吸入性肺炎是常见的并发症。Krabbe 病可发病于婴儿期后期、童年期或成年期。晚期婴儿 Krabbe 病的患儿在 6 个月大之后出现症状，其临床症状与早期婴儿型相似，随后在 2 年内疾病快速进展而死亡。少年 Krabbe 病通常表现为 3—8 岁出现共济失调或痉挛性轻瘫，疾病进展缓慢[80]。智力在临床症状出现时通常是正常的，但在症状出现后可能会恶化或保持稳定数年至数十年。

3. 造血干细胞移植

GLD 的治疗目前仅限于症状出现前行造血干细胞移植[12, 20]。造血干细胞移植治疗 GLD 的第一份权威报道发表于 1998 年，描述了 5 例病例（4 例晚发型，1 例 Krabbe 病）[12]。造血干细胞来源包括 4 例 HLA 相合骨髓和 1 例脐带血。所有患者都接受高剂量预处理，1 例患者给予了全身照射。该报道为造血干细胞移植治疗 GLD 患者提供了参考。4 例晚发型 GLD 患者在 2.6—11 岁接受造血干细胞移植，随访时间 3—9 年。Krabbe 病患者在 2 个月时接受造血干细胞移植治疗，并随访 14 个月。结果可归纳如下：①所有患者的 GALC 均达到了正常水平；② 3 例晚发型疾病患者的神经心理功能正常且稳定；③脑部 MRI 显示异常信号强度降低的"脱髓鞘改善"；④脑脊液蛋白在所有病例中均正常，除了 Krabbe 病婴儿，其随访时脑脊液蛋白水平仍超过 150mg/dl，这已经比基线时大于 550mg/dl 降低了很多。

4. X-ALD 患者造血干细胞移植的干细胞来源

一项脐血移植治疗 25 例经典 Krabbe 病患者的报道显示，其中 11 例为"无症状者"，14 例在移植前有症状[20]。两组患者进行了生存率、植入、GALC，发育和神经系统状态以及脑部 MRI 的比较。结果发现：① 11 例无症状婴儿均移植存活，而 14 例有症状的患者中仅有 6 例存活；②没有患者脑脊液蛋白达到正常值；③有症状的婴儿行造血干细胞移植后均有严重的发育问题和神经功能缺损；④无症状的移植患者中也存在显著的功能缺失。在这些 12 例患者中，只有 4 例可被定义为正常功能表现。主要症状包括轻度至中度语言表达延迟和轻度至重度的粗大运动功能受损。在 12 例 GLD 患者中研究了脐血移植对周围神经病变的影响，这是典型 Krabbe 病患者的一个重要临床问题，其中 9 例患有典型的 Krabbe 病，3 例患有迟发性疾病。对造血干细胞移植后的患者进行连续神经传导研究，其中 2 例在进行造血干细胞移植前没有进行此研究。如何更好地评估神经传导速度结果的临床意义，以及如何更好地描述这些结果有待进一步研究；在本报道中，数值表示为年龄匹配的标准化比率[81]。

5. GLD 的基因治疗

Gentner 等发现编码 GALC 的基因过表达会影响小鼠及人类干细胞和早期祖细胞，但对其已分化的细胞则没有影响。调节基因表达的潜在新治疗方法是微小 RNA，一种小的非编码核糖核酸，它可以靶向 mRNA 阻断其翻译或导致其直接降解。Gentner 等报道了一种仅在造血干细胞中存在，但在其分化后的细胞中不存在的特异性微小 RNA，可以从含有 GALC 编码基因的基因修饰构建体下调 GALC 表达，该基因是由微小 RNA 靶序列引导。通过将 miR-126 靶序列掺入表达 GALC 的载体中，它们抑制造血干细胞中的 GALC 表达，同时在成熟

的造血细胞中保持平稳的表达。该方法保护造血干细胞免受 GALC 毒性影响并成功治疗 GLD 小鼠，为探索造血干细胞用于人类 GLD 基因治疗奠定了基础[82, 83]。

6. 诊断和影像学工具的进步

造血干细胞移植治疗症状前患者的有效性，以及检测新生儿干血斑中溶酶体酶缺乏方法的出现，新生儿筛查计划中以考虑加入 Krabbe 病的筛查。纽约成为第一个开展筛查该疾病的地方，通过新生儿干血斑中的 GALC 酶活性测量，然后在白细胞中进行酶活性 / 分子分析[84, 85]。虽然可以在新生儿期诊断该病，但选择能从造血干细胞移植中获益并预测移植后神经发育结局的患者仍然存在重大挑战[84]。造血干细胞移植治疗症状前 Krabbe 疾病长期结果有待进一步研究，但对新生儿筛查该疾病的益处是显而易见的。这些措施可以避免诊断延迟以及识别可受益于现有生殖选择的有风险的夫妇。最近，伊利诺伊州也开始筛查 Krabbe 病。未来其他地方很可能也会开始筛查该疾病[83, 86]。

随着弥散 - 加权 MRI 的发展，有更多更加敏感的手段来评估髓鞘模式。通过弥散 - 加权 MRI，MR 信号对水分子的微观运动较敏感。白质髓鞘形成中水运动是各向异性的（即，具有沿一个方向而不是沿所有方向扩散的趋势），这是一个可以用各向异性图定量和可重复地测量的特征。关于 GLD 患者的另一份报告描述了 7 例接受过脐血造血干细胞移植的早发性 Krabbe 病患者的弥散 - 加权 MRI 各向异性测量的连续评估结果，报道了分数各向异性比率，所有患者通过常规 MRI 均显示白质信号强度恶化[87]。

7. 造血干细胞移植治疗 GLD 患者的挑战

目前对造血干细胞移植治疗 GLD 的局限性以及尚未解决的问题涉及以下方面。

(1) 迟发性 GLD 病例非常罕见，因此造血干细胞移植治疗该病的经验仍然非常有限；

(2) 经典 Krabbe 病患者在出生后 1～2 个月内行脐血移植后的长期神经功能、神经认知、神经发育和生活质量结果仍待观察。

(3) 新生儿筛查 GLD 的影响及是否有必要对其扩展实行。

(4) 迫切需要对其进行国际讨论、总结及未来规划。

8. 非移植治疗

对 GLD 患者的非移植治疗主要在各项支持治疗的基础上，针对癫痫发作、痉挛、喂养困难和便秘等的治疗。

（七）异染性脑白质营养不良（MLD)

1. 流行病学、分子生物学和病因学

MLD 是一种常染色体隐性遗传的溶酶体贮积症，由于溶酶体酶芳基硫酸酯酶 A（arylsulfatase A，ASA）的缺乏引起。ASA 催化脑苷脂 3- 硫酸盐（硫苷脂）的脱硫，这是一种主要存在于髓鞘中的酸性鞘脂。ASA 的缺乏导致这种鞘脂的累积，大量沉积在溶酶体内，表现为异常染色。MLD 的特征在于髓鞘细胞进行性和广泛性缺失，导致神经系统的严重功能障碍。神经系统检查阳性结果可包括痉挛、神经病变、痴呆和癫痫发作。重要的是，发病时间和严重程度与残余 ASA 活性相关。通过尿中硫苷脂的升高来确认诊断是至关重要的，因为普通人群中常见 ARSA 假缺陷等位基因的存在。鞘脂激活蛋白 B 缺乏引起的 MLD 可以与 ARSA 缺乏引起的任何形式的 MLD 表现相似。多种硫酸酯酶缺乏使得 MLD 的症状与 MPS 或鱼鳞癣相关。鞘脂激活蛋白 B 缺乏和多种硫酸酯酶缺乏导致的 MLD 表现为 CSF 蛋白增加，神经传导速度减缓和尿中硫酸盐增加。

2. 临床特征

MLD 的表型包括晚婴型和迟发型。晚婴型（早发，0.5—4 岁）通常在 1—2 岁发病，由于动作发展受损，包括步态紊乱、深腱反射减弱、言语异常、神经认知能力丧失、视神经萎缩、进行性痉挛性四肢瘫痪，脑脊液蛋白增加，神经传导速度减慢，一般几年内出现痴呆或死亡。早期青少年型（迟发，4—6 岁）表现为步态和姿势异常、情绪和行为障碍、视神经萎缩、进行性痉挛性四肢瘫痪，脑脊液蛋白增加和神经传导速度减慢。晚期青少年型（迟发，6—16 岁）表现出行为异常、学习成绩差、语言退化、步态障碍、缓慢进行性四肢瘫痪、脑脊液蛋白增加和神经传导速度减慢。最后，成人型（迟发，> 16 岁）的特点是心理退化、精神症状、尿失禁、缓慢进展性痉挛性四肢瘫痪、脑脊液蛋白正常或增加，以及神经传导速度正常或减慢。

学龄期、青春期或成年期的迟发型 MLD 表现为进行性运动障碍的症状和体征，包括步态不稳、笨拙、震颤和构音障碍，也可以观察到神经认知功能的逐渐下降。青少年晚期或成年早期至中期才出现症状的患者似乎主要表现为神经认知和神经行为症状。事实上，许多此类病例被误诊为精神分裂症或严重精神病。学龄期儿童主要表现为新发的注意力缺陷及多动障碍，他们经常治疗多年，直到观察到智力下降。在数年至数十年间逐渐出现注意力下降、冲动行为、失控、冲动、空间技能丧失、记忆丧失和人格改变，以及额叶功能障碍的表现。周围神经系统疾病也普遍存在。

3. 造血干细胞移植

造血干细胞移植治疗 MLD 的经验有 20 多年，尽管在这个领域有很多进步，但造血干细胞移植治疗 MLD 仍然具有挑战性。几项关于造血干细胞移植治疗症状前迟发性 MLD 患者的报道提示其可以阻止疾病进展。但造血干细胞移植仅适用于轻度神经系统受累的患者，且只对中枢神经系统有效，对周围神经系统无效[88]。此外，所有行移植治疗的有症状的晚婴型 MLD 患者在各方面预后都不佳。即使在少数出现症状前行造血干细胞移植治疗的婴儿后期型 MLD 患者，造血干细胞移植结果也令人失望，虽然在一些患者中保留了认知能力但运动功能未能保留。所有在症状出现之前移植的儿童，其日常生活活动都完全依赖于轮椅。

成人型 MLD 的慢性病程以及在适当疾病阶段干预青少年型患者的可行性，使造血干细胞移植治疗这群患者是有效的。造血干细胞移植治疗可以使中枢神经系统疾病和功能保持稳定，然而对周围神经系统疾病几乎没有效果[13, 59, 89, 90]。但是对一些神经功能缺损继续恶化的患者，造血干细胞移植可能会阻止主要的神经功能缺损进展，而且仅在某些特定的患者中[91, 92]。

4. 造血干细胞移植治疗 MLD 患者的挑战

目前针对造血干细胞移植治疗 MLD 的局限性和未解决的问题包括以下几种情况。

(1) 由于晚婴型 MLD 疾病进展迅速，几乎不可能进行移植治疗。

(2) 迟发型患者在造血干细胞移植后仍有明显的周围神经系统疾病，实现中枢神经系统稳定的时间似乎比脑 X–ALD 或迟发性 GLD 患者观察到的时间更长。

(3) 酶替代疗法 MLD 周围神经系统的作用仍然

未知或仅是理论推测的。已有关于酶替代疗法治疗 MLD 小鼠模型的重要经验，但酶替代疗法治疗晚婴型 MLD 患儿的临床试验结果尚未确定。

5. 酶替代疗法、基因治疗和细胞治疗 MLD

虽然酶替代疗法在许多沉积症中取得了成功，但大多数情况下，对于存在中枢神经系统病变的该类疾病效果不佳，因为高分子蛋白难以通过血 - 脑屏障。此外一些重要问题，如酶替代疗法后的免疫反应，已经形成的退化持续存在，以及无法到达某些类型受累的组织，都可能会影响其疗效。在 Ⅰ / Ⅱ 期临床研究中，患有晚婴型 MLD 的儿童静脉注射剂量高达 2.5mg/kg 的重组人 ASA 治疗，最终并没有观察到运动或神经功能障碍的改变。Stroobants 等为了绕过血 - 脑屏障，在大脑的侧脑室使用植入的渗透泵，在敲除小鼠模型中连续递送重组 ASA 4 周。与静脉注射酶替代疗法相比，他们试验中较低剂量的重组人 ASA 使硫苷脂清除率得到显著改善以及中枢神经系统损伤的逆转，由此表明脑室内给药途径可能是 MLD 患者有希望的治疗方法。然而，目前没有这种方式治疗 MLD 患者的数据。总之，酶替代疗法是用于治疗 MLD 患者的系统性和周围神经系统病变的重要治疗方法，而如何克服血 - 脑屏障将酶递送至中枢神经系统仍是需要解决的问题。这个问题可能在将来可以通过用脑室内或鞘内酶递送来解决。

间充质干细胞可以预防神经传导速度的丧失。根据这一观察结果开展了一项 6 例患者的 Ⅰ 期临床试验，这些患者曾接受过匹配的同胞供体造血干细胞移植[93]。他们输注单次原来供体来源的间充质干细胞（$2 \times 10^6 \sim 10 \times 10^6$/kg 受体体重），没有观察到输注相关的毒性。据报道，4 例 MLD 患者间充质干细胞输注后神经传导速度有显著改善（例如，腓神经传导速度为 5 ～ 6m/s，正中神经传导速度为 8 ～ 9m/s）；然而，间充质干细胞输注后患者的整体健康状况或身心发育没有明显变化。

临床前研究涉及基因治疗的自体造血干细胞移植、脑内基因治疗、微囊化重组细胞、少突胶质细胞祖细胞、神经祖细胞 - 神经球和胚胎干细胞，这些研究正在进行中但尚未投入临床[94]。

（八）其他白质疾病

1. Alexander 病

Alexander 病是一种罕见的致命性中枢神经系

统疾病，婴儿和儿童是主要发病人群。许多活检或尸检证实的 Alexander 病患者存在神经胶质酸性蛋白基因的突变[95]。脑内存在罗森塔纤维不再是确诊 Alexander 病的必要条件。在婴幼儿中，Alexander 病会引起发育迟缓、精神运动迟缓、瘫痪、喂养困难、脑瘫、癫痫发作和脑积水。在幼年病例中，主要表现为假性延髓征和延髓征。Alexander 病患者具有特征性 MRI 表现。成人患者表现多样，有腭裂、多发性硬化症表现。尽管正在探索新的治疗方案，但目前只有支持性治疗方案[95, 96]（表 74-2）。

2. Pelizaeus–Merzbacher 病

Pelizaeus–Merzbacher 病是 X 连锁蛋白脂蛋白 1 基因（PLP1）的各种突变引起的 X 连锁病症，其包括拷贝数变化、点突变和少数碱基的插入或缺失。这些突变使其临床表现不一，从最严重的先天型 Pelizaeus–Merzbacher 病到最轻微的痉挛性截瘫 2（SPG2）。Pelizaeus–Merzbacher 病的表现包括眼球震颤、肌张力减退、震颤、蹒跚、共济失调、痉挛、运动不良和认知障碍；痉挛性截瘫 2 主要表现为腿部无力和痉挛。Pelizaeus–Merzbacher 病 / 痉挛性截瘫 2 患者的 MRI 表现为弥散性髓鞘形成减少。Pelizaeus–Merzbacher 样疾病 1（PMLD1）及严重程度不高的痉挛性截瘫 44（SPG44），具有类似的临床表现及髓鞘形成障碍，是常染色体隐性遗传疾病，致病基因为缝隙连接蛋白、γ–2 基因（GJC2），又称为 α–12 基因（GJA12）。磁共振波谱（Magnetic resonance spectroscopy，MRS）和脑干听觉诱发电位（brainstem auditory evoked potentials，BAEP）有助于 Pelizaeus–Merzbacher 病 和 Pelizaeus–Merzbacher 样疾病 1 的鉴别。Pelizaeus–Merzbacher 病 / 痉挛性截瘫 2 和 Pelizaeus–Merzbacher 样疾病 1/ 痉挛性截瘫 44 患者的支持疗法包括药物控制癫痫发作和痉挛；痉挛管理的物理治疗，运动和矫形器；挛缩和脊柱侧弯手术；胃造口术治疗严重的吞咽困难；轮椅辅助，物理治疗和矫形器，以预防或改善脊柱侧弯的影响；个人宣传教育和辅助交流。造血干细胞移植治疗 Pelizaeus–Merzbacher 病尚无理论基础（表 74-2）。

3. 白质消融性白质脑病

VWMD 是最常见的遗传性儿童白质脑病之一，但各个年龄段均可发布，从新生儿到成人不等。典型病例在婴儿期或幼儿期发病，神经系统受累的特征是进行性痉挛和共济失调、癫痫发作、构音障碍和视神经萎缩。轻微的刺激如发热或轻度创伤，是引起神经系统恶化的主要事件。脑 MRI 表现为弥漫性、对称性髓鞘形成障碍。典型的病理包括白质稀疏和囊性变、少突胶质细胞增多症（泡沫少突胶质细胞为特征）、微小星形胶质细胞增生（畸形星形胶质细胞），细胞凋亡导致的少突胶质细胞减少。VWMD 是由于编码真核翻译起始因子 2B（eIF2B）发生突变引起的，该基因有 EIF2B1～EIF2B5 的五种亚基。eIF2B 是一种普遍表达的蛋白质复合物，在调节蛋白质合成速率中起着至关重要的作用。VWMD 突变降低了 eIF2B 的活性，并削弱了其在一般情况和应激情况下将蛋白质合成与细胞需求相结合的功能。eIF2B 活性降低使未折叠蛋白反应的持续不适当激活，导致伴随的促存活和促凋亡的下游效应子的表达的增殖。因此，VWMD 基因是管家基因，VWMD 细胞在应激情况下高度敏感且具有高反应的特点。

除了避免疾病加重的对症治疗，没有针对 VWMD 的特定治疗方法，造血干细胞移植治疗 VWMD 没有理论证据（表 74-2）。

4. 脑 – 肝 – 肾综合征

脑 – 肝 – 肾综合征是一种罕见的常染色体隐性遗传的严重过氧化物酶体病，患儿有特殊的面部特征、严重的张力减退、癫痫发作和肝肾功能损伤。可以通过异常的超长链脂肪酸和缩醛磷脂进行诊断（磷脂，其中甘油的 C1 基团是醚连接的醇而不是酯连接的脂肪酸）。脑 MRI 表现为多小脑回。治疗的重点在于解决喂养困难、多方面治疗、支持性护理、肝功能不全的治疗（例如补充维生素 K 和脂溶性维生素），以控制出血倾向；熊去氧胆酸、肾上腺激素替代和二十二碳六烯酸补充剂。造血干细胞移植治疗脑 – 肝 – 肾综合征尚无理论依据（表 74-2）。

六、糖蛋白代谢和其他代谢紊乱病

在本节中，将介绍和讨论糖蛋白代谢疾病 [岩藻糖苷累积病、戈谢病、α– 甘露糖苷病和天冬氨酰葡萄糖胺尿症（aspartylglucosaminuria，AGU）（见下文）（表 74-3）]、其他疾病 [脑腱黄瘤病、Fabry 病、法伯脂肪肉芽肿病、神经节苷脂（GM1、GM2、

Tay-Sachs 和 Sandhoff 疾病），糖原贮积病 II（Pompe 病）、神经元蜡样脂褐质沉着症（CLN1 和 CLN2）、尼曼 - 皮克病、沃尔曼综合征、Canavan 病、胱氨酸病、唾液酸贮积病、唾液酸病、多发性脂肪酶缺乏症和低磷酸盐症]，下面将作简单的介绍及讨论（表 74-3）。

（一）岩藻糖苷累积病

1. 流行病学、分子生物学和病因学

岩藻糖苷累积病是一种常染色体隐性遗传病，由于缺乏 α-L- 岩藻糖苷酶，导致含岩藻糖的低聚糖、糖脂和糖蛋白的累积[97]。临床特征包括进行性认知和运动恶化、癫痫发作、面容丑陋、生长迟缓、反复感染、弥漫性躯体性血管角化瘤、内脏肿大和多发性成骨异常。虽然该疾病各个种族均有发病，但大多数患者来自意大利或美国的西南地区。这种疾病在有血缘关系的家族中频发。表 74-3 对糖蛋白代谢疾病（岩藻糖苷累积病、戈谢病、α- 甘露糖苷病和 AGU）进行了总结。

2. 临床特征

临床表现多样，大多数患者在几年内缓慢恶化。严重受累的患者在出生第一年即发生精神运动迟缓、生长迟缓、相貌粗糙、多发性成骨异常，以及汗液氯化物增加[97]。目前已经有至少两种临床表型，但实际上可能存在各种严重的患病群体。轻型患者的特征表现为血管角化瘤，其存活时间较长，汗液氯化钠趋于正常水平。通过分析白细胞或成纤维细胞中的酶，分子 DNA 检测和特异性 MRI 表现可以确诊[97, 98]。

3. 造血干细胞移植

岩藻糖苷累积病的移植研究来自动物模型即 Springer Spaniel，在淋巴结放疗后序贯造血干细胞移植来纠正酶缺乏症[99]。患有岩藻糖苷累积病的犬经过骨髓移植能够增加血浆、白细胞和内脏组织中的岩藻糖苷酶活性[99]。重要的是，在具有神经元脑白质营养不良的情况下，神经组织也显示出酶活性增加。然而，基于犬类模型与人类疾病较相似，结果表明临床症状出现后的治疗干预无效[100, 101]。造血干细胞移植治疗岩藻糖苷累积病患者的经验有限[102, 103]。成功植入后，在多种组织中观察到了 α-L- 岩藻糖苷酶水平逐渐增加，包括血浆和脑脊液。随着酶活性的增加，尽管精神运动功能降低，但仍观察到髓鞘形成的改善以及 MRI 正常化的髓鞘形成表现。人类和犬类试验表明治疗要点在于干预的时间。在诸如岩藻苷累积病等疾病中，出现首发症状且功能快速下降的患者从骨髓移植中获益有限，因为细胞改变和组织病理学改变不能通过供体来源的单核细胞或分化的细胞来逆转。然而，这些研究强调了提高该疾病的诊断和功能评估的必要性，增加考虑是否行细胞疗法的时间窗。由于疾病的多变性，目前无法就造血干细胞移植的益处得出明确的结论。

4. 酶替代疗法、基因治疗和细胞治疗岩藻苷累积病

使用反转录病毒将基因转移到自体造血干细胞的犬模型的基因治疗已有报道[104]。尽管未能成功植入，但鉴于近来在载体设计、转导和骨髓细胞的体外操作方面取得的进展，应该采用这些改进的策略来寻找岩藻苷累积病的细胞疗法的最佳方法。Kondagari 等报道了酶替代疗法在岩藻苷累积病病犬中的应用[105]。重组犬 α-L- 岩藻糖苷酶通过脑池内递送能够减少岩藻糖基化糖缀合物的积累。鉴于上述结果及酶替代疗法可以在症状进展前实施，包括酶替代疗法和移植在内的组合方法可能证明比单一治疗干预更有益。

（二）戈谢病

1. 流行病学、分子生物学和病因学

戈谢病是最常见的溶酶体贮积症。它是常染色体隐性遗传，其特征在于溶酶体酶葡糖脑苷脂酶的活性不足，导致溶酶体中葡糖脑苷脂的积累。葡糖脑苷脂酶（glucocerebrosidase，GBA）基因位于 1 号染色体 q21 带。目前已发现 200 多种引起戈谢病的突变。普通人群中戈谢病的发病率不到 1/30 000 ～ 1/40 000，而东欧（德系犹太人）犹太血统的人群中更为普遍，患病率为 1/1000，携带者为 1/14[106]。戈谢病的病理生理学特征是存在来自单核 - 巨噬细胞系统的戈谢细胞。大多数戈谢细胞存在于脾脏、肝脏、骨髓和淋巴结中，导致这些器官的扩大和功能障碍，从而引起相应的临床表现。

2. 临床特征

根据原发性中枢神经系统是否受累以及疾病的严重程度，戈谢病分为三种类型。1 型戈谢病是最常见的形式，占 90% ～ 95%。其特征为成年期发病及原发性中枢神经系统受累。然而，一些具有严重突变的个体在儿童早期即发病。2 型戈谢病则有严重的神经系统受累，且在婴儿期就发病。3 型戈谢

病在出生后 10 年的后期出现神经系统症状。2 型和 3 型是非常罕见的，发生率不到 1/100 000。在瑞典北部的 Norbottnian 人群中发现 3 型戈谢病的患病率很高[106]。

婴儿出生时通常是正常的，随着底物逐渐累积，临床特征开始变得明显。血小板减少引起的出血，贫血和肝脾肿大是常见的早期表现。骨受累很常见，但并不都有临床表现。当骨受累症状出现时，可以表现为轻度疼痛到严重骨质危象。生长迟缓见于中度至重度的疾病。2 型和 3 型的神经系统症状包括动眼神经失用、角弓反射、延髓征[107]。1 型戈谢病的临床症状严重程度不一，既有八九十岁才被诊断出的患者，也有一二十岁死于并发症的儿童。大多数 2 型疾病的婴儿 2 岁前死亡，3 型的严重程度介于两者之间[108]。通过检测外周血白细胞或皮肤的葡糖脑苷脂酶活性可以确诊本病，判断预后[107]。

3. 造血干细胞移植

由于戈谢病的病理生理特征是含脂质的巨噬细胞的累积，因此造血干细胞移植被认为是合理的治疗手段。Ringdén 等首次通过造血干细胞移植成功治愈戈谢病[109]。后来多项报道也证明了造血干细胞移植治疗的可行性和有效性[110-114]。在过去的几十年中，供体细胞的选择已经扩大到配型相合或不相合的家庭成员或无关供体的骨髓。

造血干细胞移植的预后受到许多因素的影响，如供体酶水平、供体嵌合的程度及持续时间、移植后的并发症等[72]。各器官移植后的获益也不同。血液学和身体功能的改善较迅速且持续时间较长，网状内皮器官如肝脏和脾脏肿大在几个月内消退[72]，一些数据表明戈谢病中出现的骨骼变化也得到改善。2 型和 3 型患者通过造血干细胞移植治疗，其神经系统疾病是否能获益，结果仍有争议[109,113,114]。治疗效果缓慢，及其有效性似乎取决于个体的年龄，疾病的严重程度及其在治疗时疾病的状态。

4. 酶替代疗法、基因治疗和细胞治疗戈谢病

酶替代疗法的出现彻底改变了戈谢病的治疗方案。阿糖脑苷酶，一种由人胎盘 β- 葡萄糖脑苷脂酶修饰而来，通过暴露足够数量的甘露糖残基，从而可以靶向巨噬细胞。中国仓鼠卵巢细胞来源的重组酶替代疗法伊米苷酶于 1994 年获得美国 FDA 的批准，此后不久便取代了阿糖脑苷酶，成为有症状的 1 型疾病患者的首选治疗方法。酶替代疗法治疗

使疾病显著改善且不良反应很少[115]。需要每周输注，且价格昂贵是酶替代疗法的主要缺点。对于 50kg 的患者，仅药物估计每年治疗费用约为 86 000 英镑（约合 110 000 美元）[116]。此外，由于酶不能穿过血 - 脑屏障，因此在 2 型和 3 型疾病患者中不能有效改善神经系统症状[115]。与酶替代疗法相比，造血干细胞移植技术的改进使其成为一种较便宜的治疗，且具有永久治愈的潜力。然而，造血干细胞移植的死亡率从小于 5% 到大于 10% 不等，取决于是否有完全匹配的供体。因此，戈谢病的治疗标准治疗仍然是酶替代疗法。

除酶替代疗法和造血干细胞移植外，还有一些新的有希望的治疗方法[117]。包括：新一代治疗性重组酶（维拉苷酶 α）可改善酶向细胞的传递，目前正在开发中；底物减少疗法（substrate reduction therapy，SRT），使药物可以穿过血 - 脑屏障；药理学伴侣疗法，由抑制底物合成的特定小分子组成，或作为伴侣蛋白通过稳定错误折叠的突变蛋白来增加葡糖脑苷脂酶的残余活性，从而阻止蛋白酶体中内质网相关的降解[117]。

（三）α- 甘露糖苷病

1. 流行病学、分子生物学和病因学

α- 甘露糖苷病是由于溶酶体酶 α- 甘露糖苷酶的活性缺乏引起[97]。该基因定位于染色体 19p13.2-q12。

2. 临床特征

目前分为三种临床类型[118,119]。1 型：10 岁后发病的临床轻度型，无骨骼异常且进展缓慢。2 型：轻型，亦称为少年 - 成人型，占病例的 10% ～ 15%，其特征在于进展缓慢，20—30 岁时出现进展的共济失调表现，可以存活到成年期。3 型：重型，因伴有骨骼异常，快速进行性智力低下，肝脾肿大及严重的多发性成骨异常，能较快被诊断，通常在 3—12 岁死亡。

3. 造血干细胞移植

最早的造血干细胞移植治疗 α- 甘露糖苷病患者的经验显示该疾病通过移植，其体细胞变化可以逆转，但脑组织内的溶酶体储存未能改善。结论认为造血干细胞移植可能不适合治疗 α- 甘露糖苷病[120]。然而有人指出，移植效果不佳可能归因于供体细胞来自 α- 甘露糖苷病携带者的母亲。在猫模型中验证了早期行造血干细胞移植可以预防神经功能恶化

的设想。随后，一些资料显示，造血干细胞移植治疗经筛选的患者可以使其智力功能稳定，适应性技能改善，听力和言语记忆功能也可以得到改善[121]。

总之，骨髓移植治疗 3 型 α- 甘露糖苷病患者，需仔细权衡其可能的获益与移植相关的发病率和死亡率的总体风险。造血干细胞移植治疗并发症出现之前的年轻患者的益处更大。因此，骨髓移植是 10 岁内患者的治疗选择，这使早期诊断成为关键。

（四）天冬氨酰葡萄糖胺尿症

1. 流行病学、分子生物学和病因学

AGU 是一种常染色体隐性遗传的溶酶体贮积病，由溶酶体酶天冬氨酰葡糖胺酶活性缺乏引起，导致 Asn 链接的糖蛋白降解。该酶对进行代谢转换的 Asn 链接糖蛋白底物中的蛋白质 – 寡糖链接的水解是必需的。糖基天冬酰胺酶活性的丧失导致组织溶酶体中连接单元 Asn-GlcNAc 的累积。这种片段的累积严重地影响了神经细胞的病理生理[122]。98% 的患者存在一种特定突变，AGU 突变，主要在 200 多例的芬兰患者人群中。据估计，芬兰的携带者占人口的 2.5% ～ 3%。到目前为止，还有 20 种其他稀有家族 AGU 等位基因在世界人口中被发现[122]。

2. 临床特征

该疾病的早期表现为婴儿期的生长过快。语言发育迟缓、注意力不集中、笨拙和不安是常见的症状。AGU 的特征表现在于全身性发育迟缓，发病年龄在 2—4 岁，伴有言语迟钝、运动笨拙，且常伴有频繁的上呼吸道感染。患者在青春期的发育水平相当于 5—6 岁，然后缓慢恶化，成年期表现出严重延迟的发育水平。轻度结缔组织改变导致面部丑陋、颅骨增厚和骨质疏松症。癫痫发作在疾病后期很常见，脑 MRI 常表现为灰质和白质的分化异常以及明显的髓鞘形成延迟[123]。

3. 造血干细胞移植治疗

造血干细胞移植治疗 AGU 患者只有少数报道[124-126]。位于芬兰赫尔辛基的医疗中心通过造血干细胞移植治疗了 3 例患者，随访时间从 1—5 年不等，包括连续的 MRI、生化和临床检查[126]。随访了至少 2 年，移植患者的脑 MRI 表现出几乎正常的灰白质表现，且神经心理功能也得到了改善[126]。然而最近对 1991—1997 年间造血干细胞移植治疗的 5 例 AGU 患者的长期随访显示，与未移植的患者相比，前 2 例移植患者的智力迟钝更严重。此外，

非移植患者的一般健康状况良好，但接受造血干细胞移植治疗的 5 例患者有移植后并发症表现。作者得出结论，造血干细胞移植不被推荐用于治疗婴儿期后的 AGU 患者[124]。

（五）其他疾病

1. 脑腱黄瘤病

脑腱黄瘤病是一种罕见的常染色体隐性遗传病，是由于线粒体酶固醇 27- 羟化酶（CYP27A）活性缺陷引起[127]，该基因位于 2 号染色体上。全世界已报道的患者超过 300 例，并且已鉴定出 CYP27A 存在超过 50 种不同的突变，其中大多数导致酶缺失或失去活性。临床表现包括腹泻、白内障、肌腱黄瘤和神经系统症状，如痴呆、精神障碍、锥体和（或）小脑问题以及癫痫发作。在脑 MRI 上小脑变化较突出。尿液和血清中胆汁酸的异常以及血浆和组织中胆甾烷醇的升高是诊断的标志，也是用鹅去氧胆酸治疗监测的生化标志。造血干细胞移植治疗该疾病尚没有数据（表 74-3）。

2. Fabry 病

Fabry 病是由于溶酶体水解酶 α- 半乳糖苷酶 A 的活性缺乏而引起的 X 连锁隐性遗传病，受影响的半合子男性的鞘糖脂分解代谢存在异常。这种缺陷导致鞘糖脂在全身沉积，主要分布在以下组织中：体液、内皮、上皮、血管平滑肌细胞、神经节、心脏、肾脏、眼睛等。发病期通常在儿童期或青春期，四肢疼痛和感觉异常，皮肤和黏膜血管扩张（血管角化瘤）和少汗症。角膜和透镜状混浊也较常见。随着年龄增长，会出现蛋白尿、尿酸尿和淋巴水肿。严重的肾功能损害会导致高血压和尿毒症。死亡原因通常是肾、心脏或脑血管疾病。杂合子女性疾病表现则较轻微。基因位于 Xq22.1，已经鉴定出超过 150 种突变，包括部分基因重排、剪接点缺陷和点突变，表明该疾病的分子缺陷存在异质性。目前的主要治疗方法是酶替代疗法，辅以支持性治疗措施，如神经性疼痛的治疗，卒中高风险患者的抗凝治疗，以及终末期肾病患者的血液透析治疗。造血干细胞移植并不被认为是合适的治疗方法（表 74-3）。

3. Farber 脂肪肉芽肿病

Farber 病是一种由酸性神经酰胺酶缺乏引起的罕见溶酶体贮积症。皮下和关节周围神经酰胺结节的形成导致关节肿胀疼痛，进行性残疾和声音嘶

哑。神经酰胺代谢缺陷引起慢性肉芽肿性炎症的病理生理学机制仍不明确。大多数 Farber 患者在婴儿早期即死于进行性神经功能恶化。然而，因为临床表现严重程度或中枢神经系统受累程度取决于残留的溶酶体神经酰胺数量，因此该病的严重程度不一。没有中枢神经系统受累的 Farber 病患儿（Farber 疾病 2/3 型）病情仍较重，慢性肉芽肿性炎症可致进行性关节畸形，出现关节疼痛和运动障碍，其对下呼吸道的影响可导致慢性呼吸衰竭，使患者在 20 岁前死亡。理论上认为酶活性正常的细胞群可以改善酶缺乏的影响[128, 129]，因此已经尝试了应用异基因造血干细胞移植治疗 Farber 病。对 2 例病情较轻的 Farber 患者（2/3 型）行移植治疗，移植后可以观察到肉芽肿浸润症状减少，声音嘶哑消失，关节活动性得到改善[128]。然而，对于较常见的 1 型 Farber 病患者，早期移植手术成功率不高。在这些研究中，骨髓移植减轻了外周症状，但神经功能没有改善，患者在移植后不久就发生死亡[129]。总之，在患有 Farber 病和中枢神经系统受累的患者中进行造血干细胞移植未获成功，患者仍因进行性神经变性而死亡，但包括肉芽肿在内的外周症状可得到缓解[128]。

4. 神经节苷脂累积病（GM1、GM2、Tay-Sachs、Sandhoff）

GM2 神经节苷脂累积病是一组遗传性疾病，由于神经节苷脂 GM2 和相关糖脂在溶酶体中过度累积引起，特别是在神经元中。婴儿期发病的患儿，因快速进展的神经退行性疾病导致患者 4 岁时即死亡（经典的 Tay-Sachs 病、Sandhoff 病和 GM2 激动药缺乏症）。而晚期发病的亚急性或慢性型，表现出较缓慢的进展性神经系统疾病，可以生存到童年后期、青春期，甚至成年期。造血干细胞移植似乎无法成功纠正这些疾病（表 74-3）。溶酶体 β- 半乳糖苷酶的缺乏在临床上表现为两种不同的疾病，GM1 神经节苷脂累积病和 Morquio 综合征 B（MPS IVB，前面讨论过）。GM1 神经节苷脂累积病可在婴儿期、儿童期 / 青春期或成年期发病。临床表现为进行性神经系统恶化。造血干细胞移植治疗 GM1 神经节苷脂累积病的作用仍不明确，因为大多数病例在诊断时处于疾病晚期或进展过快，无法从造血干细胞移植中获益。造血干细胞移植治疗各种神经节苷脂累积病患者的结果不尽相同[130, 131]。一些报

道表明，造血干细胞移植可能有助于晚期发病且处于疾病进程早期的患者。

5. 糖原贮积病 II 型（Pompe 病）

II 型糖原贮积病也称为酸性麦芽糖酶缺乏症或 Pompe 病。它是由于溶酶体水解酶酸性 α- 葡萄糖苷酶活性缺乏引起的糖原代谢异常的一种常染色体隐性遗传病。各种表型临床表现不一，所有表型均有不同程度的肌病，但在发病、器官受累程度和进展至死亡的速度方面不同。婴儿期的 Pompe 病是最严重的形式，其特征为全身肌肉无力、肌张力减退和肥厚性心肌病，通常由于心肺或呼吸衰竭在第一年就死亡。Pompe 病（青少年和成人形式）的迟发性形式表现为进行性肌无力但没有明显的心肌病。随着疾病进展患者依赖于轮椅且需要人工通气。晚发性 Pompe 病患者的死因通常是呼吸衰竭，可能是急性的。Pompe 病的组织病理学特征为心肌和骨骼肌中糖原溶酶体的显著沉积，最终导致溶酶体的泄漏 / 破裂和细胞质糖原的积聚。GAA 通常由一个类似于"管家"基因的启动子广泛表达[132]。

目前主要治疗方案是酶替代疗法和支持治疗。造血干细胞移植对这种疾病没有作用（表 74-3）[132]。

6. 神经元蜡样脂褐质沉积症（NCL1、NCL2）

目前存在两种形式的神经元蜡样脂褐质沉积症，NCL1 即婴儿型和 NCL2 即经典的晚婴型。NCL1 型的临床特征表现为正常发育至 6 ~ 12 个月，随即出现精神运动迟缓、小头畸形、肌阵挛和视力恶化。NCL2 型于 2—4 岁发病，伴有严重的肌阵挛性癫痫发作和缓慢进展的失明。这两种疾病都是溶酶体病，这意味着造血干细胞移植可能是有效的治疗方法[133]。然而，已经移植的症状前 NCL2 患者或现有的动物模型研究并未证实这一点。有待更多的临床数据来确定是否因 NCL2 的自然病程进展过快而不能从造血干细胞移植中获益（表 74-3）。目前正在进行酶替代疗法、基因疗法和干细胞疗法的研究，这些治疗方法未来有可能应用于临床[133]。

7. Niemann-Pick 病 A、B 和 C 类型

Niemann-Pick 病 A 和 B 类型是由于酸性鞘磷脂酶活性缺乏导致的溶酶体贮积症。Niemann-Pick 病 A 型是一种快速进展的婴儿期疾病，其临床表现为成长发育障碍、肝脾肿大和神经变性，在 2—3 岁死亡。在预防不可避免的神经发育衰退方面，造

血干细胞移植并没有效果[134]。Niemann–Pick 病 B 型表现多样，通常因为明显的肝脾肿大而在儿童期被诊断。造血干细胞移植似乎可有效治疗 Niemann–Pick 病 B 型的体细胞表现[135]。

Niemann–Pick 病 C 型是由于外源性胆固醇的细胞运输错误而导致的常染色体隐性遗传的脂质沉积病，与未酯化胆固醇的溶酶体积聚有关。有研究报道了 1 例患有 Niemann–Pick 病 C 型的 3 岁女孩经过同胞全合造血干细胞移植移植，包括肝脾肿大，骨髓和肺部浸润的体细胞疾病特征得到了改善，然而她的神经系统状况却持续恶化[136]。因此，尚不清楚造血干细胞移植在 Niemann–Pick 病 C 型的中枢神经系统中是否有确切疗效。

8. Wolman 综合征

Wolman 病是一种发生于婴儿期的常染色体隐性遗传病，由于可溶性甘露糖 –6– 磷酸靶向的溶酶体酶脂肪酶缺乏，导致胆固醇和胆固醇酯的大量沉积。三酰甘油和胆固醇酯通过受体介导的脂蛋白的内吞作用被细胞内化，且部分由溶酶体酶脂肪酶代谢。胆固醇酯和三酰甘油的积累以及脂蛋白氧化的毒性引起临床症状。患有 Wolman 病的儿童早期易有肝脾肿大、黄疸、腹泻、严重呕吐、成长困难以及肾上腺的特征性钙化。Wolman 病在婴儿早期是致死的，除非进行造血干细胞移植治疗[137, 138]。移植失败、移植前与疾病相关的肝损伤及移植后肝窦阻塞综合征（静脉闭塞性疾病）相关的高死亡率是影响移植效果的重要因素[137]。

Wolman 病很罕见，有致命风险，只有少数患者接受了造血干细胞移植治疗。造血干细胞移植治疗这种疾病具有挑战性，大多数患者因疾病进展导致的肝衰竭或移植相关的并发症（包括感染、GVHD 和植入失败）而死亡，长期随访数据有限。Tolar 等报道除了持续肝功能障碍得到了改善和肾上腺功能正常外，成功的造血干细胞移植可能使神经系统功能恢复正常[139]。该报道表明尽管存在治疗挑战，Wolman 病患者及时行造血干细胞移植可能是有益的。

总之，造血干细胞移植已成功在少数患者中实施，它可能使永久性器官损伤形成之前的患者获益。

9. Canavan 综合征

Canavan 综合征的临床特征包括 2—4 月龄时头部控制不良和张力减退，全身性癫痫发作，角弓反张，早期成长障碍，头围增加，大脑 MRI 表现的白质改变（脑白质营养不良），肌张力减退发展成的痉挛，以及疾病后期出现去大脑强直[140]。这种常染色体隐性遗传疾病是由于天冬氨酸酶活性不足而引起的。造血干细胞移植治疗 Canavan 病目前尚无报道，主要治疗是支持治疗（表 74-3）。

10. 胱氨酸病

胱氨酸病是一种罕见的常染色体隐性遗传的溶酶体贮积症，由于载体介导的氨基酸胱氨酸在溶酶体膜上的转运存在缺陷引起[141]。主要临床表现是 9—10 岁时出现肾衰竭。该基因位于染色体 17p13 上并编码胱氨酸。治疗包括 Fanconi 综合征引起的肾损伤的替换疗法，为患者提供甲状腺素、胰岛素、胰酶和睾酮，以及对眼科疾病进行对症治疗。尽管胱氨酸病的小鼠模型中进行的造血干细胞移植可保存肾功能，但目前造血干细胞移植在胱氨酸病患者中没有明确的推荐（表 74-3）。

11. 唾液酸贮积病

溶酶体游离唾液酸沉积症，即 Salla 病或婴儿游离唾液酸贮积病，是一种具有不同程度的精神运动迟缓的常染色体隐性遗传病。髓鞘形成障碍是脑 MRI 的特征性表现。由于溶酶体膜中载体介导的转运系统受损，导致溶酶体中游离唾液酸的积累。没有明确的研究表明造血干细胞移植是有效的治疗（表 74-3）。

12. 唾液酸病

唾液酸病是一种常染色体隐性遗传疾病，分为两种临床表型。1 型，疾病进程较缓和，其临床特征为二三十岁时出现眼底特征性樱桃红斑和全身性肌阵挛，癫痫发作，反射亢进和共济失调。2 型早期发病，病情严重且进展快速，具有 MPS 样表现，伴有器官肿大，多发性成骨异常和精神发育迟滞[97]。编码神经氨酸酶的基因位于染色体 6p21 上。目前没有明确有效的治疗方法（表 74-3）。

13. 多种硫酸酯酶缺乏症

多种硫酸酯酶缺乏症是一种罕见的（发病率 1∶1 400 000）常染色体隐性遗传病，其特征在于所有 12 种已知硫酸酯酶的缺乏，临床表现通常类似于晚婴型 MLD。造血干细胞移植治疗这种疾病的经验非常有限，目前对其效果尚无定论（表 74-3）。

14. 低磷酸酯酶症

低磷酸酯酶症是由于组织非特异性碱性磷酸酶

失活导致的成骨细胞和软骨细胞缺陷引起的常染色体显性遗传或常染色体隐性遗传疾病。迄今为止，这种疾病的造血干细胞移植经验有限[142]。

七、未来发展方向

酶替代疗法、底物耗竭、干细胞替代、补充和联合治疗、基因治疗、造血干细胞移植替代方法，以及新生儿筛查都是这一快速发展的临床医学领域研究的一部分[7, 18, 143-145]。造血干细胞移植的替代疗法和补充疗法，以及遗传性代谢沉积症的组合治疗，已经成功应用或正在研究中。酶替代疗法用于治疗 1 型戈谢病患者已超过 15 年[117]。治疗 Fabry、Pompe、Niemann-Pick B 型疾病和某些 MPS 疾病，如 MPS Ⅰ、Ⅱ 和Ⅵ，酶替代疗法已从临床试验转变为比较成熟的治疗方法。酶替代疗法治疗 Fabry 病能减轻严重的神经性疼痛，使肾功能保持稳定，并改善心脏和血管结构和功能。Pompe 病中由于酸性麦芽糖酶缺乏引起的致命的心脏和骨骼肌疾病，酶替代疗法改善了其心脏功能和结构并增加了整体肌力。酶替代疗法的临床反应多样，取决于疾病本身、器官或组织、酶的剂量和给药方案。特别重要的是，观察到外源性静脉内给药对中枢神经系统或外周神经系统的渗透作用有限。在底物耗尽或削弱的研究区域中，已经治疗了许多疾病，包括戈谢病、GM2、Fabry 病和胱氨酸病。减缓积聚糖脂形成速度的药物也在开发中。

在移植和基因转移 / 治疗试验中正在研究替代干细胞，包括胚胎干细胞和成体干细胞。这是极其重要的，因为骨髓来源的间充质干细胞仍然是宿主来源，尽管溶酶体和过氧化物酶体疾病的患者成功进行了造血干细胞移植。

基因转移在人类疾病治疗中的应用范围不断扩大，包括遗传性疾病。造血干细胞由于其自我更新能力以及分化成多个谱系而被认为是治疗性基因转移的合适靶标。由于酶的产生、释放和摄取可以校正代谢作用，诸如戈谢病、Hurler 综合征、X-ALD、MLD 和其他酶缺乏的疾病，可以通过基因转移到造血干细胞中来进行治疗。总之，加强这些患者的多学科及专科治疗的协作对于这个有前景的临床医学和研究领域的发展至关重要。

第 75 章
造血干细胞移植治疗巨噬细胞、粒细胞和破骨细胞疾病
Hematopoietic Cell Transplantation for Macrophage, Granulocyte and Osteoclast Disorders

Rajni Agarwal　著

石冰玉　译

王　虹　傅琤琤　陈子兴　校

一、概述

人体具有复杂的吞噬和免疫系统，可抵御包括病毒、细菌和真菌在内的各种微生物。人体第一道防线是由两个系统组成，即单核 – 吞噬细胞系统和粒 – 吞噬细胞系统。这两个系统的原代细胞，即单核细胞和粒细胞，来源于骨髓中共同的定向祖细胞[1-3]。单核 – 吞噬细胞系统与粒 – 吞噬细胞系统的炎症反应模式类似。这些防御系统组分的任何"数量"或"质量"缺陷都将导致宿主对微生物感染的防御不足。

单核 – 吞噬细胞系统的定义包括成单核细胞到前单核细胞到单核细胞的连续统一体，其中，单核细胞最终迁移到如肺、肝、脾和脑等组织中，形成组织固有的巨噬细胞，在特定位置发挥特定的功能。单核细胞的寿命在 3～6 天。组织巨噬细胞通常不经历细胞分裂，其寿命估计在数周至数年。然而，如果细胞增殖失控或发生改变，巨噬细胞可能在多个器官中发生不受控制的增殖和积聚。一个典型的例子是本章后文描述的 HLH。在 HLH（家族性或继发性）中，组织巨噬细胞的过度积聚导致器官功能障碍 / 肿大。在 HLH 中观察到的巨噬细胞的过度"吞噬"行为导致血细胞减少。巨噬细胞在特定解剖部位的异常增殖和积聚可导致与这些部位相关的体征和症状。例如，中枢神经系统受累可能导致严重的临床局灶性神经系统表现，包括肌张力减退或升高、惊厥、偏瘫 / 四肢瘫痪或失明。

单核 – 吞噬细胞系统有多种功能[3]。单核吞噬细胞作为吞噬细胞和免疫调节细胞起着重要作用。巨噬细胞作为吞噬细胞，分泌多种抗菌物质，包括溶菌酶、中性蛋白酶、酸性水解酶和细胞因子。例如，巨噬细胞分泌细胞因子 IL–1。IL–1 反过来刺激巨噬细胞和中性粒细胞产生大量过氧化氢和毒性氧代谢物。在巨噬细胞受到诸如感染之类的损伤时，其自身的激活机制在宿主防御中起到了关键作用。完整的趋化机制使巨噬细胞在损伤部位积聚。单核吞噬系统趋化缺陷可导致宿主感染防御不足，例如黏膜皮肤脓疱病。巨噬细胞的免疫调节功能也是多样且复杂的。巨噬细胞处理并向淋巴细胞呈递抗原，分泌细胞因子调控淋巴细胞发育及增殖。免疫反应由分泌型产物介导，这些产物对几乎所有细胞均有多向性作用。巨噬细胞也参与循环中免疫复合物的清除。

粒 – 吞噬细胞系统的炎症级联反应有两个主要组分：①血管舒张和吞噬细胞产物介导的血管通透性增加；②白细胞相关事件。白细胞事件包括几个连续的步骤，其中一些在性质上重叠：①附壁；②黏附于内皮表面；③迁移，包括"滚动和渗出"；④吞噬、胞内脱粒和杀灭；⑤释放白细胞产物。图 75–1 详细阐述了白细胞事件。

最初，内皮细胞、T 细胞和 B 细胞释放如

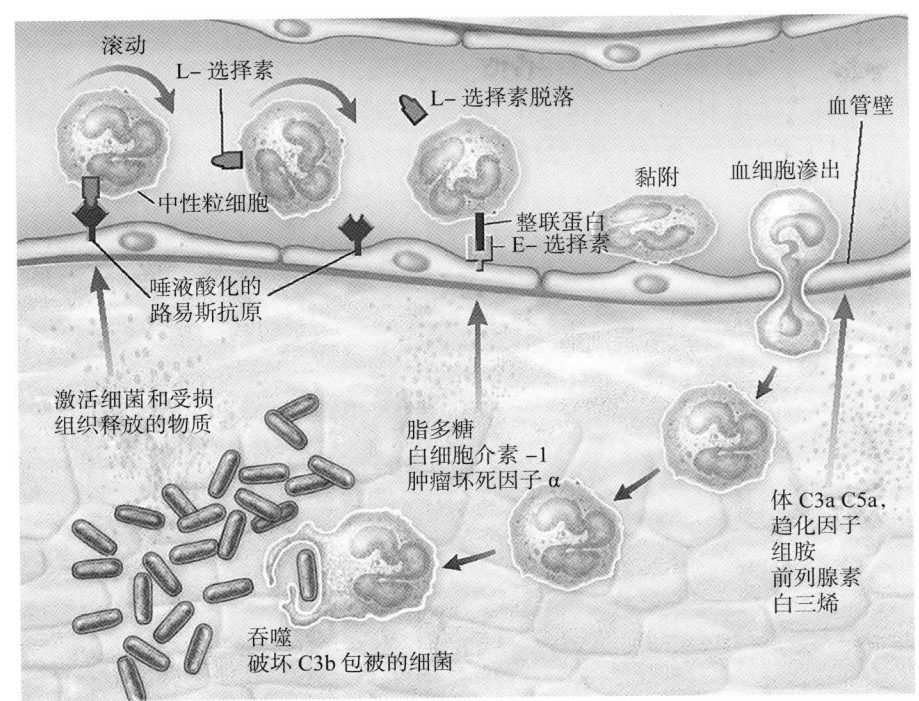

◀ 图 75-1　急性炎症反应示意图

中性粒细胞是第一批到达感染现场的细胞，对急性炎症反应有重要贡献。当中性粒细胞沿着血管壁滚动时，其表面的 L- 选择素与血管内皮（表达）的黏附分子上的碳酸酯结构例如唾液酸化的路易斯抗原 X 结合，最终停止（滚动）。在例如细菌脂多糖等炎症介质和 IL-1、TNFα 等细胞因子的作用下，血管壁上表达 E- 选择素。随着中性粒细胞被激活，它将 L- 选择素替换为其他表面黏附分子，例如整联蛋白。这些黏附分子与 E- 选择素结合。然后活化的中性粒细胞进入组织，在许多趋化因子吸引下到达感染部位。然后中性粒细胞可吞噬并破坏 C3b 包被的细菌（引自 Delves PJ, Roitt IM. The immune system. N Engl J Med, 2000, 343（1）: 37-49. 经麻省医学会许可转载。此图的彩图版本，请参阅彩图部分）

TNF-α、IL-1、IL-6 和 IFN-γ 等促炎细胞因子，导致血管舒张和血管通透性增加。免疫球蛋白和补体系统激活吞噬细胞并增强微生物的调理作用。趋化因子（例如各种细胞因子和补体片段）过量产生，以确保白细胞被吸引到损伤部位。趋化因子还上调白细胞上的某些黏附受体，促进细胞骨架肌动蛋白的募集以增加吞噬细胞运动。

在移动的血流中，白细胞附壁或外周定向之后，大量黏附到内皮表面并最终迁移到感染或受损部位。白细胞迁移的初始步骤，通常称为"滚动"或"束缚"，由称为选择素（L-、E- 和 P- 选择素）的糖蛋白黏附分子家族介导。一些滚动的白细胞通过 β 整合素黏附受体牢固地附着于血管内皮。整合素是非共价连接的 β 和 α 链的糖基化异二聚体。β 整合素的类型由完整分子中 β 亚基的类型决定。β2 整合素是 β 整合素的一种重要类型。同种 β2 整合素亚基（CD18）与不同的 α 亚基（CD11a、CD11b 和 CD11c）连接时，产生三种不同的 β2 整合素分子。在一种称为白细胞黏附缺陷 I 型（leukocyte adhesion deficiency type I，LAD-I）的遗传性异质性缺陷中，已经证实存在缺陷粘连。在这种疾病中，β2 整合素亚基的突变是导致趋化缺陷的潜在原因。因中性粒细胞不表达 E- 选择素受体，而致

的粘连缺陷，已在两例患者中发现，这种疾病称为 LAD-II 型。

内皮表面黏附或牢固附着的白细胞向损伤或感染部位的迁移涉及趋化梯度的存在，趋化梯度使细胞定向运动，即趋化运动。吞噬细胞通过扩展伪足来移动，伪足内部由肌动蛋白丝和收缩性的肌球蛋白组成分支网络。在中性粒细胞肌动蛋白缺乏综合征中已经可见到肌动蛋白相关的中性粒细胞运动缺陷。下一步，聚积的白细胞通过细胞表面的调理素受体附着来识别调理化的靶标。体液中包被微生物的主要调理素包括 IgM、IgG1、IgG3、C3b 和 C3bi。在 LAD-1 中，C3bi 调理的微生物的摄入过程也是受损的。一旦发生白细胞 - 调理素相互作用，吞噬过程就开始了。

最后，被吞噬的物质通过胞内杀伤和消化而被破坏。这个过程涉及非氧依赖性（在组织损伤的缺氧坏死环境）和氧依赖性微生物杀灭途径。非氧依赖性的途径利用的是中性粒细胞中的多种阳离子抗菌蛋白。这些抗菌蛋白包括防御素和类防御素蛋白等。此外，嗜天青颗粒和特定颗粒也含有降解酶，例如溶菌酶和水解酶。中性粒细胞颗粒蛋白缺乏或颗粒形成与脱颗粒缺陷与 Chediak-Higashi 综合征（Chediak-Higashi syndrome，CHS）中反复发作

的细菌感染有关。微生物杀伤的氧依赖性途径，通常被称为"呼吸爆发氧化酶"或 NADPH 途径，利用的是线粒体反应产生的超氧自由基。氧化酶亚基的突变导致一种众所周知的疾病——慢性肉芽肿病。

除了粒细胞功能正常外，足够的粒细胞数量也是正常宿主防御所必需的。先天性缺陷、恶性肿瘤或化疗所致的粒细胞减少，将导致细菌感染的易感性增加。

影响单核 - 巨噬细胞和粒细胞系统的先天性疾病，常于儿童早期发病，表现为复发、严重且常常危及生命的感染。本章将讨论巨噬细胞和粒细胞的各种疾病以及造血干细胞移植作为一种重要治疗方式，在这些疾病中的作用（表 75-1）。

二、造血干细胞移植的常规考虑因素

（一）造血干细胞移植时机

吞噬性疾病中造血干细胞移植的干预时机取决于疾病的性质、是否存在严重感染以及器官功能状态。虽然造血干细胞移植伴随的风险值得关注，"等待观察"的方法可能不符合患者的最佳利益。造血干细胞移植的时间应根据预后、预期的危及生命的感染或不可逆的器官损害的风险来确定。尽管可采用最佳的支持治疗，但延迟造血干细胞移植干预可能会导致高死亡率，因此需根据疾病的不同临床进程决定干预时间。例如，在周期性中性粒细胞减少症中，可以用 G-CSF 治疗低粒细胞计数而不需造血干细胞移植。但在严重的网状组织发育不全（reticular dysgenesis，RD）患者中，早期造血干细胞移植被证实是有效的[4]。慢性肉芽肿病的病程有很大异质性，然而，某些慢性肉芽肿病表型可能比其他类型更严重[5]。

（二）造血干细胞移植供者的选择

由于本章讨论的疾病主要涉及幼儿患者，有基因型相同供者的患儿数不超过 20%～30%。因此，70%～80% 的造血干细胞移植受者缺乏理想的配型相合的亲缘供者。这些疾病多发生在近亲婚配父母的子女身上，因此应扩大家庭搜寻以确定合适的供者。如果技术上可行，应对兄弟姐妹或任何其他有亲缘关系的潜在供者进行疾病相关检测，然后才可视为供者。吞噬细胞系统的遗传性异常通常为常染色体隐性遗传。携带者不会出现严重的临床疾病，杂合子有可能成为合适的供者。一个可能的例外是 X 连锁的慢性肉芽肿病，其中严重失衡的"莱昂作用"可能导致临床重大疾病[6]。对于 HLH 中实施的造血干细胞移植，应优先考虑同胞供者。但是，应对同胞供体进行筛选，以排除任何隐匿性疾病。如果包括低 NK 细胞活性的所有可行的检测均为阴性，则兄弟姐妹可用作供者。值得警惕的是，不存在任何检查可以绝对排除携带者状态。如果怀疑兄弟姐妹可能是携带者，则应该寻找相合的无关供者[7]。确定无关供者可能需要几个月的时间，并且在寻找供者过程中造血干细胞移植风险可能会增加。通常，对缺乏无关相合供者的患者，采用去除 T 细胞的亲缘半相合移植也可获得成功。然而，造血干细胞移植过程中遇到的困难和风险仍然是一个主要问题。

（三）预处理方案

吞噬性疾病的造血干细胞移植通常采用清髓性预处理方案。使用的两种主要化疗药物是白消安和环磷酰胺。在某些情况下也采用环磷酰胺联合

表 75-1　造血细胞移植治疗巨噬细胞和粒细胞疾病

巨噬细胞疾病
噬血细胞性淋巴组织细胞增多症
粒细胞疾病
数量异常
Kostmann 综合征
网状组织发育不全
周期性中性粒细胞减少症
软骨毛发发育不良
先天性角化不良
Shwachman-Diamond 综合征
功能异常
中性粒细胞肌动蛋白缺乏——趋化异常
白细胞黏附（CD11/18）缺乏——粘连异常
Chediak-Higashi 综合征——肉芽形成异常
慢性肉芽肿病——氧化异常
Griscelli 综合征

全身放疗。采用何种预处理方案，仍然由医生来决定，因为儿童对放疗和非放疗的方案都相对耐受。超分割全身放疗的引入使先前所见的许多辐照相关的长期作用有所减低。最近的研究表明，较低剂量的全身放疗可导致长期混合嵌合和最终完全嵌合，使造血干细胞移植对某些疾病效果更好，且毒性更小[8]。这种预处理方案在本章所讨论的患病儿童中的适用性需要更多数据证实。目前，减低强度预处理方案似乎很有吸引力，应加以探索。在混合嵌合可以恢复细胞功能的情况下，例如在患有慢性肉芽肿病的患者中，减低强度预处理方案尤其有用。

三、巨噬细胞疾病

噬血细胞性淋巴组织细胞增多症（HLH）

HLH 是巨噬细胞系统最常见的疾病。由抗原呈递细胞（巨噬细胞、组织细胞）和 $CD8^+$ T 细胞过度活化引起的多系统炎症反应是 HLH 特征表现。在这种疾病中，活化的巨噬细胞累积、对造血细胞成分发生噬血作用，导致器官增大、功能障碍和血细胞减少。HLH 的病理为促炎细胞因子水平持续升高。现在认为，组织细胞和 T 细胞发生不可控的活化，产生细胞因子的暴露增加，导致器官功能进行性受损，引起患者死亡。NK 和细胞毒性 T 细胞功能缺陷，导致天然免疫下调失败，是造成细胞因子持续高水平的原因[9]。

在 HLH 中已经有几种遗传缺陷被证实。第一个导致 HLH 的遗传缺陷在 1999 年被报道，涉及穿孔素基因（*PRF1*）突变[10]。穿孔素存储于 NK、$CD8^+$ T 和 NK-T 细胞中，将颗粒酶 B 呈递至靶细胞，启动凋亡程序，导致细胞死亡[11]。20% ～ 40% 的受累患者家庭及高达 50% 的北美患者家庭中穿孔素基因突变阳性[12]。2003 年，另一个基因 UNC 13D 突变被报道与 HLH 发病相关，该基因位于染色体 17q25[13]。受累蛋白 Munc 13-4 为囊泡膜融合前的细胞溶解颗粒分泌过程的关键蛋白。Munc 蛋白突变导致细胞溶解颗粒胞吐作用缺陷。最近已鉴定出与 HLH 相关的第三个基因缺陷，涉及染色体 6q24 上的基因 *STX11*，其编码 Syntaxin 11 蛋白。有假说推测 Syntaxin 11 在胞内运输中发挥作用[14]。UNC 13D 和 STX11 的突变分别影响 20% 和

10% 的 HLH 患者[15]。从诊断角度来说，已经有通过流式细胞术进行 PRF 突变检测的快速筛选试验。PRF 和 MUNC 13-4 基因的基因测序也在美国临床开展[16]。

HLH 包括两种不同的病症：①原发性或家族性 HLH，为常染色体隐性遗传病；②继发性 HLH，包括感染相关和恶性肿瘤相关的噬血细胞综合征。由于造血干细胞移植仅在常染色体隐性遗传的原发性 HLH 中开展，我们将在此讨论该种疾病。

各大洲和所有民族均有原发性 HLH 报道。在一项回顾性研究中，瑞典儿童的发病率约为每年 0.12/10 万儿童[17]。原发性 HLH 是一种常染色体隐性遗传疾病，因此在有血缘的家庭中发病率增加[18]。大多数患者在早年发病，约 70% 的儿童在出生后第一年出现症状，但也有患者在 8 年后才出现疾病相关表现。患病同胞的发病年龄通常相似。然而，有时，患病同胞的发病年龄相差超过 1—3 年。

HLH 的诊断可能很困难。基于临床，实验室和组织病理学标准，组织细胞学会在 2004 年的方案中制定了诊断指南[12, 19]。在没有家族史或遗传诊断的情况下，需要满足诊断 HLH 的八个诊断标准中的五个或更多。该指南包括该疾病的临床，实验室和组织病理学表现（表 75-2）。

表 75-2　噬血细胞性淋巴组织细胞增多症的修订诊断指南

如果满足以下（A）或（B），则可以确定噬血细胞性淋巴组织细胞增多症诊断。
A. 与噬血细胞性淋巴组织细胞增多症一致的分子诊断：PRF1、UNC13d、Munc18-2、Rab27a、STX11、SH2DIA 或 BIRC4 的病理突变
或
B. 满足噬血细胞性淋巴组织细胞增多症的诊断标准（以下八项标准中的五项）
首要诊断标准（在所有 HLH 患者中进行评估）
1. 发热
2. 脾大
3. 血细胞减少，外周血 3 个系列中超过 2 个系列受到影响：血红蛋白＜ 9g/dl（＜ 4 周婴儿：血红蛋白＜ 100g/L）；血小板＜ 100×10^9/L；中性粒细胞＜ 1.0×10^9/L
4. 高三酰甘油血症和（或）低纤维蛋白原血症：空腹三酰甘油＞ 3.0mmol/L（即＞ 265mg/dl）和（或）纤维蛋白原＜ 150mg/dl
5. 骨髓或脾脏或淋巴结中的噬血现象，排除恶性肿瘤
6. NK 细胞活性低水平或缺乏
7. 铁蛋白＞ 500μg/L
8. 可溶性 CD25 活性升高（即可溶性 IL-2 受体 α 链）＞ 2400U/ml

HLH 临床表现可能差异很大。尽管在疾病中可能发生严重的中枢神经系统累及，但最常见的早期表现包括发热、肝肿大和脾肿大。

实验室检查结果包括血细胞减少、高三酰甘油血症、铁蛋白升高和低纤维蛋白原血症。已经发现 NK 细胞和 T 细胞活性的显著降低或缺乏与原发性 HLH 相关[20]。NK 活性与 HLH 的相关性具有潜在的诊断价值，因而受到重视。已经证实，几乎所有的有家族遗传的 HLH 患儿具有极低或缺失的 NK 细胞活性，并且该活性仅在造血干细胞移植 T 成功后恢复正常。相比之下，继发性 HLH 患者的低 NK 细胞活性在其原发病控制后恢复正常。家族性 HLH 与继发性 HLH 的鉴别可能困难，因为约半数患者存在感染，且发病时的家族史不一定有帮助。在这种情况下，NK 细胞活性及恢复正常的模式可能有助于区分原发性和继发性 HLH。这种现象促使临床上必须在造血干细胞移植开始前检测 NK 细胞活性。

诊断的组织病理学标准包括骨髓、淋巴结、肝脏和脾脏中非恶性淋巴细胞和组织细胞的浸润，以及这些组织中噬血细胞增多的证据[21]。

造血干细胞移植仅针对常染色体隐性遗传性原发性 HLH 进行。如果不治疗，原发性 HLH 迅速进展导致死亡，中位生存期约为 2 个月[22]。过去已经尝试了几种化疗方案，但没有取得很大的成功。这些中等有效的方案中，效果最好的是长春碱和类固醇的联合。HLH 的治疗还包括依托泊苷联合其他药物[23]。大约 60% 的患者也接受了中枢神经系统治疗，包括鞘内甲氨蝶呤和颅内放疗[18]。

免疫抑制药物如环孢素和 ATG 已被证实在短期控制 HLH 中有效[24]。从历史上看，5 年生存率为 10%，所有患者最终都死于疾病。1994 年，组织细胞学会制定了一种用于治疗原发性 HLH 的方案（HLH-94）[25]。该方案包括初始用环孢素、依托泊苷和类固醇治疗，当患者达到缓解时考虑造血干细胞移植。

Fischer 等在治疗这种致命疾病方面取得了第一次重大突破。1 例患者异基因造血干细胞移植取得成功，术后本病得到治愈[26]。从那时起，陆续有几个研究报道了使用亲缘或无关供者的造血干细胞移植的效果。大多数报道来自单个造血干细胞移植中心或移植登记处[27-30]。目前的共识认为，如果有合适的供者，应该在初始化疗后的 8 周内进行造血干细胞移植。没有合适供者的患者应继续接受标准剂量的化疗。在考虑启动造血干细胞移植程序之前，患者最好处于稳定或静止的疾病状态。

在 HLH-94 的后续研究中，造血干细胞移植明显给原发性 HLH 提供了极好的治愈机会。在 HLH-94 方案中，1995—2000 年期间招募的患者在造血干细胞移植后 3 年总体生存率估计为 64%。不同类型的移植其存活率是不同的。在亲缘全相合移植，无关全相合移植，亲缘半相合移植，无关不全相合移植中，患者的 3 年生存率分别为 71%、70%、50% 和 54%[31]。然而，结果表明在无关和同胞相合移植中，长期无病生存结果相当（3 年无病生存率约为 70%）。相比之下，去除 T 细胞的半相合移植成功率较低（3 年生存率为 50%）。Chardin 等发表了一项包括 48 例 HLH 患者的研究，是造血干细胞移植治疗 HLH 的最大队列[32]。造血干细胞移植时疾病处于活动期是导致移植失败和患者死亡的主要决定因素。事实上，活动性疾病行去除 T 细胞的半相合移植的结果最差（图 75-2）。细胞因子可能抑制造血，造成疾病活动期供者细胞植入受阻。这项研究和其他研究均建议，疾病一旦获得完全缓解，就应立即进行造血干细胞移植[16, 32]。

HLA 相合的同胞是造血干细胞移植治疗 HLH 的首选供者。然而，在选择同胞供者时应该牢记的一个警告是，一个看似健康的同胞供者可能会在以后发展为 HLH。如果这种情况发生，那么疾病可能会从供者转移到受者。如前所述，在原发性 HLH 中，可以用 NK 细胞活性检测来筛选同胞供者。在有条件进行突变分析以辅助诊断的情况下，必须对可能的同胞供者进行特定突变检测。如果没有合适的同胞供者，则应寻求替代供者。替代供者选择包括无关供者的骨髓或脐带血及高度相合的亲属。

已发表的大多数病例的预处理方案均采用清髓剂量的化疗。大多数中心使用高剂量白消安、环磷酰胺和依托泊苷作为预处理方案[30]。在一些患者中，也额外使用 ATG 或抗 LFA-1 单克隆抗体以增强免疫抑制。这些方案中 HLH 患儿耐受良好。不推荐全身照射，因为组织细胞可能对辐照不敏感。

在过去 10 年中，减低强度预处理方案应用越来越多，也取得了良好的效果[33, 34]。这些方案基于这样一个事实，即混合嵌合能够维持 HLH 患者疾病的持续缓解。这些方案大多数都使用了阿伦单抗，而表现出了更好的疗效。来自单中心的经验，直接比较了减低强度预处理方案和清髓性预处理方案，结果表明减低强度的方案结果更优[35]。

在造血干细胞移植之后，患者通常获得完全供者嵌合。但是，应该定期进行重复分析。在一些情况下，移植物中的少量供体细胞可造成持续的混合嵌合状态。众所周知，混合嵌合体＞ 10% ～ 20% 患者通常可获得长达 20 年的稳定完全缓解[16, 32]。在供者细胞嵌合率低于 10% 阈值水平的情况下，可发生再次移植物排异。对供者细胞水平下降的患者进行随访研究很重要，因为供者细胞的逐渐减少提示可能发生早期复发，并需要进一步干预。

总体而言，HLH 行造血干细胞移植后死亡的主要原因是移植相关并发症，包括植入失败、感染和 GVHD。在少数情况下，死亡的原因是造血干细胞移植后数周内发生中枢神经系统疾病的进展。造血干细胞移植开始前中枢神经系统疾病活动或控制不佳可导致移植后病情恶化。据报道，潜在疾病的复发率在 0 ～ 55%[28-30]。有报道对接受和未接受造血干细胞移植的 HLH 患者进行了精确的 5 年无病生存率计算，移植的 HLH 患 5 年者无病生存率为 66%，而未接受造血干细胞移植的患者仅为 10%（图 75-3）。

大多数造血干细胞移植后长期存活的 HLH 患者都享有良好的生活质量，并能够停止所有与疾病相关的医疗。神经系统症状通常保存稳定或较前改善。在 HLH 的疾病高度活动期间常可见到大脑体积减小和脱髓鞘，这在造血干细胞移植成功植入的 1—3 年内可以逆转而恢复正常。对骨髓移植后存活的 HLH 患者长期随访表明，大多数儿童恢复了正常的生活质量。然而，开始时就存在严重神经系统问题的 HLH 儿童，可能具有持续的认知问题和学

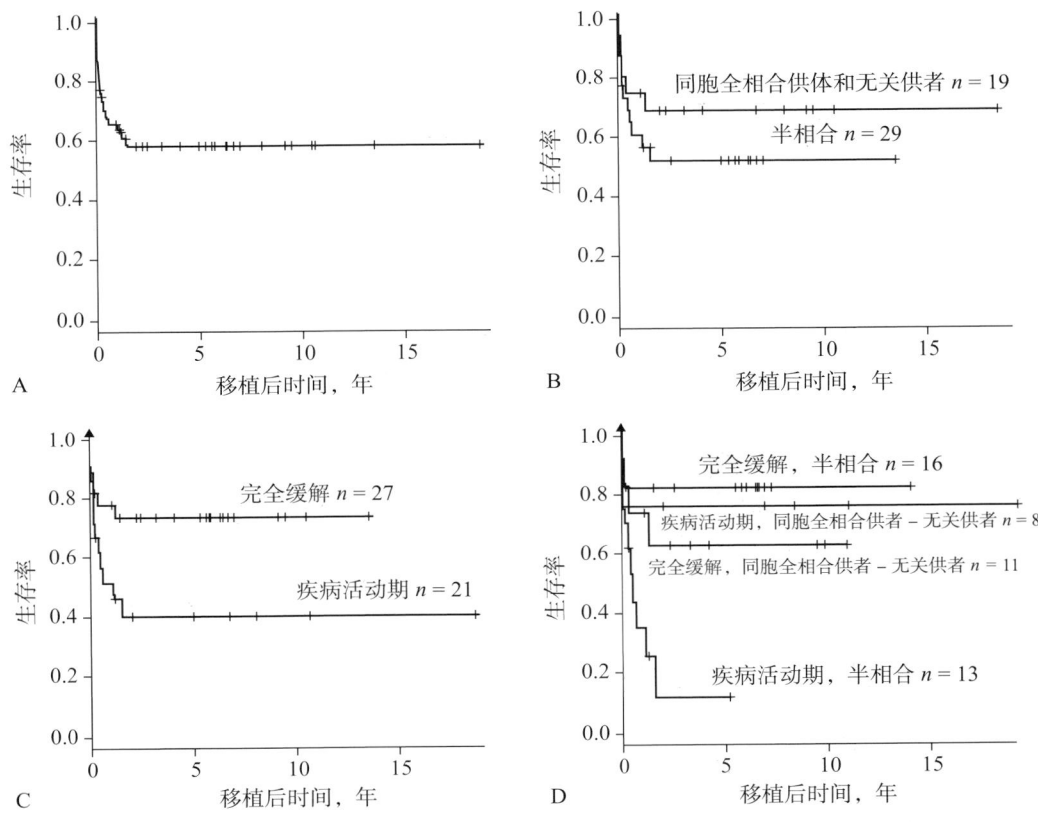

▲ 图 75-2 造血干细胞移植后噬血细胞性淋巴组织细胞增多症患者的存活率

A. 从首次尝试造血干细胞移植时计算的总生存曲线（ *n* = 48）；B. 与供体来源相关的生存曲线：由于全相合同胞供体和无关全相合供体移植的患者数量较少且数据相似，已被归为一类（ *P* = 0.3，对数秩检验）；C. 与造血干细胞移植时噬血细胞性淋巴组织细胞增多症状态相关的生存曲线（完全缓解 *vs* 疾病晚期；*P* = 0.053，对数秩检验）。D. 根据供体相合性和疾病活动分组的生存曲线（疾病晚期患者，全相合同胞供体 - 无关全相合供体相对于半相合造血干细胞移植，*P* = 0.03，对数秩检验；完全缓解患者，*P* = 0.39，对数秩检验）（引自 Ouachee-Chardin 等，2006[32]。经美国儿科学会许可转载）

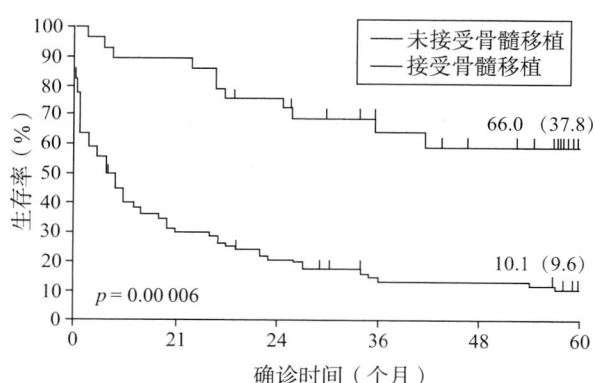

▲ 图 75-3　122 例接受或不接受骨髓移植治疗的噬血细胞性淋巴组织细胞增多症儿童的 Kaplan-Meier 生存率估计值

（引自 Aricó 等，1996[18]。经 Nature Publishing Group 许可转载）

习障碍。因此，建议在移植前进行神经精神评估，并在造血干细胞移植后进行定期检查。

HLH 在成人中很少见，并且主要表现为继发性 HLH。仅根据临床症状诊断继发性 HLH 很困难，因为表现出的症状通常与原发病相关。因此，继发性 HLH 似乎是一种异质性疾病。由于噬血细胞增多是这种疾病的特征，因此有研究对具有继发性 HLH 特征的成人进行了回顾性分析，发现骨髓中存在可证实的噬血细胞增多现象[36]。大多数患者年龄大于 40 岁并且有 EB 病毒相关的感染。不清楚这些患者是否具有遗传突变。不同中心根据自己的方案治疗 HLH，死亡率很高，并且患者没有明显获益于造血干细胞移植。我们认为成人继发性 HLH 似乎是一种异质性疾病，目前为止对致病相关遗传因素知之甚少，因此目前还没有恰当的治疗方案。

总之，对 HLH 分子水平的认识已经取得重大进展。2004 年 HLH 方案的变化反映了我们对 HLH 诊断和治疗认识的深入。在 HLH 中造血干细胞移植仍然是治疗选择，因为造血干细胞移植的效果最佳，而单独化疗并不能治愈该疾病。应该在造血干细胞移植之前通过足够的治疗达到疾病缓解，因为对缓解期患者进行移植，可明显改善移植效果。

四、粒细胞疾病

这里讨论粒细胞的"数量"和"质量"异常，即粒细胞减少和粒细胞功能异常。两组疾病都是异质性的，且临床严重程度差异很大。

（一）中性粒细胞数量异常

中性粒细胞减少症定义为循环中性粒细胞小于 500/μl，严重的中性粒细胞减少症指 ANC 低于 200/μl。严重的中性粒细胞减少症通常与威胁生命的感染有关，特别是在其持续时间长或伴有免疫缺陷的情况下。骨髓中成熟、分化的骨髓前体细胞产生或释放减少，是造成异质性疾病中中性粒细胞减少症的共同原因。中性粒细胞减少症可以是先天性或继发性。本章中这一节将涵盖早期骨髓前体的内在成熟缺陷和分化障碍。

1. 严重的先天性中性粒细胞减少症（Kostmann 综合征）

严重的先天性中性粒细胞减少症（severe congenital neutropenia，SCN），也称为 Kostmann 综合征（Kostmann syndrome，KS），是一种遗传性疾病，遗传模式尚未明确。它的预计发病率为每百万人中 1～2 例，性别分布相同。持续的 ANC 在 $0.2 \times 10^9/L$ 或更低水平为诊断必需条件。在出生后第 1 年常出现反复发作的细菌感染。通常，这些患者在婴儿早期反复发生肺炎、中耳炎、牙龈炎和会阴或尿路感染。这些患者中有 50% 在 1 岁前因感染而死亡，只有 30% 的患者存活至 5 岁以后[37]。

SCN 的生物学机制尚未完全了解。在细胞水平，早幼粒或中幼粒细胞阶段的髓系细胞成熟停滞，造成中性粒细胞减少[38]。与先前认为的 G-CSF 产生缺陷或细胞对 G-CSF 的反应缺陷的假设相反，现有的数据表明，SCN 患者细胞中内源性 G-CSF 生物学特性和活性正常甚至更高。体外 CFU-GM 的检测也似乎是正常的。

在 SCN 患者出生时未发现存在 G-CSF 受体突变，然而，在那些后来患有白血病或 MDS 的 SCN 患者中，可检出这种突变[39]。该研究结果表明这些 G-CSF 受体突变为获得性的，并且可能与该疾病的发生没有因果关系。周期性中性粒细胞减少症中弹性蛋白酶-2（ELA2）基因突变的报道引发了 SCN 中一系列类似的研究。在 60% 的 SCN 患者中发现了 ELA2 杂合突变[40]。对 ELA2 突变伴常染色体显性遗传的 SCN 家族和突变个体 ELA2 蛋白的镶嵌表达情况的研究，为证实 ELA2 突变在 SCN 的病因学中的作用提供了最有力的证据。除 ELA2 突变外，一系列遗传突变也被发现与 SCN 相关。已发现在一小部分患者中发生突变的基因有：GF1、CXCR4、

SBDS、*WASP*、葡萄糖 -6- 磷酸酶转位酶、*Taz-1* 和 *AP3B1* 等[41]。

现在已经确定 SCN 患者有发生 MDS 和急性髓性白血病的风险。在 SCN 患者中检测 G-CSF 突变有利于预测随后白血病 /MDS 发生的风险。在 SCN 国际登记处（SCN International Registry，SCINR）最近的一份报道中，随访了 375 例 SCN 患者中 MDS 或 AML 的发生情况。随着 SCN 持续时间的延长，MDS/ 急性髓系白血病发生的潜在风险增加。治疗 6 年后，MDS/ 急性髓系白血病的累积发生率为 9%，10 年后发病率增加到 23%，12 年后增加到 33%[42-44]。这种极差的预后与 G-CSF 受体基因的点突变有关[45, 46]。在这些患者中也注意到存在细胞遗传学异常，例如 7 号染色体单体。鉴于这些发现，SCN 可被认为是白血病前期病症。

基于对 G-CSF 治疗的临床反应，SCN 患者被分类为 G-CSF 有反应者和 G-CSF 无反应者。该结论最初是从 1994 年参加 SCINR 的 304 例患者的数据中推导出来的[47]。在这项研究中，95% 的患者对 G-CSF 治疗有反应。G-CSF 有反应者接受 3～10μg/（kg·d）的 G-CSF 治疗后。细胞上 G-CSF 受体表达正常或增加，这在生物学上解释了患者的反应。由于 SCN 患者的骨髓前体祖细胞保留了在药理剂量 G-CSF 刺激下分化为正常髓系细胞的能力[47]，因此在大多数 SCN 患者中采用了连续使用重组 G-CSF 治疗的策略。用 G-CSF 连续治疗导致循环中成熟髓系细胞数量增加，严重感染的发生率随之降低。

对 120μg/（kg·d）的 G-CSF 剂量无反应且仍然有细菌感染的那些患者被归类为 G-CSF 无反应者或难治性患者。该类患者占前面提到的 SCINR 研究组患者中的约 5%。在无反应者中，G-CSF 基因缺陷尚未被阐明。G-CSF 无反应者和那些在疾病过程中发生细胞遗传学及 G-CSF 受体突变的患者被认为符合造血干细胞移植的适应证。所有发展为 MDS/ 急性髓系白血病的 SCN 患者也被认为符合造血干细胞移植的适应证。因此，强调细胞遗传学和 G-CSF 受体突变的监测有两个原因：第一，及时进行造血干细胞移植干预；第二，预测这些患者发生 MDS/ 急性髓系白血病的风险，以随后进行造血干细胞移植。

已经有少数 SCN 患者，包括在 IBMTR 登记的患者，进行了同胞全相合造血干细胞移植。1 例患者接受环磷酰胺作为单一预处理药物，仅获得 6 个月的部分淋巴细胞植入[48]。另一例患者在 20 月龄时接受了同胞全相合移植。据报道，该患者在造血干细胞移植术后 20 年仍无病存活[49]。

2001 年，1 例 G-CSF 无反应者接受了无关全相合移植取得了成功[50]。预处理方案包含全身放疗、依托泊苷和环磷酰胺。用 ATG 预防移植物排异。患者迅速植入，且早先存在的肺脓肿消退。2004 年，Goyal 等报道，在 1 例同种异体免疫的 SCN 患者中，应用无关供者移植取得成功[51]。在我们自己的机构，我们对 1 例 G-CSF 无反应者成功实施了高剂量预处理方案下的无关供者移植。该患者目前造血干细胞移植后 5 年呈完全供者嵌合状态。无关相合供体移植采用完全清髓性预处理，包括白消安、环磷酰胺和 ATG 的组合，或全身放疗、白消安联合 ATG。随着支持治疗的进步，配型相合的无关供者移植在 SCN 患者中取得成功的机会很大。目前正在开发减低强度的预处理方案，以减低高毒性风险[52]。

总之，造血干细胞移植仍然是 SCN 唯一的治愈手段。造血干细胞移植的适应证为：对超过 8μg/（kg·d）G-CSF 无反应的高风险患者，发生 MDS 或急性髓系白血病的患者，以及伴有 ELANE 基因 *Gly 185Arg* 突变的患者[53]。正如 Choi 和 Levine 所建议的那样，如果确定有配型相合的同胞供体，那么即使不符合上述这些标准，患者也应该考虑进行移植，因为他们持续存在因脓毒症和白血病而死亡的风险[54]。供者选择的优化、GVHD 的预防和支持治疗的进步使得造血干细胞移植更加安全，因而替代供体移植在非恶性病中变得越来越普遍。对于患有 MDS/ 急性髓系白血病的 SCN 患者，移植前化疗对造血干细胞移植结果具有重要影响。Choi 等报道了 6 例患者在接受 G-CSF 治疗时发生了 MDS/ 急性髓系白血病，这 6 例患者均接受造血干细胞移植治疗。6 例中有 4 例因移植相关并发症而死亡，这 4 例均合并明确的急性髓系白血病，并接受了移植前化疗。2 例合并早期 MDS 存活的患者在移植前未接受任何化疗。这些发现强调了对所有 SCN 患者进行频繁检测的重要性，以便迅速识别克隆性染色体异常和 MDS 进展，从而在这些患者中早期进行造血干细胞移植干预[43]。

2. 网状组织发育不全

网状组织发育不全是一种罕见的先天性疾病，

其特征是严重的联合免疫缺陷和粒细胞缺乏症，表现为危及生命的暴发性感染。术语"网状组织发育不全"是在 1959 年引入的，当时有 2 例同胞兄弟被报道患有该综合征并随后死亡[55]。对这 2 例患者的尸检显示胸腺内淋巴细胞和 Hassall's 小体缺失，无淋巴结、扁桃体或 Peyer 集合淋巴结，骨髓中缺乏造血活动[55]。在分子水平上，网状组织发育不全的主要缺陷尚未确定。在细胞水平上，已经观察到早幼粒细胞阶段之后的髓系细胞成熟停滞以及广泛的淋巴细胞成熟受损。然而，在网状组织发育不全中发现红细胞生成和巨核细胞生成正常，表明在这些患者中存在完整的多能造血干细胞池。网状组织发育不全的诊断基于现有的临床和实验室数据，即颅内动脉粥样硬化，淋巴细胞减少，骨髓中早期髓系成熟停滞，体外前体细胞向粒细胞分化障碍，淋巴细胞功能缺陷和胸腺发育不良。不同于其他伴有中性粒细胞减少症的严重联合免疫缺陷病，网状组织发育不全中并不存在对髓系生长因子的持续反应。到目前为止，异基因造血干细胞移植是唯一能治愈网状组织发育不全的手段。

未经治疗的网状组织发育不全患者在出生后的几天或几周内死于感染。在 1983 年之前，共有 9 例病例被报道。他们的存活期为 3 天至 17 周[56-60]。1983 年报道了 1 例使用同胞全相合造血干细胞移植治愈网状组织发育不全的病例[60]。使用白消安和环磷酰胺预处理，该患者获得了完全的造血和淋巴系统重建。此后，有报道在网状组织发育不全中使用 HLA 相合移植、去除 T 细胞移植、半相合移植和无关供者脐血造血干细胞移植，均取得了成功[27, 60-67]。在一个使用无关脐血移植的报道中，患者最初植入失败，但在二次无关脐血移植术后得到完全植入[66]。

网状组织发育不全中造血干细胞移植的挑战不仅在于供者的选择，而且在于预处理方案的强度，以实现淋巴系统和造血系统的重建。半相合移植的相关数据反复证实了这一观察结果。经白消安、环磷酰胺和 ATG 预处理后，去除 T 细胞半相合移植也获得成功[58]。在一个使用半相合供者的研究中，只有 2 例移植前接受 700cGy 全身放疗的高剂量预处理的患者造血干细胞移植获得了成功[64]。另一项研究包括 10 例接受半相合移植的患者，其中一半接受了白消安 / 环磷酰胺高强度预处理，而另一半接受了低剂量白消安 + 环磷酰胺或无白消安

的 ATG+ 环磷酰胺方案[67]。接受高强度预处理的 5 例患者中有 3 例存活，并实现了淋巴系统和造血系统重建。未接受高强度预处理方案或未接受白消安预处理的患者，未能获得供者造血干细胞的稳定植入。这一发现再次强调了在网状组织发育不全患者造血干细胞移植前使用高强度预处理的重要性。

3. 周期性中性粒细胞减少症

周期性中性粒细胞减少症通常是家族性疾病，患者血液中性粒细胞的数量发生规律的周期性波动。可能是常染色体显性遗传，表现多样[68]。已经确定 ELA2 为周期性中性粒细胞减少症的原因[69]。临床症状体征包括发热、心神不安、牙周炎、黏膜溃疡、咽痛和淋巴结肿大。大多数患者可过正常的生活，症状逐渐缓解。10% 的患者经常发生严重感染。实验室检查显示周期性出现的严重中性粒细胞减少现象（粒细胞 < 200/μl），持续 3 ~ 10 天，与正常粒细胞计数阶段交替出现。循环波动通常每 14 ~ 36 天（平均 21 天）发生一次。每个患者的周期时间是恒定的。骨髓前体细胞也会出现伴随性的周期性波动。在外周中性粒细胞的最低点，骨髓前体细胞的数量最多。G-CSF 治疗可改善中性粒细胞计数，并减少症状发生的频率。

周期性中性粒细胞减少症的临床表现不能证明使用造血干细胞移植的合理性。然而，造血干细胞移植有助于更好地了解这种疾病。在常染色体隐性遗传的犬模型中，造血干细胞移植可矫正周期性中性粒细胞减少[70]。迄今为止，尚未有在人周期性中性粒细胞减少症患者中进行造血干细胞移植的报道。在 1 例异基因移植的报道中，供者患有周期性中性粒细胞减少症，该疾病通过造血干细胞移植转移至受者[71]。

4. 软骨毛发发育不全

软骨毛发发育不全是一种常染色体隐性遗传疾病，主要发生于阿米什和芬兰人群中。软骨毛发发育不全的异常基因位于 9 号染色体的短臂[72]。特征性临床表现包括短肢侏儒症、细发、中度至重度中性粒细胞减少症（ANC 100 ~ 200/μl）和细胞免疫缺陷[73, 74]。中性粒细胞减少症和细胞免疫缺陷导致患者出现反复的细菌和病毒感染，尤其是水痘 - 带状疱疹病毒感染后的再激活。异基因造血干细胞移植已用于纠正软骨毛发发育不全的血液系统和免疫系统缺陷[75, 76]。造血干细胞移植预计不能纠正毛发

和骨质的表型异常。据报道，6 例患有软骨毛发发育不全的患者接受了造血干细胞移植治疗。6 例患者中的 1 例接受了由环磷酰胺、阿糖胞苷和硫鸟嘌呤组成的预处理方案。该患者实现了完全的供者淋巴细胞植入，并表现为混合嵌合。其余 5 例患者接受了白消安和环磷酰胺预处理，获得了供者淋巴细胞和造血细胞的完全嵌合。异基因造血干细胞移植治疗软骨毛发发育不全的经验仍然有限，然而，严重的患者似乎可从造血干细胞移植中受益。

5. 先天性角化不良

先天性角化病（dyskeratosis congenita，DC）是一种罕见的先天性综合征，最初于 1906 年被描述。先天性角化病具有遗传异质性，并且所有三种遗传模式都已得到证实[77]。然而，大多数患者是男性，缺陷基因连锁于染色体 Xq28。这种遗传缺陷造成与人端粒酶 RNA 相关的核仁蛋白 dyskarin 缺陷[77]。已经注意到 DNA 修复缺陷与先天性角化不良相关，如范科尼贫血。临床上，先天性角化病是一种多系统疾病，以指甲营养不良、口腔黏膜白斑、皮肤色素沉着和不同程度的骨髓发育不全为特征。骨髓衰竭是患者死亡的主要原因，其次是恶性肿瘤易感性和呼吸衰竭。免疫学表现包括细胞免疫缺陷[78, 79]。

异基因骨髓移植已成功用于纠正先天性角化病的血液学异常[80]。值得注意的是，患有这种综合征的患者需要应用较低强度的预处理[80]。据文献报道，22 例患者接受了高剂量预处理的造血干细胞移植。在 22 例患者中，只有 4 例患者接受了无关供者移植。10 例患者移植后存活超过 3 年。除了器官损伤和败血症等短期并发症外，长期并发症的死亡率也很高[80]。在造血干细胞移植后数月发生静脉闭塞性疾病、肺纤维化和肾微血管病。在一份已发表的报道中，有 5 例患有先天性角化病相关严重再生障碍性贫血的患者接受亲缘全相合造血干细胞移植，4 例患者在造血干细胞移植后 2—8 年因肾微血管病变、肝静脉闭塞病、Evans 综合征或侵袭性曲霉病而死亡[81]。1 例存活的患者在造血干细胞移植后 7.5 年出现贫血、多关节炎、肺纤维化和胃肠道吸收不良综合征。鉴于造血干细胞移植相关的晚期并发症，需要在造血干细胞移植之前对这些患者的肾脏、肝脏和呼吸系统进行完整的基线评估。

由于先天性角化病患者对高剂量预处理方案的耐受性差，因此出现使用减低强度预处理方案的报道[82, 83]。在一个使用减低强度预处理的报道中，1 例行同胞全相合移植的患者，接受了 200cGy 全身放疗和 90mg/m^2 氟达拉滨的预处理。霉酚酸酯和环孢素用于预防 GVHD。该患者在移植后 2 年获得了 100% 的供者嵌合，显示良好的临床疗效[82]。在另一份报道中，2 例患有先天性角化病的儿童接受了无关供者移植，采用的减低强度预处理包括氟达拉滨、环磷酰胺和 ATG。激素和环孢素用于预防 GVHD。2 例患者均表现良好，为完全供者嵌合状态[83]。

在过去的 3 年中，有几项研究认为先天性角化病患者采用减低强度预处理造血干细胞移植可以实现短期生存[84-86]。低强度预处理方案是否可降低长期毒性有待于长期的随访观察。然而，应避免使用诸如白消安的药物及照射，因为先天性角化病患者发生染色体不稳定、肿瘤以及心肺系统并发症的风险增加。

脐血植入良好，也可作为先天性角化病患者干细胞来源的选择[87]。

6. Shwachman–Bodian–Diamond 综合征

Shwachman–Bodian–Diamond 综合征（Shwachman–Bodian–Diamond syndrome，SBDS）是一种常染色体隐性遗传疾病，其特征为胰腺外分泌功能不全、干骺端发育不全和骨髓发育不全[37]。常见的表现为周期性或持续性中性粒细胞减少。然而，在 10% ～ 25% 的患者中也可见到全血细胞减少。儿童早期常出现反复发作的细菌感染，可导致早期死亡。全血细胞减少在进展为骨髓增生异常及转变为急性白血病的患者中常见。未接受治疗的患者，在不同人群的总体存活率有所不同。在元骨髓增生不良及无白血病转化的患者中，中位生存期为 35 年。然而，当患者存在全血细胞减少时，中位生存期降为 24 年，当伴白血病转化时，该预期值进一步降至 10 年[37]。

符合临床诊断标准的 SBDS 患者中约有 90% 携带 SBDS 基因突变。SBDS 定位于 7 号染色体的 7q11 着丝粒区域[88]。SBDS 是一种功能未知的高度保守的基因。在人类中，SBDS 蛋白位于细胞质和细胞核中，并以细胞周期依赖性方式穿梭进出细胞核。

可以想象，造血干细胞移植是唯一可能治愈 SBDS 骨髓功能障碍的手段[89]。然而，在一项异基因造血干细胞移植治疗伴有血液学异常的 SBDS 患者的研究中，出现了不致的结果。共 58 例合并骨髓衰竭和（或）白血病转化的 SBDS 患者进行了造血干细胞移植治疗。而大多数发表的数据来自病例报道和小样本病例[90-92]。58 例患者分别接受了同胞全相合移植、无关相合移植和脐血移植。预处理方案为白消安 / 环磷酰胺 /ATG 或全身放疗 / 环磷酰胺。40% 的患者死于造血干细胞移植相关并发症，如脓毒症、化疗相关毒性和 GVHD。移植失败的风险似乎并没有显著升高。正如预期的那样，伴骨髓发育不良的患者比 MDS 或白血病转化患者具有相对更高的存活率。另有一例关于在 SBDS/ 急性髓系白血病患者中使用减低强度预处理的报道，该患者接受了无关供者移植，这例存活的患者获得了完全的植入[90]。目前对这些患者的随访时间相对较短，需要进行长期研究以了解造血干细胞移植对 SBDS 患者的真实影响。

（二）中性粒细胞质量异常

中性粒细胞的主要作用是保护宿主免受各种感染因子的侵害。为了执行此功能，中性粒细胞首先必须感知感染、迁移到感染部位（趋化），黏附到血管壁的膜上，然后释放参与激活氧依赖途径和非氧依赖途径的颗粒，杀灭微生物以破坏入侵（吞噬作用）。杀灭微生物的级联反应中这些不同组分对于嗜中性粒细胞的功能发挥是必需的。在后面讨论的“质量异常”疾病中，中性粒细胞通常是在对感染的反应中出现。然而，中性粒细胞对微生物攻击的一种或多种组分的功能可能存在缺陷。

1. 中性粒细胞肌动蛋白异常

中性粒细胞肌动蛋白异常是一种罕见的常染色体隐性遗传病，粒细胞运动缺陷导致趋化不足，致使反复发生严重的感染。然而，粒细胞计数通常正常甚至升高。这种疾病最初是 1974 年在一个婴儿身上观察到的，该婴儿反复发生革兰阳性和阴性菌所致的致命感染，但其间无脓肿形成[93]。Rebuck 皮窗技术显示细胞迁移异常。尽管受累中性粒细胞的肌动蛋白水平正常，但肌动蛋白聚合存在缺陷，导致了中性粒细胞在趋化刺激下的迁移减少或缺失。在首次被报道后，有更多的儿童被报道患有中性粒细胞肌动蛋白缺乏或变异症[94]。

已经在少数患者尝试了异基因造血干细胞移植[95]。根据已发表的报道，3 例患者中有 1 例存活并治愈，该患者接受了白消安、环磷酰胺和 ATG 的高剂量预处理方案。另外 2 例患者成功植入但死于治疗相关并发症（主要是感染）。通过同胞全相合异基因造血干细胞移植有可能纠正中性粒细胞肌动蛋白缺陷。由于疾病进展非常迅速，单独的支持治疗通常不足以延长这些患者的生存期。

2. 白细胞黏附缺陷 I 型

LAD- I 最初描述于 1974 年，是一种罕见的具有异质性的常染色体隐性遗传疾病，特征是中性粒细胞黏附、趋化和 C3bi- 调理微生物的摄入能力受损[96, 97]。Rebuck 皮窗技术显示中性粒细胞无法迁移，且表现出黏附和吞噬功能缺陷。该疾病通常在儿童早期被发现，表现为反复发作、危及生命的细菌和真菌感染，延迟的脐带分离和中性粒细胞增多。感染主要集中在皮肤、皮下组织、中耳和口咽。

分子水平的基本缺陷位于 β_2 整合素黏附分子（CD11/CD18）。CD11/CD18 糖蛋白家族由三种异二聚体蛋白组成，每种蛋白由 α 和 β 链组成。α 和 β 链需要组装形成 αβ 异二聚体才能易位至细胞表面。已经发现 CD11/18 缺陷中的突变位于 β_2 链中，其妨碍了 αβ 异二聚体装配，从而妨碍异二聚体向细胞表面的转位[98]。具有突变糖蛋白的细胞不能响应趋化刺激而发生黏附或迁移。每个家族的 β_2 链是恒定的，并且表达于白细胞表面，因此可使用相关的单克隆抗体采用流式细胞术协助发现这些异常的蛋白。临床表型为中度的患者，2.5% ～ 11% 的个体 β_2 整合素水平正常。但临床更常见具有严重表型的患者，仅用不到 0.3% 的个体整合素水平正常。

大多数白细胞黏附缺陷的儿童在病程中均会经历严重感染并且早期死亡，因此应该早期诊断和治疗，并尝试使用造血干细胞移植。一些研究报道了对 LAD- I 患者造血干细胞移植的情况。到目前为止，共报道有 14 例患者接受了造血干细胞移植治疗。在这 14 例患者中，5 例接受了同胞相合造血干细胞移植，9 例接受了来自两位点不合或亲缘半相合移植[99, 100]。在这项 14 例患者的研究中，大多数患者达到完全或混合嵌合。在大多数具有混合嵌合状态的患者中，除了 1 例患有轻度牙龈炎且具有 2% ～ 15% 供者嵌合的患者，供者细胞的数目变化并未增加感染发生率。此外，2 例发生移植物排异的患者在用抗 CD-2 或 LFA-1 单抗治疗后达到完全嵌合状态。有报道称，使用完全相合或一位点不合的无关供者造血干细胞移植取得成功[101, 102]。Qasim 等最近的一项研究，包括 36 例白细胞黏附缺陷儿童，是目前为止患者数最大的队列[103]。28 例患者使用清髓性预处理，8 例使用减低强度预处理。同胞相合供者造血干细胞移植和无关供者造血干细胞移植的存活率相似，而半相合移植的死亡率最高。27 例患者存活，其中 17 例患者完全植入，10 例混合嵌合。该研究认为，减低强度预处理是安全的，混合嵌合也可有效预防感染。

除 CD11/18 缺陷外，其他白细胞黏附分子称为选择素。这些分子的缺陷也可导致严重的疾病。已有 2 例缺乏中性粒细胞 E- 选择素受体导致黏附缺陷的患者被报道。这种疾病称为 LAD- Ⅱ型。迄今为止，尚未尝试过在选择素缺乏患者中进行造血干细胞移植。

3. Chediak-Higashi 综合征

Chediak-Higashi 综合征是一种常染色体隐性遗传病，临床表现为眼周和皮肤部分白化病、细菌感染的易感性增加，且存在血小板功能受损。通常在婴儿早期出现部分白化病和畏光，且很快出现明显的呼吸道和皮肤感染。血小板功能受损导致出血倾向。其他受累的器官系统包括毛发、肾上腺、垂体和周围神经系统[104]。该疾病表现为两种形式，初始的稳定期和随后的加速期。疾病稳定期可能与严重感染相关或无关，而疾病加速期可能出现暴发性感染、肝脾淋巴结肿大、贫血、中性粒细胞减少和血小板减少[104, 105]。疾病加速期是致命的，并且无加速期患者长期存活的报道。一些患者直到发展到加速期才被明确诊断为 Chediak-Higashi 综合征。

尽管中性粒细胞中发生吞噬作用的频率增加，且吞噬后代谢暴发也是正常的，但最根本的异常在于髓系细胞中溶酶体和颗粒的异常产生和形成[106, 107]。这种异常导致 Chediak-Higashi 综合征中微生物杀灭能力的缺陷，表现出 Chediak-Higashi 综合征临床症状。据报道，Chediak-Higashi 综合征的分子缺陷在于其溶酶体中的钙摄取泵异常，使溶酶体吞噬后递呈效率低且不完全。这种缺陷导致 Chediak-Higashi 综合征白细胞胞内细菌破坏的延迟[107]。此外，细胞对趋化刺激的反应似乎也有缺陷。

在实验室检查中，可通过光学和电子显微镜证实存在异常的颗粒和溶酶体来诊断 Chediak-Higashi 综合征。中性粒细胞中可见巨大的嗜天青颗粒以及异常溶酶体。单核细胞和巨噬细胞中也可见异常的溶酶体。淋巴细胞和 NK 细胞也都具有巨大的胞质颗粒，且 NK 功能减低。在血小板中，致密颗粒的含量降低，导致血小板功能异常。这些患者的骨髓检查提示无效造血。

第一例 Chediak-Higashi 综合征的同胞供者造血干细胞移植在患者的加速期进行[108]，单独使用环磷酰胺预处理。然而，由于预处理强度不足，患者无法实现持续的植入。患者复发回到加速期，并尝试用同一供者进行二次移植。二次移植时患者采用使用环磷酰胺和全身放疗预处理，获得了稳定植入。另 1 例处于疾病稳定期的患者同样接受环磷酰胺和全身放疗预处理，获得了完全植入，并且功能缺陷得以纠正[109]。另一项对 10 例 Chediak-Higashi 综合征患者的报道中[110]，2 例处于稳定期，8 例处于加速期。7 例患者接受同胞全相合造血干细胞移植，另外 3 例接受一个位点不合或半相合移植。8 例患者采用的预处理方案包括白消安、环磷酰胺和依托泊苷，1 例患者额外应用了阿糖胞苷。7 例长期存活的患者中有 3 例获得了完全嵌合，而 4 例表现为混合嵌合。在 1 例供者嵌合率低的患者中，可观察到持续的细菌感染。正如预期的那样，这些患者中没有一例患者的皮肤、眼部和神经系统表现得到纠正。

一些研究报道了接受减低强度预处理的患者获得混合嵌合，供者嵌合率低至 20%。这些患者临床表现良好[103]，没有进展到加速期[111, 112]。

显然，造血干细胞移植可成功治疗稳定期和加速期 Chediak-Higashi 综合征患者。诊断确定后，应立即考虑 HCT。预计稳定期患者比可能存在严重器官损害的晚期患者耐受性更佳。如果没有相合的同胞供者，可以考虑无关供者。从之前的讨论中可以明显看出，大剂量预处理下仍有大量患者出现混合嵌合。这些混合嵌合患者大多数没有进展到 Chediak-Higashi 综合征的加速期并持续表现良好。

有一些研究对患者造血干细胞移植后进行了长期随访。20 年前行造血干细胞移植的 20 例 Chediak-Higashi 综合征患者中，有 11 例表现出与 Chediak-Higashi 综合征进展一致的进行性神经功能恶化症状[113]。之前有关 Chediak-Higashi 综合征患者的随访报道也有类似的发现[114]。

4. 慢性肉芽肿病

慢性肉芽肿病（CGD）是由中性粒细胞功能缺陷引起的一种罕见的临床综合征，有报道可通过常染色体隐性遗传和 X 连锁遗传。尽管携带者通常无症状，但极度"莱昂化"作用（女性 X 染色体的随机头活）的女性可能受累。该疾病的中位发病年龄为 7 岁（范围 0.4—15 岁）。慢性肉芽肿病的临床病程非常多样。一些患者在出生后第一年就出现症状，而其他患者可能表现较晚。大多数患者反复发生细菌和真菌感染。较晚出现临床症状的患者可能比早期发病的患者，发生危及生命的感染概率要低一些。最常见感染的细菌为表达过氧化氢酶的菌属，如金黄色葡萄球菌和大肠杆菌。曲霉菌是最常见的真菌感染。感染通常发生在皮肤、肺和淋巴结，肝脓肿是这些患者的特征。严重和持续的感染可导致重要器官中肉芽肿形成。

在慢性肉芽肿病中，中性粒细胞的特征在于吞噬作用期间呼吸爆发缺陷，且不能产生超氧化物。超氧化物的产生受损通常在每个吞噬体中短暂发生，并导致反复发作的细菌和真菌感染。某些细菌有自己的机制产生过氧化氢，中性粒细胞通过吞噬杀伤的髓过氧化物酶途径而产生次氯酸（HOCl）杀灭这些细菌几乎没有问题。然而，过氧化氢酶阳性的细菌等微生物在吞噬空泡中产生的过氧化氢极其微量，导致次氯酸的产生不足以有效杀灭这些细菌，最终导致这些细菌的反复感染[115]。

慢性肉芽肿病的分子基础已得到很好的证实。已发现 NADPH 氧化酶复合物的四个亚基之一的突变是造成呼吸爆发缺陷的原因。在四个亚基中，两个是膜相关的，而另外两个位于胞质中[115]。其中一个膜相关亚基的基因位于 X 染色体，而其他亚基由染色体 1，7 和 16 上的基因编码。可根据不同呼吸爆发单位的缺陷对该疾病进行分类。在对 140 例患儿进行的两项大型研究中，有 62% 存在 X 连锁的细胞色素 –b 的 gp91phox 亚基基因缺陷，其余部分是由于 p47phox（27%）、p67phox（5%）和 p22phox（6%）中的常染色体隐性缺陷。硝基四氮唑（nitrobluetetrazolium，NBT）测试是一种非常重要的实验室检查，可用于检测疾病和携带者状态[116]。

随着支持治疗的优化，慢性肉芽肿病患者的总体存活率已经提高，预期寿命延长至 30 年。尽管应用 SMZ–CO 预防可以改善这些患者的预后[117-119]，但耐药性真菌感染仍然是导致患者早期死亡的严重问题。

尽管有积极的医疗措施，对于反复发生严重感染的患者可能采用异基因造血干细胞移植。支持治疗在改善预后方面的巨大进步和病程的多变性，使得造血干细胞移植供者选择变得非常困难。移植前评估仍然至关重要。年龄大的患者发生造血干细胞移植相关并发症的概率较高，包括移植失败和（或）排异。应对慢性炎症引起的组织损伤进行仔细评估。肝脓肿、回盲部炎症和胃肠道梗阻可影响造血干细胞移植的结果。还应评估患者的其他疾病相关并发症，如抗体阴性胶原血管疾病、色素性视网膜炎、Macleod 红细胞综合征和 Duchenne 肌营养不良症。已有报道 X– 连锁隐性遗传的患者死亡率显著升高，应在患者选择时多加考虑[120]。此外，在考虑亲缘供者时，应牢记极端"莱昂化"作用的可能。

异基因移植已被证实对慢性肉芽肿病患者具有治愈作用，并且在过去 20 年中，慢性肉芽肿病患者造血干细胞移植成功的病例有所增加[120-127]。这些造血干细胞移植大多数使用相合的同胞或无关供者。使用这些供体移植时，最初使用含有环磷酰胺或环磷酰胺与 ATG 的减低强度预处理方案。这导致预期中的自体造血恢复，之后疾病复发。在 1 个病例中，可观察到 1%～2% 供者细胞在 3 年内存在，之后消失。这种自体造血恢复现象表明需要使用高剂量预处理。随后，对慢性肉芽肿病患者采用了氟达拉滨和减低剂量的白消安（8mg/kg）预处理，该方案产生了更好的结果，产生混合嵌合（10%～23%）[128]。Horowitz 等报道了 10 例慢性肉芽肿病患者移植的结果，这些患者接受了减低强度预处理和去除 T 细胞同胞相合移植[129]，6 例实现了 100% 的供者嵌合，2 例发生移植物排斥，3 例患者因严重感染和 GVHD 死亡。

迄今为止，CIBMTR 报道了约 37 例在美国移植中心及 55 例在非美国移植中心进行移植的病例。这些患者 1 年 OS 为 87%，3 年 OS 为 83%。这些患者中有 77% 在 10 岁以前移植，37% 的患者在 2 岁以前移植。此外，另有 50 例美国和加拿大以外的患者（部分为个案报道，部分为欧洲的经验调查）被报道[130]，这组患者总体生存率为 94%，50 例中有 43 例成功植入。迄今为止，欧洲报道的最长随访时间是 5 年，该患者进行了基于白消安 / 环磷酰胺预处理的同胞全相合移植。与美国数据类似，这些患者中大多数移植时年龄不到 10 岁，只有 7 例在移植时年龄为 18 岁或以上。

美国国内最大的单中心研究在美国 NIH 进行，14 例患者采用了清髓性预处理方案，其中包括一些成年人。2 例因 GVHD 死亡，3 例植入失败，其中 1 例植入失败的患者后来死亡。另 3 例患者发生晚期排斥。2 例患者获得稳定的混合嵌合，其中 1 例仅有 43% 淋巴植入和 15% 造血植入，该患者在移植后超过 6 年仍保持无感染状态。我们还对一例年轻男性患者进行了二次移植。该患者接受了 HLA 相合胞姐的移植，首次移植时采用了 Campath 1-H，美法仑和氟达拉滨预处理，以及 4 次供者淋巴细胞输注，但患者移植后仍未能实现持续植入。二次移植时采用 10mg/kg 的白消安预处理，并使用同一供者，患者实现了 100% 植入，现在移植后 3 年，患者表现良好[130]。

尽管高剂量预处理方案可使患者获得持续造血重建的机会增加，有益于长期存活，但随之增加了感染恶化的风险，且预处理方案相关的毒性也不容忽视，特别是在大龄患者中。慢性肉芽肿病患者中造血干细胞移植的其他并发症还包括移植失败风险和 GVHD 风险均较高。年龄较大的患者，长期的反复感染可导致明显的器官损伤，因此该患者群体可能更易患造血干细胞移植相关并发症，例如 GVHD。因此，应及时和恰当地处理活动性感染或炎症，如下所述。反复感染和（或）炎症导致体内 TNF-α 水平持续升高可能是慢性肉芽肿病患者 GVHD 风险增加的原因[131, 132]。已经有应用 TNF-α 抑制药来中和循环 TNF-α 的报道。一项研究根据造血干细胞移植时伴随的不同危险因素（感染和或炎症）对 27 例慢性肉芽肿病患者并发症（包括 GVHD）和生存进行评估[132]，25 例患者接受同胞全相合移植，其余 2 例接受无关全相合造血干细胞移植，所有患者均接受高剂量预处理。在这项研究中，总生存率为 23 例 /27 例，其中 22 例 /23 例慢性肉芽肿病得到治愈（中位随访时间为 2 年）。此外，造血干细胞移植前已经存在明显感染和（或）活动性炎症的患者（4 例 /11 例）中，严重 GVHD（Ⅲ～Ⅳ级）的发生率稍高。在造血干细胞移植前没有明显感染 / 炎症的 16 例患者中，只有 3 例发生 Ⅱ 度 GVHD。此外，在大多数预先不伴感染的患者中，使用的高剂量预处理并未造成不良影响[133]。因此，通过临床、实验室和影像学方法，如 CT、PET 和 PET/CT 来确定是否存在感染病灶及病灶性质，来制

定合适的治疗方案是必需的[134]。应使用具有胞内活性的抗菌药物充分治疗活动性感染 / 炎症，且应该在造血干细胞移植术前和期间进行积极的临床干预。

总之，慢性肉芽肿病患者可以通过同胞供者或无关供者造血干细胞移植得到治愈。而且，同胞供者移植总体治疗结果更优。对病情严重的患者进行移植前评估，以及在造血干细胞移植前、期间对伴有活动性感染 / 炎症的患者进行积极治疗，在造血干细胞移植的总体疗效中起重要作用。最佳预处理方案应为清髓性方案，既可以防止自体造血恢复，又能形成免疫抑制以预防 GVHD，从而获得更好的结果。

由于慢性肉芽肿病是由髓系细胞内表达蛋白中的单基因缺陷引起的，因此对这种疾病的造血干细胞采用靶向基因替代疗法，具有良好的指征。理论上，基因替代疗法在 NBT 阳性细胞至少 10% ～ 20% 的患者中是非常有效的。这一假说得到以下事实的支持：X 连锁的慢性肉芽肿病变异型的女性携带者具有低至 10% 的 NBT 阳性细胞并且无症状。目前为止，成功的基因治疗仅限于体外实验，在 EB 病毒转化的淋巴细胞中已经显示出呼吸爆发活动的重建[135]。体内临床试验缺乏适合的病毒载体转导基因至生存时间较长的人类造血细胞中。

5. Griscelli 综合征

Griscelli 综合征（Griscelli syndrome，GS）是一种常染色体隐性遗传病，可影响淋巴细胞和髓系细胞。Griscelli 综合征的基本特征是淋巴细胞和 NK 细胞功能障碍，伴有部分白化病和免疫缺陷的临床表现[136, 137]。这种疾病全都是致命的，以免疫系统调节功能异常为特征，导致向淋巴组织细胞阶段的加速期及类似于 HLH 中所见的巨噬细胞过度活化，可伴多种粒细胞功能障碍。已经在 Griscelli 综合征患者中发现了两个不同的基因——RAB27A 和 MYO5A[138]。与 MYO5A 不同，GTP 结合蛋白 RAB27A 参与免疫调控，并且似乎是细胞毒性脱颗粒的关键效应底物。此外，所有伴 RAB27A 基因突变的 Griscelli 综合征患者都发生了 HLH。

对可疑的 Griscelli 综合征病例进行系统的诊断非常重要。诊断应包括 HLH 诊断指南中提及的临床、实验室和组织病理学评估，还应检测 NK 细胞活性。最后，还应进行 RAB27A 基因突变分析以确认诊断。这种系统评估对确定预后较差且需要及时造血干细胞移植干预的患者非常重要。

异基因造血干细胞移植是唯一可能治愈 Griscelli 综合征的手段。由于疾病很罕见，现有数据有限，有几例 Griscelli 综合征患者使用同胞全相合、亲缘全相合以及无关全相合移植的相关报道[139]。在一项关于 3 例患者接受同胞全相合移植的报道中，有 2 例患者因移植相关并发症而死亡[139]。第三例患者实现了完全嵌合，具有正常免疫和造血功能，并且在造血干细胞移植术后表现良好。在另一个报道中，6 月龄的 Griscelli 综合征患儿，接受白消安、环磷酰胺和依托泊苷处理后，回输了其母亲（HLA 全相合）动员后的外周造血干细胞[140]。患者回输的 $CD34^+$ 细胞量为 $15.4 \times 10^6/kg$，$CD3^+$ 细胞量为 $17.6 \times 10^3/kg$ 受者体重。造血干细胞移植后 3 个月患儿出现淋巴组织增生综合征，并被治疗成功。在造血干细胞移植后 26 个月，患儿显示为混合嵌合状态（52% 供体细胞）并且健康良好。最近有一个使用无关全相合移植成功治疗 1 例 Griscelli 综合征患者的报道[141]。在该患儿中，预处理使用高剂量的白消安、塞替派和氟达拉滨，输注的有核细胞数为 $7.8 \times 10^8/kg$ 受者体重。该患儿快速植入，并且在造血干细胞移植后 30 个月具有良好的供者嵌合状态和正常的全血细胞计数。

总之，除了系统的诊断外，建议对伴有 *RAB27A* 基因突变的 Griscelli 综合征患者早期进行造血干细胞移植干预。如果没有同胞供者，应立即寻找无关供者。鉴于本病早期具有致死性风险，如果没有合适的组织相容性供者，强烈建议考虑无关供者造血干细胞移植或半相合造血干细胞移植。

6. 破骨细胞疾病

骨质石化症（osteopetrosis，OP）是以骨量广泛增加为特征的一种罕见的代谢性骨病。该缺陷导致破骨细胞功能受损，骨吸收受损，从而阻止骨髓腔形成。它是一组异质性疾病，Albers-Schonberg 于 1904 年首次描述患者中骨密度增加[142]。从那时起，许多破骨细胞功能障碍的疾病被报道，并且通过骨骼石化症小鼠和其他动物模型对此疾病获得了进一步的认识。这种疾病可通过常染色体隐性或显性方式遗传，并且在严重程度上也有差异，可能引起婴儿死亡，也可能在成人影像学检查时被偶然发现[143]。

破骨细胞功能缺陷引起的异常的骨吸收及骨重建可导致许多潜在的临床后果。

- 骨折：骨骼被填充，因此容易折断。常见的骨折部位为长骨。
- 中枢神经系统和眼部疾病：骨质过度生长或重塑缺失，压迫经过的神经或血管，尤其是压迫视神经可导致失明。
- 全血细胞减少症：髓腔侵犯导致的髓外造血。
- 生长发育：大多数患儿身材矮小。
- 低钙血症：钙平衡紊乱所致。
- 牙列不齐[143]。

总体而言，所有形式的骨质石化症似乎都存在很大异质性。恶性的婴儿期骨质石化症通常是常染色体隐性遗传，在 2 岁以下发病。2 岁以后发病的患儿病程通常进展缓慢。

2000 年之前只有一个致病基因被证实，但是从那以后，又陆续确认了其他 8 个基因。在常染色体隐性遗传患儿中，25% 的患者其明确的致病基因突变仍然不清楚[144]。

表 75-3 根据遗传模式、分子基础和造血干细胞移植反应对骨质石化症进行分类[144]。

治疗此疾病的主要药物有骨化三醇、泼尼松和干扰素。从长远来看，这些药物无一被证明有效。造血干细胞移植的历史可以追溯到 Donald Walker 对小鼠进行的一系列实验。这些实验导致了法国在 1997 年首次尝试对患者采用无预处理的造血干细胞移植，结果显示造血干细胞移植对疾病有短暂的疗效，但没有记录供者的植入。1980 年，Coccia 及其同事报道了 1 例患者，经过环磷酰胺联合改良全身放射预处理后，进行了 HLA 相合骨髓移植并取得成功植入[145]。不幸的是，这例患者的移植物被缓慢排斥掉了。

有关造血干细胞移植治疗骨质石化症的最大样本病例报道来自 EBMT[146]。报道中分别为 69 例和 122 例患者，其中有一些重叠。与无关供体组（13% ～ 43%）相比，同胞供者移植的五年生存率要高得多（73% ～ 79%）。大多数患者接受了白消安和环磷酰胺预处理，早期和晚期排异似乎较高。其他并发症是神经病变（在伴神经病变和移植后高钙血症患者[147]）。在伴 *ATP6i* 突变的患者中，肺出血和呼吸衰竭的发生率很高[148]。许多患儿的生活质量都不错，但视力下降可持续多年[149]。

由于植入失败和晚期排异等问题，尤其是在无关供者移植情况下，欧洲研究小组已经尝试在预处理方案中增加塞替派和 ATG。这些患者输注了大量

表 75-3　骨质石化症的分类

致病基因 / 蛋白产物	骨质活检中骨钙素充裕或缺乏	AR 内的骨质石化症频率（%）	造血干细胞移植反应良好
ATP6i（TCIRG1）（质子泵）	充裕	50	是
ClCN7（氯通道）	充裕	15	是，但在神经病变中为禁忌的；可发生晚期中枢神经系统疾病
OSTM1	充裕	5	神经病变未缓解为禁忌
TNFSF11（NF-κB 受体激活剂配体）	缺乏	3	如不是由内在的破骨细胞缺陷引起，为禁忌
TNFRSF11A（NF-κB 受体激活剂）	缺乏	3	是，但神经系统的长期预后不确定
CA2（碳酸酐酶 II）	充裕	未见报道	可能为禁忌；参考文献还在对 15 例患者进行神经系统随访
PLEKHM1	充裕	<1	不需要，骨质石化症较轻
Kindlin-3	未见报道	<1	未知
NEMO	充裕	<1	未知
未知	充裕或缺乏	20 ~ 25	不可评估

引自 Steward，2010[144]。经 Elsevier 许可转载

供者来源的 CD34+ 细胞，并取得了一些令人鼓舞的结果[144]。

目前建议在移植前对患者的基因突变和相关缺陷（包括四肢 X 线、头部和胸部 MRI，以及详细的耳鼻喉科和眼科检查）进行详细评估。对常染色体隐性遗传的患者，应立即行 TCIRG1 和 CACN7 突变检测。TCIRG1 突变患者应尽早移植[144]。应与家人仔细讨论可能出现的长期神经系统并发症后再做移植决定。可以选择无病的 HLA 相合同胞作为移植供者。若行无关供者移植，可考虑输注高剂量的 CD34+ 细胞。移植后即使实现完全供者植入，骨骼也可能需要约 12 个月或更长时间才能恢复正常，并且大多数患者的高钙血症需要处理。

五、结论

异基因造血干细胞移植仍然是本章讨论的大多数疾病的首选治疗方法。HLA 相合的同胞是首选的供者。然而，如果缺乏配型相合的同胞供者，则应立即开始寻找相合的无关或半相合供者。在具有严重失衡的"莱昂化"作用的 X 连锁慢性肉芽肿病或原发性 HLH 的等特殊病例，是选择同胞全相合供者还是无关供者，要充分评估风险 / 获益比。例如在白细胞黏附缺陷和 Chediak-Higashi 综合征等高侵袭性和致死性疾病中，早期诊断和造血干细胞移植是必需的。因此，有效的移植前评估至关重要。

在过去 10 年中，造血干细胞移植治疗巨噬细胞 - 吞噬细胞疾病的效果已有较大的进步。除了造血干细胞移植后高质量的支持治疗和 GVHD 预防措施的优化，影响造血干细胞移植成功的因素还包括仔细的早期诊断、疾病的性质或病程、是否存在的严重感染、其他预先存在的并发症，以及移植时重要器官的功能状态。

第76章
造血干细胞移植治疗范科尼贫血
Hematopoietic Cell Transplantation for Fanconi Anemia

John E. Wagner　Jakub Tolar　Arleen D. Auerbach　Margaret L. MacMillan　著

商京晶　译

李　正　傅玲玲　陈子兴　校

一、概述

范科尼贫血（Fanconi anemia，FA）是一种遗传性和表型异质性的常染色体和X染色体隐性遗传性疾病，表现为先天畸形、进行性的骨髓衰竭及肿瘤易感性。范科尼贫血的患病率超过了1/100 000，但因为创始者效应，基因携带频率在德系犹太人或南非人的后裔在1/200至1/100左右[1-4]。虽然导致该综合征的生物学异常尚未完全被阐明，一些动物实验及纵向研究评估了其特定突变的表型结果，为范科尼贫血的基因功能和患者的护理提供了重要的线索。在此章节中，回顾了该病的发病机制、病理特点、诊断和治疗，并重点介绍异基因造血干细胞移植对该病治疗的结果。截至2015年，异基因造血干细胞移植仍然被认为是最有潜力纠正范科尼贫血的血液学缺陷的一种治疗方式。

二、历史

在1927年，范可尼描述了一个家族中有3个5—7岁的小孩患有全血细胞减少和先天畸形[5]。基于对这个家族的观察，范可尼认为范科尼贫血的主要诊断要点为：全血细胞减少、色素沉着、骨骼畸形、矮小身材、泌尿系统畸形和家族聚集倾向。基于范可尼的描述，1931年Naegeli建议用"范科尼贫血"来描述这类患者[6]。20世纪80年代，范可尼提出的范科尼贫血的诊断标准被广泛接受。在临床表现为综合征的患者其鉴别诊断取决于临床医生对范科尼贫血表型的认识。在10年前，多数教科书和文献中报道的此类患者的情况与范可尼最初描述的病例相似。通常范科尼贫血的诊断是在具有特征性生理异常的个体发生再生障碍性贫血或白血病的时候发现的。文献因此有偏倚，因为通常排除了那些没有"经典"表型的患者。然而，Glanz和Fraser[7]是首先报道其表型高度异质的人。和先证者相比，受影响的兄弟姐妹可能具有不明显的表型，只有在另一个家庭成员被诊断出范科尼贫血的时候才被发现诊断，而不能从表型诊断。而且，在此之前一些具有"范可尼样"骨髓衰竭但没有先天畸形的被称作Estren-Dameshek综合征[8]的这类患者，其实和经典的"范科尼贫血"患者具有亲缘关系。虽然越来越多的人认识到先天畸形和身材的异常个体种族之间存在很大的异质性，但通常在出现骨髓衰竭的时候，范科尼贫血才能被诊断出来[9, 10]。

三、临床特点

范科尼贫血的表型具有高度异质性。范科尼贫血的患者能够发育成正常个体，也会因为严重的畸形导致自然流产或围产期死亡[11]。绝大多数（60%～70%）的范科尼贫血患者有至少一处的先天畸形，最常见的为桡骨的发育异常，从轻度的鱼际发育不良和拇指畸形，到严重的完全拇指及桡骨缺如都存在。而且发育异常可以累及主要的器官系统（表76-1）。为了最大限度地提高正确诊断的机会，临床医生必须首先识别范科尼贫血中可能存在的过多畸形以及与其他综合征的表型重叠。比如，范科尼贫血患者经常发生的脊椎畸形、肛门闭锁、心血管系统畸形、气管食管瘘、肾脏畸形、桡骨畸形，易被认为是 VACTERL 综合征。范科尼贫血患者还能表现出类似 Holt-Oram 综合征、血小板减少及桡骨缺如（thrombocytopenia absent radius，TAR）综合征、Baller-Gerold 综合征、Saethre-Chotzen 综合征（TWIST 突变）、Dubowit2 综合征、腭心面综合征、Diamond-Blackfan 贫血、先天性角化不良、Seckel 综合征、Nijmegen 断裂综合征。临床医生不能被先入为主的"诊断标签"所误导。直到之后 DNA 对断裂试验高度敏感被发现后，范科尼贫血才得以被正确诊断。在骨髓衰竭前这种贴错标签的情况经常发生，导致骨髓功能监测和护理方面不够理想，在生殖咨询方面也不够准确。

1982 年国际范科尼贫血登记处（International Fanconi Anemia Registry，IFAR）在洛克菲勒大学建立，他们收集随访了一群范科尼贫血患者的临床表现、基因型、血液系统表现等信息，以便全面了解该病的临床特点和自然病程。通过 IFAR 收集的信息发现，范科尼贫血的先天畸形比之前认识到的表现出更多的异质性[10]。例如桡骨的畸形可以表现为单侧或者双侧的。即使为双侧的异常也不是对称的，四肢有不同的特异的异常。此外，近 1/3 的范科尼贫血患者没有表现出明显的先天畸形。有经验的医生能够发现范科尼贫血患者和其他家庭成员相比，身材矮小，皮肤色素沉着，双侧鱼际发育不全和小眼畸形。对于这些小的畸形提高认识，能够帮助我们在其发展到骨髓衰竭前诊断出来[11]。

重要的是，在同样患有范科尼贫血的兄弟姐妹中，其表型也会出现非常大的异质性。在 120 个患有范科尼贫血的家庭成员中，有 53 位表现差异很大，甚至在同卵双生的患者中，他们的表型也不一致[12]。不管是发生一致还是不一致的先天畸形，需要强调的是，都需要对范科尼贫血患者的其他亲属（成人或儿童）进行检测，即使没有出现大的畸形异常也不能完全排除范科尼贫血。

身材矮小在范科尼贫血患者中非常常见，通常伴有激素的分泌异常。这种生长发育异常的症候群通常发生的产前和产后（图 76-1），根据 IFAR 的数据，其身高、体重、头围低于第五个百分位。然而，基于更好的看护和营养，身高可能在之后的几年后有所改善。根据 Rose 等最近的研究[13]，43% 的范科尼贫血儿童的身高在第五十百分位数的两个标准差范围内，比一般人群平均身高高出 9%。大多数成人或儿童的范科尼贫血患者均存在一个或数

表 76-1　范科尼贫血先天畸形列表

先天畸形	发生率（%）
皮肤色素沉着（咖啡牛奶斑，色素过多和过少）	71
拇指和桡骨（手掌发育不全、第五指弯曲、手指并指、过度伸展的拇指、细长指、桡骨缺如或发育不良）	59
骨骼（尺骨发育不良、小颌畸形、额部隆起、脊柱裂、Klippel-Feil 综合征、脊椎异常、高肩胛畸形）	31
肾脏和泌尿道（异位、马蹄、旋转、发育不良或缺如、混合体型、肾盂积水、输尿管积水、反流）	57
生殖（男性：小阴茎、隐睾或睾丸萎缩或缺如、尿道下裂、包茎；女性：双角子宫、阴道和子宫发育不全或障碍、阴道、子宫和卵巢闭锁）	50（男性）
心血管（动脉导管未闭、室间隔缺损、肺或主动脉狭窄、主动脉收缩、双主动脉弓、心肌病、法洛四联症）	29
耳朵 [耳聋（通常为传导性）、闭锁或发育不全、耳道狭窄]	未知
眼睛（小眼畸形、短的或杏仁状眼裂、上睑下垂、内眦赘皮、眼距过大或过小）	47
鼻（鼻梁扁平、鼻塌陷）	1
胃肠道（食管闭锁、十二指肠闭锁、肛门闭锁）	7
中枢神经系统（头小畸形、脑积水、面神经麻痹、中枢系统动脉发育异常、垂体异常、胼胝体缺如、发射亢进）	1
生长迟缓（身材矮小）	67

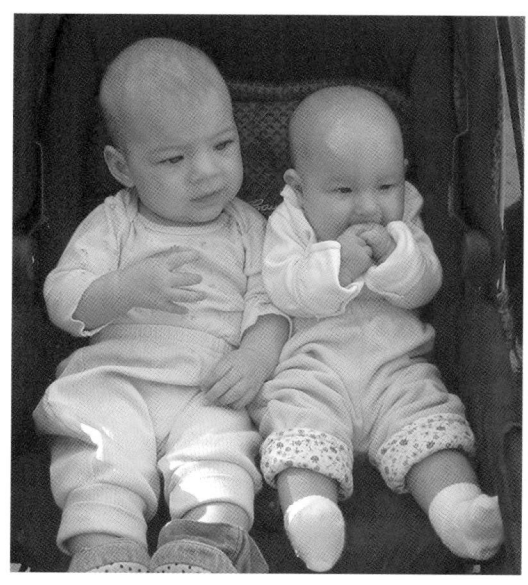
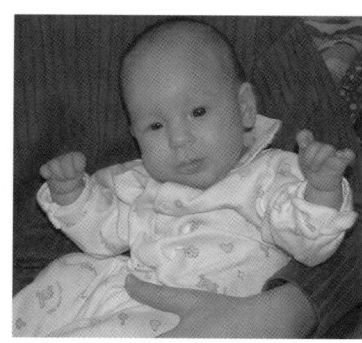
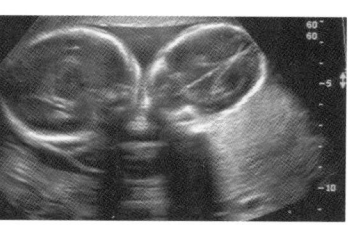

◀ 图 76-1 9 个月大的双胞胎；
一个健康，一个患有范科尼贫血

图显"经典的"范科尼贫血的外表
特征，特别是生长迟缓、双侧桡骨
发育不全、拇指缺如、小眼畸形和
头小畸形

个内分泌的异常。在另外的研究中显示，常见的内分泌异常表现为糖 – 胰岛素异常，生长激素分泌不足和甲状腺功能低下[14]。显然，内分泌功能异常的患者更有可能身材矮小，而且其他内分泌疾病则会对成长造成更大程度的影响。因为生长激素和甲状腺素的补充可以提高身高，改善生活质量，建议对于范科尼贫血儿童在接受干细胞移植或雄激素治疗前进行综合评估。

性功能异常和不孕症也非常常见。几乎有一半的女性范科尼贫血患者是不孕的。月经初潮推迟和绝经提前（通常在 40 岁）也非常常见。尽管如此，文献报道或者 IFAR 的数据表明，有 15% 的没有接受雄激素治疗的女性范科尼贫血患者，在 16 岁之后至少怀孕过一次[15]。虽然有些患者能够怀孕，但经常会快速进展至骨髓衰竭而依赖输血，以及发生严重的子痫和早产，因此强调生殖咨询是十分重要的。相反，男性几乎很少能生育[16]。生殖器畸形、性腺发育不良或者精子稀少，在男性范科尼贫血患者非常常见。因为有非常高的概率会发生性功能异常，而且其对生长发育和骨密度有所影响，雌激素和睾酮激素的水平应该常规监测。

血液学异常在范科尼贫血患者发生的中位年龄为 7 岁（范围：出生到 41 岁）（图 76-2）[17-19]。根据 IFAR 的数据统计（共 754 位患者），到 40 岁时，有 90% 的患者发生了骨髓衰竭。尽管现在正确的诊断和密切监测措施使之很少发生，但仍有少数患者在诊断出再障之前发生了 MDS 或急性白血病。据 IFAR 历史统计，有 33% 的范科尼贫血患者到 40 岁时会发生 MDS 或急性白血病[18]（图 76-3）。Rosenberg 等也做了类似的报道。在北美报道，范科尼贫血患者中位发生白血病的年龄为 11.3 岁[20]。每年的骨髓检查可以使得对于 MDS 或细胞遗传学异常能够被早期诊断，也因此使得造血干细胞移植在疾病进展前进行。克隆性的细胞遗传学异常是随着年龄增长而进展的。据保守估计，到 30 岁，约有 67% 的患者发生；然而，这个数据是在常规检查骨髓前统计的。最常见的细胞遗传学异常为 1 号染色体长臂的复制和三体，3 号染色体长臂的部分增加，7 号染色体缺失一条或 7 号染色体长臂部分缺失[21]。在其他人群中也发现了 5q、11q 缺失，6p 重排，8 号和 21 号三体（图 76-4）[19,22]。另外，在范科尼贫血患者发生的急性髓系白血病中，很少发现像非范科尼贫血的急性髓系白血病患者中的重排现象（如 t[9；11]、t[8；21]、t[6；9]、t[11；19]、inv16），而是更加复杂。因此，早期对这些异常核型的描述通常为"标记"或"增加"，因为常规的 G 或 R 显带技术不能完全发现染色体异常。随着单色和多色原位 FISH 的研究、其他分子 / 细胞学技术的开展和传统的核型分析相互补充，使得能够发现一些新的特异性异常（图 76-4）。在出现 MDS、白血病、血细胞减少之前，只有细胞遗传学异常并不推荐立即行异基因造血干细胞移植，因为有些异常只是一过性出现。然而，重复骨髓检查发现遗传学异常的进展（比如在原先异常的基础上发生新的异

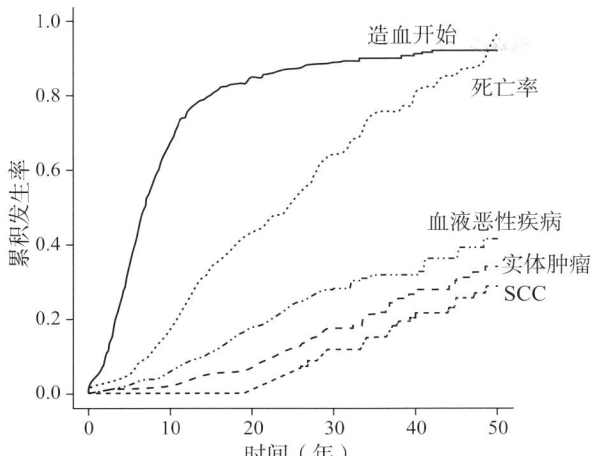

▲ 图 76-2　血液系统异常和恶性疾病随着时间在范科尼贫血患者中的累积发病率

国际范科尼贫血登记处（IFAR）统计的 754 例范科尼贫血患者的数据，601 例（80%）经历了骨髓衰竭，120 例（60%）血液恶性疾病，79 例（40%）非血液恶性疾病。随着年龄的增长直到 40 岁，遗传性骨髓衰竭、血液和非血液恶性疾病的发生率分别为 90%、33% 和 28%（引自 Kutler 等，2003[18]。经美国血液学学会同意转载）

常）或遗传学异常细胞的比例增加，移植是可以考虑的。在多数情况下，遗传学异常进展会导致多系的细胞恶化进展或发育异常。

四、诊断

　　因为范科尼贫血的表型经常和一些遗传或非遗传的疾病相重叠，单靠临床的诊断是非常困难而且不可靠的。但是当出现了非常特异的表型，特别是同时存在巨大红细胞血症或血细胞减少，需高度怀疑范科尼贫血，许多范科尼贫血患者缺乏特异性的临床表现。Schroeder 等 [23] 首次提出染色体的自然断裂是范科尼贫血的一个细胞学标记，然而纵向研究发现范科尼贫血的染色体不稳定性并不一致。相反，范科尼贫血的细胞对一些可致染色体断裂的试剂（染色体断裂）非常敏感，这个可以作为范科尼贫血的细胞学标记来诊断疾病（表 76-5）。双环氧

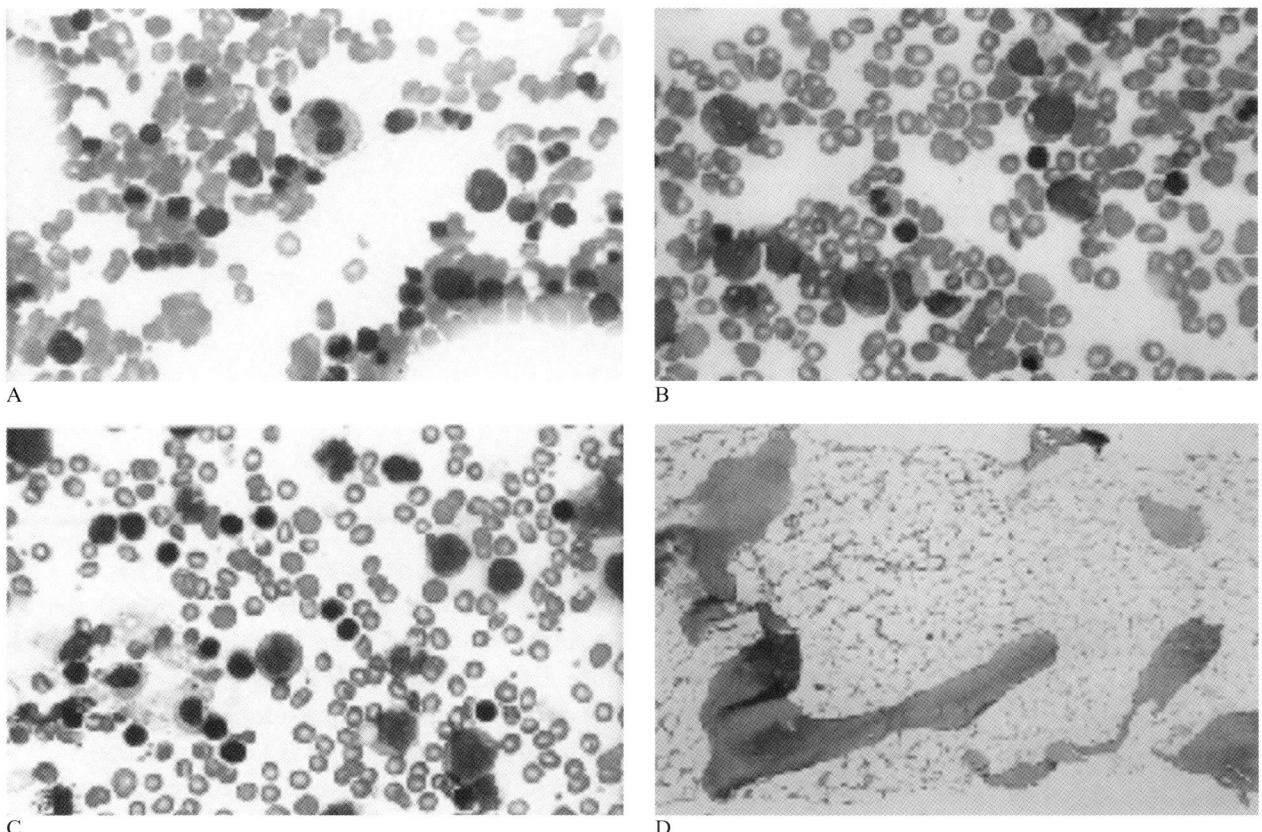

▲ 图 76-3　1 例范科尼贫血患者经过 9 个月时间，从发育异常进展为难治性贫血伴原始细胞增多

A. 在 1996-02-21 进行的骨髓穿刺显示全血细胞减少和早期的中性粒细胞发育不良改变；B. 在 1996-07-03 的骨髓穿刺显示进行性发育异常和 3% 的原始细胞；C. 在 1996-09-24 的骨髓穿刺显示进行性发育不良和 12% 的原始细胞；D. 在 1996-09-24 的骨髓活检显示严重的再生障碍性贫血（此图彩色版本，请见彩图部分）

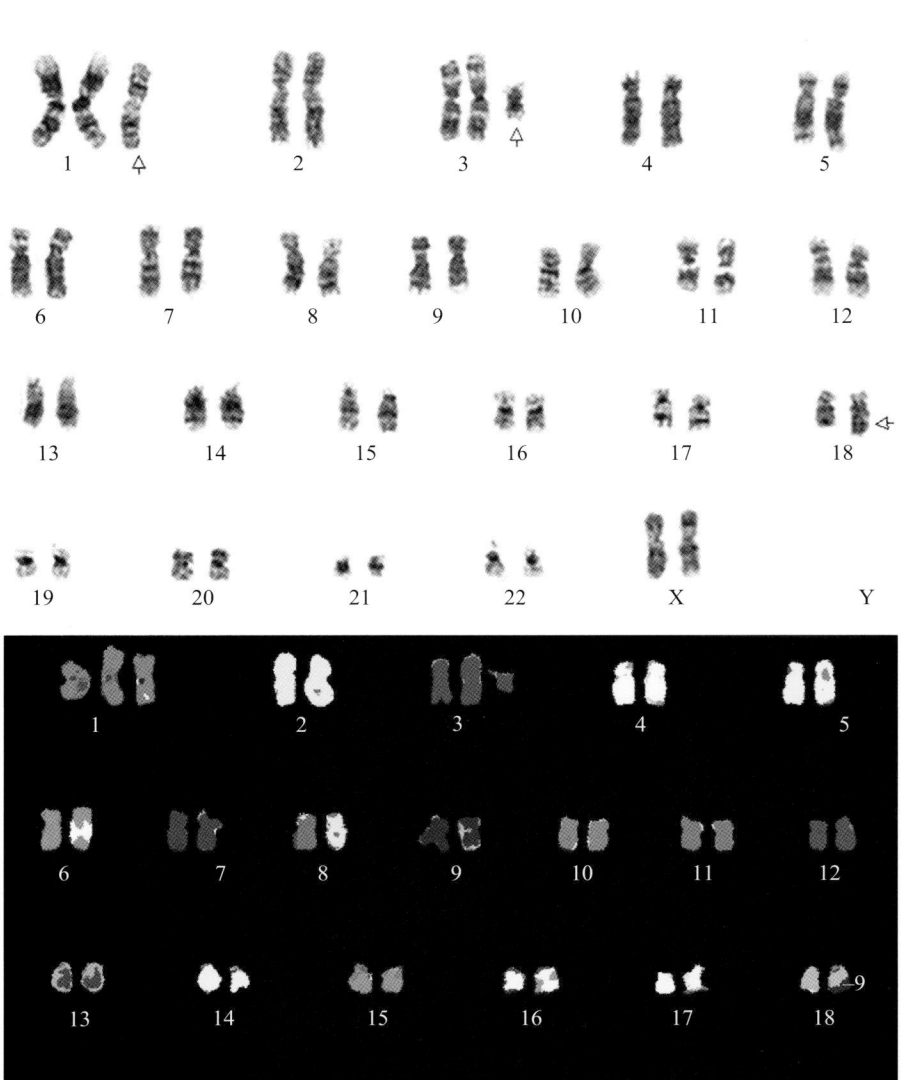

▶ 图 76-4　1 例范科尼贫血患者骨髓异常克隆的染色体 G 显带及核型分析

上图：范科尼贫血患者骨髓异常克隆的染色体 G 显带。这是个超二倍体分裂中期细胞，有 48 条染色体包括额外的 2 条染色体（箭所示）；一条多余的染色体是由 1 号染色体长臂 2 个拷贝形成，另外一个是由 2 个 3 号染色体长臂的部分拷贝形成。这个细胞总共包含 1 号和 3 号染色体部分的 4 个拷贝。下图：分析和上面相同的异常克隆的核型，使用多色探针 FISH 所示（Vysis spectral vision M-FISH）。M-FISH 证实了 G-显带所示的 2 条额外的染色体是 1 号和 3 号染色体多余的复制（引自 Courtesy Betsey Hirsch PhD。此图彩色版本，请见彩图部分）

丁烷（diepoxybutane，DEB）和丝裂霉素 C（mitomycin C，MMC）是常用的两种试剂。大量实验证明，丁烷和丝裂霉素 C 实验在特异性、敏感性和重复性方面有很好的结果[24, 25]。对交联剂的敏感性可以用来鉴别处于贫血前期的患者，或者已经发生了再生障碍性贫血、MDS、白血病患者，不管他们有或者没有范科尼贫血特异性咖啡牛奶斑。对于所有出现范科尼贫血相关先天畸形、任何年龄发生再障的患者，都推荐进行血细胞分析和染色体断裂试验[10]。对儿童的肿瘤，特别是 MDS 或者是对化疗特别敏感的急性髓系白血病，或者是年轻患者（小于 40岁）发生的头颈部的上皮肿瘤需进行范科尼贫血的

检测。重要的是，因为范科尼贫血表型在亲缘间的不一致性，所有范科尼贫血患者的亲属都无一例外的需要检测。

双环氧丁烷试验数据表明，在范科尼贫血患者中，其敏感性也有很大的差异，虽然和正常范围没有重叠[24]。约 25% 的范科尼贫血患者中，丁烷检测显示出两组植物凝集素 A 刺激淋巴细胞结果，一组类似范科尼贫血的染色体断裂和异位，另一组正常[12, 26]。没有证据表明对交联剂的敏感程度和范科尼贫血的基因突变、表型的严重程度或者放化疗的敏感性相关（JE Wagner 和 ADAuerbach，未发布数据），对于双环氧丁烷处理后细胞断裂较少的患者，

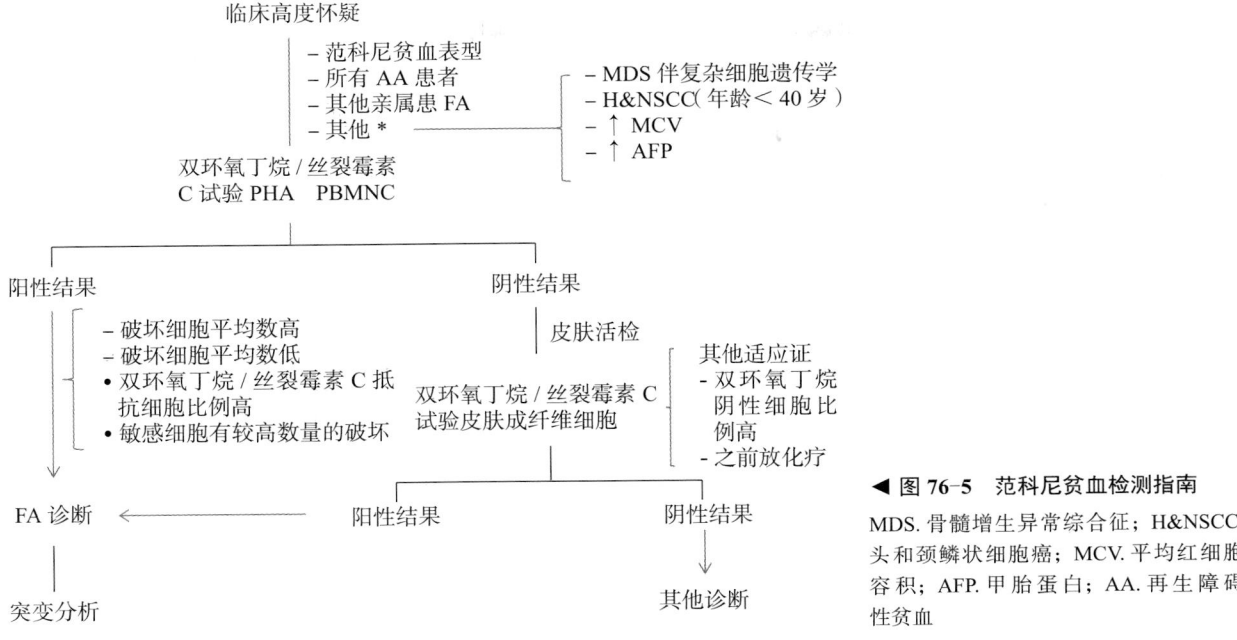

◀ 图 76-5 范科尼贫血检测指南

MDS. 骨髓增生异常综合征；H&NSCC. 头和颈鳞状细胞癌；MCV. 平均红细胞容积；AFP. 甲胎蛋白；AA. 再生障碍性贫血

在移植后可能更容易发生排异。这一发现，与耐双环氧丁烷试剂的细胞比例相关，和交联剂敏感差异性无关[12, 27]。超出了耐双环氧丁烷的植物凝集素 A 刺激的 T 淋巴细胞和移植后排异可能存在的相关性，那些标记上耐双环氧丁烷细胞的患者可能被错误地诊断为没有患范科尼贫血。在洛克菲勒大学对双环氧丁烷实验数据的分析，有 25% 的患者在经过 0.1μg/ml 的双环氧丁烷处理细胞后，约 25% 或更多的染色体没有断裂，有 2% 的患者有超过 90% 的染色体没有断裂。尽管有很低的细胞断裂比例（甚至有些和正常范围重叠或接近正常范围），像范科尼贫血患者出现 > 1 个断裂 / 异常细胞现象是不会出现在非双环氧丁烷患者中的[12]。不管怎样，在这样的情况下，建议进行皮肤纤维细胞的检测。尽管这些患者显示出有相当大比例的耐双环氧丁烷的细胞，在实验结论描述中不应只描述每个细胞断裂数量，而应包括异常细胞断裂数量。

重要的是，临床医生应当知道染色体断裂试验在胎儿期就可以进行，通过绒毛膜采样术（chorionic villus sampling，CVS）、羊膜穿刺术，或经皮的脐带血采样术。如果该家族中已知存在特异性的突变，检测这些少量的未成熟的细胞是可行而且迅速的。其他替代的诊断方式，如通过流式的方式分析暴露在交联剂的细胞周期，有时会作为研究的手段。已有证据显示在范科尼贫血的细胞中，G_2/M 细胞周期是延长的，但是临床诊断不能依靠此方法。FANCD2 蛋白泛素化的免疫印迹分析可以快速诊断范科尼贫血。然而，极少的患者出现 FANCD2 下游基因的突变（也就是下游因素之后才被发现），或者嵌合体患者此方法容易被误诊。最终，有报道认为检测血浆中甲胎蛋白的水平是一个敏感和可靠的方式[28]。明尼苏达大学在 2005—2011 年间对 63 名范科尼贫血患者进行甲胎蛋白水平的检测，发现 84.4% 的患者有较高的甲胎蛋白水平（随着年龄其范围不同，大于 6 岁的儿童和成人的范围是 0 ～ 8μg/L）（R Mitchell，H Zierhut，ML MacMillan，未发表）。虽然甲胎蛋白的水平是否能区分范科尼贫血亚组还未知，然而，有 6 例 /6 例具有 FANCD1/BRCA2 等位基因突变的患者中拥有异常高于其他范科尼贫血患者的甲胎蛋白水平（范围 43.5 ～ 106.6μg/L）。这些数据证实，甲胎蛋白可以用来作为范科尼贫血的诊断证据；然而，甲胎蛋白不能替代染色体断裂实验。

一旦患者通过交联剂敏感性实验被诊断为范科尼贫血，基因检测是被推荐的。比如，特异性的基因可能受骨髓衰竭的时间和生存时间而存在差异（图 76-6）。了解范科尼贫血基因的异常，对于生育咨询和妊娠检测是非常重要的（见"遗传咨询"章节）。

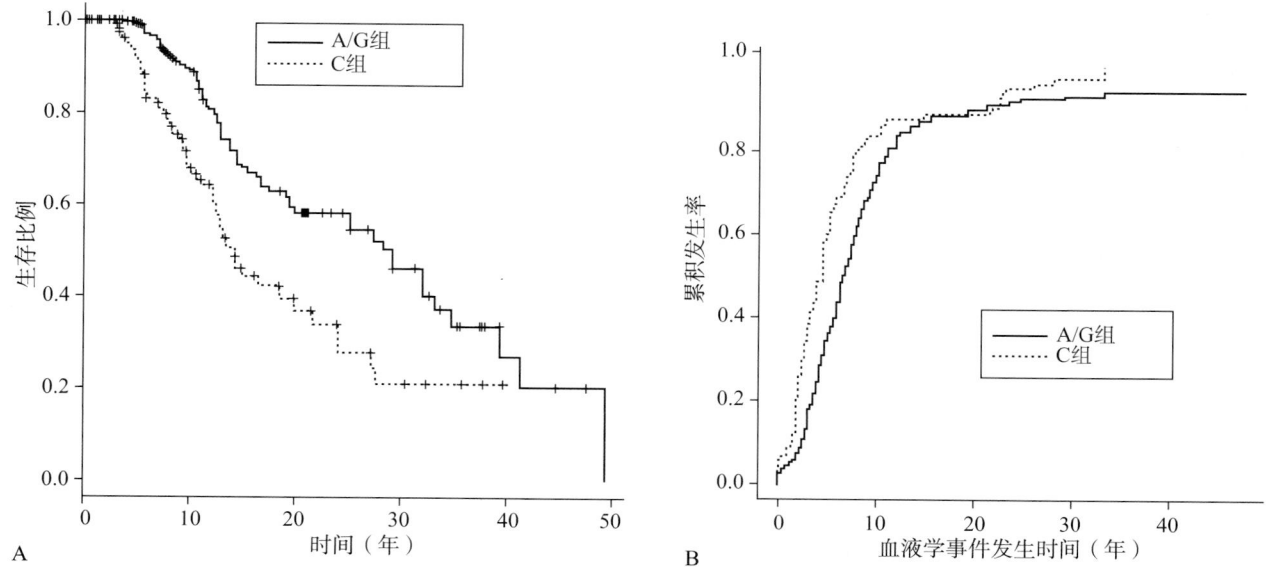

▲ 图 76-6   生存时间和至骨髓衰竭时间在互补组 A，G 和 C 的对比

生存和骨髓衰竭发生在组 A 和 G 相似。A/G 合并组合 C 组相比，显示 C 组很明显的生存减少（A）以及发生骨髓衰竭比例高（B）（引自 Kutler 等，2003[18]。经美国血液学学会同意转载）

五、范科尼贫血的通路和基因修复

范科尼贫血和范科尼贫血样综合征的发生和 17 个特异性的基因相关，存在至少其中一个突变（表 76-2）。这些基因协同作用于 DNA 修复，特别是 DNA 链间交联。目前没有一个统一明确的对于范科尼贫血通路的说明，一些模型解释了范科尼贫血蛋白和其他修复网络之间的相互关系，包括乳腺癌（BRCA）易感蛋白[29-35]。通路的破坏，导致了细胞增殖分化信号传导通路的异常和无效的基因修复，从而导致了范科尼贫血患者的先天畸形、造血功能衰竭和癌症发生。

范科尼贫血通路在进化上高度保守，范科尼贫血蛋白和其他 DNA 修复蛋白网络相互作用，以保持基因组的稳定性。在功能上，FA-BRCA 通路可以分为三个亚组：①一个大的多亚基的上游核心复合体和泛素连接酶活性；②两个单泛素化修饰的主要调控蛋白；③下游因素（图 76-7）。作为一个整体，范科尼贫血蛋白和其他蛋白一起对 DNA 链间交联进行修复，在 DNA 的复制中，参与同源重组和翻译合成，保证遗传的稳定性。

1. 上游核心复合体

范科尼贫血核心蛋白复合体在细胞核中进行装配，对 FAND2（范科尼贫血组蛋白 D2）和 FANCI 蛋白是非常必要的，是基因稳定性的核心部分。8

个范科尼贫血蛋白（FANCA、FANCB、FANCC、FANCE、FANCF、FANCG、FANCL、FANCM）和 3 个范科尼贫血相关蛋白（FAAP100、FAAP24、FAAP20）是核心复合体的组成成员。重要的是，3 个上游核心复合基因，FANCA、FANCC 和 FANCG 是导致范科尼贫血发生的重要因素（分别为 62%、15%、9%）。其他范科尼贫血突变相关信息可以通过范科尼贫血数据库搜索到（http://www.rockefeller.edu/fanconi/mutate/；2015 年 2 月 4 日可以开始访问）。

除了对 FANCD2 和 FANCI 的单泛素化，范科尼贫血核心蛋白复合体还发挥其他的作用。最新的证据表明，范科尼贫血核心蛋白复合体抑制胞内细胞凋亡，激活生存信号通路，包括 JAK-STAT 信号通路，因此促进细胞生存。比如，FANCC 和分子伴侣热休克蛋白 70（Hsp 70）保护造血干细胞逃离细胞毒作用和 IFN-γ 及 TNF-α 暴露下的细胞凋亡[36]。这些因素一起相互作用，保护细胞不受环境的影响，如氧化应激和射线，抑制双链 RNA 依赖的蛋白激酶的活性和半胱天冬酶 3 的活性[37]。虽然我们已经对范科尼贫血蛋白有了较大的认知，但对于其如何进行 DNA 修复、细胞周期检查、氧代谢、诱导凋亡等仍有待阐述。

2. 中心效应器

在 DNA 损伤物质（双环氧丁烷、丝裂霉素 C

表 76-2　范科尼贫血基因（根据 IFAR 数据库中的描述和频率）

范科尼贫血组	范科尼贫血基因	MIM #	位置	外显子	氨基酸	频率	蛋白功能
核心复合体因子							
A	*FANCA*	607139	16q24.3	43	1455	60%	核心复合体成员
B	*FANCB（FAAP95）*	300515	Xp22.31	10	859	2%	核心复合体成员
C	*FANCC*	227645	9q22.3	15*	558	14.80%	核心复合体成员
E	*FANCE*	600901	6p21.3	10	536	1%	核心复合体成员；直接绑在 FANCD2 上
F	*FANCF*	603467	11p15	1	374	2%	核心复合体成员
G	*FANCG（XRCC9）*	602956	9p13	14	622	9%	核心复合体成员
L	*FANCL（PHF9/FAAP43）*	608111	2p16.1	14	375	0.5%	核心复合体成员；E3 泛素激酶
M	*FANCM（Hef/FAAP250）*	609644	14q21.3	22	2048	0%	解旋酶，将核心复合体定位到 DNA
中心因子 /ID 复合体							
D2	*FANCD2*	227645	3p25.3	44	1451	3%	结合 DNA 结构，外切酶活性
I	*FANCI（KIAA1794）*	609053	15q26.1	38	1268	1%	协助 FANCD2 正确单泛素化
下游因子							
D1	*FANCD1（BRCA2）*	605724	13q12.3	27	3481	3%	结合单链和双链 DNA；刺激 RAD51 链交换（HR 传递者）
J	*FANCJ（BRIP1/BACH1）*	605882	17q22	20	1249	3%	解旋酶 3' - 5' 解开 DNA；和 BRCA1 相互作用
N	*FANCN（PALB2）*	610832	16p12	13	1186	0.50%	解旋酶，移位酶；FANCD1 稳定剂
O	*FANCO（RAD51C）*	613390	17q22	9	376	0%	结合在单链 DNA（HR 传递者）
P	*FANCP（SLX4/BTBD12）*	613951	16p13.3	15	1834	0.20%	结构 - 特异性核酸酶的支架（霍利迪结解离）
Q	*FANCQ（ERCC4/XPF）*	615272	16p13.12	11	916	0.10%	与 ERCC1 结合形成 FANCP/slx4 依赖的链间交联 解开核酸酶，参与核苷酸切补修复
S	*FANCS（BRCA1）*	113705	17q21.31	22	1863	0.10%	HR；抑制非同源端连接

IFAR 数据库中共 1168 例范科尼贫血患者，对 790 例 IFAR 中北美的范科尼贫血患者进行了互补群分配。

*. 根据突变命名法的参考系列，内含子 4 现在已经为内含子 5（http://chromium.liacs.nl/LOVD2/FANC/refseq/FANCC_codingDNA.html）
（2015-03-06 访问）

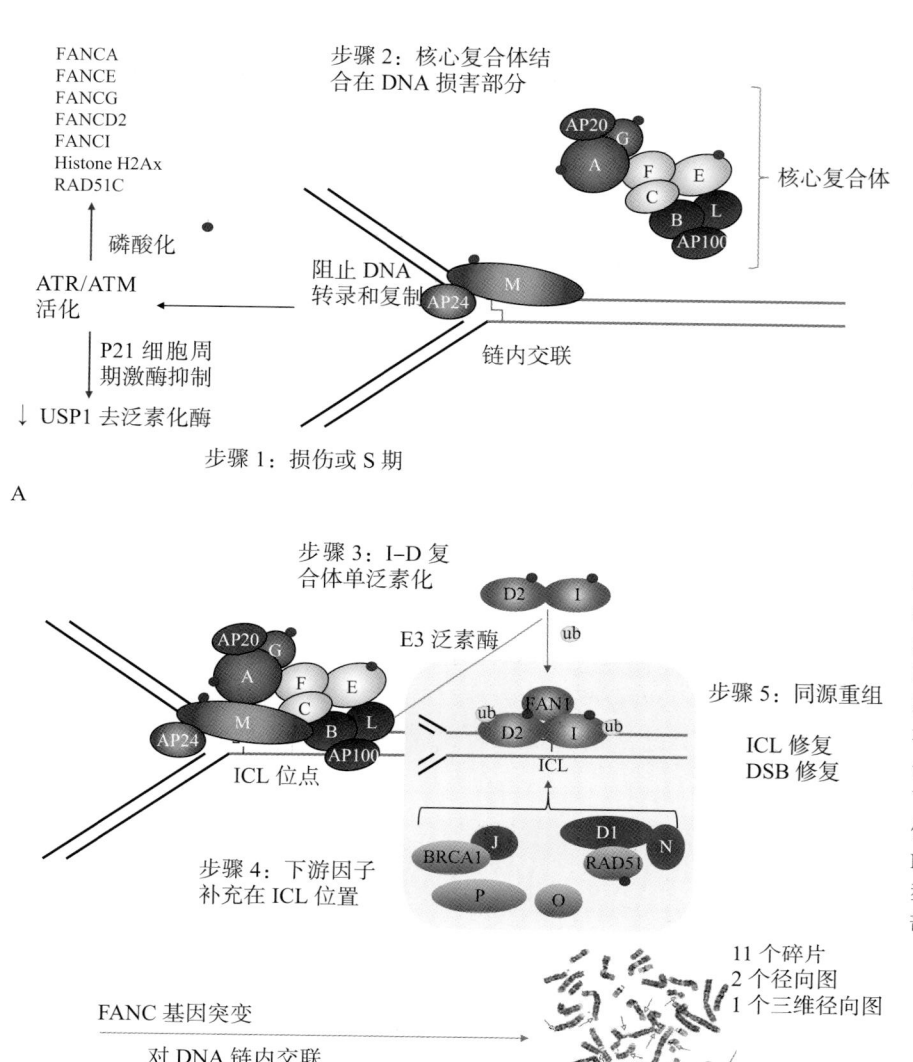

◀ 图 76-7　根据最新收集的数据 FA 通路在 DNA 修复中的模式图

A. 步骤 1：DNA 损伤和停止的 ATR 复制叉信号导致 FANCA、E 和 G 核心复合体，ID 复合体中的 FNAC D2 和 I，RAD51C 和组蛋白 H2AX 磷酸化，激活了下游调节因子 USP1 的去泛素化酶 p21，转而允许 FANC D2 和 I 的泛素化。步骤 2：在识别出链内 DNA 交联后，FANCM 和 FAAP24 以及 FANCM 相关组蛋白折叠 1/2 结合在链间交联位点附近，并招募 8- 成员核心复合物，该复合物组装核泛素连接酶复合物。B. 步骤 3：修改后的 ID 蛋白复合体联合和染色质，招募 ICL 中重要的剪切子 FAN1，形成 3' flag 的 ssDNA 来修复。步骤 4：下游蛋白 FANCN，D1，J，O，P 与 BRCA1 聚集并和 RAD51C 使单链 DNA 成核。步骤 5：这使得同源重组和 ICL/ 双链断裂（DSB）修复成为可能。FANC 基因的任何突变都会导致 ICL 无法有效修复。FA 通路的丢失导致了染色体畸变，当暴露于交联剂，如二氧丁烷，导致染色体断裂的频率较低和侧窗格所示的放射状图形（由 Betsey Hirsch PhD 提供，基于数据汇编的模型[29-52]。此图彩色版本，请见彩图部分）

和其他 DNA 损伤物质）的作用下，以及在细胞 S 周期 FA 核心蛋白，包括 FANCL 和泛素连接酶，对 FANCD2 和 FANCI 进行单泛素化。FANCD2 和 FANCI 也能够被磷酸化，为细胞周期检查点激酶、共济失调毛细血管扩张突变（ataxia telangiectasia mutated，ATM）和共济失调毛细血管扩张 Rad3 相关蛋白（ATR）致 DNA 损伤的连锁反应。而磷酸化是在 S 周期一个重要的检查信号和对 FANCD2/FANCI（ID 复合体）进行单泛素化信号，多种 FA 蛋白磷酸化作用于 DNA 损伤的确切机制并不明确[38-44]。FA-ID 复合物连同染色质组成 FA 信号通路 CLX4（FANCP）的功能点，FANCP 是一个下游的范科尼贫血蛋白，被募集到受损部位，和多种 FA 相关蛋白，如 XPF-ERCC1、MUS81-EME1、SLX1、FAN-1 以及其他蛋白共同作用，切断链内交联，诱导双链破坏，启动断裂的 DNA 修复[35, 45-47]。在具有等位基因的功能缺失性突变的范科尼贫血个体中，发现了没有能进行单泛素化的 FANCD2，而且导致对交联剂的高敏感性和基因组的不稳定性。即使出现 FANCD2 和 FANCI 的单泛素化，也不能排除范科尼贫血，因为有些患者是由于下游的主要效应蛋白发生了突变[48]。

3. 下游因子

在交联切除后，FANCN/PALB2、5′ - 3′ 解旋酶 FANCJ/BRIP1、FANCD1/BRCA2、FANCO/RAD51C、FANCS/BRCA1、RAD51 和其他蛋白聚集在单链

DNA 的 3′ 端。这个使得剩余断裂链侵入和重组修复。最近，FANCP/SLX4 作为新的范科尼贫血基因被认识，它充当了许多结构特异性核酸酶的对接平台。FANCP/SLX4 捆绑在 XPFERCC1 和 MUS81-EME1 核酸酶的亚基 XPF（ERCC4）和 MUS81 上，对 DNA 链间的交联修复起重要作用。缺失 FANCP/SLX4 的细胞通常有正常单泛素化的 FANCD2，FANCP/SLX4 归于下游因子。最近的研究表明，其他的下游 FA 蛋白（如 FANCD1/BRCA2、FANCS/BRCA1、FANCN/PALB2 和 FANCJ/BRIP1）是乳腺癌敏感基因，如果 FANCP/SLX4 发生突变，亦可发生乳腺癌[46, 47]。

为什么这对移植团队很重要？

范科尼贫血通路的破坏并不会直接导致 DNA 损伤，而是在 DNA 复制过程中逐渐积累损害和基因稳定性丢失。这样会导致细胞凋亡，因此增加胚胎发育中异常和 20 岁前骨髓衰竭的概率，一系列的突变致其易患白血病和实体肿瘤。已知的范科尼贫血通路亦可以解释范科尼贫血患者对放化疗的敏感性，和对一些交联剂剂量的减少，如柔红霉素、氟达拉滨、阿糖胞苷、甲氨蝶呤和补骨脂素联合紫外线 A（PUVA）治疗皮肤黏膜的慢性排异（GVHD）。因为累积的 DNA 损伤可能存在于范科尼贫血患者残留的造血干细胞中，任何基因矫正的造血干细胞试验都有很大的风险，特别是在老年的范科尼贫血患者中。进行了基因矫正的恶变造血干细胞，可能会对放化疗耐受（和未矫正的细胞相比），对那些不能耐受大剂量治疗的患者需要更高的剂量。总的来说，对范科尼贫血通路的了解，使得临床医生更能理解为什么推荐最小的电离和紫外线辐射（如，在常规牙科检查中常规的射线照片、防晒的重要性），理解在移植前范科尼贫血患者对放化疗的高度敏感，对白血病和实体肿瘤治疗的敏感性，对完整的家族病史采集的重要性，以及对范科尼贫血基因突变检测和遗传咨询的必要性 [比如携带者（父母）其下游和癌症相关基因发生了突变]。

六、骨髓衰竭和白血病生成的病理生理

儿童和成人范科尼贫血患者特别容易发生骨髓衰竭和白血病，表现出高度易感。刚出生时，血细胞计数基本正常。随着时间的推移，最先出现的血液系统异常通常是平均红细胞体积（mean corpuscular volume，MCV）增加。虽然贫血被认为是范科尼贫血的经典表现，但首发症状可能会出现一系或三系的血细胞异常。其他的血液系统异常包括胎儿血红蛋白的增加，流式检测外周血 CD34 细胞计数减少，集落形成减少，甚至在出生时通过脐血检测发现。基于受影响的个体所有的内在组织存在遗传异常，但是特别迅速发生在造血祖细胞，造血干细胞减少和突变细胞的异常扩增，最终导致了骨髓衰竭和白血病的发生。

为了更好地理解骨髓衰竭的病理生理，建立了一系列小鼠模型。这些小鼠敲除了范科尼贫血核心复合体（fanca、fancc、fancg、fancf、fancm）、ID 复合体（fancd2）和下游因素（fancd1 和 fancp）[53-67]。在 fanca-/-、fancc-/- 和 fancg-/- 的小鼠，血细胞计数是正常的（除了在 fanca-/- 小鼠有轻度的血小板减少）；然而，骨髓干祖细胞在体内和体外都对 IFN-γ 和 TNF-α 非常敏感，使得其相对于对照组，造血干细胞数量减少，以及造血重建潜能的降低[56]。相似的，fancd2-/- 的小鼠和 fancd1 等位基因突变的小鼠，造血干细胞比例减少，尽管在 fancd1 等位基因移植能力降低更为严重。然而，没有一种鼠模型能够完全展现人类的范科尼贫血表型，特别是在骨髓衰竭方面，小鼠模型展示出遗传学的不稳定性、细胞周期的异常和对 DNA 交联剂的敏感性。据此，这些模型在将来用来探索范科尼贫血患者（范科尼贫血细胞在体外）的机制，识别细胞和环境因素对造血干细胞消耗速度的影响。例如，Wang 等[68] 研究了人类的 FANCC 蛋白在小鼠造血干细胞中的构成表达功能。FANCC 过表达小鼠的造血干细胞，fas 抗体介导的细胞溶解具有抵抗作用，提示 fas 介导的细胞凋亡可能在范科尼贫血的骨髓衰竭中发挥重要病理生理作用。反义核苷酸和 FANCC 的 mRNA 在体外抑制了红系和粒系祖细胞增殖，即使运用了外源性的生长因子。相反，从 FA-C 患者中提取并转染了 FANCC cDNA 的外周血 CD34 细胞，其祖细胞集落数量在体外表现出 5 ～ 10 倍的增殖。这些结果表明，FANCC 基因在造血祖细胞的生存中发挥直接的作用[69-71]。Rathbun 等[72] 认为，范科尼贫血患者的骨髓衰竭是由于反复小量炎症刺激所释放的低剂量 IFN-γ 造成的造血干细胞不断

减少所致，从而导致了骨髓衰竭。在儿童范科尼贫血患者中，IFN-γ 诱导血清中 TNF-α 基因表达能力增高[73]。Whitney 等[74] 推测造血干细胞和祖细胞的凋亡表型为，筛选出对 IFN-γ 具抗的克隆营造了环境。他们这些发现提出，治疗策略如果能纠正范科尼贫血细胞对 IFN-γ 的敏感性，则可能阻止或延迟其发展为骨髓衰竭、MDS 和白血病。Briot 等[75] 提出了两个主要的应激信号通路，丝裂酶原蛋白激酶（mitogen activated protein kinases，MAPK）和 NF-κB 转录因子，诱导许多细胞因子如 TNF-α。这些数据为一些临床试验的设计提供了强有力的原理，这些临床试验旨在纠正范科尼贫血细胞对 IFN-γ 的敏感性或降低 TNF-α 的水平，从而阻止或延迟其发展为骨髓衰竭或 MDS 和白血病。在这些有待验证的假说中，醛类的作用是值得注意的。Garaycoechea 和 Patel 等[76] 通过体外实验观察到，有范科尼贫血缺陷的细胞对乙醛和甲醛高度敏感，认为醛类可能是一种细胞来源的 DNA 交联剂，从而导致范科尼贫血造血干细胞的减少。有趣的是，暴露在乙醛的代谢前体乙醇中的，那些缺乏乙醛脱氢酶 ALDH2 的小鼠（fancd2-/-aldh2-/-）也发生了骨髓衰竭。而且这些小鼠自发地发生了急性白血病。

为什么这些知识对移植团队很重要？了解范科尼贫血发生骨髓衰竭和白血病的病理生理，可以帮助我们寻找更好的途径去改善疾病的进程和解释一些临床现象。比如，在儿童范科尼贫血患者，其血细胞在病毒感染后显著下降，特别是带状疱疹病毒及呼吸道病毒，持续 2～4 周逐渐回升，但很少能回升至基础水平。在体内和体外，都显示了范科尼贫血干细胞对 IFN-γ 和 TNF-α 的敏感性，这就解释了为什么强调预防病毒感染的重要性。这些模型也提供了一些预防策略（比如，减少酒精和乙醛类似物的暴露）以及将来优化治疗措施，比如，相对于未被纠正的干细胞，对外在因素（如 IFN-γ）进行基因矫正的自体造血干细胞移植具有更大的优势。

七、细胞嵌合体

细胞嵌合体是指在一个生物个体中可发现了遗传学不同的体细胞群体的状态。嵌合现象的发生主要是由于 DNA 突变，DNA 表观遗传学的改变、染色体异常和遗传性突变的自发逆转。正如和其他遗传性异常一样，范科尼贫血患者中发现了体细胞的嵌合状态和其他遗传异常[12]。事实上，比例高达 65% 的范科尼贫血患者的 T 淋巴母细胞对双环氧丁烷抵抗。而问题是，是否在淋巴系统以外也有细胞嵌合体，其对范科尼贫血患者有重要的临床意义。

至今，一些纵向研究对造血干细胞遗传性逆转的结果显示，逆转可能会阻止骨髓衰竭的发生。在首次报道中，Gregory 等[77] 认为大量髓系、红系及 T、B 淋巴细胞母系细胞中 FANCA 突变的丢失，是造血干细胞体细胞逆转的证据。外周血细胞计数持续 20 年保持稳定，而在之后那些没有回复的含有 11q23 缺失的细胞，最终发展成 MDS。接下来 Mankad A[78] 等报道的一对同卵双生的患者（患者 2A 和患者 2B），他们的皮肤成纤维细胞，而不是淋巴细胞或造血祖细胞。对 DNA 交联剂敏感在意料中，分子生物学方法分析出 FANCA 在皮肤组织中存在两种突变 [一种移码突变导致了外显子 27 的缺失（c.2555delT）和外显子 28 的错义突变（c.2670G > A/p.R880Q）]。出乎意料的是，外显子 30 有获得性的错义突变（c.2927G > A/p.E966K）只在造血细胞和双亲中检测到。这种代偿性突变独立于母体外显子 2 的 8 突变，具有逆转功能。两姐妹在 20 年内没有发生血液学改变。Gross 等[79] 描述了 5 例嵌合型范科尼贫血患者中单 FANCA 或 FANCC 突变的杂合子的逆转情况。基因互换被认为是 FANCC 患者自我修复的机制。在 FANCA 患者中发现，通过母系或父系等位基因的逆转突变或基因互换，可以回复成野生型。这种逆转的环境是高度不稳定的。两个患者中，Gross 也发现了，在原发突变下游的 15 个氨基酸发生的补偿的错义突变，导致了体外表型得以逆转。在这种情况下，4 例/5 例的患者在有限的随访中出现了血液学的改善。

不管基因逆转的机制如何，这种现象在范科尼贫血患者的 T 细胞中非常常见，而在造血干细胞中很少见。因为基因回复本身就是一个少概率事件，造血其克隆性的。对同卵双生的 X- 失活研究证实了是克隆性的。在一些尚未发表的 X- 失活研究中，也证实了克隆造血的存在（JE Wagner & AD Auerbach，未发表数据）。和之前的病例一样，造血祖细胞对低剂量的 MMC 不敏感，其剂量反应曲线与未被涉及的供者几乎平行（图 76-8）。

在范科尼贫血患者中 T 细胞的部分区域出现嵌

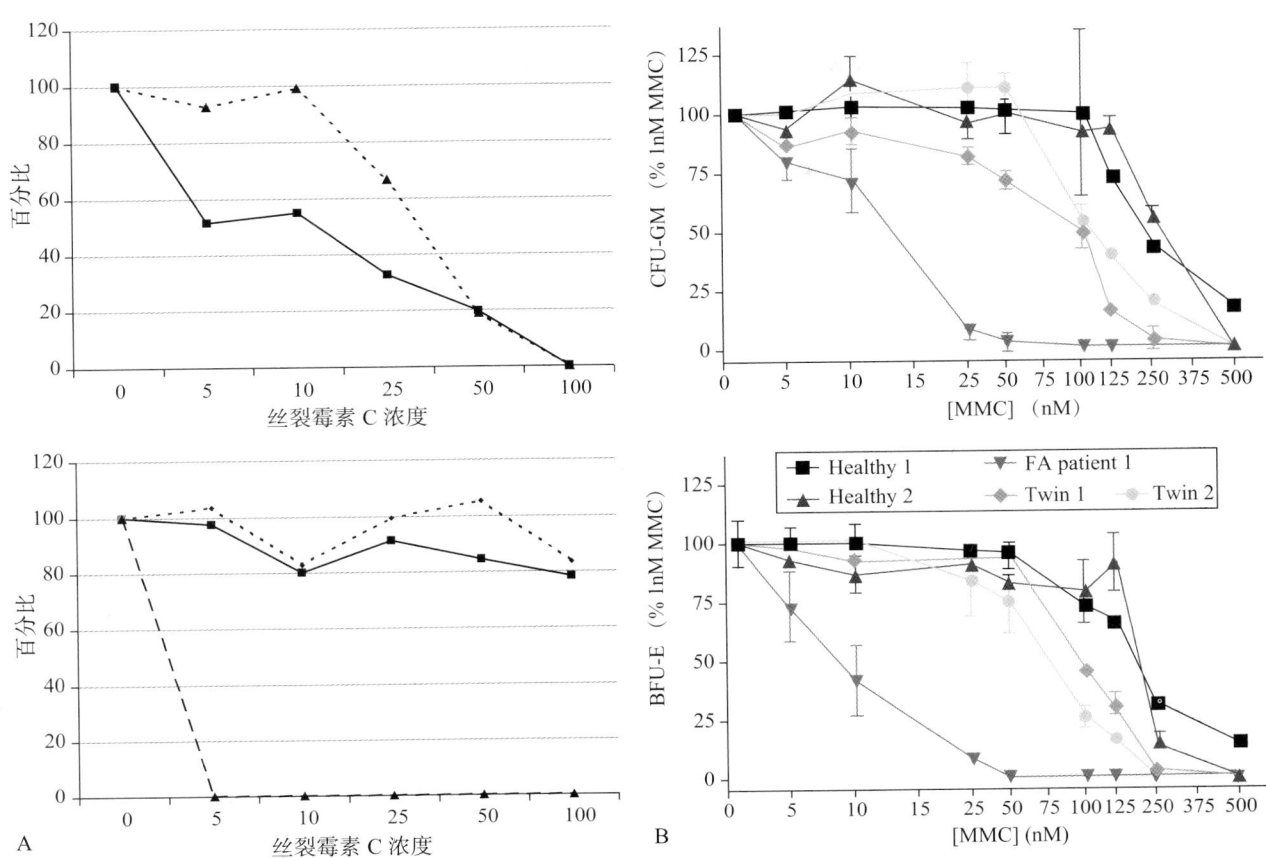

▲ 图 76-8　A. 丝裂霉素 C 在范科尼贫血的剂量－反应曲线。骨髓单核细胞被包裹在含有不同浓度丝裂霉素 C 的甲基纤维素中（0、5、10、25、50 和 100mM）。2 周左右培养，对菌落进行计数，并与未处理对照组的菌落数量进行比较。结果显示患者 1 和 2 的集落形成细胞（CFC）对丝裂霉素 C 抵抗。上图（患者 1）显示部分抵抗，下图（患者 2）显示，相对于正常志愿者的骨髓集落形成细胞，其对丝裂霉素 C 完全抵抗。下图的虚线显示从患者受影响的兄弟姐妹获得的骨髓祖细胞的丝裂霉素 C 敏感性；B. 1 例范科尼贫血患者（FA patient 1）、2 例健康志愿者（Healthy1 和 2）和例双胞胎（Twin1 和 Twin2）骨髓源性克隆祖细胞的丝裂霉素 C 剂量反应曲线分别在（A）和（B）中显示 CFU-GM 和 BFU-E（图 B 引自 Mankad 等，2006[78]。经美国血液学学会同意转载）

合现象是很明确的[12]，但这并不能预知造血祖细胞是否存在嵌合现象。当然，造血干细胞嵌合现象可以使得血细胞数量在很长的一段时间保持正常。T 细胞嵌合的临床意义并不明确。一些研究认为，存在双环氧丁烷抵抗的 T 细胞，可能使得排异反应增加[80]。也许，逆转的范科尼贫血受者 T 细胞能够在剂量调整的放化疗中存活，并且排斥移植来源的干细胞。然而最近的研究并没有过多地阐述此关联，可能与越来越多地运用免疫抑制药氟达拉滨有关。

为什么这些情况对移植团队很重要？

除了基因型，体细胞嵌合现在可能更好地预测范科尼贫血患者临床过程。虽然具有造血干细胞基因突变逆转的患者发生骨髓衰竭的可能性很小，体细胞嵌合最重要的影响是对诊断的挑战。如图 76-5，如果临床上通过形态学和遗传史（上述所有病例均影响其他亲属）高度怀疑范科尼贫血，皮肤活检是需要考虑的。此外，在多功能造血干细胞出现嵌合体会被视为是"原发的"或"自然的"基因治疗。上述患者的临床过程，可能对将来自体造血干细胞移植的潜力具有指导意义。范科尼贫血患者基因治疗的主要前提是，纠正了的范科尼贫血细胞相对于未纠正的细胞而言，具有增殖优势。在之前提到的病例中，造血功能的确优于受影响的亲属。然而，第一个病例提出，单纯的造血干细胞基因矫正可能是不够的。此例显示存在着剩余的范科尼贫血造血干细胞的病态造血的潜在风险，最终会抑制正常的造血功能。因此，剩余范科尼贫血造血干细胞的恶化仍然是存在的风险，建议必须根除那些细胞嵌合体中未能逆转的细胞（和在基因治疗后未能纠正的细胞）。

八、基因型—表型相关分析

随着分子信息数据的日益完备，我们现在能够研究基因型—表型的相互关系。虽然这个有可能帮助我们预知患者早期发生骨髓衰竭、白血病、实体肿瘤的概率是高还是低，事实证明，但这只是个特例，而不是规则。至今，我们也只能预测出很少的一部分患者具有患癌的高风险和早期的骨髓衰竭。

IFAR 的回顾性分析数据证实[18]，特定的互补组在骨髓衰竭发生的时间和生存时间中发挥重要的作用（图 76-6）。比如，Gillio 等报道，FA-C 患者，骨髓衰竭发生的时间特别早（图 76-6），而且生存期较 FA-A 患者和 FA-G 患者均显著缩短[81]，具有 FANCC 基因型的患者可以分为三个临床组：①具有 c.456+4A ＞ T（IVS4）突变的患者；②至少有一个外显子 14 突变（p.R548X or p.L554P）的患者；③具有至少一个外显子 1 突变（c.322delG 或 p.Q13X）而不存在外显子 14 突变的患者。相对于外显子 1 突变的患者和非 FA-C 的人群，IVS4 和外显子 14 突变亚组的患者表现出更严重的先天畸形、更早发生血液系统疾病和生存期更短（图 76-9）[18]。

在 FANCD1/BRCA2 突变患者组中，基因型和表型之间显示更好的相关性。他们的共同点是，对致染色体断裂剂的反应，异常的皮肤色素沉着，宫内发育迟缓和身材矮小，FANCD1/BRCA2 等位基因突变和易早期发生白血病和肿瘤相关[82]。在所有具有 FANCD1/BRCA2 等位基因突变的患者中，至 5 岁发生白血病的概率为 41%，而通常范科尼贫血患者至 5 岁发生白血病的概率为 1%（图 76-10）。此外，FANCD1/BRCA2 等位基因突变与发生脑和肾脏的实体肿瘤相关[83]。有趣的是，髓母细胞瘤在具有德系犹太血统的儿童中非常常见，他们具有 BRCA2 的初始突变 c.6174delT。其他唯一具有相似表现的范科尼贫血患者具有下游其他因子 FANCN 的突变。BRCA2 等位基因突变相关的蛋白 PALB2（FANCN）被认为与胚胎肿瘤和早期死亡相关[84]。家族史在 BRCA 的家族中非常重要，许多（不是所有）的家庭成员都有乳腺和其他癌症的病史。

Neveling 等[85]也报道了一些特定互补性组别可能存在的表型。比如，在组 B、E 和 F 中，几乎不存在最温和的表型。类似的，在 FANCA 和 FANCD2 组中，患者很少出现先天畸形，但易发生肿瘤。

为什么这对移植团队很重要？

将基因型和表现出的结果相关联具有重要的临床意义。一些基因型和血液学异常发生的速度、患癌风险和生存相关。这些帮助家庭成员和临床医生及时做出治疗选择和制定监测计划。比如，FANCC IVS4 或外显子 14 突变或 BRCA2 等位基因突变的患者，需要更密切地检测早期的骨髓衰竭和血细胞克隆性增生，在 BRCA2 的患者中，预防性的异基因造血干细胞移植可以考虑。

九、非移植的治疗策略

（一）雄激素

最早对于范科尼贫血患者骨髓衰竭的治疗方式为雄激素联合或不联合泼尼松。Shahidi 和 Diamond 最先对范科尼贫血患者应用雄激素治疗 [通常使用羟甲烯龙 2mg/（kg•d）][86]。50% 的患者血常规有所改善[87]。对雄激素有反应的患者通常在其治疗后几个月出现反应[88]。而在那些血小板减少的患者中，联合使用泼尼松（5 ～ 10mg，每隔一天）可以增加血管稳定性和减少出血风险[88]。Alter 和 Young 观察到相对于其他非移植的治疗手段，这些对雄激素有反应的患者存在 3 年的生存优势。

最近，一些血液学专家争论雄激素对新诊断的范科尼贫血患者的治疗，事实上一些患者能完全避免移植，以及某些未发表的观察显示，转为雄激素配方可能延长对雄激素的反应从而推迟移植。当然，雄激素可以用来治疗那些移植低风险的候选患者。然而，对于那些良好的移植候选人，在移植后预计有更好的生存率，而雄激素可能对移植物有潜在毒性。不能忽略雄激素对于躯体、心理、精神上的影响，包括痤疮和毛发的增加、声音改变、睾丸萎缩、粉刺、情绪波动、攻击性的躁狂和抑郁。所以雄激素治疗是不考虑的。此外，雄激素治疗的患者需通过超声成像和（或）MRI 以及甲胎蛋白水平监测肝紫癜、肝腺瘤和肝细胞癌的发生（图 76-11）。很多移植的文献显示，在移植前使用雄激素对移植成功是不利的危险因素。在接下来的"造血干细胞移植"章节会详细阐述，随着移植的效果越来越好，使用雄激素的推荐更具有挑战性。

（二）维生素和抗氧化剂

Shahidi 和其他人推荐使用抗氧化剂来抵御氧自

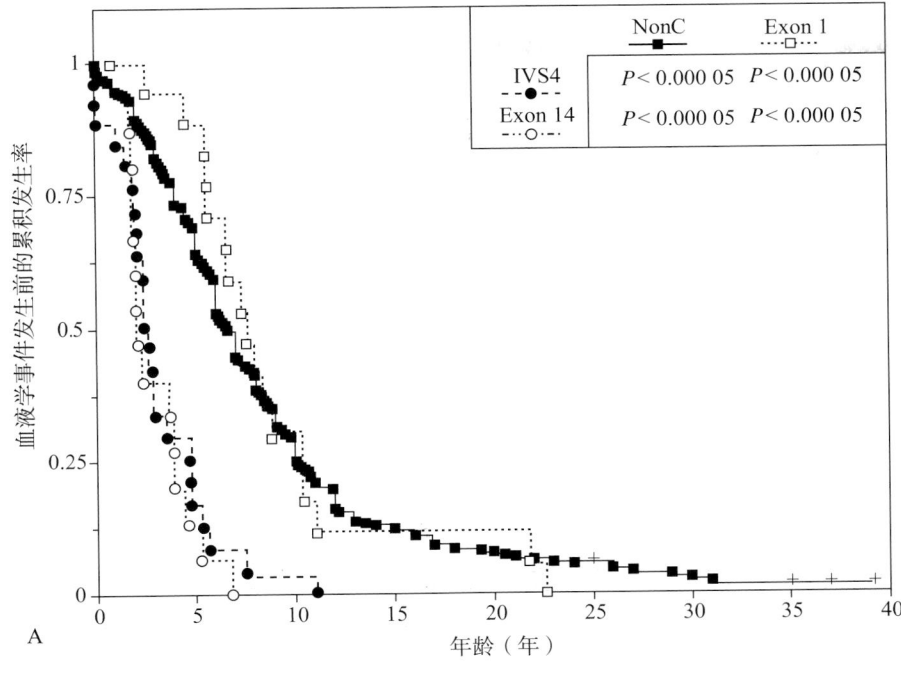

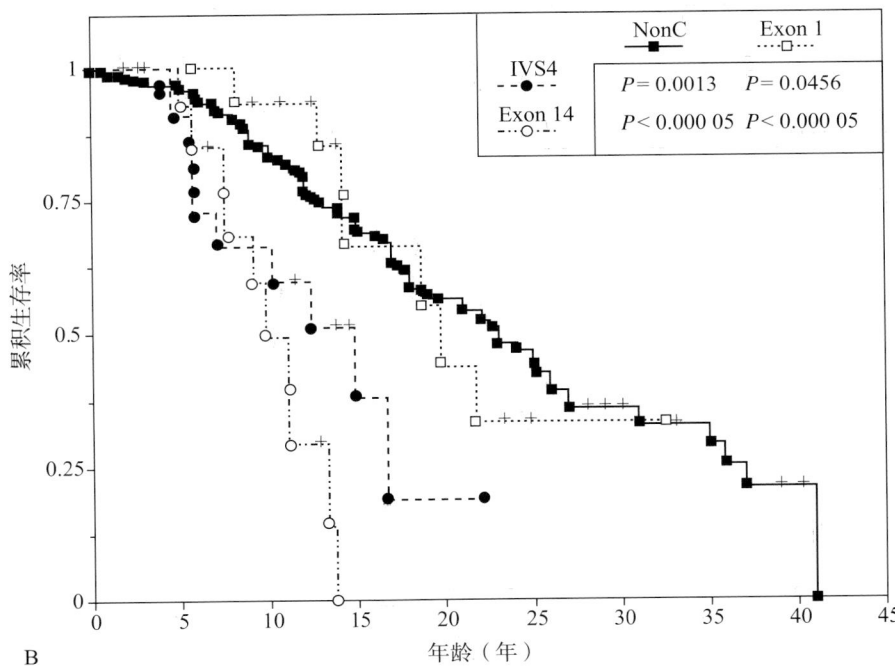

▲ 图76-9　在补充组C患者（IFAR数据库中，$n = 78$）中，与外显子1突变至少1个（322delG和QX13）和外显子14或内含子4无突变（$n = 27$）的患者相比，至少有一个内含子4（IVS4+4A > T）或至少有一个外显子14（R548X或L554P）突变（$n = 50$）的患者骨髓衰竭发生在较早的时间点。A. 中位血液疾病发生的时间在IVS4组为2.7年（范围0～11年），在外显子14组为2.1年（范围0.8～5.2年）。与之相比，在外显子1亚组中，表现出较少发生主要先天畸形的轻微表型，中位血液疾病发生的时间为7.6年（范围2.6～21.8年）；B. 早期发生的血液疾病和很多的先天畸形和不良生存预后相关。IVS4和外显子14亚组的中位生存时间分别为14.9年和9.7年。相反的，外显子1的患者中位生存时间为19.7年（$P < 0.000\ 05$）（引自Gillio等，1997[81]。经美国血液学学会同意转载）

由基产生的潜在损伤，氧自由基损伤可能在范科尼贫血患者进行性骨髓衰竭和上皮肿瘤的发病机制中发挥重要作用[90]。因此推荐每日服用β胡萝卜素、维生素C、维生素E和硒。槲皮素，一种植物黄酮类，正在进行临床试验，以探索其安全性及最佳剂量。然而类似的治疗是否能改变范科尼贫血患者骨髓衰竭的自然病程，或降低血液或非血液肿瘤（宫颈癌、头颈部肿瘤）的风险，还不明确。与此相反，叶酸和铁剂的替代治疗可以增加红细胞数量。在铁剂替代治疗前，需要检测铁蛋白水平，因为在一些患者中已经存在了不明原因的铁过载。

（三）造血生长因子治疗

约10年前，只有两项初步研究[91, 92]报道了治疗中性粒细胞减少的范科尼贫血患者的安全性和有效性。虽然GM-CSF和G-CSF能够有效地提高中性粒细胞计数而全身的毒性很小，但长期的这种治

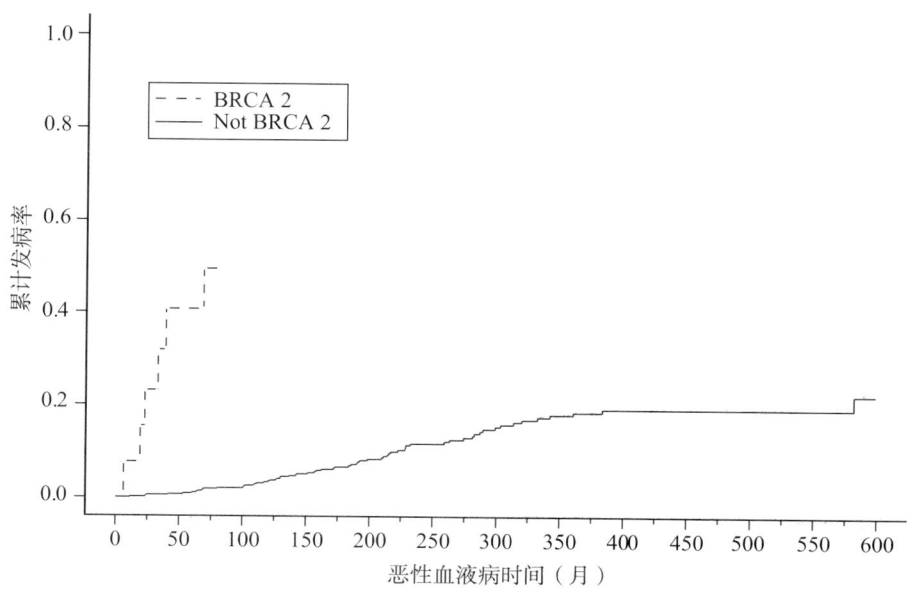

◄ 图 76-10　比较在 BRCA2 突变携带者（14 例患者）恶性血液病的累计发病率与所有 IFAR 中的其他组别（746 例患者）

在具有 BRCA2 等基因突变的范科尼贫血患者中，至 5 岁其恶性血液病发病率为 41%（95% *CI* 20%～85%）。相反的，在范科尼贫血数据中其他的非 -BRCA2 的范科尼贫血患者恶性血液病至 5 岁的发病率为 1%（95% *CI* 0.5%～2.1%）（引自 Wagner 等，2004[82]。经美国血液学学会同意转载）

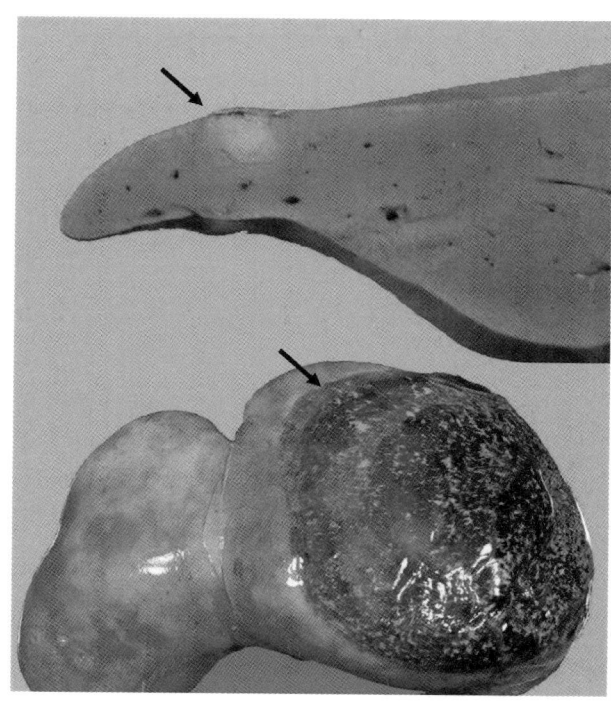

▲ 图 76-11　肝腺瘤
病理标本来自一位患有多个腺瘤的范科尼贫血患者的尸检，其在行造血干细胞移植前超声为能显示。下半图显示了一个在之前未被识别的腺瘤中肝内大量出血区域（引自 Kumar 等，2004[89]。经 Lippincott Williams & Wilkins 同意转载。此图彩色版本，请见彩图部分）

疗是否会增加其转变成 MDS、细胞克隆异常和白血病的风险仍然未知。红细胞生成素用来提高红细胞计数，减少输血频率，但缺少正式发表的研究。而事实上，多数范科尼贫血患者有较高的内源性 EPO

水平，这种治疗通常是无效的。虽然没有进行长期治疗的研究，造血生长因子通常用于桥接移植或者移植后加快粒细胞的恢复。

（四）支持治疗

最终，范科尼贫血将会发展为骨髓衰竭，因为贫血和血小板减少而依赖输血。氨基己酸和生长因子联合抗生素分别用来短期治疗范科尼贫血患者发生的血小板减少性出血和中性粒细胞减少性发热。对于那些不管是因为患同病、年龄、还是缺少合适供者而不能接受异基因造血干细胞移植的患者，像这样的联合治疗都是有帮助的。而对那些考虑行异基因造血干细胞移植的患者，减少红细胞和血小板的输注可以降低免疫反应的风险。如果一定要输血，应当尽量输注辐射过、巨细胞病毒阴性（或过滤）的红细胞或者来源于同一供者的血小板。具体是否应确定特定选定的捐献者，以减少对 HLAs 的接触尚未得到证实。在接下来的章节会详细说明，输血史和既往的机会性感染是移植后的不良危险因素。因此，如果可能的话，在血细胞严重减少前进行移植会比较有益。

重要的是，临床医生应考虑减少使用或接触影响造血功能的药物，虽然最终大多数范科尼贫血患者都不可避免出现衰竭。比如，应尽一切努力避免使用骨髓抑制药物，如经常用于慢性中耳炎和泌尿系感染的抗生素复方磺胺甲噁唑。基于之前总结的"骨髓衰竭机制"，范科尼贫血造血干细胞对 TNF-α 的高敏感性，主张尽量减少一般病毒和 TNF-α 的暴露。虽然不可能完全避免暴露，儿童范科尼贫血患者建议接种带状疱疹病毒疫苗和流感疫苗，因为一旦感染了会导致严重的骨髓抑制。或者，接受抗 –TNF–α 受体的 Fc 融合蛋白（依那西普）的治疗，可以降低儿童和成人范科尼贫血患者进展到骨髓衰竭的概率。这些研究最近已经完成，有待结果揭晓。

十、造血干细胞移植

　　直到 2015 年，异基因造血干细胞移植仍然是唯一可以纠正范科尼贫血患者造血系统异常的方式。虽然范科尼贫血的异基因移植仍然存在风险，但随着时间的推移，风险已逐渐降低。20 世纪 80—90 年代，不良结局主要为预处理相关毒性、植入失败和急性 GVHD[93-96]。最早的预处理方案是根据再生障碍性贫血或者急性白血病的患者设计的，给予环磷酰胺 200mg/kg 联合或不联合放疗以及其他细胞毒药物。这些令人沮丧的临床经验促使开展体外实验，证实范科尼贫血细胞对烷化剂[97, 98]及放疗[99]敏感。因此，在 20 世纪 80 年代早期，Gluckman 等提倡低剂量的环磷酰胺（20mg/kg）和单次的胸腹部放疗（500cGy），由此可以显著降低预处理相关毒性，延长 HLA 相合同胞移植后的生存时间[100]。除了更好的 HLA 相合的供者及支持治疗，增加氟达拉滨的使用而抑制骨髓 T 细胞功能，减少排斥和 GVHD 的发生，提高生存率。如今的目标旨在降低机会性感染和晚期的影响，特别是内分泌疾病、不孕不育和二次肿瘤[101]。

（一）HLA 全相合的同胞造血干细胞移植

1. 历史回顾

　　对于具有 HLA 全合的同胞供者的范科尼贫血患者，在发展为 MDS 或白血病前，在生命中的前 20 年，运用 Gluckman 理论减低放射剂量的预处理取得了良好的结果。提高生存率的因素包括更年轻的移植年龄、移植前较高的血小板数量、低剂量的预处理和改良的预防 GVHD 的治疗[94]。一项研究统计了 209 例的范科尼贫血患者，在 1994—1999 年间接受同胞相合干细胞移植，其小于 10 岁的患者（n=109）3 年的生存率为 81%，而大于 10 岁的患者（n=109）生存率为（69 ± 10）%（图 76-12）[102]。从那时开始，存活率均在不断提高。

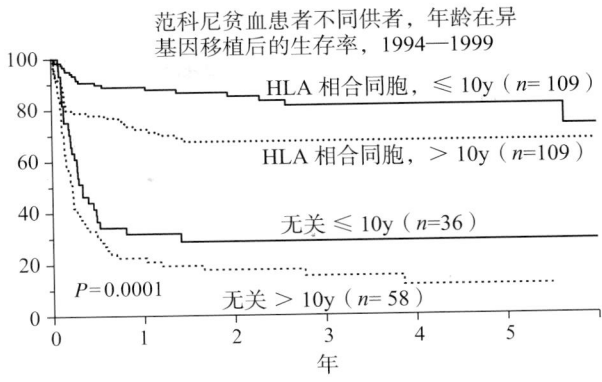

▲ 图 76-12　IBMTR 报道范科尼贫血患者行人类白细胞抗原相合的同胞造血干细胞移植后的生存率
（经 IBMTR 和 ABMTR 同意转载，2002[102]）

2. 目前的结果

　　为了减少放疗带来的后遗症，现在极少行同胞干细胞移植的患者接受放疗。表 76-3 和表 76-4 显示出放疗和不放疗的患者结局基本相似[103-110]。Bonfirm 等[110]报道了 1999—2011 年在巴西接受治疗的 85 例范科尼贫血患者（中位年龄 9 岁，范围 3—34 岁）。患有再生障碍性贫血（n=82）或者 MDS（n=3）的患者，使用环磷酰胺 15mg/kg × 4 天（总量 60mg/kg）预处理，并接受了甲氨蝶呤和环孢素来预防 GVHD。所有的患者接受了同胞的骨髓（n=74）或其他亲属的骨髓（n=11）。在造血干细胞移植后中位 244 天（范围 152 ～ 365），77 例 /83 例（93%）的患者中性粒细胞能够恢复，其中 2 例出现了原发植入失败，4 例发生了继发植入失败。在这 6 例患者中，4 例在接受了二次移植后存活。在 3 例移植后复发的 MDS 患者，即使进行了二次移植，还是死于疾病的进展。总的来说，5 年的生存率约 85%，而移植时年龄小于 10 岁患者（n = 48），其生存率约 96%。在 81 例可评估的患者中，17 例有 Ⅱ～Ⅳ 级的急性 GVHD，7 例有 Ⅲ～Ⅳ 级急性 GVHD。在 78 例可评估患者中，有 23 例发生慢性 GVHD（12 例广泛）。多因素分析显示，只有急性 GVHD 和不良生存预后相关。移植相关死亡率在移植后 100 天和 1 年分别为 6% 和 10%，主要的原因是植入失败和 GVHD。数据显示，在移植后 2 ～ 5 年，有 4 例患者发生了口腔鳞状细胞癌，这些患者都曾出现过广泛的口腔黏膜 GVHD，只有 1 例患者存活和治愈。

　　为了降低急性和慢性 GVHD 的发生率，Tan 和

MacMillan 等 [105]（M MacMillan 更新，个人通讯）尝试将体内和体外去除 T 细胞相结合。根据 Aker 等得出的不错结果 [111]，使用环磷酰胺 5mg/kg × 4 天（20mg/kg 总量）、氟达拉滨 35mg/m² × 5 天（175mg/m² 总量）、ATG（150mg/kg 总量）的预处理，然后回输 CD34⁺T 细胞去除的骨髓，之后使用环孢素和甲强龙（和后来使用吗替麦考酚酯）免疫抑制，迄今为止，有 23 例患者（中位年龄 8.5 岁，范围 3.2—43.3 岁）接受了此方案治疗（15 例回输骨髓，8 例回输脐带血）[105]。100% 患者中性粒细胞恢复，没有患者发生 Ⅲ～Ⅴ 度的预处理相关毒性，只有 1 例患者发生了 Ⅱ～Ⅳ 度的急性 GVHD，1 例患者发生了慢性 GVHD。中位随访期 5.4 年（2.1～11.2 年），总体 5 年生存率为 82%。移植相关死亡在 100 天和 1 年分别为 4% 和 13%。至今，没有患者发生皮肤鳞状细胞癌（squamous cell carcinoma，SCC）。有 3 例死亡的患者，分别因为慢性 GVHD、MDS 复发和供者来源的急性髓系白血病而死亡。这个预处理方案也用于一名 HLA 相合的母亲供者的患者，该患者在第 2 次造血干细胞移植治疗继发植入失败后死于慢性 GVHD。

2008 年，Pasquini 等 [112] 代表 CUBMTR 比较了进行同胞相合造血干细胞移植的受者，预处理使用（n=77）和不使用（n=71）放疗的移植结果。造血重建、急性和慢性 GVHD、死亡率在两组中都相似。多因素分析显示，高死亡率和年龄大于 10 岁，之前使用过雄激素，供者或受者血清巨细胞病毒阳性相关。两组的中位随访时间超过 5 年，总体的 5 年生存率分别为 78% 和 81%（P = 0.61）。是否在晚期的影响，如不孕不育、白内障、内分泌障碍或发生皮肤鳞状细胞癌的风险，存在差异仍有待确定。虽然还没有得到证实，放疗也许对那些患有 MDS 或更严重的疾病的患者非常重要。

（二）替代供者的造血干细胞移植

不幸的是，大多数范科尼贫血患者没有合适的不受影响的同胞相合供者。虽然有意受孕和通过植入前遗传学诊断体外受精是拥有与范科尼贫血患者 HLA 相合的正常同胞的一个手段 [113, 114]（见"遗传咨询"），但时间、母亲的年龄、花费和个人信仰限制了广泛的应用。然而，上述选择的需求已逐渐减少，因为替代供者（如 HLA 不全相合的亲属或 HLA 相合或不全相合的无关供者）的造血干细胞移植已经逐渐可以和同胞相合的造血干细胞移植媲美。

1. 历史回顾

在 2000 年前，替代供者造血干细胞移植成功的最主要障碍是植入失败。过度地预处理导致了超高的预处理相关毒性发生率。而预处理不足导致了高比例的植入失败。总的来说，25%～35% 的接受替代供者移植的范科尼贫血患者移植失败 [94-96]。预处理方案通常为环磷酰胺（15～25mg/kg）、全身放疗（300～800cGy）联合或不联合 ATG。在某些病例，存在双环氧丁烷抵抗的 T 细胞可能增加移植排异的风险；而在其他病例中，可能存在多方面因素，如 HLA 不全相合，早期感染和（或）因过多输血存在的抗 HLA 的抗体。2000 年后，在预处理方案中加入氟达拉滨，戏剧性地降低了移植失败率。早期观察结果，许多中心在预处理方案中加入了氟达拉滨后，结果显著改善 [115-119]。2007 年，Wagner 等 [80] 代表 CIBMTR 报道了范科尼贫血患者接受无关供体造血干细胞移植（n=98）的结果。这是第一个多中心的数据分析结果显示相比于不含氟达拉滨的预处理方案，含有氟达拉滨的预处理方案提高了移植成功率（图 76-13）。MacMillan 等 [119] 最近回顾分析了从 1990 年起在明尼苏达大学行替代供者造血干细胞移植的范科尼贫血患者结果。虽然高剂量全身放疗（600cGy）不能降低移植失败率，氟达拉滨的应用可以显著增加中心粒细胞重建率（P < 0.01）。接受了氟达拉滨为主的预处理方案的受者，其中性粒细胞移植成活率增加了 3 倍（RR 2.9，95% CI 1.6～5.1；P < 0.01）。移植前使用雄激素（RR 0.6，P = 0.04）和使用脐带血作为干细胞来源（RR 0.2，P < 0.01）是影响移植成活率的不良因素。

第二个影响替代供者移植成功的障碍就是 GVHD。在 2000 年，Guardiola 等 [95] 代表 EBMT 和欧洲范科尼贫血登记处报道了 69 例范科尼贫血患者行无关供者造血干细胞的移植结果，发现 GVHD 是最主要的死亡原因（n=22）。Ⅱ～Ⅳ 级和 Ⅲ～Ⅳ 级的 GVHD 发生率分别为 43% 和 34%。多因素分析，和 GVHD 相关的因素为没有去除 T 细胞（RR 20.0；P = 0.004）、泌尿道和（或）肾脏畸形（RR 6.60；P < 0.02）、预处理前 ALT 或 AST 升高（RR 2.52；P < 0.04）和肢体畸形（RR 2.55；P < 0.04）。在较

表 76-3 HLA 相合同胞供体造血干细胞移植（包含放疗预处理的临床数据）

参考文献	预处理药物	GVHD 预防	# 例	受者中位年龄（年，范围）	移植存活率	急性 GVHD（Ⅱ～Ⅳ 级）	慢性 GVHD	生存率
Dufour 等，2001[103]	环磷酰胺 20mg/kg + 胸腹部放疗 5～6Gy（n = 12）环磷酰胺 20～80mg/kg，全身放疗 3～6Gy（n = 10）* 环磷酰胺 100～200（n = 5）	环孢素（n = 18）环孢素 + 甲氨蝶呤（n = 8）甲氨蝶呤单用（n = 1）	27	9（2.5～19.5）	92%	36%	13%	3 年生存率 81%
Farzin 等，2007[104]	环磷酰胺 20mg/kg + 胸腹部放疗 4Gy+ ATG	环孢素 + 甲强龙	30	7.6（2.7～22.9）	97%	23%	12%	10 年生存率 89%

*. 包括 2 例患者进行表型相合的父母供者来源的造血干细胞移植
ATG. 抗胸腺细胞球蛋白；GVHD. 移植物抗宿主病

表 76-4 HLA 相合的亲缘供体的造血干细胞移植（至包含化疗为基础的预处理的临床数据）

参考文献	预处理药物	GVHD 预防	例数 #	受者中位年龄（年，范围）	移植存活率	急性 GVHD	慢性 GVHD	生存率
Tan 等，2006[105]*	氟达拉滨 125mg/m² + 环磷酰胺 20mg/kg+ ATG	环孢素 / 甲强龙	23	8.5（3.2～43.3）	96%	4%	无	87%（中位随访 5.4 年）
Torjemane 等，2006[106]	环磷酰胺 40mg/kg + 白消安 6mg/kg ± ALG	环孢素 / 甲氨蝶呤	17	11（3～22）	82%	23%	13%	72%（中位随访 16 个月）
Ayas 等，2008[107]	环磷酰胺 60mg/kg + ATG	环孢素	34	8.2（1.5～14.9）	100%	9%	6%	97%（中位随访 3.7 个月）
Ertem 等，2009[108]	白消安 6mg/kg + 环磷酰胺 40mg/kg（n = 2）氟达拉滨 150mg/kg + 环磷酰胺 20mg/kg+ ATG（n = 6）	环孢素 +/- 甲氨蝶呤	8	12（6.5～14.0）	100%	None	13%	7/8（中位随访 2.5 年）
Ayas 等，2012[109]	氟达拉滨 150mg/m² + 环磷酰胺 20mg/kg+ ATG	环孢素 +/- ATG	19	9.1（1.4～12.9）	100%	5%	5%	100%（中位随访 19 个月）
Bonfirm 等，2012[110]	环磷酰胺 60mg/kg	环孢素 / 甲氨蝶呤	85	9（3～34）	98%	21%	29%	5 年生存率 85%

*. 更新。ALG. 抗淋巴细胞球蛋白；ATG. 抗胸腺细胞球蛋白；GVHD. 移植物抗宿主病

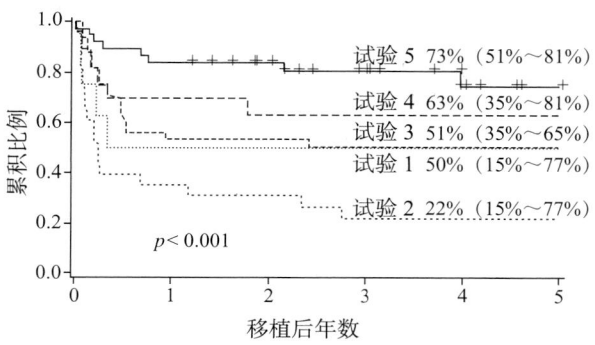

▲ 图 76-13　1990—2012 年在明尼苏达大学标危的范科尼贫血患者行替代供体移植后的生存率

127 例范科尼贫血患者在明尼苏达大学行替代供者造血干细胞移植进行了 5 个连续性的前瞻性临床试验中的一种。试验 1：环磷酰胺 40mg/kg+ 全身放疗 450cGy+ 未去除 T 细胞的骨髓；试验 2：环磷酰胺 40mg/kg+ 全身放疗 450cGy+ATG+ 去除 T 细胞的骨髓或脐带血；试验 3：环磷酰胺 40mg/kg+ 氟达拉滨 140mg/m² + 全身放疗 450cGy+ATG+ 去除 T 细胞的骨髓或脐带血；试验 4：环磷酰胺 40mg/kg+ 氟达拉滨 140mg/m² + 全身放疗 450cGy（胸腺保护）+ATG+ 未去除 T 细胞的骨髓或脐带血；试验 5：环磷酰胺 40mg/kg+ 氟达拉滨 140mg/m² + 全身放疗 300cGy（胸腺保护）+ATG+ 去除 T 细胞的骨髓或脐带血

新的 CIMBTR 分析，Wagner 等[80] 报道了 Ⅱ～Ⅳ级的急性 GVHD 的发生率与非去除 T 细胞的移植相关（RR 4.29；95% CI 1.82～10.10；P < 0.001）。在预处理使用氟达拉滨组中，100 天内 Ⅱ～Ⅳ级的急性 GVHD 发生率在非去除 T 细胞和去除 T 细胞的骨髓移植中分别为 70% 和 21%。在明尼苏达大学，去除 T 细胞（开始为逆流淘洗法，之后为 CD34 分选）的治疗方案在 1994 年提出。和没有去除 T 细胞的骨髓和脐血移植相比，Ⅱ～Ⅳ级急性 GVHD 发生率显著下降（18%），而在非去 T 细胞的骨髓和脐带血移植的患者中，发生率分别为 50% 和 38%（P < 0.01）。同样，Ⅲ～Ⅳ级的急性 GVHD 在去除 T 细胞的骨髓移植患者中显著下降（6% vs 38% vs 21%；P < 0.01）。去除 T 细胞也能降低慢性 GVHD 的发生率（9% vs 25% vs 17%；P < 0.04）。根据 Eurocord-Netcord 和 EBMT 的报道，在脐血移植的患者中，急性 GVHD（32%）和慢性 GVHD（16%）的发生率相似[120]。重要的是，对 37 例在路易斯医院进行 HLA 全相合骨髓移植的 FA 患者的回顾性分析显示，Ⅱ～Ⅳ级的急性 GVHD 是头颈皮肤鳞状细胞癌的重要预测指标，仅在发生上述两种并发症之一的范科尼贫血患者中观察到。Ⅱ～Ⅳ级急性 GVHD 的范科尼贫血患者 10 年的头颈皮肤鳞状

细胞癌累积发生率为 28%，而在没有发生过 GVHD 的范科尼贫血患者则为 0%[121]。

如图 76-12 显示，15～20 年前范科尼贫血患者行替代供者移植的生存率 < 30%，主要障碍为较高的预处理相关毒性、移植物排斥、GVHD 和机会性感染 [94]。然而，HLA 配型的改进，支持治疗和治疗方案的更改导致了一系列改进，这些改进一起完全改变了接受骨髓或脐血替代移植的范科尼贫血患者的预期结果（表 76-5）。

不管移植的类型、移植的结局和进行移植时的疾病状态显著相关。如其所料，范科尼贫血患者患有进展的 MDS（原始细胞 ≥ 5%）或白血病生存率更低。在一些降低放化疗剂量的接受或不接受移植的患者中，恶性克隆的清除明显成功，这表明恶性细胞拥有类似的对烷化剂和放疗的敏感性，这是范科尼贫血非恶性造血的特点 [122-124]。

2. 当前预期

如今，人们期望能够为每个范科尼贫血患者找到供者，在经验丰富的中心进行造血干细胞移植以提高生存率。在明尼苏达大学，48 例范科尼贫血患者（年龄范围 1.7—34.3 岁）合并血细胞减少或再生障碍性贫血，通过氟达拉滨、环磷酰胺、ATG 和低剂量全身放疗（300cGy）预处理后，如果没有合适的无关供者的话，接受了去除 T 细胞的 7～8/8HLA 相合的骨髓干细胞移植（n=32）或者 HLA 不全合的脐带血移植（n=16）。所有骨髓移植的受者植入的中位时间为 11 天（范围 9～23）。相反的，接受脐带血移植的受者在中位 19 天（范围 10～40）的植入率为 88%。急性和慢性的 GVHD 发生率在骨髓和脐带血的发生率相类似较低，分别为 12% 和 6%。所有组别在中位 2.9 年（范围 0.6～6.3）的总体的生存率为 78%。生存率似乎在骨髓移植者比脐带血移植者较高。2014 年，MacMillan 等 [123] 也报道了急性髓系白血病（n=16）、急性淋巴细胞白血病（n = 2）或进展的 MDS，原始细胞 > 5%（n=3）的范科尼贫血患者，在 1988—2009 年进行替代供者的造血干细胞移植的结果 [123]。5 例患者有等位基因 FANCD1/BRCA2 突变。2 例 /7 例患者在移植前接受放化疗并获得了缓解，这 2 例均为 FANCD1/BRCA2 突变相性的 T 细胞急性淋巴细胞白血病。在所有组中，中位年龄为 15.5 岁（范围 1.1～48.5）。具有 FANCD1/BRCA2 突变的患者中位年龄偏低为

表76-5 移植供体选择：临床结果（2000年后）

参考	预处理药物	GVHD预防	例数	受者中位年龄（年，范围）	移植存活率	急性GVHD	慢性GVHD	生存率
Guardiola 等, 2000[95]	多种	多种	69	10.8（4.0～37.4）	83%*	34%	42%	3年生存率33%
Wagner 等, 2007[80]	多种	多种	98	12（0.8～33）	89%（氟达拉滨）69%（无氟达拉滨）	21%（T细胞去除）70%（非T细胞去除）	31%	3年生存率52%（氟达拉滨），13%（无氟达拉滨）
Gluckman 等, 2007[120]	多种	多种	93	8.6（1～45）	60%	32%	16%	74%（HLA 6/6, $n=12$）48%（HLA 5/6, $n=35$）25%（HLA 3～4/6, $n=45$）
Chaudhury 等, 2008[116]	环磷酰胺 40mg/kg 全身放疗 450cGy 氟达拉滨 150mg/m² 免抗胸腺球蛋白 10mg/kg	T细胞去除，他克莫司	18	11（5.5～24）	100%	6%	6%	14/21
De Medeiros, 2006[124]	多种	多种	47	9（3～31）	51%	47%	23%	38%（中位随访18个月）
Bonfirm 等, 2012[118]	环磷酰胺 60mg/kg 氟达拉滨 125mg/m² 免抗胸腺球蛋白 4～6mg/kg	环孢素/甲氨蝶呤	33	10（5～18）	88%	39%	42%	3年生存率79%
MacMillan 等, 2012[119]	全身放疗 300（胸腺保护）氟达拉滨 140mg/m² ATG 150mg/kg	T细胞去除+环孢素	48	8.8（1.7～34.3）	100%	12%	6%	78%（中位随访3年）

ATG. 抗胸腺球蛋白；GVHD. 移植物抗宿主病；rATG. 免抗胸腺球蛋白；TBI. 全身放疗

1.9 岁（范围 1.4 ～ 6.6）。患者接受环磷酰胺、ATG 和单部位全身放疗（$n=15$）或白消安（$n=6$）预处理，进行替代造血干细胞移植的 18 例中，11 例给予氟达拉滨治疗。环孢素和甲基泼尼松龙用来预防 GVHD。中性粒细胞重建率在没有使用氟达拉滨组为 75%，而使用氟达拉滨预处理组中为 100%。急性 GVHD 发生率为 19%。1 年总体生存率为 43%，而在氟达拉滨为主的预处理的 11 患者中高达 60%。在这 11 例患者中，复发率为 21%。这些数据表明，以氟达拉滨为主的预处理方案的造血干细胞移植，为急性白血病或 MDS 的范科尼贫血患者提供了可能治愈的方法。可能除了 FANCD1/BRCA2 的 T 细胞急性淋巴细胞白血病患者，急性髓系白血病或 MDS 的范科尼贫血患者在造血干细胞移植前化疗没有明确的作用。

最近，一项多机构研究报道了尝试不使用全身放疗预处理进行无关供者移植的数据结果[125]。自 2009—2012 年，27 例患者（中位年龄 8.1 岁）中多数为血细胞减少或再生障碍性贫血（78%），接受了氟达拉滨、环磷酰胺、ATG 和白消安的预处理，移植去除 T 细胞的外周血干细胞。所有患者均成功植入，其中 1 例出现继发的植入失败。只有 1 例患者出现了 II ～ IV 级 GVHD。II ～ IV 级的毒性包括肺部和肝脏毒性（两者均为 6），其中 1 例患者进展为肝血管闭塞综合征。虽然中位随访时间很短（< 8 个月，范围 0.5 ～ 37.8 个月），在 23 例进行了充分随访的患者中，19 例患者在报道的时候还存活。死亡原因为急性的呼吸衰竭、多脏器功能衰竭、严重的肺动脉高压和感染。

3. 小结

（1）对于范科尼贫血患者，年轻的患者行同胞相合的造血干细胞移植或无关造血干细胞移植，移植前极少接受红细胞和（或）血小板输注，在进展为 MDS 或白血病前进行移植，均可获得良好的生存。

（2）对具有 HLA 相合的同胞供者的范科尼贫血患者，移植前不进行放疗，是规范。减少暴露于 DNA 交联剂，如大剂量的环磷酰胺，或放疗可以将早期和晚期的毒性减少到最低，包括卵巢衰竭以及超出遗传之外的内分泌疾病。相比之下，在进行替代移植的患者中需要大剂量的治疗。然而，大量的经验显示，在输注去除 T 细胞的骨髓或脐带血干细胞前使用低剂量的环磷酰胺联合氟达拉滨和低剂量

全身放疗，与输注含 T 细胞的干细胞前单独使用大剂量的环磷酰胺，取得了类似的早期生存结果。令人鼓舞的是，输注含 T 细胞的骨髓或脐带血干细胞前使用白消安、环磷酰胺和氟达拉滨的早期结果也已经报道（还没有发表）。和那些非美国的中心不同，在美国，偏好使用去除 T 细胞的移植来降低急性和慢性 GVHD 的风险，这是至今唯一认为的范科尼贫血患者移植后罹患皮肤鳞状细胞癌的危险因素。随着早期生存率显著的改善，在不久的将来，需要明确去除 T 细胞对皮肤鳞状细胞癌发生风险的影响。

（3）造血干细胞移植前不使用放化疗可能治愈某些进展的 MDS 和急性白血病的范科尼贫血患者。移植前使用放化疗来降低白血病负荷对长期的生存率是否有影响还没有定论。对那些合并严重共病或高龄的患者（如年龄 > 35 岁），替代的治疗方式，如雄激素、输注螯合剂和（或）使用造血生长因子，可能比移植更应考虑。

过去的 20 年中，对替代供者的造血干细胞移植的不断改进，其显著改善了疗效。最重要的两项是氟达拉滨的使用提高了植入率，和去除 T 细胞的移植降低了 GVHD 的发生。疗效的改善还有一部分原因是范科尼贫血患者在发展为进展的 MDS、白血病或机会性感染前就进行移植。尽管生存率已有了实质性的改善，最大的努力需要集中在如何降低移植的不良反应，特别是相关毒性和机会性感染。此外，目前的重点是发展造血干细胞移植的新方法，这将通过减少晚期影响，特别是恶性肿瘤、不育和内分泌疾病风险，提高生活质量。由于范科尼贫血的高度复杂性，移植建议在对移植和非移植范科尼贫血患者拥有丰富护理经验的中心进行，这有助于对晚期的并发症提供长期的护理监测，和采用治疗干预措施。现提出一个针对范科尼贫血患者骨髓衰竭、MDS 或白血病治疗原则，见图 76-14。

（三）移植后患癌的风险

如前所述，范科尼贫血患者有明显的罹患白血病和实体的肿瘤的倾向。和普通人群不同，可能因为潜在的 DNA 修复异常和遗传这些癌症发生在极早的年龄，为了更好地了解移植后患癌的风险，Rosenberg 等[126] 调查了在美国和加拿大的范科尼贫血患者接受和没有接受移植的 FA 患者情况。在这项研究中，发现 145 位受访者中有 23 例患者患有 27 种癌症。其中有 18 种实体肿瘤。和罹患急性白血病诊断时的中位年龄（11.3 岁，范围：3—

范科尼贫血主要治疗原则

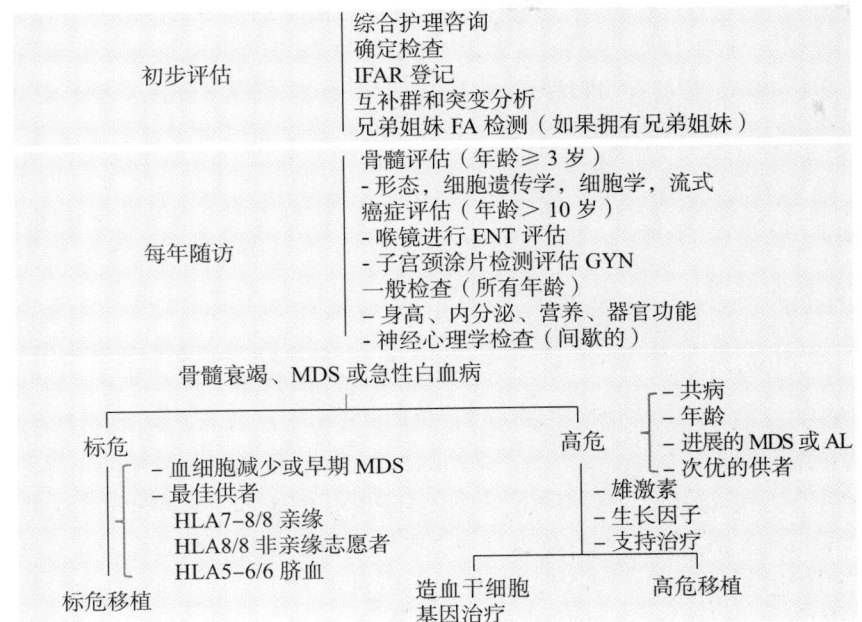

◀ **图 76-14** 范科尼贫血患者提议的治疗原则

MDS.骨髓增生异常综合征；AL.急性白血病，ENT.耳鼻咽喉专家；GYN.妇科学

24 岁）不同，患有实体肿瘤的范科尼贫血患者更为年长（28.9 岁，范围：7—45 岁）。更为显著的是，通过年龄匹配、头颈、食管和阴道实体肿瘤的观察值和预期值比值分别为 706、2362 和 4317。对于范科尼贫血患者，直到 28 岁，患癌的相对风险都较低（9%）。到了 34 岁和 48 岁，患癌的相对风险分别为 22% 和 29%。如图 76-2 所示，罹患实体肿瘤的相对风险的升高呈非线性，没有平台期。IFAR 报道的数据也类似，到 40 岁罹患实体肿瘤的相对风险为 28%[11]。虽然很多种实体肿瘤已经被发现（表 76-6），但仍然倾向患 SCC，特别是上消化道和肛门生殖区域。根据对大众的监测，流行病学和最终计划（SEER），FA 患者罹患实体肿瘤的风险高达 500 倍[18]。

在 1996 年，Deeg 等[127] 发表了关于范科尼贫血或重型再生障碍性贫血的患者造血干细胞移植后罹患肿瘤的开创性的论文。在西雅图或巴黎，700 例患者（79 例为范科尼贫血患者，621 例为非范科尼贫血的再生障碍性贫血患者）接受了异基因造血干细胞移植，Kaplan-Meier 法估计造血干细胞移植 20 年后患癌的比例为 14%。在范科尼贫血患者中，罹患实体肿瘤的单高峰发生在造血干细胞移植之后的 8 年和 9 年，而在造血干细胞移植后的 20 年，发生恶性肿瘤的概率为 42%（95% CI，10% ~ 74%），

表 76-6 北美的 FA 受访者结果

癌症类型	O[†]	O/E[‡]	95%CI[§]
白血病（急性髓系白血病）	9	785[*]	360 ~ 1490
头和颈	6	706[*]	260 ~ 1540
食管	2	2362[*]	265 ~ 8530
肝脏	2	386[*]	45 ~ 1395
外阴	3	4317[*]	870 ~ 12,615
宫颈	2	179[*]	20 ~ 645
骨肉瘤	1	79	1 ~ 440
软组织肉瘤	1	49	0.6 ~ 270.0
脑	1	17	0.2 ~ 95.0
总癌症	27	50[*]	35 ~ 80
总实体肿瘤	18	48[*]	30 ~ 80

O.观察的癌症；O/E.观察和预期癌症比
*. P < 0.05 实际 O/E 等于 1.0（双侧检验）
†. 27 种癌症在 23 例患者中观察到。2 例患者患有 2 种实体肿瘤（宫颈和外阴，外阴和食管），1 例患有 3 种实体肿瘤（食管、肝脏和宫颈）
‡. 预期癌症发生率由美国康涅狄格肿瘤登记处评估
§. 95%CI 四舍五入为最接近的 5 值 ≥ 10（引自 Rosenberg 等，2003[20]。经美国学业学会同意转载）

均为实体肿瘤。多因素分析发现 2 个因素和患癌相关，一个是患有 FA（RR 11.2，$P = 0.0001$）和使用硫唑嘌呤（RR 11.7，$P = 0.0001$）治疗慢性 GVHD。在再生障碍性贫血组中，另外一个患癌的危险因素是放疗。重要的是，放疗对患癌的影响在范科尼贫血组需要进行独立评估，因为这是个常规治疗方式。尽管如此，这项研究对范科尼贫血群体具有深远的影响意义。

2005 年，Rosenberg 等[128]评估了接受或没有接受移植的范科尼贫血患者罹患皮肤鳞状细胞癌和死亡的风险。一项联合圣路易斯医院和北美调查的研究回顾性分析了具有明确癌症诊断组的自然病程，移植组患者（$n=117$）在接受移植，而非移植组患者（$n=145$）由北美调查（North American Survey，NAS）参与[126]。皮肤鳞状细胞癌的年龄特异性危险是 4.4 倍，在移植的患者中发生的年龄更小（18 岁 vs 33 岁；$P = 0.004$）。然而，在移植的范科尼贫血患者中，患癌的风险在发生过急性 GVHD 患者中高达 33 倍，而在发生过慢性 GVHD 的患者更高。一旦诊断了皮肤鳞状细胞癌，不管之前的治疗如何，生存率均很低。在对德国范科尼贫血登记处的独立分析中也发现类似的结果（范科尼贫血患者 181 例）。Rosenberg 等[129]发现范科尼贫血患者罹患癌症的风险非常高，在所有实体肿瘤的观察与预期比值为 26。然而，专对个别实体肿瘤，观察值和预期值的比值在食管癌为 6281，会阴肿瘤为 2411，头颈癌为 240。此外，在移植后实体肿瘤的发生率更高（3.8 倍）。

根据这些观察，有几个主要的结论：①不管是否接受过移植，实体肿瘤在范科尼贫血患者的发生率高；②在移植和非移植范科尼贫血患者，实体肿瘤在 10 岁前发生很少，除了含有 FANCD1/BRCA2 和 FANCN/PALB2 等位基因突变的患者，发生的高峰在 30—40 岁；③造血干细胞移植和实体肿瘤发生率增高相关，与未接受移植的患者相比，发生的时间更早；④ GVHD 是移植后发生率增加的驱动因素。

为了进一步阐明造血干细胞移植的作用，我们评估了 1976—2015 年间 185 例在明尼苏达州大学进行干细胞移植的范科尼贫血患者的临床数据。因为我们已经很早把（1994 年）重点放在如何降低GVHD 的发生率上，通过给所有的骨髓输注受者去除 T 细胞或者如果没有合适的亲缘的 HLA 配型

相合供者使用脐带血，癌症的发生率可能会低。最长随访 15.4 年，移植后存活 > 3 年以上的有 79 例患者，6 例出现了癌症（3 例在舌头、喉部和唾液腺的皮肤鳞状细胞癌，1 例肺腺癌）。移植到实体肿瘤诊断的时间间隔分别为 0.9 ~ 15.5 年。诊断的年龄分别为 20.5 岁、32.3 岁、41.0 岁和 42.1岁。在 45 岁时，实体肿瘤的发生率为 14%（95% CI 2% ~ 14%），比之前报道的稍低。同样的这些数据表明，GVHD 是移植后实体肿瘤高发生率的驱动因素。值得注意的是，范科尼贫血患者发生头颈部皮肤鳞状细胞癌的总体生存率很低，因为皮肤鳞状细胞癌的标准治疗是手术联合放疗和使用 DNA交联剂的化疗。除此之外，在这群人中严重的黏膜炎非常难处理，在没有行造血干细胞移植由全血细胞减少发展为皮肤鳞状细胞癌的范科尼贫血患者中很常见，这将会导致远期的并发症，特别是出血和感染[130]。

为什么这些对移植团队很重要？

所有长期生存的范科尼贫血患者，不管曾接受了移植还是没有接受，肿瘤的发生率都很高。严格的监测和癌症预防体系对范科尼贫血患者很重要，特别是 20 岁之后。不过，新的数据表明，无论采用何种预处理（全身放疗 vs 单独化疗），只要GVHD 得到了预防，异基因移植后的范科尼贫血患者皮肤鳞状细胞癌发生率不会更高。因此，（在未发生白血病的范科尼贫血患者中）由于随之而来的高癌症发生率，必须将体外或体内去除 T 细胞策略整合到整个诊疗计划中。

（四）遗传咨询

所有患者及其家属都应该接受专业的范科尼贫血知识的遗传咨询，以及针对这群患者的特定问题。咨询的内容包括遗传的方式、范科尼贫血的表型结果、遗传检测的选择和生殖咨询，也包括获取详细健康资料和家族史、重点为畸形学、血液病和肿瘤类型。一旦诊断为范科尼贫血，分子学检测对全面的临床判断很重要。对一些大的家族，遗传咨询和怀孕监测是非常必要的；其他已知的遗传 – 表型关系可能帮助预测临床过程。通常，遗传咨询者可以根据家族史具体需要选择需要的分子学检测类型。比如，如果一个家族有强大的癌症史或者早年发生癌症，FAND1/BRCA2（Myriad）或 FANCN/PALP2 检测可能比较适合。然而，在某些情况下，

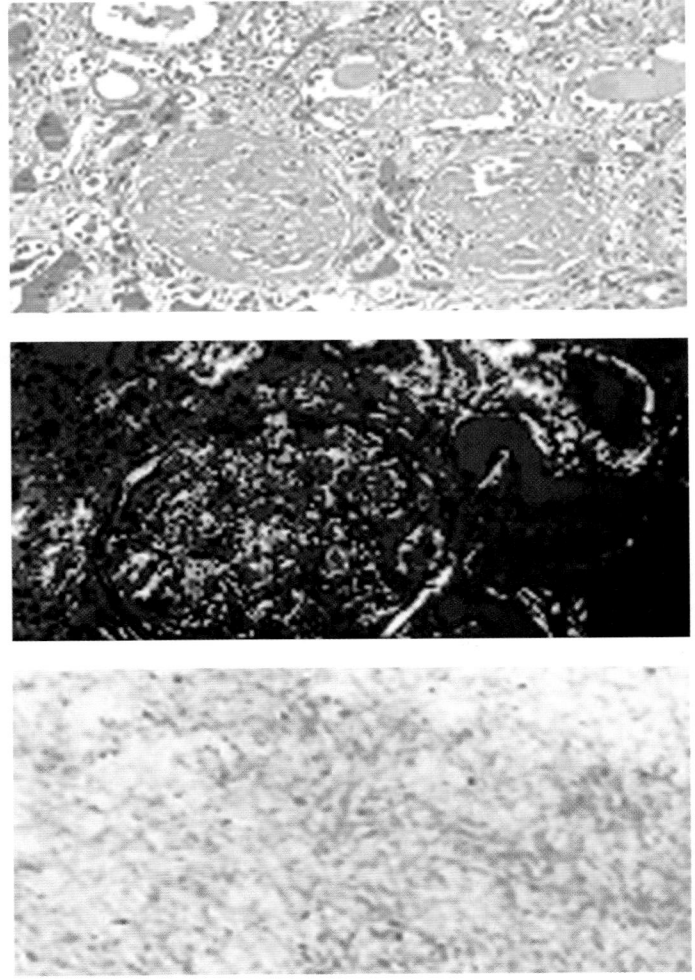

▲ 图 60-1　肾活检显示淀粉样变

这些图像显示了肾活检的三个视图：显示了 PAS 染色肾小球中的无定形物质（顶部），刚果红染色显示偏振光中的苹果绿双折射（中部），电子显微镜显示长度约 10nm 的非分支线性纤维

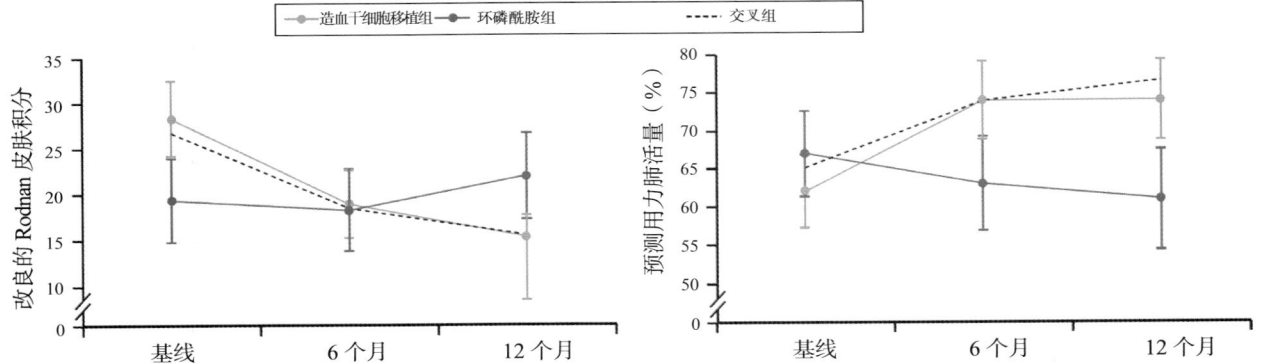

▲ 图 66-6　高剂量免疫抑制治疗和自体造血干细胞移植治疗与常规免疫抑制治疗相比，皮肤评分和肺功能改善情况

所有 10 个患者随机分配接受造血干细胞移植治疗，在 12 个月的随访前有改善，相比之下，9 个分配到环磷酰胺组没有一个有好转（比值 110，95%*CI* 14.04 ～ − ∞；*P* = 0.00 001）。与未接受造血干细胞移植治疗的患者相比，9 例对照中有 8 例病情进展（无间断改善）（*P* = 0.001），7 例患者转造血干细胞移植治疗组。与基线相比，11 例造血干细胞移植术后随访 2 年，患者的数据显示 mRSS（*P* < 0.001）和强迫肺活量（*P* < 0.3）的持续改善（引自 Burt 等，2011[81]。经爱思唯尔允许转载。）

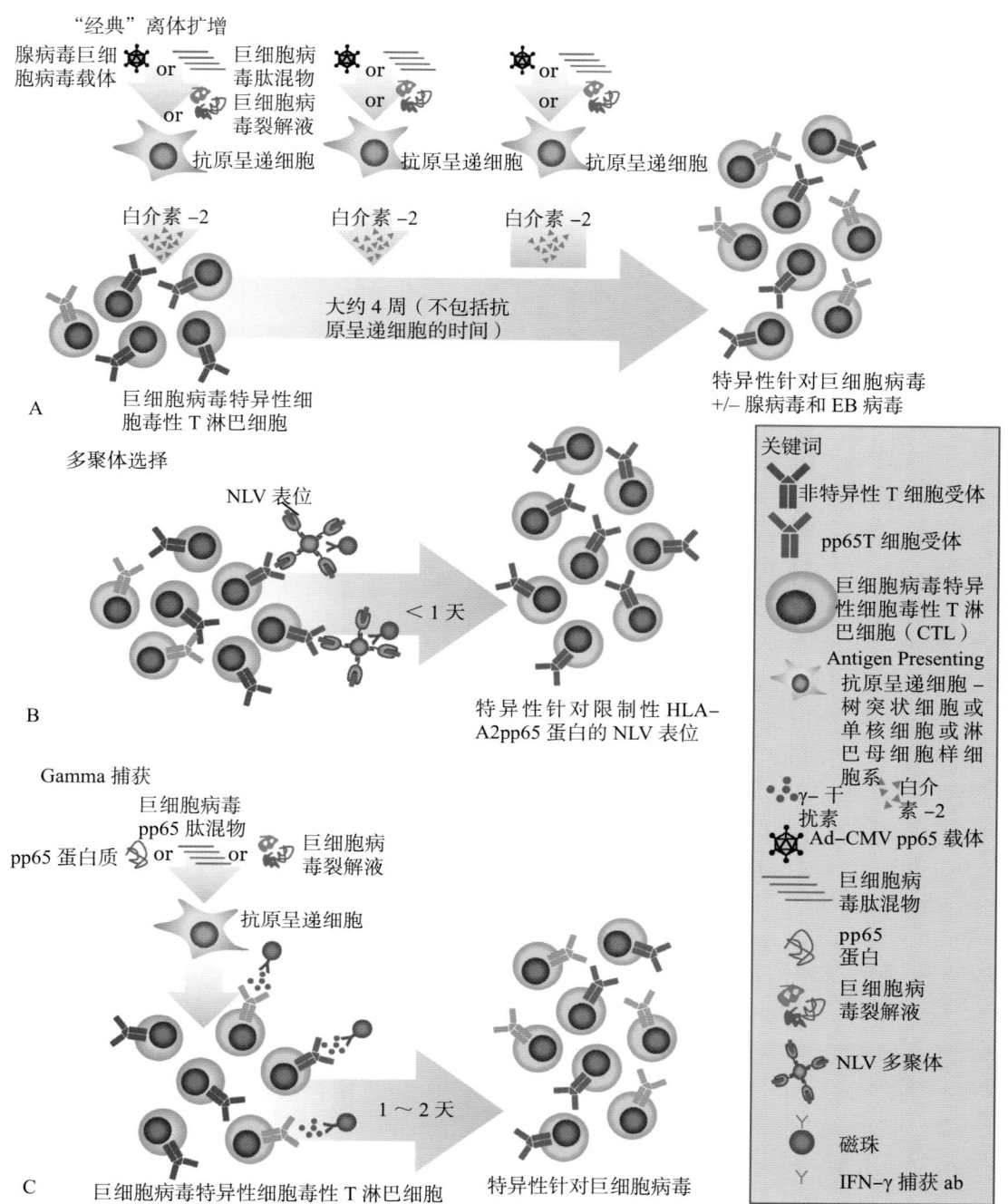

▲ 图 68-1　符合 GMP 的方法用于产生 CMV 特异性 T 细胞

A. 巨细胞病毒 CTL 制备的"经典"离体扩增方法，其中使用树突状细胞或单核细胞或 EB 转化的 B 淋巴母细胞样细胞系（LCL）制备抗原提呈细胞。然后将抗原呈递细胞用巨细胞病毒肽或蛋白质脉冲或用巨细胞病毒裂解物感染或用表达巨细胞病毒 pp65 转基因的腺病毒载体转导。然后照射抗原提呈细胞并用于刺激来自相同供体的外周血单核细胞（PBMC）。9～12 天后，每周一次在 IL-2 存在下用抗原提呈细胞再刺激 T 细胞。在 CTL 制造过程结束时(约 4 周),CTL 被冷冻起来并释放。功能测试是在输注到患者体内之前进行。B. 这显示了如何使用多聚体分选巨细胞病毒特异性 T 细胞。在所示的实施案例中，通过首先与 HLA- 肽四聚体一起孵育，然后用磁珠分选四聚体阳性 T 细胞，直接从供体 PBMC 中选择识别 HLA A2 限制性巨细胞病毒 pp65 表位 NLV 的 T 细胞。此过程通常需要不到 1 天的处理时间。C. 这显示了使用 γ 捕获技术快速产生巨细胞病毒特异性 T 细胞系的一种替代方法。用重组巨细胞病毒蛋白或巨细胞病毒裂解物或 GMP 级选择的 HLA 限制性巨细胞病毒肽或跨越整个巨细胞病毒抗原（例如 pp65）的重叠肽刺激供体 PBMC。隔夜刺激后，使用细胞因子分泌系统和 CliniMACS 免疫磁性分离装置（均来自 Miltenyi Biotech）选择分泌 IFN-γ 的细胞，其"捕获"分泌 IFN-γ 的巨细胞病毒特异性 T 细胞。使用该方法选择的巨细胞病毒特异性 T 细胞可以在分离程序后立即输注或冷冻保存以备将来使用。该程序的制备时间为 1～2 天

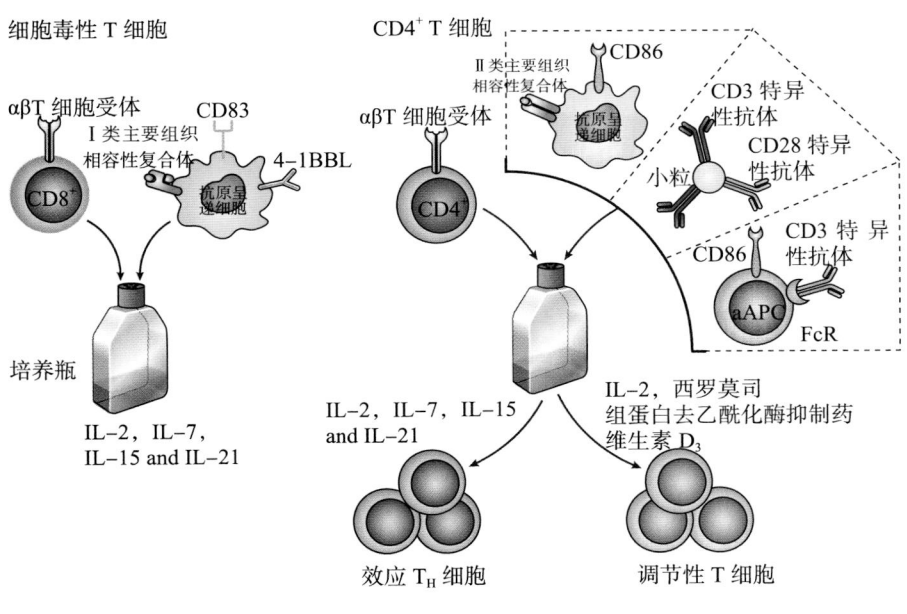

不同淋巴细胞亚群所需的培养条件根据激活和共刺激要求而变化。CTL 表达 αβTCR 并且由表达 MHC Ⅰ类的 APC 刺激。CTL 需要 4-1BB 刺激以扩增，并且已经通过添加表达共刺激配体的饲养细胞或人工抗原呈递细胞而扩展。CD4T 细胞由表达载有肽的 MHC Ⅱ类的抗原呈递细胞刺激生成。CD4 细胞的主要共刺激分子是 CD28。在各种细胞因子的存在下，可以通过珠子或基于细胞的人工抗原呈递细胞刺激效应子 CD4 细胞。调节性 CD4T 细胞（Treg 细胞）需要在 IL-2 中培养，并且向培养物中添加许多试剂可以增强体外扩增的 Treg 细胞的抑制功能

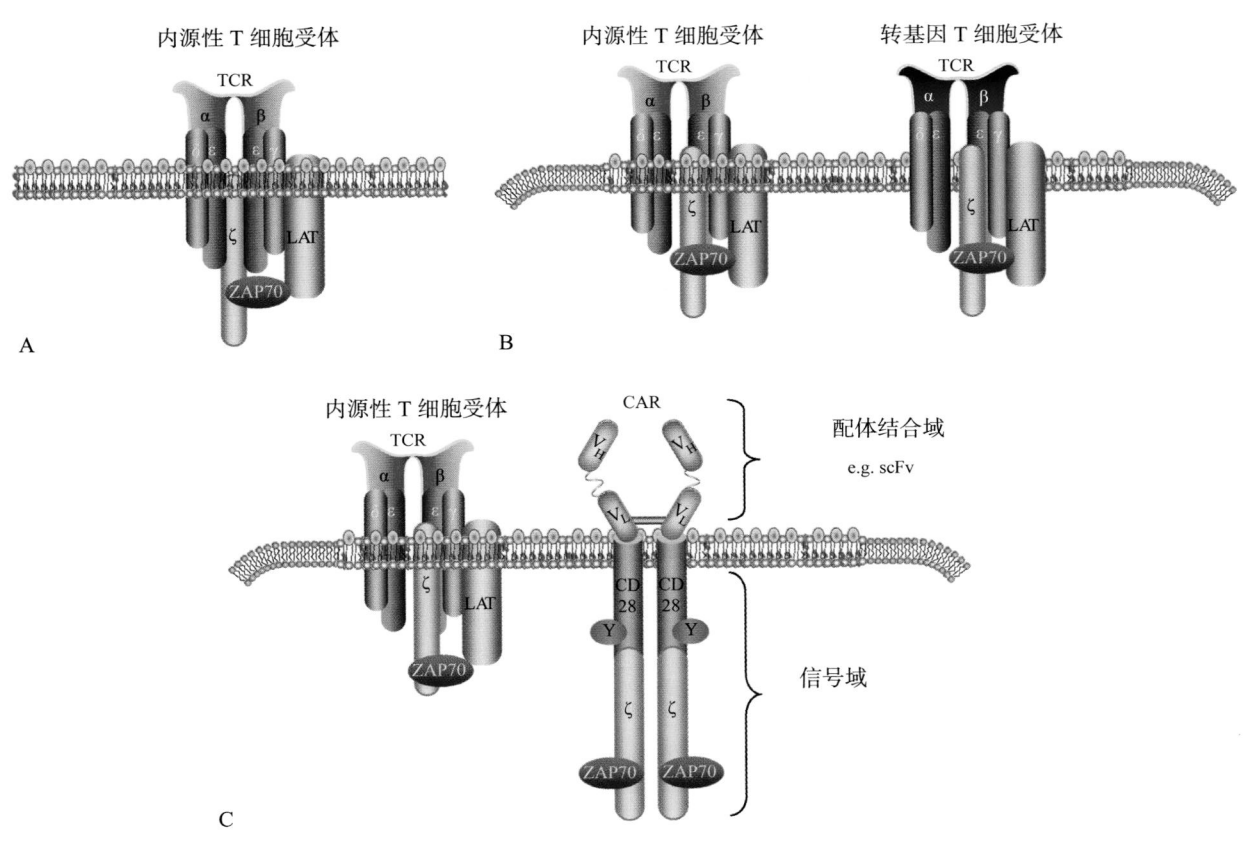

▲ 图 69-2　T 细胞可以被设计为具有针对肿瘤的重定向特异性

A. 内源性 T 细胞表达具有单一特异性的 TCR。双特异性 T 细胞通过引入编码识别靶向肿瘤细胞表达的抗原的蛋白质的基因而产生。B. 这些基因可以编码天然 TCR，其以与内源性 TCR 相同的 MHC 限制性的方式起作用，但具有肿瘤抗原特异性。C. 或者，这些基因可以编码以 MHC 非依赖性方式靶向表面抗原的嵌合肿瘤抗原特异性受体。T 体表达通常衍生于抗体的细胞外配体和衍生于 T 细胞信号传导蛋白的细胞内信号传导模块

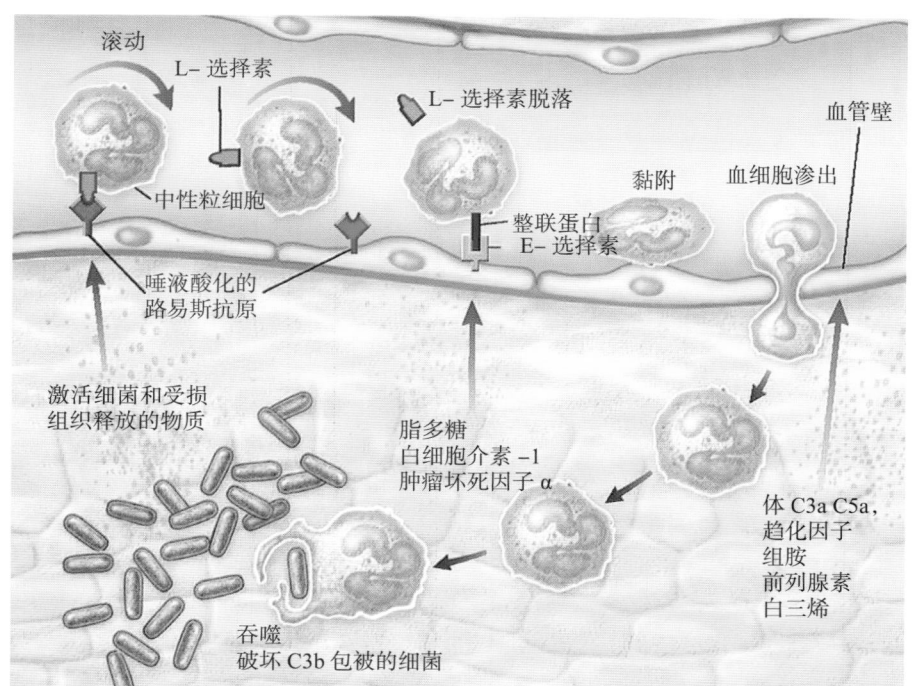

◀ 图 75-1 急性炎症反应示意图

中性粒细胞是第一批到达感染现场的细胞，对急性炎症反应有重要贡献。当中性粒细胞沿着血管壁滚动时，其表面的 L- 选择素与血管内皮（表达）的黏附分子上的碳酸酯结构例如唾液酸化的路易斯抗原 X 结合，最终停止（滚动）。在例如细菌脂多糖等炎症介质和 IL-1、TNFα 等细胞因子的作用下，血管壁上表达 E- 选择素。随着中性粒细胞被激活，它将 L- 选择素替换为其他表面黏附分子，例如整联蛋白。这些黏附分子与 E- 选择素结合。然后活化的中性粒细胞进入组织，在许多趋化因子吸引下到达感染部位。然后中性粒细胞可吞噬并破坏 C3b 包被的细菌（引自 Delves PJ，Roitt IM. The immune system. N Engl J Med，2000，343（1）：37-49。经麻省医学会许可转载）

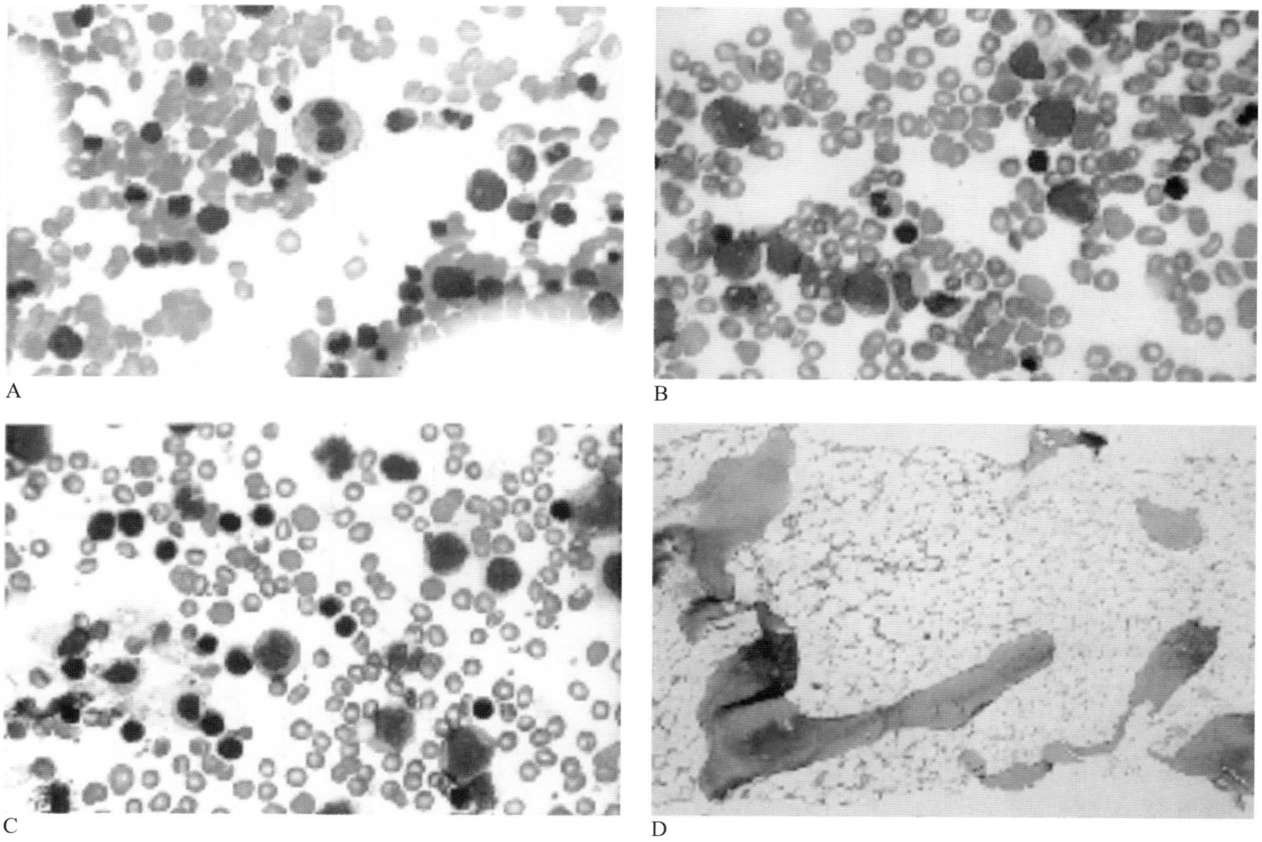

A

B

C

D

▲ 图 76-3　1 例范科尼贫血患者经过 9 个月时间，从发育异常进展为难治性贫血伴原始细胞增多

A. 在 1996-02-21 进行的骨髓穿刺显示全血细胞减少和早期的中性粒细胞发育不良改变；B. 在 1996-07-03 的骨髓穿刺显示进行性发育异常和 3% 的原始细胞；C. 在 1996-09-24 的骨髓穿刺显示进行性发育不良和 12% 的原始细胞；D. 在 1996-09-24 的骨髓活检显示严重的再生障碍性贫血

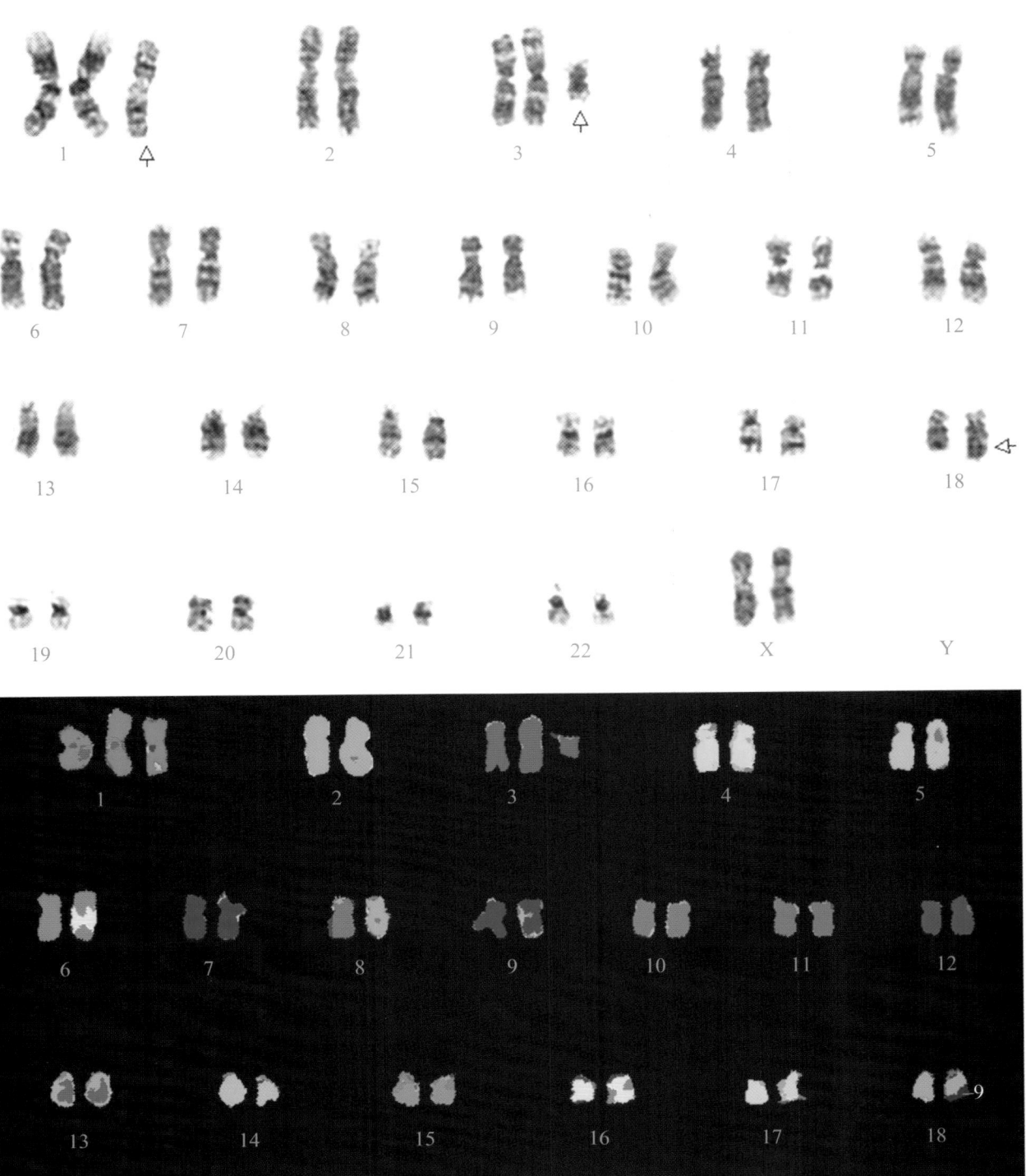

▲ 图 76-4　1 例范科尼贫血患者骨髓异常克隆的染色体 G 显带及核型分析

上图：范科尼贫血患者骨髓异常克隆的染色体 G 显带。这是个超二倍体分裂中期细胞，有 48 条染色体包括额外的 2 条染色体（箭所示）；一条多余的染色体是由 1 号染色体长臂 2 个拷贝形成，另外一个是由 2 个 3 号染色体长臂的部分拷贝形成。这个细胞总共包含 1 号和 3 号染色体部分的 4 个拷贝。下图：分析和上面相同的异常克隆的核型，使用多色探针 FISH 所示（Vysis spectral vision M-FISH）。M-FISH 证实了 G- 显带所示的 2 条额外的染色体是 1 号和 3 号染色体多余的复制（引自 Courtesy Betsey Hirsch PhD）

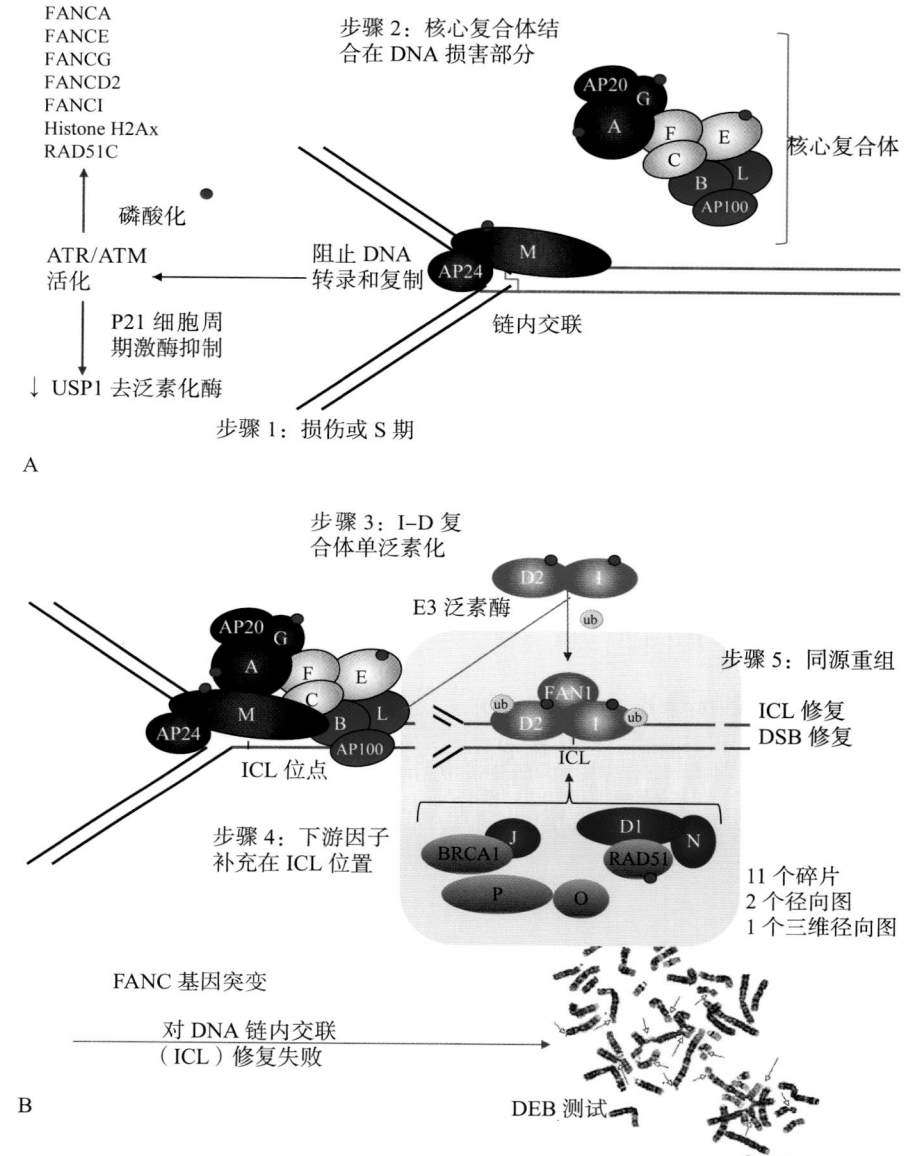

FANCA
FANCE
FANCG
FANCD2
FANCI
Histone H2Ax
RAD51C

磷酸化

步骤 2：核心复合体结合在 DNA 损害部分

核心复合体

ATR/ATM
活化

阻止 DNA
转录和复制

P21 细胞周期激酶抑制

链内交联

↓ USP1 去泛素化酶

步骤 1：损伤或 S 期

A

步骤 3：I-D 复合体单泛素化

E3 泛素酶

步骤 5：同源重组

ICL 修复
DSB 修复

ICL 位点

步骤 4：下游因子补充在 ICL 位置

11 个碎片
2 个径向图
1 个三维径向图

FANC 基因突变

对 DNA 链内交联
（ICL）修复失败

DEB 测试

B

▲ 图 76-7　根据最新收集的数据 FA 通路在 DNA 修复中的模式图

A. 步骤 1：DNA 损伤和停止的 ATR 复制叉信号导致 FANCA、E 和 G 核心复合体，ID 复合体中的 FNAC D2 和 I，RAD51C 和组蛋白 H2AX 磷酸化，激活了下游调节因子 USP1 的去泛素化酶 p21，转而允许 FANC D2 和 I 的泛素化。步骤 2：在识别出链内 DNA 交联后，FANCM 和 FAAP24 以及 FANCM 相关组蛋白折叠 1/2 结合在链间交联位点附近，并招募 8- 成员核心复合物，该复合物组装核泛素连接酶复合物。B. 步骤 3：修改后的 ID 蛋白复合体联合和染色质，招募 ICL 中重要的剪切子 FAN1，形成 3' flag 的 ssDNA 来修复。步骤 4：下游蛋白 FANCN，D1，J，O，P 与 BRCA1 聚集并和 RAD51C 使单链 DNA 成核。步骤 5：这使得同源重组和 ICL/ 双链断裂（DSB）修复成为可能。FANC 基因的任何突变都会导致 ICL 无法有效修复。FA 通路的丢失导致了染色体畸变，当暴露于交联剂，如二氧丁烷，导致染色体断裂的频率较低和侧窗格所示的放射状图形（由 Betsey Hirsch PhD 提供，基于数据汇编的模型 [29-52]）

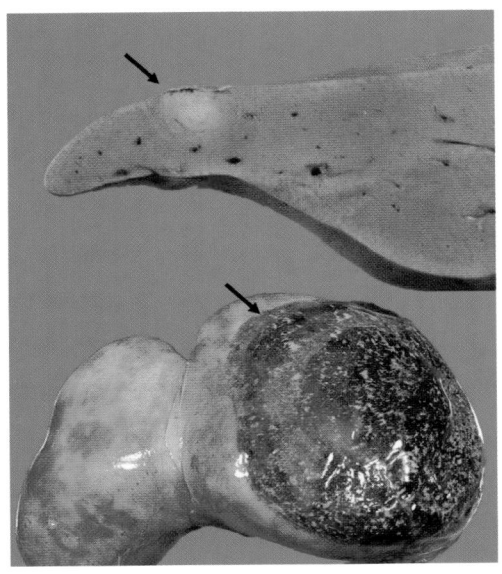

▲ 图 76-11 肝腺瘤

病理标本来自一位患有多个腺瘤的范科尼贫血患者的尸检，其在行造血干细胞移植前超声为能显示。下半图显示了一个在之前未被识别的腺瘤中肝内大量出血区域（引自 Kumar 等，2004[89]。经 Lippincott Williams & Wilkins 同意转载）

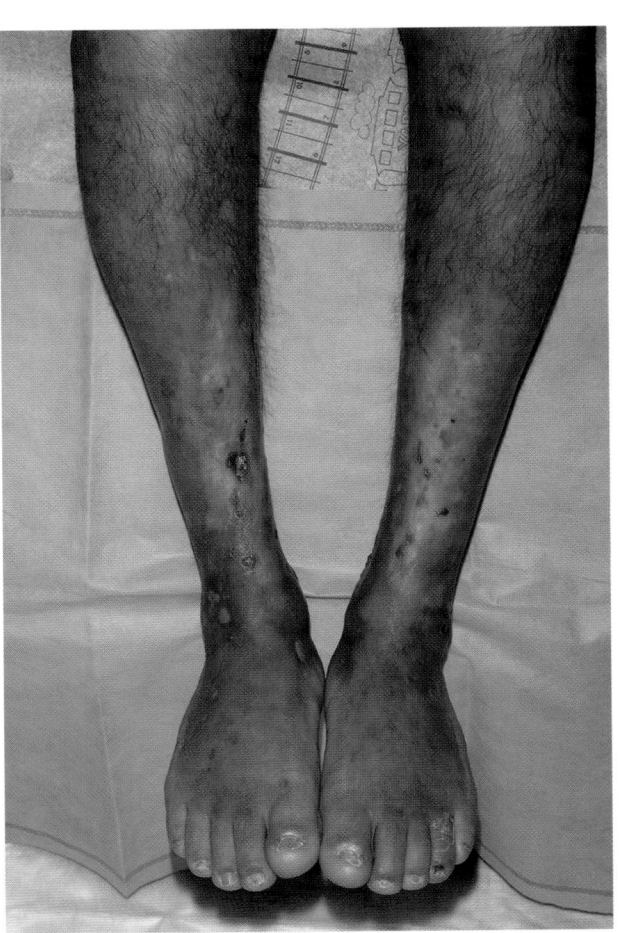

▲ 图 84-7 弥漫性深部硬化特征涉及下肢

弥漫性深部硬化特征涉及下肢是慢性 GVHD 的诊断特征。注意不可移动或隐藏的皮下组织、糜烂和溃疡、毛囊脱落和趾甲营养不良

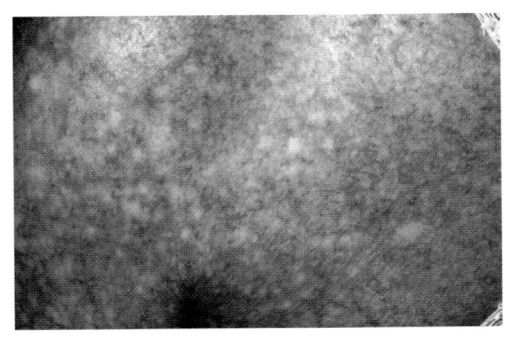

▲ 图 84-5 皮肤异色病

皮肤异色病是慢性 GVHD 的诊断表现，包括萎缩和色素变化。注意网状图案、表皮萎缩（皮肤表面的卷烟纸皱纹）、红斑和棕色色素的组合形成肤色或褪色皮肤的边界

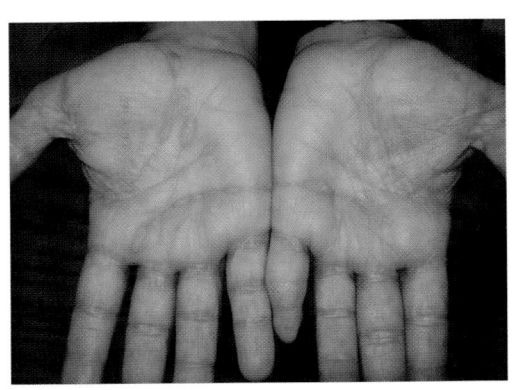

▲ 图 84-6 涉及手掌表面的扁平苔藓样

涉及手掌表面的扁平苔藓样是慢性 GVHD 的诊断表现。注意红斑/紫罗兰色平顶丘疹或斑块有没有表面网状或直接光线上的银色或发亮的外观

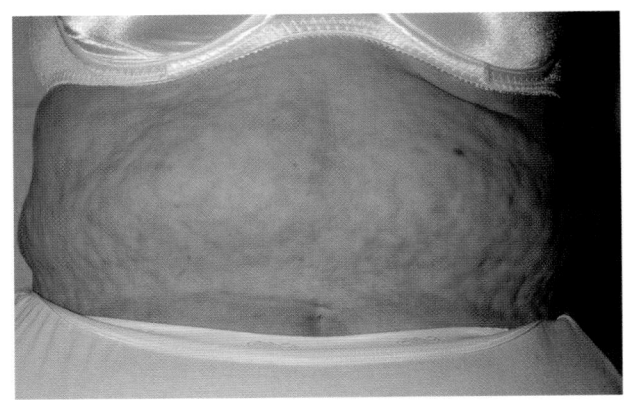

▲ 图 84-8 深部硬化的替代表现

深部硬化的替代表现常见于皮下组织过多的区域，如腹部、上臂和臀部。组织不是紧绷的，但表现出突出的波纹，凹陷或类似橘皮组织的外观

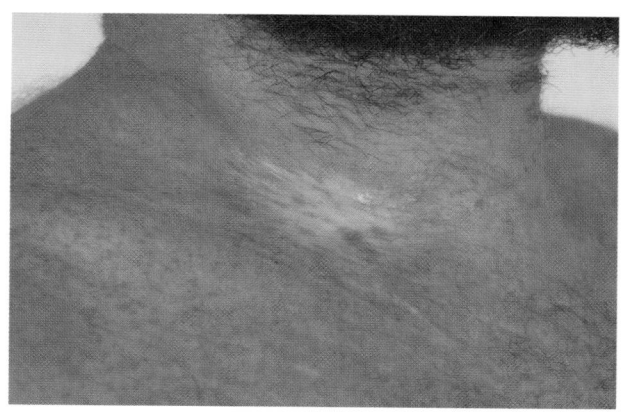

◀ 图 84-9　硬斑病表面硬化皮肤改变

硬斑病表面硬化皮肤改变是慢性 GVHD 的诊断特征。注意可移动的光滑或有光泽的皮肤的局部，斑点区域具有类似皮革的一致性，通常具有色素沉着。在这张图片中，斑块中央有一个纤维化，色素减退的区域，边界略微过度色素沉着

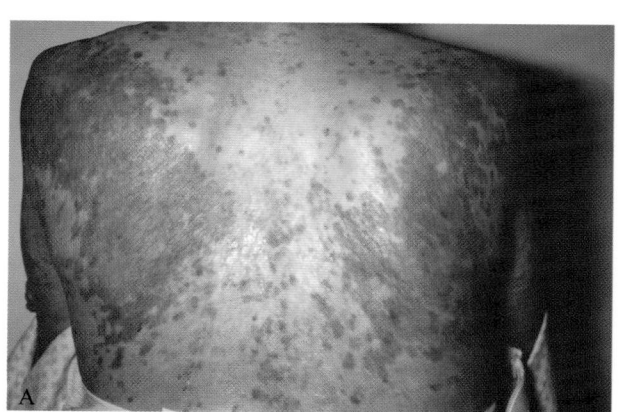

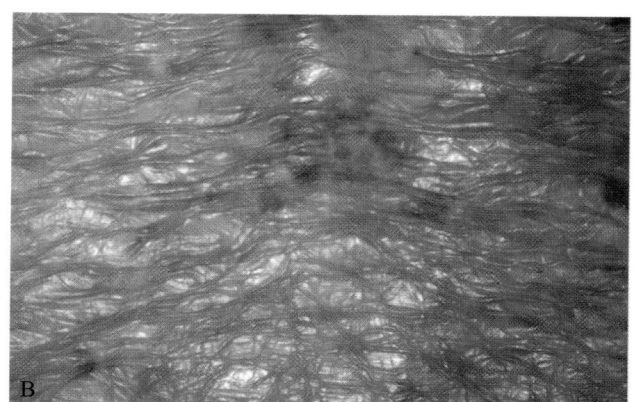

▲ 图 84-10　硬化萎缩性苔藓样病变

硬化萎缩性苔藓样病变是慢性 GVHD 的诊断表现。注意离散至聚结的灰色至白色可移动的丘疹或斑块，具有闪亮的外观和革质的一致性（A）或卷烟纸样纹理变化（B）

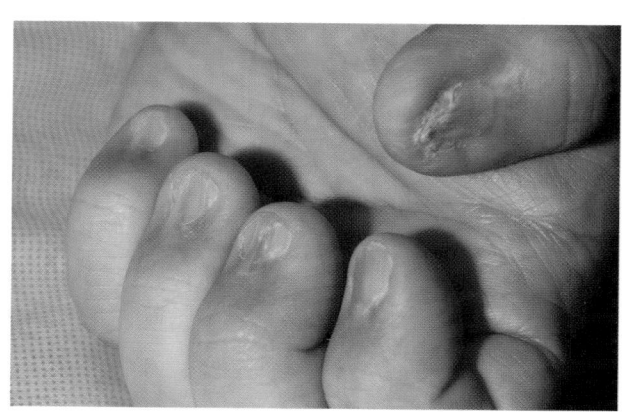

▲ 图 84-11　涉及多个手指的指甲营养不良

尽管单独建立诊断是不够的，但涉及多个手指的指甲营养不良是慢性 GVHD 的一个显著特征。注意纵向皱褶、分裂和脆弱的指甲特征，以及周围的红斑

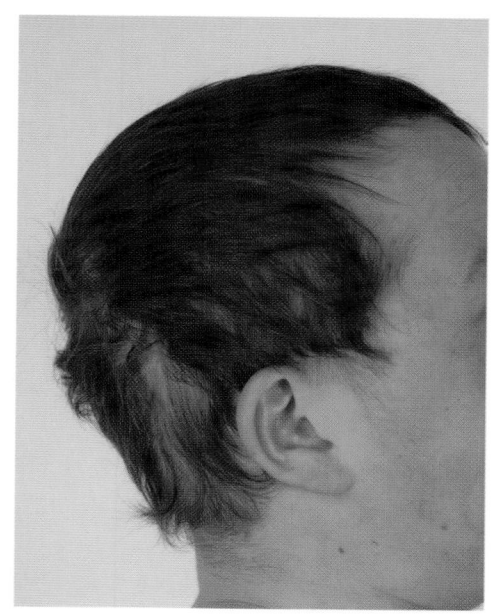

▲ 图 84-12　从化学放疗中恢复后新发的斑片状脱发

这是慢性 GVHD 的另一种独特表现（但不足以单独建立诊断）。斑片状脱发可能涉及头皮或体毛的损失

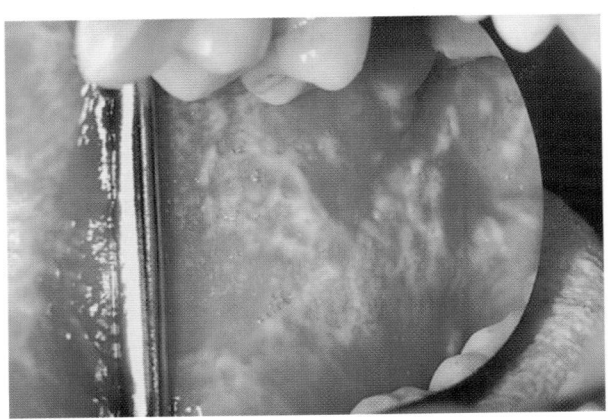

▲ 图 84-13　口腔慢性 GVHD 的苔藓样病变

第 394 天，口腔慢性 GVHD 的苔藓样病变出现红斑、白色条纹、斑块和溃疡形成

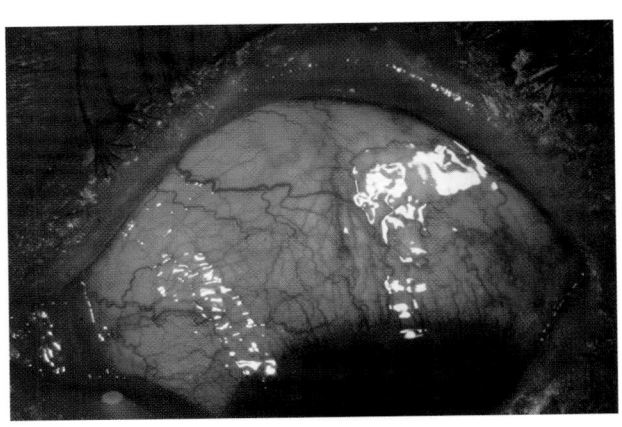

▲ 图 84-16　干燥性角膜结膜炎伴睑缘炎

眼睑边缘增厚、水肿和红斑，还要注意睑板腺孔的堵塞（沿着眼睑边缘）和显著结膜充血。在图像的左下边缘可以看到泪点阻塞

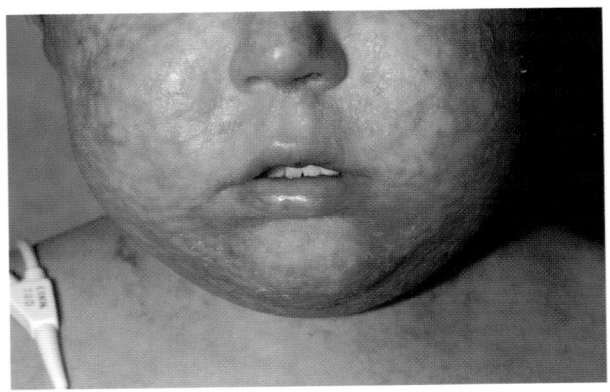

▲ 图 84-14　患有慢性 GVHD 硬化特征的患者的口腔活动范围缩小

这是其中一种诊断表现。注意朱红唇和唇黏膜的红斑、水肿和萎缩

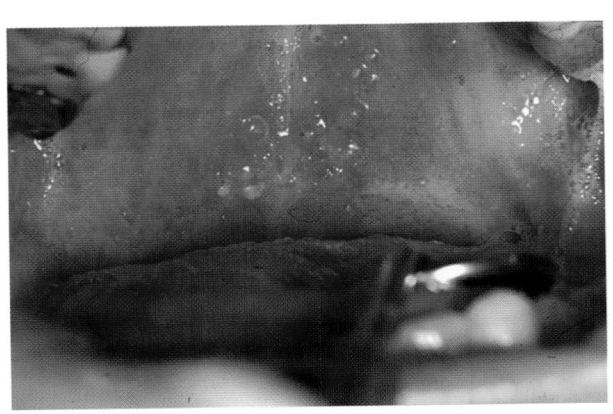

▲ 图 84-15　沿着软腭的中心可以看到许多类囊泡样黏液囊肿（慢性 GVHD 的明显表现）

在软腭中，斑片状白色苔藓样过度角化（慢性 GVHD 的诊断）和散在的中度红斑变化也很明显。另外，注意泡沫黏液唾液与 GVHD 唾液腺功能障碍一致

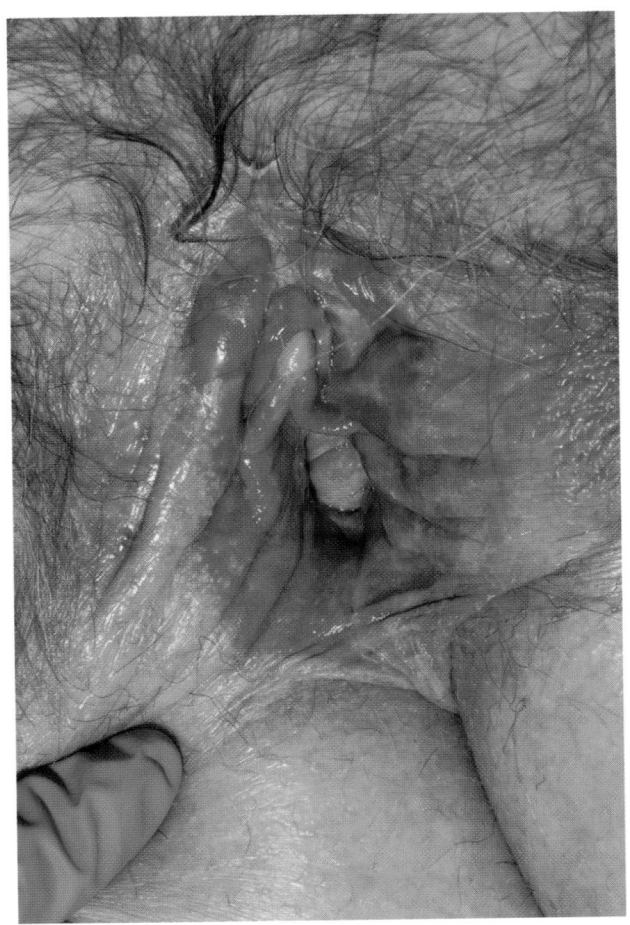

▲ 图 84-17　涉及外阴阴道组织的慢性 GVHD

注意扁平苔藓样表现，这是慢性 GVHD 的诊断，还可见到阴唇组织的红斑和凝集

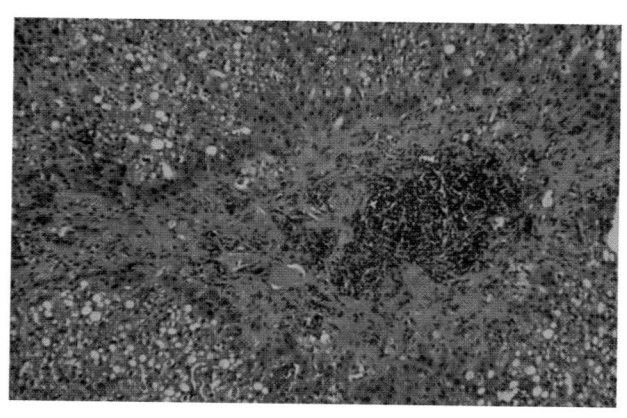

▲ 图 84-18　肝脏慢性 GVHD，第 166 天

该活组织检查显示门静脉区域有明显的浆细胞浸润，缺乏小叶间胆管。急性和慢性 GVHD 之间的组织学二分法在肝脏中比在皮肤中更不清楚。然而，增加的门静脉炎症和胆管损害在慢性 GVHD 中更常见。尽管慢性肝脏 GVHD 的发生频率很高，但肝硬化和肝功能衰竭很少见，可能反映了丙型肝炎病毒的双重感染（另见第 23 章）

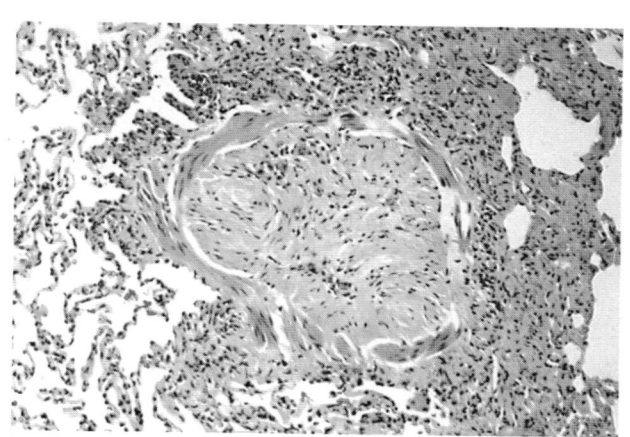

▲ 图 84-19　肺活检中的闭塞性细支气管炎，第 396 天

患者患有严重阻塞性肺病的慢性 GVHD。在肺异基因移植物排异中可见类似的小气道炎症伴纤维化（另见第 23 章和第 47 章）

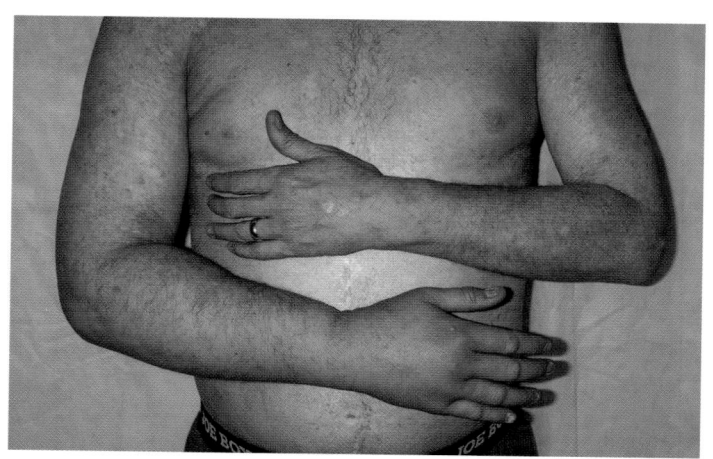

▲ 图 84-20　四肢水肿

四肢水肿可以是双侧的，图中所示是单侧的。水肿可能是进展性皮下硬化和筋膜炎的早期征兆

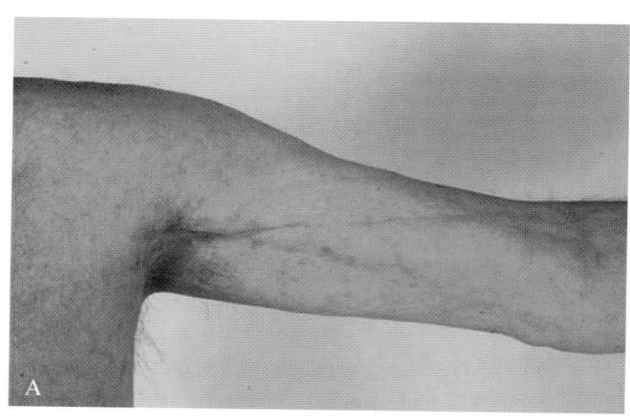

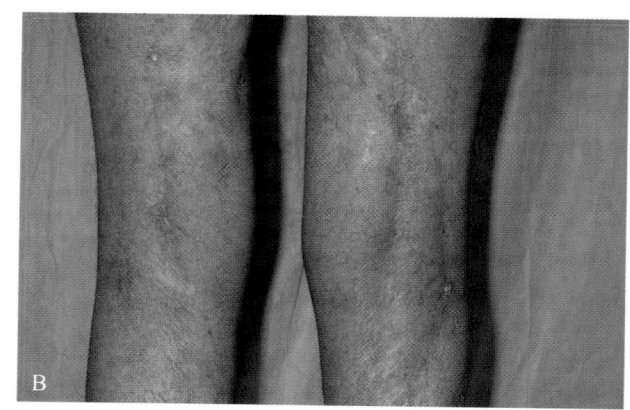

▲ 图 84-21　慢性 GVHD（诊断特征）提示筋膜受累的表现包括波纹或凹槽征

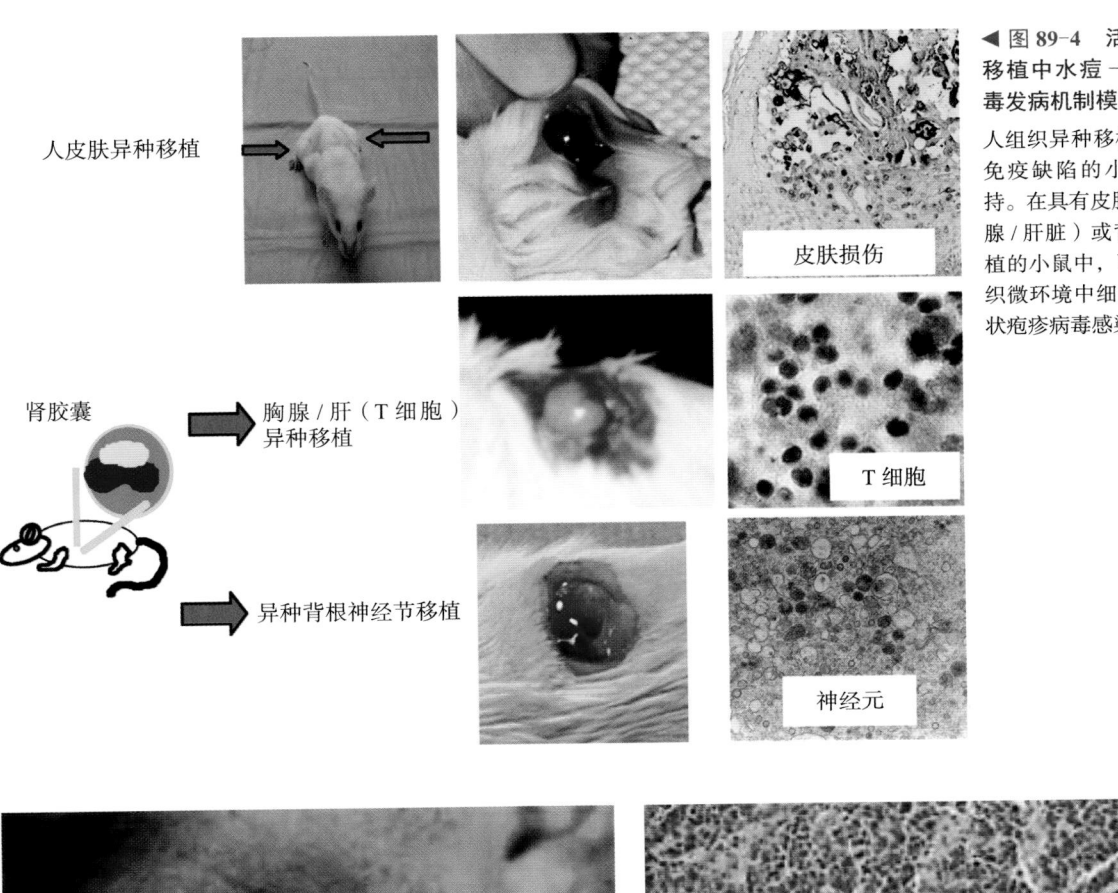

◀ 图 89-4 活体组织异种移植中水痘 - 带状疱疹病毒发病机制模型的建立

人组织异种移植在严重联合免疫缺陷的小鼠中得到维持。在具有皮肤、T 细胞（胸腺 / 肝脏）或背根神经节移植的小鼠中，可以评估其组织微环境中细胞的水痘 - 带状疱疹病毒感染

人皮肤异种移植

肾胶囊 → 胸腺 / 肝（T 细胞）异种移植

→ 异种背根神经节移植

皮肤损伤

T 细胞

神经元

▲ 图 93-4 Merkel 细胞癌的临床和病理表现

一位患者左侧面颊的 Merkel 细胞癌（A）在 HE 染色下显示巢索状的小梁样小细胞，胞质小（B）（引自 Gilaberte 等，2000[134]。经 Karger 出版社许可转载）

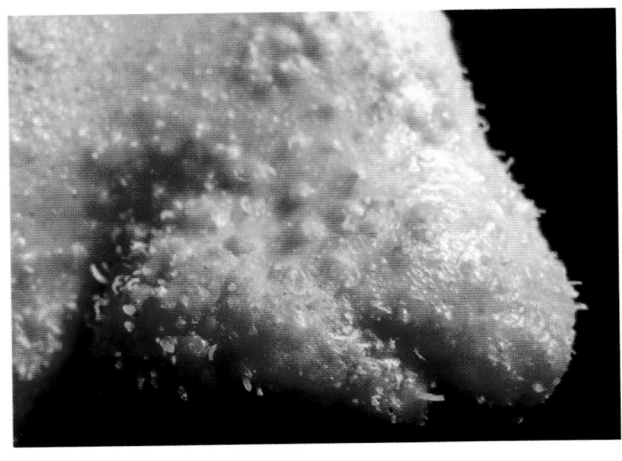

◀ 图 93-5 毛发发育不良的临床表现

免疫抑制患者鼻子上的针状体的特写图像（引自 van der Meijden 等，2010[137]。经 PLoS 许可，遵循知识共享署名许可协议转载

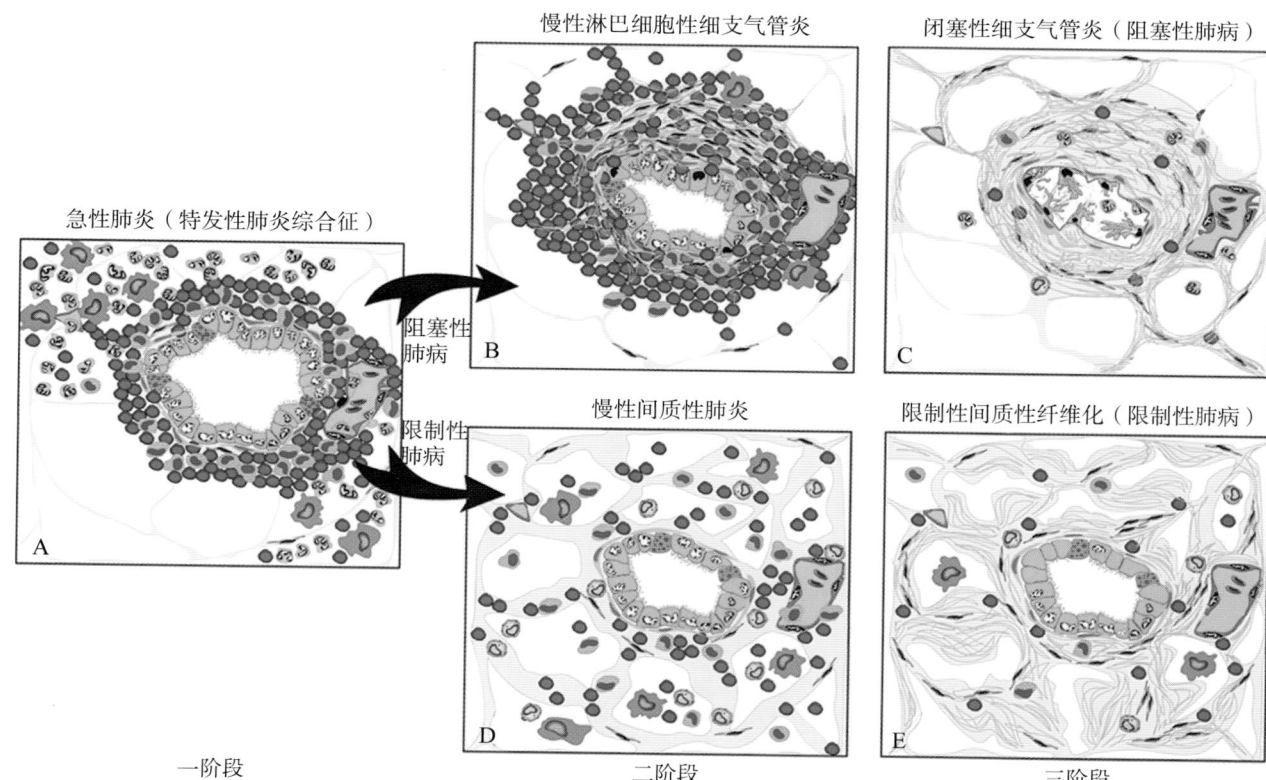

▲ 图 95-5　异基因造血干细胞移植后阻塞性肺病和限制性肺病的三相模型

A. 异基因干细胞移植后免疫介导的肺损伤可分为三个阶段。在第一阶段，急性肺损伤是由同种异体免疫反应引起的，并导致淋巴细胞、巨噬细胞和中性粒细胞相继流入发炎的肺实质；B、D. 在失调的修复机制的环境中持续存在的炎症信号促进了在第二阶段从急性到慢性损伤的转变；C. 随着慢性炎症进入第三阶段，肺成纤维细胞数量急剧增加，并有助于增强支气管结构内和周围的胶原和肉芽组织的沉积，最终导致小气道完全闭塞和不变的阻塞性肺病；E. 相反，如果早期损伤的主要目标是肺泡上皮，则成纤维细胞增殖和间隔内胶原沉积最终导致间质纤维化和限制性肺病

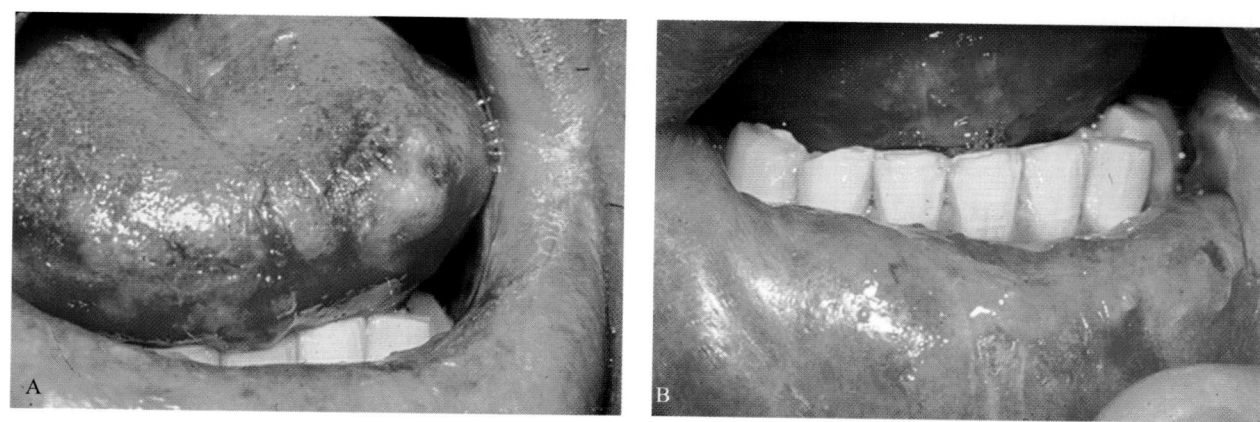

▲ 图 101-2　使用依托泊苷、环磷酰胺和全身放疗预处理移植后 8 天发生的严重口腔黏膜炎和全身放疗（世界卫生组织黏膜炎评分 4 分）

A. 舌头的前腹侧区可见出血性溃疡；B. 同一患者下唇黏膜同时发生的纤维渗出物覆盖于溃疡上形成假膜

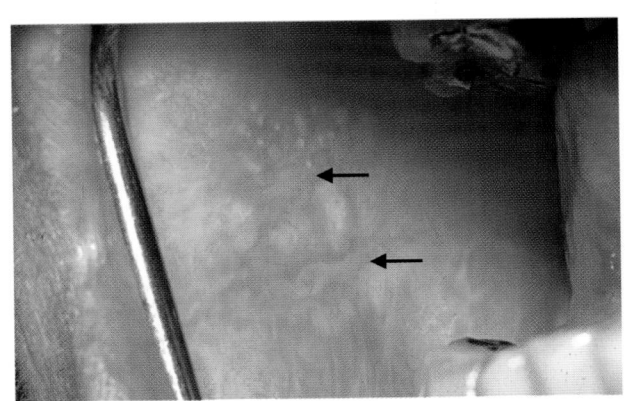

▲ 图 101-3　造血干细胞移植后 1 年患者口腔慢性移植物抗宿主病

伴有苔藓样角化过度的表现（纹状、丘疹状和斑块样表现）和右侧颊黏膜的广泛萎缩和红斑。箭所指为小片初始纤维素假膜渗出物覆盖的溃疡

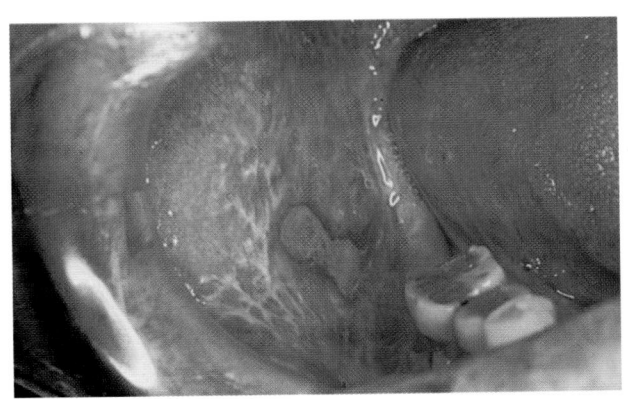

▲ 图 101-4　严重的口腔慢性移植物抗宿主病

图示为特征性过度角化苔藓样带和假膜性纤维蛋白渗出物覆盖的溃疡，外周是炎症。此为一个移植后 18 个月的患者

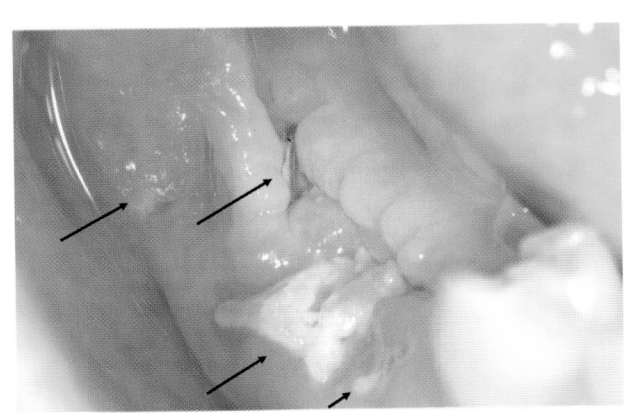

▲ 图 101-5　下颌骨坏死

一名 45 岁患有多发性骨髓瘤的男性患者，接受了静脉唑来磷酸盐治疗 2 年，之后拔除两颗右下磨牙。拔牙后 6 个月他出现了三个区域的双膦酸盐相关的右下颌骨坏死。病变区无痛且稳定。箭所指显示骨外露区

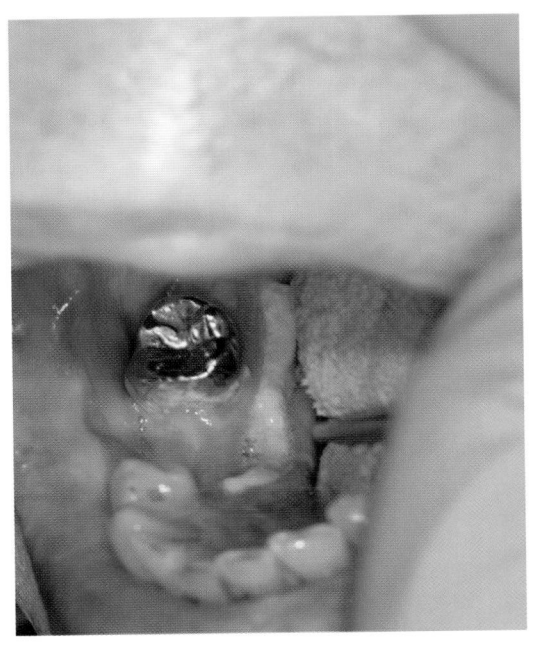

▲ 图 101-6　颌骨的双膦酸盐相关性骨坏死累及右下舌缘

患者为多发性骨髓瘤接受静脉唑来磷酸盐治疗 20 个月。由于被认为是严重的牙周病，3 个月前患者的第二个双尖牙和第一个磨牙已被拔除；拔牙部位已经愈合，但沿着下颌骨舌系带隆突从舌到拔牙部位出现广泛的骨坏死

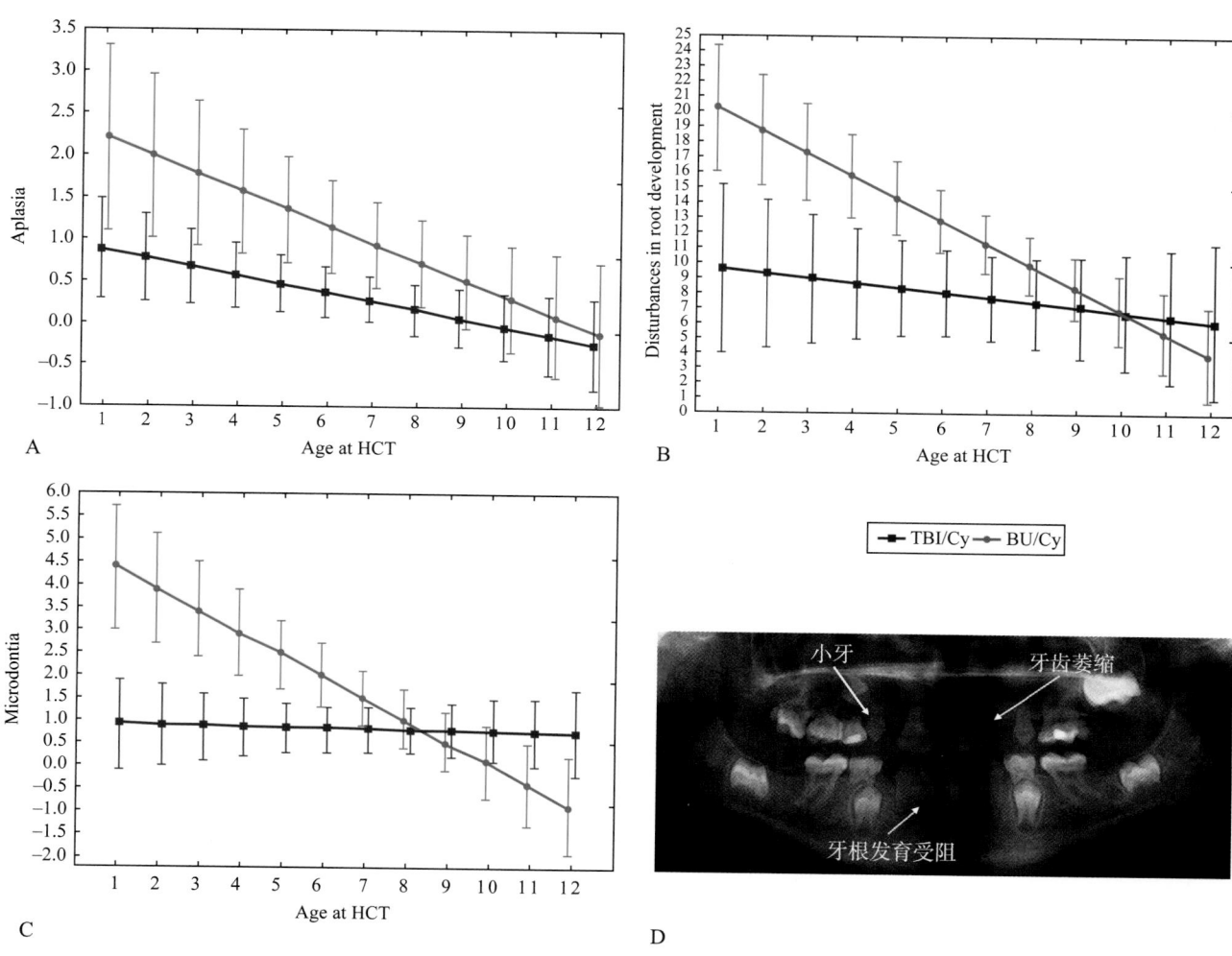

▲ 图 101-7　造血干细胞移植长期存活者中牙齿生长发育障碍

造血干细胞移植预处理方案会造成青少年牙齿生长发育的严重受阻，接受全身放疗预处理方案的青少年比只接受化疗预处理的更加严重。移植时年纪越小，对牙齿发育的影响越大。A. 随着年龄变化造血干细胞移植儿童缺牙的数目；B. 随着年龄变化牙根发育受阻的牙齿的数目；C. 随着年龄变化小牙的牙齿数目；D. 牙全景片显示一位造血干细胞移植长期存活的儿童牙根发育受阻，小牙和牙齿萎缩（引自 RingdénSupport Care Cancer（2012）20（Suppl 1）：S226；945. 获得 G. Dahllöf, K. Garming Legert, M. Remberger，和 O. Ringden 的授权）

如德系犹太人，应检测 FANCC（c.456+4A ＞ C）的突变。对于其他情况，直到最近，传统的方法一直是互补组分析（即，通过转染 17 个范科尼贫血基因中的一个 cDNA 来校正双环氧丁烷 / 丝裂霉素 C 的敏感性），然后进行基因特异性测序。然而大的缺失或二倍体增加了分子诊断的复杂性。重要的是，下一代测序技术越来越广泛可行。方法学的根本改变使得范科尼贫血患者的互补群和两种突变能够更快、更经济地被识别出来。全外显子测序能用来检测每个体的突变。但是，这种方法也存在陷阱，如不能检测出内含子突变，或者目前外显子检测技术不能覆盖的基因调节区域。此外，FANCD2突变更为复杂，因为其存在两个假基因。尽管如此，其他的新技术如 RNA-seq（通过 RNA 分析测序）和比较基因组杂交（微阵列比较基因组杂交），接受检测的范科尼贫血患者，无须事先进行互补研究，都可识别两种突变等位基因（Auerbach，未发表）。遗传咨询师可以根据某位特定患者和家庭确定合适的检测方式，识别下游因素中的突变，特别是 FANCD1/BRCA2 和 FANCN/PALB2，告诉患者，父母和他们家族的其他成员的患癌风险。对于临床医生，可以在基因检测实验室目录中找到（https://www.genetests.org/）得到美国 CLIA 认证的和非美国可进行的检测列表。

1. 产前检测

几乎所有的夫妇都有诞下范科尼贫血小孩的风险（或许因为他们已经有了一个患病的小孩），再次怀孕前的咨询应该是强制性的。至少，夫妇们应该知道之后的小孩患范科尼贫血的风险，以便他们能做一些知情决策，比如避孕、产前检测和运用辅助生殖手段包括遗传基因检测对胚胎进行监测 [131]。胎儿细胞的染色体监测可以通过绒毛膜取样、羊膜穿刺或者经皮的脐带血取样来进行。然而，值得注意的是最近 Fan 等 [132] 报道了可以通过在怀孕早期获取孕妇的外周血这种非侵入性的方法测序胎儿的基因组。目前正在进行的一项研究，利用类似的鸟枪法测序，对目前血浆中的胎儿 DNA 进行单基因突变筛选。在不远的将来，这个方法可能可以用来对那些已知父母突变的病例进行产前诊断范科尼贫血。

2. 辅助生育

如果夫妇有兴趣使用遗传基因检测体外受精技术来阻止植入受影响的胚胎，则需鉴定突变的范科尼贫血基因来进行胚胎遗传学筛选。然而，还有一种可能是，夫妇也可以筛查出一种特定的 HLA 类型，即希望得到 HLA 配型相合，未受影响的儿童作为异基因造血干细胞移植的供者。在这种情况下，确认一个在 IVF 富有经验的团队是很重要的，他能够了解夫妇们特殊的需求，提供可靠的成功概率的预测。重要的是，体外受精程序并没有在遗传基因检测团队或移植中心进行。对那些不能生育的夫妇进行体外受精，需要每天注射药物刺激卵泡发育和成熟。取出之后，每个卵子都要受精。2 ～ 3 天后，在 8 ～ 10 个细胞阶段，取出一个单细胞来检测范科尼贫血和 HLA。胚胎检测如果没有患病而且 HLA 相合（如果有的话），可以立即植入或者之后再植入，取决于家庭人员的要求。

在胚胎植入前检测一个单独的细胞可能存在内在错误的风险，如果想确认胚胎没有受影响和HLA是否相合，绒毛膜取样或羊膜穿刺术是强烈推荐的。在后一种情况下，在分娩前，会安排从健康的兄弟姐妹哪里采集和运送脐带血以及用于检测传染病的母体血液至移植中心。在移植之前，新出生的供者会第三次检测范科尼贫血和 HLA，因为这对即将进行移植的患儿尤其重要。总的来说，对于有高危因素获得一个范科尼贫血患儿的夫妇，一般的方法是体外受精联合遗传基因检测，之后再进行脐带血收集。对于临床医生，重要的是至少要知道一般的程序步骤和潜在的伦理问题 [133, 134]。虽然适用性的广度仍有待确定，而且关于使用体外受精和遗传基因检测选择具有理想特征的胚胎的辩论仍在继续，但从推荐的数量来看，使用这一技术的兴趣越来越大。移植医生需要从一开始就密切参与，不仅要协调护理，而且要评估患者的病情是否允许足够的时间交付健康的 HLA 基因型相合的同胞供者。

十一、未来的方向

逐渐增加对范科尼贫血基因的认识已经很大程度地帮助我们了解凋亡、DNA 修复以及正常造血的规律。在范科尼贫血通路中发生异常以及在非范科尼贫血患者体细胞中的发现，导致了一系列癌症的发生，如乳腺癌和卵巢癌 [30, 135-138]。除了寻找修复范科尼贫血的造血细胞缺陷并消除实施异基因移植的需求，其他人还在寻找范科尼贫血通路中诱导 FA 缺陷的方法，从而提高具有高度致癌症患者对放化疗的敏感性。对于移植医生来说，重点是需持续监测骨髓衰竭和癌症和提高移植的安全性的策略（如运用体外扩增培养脐带血干细胞或减少暴露于细胞毒药物）。

（一）基因治疗

运用转基因技术来纠正造血干细胞移植的基因疾病的可能性已经得到了很多关注。范科尼贫血基因的适用性引起了人们对这种疾病并发的基因治疗发展的极大兴趣，原因有二：①相当少的范科尼贫血患者能用 HLA 基因型相合的造血干细胞供者；②在无关供者移植后肿瘤发病率和死亡率在高危患者组中尤多。一种替代造血干细胞移植的潜在方法是注射基因矫正过的造血干细胞移植。

虽然目前已有很多报道[139-144]重组病毒转录范科尼贫血的 cDNA 转导范科尼贫血的 CD34+ 造血祖细胞中可能改善克隆生成潜能，从而使体外 CFC 表型得到纠正，如所示对丝裂霉素 C 诱导的细胞凋亡有所抵抗，丧失对染色体断裂的敏感性，恢复细胞周期动力学，但转基因治疗的临床试验还没有取得成功。Liu 等[140]报道了第一个针对范科尼贫血患者的临床试验，特别检测了经过基因矫正的自体造血干细胞移植的患者的 FANCC 突变。在这个研究中，运用了一个反转录病毒载体提带 FANCC 和新霉素抵抗的编码系列。输注之后，FANCC 转基因在外周血和骨髓中短暂的出现。FANCC 转基因的功能表型为造血集落刺激细胞的显著增加，包括在丝裂霉素 C 存在条件下的克隆，经过连续成功的输注转导的细胞。虽然在体外有增长优势，在体内基因矫正的造血干细胞移植只有短暂存在的证据。

自这些早期的尝试以来，关于范科尼贫血的基因治疗仍需大量学习[142, 145-147]。造血干细胞的动员、基因转导的效率、长期的基因表达和安全性一直在改进。最近一些工作显示，慢病毒载体对于静止的造血干细胞移植进行基因矫正也许是个有效的策略。虽然基因治疗在范科尼贫血的背景下尚未得到证实，但范科尼贫血是这种治疗方法特别有吸引力的候选疾病，因为矫正后的造血干细胞具有固有的选择性生存优势。针对范科尼贫血患者的转基因的自体造血干细胞移植的临床试验正在进行中。虽然科学上很有兴趣，但造血干细胞靶标的匮乏，积累

的染色体畸变的风险，以及不论何种供者类型的异基因移植的成功率都较高，这都减慢了范科尼贫血在基因治疗领域的发展。检测造血干细胞基因矫正安全性的最佳候选人可能是具有风险因素而不能合理选择移植的患者（如肾功能异常、有实体肿瘤病史）。虽然年长是个移植的危险因素，年长也是染色体畸变、MDS 和缺少造血干细胞的危险因素。然而，造血干细胞扩增的新策略越来越可行，这可能会在不远的将来为范科尼贫血基因治疗带来希望。

（二）干细胞和组织修复

胚胎干细胞是一组多功能干细胞起源于囊胚的内细胞团，它可以在未分化的情况下无限的繁殖，或者至少在体内分化成多种细胞谱系。最近，诱导的多能干细胞已经能够从范科尼贫血患者的皮肤成纤维细胞中获得[148, 149]。不管它们的起源，干细胞在治疗退性和遗传疾病中拥有远大的前途。在范科尼贫血情况下，干细胞可以用来促进放化疗后的组织修复的策略，因为严重的局部损伤本身可能会使人衰弱和危及生命，例如实体肿瘤的治疗。作为一种选择，从范科尼贫血患者自身提取的基因矫正的干细胞可以作为一种造血干细胞的来源。经过基因矫正的患者特异性诱导的多功能分化干细胞可以分化为造血干细胞，已经作为一个引人注目的策略来治疗大多数范科尼贫血患者的骨髓衰竭而进行探索。

十二、结论

在异基因造血干细胞移植领域里，范科尼贫血是个令人惊奇的成功案例。曾经这被认为是"最后的手段"因为发生率异常高的治疗相关毒性，目前移植在范科尼贫血患者合并骨髓衰竭的一线治疗已经完成。然而，诊断 FA 的血液学家、遗传学家、肿瘤学家和亚专科医生（无论患者年龄大小）应尽早将患者转到范科尼贫血综合治疗中心，而不是等到可能需要骨髓移植的时候。这些中心需要提供综合的评估，重点在这种疾病诊断（如互补组分配和突变分析）的独特问题和遗传治疗咨询（如胚胎选择和产前检测），以及特殊脏器功能障碍（包括骨髓衰竭）和晚期并发症（如癌症、身材矮小和内分泌疾病）的特殊护理。

所有范科尼贫血患者都应该由一位有经验的血

液学家定期随访，即使在可能发生骨髓衰竭之前也应如此。每年的骨髓检查需要尽早开始，特别是在含有 *FANCD1/BRCA2* 突变的患者。通过每年的骨髓检查包括细胞学检查的强化监测，降低诊断疾病进展为 MDS 和白血病的风险。为总的目标，提出监测计划和处理原则，以反映该领域专家的应用情况（图 76-14）。可预料的是，一般的方法不能反映特定范科尼贫血患者的特殊问题，这可能需要更多地考虑。然而，一旦范科尼贫血在一个患儿中确诊，重要的是这个先证者的其他兄弟姐妹都需要检查有

无范科尼贫血，无论年龄、表型和 HLA 基因型。在血细胞减少已经发生（或即将发生）的情况下，为了能够在输血或发生机会性感染前进行移植，寻找合适的供者是非常迫切的。虽然移植对某些患者来说不是最佳选择，因为存在着共病（如感染、癌症）或缺少合适的供者，但这并不常见。对大多数可移植的候选人来说，如今的异基因移植，无论是来自 HLA 相合的同胞供者还是无关供者，都具有很高的成功率。

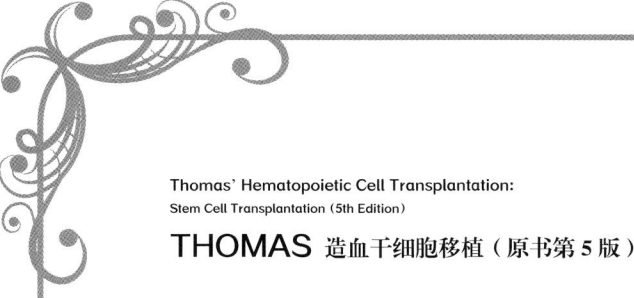

第七部分
造血干细胞移植
相关并发症
Complications of Hematopoietic
Cell Transplantation

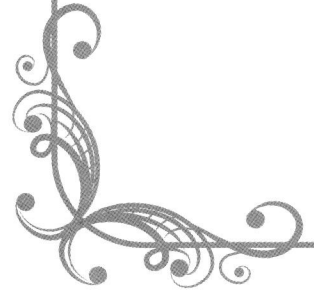
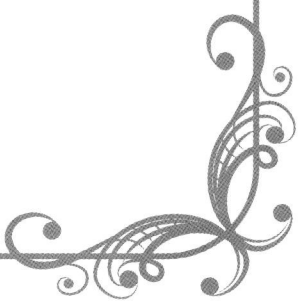

第 77 章
植入失败的机制与治疗
Mechanisms and Treatment of Graft Failuren

Robert Lowsky　Hans Messner　著

陈　峰　译

李　正　陈子兴　校

一、概述

造血干细胞（HSC）循环和从骨髓迁移到血液往复的能力是造血系统的内在特征。HSC 循环的生物学作用和生理学意义尚不清楚，但正是这种输送能力所致的造血细胞的稳定植入，构成了造血细胞移植成功治疗血液病和非血液病的基本要求。造血干细胞移植后未能实现持续植入与相当高的发病率和死亡率相关，最显著的是由于骨髓低增生和（或）疾病复发引起的感染和出血性并发症。本章回顾了与植入失败（graft failure, GF）相关的临床问题和治疗方法。

二、造血干细胞的迁移、归巢和植入概述

造血干细胞移植后恢复足够的血细胞生成需要在植入的造血干细胞与支持其复杂的骨髓微环境之间进行一系列平衡的相互作用。

输注造血干细胞后，细胞最初松散地黏附在骨髓中的血管内皮上，其强度足以克服血流的血流动力学剪切力[1]。介导最初束缚的主要造血干细胞表面分子是选择素配体，P- 选择素糖蛋白配体 -1（P-selectin glycoprotein ligand-1, PSGL-1）和造血细胞 L-/E- 选择素配体（hematopoietic cell L-/E-selectin ligand, HCELL），它们与内皮 E- 选择素和 P- 选择素相互作用[2, 3]。此后，通过激活造血干细胞表面整合素超家族来介导造血干细胞的黏附，主要是 VLA-4、α4β7、α6 整合素和 LFA-1，与内皮免疫球蛋白（Ig）超家族受体（如 VCAM-1）和透明质酸受体 CD44 的相互作用[4, 5]。细胞表面无 α 和 β 整合素的裸造血干细胞不能牢固地黏附于内皮表面，即使它们在胎肝中正常增殖和分化，也不能归巢于骨髓龛位[6, 7]。在牢固的黏附之后，通过与造血干细胞表面 CXCR4 受体结合的细胞外基质结合的 SDF-1（也称为 CXCL12）的梯度，可以调节在骨内膜表面的内皮运动而向造血龛归巢[8]。其他有效的造血干细胞化学诱导物包括生物活性鞘磷脂鞘氨醇 -1 磷酸盐（S1P）和神经酰胺 -1 磷酸盐（ceramide-1 phosphate, C1P）的梯度[9, 10]。成功归巢后，造血干细胞与其特定龛位的黏附是由许多细胞类型的复合物介导的，包括间充质干细胞和携带甲状旁腺激素受体的成骨细胞[11, 12]，联合与骨髓窦内皮细胞相互作用的网络，辅助的 T 细胞亚群，脂肪细胞和成纤维细胞[13-15]。如果造血干细胞或其骨髓龛位先前已经受损，可能来自患者先前接受的化学疗法和 / 或照射，则可能损害成功的造血干细胞归巢、黏附和植入。在异基因造血干细胞移植的情况下，该过程通过免疫介导的宿主抗移植物和移植物抗宿主反应进一步复杂化。考虑到造血干细胞从输注到植入其骨髓龛位过程的复杂性，以及随后对其自

我更新和分化的控制，令人惊讶的是临床造血干细胞移植通常具有相对低的植入失败率。

三、定义

植入失败的定义是自体和异基因造血干细胞移植后缺乏造血细胞植入。它的标准多数情况下是可使用的，几十年前对植入失败的定义今天仍然存在。植入失败分为初级（早期）和次级（晚期）阶段（表 77-1）。

（一）原发性植入失败

初级植入失败是指在移植后 28dANC 未能超过 $0.5 \times 10^9/L$ 的阈值，或在第二十一天时未超过 $0.1 \times 10^9/L$[16-19]。骨髓植入当天是指 ANC 超过目标阈值的连续 3d 中的第一天。血小板恢复当天定义为血小板计数至少 $20 \times 10^9/L$、$50 \times 10^9/L$ 或 $100 \times 10^9/L$ 的第一天，并在过去 7d 内未输血而能持续 3d[16-19]。与骨髓恢复相比，血小板恢复通常延迟，或者有时根本未能实现，特别是如果使用更高的血小板值（$100 \times 10^9/L$）作为阈值。国际血液和骨髓移植研究中心（CIBMTR）使用 ANC 阈值 $\geq 0.5 \times 10^9/L$ 和血小板计数 $\geq 20 \times 10^9/L$ 作为收集有关恢复计数天数的数据。无输血支持的血红蛋白水平 $\geq 8g/dl$ 是红细胞植入的可接受阈值[20]。孤立的血细胞减少不一定代表植入失败，因为这可能代表与药物、病毒感染、家系特异性免疫介导的血细胞减少或 GVHD 相关的短暂现象。

（二）继发性或晚期植入失败

符合初次植入标准，但随后出现至少两系血细胞减少而定义为先前功能性植入物丢失的患者（即 3 个实验室值的 ANC $\geq 0.5 \times 10^9/L$，随后 3 个实验室值或更多的实验室值降至 $< 0.5 \times 10^9/L$，以及血小板计数达到阈值并随后下降至 $< 20 \times 10^9/L$）被认为具有晚期或继发性植入失败[17, 18]。晚期植入失败是一种更常与异基因造血干细胞移植，而非自体移植相关的现象[18]。晚期植入失败的可能原因包括与残留受者免疫相关的移植物排斥、移植受者的疾病进展、供者细胞产量低、药物不良反应、感染或 GVHD。

（三）移植物排斥和移植物功能不良

移植物排斥是指由于受者和供者之间的遗传差异而发生的残留宿主效应细胞免疫介导的对供者异

表 77-1 植入失败和植入不良的定义

移植类型	植入失败类型	诊 断	注 意
植入失败，自体和高剂量预处理异基因造血干细胞移植	原发	移 植 +28 天 ANC $< 0.5 \times 10^9/L$，Hb $\leq 8g/dl$，血小板计数 $< 20 \times 10^9/L$，并持续输血支持	骨髓活组织检查确认没有造血功能
			第 28 天是相对于细胞输注日期
	继发	初始植入之后 ANC $< 0.5 \times 10^9/L$，与感染、药物或疾病进展无关，红细胞和血小板输注支持	骨髓活组织检查确认没有造血功能
			对于发病日期，使用 3 次连续测试 ANC $< 0.5 \times 10^9/L$ 的第一次日期
植入失败，减低强度预处理异基因造血干细胞移植	原发	移植 +28 天 ANC $< 0.5 \times 10^9/L$ 且测定确认 $\geq 5\%$ 供者型细胞 未能超过 5% 供者类型阈值，即使血液计数基本正常	骨髓活组织检查可能或不能确认缺乏造血功能
			测定确认存在或不存在供者细胞
	继发	初始植入之后 ANC $< 0.5 \times 10^9/L$，继续输血支持且检测确认 >5% 的供者类型细胞 供者血细胞的缺失 $< 5\%$，血细胞计数无关	骨髓活组织检查可能或不能确认造血细胞缺乏
移植不良功能		在移植 +28 天后，要求连续 2 周内出现 2 次或 3 次血细胞减少（Hb $< 10g/dl$，ANC $< 1.0 \times 10^9/L$，血小板计数 $< 30 \times 10^9/L$），没有输血支持	在异基因造血干细胞移植中需要测定以确认供者细胞的存在。CD34$^+$ 选择细胞增强被认为是造血干细胞移植后移植物功能不良的原因

基因移植物的排斥。因此，移植物排斥与异基因造血干细胞移植有关，但与自体或同基因造血干细胞移植无关。原发移植物排斥反应是指在移植后第一个月内未出现供者造血；晚期排斥被定义为供者细胞在其最初植入发挥功能后又丧失[19]。移植物排斥的确定需要分析血液或骨髓的嵌合状态以确认供者造血细胞的缺少或丢失。对植入物的排斥是植入失败的根本原因。与移植物排斥相反，移植物功能不良表明在完全或接近完全供者造血细胞嵌合的状况下，在异基因造血干细胞移植后无法获得足够的血细胞计数[21]。

（四）异基因造血干细胞移植后混合嵌合状态

1. 高剂量预处理

最初的嵌合体研究是在血液系统恶性肿瘤的异基因移植受者中进行的，这些患者接受了高剂量预处理和未处理的供者移植物。由于移植预处理的强度，这些患者实现了完全（100%）供者造血细胞嵌合，并且移植物中的 T 细胞促成了移植物抗淋巴造血反应。对于在造血干细胞移植后实现全血细胞计数恢复，并且在常规高剂量预处理和标准 GVHD 预防后接受未处理移植物的患者，可以不做嵌合度测试。

2. 减低强度预处理

众所周知，异基因造血干细胞移植的减低强度预处理与宿主造血细胞的不完全根除相关[22]。因此，相当大比例的患者存在多谱系混合的供者 - 受者造血细胞的嵌合状态，并在移植后延伸数月。减低强度预处理后的初次植入是通过实现上述中性粒细胞、血小板和血红蛋白阈值来界定的，此外，还需要达到 ≥ 5% 的供者 T（CD3+）细胞[17]。即使在血细胞计数完全恢复的情况下，未能超过 5% 供者类型的阈值也被认为是原发植入失败，而继发植入失败则指最初超过 5% 阈值但随后低于此值的状态。完全或不完全嵌合一般是指通过供者造血取代95% ～ 100% 的受者造血，尽管大多数测定是半定量的，或可能未检测到小百分比（< 5%）的受者细胞。混合嵌合表明同时存在供者和受者细胞，这通常被认为是 5% ～ 95% 的供者类型[17]。当一个或多个谱系完全来自供者时，或一个或多个谱系来自受者，则术语称分裂嵌合。对使用这些术语定义完全嵌合和混合嵌合状态的阈值仍然缺乏共识。同样，评估嵌合体的测定方法并未标准化，而且尚不确定血液或骨髓的谱系选择是否应该成为分析的内容。重要的是，持续混合嵌合状态与植入失败风险和疾病复发之间的关系尚不清楚，需要进一步研究。合理的似乎是，如果给予移植物处理或改变移植预处理的强度，嵌合度的检测对于评估获得完整多谱系供者细胞植入能力的变化的影响很重要，新的预测 GVHD 方案正在研究中。

四、植入失败的发生率

报道的植入失败发病率各不相同，部分原因是报道了与植入失败相关的后果（即感染或出血引起的发病率和死亡率），而不是植入失败本身。

为了估计自体造血干细胞移植后植入失败的发生率，有理由认为在大多数中心，100d 非复发死亡率< 10%，其中只有一小部分可归因于植入失败。用于估计自体造血干细胞移植后植入失败发生率的替代标记要求使用后备产品实行造血细胞的挽救。在一项针对 300 名连续患者的单中心研究中，这些患者在 1980—1997 年接受了高剂量治疗，随后进行了挽救性自体造血干细胞移植，由于原发性（$n = 12$）和晚期（$n = 2$）植入失败，14 名（4.7%）患者需要使用其备用产品进行补救[23]。在该研究中植入失败的风险因素是使用 BM，诊断为急性髓性白血病，CD34+ 选择和通过单采血液收集离体细胞因子扩增的外周血单个核细胞。鉴于这些风险因素存在于少数自体移植受者中，对于接受自体造血干细胞移植的大多数患者，植入失败的发生率的更合理估计可能为 1% ～ 3%。

异基因移植受者的植入失败发病率较高，特别是如果患者接受 HLA 不相合或去 T 细胞的移植物，或者如果进行单个单位脐带血移植。根据移植的具体细节，据报道在异基因造血干细胞移植受者中植入失败的风险发生在 2% ～ 20%[24-26]。某些移植中心选择为需要异基因造血干细胞移植的患者储存自体骨髓或血源性造血干细胞[23, 24, 26]。306 个（31%）欧洲中心中有 94 个完成了关于为异基因造血干细胞移植的受者存储自体备用细胞的政策的调查问卷，只有一半以上的中心有这样的政策[26]。收集自体备用造血干细胞最常见适应证是使用相合或不合的无关供者或脐带血。一些北美移植中心也存储自体备用细胞用于抢救[24]。

五、移植失败的原因

表 77-2 给出了造成植入失败风险的因素列表。

（一）免疫介导的移植物排斥

1. 供者介导

已经明确异基因移植物中的供者 T 细胞促进造血植入，因为移植前通过任何一种方法从骨髓移植物中清除 T 淋巴细胞与移植排斥发生率的显著增加相关 [27-29]。

供者 T 细胞抑制移植物排斥的机制仍然不明确。据报道，在小鼠移植模型中，供鼠 CD8⁺ T 细胞比 CD4⁺T 细胞更有效地促进短期和长期植入 [30, 31]。人们认为供鼠 T 细胞直接抑制或消除受者效应细胞群。在小鼠移植模型中，跨越 MHC Ⅰ类或Ⅱ类屏障的骨髓植入需要供鼠 CD8⁺T 细胞具有完整的穿孔素途径以实现持续植入并防止移植物排斥 [30]。另一种可能性是供鼠 T 细胞提供的细胞因子影响供鼠造血祖细胞归巢到骨髓龛位或增强其增殖的能力，尽管受鼠效应细胞可能未被抑制。由供鼠衍生的异基因反应性 T 细胞分泌 GM-CSF 增强了造血干细胞增殖 [32]。

在不引起 GVHD 的情况下，为促进移植物植入而确定供者移植物细胞数量的努力仍然是一个积极的研究领域。在大多数啮齿动物骨髓移植模型中，未经分离的 CD4⁺T 细胞不具有支持供者造血细胞植入的有效的促进作用，而未分离的 CD8⁺T 细胞则具有支持造血干细胞植入的能力 [30]。在骨髓移植的临床前小鼠模型中，移植后第 16 天注入供鼠来源的 CD8⁺ 记忆 T 细胞，可将混合嵌合的 MHC 主次均不合的受鼠转化为完全供鼠的嵌合体，而不发生 GVHD[33]。其他 CD8⁺ 亚群，特别是 CD8⁺、CD3⁺、αβTCR 和 γδTCR 阴性，都能促进骨髓细胞的植入，而不引起异基因小鼠移植模型中的 GVHD[34]。此外，一种特殊类型的抗原呈递细胞携带 CD8，称为反抑细胞，向识别它们的 T 细胞传递凋亡信号 [35]。虽然这种信号通路的性质尚未定义，但在小鼠骨髓移植模型中证明，通过灭活和消除异基因反应性受鼠 T 细胞，转移供鼠来源的反抑细胞支持造血干细胞植入 [36]。在 MHC 不合品系小鼠经减低强度预处理后骨髓移植的模型中输注供鼠 CD4⁺CD25⁺ 调节性 T（Treg）细胞可促进供鼠骨髓细胞的植入，表明供鼠 Treg 细胞可以调节宿主抗移植物反应 [37]。更清楚地了解各种供鼠 T 细胞亚群的作用，包括

Treg 细胞、反抑细胞群和共刺激信号通路，有可能减少宿主抗移植物反应，而宿主抗移植物反应是免疫介导的异基因排斥反应的基础。

2. 受者介导

临床前研究证实，移植后移植物排斥反应的风险增加是由于移植物对预处理耐受的受者免疫细胞 [包括受者自然杀伤细胞 (NK)、自然杀伤 T 细胞 (NKT)、γδTCR T 细胞及传统的 CD4⁺ 或 CD8⁺T 细胞] 的敏感性增强 [38-41]。

3. 受者 NK 细胞移植物排斥反应

40 多年前，研究人员使用小鼠的骨髓移植模型，发现它们的 F1 杂合子以 MHC 非依赖方式排斥亲本纯合子的骨髓移植，这是由抗受鼠的 NK 细胞所致 [38, 42]。用针对 NK 细胞相关抗原的抗体预处理方案可消除受鼠对移植物的排斥反应 [43]。在缺乏 T 细胞和 B 细胞但具有正常 NK 细胞功能的严重联合免疫缺陷（SCID）小鼠中，NK 细胞仍可以介导对 BM 细胞排斥反应，因为这些小鼠即使在致死性照射后还排斥骨髓细胞移植物 [44]。NK 细胞介导的骨髓移植排斥反应可被受者和供者 Treg 细胞调控，采用完全以 NK 细胞为基础的 F1 杂交耐受模型行亲代骨髓移植，预先去除受者 CD4⁺CD25⁺ Treg 细胞可显著增强 NK 细胞介导的骨髓排斥反应 [45]。相反，当骨髓移植物中加入供者 Treg 细胞时，NK 细胞介导的骨髓移植物排斥反应被消除 [45]。在临床造血干细胞移植中，缺乏关于 NK 细胞介导的对植入物抗性的确切证据，部分原因是缺乏区分 T 细胞和 NK 细胞介导的对植入物抗性的测试。人类的 NK 细胞对环磷酰胺高度敏感，并被移植后免疫抑制药所抑制 [46]。临床移植中注入的造血细胞数量也可能足以克服受者 NK 细胞的抗性。在骨髓移植小鼠模型中，NK 细胞介导的对移植物排斥反应随着移植预处理的减弱而增加 [47]。推测很有可能，NK 细胞在人类减低强度预处理方案后的移植物排斥反应中发挥更重要的作用。

4. 宿主 T 细胞促进移植排斥反应

据推测，在非致敏受者中介导对异基因骨髓细胞排斥的显性细胞类型是对移植方案抗性的 CD8⁺ 效应细胞 T 细胞，其主要通过 Fas-Fas 配体（FasL）和穿孔素依赖性途径诱导供者造血细胞毒性 [48-50]。然而，这两条主要的细胞毒性通路的破坏并没有完全消除对骨髓细胞植入的抗性 [48-50]。此外，在受鼠

表 77-2　植入失败的危险因素

定量因素
低 CD34 细胞产量
存在脾大
移植来源（脐带血＞骨髓＞动员外周血）
定性造血干细胞和骨髓龛相关因素
广泛的移植前化疗和 / 或照射
铁过载
骨髓纤维化
疾病状况
＞初诊后 1 ～ 2 年
疾病累及骨髓
难治性疾病
疾病类别
遗传性红细胞生成疾病（SCD 和珠蛋白生成障碍性贫血）
严重获得性再生障碍性贫血
MDSs 和 CMNs
高龄受者和（或）供者
储存技术和专业知识
免疫
供者和受者 HLA 不合
移植前存在 DSA
移植物处理（即 TCD 或 CD34 细胞选择）
移植前广泛输血史
移植后免疫抑制方案
移植类型和预处理强度
存在急性或慢性 GVHD
病毒感染（HHV-6、细小病毒、CMV）

CMNs. 慢性粒细胞肿瘤；CMV. 巨细胞病毒；DSAs. 供者特异性抗体；HSC. 造血干细胞；MDS. 骨髓增生异常综合征；SCD. 镰状细胞病；TCD.T 细胞耗竭

鼠体内清除 TNF-α、TGF-β、分化辅助性细胞因子（TH）1 和 TH2 细胞因子均未能降低对异基因骨髓细胞植入的抗性[48]。基于文献综述，可以合理地假设受鼠冗余的效应 T 细胞通路促成对骨髓细胞的排斥反应。了解高剂量和低强度预处理后受鼠 T 细胞群体介导的抗移植物途径，对于制定促成异基因造血干细胞移植后稳定植入的有效策略具有重要意义。

可以合理地假设，因为不需要 T 细胞效应诱导期，骨髓细胞排斥反应在致敏受者中比非致敏受者更快。有证据表明，$CD44^{lo}$ 的初始 T 细胞对分级剂量全身照射的敏感性明显高于 $CD44^{hi}$ 记忆 T 细胞和 NKT 细胞[51]。在骨髓移植的小鼠模型中，在清髓性全身放疗后，对主要和次要不合的异基因抗原免疫后的记忆 T 细胞持续存在，而初始 T 细胞则不复存在，由此阻止骨髓细胞植入[51]。在临床造血干细胞移植中，几乎所有的供者都与受者 HLA 相合，移植前受者多次输血会增加移植物被排斥的风险[19]。这被认为是由于白细胞在输血中表达的次要 HLA 抗原（mHAs），免疫了受者而对供者移植物的 mHAs 发生交叉反应。有理由认为，在长期接触 mHAs 的患者中，针对异基因抗原的辅助记忆 T 细胞也具有辐射抗性，并且可能导致移植物排斥反应。

5. 宿主 B 细胞促进移植物排斥反应

已经描述了通过抗体依赖性细胞介导的细胞毒性或补体介导的细胞毒性抗体产生的骨髓排斥[52]。在移植时存在预先形成的抗体不容易被常规的标准预处理方案或移植后免疫抑制药物控制。血浆置换、大剂量静脉注射免疫球蛋白、脾切除和用于实体器官移植以消除抗体介导的排斥反应等策略通常并非造血干细胞移植预处理方案的一部分，因此它们在减轻移植物排斥反应方面的效果尚未得到正式评估。在骨髓移植小鼠模型中，单次对 MHC– 异种品系的预激就可产生抗体介导的对骨髓细胞的快速排斥反应（< 3h），而 T 细胞介导的骨髓排斥反应在非未预激小鼠中则能持续 6d 以上[41]。在此模型中，使用高剂量的供鼠骨髓细胞与高剂量的免疫球蛋白和 T 细胞清除性抗体相结合的方法能克服致敏受鼠的排斥反应[41]。将接受 HLA 不合移植而出现植入失败患者的移植前血清样本与相应 HLA 不合植入病例对照组进行比较，就能显示出临床移植的相关证据。在 37 例植入失败患者中，24% 的患者

检测出抗 HLA–A、HLA–B 和（或）HLA–DP 的供者特异性抗体（DSAs）阳性，而 78 例植入对照组中只有 1%[53]。另一项研究证实在接受半相合造血干细胞移植的患者中供者特异性抗 HLA 抗体与移植物排斥反应发生率高相关[54]。在脐带血移植后，DSAs 的存在也可能是植入失败的重要因素[55]。所以在接受 HLA 不合供者移植物的受者中理应常规评估 DSA 是否出现，并以此考虑消除对植入失败潜在影响的策略。

即使在先前致敏的情况下，B 细胞介导的骨髓移植物排斥在组织相容的同胞间的影响也不太清楚。

在人类移植中，存在着抗辐射的抗供者细胞毒性 T 淋巴细胞（CTL）群体，对供者 MAS 有过敏化反应的个体，或通过多次输血致敏的严重再生障碍性贫血患者，都与高水平的移植物排斥反应有关[56, 57]。相比之下，交叉配型抗体的受者中排斥反应不常见，严重再生障碍性贫血受者的组合的抗体反应检测并不能预测移植结果[56, 57]。

了解供者造血干细胞如何被识别和抵抗是一个复杂的生物学问题。从临床前的模型来看，很明显，各种受者细胞群体参与了对移植物的抗性，它们的作用受到多种因素的影响，包括遗传差异、先前的致敏、移植物含量和受者的准备。同样，供者移植物中也含有大量细胞，影响移植物的植入。对移植的造血干细胞如何被靶定和抑制的问题持续关注无疑将有助于制定方案，以确保成功的植入，并减少植入失败的风险。

（二）组织相容性抗原

比较研究来评估 HLA 相容性对异基因造血干细胞移植后植入失败风险的影响很有挑战性。主要原因与早期研究中难以评估不相容性的真实程度有关。此外，早期研究中的供者选择往往是基于 HLA–A、HLA–B 或 HLA–DR 的相合标准，这可能不反映在 HLA–C、HLA–DP 或 HLA–DQ 上是否相合。考虑到 205 例接受 HLA–A、HLA–B、HLA–C、HLA–DRB 1 和 HLA–DQB 1 分子相合的无关供者的患者中，90 对受者供者中发现一个单等位基因 HLA–DP 错配，在 60 对供者中发现两个等位基因错配[58]；但此研究并未评估错配对植入失败的影响。早期和最近的研究之间有很明显的脱节，因为几乎所有早期的研究都报告说，HLA 相合程度的增加与同胞和无关供者骨髓移植的风险增加有

关[59-61]。然而，在最近的研究中，观察的结果并不一致；美国国家骨髓捐献者计划（NMDP）报告评估了 HLA-A、HLA-B、HLA-C、HLA-DRB 1、HLA-DQB 1、HLA-DQA 1、HLA-DPB 1 和 HLA-DPA 1 等位基因，7/8(等位基因或抗原) 与 8/8 配对的无关供者受者对的植入失败风险差异无统计学意义[62]。在另一项研究中，709 例血液病患者在减低强度预处理之后接受了无关的供者移植，在 HLA-A、HLA-B、HLA-C 和 HLA-DRB 1 中进行等位基因水平的 HLA 分型，与完全相合的移植者相比，HLA 不合移植的受者的植入失败风险并未增加[63]。在这项研究中，与外周血干细胞相比，使用骨髓是增加植入失败的唯一显著风险。另外，在后一项研究中，植入失败与更高的死亡率无关，因为植入失败患者接受了有效的挽救治疗，例如供者细胞的增加或第二次移植[63]。

（三）ABO 相合

在 HLA 相合的异基因移植中，约 25% 的供者和受者之间存在 ABO 不相合性。当受者血浆对供者红细胞抗原有异血凝素（isohemagglutinin, ISO），以及当供者有异血凝素抗受者红细胞抗原时，不相合性被定义为主要因素。当存在主要和次要不相合性的组合特征时，发生双向 ABO 不相合。在大多数研究中，ABO 不相合对中性粒细胞动力学和血小板恢复时间或植入失败[63, 64]风险无影响，但与纯红细胞发育不全有关。

（四）其他可能导致植入失败风险的因素

1. 年龄

目前尚不清楚患者和供者的年龄是否会影响植入失败的发生率。在自体移植中，患者年龄较高对动员足够数量的干细胞支持在多发性骨髓瘤、霍奇金病和非霍奇金淋巴瘤受者中成功植入的能力产生不利影响[65]。然而，在其他报告中，从老年和年轻骨髓瘤和淋巴瘤患者采集的 CD34+ 细胞总数来看是并无差异[66]。使用 CXCR4 抑制药，特别是与粒细胞集落刺激因子（G-CSF）联合使用时，通常可以克服低 CD34+ 细胞产量[67]。

在异基因造血干细胞移植中，供者年龄较高与 G-CSF 动员后循环 CD34+ 细胞计数降低和 CD34+ 细胞产量降低显著相关[68]。由于缺乏能评估供者年龄是否影响植入失败风险的前瞻性研究，无法得出确切的结论。在撰写本章的时候，NMDP 接受

18—44 岁年龄组的健康、无关的献血者，医生承认他偏好年轻供者。年龄为 45—60 岁、符合健康指导原则的供者也可以加入，因为他们需要支付 100 美元的免税额。

一个新的假设是，我们是通过对包括造血干细胞在内的干细胞的累积损伤而衰老的，受损的干细胞的细胞功能已被削弱，在造血干细胞移植的情况下，意味着造血重建能力的降低。在较老和较年轻的小鼠中评估造血干细胞储备和功能，老年小鼠的干细胞功能受损，丧失增殖潜力，并最终导致功能衰竭[69]。在另一种小鼠模型的竞争性长期群体再生成实验中，来自老年小鼠的造血干细胞群体与来自年轻小鼠的造血干细胞竞争不佳[70]。老年小鼠植入潜能较低，至少部分原因是造血干细胞在骨髓龛位的归巢能力方面存在缺陷，因为直接骨髓注射可消除竞争性再增殖试验中的某些差异[70]。一个尚未回答的问题是：移植到年轻患者体内的年老干细胞是否会影响持续植入的可能性？

端粒是 DNA 的非编码区，它覆盖真核细胞染色体的末端，以防止编码 DNA 的酶分解，并防止染色体融合或其他畸变[71]。端粒在不表达端粒酶的细胞中每分裂一次，就会缩短 50 ～ 150 对碱基对。端粒长度的维持通过端粒酶的表达来延缓衰老及其构成性表达是细胞永生化的普遍要求[71]。多项涉及成人和儿童的研究表明，在异基因造血干细胞移植后，移植的血液和骨髓细胞的端粒长度为 0.4 ～ 2kb，比其供者短，并失去控制[72, 73]。这种端粒损失加速的程度相当于 15—70 岁的额外衰老。与供者的天然细胞相比，高剂量异基因造血干细胞移植后有 2 例晚期植入失败与供者造血细胞中的端粒缩短显著相关[74]。在这种情况下，植入失败因药物、感染、复发、免疫介导的排斥或 GVHD 所致的可能性被排除。

综上所述，这些数据表明，使用临界值有限数量的造血干细胞移植物进行移植，或使用来自老年供者部分受损的造血干细胞，或由于任何原因可能具有较短端粒的造血干细胞，都可能对其增殖潜能提出更高要求，最终可能导致耗竭和随后的植入失败。鉴于造血干细胞移植的长期存活者越来越多，以及受者和供者的年龄越来越大，了解与年龄相关的造血干细胞功能调节因子很重要。可以想象，这一知识最终可能被用作选择标准，以更好地保持重

新植入的造血干细胞的完整性，并减少出现植入失败或其他不利结果的风险。

2. 诊断

植入失败的风险可能取决于潜在的疾病，但很难得出确切的结论，因为研究通常将患者与疾病的不同阶段、预处理方案、移植物来源和内容，以及其他可能对植入失败有影响的变量结合起来。

3. 再生障碍性贫血

一般而言，SAA 患者的植入失败率高于急性白血病[19]。这在一定程度上是因为在移植后，这些患者可能保留着免疫介导对干细胞抗原的识别，这些抗原构成了疾病病理生理学的靶点，而且他们在移植前可能已经对异基因 mHA 靶点敏感，这可能会导致移植物排斥反应。在病程早期和对组织相容性抗原致敏之前，移植可降低严重再生障碍性贫血患者的植入失败率，但很可能只有少数患者在移植前未接受输血[19]。

4. 髓系疾病

与急性白血病患者相比，患有骨髓增生异常综合征（MDSs）和慢性粒细胞肿瘤（chrominc myeloid neoplasms，CMNs）的足量或减低强度预处理异基因造血干细胞移植的儿科和成人患者的植入失败率增加[75-80]。一些研究人员承认，MDSs 和 CMNs 患者，特别是骨髓纤维化 (myelofibrosis, MF) 患者，有较长的血细胞恢复时间，因此认为移植 50d 以后细胞会减少[81]。患有 MDS、慢性髓性白血病（CML）和其他 CMN 的患者通常未接受移植前强化化疗，因此可能由于存在残留的完整宿主效应细胞而抵抗供者细胞植入。MDS 和 CMN 患者也可能有骨髓微环境缺陷，增加对供者细胞植入的抵抗力[78, 79]。在造血干细胞移植之前或之后给予特别针对潜在疾病 (MDSs 或慢性髓系白血病酪氨酸激酶抑制药) 的治疗或更强烈的免疫抑制，可能会促进植入，特别是在减低强度预处理下 CML、MDSs 和 MF 的患者。CMN 患者中存在脾大被认为是异基因造血干细胞移植后植入失败或延迟移植的危险因素[82]。在一些患者中，脾脏切除术、脾脏照射或 JAK3 抑制药治疗被认为是异基因造血干细胞移植之前的干预，可提高供者细胞植入成功的可能性，不过这仍然是一个值得商榷的观点[82, 83]。

5. 血红蛋白病

珠蛋白生成障碍性贫血与相对较高的植入失败率相关，风险因素包括肝大（肋下 > 2cm）、移植前肝活检中门静脉纤维化的存在及移植前几年的铁螯合质量（如果在第一次输血后 18 个月内开始常规去铁胺治疗，并且连续给药 8 ～ 10h，每周至少 5d，则认为是好的）[84, 85]。对于没有危险因素的患者，高剂量预处理和来自 HLA 相合的同胞供者的骨髓移植的植入失败发生率为 10%，而具有上述 3 种危险因素的患者为 25%[86]。镰状细胞病（SCD）患者的经历相似；有学者收集了 1989—2002 年这 13 年间的 CIBMTR 数据，结果证实 67 例（15%）HLA 相合的亲缘 BM 移植物受者中有 9 例在高剂量白消安 – 环磷酰胺处理后出现了植入失败[87]。最近，含有阿仑单抗或抗胸腺细胞球蛋白（ATG）及移植后环磷酰胺的减低强度预处理，在大多数接受 HLA 相合的同胞供者移植物的镰状细胞病患者中建立了持续的混合嵌合状态，报道植入失败率略低于 10%[88, 89]。该方案应用于半相合供者时，植入失败率仅略高于 40%[89]。

6. 疾病状态

许多研究表明，在患有 AML、CML、MDSs 和 SAA 的异基因造血干细胞移植受者中，从诊断到移植之间很长的间隔与死亡率增加有关，部分原因是植入失败增加[19, 59, 76, 80]。植入失败率的增加可能是由于先前的强化治疗破坏了骨髓微环境和（或）先前输血史过多导致 HLA 致敏所致。晚期疾病患者实现持续植入的困难也可能与移植后肿瘤重新快速生长的动力学有关。

7. 先前的治疗

实验和临床数据表明，暴露于细胞毒性药物和放射治疗中会损害造血干细胞，并损害其增殖能力。动物实验证实，美法仑、1, 3- 双（2- 氯乙基）-1- 亚硝基脲 (BCNU) 与 CY、足叶乙苷和阿糖胞苷[90] 相比，显著降低骨髓干细胞的增殖能力。含有可能影响干细胞功能药物的挽救方案可能会损害自体造血干细胞移植后的植入。与这些临床前研究一致的是，暴露于含有 BCNU 或美法仑的挽救方案是影响祖细胞产量和植入的一个重要负面因素，并与自体造血干细胞移植后出现植入失败的风险增加有关[91]。剂量强度也可能是很重要的，因为接受大剂量环磷酰胺、多柔比星（多柔比星）、长春新碱和泼尼松（CHOP）的患者在自体造血干细胞移植后的植入时间比接受标准剂量 CHOP 的患者

明显延长 [92]。与接受其他治疗的骨髓瘤患者相比，利那度胺用于治疗骨髓瘤患者减少采集的 CD34⁺ 细胞数，而增加了获得足够移植物细胞所需的细胞数目 [93]。利那度胺对 CD34⁺ 细胞集落的负面影响可被化疗中联合 G–CSF 所克服 [94]。

在计划采集自身细胞的患者中，重要的是评估其骨髓抽吸物中是否存在已从先前化疗引发的异常细胞遗传学克隆。输入含有异常细胞遗传学克隆的自身产物会增加移植后 MDS 和继发性白血病所致的植入不良风险 [95]。

先前接受放射治疗也可能损害造血微环境，并对移植物功能产生负面影响。在小鼠骨髓移植模型中，照射引起内皮细胞转运分子 VCAM–1 和 P– 选择素的表达发生深刻而持久的变化，这对造血细胞向骨髓龛位的归巢具有重要意义 [96]。应用临床相关剂量的 TBI 激活的骨髓 p38 丝裂原活化蛋白激酶（MAPK）诱导的长期骨髓损伤，使造血细胞克隆性功能明显降低，造血干细胞衰老增加 [97]。这些发现表明，骨髓微环境的健康可能是支持异基因和自体造血细胞持续植入的限制因素。这些观察结果与植入失败的临床相关性尚未建立，但确实很值得研究。

8. 预处理方案

移植预处理方案会影响植入失败率。为力图克服移植前接受多次输血的严重再生障碍性贫血患者所发生较高植入失败率，通过包括将环磷酰胺 200mg/kg 与全身放疗或全淋巴照射（TLI）相结合来加强预处理方案 [19, 98]。虽然植入失败率随着这些组合的增加而降低，但由于 GVHD 和间质性肺炎的死亡率较高，总的存活率并没有改善。动物研究表明，环磷酰胺和 ATG 对克服骨髓移植排斥反应有协同免疫抑制作用，从而可免除对全身放疗的需求 [99]。在这些模型的基础上，提出了一种治疗严重再生障碍性贫血患者的环磷酰胺和 ATG 方案，并与历史资料相比，降低了植入失败率，提高了总生存率 [100]。然而，在一项前瞻性临床试验中，患者被随机分配接受环磷酰胺单独或环磷酰胺联合 ATG 治疗，两组患者的植入失败率却相似 [101]。

当传统的分次足量全身放疗 – 环磷酰胺预处理与慢性期慢性粒细胞白血病患者接受白消安 – 环磷酰胺预处理和未经处理的骨髓移植物进行移植相比较，两项随机研究都未能确定血小板和中性粒细胞功能植入的时间或植入失败率的差异 [102, 103]。在已经清髓的条件下增加移植预处理方案的强度并不能降低植入失败的风险，因为在儿科患者标准的 BA–CY 移植方案中加入阿糖胞苷并不会影响植入失败的风险或在自体或异基因造血干细胞移植受者中血小板和中性粒细胞的植入时间 [104]。

与足量预处理后的观察结果相比，某些减低剂量预处理方案后增加对受者处理的强度，就能降低植入失败的发生率。非致命性植入失败在 44 例白血病患者中发生率为 20%，他们接受了亚致死量全身放疗及移植后的霉酚酸酯（MMF）和环孢素（CSP），而每例均出现自体造血细胞的恢复 [105]。在类似人群中，在亚致死全身放疗中加入氟达拉滨可使植入失败率降低到 12% [75]。在其他预处理方案中加入亚致死全身放疗并不能降低植入失败率。对 100 例获得性严重再生障碍性贫血患者的研究中氟达拉滨、环磷酰胺和 ATG 联合或不联合应用 2Gy 全身放疗，都得到 17% 的相等植入失败率 [106]。

减低强度预处理后的移植与多谱系混合嵌合相关，可能持续数月 [107-109]。很难评估混合嵌合状态对风险的影响，因为通常采用免疫抑制（IS）药物撤除、加大选择性供者 CD34⁺ 细胞或供者淋巴细胞输注 (DLIS) 等干预措施 [24, 107-110]。这些干预措施旨在促进向完全供者类型转变，但这并非没有风险，并可使某些患者发生 GVHD。由环孢素组成的环磷酰胺、ATG 和胸腺照射的移植方案显示，如果移植后第 30 天 + 供者 T 细胞嵌合水平 < 50%，则近 30% 的患者在第 100 天 + 发生植入失败 [108]。在给予 2Gy 全身放疗 ± 氟达拉滨预处理并使用霉酚酸酯和环孢素组成的移植后免疫抑制的患者中，如果移植后第 30 天供者 T 细胞水平低于 25%，则植入失败风险为 50%，相比而言此时供者 T 细胞水平为 51% ～ 75% 的患者，其植入失败率为 4% [111]。在其他研究中，移植后 T 细胞和 NK 细胞嵌合水平在 + 14d 和 +28d 也是植入失败的重要预测指标 [107, 112]。

需要进行对照实验和临床研究，以更好地了解预处理方案的改变如何影响并转换成供者细胞植入的动力学和植入失败的发生率。

9. 移植后免疫抑制

应用移植后抑制宿主抗移植物反应的重要性已经在临床前模型中得到很好的展示。在一种使用犬白细胞抗原（DLA）– 相同的同窝犬经亚致死量

TBI 预处理的临床前犬模型中，单用环孢素不足以抑制宿主抗移植物反应，所有受者都发生非致命性植入失败[113]。相比之下，以甲氨蝶呤（MTX）和环孢素实施移植后免疫抑制在所有动物模型都会延长造血嵌合状态的，但仍有 50% 以上的动物最终失去了移植物。霉酚酸酯与环孢素与西罗莫司的联合作用使所有受者至少在 4 个月内产生稳定的嵌合状态[113, 114]。在另一种犬移植模型中，延长移植后使用免疫抑制药物的时间，从 35d 延长至 100d，有助于稳定的供者植入[115]。这些临床前研究有助于设计移植后免疫抑制药物的最佳组合，有助于使用减低强度预处理预防植入失败在临床造血干细胞移植中的应用。

对 210 例成人和儿童白血病、MDS 和淋巴瘤患者实施减低强度预处理 HLA 半相合骨髓移植移植后应用环磷酰胺进行评价[116]。中性粒细胞足量恢复的中位时间为 15d，植入失败率为 13%。

在该研究中几乎所有植入失败患者都实现了自体重建。虽然不存在随机研究，但似乎移植后的环磷酰胺可以减轻半相合供者对植入失败率的负面影响。

10. 移植物来源

第 40 章详细介绍了自体和异基因造血干细胞移植的移植物来源。简而言之，在自体造血干细胞移植中，动员的造血干细胞与骨髓相比，中性粒细胞和血小板恢复的时间更快，而植入失败率并无明显差异[117]。同样的观察也适用于足量预处理和 HLA 相合的亲缘异基因造血干细胞移植；以 G-CSF 动员血中的单个核细胞使中性粒细胞和血小板植入的时间比未受刺激的骨髓快，而植入失败率则无差异[118]。在无关供者移植受者中，G 动员血的植入失败率（3%）低于未受刺激骨髓（9%），植入失败所致死亡的在接受骨髓的受者中占 8%，而在 G 动员组为 0%（P = 0.002）[119]。对无关供者移植物的受者，最好将 G 动员的产品用于更高风险的患者，如那些疾病未控制或控制不良的患者，或那些在移植前未接受过细胞毒性化疗的恶性病患者。

脐带血的生物学特性表明它们是高度增殖的，这可能对克服移植所获得的细胞数量有限很重要。不管 HLA 相合的程度如何，一个长期存在的问题是脐带血移植后血液计数恢复的时间延迟。1995—2003 年间接受移植的儿童急性白血病患者

的 CIBMTR 报告比较了 1 或 2 个等位基因不合无关供者骨髓与 1 或 2 个等位基因不合单份脐带血受者的血小板和中性粒细胞计数恢复时间，发现脐带血受者的恢复时间明显延迟[120]。来自 CIBMTR、欧洲血液和骨髓移植组织（EBMT）及纽约血液中心"全国脐带血计划"的一份类似报告也证实，成年脐带血移植受者的中性粒细胞和血小板恢复时间明显延迟[121]。为了帮助克服血细胞计数恢复的延迟，已经制订了实践标准，并且自 2010 年左右以来，使用单份脐带血的最低可接受的有核细胞剂量为 2.5×10^7/kg。

尽管使用双份脐带血移植可确保更高的细胞剂量，但与接受相合和不合供者骨髓的受者相比，造血恢复仍然显著延迟[122]。这项研究强调，更成功的脐带血移植最重要的障碍是延迟的中性粒细胞植入时间，因为延迟的中性粒细胞恢复时间导致感染死亡所致的非复发死亡率显著增加。目前正在探索缩短脐带血移植后中性粒细胞减少周期的策略，包括体外扩增培养，以增加脐带血移植中造血干细胞和干细胞的数量，共输注 TCD 半相合外周血祖细胞，以桥接中性粒细胞减少期，以及将脐带血细胞直接注入患者骨髓以减少造血干细胞的非特异性损失，改善归巢和植入[123]。

11. 细胞数量的影响

大多数研究表明，至少在某种程度上，需要最小阈值数量的干细胞来确保可靠的中性粒细胞和血小板植入并降低植入失败在自体和异基因造血干细胞移植后的风险。

历史上，有核细胞或单个核细胞剂量是评估骨髓移植物中造血干细胞含量的替代指标。在自体造血干细胞移植中，有核细胞或单个核细胞剂量对造血恢复速度的预测值与有核细胞 /kg 或单个核细胞 /kg 输注量与中性粒细胞或血小板恢复时间之间无统计学意义[124]。据报道，对异基因造血干细胞移植来说，有核细胞 5×10^8/kg 受者体重是成功移植所需骨髓细胞数量的合理估计，而有核细胞 < 3×10^8/kg 受者体重与足量预处理后植入失败风险增加有关[125]。随后关于骨髓有核细胞剂量的预测值和异基因造血干细胞移植后出现植入失败风险的研究未能产生一致的结果。

与有核细胞剂量相比，自体移植物中粒细胞 – 巨噬细胞集落形成单位（CFU-GMs）的增加与中

性粒细胞和血小板恢复的快速时间呈正相关。CFU-GMs 低于（0.1 ～ 3）×10^4/kg 的阈值剂量使植入延迟[126]。然而，CFU-GM 测定方法存在局限性，即 CFU-GM 定量不准确，特别是当干细胞含量低时，数据解释具有主观性，实验室间可变性高，需要昂贵的生物试剂，约需 2 周时间获得结果。在某些移植人群中，使用此方法评估移植物的效力可能是有价值的。对经常规足量预处理后接受单一无关脐带血移植的 435 例患儿植入动力学的研究表明，预低温保存高集落形成单位（CFU）剂量是中性粒细胞和血小板植入的唯一强预测移植物特征[127]。CD34$^+$ 细胞剂量与总有核细胞 /kg 相比，预测作用较弱。

流式细胞术可在几小时内快速检测细胞表面 CD 34 的表达。在自体造血干细胞移植中，建议以 CD34$^+$ 细胞 > 2×10^6/kg 受者重量作为可接受的植入动力学最小靶剂量[128]。通过输注更高的 CD34$^+$ 细胞剂量，可以持续观察到更快的中性粒细胞和血小板重建[129]。血小板恢复似乎受 CD34$^+$ 细胞数低的移植物影响最大。"动员不足"的患者，被界定为 CD34$^+$ 细胞 < 1×10^6/kg，尽管 50% 患者在移植后超过 100d 未达到 > 10^5/μl 的血小板计数，但还是能安全地接受自体造血干细胞移植，总体存活率没有差异[130]。自体造血干细胞移植的绝对最小 CD34$^+$ 细胞剂量还未被界定，所以不推荐使用。作者认为，应考虑采集骨髓来补充 CD34$^+$ 细胞剂量低于 1×10^6 的移植物。

在足量异基因造血干细胞移植中，CD34$^+$ 细胞剂量的影响及其与植入失败的关系存在不一致的结果。这可能反映了促成植入需要最小阈值细胞数目，高于该阈值则没有相关性。输注尽可能多细胞的拓宽的实践使受者能获得快速完整的血液学恢复的最佳机会，因而使细胞剂量对植入失败的风险的影响难以分析。此外，比较研究较困难，因为患者在预处理方案、潜在疾病、疾病状态、接受移植前治疗、移植后免疫抑制药物、供者 - 受体性别不相合、HLA 相合程度，以及各种其他患者和供者特定因素上都存在差异。总体而言，似乎在一般未经处理的移植物中采集的细胞范围内，其组成似乎不会影响植入失败的风险以及在亲缘相合和无关供者经足量预处理后血小板和中性粒细胞恢复的时间[131]。在不合和半相合的造血干细胞移植中，

CD34$^+$ 细胞剂量会影响植入时间[132]。当 CD34$^+$ 细胞剂量 < 8×10^6/kg 时，血细胞计数恢复时间明显延迟。当考虑不合和半相合造血干细胞移植时，许多中心将 CD34$^+$ 细胞剂量定为 10×10^6/kg 受者体重。

一些研究证实，在减低强度预处理之后，高剂量的供者 CD34$^+$ 细胞会使 T 细胞更快植入，植入失败风险较低[133]。另据报道，供者移植物中较高的 CD8$^+$ T 细胞剂量与减低强度预处理后植入失败的风险较低相关[134]。

随着我们对 CD34$^+$ 和效应细胞群体的认识的提高，将有可能为自体和异基因造血干细胞移植制定调控移植物含量以降低植入失败的方案。

12. 移植物处理

通过多种方式中的任何一种进行移植物处理可能会增加植入失败的潜在风险。然而，非霍奇金淋巴瘤和乳腺癌患者的骨髓和血液来源的自体移植物中的筛选的 CD34$^+$ 细胞并未对中性粒细胞和血小板恢复的时间或植入失败率产生不利影响[135, 136]。相比之下，未经处理的移植物比将不同细胞群之一选择性富集或耗尽的移植物对异基因造血干细胞移植后达到稳定植入更有效，而且无论移植预处理方案的强度如何，都是如此。供者植入的泛 TCD 或选择性 CD8$^+$ 和 CD6$^+$ TCD 降低了急性 GVHD 的风险，但由于植入失败、肿瘤复发和感染的死亡风险增加，因而这些研究显示生存率并未提高[28, 29]。

六、减少植入失败风险的策略

在实施造血干细胞移植之前，应该考虑移植前和移植后解决和减轻患者植入失败风险因素的策略（表 77-2）。例如，似乎有理由对错配或无关供者移植受者进行 DSAs 筛查，若为阳性，则应考虑采取降低 DSA 和降低植入失败风险的治疗方法[137]。为改善无关供者造血干细胞移植的结果，并考虑供者年龄过高对结果的影响，包括植入失败风险的增加，如果选择 1 名年轻的无关供者，甚至是脐带血，可能比老年亲缘供者更有利，不过目前对截止年龄尚未界定[138]。移植前治疗患者的脾大可能有助于减少对供者细胞植入的潜在负面影响。在自体造血干细胞移植中，应尽可能地调整适当的细胞数以满足需要，有时还可能需要采集骨髓以补充来自"动员不良"的患者的低 CD34$^+$ 细胞产量。在异基因

造血干细胞移植中，较高的细胞输注量似乎能提高 HLA 不合供者的移植物在非恶性造血细胞疾病（如严重再生障碍性贫血）移植受者体内持续植入的可能性[139]。不过，较高的 CD34+ 细胞剂量与潜在增加的慢性 GVHD 风险必须加以权衡[140]。

七、移植物性能监测

移植物功能的评估可以在不同层次进行，包括评估血细胞是否充分生成、骨髓中的造血前体细胞数量及评估基质细胞的功能。T、B、NK 和骨髓细胞的嵌合体研究已成为移植物监测的重要部分，特别对于在减低强度预处理后移植的患者、移植物不合的患者或非恶性疾病的移植患者。评估供者细胞比例动态变化的研究对预测移植物命运、确定植入失败的风险及可能需要的直接干预至关重要。

八、移植失败的干预措施

表 77-3 列出了自体和异基因造血干细胞移植治疗早期和晚期植入失败的策略。

（一）使用自体备份

在自体产物已被处理的情况下，例如 CD34+ 细胞的富集，谨慎地存储未被处理的部分移植物，随着备份细胞的输注可恢复植入失败后的造血功能[23]。作者所在机构之一（斯坦福大学医学中心 R.L.）的做法是采集足量的细胞，以确保所有自体

产物，无论是否被处理，都被分装，以确保 CD34+ 细胞 > 2×10^6/kg 受者体重的备用细胞量。如果植入失败后的自体备用细胞不可用，应力求寻找异基因供者移植物。在这种情况下，减低强度预处理应考虑接近于自体移植的方案。另一方面，异基因造血干细胞移植后植入失败患者也曾被自体移植挽救而成功恢复造血功能[23, 24]。植入失败在异基因造血干细胞移植后的风险相对较低，而且在患有血液肿瘤或骨髓衰竭综合征的患者中采集未被污染的自体细胞确有困难，使得常规在异基因移植受中存储自体产物的成为问题。

（二）植入不良后生长因子的应用

据报道，骨髓生长因子可显著缩短自体移植后中性粒细胞恢复的时间[141]。对血小板恢复时间的影响不太明显。生长因子已被用于治疗自体造血干细胞移植后的植入失败，在某些患者中，血细胞计数的不同程度改善促使充足的髓系造血和长期的无病生存[142]。相比之下，接受化疗清除自体产物的植入失败患者，移植后对生长因子支持全都缺乏反应[143]。尚无较 GM-CSF 和 G-CSF 的数据。移植后生长因子治疗自体造血干细胞移植后植入不良是一种合理方法，同时正在考虑和评估更明确的治疗干预措施。

生长因子在异基因造血干细胞移植后植入不良患者中的作用尚不清楚。在相关或不相关的异基因造血干细胞移植患者中，一项随机研究表明，与单纯的 GM-CSF 相比，序贯的 GM-CSF 和 G-CSF 提

表 77-3　植入失败的治疗策略

移植失败	治 疗
自体造血干细胞移植	应该提供自体备份，特别是如果自体产物被处理的情况下
	造血生长因子支持
	早期考虑异基因造血干细胞移植
异基因造血干细胞移植	应考虑自体备份，特别是如果使用替代供者的情况下（脐带血或供者不匹配）
	试验造血生长因子支持
	免疫抑制药的改变可能有助于防止移植物排斥
	DLI 或其他细胞输注将持续性混合或下降嵌合体转变为完全供者型
	CD34 细胞增强导致移植物功能差
	使用相同或替代供者重新植入

高了 100d 的生存期[144]。将造血生长因子支持作为治疗异基因造血干细胞移植后低血细胞计数的一种辅助手段是合理的，但需酌情而定，这种疗法可能有效，也可能无效。

（三）免疫抑制的调整

骨髓移植的临床前模型证明，在减低强度预处理之后，移植后立即使用次优的免疫抑制药会增加早期植入失败的风险[113]，而适当的剂量可通过抑制宿主抗移植物反应而支持植入[114, 115]。在持续嵌合或减少供者 - 细胞嵌合状态的情况下，免疫抑制药物停用是否会加速或防止移植物丢失尚不清楚。一些研究表明，预防性快速（＜7d）免疫抑制药物停用，对预防植入失败和随后的疾病复发方面略有改善，目的是将下降或持续混合嵌合状态的患者转变为完全供者型[145, 146]。还需要对照研究来确定移植后免疫抑制的改变将如何影响植入，复发和植入失败。

（四）供者淋巴细胞输注的应用

由于供者细胞嵌合水平降低，未受刺激的供者淋巴细胞输注被优先应用于被认为植入失败高风险的严重再生障碍性贫血患者（预先供者淋巴细胞输注，pDLI)[147]。在这项研究中，低剂量预先供者淋巴细胞输注促进完全供者型的转换，而患者不再发生植入失败。

减低强度预处理之后，持续混合嵌合状态或供者细胞水平下降，无论是 CD3+ 还是白血病谱系（即 B、T 或髓样谱系）的细胞，都与成人或儿童移植受者植入失败和白血病复发的风险增加相关[146, 148-152]。对于尽管已经撤除了免疫抑制药物，但仍持续存在低（＜50%）或下降的供者 CD3+ 细胞水平的患者，在第 100 天给予预先供者淋巴细胞输注，可使约 50% 的受者转换成完全的供者细胞类型。大多数患者在细胞类型转换前需要多次给予预先供者淋巴细胞输注[110, 153]。尽管这些数据引起人们很大的兴趣，但仍不能确定在没有干预的情况下，会有多少人成为完全的供者嵌合体。预先供者淋巴细胞输注与大量受者发生急性 GVHD 有关[108, 110, 153]。选择性去除供者淋巴细胞输注中的细胞亚群可能促进向完全供者类型的转变，但不会诱发 GVHD。在这方面，移除幼稚的和一部分记忆 T 细胞可能是一种候选方法[33]。何时使用 pDLI 预防植入失败的时机尚不清楚，需要仔细考虑相互竞争

的风险和收益。从混合嵌合状态到完全供者类型的转换是否绝对必要？某些研究认为，移植物抗肿瘤反应不需要转换为完全供者嵌合体，而其他研究表明持续的移植物抗肿瘤活性需要转变为完全供者嵌合[107, 108, 146, 148-152]。

（五）促 CD 34+ 的应用

在完全或接近完全供者嵌合的患者中，移植后 28d 以上至少有两系细胞减少定义为异基因造血干细胞移植后的移植物功能不良[21]。对植入不良的患者，以 G-CSF 动员促选择性 CD34+ 细胞与提高造血细胞恢复的可能性和 GVHD 的低风险相关[21]。患者在促 CD34+ 细胞之前未接受预处理。目前，还不清楚 G-CSF 动员刺激后需要等待多长时间才能获得所需的细胞数量。一旦诊断为植入不良，我们认为几周的细胞重度减少是一个合理的时期，要记住，细胞增长可能还需要几周的时间。植入不良可能由病毒感染、药物副作用和 GVHD 引起，找出其根本原因应该是首要的重点，因为适当的治疗可以确定血细胞减少是暂时的。

（六）二次移植

用同一供者或另一供者行第二次异基因造血干细胞移植，可以成功地挽救植入失败患者（表 77-4）[154-159]。最大的研究是一项回顾性多中心报告，回顾了 82 例连续的二次异基因移植术治疗急性和慢性白血病患者中的原发性（n = 28）和继发性（n = 54）植入失败，以及首次接受高剂量预处理的严重再生障碍性贫血移植[154]。56 例均采用同一供者进行两次移植。所有患者均在第二次移植前接受 RIC 治疗。中性粒细胞恢复的概率为 75%，血小板恢复到 >50 × 10^9/L 的概率为 30%。估计 3 年的总生存率为 30%，这比未行二次移植的严重再生障碍性贫血患者的 8% 的报告要好[125]。最近一项关于 38 例连续患者（主要是血液系统恶性肿瘤）的二次同种异体移植的报道，一律使用氟达拉滨挽救性移植方案和 3Gy 或 4 Gy 全身放疗[159]。33 名患者实现了持续植入，估计 4 年生存率为 42%。

有关植入失败的挽救性的二次移植的一些考虑因素见表 77-5。如果需要移植预处理，推荐使用减低强度预处理。第二次移植是否使用了原始移植物或不同供者的移植物，似乎不会影响成功植入的可能性；然而，急性 GVHD 的发生率似乎相对较高，移植失败后的疾病复发仍然是治疗失败的重要原因。

表 77-4 植入失败的二次移植

研 究	例数	植入失败	诊 断	二次移植供者	细胞来源	相同供者	二次移植中位时间（d）	二次移植前方案	响应（%）	结 局
Guardiola 等 [154]	82	28，原发植入失败	AML	64，亲缘相合供者	72，骨髓	56，是	62	82，是	73	3 年生存率 30%
		54，继发性植入失败	CML	18，其他	19，外周血	20，否				
			SAA							
Min 等 [155]	20	7，原发植入失败	ALL	18，亲缘相合供者	6，骨髓	20，是	49	9，是	75	3 年生存率 71%
		10，继发性植入失败	AML	2，其他	14，外周血			11，否		
		3，其他	CML							
			SAA							
Gaziev 等 [156]	32	4，原发植入失败	Thal	32，无关	32，骨髓	28，是	675	32，是	58	3 年生存率 60%
		28，继发性植入失败				4，否				
Jabbour 等 [157]	9	8，原发植入失败	AML	3，亲缘相合供者	8，骨髓	8，是	54	9，是	66	2 年生存率 20%
		1，继发性植入失败	CML	6，其他	1，脐血	1，否				
			MDS							
Chewning 等 [158]	16	11，原发植入失败	AML	3，亲缘相合供者	2，骨髓	6，是	45	16 是	100	3 年生存率 35%
		5，继发性植入失败	ALL	13，其他	13，去 T	10，否				
			CML		1，脐血					
			FA							
			MDS							
Gyurkocza 等 [159]	38	7，原发植入失败	ALL	11，亲缘相合供者	1，骨髓	14，是	91	38，是	87	4 年生存率 42%
		6，继发性植入失败	AML	26，无关	36，外周血	24，否		Flud/TBI		
			CMN		1，脐血					
			MDS							
			NHL							
			SAA							
			RCC							

ALL. 急性淋巴细胞白血病；AML. 急性髓性白血病；BM. 骨髓；CML. 慢性粒细胞白血病；CN. 慢性粒细胞肿瘤；FA.Fanconi 的贫血症；Flud. 氟达拉滨；MDS. 骨髓增生异常综合征；MRD. 匹配相关捐赠者；NHL. 非霍奇金淋巴瘤；PB. 外周血；OS. 整体生存；RCC. 肾细胞癌；SAA. 严重再生障碍性贫血；TCD.T 细胞耗竭；Thal. 珠蛋白生成障碍性贫血；TBI. 全身照射；UCB. 脐带血

九、结语

当输注造血干细胞进入骨髓龛位并恢复造血时，表明造血干细胞移植成功。植入失败是指造血干细胞移植后血细胞恢复不足，仍然是一种相对罕见的并发症，但其存在可能导致高的发病率和死亡率。植入失败是多种因素共同作用的结果。详细评估植入不良的潜在原因很重要，因为适当地治疗可能会确认血细胞减少是暂时性的。虽然还需要更多的研究，但有几种治疗方案可供选择以克服移植受者的植入失败和提高长期存活率。

表 77-5　二次异基因造血干细胞移植治疗植入失败的注意事项

是否应使用相同或不同的捐赠者? 可能没关系，检查 DSA

是否应使用骨髓或 G 动员的血液? 如果 HLA 匹配可能无关紧要，二次移植增加急性 GVHD 的风险

何时使用促选择性 CD34$^+$? 主要是植入不良

何时使用未处理的移植物? 主要用于移植物排斥

应该使用预处理方案吗? 是的，优先考虑减低强度预处理

第二次移植后需要使用免疫抑制药物吗? 是

供者淋巴细胞输注在转化混合嵌合体中的作用是什么? 证据支持 DLI 将混合型转变为完全供者型，但没有证据支持供者淋巴细胞输注可防止嵌合体下降，否则会导致移植物丢失

第78章
造血干细胞移植中的血型不相合及溶血并发症
Blood Group Incompatibilities and Hemolytic Complications of Hematopoietic Cell Transplantation

Margaret R. O'Donnellz 著

王 虹 译

李 正 傅琤琤 陈子兴 校

一、概述

造血干细胞移植后溶血性疾病的病因可分为免疫介导或与血栓性微血管病（thrombotic microangiopathy，TMA）综合征相关的并发症。大多数免疫介导的溶血反应是由于血型不合的供受体中存在针对异体红细胞抗原的抗体。免疫介导的溶血较少见，但在异基因和自体造血干细胞移植后均可见。在这些情况下，溶血可能与药物、感染或复发性疾病（主要是淋巴增生性疾病）有关，也可能表现为慢性 GVHD。造血干细胞移植后合并血栓性微血管病导致溶血的病因尚不清楚。推测是由放疗、高强度化疗、免疫抑制药如他克莫司（FK506）、西罗莫司或环孢素等引起的内皮细胞损伤，或与 GVHD 相关的细胞因子释放可导致微血管血栓形成。本章讨论造血干细胞移植过程中这些并发症的预防、诊断和治疗。

二、ABO 血型不合的溶血性并发症

血型抗原（ABO、Rh、Jk 等）的遗传与组织中存在的 HLA 复合物的遗传无关。在大多数同胞供者造血干细胞移植中，30% ～ 40% 的供受者存在 ABO 血型不合，而无关供者造血干细胞移植中 ABO 血型不合比例与同胞全合相近或略高。虽然 ABO 血型不合可能会增加造血干细胞移植的复杂性，但并不会成为髓系或巨核细胞成功植入的障碍，也没有证据表明它会影响 GVHD 的发生率。与 ABO 血型相合的造血干细胞移植相比，ABO 血型不合的受者需要输注更多的红细胞和血小板。部分 ABO 主要不合的患者移植后可能发生单纯红细胞再生障碍性贫血（pure red cell aplasia，PRCA），这一情况通常在移植后数周到数月可以缓解。

主要 ABO 血型不合是指受体血浆中含有针对供者红细胞抗原的异血凝素；如果供者中含有针对受体红细胞抗原的异血凝素，则为次要 ABO 血型不合；如果上述两种情况均存在，则为双向不合。造血干细胞移植术后第 1 ～ 5 周溶血的发生见于两种情况[1-5]（表 78-1）。

1. 只要针对红细胞的血凝素持续存在，就可导致红细胞发生即刻和持续的溶血（见于主要血型不合或双向不合）。

2. 移植物中的过路淋巴细胞对受体中的外来抗原发生免疫反应生成新的血凝素，可导致造血干细胞移植术后 2 ～ 4 周发生延迟性溶血（见于次要血型不合和双向不合）。

表 78-1　造血干细胞移植中 ABO 血型不合的免疫血液问题

主要不合（20%）
例如：受者 O 型，供者 A、B、AB 型或受者 A 或 B 型，供者 AB 型
移植物中红细胞引起的即刻溶血
受者体内持续存在的血凝素引发供者红细胞发生延迟性溶血
红细胞生成延迟
单纯红细胞再生障碍性贫血
次要不合（22%～24%）
例如：受者 A、B 或 AB 型，供者 O 型或受者 AB 型，供者 A 或 B 型
移植物中供者来源的血凝素导致受者红细胞发生即刻溶血
供者移植物中的"旁路淋巴细胞"新产生的血凝素导致受者红细胞发生延迟性溶血
双向不合（1%～2%）
例如：供者 A 型，受者 B 型或供者 B 型，受体 A 型
供者血凝素对受体的红细胞发生即刻及延长性溶血
受体血凝素对供者的红细胞发生即刻及延迟性溶血

溶血的发生和溶血持续时间受血凝素的滴度、清除率和有效靶抗原量的影响。在部分主要 ABO 血型不合造血干细胞移植中，血凝素不仅可作用于循环红细胞，还在红系集落形成单位（colony-forming unit-erythroid，CFU-E）水平作用于早期骨髓前体细胞，导致单纯红细胞再生障碍性贫血[6-9]。其他可能影响溶血发生的因素包括预处理方案（高剂量预处理/减低剂量预处理/非清髓预处理）、造血干细胞来源（骨髓/外周血）、供者类型（同胞/无关/脐血）和免疫抑制药的应用。减低强度预处理为供受体造血细胞的长期共存创造了条件，已应用于更多患者，但发生慢性溶血和单纯红细胞再生障碍性贫血的可能性增加[10-12]。外周血干细胞携带的 T 淋巴细胞数量是骨髓干细胞的 10 倍，但 T 淋巴细胞活性较骨髓中的偏低。据报道，与骨髓干细胞相比，外周血干细胞造血干细胞移植后 B 淋巴细胞恢复较早，其产生的免疫球蛋白导致次要血型不合的造血干细胞移植发生延迟性溶血的可能性增加。

接受高剂量预处理和减低强度预处理的多项研究表明，ABO 血型不合导致红细胞的产生延迟，输血需求增加。Worel 等表明，在主要 ABO 血型不合移植中，网织红细胞计数超过 3% 的中位时间是移

植后 32 天，而在 ABO 血型相合移植和次要 ABO 血型不合移植中，其中位时间分别是移植后 21 天和 22 天。同时在主要 ABO 血型不合且接受清髓性预处理的移植中，移植后 100 天内红细胞输注量也增加了 1 倍（主要 ABO 血型不合 12 单位，ABO 血型相合 6 个单位，次要 ABO 血型不合 8 个单位）（$P=0.045$）[13]。2001 年 Bolan 等报道，接受减低强度预处理患者，超过 60% 的患者红细胞生成在移植 100 天之后红细胞生成[14]。接受减低强度预处理和非清髓性预处理的患者，移植早期由于自体红细胞的恢复，产生的红细胞数量尚可够用；然而，随着嵌合逐渐转变为供者来源，自体产生的红细胞数量在造血干细胞移植后的第 2～4 个月开始下降。在减低强度预处理中使用的药物（氟达拉滨、环磷酰胺、美法仑和低剂量辐射）使受者 B 细胞和浆细胞的生存时间，与接受清髓性预处理相比，要长得多[15]。在混合嵌合期间，这些细胞能够继续产生受体的血凝素。骨髓培养证实在红系集落形成单位水平，红系前体细胞的植入比例与髓系前体细胞和巨核系前体细胞是相同的。在骨髓活检中，并没有发现最初在 CFU-E 水平表达 ABH 抗原的红细胞前体细胞。直到受者 HA 中的 IgG 和 IgM 滴度降至 1：1，才发现红系前体细胞[16]。接受高剂量预处理的患者移植后单纯红细胞再生障碍性贫血的发生率为 5%～16%，而接受减低强度预处理的患者发生单纯红细胞再生障碍性贫血的比例在 6%～50% 不等[14]。Griffith 等对 12 例 ABO 血型不合的肾细胞肿瘤或其他恶性肿瘤患者进行了嵌合性研究，包括应用氟达拉滨/环磷酰胺预处理后的浆细胞和 B 细胞。在 T 细胞和骨髓造血 100% 来源于供者后，6 例发生了单纯红细胞再生障碍性贫血，持续 3～4 个月；在所有 6 例单纯红细胞再生障碍性贫血患者中，嵌合性研究均可检测到受体浆细胞（5%～42%），且浆细胞比 B 细胞持续时间更长，这提示着浆细胞是血凝素产生的来源[17]。德克萨斯州休斯敦的 M.D. Anderson 癌症中心最近的一项研究中，162 名患者经过以白消安为基础的减低强度预处理，接受了主要 ABO 血型不合的干细胞移植，其单纯红细胞再生障碍性贫血的发生率为 7.5%。大多数没有合并单纯红细胞再生障碍性贫血的患者出现供者红细胞的中位时间为 30 天。而合并单纯红细胞再生障碍性贫血的患者出现供者红细胞的中位时间为 218 天，

第 78 章　造血干细胞移植中的血型不相合及溶血并发症
Blood Group Incompatibilities and Hemolytic Complications of Hematopoietic Cell Transplantation

1169

输血依赖时间超过 500 天[18]。Wang 等总结了西雅图 503 例患者接受单次全身放疗 2Gy 或联合氟达拉滨的 NRM 方案的经验。接受 NRM 的患者对红细胞和血小板的输注需求均较低，有 25% 的患者不需要红细胞。而接受清髓性预处理的患者有 4% 不需要输注红细胞。ABO 血型不相合或双向不合的患者较 ABO 血型相合或次要不合的患者对红细胞的输注需求增多，而血小板输注需求无明显差异。102 例主要 ABO 血型不合或双向不合的移植中，中位血凝素消失时间为 IgG 48 天，IgM 47 天；在最后一次随访时，9 名患者的血凝素滴度仍可检测到。血凝素清除时间与移植前滴度有关。血型不相合对植入失败、GVHD 或整体生存等没有明显影响，该研究没有报道单纯红细胞再生障碍性贫血的发生率[19]。

也有报道称，单用环孢素或环孢素联合强的松的 GVHD 方案有利于血凝素的持续产生，因为环孢素（通过推断 FK506）较其联合甲氨蝶呤或联合霉酚酸酯相比，使 B 细胞的作用时间更长[20]。西罗莫司联合 FK506 对血凝素清除的影响尚不明确。急性 GVHD 的发展似乎加速了血凝素的清除，这可能是由于移植物抗浆细胞效应[21]。在 M.D. Anderson 多项研究中，使用 FK506 和甲氨蝶呤，非单纯红细胞再生障碍性贫血患者 GVHD 发生率为 27%，而所有单纯红细胞再生障碍性贫血患者在红细胞移植恢复前均未发生 GVHD。

三、延迟性溶血反应

在 ABO 次要血型不合造血干细胞移植中，由于体内现有血凝素的 IgM 或 IgG 导致的即刻溶血反应，或者是移植物中"过路"B 淋巴细胞在移植后 5 ～ 17 天产生的新血凝素导致的溶血反应，均可能是非常严重甚至致命性的并发症[5, 22, 23]。在 ABO 次要血型不合的 H 造血干细胞移植发生严重溶血的比例是 10% ～ 15%。相比之下，异体肾移植中严重溶血的比例是 10%，而在心肺移植中严重溶血的比例是 70%。随着移植物中 B 细胞的增加，"过路淋巴细胞综合征"的发生率亦会增加；因此，与骨髓干细胞移植相比，由于外周血干细胞中 CD10+ 和 CD20+ 细胞增加了 10 倍，溶血发生率增高是可以理解的[23, 24]。使用 G - CSF 动员供者外周血祖细胞可以

调节 T 淋巴细胞细胞因子的产生，从而促进抗体的产生。虽然 ABO 抗原是最常见的靶点，但也有报道称溶血反应可以作用于 Rh、Jka、Kidd 和 Lewis 血型抗原[25-28]。影响溶血严重程度的因素包括受体移植后针对供者抗体的产生速度、分泌状态和移植物植入的速度（即移植物类型）[23, 24, 29]。广泛性溶血的绝大多数是由于补体介导的受体红细胞溶解超高 2 ～ 3 天，类似于输液后紫癜。次要血型不合造血干细胞移植中，溶血发生率从骨髓干细胞移植的 5% ～ 10% 到外周干细胞移植的 33% 不等。一项研究评估了 24 例接受外周血干细胞移植和 14 例接受脐血移植的患者移植后血凝素的产生情况。24 例外周血移植的患者中有 14 例患者在移植后 6 ～ 88 天产生了供者来源的血凝素；这 14 例中有 50% 的患者有溶血反应的表现。14 例脐血移植的患者均无血凝素产生，这与脐血移植中移植物的幼稚 B 细胞未接受 ABH 抗原刺激从而产生 HA 相关[29]。

四、ABO 血型和 Rh 血型不相合的处理

血型不合的血制品输注原则见表 78-2。一般来说，造血干细胞移植前期和移植后首选输注 O 型红细胞，这在次要血型不合和双向不合移植中，可以稀释供者产生的血凝素[30-33]。一旦确认存在供受体血型不合，又需要紧急移植的患者，选择输注 O 型红细胞。在造血干细胞移植预处理之前，应检测受体及供者的血凝素滴度。如果受体内含有针对供者红细胞抗原的较高滴度的血凝素，应尽量减少红细胞的输注。造血干细胞移植前患者血凝素抗体滴度 ≥ 1 : 256 应考虑使用含 5% 白蛋白的血浆置换或应用不含该抗体的血浆。一次血浆置换可清除 60% ～ 70% 的循环抗体，由于药物水平将受到置换的影响，可能需要考虑某些预处理药物的剂量调整。对于接受次要血型不合移植，同时体内抗体滴度较高的患者，造血干细胞移植前进行红细胞置换可以减少移植后 5 ～ 16 天发生的迟发性溶血反应。这些措施通常在移植前 2 周至移植前 3 天免疫抑制开始使用后进行，以防止再次发生溶血反应。一次红细胞置换可为患者提供约置换体积的 60% 的 O 型红细胞。在"旁路淋巴细胞"综合征中，移植前抗体滴度并不能预测延迟性溶血的严重程度，因此

表 78-2　ABO 血型不合移植受者的血制品管理

	红细胞	血浆
主要不合		
例如：A 供 O	去除移植物中的红细胞，使其小于 25ml 或小于 1ml/kg；移植前后输注 O 型红细胞	输注与供者同血型的血浆、血小板及体积减小的血小板；若受者体内抗 A 滴度＞1∶256，移植前进行血浆置换
次要不合		
例如：O 供 B	输注 O 型红细胞；移植前用 O 型红细胞进行置换；大量输注 O 型红细胞	1. 若供者抗体滴度＞1∶256 或存在可导致溶血的抗体，应对骨髓移植物进行去血浆处理以预防溶血 2. 输注缺乏抗 B 同族血凝素的血小板和血浆，或输注体积减小的血小板 3. 移植后 +1 天开始，每 2～3 天监测一次直接 Coombs 试验直至 + 21 天，防止"旁路"淋巴细胞综合征引起的溶血
双向不合		
例如：A 供 B	输注 O 型红细胞；去除移植物中的红细胞；用 O 型红细胞进行置换；大量输注 O 型红细胞	1. 若供者抗体滴度＞1∶256 或存在可导致溶血的抗体，应对骨髓移植物进行去血浆处理 2. 移植前后输注 AB 型血浆及血小板，或输注体积减小的血小板 3. 若异血凝素滴度＞1∶256，考虑性血浆置换 4. 移植后 +1 天开始，每 2～3 天监测一次直接 Coombs 试验直至 + 21 天，防止"旁路"淋巴细胞综合征引起的溶血
Rh 血型不合		
主要不合	移植前后输注 O 型 Rh 阴性的红细胞；若受者体内 Rh 抗体滴度较高，对 Rh 阳性血制品进行去红细胞处理	考虑应用 Rh 免疫球蛋白
次要不合		

血制品置换的使用频率正在降低。一些人建议，移植后应减少红细胞和血小板输注的体积，以减少血浆中的血凝素 [33]，而另一些人则建议输注供者来源的新鲜冷冻血浆（fresh frozen plasma，FFP），以提供非细胞来源的 A 或 B 抗原以吸收受者体内的血凝素 [34]。

一些作者也报道了在造血干细胞移植前 12～24h 输注少量供者红细胞。这种干预需要强制性的碱化尿液，并密切监测溶血反应 [35]。一些中心开始在移植回输前超量输注 O 型红细胞。超量输血是患者在移植预处理同时每天输注 1 个单位的红细胞，连续输注 3～4 天。处理 ABO 血型不合移植后即刻和延迟性溶血反应的一个重要方面是血制品的制备。外周血造血干细胞通常含有少于 20ml 的红细胞，但去除红细胞通常是在 ABO 主要血型不合的骨髓进行，采用右旋糖酐沉降或在自动单采机上离心的方法。在供者血凝素滴度大于 1∶256 或抗体会引发溶血的情况下，通常采用去除 ABO 血

型不相合骨髓中的血浆或使用单采的干细胞以减少血浆中的血凝素。虽然这些措施在预防重大错配时的即刻溶血方面是相当有效的，但仍有 10% 接受清髓性预处理的患者和 35% 接受减低强度预处理的造血干细胞移植患者会发生延迟性溶血。

造血干细胞移植之后应由血库对 ABO 血型不相容的患者进行临床监测。一般情况下，对于 ABO 主要血型不合或主要 / 次要血型均不合的造血干细胞移植，移植后 2 周至 1 个月应进行 A 和（或）抗 B 滴度测定。同时应进行直接 Coombs 试验检查，从移植 +1 天开始，每 2 天进行一次，直至移植后 + 21 天。在移植后 21 天内，因为发生急性溶血的风险最高，临床应每周 2～3 次检测包括乳酸脱氢酶、网状红细胞计数、胆红素等溶血相关指标。造血干细胞移植前血凝素滴度高且血型不相合的患者，移植后红系植入延迟及发生单纯红细胞再生障碍性贫血的风险较高。其红细胞植入和单纯红细胞再生障碍性贫血延迟的风险尤其大。主要血型不合的移植

第 78 章　造血干细胞移植中的血型不相合及溶血并发症
Blood Group Incompatibilities and Hemolytic Complications of Hematopoietic Cell Transplantation

1171

应每月至少监测两次受体的血凝素滴度。如果出现血凝素滴度升高和输血需求增多时，应复查骨髓以排除单纯红细胞再生障碍性贫血。血凝素的清除受供者来源和 GVHD 两方面的影响。西雅图的研究人员检测了 383 名存在主要或双向 ABO 血型不合的造血干细胞移植受者，在清髓性预处理后血凝素下降的速度[36]。结果显示，无关供者的血凝素检测不出的时间较同胞供者相比明显缩短（46 天 vs 61 天，P=0.016）。接受亲缘供者移植的患者，若发生 GVHD，则抗体滴度下降速度要快两倍。在此项研究中，ABO 血型不合并不影响 GVHD 的发生率或生存率。Remberger 等报道了 224 例采用清髓性预处理和去除 T 细胞预防 GVHD 的无关供者造血干细胞移植。发生 ABO 血型不合是植入失败的危险因素。在 ABO 主要血型不合的患者发生原发性和继发性植入失败的比例为 7.5%，而 ABO 血型相合的患者植入失败率为 0.6%[37]。在非去除 T 细胞的移植中，植入失败的报道并不多见。在另外两项研究中，ABO 血型不合确实影响移植后 100 天内亚组患者的生存（一组为慢性粒细胞白血病患者，另一组为急性髓系白血病和 MDS 患者）[14, 38]。这两项研究均未明确哪些因素与 ABO 血型不合的患者较差的预后相关。可以推测到，需要留置静脉通路的患者需要更多的输血支持，患者感染的风险就越大，这可能是影响植入的一个因素。铁过载是患者发生单纯红细胞再生障碍性贫血另一个潜在的危险因素。

由 CIBMTR 和 NMDP 开展的两项大型研究分析了 ABO 血型不合对造血干细胞移植结果的影响。CIBMTR 的研究评估了 1990—1998 年间 3103 例早期白血病患者，接受清髓性预处理后行同胞全合造血干细胞移植，该方案中使用环孢素 / 甲氨蝶呤预防 GVHD。其中 2/3 的供受者为 ABO 血型全合，14% 为 ABO 主要血型不合，14% 为次要血型不合，4% 为双向血型不合。不同组直接在生存、复发、移植相关死亡及急性或慢性 GVHD 方面均无显著差异。唯一有差异的是 ABO 血型双向不合的患者发生 Ⅱ～Ⅳ度 GVHD 的比例增高，且主要血型不合的患者红细胞输注依赖的时间延长[39]。NMDP 的研究分析了近 7000 对供者 - 受者配对 ABO 血型，其中 ABO 血型全合的比例小于 40%。该研究亦证实不同的血型分组在死亡率和存活率方面并无显著差

异[40]。来自日本的注册数据表明供受体血型是否相合对急性 GVHD 无明显影响。但 ABO 主要血型不合和次要血型不合造血干细胞移植中，非复发相关的死亡率升高，且主要血型不合的患者整体生存较差[41]。法国注册数据分析了 1000 多例接受减低剂量预处理的患者接受同胞或无关供者移植的结果，表明存在次要血型不合的患者移植后非复发相关死亡率增加，而整体生存率下降[42]。造成这些研究结果差异的原因尚不清楚。

尽管存在免疫抑制，患者仍然可以在造血干细胞移植后对非 ABO 红细胞抗原发生异体免疫，最常见的有 Rh、Kell 或 Kidd（Jk）抗原。在 ABO 血型不合的患者移植后出现非 ABO 抗体的比例较高，为 9.6%，而 ABO 血型全合的患者出现非 ABO 抗体的比例仅为 1.6%[25]。De la Rubia 等报道，通常在造血干细胞移植后的前 30 天内，对 Jka、K、M、Le 和 Rh 抗原发生异体免疫的发生率为 3.7%[26]。在大多数情况下，抗体是针对造血干细胞移植时在供者或受体中均未检测到的抗原，抗体的特异性是通过红细胞的洗脱来确定的。造血干细胞移植后受体新出现的红细胞抗原可能会引起残留宿主细胞或供者来源的淋巴细胞产生血凝素。在临床上，与输入 Rh- 供者的淋巴细胞给 Rh+ 受者后发生的严重的溶血反应相比，针对供者或受体红细胞表达的抗原产生的血凝素发生的溶血反应比较轻微。但是，已有 2 例严重溶血的报道与 Jka 系统有关。在这 2 例中，供者移植前已对 Jka 致敏，但移植前抗体筛选的方法未检测到 Jka 抗体。移植后血清抗体的检查未发现个体数月前就已存在已知的 Jka 抗体，这种情况并不少见，这使得 Jka+ 患者移植后发生严重溶血反应的风险明显增高[26, 28]。但总的来说，由于非 ABO 血型的红细胞抗体导致的溶血在 ABO 血型不相合的移植是不常见的。

五、单纯红细胞再生障碍性贫血的治疗

单纯红细胞再生障碍性贫血是造血干细胞移植后溶血反应最极端的表现形式，由受体血凝素在 CFU-E 期靶向作用于最早出现 ABH 抗原的骨髓前体细胞所致。最近的研究表明，这一并发症的发生率和发生时间与预处理方案有关。在高剂量的

预处理方案，其单纯红细胞再生障碍性贫血发生率较低，表现为过早和长期的输血依赖。而接受减低剂量的预处理方案，受体早期产生自体红细胞，往往发生较晚的红细胞输注依赖。循环血凝素消失后 3～4 周内红细胞生成恢复正常；不过，一些患者的红细胞输注依赖可超过 5 年[43]。在大多数情况下，逐渐减弱的免疫抑制会导致"移植物抗血浆或 B 细胞"效应，从而阻断记忆 B 细胞或浆细胞产生血凝素。其他的治疗方法还包括促红细胞生成素单独应用或促红细胞生成素联合激素使用[44-46]。在多数难治性病例中，血浆置换或使用利妥昔单抗也是有效的手段；供者淋巴细胞输注有诱发急性 GVHD 的风险，但其可以促进供者完全嵌合，并清除血凝素，因此在少数情况下也是可以应用的[47-50]。Poon 和 Koh 最近报道了他们的治疗经验，对上述治疗均失败的患者，使用 4 周剂量的硼替佐米来靶向作用于能持续在患者体内产生血凝素的成熟浆细胞。结果显示，治疗 1 个月后患者体内检测不到血凝素，4 个月后患者脱离输血依赖[51]。

除了与 ABO 血型不合有关，也有报道称单纯红细胞再生障碍性贫血的发生与造血干细胞移植和实体器官移植中微小病毒 B19 和 HHV-6 感染有关[52, 53]。这些患者大多数对免疫球蛋白和抗感染治疗有反应。据报道，2 名接受异体肝移植的儿童出现了与 FK506 相关的单纯红细胞再生障碍性贫血，该问题药物停用后得到了解决；4 例肾移植患者发生霉酚酸酯相关的单纯红细胞再生障碍性贫血[54, 55]。对于不是主要 ABO 血型不合引起的单纯红细胞再生障碍性贫血，钙调蛋白抑制药从 FK506 改变为环孢素或停止霉酚酸酯使用可能使红细胞恢复正常。

非 ABO 血型相关的 Coombs 阳性的自身免疫性溶血性贫血（autoimmune hemolytic anemia，AIHA）也可作为移植晚期出现慢性 GVHD 的表现形式[56]。抗生素和氟达拉滨等药物或支原体感染也可引起溶血。造血干细胞移植中，去除 T 细胞的操作导致其功能或数量的异常，可引发 B 细胞调节功能受损，在一项大型研究中 AIHA 发生率为 3%。

造血干细胞移植后发生 AIHA 的患者通常接受与非移植患者相同的免疫抑制治疗：类固醇激素、免疫球蛋白、利妥昔单抗或脾切除术。其他的非常规治疗还包括血浆免疫吸收、长春新碱或供者 T 细胞再输注，以提高自体活性 T 细胞的免疫调节功能。

六、溶血和血栓性微血管病综合征

血栓性微血管病描述的是 Coombs 阴性的溶血综合征，伴有红细胞破碎，临床上常合并肾功能或神经功能障碍及提示血栓性血小板减少性紫癜（thrombotic thrombocytopenic purpura，TTP）或溶血性尿毒症综合征（hemolytic uremic syndrome，HUS）的血小板减少。高剂量化疗、放疗或急性 GVHD 产生的细胞因子可导致内皮亚结构受损。用于 GVHD 预防的钙调蛋白抑制药（环孢素或 FK506）可直接对内皮细胞产生毒性，导致微血管血栓形成[57-62]。西罗莫司是一种具有不同免疫抑制机制的内酯类抗生素，它与钙调蛋白抑制药联合使用时对内皮细胞没有直接毒性，但它可以增加对血管的毒性。与 GVHD 相关的组织损伤释放的炎性细胞因子（TNF、TNF 和 IL-8）与血栓形成前事件的增加有关，如增加组织型纤溶酶原激活物和超大 vWF 的组装；IL-6 可以抑制超大 vWF 的切割[58, 59]。Laskin 等在儿童造血干细胞移植后合并血栓性微血管病的肾活检中发现 C4d 沉积，证实了补体经典途径激活在血栓性微血管病中的作用[63]。补体替代途径相关的补体因子 H（complement factor H，CFH）相关基因 1 和 3 的缺失率在儿童自体移植后和异基因移植后血栓性微血管病均为 83%，且异基因移植的受者体内可检测到 CFH 的抗体。而在正常人群中 CFH 相关基因 1 和 3 的缺失率仅为 24%，证实补体替代途径也参与了移植后血栓性微血管病的发生[64]。血栓性微血管病的发生率各家报道不一，从自体造血干细胞移植低于 1% 到某些小型研究中异基因造血干细胞移植高达 70%，差异较大[65-69]。与特发性散发性血栓性血小板减少性紫癜/溶血性尿毒症综合征相比，目前尚无明确的实验室标志物，如 ADAMTS13 活性缺失、超大 vW 多聚体的减少或补体的活化指标，可将其与移植后其他并发症相鉴别[65, 70-72]。2004 年，George 等从 35 篇文献的 5400 多例移植后合并血栓性微血管病的患者中挑选了 447 例进行了文献综述。造血干细胞移植后血栓性微血管病的总发生率为 8.2%，大部分患者血栓性微血管病发生于造血干细胞移植后的前 3 个月[73]。然而，用于定义该综合征的标准在

28 项研究中有所不同，包括一系列的临床指标，如伴有破碎红细胞的非输血依赖型贫血和轻度肾功能受损到严重贫血的标准，伴依赖透析的肾功能衰竭的血小板减少，和（或）通常表现为意识混乱或癫痫的神经系统症状。2005 年，BMTCTN 建立了血栓性微血管病的分类和分级标准；2007 年，EBMT 国际工作组（EBMT International Working Group，EBMT IWG）提出了略做修订的标准[74, 75]（表 78-3）。尽管两个标准有在很多方面是一致的，但 CTN 标准更关注器官功能障碍导致的较差的临床预后。而 IWG 标准更侧重于血小板减少和溶血表现，包括了更广泛的血管内皮损伤。因此，定义血栓性微血管病的标准不同导致各个中心报道的结果有所不同[76]。2008 年，在上述两个标准发表后不久，Cho 等报道了血栓性微血管病对急性 GVHD 患者的影响（超过 Ⅱ 度急性 GVHD）[77]。在 2001—2005 年的 4 年时间里，674 名患者接受了以清髓性预处理方案为主的异基因造血干细胞移植；158 例（28%）发展为 Ⅱ 度或以上急性 GVHD。43 例患者发生血栓性微血管病（39.5%），分级标准是依据是否存在肾功能或神经功能障碍（16 例），或是否存在乳酸脱氢酶增高、破碎红细胞增多及 Coombs 实验阴性（27 例）。血栓性微血管病的中位发病时间为 53 天（10～108 天），发生血栓性微血管病时 77% 的患者已经存在 GVHD。最终 27 名血栓性微血管病患者死亡；其中血栓性微血管病是造成 11 例/13 例的确诊病例和 4 例/14 例的疑似病例死亡的一个因素[77]。

根据 Cutler 等报道，接受西罗莫司和他克莫司联合预防 GVHD 的患者血栓性微血管病中位发病时间较早，为移植后 25 天。但在其他多个中心成人异基因造血干细胞移植后，血栓性微血管病的中位发病时间为 47 天[78-80]。来自 St. Jude 医院的一系列研究显示，血栓性微血管病的发病率为 9.6%，儿童患者发病时间较晚，中位时间为 171 天；然而，在这一研究中，T 细胞去除被用于所有无关供者或配型不相合的亲缘供者移植中 GVHD 预防的一部分。且该研究证实去除 T 细胞是血栓性微血管病发生的危险因素，而常规被认为是成人血栓性微血管病主要危险因素的急性 GVHD 或无关供者移植状态，在该研究中未得到证实[81]。另一项研究分析了安德森癌症中心 1200 多例应用他克莫司为基础预防 GVHD 的患者临床资料发现，除 Ⅱ～Ⅳ 度 GVHD 外，女性、无关供者移植以及淋巴系统肿瘤是血栓性微血管病的主要诱发因素[82]。这项研究中，血栓性微血管病发生率为 5.9%。相比之下，Dana Farber 癌症研究所报道联合使用他克莫司和西罗莫司的患者，血栓性微血管病的发生率为 10.8%。Dana Farber 研究中使用以环孢素为基础预防 GVHD 的对照组血栓性微血管病发生率为 4.2%[78]。使用减低剂量预处理方案并没有降低血栓性微血管病的发生率，在三项小系列研究中血栓性微血管病发生率为 15%～23%；而这其中有部分患者确实在 6 个月前接受了清髓性预处理造血干细胞移植[80, 83, 84]。来自在 M.D. Anderson 的研究，其中包含了 500 多名患者接受减低剂量预处理造血干细胞移植，发生血栓性微血管病的风险与接受高剂量预处理造血干细胞移植相似。2010 年，希望之城癌症中心的研究人员报道了他们在 85 名患者中使用他克莫司 / 西罗莫司的经验；半数以上的患者（46 例）接受了减低剂量预处理，28 例接受了分段全身放疗 / 依托泊苷，11 例接受了白消安联合环磷酰胺的预处理方案。血栓性微血管病发生率在减低剂量预处理患者、分段全身放疗预处理及白消安预处理患者分别为 7%、25%

表 78-3 BMTCTN 毒性委员会共识标准[74]和 EBMT IWG 血栓性微血管病标准[75]

BMTCTN 标准	EBMT IWG 标准
1. 外周血涂片中，每高倍镜视野破碎红细胞计数大于 2 个	1. 外周血破碎红细胞比例增高（＞4%）
2. 血清乳酸脱氢酶水平升高，超过基线值	2. 新出现或不断进展的血小板减少（血小板计数＜50×10⁹/L 或较之前下降了 50%）
3. 没有其他原因可解释的肾脏ª 和（或）神经系统功能障碍	3. 血红蛋白水平下降或输血需求增加
4. 直接或间接 Coombs 试验阴性	4. 血清珠蛋白水平下降

a. 肌酐水平较预处理前升高 2 倍或以上，或肌酐清除率较之前下降 50% 或更多

和 55%。白消安组的中位他克莫司浓度明显高于其他组。Ⅱ度以上急性 GVHD 发生率为 43%，这部分患者后续有 75% 发展为血栓性微血管病。血栓性微血管病治疗主要为减少药物使用剂量或停用其中一种或两种药物。仅有 1 例患者接受血浆置换。所有 TMA 患者治疗后均达到缓解，仅有 1 例患者需要血液透析治疗[85]。希望之城癌症中心最近在对 177 名接受他克莫司和西罗莫司预防 GVHD 的患者进行随访，发现血栓性微血管病发生率为 17%，另有 5% 的患者高度怀疑为血栓性微血管病。血栓性微血管病中位发病时间为 4.6 周。81% 的血栓性微血管病患者诊断时已经存在急性 GVHD。血栓性微血管病的危险因素包括清髓性预处理、Ⅱ度及以上的急性 GVHD 及第 14 天西罗莫司血药浓度大于 9.9ng/ml。这项研究中，血栓性微血管病组 2 年非复发死亡率为 33%，而非血栓性微血管病组为 12.25%，提示血栓性微血管病是非复发死亡率的预测因素[86]。

七、移植后血栓性微血管病的治疗

根据 NCI 的常见毒性标准，患者表现为Ⅰ度血栓性微血管病实际上并不符合当前 CTN 对血栓性微血管病的定义标准（表 78-4）。然而，这些患者可能代表了一群需要关注可能会增加内皮损伤和红细胞脆性等高危因素的群体，降低这些高危因素，就能减少进展为血栓性微血管病的风险。处理策略包括优化抗高血压治疗，调整环孢素、FK506 和西罗莫司剂量，以减少无活动性 GVHD 患者的血药浓度，并补充适当的镁。对于合并肾功能不全或神经系统异常的患者，停用环孢素或 FK506 有助于区分血栓性微血管病和药物引起的相关毒性。然而，相

当多的血栓性微血管病患者同时存在Ⅱ度或以上的活动性 GVHD，需要持续抗 GVHD 治疗。在 M.D. Anderson 研究中，FK506 在大多数患者中需要减量使用，仅在严重肾功能或神经功能受损时才停止使用。在需要停用 FK506 的患者，要么开始使用类固醇激素，要么增加激素剂量以提供对 GVHD 额外的覆盖。

在 M.D. Anderson 临床试验中，大多数患者（95%）每天都进行血浆置换，并根据临床反应逐渐减少血浆置换的次数[82]。在本研究中，60% 的患者在中位血浆置换治疗 29 天后，血栓性微血管病相关的临床表现和实验室指标可以得到纠正。而之前的研究中，仅有 18%～30% 患者对血浆置换表现出一定的疗效。对血浆置换有反应的患者死亡率依然较高，治疗 6 个月时仅 50% 的患者存活。而对血浆置换无效的患者，治疗 6 个月时无 1 例存活。控制 GVHD 和感染对移植后血栓性微血管病患者的长期生存至关重要。最终，仅有 11 例 /66 例的接受血浆置换治疗的患者在移植后 3 年依然存活。这一结果与其他研究中报道的移植后 TMA 有 70%～95% 的死亡率相当。而特发性非移植相关的血栓性微血管病患者接受血浆置换治疗后 3 年存活率超过 60%[87-97]。基于上述经验，血浆置换在血栓性微血管病的长期管理中应用较少。目前，由于部分患者血浆治疗后肾功能及神经系统症状有改善，它仅在重要脏器功能受损时作为一种暂时性治疗手段发挥作用。在机制方面，血浆置换单独应用或与利妥昔单抗联合使用可能有助于：①快速消除有毒性的药物；或②在少数情况下，清除可以导致超大 vWF 多聚体切割功能受损或间接激活补体的自身抗体。如果治疗后 5～7 天脏器功能没有明显改善，应停止血浆置换。这部分患者需要考虑应用新的治疗方

表 78-4 移植相关血栓性微血管病的 NCI 常见毒性标准

TMA	3.0 版本
Ⅰ级	无临床表现，仅有红细胞破坏（破碎红细胞）的证据 a
Ⅱ级	-
Ⅲ级	伴有临床表现的实验室检查异常（如肾功能不全、皮肤瘀点）
Ⅳ级	有实验室检查异常，有引发生命危险或残疾的临床表现（如中枢神经系统出血 / 出血或血栓形成 / 栓塞或肾功能衰竭）

a. 外周血涂片必须有微血管病变的表现（如破碎红细胞、头盔细胞、红细胞碎片）

第78章 造血干细胞移植中的血型不相合及溶血并发症
Blood Group Incompatibilities and Hemolytic Complications of Hematopoietic Cell Transplantation

1175

法。目前正在探索的新治疗方法是使用针对补体 C5 的单克隆抗体依库珠单抗。依库珠单抗最初被批准用于治疗阵发性睡眠性血红蛋白尿，目前被应用于在治疗不典型溶血性尿毒症综合征。有报道称，在 1 例成人患者及 6 例儿童移植后血栓性微血管病患者接受了依库珠单抗治疗[98, 99]。6 例儿童患者中有 4 例在治疗后 15 ～ 45 天获得了血液学改善；在应用 4 ～ 13 剂之后停止了用药。每周进行两次补体阻断的药物浓度及疗效检测（以 CH50 ≤ 4）。依库珠单抗的常规治疗是每周应用一次，但对于没有达到治疗浓度的患者需要额外增加剂量。2 例在治疗开始合并Ⅳ度 GVHD 和多器官衰竭的儿童未获得足够的 C5 补体阻断，最终死于 GVHD/ 血栓性微血管病。CH50 水平＜ 4 与治疗的药物水平有较好的相关性，是一种监测补体活化抑制的较简易的方法。所有患者在治疗过程中均要接受抗生素预防脑膜炎球菌的感染。

八、小结

随着造血干细胞移植适应证中包含的年龄范围的扩大，不同来源的造血干细胞，新的预处理方案和其他免疫抑制药物的使用，我们需要意识到动态监测嵌合状态，预处理或 GVHD 预防及治疗上新药物的应用，均对异基因移植后溶血并发症的发生率及发生时间有重要的影响。移植计划应制定相应的流程和标准，以确保 ABO 血型不合移植受者的输血支持、ABO 血型不合的血制品的采集、处理以及移植前后患者各项检测的标准化。对于不明原因贫血和输血需求增加的患者，重要的是保持高度的警惕性，并开展适当的免疫和血栓病因的溶血相关检测。对血栓性微血管病综合征定义的优化可促使更早的干预，从而改善预后。

第79章
造血干细胞移植前后的输血治疗原则
Principles of Transfusion Support Before and After
Hematopoietic Cell Transplantation

Jeffrey McCullough　著

王　虹　译

李　正　傅琤琤　陈子兴　校

一、概述

为了最大限度地减少造血干细胞移植过程中的异体免疫反应、严重的免疫抑制、暂时性造血细胞的产生减少，以及移植过程中的血型转换及其产生一过性或永久性的嵌合等影响，接受造血干细胞移植的患者有特定的输血要求。有效的血细胞储备及合理的输注计划对造血干细胞移植成功有至关重要的影响。

二、红细胞成分

（一）红细胞

红细胞是全血去除血浆后主要细胞成分。这一细胞成分就是常说的"浓缩红细胞"。1个单位红细胞的体积约为350ml，其中含约200ml红细胞，红细胞比容约为60%。该单位的液体部分主要是添加剂，目的是使红细胞能储存42天。1单位红细胞中大约20ml的血浆来自原来的全血。平均一个单位的红细胞会使一个70kg的成人血红蛋白提升1g/dl，使红细胞比容提升3%。任何严重贫血的患者都应该输注红细胞。因为贫血发展缓慢，大多数需要输注红细胞的患者并不需要替换血管内其他成分。因此，几乎所有的红细胞替代治疗均需要输注红细胞，全血细胞回输很少使用。

造血干细胞移植患者因为贫血经常需要输注红细胞。尽管是否输血主要基于血红蛋白水平，但其他的临床因素也要考虑在内。血红蛋白在10g/dl或以上的患者通常不需要输血，血红蛋白小于7g/dl的大部分患者可以从输血中获益 [1-5]，这也是红细胞输注的适应证。由于患者的异质性，血红蛋白水平不应该作为是否输血的唯一考虑因素，患者的临床情况才是最重要的。心血管疾病的患者血红蛋白为9g/dl时可能从输血中获益 [4, 5]。当出现急性失血时，威胁患者生命的是血容量的减少和由此引起的心血管事件。在大多数"正常"患者中，损失约1000ml的血液可用胶体或晶体溶液代替。一个原本健康的人可以耐受多达一半的红细胞损失而不需要替代治疗。由于许多患者都在一定程度上有心血管方面的并发症，他们即使只有少量的血细胞丢失也需要输注红细胞。

（二）滤白红细胞

红细胞和血小板成分中含有白细胞，可引起受血者的异体免疫反应，导致多种问题（表79-1）。为了避免这些问题，需要从红细胞中移除白细胞。白细胞滤器可去除红细胞中99.9%的白细胞，使1单位红细胞中的白细胞计数少于5×10^6。之前白细胞过滤是在床边进行的，现在为了保证白细胞过滤的稳定性，并预防由于白细胞污染产生的细胞因子的累积，白细胞过滤都在实验室进行。

输注滤白红细胞的适应证如下。

- 预防白细胞和血小板引起的异体免疫反应。
- 预防巨细胞病毒的传播。
- 治疗多种发热性的输血反应。
- 预防输血引起的免疫调节反应。

输注滤白红细胞的患者包括任何可能接受造血干细胞移植治疗或需要多次输血的患者，如血红蛋白病患者（表79-2）。除了对白细胞的异种免疫反应，输血还有其他的免疫学效应，一般称为输血相关的免疫调节作用[6-8]。因为临床上需要使用滤白红细胞的情况在持续增多，许多的血液中心和一些国家开始在所有的血细胞成分中过滤白细胞[9,10]。

（三）洗涤红细胞

洗涤红细胞是悬浮在电解质溶液中的红细胞。尽管白细胞的去除不像冷冻去甘油那样彻底，洗涤红细胞中大部分的血浆、血小板和白细胞已经被去除。因为有可能受到细菌污染，洗涤红细胞只能储存24h。同时由于洗涤红细胞的主要优势是血浆被去除，因此适用于输血浆引起严重反应的患者。

三、凝血因子

（一）新鲜冰冻血浆

新鲜冷冻血浆是从全血中分离出来的血浆，在8h之内收集并于 -18℃或低于 -18℃保存。1单位新鲜冷冻血浆体积为200～250ml，包含了存在于新鲜血液中的所有凝血因子。新鲜冷冻血浆中一般不含红细胞，通常不用考虑 Rh 血型。但是，偶有罕见的报道提示新鲜冷冻血浆中含有少量能引起红细胞免疫反应的基质。因为血浆中含有 ABO 抗体，必须用受体相容的红细胞血浆输注。

虽然新鲜冷冻血浆已经被广泛使用了很多年，其使用还在持续增加，但目前还没有很好的临床试验来证实其有效性[11]。新鲜冷冻血浆的公认适应证是凝血因子不足导致的血凝异常[12]。特别是 V 因子缺乏，多种凝血因子缺乏见于严重肝病，应用华法林抗凝或需要大量输血的患者。新鲜冷冻血浆也可用于血栓性血小板减少患者无法行血浆置换时的替代治疗方案。但新鲜冷冻血浆不建议用于补充血容量或营养支持治疗。

大量输血时，可发生因稀释性多种凝血因子缺乏导致的出血。稀释是因为红细胞中的血浆成分非常少。因此在凝血异常发生前输注凝血因子非常重要[13,14]。大多数医院都建立了大量输血的原则，其中就包括血库及时供应含有浓缩红细胞、解冻的血浆和血小板标准组合[15]。关于红细胞、血浆、血小板三者的最佳比例虽然存在争议，但是 1∶1∶1 仍是最常用的。由于一些潜在问题的严重性，接受大量输血的患者也可能发展为弥散性血管内凝血（disseminated intravascular coagulation，DIC）[16]。因此，出血的特点可能发展为大量输血引起的稀释性凝血功能异常和 DIC 引起的消耗性凝血功能异常的结合。

在轻度 DIC，通常不需要输血。但重度 DIC，通常存在凝血因子 V 因子、Ⅷ 因子、纤维蛋白原及血小板的缺乏。DIC 治疗中凝血因子的补充应基于实验室检查的异常，而不是简单地判断。若必须要补充凝血因子，新鲜冷冻血浆通常可以补充所有的

表 79-1　血制品中白细胞引起的不良反应

免疫反应
异体免疫反应
非溶血性发热
血小板无效输注
移植器官的排异反应
移植物抗宿主病
输血相关的急性肺损伤
免疫调节
增加细菌感染的风险
增加肿瘤复发的风险

感染性疾病
巨细胞病毒
成人 T- 淋巴细胞病毒Ⅰ型
EB 病毒

表 79-2　下列情况推荐输注去白细胞的血制品

造血干细胞移植受者
急性白血病
慢性白血病
先天性血小板功能异常
先天性免疫缺陷综合征
未来可能进行干细胞移植的血液系统恶性肿瘤
未来可能进行干细胞移植的实体肿瘤
宫内输血
新生儿溶血性疾病进行的换血治疗
血红蛋白病或地中海贫血

凝血因子。凝血功能异常也可发生于接受造血干细胞移植的患者。在侵入性操作中，应用新鲜冷冻血浆预防凝血功能异常将在本章后面进一步讨论。

（二）24h 冰冻血浆

24h 冰冻血浆是指 8 ～ 24h 内从全血中分离出的血浆。24h 冰冻血浆可以冷冻保存，储存最长可达 1 年，是补充凝血因子的重要来源，但其仅含 50% ～ 75% 的凝血因子 V 和Ⅷ。24h 冰冻血浆在大多数需要补充凝血因子的情况下均可应用，且应用前景越来越广泛。

（三）冷沉淀和纤维蛋白原

冷沉淀是在 1 ～ 6℃ 条件下，将新鲜冰冻血浆解冻融化后，分离出来的不易溶解的沉淀物。保存于 −18℃ 或更低温度，最多可保存 1 年时间。冷沉淀中包含了凝血因子Ⅷ、纤维蛋白原和 vWF。1 袋冷沉淀包含约 250mg 纤维蛋白原，这是它的主要用途。冷沉淀不宜用于补充凝血因子Ⅱ、V、Ⅶ、Ⅸ、Ⅹ、Ⅺ或Ⅻ。现在可以从人血浆中制备病毒灭活的纤维蛋白原浓缩物。当纤维蛋白原水平低于 100mg/dl 时，推荐使用纤维蛋白原。但在急性失血时，纤维蛋白原水平在 150mg/dl 即可使用纤维蛋白原。美国 FDA 批准的适应证仅有先天性纤维蛋白原缺乏。但在其他情况下，纤维蛋白原亦被应用于临床[17]，特别是在欧洲。

（四）凝血因子补充物的血型相容性

新鲜冷冻血浆输注不需要 ABO 血型完全相同，但要考虑与受血者的红细胞相容。新鲜冷冻血浆输注不需要考虑 Rh 血型，也没有必要进行红细胞相容性检测。冷沉淀输注亦要考虑受血者 ABO 血型的相容性。尽管每单位的新鲜冷冻血浆或冷沉淀的量较小，但由于多数的治疗方案需要补充较多的凝血因子补充物，因此整体输注的量较大。冷沉淀输注不用考虑 Rh 血型，没有必要进行红细胞相容性检测。在造血干细胞移植患者，冷沉淀通常用于补充纤维蛋白原。但对于纤维蛋白原并不低的患者，大量补充冷沉淀可能导致患者的纤维蛋白原水平明显升高。

四、血小板

（一）全血分离的浓集血小板

浓集血小板，通常指从"随机供者"来源的全血经离心后分离的血小板。在欧洲和加拿大使用的离心技术与美国的离心技术不同[18]。75% 以上的"随机供者"来源的每单位血小板必须包含至少 5.5×10^{10} 个血小板。大多数情况下，每单位血小板包含（6 ～ 8）$\times 10^{10}$ 个血小板。每个血库能从他们的质量控制数据获得血小板含量的估计值。为了达到治疗量，每单位血小板从 4 ～ 5 单位的全血获得。

（二）单采血小板

血小板单采就是应用不同的仪器采用离心技术分离及收集血小板。仪器操作是由微处理器控制的，包括调节血液流速，将进入系统的全血加入抗凝剂，设置离心条件及分离血液成分。分离出血小板后将剩余的血液成分回输给供者。

对于分离的这一血液成分，官方命名是"单采血小板"。但通常也称为单一供者血小板或单采血小板悬液。在检测的单采血小板悬液中，75% 以上检测到的每单位或 1 袋单采血小板悬液包含至少 3×10^{11} 血小板才能达到质量控制的目的。大部分每单位单采血小板悬液包含（3.5 ～ 4）$\times 10^{10}$ 血小板。血小板单采过程通常需要约 1.5h，通过血细胞分离器处理 4000 ～ 5000ml 供者的血液获得。同全血处理过程一样，对单采获得的血小板进行处理、检测和标记。其中就包括检测 ABO 血型、Rh 血型及输血相关的传播性疾病。虽然这些信息不一定要记录在标签上，但仍需要确定每单位血小板悬液中血小板的数量。每单位血小板悬液体积约为 200ml，其中仅包含微量红细胞（0.5ml），因此无须进行红细胞交叉配型。血小板悬液中的白细胞含量因使用的仪器及采集技术不同而有所不同，但每单位单采血小板悬液包含的白细胞计数应低于 5×10^6。

（三）血小板储存条件和保存时间

在 20 ～ 24℃ 的储存条件下，血小板可以在 5 天内维持其正常功能[19]。影响血小板储存质量的因素包括温度、抗凝储存液、储存容器、搅拌类型和血浆体积[19, 20]。柠檬酸磷酸盐葡萄糖溶液和柠檬酸磷酸盐葡萄糖腺嘌呤溶液是理想的血小板保存液。储存过程中，不受干扰的储存条件不如温和的搅拌，而水平搅拌优于端对端搅拌。保存液的成分、表面积大小和储存容器的大小影响二氧化碳扩散和氧气进入血小板悬液。因此设计独特的储存容器优化血小板质量已成为常规应用。

维持在 6.0 以上的 pH 值对血小板的保存至关

重要。同时结合适当的储存容器、搅拌条件、保存液、温度及使用约 50ml 血浆可以使血小板保存 5 天。目前欧洲使用的电解质血小板添加溶液在美国也获得了批准。这种保存液取代了原来保存液中大部分的血浆成分，减少了输血反应。

五、血小板输注

是否输注血小板取决于患者的临床表现、血小板减少的原因、血小板计数及患者的血小板功能。对于因恶性肿瘤化疗或接受造血干细胞移植的患者出现短暂的血小板减少，通常给予输注血小板[21]。大多数患者的血小板输注是用于出血的预防，而不是治疗活动性出血[21]。

预防性血小板输注的对照研究较少，尤其是血小板首次开始应用时。一些研究支持预防性血小板输注，但其他一些研究不能证明预防性血小板输注对患者的获益[22]。最近的两项研究比较了预防性输注血小板对出血发生的影响。Wandt 等的结论是没有必要预防性输注血小板[23]。但 Stanworth 等推荐预防性输注血小板，特别是对于急性髓系白血病患者[24]。尽管缺乏大宗令人信服的临床试验数据，当血小板计数小于 20 000/μl 时，预防性输注血小板以防止严重出血已成为常规认识。当血小板计数大于 20 000/μl 时，尽管发生严重自发性出血的风险不高，但出血风险随着血小板计数的减少而增加[25, 26]。在稳定血小板减少的患者，血小板计数在 10 000/μl 时大便出血并没有增加。但血小板计数在 5000/μl 时大便出血明显增加[27]。

对血小板减少性患者的管理经验使我们认识到，真正安全的血小板计数比之前我们所认为"安全"血小板计数水平要更低一些。严重出血通常发生于血小板计数低于 10 000/μl 时，而血小板计数大于 5000/μl 时，很少发生致命的出血。Gmur 等发现在没有并发症的患者中，预防性输注血小板的阈值是 5000/μl；对于合并有发热或出血的患者，输注血小板的阈值是 10 000/μl；而对于合并凝血功能异常及多部分出血的患者，输注血小板的阈值是 20 000/μl[28]。Heckman 等发现，分别以血小板 20 000/μl 和 10 000/μl 作为血小板预防性输注的阈值，在红细胞使用、发热天数、住院时间、血小板减少的持续时间，死亡或重大出血并发症方面，两组并没有显著差异[29]。

Rebulla 等报道，急性白血病患者在第一次诱导治疗中，分别以血小板 20 000/μl 和 10 000/μl 作为血小板预防性输注的阈值，两组在死亡、红细胞输注量、严重出血方面并无显著差异[30]。但以 10 000/μl 作为血小板预防性输注的阈值组与以血小板 20 000/μl 作为阈值相比，血小板输注减少了 21.5%[31]。Wandt 等总结了德国 17 个中心的经验，结果表明，出血并发症在以血小板计数 10 000/μl 和 20 000/μl 为阈值的两组无明显差异，而因出血导致死亡的 2 名患者血小板计数分别为 36 000/μl 和 50 000/μl。在稳定的骨髓移植受者中，把输注血小板的阈值从 20 000/μl 降至 10 000/μl，并没有增加严重出血或出血所致的死亡，但使血小板输注减少了 25%[32]。Aderka 等分析了 196 例急性白血病患者的资料，认为当血小板计数是大于 10 000/μl 时，预防性的血小板输注并无必要的[33]。最近，Zumberg 等报道了一项包含 159 例造血干细胞移植患者关于预防性血小板输注的前瞻性临床试验，分别以 10 000/μl 或 20 000/μl 作为预防性血小板输注的阈值。结果表明两组在出血的发生率和严重性方面并无显著差异[34]。NIH 共识会议建议，虽然传统认为血小板计数 20 000/μl 的阈值作为预防性输注的标准是安全的，但对大多数人来说，更低的血小板输注阈值也是安全的[35]。Beutler 建议降低用于预防血小板输注的阈值[36]，现在很多医生及医院对于没有并发症的患者，以血小板计数 10 000/μl 或 5000/μl 作为预防性血小板输注的阈值[37]。

确定血小板输注的适应证比较困难，原因是多项研究并没有显示出适度的差异，绝大多数研究并没有以出血为研究终点，而且患者的群体具有异质性。对于稳定、没有并发症的患者，推荐以血小板计数 10 000/μl 作为预防性输注的适应证。然而，许多造血干细胞移植患者合并发热、严重的黏膜出血或有其他并发症，在较高的血小板水平即需要输注血小板[21]。临床决策提高血小板输注的阈值是可变的，也不符合严格控制出血的评估[38]。

（一）活动性出血的治疗

对于血小板计数超过 100 000/μl 的出血患者，由于出血时间正常，不需要输注血小板。血小板计数低于 100 000/μl 的患者，患者的出血时间延长[39]。对于出血患者来说，多高的血小板计数对患者最适合尚不清楚。一项研究认为，对即将进行的手术患者，血小板低于 50 000/μl 时应预防性输注血小板[40]。该研究比较血小板低于 50 000/μl 进行预防性输注的患者，和血小板高于 50 000/μl 不进行预防性输注的患者，两组的出血情况是没有明显差异。同时认为影响术后出血的不血小板计数，而是手术的操作。因此，对于活动性出血的患者，血小板计数低于 50 000/μl 时进行预防性输注，建议血小板水平达到 50 000/μl 以上。如果由于使用药物或合并尿毒症导致血小板功能障碍，出血时间比我们常规按照血小板减少程度估计的出血时间要更长一些，这种情况下，血小板输注的决策要综合考虑临床因素。

（二）血小板输注量及输注效果

血小板输注效果呈剂量反应效应。对于一个 70kg 的成人，输注 1×10^{11} 血小板后 1h，血小板计数增加约 10 000/μl[41]。1 单位血小板通常包含（$3.5 \sim 4.0$）$\times 10^{11}$ 血小板，因此一个中等身材的成人输注 1 单位血小板后血小板计数理论上应增加（35 000 $\sim$ 40 000）/μl。为了实现这些血小板计数的增加，需要 4 $\sim$ 6 份全血来源的浓缩血小板或 1 份单采血小板。对于一些个体而言，最终输注的血小板中血浆含量过高，输血前需要去除血浆。在血小板浓缩过程中，血小板丢失率在 15% $\sim$ 55% 不等[42]。虽然目前的技术可以成功地进行血小板浓缩或处理，也只有少数患者需要大量的输血或静脉补液，但这个过程中还是有血小板的丢失。

输血后 1h 血小板计数可预测血小板输注效果[41]。如果需要一个精确的判断血小板输注效果的公式，可以用 1h 血小板计数增加校正指数（corrected count increment, CCI）或血小板增加百分比。计算中需要考虑输注的血小板数量和患者的体表面积。CCI 的计算公式为：CCI=（输血后的血小板计数 - 输血前血小板计数）× 患者体表面积 / 输血小板数量。

每 m^2 体表面积输血小板后预期的 CCI 大约是 15000×10^{11}/μl。若 CCI 小于（5000 $\sim$ 7500）× 10^{11}/μl，提示患者的输注效果较差。若以血小板增加的百分比评价输注效果，预期血小板增加约 65%，因为通常情况下部分血小板阻滞在脾脏中。

经常输注低剂量血小板可减少所需要输注的血小板数量[43]。相反，当输入的血小板剂量较大时，两次输血之间的间隔将延长[44, 45]，这表明可能需要的血小板或输血总量在减少。一项涉及 1272 名患

者的多中心临床试验证实，输注标准血小板剂量的一半或 2 倍，其效果与输注标准剂量血小板是相同的[26]。血小板计数从 5000 $\sim$ 80 000/μl，出血的可能性并无明显差异，但输注的血小板数量却是不同的。在一项临床试验中，儿童较成人相比出血率增加，但输注的血小板数量对出血并无明显影响[46]。一项关于成人血小板剂量的小型研究中，因低剂量血小板量组对于临床上重要的出血未显示出统计学差异而提前终止[47]。尽管有大规模、实施良好的研究提示低剂量血小板的优势[26]，目前的输血指南并没有转变为常规输注低剂量的血小板。

（三）血小板输注中的 ABO（H）和 Rh

ABO 抗原是血小板的固有抗原，有些抗原吸附在血小板表面。当将 ^{51}Cr 标记的 A 型血小板输注到正常 O 型志愿者体内时，血小板恢复不良[48]。ABO 凝集素滴度越高，血小板输注的效果越差。ABO 的这种效应在一些临床研究中得到了证实。HLA 抗原相合但 ABO 血型不合的供受者，血小板输注后恢复不良[49]。相比 O 型供 O 型的血小板输注，A 型供 O 型更易出现输注后恢复不良[49]。另外两项研究同样证实了这一观念，即如果将含有 ABH 抗原的血小板输注到含有针对这些抗原的循环抗体的患者体内，则输注的血小板恢复不良[50, 51]。当输注的血小板中含有针对受者 ABO 抗原的抗体（比如 O 型供者血小板输注给 A 型患者），输注效果同样要差一些[51]。这可能是由于可溶性 ABH 抗原和 ABO 抗体形成循环免疫复合物，既可以来自供者（或受体）的抗体与受体（或供者）的 ABH 抗原形成的免疫复合物，也可来自供者（或受体）的 ABH 抗原与受体（或供者）的 ABO 抗体形成的免疫复合物。虽然 ABO 血型不相容与输血后血小板恢复不良有关，但这并不意味着输入 HLA 相容但 ABO 血型不相容的血小板是禁忌的。

涉及 ABO 系统和血小板输注的另一个需要考虑的因素是大量输注 ABO 不相容的血浆（如 O 型血小板输注给 A 型患者）导致的溶血。大多数机构都会采取相应的措施避免或减少输注 ABO 血型不合的血浆数量[52]。限制患者可接受的 ABO 血型不合血浆的量可以是患者估计血容量的百分比，也可以是绝对的容量限制，或者仅使用低 ABO 滴度（< 1：200）的血浆进行 ABO 不相容血型的输血。如前所述，血小板产物可以通过去除血浆进一步浓缩。

血小板表面不存在 Rh 抗原。但是血小板浓缩物中所含的少量红细胞可导致免疫反应，因此在血小板输注时也要考虑 Rh 血型。在 Rh 阴性的肿瘤患者中，D 抗原引起的免疫反应率为 0% ～ 18% 不等[53-56]。由于 Rh 阴性的肿瘤患者和造血干细胞移植受者需要输注较多的血小板，通常不可能有足够的 Rh 阴性血小板可以输注。可以输注 Rh 免疫球蛋白预防异体免疫反应，但不作为常规，也不推荐这样做。即使在循环中抗 D 抗体形成，这一抗体也不会干扰 Rh（D）阳性血小板的循环[57]。若需要使用 Rh 免疫球蛋白预防异体免疫反应，免疫球蛋白的剂量可以通过患者接受的血小板单位数来确定。例如，由于大多数治疗剂量的血小板（例如，单供者来源的 1 单位血小板或 4 ～ 5 个供者来源的全血汇集分离的血小板）含有的红细胞数不到 1ml，应用标准剂量 300μg Rh 免疫球蛋白已足够预防异体免疫反应[54]。

（四）血小板无效输注

许多患者在输血后血小板计数没有达到预期的增加，因此被认为是血小板无效输注。在接受大量血小板输注的患者中，CCI 可能因未知的各种原因而降低[58]。血小板无效输注可由患者和（或）血小板浓缩物相关的因素引起。

1. 患者因素

对于有 HLA 或血小板抗体的患者，如自身免疫性血小板减少性紫癜患者或对 HLA 抗原发生免疫的患者，循环血小板的存活时间极短，有时仅为几分钟[59]。脾肿大还会导致血小板的破坏增多，血小板恢复不良。血小板输注不良的相关因素包括 DIC、应用两性霉素、脾脏肿大、存在 HLA 抗体、存在血小板抗体及发热[60]。目前尚不清楚活动性出血是否与血小板输注不良有关。

因此，血小板输注不良可能是免疫性因素[出现 HLA 抗体和（或）血小板抗体]或非免疫因素所致。在一些患者中，血小板无效输注与 HLA 抗体的存在有关；然而，许多患者可能存在一个或多个临床因素，这些因素至少可以部分解释血小板无效输注，而非免疫因素可能是无效输注的主要原因[38,61,62]。因此，在临床实践中，很难确定患者的无效输注是由于免疫因素还是非免疫因素，这也会影响患者的治疗策略。过去血小板无效输注的比例很高，但在 20 世纪 90 年代，8 周左右的治疗中，

血小板无效输注的比例仅 15% 左右[63]。无效输注的减少可能是由于异体免疫预防的实施，也可能是更大强度的化疗所致。

2. 血小板浓缩相关因素

ABO 血型不合可致血小板输注恢复不良和血小板存活时间缩短。在血小板储存末期输血也会造成其输注不良[64]。输入相同数量的单采血小板或全血来源的血小板，其血小板计数应该有类似的增加。认为全血来源的血小板会引发输注不良的理论是没有依据的，血小板的来源不是造成输注不良的原因。

3. 血小板输注不良的管理策略

（1）HLA 配型血小板：在储存的最短时间内输注 ABO 配型的血小板无法达到满意的输注效果，应尝试使用 HLA 配型或交叉配型的血小板。使用 HLA 配型相同的同胞供者或无关供者来源的血小板，甚至 HLA 部分相合供者的血小板都可能获得良好的输注效果。然而，大部分 HLA 配型相同无关供者来源的血小板都存在部分抗原与受者不合的情况。与 HLA 配型相合的同胞供者来源的血小板相比，输注 HLA 配型不全相合供者来源的血小板获得的平均有效率相似，仍然有 30% 的患者输注 HLA 配型相合血小板后无法获得满意的输注效果[64]。此外，由于部分患者需要频繁的血小板输注，与患者 HLA 配型相合的供者需要持续几天或几周为患者捐献血小板，这在临床实践中往往很难实现。还有一种方法就是识别 HLA 抗体的特异性，并选择缺乏相应 HLA 抗原的供者[65,66]。这种方法是否可获得更佳的输注效果目前尚不清楚。

（2）交叉配型血小板：血小板无效输注通常是与 HLA 抗体有关，但血小板特异性抗体也参与其中。因此，对于输注 HLA 配型血小板导致的高达 30% 的无效输注率，对患者血浆和供者细胞进行交叉配型可能会克服这一问题。Heal 等总结的 10 项研究中，使用多种不同的方法检测血小板抗体，结果差异较大，阳性预测值在 73% ～ 100%，阴性预测值为 52% ～ 92%。

对于缺乏明确的临床因素导致的非免疫性血小板破坏，目前临床上使用的方法可成功预测 97% 患者的血小板输注效果[67]。O'Connell 等[68] 和 Friedberg 等[69] 研究证实了对血小板输注效果的预测价值。他们在一项针对 71 例存在血小板无效输注的患者输注 962 份单供者来源血小板的独立研究

中显示，固相期红细胞黏附试验优于 HLA 配型。HLA 配型与交叉配型的有效性比较尚未有明确结论。在一项研究中[70]，输注 HLA 配型血小板和交叉配型血小板，输注后 1h CCIs（40%～60%）结果相似。如果供者和受者之间 4 个 HLA-A、B 位点抗原相同（A 配型）或供者中 3 个 HLA-A、B 位点抗原与受者相合，那么 HLA 配型优于血小板交叉配型。然而，Moroff 等[70] 的结论是 HLA 配型与血小板的交叉配型效果相似，这也是目前的普遍看法。最近一项小样本研究也发现[62]，无论是 HLA 配型还是交叉配型，输注有效率均只有 25%，且两种方法获得的输注效果也是类似的。研究表明，自既往研究以来的 20 多年来，患者的情况变得更加复杂，血小板无效输注中，更多临床因素的重要性超过了血小板的免疫配型[62]。

（3）血小板无效输注的其他策略：对于血小板无效输注的患者，其他的方法包含血浆置换、葡萄球菌 A 蛋白免疫吸附患者血浆、环孢素和免疫球蛋白均在尝试中，但成功率不高，故不推荐。

4. 血小板无效输注的治疗策略

血小板无效输注通常与出血有关。这些患者通常病情危重，合并有发热、败血症、DIC 或病毒感染等问题。因此，应寻找可能导致无效输注的原因，比如感染。根据病因给予相应的治疗。根据患者的情况和对血小板减少程度，可以采取一些简易的方法提高血小板输注效果，包括输注 ABO 血型相同的血小板及使用储存时间较短的血小板。审查血小板应用过程的各个环节，确保血小板在离开血库后未因处理不当、过滤器使用不当或储存条件不当而破坏或丢失。此外确保血小板浓缩物中含有足够数量的血小板，这可以通过检查血库质量控制的检测结果以及用于患者的特定血小板浓缩物中血小板的计数和含量来完成。

如果这些方法均不成功，应使用供受体配型相合的血小板，这可以通过 HLA 配型或血小板交叉配型获得。

尽管 HLA 配型或血小板交叉配型可获得相同的效果，但实践中，血小板交叉配型比 HLA 配型更容易快速实现。交叉配型是对已经收集并在库存中可用的血小板进行的，而 HLA 配型需要找到 HLA 配型相合的供者捐献血小板。对于血小板无效输注的患者，推荐的治疗策略如下。

· 治疗任何可能引起血小板无效输注的临床因素。如果不去除这些因素，即使认识到下面提到的各个方面对治疗都可能是无效的。

· 确保患者输注的血小板剂量正确。

· 48h 之内，至少进行一次血小板输注检测。

· 确保输注的血小板 ABO 血型相同。

· 如果上述步骤无法实现，又需要紧急输血，输注能快速获得的交叉配型血小板或 HLA 配型的血小板。至少输注一次配型血小板，最好可以输两次或三次配型血小板。

· 如果输注效果不佳，血小板回升不良，可能是非免疫的临床因素所致，这时继续输注 HLA 配型或交叉配型的血小板就没有意义。

· 确定患者是否有 HLA 抗体或血小板特异性抗体，或两者兼有。如果患者对 HLA 配型或交叉配型的血小板输注效果较差，这种措施可能对未来的血小板输注决策有指导价值。

· 确定患者是否正在接受可能引起药物依赖的血小板抗体的治疗措施，比如万古霉素。如果这样的话，应进行血小板抗体的检测。

部分患者对 HLA 配型或交叉配型的血小板均存在无效输注，这部分患者通常合并多种并发症。一种方法是增加血小板剂量，每天输注单供者来源或 10～20 个随机供者来源的血小板 2 个单位，甚至 3 个单位。虽然这可能使临床医生感到他们正在做的事情有些价值，但通常患者无法实现血小板数量的大幅增加。尽管缺乏循环血小板数量的增加，输注血小板是否使患者真正获益还不清楚。

5. 异体免疫反应和血小板无效输注的预防

由于血小板无效输注在处理上有一定的困难，异体免疫反应的预防引起了广泛的关注。妊娠或输注的血小板和红细胞中含有白细胞均可能引起免疫反应[71]。尽管异体免疫反应的确切机制是尚未完全搞清楚，似乎与白细胞上 HLA- I 类和 II 类抗原处理有关[72]。因此，我们采取了一些策略来改进输注的血制品。总的来说，这些策略包括限制供者的数量，去除血小板中的白细胞，或对白细胞进行处理以使其转变成非免疫性细胞。

有大量的数据可以证实，去除血小板中的白细胞可以减少异体免疫反应的发生率，延迟和（或）减少血小板无效输注的发生[73-75]。在一项针对 500 多名新诊断的急性白血病患者的研究中[63]，使用少白红细胞和少白的血小板浓缩物可以降低异体免疫反应的发生率。而且无论使用混合的随机供者来源血小板，还是单供者来源的血小板，两组异体免疫的发生率没有明显差异。这也证实影响血小板无效输注的是血小板中的白细胞，而不是供者的数量。因为处理过程更规范，标准更均一，在实验室对血小板中的白细胞进行过滤比床边过滤白细胞预防异体免疫反应更有效[76]。

紫外线辐照可以抑制淋巴细胞的增殖或抑制混合共培养的淋巴细胞活性。这种辐照剂量在体内或体外不会影响血小板功能，但可以灭活淋巴细胞。在一项大型临床试验中，紫外线辐照的血小板减少异体免疫反应发生率的程度与过滤白细胞的血小板相似[63]。因此，尽管紫外线辐照在预防异体免疫反应方面似乎是有效的，但它目前还没有被使用，而且 FDA 也没有批准血库常规应用。紫外线辐照可以灭活病原菌（稍后讨论），在预防异体免疫反应方面也有一定的作用。

（五）血小板生成素在血小板输注中的作用

人们希望长期寻找的血小板生长因子 TPO 可以减少对血小板的输注。TPO 通过至少两种方式影响造血干细胞移植患者的输血治疗。一方面，它可以加速患者血小板的恢复，缩短血小板减少的时间，从而减少出血并发症和血小板输注的需求。另一方面，给予血小板捐助者应用 TPO 可提高献血者的血小板计数，提高采集和输注的血小板数量，延长患者输血间隔时间，减少了献血者捐献次数。

在晚期肿瘤患者，TPO 提升血小板呈剂量依赖性。TPO 可以提高最低点的血小板计数，缩短血小板减少时间，并降低对血小板的输注需求[77]。然而，这些意见对血小板的使用几乎没有影响，因为这些患者并没有输注很多血小板。接受清髓性预处理的造血干细胞移植患者对 TPO 的治疗反应要逊色一些，TPO 并没有缩短的血小板减少的持续时间或降低输注需求[77]。这可能与患者内源性 TPO 水平较高，导致 TPO 受体下调或 TPO 本身可能会抑制巨核细胞释放成熟的血小板有关。由于缺乏深入的功能性研究，TPO 在造血干细胞移植患者中是否发挥相应的作用尚不明确。

给血小板捐献者使用 TPO 类制剂，可提高其循环血小板计数，从而使采集的血小板产量增加 2～4 倍。这些高浓度的血小板采集物被一次输注至患体内后，可更大限度地提高患者的血小板水平，延长输血间隔，并减少捐献者的献血次数[44]。然而，一项独立的研究表明，正常受试者体内产生了 TPO 抑制物，而关于该抑制物的研究已经终止，目前没有继续尝试在血小板捐献者应用 TPO。

六、粒细胞浓缩物和粒细胞输注

20 世纪 70 年代的一系列研究证实，革兰阴性败血症患者至少有 10 天的粒细胞减少，对其输注粒细胞可改善患者的生存[78]。大多数粒细胞输注的临床试验都是关于革兰阴性菌血症患者，几乎没有关于其他患者的相关信息。对于不明原因发热的患者输注粒细胞并没有明显改善其预后。除菌血症外，对粒细胞输注的反应与感染部位并无明显相关性。20 世纪 70 年代应用的预防性粒细胞输注并没有使患者获益[79]。

影响粒细胞输注效果的一个主要原因是细胞剂量过小[80]。G-CSF 等造血生长因子可刺激正常献血者的粒细胞生成。单独应用 G-CSF 可以使循环粒细胞增加到大约 30 000/μl，而使用糖皮质激素联合 G-CSF，循环颗粒细胞的水平可以增加到大约 40 000/μl[80]。这些献血者采集分离的粒细胞剂量可高达 $(7 \sim 8) \times 10^{10}$[80]。G-CSF 动员的粒细胞具有正常的体外功能，可迁移到感染部位[80]。已经有一些关于 G-CSF 动员粒细胞的临床研究，但这些研究均是小样本或不可控的研究，在定义、患者入组标准、预防性输注等方面有所不同，而且有些研究在体型较小的儿童应用较高的剂量[78]。由于获得高剂量粒细胞浓缩物的可行性，不推荐单用地塞米松刺激供者获得低剂量浓缩物。美国国家心肺血液研究所资助的输血药物／止血临床试验网络的一个大型、可控、多中心的临床研究，没有发现高剂量输注粒细胞的益处，而且实际上许多患者并没有接受高剂量粒细胞浓缩物[81]。

七、造血干细胞移植患者输血策略

（一）移植前

移植前的输血策略，可以将患者分为三组：免疫功能正常但不需要输血者、免疫功能正常需要输血者和免疫功能受损者。第一组中比如有先天性代谢障碍者，在造血干细胞移植前几乎不需要输血。另外两组患者免疫功能有所不同，因此输注白细胞或血小板后可能发生免疫应答。异体免疫应答可能引起输血反应，更重要的是可能会影响部分患者的植入。HLA 抗体的存在就与骨髓移植物的排异相关 [82]。移植前多次输血与移植失败率增加有关 [83, 84]。对于免疫功能正常但移植前需要输血的患者，比如再生障碍性贫血、血红蛋白病或 MDS，应采取措施预防异体免疫反应。对于再生障碍性贫血患者应快速评估，尽早移植以减少移植前的血制品输注。对再生障碍性贫血患者而言，当血小板计数低于 5000/μl 时对这些患者进行预防性输注血小板，大部分患者都是安全的 [85]。对于异常血红蛋白病和 MDS 患者，因为移植前需要输注红细胞和血小板，建议如下。

- 去除红细胞中的白细胞。
- 去除血小板浓缩物中的白细胞，这可以通过过滤或血小板单采来完成。
- 考虑使用单供者来源而不是汇聚了随机供者来源的血小板浓缩物。然而，最大规模的研究并没有显示出输注单供者来源与多供者来源血小板浓缩物在异体免疫反应率的差异 [63]。
- 作为移植供者的家族成员移植前不应该给受者捐助血制品，这可能会引起移植后免疫反应导致植入失败 [85]。

未来将行造血干细胞移植的恶性肿瘤患者初始化疗期间通常会多次接受输血治疗。这种血制品输注对随后移植物植入的影响并不像再生障碍性贫血患者那样严重，这是因为恶性肿瘤的标准化疗对患者的免疫抑制非常深。因此，输血治疗对这些化疗患者是必要的。移植前减低剂量预处理的使用越来越多，可能会引发异体免疫反应导致植入出现问题。因此，应输注去白细胞的红细胞和血小板，以尽量减少异体免疫反应的可能性。移植前应尽可能避免接受家庭成员捐献的血制品 [85]。尽管有项研究表明，输注家庭成员来源的血制品的白血病患者，并没有增加植入失败的风险 [86]，但一般不推荐这样做。

（二）移植后

由于移植前预处理引起的严重免疫抑制，输注的血制品中含有的活性淋巴细胞可能会引发致命的 GVHD。对血制品成分进行至少 2500cGy 放疗可预防输血相关的 GVHD（见下文）。

在造血干细胞移植到骨髓真正植入的这段时间，不同血细胞系的恢复会有所不同。尽管输血治疗的持续时间可能从几天到几周不等，但对血制品不同成分的需求也因移植类型不同而异。几乎所有患者都需要输注血小板和红细胞。由于造血干细胞移植通常不影响凝血因子的产生，只有在凝血功能异常时，才需要输新鲜冷冻血浆和冷沉淀。造血干细胞移植患者通常有重度粒细胞减少，但粒细胞输注是没有必要的（见上文）。

常规使用的浓缩红细胞是经过去白细胞处理的，以尽量减少异体免疫反应的发生。无论是全血来源还是单采的血小板均可输注。血小板亦应去除白细胞以防止发生异体免疫反应。多项研究表明在非移植患者中，输注少白细胞的血小板也是有效的 [73-75]。即使已经存在异体免疫反应的患者，输注少白细胞的血小板可以减少无效输注的发生 [63]。尽管异体免疫研究尚未在造血干细胞移植患者中进行，但少白细胞的血小板在非造血干细胞移植中的有效性表明，在造血干细胞移植患者中也应该使用少白细胞的血小板。

如果患者存在血小板无效输注，可以使用 HLA 配型相合的无关供者或家族成员捐献的血小板（见上文）。

（三）侵入性操作的输血预防

多数患者可能会行中心静脉置管，有些患者可能会接受其他诊断目的的侵入性操作，如腰椎穿刺、支气管镜检查、胸腔穿刺、骨髓穿刺，甚至肝活检。在进行这些操作的时候，患者可能存在血凝异常或血小板减少。然而，并没有足够的临床数据来确定预防性输血的价值，比如输注新鲜冷冻血浆纠正血凝异常 [87] 或输注血小板使其增加至某个水平 [88, 89]。尽管缺乏确切的数据，基于广泛的经验总结，美国临床肿瘤学协会建议血小板计数为 40 000～50 000/μl"足以进行重大的侵入性操作"[89]。在血小板计数大于 20 000/μl 可以安全进行骨髓穿刺及活检，大于 50 000/μl 可以进行肝脏活检，大于 20 000/μl 可以行胃肠内镜和支气管镜检查，大于 40 000/μl 可以行支气管活检，大于 50 000/μl 可以进行拔牙操作或插管操作 [89]。

八、预防输血传播的巨细胞病毒感染

巨细胞病毒感染是移植相关死亡的重要因素（见87章）。大部分造血干细胞移植患者的巨细胞病毒感染发生在患者本身存在巨细胞病毒抗体，前期体内感染巨细胞病毒的重新活化，而不是感染新的菌株。但是，在巨细胞病毒抗体阴性的患者使用未筛查的血制品，发生巨细胞病毒感染的风险是很高的。使用巨细胞病毒抗体阴性的血制品几乎可以消除巨细胞病毒感染的可能[90, 91]，大部分巨细胞病毒感染是由于移植物及其成分中巨细胞病毒传播所致[92]。

因为大部分献血者是巨细胞病毒抗体阳性，提供巨细胞病毒抗体阴性的血液成分有时比较困难。对于前期感染过巨细胞病毒，体内巨细胞病毒抗体阳性的正常献血者，巨细胞病毒颗粒无法从其体内恢复，但这些献血者的血制品可以传播巨细胞病毒。通常认为白细胞是这些无症状献血者巨细胞病毒的宿主，因此去除血制品中的白细胞以防止巨细胞病毒传播。

两项小型研究[93, 94]、一项大型对照试验[91]和一项 Meta 分析[8]证实，去除血制品中的白细胞成分，与输注巨细胞病毒抗体阴性的血制品一样有效，可预防输血传播的巨细胞病毒。输注巨细胞病毒抗体阴性和白细胞减少的血制品，巨细胞病毒传播的风险很小，为 2%～3%[95, 177]，这可能是由于血清转换供者中的病毒血症所致[96]。在一项大型研究中，发现输注少白细胞的血制品和输注巨细胞病毒抗体阴性的血制品相比，两组患者之间的巨细胞病毒血清转化率没有差异[91]。然而，与巨细胞病毒抗体阴性血清转换组相比，临床巨细胞病毒感染的少数病例发生在使用去白细胞的血制品组。这使得一些移植医生更倾向使用巨细胞病毒抗体阴性的血制品。在大多数中心，白细胞去除和抗体阴性的血制品被认为是等效的，并根据每次输血需要可以互换使用[97]。

对于巨细胞病毒抗体阴性，未来可能进行造血干细胞移植的患者，建议输注巨细胞病毒抗体阴性的血制品。这将防止这些患者在移植前因治疗本病接受血制品输注而感染巨细胞病毒。使用白细胞减少的血制品越来越多，其实用性使其未来可能成为输血的常规做法。

其他预防巨细胞病毒感染的方法还包括静脉应用巨细胞病毒免疫球蛋白或普通免疫球蛋白，但越来越多地使用白细胞减少的血液制品基本排除了这些方法的使用。

九、输血相关移植物抗宿主病的预防

输血相关的 GVHD 最初是在免疫缺陷的儿童中发现的。目前已经清楚的是，GVHD 可以发生在各种免疫功能低下的患者，甚至是部分免疫功能正常的患者。但最常发生输血相关 GVHD 的是造血干细胞移植患者。在造血干细胞移植之后，免疫功能正常的供者骨髓细胞，其成分中所含的活性淋巴细胞引起免疫缺陷的受者发生输血相关的 GVHD。

（一）血液成分辐照

警告：造血干细胞对辐射敏感。用于造血干细胞移植的骨髓、外周血或脐带血干细胞禁止辐照。

为防止输血相关的 GVHD，应对血制品进行辐照，抑制其中的淋巴细胞增殖。γ线或 X 线通过带电粒子或离子改变 DNA 结构，抑制淋巴细胞增殖[98]。紫外线照射并不是一种有效抑制淋巴细胞预防 GVHD 的方法，除非它与病原体灭活技术中的其他药剂联合应用（见下文）。提供大量辐照产品的血库通常使用专用仪器辐照。这些仪器使用 137 铯或 60 钴作为放射性源。最近，血库应用相对简单的 X 线仪器辐照血制品。

在混合淋巴细胞培养体系中，剂量仅为 500cGy 的 γ 射线辐照可以抑制淋巴细胞的增殖[99]，而高达 5000cGy 的辐照剂量可以使［^{14}C］胸腺嘧啶整合入丝裂原激活的淋巴细胞减少 85.0%～98.5%[100]。在体内和某些体外实验中，红细胞在高达 10 000cGy 辐照后存活基本不受影响[101]。即使是 500cGy，粒细胞趋化性也可能略有降低，但辐照剂量超过 10 000cGy 时，趋化活性将明显受到影响[100]。对于细胞吞噬和微生物杀菌而言，需要更高的辐照剂量，比如 40 000cGy。体外血小板功能研究中，最高 5000cGy 的辐照剂量，血小板的功能并不会受到影响。接受 2500 或 3000cGy 的低剂量辐照后，血小板在体内可正常存活[102]，但输血需求增加[103]。因此，高达 5000cGy 的辐照对红细胞、血小板或粒细胞功能似乎没有明显的不良影响。

选择适当的辐照剂量比较困难，原因之一是

缺乏确定的体外试验来确定临床有效剂量，一些研究表明输血相关的 GVHD 发生在一些接受了至少 1500cGy 辐照的血液成分的个体中 [104-106]。有限稀释法被认为是一种很好可以提示辐照对淋巴细胞影响的指标，因为该方法可以检测到活性 T 细胞 5 个对数级的减少，而混合淋巴细胞培养中只有 1 ～ 2 个对数级的减少 [98]。使用有限稀释法表明，2500cGy 的辐照可以完全消除 T 淋巴细胞的生长。基于这一经验，FDA 建议最低辐照剂量为 2500cGy。实际操作中还要考虑的重要因素包括血制品容器的结构、辐照射线在场内的分布及质量控制的方法，以确保实际给予的辐照剂量是所需要的剂量 [98]。

（二）辐照后血制品的保存

随着辐照血制品使用的增加，人们对采集辐照后数天或数周的血制品的保存越来越关注。经过 2000cGy 或 3000cGy 辐照的红细胞在储存 4 ～ 5 天后，其钾含量分别是正常水平的 2 倍和 3 倍 [107]。这种钾的漏出表明红细胞细胞膜或钠钾泵受损。一些血库会对辐照后储存数天后的红细胞进行洗涤。然而，在一篇较全面的综述中，Strauss 认为大多数临床情况下不需要洗涤 [108]。根据这些研究，红细胞在辐照后只能储存 28 天。而在储存经辐照过的血小板时，血小板的恢复和存活率并没有降低 [102]，因此通常可以将血小板辐照后储存 5 天。

（三）去除白细胞预防 GVHD

由于血液过滤器在去除白细胞方面非常有效，因此出现了一个问题，即过滤白细胞是否可以替代辐射预防 GVHD。尽管经过过滤后平均血制品中含有的白细胞计数小于 $5×10^6$，但仍有小部分血制品中含有较多的白细胞。因此，过滤白细胞并不是一种被认可的预防输血相关性 GVHD 的方法。

（四）病原体灭活与 GVHD 的预防

病原体灭活技术可以破坏核酸，从而阻止细胞（以及微生物和淋巴细胞）的增殖。因此，病原体灭活的血制品不会引起 GVHD [109-111]。许多采用灭活病原体来治疗血小板的中心，不再使用血液辐照 [112]。

（五）自体骨髓移植后的血制品辐照

虽然自体骨髓移植与异基因造血干细胞移植的预处理方案可能存在一些差异，但自体骨髓移植患者的免疫功能严重受损也有数周的时间。尽管缺乏临床或实验室研究，自体造血干细胞移植目前也采用辐照后的血制品。

（六）非细胞成分的血制品辐照

输血相关的 GVHD 发生在先天性免疫缺陷患者输注新鲜血浆后 [104, 113, 114]，但未见输注冰冻成分如新鲜冷冻血浆或冷沉淀后引起输血相关 GVHD 的报道。血浆中含有白细胞的碎片，可能有极少量的活性淋巴细胞，它们一般不会引起输血相关的 GVHD。虽然没有必要辐照新鲜冷冻血浆和冷沉淀，但许多血库确实对这些成分进行辐照，以避免出现细胞血液成分未被辐照的失误。

十、造血干细胞移植供者的输血策略

患者（自体血捐献者）或异基因骨髓供者可能需要输注红细胞。输注的红细胞量可通过受者和供者的体型大小来推测 [115]。首先要预测异基因供者是否有必须输注红细胞，如果需要的话，应该采取措施使其避免输注异体供者的红细胞。如果正常的骨髓供者需要输注红细胞，应在捐献过程中输注自体来源的红细胞 [115]。通常情况下，2 单位的红细胞就足够了。EPO 在选择性手术前被用于增加自体献血者的红细胞生成量。尽管缺乏确切的数据支持，但应用促红细胞生成素对异基因骨髓献血者可能是一个有益的策略。

采用化疗和（或）造血生长因子的各种策略动员患者或正常供者移植所需的造血干细胞。然后利用白细胞单采技术获得足够剂量可用于移植的外周血干细胞。自体外周造血干细胞单采（见第 36、37、40 章）比骨髓采集涉及的红细胞损失少得多，通常不需要输注红细胞。但如果患者或供者存在贫血，自体干细胞采集者或干细胞捐献者都需要输红细胞。这些患者 / 干细胞捐献者应该接受去白细胞处理的红细胞，输血的适应证在本章的前面描述过。

（一）输血并发症

输血并发症可分为免疫性和非免疫性。1% ～ 3% 的患者在输血期间或输血后不久发生输血反应。在这些输血反应中，严重的输血反应仅占 0.5% [116]。据估计，输血导致的短期死亡率约 1/500000，在美国每年约有 35 人因输血死亡 [117]。输血导致的长期不良反应的发生率很难确定。

（二）溶血性输血反应

溶血可以发生在造血干细胞移植过程中 ABO

血型不相容或其他红细胞抗原不相容的情况（见第 78 章）。尽管这些会使输血变得复杂，但它们不是典型的输血并发症，在此不予以考虑。大多数溶血性输血反应是由 ABO 血型不合所致，FDA 报道的输血死亡的主要原因也是 ABO 血型不合的输血。据估计，大约 15 万单位红细胞中有 1 个单位发生溶血性输血反应[118]。其中大约 1/2 没有临床后果，但在美国每年有 3 ~ 19 名患者死于溶血性输血反应，致死率约为 1/300000[17,117]。引起红细胞溶血的其他原因，如储存不当或输血技术不当，均为非免疫性的溶血。

ABO 血型不合所致的溶血性输血反应非常危险，因为患者体内有预先形成的 ABO 抗体，通常是 IgM，与补体结合激活补体系统并伴有相关的全身表现，导致红细胞溶解。此外，细胞因子在溶血性输血反应中具有重要的生物学效应。IL-1、IL-6、IL-8、单核细胞趋化蛋白 -1 和 TNF 在溶血反应中大量产生[118]，这些是 IgM 和 IgG 红细胞不相容系统最终的共同途径。

溶血症状的本质和严重程度与溶血性输血反应的严重程度或最终结果无关。一些患者可能仅在输入 20ml ABO 血型不合的红细胞后就会出现严重的反应，而另一些患者可能在没有任何体征或症状的情况下耐受整个单位的 ABO 血型不合的输血。这种反应可能在输血刚开始时即发生，也可能在输血后数小时发生。溶血性输血反应的体征和症状可能是由于补体激活和释放细胞因子所致，包括发热、寒战、面部潮红、背痛、低血压、呼吸困难、腹痛、呕吐、腹泻、心动过速、胸痛或出血。除了众所周知的肾衰竭的并发症，溶血性输血反应可以导致凝血系统的激活和细胞因子的释放而导致血凝异常。非 ABO 抗体也能引起溶血性输血反应，但通常这些抗体是 IgG 免疫球蛋白，引起血管外而不是血管内溶血。血管外溶血通常是一个缓慢的过程，吞噬细胞清除红细胞，很少或没有补体系统的激活。通常没有症状，即使有，症状也很轻微。

延迟性溶血性输血反应可能发生在红细胞抗体相容性检测阴性的患者，但这些患者在输血后一段时间出现红细胞加速破坏，主要是由于输注的红细胞经历了输血前免疫反应的再激活。输血后发生延迟性溶血性输血反应的时间间隔可能只有 24h，也可能长达 1 周。可能有症状，也可能无症状。最常见的表现是输血后血红蛋白下降，这也是大多数延迟溶血性输血反应的鉴别方法。这种反应可表现为输血后不明原因的失血。在这种情况下，应重复进行红细胞抗体检测试验，通常会发现输血前未测知的红细胞抗体。

（三）非溶血性发热反应

非溶血性发热反应中，0.5% ~ 1.0% 与红细胞输注有关，在血小板输注后比较常见[119]。传统上认为，发热是由于患者体内的白细胞抗体与输血成分中的白细胞发生反应所致。反应的严重程度与血制品中白细胞的数量直接相关。从血液成分中去除白细胞可预防某些发热反应；然而，去除了白细胞发热反应仍然可能发生，这可能是因为细胞因子发挥了主要作用（参见后面关于血小板灌注反应的讨论）。在红细胞输注中，白细胞抗体 - 抗原反应与储存过程中污染导致白细胞释放细胞因子所致的发热反应两者所占的相对权重尚不明确。这两种机制可能都很重要，而且都可以通过去除红细胞中的白细胞来预防。以前，发生第一次非溶血性发热输血反应后不建议常规使用去白细胞的血制品，因为患者发生后续发热反应的可能性很小。随着去白细胞的红细胞和血小板在造血干细胞移植患者中的应用越来越普及，讨论何时使用去白细胞的血制品已没有意义。去白细胞血制品使用的增加可以减少非溶血性发热反应，这已在去白细胞血小板的使用中得到证实[119]。

患者常在输血前服用解热药和抗组胺药，以预防或改善非溶血性发热反应。解热药似乎确实能有效地改变发热原的发热反应，但在预防血小板输注引起的寒战和发热方面，解热药物往往无效。没有证据表明抗组胺药能改善血小板输注后的非溶血性发热反应[120]。因此，虽然可以使用退热药和抗组胺药，但期望值应适中[17,121]，因为主要的受益可能来自退热药[122]。

（四）过敏和过敏性反应

过敏反应被认为是受体对供者血浆中的蛋白提前致敏所致。受体肥大细胞和嗜碱性粒细胞含有 IgE 抗体，与供者蛋白结合后被激活，释放补体成分、细胞因子或其他引起反应的血管活性物质。由这种机制引起的反应可能是轻微的（仅表现为荨麻疹），也可能是严重的伴有喉痉挛和休克的过敏反应。最常见的过敏反应仅表现为荨麻疹，不伴有其他症状，发生率在 1% ～ 2%。这种过敏反应在停止输血、应用抗组胺药后可以控制，患者 15 ～ 30min 后可以重新开始输血。

IgA 缺乏和含有抗 IgA 抗体的患者输注的血制品中如果含有 IgA 成分，可能引起过敏反应[123]。治疗方法与任何过敏性反应相同，可以通过使用红细胞或血小板浓缩物、洗涤去除血浆 IgA 及使用从 IgA 缺乏症供者制备的血浆成分来预防这些反应。尽管这一过程比较复杂，但 IgA 缺乏症患者在接受造血干细胞移植时这些措施可以成功地控制相关的过敏反应[124]。

（五）肺反应：输血相关的急性肺损伤

输血后发生的一种急性、非常严重的，有时是致命的肺反应，称为输血相关急性肺损伤（transfusion-related acute lung injury，TRALI）。TRALI 是一种临床综合征，而不是一种疾病。定义为输血后 6h 内新发生的急性肺损伤，包括低氧血症和提示肺泡或间质疾病的肺部 X 线改变，不伴有循环负荷的增加[125]。

患者出现急性呼吸窘迫、低氧血症，X 线显示弥漫性肺浸润，临床一般表现为非心源性肺水肿。也可能出现发热和低血压，一般在输血后 6h 内开始。由于是临床诊断，发病率难以确定，但根据血制品成分的不同，可能约每 4500 单位血制品有 1 例发生 TRALI[125]。两种关于 TRALI 病因学的假说似乎正在归于一致。一种假说认为供者血浆中的白细胞（HLA 或粒细胞特异性）抗体是 TRALI 的诱因之一，在近 90% 的病例中发现。另一种假说认为 TRALI 发生有两个阶段，第一阶段是储存期间积聚在血制品中的血小板活化因子或细胞因子或具有生物活性的脂质会引起中性粒细胞的活化。然后第二阶段，如白细胞抗体 - 抗原反应，导致肺内皮黏附和损伤。有人认为 TRALI 比我们目前认识到的更为常见。为了避免这种情况，不应使用多供者来源的血浆，因为它们可能具有 HLA 抗体。大多数血液中心现在制备的血浆制品，主要来自男性捐献者[126]。由于供者来源的限制，单采血小板仍然来自男性和女性献血者。筛查献血者的 HLA 或粒细胞抗体并非预防 TRALI 的有效策略。及早辨识输血过程中或输血后短期内出现的肺部症状很关键，因为 TRALI 发生后应即刻开始呼吸支持治疗。这种干预很重要，因为 TRALI 是一种暂时现象，通常在 72h 内消失。

（六）血小板输注反应

有血小板抗体或 HLA 抗体的患者输注血小板后可能出现非溶血性发热反应，主要是由于血小板浓缩物中含有白细胞。这些反应通常包括寒战和发热，但血小板可能滞留在肺毛细血管中，导致呼吸困难和肺水肿。输注血小板后这些非溶血性发热反应发生率在 5% ～ 30%[127]。发生原因被认为是由白细胞抗体引起的，机制类似于输注红细胞引起的非溶血性发热反应。因为这些反应有时发生在未接受输血的男性，同时在输注储存的血小板中更为常见。与血小板相比，这些反应与血小板中的血浆关系更密切。现在已经明确，除了白细胞抗体以外的其他生物活性物质也参与了血小板输注反应[127]。

血小板浓缩物中的白细胞在储存过程中会产生细胞因子，血小板输注反应与血浆中 IL-1 和 IL-6 浓度相关[128, 129]。一项具有里程碑意义的研究证实[127]，许多（如果不是绝大多数）血小板输注反应是由细胞因子引起的，而不是抗原抗体反应。采集血液后立即清除白细胞可防止血小板浓缩物中细胞因子的积累，避免血小板输注反应[76, 128, 130]。输血时床边过滤去除白细胞并不会降低血小板输注反应的发生率[130]，因为在储存过程中细胞因子会因白细胞污染而累积。因此，无论是在血小板单采过程中去除白细胞，还是在生产时进行过滤，血小板浓缩物都应该去除白细胞，而不是在输血时再进行过滤。

血小板输注也会引起过敏反应。大多数过敏反应被认为是由供者血浆中的蛋白质引起的。新的基于电解质的血小板储存溶液替代了大部分供者血浆，可能会显著减少过敏反应的发生[131]。

（七）粒细胞输注反应

粒细胞输注后出现输血反应很常见。这些反应可能是由于大量有生理活性的粒细胞输注给因感染而中性粒细胞减少的患者，或是粒细胞浓缩物中所含的细胞因子所致。由于对粒细胞浓缩物不进行交叉匹配，粒细胞输注中存在白细胞不合，这可能是输血反应的原因。之前一度认为，粒细胞输注和两性霉素的应用导致了严重的肺反应，使得粒细胞阻滞在肺组织中。

后来的经验不支持这一观点。由于这些患者接受的静脉药物数量较多，考虑到及早进行粒细胞输注的重要性，将粒细胞输注与两性霉素或其他类似药物输注间隔数小时并不可行。因此，建议两性霉素和粒细胞之间间隔数小时输注，但并非绝对必要的。

（八）输血相关的其他免疫并发症

输注血制品后，患者可能形成对红细胞、淋巴细胞、粒细胞、血小板表面抗原或血浆蛋白的抗体。抗体的形成取决于抗原的免疫原性和个体产生抗体反应的能力。如果患者随后需要输血、器官或组织移植，怀孕，每种抗体都可能导致特定的临床问题。首次观察到的输血相关的免疫调节是输血对移植肾存活的影响有益。在过去的 10 年中，关于输血是否也会导致癌症复发和（或）术后感染有较多的争论[6-8]。虽然人们普遍认为输血具有免疫调节作用，但这种作用的临床影响尚未确定。

（九）血制品的细菌污染

细菌污染仍然是输血的一个重要并发症[17, 132]。两类常见的问题是常温下储存的血小板浓缩物受到细菌污染，以及冰箱储存的红细胞传播细菌，尤其是肠道耶尔森菌[133]。细菌污染最常发生在皮肤的穿刺部位。其他少见发生污染的情况有：受污染的袋子或保存液，冻存的血制品水浴解冻过程中或血小板聚集过程中袋口受到污染，或供者无症状性菌血症。血制品污染问题的严重程度尚难以确定，但据报道，0.3% ～ 0.4% 的红细胞和血小板中存在细菌培养阳性[134, 135]，尽管这其中的大多数输血不会引起临床问题。血库现在也对血小板进行血培养。据报道，每 10 万单位血小板单位中有 230 单位血小板被细菌污染，每 10 万单位红细胞中有 3 个单位红细胞被细菌污染[17]。细菌污染的发生率在血小板和红细胞时分别为 1/25000 和 1/250000[17]。临床上重要的由输血传播的细菌感染可能发生在每 25000 单位血小板和每 250000 单位红细胞中各 1 例[17, 136-138]。多达 8 人的死亡已上报给 FDA（参考第 17 篇文献、第 14 章，美国卫生与公众服务部）。目前有一种方法可用于检测从血库发出血小板时的污染情况，但尚未广泛使用。输注受污染血小板的体征和症状多种多样，包括寒战和发热，通常在输注过程中开始，随后可能出现恶心、呕吐、低血压、少尿和呼吸道症状。虽然受污染的血液制品，特别是血小板污染的问题已经减少，但这种潜在的严重不良影响尚未消除。由于过去 20 年来发生的输血传播的病毒性疾病日益减少，血制品中的细菌

污染现在可能是输血最严重的并发症，尤其是对免疫功能受损的患者。

（十）输血的非免疫性并发症

输血的非免疫性并发症包括输注大量储存在冰箱中的红细胞引起的体温过低，柠檬酸盐毒性可能表现为低钙血症，以及因保存液中的悬浮红细胞不能补充凝血因子而表现的出血倾向。适当的液体平衡管理可以避免循环负荷过重。铁过载是多次输血患者的常见并发症，如血红蛋白病患者。对于重度地中海贫血患者，铁过载是造血干细胞移植的一个问题，可能需要在造血干细胞移植之后进行去铁治疗（见第 71 章）[139, 140]。采用适当的输血技术，输血初期出现的空气或颗粒性栓塞就可避免发生。

（十一）输血传播性的疾病

AIDS 的流行极大地增加了对输血传播性疾病的恐惧。可以通过选择供者、检测输血传播性疾病、限制血制品捐献者的数量和减少血制品的使用来降低输血风险（表 79-3）。通过改变输血适应证和使用药物替代输血，医生在血制品的使用上变得更加保守。自体血制品的使用变得越来越普遍，但由于血液供应的安全性和血液使用的保守性，自体血制品的使用较之前相比在减少。定向捐献计划不鼓励亲属或朋友为特定患者捐献血制品，因为这样做并无安全优势，而程序复杂且成本高昂。血制品捐献者资格标准反映了对潜在供者置于传播性疾病风险中的行为的认识。捐献者筛选涉及的问题非常多，且这些问题都很具体。这些筛选策略已经获得了极大的成功。例如，在采用抗 HIV 测试之前，供者选择的改变就使得旧金山湾地区输血引起的 HIV 传染率降低了 90%[141]。目前，采用一整套复杂的流程可以保障筛选出最安全的捐献者。

表 79-3　降低输血传播性疾病的策略

谨慎选择供者
加强输血传播性疾病的检测
减少供者输注血制品的机会
减少血制品的使用
调整输血适应证
药物刺激造血或药物取代输血
对血制品成分进行处理
灭活血制品中的病毒和细菌

对供者血制品的检测内容在大幅扩大（表 79-4），这极大地降低了输血相关的风险。血制品的初次筛查包含 HIV 抗体和丙肝病毒抗体，因此，在接触这些病毒和进行阳性筛查检测之间存在一个"窗口期"。在这个窗口期，血制品可能具有传染性。现在采用的核酸扩增方法可以检测病原体，而不是病原体的抗体[142-144]。目前，在美国和大多数发达国家，对捐献的所有血制品都使用核酸扩增技术筛查 HIV、丙肝病毒和西尼罗病毒，并增加了对乙肝病毒的检测。这种检测策略实际上消除了献血者传染的窗口期。表 79-5 列出了发生输血传播性疾病的风险预测[145, 146]。下文将简要论述一下输血传播性疾病。

1. 梅毒

输血传播梅毒在输血早期是很常见的，但现在已经非常罕见，美国最近一次报道的病例是在 1966

年[147]。虽然在有循环螺旋体的情况下，梅毒检测几乎总是阴性的，但仍然需要对所有捐献的血制品进行梅毒检测。尽管 FDA 尚未同意取消梅毒检测的呼吁，但目前的梅毒检测可能对血液安全帮助不大[148, 149]。

2. 肝炎

输血后肝炎是输血传播的最常见疾病，也是一个重大的公共卫生问题。它可以由甲型、乙型、丙型和戊型肝炎病毒、巨细胞病毒、EB 病毒以及其他病毒引起。20 世纪 70 年代的前瞻性研究表明，输血后肝炎的发病率高达 35%，但在美国和其他国家，由于有偿献血向志愿者献血的转变以及检测手段的改进，这一比例大幅降低[150]。

甲型肝炎病毒血症的病程较短，症状出现在早期，非携带者状态。由于没有慢性病毒血症，且症状与急性病毒血症一致，通常由病史确定供者的传

表 79-4 输血传播性疾病的实验室检测

病原体种类	病原菌	疾 病	美国常规筛查	
			是	否
肝炎病毒	乙肝病毒，丙肝病毒	肝炎	×	
	戊肝病毒，庚肝病毒	肝炎		×
反转录病毒	人类免疫缺陷病毒 1 型和 2 型	艾滋病	×	
	成人 T - 淋巴细胞病毒 - I 型和 II 型	淋巴增殖性肿瘤，神经病变	×	
疱疹病毒	巨细胞病毒	巨细胞病毒相关的视网膜炎、肝炎、肺炎	×	
	EB 病毒	EB 综合征		×
	人类疱疹病毒 -8 型	卡波氏肉瘤		×
黄病毒	西尼罗河病毒	脑膜炎，脑炎	×	
	登革热病毒	出血热		×
微小病毒	B19	再生障碍性贫血		×
细菌	G⁺ 菌，G⁻ 菌	菌血症	×	
	梅毒螺旋体	梅毒	×	
	伯氏疏螺旋体	莱姆病		×
	立克次体	落基山斑疹伤寒		×
	埃里希氏体	埃里希氏体病		×
寄生虫	克氏锥虫	锥虫病		×
	果氏巴贝虫	巴贝虫病		×
	杜氏利什曼原虫	利什曼病		×
	疟原虫	疟疾	×	

染性。因此输血后甲型肝炎是非常罕见的[151, 152]，目前尚未对供者进行甲型肝炎的实验室检测。甲型肝炎可通过输注凝血因子浓缩传播，极少数通过输注血浆衍生物传播。在对疑似输血后肝炎患者进行评估时，应考虑甲型肝炎，但这种可能性很小。

大多数感染乙肝病毒的人是无症状的，因此，一个表面健康的人可能符合所有捐献者的病史标准，并捐献 1 单位的传染性血制品。通过检测血制品的乙肝表面抗原来筛查乙肝病毒，最近通过核酸扩增来筛查乙肝病毒[145, 146, 153]。近期一项研究表明乙肝病毒的估计阳性率为每 45 万例捐赠中有 1 例[153]。与 20 世纪 70 年代 35% 的输血后肝炎发病率相比，输血的安全性有显著提高[150]。

急性丙型肝炎通常较轻，多达 80% 的患者是无症状的。然而，急性丙型肝炎的长期影响较为严重，因为病毒往往是持久性的，并发展成慢性肝病[154-156]。利用核酸扩增技术对所有血制品进行丙肝筛查。据估计，在美国，对献血者进行丙型肝炎检测每年可预防约 4 万例的输血后丙型肝炎[156]。随着核酸扩增检测技术的引入，依然有少数患者发生输血传播的丙型肝炎（表 79-5）。

表 79-5　输血传播性疾病的风险估计

	美国	
	血制品捐献风险	每年估计人数 [a]
人类免疫缺陷病毒	2135000	5.6
丙型肝炎病毒	270000	12.8
乙型肝炎病毒	410000	58.5
细菌	75000	160

a. 结果是基于美国每年采集的 1200 万单位全血，数据来自文献[145, 146]

尽管发现了丙肝病毒并对捐献者的血液进行了这种病毒的筛查，仍有少数输血后肝炎患者的肝炎病毒检测呈阴性。同时还对其他的肝炎相关病毒进行了调查，发现肝炎病毒 G 型或 GB 型、TT 病毒和 SEN 病毒与输血相关的肝炎无关[17, 157-159]。戊型肝炎在世界一些地区流行，很显然可以通过输血传播[17, 160]。戊型肝炎病毒是否为引起输血相关性肝炎的一种重要形式，这一点尚未得到证实。

3. 人类免疫缺陷病毒

虽然 HIV-1 可以通过输血传播，但只有很小一部分艾滋病病例是通过输血传播获得的。在输入抗 HIV-1 阳性血液后，感染 HIV 病毒的风险高达 70%～91%[161]。据估计，在 1985 年 5 月引入 HIV-1 抗体检测之前，大约有 1.2 万名患者通过输血感染了 HIV-1[162]。

由于病毒实际感染和对病毒抗体的检测之间存在间隔或"窗口期"，如果处于这一窗口期，HIV 感染可由 HIV 抗体阴性的供者传播[163-165]。使用酶联免疫分析技术对血液中 HIV 抗原进行检测以消除窗口期是无效的。目前，核酸扩增检测已应用于所有捐献的血制品，几乎消除了输血传播的 HIV（表 79-5）[144-146]。

4. 成人 T-淋巴细胞病毒 I/II 型

HTLV-I 是第一个发现可能导致恶性肿瘤，即成人 T 细胞白血病的反转录病毒。该病毒还与一种被称为 HTLV 相关的脊髓病或热带痉挛性截瘫有关。HTLV-I/II 检测呈阳性的献血者在 70 年的寿命中，发生成人 T 细胞白血病的概率为 1%～5%，另有 2% 的献血者可能在感染后 5～10 年内发生热带痉挛性截瘫。虽然尚未发现输血传播成人 T 细胞白血病或热带痉挛性截瘫的病例，但确实发生了输血相关的传播病毒[166]。在美国，抗 HTLV-I 型抗体几乎只存在于静脉吸毒者或 HTLV-I 的流行地区[167]。尽管尚未发现因输血传播导致的成人 T 细胞白血病病例，考虑到疾病传播的可能，1988 年 12 月美国开始对所有献血者的 HTLV-I 型抗体进行常规检测。

5. 微小病毒

微小病毒 B19 可以通过输血传播（见第 93 章）[168, 169]。据估计，献血者中微小病毒的发生率在 1/50 000～1/3300[168, 169]。发生率低，加上病毒血症的持续时间较短，使得通过输血传播微小病毒的情况很罕见。微小病毒也可通过输注凝血因子浓缩物[169]和白蛋白传播。然而，少数由单个供者来源血制品传播的病例表明，尽管罕见，输血传播的微小病毒感染可能是造血干细胞移植患者的一个特殊问题[169-172]。

6.EB 病毒

感染 EB 病毒之后呈终身携带状态，大多数成人均感染过 EB 病毒（见第 90 章）。EB 病毒可通过输血传播[173]，通常表现为"灌注后"综合征，这是一种类似病毒的疾病，发生在心脏直视手术期间输注新鲜血制品后。尽管 EB 病毒可以传播给器官移植的受者[174]，并导致受者在造血干细胞移植后发生淋巴增殖性疾病，但尚未成为造血干细胞移植的主要临床问题（见第 90 章）。目前没有任何策略可以避免 EB 病毒的输血传播。

7. 寄生虫病

有些种类的寄生虫可以通过输血传播。所有类型的疟原虫都能在冷藏的血制品中存活，并引起输血传播的疟疾，大多数病例涉及疟原虫。红细胞、白细胞、浓缩血小板和新鲜血浆均可传播疟疾[175]。预防输血传播的疟疾主要在于排除居住地的无症状携带者或前往流行地区。然而，在大多数输血后疟疾病例中，不能排除感染的献血者。在美国，并没有相关的实验室检测以排除疟疾的献血者。因此，最近接受输血的患者出现周期性的发热高峰可能是由疟疾引起的，但在北美这不太可能发生。

克氏锥虫是中美洲和南美洲许多地区的地方病。许多慢性克氏锥虫感染者可能无症状，因此可以通过献血者的资格审查进行献血。克氏锥虫可以存活于冻存的血制品中，通过输血传播，尽管这种情况在美国很少见[176]。例如，在对超过 100 万名献血者进行筛查时，通过对受者的调查发现，没有一例受者体内有克氏锥虫抗体，也未发现一例输血传播病例。尽管如此，血库目前正在对所有献血者进行一次克氏锥虫体抗体检测，但没有对随后的血制品进行检测。

果氏巴贝虫和波贝巴贝虫是一种原生动物，偶尔会被蜱叮咬而感染人类。许多感染个体无症状，因此果氏巴贝虫可通过无症状感染献血者捐献的血液传播[178-180]。蜱流行于美国东北部、大西洋中部和中西部偏上地区。供者筛选的检测将很快在东北部和中西部上部的高流行地区实施。

导致莱姆病的伯氏疏螺旋体通过蜱传播给人类。在多达 40% 的人群感染是无症状的，螺旋体在储存的血液中可存活长达 45 天[181]。因此，理论上伯氏疏螺旋体有可能通过输血传播，但尚未有报道。虽然血清学检查是可行的，但它并不是一种适合于供者筛查的实验室检测方法，而且蜱虫的广泛流行使得从流行地区筛查合适的供者是不切实际的。

8. 克 – 雅病

变异型克 – 雅脑病（Creutzfeldt–Jakob disease, CJD）是一种与食用牛海绵状脑病（bovine spongiform encephalopathy，简称疯牛病）奶牛的牛肉有关的疾病[182]。这提出了一个问题，即这种变异的克 – 雅脑病是否可以通过输血传播。变异型克 – 雅脑病可以通过患者的硬脑膜、角膜和垂体生长激素以及用于变异型克 – 雅脑病患者的脑电图电极传播[183]。朊病毒被认为与变异型克 – 雅脑病有关，目前用于生产血浆衍生物所用的方法无法使其灭活。因此，即使一个单位的血浆被变异型克 – 雅脑病试剂污染，也会导致大量的血浆衍生物具有传染性，如 HIV。然而，在血浆衍生物的制造过程中，朊病毒似乎并不与凝血因子浓缩物或免疫球蛋白的血浆成分分离。

没有证据表明血液可以传播克 – 雅脑病或最近在美国"暴发"的克 – 雅脑病[184]。英国有两份报告称，输注了后来发展为变异型克 – 雅脑病的献血者的血液后，受者发生了变异型克 – 雅脑病[185, 186]。虽然这并不能证实变异型克 – 雅脑病的传播，且从统计上来看，发生这种情况的可能性非常小，但克 – 雅脑病仍可能会发生输血传播。病原体（可能是朊病毒）的检测正在开发中，但尚不能用于供者筛查。为了减少输血风险，潜在的献血者如果在变异克 – 雅脑病高发地区（如联合王国和欧洲部分地区），可以推迟献血。

9. 西尼罗病毒

西尼罗病毒是一种蚊虫传播的媒介，在乌干达流行多年，于 1999 年进入美国。西尼罗病毒是一种典型的病毒感染性疾病，只有少数感染者有发热、寒战、头痛、肌痛、关节痛和虚弱等症状。然而，无症状患者的病毒血症者可通过输血传播西尼罗病毒。随着西尼罗病毒的流行越来越广泛，输血传播得到了确认[187-189]。现有的 HIV 和丙肝病毒核酸扩增检测技术为西尼罗病毒检测提供了平台。在西尼罗病毒流行季节，对所有捐献的血制品进行病毒检测，可以极大地降低感染风险。

10. 鸡源热和登革热病毒

这些由蚊虫传播引起的感染目前存在于加勒比海和南佛罗里达，可能通过输血传播。除了医学访谈外，没有其他干预措施。

11. 输血传播性疾病小结

本文讨论了输血传播中最受关注的疾病。然

而，令人担忧的是，新出现的病原体、人口的流动性以及持续的移民可能会改变输血传播疾病的情况。血液安全取决于许多方面，而不仅仅是实验室检测。询问捐献者的病史和使用志愿捐献者都是很好的例子。在考虑一种新的筛查方法时，必须考虑有关感染源和疾病的诸多因素。例如疾病的流行程度、病原的传染性、流行状况和供者为携带者的可能性。虽然有些疾病呈区域性分布的特征，但人口的流动性使区域筛查方法变得不再适合。

但是，当所有的科学讨论结束后，社会政策问题和公众对其血液供应的期望仍然存在。公众期望输血界采取措施以确保最大限度的输血安全。在过去，政策制定者和政治家不能容忍不计成本来降低居民的输血风险的措施归于失败。例如，在过去的10年中，实验室检测和附加法规的费用可能使血液成本增加了50%。据估计，采用核酸扩增检测艾滋病毒和丙肝病毒可能为每个质量调整生命年节省了多达1000万美元。许多人都在寻求一种更合理的方法确保输血安全。然而，决策过程仍然是复杂的，且这些决策并没有清晰的思路。

经过30年的努力和数百万美元的投入，还没有研制出一种安全有效的血液替代品，而且在不久的将来似乎也不会出现。相比之下，血制品灭活病原体技术的发展取得了巨大进展[190-192]。病原体灭活的血小板和血浆在欧洲的许多地方被常规使用，最近也在美国被批准使用。病原体灭活也使淋巴细胞失活，从而消除了对成分辐照的需要[112]。随着病原灭活血液制品的使用，减少输血传播感染的模式将从目前的反应性转变为主动性，使其治疗的血制品失去传染性。

十一、结论

血制品种类越来越多，输血策略也变得复杂。从基础疾病的诊断和治疗开始，输血治疗的目的是尽量减少对移植成功的影响。移植后，患者的输血需求可以有效满足。尽管仍存在一些感染风险，但目前的血液供应比以往任何时候都更安全，且大多数患者可以得到安全有效的治疗。

感谢
本章部分摘自 McCullough J. Transfusion Medicine, 3rd edn. Oxford: Wiley–Blackwell, 2012.

第 80 章
静脉通路及其并发症
Vascular Access and Complications

I. Benjamin Paz　著

周　萌　译

李　正　傅琤琤　陈子兴　校

一、概述

1832 年英国霍乱流行期间，Thomas Latta 和 Robert Lewins 两位博士首次尝试静脉输液。在研究霍乱患者的血液和排泄物后，William Brooke O'Shaughnessy 博士正确地推断出血液成分的变化是由于水和电解质的流失而引起的，并提出以静脉补充相应的物质来治疗霍乱。这是 Latta 博士第一次尝试将一根银针通过橡皮管连接到注射器上，并直接给静脉输注低渗溶液，同年，他在《柳叶刀》杂志上报道了这一过程[1]。然而，静脉输液并没有广泛应用于临床，直到 19 世纪末无菌电解质溶液及钢制皮下注射针的出现，这种情况才得以改善。1945 年，随着青霉素的发现和多种静脉注射的需要，塑料导管开始广泛用于静脉输液。

20 世纪 60 年代，随着技术的发展，出现了可用于中心静脉置管的长尼龙导管[2]。这些导管最初是为癌症患者设计的，经外周静脉切开后经皮穿刺进入锁骨下静脉和颈静脉，目的是降低化疗相关静脉炎的发生率。Broviac 等报道了将细软硅脂导管用于儿童长期的全肠外营养为导管应用开辟了新的途径[3]，紧接着，Hickman 等效仿该做法，使用类似导管进行骨髓的回输[4]。这些导管的优势在于可以长时间留置，便于门诊护理，并为化疗、输血和肠外营养提供更高的流量。此后更便于皮下穿刺的输液港应运而生。

后来，随着新型材料的发展，硅胶、聚氯乙烯、聚四氟乙烯和聚氨酯导管相继面世，以适应不同的用途，包括化疗、肠外营养、血流动力学监测和血液透析[5, 6]。中心静脉导管的广泛应用不仅提升了癌症患者的生活质量，而且实现了多药物的联合化疗方案。对于血液恶性肿瘤患者来说，中心静脉导管是把"双刃剑"[7]。在美国，至少有 25 万患者经历了导管相关性血流感染（catheter-related bloodstream infections，CRBSIs），从而导致治疗费用和并发症发生率的激增[8-11]。这引起了疾控中心（Centers for Disease Control and Prevention，CDC）的重视，呼吁降低导管相关的感染[12]。因此，所有医护人员必须了解导管植入的适应证，导管的选择和维护，导管相关并发症的预防、诊断和治疗。

二、适应证和患者的选择

尽管目前没有指南显示哪些患者适合置入中心静脉导管，但是多药物联合化疗、骨髓干细胞移植的患者选择长期留置中心静脉导管依然是可靠的。导管的置入需要综合考虑患者的意愿、化疗的频率和持续时间、抽血的频率、化疗的药物（如发泡剂最好应用通过中心静脉使用）、是否需要支持治疗（如全肠外营养）以及血浆置换、干细胞的采集和回输等。

长期的导管植入需要慎重考虑，必须除外任何性质的急性感染或治疗相关的并发症。如果患者还没有完全脱离感染或并发症，但是必须通过中心静脉给药，可先给予临时深静脉置管或外周穿刺中心静脉置管（peripherally inserted central venous catheter，PICC）。既往有中心静脉留置病史（数量和位置）、导管相关血流感染史、胸部的手术或者放疗史、纵隔或胸部疾病都可能造成静脉回流异常。操作处皮肤的完整性、静脉走行是否变异、手术后继发的改变、既往导管植入点、血管是否堵塞、肺功能如何都需要在开放中心静脉通路前进行评估。

如果曾经发生过堵管或者双侧中心静脉留置导管，建议术前完善静脉造影。如果患者曾经发生过静脉血栓，只要超声或静脉造影证实血栓已消失，那么该穿刺点仍然可以继续用于穿刺。双功能多普勒超声可用于评估颈部和上肢静脉的通畅性和流速，CT 和 MRI 在评估主要胸内静脉血栓形成和通畅方面非常有效（图 80-1）。当上述无创检查难以明确血管情况时，血管造影则是评估血管情况的"金标准"。全胸片也有重要的意义，如发现胸腔积液、肺部转移瘤或者纵隔肿瘤，从而进一步调整穿刺的位置，表 80-1 显示了不同情况下的置管选择。

永久性中心静脉置管的相对禁忌证是粒细胞低于 1500/mm³，这类患者更易因感染导致拔管。肿瘤患者经常合并血小板减少或血小板功能异常，一般来说，置管前血小板高于 50 000/mm³，留置导管相对安全，发生出血并发症的概率较低。对于血小板输注无效的患者，置管时行静脉减流术可以预防出

血。许多癌症患者继发于营养不良或化疗会出现血凝异常，予维生素 K 或者新鲜冰冻血浆可以纠正。那些不耐受平卧位或头低足高位的患者，可以在局麻切开下置入导管。

除需要长期抗生素治疗的患者外，放置长期留置导管的唯一绝对禁忌证是存在活动性感染。

三、导管的选择

像 Hickman、Broviac、Groshong 和 Quinton 导管[13]，或 Port-a-Cath 和 Infusaport[14] 皮下输液港，均为外用的长期留置的静脉导管。这些导管不仅有不同的管腔内径，而且有单腔和双腔可供选择[15]。由于肘前静脉放置的便捷性，越来越多的中心静脉置管通过该途径来放置（比如 PICC）[16]。但是，也带来了越来越多的导管相关并发症[9]。总之，医生根据其习惯和导管的用途来综合选择导管的种类，很少根据患者的意愿进行选择。一项既往的研究中，急性白血病的患者随机被分配进行双腔输液港或双腔 PICC[17]，不出意外地，更多的患者愿意选择前者，但是该试验由于输液港植入时穿刺点出血率太高而被中止。

一般来说，需要综合导管长度和管腔直径对输液的阻力选择导管。在层流情况下，导管中液体的流速遵循 Poiseuille 定律：

$$Flow = \frac{\pi \times (P_1 - P_2) \times R^4}{8 \times n \times L}$$

P_1 和 P_2 分别代表管道近端和远端的压力，R 代

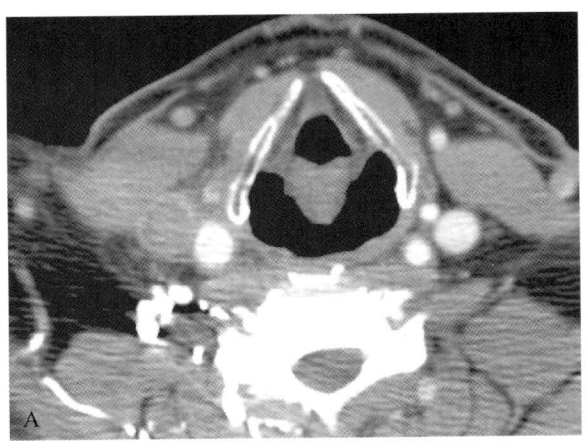
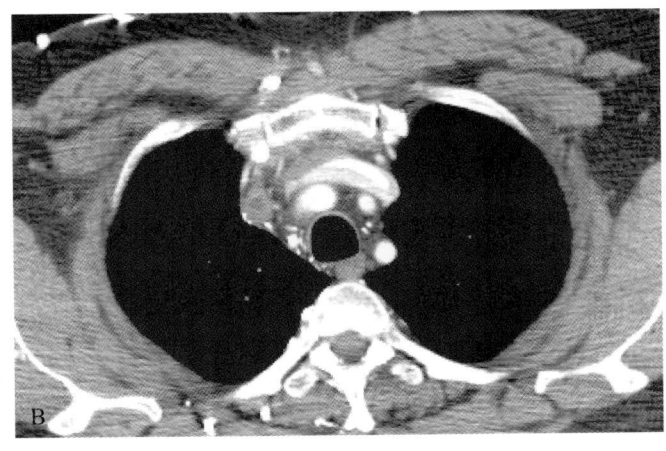

▲ 图 80-1　静脉血栓形成影像图
A. CT 显示右颈内静脉血栓形成；B. CT 扫描显示无名静脉入口上方有上腔静脉血栓形成

表 80-1　影响导管选择的患者和治疗因素

导管相关因素：
- 治疗持续时间（短期或长期）
- 治疗频率（间歇或连续）
- 所需的管腔数量

使用导管疗法：
- 血液制品的输注
- 肠外营养
- 化疗给药（化疗药物的种类）
- 造血干细胞收集
- 支持治疗

患者因素：
- 既往胸部或颈部手术史或放射史（乳房切除术、颈部活检）
- 胸部、颈部或纵隔肿瘤
- 肺功能（哮喘、胸腔积液）
- 心脏功能（心律失常、心脏起搏器）

静脉通路因素：
- 现有的静脉通路
- 以前的静脉通路
- 既往有过导管相关并发症
- 既往或近期的静脉闭塞性疾病或淋巴水肿

血象和凝血状态：
- 红细胞计数
- 血小板计数
- 出血性疾病史
- 使用抗凝药（华法林、阿司匹林、硫酸氢氯吡格雷）

感染风险：
- 白细胞计数
- 近期感染史
- 导管相关感染史

过敏：
- 麻醉药
- 消毒液
- 敷料
- 乳胶

表管道的半径，n 为液体的黏滞系数，L 代表管道的长度。流速与管道半径的四次方成正比而与管道的长度成反比[18]。临床上，很少有关于套管材料的对比研究。聚氨酯与硅胶材料套管相比，在相同总管径直径的情况下，前者有更大的管腔内径。这意味着硅胶导管拥有更大的硬度和弯曲度，而聚氨酯导管拥有更高的液体流速[6]。从预防出血和抗感染的角度出发，目前的材料似乎没有差异[19]。在一个随机纳入 228 位患者的试验中，对比三种输液港连接硅胶或聚氨酯导管，聚氨酯导管的损坏率显然高于硅胶（7.8% vs 1.3%）[20]。

（一）经外周置入中心静脉导管

自从 20 世纪 70 年代末首次引入以来，PICC 导管就已经被广泛运用于医疗保健行业了。影响 PICC 受欢迎的因素是其易于插入从而减少了并发症，可以由受过培训的护士在患者床边直接进行，无须再对患者进行镇静处理，提高了患者的满意度[21]。因此 PICC 是需要长期静脉通路来进行抗生素治疗、肠外营养、疼痛治疗和补液，而不需要频繁抽血或输注血制品的患者的首要选择[16]。它们由硅树脂或聚氨酯制成，有多种尺寸，有单腔的也有双腔的，并且可以在原位保留长达 1 年。由于有文献报道称 PICC 导管比隧道式导管和植入式导管更能引起导管相关血流感染和导管相关静脉血栓形成，PICC 在最初用于肿瘤学时备受争议[10, 11]。Mollee 等最近进行了一项前瞻性研究，包括血液系统恶性肿瘤（54%）和实体瘤（44%）在内的 727 例患者共 1127 根导管[8]。该项研究对导管相关血流感染有严格的定义，PICC 导管引起的导管相关血流感染的发生率在侵袭性血液系统恶性肿瘤患者中是 0.422%，在其他血液系统恶性肿瘤患者中为 0.11%。在侵袭性血液系统恶性肿瘤患者中，PICC 导管相比于隧道式导管是有利的，后者的导管相关血流感染的发生率为 0.726%，并且与植入式导管基本相同，植入式导管的感染率为 0.389%。在最近一项对 57 名使用 PICC 导管接受自体骨髓移植的血液系统恶性肿瘤患者的研究中，导管相关血流感染的发生率为 0.15%[22]。最近在一些儿童血液系统恶性肿瘤和实体瘤的研究中也发现，PICC 相关并发症的发生率较低，总发生率为 0.111%[23]。PICC 的导管相关血流感染发生率的明显下降是由于遵循了导管相关并发症的严格预防指南。手持式多普勒超声的运用提高了导管置入的成功率，尤其对接受过多次外周通路置管尝试的患者。超声引导是没有临床可识别外周静脉患者 PICC 置入的首要选择，也是减少置入相关性创伤的重要因素，而置入相关性创伤又与 PICC 相关静脉血栓形成（PICC related venous thrombosis，PRVT）有关。其他与 PRVT 相关的因素有导管直径（规格）

和导管尖端与心房交界处的位置关系。癌症患者的 PRVT 发生率也有所下降，并且各研究之间差异很大 [21]。Tran 等报道了在 498 例血液系统恶性肿瘤患者中，有 7.8% 的患者出现有症状的 PRVT，这使得他们对剩下的 667 名患者改为放置在颈内静脉中的隧道式导管，随后有症状的 PRVT 的发生率降至 0.4% [24]。该研究的回顾性特征是没有控制其他已知的 PRVT 易感因素，这便限制了这项研究结果的有效性。

（二）皮下植入端口

可植入的端口是完全植入的血管通路装置，插在胸壁上或者肘前区内。它是由包含植入皮下口袋中的硅胶隔膜的皮下端口组成，并且使用 Seldinger 技术连接通过切口或静脉穿刺插入静脉的导管。导管可以是开放式的或者具有防止血液回流到导管中的远端三向瓣膜式（Groshong）尖端。随机研究未能显示 Groshong 尖端在预防端口相关并发症方面的优势。此外，无法抽取血液样本概率从开放导管的 2% 增加到 Groshong 尖端的 12.5% [25]。这个端口只能使用无芯的（Huber）针头插入，该针头可以通过皮肤插入隔膜。这种针头一次最长只能在原位保留 7 天。端口的优点在于它不会干扰日常活动，不用时也不需要护理，并且对患者的影响较小。端口需要每月冲洗以降低感染风险。端口的缺点包括需要针头进入、流速受针头直径限制、抽血的可靠性低、导管闭塞频率较高，以及如果针头错位或移位可能导致插入后的端口出现软组织化疗外渗。皮下端口主要用于需要间歇性治疗且不需要持续静脉通路的患者。所有中心静脉通路装置中，皮下端口始终具有最低的导管相关血流感染发生率 [8, 9]。腔的数量和流速限制了皮下端口在需要多种伴随静脉治疗的患者中的应用。

（三）外部隧道式导管

Broviac 和 Hickman 导管是在 20 世纪 70 年代中期研制并成为第一代的皮肤隧道式导管。隧道式导管中静脉进入部位和皮肤出口部位之间的距离和 Dacron 袖带一起可以降低感染风险。袖带通常放置在离入口位置约 2cm 处，局部组织反应和进入袖带的肉芽组织可防止感染和导管移位。这些由硅树脂或聚氨酯制成的装置可以提供可靠的长期静脉通路。隧道式导管有单腔、双腔和三腔三种导管。这些装置通常是由外科医生、放射科医师或其他受

过训练的人员在造影技术引导下通过切口或经皮静脉通路放置的。对于需要持续或频繁导管通路来进行治疗、抽血和支持治疗（肠外营养和输注血液制品），以及接受毒性药物治疗时可能出现输液渗出至皮下组织的患者，优先选择外部隧道式导管。

应根据治疗的强度和复杂程度选择导管腔的数量和大小。荟萃研究在患者特征、导管维护计划和感染诊断标准方面差异很大。Maki 和 Safdar 通过对 200 多项研究的回顾发现，隧道式导管的总体平均感染率为 0.11%，皮下端口为 0.001% [9]。这些装置之间的其他重要差异见表 80-2。

接受造血细胞移植的患者值得特别关注，近些年来，自体造血干细胞移植被用于高剂量化疗后患者的血液重建，而外周血干细胞几乎取代了骨髓作为自体造血干细胞的主要来源。在过去，外周血干细胞的收集都是由大口径、硬性的临时双腔中心静脉导管完成的，它们至少可以达到 50ml/min 的流速。由于要采集足够多的干细胞就必须经过多次的分离过程，而这过程中就要处理大量的血液，所以单采血液成分的过程非常漫长。另一方面，移植过程也需要一个长期的多腔静脉通路，但这里只需要小口径、较柔软和灵活的导管来进行患者的化疗、支持治疗（包括频繁采血、静脉注射抗生素、镇痛药、止吐药、血液成分和肠外营养）以及造血细胞的回输治疗。

由于需要不同的导管特性，移植过程传统上需要插入两个静脉通路装置，一个用于单采血液成分，另一个用于治疗和支持治疗。在过去几年中，专门用于单采血液成分治疗的软硅胶和聚氨酯导管的出现，使得单个导管可用于整个移植过程。这种导管长度较短、导管腔较大，并且尖端有交错结构可以防止造血干细胞收集过程中出现再循环 [26]。另外，这种导管的设计必须采取特殊的措施来保持足够的流速，不然很容易在放置的过程中出现扭结。并且，它们的袖带到近端连接头的距离非常短，这对于需要频繁使用静脉通路的患者群体来说非常麻烦。对于这种导管有个改进方案就是放置一个大口径（12Fr）的 Hickman 导管，它有两个 1.3mm 的圆形腔，每个圆形腔都可以成为通路，这样就可以达到 50ml/min 的流速来更好地进行血浆置换。

表 80-2　几种不同中心静脉通路的区别

	外周插入中心静脉导管	外部隧道式导管	皮下端口
管腔数量	单腔或双腔	单腔、双腔或三腔	单腔或双腔
导管保养	每天；需要专业人员	每天；需要专业人员	每月；不需要专业人员
活动限制	有限制	有限制	无限制
抽血	难	易	中等
用途	化疗、全肠外营养、抗生素治疗、支持治疗、输血	造血干细胞收集和输注、光分离置换、血浆 / 红细胞置换、输血、支持治疗、化疗	化疗、全肠外营养、抗生素治疗、支持治疗、输血
成本	低置管成本	高保养成本	高置管成本
建立通路	无痛	无痛	针头刺入
流速	管腔大小决定	管腔大小决定	针头大小决定
并发症	多	多	少
CRVT	3.4% ～ 7.8%	8.6%	0.4% ～ 6.1%
CABSI	1.81‰ ～ 7.71‰	1.0‰ ～ 7.26‰	0.1‰ ～ 3.89‰
置管操作	专业护士；病床边	医生；在手术室或放射室	医生；在手术室或放射室
拔管	简单	简单；在科室	需要二次操作

CRVT. 导管相关静脉血栓形成；CABSI. 插管相关血流感染

四、置管位置选择

用于建立中心静脉通路的静脉主要是内外颈静脉和锁骨下静脉，所有的中心静脉通路装置都可以通过它们插入。有时，当上述静脉不可用或者只是需要建立短期使用的通路时，可以从股静脉插入。头静脉和贵要静脉是 PICC 静脉通路首选部位。在患者右侧优先选择颈内[27]和颈外静脉插入，左侧则优先选择锁骨下静脉[28]插入。这是由血管解剖结构决定的，优先选择更容易进入上腔静脉（superior vena cava，SVC）的通路，同时也更利于操作者的实际操作。

无论从哪个部位插入，都特别要注意导管的管路，以免发生扭结和导管尖端的位置（图 80-2）。导管尖端位置在上腔静脉的上 1/3 或者无名静脉处时会增加静脉血栓形成的风险。尽管看上去下 1/3 的上腔静脉是尖端放置的有利位置，但关于上腔静脉最佳的尖端放置位置仍存在着一些争议。从患者头低足高位的透视成像片中可以看出，主支气管分叉的隆突是一个很好的参考位置（图 80-3）[29]。当

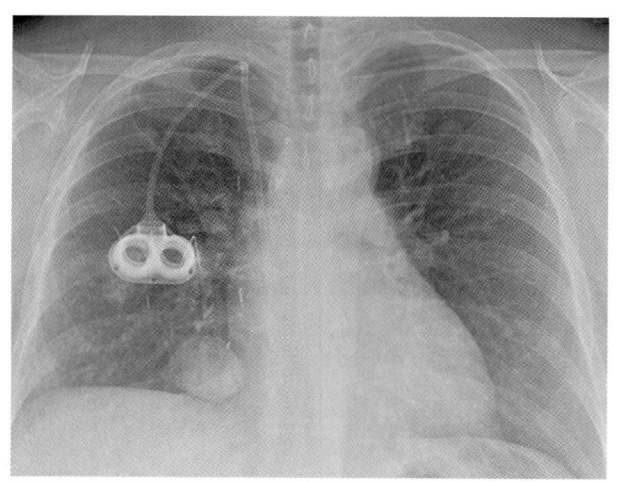

▲ 图 80-2　X 线显示导管在颈内静脉插入部位扭结

导管长时间放置时，在右心房的导管尖端可能就会引起心律失常、心房血栓或者潜在的心脏或瓣膜穿孔。即便如此，一些中心还在进行右心房的导管尖端置入术。

几个研究评估了不同静脉通路置入部位的优点。Biffi 等对 403 名癌症患者进行了一项研究，

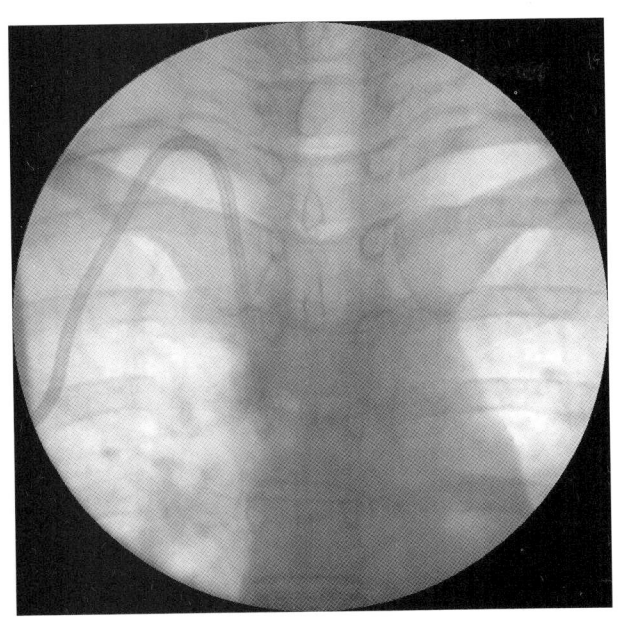

▲ 图 80-3　术中透视成像显示双腔硅胶导管在隆突处的尖端

他们根据静脉端口放置部位的不同被随机分成经皮锁骨下或颈内静脉和头静脉切口三组[30]。在中位随访 1 年后，颈内静脉、锁骨下静脉和头静脉通路的端口相关感染率分别为 0.8%、2.4% 和 2.5%（P=0.464）。同样，三组中静脉血栓形成的发生率也没有显著差异。包括上述研究在内的最新 Cochrane 评价，未得到长期放置在癌症患者中的颈内静脉与锁骨下静脉的导管相关并发症（感染、血栓形成和操作并发症）的证据[31]。同一项研究表明，通过股静脉的短期非隧道式通路的定植率（14.2%）高于锁骨下静脉（2.2%）（RR 6.43；95%CI 1.95～21.21），但导管相关血流感染发生率没有明显差异（1.49% vs 0.74%）。导管相关血栓形成的发生率，股静脉通路（21.6%）明显高于锁骨下静脉通路（1.9%）（RR 11.53; 95% CI 2.80～47.52）。

五、置管技术

　　长期静脉导管的放置最好在手术室、放射室或类似的地方进行，尽量降低感染的发生率。大多数置管手术都是在门诊或者化疗前立即进行的。使用短效苯巴比妥类麻醉药和短效镇静药，并在护理监控下完成的局部麻醉，可以为患者进行更安全可靠的麻醉镇静[32]。长期静脉导管置管时预防性使用抗生素是存在争议的，多项随机研究也表明预防性使用抗生素没有明显获益[33]。认识到导管相关血流感染是血液肿瘤患者全身性感染的主要原因，CDC、CIBMTR 以及美国和欧洲的骨髓移植协会制定了严格的指南[34]。最重要的是要严格实施导管相关性血流感染预防措施：手部清洁、全面屏障预防、选择感染率较低的插入部位（股静脉和颈内静脉用于短期非隧道式通路）、皮肤消毒、尽早拔掉不需要的中心静脉导管[12]。一项 Meta 分析显示，运用葡萄糖酸氯己定醇溶液进行插入部位的皮肤消毒，比用碘伏溶液减少 50% 的导管相关感染发生率[35]。

　　在置管术中行透视成像来记录恰当的导管位置和预防并发症的发生是非常值得推荐的。在一项前瞻性研究中发现，经验丰富的操作人员在不使用透视成像进行置管时有 6% 出现导管位置置入错误，并需要在透视成像下重新定位[36]。导管放置最常用的是 Seldinger 的经皮穿刺技术，该技术从锁骨下静脉和颈内静脉插入[37, 38]，在引入导丝时应特别小心[39]。大多数时候，在没有透视成像检查下超过 18cm 的导丝不应该被引入，18cm 是成人大多数穿刺部位到心房交界处的平均距离。或者，可以在头静脉、颈内外静脉上做切口插入静脉通路。

　　对于经皮入路，患者需要保持仰卧头低足高位，前胸部、颈部和肩部要无菌处理。在静脉导管插入部位进行局部麻醉，右侧最常插颈内静脉，左侧最常插锁骨下静脉[27, 28, 40]。在尝试由颈内静脉置管时可以使用超声引导放置针头[41, 42]。超声的辅助运用可以降低急性和慢性导管相关并发症的发生[43]。关于 18 项随机试验的系统回顾显示，颈内静脉置管的超声引导方法比常规方法有效、便宜、快捷，无论在儿童还是成人身上成功率都更高[42]。将针头小心地向前倾斜并缓慢地进入静脉，同时用连接的注射器吸气（不用鲁尔接头锁定）。在任何给定的静脉进行穿刺时次数都不应超过 3 次，并且在确认没有并发症的情况下，同时不能尝试双侧经皮入路。血液流入注射器可以确定静脉穿刺成功，此时注射器断开连接并用拇指防止空气进入，柔性的 J 形导丝通过针头推进。大多数插入部位导丝长度不超过 18cm，在右侧颈内静脉插入时导管长度不超过 16cm。透视成像可以检查导丝在心房与腔静脉连接处的位置。不鼓励在没有透视成像引导下放置导管。依据动脉搏动判断动脉穿刺的部位。如果不确定可以在进行穿刺前将针头连接到压力传感器上。动脉穿刺后，需要取出针头，并施加局部压力 5 ～ 10min。

有时候，如果先前的导管是通过静脉穿刺而不是切口放置的，可以通过连接现有的导管使其转换为隧道式。但是在怀疑有导管相关感染或者行常规导管血培养的患者中不宜做这项操作[44]。

导丝前进时遇到的阻力一般继发于导丝插入次级静脉或者移行到静脉外。用透视成像确认导丝位置，一旦发现导丝处于血管外，就需将针头连同导丝一并移除，防止损伤血管。如果需要重新定位导丝，则应在拔出导丝之前，用 2.5 英寸 16 号静脉留置导管替换针头。在成功放置导丝之后，应麻醉导管的出口部位及该部位和静脉通路之间的皮下隧道，并扩大穿刺部位以便于导管和引导器鞘进入。在导管置入之前为防止针头刺穿导管，要先在导管出口和进入静脉通路部位预置缝线。将导管包埋置入、测量并确定到上腔静脉和右心房交界处（大约在第 4 前肋间隙）或者在透视成像下的气管分叉处。将导管套囊放置在距离导管出口 2cm 内。在透视成像监测下在导丝上缓慢推进扩张器和剥离的导引器鞘套，轻轻抽出和推进导丝，以确保扩张器和鞘套沿着导丝不会跑出血管外。随后，撤回扩张器和导丝，导管通过导引器进入到上腔静脉和右心房的交界处。右心房内的导管尖端位置与右心房血栓的高发病率和偶尔的室上性心律失常有关[45]。最后，在移除导引器之前，应通过透视成像确认导管位置。透视成像检查如果没有垂直对着患者进行，则会对导管位置产生错误印象。在通过导引器推进导管时，如果感觉困难很可能是导引器有弯曲，在这种情况下导引器应该在推进导管的同时缓慢地剥离。这种情况时常发生在导管穿过肋锁骨韧带时。绝对不能用锋利的器械处理导管，如果导管需要处理时只能使用无齿钳（图 80-4）。除了皮下包埋之外，其他放置端口的位置都是类似的。皮下包埋需要置于坚硬部位表面（胸部、手臂、大腿或骨盆），并且要易于触摸，大小要易于无张力的伤口闭合。导管端口要缝合到肌肉筋膜上以防止端口移位或转动。

导管放置完成后，透视成像检查导管位置，以排除任何会妨碍正常功能的扭结。在肝素化导管腔之前，应在手术室测试导管输注（无阻力）和导管回抽（无外流）。最后在复苏室应该进行胸部 X 线检查以排除并发症（图 80-5）。

六、导管护理

大多数与导管护理相关的临床护理方案是各个中心独自观察的结果，这就导致导管护理指南和相关并发症的管理在各中心之间存在显著差异。在一项包括 23 个比利时和荷兰血液病患者治疗中心的研究中，作者记录了导管护理指南和导管相关并发

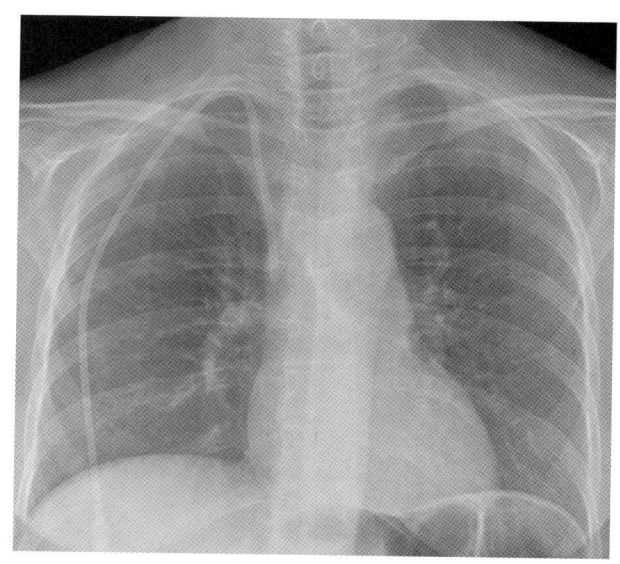

▲ 图 80-4　X 线显示插入颈内静脉的双腔硅胶导管

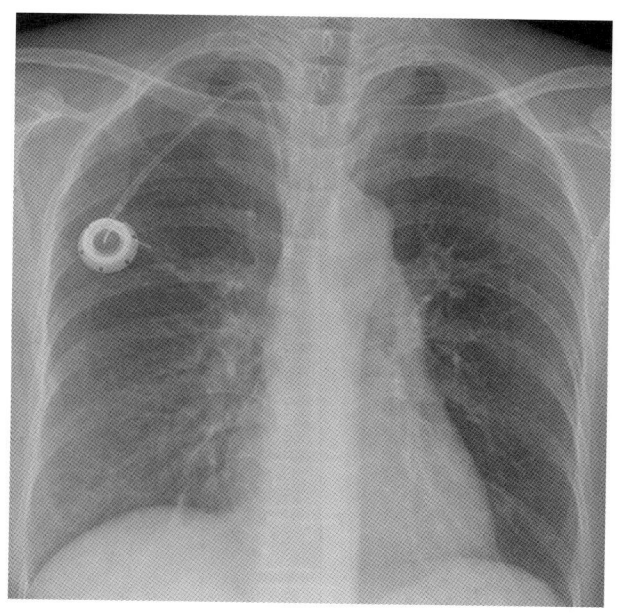

▲ 图 80-5　X 线显示皮下单腔静脉端口放入右侧颈内静脉

症治疗方案在各中心之间的巨大差异[46]。这些发现说明系统实施循证的导管护理指南以及持续监测和报告导管相关结果的必要性。CDC 已发布了一项预防导管相关感染的循证指南[47]。该综合性的指南涵盖了导管选择、置管技术和后续护理的所有方面。遵循这些指南对于降低导管相关感染的发生率至关重要。一些研究表明，制定全院计划系统地实施这些指南并监测导管相关感染的发生率，在重症监护病房中导管相关血流感染发生率持续减少超过 66%[48, 49]。中性粒细胞减少又增加了预防导管相关血流感染的难度。为了确定感染监测和导管护理干预计划的作用，Chaberny 等研究了 268 例中性粒细胞减少时期的血液系统恶性肿瘤患者，其中有 202 例接受了骨髓移植[50]。该研究分为两个阶段，每个阶段 18 个月，在监测期间根据标准化方案，在患者中性粒细胞减少时期收集导管相关血流感染和院内感染的患者例数。在此之后，再把计算的导管相关血流感染发生率提供给医务人员。临床工作人员需要经过强化培训来根据既定的循证指南改进导管护理感染控制措施。上述强化培训包括：更换导管敷料、常规导管护理指南以及用氯己定磺胺嘧啶银浸润导管。研究人员最终发现每 1000 个中性粒细胞减少日的导管相关血流感染发作率降低了 35.8%，但导管相关血流感染总体发病率仍然很高，从 38.4% 降到了 26.2%。通过多因素变量分析发现导致导管相关血流感染高发的其他因素有诊断为急性白血病（OR 1.92；95%CI 1.12 ～ 3.32）和骨髓移植（OR 2.11；95%CI 1.10 ～ 4.26）。另外，加强患者教育也是减少导管相关血流感染发生率的重要因素。在一项 82 例恶性血液病患者使用隧道中心导管的随机对照研究中，Møller 等发现患者接受相关教育和培训可以减少 50% 的导管相关感染发生率［从对照组的 4.22‰ 降至干预组的 1.92‰（P < 0.05）][51]。此外，干预组的患者可以自行行使导管的护理，这在随访中体现出临床和社会心理结果方面更有独立自主性[52]。自 1970 年以来，M.D. Anderson 癌症中心已开展患者教育计划，并报道导管相关血流感染发生率持续下降，从 2006 年的 0.42‰ 降至 2010 年的 0.12‰[53]。

关于最佳导管封闭敷料仍存在着巨大的争议。关于所有随机试验的系统回顾也未能显示胶带纱布与透明聚氨酯薄膜敷料在导管相关血流感染发生率、导管移位、耐受性以及住院患者对敷料的反应上的差异[54]。本指南提倡使用无菌纱布或者透明和半透明敷料来覆盖导管插入部位（ⅠA 类）。另外，不应在导管插入部位局部使用抗生素软膏，在敷料潮湿、松散和变脏后要及时更换（ⅠB 类）。导管不要浸入水中，洗澡时应保护连接口（ⅠB 类）。隧道式导管的涤纶套装置上的敷料建议每周更换一次直到插入部位伤口愈合。对于已经愈合拆线后的插入部位伤口是否还需要继续使用敷料还没有定论。氯己定浸渍海绵目前仅推荐用于短期非隧道式导管的插入部位，2% 氯己定洗液用于日常皮肤清洁。植入端口需要每 4 周或每次使用后用肝素溶液（2 ～ 3ml，100U/ml）冲洗一次。在治疗期间，每隔 5 ～ 7 天更换一次无芯（Huber）针头。Hickman 导管需要每天或每次使用后用肝素溶液（2 ～ 3ml，100U/ml）冲洗，并且每两周更换一次保护帽。PICC 导管需要用肝素溶液（3 ～ 5ml）每天或者每次使用后冲洗两次。多项研究，特别是儿童方面的研究证明，在封管液中使用万古霉素（25μg/ml）可降低导管相关感染，又不会增加耐万古霉素的感染[33, 55]。尽管遵循着其他指南，CDC 指南仍然建议对有导管相关血流感染病史的患者常规使用含预防性抗生素的封管液。研究表明，使用正压导管帽时，用不含肝素的封管液可以提高导管通畅水平[56]。三向瓣膜式（Groshong）导管的输液尖端需要每周用 5ml 的生理盐水冲洗。

七、并发症

（一）导管插入相关并发症

导管放置期间的并发症可能与插入方法或操作者的经验有关。主要并发症的总发生率为 2% ～ 5%[57]。在导管插入期间特别是插入时使用成像技术显著降低了并发症的发生率。在 1978 例连续超声引导下的中心静脉导管置入的研究中，98.5% 的患者首次就进入静脉。穿刺进入动脉的发生率为 0.3%，操作者未能穿刺进入血管占 0.9%[43]。最重要的是，没有大出血、气胸或穿刺到神经的情况。在前瞻性随机研究中，锁骨下静脉或颈内静脉穿刺并发症的发生率相似[58]。一般来说，锁骨下静脉置管时导管错位的发生率更高，颈内静脉插入时穿刺到动脉的发生率更高。

1. 气胸

这是使用经皮穿刺技术时最常见的主要并发症。在营养受损和消瘦的患者中有高达 17% 的发病率。这种并发症还与进入静脉的穿刺次数和操作者的经验有关。可以采取几个步骤避免这种并发症，应鼓励在高风险患者中使用缩减技术。使用超声引导的经皮颈内静脉方法也可以有效地避免这种并发症。在插入针头期间回抽出空气通常是继发于注射器和针头之间的连接缝隙而不是穿刺到肺部。

气胸可能是由胸膜撕裂或肺实质损伤引起的。这种并发症通常在术后直立呼气胸片中被识别，但某些情况下插入后几小时或几天才能看到。在术后数小时或数天内抱怨呼吸短促或胸膜炎性疼痛的患者应重复检查胸部 X 线片，以排除迟发型气胸或其他导管相关的并发症。可以在无症状患者中观察到小于 30% 的气胸，而气胸范围在随后的平片中并不增加。有症状或气胸较大的患者最好采用与 Heimlich（单向）瓣膜，水封或抽吸相连的小型前胸管胸膜腔造口术 [59, 60]。

2. 动脉穿刺

这种常见且报道不多的并发症更好发于颈内静脉而不是锁骨下静脉穿刺。使用超声引导进入颈内静脉可以避免这种并发症 [61]。来自针头的脉动血流的存在证明刺入了动脉；通常只需要移除针头并压迫血管 5min。如果最初没有发现，则导丝被置于胸椎左侧应该是刺入动脉的证据（持续性左腔静脉的患者，导丝也位于脊柱左侧；术中静脉造影将确诊）。如果不能确定，需要将 Angiocath 置于导丝上并连接到血压传感器。直到操作者确定导丝处于静脉中才应插入导引鞘。

3. 血胸

幸运的是这种并发症很少见，通常是由于导管放置过程中引导器、针或导丝造成一个主要血管的穿孔所致（图 80-6）[58, 62]。在引导器推进期间仔细注意手法和使用透视成像应该可以防止这种并发症。应特别注意导引鞘的长度。在大多数托盘中，导引鞘长 20cm；通常达到所需的导管尖端位置从右侧进入不超过 16cm，从左侧进入不超过 18cm。此外，直到剥离鞘位于静脉中才应引入扩张器。然后可将其抽出到导管鞘中以防止扩张器尖端导致穿孔的可能性。这些血胸患者中的大多数可以通过连接到封闭的胸腔抽吸系统的大型侧管胸膜腔造口术进

行治疗。这些系统许多都有血液回输收集系统。持续出血（超过 500ml/h）或大量血胸（超过 1500ml）的患者需要进行开胸术。

4. 导管尖端错位

通常使用透视成像检查在手术时易能识别和纠正该问题。放置在奇静脉或胸廓内静脉中的导管可能模仿上腔静脉放置。这些导管通常不容易抽到回血，导管尖端不随心脏搏动移动；胸腔的侧视图或静脉造影将确认位置。将导管置于近端腔静脉或头臂干中通常会导致静脉血栓形成（图 80-7）。理想

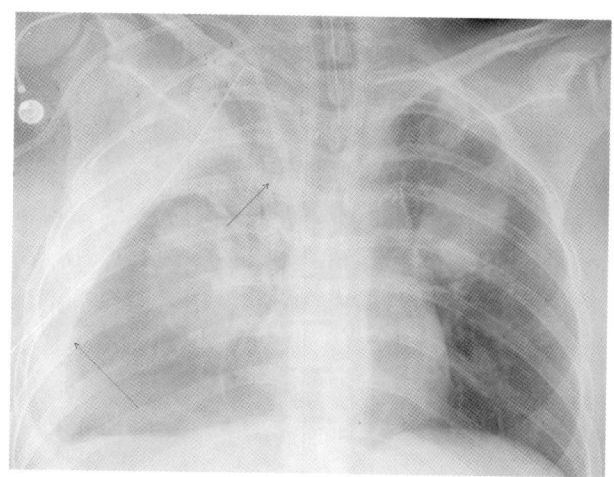

▲ 图 80-6　在患有纵隔肿瘤的患者中放置双腔外部硅胶导管后的 X 线图

图示大的胸膜外血胸（箭），注意放置的一个大胸管

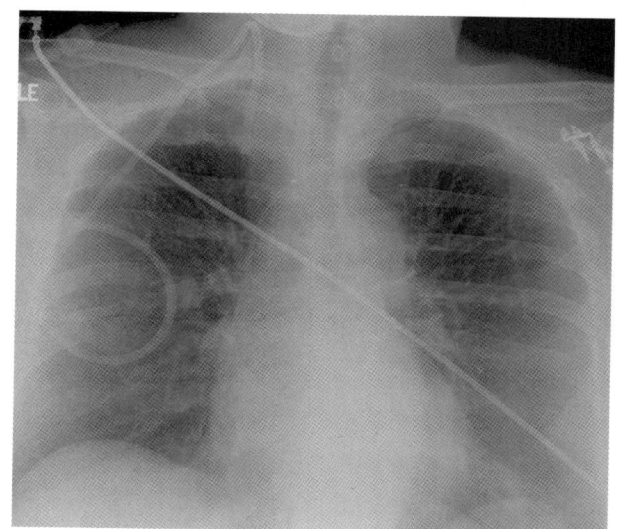

▲ 图 80-7　X 线显示上腔静脉上 1/3 的右侧颈内静脉插入

图示短导管通常导致静脉血栓形成和导管移位

的尖端位置位于心房 - 腔静脉连接处，具有自由浮动的尖端。放置后的导管移位通常可以通过置于股静脉的血管造影导丝纠正。

5. 导管闭塞

锁骨内侧和邻近部位的导管放置可能导致导管在锁骨和第一肋之间受压。这种可能导致导管断裂和远端栓塞的并发症，这些可以通过管腔的压缩来识别（收缩 - 关闭标志）（图 80-8）。选择更侧位和更低位的穿刺点可以防止它的产生。如果在放置期间发现，则应通过不同的静脉重新置入导管。

6. 导管插入部位出血和血肿

这些可以通过校正凝血因子来预防的并发症在血小板减少患者中很常见。当凝血病变被校正时，压迫隧道和导管进入部位通常可防止该问题。

7. 空气栓塞

这是导管放置过程中不常见但是危及生命的并发症。在儿童和自主呼吸患者中尤其如此。避免这种并发症的最佳方法是要求患者进行 Valsalva 动作，或者要求麻醉师在将导丝引入针头或导管进入剥离鞘时提供正压通气[63]。

8. 心脏压塞

这种插入性并发症通常继发于导丝或扩张器。如果两者都没有超过心房 - 腔静脉交界处，则可以避免这种情况。在手术过程中使用透视成像有助于防止这种致命的并发症。这种并发症有时不能立即识别，可能是导管放置后刺入心包的结果。

9. 心律失常

这种并发症通常继发于导丝放置，一些外科医生用心律失常来确认导丝置入右心房。导丝不超过 18cm，通常可以避免这种情况。通常，这些心律失常仅限于一些额外的心脏收缩或短暂的室上性心动过速，拔出导丝后终止。如果尖端刺激窦房结，则在放置导管后也会发生这种并发症。这可以通过不将导管放置在超出心房 - 腔静脉连接处来避免。偶尔，直到患者恢复才识别出或在导管放置后数天才诊断出这种情况。患者通常在采用某些姿势时主诉心率快速。为了确立诊断，他们应该在更换位置时连接监护仪。在极少数情况下，需要 24h 动态心电图。手术后出现新的房性心律失常通常需要重新定位导管。

10. 损伤神经

这种罕见的并发症是由于针头置入所致，在锁骨上置入方法中更常见。在针头置入期间使用超声波可以避免这种情况。很少发生在血肿或其他局部并发症之后。臂丛是最常受累的部位。即使最常见的症状是疼痛，但偶尔患者也可能出现运动症状。通常，这些症状可在手术后立即检测到。未能立即识别它们通常是由于局部麻醉或全身麻醉的影响。在手术后数天仍然存在严重疼痛，特别是如果它向手臂放射或与运动障碍相关，应该怀疑神经损伤。有时需要影像排除血肿和研究神经传导以确认诊断。手术后持续和不寻常疼痛的患者有时需要移除导管并在另一个部位重新置入导管。运动症状可能需要数月才能恢复。

（二）导管相关并发症

1. 导管闭塞或管路障碍

导管闭塞可能继发于导管尖端错位、导管扭结或静脉血栓形成，或者药物在管腔内凝固沉淀。在对 141 例病例的回顾分析中，Petersen 等表明导管功能障碍的发生率主要与导管尖端相对于上腔静脉

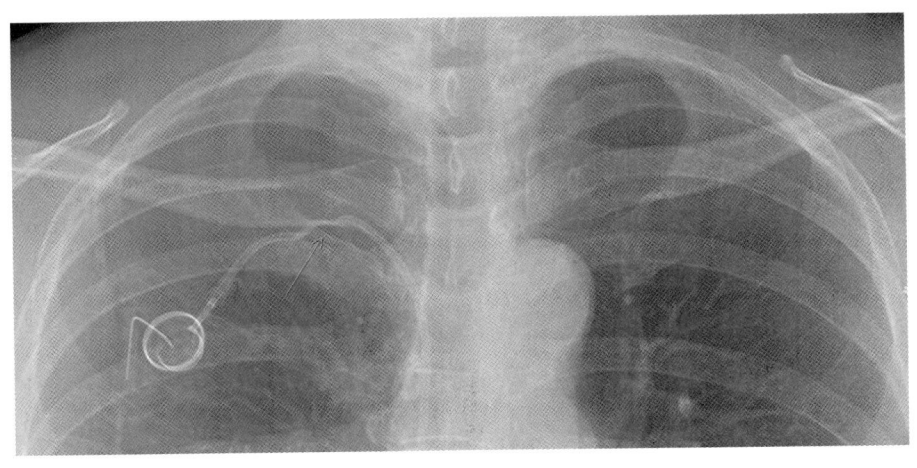

◀ 图 80-8 X 线显示皮下端口的锁骨下插入，导管在第一肋骨和锁骨之间受压（"夹断"标志）

和右心房交界处的位置有关[29]。在这项研究中，位于上腔静脉 - 右心房交界处或其下方的导管发生故障的占 2.3%，而位于距离上腔静脉 - 右心房连接处上方 2cm 的导管发生故障占 1/3。在随后的研究中发现，在放置过程中注意导管尖端的位置能够将导管故障从 42% 减少到 8%。

当导管输注和回抽发生障碍时，可以向内注入 2ml 包含 5000U 尿激酶实施溶栓。30min 后取出尿激酶并再次测试导管，重复两次，如果没有效果则可以放置更长时间（24h）[64]。或者用 2mg 重组组织型纤溶酶原激活药（tissue plasminogen activator，TPA）代替尿激酶。组织型纤溶酶原激活药应放置 30 ～ 120min，如果导管仍未通畅可以重复放置 2 ～ 3 次[65]。使用溶栓剂的方法能恢复 87% 患者导管的通畅性[66]。在一项没有行造影插管或导管位置确认的随机双盲安慰剂对照研究中显示，组织型纤溶酶原激活药在第一次和第二次给药后分别可以恢复 74% 和 90% 的导管通畅性，并且没有相关不良反应的报道[67]。与常规肝素冲洗相比，预防性使用尿激酶未能预防导管闭塞并发症[68]。高频率的导管闭塞需要在每个化疗输注单元中实施标准化护理操作[69]。

导管无法回抽也可能是抽吸回血时由于形成的纤维蛋白鞘封闭了导管口[70]。这种并发症在 50% ～ 80% 的患者导管中都有发生，但并不完全会导致导管闭塞。对于这些患者，做 Valsalva 动作或者改变体位有时可以成功抽血。行静脉造影可以明确这种并发症的病因（图 80-9）。给这些患者推注尿激酶和组织型纤溶酶原激活药不会有多大作用，只有按照 200U/（kg·h）总剂量不超过 100000U/h 的流速持续输注尿激酶，并维持 6 ～ 12h 才能有效。有溶栓治疗禁忌证的患者禁止使用该方案治疗，应监测纤维蛋白原水平并使其维持在 100mg/dl 以上。化学药物相关的导管闭塞常常是由钙磷沉淀物或者高 pH 的药物引起的，它们分别可以通过灌注 0.01N 盐酸和肝素混合液或者低 pH 药物和碳酸氢钠来处理[71]。用溶液灌洗 2min，夹紧 1h，然后吸出。图 80-10 演示了一种导管闭塞的建议处理方案。

2. 导管损坏和断裂

外部导管可能在夹钳或缝线部位受损。使用无针接头进行输液和冲洗可以防止针头损伤。大多数导管都有替换外部导管的换药包。导管修复不会增加导管相关感染率。血管内导管断裂通常是由于第一肋骨和锁骨之间的压迫产生的（图 80-11）。这通常可以在胸部 X 线上通过"夹断"标志识别出来[72]。有这种并发症的患者通常表现为断断续续的体位性的导管流通不畅。栓塞到心脏或肺循环中的断裂导管可以从股静脉通过介入手术回收（图 80-12）[73]。

3. 药物外渗

针头不小心从导管端口滑出可能使化学药物外渗到皮下组织，引起药物性蜂窝织炎、组织损伤坏死或软组织缺失。外渗的临床表现是输液部位的红肿热痛，或者红斑改变。如果怀疑有这些症状，应停止输液并取出针头。外渗处理取决于输注的药物和外渗量。有时，患者在输液时会出现沿着管路或者插入部位的疼痛。这时就不能再用导管输液直到对比研究证明该导管的完整性和通畅性。在极少数情况下会出现纤维蛋白鞘封闭管腔，使药物回流至插入部位引起外渗。

4. 导管相关静脉血栓形成

导管相关静脉血栓形成（catheter-related venous thrombosis，CRVT）可以受插管过程、通路部位、导管本身、尖端位置、潜在的疾病或者输注的药物直接影响。插管过程中内皮损伤引起的血凝级联反应会在血管腔内导管的慢性作用下持续存在。插入后，导管周围形成的附壁血栓和纤维蛋白鞘，而形成一个套管，将导管从真正的静脉腔中封堵掉，导

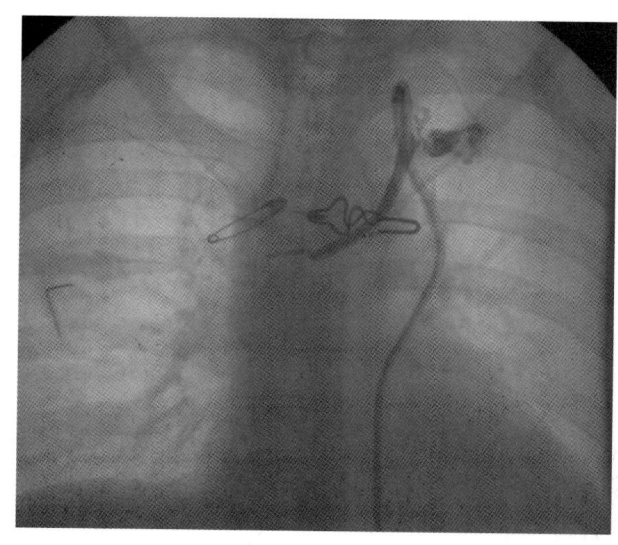

▲ 图 80-9 X 线显示放置在贵要静脉中的导管尖端形成了静脉血栓

通过导管注射造影剂显示导管远端没有血液流动但是在导管（纤维蛋白鞘）周围有回流到锁骨上区域的小侧支

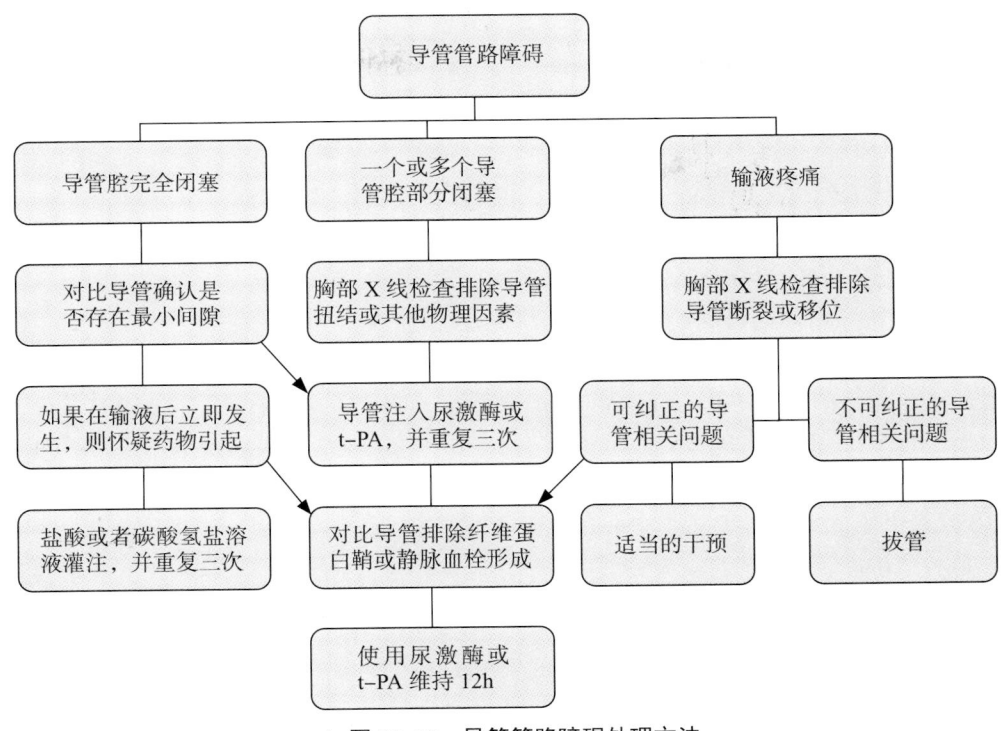

▲ 图 80-10　导管管路障碍处理方法

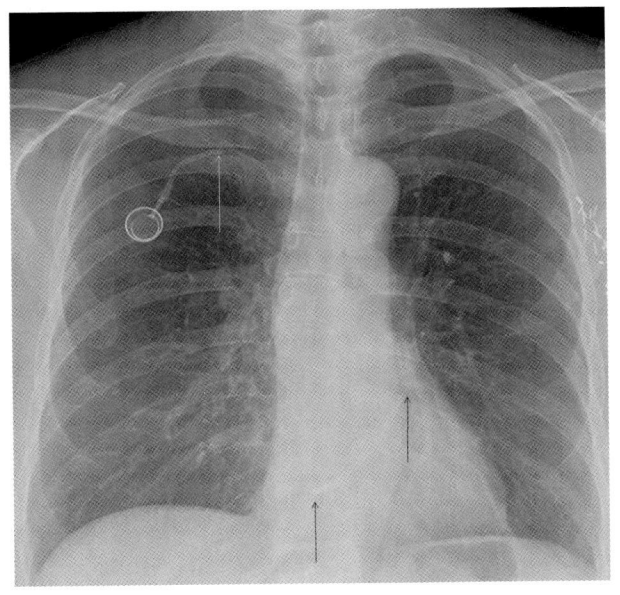

▲ 图 80-11　X 线显示在第 1 肋骨和锁骨之间的连接处导管断裂与右心室中的导管残端

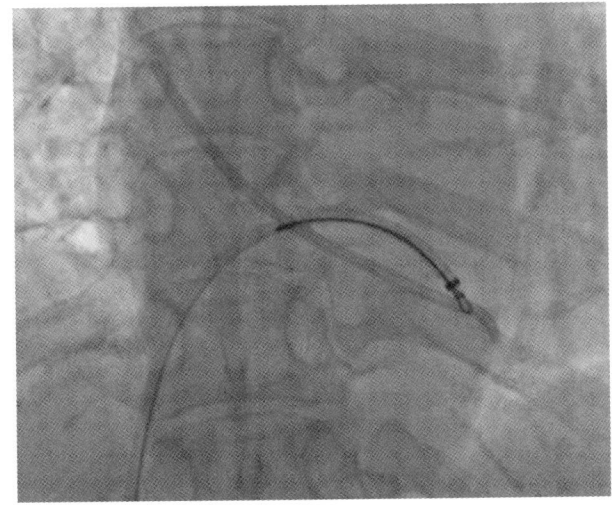

▲ 图 80-12　连续透视扫描的单帧图像显示通过股静脉插入的端环从右心室中取出的导管残端

致导管功能障碍[74]。其他相关的物理因素包括导管尺寸和静脉管腔之间的关系，这在儿童和女性患者中尤为重要。大多数导管相关静脉血栓形成是没有症状的，在一项前瞻性研究中，静脉造影显示置管 6 周后有多达 36% 的患者出现静脉血栓形成，但只有 6% 的患者出现症状。在较早的研究中，导管相关静脉血栓形成的发生率似乎更高，这很可能是由于插入技术的革新，导管材料兼容性的改善以及插入部位的选择优化[46]。有症状的导管相关静脉血栓形成患者中有 15%～25% 发生肺栓塞，15% 有静脉炎后综合征。导管相关感染的发生增加了血液病患者导管相关静脉血栓的形成（RR 17.6; 95%CI 4.1 ～ 74.1）[75]。导管同侧手臂肿胀、疼痛和侧支循环形成应提醒医生静脉血栓的可能。静脉造影、CT 和双重多普勒静脉成像可以明确静脉血栓形成的诊断和血栓部位（图 80-13）。治疗应针对预防肺栓塞、避免凝块转移、预防静脉炎后综合征，以及尽可能地保留导管。考虑到这些因素，导管只能在不需要时，或初始治疗失败后才能拔除。在一项关于 74 例有急性症状的深静脉血栓形成（deep venous thrombosis, DVT）癌症患者的前瞻性研究中，患者皮下注射达肝素 200U/（kg·d）治疗 5 ～ 7 天加上达到国际标准化比值（international normalized ratio, INR）2.0 ～ 3.0 的华法林治疗，发现没有复发性静脉血栓栓塞发作病例，有 3 例（4%）患者出现严重出血[76]。深静脉血栓形成引起的输液失败和深静脉血栓形成的复发、扩大不是拔除导管的指征。值得一提的是，高达 20% 的导管相关静脉血栓形成可能与遗传性疾病（如凝血因子 V 基因 Leiden 突变）而具有高凝状态有关[77]。据报道，上肢或颈内静脉深静脉血栓形成的 60 天死亡率高达 30%，通常是继发于基础疾病而非静脉血栓形成，肺栓塞见于 3% ～ 5% 的患者[78, 79]。

在一项包括来自 5 项随机临床试验和 7 项前瞻性研究的 5636 名受试者的大型 Meta 分析研究中，Saber 等发现，与 PICC 导管相比，植入端口降低了导管相关静脉血栓形成的发生率（OR 0.43; 95%CI 0.23 ～ 0.80），而既往发生过深静脉血栓形成（OR 2.03; 95%CI 1.05 ～ 3.92），锁骨下静脉穿刺插入部位（OR 2.16; 95%CI 1.07 ～ 4.34），以及不正确的

导管尖端位置（OR 1.92; 95%CI 1.22 ～ 3.02）都增加了导管相关静脉血栓形成的风险[80]。在这项 Meta 分析中，通过多因素变量分析发现，导管腔的口径、插入导管的技术困难、预防性使用抗血栓药物、近期暴露于雌激素以及导管插入部位，并不是引起导管相关静脉血栓形成的独立因素。血液系统恶性肿瘤患者（7.7%）和实体瘤患者（7.5%）的导管相关静脉血栓形成发生率无显著差异。关于预防性使用低剂量香豆素(华法林)或低分子量肝素(low molecular weight heparin, LMWH）可以预防导管相关静脉血栓形成的数据不足[81]。基于 2005 年发表的比较 LMWH 或 Coumadin 与安慰剂在预防导管相关静脉血栓形成上未发现明显优势的三项随机试验，第七届美国胸科医师学会抗血栓和溶栓治疗会议建议不要在恶性肿瘤患者中心静脉导管中预防性使用药物抗凝。同样值得注意的是，使用肝素冲洗和其他技术来维持导管通畅并未显示降低导管相关静脉血栓形成。Mitchell 等对预防导管相关静脉血栓形成的非药物干预进行了系统回顾研究[82]。10 项随机研究符合纳入标准，这项研究的纳入标准、研究方法和研究目标不允许做数据 Meta 分析。关于癌症患者中心静脉导管抗凝治疗的 Cochrane 回顾分析包括了 3611 名注册于 12 项随机临床试验的患者，这些试验预防性使用 LMWH、普通肝素或维生素 K 抑制药与安慰剂对照。该回顾分析没有发现治疗组在预防导管相关静脉血栓形成、症状性深静脉血栓形成发生率、大出血、血小板减少、感染或死亡方面有任何益处[83]。

在改为口服抗凝药治疗前，患者应接受全身肝素或皮下 LMWH 治疗 5 ～ 10 天。对于有较

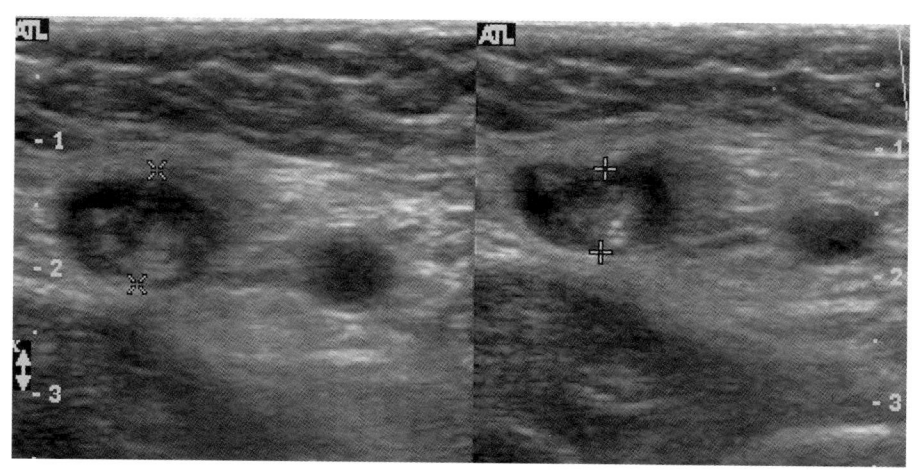

◀ 图 80-13　静脉超声扫描显示在左侧有锁骨下静脉血栓形成

注意管腔内的静脉血栓，在右侧静脉外部压缩变化很小

高复发性血栓形成风险的患者，应考虑延长使用
LMWH[84]。纤维蛋白溶解剂在治疗这种并发症方面
也是有效的，并且似乎与较低的静脉炎后综合征有
关。导管相关静脉血栓形成[49]的发生率与导管尖端
位置（越接近身体内侧，静脉血栓形成的可能性越
大）、导管（特别是三腔导管）的大小和进入部位（经
皮切口插入血栓形成的发生率高于静脉穿刺）有关。
每日使用低剂量香豆素（1mg/d）或 LMWH 作为
导管相关深静脉血栓形成的预防仍然存在争议。对
于接受高剂量化疗和干细胞移植治疗的患者，使用
低剂量香豆素预防治疗是安全的，前提是血小板计
数高于 50 000/dl[85]。临床数据的系统性回顾分析指
出，没有确凿的证据推荐常规使用预防静脉血栓形
成药物[86, 87]。图 80-14 演示了一种管理导管静脉血
栓形成的建议方案。

5. 导管相关感染

不应把插管相关血流感染和导管相关血流感染
视为癌症治疗不可避免的并发症。对这些并发症的
积极预防、教育和早期识别，可以使其发病率及不
良后果稳步减少。CDC 卫生保健感染控制咨询委
员会确立了 100% 遵守"中心静脉导管集束干预策
略"的目标，其中包括五项内容：手部卫生、穿刺
导管时提供最大无菌屏障、使用醋酸氯己定消毒皮
肤、选择最理想的置管位置及每日检查患者是否需
要保留导管。导管相关的全身性感染可能是最危及
生命的并发症，特别是当它们发生在免疫功能低下
的患者身上时。严格遵循前面章节中讨论的导管护
理方案，可以显著减少这种并发症的发生率。如前
所述，建立持续有效的改进计划以监督并确保遵循
导管护理指南，可显著降低插管相关血流感染、导

管相关血流感染及其并发症的发生率[49, 50]。除了严
格实施导管护理指南外，导管相关感染的预防工作
主要集中在插管时预防性使用抗生素，使用抗生素
和肝素混合封管液，以及使用浸渍抗生素或其他物
质改良后的导管来防止导管内菌落定植。在导管插
入时预防性使用抗生素不会降低插管相关血流感染
的发生率，除了中性粒细胞减少的患者和之前有过
导管相关血流感染病史的患者。抗生素肝素混合封
管液的研究主要在儿童患者中进行，一项关于 5 项
随机试验的 Meta 分析显示，插管相关血流感染显
著降低，但 CRBSI 无明显下降，目前尚不清楚这些
结果是否可以推广到成人群，所以这种方法尚不推
荐[88]。近年来，人们想了多种方法来改进导管，包
括用抗生素或银离子浸润导管壁，将肝素、氯己定
或磺胺嘧啶银涂在导管上。很遗憾，关于抗生素涂
层或灌注的长期导管在中性粒细胞减少患者中的影
响的数据很少。一项关于用硅胶、米诺环素和利福
平浸润导管的新导管技术的前瞻性随机研究表明，
这些无套管、无隧道的导管与标准的带套管、隧道
的硅胶导管一样容易被菌落定植[89]。在这项研究
中，导管相关血流感染来自抗菌药浸润导管的可能
性比隧道式导管少 4 倍（0.36‰ vs 1.43‰），但抗
菌浸润导管保留的时间较短（平均 30.2 天 vs 43.8
天）。一项包含放置短期浸润非隧道式导管的 Meta
分析研究，共包含来自 37 项随机试验的 11 586 例
患者。该 Meta 分析发现，与标准导管相比，抗生
素浸润导管（RR 0.28; 95%CI 0.15 ～ 0.54）和肝素
结合导管（RR 0.16; 95%CI 0.06 ～ 0.43）的导管相
关血流感染发生率持续下降，而氯己定 – 磺胺嘧啶
银浸润导管未发现导管相关血流感染降低（RR 0.80;

◀ 图 80-14　静脉血栓形
成处理方法

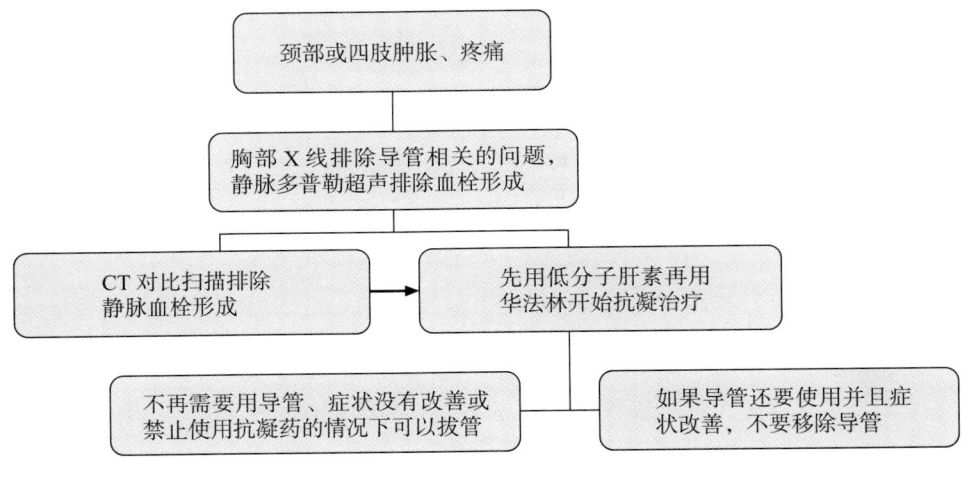

95%CI 0.62 ～ 1.04）[90]。CDC 建议仅在实施减少插管相关血流感染和导管相关血流感染的综合策略时使用浸润导管，包括插管和维护导管的医护人员的教育，以及使用最大无菌屏障预防措施和中心导管放置位置失效时氯己定酒精消毒皮肤[12]。

插管相关血流感染和导管相关血流感染的诊断非常复杂，并且在各个文献中差异很大[91]。CDC 将插管相关血流感染定义为至少具有一项外周血培养阳性的菌血症或真菌血症，出现感染的全身临床表现，并且除导管之外没有其他明显的感染源。诊断导管相关血流感染，CDC 指出需要至少一种外周血培养阳性结果的全身感染临床表现，并且没有明显的其他感染源。此外，必须存在以下其中一项。

（1）从导管和外周血中分离培养出相同的生物（物种和抗菌谱），依据是半定量（每个导管段＞ 15 个 CFU）或全定量（每个导管段＞ 10^3 CFU）阳性。

（2）同时定量培养血样比例≥ 3∶1（导管比外周）。

（3）从导管和外周血培养出阳性结果有 2h 的时间差。

最后两种方法的优点是它们不需要拔除导管以明确导管相关血流感染的诊断。同时定量培养具有高特异性，但是需要的劳动强度和成本较高。导管和外周血阳性培养结果出现的时间差超过 2h，它们用于诊断导管相关血流感染的特异性和敏感性只有 91% 和 94%[92]。提高这种方法的准确性，要求从两个部位获得相同体积的血液样品并接种到培养瓶中。

导管可能会在插入部位被皮肤菌群定植，该菌群可能是来自外部操作时被污染的导管接口、本身的带菌血液、其他的感染部位或被污染的输液物质。因此，插管相关血流感染的发生率与导管插入的方法和部位、导管的类型、免疫抑制的时间和程度、皮肤定植菌、使用频率、导管腔数量、敷料类型和患者年龄（年轻患者感染发生率较高）有关。血液系统恶性肿瘤患者导管相关血流感染的发生率在各个已发表的研究之间存在很大差异（0 ～ 21%），这是由于所用的导管相关血流感染的定义，中性粒细胞减少的持续时间和治疗强度不同[46]。在一项关于 213 名血液病患者使用短期中心静脉导管的研究中发现，年龄是皮肤细菌定植底线的独立危险因素，男性性别和皮肤细菌定植的基线是随后发生皮肤细菌定植和拔除导管时尖端培养结果阳性的独立风险预测因素[93]。几项对比外部隧道导管与可植入端口的随机研究未能显示这些装置中感染发生率有差异。在一项对 200 项前瞻性研究的系统回顾分析中，Maki 等[9] 报道了外部有涤纶套的隧道式导管的导管相关感染的发生率为 1.6‰，可植入端口导管是 0.1‰，而 PICC 导管是 1‰。Mollee 等研究了 727 名患有血液系统和非血液系统恶性肿瘤的成人患者的 1127 条中心静脉通路[8]，发现侵袭性血液系统恶性肿瘤患者用隧道式导管的插管相关血流感染发生率为 7.26‰，植入式端口导管是 3.89‰，而 PICC 导管是 4.22‰。他们还用多变量 Cox 回归分析确定了导管类型（隧道导管高于端口和 PICC）、患者诊断（血液学高于非血液系统恶性肿瘤），以及之前插入过的导管数是预测插管相关血流感染的独立变量。该研究还表明 PICC 比隧道式套管导管更适合作为血液系统恶性肿瘤患者的静脉通路。鉴于血液系统恶性肿瘤患者的免疫抑制程度、中性粒细胞减少持续时间以及导管操作的频率和次数都比实体瘤患者严重，所以他们的高发生率并不令人惊讶。

大多数感染继发于革兰阳性球菌（凝固酶阴性葡萄球菌 62%，金黄色葡萄球菌 4%）和革兰阴性杆菌（29%）（肠杆菌科和铜绿假单胞菌），只有 4% 的感染与真菌相关（念珠菌）[94]。有时很难确定癌症患者革兰阴性杆菌菌血症的来源。在一项对 266 名患者的研究中，通过多变量分析研究发现，嗜麦芽窄食单胞菌、多种微生物菌血症和中心导管血培养＞ 1000 CFU 引起的感染更可能是导管相关血流感染，而在中性粒细胞减少患者中，革兰阴性杆菌菌血症可能和导管无关[95]。当怀疑存在感染时，在抽取血培养后要经验性使用抗生素抗感染，培养结果出来后再根据药敏结果调整抗生素。没有关于抗生素治疗后导管挽救率的随机研究。一些研究报道，抗生素治疗后导管挽救率高达 50%，但感染复发率较高[96, 97]。导管拔除的指征是在适当的抗生素抗感染治疗 3 天后，持续存在感染临床表现、血培养阳性、低血压、严重的全身性损害、继发于真菌或金黄色葡萄球菌的感染（这些生物很少能被抗生素治疗根除），以及之前感染过的微生物复燃。关于如何处理导管血培养阳性而外周血培养阴性的患者的数据有限。Park 等开展了一项回顾性研究，研究中发现 103 名患者出现了 112 例次只有 Hickman 导管血培养为阳性的结果，其中 83% 的体温高于 38℃ [98]。该研究中所有患者均接受了经验性抗生素治疗，在那些接受合适抗生素治疗的患者中，只有 4% 发展成导管相关血流感染，并且 77% 的 Hickman 导管被保留。图 80-15 演示了一种管理导管相关感染的建议方案。

皮下隧道和端口处的感染很少见，该部位的红肿热痛通常是由于局部感染引起的。在白细胞减少的患者中，大多数只表现为局部疼痛和发热。这些局部感染通常继发于革兰阳性球菌。导管出口部位和输液（Huber）针头附近的皮肤组织中经常会分离培养出革兰阴性菌。一旦出现这种局部感染，要立即行局部护理、拔出输液针头，并且全身性使用抗生素抗感染。在外部装置中使用有抗菌作用的涤纶套也不能降低全身或局部感染的发生率 [99]。

八、拔管

有多种方式可以拔出长期带涤纶套的静脉导管。通常情况下，导管生产商更偏向和推荐将导管涤纶套拔出。将导管往外拉的过程中，涤纶套靠近插入部位后将他一并拔出 [100]。用弯曲的止血钳慢慢将涤纶套与周围纤维组织分离并在周围麻醉药渗透的帮助下，将其拔出。当涤纶套离隧道位置较高时要采用剪切技术移除涤纶套 [101]。或者，可以使用牵引术以移除涤纶套 [102]。保留涤纶管发生感染的可能性虽然低但仍要移除它 [103, 104]。用于导管移除的牵引技术会导致导管在涤纶套处断裂，需要切割涤纶套和导管的其余部分。断裂的导管长度可以帮助确定涤纶套的位置。导管断裂多见于小口径和非硅胶质地的导管。压迫隧道可防止拔管过程中出血或形成空气栓塞。

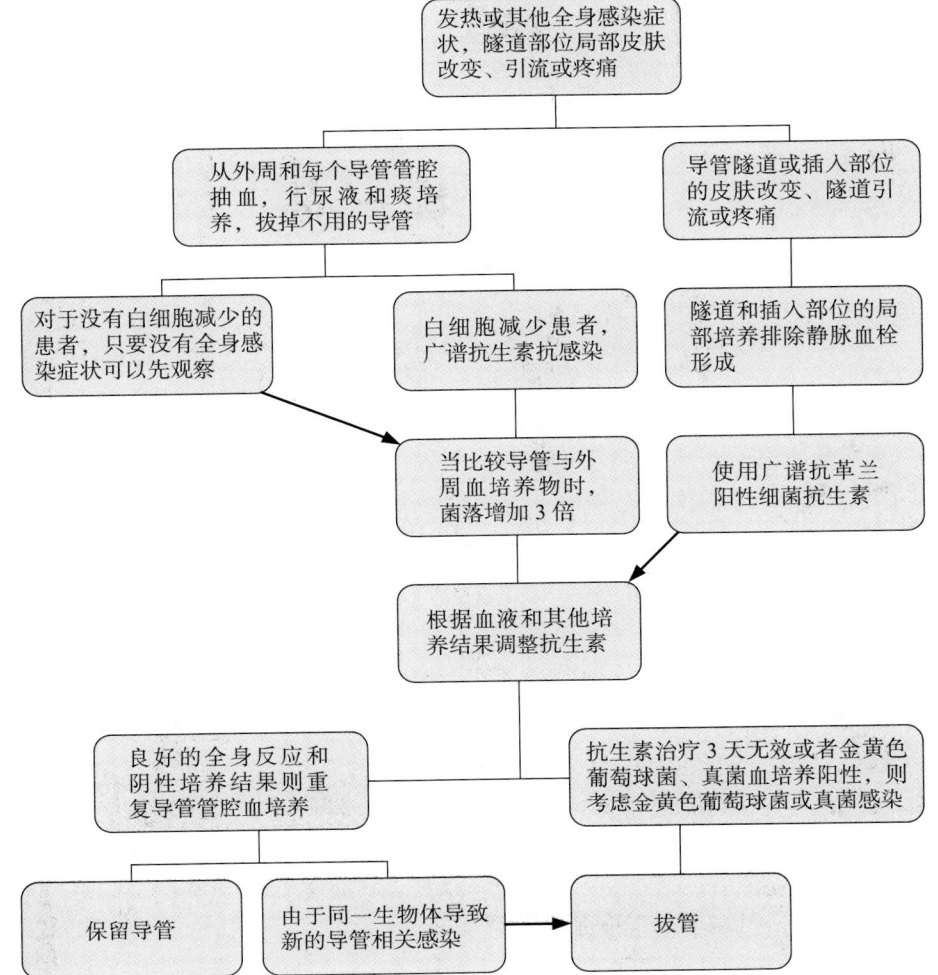

◀ 图 80-15　导管相关感染处理方法

第 81 章
急性移植物抗宿主病的药理学预防
Pharmacologic Prevention of Acute Graft–versus–Host Disease

Nelson J. Chao　著

陈　峰　译

李　正　傅琤琤　陈子兴　校

一、历史发展

1955 年，Barnes 和 Loutit 首先报道了发生在动物体内的 GVHD，当时将其命名为移植 "继发性疾病"[1]，主要是为了将其与辐射导致的原发性疾病区分开来，因为在异基因脾脏细胞移植的辐射小鼠中观察到这种致命的继发性疾病，但在同基因移植的辐射小鼠中未观察到。直到 20 世纪 50 年代后期，人们才认识到移植继发性疾病或侏儒病引起的皮肤异常和腹泻（未辐照的新生小鼠行异基因脾脏细胞移植后出现的消耗综合征）等症状，是由于具有免疫活性的细胞进入无免疫活性的宿主体内所致。GVHD 这一术语被用于描述这一免疫损伤的过程[2, 3]。早期 GVHD 是困扰人类异基因骨髓移植成功的主要障碍[4-6]。在动物实验中观察到的 GVHD[7] 和报道的曾接受输血的免疫缺陷儿童中发生的 GVHD 极为相似[8]。因为很难将免疫攻击引起的疾病与这种攻击的后果（包括免疫缺陷、器官功能障碍和感染）区分开，所以这两个方面都被认为是人类 GVHD 的一部分。传统认为，急性 GVHD 描述的是异基因造血干细胞移植后 100 天内发生的一种特殊的皮炎、肝炎和肠炎综合征。但是，通过使用减低强度预处理方案，急性 GVHD 的临床表现可在 100 天后发生，因此，现在 100 天的时间划分并无相关性。这种区别不仅仅是语义上的，因为在临床诊疗中需要明确定义这些综合征。

二、发病机制

1966 年，Billingham[9] 在一次极富远见的总结中，将发生 GVHD 的条件定义如下。

1. 移植物中需含有免疫活性细胞成分。

2. 宿主必须具备供者移植物不存在的异体移植抗原，这些异体移植抗原被移植物中的免疫活性细胞视为异体抗原而发生反应。

3. 宿主必须对移植物缺乏有效的免疫反应能力，致使移植物有足够的时间启动其免疫反应，并放大、扩展此反应。

这些标准现在需要进行一些修改，以纳入目前对 GVHD 生物学的理解（见第 13 章和第 14 章）。自体造血干细胞移植后 GVHD 的发生表明，宿主可能发生不适当的识别自身抗原，激发移植物抗宿主反应，并且在某些免疫活性个体中也可能发生输血相关 GVHD（transfusion-associated GVHD，T-GVHD）。人们已经建立了由抗原表达、细胞因子产生、T 细胞活化和组织损伤之间相互作用的多步骤模型，图 81-1 描述了这种相互作用的过程[10]。

三、同种异体反应性

大量的动物实验数据表明，供者移植物中的 T 淋巴细胞在体内识别受者组织中不同的组织相容性抗原而增殖分化，并通过直接或辅助机制攻击受者

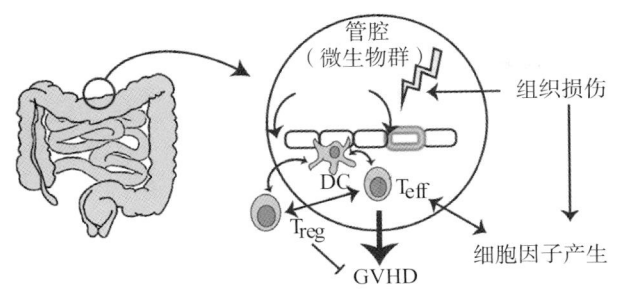

▲ 图 81-1　交互事件导致移植物抗宿主病

T 细胞活化和组织损伤释放细胞因子产生 GVHD 的临床表现。IDC. 树突状细胞；Teff. 效应细胞；Treg. 调节 T 细胞

细胞，从而产生急性 GVHD 的症状和体征（见第 13 章）[7, 9, 11]。急性 GVHD 的传入阶段由抗原递呈、T 细胞活化、克隆增殖和分化组成[12]。受者靶细胞的凋亡由供者来源的 T 细胞的同种异体反应性所致。在传出阶段，活化的 T 细胞通过释放细胞因子或通过直接募集其他细胞，如 NK 细胞[13]诱导靶细胞凋亡[13]。基于 IL-1、IL-2、LPS 和促炎细胞因子如 IL-6、IFN-γ 和 TNF 的作用机制，体内给予免疫调节药以控制 GVHD。微生物环境，特别是胃肠道的微环境与这种同种异体反应性密切相关。与常规饲养的辐照小鼠相比，肠道 GVHD 在异基因骨髓移植的无菌小鼠中显著降低[14]。人体研究证实了这种无菌效应[15, 16]。微生物可能通过刺激 TLRs，与肠上皮细胞共享抗原表位激活先天免疫系统，或激活细胞表面潜伏的病毒诱导抗原成为同种异体反应的靶点，从而成为 GVHD 的触发因子[17]。肠道损伤还可能导致 LPS 渗漏到循环中，从而释放 GVHD 的细胞因子效应物[18]。对人类微生物学的研究是一个令人兴奋的领域，特别是最近从小鼠和人类移植获得的数据表明，通过核糖体 16S RNA 序列测定的特定肠道菌群发生了显著变化[19]。这些数据表明，调节肠道菌群是减少肠道炎症和 GVHD 的一种机制。

四、预测因素

一些预测因素已被用于预防 GVHD 药物的靶点。供者和受者之间的 HLA 差异是影响 GVHD 严重程度和动力学的最重要因素。Ⅰ类和Ⅱ等位基因的相合度在降低 GVHD 风险中的重要性已在无关供者骨髓移植中得到广泛证实[20]。一项 NMDP 对 HLA 抗原和 B 抗原位点相合的无关供者的造血干

细胞移植进行分析，结果发现 HLA-DRB1 位点等位基因位点不合是急性 GVHD 的独立危险因素[21]。同时，对 1874 例供受者对 HLA-A、HLA-B、HLA-C、HLA-DRB1、HLA-DQ、HLA-DP 高分辨配型的回顾性研究中，进一步证实了 HLA 相合程度（低或高分辨或两者）对植入、GVHD 和死亡率的影响。HLA-A、HLA-B、HLA-C 和 HLA-DRB1 位点的单个基因不相合会明显增加死亡率。这些对结果的不良影响在低分辨率移植和高分辨率不相合移植中更为明显。患者的不良预后与 GVHD 的发生与高分辨 HLA-A、HLA-B、HLA-C 和 HLA-DRB1 基因位点不合有关，而与 HLA-DQ、HLA-DP 无关[22]。次要 HLA 多肽已被鉴定并测序，同时 mHA 的差异似乎与接受 HLA 相合供者移植的成人发生 GVHD 的风险相关[23, 24]。在具有遗传同质性的群体中观察到 GVHD 的发生率较低，这进一步证明了 mHA 相合的重要性[25]。性别不合和供者的经产史与急性 GVHD 风险增加有关[26]。女性供者 T 细胞可识别受者 Y 染色体细胞上的 H-Y 次要抗原。此外，由于胎儿未与母体共有次要抗原，以前生育过的供者可能经历过同种异体免疫反应[27]。

年龄是另一个关键因素，年轻患者急性 GVHD 发生较少[26, 28]。此外，采用年龄较大的无关供者骨髓移植的患者 GVHD 发病率较高。异基因造血干细胞的来源也可能影响 GVHD 的发生。20 多年来，从骨髓移植队列中获得的经验概括了 GVHD 发生的概率和危险因素[6, 26]。实际上，所有骨髓采集物均作为新鲜产品输注，尽管有一组报道说低温保存的骨髓 GVHD 发生率明显降低[29]。

干细胞生物学家非常感兴趣的是脐带血干细胞的免疫反应性低于骨髓细胞[30]。尤其当供受者之间 HLA 配型不合时，脐血移植的患者 GVHD 发生率更低[31, 32]。异体外周血干细胞已成为造血干细胞移植常见的来源，同时其似乎与慢性 GVHD 风险的增加有关[33]。采用外周血移植可以加快干细胞的植入，减少患者住院时间，降低供者发病的同时更加经济。16 项研究的 Meta 分析（5 项随机对照研究和 11 项队列研究）发现外周血干细胞移植后急性 GVHD 发生的 RR 比骨髓移植增加了 1.16 倍（$P=0.006$）[34]。在一项外周血干细胞与无关供者骨髓移植相比的队列研究中，GVHD 发生率相似，但外周血干细胞移植后非复发死亡率较低且存活率较

高（见第 41 章）[35]。由 BMTCTN 进行的一项前瞻性随机对照研究表明，采用外周血干细胞的患者慢性 GVHD 的发生率增加，但同时患者的生存优势并没有增加[36]。这些数据表明，复发风险较低的患者将受益于骨髓移植而非外周血干细胞，因为骨髓移植的慢性 GVHD 发生率较低。

在自体造血干细胞移植中对 CD34+ 细胞数量的研究，显示了充分的资源利用和降低成本的优势。在异基因外周血干细胞移植中，较高的造血干细胞数量（$6.3 \times 10^6 \sim 10 \times 10^6$/kg CD34+ 细胞）与口服环孢素的患者中 GVHD 发生风险增加有关。反之，CD34+ 细胞数量对异基因骨髓移植中急性或慢性 GVHD 的发生或严重程度似乎并无影响[37]。值得注意的是，较低的外周血移植物中 CD34+ 细胞数量（$< 3 \times 10^6$/kg）与的血液学恢复较慢、真菌感染和非复发死亡率的增加以及总体生存率降低相关。

如图 81-1 所示，活化的供者 T 细胞释放促炎细胞因子上调 HLA 表达（见第 13 章）。一项报道发现供者 IL-1 受体抑制药基因型（位于 2 号等位基因）对受者发生严重 GVHD 具有保护作用[38]。同胞移植中单核苷酸多态性和受者 IFN-γ 内含子 1、$IL-10^{-1064}$ 和 TNFd3 基因型被发现与急性 GVHD 相关，而 $IL-6^{174}$ 基因型与慢性 GVHD 相关[39]。在一项关于遗传和临床因素的类似研究发现，供者（R3.5）和受者（RR7.9）IL-10 编码基因多态性和供者巨细胞病毒血清学阳性及 mHA 不相合与急性 GVHD 发生相关。最近发现内在免疫基因（NOD2/

Card15）的多态性也与慢性 GVHD 有关。对 40 个先前报道的待选 SNPs 进行的全基因组扫描显示，仅有少数与 GVHD 相关[40]。利用推算的基因型来复制 IL-10 及 IL-6 的基因证实其与 GVHD 相关。供者基因型与造血干细胞移植后 Ⅲ ～ Ⅳ 级急性 GVHD 发生风险增加 60% 相关（校正 $P=0.028$）。

同胞全相合合造血干细胞移植后，急性 GVHD 的发生率与移植后免疫抑制预防的疗效和预处理方案的强度成反比。多因素分析显示，移植前全身放疗剂量的增加与发生 GVHD 风险的增加相关。在接受甲氨蝶呤和环孢素预防 GVHD 的 HLA 相合的患者中，接受 1575cGy 全身放疗的患者急性 GVHD 的发生率为 48%，而接受 1200cGy 全身放疗的患者急性 GVHD 发生率为 21%（$P=0.02$）[41]。其中一种假设是，更强的清髓性预处理可能会清除宿主自身存在的干细胞，并阻碍供 - 宿主嵌合体的植入，而这些因素被认为与降低 GVHD 发生率相关[42]。此外，更强的预处理可能增加胃肠道的损伤，改变肠道微环境、释放细胞因子，和（或）减少预防 GVHD 的免疫抑制药使用剂量[44]。一些研究证明供者或宿主感染（由疱疹病毒的血清阳性表示）可预测 GVHD 的发生[43]，而其他研究则未发现两者之间的相关性[44]。

GVHD 的预防由最常用的免疫抑制药物组成。这些药物最初是作为单一药物使用，后来联合使用。这些药物将在后文中分别探讨；但是，GVHD 预防效果有赖于这些药物的联合应用。表 81-1 总结目前使用的这些药物的随机对照研究。

表 81-1　单药联合免疫抑制药预防急性移植物抗宿主病的随机试验

研究	疾病组	患者（n）	方案比较	中位年龄（岁）	急性移植物抗宿主病（%）	慢性移植物抗宿主病（%）	总生存率（%）
HLA 相合同胞供者							
Ramsay 等（1982）[120]	非恶性疾病和恶性疾病	32	甲氨蝶呤 + ATG + 泼尼松	16	21（$P=0.01$）	6（n.s.）	52（n.s.）
			vs				
		35	甲氨蝶呤	16	48	9	44
Storb 等（1983）[15]	重型再生障碍性贫血	22	甲氨蝶呤 + 环孢素	23	18（$P=0.01$）	58（n.s.）	73（n.s.）
			vs				
		24	甲氨蝶呤	23	53	36	58
Storb 等（1986, 1989）[57, 121]	第一次完全缓解期急性髓系白血病和慢性期慢性髓系白血病	43	甲氨蝶呤 + 环孢素	30	33（$P=0.01$）	26（n.s.）	65（n.s.）
			vs				
		50	环孢素	30	54	24	54

（续表）

研究	疾病组	患者（n）	方案比较	中位年龄（岁）	急性移植物抗宿主病（%）	慢性移植物抗宿主病（%）	总生存率（%）
Forman 等（1987）[122]	急性白血病和慢性粒细胞白血病	53	甲氨蝶呤 + 泼尼松	26	47（$P=0.05$）	？？	53（n.s.）
		54	vs 环孢素 + 泼尼松	26	28	？	57
Santos 等（1987）[65]	非恶性疾病和恶性疾病	42	环孢素 + 甲基泼尼松龙	23	32（$P=0.05$）	40（n.s.）	38（$P=0.03$）
		40	vs 环磷酰胺 + 甲基泼尼松龙	24	68	18	20
Sullivan 等（1989）[28]	晚期恶性疾病	25	长期甲氨蝶呤 + 供者白细胞层	19	82（$P=0.016$）	44（n.s.）	24（n.s.）
		40	vs 短期甲氨蝶呤	18	59（$P=0.0016$）	51（n.s.）	30（n.s.）
		44	vs 长期甲氨蝶呤	19	25	33	41
Storb 等（1990）[123]	非恶性疾病和恶性疾病	59	甲氨蝶呤 + 环孢素 + 泼尼松	32	46（$P=0.02$）	62（$P=0.01$）	52（n.s.）
		63	vs 甲氨蝶呤 + 慢性期	28	25	40	46
Chao 等（1993）[49]	恶性疾病	74	环孢素 + 泼尼松	32	23（$P=0.02$）	60（n.s.）	59（n.s.）
		75	vs 甲氨蝶呤 + 环孢素 + 泼尼松	28	9	57	46
Deeg 等（1997）[124]	血液恶性疾病	60	环孢素	36	73（$P=0.01$）	21（n.s.）	26（n.s.）
		62	vs 环孢素 + 甲基泼尼松龙	39	60	44	23
Ratanatharathorn 等（1998）[71]	血液恶性疾病	164	甲氨蝶呤 + 环孢素	40	44（$P=0.01$）	49（n.s.）	57（$P=0.02$）
		165	vs 甲氨蝶呤 + 他克莫司	40	32	56	47
Chao 等（2000）[51]	血液恶性疾病	96	甲氨蝶呤 + 环孢素	34	20（n.s.）	52（n.s.）	51（n.s.）
		90	vs 甲氨蝶呤 + 环孢素 + 泼尼松	34	18	46	60
Ruutu 等（2000）[125]	恶性血液病、严重再生障碍性疾病和贫血	55	甲氨蝶呤 + 环孢素	41	56（$P=0.001$）	48（$P=0.06$）	72（n.s.）
		53	vs 甲氨蝶呤 + 环孢素 + 泼尼松	42	19	36	65
Locatelli 等（2000）[126]	重型再生障碍性贫血	37	甲氨蝶呤 + 环孢素	20	30（n.s.）	44（n.s.）	94（$P=0.05$）
		34	vs 环孢素	18	38	30	78
Bolwell 等（2004）[127]	血液恶性疾病	19	环孢素 + 甲氨蝶呤	46	37（n.s.）	64（n.s.）	68（n.s.）
		21	vs 环孢素 + 霉酚酸酯	49	48	63	52

（续表）

研究	疾病组	患者（n）	方案比较	中位年龄（岁）	急性移植物抗宿主病（%）	慢性移植物抗宿主病（%）	总生存率（%）
Blazar 等（2006）[128]	血液恶性疾病	31	安慰剂	46	40（n.s.）	NA	84（n.s.）
			vs				
		69	罂粟碱	46	38	NA	82
HLA 不相合供者							
Nash 等（2000）[76]	非恶性疾病和恶性疾病	90	甲氨蝶呤 + 环孢素	35	74（P=0.001）	70（n.s.）	50（n.s.）
			vs				
		90	甲氨蝶呤 + 他克莫司	34	56	76	54
Bacigalupo 等（2001）[101]	血液恶性疾病	25	无 ATG	29	36（n.s.）	65（n.s.）	52（n.s.）
			vs				
		29	ATG 7.5mg/kg	28	41	38	55
		28	无 ATG	28	50（P=0.001）	59（n.s.）	46（n.s.）
			vs				
		27	ATG 15mg/kg	32	11	41	41
HLA 相合与不相合供者							
Sullivan 等（1990）[129]	非恶性疾病和恶性疾病	191	控制	NA	51（P=0.0051）	NA	35（n.s.）
			vs				
		191	静脉注射免疫球蛋白	NA	34（if ≥ 20 年）	NA	33
Feinstein 等（1999）[130]	非恶性疾病和恶性疾病	121	控制	NA	73（n.s.）	70（n.s.）	50（n.s.）
			vs				
		120	短效静脉注射免疫球蛋白	NA	65	76	42
Antin 等（2002）[131]	血液恶性疾病	3	安慰剂	3	33（n.s.）	NA（n.s.）	66（n.s.）
			vs				
		10	rIL–11	11	25	NA	44
Antin 等（2002）[132]	血液恶性疾病	90	安慰剂	44	59（n.s.）	NA（n.s.）	45（n.s.）
			vs				
		91	IL–1RA	41	61	NA	35
Ruutu 等（2002）[133]	血液恶性疾病	119	控制	40	10（P=0.006）	NA（n.s.）	55（P=0.01）
			vs				
		123	熊去氧胆酸	38	2（3 ～ 4 级）	NA	71

ATG. 抗胸腺细胞球蛋白；n.s. 无意义

　　需要指出的是，GVHD 的诊断主要依据临床表现，病理有时有助于确诊。因此，基于临床症状的总体分级是 GVHD 预防试验中潜在的方法学问题。在一个机构中，观察者之间可能存在显著的差异。此外，各机构之间在明确诊断上存在显著差异，如对 Ⅱ 级急性 GVHD 的诊断。正在努力寻找 GVHD 的生物标志物，同时，其将在未来的试验中提供相当大的帮助。例如，REG3α 的水平似乎与胃肠道和肝脏急性 GVHD 发生减少有关[45]。用于预防 GVHD 的药物将在下面分别讨论，图 81-2 大致概括了这些药物。

细胞内	抗代谢药			嘌呤合成抑制药：霉酚酸酯	
	大环内酯类			钙调神经磷酸酶抑制药：环孢素	
	mTOR 抑制药			西罗莫司	
细胞外	抗体	单克隆	血清靶向（非细胞）	他克莫司	
			细胞靶向	CD3（OKT3） CTLA-4（利皮莫单抗） 白细胞介素 -6 受体（托利单抗） IL-2 受体 /CD24（巴利昔单抗 / 达利珠单抗）	
		多克隆		抗胸腺细胞球蛋白（马或兔）	
	–cept（融合）			贝拉西平 TNF 抑制药（伊那西普）	

▲ 图 81-2　急性移植物抗宿主病的药物预防

五、非特异性免疫抑制药物

（一）糖皮质激素

　　这类药物已与其他免疫抑制药联合用于 GVHD 的预防，但糖皮质激素仍是治疗 GVHD 的一线方案。

1. 药理学

　　最常使用的糖皮质激素是甲泼尼龙，它与泼尼松龙和泼尼松的区别仅在于多加了一个 6α- 甲基。6α- 甲基阻止了其与转运蛋白（一种携带类固醇的血浆蛋白）的特异性结合。相反，甲泼尼龙主要与白蛋白结合。甲泼尼龙常见的不良反应可能与宿主白蛋白水平有关。缺乏转运蛋白的结合导致其分配系数更高，由此导致其对支气管肺泡液的渗透性明显增大，这可能为肺部炎症治疗提供了优势。

　　糖皮质激素通过与特定的细胞质受体结合实现信号传导，从而启动其药理作用（图 81-3）。糖皮质激素与受体的结合激活了复合物，使其能够迅速转移到细胞核中。在细胞核中，其与糖皮质激素反应元件（glucocorticoid response elements，GRE）的

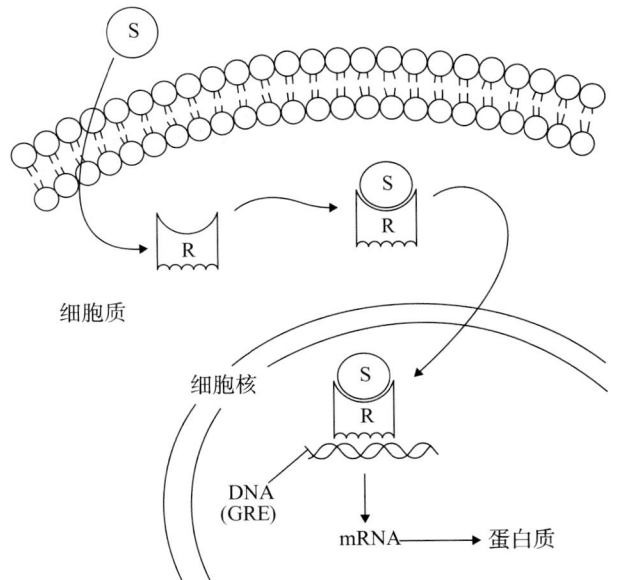

▲ 图 81-3　类固醇和细胞内受体作用机制的示意图

药物和受体复合物有效地转运到细胞核，在那里与糖皮质反应元件相互作用，导致信使 RNA 的产生和蛋白质的合成

特定序列相关。这些反应元件调控某些编码蛋白质的 mRMA 的表达，从而引起生物学效应。通常，大剂量糖皮质激素能产生更强和更持久的作用。糖皮质激素在 GVHD 中的应用被认为与其溶解淋巴细胞活性有关。目前推测的机制是糖皮质激素能破坏许多但不是所有淋巴细胞。因此，其他机制，如导致细胞因子浓度下调也可能存在关联[46]。有数据表明糖皮质激素的主要作用是通过抑制促炎细胞因子，而不是淋巴细胞的细胞毒作用[47]。在临床试验中，启动糖皮质激素治疗 GVHD 后通过测量 TNF-α 的下降水平来反映治疗效果[48]。

2. 毒性

糖皮质激素有许多不良反应。除了免疫抑制引起的感染性并发症外，大多数不良反应与库欣综合征、高血糖、液体潴留、高血压、偶发性精神病或神经毒性以及肌病有关。其他慢性不良反应，如骨质疏松症、白内障形成和无菌性坏死等。皮质类固醇与多种药物之间容易引起相互作用，尤其是与抗惊厥药物合用时，可能会导致未结合糖皮质激素的清除率增加。

3. 临床应用

临床应用选择的药物是甲泼尼龙，当患者能够自主进食或腹泻好转时，改为口服泼尼松，这样患者就会确信他们能毫无困难地吸收药物。环孢素、甲氨蝶呤和泼尼松联合应用的方案（在甲氨蝶呤足量给药后开始）是预防急性 GVHD 最有效的组合之一，在急性白血病第一次完全缓解期或慢性髓系白血病完全缓解期行异基因骨髓移植的患者中，Ⅱ～Ⅳ级急性 GVHD 的发生率只有 9%[49]。甲泼尼龙用于 GVHD 预防的使用剂量各不相同，大多数 GVHD 预防方案不包括糖皮质激素。一项前瞻性随机对照研究推荐推迟糖皮质激素的使用，该研究对 HLA 相合同胞骨髓移植患者进行了环孢素、甲氨蝶呤、甲泼尼龙 + 环孢素和甲泼尼龙 + 甲氨蝶呤的比较[50]。甲氨蝶呤分 4 次给药（移植后 +1、+3、+6 和 +11 天），甲泼尼龙直到 +14 天才开始使用，结果表明，GVHD 在无甲泼尼龙治疗的患者中更常见。该研究还指出复发和慢性 GVHD 无差异。但是，另一项随机对照研究发现这两种方案在预防急性或慢性 GVHD 方面没有差异[51]。基于这些数据，我们目前的建议是推迟糖皮质激素用于急性 GVHD 的治疗。

大多数预防方案将糖皮质激素逐渐减量至 +180 天。使用糖皮质激素治疗急性 GVHD 时，通常甲泼尼龙使用的剂量为 1～2mg/kg，分次给药，2 周后逐渐减量，每 3～5 天减量 10%。有时，使用 10mg/kg 的冲击剂量。慢性 GVHD 治疗起始剂量是 1mg/（kg·d），之后逐渐减量至隔天服用，从而减少糖皮质激素的不良反应[52]。对于老年患者而言，需要给予小剂量泼尼松维持（类似于自身免疫性疾病），从而抑制 GVHD 的反复。

糖皮质激素也被用于 GVHD 的局部治疗，口服的倍氯米松 17, 21- 二丙酸酯（BDP），一种倍氯米松的合成二酯，属于糖皮质激素类似物，因其能直接治疗胃肠道黏膜炎症而在肠道 GVHD 的治疗中具有优势[53]。患者被随机分为接受泼尼松 10 天 +BDP（8mg/d）或安慰剂 50 天的对照研究，结果表明，口服 BDP 比安慰剂更能有效地恢复肠道 Ⅱ级 GVHD 患者的口服摄入量，并能使泼尼松快速减量而不会出现肠道症状。重要的是，那些随机化服用 BDP 持续超过 1 年的患者存在生存优势。遗憾的是，第二次验证性随机对照研究并没有得出相同的结果。

（二）甲氨蝶呤

甲氨蝶呤是氨基蝶呤的类似物，氨基蝶呤是 1948 年引入用于治疗急性白血病的叶酸抑制药。甲氨蝶呤预防 GVHD 的确切机制尚不清楚，但是，可能与甲氨蝶呤抑制细胞生长和分裂的能力有关。因此，抗原激活的快速增殖的 T 细胞对这种抗代谢物特别敏感。骨髓移植后甲氨蝶呤可诱导免疫耐受。在犬类移植中，移植后给予甲氨蝶呤可有效控制 GVHD，并在供受体犬白细胞抗原匹配时诱导耐受[54]。

1. 药理学

在细胞水平上，甲氨蝶呤通过抑制二氢叶酸还原酶（dihydrofolate reductase，DHFR）发挥其细胞毒性作用。DHFR 是负责将叶酸转化为还原叶酸的胞内酶。叶酸的还原态，即四氢叶酸负责嘌呤和胸腺嘧啶合成所需的一碳基团的转运。一旦一碳基团被传递，氧化的叶酸必须通过 DHFR 转化成四氢叶酸。甲氨蝶呤与 DHFR 结合，从而阻止其将氧化叶酸还原成四氢叶酸并进一步阻止嘌呤或胸腺嘧啶的合成。

甲氨蝶呤给药后，约 50% 与血浆蛋白，尤其是白蛋白结合，在肾脏、肝脏、胃肠道和肌肉中报道的组织 - 血浆浓度最高。胃肠道是甲氨蝶呤分布和代谢的重要部位，可能是其毒性作用的主要部位之一。使用甲氨蝶呤需要考虑的一个问题是其在有胸水或腹水患者中的清除，因为这些储存空间可能对甲氨蝶呤的清除具有实质性影响。这些空间可能成为一个储存库，从中可以不断释放甲氨蝶呤，导致严重的毒性。小剂量静脉注射时，甲氨蝶呤的清除与肾小球滤过相关，未代谢药物的肾排泄是其清除的主要途径。

聚谷氨酸的形成对甲氨蝶呤的代谢也很重要[55]。在细胞内形成甲氨蝶呤聚谷氨酸可以解释其在细胞内的残存及其细胞毒性作用。叶酸聚谷氨酸合成酶将谷氨酸残基添加到叶酸或抗叶酸药，如甲氨蝶呤中。甲氨蝶呤的聚谷氨酸衍生物对 DHFR 的毒性似乎与天然化合物相同。如果与其他正常细胞相比，残留的甲氨蝶呤聚谷氨酸在淋巴细胞中可出现差异，则药物的有效浓度会有所不同。例如，细胞内浓度的这些差异可能会产生选择性毒性，并可选择性地抑制细胞的某些亚群[56]。

2. 毒性

甲氨蝶呤用于 GVHD 预防时，最常见的不良反应是造血组织、肾脏、肝脏、和胃肠黏膜的毒性。患者服用甲氨蝶呤后，可能会有肌酐和胆红素水平的升高。其中很多也是环孢素或他克莫司的不良反应，甲氨蝶呤和环孢素或他克莫司的剂量衰减可能是必要的。由于气道阻塞和严重的口咽出血，预处理方案使 Ⅲ ～ Ⅳ 级黏膜炎的患者可能无法完全达到目标剂量。

3. 临床使用

异基因骨髓移植后甲氨蝶呤的使用仅限于 Ⅳ级。由于不能显著增加甲氨蝶呤的剂量，给药剂量相对较小（表 81-2）。在西雅图进行的初步研究测试中，甲氨蝶呤作为单药，每周给药一次，直到 +100 天，但由于每周给药的毒性，剂量改为 4 次并与环孢素联合[57]。当与环孢素或他克莫司联合使用时，甲氨蝶呤通常在骨髓移植后 +1、+3、+6 和 +11 天静脉注射。该方案是目前最常用的预防方案。另一种，在无关造血干细胞移植后常用的方案被称为"小剂量甲氨蝶呤"，通常与他克莫司联合使用[58]。在该方案中，甲氨蝶呤在 +1、+3、+6 和 +11 天以 5mg/m² 剂量给予。其 GVHD 的整体预防与标准剂量甲氨蝶呤相似，同时具有较低的全身毒性。一般来说，患者应充分水化、碱化尿液，直至尿液 pH 达到 8 或以上。此外，当肌酐、胆红素升高及 Ⅲ ～ Ⅳ 级黏膜炎发生增加时应考虑减量。甲氨蝶呤的一种减量方案如表 81-3 所示。一项关于甲

氨蝶呤后使用白介素的报道[59]，在并证明，使用白介素与不良反应无关，尽管这种做法并不常用。白介素通过直接提供还原叶酸来绕过被阻断的四氢叶酸的合成，从而绕过被阻断的 DHFR。

六、特异性 T 细胞免疫抑制药物

（一）环孢素

环孢素，又称环孢素 A，由于其强大的免疫抑制活性，从而促进了异基因造血干细胞移植领域广泛发展。环孢素是一种环状肽，1969 年首次从土壤样品中分离的两株真菌中提取到。环孢素作为一种抗真菌药仅表现出有限的作用，但作为一种免疫抑制药却具有更好的疗效。这些研究导致其在 1978 年被用于患者[60]。

1. 药理学

环孢素是由 11 个氨基酸组成的中性疏水性环肽（图 81-4）。在过去 10 年中，人们对环孢素作用机制进行了大量研究。此外，环孢素以及他克莫司已被用作化学探针以探索 T 细胞活化的途径。尽管环孢素和他克莫司的分子结构不同（图 81-4），但它们的作用机制将一起讨论，因为它们在细胞功能上几乎是不可区分的。迄今已知的是，环孢素和他克莫司阻断了钙依赖的信号转导通路，这些通路远端与 TCR 结合（图 81-5）。由于来自 TCR 的信号被阻止，从而中断了 T 细胞的激活。在信号通路的研究中，发现了几种关键的细胞内分子，包括钙调蛋白、钙调神经磷酸酶和 NF-AT。级联反应的激活包括钙与钙调蛋白结合，从而导致钙调蛋白结合钙调神经磷酸酶。活化的钙调神经磷酸酶可使转录因子 NF-AT 去磷酸化并转移到细胞核中，形成 IL-2 基因转录激活因子[61]。

NF 的细胞质结合蛋白于 1984 年从淋巴细胞中分离得到，因其对 NF 具有高亲和力而被命名为嗜环蛋白[61]。他克莫司类似结合蛋白的主要亚型被称为他克莫司结合蛋白。嗜环蛋白和他克莫司结合蛋白都属细胞质的基本构成，且含量很高。虽然这两种蛋白质不具有序列同源性，但它们都起到顺反异构酶（或转化异构酶）的作用[62]。转化异构酶可以加速含肽或蛋白质的脯氨酸的顺式和反式异构体的转化。该转化步骤被认为是蛋白质正常折叠过程的限速步骤。CSP 或他克莫司都是转化异构酶有效

表 81-2　部分移植物抗宿主病预防方案概述

环孢素			甲氨蝶呤 [a]		
时间（天）	剂量（mg/kg）	途径	时间（天）	剂量（mg/m²）	路径
−2～+3	5	静脉注射每天1次，20h维持	+1	15	静脉注射
+4～+14	3	静脉注射每天1次，20h维持	+3	10	静脉注射
+15～+35	3.75	静脉注射每天1次，20h维持	+6	10	静脉注射
+36～+83	5	口服每天2次	+11	10	静脉注射
+84～+97	4	口服每天2次			
+98～+119	3	口服每天2次			
+120～+180	2	口服每天2次			
+181	停用				

他克莫司 / 甲氨蝶呤 [b]

时间（天）	剂量	途径
−2～+30（或口服良好）（维持10～30ng/ml）	0.03mg/kg	静脉注射每天1次，24h维持
+30～120（维持10～30ng/ml水平）	以1:4的比例将静脉注射转换为口服	口服每天2次
+120～+180（维持在10ng/ml左右）		
+180	停用	

他克莫司			甲氨蝶呤		
时间（天）	剂量	途径	时间（天）	剂量	路径
−2～+30（或口服良好）（维持10～30ng/ml）	0.02mg/kg	静脉注射每天1次，24h维持	−3	12mg	口服
			−2～100（维持3～12ng/ml的水平）	4mg	口服
+30～120（维持10～30ng/ml水平）	以1:4的比例将静脉注射转换为PO	口服每天2次	+101～+180	逐渐减少至+180	
+120～+180（维持在10ng/ml左右）					
+181	停用				

a. 如果用"小"剂量甲氨蝶呤，+1天剂量为10mg/m²，+3、+6天剂量为5mg/m²；b. 甲氨蝶呤剂量与上述环孢素方案相似

的活性抑制药。这两种分子与这些转化异构酶的结合表明，抑制这些酶的活性可能是导致免疫抑制的重要步骤。环孢素的作用机制通过与嗜环蛋白结合而发挥作用（他克莫司与他克莫司结合蛋白结合）。这种药物和结合蛋白的复合物通过阻碍 NF-AT 去磷酸化，造成 NF-AT 的激活失败，使 NF-AT 不能进入细胞核激活 IL-2 基因转录（图 81-5）。

环孢素是一种高度亲脂性的药物，无单一代谢途径，可经胆道和一小部分尿液排出。已经分离和鉴定了超过 15 种代谢产物。一些代谢产物也具有免疫抑制活性，而另一些则具有肾毒性。因此，环孢素与其他药物之间的临床疗效和相互作用可能会被其代谢产物所混淆。但是，最常见的抑制或诱导环孢素代谢的是细胞色素 P_{450} 酶，特别是属于细胞色素 P_{450} ⅢA 基因家族的 HLp 和 PCN1 酶[63]。

2. 毒性

环孢素给药需要监测的主要临床毒性是肾功能不全和胆红素水平升高。这两种并发症似乎都与剂量有关。急性肾毒性是由于肾脏中入球小动脉的血管收缩和缺血引起的。这些急性改变是可逆的，但如果存在时间过长，可能导致不可逆的间质损伤和肾小球血栓形成，由此导致永久性氮质血症。临床上的一个主要困难是将环孢素的具体不良反应与其他药物，如两性霉素、甲氨蝶呤和氨基糖苷类或潜

表 81-3　甲氨蝶呤剂量调整建议

	剂量（100%）
胆红素（mg/dl）	
＜ 2.0	100
2.1 ～ 3.0	50
3.1 ～ 5.0	25
＞ 5.0	维持剂量
肌酐（mg/dl）	
＜ 1.5	100
1.5 ～ 1.7	75
1.8 ～ 2.0	50
＞ 2.0	维持剂量

在的疾病过程如 GVHD 区分开。其他常见的不良反应是高血压、高血糖、头痛和多毛症。比较少见的症状包括牙龈肥大、指甲脆弱、痤疮、恶心和呕吐。一个具体的临床关注是环孢素患者中低镁血症和癫痫发作的明显相关性。许多服用环孢素期间癫痫发作的患者也可能同时患有低镁血症和高血压。这两种异常表现的纠正对患者的治疗非常重要。高血压本身有时会成为一个严重问题。通常硝苯地平是首选药物，因为它是一种有效的抗高血压药物，并且与环孢素浓度变化无关。与环孢素相关的一种罕见但可能可逆的毒性是可逆性后部脑病综合征（posterior reversible encephalopathy syndrome，PRES）[64]。其临床症状表现为头痛、意识混乱或意识减退、视觉不适和癫痫发作。后脑白质在 MRI

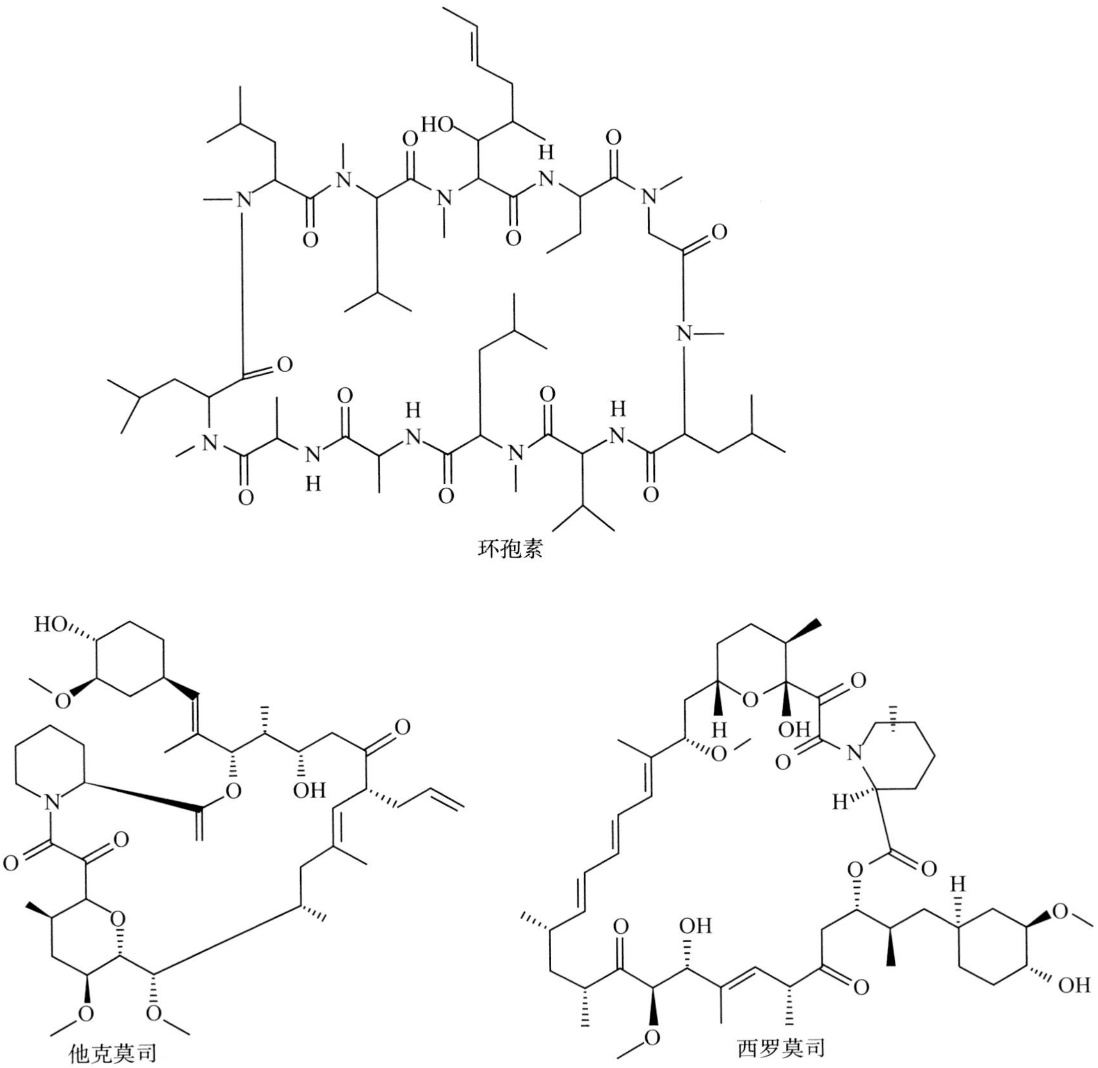

环孢素

他克莫司

西罗莫司

▲ 图 81-4　环孢素、他克莫司和西罗莫司的结构

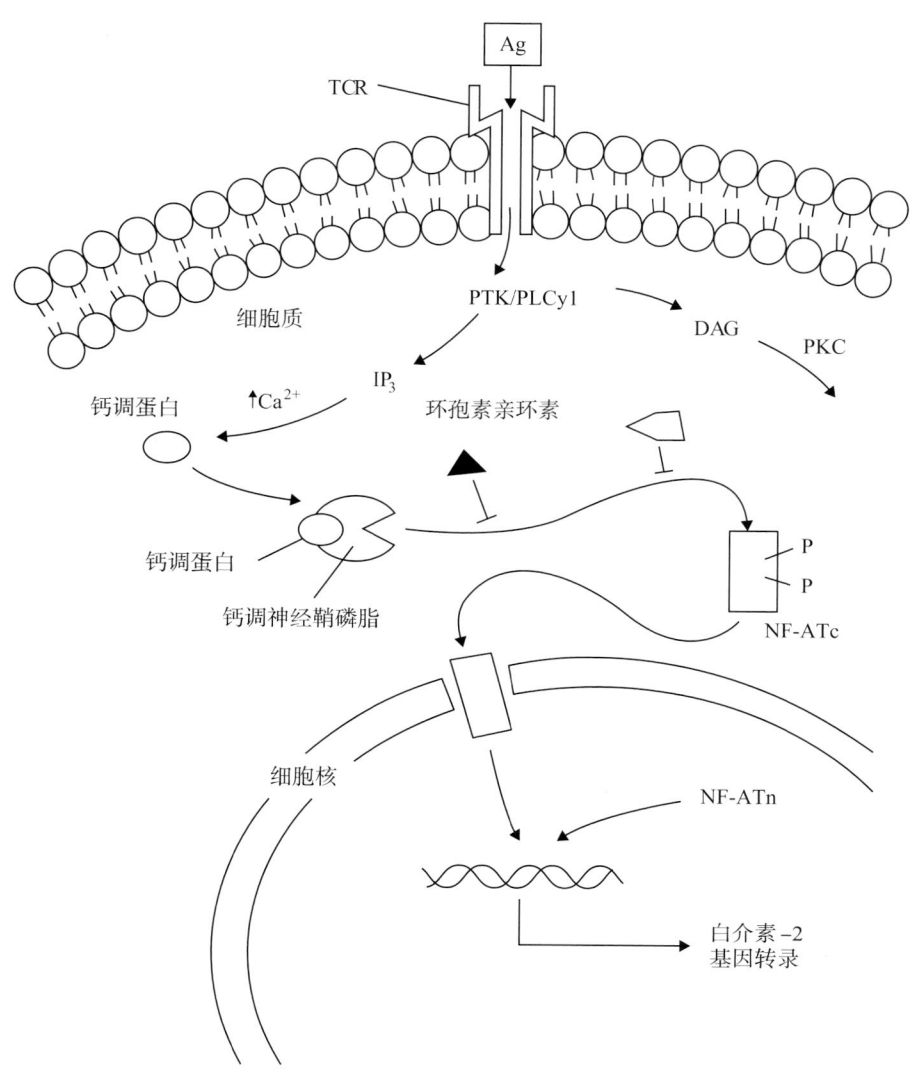

◀ 图 81-5　T 细胞受体激活 T 细胞时发生的信号转导简化图，以及环孢素和他克莫司与其结合蛋白相互作用以阻断活化 T 细胞核因子及 IL-2 基因的产生

西罗莫司虽然在结构上类似于他克莫司，但并不通过抑制 TCR 的信号转导，而是通过抑制 CD28/B7 分子家族的信号转导，并阻断细胞 G_1 期的进展。DAG. 二酰甘油；IP_3. 三磷酸肌醇；PKC. 蛋白激酶 C；PLC. 磷脂酶 C；PTK. 蛋白酪氨酸激酶

上通常有血管源性水肿的相关表现。及时识别很重要，这样才能逆转疾病的进展。治疗上，应立即停服环孢素并开始治疗存在的高血压和癫痫发作。使用不同的免疫抑制药来代替环孢素。环孢素（和他克莫司）的另一种罕见但重要的毒性是引起溶血性尿毒症 / 血栓性血小板减少性紫癜。患者表现破碎红细胞和肌酐升高伴或不伴有精神状态改变。在某些情况下，如果用一种钙调神经磷酸酶抑制药替代另一种，则该毒性会减轻。

3. 临床应用

环孢素可以静脉或口服给药。由于在移植后早期阶段，许多患者因预处理和预防 GVHD 的甲氨蝶呤的使用而发生黏膜炎和胃肠道损伤，因此环孢素最初采用静脉给药。一旦患者进食和饮水没有明显困难，环孢素可以转换为口服制剂。除微囊胶形式

外，环孢素可制作成橄榄油溶液和软明胶胶囊。环孢素在口服给药后吸收不规则且不完全，据报道，许多因素影响口服环孢素生物利用度。例如，食物摄入可能影响其吸收，尤其是食物脂肪含量高的时候。环孢素的吸收动力学被描述为零级或一系列一级过程。环孢素的剂量通常由研究方案的决定，开始以高剂量作为"负荷剂量"，随着时间的推移逐渐减少剂量。但是，有几种不同的给药方案。表 81-2 中给出的环孢素方案的一个例子。

有几项研究试图将预防性环孢素的疗效与其在全血、血浆或血清中的水平相关联。虽然特定的药物监测分析方法比非特异性方法更精确、更可取，但目前高效液相色谱方法的技术难点使得其应用范围不广。此外，少量的数据表明环孢素水平与临床预后之间存在相关性。这些研究结果表明，环孢素

剂量、血药浓度和 GVHD 的发生之间可能存在复杂的关系[65, 66]。这些研究未能证明药物水平与 GVHD 发生之间存在明显的直接相关性。

从实际的角度看，环孢素的使用是为了达到"治疗水平"，但除此之外，按照方案给予计划剂量也很重要。同样重要的是要确保所绘制的水平是稳态的低谷水平，否则这些数值将无法解释。如果环孢素水平低于治疗阈值，则需要增加剂量。一般来说，如果不存在毒性，则剂量不使因水平升高而毒性减少，但如果剂量高于治疗范围上限的 2 倍，则有理由减少剂量以避免潜在的神经毒性（即癫痫发作）。也有人担心环孢素与其他药物之间可能存在相互作用。许多不同的药物与增加或降低患者的环孢素水平有关。这些药物及其疗效见表 81-4[67, 68]。

（二）他克莫司（FK506）

他克莫司是从土壤链霉菌中提取的大环内酯类抗生素[69]。它与环肽环孢素完全不同，但具有非常相似的选择性免疫抑制活性（图 81-4）。其作用机制也是通过 TCR 抑制信号传导（图 81-5）。

1. 药理学

他克莫司是高度亲脂性的，其给药方法类似于环孢素。它的作用机制已与环孢素一起在上文进行了阐述。通常在异基因移植后的早期阶段给静脉注射，然后改用口服制剂。短时间静脉输注后，药物迅速分布到中心器官。口服他克莫司后，出现不规则且不完全吸收[70]。与环孢素的主要区别在于，他克莫司的吸收似乎不依赖于胆汁盐的存在。他克莫司分布广泛，在肺、肾、心脏和脾中含量最高。在血液中，它分布在红细胞中。只有不到 1% 的未代谢药物从尿中排泄，表明该药物在清除之前在肝脏中已几乎完全代谢。它主要通过单甲基化、二甲基化和羟基化来消除。在肝功能障碍的患者中，他克莫司的半衰期约为 9h 以上。他克莫司的监测方式与环孢素类似。在接受异基因骨髓移植的患者中尚未明确定义其适当的剂量和水平，但一般血液浓度为 10 ～ 20ng/dl。

2. 毒性

他克莫司在人体中耐受性较好。关于不良事件的大多数数据可分为神经毒性、肾毒性和高血糖，并且一般在实体器官移植受者中有报道。他克莫司可引起与环孢素相似的血清肌酐浓度增加，可能继发于肾小球滤过减少。以前血压正常的高血压患者也被报道过。有时高血压是降压药难以控制的。最

表 81-4　环孢素药物相互作用

降低环孢素水平	增加环孢素水平 [a]
苯妥英钠	红霉素
苯巴比妥	酮康唑
卡马西平	伊曲康唑
普鲁米酮	氟康唑
甲氧苄氨	伏立康唑
利福平	地尔硫草
萘西林	维拉帕米
奥曲肽	尼卡地平
乙酰磺胺	乙酰唑胺
	酒精
	秋水仙碱
	福喹诺酮类药物
	亚胺培南

a. 并非所有的大环内酯在效果上是相同的，因为有些不与细胞色素 P_{450} 酶形成稳定的复合物

常用的抗高血压药包括钙通道阻滞剂。还发现了其对中枢神经系统的影响，包括头痛、震颤、感觉异常、畏光、精神状态改变和可逆性后部脑病综合征。其他影响包括肺部症状，如呼吸困难、肌肉骨骼疼痛、瘙痒、胃肠道不适（包括厌食、恶心、呕吐、腹痛）和疲劳。虽然环孢素和他克莫司的不良反应似乎相似，但他克莫司在高血压患者中可能有一定优势。他克莫司给药后也出现高钾血症。

3. 临床应用

他克莫司已与甲氨蝶呤联合用于 GVHD 的预防。在一项多中心临床试验中，329 例接受 HLA 相合骨髓移植的患者被随机分为两组，一组接受短程甲氨蝶呤加他克莫司，另一组接受甲氨蝶呤加环孢素[71]。尽管有较多预后不良患者入选他克莫司治疗组。但接受他克莫司治疗的患者 II ～ IV 级急性 GVHD 发生率显著降低（发生率分别为 32% 和 44%）。这种差异主要是由于 II 级排异的减少。两组慢性 GVHD 的发生率相似（分别为 56% 和 49%），但环孢素更容易发生严重的慢性疾病。不过，他克莫司组出现了令人惊讶的不良发现。

(1) 他克莫司组和环孢素组相比，2 年生存率

（分别为 41% 和 50%）及总体生存率（分别为 47% 和 57%）均较低，这主要是由于疾病晚期患者的生存率较低所致（分别为 25% 和 42%）。

(2) 与方案相关的不良事件发生率较高，主要发生在疾病进展期患者中。

该研究的结论是，在无疾病进展的患者中，他克莫司加甲氨蝶呤在预防急性 GVHD 方面比环孢素加甲氨蝶呤更有效，但无病生存率或总体生存率无差异。疾病晚期患者的生存劣势值得进一步研究。

另一项随机对照试验也将他克莫司加甲氨蝶呤与环孢素加甲氨蝶呤进行了比较[72]。证明他克莫司对急性 GVHD 的预防作用优于环孢素，但患者的存活率或复发率无明显差异。虽然这些试验是在 HLA 相合的骨髓移植患者中进行的，但不受控制的[73-75]和对照[76]观察结果表明，他克莫司在 HLA 相合的非亲缘移植的患者中也具有抗急性 GVHD 的作用。GVHD 预防的临床试验中使用的剂量以 0.03～0.04mg/（kg·d）开始连续输注。当患者能够维持接近正常的口服食物和液体摄入时，以 0.15mg/（kg·d）的剂量口服，分两次给药。

（三）西罗莫司（雷帕霉素）

西罗莫司是一种亲脂性大环内酯，20 多年前在抗生素筛选中被发现[77]。该分子是从太平洋小岛（RapaNui）的土壤样品中分离的吸水链霉菌所产生的代谢物。虽然缺乏抗菌活性，但它对酵母和丝状真菌的生长具有抑制作用。西罗莫司免疫抑制活性首次得到证实是通过对免疫球蛋白 E（IgE）产生抑制，以及对实验性过敏性脑脊髓炎和非特异性关节炎疗效的研究[77]。有趣的是，西罗莫司作为免疫抑制药与他克莫司的免疫抑制活性的发现一致，因为这两种分子的结构都含有独特的半缩酮 α,β- 二酮基哌啶酸酰胺组分（图 81-4）。

1. 药理学

西罗莫司与他克莫司的细胞内同一受体家族结合，称为他克莫司结合蛋白（FKBPs）。与他克莫司相似，西罗莫司有两个结构域，一个是与 FKBP 结合的结构域和另一个是形成与哺乳类西罗莫司靶蛋白相互作用的复合表面的效应结构域。西罗莫司的细胞内靶点（称为 mTOR）在人体组织中广泛表达，在睾丸和骨骼肌中含量最高。

尽管西罗莫司和他克莫司与细胞内同一结合蛋白家族结合，但免疫抑制的机制各不相同。在体外，西罗莫司可抑制造血和淋巴细胞的生长。最引人注目的是它能抑制由细胞因子趋化的细胞的生长。数据表明，加入西罗莫司后，G_1 期细胞的比例显著增加[78]。西罗莫司的作用机制是特异性地抑制细胞从 G_1 期进入到 S 期，这表明它可能干扰细胞增殖所需的细胞周期蛋白 / 细胞周期蛋白依赖性激酶（cyclin-dependent kinase，CDK）这一复合物中关键的信号通路。人类外周血 T 细胞的数据表明，G_1 期的阻断可能与一种可滴定的 G1 期细胞周期蛋白 /CDK 抑制药的增加有关[79]。除了调节细胞周期外，西罗莫司还可以在介导特定细胞因子反应的信号转导途径中发挥作用。例如，西罗莫司已被证明可抑制 IL-1 诱导的 IFN-γ 的产生[80]。此外 T 细胞的活化和增殖所需的二级信号依赖于 B7 家族与 CD28 的结合，缺乏二级信号已被证明可导致反应性 T 细胞的无能。虽然通过 TCR 的信号传导不受西罗莫司的影响，但 CD28 的信号通路受到了西罗莫司的抑制[81]。CD28 信号传导致 IκB 持续下调。CD28 介导的 IκB-α 下调被西罗莫司所抑制。这些数据表明西罗莫司影响 CD28 信号通路，这可能是其作用的重要机制，并且不同于环孢素或他克莫司。此外，在小鼠实验模型中，西罗莫司已被证明在体内选择性扩增 $CD4^+$ $CD25^+$ $Foxp3^+$ Tregs[82]。西罗莫司也被用于体外扩增这些细胞，用于针对活化 T 细胞的细胞疗法。该方法作为预防 GVHD 的方法正在患者中进行尝试。

2. 毒性

西罗莫司可导致胃肠道系统毒性反应，可使转氨酶升高及发生腹泻。与环孢素和他克莫司常见的肾脏不良反应相反，西罗莫司很少发生肾毒性。然而，西罗莫司可能会增强环孢素的肾毒性[83]。西罗莫司的其他毒性包括高三酰甘油血症、血小板和白细胞减少、鼻出血、血压变化、头痛、恶心、黏膜刺激和感染。高剂量使用西罗莫司也可能增加肝窦性阻塞综合征的风险[84]。既往观察到的其他大环内酯类抗生素的不良反应也值得关注。在小鼠和非人灵长类动物中均观察到睾丸萎缩。这些早期观察提示，肝功能异常、血小板减少和中性粒细胞减少可能是其剂量限制性毒性。

对 488 例患者回顾性研究了西罗莫司治疗对肝窦性阻塞综合征发生率的影响[84]。当联合环磷酰胺 / 全身放疗时，西罗莫司与肝窦性阻塞综合征发病率显著增加相关［比值比（OR）2.35］。甲氨蝶呤的联合使用进一步增加了这一比率（OR 3.23），而没有甲氨蝶呤时，西罗莫司并没有显著增加肝窦性阻塞综合征的风险（OR 1.55）。在没有甲氨蝶呤的情况下使用西罗莫司，与治疗相关的总体死亡率最低。当与白消安联合使用时，西罗莫司与更高的肝窦性阻塞综合征发生率相关（OR 8.8）。这些数据表明，清髓剂量的白消安不应与西罗莫司同时使用[85]。

3. 临床使用

西罗莫司联合他克莫司和低剂量甲氨蝶呤是 HLA 不相合的亲缘供者及无关供者造血干细胞移植后用于 GVHD 预防的一线方案[86]。所有可评估的患者均获成功植入。+18 天（11 ～ 32 天）ANC 达到 500/μl。+29 天（14 ～ 98 天）血小板计数超过 20000/μl。75% 的患者发生 0 ～ Ⅰ 级急性 GVHD。Ⅱ、Ⅲ 和 Ⅳ 级急性 GVHD 的发生率分别为 13%、8% 和 5%（Ⅱ ～ Ⅳ 级急性 GVHD 的发生率为 26%）。结果证明西罗莫司是可以耐受的，足够的血药浓度是可以达到的，与历史数据相比，在高危人群中，急性 GVHD 的发生率更低。

进一步的研究是在不加甲氨蝶呤的情况下，探索西罗莫司和他克莫司在 HLA 相合的亲缘供者及无关供者造血干细胞移植中的作用[87]。53 例相合的亲缘供者和 30 例无关供者移植患者间无明显差异。植入顺利，中性粒细胞和血小板植入的中位时间分别为 14 天和 12 天。Ⅱ ～ Ⅳ 级急性 GVHD 和 Ⅲ ～ Ⅳ 级急性 GVHD 的发生率分别为 20% 和 5%；慢性 GVHD 的累计发病率为 59%。30 天和 100 天的治疗相关死亡率分别为 0 和 4.8%。

在 BMTCTN 进行的试验中，正式比较了在相合的亲缘供者人群中他克莫司 / 西罗莫司与他克莫司 / 甲氨蝶呤的随机 Ⅲ 期临床实验。304 例患者随机分为西罗莫司 / 他克莫司与他克莫司 / 甲氨蝶呤两组，总体数据表明，西罗莫司 / 他克莫司组的患者黏膜炎发生率较低，但两组 GVHD 的发生率或生存率无明显差异[88]。

（四）霉酚酸酯

霉酚酸酯是霉酚酸的吗啉代乙酯。霉酚酸是从几种青霉菌属分离产生，具有抗细菌、抗真菌、抗病毒、抗肿瘤和免疫抑制等特性。霉酚酸酯水解成霉酚酸后产生免疫抑制活性。因此，霉酚酸是活性部分，但它被配制成霉酚酸酯以增强其生物利用

度。霉酚酸酯抑制 T 细胞和 B 细胞的增殖以及抗体的产生[89]。大多数相关的临床数据都发表于实体器官移植的文献中。在骨髓移植中使用了小狗模型来研究霉酚酸酯。Storb 等对犬同种异体移植模型的研究[90]表明，在减低强度预处理方案中，霉酚酸酯和环孢素的联合应用可有效预防宿主对移植物的排斥反应和移植物抗宿主反应。这些研究结果导致全球范围内这种移植形式显著增加。霉酚酸酯对些进的发展做出重大贡献。

1. 药理学

嘌呤对细胞的生长和存活至关重要。细胞有两种产生嘌呤的途径：从头途径和补救途径。淋巴细胞高度依赖于从头合成，而其他细胞可以利用两者（图 81-6）。在从头途径中，嘌呤核苷酸的核糖磷酸部分衍生自 5- 磷酸核糖 -1- 焦磷酸，而它又衍生自三磷腺苷和糖核糖 -5- 磷酸。因此，5- 磷酸核糖 -1- 焦磷酸是嘌呤合成中的必需中间体。在 T 细胞刺激后，5- 磷酸核糖 -1- 焦磷酸和鸟嘌呤核苷将迅速并持续地增加，脱氧鸟苷激活 5- 磷酸核糖 -1- 焦磷酸合成酶。因此，鸟嘌呤的消耗将导致 5- 磷酸核糖 -1- 焦磷酸合成酶的减少和嘌呤合成受抑制，这些是 T 细胞活化所需要的。霉酚酸的作用是通过抑制肌苷一磷酸脱氢酶（inosine monophosphate dehydrogenase，IMPDH）。该酶催化肌苷一磷酸氧化成黄嘌呤单磷酸。黄嘌呤单磷酸是鸟苷三磷酸合成中所必需的中间代谢产物。IMPDH 酶是嘌呤核苷酸，特别是鸟苷一磷酸（guanosine monophosphate，GMP）从头生物合成的关键酶。鸟苷一磷酸合成受

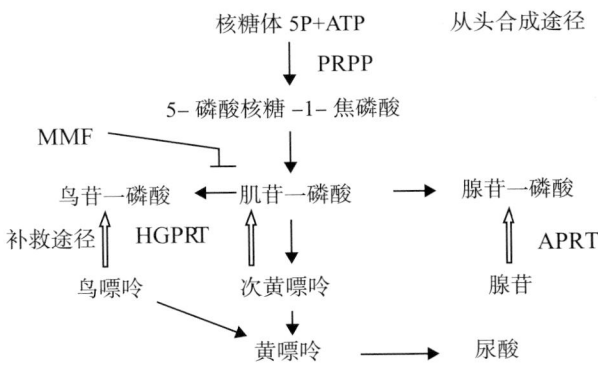

▲ 图 81-6　嘌呤合成的挽救和从头途径

磷酸肌醇位于中心位置，霉酚酸酯抑制磷酸肌醇脱氢酶，这是肌苷一磷酸转化为鸟苷一磷酸所必需的。HGPRT 酶 . 次黄嘌呤鸟嘌呤磷酸核糖转移酶；PRPP.5- 磷酸核氧基 -1- 焦磷酸酶；APRT. 腺嘌呤磷酸核糖转移酶

阻负反馈抑制 5- 磷酸核糖 -1 焦磷酸的合成及抑制 T 细胞的活化。霉酚酸酯的治疗指数取决于淋巴细胞对嘌呤从头合成的依赖程度，从而使免疫抑制活性增强和毒性降低。

2. 毒性

与淋巴细胞和单核细胞相比，霉酚酸酯似乎不会消耗中性粒细胞中的 GTP。它对淋巴细胞的选择性作用似乎避免了急性感染的高风险。霉酚酸酯的主要不良反应是抑制中性粒细胞减少症患者的造血系统，包括胃肠道出血在内的胃肠道不良反应也偶有报道。不同制剂对胃肠道的毒性程度不同。每日两次高达 1.5g 的剂量对类风湿关节炎患者并没有肾毒性、骨髓抑制或其他严重不良反应。霉酚酸酯的使用也与进行性多灶性白质脑病有关，美国 FDA 已发布了对此效应的"黑箱"警告。监测霉酚酸酯药物浓度的方法是可行的，但目前尚不清楚这些方法应用。一项研究表明，霉酚酸酯的中位生物利用度为 72%，同时具有 8 倍的变异性[91]。该研究还提出，每日分 3 次给药可能更有利。

3. 临床使用

霉酚酸酯已被用做预防 GVHD 一线方案的一部分，特别是在使用减低强度预处理方案时。这种药物通常作为移植后免疫抑制的一部分，因为在犬模型中有数据表明它有利于供者细胞的植入。由于使用霉酚酸酯代替甲氨蝶呤作为免疫抑制药，在减低强度预处理的造血干细胞移植后 GVHD 发病延迟，因此延长霉酚酸酯给药时间可能有助于推迟 GVHD 的发生。但是，一项前瞻性试验的初步结果显示，霉酚酸酯每日给药 2 次，联合环孢素治疗 27 天对亲缘供者及无关供者造血干细胞移植后 GVHD 的预防效果，并不优于甲氨蝶呤加环孢素的标准方案[92]。在这项研究中，造血干细胞植入的中位时间为 15 天（10～20 天）。急性 GVHD 的发生率为 62%，与接受环孢素和甲氨蝶呤用于 GVHD 预防的一组历史对照相似。虽然与环孢素和甲氨蝶呤相比，GVHD 的预防没有明显改善，但在甲氨蝶呤禁忌的情况下可以考虑霉酚酸酯联合环孢素。

（五）环磷酰胺

环磷酰胺及其氮芥衍生的烷基化剂异环磷酰胺是由 NorbertBrock 和 ASTA-Werke 在 20 世纪 50 年代合成了 1000 多种化合物后研发的。目的是将基础氮芥转化为无毒的前体药形式（也称为潜在药），以便在静脉注射时毒性更小。一旦进入细胞内，前药就会转化为活性毒性形式。它在化学上是一种氧氮磷环类药物，是第一个用于癌症治疗的前体药。

1. 药理学

环磷酰胺作为一种前体药，它通过肝脏中发现的混合功能氧化酶转化。主要代谢产物是 4- 羟基环磷酰胺（历史上用于自体造血干细胞移植中骨髓清除研究），是活性部分。另一种活性代谢物是磷酰胺氮芥，由 4 羟基环磷酰胺的互变异构体醛磷酰胺形成。这种代谢物只在含有低水平的醛脱氢酶（aldehyde dehydrogenase，ALDH）的细胞中形成。醛磷酰胺转化为磷酰胺氮芥和丙烯醛（导致出血性膀胱炎）。磷酰胺氮芥在鸟嘌呤 N-7 位点形成 DNA 链间和链内的互串交联，从而导致 DNA 链间和链内交联。由于这些交联是不可逆的，因而使细胞不能分裂并发生细胞凋亡。

2. 毒性

环磷酰胺具有相对较少的典型化疗相关毒性相对较少，因为乙醛脱氢酶在骨髓干细胞、肝脏和肠上皮细胞中浓度较高。乙醛脱氢酶通过将醛磷酰胺转化为羧磷酰胺而非有毒代谢产物磷酰胺氮芥和丙烯醛，从而保护这些活跃增殖的组织免受毒性作用。骨髓中高水平乙醛脱氢酶允许其在清髓性造血干细胞移植方案后使用。其药物不良反应包括化疗引起的恶心和呕吐、骨髓抑制、腹泻、皮肤／指甲变黑、脱发或头发稀疏、头发颜色和质地改变以及嗜睡等。高剂量环磷酰胺可导致出血性心肌炎的发生，死亡率很高。出血性膀胱炎是一种常见的并发症，但这可以通过适当的液体摄入和美司钠（2- 巯基乙烷磺酸钠）来预防，美司钠是一种结合丙烯醛的巯基供者。

3. 临床应用

早期的研究表明，移植后大剂量环磷酰胺联合他克莫司和霉酚酸酯在非清髓性预处理，以及部分 HLA 不合亲缘供者 T 细胞富集的骨髓移植后预防移植物排斥和 GVHD 是安全有效的[93, 94]。这些结果表明，Ⅰ／Ⅱ期研究评估单药高剂量环磷酰胺在减少清髓性异基因造血干细胞移植后急性和慢性 GVHD 发生率方面与有效可行的。所有患者（78 例 HLA 相合亲缘供者和 39 例 HLA 相合的无关供者）均使用白消安加环磷酰胺的预处理方案和 T 细胞富集的骨髓，在移植后第 3 天和第 4 天每天给予 50mg/kg

环磷酰胺[94]。Ⅱ～Ⅳ级和Ⅲ～Ⅳ级急性 GVHD 的发生率分别为 43% 和 10%，100 天和 2 年非复发死亡率分别为 9% 和 17%。中位随访 26 个月时，慢性 GVHD 的累计发生率为 10%。这些数据表明，在大多数患者中，移植后使用环磷酰胺可导致选择性去除同种异体反应性供者 T 细胞，最显著的影响是慢性 GVHD 的发病率降低。这些结果正在其他中心进行扩展和重复，以获得更明确的结论。

七、抗体

许多抗体已用于预防和治疗 GVHD。大多数有前景的数据来自于针对特定表位的选择性单克隆抗体的研究。但是，这些抗体并不是普遍可用，并且大多数研究仅涉及一小部分患者。下面将讨论几种抗体，即静脉注射免疫球蛋白、抗 CD3 单抗、ATG、达利珠单抗或巴利昔单抗（抗 IL-2 受体抗体）、英夫利昔单抗（抗 TNF-α 受体抗体），重组人Ⅱ型肿瘤坏死因子受体抗体融合蛋白（可溶性 TNF 受体抗体）和阿仑单抗（Campath1H）。

（一）抗 CD3 单克隆抗体

OKT3 是可购买的抗 CD3 单克隆抗体。该抗体已被用于治疗 GVHD，但由于它是一种对 T 细胞有刺激性的抗体，因此对其认同的结果并不一致。Carpenter 等研究表明可溶性抗 CD3 单克隆抗体可诱导活化的 T 细胞凋亡[95]。他们研究了不同的抗 CD3 抗体，并证明其诱导细胞凋亡的能力各不相同。与 OKT3 相比，一种称为 HuM291 的单克隆抗体诱导更持久的 ERK-2 磷酸化，释放更多的 IFN-γ 从而诱导激活的 T 细胞凋亡。HuM291（维西珠单抗）在糖皮质激素难治性急性 GVHD 患者的Ⅰ期研究中非常令人鼓舞。该抗体不能与辅助细胞上的 Fc 受体交联，因此不会激活 T 细胞的增殖。在一项 17 例入组患者的研究中，5 例 GVHD 症状完全缓解，8 例部分改善，2 例无改变，2 例进展。13 例有反应者中有 8 例存在持续反应，但估算的 1 年生存率仅为 24%。EB 病毒再激活也是一个问题，因此如果必要的话，监测 EB 病毒很重要，必要时行利妥昔单抗进行早期干预。

（二）静脉注射免疫球蛋白

从供者血清中纯化和灭菌的多克隆人免疫球蛋白被用于调控免疫系统。免疫球蛋白的许多制剂具有不同的抗巨细胞病毒活性滴度。迄今为止，这些商业制剂已知并无临床差异。有时，根据患者体积的需要，一种制剂可能优于另一种制剂。最初的研究主要集中在预防骨髓移植后感染性并发症中的应用[96, 97]。但是，在大型的免疫球蛋白随机试验中，该产品还与 GVHD 的发生率降低有关，特别是在 20 岁以下的骨髓移植患者中。此外，接受免疫球蛋白治疗的患者总体死亡率有所下降[98]。虽然该制剂在骨髓移植后的早期阶段有效，但是在 +100 天没有低丙种球蛋白血症的情况下，其长期使用并不会减少晚期并发症或慢性 GVHD 的发生，并且可能与体液免疫恢复功能受损有关。此外，诸如这些产品的成本极高和偶尔供应有限等严重问题以致其使用减少。

（三）抗胸腺细胞球蛋白

ATG 是通过用人胸腺细胞或用 T 细胞系（Fresenius）注射马或兔而制备的多克隆免疫球蛋白。这些抗体能够破坏人体白细胞。尽管兔 ATG 比马 ATG 更有效，在马和兔之间 ATG 的半度期存在显著差异，不过这些抗体的功能半衰期并没有严格的定义。ATG 已被用于输注供者细胞前的预处理方案的一部分，以减少移植物排斥反应的发生率或在骨髓移植后用于 GVHD 的预防。在两项使用 ATG 作为 GVHD 预防的前瞻性研究中，ATG 并未显效[99, 100]。前瞻性和回顾性研究中关于各种 ATG 制剂预防 GVHD 的有效性和安全性的结果有好有坏。在一项来自意大利的两项随机对照试验的 109 例患者的报道中，在无关供者移植患者中使用兔 ATG 可以降低严重急性和广泛慢性 GVHD 的发生率[101]。但是，由于 ATG 治疗组的致命感染增加，这并没有使治疗相关死亡率的降低。

另一项随机对照试验是在 202 例 HLA 相合的无关供者异基因造血干细胞移植的患者中，使用环孢素 + 甲氨蝶呤进行 GVHD 的预防，加或不加兔 ATG[102]。结果显示，ATG 的加入显著降低了急性和慢性 GVHD 的整体发病率，但不会增加复发或非复发死亡率，并且不影响总体生存率。但是，添加 ATG 并未显著降低Ⅲ～Ⅳ级急性 GVHD 的发生率或 100 天内死亡率，这些是该研究的主要结论。该研究的后续报道显示慢性 GVHD 的发生率和严重程度较低，且不增加复发风险[103]。接受 ATG 治疗的患者更有可能成功地逐渐减少其他免疫抑制药。

对 1676 例因恶性血液病而接受减低强度预处

理的造血干细胞移植的成人进行了回顾性分析，比较了 ATG 去除体内 T 细胞的患者（584 例患者）和阿仑单抗（213 例患者）未行 T 细胞去除的患者[104]。ATG 与含 T 细胞的 HCT 相比，急性 GVHD 的发生率相似，慢性 GVHD 发生率较低，分别为 40% 和 52%，复发率较高（分别为 49% 和 38%），3 年的总生存率较低（分别为 38% 和 50%）。

这些研究表明 ATG 在降低造血干细胞移植患者的急慢性 GVHD 发生率方面是有效的，但这些益处并未转化为生存获益。ATG 的有效性和安全性可能受制备方案强度的影响。由于 ATG 是外源异种蛋白和抗体，因此可能发生血清病。糖皮质激素、对乙酰氨基酚、H_1 和 H_2 阻滞剂经常用于预防或治疗与 ATG 输注相关的症状。在骨髓移植后使用 ATG 与淋巴增殖性疾病的发生率增加有关[105]。

（四）抗细胞因子治疗

一些细胞因子与 GVHD 有关。IL-2 是 T 细胞存活和增殖的关键因子。在临床中使用两种针对 IL-2α 受体的单克隆抗体（达利珠单抗），另一种为嵌合抗 IL-2 单克隆抗体（巴利昔单抗）[106]。大部分数据来自实体器官移植排斥反应的研究。抗细胞因子抗体在干细胞移植中的应用有限。使用达利珠单抗的初步研究结果令人鼓舞，尽管这些是第二阶段的数据，还需要进一步的研究来证实这些结果。与所有抗体一样，这些蛋白质相关毒性很常见，包括肌痛、发热、皮疹、瘙痒、关节炎和头痛。由于 CD25 也在调节性 T 细胞中表达，因此需谨慎使用 IL-2 受体的靶向抗体。在同期对照的前瞻性研究中，使用针对该表位的免疫毒素导致急性 GVHD 的发生率更高[107]。数据表明，环孢素能阻断同种异体反应性 T 细胞上 CD25 的表达，但对调节性 T 细胞上 CD25 的表达无明显影响，从而增强了调节性 T 细胞的丢失。

TNF 是另一种与急性 GVHD 有关的细胞因子。在实验模型中，使用针对 TNF-α 的多克隆中和抗体导致 GVHD 相关死亡率降低 70%，同时，皮肤和肠道损伤减少[108]。在应用针对小鼠 TNF 的中和抗体减少脾肿大的 GVHD 模型中观察到类似的结果。发生 GVHD 的患者中，TNF 的水平较高，不过这一发现尚未被普遍证实[109]。有两种抗 TNF 分子。英夫利昔单抗是与 TNF 结合的嵌合单克隆抗体。还有一种融合分子依那西普，它是由可溶性 TNF 受体（p75）与人 IgG1 Fc 部分（TNFR:Fc）相连组成[110]。这些分子对克罗恩病和类风湿关节炎的治疗有用，并且，在异基因骨髓移植中同样有用，但必须有严格设计的研究。有初步数据关于英夫利昔单抗在急性 GVHD 治疗中的应用，但这些数据尚未在同行评审文献中报道。

（五）阿仑单抗

阿仑单抗是一种针对 CD52 的人源化单克隆抗体。该抗体以前被称为 Campath-1H，对早期和晚期慢性淋巴细胞白血病以及 T 细胞前淋巴细胞白血病具有活性。阿仑单抗的靶点是细胞表面 21–28-kDa 糖蛋白 CD52，一种存在于成熟淋巴细胞表面但不存在于淋巴祖细胞上的蛋白。CD52 的功能尚不清楚，但 95% 以上的外周血淋巴细胞和单核细胞上存在 CD25。阿仑单抗与 CD52 结合后，通过补体结合和抗体依赖性细胞介导的细胞毒性机制启动其细胞毒作用[111]。

阿仑单抗与频繁的输液相关事件有关，包括低血压、寒战、发热、呼吸短促、支气管痉挛、发冷和（或）皮疹。这些不良反应需要对患者进行密切随访，特别是在第一次输注过程中。其他严重的输液相关事件也有报道，包括晕厥、肺部浸润、成人呼吸窘迫综合征、呼吸停止、心律失常、心肌梗死和心脏骤停。阿仑单抗治疗的一个重要且可能致命的并发症是增加机会性感染的风险，尤其是巨细胞病毒被再次激活。

一些研究小组已经将这种单克隆抗体用于减低强度预处理方案中降低 GVHD 的方法。在 44 例血液恶性肿瘤患者中，首次报道了在减低强度预处理方案中使用阿仑单抗[112]。43 例可评估患者中有 42 例患者持续植入。无 II～IV 级急性 GVHD 的病例。仅有 2 例患者发生 I 级急性 GVHD，1 例患者发生慢性 GVHD。非复发死亡率的估计概率很低，为 11%。这些数据表明，在减低强度预处理方案中加入阿仑单抗与持久植入、毒性微小和 GVHD 发生率降低有关。该单克隆抗体的使用已经扩展到单倍体造血干细胞移植中[113]。在 19 例存在植入不良或移植后缓解的标危组中，1 年生存率为 63%（95%CI 38%～80%），中位总生存时间为 2.9 年（95%CI 6.2～48 个月）。虽然一些研究小组已将这种单克隆抗体作为预处理方案的主要部分，但由于担心感染和复发风险，因此并没有得到普遍应用。

八、其他途径

（一）诱导无能

通过抑制共刺激分子来诱导耐受是预防 GVHD 的一种令人兴奋的方法。为此，研究了嵌合分子 CTLA4-Ig 的应用。从 T 细胞活化研究中得到的数据表明，一个阳性免疫应答，迫切需要第二个共刺激信号。次级信号的缺乏导致特异性 T 细胞的失能。CTLA-4-Ig 是一种融合蛋白，旨在阻止共刺激信号。已经观察到应用 CTLA-4-Ig 融合蛋白阻断 GVHD 跨越主要组织相容性屏障的不同结果[114]。这些结果可能因所选择的 GVHD 模型（即主要组织相容性差异）或 T 细胞的活化状态而不同。阻断共刺激信号实现抗原特异性无应答或无反应性从而达到免疫耐受具有重要意义[115]。在诱导耐受的临床试验中，在受者外周血存在的情况下，以 CTLA-4-Ig 离体处理单倍体供者骨髓[116]。实验室参数诸如针对异体靶细胞的 T 细胞前体频率显著降低。初步临床数据令人鼓舞，GVHD 发病率低，总体生存率提高。这种新方法可以避免骨髓移植后长期免疫抑制的需要，从而便需要骨髓移植的患者可能临床获益。

（二）光照疗法 / 喷司他丁

慢性 GVHD 患者可选择体外光照或喷司他丁治疗。这种组合方法在减低强度预处理方案中已被用于诱导免疫耐受。6/6 或 5/6HLA 相合的亲缘供者或 6/6HLA 相合的无关供者异基因造血干细胞移植中，患者接受体外光照疗法、喷司他丁和全身放疗的预处理方案，采用环孢素 A 联合短程甲氨蝶呤预防 GVHD。18 例患者中有 16 例患者呈完全供者嵌合状态，100 天移植相关死亡率为 0。Ⅱ～Ⅳ级急性 GVHD 和广泛的慢性 GVHD 发生率分别为 19% 和 18%。中位随访 14 个月（1～35 个月），1 年无失访率和总生存率分别为 64% 和 65%[117]。

九、结论

本章主要讨论 GVHD 最常用的免疫抑制药或免疫调节药物（表 81-5）。随着我们对人体微生物组越来越多的了解，尤其是其能使效应细胞运送到 GVHD 的靶器官，从而对肠道和皮肤的产生影响，通过调节肠道菌群、黏附分子和归巢受体，越来越多的定向治疗将会研发出来[118]。由于 GVHD 和实体器官排斥反应仍然是临床难题，有必要继续努力研发新的免疫抑制药或免疫调节药。如表 81-1 所示，在过去 30 年中，预防急性 GVHD 的随机对照试验不多。此外，只有 Gamimune 一种药物经 FDA 批准用于 GVHD 的预防。对这种复杂的疾病设计良好的随机对照试验对于控制 GVHD 的进展至关重要[119]。

表 81-5 本章讨论的免疫抑制药物、靶点和作用机制

药物	靶点	作用机制
皮质类固醇激素	甾体受体	多种，包括细胞因子表达、淋巴细胞活化和细胞耗竭
甲氨蝶呤	二氢叶酸还原酶	阻断 DNA 合成
环孢素	钙调神经磷酸酶	阻断淋巴细胞活化
他克莫司	钙调神经磷酸酶	阻断共刺激信号与细胞分裂
西罗莫司	mTOR	阻断 DNA 合成
霉酚酸	肌苷 - 磷酸脱氢酶	阻断淋巴细胞活化
达克昔单抗 / 巴利昔单抗	IL-2 受体	未知
免疫球蛋白	多数受体	阻断淋巴细胞活化
抗胸腺细胞球蛋白	多数受体	阻断淋巴细胞活化
英夫利昔单抗	肿瘤坏死因子受体	阻断淋巴细胞活化
依那西普	肿瘤坏死因子	未知
沙利度胺	未知	未知
氯法齐明	未知	阻断淋巴细胞活化
羟基氯喹	TAP 蛋白	阻断淋巴细胞活化
CD4-D1 肽	CD4	阻断淋巴细胞活化
CTLA-4-Ig	CD28	阻断淋巴细胞活化

第 82 章
T 细胞去除预防移植物抗宿主病
T-cell Depletion to Prevent Graft-versus-Host Disease

Robert J. Soiffer　著

陈　峰　译

李　正　唐晓文　陈子兴　校

一、概述

急性和慢性 GVHD 在异基因造血干细胞移植中的发病率和死亡率占很大比例 [1]。GVHD 不仅可通过直接导致器官损伤而降低存活率，同时还可因 GVHD 预防和治疗中引起的感染性并发症而间接降低存活率。由于不存在免疫抑制药物的相关毒性，供者 T 细胞去除为预防 GVHD 提供了方法。过去 30 年中，使用了许多 T 细胞去除方法，包括体外阴性选择（如单克隆抗体、淘析、凝集素凝集或光耗竭技术），体外 CD34 阳性分选，或体内抗 T 细胞抗体制剂，如 ATG 和阿仑单抗（表 82-1）。大多数早期临床试验证明 T 细胞去除可以显著降低急性和慢性 GVHD 的发生。然而，由于 T 细胞去除造血干细胞移植后存在植入失败、EBV-LPDs[3] 和复发风险的增高 [4, 5]，GVHD 的减少并未转化为总 OS 的提高 [2]。目前评估 T 细胞去除的临床随机对照研究很少，但已经进行的那些研究并没有证明这种方法的生存优势 [6]。尽管如此，仍然存在对完善该项技术的浓厚兴趣，尤其是在控制急性和慢性 GVHD 的长期生存影响，并促进造血干细胞移植能跨越 HLA 屏障。

二、T 细胞去除的早期前临床模型

20 世纪 50 年代，Barnes 和 Loutit 注意到小鼠

表 82-1　T 细胞去除方法

体外阴性选择
大豆凝集素凝集 + 红细胞玫瑰花结去除
逆流离心淘析
单克隆抗体 + 补体
免疫毒素
免疫磁珠
体外阳性选择
免疫磁珠 CD34⁺ 选择
CD34⁺ 选择联合阴性选择

体内抗 T 细胞抗体输注	
抗胸腺细胞球蛋白	
抗胸腺细胞丙种球蛋白	马
胸腺球蛋白	兔
ATG-Fresenius	兔
阿仑单抗	人源化单克隆抗体（抗 CD52）

辐照后，输注同基因骨髓和脾脏细胞可获得长期生存，而输注同种异体细胞后只能获得暂时恢复，大多数动物后来死于一种叫作"继发性辐射综合征"的消耗状态 [7]。他们随后提出，这种"继发性疾病"是移植物抗宿主免疫反应的结果。Uphoff 证实这种 GVHD 在胎儿肝 / 脾组织输注后并没有发生，因为胎儿肝 / 脾组织缺乏成熟的 T 淋巴细胞 [8]。在 20 世纪 60 年代，Bortin 和 Saltzstein 扩展了 Uphoff 的发现，并进一步证明给予异基因胚胎肝脏和胸腺细胞的辐射小鼠成为不排斥供者皮肤移植的嵌合体 [9]。这些

主要的观察现象指出成熟供者 T 淋巴细胞与 GVHD 之间存在重要的相关性，并提示在体外从同种异体移植物中选择性地去除这些细胞，可以预防这种移植并发症的产生。

1968 年，van Dicke 等报道了在间断白蛋白梯度上使用差速离心分离淋巴细胞和造血前体细胞的方法，并证明给予不含小淋巴细胞的脾细胞的辐照小鼠，在无 GVHD 的状态下 80%～100% 得以存活。相比之下，所有接种了含有不断增加的小淋巴组分的小鼠都死于严重的 GVHD[10]。随后，Reisner 等证明当使用大豆和（或）花生凝集素处理小鼠骨髓和脾细胞悬液时，可以产生凝集部分，该凝集部分富含造血活性细胞，但 T 细胞被耗竭。用这种成分治疗受照小鼠可使其造血功能恢复且 GVHD 发生率降低[11]。

20 世纪 70 年代，人们开发出具有对成熟淋巴细胞保留活性的吸收性抗血清，作为体外去除 T 细胞的方法，并成功地用于动物模型中。小鼠、大鼠和狗成功跨越了主要和次要组织相容性屏障进行移植，同时合并最小限度或无 GVHD 的发生[12, 13]。20 世纪 70 年代后期，单克隆抗体技术的发展促进了从供者移植物中去除 T 细胞的技术，并显著降低了动物模型中 GVHD 的发生率[14, 15]。

三、T 细胞数量与移植物抗宿主病

用于人体移植的骨髓中含有（1～2）×10^10 个有核细胞，其中 10%～20%（约 10^9 个细胞）为成熟淋巴细胞。因此，用未处理过的骨髓移植的患者平均将接受的 T 细胞剂量为（1～4）×10^7 细胞/kg。最初，尚不清楚预防 GVHD 需要多大程度的 T 细胞去除，因为用于定量 T 淋巴细胞的免疫荧光和红细胞（E）玫瑰花结试验对评估用抗体处理的骨髓不够敏感。有限稀释试验表明，在不受外源性免疫抑制的情况下，HLA 相合的亲缘供者骨髓移植至少需要将 T 细胞去除 2 个对数级至（1～3）×10^5/kg 时才能显著降低 GVHD[16, 17]。体外 T 细胞去除研究的目的是将 HLA 相合的亲缘移植物中 T 细胞清除至低于（0.5～1.0）×10^5/kg。预防 GVHD 所需的 T 细胞去除程度不仅与 T 细胞剂量或对数减少有关，还与供者来源、移植物类型、HLA 差异程度、供受者对免疫应答基因的多态性等因素有关。例如，

G-CSF 动员的血液造血细胞产物中含有的 T 细胞，比未受刺激的骨髓移植物中多约 10 倍。因此，仅去除 2 个对数级的 T 细胞可能不足以预防 GVHD。选择性 CD34+ 外周血祖细胞中 CD3+ 细胞计数减少 3～4 个对数级后低于 1×10^5/kg，与 HLA 相合同胞移植中 GVHD 发生率降低相关[18]。接受无关或单倍型造血干细胞患者的 T 细胞阈值可能至少需减少 1 个对数级。

在造血干细胞祖细胞剂量方面也必须考虑 T 细胞数量，因为在外周血干细胞移植中，CD34+ 计数可能也是决定植入成活率、GVHD 和移植存活率的重要因素[19, 20]。在接受 T 细胞去除移植的患者中，输注的 CD34+ 细胞数量可能比接受传统移植方式的患者具有更大的影响。对 141 例接受外周血祖细胞动员患者的报道显示，在 T 细胞去除后输注更多 CD34+ 细胞与较低的非复发死亡率、改善的 OS 和无进展生存率相关，但与 T 细胞植入无关[21]。

四、T 细胞去除特异性

T 细胞去除技术不仅在 T 细胞去除的程度上不同，而且在去除的选择性上也不同。一些方法去除所有的淋巴细胞和辅助细胞部分，包括 NK 细胞、B 细胞和树突状细胞。这些细胞成分在免疫监视、植入和移植后微小残留病的清除方面可能发挥重要作用。另外的方法只去除 T 细胞，而其他方法则专注于去除特定表型界定的 T 细胞亚群。体外研究试图以暴露于受者抗原提呈细胞后，而针对表达活化抗原的供者 T 淋巴细胞为目标，以便仅仅去除那些可能导致 GVHD 的细胞。

2000 年，CIBMTR 对选择性供者骨髓移植进行了回顾性分析，将窄谱与广谱反应性的阴性选项 TCD 技术进行了比较[22]。窄谱特异性技术的例子包括仅针对成熟 T 细胞的抗体，如抗 TCR、抗 CD6 或抗 CD5，或具有特定功能的 T 细胞，如抗 CD8。广谱特异性技术包括抗体如阿仑单抗（抗 CD52）、多种抗体组合以及凝集素凝集等物理分离技术。由于应用广谱特异性 T 细胞去除队列中复发、移植失败和移植相关死亡率增加，接受骨髓 T 细胞去除的患者中，使用窄谱特异性抗体比使用广谱特异性抗体的患者具有更高的 5 年无病存活率[22]。不幸的是，经过 30 多年的研究，仍然不能确定是何种组

织型 T 细胞亚群介导了人体 GVHD 的发生，以及该亚群是否可能因 Ⅰ 或 Ⅱ 类不同 mHA 驱动 GVHD 反应而在供受者之间起作用。选择性 CD8$^+$ T 细胞去除引起了研究者们特别的兴趣，因为临床前数据表明 CD8$^+$ T 细胞优先介导 GVHD。移植后 CD8$^+$ T 细胞的早期恢复与 GVHD 的发生相关[23]。20 世纪 90 年代早期，在 HLA 相合的同胞骨髓移植中进行的初步试验表明，移植后仅用环孢素去除 CD8$^+$ T 细胞，可降低 GVHD 的发生率和严重程度，而不损害 GVL 效应[24]。然而，将动员的外周血祖细胞中的 CD8$^+$ 细胞去除达 2 个对数级的结果却令人失望，尤其是对无关供者而言[25]。尽管如此，供者 CD8$^+$ T 细胞去除的淋巴细胞输注，已成功用作 T 细胞去除在造血干细胞移植后预防和治疗疾病复发和供者 T 细胞嵌合性下降的策略[26, 27]。在这些非对照研究中，引人注目的是没有显著 GVHD 发生的情况下复发率较低。

（一）离体阴性选择 T 细胞去除

早期使用鼠单克隆抗体的 T 细胞去除研究结果表明，在 HLA 相合的同胞骨髓移植患者中，急性 GVHD 的发生率约为 50%[28]。这些结果表明，仅调节 T 淋巴细胞可能不足以预防人类急性 GVHD 的发生，通过向抗体中添加补体来促进淋巴细胞进一步溶解是必要的。在 20 世纪 80 年代和 90 年代初，用单克隆抗体加补体或免疫毒素去除 2 ～ 3 个对数级的 T 淋巴细胞的体外阴性选择 T 细胞去除的 Ⅱ 期试验结果表明，在 HLA 相合的同胞骨髓移植后，即使无免疫抑制药使用的情况下，GVHD 的发病率也能降至 10% ～ 20%[29-31]。直接将抗 CD52 抗体添加到正在输注的造血细胞产物（将阿仑单抗加入袋中）中，也可降低骨髓联合动员外周血细胞输注的患者中 Ⅱ ～ Ⅳ 级急性 GVHD 的发病率[32]。通过体外物理分离技术，如大豆凝集素凝集 / 淘析和逆流离心淘析[17, 32, 33]，也可急性 GVHD 的发生率。

20 世纪 90 年代，当无关供者移植开始广泛应用时，鉴于急性 GVHD 的发病率和严重程度不断增加，在这种情况下，人们相当热衷于使用这种技术。在 1993 年 NMDP 的一份报道中，T 细胞去除的使用是预测免于严重急性 GVHD（Ⅲ ～ Ⅳ 级）的最重要因素[34]。CIBMTR 对 1868 例接受除 HLA 相合同胞以外的供者骨髓移植的白血病患者的后续分析表明，T 细胞去除组的 Ⅱ ～ Ⅳ 级急性 GVHD

发生率为 34% ～ 38%，而非 T 细胞去除组为 57%（$P < 0.0001$）[22]。虽然 T 细胞去除似乎确实降低了非亲缘骨髓移植患者急性 GVHD 的发生率，但其发生率并不像在 HLA 相合的同胞供者中观察到的那么低。在这些早期研究中，由于分型技术不太稍细导致 HLA 差异未被识别，这可能是导致无关供者骨髓移植的患者 GVHD 发病率较高的原因。

尽管开展了 30 多年的体外 T 细胞去除研究，但只进行了一次大型的前瞻性随机对照试验。Wagner 等在 2005 年报道了这项研究。包括 410 例 HLA 相合的无关供者骨髓移植患者（表 82-2）。将患者随机分成两组，分别接受移植后单用环孢素的 T 细胞去除骨髓（用单克隆抗体 $T_{10}B_9$ 或淘析）和移植后使用环孢素联合甲氨蝶呤的非 T 细胞去除骨髓作为 GVHD 的预防。两组均接受环磷酰胺联合全身放疗的预处理方案。T 细胞去除组的患者接受额外的治疗以促进植入：淘析组使用 ATG，$T_{10}B_9$ 抗体组使用阿糖胞苷。T 细胞去除组输注的 T 细胞平均数量比非 T 细胞去除组低 1 个对数级。两组患者原发性移植物植入不良的发生率无明显差异。TCD 组 Ⅱ ～ Ⅳ 级急性 GVHD 的发生率明显低于非 T 细胞去除组（分别为 39% 和 63%，$P < 0.0001$），Ⅲ ～ Ⅳ 级急性 GVHD 的累计发生率分别为 18% 和 37%（$P < 0.0001$）。治疗相关毒性在 T 细胞去除组中较低。急性白血病患者的复发率没有差别，不过慢性髓系白血病患者接受 T 细胞去除骨髓移植的复发率要高出 2 倍。T 细胞去除组病毒感染率，尤其是巨细胞病毒和其他疱疹病毒的感染率较高。T 细胞去除组和非 T 细胞去除组 3 年无病生存率和 OS 相似。目前尚不清楚这个试验是否能代表 T 细胞去除潜在影响的真实测试，因为所采用的方法只去除了 1 ～ 2 个对数级的 T 细胞。此外，加入额外的促进移植物植入的药物和使用环孢素进行 GVHD 预防也能解释 T 细胞去除组的这些结果。

早期体外 T 细胞去除骨髓移植的研究主要集中在急性 GVHD。随着慢性 GVHD 的长期不良后果越来越被广泛地认识，人们开始关注 T 细胞去除对这种迟发效应的影响。1993 年，NMDP 的回顾性分析表明，T 细胞去除降低了无关供者骨髓移植后急性 GVHD 的风险[34]。但是，上述关于无关供者骨髓移植的大型多中心前瞻性随机试验未能证明，接受环孢素加 T 细胞去除的患者与接受标准环孢素 /

表 82-2　T 细胞去除对移植结果的影响

	体外阴性选择 TCD (Wagner 等, 2005[61])	体内TCD和ATG–Fresenius (Finke 等, 2009[70])	体外阳性选择 TCD (Pasquini 等, 2012[42])	用 ATG 或阿仑妥珠单抗进行体内 TCD (Soiffer 等, 2011[79])	用 ATG 或阿仑妥珠单抗进行体内 TCD (Baron 等, 2012[80])
			TCD 方法		
患者群体	无关供者清髓性骨髓移植	无关供者清髓性骨髓移植	亲缘供者清髓性外周血祖细胞(仅急性髓系白血病患者)	亲缘/无关供者减低强度预处理造血干细胞移植	亲缘/无关供者减低强度预处理造血干细胞移植
试验设计	前瞻性随机试验	前瞻性随机试验	前瞻性同期试验	回顾性注册分析	回顾性注册分析
移植物植入	无影响	无影响	无影响	延迟(仅限阿仑珠单抗)	未报道
急性 GVHD	使用 TCD III~IV 级急性 GVHD 更低	使用 TCD II ~ IV 级急性 GVHD 更低	使用 TCD III~IV 级急性 GVHD 更低	使用 TCD II ~ IV 级急性 GVHD 更低(仅限阿仑珠单抗)	未报道
广泛型慢性 GVHD	无影响	TCD 更低	TCD 更低	TCD 更低(ATG 与阿仑珠单抗)	TCD 更低(ATG 与阿仑珠单抗)
非复发死亡率	无影响	无影响	无影响	TCD 更高(仅限 ATG)	无影响
复发	慢性髓系白血病(TCD 更高)急性髓系白血病(无影响)	无影响	无影响	TCD 更高(ATG 与阿仑珠单抗)	TCD 更高(ATG 与阿仑珠单抗)
无进展生存期	无影响	无影响	无影响	TCD 更低(ATG 与阿仑珠单抗)	TCD 更低(ATG 与阿仑珠单抗)
总生存期	无影响	无影响	无影响	TCD 更低(仅限 ATG)	TCD 更低(ATG 与阿仑珠单抗)

TCD.T 细胞去除; GVHD. 移植物抗宿主病; ATG. 抗胸腺细胞球蛋白

甲氨蝶呤的患者在慢性 GVHD 的发生率和发病时间方面有任何差异[6]。用本研究方法获得的减少 1 个对数级数量的 T 细胞可能不足以预防慢性 GVHD。事实上，2000 年在 CIBMTR 对宽窄特异性 T 细胞去除的效果进行的回顾性研究表明，尽管急性 GVHD 的发生有所减少，但窄谱特异性抗体 T 细胞去除对慢性 GVHD 并没有保护作用，而采用广泛特异性抗体 T 细胞去除确实可以减少慢性 GVHD 的发生[22]。

（二）离体阳性选择 T 细胞去除

随着外周血造血干细胞移植的开展及其导致的慢性 GVHD 发病率的增加，使 T 细胞去除在这种情况下特别引人关注[35]。大约在更常使用动员的外周血祖细胞代替骨髓作为成人异基因造血干细胞移植的移植物时，用于离体的 T 细胞去除技术也发生了转变。因监管和商业上的障碍限制了阴性选择策略的使用，在很大程度上被离体的 CD34+ 阳性选择技术所取代。使用体外 CD34+ 阳性选择对 HLA 相合同胞外周血祖细胞移植的初步研究，报道了急性 GVHD 发病率在 8%～100% 之间[36, 37]。这种差异性可能受到诸如输注 CD3+ 细胞的数量、移植后给予的免疫抑制药，以及这些设备使用的方式等因素的影响。一项比较三种装置（CEPRATE、Isolex 300i 和 CliniMACS）的研究发现，尽管处理上的便利程度不同，但同种异体移植物的组成或临床结果没有明显的差异[38]。使用 CD34 阳性分选的初步研究表明，尽管使用环孢素 ± 甲氨蝶呤作为移植后的免疫抑制，但在 HLA 相合的同胞供者中外周血祖细胞的 T 细胞减少 2 个对数级不足以控制 GVHD[36]。考虑到与骨髓相比，外周血中 T 细胞数量更多，这可能并不奇怪。但是，随后的研究表明，当同胞外周血祖细胞移植物中 T 细胞含量减少 3.0～3.5 个对数级时，Ⅱ～Ⅳ级急性 GVHD 的发生率仅占 10%[37]。Memorial Sloan Kettering 癌症中心的单个机构研究表明，在多种疾病中，使用 CD34+ 阳性选择与羊红细胞结合以清除残余供者 T 细胞时，急性和慢性 GVHD 的发生率将降至很低[39]。

体外 T 细胞去除的挑战之一是在不同地点的可重复性。历史上，大多数中心都开发了自己的技术，多中心试验并不常见。但是，在 2005 年，BMTCTN 发起了一个关于急性髓系白血病患者在全身放疗预处理方案的基础上接受 HLA 相合亲缘供者移植后仅采用 CD34+ 阳性选择作为预防 GVHD 的多中心临床试验[40]。Wagner 等在无关骨髓移植的前瞻性随机对照试验中选择急性髓系白血病患者作为试验对象，表明 T 细胞去除与急性髓系白血病患者复发率的增加无关[6]。在这项 BMTCTN 试验中，共有 44 例急性髓系白血病患者分别在 8 个中心进行移植。所有患者均及时进行移植。Ⅱ～Ⅳ级急性 GVHD 和Ⅲ～Ⅳ级急性 GVHD 的发病率分别为 22.7% 和 4.8%，而广泛性慢性 GVHD 在 24 个月时的发病率为 6.8%。各中心之间处理结果的差异很小。所有患者输注物均达到了预定的目标，即 CD3 细胞 $< 1 \times 10^5$/kg，CD34+ 细胞 $> 2 \times 10^7$/kg，82% 的患者输注的 CD34+ 细胞达到 5×10^7/kg。CD34+ 细胞植入不良的发生率为 66.1%，与输注的 CD34+ 细胞数量呈反比。移植物中富含的 CD34 成分的中位值为 96.7%，其中单核细胞和 B 细胞是最常见的杂质[41]。这些结果与 CTN 同期发起的 84 例急性髓系白血病患者接受含 T 细胞完全相合的亲缘供者移植物和药物免疫抑制治疗的结果进行了比较[42]。T 细胞去除组和免疫抑制治疗组Ⅱ～Ⅳ级急性 GVHD 100 天的发生率分别为 23% 和 39%（ P=0.07）。T 细胞去除移植组慢性 GVHD 的 2 年发生率明显低于免疫抑制治疗组（分别为 19% 和 50%， $P < 0.001$）。T 细胞去除组与免疫抑制治疗组移植排斥反应或白血病复发率无显著差异，与治疗相关的死亡率和无病生存率及 OS 率也相似。在 1 年时，免疫抑制治疗组和 T 细胞去除组中分别有 54% 和 12% 的患者仍处于免疫抑制状态。T 细胞去除组中 2 年无 GVHD 的生存率高于免疫抑制治疗组（分别为 41% 与 19%， P=0.006）。来自 Memorial Sloan Kettering 癌症中心和 M.D.Anderson 癌症中心的一项回顾性研究调查了两个机构中首次缓解的急性髓系白血病患者的移植结果，其中一个中心使用 T 细胞去除，另一个中心使用常规 GVHD 预防。结果表明，T 细胞去除移植组中Ⅱ～Ⅳ级急性 GVHD 和慢性 GVHD 的发生率显著降低（分别为 5% 和 18%、13% 和 53%）。T 细胞去除移植组和未处理移植物组的患者 3 年 RFS 和 OS 率无显著差异[43]。这些对比分析强调了开展前瞻性随机对照试验，以评估体外 T 细胞去除对慢性 GVHD 患者无病生存的影响的必要性。

（三）单倍体供者 T 细胞去除移植

克服主要 HLA 屏障从而使不相合的移植物，

能够成功植入仍然是异基因移植的主要目标。长期以来，人们一直希望 T 细胞去除能够实现这一目标。尽管早期对 HLA 不合亲缘骨髓移植的 T 细胞去除研究受到植入失败和 GVHD 的高发病率的困扰，但后续的一系列研究显示较好的结果。在 T 细胞去除后使用单克隆抗体和补体单独或联合使用类固醇、环孢素和 ATG[44, 45] 的 HLA 不合的骨髓移植患者中，Ⅱ～Ⅳ级 GVHD 的发生率为 13% ~ 40%。遗憾的是，植入失败、感染和复发的增加影响了整体结果。

经 CD34[+] 选择后[46, 47]，通过输注动员的高剂量（兆）去除 T 细胞的外周血细胞，从而能够实现 T 细胞去除的单倍体造血干细胞移植。对这些单倍体相合的去除 T 细胞移植的免疫学分析，使人们认识到 NK 细胞和 KIRs 在异体识别和 GVHD 中的作用[46, 48]。在这些研究中，急性白血病患者接受单倍体移植，采用高剂量强化预处理方案，同时使用羊红细胞花环形成和外周血 CD34[+] 选择进行广泛的 T 细胞去除。移植后未给予免疫抑制。在 60 例移植患者中，仅 4 例发生 GVHD。值得注意的是，供受者 HLA 差异预示着 KIR 错配和 NK 细胞同种异体反应性，但在移植物抗宿主方面并未发生植入失败、急性 GVHD 或髓系白血病复发。在移植后受者血液中检测到高频率异源性供者 NK 细胞，这些细胞能够特异性地裂解白血病靶点缺失的 KIR 配体，而不能控制表达自身 KIR 配体的靶细胞。与 NK 细胞活化相关的特异性 KIR 和 HLA 基因型也被证明在 HLA 相合 T 细胞去除移植的 AML 患者中具有对预后的重要性[49]。EBMT 对 173 例接受完全 T 细胞去除后行单倍体造血干细胞移植的成人进行了调查，其结果与之相似[50]。这种方法最常见的局限性是免疫功能不全和致命性感染的风险增加。解决这些困难的尝试主要集中在常规供者 T 细胞去除后单独或与调节性 T 细胞联合输注，单机构研究报道了令人充满希望的结果[51, 52]。

（四）体内抗 T 细胞抗体的 T 细胞去除

体内给予抗 T 细胞抗体，由于这些抗体制剂的半衰期不同、所用抗体的剂量、给药时间以及供者移植物中包含的 T 细胞数量不同，从而导致 T 细胞减少的水平是很难预测的，而体外 T 细胞去除方法可以使移植物具有精确的 T 细胞剂量。目前有四种产品在世界各地广泛使用。其中三种是多克隆抗 T 细胞抗体制剂，它们被认为是 ATGs。这些产品各不相同，应该单独评估。抗胸腺细胞丙种球蛋白是由马接种人胸腺细胞产生的。胸腺球蛋白也针对人胸腺细胞，但是是在家兔体内培养的。ATG-Fresenius，也来源于兔子，其实际上不是抗胸腺细胞的制剂，而是针对 Jurkat T 白血病细胞株的。所以，靶向的抗原和清除的细胞将根据所使用的抗体制剂而有所不同[53]。阿仑单抗是一种针对 CD52 的单克隆抗体，CD52 广泛表达于 T 细胞和包括 B 细胞及树突状细胞在内的其他细胞表面。

大多数关于在常规药物预防 GVHD 中添加体内 T 细胞去除的疗效对比研究都是回顾性的。Russell 等通过配对分析发现，在接受高剂量白消安 / 氟达拉滨预处理的 HLA 相合亲缘移植患者中，胸腺球蛋白剂量为 4.5mg/kg 时，急性和慢性 GVHD 的发生率显著低于单纯免疫抑制治疗的患者。非复发死亡率也较低。尽管在 ATG 组中复发率更高，但 ATG 患者中 OS 优于对照组（分别为 66% 和 50%，P=0.046）[54]。此报道是唯一显示体内 T 细胞去除具有生存优势的回顾性或前瞻性研究。Bredeson 等在 CIBMTR 中对高剂量白消安加环磷酰胺患者胸腺球蛋白的使用进行了配对分析。同样证明，ATG 与较低的急性 GVHD 发生率相关，但与慢性 GVHD 发生率无关。ATG 组中，非复发死亡率较低，但复发率较高，无病生存率没有显著差异[55]。在使用阿仑单抗的单机构研究中也发现了类似结果，使用阿仑单抗的患者 GVHD 的发生率较低，但感染和复发率较高，OS 没有显著差异[56]。CIBMTR 对接受清髓性造血干细胞移植治疗的儿童急性淋巴细胞白血病患者接受 ATG 制剂（n=191）、阿仑单抗（n=131）或无体内 TCD（n=392）的患者进行了比较，未说明 ATG 制剂的剂量和来源。ATGs 和阿仑单抗均可降低急性和慢性 GVHD 的发生率。较低的 GVHD 发生率未影响复发率，也不影响非复发死亡率。因此，体内 T 细胞去除未能改善 EFS 或 OS[57]。Mohty 等报道了一项在行清髓性造血干细胞移植的成人患者中加或不加胸腺球蛋白的回顾性分析。结果表明，尽管慢性 GVHD 发生率显著下降，但 ATG 患者的急性 GVHD 的发生率无统计学意义的降低[58]。同样，ATG 对复发、非复发死亡率、无白血病存活或 OS 没有影响。

大量证据表明，体内 T 细胞抗体的剂量对

GVHD 发生和免疫重建均有影响。法国回顾性系列研究中对 HLA 相合的亲缘供者移植的患者中胸腺球蛋白剂量为 2.5、5.0 和 7.5 ～ 10mg/kg 进行了对比分析，结果表明，高剂量 ATG 与急性和慢性 GVHD 的发生率降低有关，但未转化为无白血病生存率或 OS 的改善[59, 60]。与其他 ATG 制剂进行的对比研究较少，但关于 ATG-Fresenius 的一项研究表明，与标准剂量相比，较低的 ATG-Fresenius 使用剂量[61] 可以达到等效的 GVHD 控制效应（30mg/kg vs 60mg/kg），并与更低的非复发死亡率相关。

测量输注后 ATG 水平，试图将 ATG 水平与临床结果联系起来。Remberger 和 Sundberg 研究了无关供者造血干细胞移植后第 0、+1 和 +7 天家兔体内 IgG 水平，发现高 IgG 水平与急性 GVHD 的保护作用相关[62]。Podgorny 等检测了接受 4.5mg/kg 胸腺球蛋白的患者移植后 +7、+28 天的 ATG 水平。结果表明，这期间低水平 ATG 与急性和慢性 GVHD 发生增加相关，而高水平 ATG 与 PTLD 的发展相关。但是，ATG 水平并不影响复发或 OS[63]。脐血移植后，+11 天血清低水平 ATG（胸腺球蛋白）与较高的 Ⅲ～Ⅳ级急性 GVHD 和非复发死亡率的发生率有关，但复发率较低[64]。Hoegh-Petersen 等进一步的研究，在 120 例接受 4.5mg/kg 胸腺球蛋白治疗的患者中，检测 +7 天特定淋巴细胞亚群特异性 ATG 抗体水平。他们发现，常规 T 细胞和 B 细胞具有特异性高水平抗体与急性 GVHD 发生率较低和病毒感染率较高有关，而与复发无关。有趣的是，Treg 细胞和 NK T 细胞的高度特异性抗体与较低的复发率有关[65]。

除了 ATG 使用剂量和移植物中 T 细胞数量之外，可能还有其他因素影响 ATG 血药水平。对实体器官移植患者的研究发现，血清中抗兔源球蛋白抗体的存在加快了 ATG 的清除，导致血清 ATG 水平降低。一组报道了 72 例接受 ATG 治疗的儿科患者中有 20 例产生抗 ATG 抗体。在 22 天前产生 IgG（与 IgM 相反）型抗 ATG 抗体的患者中，ATG 清除速度较快，T 细胞恢复迅速，急性 GVHD 发生率较高[66]。

遗憾的是，目前用于评估静脉 T 细胞去除的前瞻性随机对照试验数量有限。Kumar 等回顾性分析了 7 个类似试验，纳入 733 例随机接受 ATG 治疗的患者，综合结果显示，使用 ATG 的患者与未使用 ATG 的患者相比，非复发死亡率或 OS 没有

显著差异。使用 ATG 对 Ⅲ～Ⅳ级急性 GVHD 的预防有显著疗效。在这篇综述中，没有足够的数据可用来评估慢性 GVHD[67]。其中两个随机试验中，Bacigalupo 等比较了环孢素 / 甲氨蝶呤与环孢素加 ATG（一项研究为 15mg/kg，另一项研究为 7.5mg/kg）在 HLA 相合的无关供者清髓性骨髓移植患者中的差异。结果表明，较高剂量的 ATG 与 Ⅲ～Ⅳ级急性 GVHD 发生率显著降低相关。但是，严重急性 GVHD 的减少并未改善预后，因为有 30% 使用高剂量 ATG 的患者死于严重感染。两种 ATG 的剂量均不影响 OS[68]。这些随机 ATG 试验的数据表明，对于那些接受 ATG 治疗的患者来说，慢性 GVHD 发生率降低，同时，长期肺部并发症和晚期死亡的并发症也有所降低[69]。

最大的体内 T 细胞去除前瞻性随机试验是在欧洲进行的，将患者随机分为常规药物 GVHD 预防组和免疫抑制药加 ATG-Fresenius 组，ATG 每天的使用剂量为 20mg/kg，在 -3、-2、-1 天（总量 60mg/kg）给药。共有 250 例患者登记注册。Finke 等报道了 ATG-Fresenius 组 Ⅱ～Ⅳ级急性 GVHD 的发生率较低（分别为 33% 和 51%，P=0.011）同时，Ⅲ～Ⅳ级急性 GVHD 的发生率也较低（分别为 11.7% 和 24.5%，P=0.054）。两组最显著的差异在于广泛慢性 GVHD 的发病率（分别为 12.2% 和 42.6%，P < 0.0001）。两组的复发率、非复发死亡率、无病生存率和 OS 无显著差异[70]。Socie 等报道了对这些患者的长期随访，发现 ATG-Fresenius 组无免疫抑制生存率明显更高[71]。截至 2013 年，另外两项大型前瞻性随机试验正在进行中，一项是在加拿大进行对胸腺球蛋白评估的试验，另一项是在美国进行的 ATG-Fresenius 在清髓性移植中的盲法试验。这些试验的结果对于确定这些药物在接受高强度预处理患者中的作用是极具价值的。如果这些研究表明尽管没有 OS 的改善，但 GVHD 发生率降低，那么它们仍然可能代表一个重要的进步，Yu 等在一个对比试验中证明 ATG 的使用不仅与较低的 GVHD 发生率有关，而且与提高生活质量相关[72]。

（五）体内 T 细胞去除与减低强度预处理造血干细胞移植

在过去 10 年中，减低强度预处理异基因造血干细胞移植数量急剧增加。减低强度预处理的主要抗肿瘤活性并非来自低剂量化疗的细胞毒性作用，

而是来自供者细胞的同种异体免疫反应。因此，如果 T 细胞去除显著减弱了 GVL 效应，从而破坏了移植本身的目的，那么在减低强度预处理造血干细胞移植中去除 T 细胞似乎没有什么合理性。此外，减低强度预处理方案可能没有足够的免疫抑制效应来支持和维持 T 细胞去除的造血细胞或骨髓的植入。尽管如此，ATG 制剂和阿仑单抗已经被用于供受者 T 细胞的同时去除，以确保减低强度预处理造血干细胞移植的植入和降低 GVHD 的发生。与高强度移植免疫一样，这些抗体可导致免疫重建延迟、疾病复发率和病毒感染率增加，尤其是巨细胞病毒和腺病毒的感染[73-75]。

对于哪些抗体制剂能产生最佳疗效，目前尚无共识。在两项使用阿仑单抗 / 环孢素或环孢素 / 甲氨蝶呤作为减低强度预处理后 GVHD 预防的前瞻性研究的对比分析中，使用阿仑单抗的患者急性和慢性 GVHD 的发生率显著降低，但巨细胞病毒复活和疾病复发或进展的发生率更高[73]。但是，当考虑阿仑单抗组患者供者淋巴细胞输注后的反应时，两组的长期疾病状态和 OS 相似。这些数据和其他数据表明，T 细胞去除通过引起可控的 GVHD 的发生，可以用来诱导供受者混合嵌合状态，并为额外的过继免疫治疗干预（如供者淋巴细胞输注或疫苗接种）提供平台，以增强免疫功能和 GVL 效应[27, 76, 77]。体外 T 细胞去除在减低强度预处理造血干细胞移植中也有研究。减低强度预处理后供者外周血祖细胞的 CD34$^+$ 选择可使 GVHD 发生率降低[78]。但是，在无额外供者淋巴细胞输注的情况下，植入成活和疾病复发都是需面临的问题。

遗憾的是，目前还没有一项前瞻性随机对照试验来评估体内抗 T 细胞抗体对减低强度预处理造血干细胞移植的影响。抗 T 细胞抗体输注的免疫调节作用是否能替代移植的治疗得益是很重要的问题。CIBMTR 调查了 1676 例因血液恶性肿瘤接受减低强度预处理的亲缘（n=792）和无关供者（n=884）造血干细胞移植的成年患者[79]，比较了体内 T 细胞去除患者（n=584 ATG, n=213 阿仑单抗）与 T 细胞完全植入患者（n=879）的预后差异。结果表明，体内 T 细胞去除对植入无促进作用，事实上，它效果一般。使用阿仑单抗的患者 Ⅱ～Ⅳ级急性 GVHD 的发生率低于使用 ATG 或 T 细胞植入方案的患者（分别为 19%、38% 和 40%，P < 0.0001），同时，

阿仑单抗和 ATG 方案与富含 T 细胞方案相比，患者的慢性 GVHD 发生率更低（分别为 24%、40% 和 52%，P < 0.0001）。但是，阿仑单抗和 ATG 组复发率明显高于富含 T 细胞组（分别为 49%、51% 和 38%，P < 0.001）。阿仑单抗和 ATG 组无病生存率均低于富含 T 细胞组（分别为 30%、25% 和 39%，P < 0.001）。OS 分别为 50%、38% 和 46%（P=0.008）。EBMT 对 1859 例接受减低强度预处理造血干细胞移植的急性髓系白血病患者进行了类似的分析[80]。结果表明，使用 ATG 或阿仑单抗进行体内 T 细胞去除可以成功地预防广泛慢性 GVHD 的发生（P < 0.001），但 ATG 不能改善 OS，阿仑单抗甚至降低了 OS（HR 0.65，P=0.001）。这些综合数据建议，对体内 T 细胞去除的减低强度预处理方案需采用谨慎的方法，并强调在减低强度预处理情况下进行随机对照试验的必要性。

五、器官功能障碍与 T 细胞去除

在单机构 T 细胞去除研究中，肝、肾和肺部并发症的发生率较低[81-83]。在 199 例异基因移植的患者中，仅以 CD6 T 细胞去除作为 GVHD 预防的唯一方式，结果表明，严重肺部并发症的发生率为 8%，而接受环孢素和甲氨蝶呤的患者中，严重肺部并发症的发生率为 33%[83]。T 细胞去除对肺部并发症的保护作用与急性 GVHD 无关。据报道肝窦性阻塞综合征的发病率在 T 细胞去除骨髓移植后相当低[81, 82]。这种肝毒性的降低可能是由于 T 细胞去除患者免受甲氨蝶呤和（或）环孢素 / 他克莫司的损伤性影响。此外，同种异体反应性降低可能导致损害肝脏内皮细胞的循环细胞因子水平降低。在 Wagner 等报道的关于 410 例患者前瞻性随机研究中，接受 T 细胞去除骨髓移植的患者在移植后 28 天内较少发生的与方案相关的毒性，包括口腔炎（P < 0.0001）、肝（P=0.0003）、肺（P=0.012）和中枢神经系统并发症（P=0.024）[6]。

六、植入与 T 细胞去除

据报道，接受 T 细胞去除骨髓移植的患者比接受富含 T 细胞移植的患者更容易发生植入失败或排异反应。但是，在接受 HLA 相合移植物的白血病

患者中，植入失败的发生率通常为 1% 或更低，20 世纪 80 年代和 90 年代早期的研究报道指出根据使用方法不同，植入失败的发生率为 3% ～ 40%。来自当时 CIBMTR 的注册表分析表明，与未处理的骨髓移植相比，接受 T 细胞去除骨髓移植的患者植入失败的风险显著增加（RR 9.29，$P < 0.0001$）[34]。

T 细胞去除造血干细胞移植后植入失败可分为两种类型：①移植后 2 周内早期植入失败或出现排异反应；②移植后数月发生的迟发性植入失败。T 细胞去除移植后的早期移植失败可能是在预处理方案中存活的宿主淋巴细胞对供者造血细胞的原发性免疫排斥反应。从患者移植排异反应时的血液中可分离出具有供者特异性活性的宿主 T 淋巴细胞[84, 85]。T 细胞去除可能清除对促进植入有重要作用的细胞。但是，目前尚不清楚特异性供者细胞在人类移植中建立和维持移植物的作用。近年来，在经 T 细胞去除的动员外周血造血干细胞移植研究中，植入失败发生率较低。在 2007 年的一份报道中，所有 52 例接受 CD34+ 选择的 T 细胞去除动员的同胞全相合外周血移植的患者，在经分次全身放疗、N- 三乙烯基磷酰胺（硫代 TEPA）和氟达拉滨（不含 ATG）预处理移植后，尽管仅输注 0.99×10^3 细胞 /kg，但植入失败率很低[86]。过去 10 年的其他研究也同样报道了很低的植入失败率[39, 40]。

晚期植入失败的机制尚不清楚。与原发性免疫排异反应不同，供者特异性宿主 T 淋巴细胞在晚期植入失败时并没有从受者血液中分离出来。由于混合造血和淋巴嵌合体在 T 细胞去除移植后很常见，当这种免疫耐受状态被某些事件打破时可能导致晚期植入排异反应的发生。甚至在观察到造血功能恢复的患者中，混合造血嵌合状态的频率也有所增加[87]。这一点在 T 细胞群体部分功能中尤为明显。巨细胞病毒或 HHV-6 感染也可能导致造血干细胞移植后晚期植入失败[88, 89]。

在造血干细胞移植后阻止免疫排异反应的尝试包括增强对宿主的免疫抑制，强化预处理方案以延缓排异反应或移植后使用额外的免疫抑制药等[32, 44, 90]。目前尚不清楚 T 细胞去除移植后需要多大强化调节才能实现造血恢复。据报道，单倍体外周血祖细胞使用减低强度方案加阿仑单抗成功植入后，Ⅱ～Ⅳ级急性 GVHD 发生率为 16%[91]。其他方法包括缩小 T 细胞去除作用范围，在移植物中注入更多剂量的 CD34+ 细胞，以及在移植后给予供者淋巴细胞输注。目前还没有随机对照数据支持这些干预措施的应用。

七、T 细胞去除造血干细胞移植后免疫重建和感染并发症

离体的 T 细胞去除可延迟免疫重建[92-95]。总的来说，T 细胞去除移植患者的淋巴细胞总数较低。CD4+/CD8+ 比值倒置时间延长，CD4+T 细胞恢复延迟。记忆性 T 细胞数量减少。同时，T 细胞去除 TCD HCT 造血干细胞移植后 T 细胞功能恢复延迟。与常规移植相比，T 细胞去除移植后外周血单个核细胞对有丝分裂刺激的增殖反应时间更长[92]。T 细胞去除骨髓移植受者的 T 淋巴细胞限制了其 T 细胞受体的变异性，从而限制了细胞的潜在应答反应力[93]。T 细胞去除后产生新 T 细胞的能力受损，如 TREC 分析[94, 95] 测量的胸腺细胞迁移数量减少。深度测序技术显示 T 细胞去除造血干细胞移植后 CD8+T 细胞受体多样性的恢复尤其延迟，甚至比脐血移植后的 T 细胞恢复更加延迟[96]。体内 T 细胞去除与 ATG 联合免疫重建的对比研究显示，高水平的 T 细胞去除与 T 细胞恢复较慢而 B 细胞和 NK 细胞恢复较快有关[97]。

免疫重建的延迟和 TCR 多样性的丧失可能使 T 细胞去除造血干细胞移植后受者增加机会性感染的风险。在 T 细胞去除移植后和接受抗 T 细胞抗体，特别是应用阿仑单抗[73-75, 98] 的患者中，巨细胞病毒再活化和腺病毒感染的发生率更加频繁。尽管随着更广泛的 T 细胞去除，似乎会丧失对巨细胞病毒的防御，但部分 T 细胞去除可能不会损害抗巨细胞病毒的 T 细胞的免疫转移[99, 100]。在无关骨髓移植的离体 T 细胞去除的大型随机研究中，T 细胞去除和非 T 细胞去除组之间致命感染的总发生率没有差异。细菌感染没有增加。但是，在接受 T 细胞去除的患者中，严重巨细胞病毒（分别为 28% 和 17%，$P=0.02$）和致命的曲霉菌（分别为 16% 和 7%，$P=0.01$）感染的发生率较高[6, 101]。

许多研究表明，在 T 细胞去除移植患者中 EB 病毒再活化的可能性更高[3]。使用 HLA 不合或无关供者骨髓进行 T 细胞去除移植的患者，以及严重 GVHD 患者和使用特异性抗 T 细胞单克隆抗体治疗

的患者似乎面临更高的风险。接受脐血移植的患者发生 EBV-PTLD 的风险也很高，特别是当他们接受包括 ATG 在内的 [102] 减低强度预处理方案时。利妥昔单抗已被用于 PTLD 的治疗 [103]，并在尚不能确诊疾病存在的情况下以抢先治疗的方式抑制 EB病毒拷贝量的增加 [104]。供者淋巴细胞输注也被用于 PTLD 的治疗，但可诱发 GVHD[105]。EB 病毒特异性细胞毒性 T 细胞已被证明在引起可控 GVHD的情况下可导致 PTLD 的消退 [106]。在治疗和预防方面，正在研究产生能识别巨细胞病毒、EB 病毒和腺病毒但不具有同种异体反应潜能的病毒特异性T 淋巴细胞 [107, 108]。其他加速 T 细胞去除造血干细胞移植后 T 细胞免疫恢复的策略包括通过给予 IL-7和 LHRH 抑制药来改善胸腺功能 [109, 110]。

八、疾病复发与 T 细胞去除

最初发现慢性粒细胞白血病患者 T 细胞去除骨髓移植后疾病复发的风险增加。在缓解期接受 HLA相合同胞骨髓移植的慢性髓系白血病患者中，使用 T 细胞去除的复发风险估计是常规移植的 5～6倍 [4, 5]。在 HLA 相合无关骨髓进行 T 细胞去除移植后，复发风险的增加不太明显 [111]。EBMT 的一项研究显示，在接受无关供者骨髓移植的慢性髓系白血病患者中，多因素分析显示 T 细胞去除与较高的复发率无关 [112]。但是，在 Wagner 等报道的 T 细胞去除大型多中心随机对照试验中，接受 T 细胞去除移植的慢性髓系白血病患者 3 年复发率较高（分别为 20% 和 7%，P=0.017）[6]。

T 细胞去除造血干细胞移植后慢性髓系白血病患者复发率增加，至少部分原因与 GVHD 的减少有关。众所周知，对于慢性髓系白血病，异基因造血干细胞移植优于自体或同基因移植，因为供者 T细胞可介导同种异体免疫反应，而发生临床显著GVHD 的患者在造血干细胞移植后具有更好的无白血病生存率 [113]。对于异基因骨髓移植后复发的慢性髓系白血病患者来说，供者淋巴细胞输注研究直接证明了供者 T 细胞在 GVL 效应中的重要性，其完全缓解率达到 70%～80%[114, 115]。对供者淋巴细胞输注有效的疾病与 T 细胞去除后复发增加有关的疾病相同。除慢性髓系白血病外，还包括多发性骨髓瘤和慢性淋巴细胞白血病。白血病复发的风险也

可能根据所用 T 细胞去除的程度和特异性而变化。与"广泛特异性"T 细胞去除方法相比，"窄特异性"抗体似乎与复发率较低相关。对于窄特异性 T细胞去除骨髓移植患者，白血病 5 年复发的概率为28%，而其他技术 T 细胞去除的患者 5 年复发率为51%（P＜0.001）[22]。"窄特异性"T 细胞去除患者5 年复发率与接受未处理骨髓移植患者相似。T 细胞去除造血干细胞移植后复发的危险因素还可能与供者 CTLA4 基因型的遗传多态性，以及产生和维持 GVL 应答的能力有关 [116]。

与慢性髓系白血病相比，T 细胞去除似乎对急性白血病患者移植后复发率影响较小 [117, 118]。在两项独立的随机对照试验中，在 HLA 相合亲缘或无关骨髓移植的患者中，将 T 细胞去除与甲氨蝶呤和环孢素作为 GVHD 的预防进行比较，发现 T 细胞去除骨髓移植后仅在慢性髓系白血病患者中观察到较高的复发率，而在急性白血病患者未观察到 [6, 119]。此外，在 BMTCTN 报道的急性髓系白血病患者和随机 ATG-Fresenius 试验（包括急性髓系白血病、MDS 和急性淋巴细胞白血病）的 CD34+选择 T 细胞去除比较研究中，在清髓性预处理后，无论是离体还是体内 T 细胞去除 HCT 后复发率均未增加 [42, 70, 71]。这些试验去除了疾病晚期患者，因此不应将此观察结果推广至所有患者。也不应该扩展到接受减低强度预处理的患者，因为 CIBMTR 和EBMT 的回顾性分析清楚地表明在这种情况下 ATG和阿仑单抗的复发率更高 [79, 80]。

对减少 T 细胞去除后白血病复发的研究主要集中于基础免疫策略，在不影响 GVHD 预防的情况下增强 GVL 效应。这些方法包括选择性清除 T 淋巴细胞亚群（如 CD8+ T 细胞），预防性供者淋巴细胞输注和诱导 NK 细胞介导的抗肿瘤活性。供者淋巴细胞输注或 T 细胞补充策略已与 T 细胞去除联合使用，以促进 GVL 效应并预防疾病复发。在使用 CD34+ 选择、ATG 或阿仑单抗进行 T 细胞去除造血干细胞移植后，对于广泛 T 细胞去除所导致的免疫功能严重和持久的损害，预防性供者淋巴细胞输注策略可能是有用的 [69, 75-78, 120]。遗憾的是，供者淋巴细胞输注后常导致 GVHD 的发生。虽然预防性供者淋巴细胞输注后 GVHD 的发生率与传统移植相似，但有报道表明 T 细胞输注后产生的慢性GVHD 与死亡率降低相关，不过对复发具有保护作

用[120]。对接受高强度预处理移植的慢性髓系白血病和多发性骨髓瘤患者进行的回顾性研究表明，T 细胞去除加供者淋巴细胞输注是传统 GVHD 预防的合理替代方案，并且在某些情况下可能与较好的预后相关[121-123]。西班牙和英国关于霍奇金淋巴瘤减低强度最新经验表明，加入供者淋巴细胞输注后，对接受环孢素 / 阿仑单抗以预防 GVHD 的患者，其无病生存率优于接受环孢素 / 甲氨蝶呤预防 GVHD 的患者，尽管缺乏随机对照数据[124]。

九、移植物处理新策略

目前正在研究与造血细胞或供者淋巴细胞输注相关的降低 GVHD 风险的新策略，包括光灭活作用、无反应诱导和消除表达活化抗原的细胞（如 CD25、CD69）。这些方法通常涉及供者细胞与受者来源的抗原呈递细胞的短暂耦合。从理论上讲，这种方法可以优先清除与 GVHD 相关的同种异体反应性淋巴细胞，但保留可能改善移植后对感染性病原体免疫重建的"非同种异体反应性"T 细胞[125]。如果可以常规鉴定出与 GVHD 而非 GVL 相关的 mHA，那么那些可识别次要抗原细胞的靶向清除可能代表了一个重大进展[126]。

将 HSV-TK 基因插入供者 T 细胞中代表了在异基因移植或供者淋巴细胞输注后控制 GVHD 的另一种方法。在暴露于更昔洛韦后，这些细胞易被破坏。用 T 细胞去除骨髓移植物输注 HSV-TK+ T 淋巴细胞不妨碍植入，并使移植后受者体内循环 TK+ 细胞得到稳定建立[127]。HSV-TK 基因插入也已经在供者淋巴细胞输注中进行了研究，证明其不影响供者淋巴细胞输注抗肿瘤活性[128]。在一项研究中，观察到抗肿瘤活性与循环中 TK+ 细胞的峰值水平直接相关。此外，通过给予更昔洛韦可以破坏循环中的 TK+ 细胞。

最近，认识到某些 T 细胞具有抑制移植物抗宿主反应的调节功能，这一认识可能在未来 T 细胞去除策略的设计中发挥作用，从而避免这些负调节因子[129, 130]。CD4+ CD25+ Foxp3+ Treg 细胞已被证明是造血干细胞移植后诱导免疫耐受、自体 / 同种异体免疫反应和免疫重建的重要介质。小鼠移植模型已经证明 Treg 细胞是同种异体免疫反应的有效抑制药，可以预防 GVHD[129, 131]。较低水平的 Treg 细胞与急性和慢性 GVHD 的发生有关[132, 133]。体外培养 Treg 细胞的输注已被用于脐血移植后 GVHD 的预防[134]。早期非受控的数据表明，输注新鲜分离的 Treg 细胞可以防止常规 T 细胞在移植时诱导的 GVHD 的发生[52]。根据临床试验观察到在癌症和移植患者中细胞因子优先扩增 Treg 细胞，我们正在研究低剂量重组 IL-2 促使 Treg 细胞在慢性 GVHD 患者体内的扩增情况[135]。低剂量 IL-2 已被用于治疗顽固性慢性 GVHD 患者 Treg 细胞缺乏症，且效果良好[136]。过继性 Treg 细胞免疫疗法联合 IL-2 给药的试验结果正在进行中。

十、结论

虽然 T 细胞去除明显降低急性和慢性 GVHD 的发生率，但是尚无确切的证据表明 T 细胞去除能改善造血干细胞移植的总体生存率。尽管如此，许多研究者仍然对移植工程和 T 细胞抗体有朝一日能实现分离移植物抗宿主反应和移植物抗白血病效应（GVL）持乐观态度。目前的证据表明，在急性白血病接受清髓性移植的患者中，体内和离体 T 细胞去除可以做到这一点。但是，这在减低强度预处理造血干细胞移植中并不成立。为了优化移植工程，需要进一步描述促进植入又能控制同种异体免疫、抗肿瘤和抗病毒反应的细胞亚群。重要的是，随着有前景的离体或体内 T 细胞去除策略的发展，它们将会在前瞻性随机试验中得到肯定。

第83章
急性移植物抗宿主病的临床表现和治疗
Manifestations and Treatment of Acute Graft-versus-Host Disease

Corey Cutler　Joseph H. Antin　著

陈　峰　译

李　正　唐晓文　陈子兴　校

一、急性移植物抗宿主病的背景、定义和发生率

1955 年，Barnes 和 Loutit 首先描述了 GVHD，当时认为这是接受移植的动物体内发生的一种"继发性疾病"[1]。从那以后，对急性 GVHD 病理生理学的认识越来越深入（参见第 13 章），但是仍有许多未知领域需要探索。第 81 章和第 82 章综述了通过药物和移植物处理来预防急性 GVHD 的方法，本章主要讲述急性 GVHD 的诊断和治疗。

急性 GVHD 传统上是指在异基因造血干细胞移植 100 天以内发生在皮肤、肝脏和胃肠道的一种特殊的炎症反应综合征。慢性 GVHD 则是指移植 100 天以后发生的一种累及更多脏器的临床综合征（参见第 84 章）。现在也认识到急性 GVHD 可发生 100 天之后，同样慢性 GVHD 也可在发生 100 天以内，这是根据临床特征而非发病时间来界定的。迟发性急性 GVHD 主要发生在减低强度预处理的异基因移植[2]或免疫抑制药快速减量的背景下。

二、发病率和分期

表 83-1 列出了急性 GVHD 分期和分级的常用共识标准[3, 4]。对 II 级 GVHD 修订包括恶心、厌食、食纳差或呕吐等症状，经上消化道活检可确认为肠道 GVHD[4, 5]。IBMTR 提出的分期系统同样是根据器官分期，但对整体分级方案略有修改（表83-2)[6]。虽然两个系统同样能够很好地预测总体生存率，但在 607 例患者的比较中，共识系统能更好地预测早期生存率。但是，IBMTR 指标更易于使用，并且能减少医生的偏差或错误[7]。

根据 GVHD 预防方案不同，II～IV 级急性 GVHD 在同胞全相合造血干细胞移植中发生率在 20%～40%[8]，在无关供者骨髓移植中高达 30%～50%[9, 10]。严重急性 GVHD（III～IV 级）发生在 20% 亲缘供者移植的受者中，在无关供者中的发生率最多可达 20%～35%[9, 10]。急性 GVHD 的可靠发病率数据受到观察者和中心之间变异的限制。这种可变性很大程度上源于对 II 级 GVHD 诊断的不确定性[11, 12]。诊断急性 GVHD 的中位时间因条件而异，接受清髓性预处理方案的患者发生的中位天数为移植后 17 天[13]，而减低强度移植的受者发生的中位天数为 3 个月[2]。更常见的是与免疫抑制药的逐渐减量有关。

三、急性移植物抗宿主病的危险因素

（一）人白细胞抗原差异

供受者之间 HLA 差异是决定急性 GVHD 的严重程度和动力学的最重要因素。与 HLA 相合供者

表 83-1 急性移植物抗宿主病的改良 Glucksberg 分级 [4]

	皮 肤 a	肝 脏	肠 道
器官分期			
1	皮疹＜ 25%	胆红素 2 ～ 2.9mg/dl	腹泻，500 ～ 1000ml/d 或活检证实上消化道受累
2	皮疹 25% ～ 50%	胆红素 3 ～ 6mg/dl	腹泻，1000 ～ 1500ml/d
3	皮疹＞ 50%	胆红素 6.1 ～ 15mg/dl	腹泻，1500 ～ 2000ml/d
4	全身广泛性斑丘疹伴水疱	胆红素＞ 15mg/dl	腹泻＞ 2000ml/d，伴或不伴肠梗阻
总体分级			
I	1 ～ 2 期	无	无
II	3 期或	1 期或	1 期
III	-	2 ～ 3 期或	2 ～ 4 期
IV	4 期或	4 期	-

a. 使用"九分法"确定身体表面积

表 83-2 急性移植物抗宿主病的 IBMTR 分级

总体分级	皮 肤 *	肝 脏	肠 道
A	1 期	无	无
B	2 期	1 或 2 期	1 或 2 期
C	3 期	3 期	3 期
D	4 期	4 期	4 期

相比，HLA 不相合供者的急性 GVHD 发生率明显增加 [14]。

虽然传统上 HLA Ⅰ 类抗原 HLA-A 和 HLA-B 以及 Ⅱ 类抗原 HLA-DRB1 已被用于配型检测，但其他 HLA 抗原，即 HLA-C、HLA-DQ 和 HLA-DP 也与急性 GVHD 和移植预后相关 [15-19]。在一项大型 NMDP 的研究中，Lee 等证明，与全相合无关供者移植相比，任何单个位点的等位基因和抗原不合都与严重的急性 GVHD 相关，然而，总体上没有发现抗原和等位基因不合之间的差异 [20]。尽管由于样本量小，并非所有比较都具有统计学意义，但 HLA 单个基因位点的不合使急性 GVHD 发生的风险增加约 1.6 倍。

虽然一些研究已经识别出与 GVHD 发生率增加相关的单个 HLA 抗原 [21]，但这些相关性尚未得到一致认同 [22, 23]。随着对 HLA 配型技术的不断改进，以及对个体中 HLA 差异如何影响抗原呈递、识别和信号转导的理解进一步深入，个体 HLA 差异的作用将变得更加重要。

（二）造血干细胞来源和移植物组成

异基因造血细胞的来源也可能影响 GVHD 的发展。20 多年来，从接受骨髓移植的队列中掌握了关于 GVHD 的发生率和危险因素的相关经验 [21-23]。最近，外周血干细胞已成为亲缘和无关供者移植最常用的造血干细胞来源 [24]。早期的 2 项研究表明，亲缘供者间外周血干细胞移植急性 GVHD 的发生率增加 [25-28]，同时，多个随机对照试验比较了同胞全相合骨髓移植和外周血干细胞移植之间的 GVHD 的结果 [29-36]。在 1995—1999 年期间一项涉及 350 名患者的大型随机对照试验中，外周血干细胞组的 Ⅱ ～ Ⅳ级和 Ⅲ ～ Ⅳ级急性 GVHD 显著升高（分别为 52%、39%，$P=0.014$；28% vs 16 %，$P=0.01$）。但是，在这项试验中，两组均缩短了作为 GVHD 预防用药的甲氨蝶呤的三个剂量疗程 [35]。一项涉及西雅图、希望之城和斯坦福大学的单臂外周血干细胞移植的随机试验显示，急性 GVHD（HR 1.21, 95%CI 0.81 ～ 1.81）和严重急性 GVHD 的 HR 无显著增加（HR 1.27，95%CI 0.55 ～ 2.89）[29]。其他试验也报道了外周血干细胞和骨髓移植组 [30, 31, 34] 之间 GVHD 的发生率无显著差异 [32, 36]，只有一项小型试验显示骨髓移植组急性 GVHD 有统计学意义上的显著增加 [33]。两项 Meta 分析发现，外周血干细胞移植后急性 GVHD 发生的相对风险比骨髓移植增加 1.16 倍

（$P=0.006$）[37] 或 1.14 倍（$P=0.2$）[38]。后一项 Meta 分析显示外周血干细胞移植后严重急性 GVHD 的增加有统计学意义（OR 1.13，$P=0.03$）[38]。

在无关供者移植中，一项早期小型的 Ⅱ 期研究中外周血干细胞移植与骨髓移植回顾性的对比，并未显示急性 GVHD 发生率的差异[39, 40]。然而，一项来自 CIBMTR 数据库的 1300 多名患者的大型回顾性研究表明，在白血病和 MDS 患者中，外周血干细胞移植比骨髓移植后急性 GVHD 的发生率更高（56% vs 46%，$P < 0.001$）[41]。另一项关于骨髓移植和外周血干细胞移植的最大规模的无关供者移植试验中，551 名患者随机接受外周血干细胞移植或骨髓移植。在这项研究中，急性 GVHD（约 50%）和严重急性 GVHD 的累计发病率在治疗组之间并无差异[42]。

由于经常遇到 HLA 多个位点等位基因的不合，脐血移植的急性 GVHD 相对发生率最低。急性 GVHD 发病率的这种差异可能归因于脐血中发现的 T 细胞亚群缺乏和免疫不成熟。由于在外周血干细胞移植物中发现 T 细胞浓度要高很多，因此，通常认为这是骨髓移植和外周血干细胞移植之间 GVHD 结果差异的原因[43-46]。T 细胞亚群与急性 GVHD 发病机制相关的最有力的证据是，无论在体内还在离体去除 T 细胞都能降低急性 GVHD 的发生[47, 48]。特定 T 细胞亚群的作用仍然存在争议，一些研究者证明，$CD8^+$ T 细胞数量[46, 49, 50] 和 $CD4^+$ $CD25^+$ Treg 细胞数量[51-55] 与急性 GVHD 发生的重要预测因子之间的相关性。

G-CSF 动员的外周血干细胞移植物中 $CD34^+$ 干细胞的数量通常高于骨髓中动员的干细胞数量[56]。$CD34^+$ 干细胞数量已证明与慢性 GVHD 的发生相关[45, 57]，但对急性 GVHD 发生的影响尚不明确[43, 45, 58-60]。同时，移植物中包含的其他细胞亚群对急性 GVHD 发病的影响也尚不清楚。

（三）供受者临床因素

供者和受者的年龄均可影响急性 GVHD 的发生。对 NMDP 供受者间进行大量分析的结果表明，增加供者年龄与急性 GVHD 的发生增加相关[61]。但是，CIBMTR 的分析表明，供者年龄与 GVHD 的发生无关[62]。在儿童移植患者中，同样注意到供者年龄偏大和急性 GVHD 的相关性，在年轻患者中，急性 GVHD 的发生率通常较低[63]，可能与年轻人体内存在功能性胸腺有关。受者年龄偏大也是发生 GVHD 的风险，但由于同胞之间年龄往往紧密相连，因此难以证明供者年龄作为独立因素在配型相合的亲缘供者移植中 GVHD 发生率的影响。但是，对于年龄偏大的受者来说，选择年龄偏大的 HLA 配型相合的亲缘供者似乎仍然优于年轻的单倍型相合的无关供者[64]。

供受者性别不匹配和供者胎育史与急性 GVHD 风险增加相关，接受女性供者的男性受者发生 GVHD 概率最高[21-23, 63, 65]。其发病机制是由于女性供者体内 T 细胞对 Y 染色体编码抗原的识别有关。由于母体对胎儿次要抗原的同种异体免疫，胎次被认为与移植后剧烈的再生型 GVHD 反应相关。但是，最近在 HLA 配型相合的同胞供者移植中和使用减低强度预处理方案移植中并未注意到供者性别[66, 67] 或年龄对急性 GVHD 的影响[67]。

ABO 血型对急性 GVHD 的影响仍存在争议。ABO 糖基转移酶多肽可作为 mHA 刺激同种异体 T 细胞产生应答[68]。对 CIBMTR 中对 3103 对供受者进行分析，结果表明，主要 ABO 血型不合与严重急性 GVHD 的风险增加相关（HR 1.869，$P=0.006$）[69]；但是，最近对 NMDP 的分析，证明 ABO 血型不合仅与总体死亡率相关，而与急性 GVHD 无关[61]，另一些小型研究无法验证这一结果[53-55]。由于 ABO 血型不合对植入程及移植后输血的要求均会产生影响，因此在无关供者移植中常需考虑 ABO 血型不合。

供者和受者巨细胞病毒血清状态也可能影响急性 GVHD 的发生率。对于巨细胞病毒阴性的受者来说，选择巨细胞病毒阴性的供者似乎也可以降低移植后巨细胞感染和 GVHD 发生的风险[21]。

（四）非 HLA 遗传因素

与 HLA 相合同胞供者相比，HLA 相合的无关供者发生急性 GVHD 的概率更高，这意味着在 GVHD 发病机制中存在次要的或非 HLA 抗原[70]。mHA 是一组能被 HLA 分子连接和递呈的自身多肽，在 HLA 全相合而 mHAs 不同的个体进行同种异基因骨髓移植后已经被证实似乎与 GVHD 的发生有关[71-74]。在具有遗传同质性的人群中观察到较低的 GVHD 发生率进一步证实了 mHAs 的重要性[75]。在基因差异较大群体中，有关 GVHD 发病率增加的数据不太一致[76-78]。与 GVHD 有关的抗原的差异仅局限于某些 Ⅰ 类和 Ⅱ 类等位基因，这表明肽配体结合的差异可能对同种异体反应具有深远的影响[79, 80]。

即使在 6 号染色体上的 HLA 基因复合体内，也有证据表明存在与移植相关的 mHA 基因。HLA 单倍型相合已经被证实与急性 GVHD 的增加相关[81]。

基因多样性在同种异体反应中可能是通过调节炎症反应导致细胞因子（IL-2、IL-6、IL-10、TNF 超家族和其他因子）水平和表达的改变来影响急性 GVHD 的发病率（Chien 等[82]发表的综述），在 NK 细胞受体和配体组（KIR 家族）中发生的不同多态性，与移植后 GVHD 和复发率的差异有关[83, 84]。参与甲氨蝶呤代谢的基因与异基因移植后的毒性和 GVHD 有关[85-87]。最后，与免疫系统关联不密切的基因也可以影响 GVHD 的发生[88-92]。目前，在异基因移植之前尚未确定细胞因子多态性的存在；但是，一些研究者认为应该将细胞因子的供者基因型和其他相关基因纳入考虑中[93-95]。

（五）免疫耐受

第 12 章回顾了异基因造血干细胞移植后移植物抗宿主病的免疫耐受机制。通过胸腺对宿主反应细胞的克隆消除可以实现免疫耐受；因此，胸腺损伤可以终止耐受[96, 97]。此外，功能性抑制因子 CD4+ CD25+ FoxP3+ Treg 细胞在免疫耐受中可能发挥重要作用[98]，选择性扩增或上调这些 T 细胞来对抗急性 GVHD 的策略已经被应用[99]。孕妇和胎儿抗原在妊娠期间通过胎盘双向传递也可获得免疫耐受。这就是 NIMAs 产生免疫耐受的机制[100]。在单倍体移植的动物实验和人体模型中，子供母或母供子造血干细胞移植的急性 GVHD 的发生率远低于子供父或父供子，这极为有力地证明了 NIMA 能诱导产生免疫耐受。这种免疫耐受可能依赖于 T 细胞[101]。与这一发现相一致的是，在半相合同胞移植中，NIPAs 的不合似乎与较高的 GVHD 发生率相关，这表明在子宫内暴露于母体 HLA 抗原可能对随后的免疫反应产生终身影响[102, 103]。同样，在脐血移植中，当已知母体的 HLA 分型时，选择 NIMA 相合的脐血干细胞移植与预后改善相关[104, 105]。

（六）预处理方案的强度和免疫调节

在第 13 章中回顾性描述了关于激活的免疫调节相关性组织损伤导致急性 GVHD 的病理生理学。所以，减低强度预处理方案被认为可以通过降低组织损伤和减少炎症因子分泌来降低急性 GVHD 的发生率。在一项回顾性单中心研究中，238 名接受减低强度预处理方案的患者与接受清髓性预处理方案的患者相比，尽管两组 GVHD 预防策略一样，但 II~IV 级急性 GVHD 的 HR 为 1.73（P=0.015）[106]。同样，EBMT 发现，与 400 多名清髓性移植患者相比，315 例减低强度预处理移植的患者中急性 GVHD 的发生率降低 40%（P=0.01）[107]。最近的一项 CIBMTR 研究，通过对预处理方案强度、干细胞来源和全身放疗的应用进行分组后分析了 GVHD 发生的危险因素，并证明了与清髓性预处理方案及全身放疗预处理的外周血干细胞移植相比，接受减低强度预处理的患者急性 GVHD 的发生率更低[62]。即使在接受高剂量免疫抑制的患者中，免疫抑制的强度也可能影响急性 GVHD 的结果。在接受甲氨蝶呤和环孢素预防性 GVHD 的 HLA 相合的移植患者中，在给予 1575cGy 全身放疗的患者中有 48% 发生急性 GVHD，而给予 1200cGy 全身放疗的患者中只有 21% 发生急性 GVHD（P=0.02）[108]。另一种假说认为，更强的免疫抑制强度可以更有效地清除宿主细胞，并阻止供 - 受者混合嵌合体的产生，从而降低 GVHD 的发生[109, 110]。

（七）微环境

宿主的微环境可能影响 GVHD 的发生。与常规饲养的辐照小鼠相比，无菌小鼠不相合骨髓移植后肠道 GVHD 发生率显著降低[111]。人体研究证实了这种生物效应[112, 113]；然而，使用广谱抗生素来清除胃肠道细菌可能与胃肠道真菌过度生长的易感性增加有关[114]。病原微生物通过与肠上皮细胞共享抗原表位激活潜伏的病毒，从而诱导细胞表面抗原成为同种异体反应的靶点[115]，或通过直接激活细胞上 TLR 或非肥胖糖尿病样受体，从而成为 GVHD 的触发因素[116]。同时，GVHD 对肠道菌群的影响也有研究，结果证明，在活动性 GVHD 患者肠道菌群发生明显的变化[117]。这些变化目前认为可能与 GVHD 定向破坏肠黏膜中的 Paneth 细胞，导致局部产生的抗微生物的 α- 防御素减少有关[118]。肠道菌群的变化与肠黏膜炎性变化有关，肠道炎性改变又导致细菌透过黏膜屏障进入血流，从而导致循环中 LPS 及导致 GVHD 的细胞因子效应分子增多[119, 120]。

层流隔离与肠道净化已被证明可降低急性 GVHD 的发生率，并改善再生障碍性贫血患者的生存[112]，但这种生存的改善并不能应用于所有的移植方案当中[121, 122]。抗菌药物预防的随机临床试验表明，与安慰剂相比，使用氟康唑进行抗真菌预防[123]，或与单独使用环丙沙星相比，甲硝唑联合环丙沙星进行厌氧菌预防的患者肠道 GVHD 发生率更低[113]。KGF 对肠上皮细胞具有特异性，可预防放化疗对肠上皮细胞的损伤，降低 LPS 和 TNF 水平，从而降低动物模型中肠道 GVHD 的发生[124]。但是，在一项随机对照试验研究中，移植后使用 KGF 并没有显示可减少急性 GVHD 的发生[125]。

四、急性移植物抗宿主病的临床特征

（一）皮肤急性 GVHD

皮肤是急性 GVHD 最常见的受累器官，75% 以上的患者发生皮肤 GVHD，44% 的患者仅出现皮肤急性 GVHD 的症状[126]。斑丘疹是皮肤急性 GVHD 发生的标志，可无症状或伴有瘙痒或疼痛等[127]。皮肤急性 GVHD 大多表现在手掌和脚掌，这有利于与药疹区分，因为药疹通常不会波及这些范围。手掌和脚掌特征性的表现似乎与表皮突的表皮干细胞浓度有关[128]。随着皮疹范围扩大，可以累及全身。严重者发生皮肤剥脱、表皮坏死、水疱形成和广泛大泡性表皮松解坏死。水疱内含有无菌性浆液，除非急性同种异体炎症性反应减轻，否则大疱暴露的再生皮肤也可能呈现红斑。

（二）胃肠道急性 GVHD

胃肠道是急性 GVHD 最常受累的第二常见器官，50% 以上的患者发生肠道 GVHD[126]。一般情况下，肠道 GVHD 常在移植后数周内随着放化疗作用的消退而发生。但是，这些症状可能叠加在一起，从而使得早期诊断变得困难。小肠远端和结肠急性 GVHD 的症状表现为大量腹泻、水样便、肠道出血，腹部痉挛性疼痛和肠梗阻。腹泻外观是黄绿色水样黏液与脱落细胞混合。上胃肠道 GVHD 的表现与厌食、恶心和消化不良有关，上消化道 GVHD 的患者可能不表现下消化道的受累。对上消化道 GVHD 的初期描述中，13% 的亲缘供者和 31% 的无关供者受者被关注[5]。重要的是，单独的上消化道 GVHD 的发生并不影响患者的生存，但上消化道 GVHD 现以纳入改良的 Glucksberg 急性 GVHD 分级系统中。

使用 CT 成像，通常会发现胃肠道弥漫性水肿，但这一发现是非特异性的，应通过内镜和活检进行评估。肠道 GVHD 的内镜检查可以表现为正常、广泛水肿以及黏膜脱落。病变主要发生在盲肠、回肠

和升结肠，但也累及胃、十二指肠和直肠。胃肠道内镜检查和活检是诊断上消化道 GVHD 的必要条件[5, 129]，由于厌食和恶心是免疫相关损伤的常见症状。为了排除其他诊断，如病毒性肠炎，下消化道 GVHD 的诊断也同样推荐应用内镜和活组织检查。

（三）肝脏急性 GVHD

肝脏是急性 GVHD 最不常见的受累器官，不到 20% 的急性 GVHD 患者有肝脏受累[126]。胆汁淤积性黄疸是最常见的表现，伴随或孤立性转氨酶升高是非特异性改变[130-134]。严重时，可能会出现肝功能衰竭和肝性脑病的发生。经皮肝穿刺活检或经颈静脉肝穿刺活检在可行的情况而下被推荐用于肝 GVHD 的诊断，因为尚无影像学研究能够可靠地区分肝 GVHD 和其他引起肝功能障碍的病因。

（四）其他表现

急性 GVHD 患者可发生眼睛受损[135-138]，表现包括畏光、出血性结膜炎，假膜形成、角膜溃疡和兔眼。尽管在大多数情况下，中枢神经系统受损的病因不能明确地归因于同种异体免疫反应、感染或钙调磷酸酶抑制药诱导的脑白质病等，但急性 GVHD 被认为可以累及中枢神经系统[139, 140]。弥漫性肺泡出血和特发性肺炎综合征在急性 GVHD 患者中较为常见[141]，但这是否为急性 GVHD 的真正肺部表现尚不清楚。慢性 GVHD 患者的肾脏似乎容易受到同种异体免疫攻击。虽然移植相关性血栓性微血管病变与急性 GVHD 之间存在关联，但是，尚未有急性 GVHD 累及肾脏的报道[142, 143]。GVHD 患者中有报道出现血小板减少和贫血，急性 GVHD 患者中血小板重建失败的风险是一般患者的 3.5 倍[144, 145]，持续性血小板减少的患者预后不良[146]。

五、诊断和鉴别诊断

急性 GVHD 是一种临床病理综合征，其临床特征可能难以与早期移植后其他事件区分开来。例如，急性 GVHD 的皮疹常常与放化疗毒性、药物过敏反应或病毒感染诱发的皮疹相混淆。同样，肝酶增高难以与肝的静脉闭塞性疾病或病毒性肝炎区分开。使诊断复杂化的是许多并发症可能共存。上消化道 GVHD 的恶心和厌食及下消化道 GVHD 的腹泻通常与免疫相关损伤和肠道感染（如艰难梭菌、念珠菌和巨细胞病毒感染）难以区分。发生于在

造血干细胞移植后中性粒细胞恢复早期的植入综合征，包括以非感染性发热、弥漫性红皮病、非心源性肺水肿。临床上也很难与急性 GVHD 相鉴别[147]。

GVHD 靶器官活检（见第 26 章）常用于确诊标准；但是，目前 GVHD 的诊断主要依据临床表现，同时在活检确诊之前通常必须开始给予治疗。皮肤活检在急性 GVHD 诊断中的应用在回顾性研究中值得怀疑[148-150]。同样，消化道活检往往难以在早期鉴别移植后急性 GVHD 与免疫损伤引起的上皮细胞凋亡。但是，移植后病毒或其他感染因素引起的腹泻更容易鉴别。通常需要对肝脏进行活组织检查，因为急性肝 GVHD 的组织学表现，包括门静脉三联征，通常很容易与肝脏静脉闭塞性疾病、病毒性肝炎或药物的细胞毒性作用区别开来，除非呈现大量坏死模糊不清的组织图片。

六、急性移植物抗宿主病的预测和预后

以体外功能检测预测急性 GVHD 发生的作用在很大程度上已经成为历史，混合淋巴细胞反应检测不再是常规检测。现在更相关的是生物学检测，可以在临床特征出现之前预测 GVHD 的发生。几种急性 GVHD 的生物标志物（biomarkers）已被认为比临床表现更能敏锐地预测急性 GVHD 的发生。单一炎症分子的检测，如 TNF-α[151]、IL-13[152]，或可溶性 IL-2 受体 α 链（sIL-2Rα）[153]，或 GVHD 靶组织损伤的标志物（Elafin、REG3α）[154]，最常见于蛋白质组学测定中，将来可能是预测急性 GVHD 的最佳标志物，但目前仍外在实验性的研究阶段。

除了预测 GVHD 发生的潜在用途之外，其中一些生物标志物组合现已用于监测患者疾病进展并预测预后。在一项前瞻性验证研究中，以 6 个生物标志物组合（sIL-2Rα、TNF-α、HGF、IL-8、Elafin 和 REG3α）预测第 28 天的对治疗无反应性和 180 天死亡率[155]。但是，简单的临床因素也可能有用。急性 GVHD 对类固醇治疗的反应及预后与初始 GVHD 分级相关[3]。0 ～ I 级患者的长期存活率接近 50%，而对于 IV 级患者，据报道长期存活率低至 11%[156]。对治疗的反应也是预后的一个关键预测因素，因为 II ～ IV 级急性 GVHD 患者的死亡率在初始治疗完全反应的患者中最低（图 83-1）[13, 156, 157]。至少有

两项大型研究表明，第 28 天对治疗的反应性与非复发死亡率和生存率相关性最好[158, 159]，表明移植后第 28 天应该是急性 GVHD 临床试验的终点。一种非常早期的反应，如在治疗第 5 天开始类固醇减量的早期反应性被证明与良好的预后相关[160]。早期反应者可能表现更好，一部分原因是类固醇早期减量降低了并发机会性感染的风险，机会性感染甚至是患者常见的死亡原因。一般情况下，皮肤急性 GVHD 对治疗的反应良好，但下消化道 GVHD 对治疗的反应较差[157]。这可能反映了一个事实，即脱落的肠黏膜再生需要数天到数周的时间，同时在此期间不断增加的免疫抑制药可导致致命性感染。初始治疗失败和不良预后的其他风险包括 GVHD 的早期发病、HLA 差异、年龄[13, 157] 以及热量摄入和体能状态等[161]。

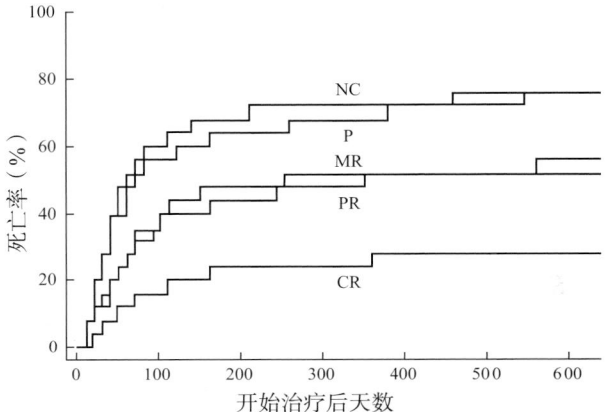

▲ 图 83-1　急性移植物抗宿主病初次治疗后非复发死亡率[13]

CR. 完全缓解；PR. 部分缓解；MR. 混合反应；NC. 没有变化

七、急性移植物抗宿主病的治疗

（一）一线治疗

急性 GVHD 的主要治疗方法是糖皮质激素，其给药途径（局部、口服或静脉注射）取决于急性 GVHD 的严重程度和器官受累程度。糖皮质激素具有淋巴溶解作用，可减少促急性 GVHD 的炎性细胞因子级联反应。虽然其他药物也被用于一线治疗，但无一优于糖皮质激素[13, 162]。

关于急性 GVHD 应该治疗的阶段和糖皮质激素使用的剂量，特别是针对早期 GVHD，许多研究中心及研究者存在不同看法。在没有肝脏或胃肠道

受累的情况下，皮肤受累体表面积小于50%（1期或2期皮肤受累，Ⅰ级急性 GVHD）可单独局部给予中等或高效力的糖皮质激素治疗。但是，多器官受累以及一些体表皮肤受累面积接近50%的患者，需要全身性糖皮质激素治疗。对于Ⅱ～Ⅳ级急性 GVHD，推荐的甲基泼尼松龙初始剂量为2mg/（kg·d）或等效的类固醇[163, 164]。对初始类固醇剂量低于2mg/（kg·d）进行的回顾性分析，在733名患者中，比较1mg/（kg·d）和2mg/（kg·d）类固醇使用剂量，未发现经校正过的危险比在非复发死亡率、复发或恶性肿瘤进展、总死亡率及广泛慢性 GVHD 等指标中表现出差异。但是，前组主要由Ⅰ～Ⅱ级急性 GVHD 患者组成[165]。初始糖皮质激素高于2mg/（kg·d）与反应率的改善无关。在一项前瞻性试验中，将94例Ⅱ～Ⅳ级急性 GVHD患者分为两组，分别给予甲基泼尼松龙2mg/（kg·d）和10mg/（kg·d）的治疗剂量，结果证明，两组治疗反应率、Ⅲ～Ⅳ级 GVHD 的发生率、非复发死亡率及总体 OS 无显著差异[160]。

对于糖皮质激素治疗有反应的急性 GVHD，通常持续给药直至急性 GVHD 的症状和体征完全消退，并至少维持1～2周，然后开始逐渐减少给药剂量，一般每周减少不超过10%，但考虑到糖皮质激素半衰期较长及高剂量激素毒性等影响因素。在一项前瞻性试验中，急性 GVHD 患者在糖皮质激素治疗的第14天出现反应，然后随机分为86天（n=14）快速激素撤退组和147天（n=16）缓慢激素撤退组。短疗程组急性 GVHD 治疗的中位时间为42天（12～74天），而长疗程组中位治疗时间为30天（6～30天）。但两组继发的急性、慢性 GVHD 发生率、糖皮质激素使用的中位剂量、感染或死亡的患者数量无显著性差异，表明累计剂量较低的糖皮质激素似乎同样有效，并可能显著性降低相关并发症[166]。

虽然在小型临床试验中，糖皮质激素反应率很高[167]，但在大型回顾性研究中，糖皮质激素治疗的反应率大约为50%[13, 157]。持久有效性就更少见。糖皮质激素完全有效性低到足以促使研究人员探索其他免疫抑制药在 aGVHD 初始治疗中的作用。其中，研究最多的药物是 ATG。Ⅱ期临床数据显示急性 GVHD 对糖皮质激素和 ATG 联合使用的反应率为67%～80%[168, 169]。在一项泼尼松加或不加 ATG

（n=100）的随机对照试验中，两组的反应率（都是76%）而1年生存率和2年生存率没有差异，但联合 ATG 组的感染发病率更高[167]。Lee 等选取102名患者，随机分为糖皮质激素 +CD25 单抗组和糖皮质激素 + 安慰剂组，在第1天和第4天以及之后的每周均接受单克隆 CD25 单抗（daclizumab）（1mg/kg）。结果表明，两组的反应率相似（53% vs 51%），但使用达利珠单抗组的100天生存率和1年生存率较低[170]。随机试验同样证明了糖皮质激素联合抗 IL-2 受体抗体（inolimomab）[171]，一种抗 T 细胞蓖麻毒素 -A 链免疫毒素[172]，或 TNF-α 抗体（infliximab）并未展示明显的优势[173]。为了尽量减少长期大剂量糖皮质激素的全身不良反应，在一项小型随机对照试验中，比较了糖皮质激素加或不加吸入型倍氯米松，结果显示，前组有利于减少激素对全身的不良反应[174]，但在一项大型随机对照试验中并未观察到相同效果，在中期分析证明无效后该实验被中止了。

BMTCTN 开展了一项糖皮质激素分别联合四种最有前景的药物的随机Ⅱ期临床试验（分别为地尼白介素 - 毒素连接物、依那西普、霉酚酸酯和喷司他丁）。接受霉酚酸酯治疗的患者反应率最高[175]，从而导致单独使用糖皮质激素或与霉酚酸酯联合进行随机Ⅲ期研究。该试验以236例纳入患者为研究对象，实验组和对照组在随机化对照56天后显示相似的无 GVHD 存活率（分别为60.5% vs 52.2%，P=0.78），在中期分析中，慢性 GVHD 发病率、严重感染或总体生存率均无差异时，此试验被终止[176]。所以，目前没有证据表明使用额外免疫抑制药的策略将超过单药泼尼松的疗效。

（二）二线治疗

对初始治疗失败的患者（通常定义为急性 GVHD 用甲基泼尼松龙治疗3天后进展，7天后无变化，或14天后未完全缓解）有多种挽救治疗方案，对激素抵抗的急性 GVHD 的治疗尽管反应率高，但疗效甚微，这是由于强烈的免疫抑制期间感染风险增加所致。

皮质类固醇的治疗失败的患者常用的药物是 ATG[177, 178]，ATG 治疗反应率在30%～54%之间，但只有5%～20%的患者能获得长期生存[179-182]，早期给药会改善生存[182]。其他清除 T 细胞策略，包括单克隆小鼠抗 CD3 抗体 OKT3 和非促有丝分裂的非

Fc 结合抗 CD3 抗体维西珠单抗已通过测试，但这两种都与 EB 病毒再激活和移植后 PTLD 的高发率有关[183-186]。抗 CD52 单克隆抗体阿仑单抗针对所有 T 细胞和抗原递呈 B 细胞以及树突状细胞，曾被报道对类固醇抵抗的难治性急性 GVHD 有效[187-189]。

仅针对活化的 T 细胞，以 IL-2 受体（CD25）的 α- 亚基为靶点的抗体治疗已经尝试了超过 30 年，包括原始的抗 Tac 抗体[190-192]、鼠抗体（BT563，伊诺莫单抗）[193-195]、嵌合鼠 / 人单克隆抗体（巴利昔单抗）[196-198]和人源化抗体（达克珠单抗）[199-203]，大多数这些药物的效用在很大程度上已成为历史，因为目前只有巴利昔单抗可在美国使用。在原来的剂量递增试验中，有 40% 的反应率，有利于改善皮肤和胃肠道疾病[199]。随后，在对一小群人的队列研究中发现，对Ⅲ～Ⅳ级急性 GVHD 患者有 50% 的反应率[203]，最大的系列报道显示每周用达克珠单抗治疗，连续治疗 5 周的患者的完全缓解率为 29%，对于按照更快时间表（1mg/kg，第 1 天、第 4 天、第 8 天、第 15 天和第 22 天使用）接受治疗的患者完全缓解率为 47%[201]，最近的一项回顾性分析也证实了这一较高的反应率，但长期生存率低[200]。一项跨越 10 年时间的大型回顾性研究发现，对于伊诺莫单抗，第 30 天的反应率为 42%，其中淋巴细胞减少，早期使用和Ⅳ级急性 GVHD 是不良预后的预测因素[195]。在使用不同剂量和方案的巴利昔单抗的Ⅱ期研究中，总体反应率统一偏高（71%～82.5%），而完全反应在 17.5%～53% 之间变化[196-198]。同样，地尼白介素 - 毒素连接物也是以 IL-2 受体为靶点的一种重组融合蛋白，由 1～133 氨基酸组成的 IL-2 与白喉毒素的膜易位和催化结构域融合而成，在类固醇抵抗的难治性急性 GVHD 的Ⅰ期研究中，71% 的患者对该治疗有反应，46% 的患者在最大耐受剂量期间获得了完全缓解（9μg/kg，第 1、3、5、15、17 和 19 天）[204]。一项类似的剂量递增试验（每天服用 4.5μg/kg，连续 5 天，然后每周治疗，持续 1 个月）36 天完全缓解率为 41%[205]。其他潜在的活化 T 细胞表面靶标包括 CD147（由抗体 ABX-CBL 靶向治疗），它是免疫球蛋白超家族的成员，也见于 B 细胞，单核细胞和树突状细胞[206]。虽然这种药物具有活性，但在它与 ATG 一起进行多中心、随机Ⅲ期研究中相比较时，患者显示的存活率较差[207]。

针对导致 T 细胞激活和增殖的炎性细胞因子的研究也已在 GVHD 二线治疗中尝试，Busca 等用依那西普（基因工程改造的分子，其包含与人 IgG1 融合的人 TNFα 受体的两个 p75 细胞外结构域）治疗 13 例类固醇激素抵抗的难治性急性 GVHD 患者，每周 2 次皮下注射，持续 4 周，13 例患者中的 6 例（46%）有效，其中 5 例获得完全缓解[208]。嵌合抗体英夫利昔单抗中和了 TNF-α 并溶解产生它的细胞，比依那西普得到更广泛地使用。初始案例系列和剂量递增试验记录了这种药物潜在的有效性[209-211]，更大案例报道显示其有 59%～67% 反应率，并利于改善胃肠道 GVHD[212, 213]，但真菌感染发生率高[213, 214]。抗 T 细胞治疗和细胞因子靶向治疗的联合也有报道[215-219]。其他细胞因子，包括 IL-5、IL-6 和 IL-12/IL-23，都是 GVHD 治疗的潜在靶点。

抑制 T 细胞增殖的药物可用于 GVHD 的预防和治疗，在剂量递增的喷司他丁（一种腺苷脱氨酶抑制药）用于类固醇抵抗的难治性急性 GVHD 的Ⅰ期研究中，最大耐受剂量为 1.5mg/m²，总反应率为 77%[220]，但最近其他研究的报道发现它的使用没有获得较好的长期生存[221, 222]。吗替麦考酚酯通过可逆地抑制嘌呤合成抑制 T 细胞增殖，但是，在一个病例报道中显示使用这种药物后的长期生存较差[223]。西罗莫司，一种 mTOR 抑制药，是一种抑制 DNA 转录、DNA 翻译、蛋白质合成和细胞周期的 T 细胞免疫抑制药[224]，它可能通过多种替代途径进行免疫抑制。Benito 等报道了 21 名类固醇抵抗的难治性患者中有 12 名（57%）对西罗莫司有反应（5 名完全缓解，7 名部分缓解）；而且，研究中显示的毒性在这个研究中是有限的[225]。Hoda 等使用更严格的血清水平，在可接受毒性范围内发现其有 76% 的反应率（44% 的患者完全缓解），1 年的存活率达 44%[226]。

ECP 已被用于难治性急性 GVHD 的治疗，ECP 的假定作用机制，除了使 CD8⁺ T 效应淋巴细胞凋亡外，还包括减少促炎细胞因子的产生和增加抗炎细胞因子产生，这两者都会降低刺激 T 细胞反应的能力，Treg 细胞的增加由部分介导了这一作用[227, 228]。Greinix 等报道了患者对 ECP 的治疗有 60% 完全缓解率，虽然胃肠道 GVHD 患者对其无反应[229]，Perfetti 等报道难治性Ⅱ、Ⅲ和Ⅳ级 GVHD 患者对 ECP 的反应率分别为 70%、42% 和 0%[230]，类似的方法使用紫外线 A 光和补骨脂素敏化剂控制难治性皮肤 GVHD，据报道有较高的反应率[231-233]。

有研究发现使用细胞疗法可治疗耐药性急性 GVHD，间充质干细胞具有免疫抑制作用，从半相合或第三方供者来源的间充质干细胞在实验模型中能改善 GVHD[234]。由 LeBlanc 等首次报道的半相合间充质干细胞输注治疗耐药性急性 GVHD，这种治疗方法获得单一良好结果[235]。从那时起，亦有其他案例报道了成功使用间充质干细胞治疗耐药性内脏急性 GVHD，这些细胞可能有助于修复受损的细胞器官，从而进一步加速 GVHD 的恢复。不幸的是，有一项大型随机试验显示当间充质干细胞添加到常规治疗类固醇抵抗的难治性急性 GVHD 后并未表现出优势[236]。

还有其他实验方法来治疗难治性急性 GVHD，包括动脉内给用类固醇[237-239]或甲氨蝶呤[240]输注治疗胃肠道和肝脏 GVHD，以及使用阿法赛特[241]和 IL-1 受体阻断抗体调节 T 细胞反应[242]；不过，所有这些方法仍在实验探究中。

（三）支持治疗

除免疫抑制治疗外，支持治疗也对改善急性 GVHD 至关重要，根据器官特异性对皮肤的支持措施包括使用局部润肤剂治疗和细致的伤口护理，包括在烧伤单元的指导下护理。对于胃肠道，需要肠道休息和增加肠外营养，抗生素类药物如洛哌丁胺可经常使用，奥曲肽或其他生长抑素类似物有助于控制胃肠道 GVHD 的胃肠道分泌[243-244]，也提倡熊去氧胆酸作为肝脏急性 GVHD 一种支持性治疗，肝脏毒性药物应该避免使用。

系统的支持措施包括明确使用抗生素治疗已证实或疑似的感染，常规使用抗疱疹病毒的药物预防和常规监测巨细胞病毒重新激活。最后，常规推荐预防性抗真菌药物，将其抗菌谱扩展至唑或棘白菌素[245]，因为 GVHD 免疫抑制治疗期间感染是发病率和死亡率的主要原因。

八、特殊情况

（一）超急性 GVHD

超急性 GVHD 是同种异体造血干细胞移植非常罕见的并发症，临床上类似于传统的急性 GVHD。超急性 GVHD 发生较早，发生在植入前几天，但没有标准定义。超急性 GVHD 的病理生理学仍不清楚，据推测它是由成熟的免疫活性细胞和干细胞转运所致，包括 NK-T 细胞[246]。超急性 GVHD 发生的风险因素包括配型不合或无关的供者移植、高剂量预处理方案、供者 - 受者性别错配、二次移植，以及缺乏预防性免疫抑制等[247-250]。超急性 GVHD 的治疗方法类似于急性 GVHD，虽然疗效欠佳，但超急性 GVHD 患者的长期生存似乎与传统急性 GVHD 患者不存在差异[247, 248]。

（二）自体 GVHD

供者和受者之间的组织相容性差异可能并不总是导致 GVHD，相反，自体造血干细胞移植后不恰当识别自身抗原也可能会产生类似 GVHD 的综合征[251, 252]。在自体造血干细胞移植后的治疗所致的胸腺受损中，携带 HLA Ⅱ类的细胞可能不存在，而抗自身细胞的反应性克隆缺失可能不会发生。有报道称在移植前用阿仑单抗治疗的患者中，自体 GVHD 的发病率很高，这表明免疫系统的失调与自体 GVHD 的病理生理学相关[253]。在胸腺损伤的情况下使用环孢素，可以进一步阻止调节性免疫细胞的发育，并让能识别Ⅱ类决定簇的自身反应性 $CD8^+$ 和 $CD4^+$ T 细胞发育[254]，自体移植后使用环孢素为的是激发移植物抗肿瘤作用[255-257]。

对皮肤、肝脏和胃肠道自体 GVHD 的临床干预均有报道[258-260]，尽管这些并发症中每一种的发病率都较低。自体 GVHD 的治疗方法与传统急性 GVHD 相似，皮质类固醇类药物对其有较好的疗效，故有些人推测自体 GVHD 可能仅仅是植入综合征的一种形式。

（三）输血相关的 GVHD

输血相关 GVHD（transfusion-associated GVHD，TA-GVHD）是一种应用血液成分输注治疗后引起的罕见并发症[261]。输血相关 GVHD 与血液细胞成分有关，因而与冷沉淀物或新鲜冷冻血浆无关[261-264]。输血相关 GVHD 的总体发病率仍未知，因为这种疾病因没有被识别且报道不足，但其病理与同种异体造血干细胞后发生的 GVHD 的病理相似[265, 266]。

虽然免疫正常的受者可能会受到输血相关 GVHD 的影响，但有几个群体的发生风险明显增加，如在患有先天性免疫缺陷症者、癌症接受免疫抑制化疗患者和正在接受重大外科手术或患有严重手术创伤的患者中最常见[263]。在正常个体中，遗传因素似乎是最重要的危险因素[267, 268]，在有共同

HLA 单倍型的人群中，纯合子扩展型的 HLA 单倍型供者风险最大，在这种情况下，作为外源性的供者细胞，因为不被受者排斥，而可能导致输血相关 GVHD[269, 270]。在日本，心胸手术后的发病率约为 1/500[267]。

输血相关 GVHD 的临床特征与传统的 GVHD 非常类似，尽管输血相关 GVHD 的发病一般早于传统 GVHD，通常发生输血治疗后 7 ～ 10 天，它可以通过使用嵌合分析证明供者来源的循环 T 细胞来进行诊断。输血相关 GVHD 的一个显著临床特征是全血细胞减少，这表明宿主骨髓和造血祖细胞是输血相关 GVHD 的免疫靶标。输血相关 GVHD 引起的全血细胞减少及其感染并发症是输血相关 GVHD 最常见的死亡原因，这通常发生在诊断后 3 ～ 4 周。

输血相关 GVHD 的预防至关重要，对血液的成分进行辐照的疗效早已得到认可，并且最初在骨髓移植中通常采用 1500cGy 对血液制品进行辐照[271]。来自 ^{60}Co 或 ^{137}Cs 的 γ 射线剂量有效地防止淋巴细胞增殖，而对血细胞形态或功能没有不良影响[272]，虽然各中心之间的结果存在差异，但美国血库协会调查的 97% 的机构使用的辐照剂量为 1500 ～ 3500cGy[273]，这种做法似乎是高效的，且只有 1 例输血相关 GVHD 患者输注的血液成分来源于 2000cGy 137Cs 的辐照剂量辐照的[274]。基于更敏感的有限稀释法测定的 T 细胞灭活，最近的研究要求更高剂量的射线辐照血液制品，从 1993 年 7 月开始，美国 FDA 要求容器的内部中心平面的剂量需要 2500cG，不能有平面接收小于 1500cGy 的照射剂量，且要求具有明确的质量保证程序、剂量绘图和储存时间[275-278]。

新的预防输血相关 GVHD 的方法正在研发中，最有前景的设计用于灭活传染性生物的光敏补骨脂素和紫外线 A 灯，这项技术也使 T 细胞的 DNA 发生交联，而防止它们的增殖[279, 280]。输注去除淋巴细胞去除的血液制品也被尝试，然而，能诱导输血相关 GVHD 的感受态 T 细胞的最低阈值仍然未知，并且有个案报道尽管淋巴细胞去除仍会发生输血相关 GVHD[281, 282]。

用于预防或治疗输血相关 GVHD 的药物对治疗传统的 GVHD 很少有成效，因为全血细胞减少症往往不可逆转，因此输血相关 GVHD 相关的死亡率几乎达到 90%。尽管如此，尝试应用皮质类固醇和其他免疫抑制药进行免疫抑制治疗，有时候会带来良好的结果[283, 284]。通常需要异基因造血干细胞移植来恢复造血功能。

九、结论

尽管对急性 GVHD 的生物学机制的理解似乎有所进步，但这种综合征往往是移植受者首先要克服的障碍。急性 GVHD 的诊断在很大程度上仍然是一个临床诊断，受影响器官的活检是重要的辅助手段。经过数十年的研究，虽然急性 GVHD 新的初始治疗方法不断开展，但是对于这个疾病的标准疗法仍然是使用简单的皮质类固醇。此外，对于急性 GVHD 的二线治疗仍缺乏标准，因为许多药物对这种疾病的作用很弱。不幸的是，大多数方案都与感染性疾病导致的高死亡率相关。对急性 GVHD 的未来努力包括探究急性 GVHD 诊断的新型检测方法、急性 GVHD 初期的抢先治疗和初始治疗失败后的标准化治疗措施。

第 84 章
慢性移植物抗宿主病的临床表现和治疗
Chronic Graft–versus–Host Disease–Clinical Manifestations and Therapy

Paul A. Carpenter　Mary E.D. Flowers　Steven Z. Pavletic　著

陈 峰 译

李 正 唐晓文 陈子兴 校

一、概述

慢性 GVHD 是一种多脏器受累的临床综合征，其特点在 1980 年被阐述过[1]。2005 年美国 NIH 根据慢性 GVHD 的共识对慢性 GVHD 重新分类，临床上把慢性 GVHD 从急性 GVHD 的典型皮炎、肝炎和肠炎中区分出来[2]。因此，NIH 对慢性 GVHD 的诊断不需要考虑移植后的时间，而是需要去追寻是否呈现类似于可能影响一个或多个部位的胶原血管疾病的特征性临床表现，其中包括皮肤、肝脏、眼睛、口腔、胃肠道、肺、浆膜和骨骼肌。无论何时发生，那些诊断为慢性 GVHD 的表现均被归类为"经典慢性"，而仅与急性 GVHD 表现一致，但在第 100 天或之后发生的称为"迟发急性"，同时具有慢性和急性表现的定义为慢性 GVHD 的"重叠亚型"（图 84-1）。慢性 GVHD 发病的主要临床表现包括眼部和口腔干燥综合征、挛缩、硬化性慢性 GVHD 相关的溃疡、进行性气流阻塞、吞咽困难、吸收不良综合征，以及其他相关的慢性疾病。感染是死亡的主要原因，与免疫失调有关，免疫失调还包括嗜酸性粒细胞增多，循环自身抗体和血清丙种球蛋白水平的波动。发生慢性 GVHD 的所有患者中有一半可在移植后 6 个月内被诊断出，其余患者则在 2 年内发病。慢性 GVHD 是异基因移植后晚期发病率和非复发死亡率的主要决定因素，使得患者生活质量下降，器官功能状态受损和免疫抑制治疗持续时间延长。尽管如此，它的潜在益处是通过移植物抗肿瘤效应消除肿瘤细胞，这种效应仍然知之甚少，但却是目前研究的热点。

由于我们缺乏对慢性 GVHD 生物学、诊断、分期、支持治疗和疗效分类的理解，导致这 25 年来

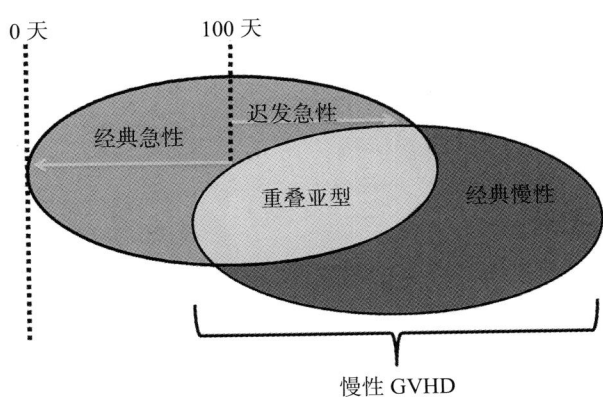

▲ 图 84-1　急性和慢性移植物抗宿主病分类示意图

急性和慢性移植物抗宿主病被归类为经典急性移植物抗宿主病（斑丘疹性红斑性皮疹、胃肠道症状或胆汁淤积性肝炎），在造血干细胞移植或供者淋巴细胞输注后 100 天内任意发生，或持续、复发或晚期急性移植物抗宿主病超过 100 天，通常在停用免疫抑制后出现。急性移植物抗宿主病均在没有诊断或特征性慢性移植物抗宿主病表现的情况下发生。慢性移植物抗宿主病亚类包括仅由慢性移植物抗宿主病表现的经典慢性移植物抗宿主病（表 84-1）和急性和慢性移植物抗宿主病重叠综合征，其中急性和慢性移植物抗宿主病的特征共存

慢性 GVHD 的研究进展有限，但 2005 年 NIH 共识会议让这个领域充满了活力。一些工作成果开始出现，例如，使用修订分类的早期验证结果方案以及严重程度和反应的评估工具[3-13]。重要的是，在本章提交给出版商之后，2014 年 NIH 共识报告更新版发布了（可在 Jagasia 等的文章中找到），同时可在 http://www.asbmt.org/?page=GuidelineStatements 网站上查阅[13]。

二、慢性移植物抗宿主病发病的危险因素

与传统定义的慢性 GVHD 的风险相关的因素相一致，包括先前经历的急性 GVHD、年龄较大的患者、男性受体使用女性供者、供者淋巴细胞输注、无关或 HLA 不相合的供者，此外，近些年来，使用 G–CSF 动员的外周血细胞代替骨髓作为干细胞来源[14]。其中，急性 GVHD 的既往病史似乎是最强的预测因子，并且与其他危险因素中的一些（但不是全部）存在重叠，但这并不奇怪。通过对 NIH 标准所诊断的急性 GVHD 和慢性 GVHD 比较后发现，全身放疗是急性 GVHD 的危险因素，但不是慢性 GVHD 的危险因素[3]。相反，动员的外周血移植物和较大的患者年龄增加了慢性 GVHD 的风险，但没有增加急性 GVHD 的风险，并且女性供者对男性受者的影响在慢性 GVHD 上更明显（图 84-2）；在

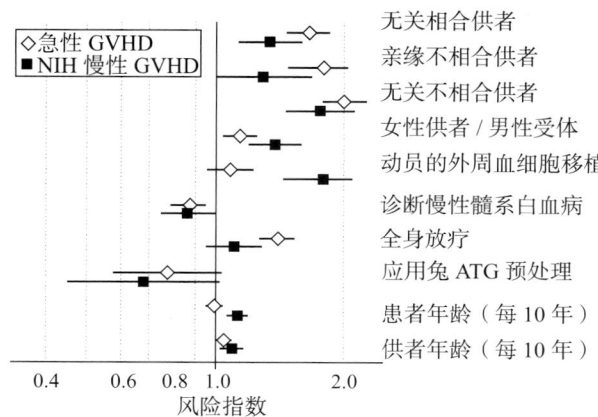

▲ 图 84-2　急性和慢性移植物抗宿主病的风险概况
与急性移植物抗宿主病或 NIH 慢性移植物抗宿主病发展的风险增加（中位数 HR > 1）或风险降低（中位数 HR < 1）相关的因素与每个因子的 95%CI 一起显示。有 2355 例急性移植物抗宿主病事件和 1022 例 NIH 慢性移植物抗宿主病事件（引自 Flowers 等，2011[3]。经美国血液学会许可转载）

对先前的急性 GVHD 诊断标准进行调整后，这些关联仍然存在（数据未显示）。这表明慢性 GVHD 不仅仅是急性 GVHD 的延续，而提示这些综合征之间可能存在发病机制的一些差异。在慢性 GVHD 患者中，全身放疗已被确定为导致皮肤硬化的重要危险因素，皮肤硬化是慢性 GVHD 最常见的致残形式之一[15]。

慢性 GVHD 的发生率从 20%～ 85% 不等，取决于上述危险因素的存在和使用的诊断标准。经过全相合的同胞移植后，3 年后传统定义的广泛慢性 GVHD 的发病率在动员的外周血干细胞移植中为 47%，而在病骨髓移植中为 31%（P < 0.000001）[16]，与其发病率相似的是，对于无关供者来说，根据 BMT CTN0201 研究中 2 年广泛慢性 GVHD 的发生率（48% vs 32%，P < 0.001）[17]。值得注意的是，NIH 所定义的慢性 GVHD 的发生率低于先前定义的广泛慢性 GVHD，因为后者还包括迟发性急性 GVHD（图 84-1）。

动员后的外周血干细胞异基因移植后慢性 GVHD 发病率增加的原因尚不完全清楚。动员的血液中含有的 T 细胞数量是骨髓中的 10 倍以上，一项研究表明输注的 CD3+ 细胞数量可能与慢性 GVHD 的发生无关[18]。供者暴露于非格司亭似乎并不是一个很强的危险因素，因为受者中非格司亭致敏的异基因骨髓较非格司亭动员的外周血的慢性 GVHD 的发生率低[19]。尽管体外 T 细胞去除明显与较低的急性 GVHD 发生率相关，其对慢性 GVHD 的影响尚不清楚，这些影响可能取决于干细胞的来源[20, 21]。早期完全供者嵌合似乎对于发展慢性 GVHD 很重要，并且经常在减低强度预处理后出现延迟，并且可能影响慢性 GVHD 的发生率和严重性[22]。总之，虽然我们预测慢性 GVHD 的能力有所提高，但仍需要进一步改善预后标准，还可能包括生物标志物[23]。

三、风险因素与非复发死亡率增加和生存率低有关

研究发现，血小板减少症（< 100×10⁹/L）和先前急性 GVHD 基础上的慢性 GVHD 进行性发作，是慢性 GVHD 患者晚期非复发死亡率风险增加最为重要的两个因素。在诊断慢性 GVHD 时，通常报

道其他因素与非复发死亡率的增加相关，包括泼尼松剂量＞ 0.5mg/（kg·d）、高胆红素血症（＞ 2mg/dl）、皮肤受累（＞ 50%）、Karnofsky 评分不佳、体重减轻、肠道受累、既往有急性 GVHD Ⅱ～Ⅳ级病史、HLA 不合，以及老年患者或捐献者年龄等[24-27]。一些回顾性研究报道了关于 GVHD 亚型与非复发死亡率或总体存活的相关性的不一致结果。三项研究表明，与经典慢性 GVHD 或重叠亚型相比，迟发性急性 GVHD 的非复发死亡率更高，存活率更低[28-30]，而另外三项研究表明 GVHD 亚型之间的结果没有差异[6, 9, 31]。其中两份报道确实注意到 NIH 标准的总体严重程度（轻度、中度、重度）与总生存期和非复发死亡率之间的独立相关性[9, 31]。北美慢性移植物抗宿主病联盟最近对 298 名患者进行的前瞻性队列研究显示，入组时的全身 GVHD 严重程度评分与非复发死亡率（P□0.0001）和生存率（P□0.0001）相关（图 84-3），2 年总生存率分别为 62%（严重）、86%（中度）和 97%（轻度）[8]。早期对超过 5000 名患有慢性 GVHD 的成人和儿童进行的登记分析用于制定了 10 项变量的风险评分（年龄、既往急性 GVHD、从造血干细胞移植到慢性 GVHD 的时间、供者类型、造血干细胞移植时的疾病状态、GVHD 预防、性别错配、血清胆红素水平、Karnofsky 评分和血小板计数）。风险组 5 年的预测结果显示，非复发死亡率的逐步变化范围为 5%～72%，总体存活率为 91% 降至 4%。这些结果在同期的人群中得到了验证，而且可以广泛应用[32]。CIBMTR 风险评分可能不适用于 NIH 定义的慢性 GVHD。

这些结果表明，对慢性 GVHD 的干预研究应考虑根据风险组指定的治疗，例如，非复发死亡率低风险患者可能优先参加新的局部或器官特异性治疗研究，而高风险患者可能接受更积极的全身治疗。

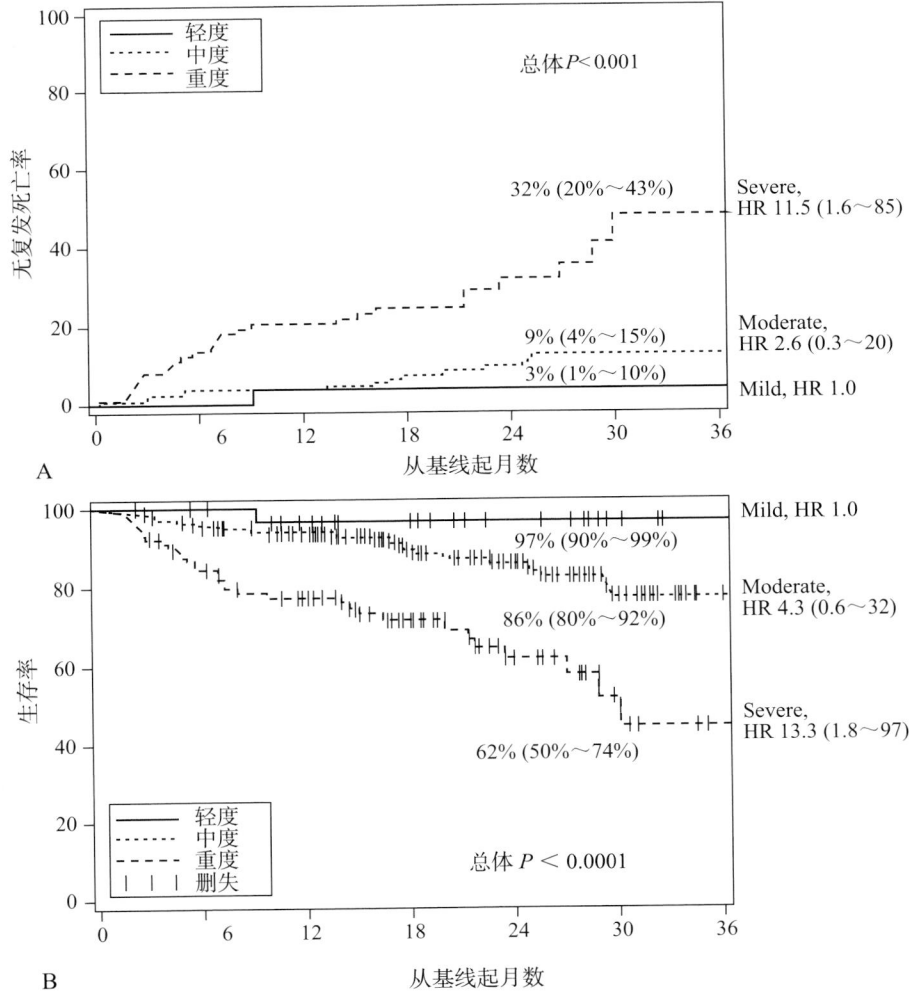

◀ 图 84-3　非复发死亡率的累积发生率和总生存率的 Kaplan-Meier 图

A. 累计发生率；B. 总生存率的 Kaplan-Meier 图。根据 NIH 登记时的全身严重程度，并显示 2 年估计值（95%CI）。HR. 风险比；95%CI；与轻度 cGVHD 相比（引自 Arai 等，2011[8]。经美国血液学学会许可转载）

四、与治疗持续时间相关的风险因素

至少一项随机研究的结果表明，与骨髓相比，动员的外周血干细胞移植后需要更长时间的泼尼松治疗来治疗慢性 GVHD[33]。一项大型回顾性慢性 GVHD 队列的多变量分析结果证实并拓宽了这一观察结果，研究表明对于动员的外周血干细胞异基因移植物的受者，对于女性供者的男性患者，当 HLA 不相合发生在 GVHD 患者，以高胆红素血症为表现的患者，或慢性 GVHD 发病时多器官受累的患者，持续全身免疫抑制治疗直到永久停止所需的时间更长[27]。在没有恶性肿瘤复发的情况下停止免疫抑制治疗的时间已被用作替代的终点，表明可逆性慢性 GVHD 表现的消退。在没有复发或死于其他原因的慢性 GVHD 患者中，停止免疫抑制治疗的中位时间根据移植物来源而不同，动员的外周干移植中位时间超过 3 年，而骨髓移植的中位时间为 2 年[27]。

五、人体内的发病机制

第 13 章对 GVHD 的病理生理有更全面的描述。尽管最近的小鼠和人类研究提供了一些新的见解，但慢性 GVHD 的生物学仍然难以捉摸。慢性 GVHD 通常不会发生在自体或同卵双胞胎移植后，这可以证明同种异体反应性 T 细胞是关键介质。慢性 GVHD 的延迟发作表明刺激过程具有很长的进展或潜伏期。胸腺功能障碍可能在发病机制中起作用，因为老年患者的年龄是慢性 GVHD 的预测因子，并且儿童对特定 GVHD 治疗的反应率通常高于成人患者。大多数研究者认为慢性 GVHD 是一种免疫失调性疾病，涉及供者来源的免疫细胞和宿主细胞群和组织。供者来源的 T 细胞是中心介质，该过程既具有同种异体反应性（针对受者组织相容性抗原）又具有自身反应性（针对供者和受者上存在的抗原）[34]。因此，慢性 GVHD 的治疗传统上一直是基于 T 细胞的免疫抑制，在移植期间给予抗 T 细胞球蛋白时，可以观察到慢性 GVHD 的降低[35]。一旦被激活，慢性 GVHD 中的免疫应答被认为会在缺乏胸腺的促进免疫耐受机制或外周缺失和免疫调节的情况下进行[36-38]。这种病理性免疫反应直接通过细胞溶解机制，促炎细胞因子和促纤维化细胞因子的分泌，或促进 B 细胞活化和产生自身抗体产生来攻击靶组织[34, 39]。炎症导致组织损伤、反向调节和纤维化修复或不可逆的器官损伤。虽然已经在一些慢性 GVHD 患者中检测到自身抗体，但尚未找到这些抗体在慢性 GVHD 发病机制中存在因果关系的证据。一项研究提示抗 PDGFR 的刺激性抗体可能参与其中，在硬化性慢性 GVHD 表型中，已报道这些抗体通过诱导 PDGFR 磷酸化，生成活性氧，以及增加 α- 肌动蛋白和胶原蛋白的表达活性而导致纤维化。这些观察结果激发了人们最近对伊马替尼、PDGFR 的 TKI、c-KIT、BCR-ABL 和盘状蛋白结构域受体家族成员 1 和 2（DDR1 和 DDR2）用于治疗的极大兴趣[40, 41]。除抗体产生外，B 细胞还参与重要的抗体非依赖性机制，如抗原递呈，细胞因子产生和免疫调节，这些机制被认为与慢性 GVHD 有关。总之，B 细胞靶向因子诸如抗 CD20 单克隆抗体（例如利妥昔单抗）或新型靶向 B 细胞嗜性因子（belimumab 和抗 BR3 抗体）都对于慢性 GVHD 的治疗有意义，并且正在其他更常见的自身免疫性疾病中研究[39]。最后，对于 CD4$^+$ CD25$^+$ FOXP3$^+$ Treg 细胞在耐受诱导中的作用的新见解，引起了人们对 Treg 细胞扩增的试验治疗的热情。在一项研究中，慢性 GVHD 患者中 Treg 细胞出现的频率约为非慢性 GVHD 组的一半，但这些 Treg 细胞的抑制功能仍然正常[38]。考虑到健康个体血液中 Treg 细胞的低自然发生频率，这种减少被认为是生理性的，但它们在控制广泛的免疫应答中起着关键作用。也许最能说明这一点的是 IPEX 的临床严重程度，该综合征与慢性 GVHD 具有许多共同特征，并且都是由导致 Treg 细胞功能缺陷的 FOXP3 突变引起的[42]。目前正在研究诸如体外光照治疗和促进 Treg 细胞扩增的 mTOR 抑制药（例如西罗莫司）的疗法，而不是抑制 Treg 细胞扩增的钙调神经磷酸酶抑制药[43-45] 作为慢性 GVHD 的主要疗法。正在进行的 BMTCTN 随机 II/III 期试验（方案 0801）正在测试西罗莫司与含钙调神经磷酸酶抑制药治疗的问题。总之，由于慢性 GVHD 的多样性和不可预测性，现代疗法的重点是全面抑制这种炎症级联反应的所有或者许多关键组分。尽管仍然缺乏对慢性 GVHD 生物学的综合理解，但其某些要素正日益显现。

六、慢性移植物抗宿主病的诊断

慢性 GVHD 的表现通常在异基因移植后 3 个

月至 2 年之间出现，但是大约一半的病例在前 6 个月内发生。经典或重叠亚型的慢性 GVHD 表现可以在移植后第 100 天之前或之后出现。当急性和慢性 GVHD 的表现同时发生时，这被称为慢性 GVHD 的重叠亚型。单独的急性 GVHD 表现可以在第 100 天后长期进展、持续或复发，并且虽然这被称为"迟发"急性 GVHD，而无论其时间长短，2014 年 NIH 共识更倾向于仅仅是"急性 GVHD"（图 84-1）。迟发急性 GVHD 在减低强度预处理移植后更常见[46]。例如，在未见慢性 GVHD 诊断特征的情况下逐渐减少免疫抑制时出现的肝转氨酶升高，不管其移植后的时间长短，皮肤红斑或非感染性腹泻都被归类为迟发急性 GVHD。供者淋巴细胞输注后的 GVHD 可能仅表现为急性、急性和慢性（"重叠"）或单独的经典慢性 GVHD[47]。

北美人中最常见累及的器官是皮肤、口腔和眼睛，超过 50% 的患者具有这些临床表现（图 84-4）。其他常见病变部位包括肝、肺、胃肠道、肌肉骨骼系统和女性生殖器官。慢性 GVHD 的表现可限于单个器官或通常涉及 2 ～ 3 个器官。阻塞性肺病和慢性 GVHD 的硬化特征通常在初始诊断慢性 GVHD 后的一段时间内出现进展。

体征、症状以及实验室和诊断值等标准化指标用于确定慢性 GVHD 的诊断或独特的临床表现（表 84-1 和图 84-5 至图 84-21）。彩色图谱和重要慢性 GVHD 表现的分类可在 http://www.asbmt.org/?page=MeasureCGVHD 网站查询。既不是诊断性的也不是独特的征象不能用于慢性 GVHD 的诊断，因为它们或者是急性和慢性 GVHD 常见的，或者缺乏其他慢性 GVHD 特异性的其他特征。所以，慢性 GVHD 的诊断首先需要区别于急性 GVHD，如通过是否出现一种或多种红斑、斑丘疹、瘙痒或胃肠道或肝脏的急性受累而识别。第二个要求是存在至少一种诊断表现（即仅在慢性 GVHD 中发现）或至少一种高度提示慢性 GVHD，并通过相关活组织检查或其他相关测试能够确认的独特表现（表 84-1）。

最后，应排除可能解释所述表现的其他可能的诊断（例如感染、药物作用、其他）。例如，需要考虑念珠菌病，单纯疱疹病毒或人乳头瘤病毒和鳞状细胞癌的口腔病变。在没有诊断临床特征或其他相关测试无法确认的显著特征的情况下，组织学确认是必要的（例如基于肺功能和高分辨率胸部 CT 扫描的闭塞性细支气管炎）。

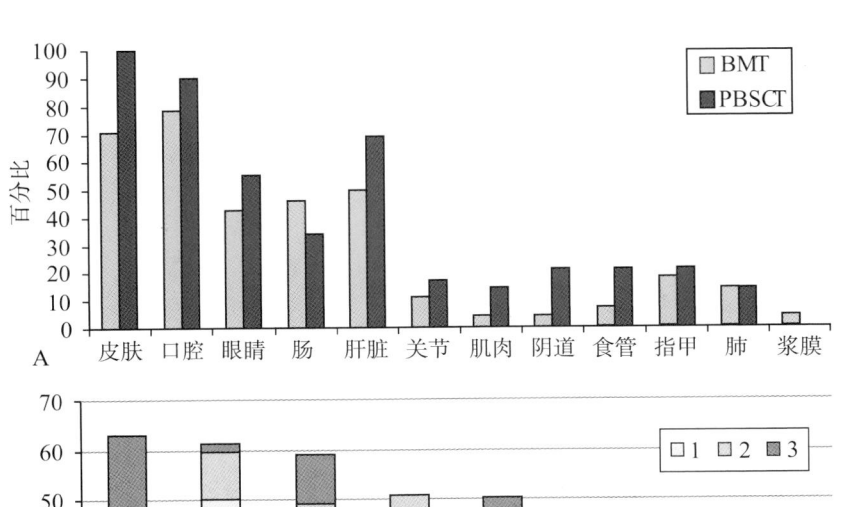

◀ **图 84-4　受慢性 GVHD 影响的部位**

A. 外周血干细胞移植与骨髓移植比较。图示任何时候受慢性 GVHD 影响的患者的比例（引自 Flowers 等，2002[33]。经许可美国血液学学会许可转载）。

B. 来自未来慢性移植物抗宿主病联盟的数据显示，根据 NIH 器官严重程度评分参与事件和流行病例的比例（引自 Arai 等，2011[8]。经美国血液学学会许可转载）

表 84-1 临床诊断为慢性 GVHD

器官或部位	诊断（足以建立 cGVHD 诊断）	鉴别（不足以单独建立 cGVHD 诊断）	共同（见于急慢性 GVHD）
皮肤	皮肤异色病	色素脱失	红斑
	扁平苔藓样	丘疹鳞屑性损害	斑丘疹
	硬化		瘙痒
	硬斑病样		
	硬化萎缩苔藓样		
指（趾）甲		营养不良	
		纵嵴、分裂、脆弱	
		甲剥离	
		翼状胬肉	
		甲损（通常呈对称性且最常见）	
头皮和体毛		非化放疗引起新的脱发	
		脱皮	
口腔	苔藓样	口腔干燥	牙龈炎
	角化斑	黏液囊肿	黏膜炎
	硬化引起张口受限	黏膜萎缩	红斑
		假膜 [a]	疼痛
		溃疡 [a]	
眼睛		新发的干燥性角膜炎 干燥、沙样、疼痛 [b]）	
		瘢痕性结膜炎	
		干燥性角结膜炎 [b]	
		斑点状角膜病变融合	
生殖器	扁平苔藓样或硬化萎缩性苔藓样	糜烂 [a]	
	女性：阴道瘢痕或生殖器粘连	裂缝 [a]	
	男性：包茎或尿道瘢痕	溃疡 [a]	
胃肠道	食管蹼		食欲减退、反胃、呕吐、腹泻
	食管狭窄或狭窄超过 1/3		发育停滞或体重减轻
肝脏 [c]			胆红素>正常值上线 2 倍 [a]
			碱性磷酸酶>正常值上线 2 倍 [a]
			谷丙转氨酶>正常值上线 2 倍 [a]
肺	活检证实闭塞性细支气管炎 [d]	闭塞性细支气管炎（基于肺功能测定和 CT 影像学表现）	
肌肉	筋膜炎	肌炎或多发性肌炎	
附件，关节	关节僵直或硬化挛缩		

已确诊慢性 GVHD 公认表现

皮肤	出汗障碍，鱼鳞藓，毛发角化症，色素脱失，色素沉着
毛发	不能解释的头发减少（典型的片状、粗糙、暗淡），过早的变灰，不能由内分泌或其他原因解释的脱发
眼睛	畏光、眶周色素沉着、眼睑炎（眼睑红斑水肿）
胃肠道	胰腺外分泌功能不全

（续表）

肌肉 / 关节	浮肿、关节痉挛、关节痛或关节炎
血液	血小板减少、嗜酸性粒细胞增多、淋巴细胞减少
免疫	低或高丙种球蛋白血症、自身抗体（AIHA、ITP）、雷诺现象
肺	隐源性机化性肺炎（隐源性机化性肺炎 / 闭塞性细支气管炎伴有组织性肺炎）
其他	低或高丙种球蛋白血症、自身抗体（AIHA、ITP）腹水、心包或胸腔积液、周围神经病变、肾病综合征、重症肌无力、心脏传到异常、心肌病

AIHA. 自身免疫性溶血性贫血的表现分类；ITP. 免疫性血小板减少症
a. 在所有情况下，必须排除感染、药物作用、恶性肿瘤和其他原因；b. 慢性 GVHD 的诊断需要活组织检查或放射摄片确认（或 Schirmer 测试或眼睛裂隙灯检查）；c. 因为急性和慢性 GVHD 中的肝脏组织学是不可区分的，所以慢性 GVHD 的诊断不能仅基于活组织检查进行，并且需要在至少一个其他器官系统中进行独特的表现；d. 诊断闭塞性细支气管炎的标准：用力呼气量 1 秒 / 强迫（或缓慢）肺活量比率＜ 0.7，预测 1 秒用力呼气量＜ 75% 和高分辨率胸部 CT（带吸气和呼气图像）或残余体积＞ 120% 的空气滞留或小气道增厚或支气管扩张的证据

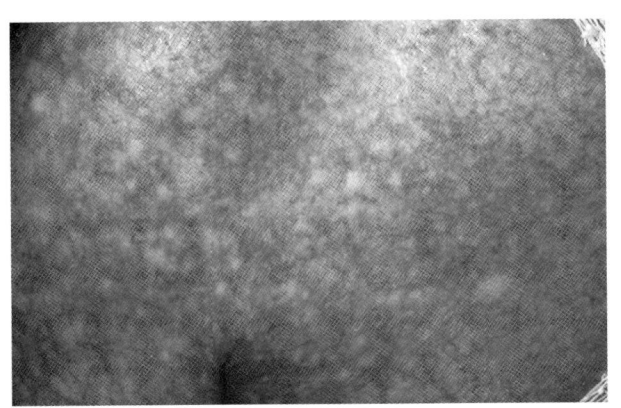

▲ 图 84-5　皮肤异色病

皮肤异色病是慢性 GVHD 的诊断表现，包括萎缩和色素变化。注意网状图案、表皮萎缩（皮肤表面的卷烟纸皱纹）、红斑和棕色色素的组合形成肤色或褪色皮肤的边界（此图的彩色版本，请参阅彩图部分）

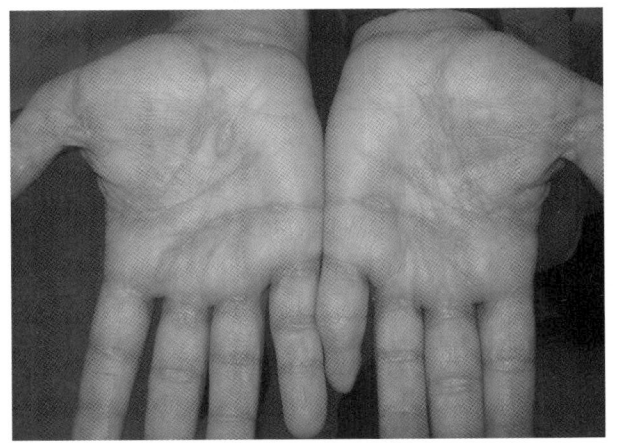

▲ 图 84-6　涉及手掌表面的扁平苔藓样

涉及手掌表面的扁平苔藓样是慢性 GVHD 的诊断表现。注意红斑 / 紫罗兰色平顶丘疹或斑块有没有表面网状或直接光线上的银色或发亮的外观（此图的彩色版本，请参阅彩图部分）

受累器官的诊断并非直观

1. 胃肠道

诊断特征包括食管蹼、狭窄或同心环，可能表现为进行性吞咽困难，需要通过内镜检查或钡餐透视片检查进行记录。未经治疗的慢性 GVHD 的经典"消耗综合征"随着目前的免疫抑制治疗现在已经不常见。当在造血干细胞移植后晚期发生腹泻和体重减轻，伴有或不伴有腹绞痛时，通常不清楚这些症状是否代表慢性 GVHD、感染、药物毒性，或不常见的外分泌性胰腺功能不全，如果慢性 GVHD 的诊断已经确立，则这些症状被认为是一种慢性 GVHD 的表现。症状与免疫抑制药物的增减之间的时间关系可能分别有利于对机会性感染或 GVHD

的发作的区分。常见的不良药物包括大剂量口服镁，吗替麦考酚酯和麻醉相关的假性梗阻。抗生素治疗可能诱发艰难梭菌毒素肠炎，应该通过肠道筛查排除这种和其他病毒、原虫和细菌病原体。如果病史表明脂肪泻并且诊断仍不清楚，通过显微镜检查苏丹染色的粪便标本，或通过 72h 粪便收集中的脂肪定量筛查外分泌胰腺功能不全可能有用。由于粪便检测对于检测较轻微的胰腺功能不全病例的敏感性有限，因此试验性胰酶疗法是合理的，并可能是诊断性的。在严重的情况下，脂溶性维生素 A、D 和 E 水平较低，可能需要使用水溶性制剂进行替换。慢性 GVHD 控制后，胰腺功能不全可能是可逆的[48]。乳糖不耐受可能与肠道 GVHD 和乳糖缺失

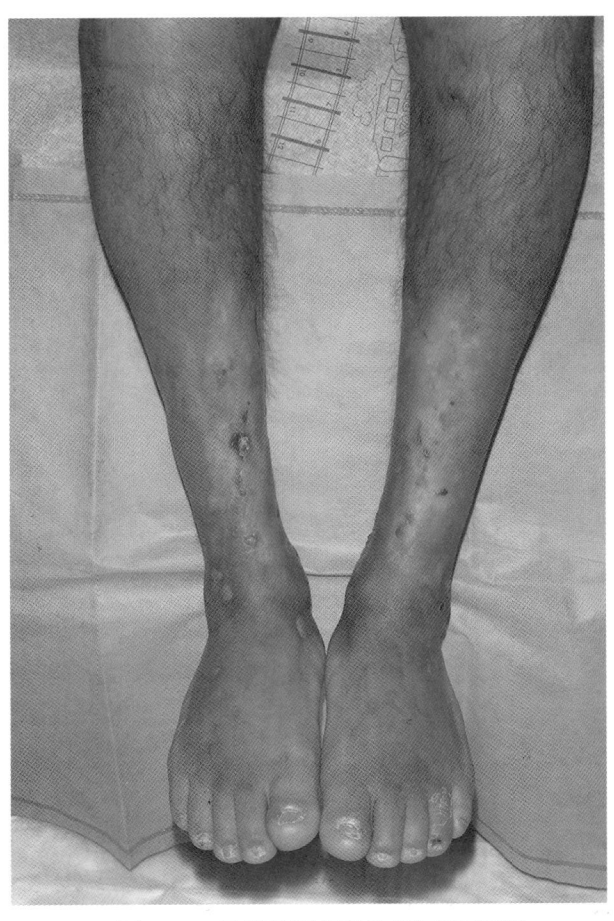

▲ 图 84-7　弥漫性深部硬化特征涉及下肢

弥漫性深部硬化特征涉及下肢是慢性 GVHD 的诊断特征。注意不可移动或隐藏的皮下组织、糜烂和溃疡、毛囊脱落和趾甲营养不良（此图的彩色版本，请参阅彩图部分）

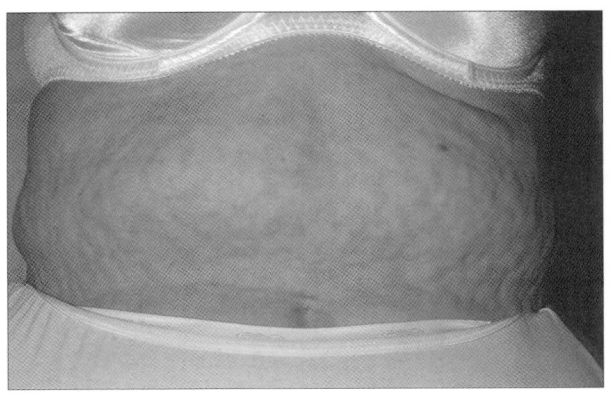

▲ 图 84-8　深部硬化的替代表现

深部硬化的替代表现常见于皮下组织过多的区域，如腹部、上臂和臀部。组织不是紧绷的，但表现出突出的波纹，凹陷或类似橘皮组织的外观（此图的彩色版本，请参阅彩图部分）

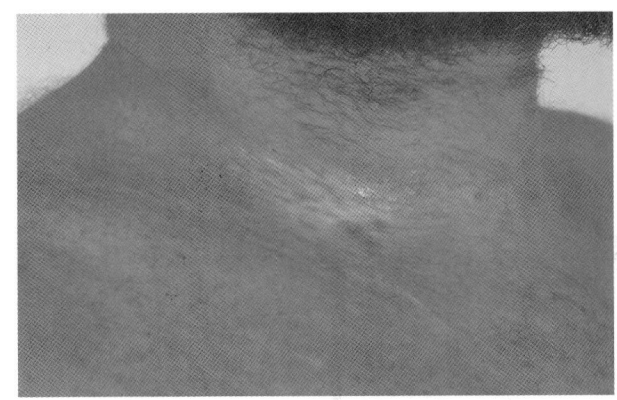

▲ 图 84-9　硬斑病表面硬化皮肤改变

硬斑病表面硬化皮肤改变是慢性 GVHD 的诊断特征。注意可移动的光滑或有光泽的皮肤的局部，斑点区域具有类似皮革的一致性，通常具有色素沉着。在这张图片中，斑块中央有一个纤维化，色素减退的区域，边界略微过度色素沉着（此图的彩色版本，请参阅彩图部分）

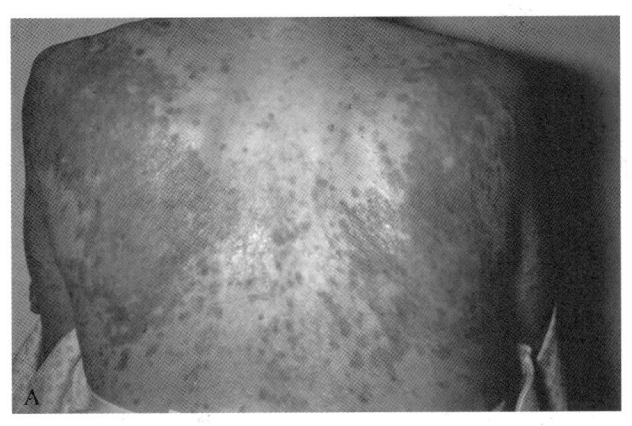
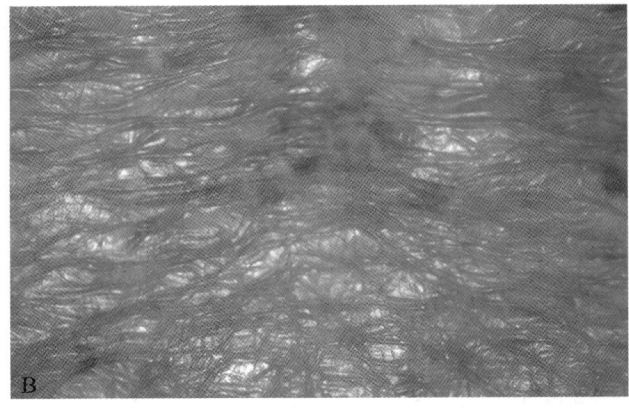

▲ 图 84-10　硬化萎缩性苔藓样病变

硬化萎缩性苔藓样病变是慢性 GVHD 的诊断表现。注意离散至聚结的灰色至白色可移动的丘疹或斑块，具有闪亮的外观和革质的一致性（A）或卷烟纸样纹理变化（B）（此图的彩色版本，请参阅彩图部分）

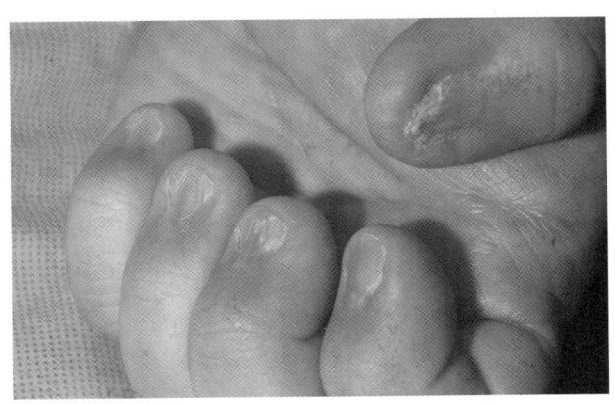

▲ 图 84-11　涉及多个手指的指甲营养不良

尽管单独建立诊断是不够的，但涉及多个手指的指甲营养不良是慢性 GVHD 的一个显著特征。注意纵向皱褶、分裂和脆弱的指甲特征，以及周围的红斑（此图的彩色版本，请参彩图部分）

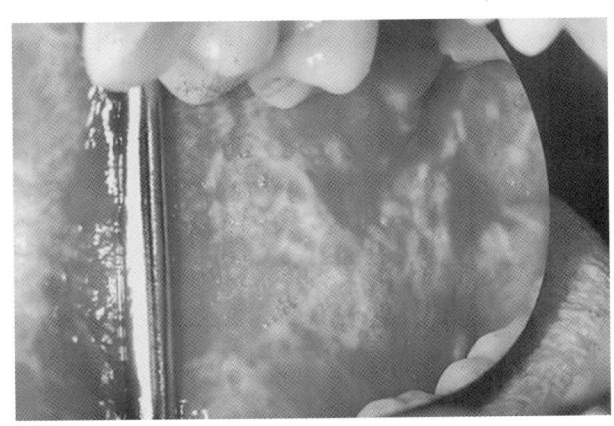

▲ 图 84-13　口腔慢性 GVHD 的苔藓样病变

第 394 天，口腔慢性 GVHD 的苔藓样病变出现红斑、白色条纹、斑块和溃疡形成（此图的彩色版本，请参阅彩图部分）

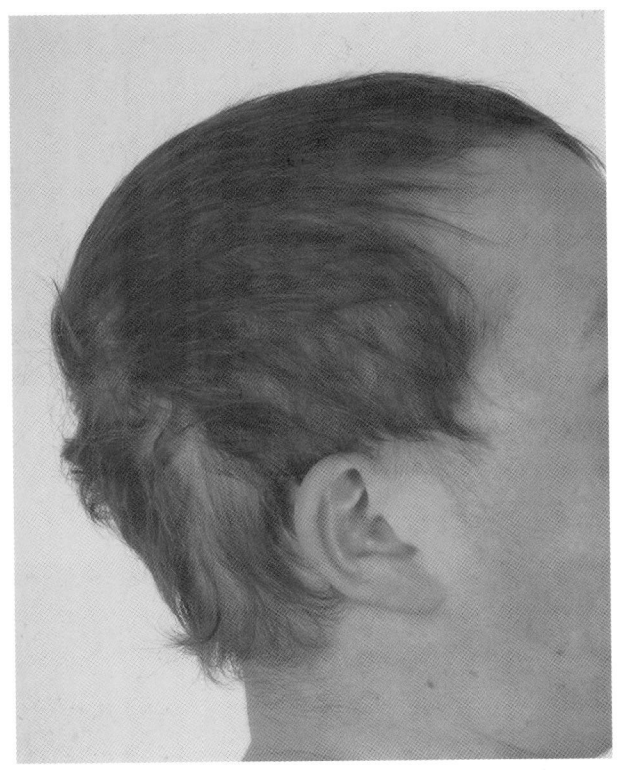

▲ 图 84-12　从化学放疗中恢复后新发的斑片状脱发

这是慢性 GVHD 的另一种独特表现（但不足以单独建立诊断）。斑片状脱发可能涉及头皮或体毛的损失（此图的彩色版本，请参阅彩图部分）

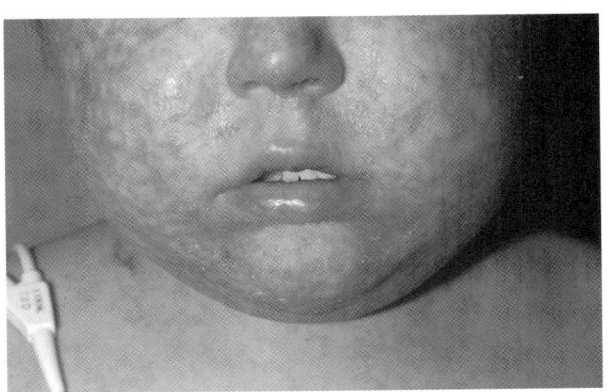

▲ 图 84-14　患有慢性 GVHD 硬化特征的患者的口腔活动范围缩小

这是其中一种诊断表现。注意朱红唇和唇黏膜的红斑、水肿和萎缩（此图的彩色版本，请参阅彩图部分）

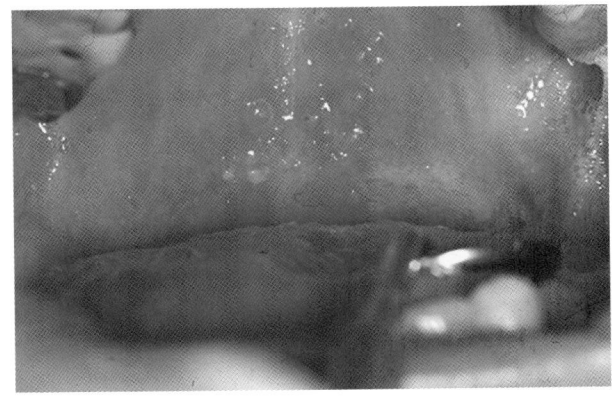

▲ 图 84-15　沿着软腭的中心可以看到许多类囊泡样黏液囊肿（慢性 GVHD 的明显表现）

在软腭中，斑片状白色苔藓样过度角化（慢性 GVHD 的诊断）和散在的中度红斑变化也很明显。另外，注意泡沫黏液唾液与 GVHD 唾液腺功能障碍一致（此图的彩色版本，请参阅彩图部分）

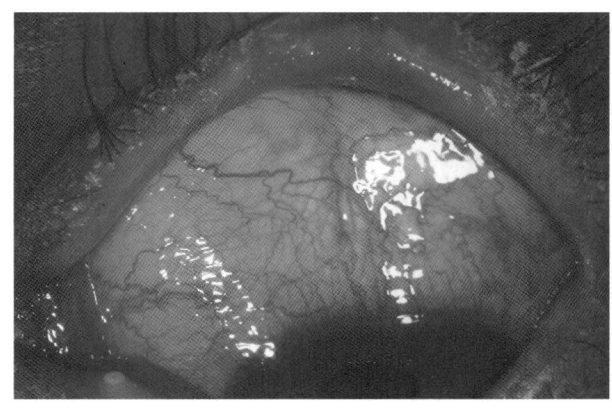

▲ 图 84-16　干燥性角膜结膜炎伴睑缘炎

眼睑边缘增厚、水肿和红斑，还要注意睑板腺孔的堵塞（沿着眼睑边缘）和显著结膜充血。在图像的左下边缘可以看到泪点阻塞（此图的彩色版本，请参阅彩图部分）

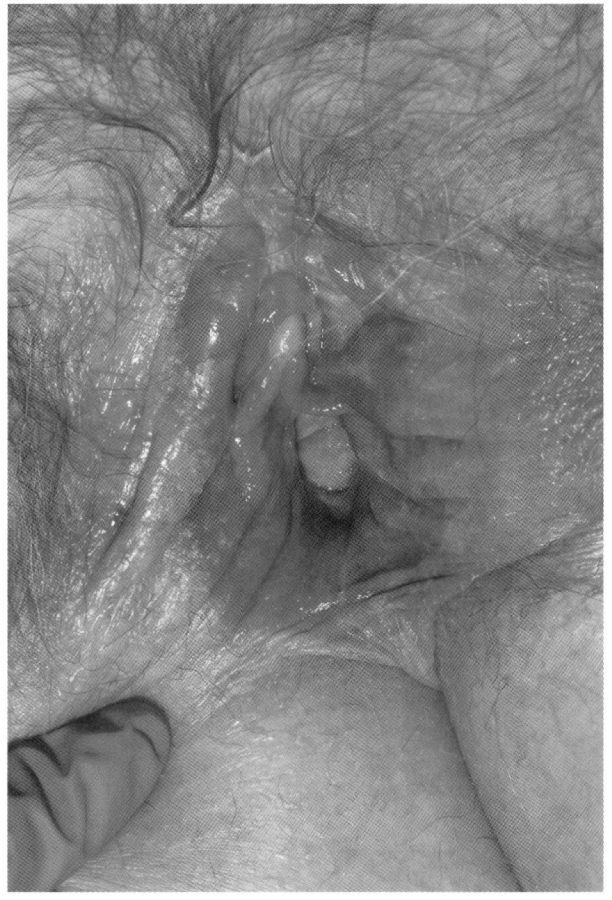

▲ 图 84-17　涉及外阴阴道组织的慢性 GVHD

注意扁平苔藓样表现，这是慢性 GVHD 的诊断，还可见到阴唇组织的红斑和凝集（此图的彩色版本，请参阅彩图部分）

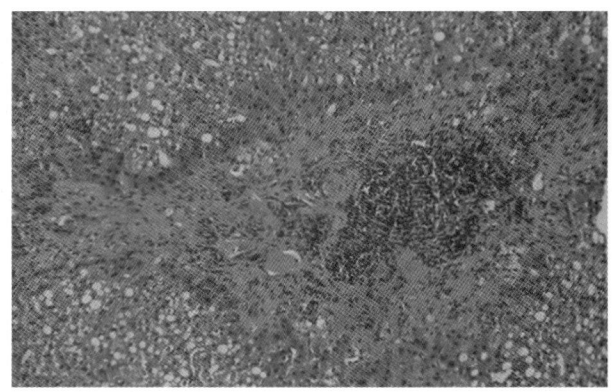

▲ 图 84-18　肝脏慢性 GVHD，第 166 天

该活组织检查显示门静脉区域有明显的浆细胞浸润，缺乏小叶间胆管。急性和慢性 GVHD 之间的组织学二分法在肝脏中比在皮肤中更不清楚。然而，增加的门静脉炎症和胆管损害在慢性 GVHD 中更常见。尽管慢性肝脏 GVHD 的发生频率很高，但肝硬化和肝功能衰竭很少见，可能反映了丙型肝炎病毒的双重感染（另见第 23 章）（此图的颜色版本，请参阅彩图部分）

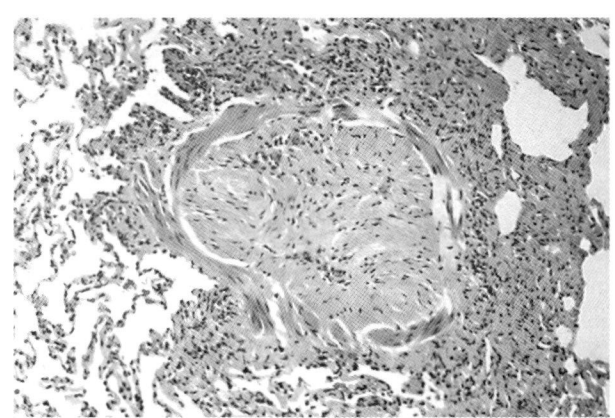

▲ 图 84-19　肺活检中的闭塞性细支气管炎，第 396 天

患者患有严重阻塞性肺病的慢性 GVHD。在肺异基因移植物排异中可见类似的小气道炎症伴纤维化（另见第 23 章和第 47 章）（此图的彩色版本，请参阅彩图部分）

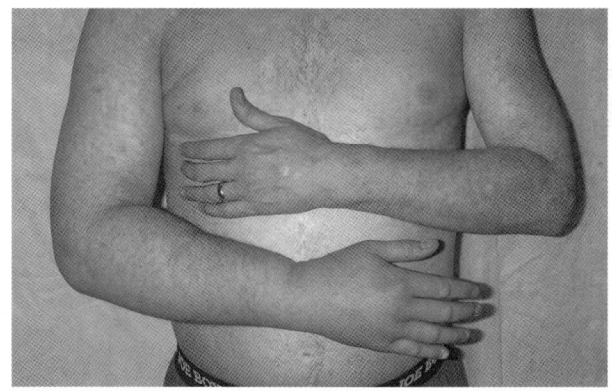

▲ 图 84-20　四肢水肿

四肢水肿可以是双侧的，图中所示是单侧的。水肿可能是进展性皮下硬化和筋膜炎的早期征兆（此图的彩色版本，请参阅彩图部分）

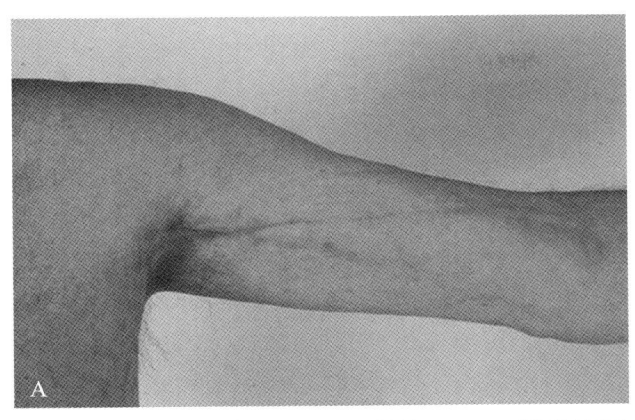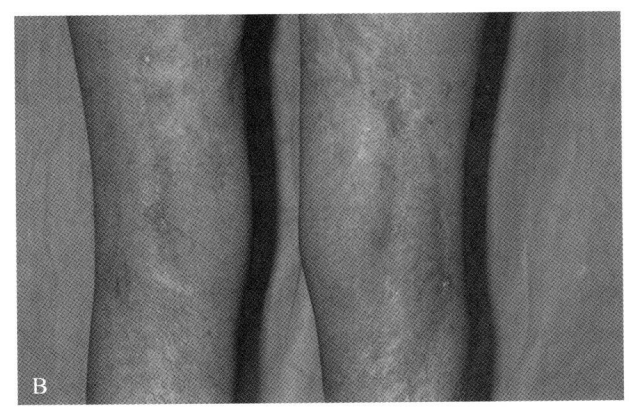

▲ 图 84-21　慢性 GVHD（诊断特征）提示筋膜受累的表现包括波纹或凹槽征
（此图的彩色版本，请参阅彩图部分）

有关，如果乳制品一直导致腹泻，可以使用含有乳制品的可咀嚼乳糖酶片剂进行试验。

2. 肺

肺慢性 GVHD 的唯一诊断表现是活检证实的闭塞性细支气管炎（图 84-19）。临床上通过肺功能和放射学检查诊断的闭塞性细支气管炎在单独的器官系统中，需要至少一种其他独特的表现才能建立慢性 GVHD 的初步诊断[2]。闭塞性细支气管炎患者在疾病过程的早期可能无症状，但是当他们发展成显著的气道阻塞时，则会出现呼吸困难、咳嗽或喘息。在晚期疾病中可见气胸、纵隔气肿和皮下气肿。当符合以下所有标准时，临床可诊断为闭塞性细支气管炎：1 秒末用力呼气量 / 用力肺活量比 < 0.7［或 1 秒末用力呼气量 / 缓慢肺活量 < 0.7］，1 秒末用力呼气量 < 75% 预测值在不到 2 年内下降 ≥ 10%，以及在高分辨率胸部 CT（带吸气和呼气图像）时出现空气阻滞或小气道增厚或支气管扩张的证据，或残留量 > 120%。闭塞性细支气管炎的诊断还需要排除呼吸道感染，而炎症浸润的放射影像应通过上呼吸道病毒筛查、鼻窦感染原因、痰培养和支气管肺泡灌洗来加以评估。限制性肺功能检查（pulmonary function test，PFT）异常可能与胸壁硬化或与糖皮质激素治疗相关的肌病和其他原因有关。隐源性机化性肺炎（cryptogenic organizing pneumonia，COP）通常与 PFT 的局限性模式相关，而 PFT 结果可能在小（单一的）浸润灶时显示正常图像（表 84-2）。隐源性机化性肺炎可能是由 GVHD 或其他原因所致，但如果已经确认慢性 GVHD 诊断，则可以将其确认为慢性 GVHD 表现的一部分。诊断至少需要支

气管肺泡灌洗以排除细菌、病毒、真菌和其他机会性病原体；肺活检也许是诊断和指导治疗所必需的。隐源性机化性肺炎的治疗和预后与闭塞性细支气管炎的治疗和预后不同，因为隐源性机化性肺炎通常对高剂量糖皮质激素治疗反应迅速，并且通常可逆，而中度或重度闭塞性细支气管炎通常不可逆，并且对皮质类固醇的反应不同。

3. 肌肉骨骼系统

诊断特征包括筋膜受累，通常与其上覆盖的皮肤和皮下组织硬化相关（图 84-21）。筋膜受累可能在没有表面皮肤硬化的情况下发生，最初在关节附近或单侧或双侧肢端水肿时出现，关节僵硬或皮肤凹陷。通过僵硬，与关节挛缩相关的运动范围受限的检查来发现筋膜炎（图 84-22）。以肌肉触痛或严重近端无力为特征的临床肌炎是慢性 GVHD 独特的但非诊断性表现，其诊断由血清肌酸磷酸激酶或醛缩酶升高，有时有肌电图检查结果支持。鉴别诊断应考虑服用他汀类药物的患者可能发生的肌病，尤其是在与钙调磷酸酶抑制药治疗或西罗莫司联合使用时剂量较高的患者。近端肌病通常与皮质类固醇治疗相关，特别是在减少类固醇时。肌肉痉挛是慢性 GVHD 患者的常见问题，即使血清电解质正常也是如此。关节痛和关节炎并不常见，偶尔与自身抗体的存在有关。

4. 造血和免疫系统

造血异常在慢性 GVHD 中很常见，但也是非特异性的，不用于确诊。血小板减少症（< 100×10⁹/L）、淋巴细胞减少（≤ 0.5×10⁹/L）、嗜酸性粒细胞增多（≥ 0.5×10⁹/L）、低丙种球蛋白血症或可能

表 84-2　闭塞性细支气管炎与隐源性机化性肺炎的鉴别

特点	闭塞性细支气管炎	隐源性机化性肺炎
症状	呼吸困难、咳嗽、哮鸣音或者无症状（早期阶段）	发热、干咳、呼吸困难
体征	哮鸣音、湿啰音或者无	湿啰音、气促或者无
高分辨 CT 扫描	呼气相气流阻碍，小气道增厚，支气管扩张（进展）	局灶性或多灶性浸润表现（但是无弥散）
FEV_1	＜ 预计量 75% 同时 2 年内下降≥10%	减低或正常
FEV_1/FVC（或 SVC）	＜ 0.7	正常
残气量	＞120%	减低或正常
对类固醇药物反应	类固醇激素治疗后通常 FEV_1 不能恢复	大剂量激素冲击疗法后 FEV_1 和 FVC 通常可以恢复，但是会出现反复
肺预后	差	好
生存	相对差	相对好

FEV_1.1s 末用力呼气量；FVC. 用力肺活量；SVC. 缓慢肺活量

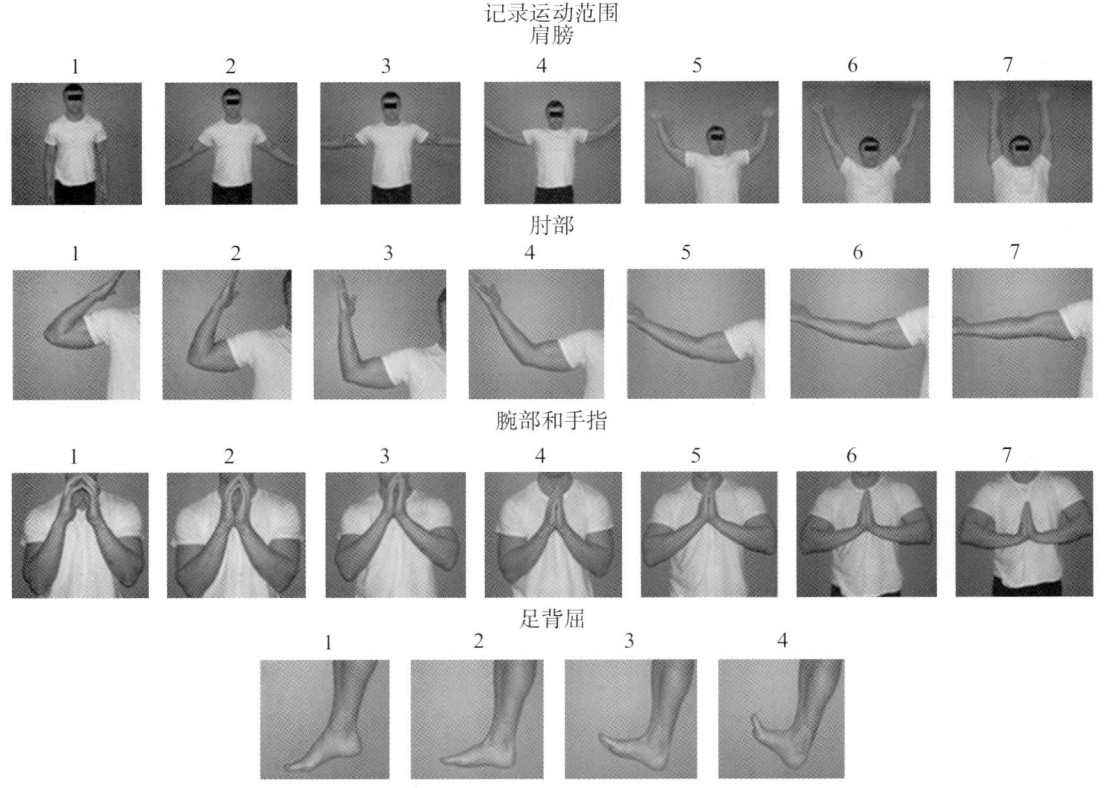

▲ 图 84-22　运动范围记录

从右侧的完整（正常）运动范围开始，随着分数朝向最大限制的关节运动减小，图像表明了逐渐有限的运动范围。按行，从上到下，正在尝试的任务是全肩外展，上臂带到耳朵旁边，伸展双臂的全肘伸展，"佛陀祈祷"位置和完整的脚踝背屈（引自 Carpenter，2011[84]。经美国血液学学会许可转载）

存在高球蛋白血症。自身抗体可能与自身免疫性溶血性贫血和免疫性血小板减少性紫癜一起出现。初始诊断为慢性 GVHD 时的血小板减少症（< 100 × 10⁹/L）是非复发死亡率的危险因素。据报道，淋巴细胞减少是影响慢性 GVHD 的生存和供者淋巴细胞输注后 GVHD 发生的危险因素 [49, 50]。在没有其他慢性 GVHD 表现和其他原因的情况下，血细胞减少可能反映免疫介导的过程，糖皮质激素或其他免疫抑制治疗的试验可能具有诊断和治疗价值。

5. 肾

两项大型回顾性研究报道，GVHD 相关肾病综合征的累计发生率分别为 6.1% 和 8%，这表明这种表现更多的可能是血栓栓塞并发症和进行性肾衰竭，因而不太可能对免疫抑制有反应 [51]。第二项研究发现预处理方案之间没有差异，且观察到与造血细胞的来源有的关联，接受外周血干细胞较骨髓的患者肾病综合征的概率增加。本研究中的所有患者均对免疫抑制治疗有反应 [52]，具体见第 96 章。

6. 其他临床表现

慢性 GVHD 中很少发生浆膜炎（心包和胸腔积液或腹水）、周围神经病变、重症肌无力和心功能异常，除非患者具有慢性 GVHD 的其他特征，否则都可排除诊断。

七、慢性移植物抗宿主病的受累器官严重程度分期

历史上，慢性 GVHD 被分为局限型［局部皮肤受累和（或）肝功能障碍］或广泛型（广泛的皮肤受累，肝脏组织学显示侵袭性肝炎或任何其他靶器官的参与）[1]。该系统已被 NIH 全身严重程度评级（无、轻度、中度、重度）所取代，而后者又在每个受影响的器官或部位内使用 0 ~ 3 分的慢性 GVHD 严重程度评分，并考虑到功能影响（图 84-4B）[2]。八个评分器官包括皮肤、口腔、眼睛、胃肠道、肝脏、肺、关节和筋膜，以及女性生殖道。在 2014 年 NIH 慢性 GVHD 共识之前，评分未考虑器官特异性表现是否归因于慢性 GVHD 还是其他原因（例如与镁疗法或艰难梭菌毒素相关的腹泻）。最近的慢性 GVHD 联盟研究中报道的肺部受累发生率约为 60%，这与早期报道中发现的 10% ~ 15% 的闭塞性细支气管炎发病率不一致（图

85-4A 和 B）。得分为 1 意味着没有显著的功能或日常生活活动的受损，2 分表示无严重残疾的日常生活活动损伤，3 分表示日常生活活动伴严重残疾的损害。在临床上可以很容易地进行评分，而且唯一需强制性完成的实验室测试是肝功能测试（表 84-3）。

尽管可以通过简单的呼吸困难症状和对补充氧气的需要，但对肺部 NIH 的评分系统使用的是症状加上 PFT 的结果。当基于肺部症状与 PFT 的评分之间存在差异时，应使用 1 秒末用力呼气量评分（表 84-3）。最近美国 NIH2014 年慢性 GVHD 共识修订了闭塞性细支气管炎的诊断和评分 [13]。为了增加慢性 GVHD 肺功能评分对阻塞性肺缺陷的特异性，该评分不再包括一氧化碳弥散量（carbon monoxide diffusing capacity，DLCO），仅包括 1 秒末用力呼气量。

八、慢性移植物抗宿主病的全身严重程度分期

NIH 的慢性 GVHD 全身严重程度评分（无、轻度、中度、重度）是通过结合器官特异性评分得出的，并取代了历史上的"局限"和"广泛"类型。全身评分与患者和医生对慢性 GVHD 严重程度的估计更好地吻合 [2]。全身评分具有治疗意义，并考虑所涉及器官的数量、受影响器官 / 部位与程度，并且重要的是，轻度或中度肺部受累的存在将使全身评分提高 1 分（表 84-4）。在临床实践或临床试验的 cGVHD 治疗过程中，容易实行的个体器官严重程度和全身严重程度的分期有助于确定患者的基线或监测的时间点。

尽管最初对反应的监测并非用于慢性 GVHD 干预试验中，但来自慢性 GVHD 联盟的新数据表明，NIH 器官严重程度评分（皮肤、口腔、眼部和关节）和全身评分系统在预测患者和医生随着时间的推移感知疾病改善或恶化方面，发挥了最佳作用，也可能预测其他关键的移植结果，如非复发死亡率 [4, 8-10]。

九、慢性移植物抗宿主病的组织病理学和诊断

慢性 GVHD 是一种临床诊断。然而，组织学确认在最终评估中具有重要作用。当缺乏慢性 GVHD 的诊断表现，而可能虑及其他诊断或由于医疗条件而难以进行临床评估时，活组织检查可用于慢性

表 84–3　NIH 慢性 GVHD 0 ～ 3 量表关于每个器官评分的严重程度

	0 分	1 分	2 分	3 分
表现评分：ECOG/ KPS/LPS	无症状完全活动（ECOG 0；KPS 或 LPS 100%）	症状，完全活动，仅限于体力活动（ECOG 1；KPS 或 LPS 80% ～ 90%）	症状，非卧床，生活可自理，> 50% 或 LPS 起床时间（ECOG 2；KPS 或 LPS 60% ～ 70%）	症状，有限的自理能力，超过 50% 的睡醒时间（ECOG 3 ～ 4；KPS 或 LPS < 60%）
皮肤诊断或鉴别诊断（特征、表现，缺失，% 体表面积）	无症状	< 18% 病灶体表面积，但无硬化特征	19% ～ 50% 体表面积或具有表面硬化特征"不绷紧的"（能够捏住）	> 50% 体表面积或深部硬化特征"紧绷的"（无法捏住）移动性受损，溃疡或严重瘙痒
口腔诊断或鉴别诊断（表现，缺失）	无症状	轻度患病症状，但无张口受限	中度患病症状，伴有部分张口受限	严重患病症状，伴有多数张口受限
眼睛	无症状	轻度干眼症状不影响日常活动（使用滴眼液<每日 3 次），或无干燥性角膜炎症状	中度干眼症状部分影响日常活动（需要滴眼液>每日 3 次或泪点塞），无视力障碍	严重干眼症状严重影响日常活动（特殊眼镜缓解疼痛）或由干燥性角膜结膜炎引起的视力丧失
胃肠道	无症状	恶心，厌食，吞咽困难或腹泻等表现，无显著的体重减轻	表现为轻度至中度体重减轻（5% ～ 15%）	与显著体重相关的表现（> 15%），需要营养补充剂以及热量，或食管扩张
肝脏	肝功能正常	胆红素，碱性磷酸酶，谷丙转氨酶，谷草转氨酶升高<2 倍正常值上限	胆红素升高> 3mg/ 天，或肝酶为为正常值上限的 2 ～ 5 倍	胆红素或肝酶大于正常值上限 5 倍
肺，肺功能试验，结果，FEV₁，DLCO）	无明显症状，FEV₁ ≥ 80%	轻度症状（爬一层楼梯）FEV₁ 60% ～ 79%	中度症状（平地一层楼梯后出现呼吸困难）FEV₁ 40% ～ 59%	严重症状（休息时呼吸困难，需要 O₂，FEV₁ ≤ 39%
关节/附件	无症状	手臂或腿部的轻度紧绷，正常或轻度活动度减少，并且不影响日常生活活动	手臂或腿部紧绷，或关节挛缩，因筋膜炎引起的红斑，中度活动度减少和轻至中度日常生活活动受限	挛缩伴有明显活动度限制和明显日常活动受限（不能系鞋带，穿衣服等）
生殖道诊断/鉴别诊断特征（表现，缺失）	无症状	症状轻微，检查时有轻度症状和性交疼痛不影响，妇科检查略微不适	症状轻微，检查中度症状和轻度性交疼痛或妇科检查不适	有晚期症状（狭窄，阴唇粘连，严重溃疡）和严重的性交疼痛或无法插入阴道窥器

FEV₁，一秒 1 秒末用力呼气量；ECOG，东部肿瘤协作组；KPS，Karnofsky 表现状况；LPS，Lansky 性能状态；
经许可改编自 Filipovich 等，2005 [2]（参见 Jagasia 等 [13] 的 2014 年 NIH 评分更新，在本章提文后可用于出版）

表 84-4　根据慢性移植物抗宿主病的严重程度和高风险特征进行全身治疗的适应证

种类	最大严重程度（按表 87-2 评分）	器官数目	高风险特征 a	系统性治疗
轻度	1（肺 0）	≤ 2	缺乏	否
中度 a	1（肺 0）	≥ 3	存在	是 b
中度 b	2（肺 1）	任何	存在或缺乏	是 b
重度	3（肺 2）	任何	存在或缺乏	否

a. 在 cGVHD 发病时定义为血小板减少症（< 100×10⁹/L）或接受糖皮质激素 > 0.5mg/（kg·d）= 高风险
b. 移植物抗白血病 / 肿瘤效应与延迟全身治疗慢性 GVHD 的风险的益处需要根据移植后复发性恶性肿瘤的风险权衡

GVHD 的诊断。在约翰霍普金斯大学的慢性 GVHD 转诊中，7% 的其他诊断患者在转诊前和开始接受慢性 GVHD 治疗前未进行活组织检查[53]。有关慢性 GVHD 组织病理学的具体细节见第 26 章。

十、慢性移植物抗宿主病的管理

（一）预防

与急性 GVHD 一样，预防仍然是理想的目标。尽管预防慢性 GVHD 在非恶性疾病的移植中提供了明显的获益，但是对于恶性疾病不同，因为有效但非靶向的预防可能显著消减移植物抗肿瘤效应。

在上述导致慢性 GVHD 的发生或延长其治疗的风险因素中，几乎没有可调控的因素，例如选择更好的相合供者，避免男性受者的女性供者，以及使用骨髓或脐带血而不用外周血作为造血细胞的来源。然而，这些调控对慢性 GVHD 的影响有限，需要更有效的预防方法。尽管急性 GVHD 是发生慢性 GVHD 的最佳预测因子，但降低急性 GVHD 率的策略并不能保证显著地降低慢性 GVHD 的发生率[20, 54-56]。其他不成功的预防慢性 GVHD 尝试的办法包括添加羟氯喹、沙利度胺、静脉注射免疫球蛋白，或在皮肤和唇部活检中发现亚临床慢性 GVHD 的抢先治疗[57-60]。通过移植物去除 T 细胞处理能成功地减少急性 GVHD，但是对慢性 GVHD 的影响不太明显，而可能取决于移植物处理方法或干细胞来源[20, 21]。

一些有前景的方法需要其他中心进一步验证。第一种方法是在欧洲进行的随机 III 期试验，该试验比较了移植前有无接受 ATG-Fresenius 成人标

准的 GVHD 预防。对其的随访现已延长至 3 年，ATG-Fresenius 组的广泛慢性 GVHD 累计发病率为 12.2%，而对照组为 45%（P < 0.0001）。在复发风险未增加，而非复发死亡率降低不显著的情况下，导致 ATG-Fresenius 组的总生存率为 55%，而对照组为 43%（HR 0.84，P=0.39），而 3 年无免疫抑制治疗的生存概率分别为 53% 和 17%[61]。在一项随机 III 期临床试验（BMT CTN 1101）中正在比较另外两种方法，来自于有前景的平行对照 II 期 BMTCTN 试验的结果（即双份无关脐血移植比对使用减低强度预处理方案和移植后环磷酰胺的非 T 细胞去除的单倍体骨髓移植）。尽管不应进行直接比较，但 1 年时的慢性 GVHD 发生率较低：单倍体骨髓移植后为 13%，双脐血移植后为 25%[62]。优化慢性 GVHD 预防方法的主要障碍仍然是我们对其生物学的了解仍然是初步的。该领域已将相关生物学研究放在优先位置，以期产生急需的相关信息。

（二）治疗

慢性 GVHD 的治疗在很大程度上取决于一个协调的多学科团队，该团队通常包括移植专家、基本的医疗保健供应、特定器官的专门顾问、护士和辅助服务，如社会服务、职业专家、患者和家庭支持团体和系统。慢性 GVHD 治疗的主要组成包括平均 2 ~ 3 年的全身免疫抑制药物，与辅助治疗和支持治疗相结合。最终，大约 85% 在诊断后存活超过 5 年的患者能够停止全身治疗[27]。慢性 GVHD 治疗的目标是阻止破坏性免疫失调，缓解症状，预防可能导致不可逆转的残疾或死亡的疾病进展。最终目标是建立耐受状态撤除免疫抑制治疗。同样重要的是，要认识到，即使在永久性停用免疫抑制后，患者仍然存在增加异基因造血干细胞移植晚期并发症的风险，并且需要由熟悉造血干细胞移植晚期并发症和癌症治疗的医师继续监测[63, 64]。

1. 主要的系统性治疗

是否需要 GVHD 的治疗可能有赖于对 NIH 全身严重程度评分以及非复发死亡率是否存在高风险特征的指导（表 84-4）。例如，皮肤和（或）口腔的轻度而出现症状的慢性 cGVHD 通常仅需采用局部进行有效的治疗（例如皮肤局部类固醇或类固醇口腔冲洗），不过这些相同的症状在诊断 cGVHD 时出现在血小板计数 < 100×10⁹/L 的患者，就需斟酌是否需加上全身治疗。然而，对于中度或全身重度

的患者，总应考虑实施全身治疗。良好的医疗实践和判断可以赋予这建议一定的灵活性，而移植的潜在原因（例如高危恶性肿瘤与非恶性肿瘤）或当前并发症（例如感染）应参与决定是否采用全身免疫抑制治疗。

迄今为止，只有 6 项随机 Ⅲ 期临床试验被报道用于慢性 GVHD 的初始治疗[65-70]。这些研究均未显示其他药物（硫唑嘌呤、环孢素、沙利度胺、霉酚酸酯或羟氯喹）比单用泼尼松有任何益处，除了加入环孢素时有较低的缺血性坏死率（13% vs 22%，P=0.04）。因此，最广泛使用的初始治疗是环孢素或他克莫司和泼尼松，最初每日 1mg/（kg·d）[71, 72]。环孢素或他克莫司每日给药两次以保持治疗浓度水平。起始泼尼松剂量具有一定的灵活性，通常权衡慢性 GVHD 严重程度与高剂量泼尼松的相对个体禁忌证。重要的是避免每日分次给药而延长了治疗，一旦患者出现反应或出现疾病稳定的迹象，通常在 2 周后，泼尼松应逐渐减量至隔日给药，并持续 4 周（表 84-5），避免或尽量减少许多类固醇相关的并发症[73]。在实现隔日给药后至少每 3 个月评估一次反应，并且在所有可逆性表现已经消失之后，在耐受的情况下泼尼松每 2～4 周逐渐减量 10%。可能

表 84-5　针对慢性移植物抗宿主病患者进行标准 "9 个月" 的糖皮质激素治疗

周	泼尼松剂量（mg/kg）
1～2	1.0 每日
3	1.0 和 0.5 隔日
4	1.0 和 0.25 隔日
5	1.0 和 0.12 隔日
6	1.0 和 0.06 隔日
7～20	1.0 隔日
21	0.9 隔日
22	0.8 隔日
23	0.7 隔日
24	0.6 隔日
25～40	0.5 隔日
	所有可逆表现消失后，泼尼松每 2～4 周逐渐减量 10%

仍存在不可逆的表现，比如，严重的干燥性角膜炎、关节挛缩和闭塞性细支气管炎。

值得进一步详细说明的是，287 例标危慢性 GVHD 无血小板减少症患者单用泼尼松与泼尼松加环孢素的非盲法 Ⅲ 期试验结果。重要的是，非复发死亡率的累计发病率、总生存期、复发率、需要治疗的继发性慢性 GVHD 以及免疫抑制药物的停用在两组之间没有显著差异[67]。不过，单纯泼尼松组的恶性肿瘤无复发生存率更高（71% vs 61%，P=0.03）。因此，没有证据表明环孢素与泼尼松的联合初始治疗改善了血小板计数＞ $100×10^9$/L 的标准风险患者对慢性 GVHD 的控制。泼尼松和钙调蛋白抑制药联合治疗继续受到青睐的原因在于显示了类固醇用量的作用。然而，在具有血小板减少症的高危慢性 GVHD 中，基于 20 世纪 80 年代的连续 Ⅱ 期试验的结果，加入环孢素比单独使用泼尼松具有生存益处[65, 74]。

2. 二次治疗

由于对慢性 GVHD 初始治疗的反应不足，大约 60% 的患者在前 3 年内全身治疗需要改变[75]。一般而言，在慢性 GVHD 的至少一种表现持续改善而没有任何其他表现进展时，就没有指征进行二次全身治疗。通常二次疗法在以下几种情况下使用：①在先前涉及的器官或涉及新器官的临床表现在 1 个月内有所进展，通常需要进行二次治疗；②在原先的药物治疗 2 个月内临床表现没有改善；③每日泼尼松剂量不能在 2 个月内逐渐减少至 1.0mg/kg 以下；或④在后来尝试使泼尼松逐渐减少至 0.5mg/（kg·d）以下时临床表现恶化[72]。早期开始二次治疗适用于严重的慢性 GVHD。在其他情况下，初始治疗试验延长是合适的，例如：硬化表现预期能缓慢改善的硬化表现，或者 1 秒末用力呼气量升高而能延缓闭塞性细支气管炎的发生，就算有闭塞性细支气管炎的表现，1 秒末用力呼气量的稳定也通常被认为是成功的。可能在急性或慢性 GVHD 中发生的隐源性机化性肺炎是另一个例外，因为类固醇减量后复发是常见的，激素量需遵循表 84-5 的隔日方案。由于类固醇激素性肌病、缺血性坏死、糖尿病控制不佳，或由于环孢素相关的血栓性微血管病引起的肾功能不全，无法耐受更高剂量的泼尼松，这是促使早期改成二级治疗的常见原因。当下一个一线药物具有高毒性风险时，尤其是当已经用尽多种疗法

时，推迟开始二次治疗的情况并不罕见。

对 1990—2011 年发表的报道进行综合回顾，发现慢性 GVHD 二次系统治疗研究存在许多不足[76]。在排除了 26 项研究后、（这些研究的不足包括：少于 10 名患者，病例报道和Ⅲ期研究），最终选择了 60 项研究进行了回顾分析。大多数研究依赖于毫无根据的假设，即研究治疗后的任何改善必定是由治疗所致的。约 90% 的研究中的主要缺陷是缺乏可作为有效历史基准的恰当对照组，缺乏正式的统计假设，以及由于患者选择的变化而缺乏统一的治疗。大多数研究未能在固定时间点监测，并且在任何时候都选择最佳反应的时候作为实验终点。2005 年美国 NIH 共识会议[77]强调了评估和报道慢性 GVHD 的治疗反应缺乏统一性，对患者和医生所认为临床改善或恶化相关的标准化反应标准的验证才刚刚开始[4, 10-13]。确定慢性 GVHD 治疗反应的另一个问题是，早期反应可能不一定转化为以后的对治疗的耐受而没有恶性肿瘤的复发[78]。尽管存在这些问题，但医生经常面临必须选择实施（多种）二次治疗的问题。Martin 等的报道中，表明了七种最常用的治疗方法依次为：放疗、霉酚酸酯、沙利度胺、西罗莫司或依维莫司、利妥昔单抗和甲氨蝶呤[76]。已经制定了 30 种慢性 GVHD 二次治疗的清单，其中包括 2009 年德国－奥地利－瑞士共识会议工作组使用的证据支持与推荐[79]。由于无法获得任何特定药物优于其他药物的疗效的比较数据，因此除了基础治疗之外的治疗选择应该遵循先前治疗的效果和毒性作为参考，包括患者并发症、便利性、费用、医生对药剂的熟悉程度、医生既往经验，以及患者自身偏好的敏感性。表 84-6 中重点列出了一些方案的关键实际考虑的关键因素。有关我们如何治疗慢性 GVHD 的临床实践方面已有报道[80]。

3. 辅助治疗和支持治疗

慢性 GVHD 的表现可能在数年内影响多个器官，这需要发生耐受性和中断免疫抑制治疗才能使其产生和发展。目前的治疗经常产生部分反应，并且经常在试图逐渐减少全身治疗时频繁发生 GVHD 的复燃。多个器官的晚期效应可能通过移植前放化疗、慢性 GVHD 本身、与免疫缺陷相关的感染，甚至慢性 GVHD 治疗的毒性相互作用而产生。因此，辅助治疗和支持性治疗可以预防感染，优化营养，改善发病率，优化功能和体能，这是慢性

GVHD 管理不可或缺的一部分（http：//www.asbmt.org/?page=GuidelineStatements）。

NIH 共识建议将任何干预措施定义为"辅助治疗"，如局部皮质类固醇、环孢素滴眼液或任何其他针对症状控制的非系统性干预措施。术语"支持治疗"包括一系列旨在控制特定器官或系统症状的干预措施。支持治疗包括抗生素预防感染、骨质疏松症的治疗、代谢问题、物理治疗以及一些教育、预防和社会心理学措施。辅助和支持性治疗通常结合系统免疫抑制治疗。有时，支持治疗的应用可能会避开全身治疗的需要，或者允许减少全身药物的剂量。表 84-7 总结了辅助治疗和支持治疗的干预指南。具体的信息也可从网站获得（http://www.asbmt.org/page=guidelinestatements）。

感染是慢性 GVHD 患者死亡最常见的原因，预防感染需要特别注意。由已发表的证据支持的建议更多地来源于对患有慢性 GVHD 以外的疾病的患者的研究。所有患有慢性 GVHD 的患者都被认为有荚膜细菌感染的风险，特别是肺炎链球菌，还有流感嗜血杆菌和脑膜炎奈瑟菌。应对所有慢性 GVHD 患者进行荚膜生物预防，同时给予全身免疫抑制治疗。预防的最佳选择需考虑肺炎球菌耐药性的局部情况，以及选择可用的抗生素与个体相关的过敏或毒性，包括青霉素、磺胺甲恶唑、第二代头孢菌素、喹诺酮和阿奇霉素。这些策略均未在随机试验中进行过测试，但以往的数据显示，由于免疫抑制作用严重，未预防的患者发生暴发性脓毒症事件。当肺炎球菌耐药时，每日复方新诺明方案可预防肺孢子虫肺炎（pneumocystis jirovecii pneumonia，PJP）、肺炎球菌，以及某种程度的弓形虫病和诺卡氏菌。

虽然没有研究评估慢性 GVHD 患者接种的疫苗对荚膜生物的防护程度，但专家共识意见主张在移植后 3 ～ 6 个月开始接种疫苗[82]。T 细胞依赖性结合疫苗更有效，而较老的多糖疫苗和接种疫苗的不良结果的风险较低。尽管如此，如果在移植后 1 年内给予肺炎球菌、乙型流感嗜血杆菌和脑膜炎奈瑟球菌疫苗接种，一些中心需要专门的免疫重建的数据（例如，血清 IgG 水平 > 400mg/dl，CD4 T 细胞 > 200/μl，CD19 B 细胞 > 20/μl）。对于所有接受造血干细胞移植至少 6 个月的患者，以及在流感疫情中，在造血干细胞移植后 4 个月，建议接

表 84-6　慢性移植物抗宿主病中大多数已发表药物作为二线治疗或更高剂量使用的注意事项

体外光化学疗法	
作用机制	据报道，白细胞（特别是淋巴细胞）的直接凋亡和这些细胞的再输注可能产生耐受原反应，包括干扰树突细胞成熟、细胞因子产生调节和调节扩增的 Treg 细胞
毒性问题	有限：体外循环失血，低钙血症取决于使用的抗凝血药，轻度血细胞减少，导管相关菌血症，但总体感染风险并未超过标准疗法
重要相互作用	无
感染问题	病毒或真菌感染没有增加
方便	不方便；需要前往 ECP 中心长达数月。复杂的时间表通常每周 2 次（第 1 周），每周 2 次（第 2 ～ 12 周），此后每月 2 次。通常需要留置中心静脉导管
经费问题	非常昂贵
吗替麦考酚酯	
作用机制	非竞争性肌苷一磷酸脱氢酶抑制药，是淋巴细胞依赖的从头嘌呤合成的限速步骤
毒性问题	剂量相关的血细胞减少和胃肠道毒性；存在风险：当 GVHD 累及胃肠道时，受益减少。肠溶霉酚酸可能更好耐受
重要相互作用	当与其他骨髓抑制药物一起使用时，可能会导致血细胞减少
感染问题	中高度，特别是如果在已经淋巴细胞减少的患者中使用高剂量类固醇
方便	最小的药丸配方是 250mg（霉酚酸酯）或 180mg（霉酚酸）和静脉注射配方可用
经费问题	中等昂贵
注解	慢性 GVHD 的随机Ⅲ期研究显示，在标准治疗中加入霉酚酸酯没有益处（泼尼松加钙调神经磷酸酶抑制药[69]），但没有确定关于其作为二级疗法和没有钙调神经磷酸酶抑制药的用途数据
沙利度胺	
作用机制	免疫调节，虽然具体行动尚不完全清楚。在某些条件下抑制 TNF-α
毒性问题	中性粒细胞减少，镇静、便秘、麻木，频繁神经病变＞ 200mg/ 天。必须为有生育潜力的女性和性成熟男性提供咨询，以避免出生缺陷
重要相互作用	通常不具有临床意义
感染问题	没有被认为是高风险
方便	50mg 胶囊是最小的配方；没有静脉注射形式
经费问题	中等昂贵
注解	尝试治疗患有慢性 GVHD 的骨髓瘤患者可能是最合乎逻辑的
西罗莫司（雷帕霉素）	
作用机制	与 FK 结合蛋白复合物结合并阻断 mTOR，导致 G_1 期细胞周期停滞；T 细胞是最敏感的。其他机制包括阻断 CD28 共刺激，预防树突细胞抗原呈递和成熟，B 细胞活化受损和产生免疫球蛋白
毒性问题	临床上最相关的是可逆性血细胞减少，高三酰甘油血症，肾毒性（溶血性尿毒症综合征 / 血栓性微血管病 A）和神经毒性（血栓性血小板减少性紫癜）与钙调神经磷酸酶抑制药。不太常见的临床相关性是转氨酶升高、水肿、关节痛、伤口愈合延迟和非感染性肺炎
重要相互作用	西罗莫司是 CYP3A4 和 P-gp 的底物，需要注意与 CYP3A4 和 P-gp 相互作用的伴随疗法。当开始使用伏立康唑时，临界相互作用要求初始 90% 西罗莫司剂量减少（泊沙康唑减少 7%，氟康唑减少 25%）。在 HMG-CoA 还原酶抑制药治疗期间，西罗莫司可能增加横纹肌溶解症的风险。若患者发生溶血性尿毒症综合征，应停止钙调神经磷酸酶抑制药，并调整西罗莫司剂量以确保谷浓度＜ 10ng/ml。如果总胆红素＞ 2mg/dl，西罗莫司剂量应减少 30%
感染问题	中等
方便	仅口服制剂：0.5、1 和 2mg 片剂，和 1mg/ml 口服溶液。目标水平 3 ～ 12ng/ml（如果钙调神经磷酸酶抑制药也＜ 10ng/ml）。在调整剂量和检查水平时考虑 $T_{1/2}$ 57 ～ 62h

（续表）

经费问题	中等昂贵

利妥昔单抗

作用机制	成熟的 B 细胞耗竭嵌合抗 CD20 单克隆抗体，抑制抗体依赖性，并通过 T 细胞协作，抗体非依赖性 B 细胞慢性 GVHD 相关机制
毒性问题	大多数耐受性好。利妥昔单抗加剧慢性 GVHD 相关 B 细胞淋巴细胞减少和低丙种球蛋白血症目前还不清楚；已报道感染性并发症
重要相互作用	通常不具有临床意义
感染问题	低
方便	仅限静脉注射；通常每周给予 375mg/m²，共 4 剂，可每周或每月给予 4 次剂量（一组报道如果给予低剂量，50mg/m²），也会得到类似结果 [92]
经费问题	非常昂贵
注解	对于深层和浅层皮肤和自身免疫表现大多数报道成功

喷司他丁

作用机制	可能抑制腺苷脱氨酶的核苷类似物。 GVHD 的广泛活动包括 CD4 和 CD8 的显著减少 T 细胞，显著的 B 细胞耗竭和 IgG 水平的降低。
毒性问题	骨髓抑制、肾毒性、神经毒性和肝功能检查的可逆性升高。如果是 ANC < 0.5×10⁹/L，血小板 < 20×10⁹/L，或肌酐清除率 30 ～ 50 ml/（min·1.73 m²）[如果< 30ml/（min·1.73 m²）则保持不变]，建议将剂量减少到 2mg/m²。不要在严重感染期间给药。出现神经毒性停止治疗
重要相互作用	通常不具有临床意义
感染问题	在急性 GVHD 中给予喷司他丁不同的剂量时，中等但明显较少。在免疫重建数值延迟的患者中考虑病毒血浆 PCR 监测
方便	静脉注射配方：每 2 周 4mg/m²
经费问题	非常昂贵
注解	最大的研究是儿科学 [93]

低剂量甲氨蝶呤

作用机制	低剂量的免疫调节和抗炎特性不是通过抑制 DHFR 和 DNA 合成来介导的，而是通过释放腺苷，腺苷结合 A₂ 受体，抑制活化的中性粒细胞的氧化爆发和黏附中性粒细胞到内皮细胞。腺苷改变中性粒细胞，单核细胞，巨噬细胞和 T 细胞产生的细胞因子，减少 TNF-α、IFN-γ、IL-6 和 IL-8 的产生，并增加 IL-10 和 IL-4 的产生。甲氨蝶呤在细胞内转化单谷氨酸衍生物与长效多谷氨酸盐，解释了低剂量每周方案的功效
毒性问题	一般都很低。骨髓抑制不常见。肝脏毒性不常见、唇炎、脱发，避免肾衰竭或患者大量第三空间积液
重要相互作用	通常不具有临床意义
感染问题	低
方便	易于开方（每周 7.5mg/m²），但重要的患者沟通需要避免危及生命的过量
经费问题	低廉
注解	考虑被认为是慢性 GVHD 表现的轻度筋膜炎或关节痛

伊马替尼

作用机制	酪氨酸激酶抑制药，血小板源性生长因子受体抑制药
毒性问题	血细胞减少，水肿
重要相互作用	抑制 CYP3A4 并可能增加他汀类药物，钙调神经磷酸酶抑制药和西罗莫司的浓度
感染问题	低
方便	易于开方。仅口服制剂：100mg 和 400mg 片剂

（续表）

经费问题	非常昂贵，目前通常没有涵盖慢性 GVHD 指征的保险
注解	根据早期报道，大多数成功是在硬化 / 纤维化类型的慢性 GVHD [40, 41]
羟氯喹	
作用机制	抗疟药。干扰抗原加工和呈递；减少 IL–1、IL–6 和 TNF–α 的产生，并且还减少 T 细胞中的钙信号传导；减少与异基因识别相关的增殖和细胞毒性
毒性问题	胃肠道症状、视网膜损伤和角膜混浊（需要每年一次的眼科检查）、肌炎和多发性神经病，罕见的血细胞减少
重要相互作用	通常不具有临床意义
感染问题	低
方便	易于开方但仅口服制剂
经费问题	相对便宜
注解	儿童随机 III 期研究显示，羟基氯喹加入标准治疗无效（泼尼松加钙调神经磷酸酶抑制药 [70]），但没有关于其作为二级疗法使用的确切数据

mTOR. 雷帕霉素的哺乳动物靶标；ANC. 绝对中性粒细胞计数；P–gp.P– 糖蛋白；$T_{1/2}$. 终末半衰期

表 84–7　辅助治疗和支持性护理干预的总结

器官系统	预防性干预	治疗性干预
皮肤及附件	UVA/UVB 光保护	完整的皮肤：局部润肤剂，皮质类固醇，止痒剂和其他（如补骨脂素和紫外线照射、他克莫司）
	监测恶性肿瘤	糜烂 / 溃疡：微生物培养，外用抗菌剂，保护膜或其他敷料，清创，高压氧，伤口护理专家
嘴和口腔	保持良好的口腔 / 牙齿卫生。考虑常规牙科清洁和心内膜炎预防	局部高效和超高效皮质类固醇和镇痛药
牙齿	监测感染和恶性肿瘤	用唾液刺激剂治疗口腔干燥（无糖口香糖，西维美林，毛果芸香碱）
眼睛	光保护	人工泪液，眼药膏，外用皮质类固醇或环孢素，泪小管闭塞，加湿环境，闭塞性眼睛磨损，湿气室眼镜，西维美林，毛果芸香碱，睑缘缝术，透气性巩膜片或绷带隐形眼镜，自体血清撕裂，微生物培养，局部抗菌药物，多西环素用于眼睑炎
	监测感染，白内障，增加眼内压力	
外阴和阴道	监测雌激素缺乏，感染（单纯疱疹病毒、人乳头瘤病毒、酵母、细菌）和恶性肿瘤	水基润滑剂，外用高效和超高效皮质类固醇或钙调神经磷酸酶抑制药，扩张器，广泛粘连 / 闭塞手术，早期妇科咨询
胃肠道和肝脏	监测感染（病毒、真菌）	排除其他潜在的病因
		膳食改良，用于外分泌胰腺吸收不良的酶补充剂，胃食管反流管理，食管扩张，应用熊去氧胆酸
肺	感染监测（卡氏肺孢子虫、病毒、真菌、细菌）	排除其他可能的病因（例如感染、胃食管反流）
		吸入糖皮质激素，支气管扩张药，补充氧气，肺康复考虑肺移植
造血系统	感染监测（巨细胞病毒、细小病毒）	排除其他潜在病因（例如药物毒性、感染）
		非格司亭，免疫球蛋白用于免疫细胞减少症

（续表）

器官系统	预防性干预	治疗性干预
神经系统	钙调神经磷酸酶抑制药药物水平监测癫痫，预防包括血压控制、电解质置换、抗惊厥药	职业和物理治疗，用三环抗抑郁药治疗神经性综合征，选择性 5- 羟色胺再摄取抑制药或抗惊厥药
传染性疾病	预防卡氏肺囊虫、荚膜细菌、带状疱疹	器官特异性抗感染药物
	在慢性 GVHD 予泼尼松治疗期间考虑预防霉菌和已证实或可能的霉菌感染病史	发热期经验性肠外广谱抗菌覆盖
免疫重建	仅考虑用灭活疫苗进行免疫接种（流感、B 型流感嗜血杆菌、破伤风 / 白喉的结合物 / 百日咳、肺炎球菌和脑膜炎球菌、甲型肝炎和乙型肝炎、脊髓灰质炎）	考虑基于复发性肺部感染水平的免疫球蛋白替代
	免疫球蛋白替代基于移植后 365 天的水平	
肌肉骨骼肌系统	监测运动范围减少，骨密度测定，钙水平和 25-OH- 维生素 D	物理疗法
	考虑 MR 成像以检测大关节疼痛患者的缺血性坏死	考虑双膦酸盐治疗骨质减少，骨质疏松症和早期缺血性坏死
	物理治疗，钙，维生素 D，如果使用泼尼松，可考虑使用双膦酸盐（或适当的激素替代疗法）	考虑转诊给整形外科医生进行缺血性坏死（固定支具、带拐杖的有限承重、核心减压、骨软骨异基因移植、关节表面置换术、全关节置换术）
内分泌系统	监测空腹高血糖、高脂血症，如果临床表明，考虑皮质醇刺激试验来统治继发性肾上腺皮质功能不全	糖尿病管理
		生活方式干预和降脂药
		肾上腺素替代氢化可的松给药

［改编自 Couriel 等，2006[81]。参见 Carpenter 等（http://www.asbmt.org/?page=GuidelineStatements），在本章提交出版后，2014 年 NIH 辅助和支持护理更新可用]

种三价流感疫苗（trivalent influenza vaccine,TIV），但绝不能接种减毒活流感疫苗（live attenuated influenza vaccine，LAIV）。一些专家提倡在流感暴发期间可根据症状和体征使用神经氨酸酶抑制药对流感进行经验性治疗，但尚无证据支持这种做法[81]。不应给予任何活病毒疫苗，包括减毒活麻疹 / 腮腺炎 / 风疹疫苗（measles/mumps/rubella，MMR）、水痘和带状疱疹疫苗[81]。家庭接触者不应接种口服脊髓灰质炎疫苗。有关移植后疫苗接种的其他详细信息，请参见第 106 章。造血干细胞移植后的免疫球蛋白普遍给药尚未证明具有临床益处，应予以避免。对于复发性肺部感染和血清 IgG 水平 < 400mg/dl 的患者在造血干细胞移植后 90 天内，可考虑静脉注射免疫球蛋白。

侵袭性霉菌感染对于由慢性 GVHD 及其治疗引起的严重细胞介导的免疫缺陷患者是一个重大风险。虽然关于适当的治疗持续时间、剂量和水平、药物相互作用和耐药性突破性感染的争议仍然存在，但许多中心规定对那些被认为具有高侵袭性霉菌感染风险的患者（如慢性 GVHD 患者）和接受更高剂量的类固醇［> 0.5 ~ 1.0mg/（kg·d）]应用泊沙康唑或伏立康唑进行基本预防[82, 83]。大多数中心还在慢性 GVHD 系统治疗期间实施二级预防；选择合适的预防药物是根据引起先前侵袭性霉菌感染的特定病原体和在该发作期间对抗真菌治疗的反应，见第 86 章。

通过共识，所有接受慢性 GVHD 系统治疗的患者应在停用免疫抑制治疗后 6 个月内接受并继续预防肺孢子虫肺炎[82]，首选的肺孢子虫肺炎预防药物是磺胺甲噁唑，替代品是氨苯砜、阿托伐醌和雾化喷他脒等。

一些专家使用长期预防性抗病毒药物来预防具有严重长期免疫缺陷的造血干细胞移植受者中复发性单纯疱疹和水痘 – 带状疱疹病毒感染。如果慢性

GVHD 的患者接触水痘（原发性或接种后疾病），水痘 - 带状疱疹病毒（如果有的话）应在 96h 内给予，或者可以给予伐昔洛韦直至暴露后 22 天。开始慢性 GVHD 治疗的患者在头 3 个月内有淋巴细胞减少和（或）巨细胞病毒再激活史，晚期巨细胞病毒再激活与死亡的风险较高相关[84]。一些中心在第 100 天后继续监测巨细胞病毒病毒血症，每周一次至每隔一周 PCR 测试，根据个体风险，然后进行抢先治疗，见第 87 章。

4. 监控

由于对慢性 GVHD 的治疗跨越 1～3 年或更长时间，表现多变，因此建议对所有器官系统进行密切连续监测以促进早期发现和干预[81]。这首先涉及有针对性的时间间隔进行病史、体格检查和药物检查。值得注意的是，报道的硬化表现的三年累计发生率为 20%[85]，并且由 NIH 关节 / 筋膜评分≥ 1 分定义的关节受累存在于约 30% 的慢性 GVHD 患者中，通常影响手腕或脚踝[86]。如果疾病过程具有进展性或不确定性，建议每 3 个月进行一次综合慢性 GVHD 评估并记录 NIH 评分，如果稳定，则每 6 个月进行一次慢性 GVHD 评估，以便及时检测、监测和（或）早期治疗细微表现，一旦进展到严重程度，则难以治疗，并且通常表现为不可逆转的慢性 GVHD 状态。这可以通过在临床实践中遵循简化的和可靠的方法有效地完成[87]。如果按预定的（第 80～100 天）基线，初始慢性 GVHD 诊断时即采用标准化的医学摄片，并且如果涉及皮肤和（或）关节，则每 6 个月采用标准化医学摄片，直至可逆性表现消失或停止治疗，这非常重要。数字图像可以电子方式存储，以便对患者皮肤损伤的当前状态和（或）关节活动的局限性进行连续比较。联合应用 NIH 联合评分和运动量表摄影范围（P-ROM，图 84-22）被推荐为评估关节 GVHD 的工具；NIH 评分能更好地反映关节改善，P-ROM 评分能更好地反映关节与基成相比较的恶化程度（摘自 Y. Inamoto 和 P.A. Carpenter 未发表的数据）。

常规血液监测包括脐带血细胞和分类计数差异、化学检测、治疗药物的水平、IgG 水平、脂质水平、25-OH- 维生素 D、甲状腺功能，以及卵巢和睾丸功能。年度骨密度测试适用于接受糖皮质激素或先前测试异常的患者。建议肺功能测试监测确定 NIH 肺部评分，或遵循已知闭塞性细支气管炎患者的肺功能评分（1 秒末用力呼气量 / 一氧化碳弥散量综合评分）。根据慢性 GVHD 疾病的进度，通常每 3～6 个月进行肺容量和校正弥散量的肺活量测定，以监测气道阻塞。如果气道阻塞是新发的，中度或严重且进度不确定或进展迅速，那么每月进行一次有限的肺活量测定，直到 1 秒末用力呼气量稳定。

也可多咨询牙科 / 口腔医学、妇科学、眼科学、康复医学、疼痛和支持性护理中的亚专科医生。监测的范围和频率应根据临床指标实行个体化治疗，范围从每月到至少每年。对于那些有活动性慢性 GVHD 的患者，特别是在高风险期间，例如在逐渐减少药物治疗期间，建议更频繁的监测。特别具有挑战性的病例可能会受益于在具有慢性 GVHD 多学科专业知识的主要国家中心进行咨询。

十一、移植物抗白血病的作用

在 Horowitz 等的一项具有里程碑意义的注册研究里，研究了 2254 名首次缓解期急性白血病患者或慢性期慢性粒细胞白血病患者的 GVL 效应，其中大多数患者在高剂量预处理后接受了 HLA 相合的同胞骨髓[88]。仅患有慢性 GVHD 或急性 GVHD 和慢性 GVHD 并存的患者的复发 RR 低于无 GVHD 的患者（分别为 RR 0.43，$P = 0.01$；RR 0.33，$P = 0.0001$）。在同一分析中，接受同卵双生移植或去 T 细胞移植物的患者增加了疾病复发的风险（分别为 RR 2.09，$P = 0.005$；RR 1.76，$P = 0.002$）。

在一项大型队列研究中使用类似的方法来检查高剂量预处理和异基因造血干细胞移植治疗晚期非霍奇金淋巴瘤后患者的 GVT 效应，Bierman 等没有发现复发风险受急性 GVHD 或慢性 GVHD，T 细胞去除或同卵双生移植影响的证据，提示 GVL/T 效应的临床表现可能取决于潜在疾病和（或）既往治疗的数量或性质[89]。Lee 等分析了 3472 例接受亲缘或无关供者的高剂量预处理和异基因造血干细胞移植治疗后急性或慢性髓性白血病的患者慢性 GVHD 严重程度的影响[25]。这项大型研究显示，轻度、中度或重度慢性 GVHD 患者的复发率低于无慢性 GVHD 的患者，但没有证据表明慢性 GVHD 严重程度的增加与复发率的降低有关。同样重要的是，非复发死亡率不会因轻度慢性 GVHD 的存在而增加，但是会由于严重的慢性 GVHD 而增加。因此，患有轻度慢性 GVHD 的患者具有最佳的无病存活率，没有慢性 GVHD 的患者具有与中度慢性 GVHD 的患者相似的无病存活率，而严重慢性 GVHD 的患者无病存活率最差。这些发现具有实际意义，并支持在清髓性预处理后必须探索中度和重度慢性 GVHD 的有效治疗。

令人惊讶的是，在给予减低强度的造血干细胞移植之后很少有关于移植物抗肿瘤效应的数据，而其中造血干细胞移植的疗效几乎完全取决于免疫学。Baron 等分析了在减低强度移植后给予 HLA 相合的亲缘或无关供者移植物的 322 名患者的移植物抗肿瘤效应，并指出在患有广泛慢性 GVHD 的患者中获得完全缓解的可能性更高（HR 1.7, P=0.07）[90]。Ⅱ～Ⅳ级急性 GVHD 对疾病复发 / 进展的风险没有显著影响。急性 GVHD 与非复发死亡率风险增加和无进展生存率的降低有关。相反，广泛的慢性 GVHD 与疾病复发 / 进展风险降低（HR 0.4, P=0.006）和无进展生存概率增加相关（P=0.003）。这些发现表明，慢性 GVHD 可能是减低强度移植治疗恶性疾病成功的主要原因。

最近，Inamoto 等探讨了 NIH 定义的慢性 GVHD 和免疫抑制治疗对高剂量预处理和异基因造血干细胞移植后恶性肿瘤复发风险的影响[91]。根据 GVHD 和免疫抑制治疗分析复发和死亡率的比率和风险比作为随时间变化的协变量。校正后的 Cox 分析显示，急性 GVHD 和慢性 GVHD 均与造血干细胞移植后 18 个月以后复发风险的统计学上的降低相似，但在移植后 18 个月内无此相关性。在出现 GVHD 的患者中，在免疫抑制治疗停用后 GVHD 与随后的复发风险增加无关。在没有 GVHD 的患者中，免疫抑制治疗的停用与前 18 个月内的复发风险降低相关，但随后复发的风险仍然高于 GVHD 患者。可见，在造血干细胞移植后，GVHD 与复发风险的关联随时间而变化。在没有 GVHD 的患者中，早期停用免疫抑制治疗可能有助于预防前 18 个月

内的复发，但需要其他干预措施以防止在较晚时间点的复发。

十二、未来发展方向

自本书上一版以来，许多新的 NIH 慢性 GVHD 评估工具的前瞻性验证取得了相当大的进展。随着北美慢性移植物抗宿主病联盟和 BMT CTN 的建立，该领域现在有了更好的组织，并能更有效地开展多中心观察和治疗干预试验。对慢性 GVHD 生物学的深入了解仍然不成熟，且远远落后于急性 GVHD 的最新发展。应在移植和慢性 GVHD 治疗研究中积极实施采集组织、血液、唾液和其他人体样本的策略，以帮助提高我们对慢性 GVHD 生物学的理解。为了不干扰移植物抗肿瘤效应，制定更好的诊断和治疗策略，并寻找更有效、毒性更低的药物。制定确定的和实用的慢性 GVHD 反应标准和慢性 GVHD 活动评分是最重要和最迫切的需求，而这在目前尚未被满足。直接的 0～3 NIH 个体器官严重程度评分，虽然最初用作基线评估工具，但作为一种独立的反应评估工具，应与患者和医生所认为的许多器官改善的密切相关[4, 10, 12]。

希望我们更努力他制定优良的研究设计原则并应用改进和验证的反应评估工具，将有助于在活跃的多中心 Ⅱ 期研究中找出更有希望的候选治疗方法，这些研究可以在 Ⅲ 期研究中推广初始及二次治疗。希望这些经共同努力而得到改善的结果能在将来带来更好的生存率并消除慢性 GVHD。

致谢

我们感谢 NIH 皮肤病科的 Edward Cowen 和 Maria Turner 博士、国家眼科研究所的 Janine Smith、弗雷德·哈金森癌症研究中心的 Mark Schubert 友好地允许我们使用他们档案中的照片。我们也十分感谢 Sandra Mitchell 博士为本章选择和撰写照片提供专业协助。

第 85 章
细菌感染
Bacterial Infections

Helen L. Leather   John R. Wingard   著

包海燕   译

李 正   唐晓文   陈子兴   校

一、概述

感染的易感性是患者从接受造血干细胞移植的早期即面临的最严峻的挑战之一。控制感染方面的各种进展使移植患者的支持治疗取得了很大的进步，这些进展使患者预后得到了改善。对感染综合征发病机制认识的加深、新型抗生素的引入、植入前经验性抗生素的应用、防治感染新策略的制定，以及认识到感染性病原体对其他移植并发症，尤其是 GVHD 发病率的影响，均改善了移植患者的生存率。外周血造血干细胞替代骨髓干细胞的这一进步，促进了粒系和巨核系细胞的植入，缩短了住院时间，减少了发热天数和抗生素的使用量。更多应用减低强度移植减轻了胃肠道毒性和化疗引起的总体毒性，减少了感染并发症。然而，机会性感染病原体种类的变化、抗菌药物敏感性的改变、治疗 GVHD 的新型免疫抑制方案，导致宿主免疫缺陷状态的差异、治疗实体肿瘤新的预处理方案，以及越来越多的替代供者的应用，均对感染并发症的处理带来了各种各样新的挑战和机遇。

二、细菌病原体的生物学

细菌广泛存在于环境中。它们属于原核微生物，以 DNA 周围无包膜和无其他膜结合细胞器为特征。目前已知的细菌超过 2500 种。根据革兰氏染色特性（阳性或阴性）、形态（球菌和杆菌）、氧耐受性（需氧或厌氧）对医学意义重大的细菌进行广泛的分类。其他特性，如 DNA 和 RNA 同源性、核糖体 RNA 同源性、生化特性、特殊的生长环境和抗原属性，也被用于进一步的细菌分型。

一般而言，细菌有肽聚糖组成的细胞壁。肽聚糖是细菌特有的分子，因此是许多抗生素作用的靶点。细胞壁提供了细菌基本的形状和硬度。革兰氏染色可区分细菌细胞壁结构的差异。这种差异有利于区分细菌的抗菌药物敏感性以及与宿主防御的相互作用。革兰阳性菌的细胞壁由厚的肽聚糖层、磷壁酸、糖醛酸磷壁酸和其他多糖组成。抑制肽聚糖的合成是很多抗生素的作用机制，包括青霉素类、头孢菌素类和糖肽类。革兰阴性菌的细胞壁由蛋白质、LPS 和磷脂组成的外膜，以及肽聚糖薄内层组成。膜中的蛋白成分孔蛋白是亲水性分子的穿透通道。孔蛋白的大小和数量决定了包括对抗生素在内的各种分子的渗透性。

某些特性对于某一特定种类的细菌定植或侵入人体宿主的能力是很重要的（表 85-1）。它们包括黏附到宿主细胞、从宿主获得铁的能力、产生毒素，以及与其他定植微生物成功竞争营养物质。细菌表面的黏附素与宿主组织靶点的特定受体相互作用。黏附素分子或宿主细胞受体结合的差异决定了组织嗜向性。医学上重要的细菌表面存在着许多结构，是重要的毒力因子。多糖的荚膜具有抗吞噬作

表 85-1　细菌毒力因子

分　子	对宿主的作用
外毒素	干扰细胞生理
内毒素	诱发脓毒综合征
抑菌素	在宿主菌群建立生态龛
胞外酶	破坏解剖屏障，促进组织侵袭
蛋白酶	降低体液免疫应答和降解补体
多糖荚膜	抗体液免疫和吞噬
质粒、噬菌体、转座子	传递抗生素耐药性、多重毒力特性，快速适应环境
调节因子	允许快速适应环境变化
生物膜	形成屏障以阻止抗生素进入

用。荚膜在不同种细菌的免疫多态性很常见（血清学分型的基础），它可以破坏正常的宿主防御，因为针对荚膜特定抗原的调理抗体对吞噬作用很重要。革兰阴性菌的菌毛是细菌黏附到上皮细胞的重要方式。革兰阳性菌的表面蛋白（例如 A 群链球菌的 M 蛋白或链球菌蛋白 A）可作为毒力因子。

细菌产物，如超抗原，可能引起对维持宿主正常生理活动有害的宿主反应。革兰阳性和革兰阴性菌指数型生长过程中，合成和释放的外毒素干扰正常宿主细胞的代谢，造成对宿主的毒性。某些被称为细菌素的毒素，被用来增强该细菌在正常菌群中与其他微生物之间的竞争力，以形成生态龛。某些细胞外酶的产物，如透明质酸酶、神经氨酸酶、弹性蛋白酶和胶原酶，有助于克服解剖屏障并促进穿透组织屏障的播散。细菌还可以合成一些蛋白质，便于其进入宿主细胞。蛋白酶破坏宿主的体液反应，使细菌穿透黏膜屏障而在细胞外组织和血清中存活。

避免细菌摄入后被吞噬或杀灭是多种毒力因子的作用。许多细菌的多糖荚膜既能抵抗体液免疫，又能阻止吞噬。细菌 LPS（内毒素）是抵抗胆汁盐、溶菌酶、DNA 和重金属的重要屏障。LPS 还含有碳水化合物部分（O 抗原），可以抗补体结合和区分菌株的抗原性。这种抗原多样性的产生是细菌逃逸宿主体液免疫反应的一种机制。LPS 通过促使单核细胞和巨噬细胞释放很多的促炎细胞因子，如 TNF-α、IL-1、IFN-γ 和多种集落刺激因子，并通过激发宿主包括补体、凝血、纤溶和激酶通路等在

内的多种酶促机制，诱导产生脓毒综合征。

染色体外的元件诸如质粒、噬菌体、插入元件和转座子等一些基因产物，为细菌快速适应竞争性的环境、介导抗生素耐药和多种毒力特性，提供了可以在多种不相关微生物之间共享的机制。各种调节蛋白为细菌提供了对环境中的快速变化（如温度、铁和酸碱度）做出有利反应的能力。这些蛋白质促进细菌的黏附和侵袭力，调节其他蛋白质在细胞表面的表达，以提高细菌的竞争地位。这些蛋白质的抗原变异是细菌侵袭宿主免疫反应的一种机制。细菌的这些特征也为抗生素提供了很多靶点（表 85-2）。

宿主的微生物菌群本身可能是抵御机会性病原体的一种屏障。通常情况下，复杂的细菌群落无害地生活在人体的表面和胃肠道内。然而，当抗生素或其他感染控制措施的应用改变了两者之间的相互作用，这一天然屏障便可能被破坏，正常情况下不具备形成生态龛的病原体则过度繁殖。正常共生菌群通过产生毒性产物、脂肪酸或其他代谢产物，竞争性抑制其他微生物的生长和刺激宿主的免疫系统，与机会性病原体竞争相同的营养物质或宿主细胞的受体，从而阻止其生长。

一些细菌通常会在有正常防御能力的易感宿主中引起疾病，从而它们当然也会使造血干细胞移植

表 85-2　各种抗生素的靶点

细菌靶点	抗生素
肽聚糖合成	青霉素类、头孢菌素类、糖肽类
脂多糖	抗内毒素或介导脓毒综合征的细胞因子的抗体
青霉素结合蛋白	青霉素类、头孢菌素类、碳青霉烯类
β-内酰胺酶	克拉维酸、舒巴坦、他唑巴坦
核糖体	氨基糖苷类、大环内酯类、四环素类、氯霉素、噁唑烷酮类、链阳菌素
RNA 聚合酶	利福霉素
叶酸合成	磺胺类、甲氧苄啶
DNA 回旋酶	氟喹诺酮类
细菌膜	达托霉素
去极化	噁唑烷酮类、利奈唑胺；链阳菌素，奎奴普汀/达福普汀

受者发病。然而，更常见的是，造血干细胞移植受者的感染性疾病是由通常非病原体的细菌引起（如许多革兰阴性菌、α-链球菌和表皮葡萄球菌）。这些微生物被称为机会性病原体，利用移植预处理或医源性操作所致的宿主防御缺陷，或者利用感染控制措施所引起的微生物菌群的改变。机会性病原体能否致病，是其自身固有毒力、有无足够的数量接触宿主，以及宿主防御状态之间相互作用的反映。因此，有效的感染控制措施必须重视减少宿主对潜在病原体的暴露，策略性使用抗菌药物来降低微生物载量，以及在可能的情况下加强宿主防御。

三、抗生素耐药

许多病原体因其存在的抗生素耐药变得棘手，包括鲍曼不动杆菌、铜绿假单胞菌、耐万古霉素肠球菌、耐万古霉素金黄色葡萄球菌和耐甲氧西林金黄色葡萄球菌（methicillin-resistant S. aureus，MRSA）。最常见的耐药机制如下所述。

细菌提高生存率最成功的一个特征是遗传变异的能力。这种能力经常被细菌用于挫败临床医生应用抗生素控制感染的尝试。通过点突变将 DNA 的整个序列重排到细菌基因组的不同位置（如转座子），或将 DNA 从一个细菌传递到另一个细菌（如通过质粒），抗生素耐药性的发生可有多种途径（表 85-3）。

一种常见的机制是通过酶来灭活抗生素。例如，葡萄球菌和许多革兰阴性菌产生一类被称为 β-内酰胺酶的酶，可以灭活 β-内酰胺类抗生素，其中包括青霉素类、头孢菌素类（如头孢噻吩、头孢呋辛、头孢他啶、头孢吡肟和头孢西丁）、碳青霉烯类（如亚胺培南和美罗培南）和单酰胺类（如氨曲南）。转座子或质粒上的 β-内酰胺酶基因可允许高水平的耐药性广泛传播到其他种类的抗生素，如氟喹诺酮类和甲氧苄啶-磺胺甲噁唑(trimethoprim-sulfamethoxazole，TMP-SMX)。不幸的是，β-内酰胺类抗生素的广泛使用，特别是第三代头孢菌素类药物，造成了有利于耐药微生物的选择压力，并进一步促进其传播。产超广谱 β-内酰胺酶(extended-spectrum β-lactamase，ESBL) 的细菌是治疗失败的一个不断增长的原因。产 ESBL 细菌以肺炎克雷

表 85-3　抗生素耐药的机制

机 制	举 例	遗传基础	细菌类型	受影响的抗生素
酶对抗生素的抑制作用	β-内酰胺酶	染色体、质粒、转座子	葡萄球菌，许多革兰阴性菌	青霉素类、头孢菌素类
	乙酰转移酶	质粒	许多革兰阴性菌	氨基糖苷类、氯霉素
	磷酸转移酶类	质粒	许多革兰阴性菌	氯霉素、氨基糖苷类
	核苷酰转移酶	质粒	许多革兰阴性菌	氨基糖苷类
膜通透性下降	累及孔蛋白的突变	染色体	许多革兰阴性菌	β-内酰胺类、氨基糖苷类、碳青霉烯类、萘啶酸、氟喹诺酮类
抗生素外流增加	新蛋白质	染色体、质粒、转座子	许多革兰阴性菌和葡萄球菌	四环素类、大环内酯类、氟喹诺酮类
靶点改变	核糖体结合位点的改变	染色体、质粒	革兰阳性和革兰阴性菌	四环素类、大环内酯类、氨基糖苷类、林可酰胺类
	细胞壁的改变	染色体、质粒	革兰阳性菌	万古霉素、其他糖肽类
	青霉素结合蛋白的改变	染色体、质粒	革兰阳性菌与部分革兰阴性菌	青霉素类、头孢菌素类
	二氢叶酸合成酶的改变	质粒	许多革兰阴性菌	磺胺类
	二氢叶酸还原酶的改变	染色体、质粒	革兰阴性菌	甲氧苄啶
	DNA 回旋酶的改变	染色体、质粒	革兰阴性菌	萘啶酸、氟喹诺酮类
屏障作用	生物膜形成	染色体	表皮葡萄球菌、铜绿假单胞菌	多种抗生素

伯菌和大肠埃希菌最常见。免疫功能低下患者感染这些微生物需要给予革兰阴性菌隔离预防措施和碳青霉烯类抗生素治疗。目前已有报道的耐碳青霉烯类病原体包括肺炎克雷伯菌碳青霉烯酶（K. pneumonia carbapenemase，KPC）、OXA 碳青霉烯酶（最常见于鲍曼不动杆菌分离株）和金属内酰胺酶（见于嗜麦芽窄食单胞菌、不动杆菌属、芽孢杆菌属、铜绿假单胞菌和黄杆菌属）。耐碳青霉烯类病原体在欧洲和美国东部最常见[1]。

涉及不同孔蛋白的突变可以改变细菌对抗生素的通透性，减少药物进入细菌菌体内，从而限制药物进入靶部位。这些变化是萘啶酸、氟喹诺酮类（如诺氟沙星、环丙沙星、左氧氟沙星和氧氟沙星）、氨基糖苷类和 β- 内酰胺等抗生素耐药的潜在机制。此外，对某些抗生素的耐药性可能是通过增加抗生素从细菌菌体的流出而产生。这可以由染色体基因的突变或从质粒中获得新的基因来实现，这些质粒编码新的膜蛋白，从而减少某些抗生素如四环素类药物在革兰阴性菌中和大环内酯类（如红霉素、阿奇霉素和克拉霉素）在革兰阳性菌中的滞留。

改变抗生素的靶点是另一种策略。多个例子值得关注。核糖体结合位点的改变可能导致对四环素、氨基糖苷类或大环内酯类的耐药，而细胞壁成分上的氨基酸残基的改变可能导致对抗生素如万古霉素耐药。编码青霉素结合蛋白的基因突变改变了对 β- 内酰胺类如青霉素和头孢菌素的敏感性。突变改变的多种靶酶（表85-3）可能导致对磺胺类、甲氧苄啶、萘啶酸、氟喹诺酮类等抗生素的耐药。

广泛的抗生素耐药的出现会阻碍临床医生尽最大努力控制各种细菌病原体的感染。显然，任何感染控制计划的基础都是明智地使用抗生素。令人遗憾的是，CDC 和其他权威机构一再呼吁临床医生实行抗生素管理，但未能减缓耐药性的持续出现。然而，现已提出了几项策略[2-4]。定植或感染耐药菌的患者应被隔离[3, 4]。每个机构都应维持一个监测耐药性的项目，以检测抗生素敏感性的变化以及问题微生物的趋势。可能需要限制某些抗生素的使用，以减少特定耐药微生物的流行。一旦确定不需要使用某些抗生素，就应停止针对可疑微生物的经验性抗生素应用（如万古霉素）。也有研究评估了抗生素轮替的作用，即特定类别的抗生素在一定的时间内作为限制细菌耐药性的策略而停止使用。这种方法的结论并不一致。其他措施包括限制药物过敏报告，使更强效的抗菌药物没有被列出，因此这些抗生素不太可能被选择用于治疗。这些努力将减少选择压力以及微生物菌群中抗生素耐药的传播[5]。

四、防御功能不全的宿主

造血干细胞移植后很多因素导致了宿主的防御功能受损。宿主防御功能不全的程度和类型随时间而变化[6]，分为三个时期：①早期恢复期，相当于移植后最初几周，即植入前阶段；②中期恢复期，相当于移植后第二和第三个月，即植入后早期阶段；③晚期恢复期，相当于移植 3 个月后。表85-4 列出了不同时期存在的主要缺陷。

（一）早期恢复期（第一阶段）

传统高剂量预处理方案中使用的化疗药物会破坏快速分裂的细胞，尤其是骨髓祖细胞和黏膜上皮细胞。造血干细胞移植后的数周，全血细胞减少和黏膜屏障的破坏是宿主抵御感染病原体的主要缺陷。

中性粒细胞减少的持续时间因造血重建的干细胞数量、干细胞来源、某些病毒尤其是巨细胞病毒感染的发生、移植后预防 GVHD 使用某些同时具有骨髓抑制作用的免疫抑制药、应用药物体外清除骨髓干细胞中污染的肿瘤细胞，以及利用细胞因子刺激造血恢复而不同。在自体移植患者中，既往化疗的次数、

表85-4 因造血细胞移植受损的宿主防御使患者易受细菌感染

早期恢复期
粒细胞缺乏
细胞减灭治疗引起的口腔和胃肠道黏膜损伤
中心静脉导管破坏皮肤屏障

中期恢复期
GVHD 引起的皮肤和胃肠道黏膜损伤
GVHD 和免疫抑制治疗导致细胞免疫下降
中心静脉导管破坏皮肤屏障
病毒感染特别是巨细胞病毒导致细胞免疫下降

晚期恢复期
细胞免疫功能低下；持续性慢性 GVHD
慢性 GVHD 的非特异性抑制细胞
调理作用减退
网状内皮功能减退
IgG 亚类缺乏

GVHD. 移植物抗宿主病；IgG. 免疫球蛋白 G

移植前的放疗，以及使用某些已知会损害造血干细胞的化疗药物，如亚硝基脲、美法仑、来那度胺和氟达拉滨，均不利于造血干细胞的采集，从而导致植入延迟。在异基因造血干细胞移植患者中，供者与受体之间 HLA 的差异、移植物中去除 T 淋巴细胞、使用脐带血作为干细胞来源，以及受者的预处理方案未能彻底清除宿主免疫细胞，均不利于快速植入。

中性粒细胞减少的持续时间和程度显著影响患者感染的风险[7]。循环中 ANC 降至低于 1000/mm^3 时，细菌感染的风险逐渐增加；当 ANC 低于 500/mm^3 时，感染的风险显著增加。菌血症和威胁生命的细菌感染主要发生在中性粒细胞计数低于 100/mm^3 时。事实上，在造血干细胞移植受者中，90% 的细菌感染发生在中性粒细胞计数低于 100/mm^3 时。

黏膜损伤的程度因预处理方案而异。白消安、依托泊苷、美法仑、阿糖胞苷、环磷酰胺和全身放疗导致不同程度的黏膜炎。虽然很容易观察到口腔炎，但是整个胃肠道的黏膜都会受损。对黏膜损伤程度进行可靠量化还在初步尝试中，很难像量化中性粒细胞计数与感染风险的关系那样，来量化黏膜损伤程度与感染风险之间的关系。然而，D- 木糖吸收试验，一种测量黏膜功能完整性的方法，已经在白血病患者中得到应用。D- 木糖吸收程度和感染风险之间的相关性已经被注意到[8]。

1 型单纯疱疹病毒的再激活（除非给予阿昔洛韦预防，否则会发生在大约 70% 的血清学阳性患者中）可导致口腔和食管下段黏膜的弥漫性或局限性溃疡，通常发生于造血干细胞移植后的第一或第二周。这种变化与口腔黏膜上存在的细菌所致的菌血症有关。2 型单纯疱疹病毒的再激活发生在血清学阳性的患者中，可导致尿道、阴唇、会阴和肛周皮肤及黏膜的破溃。造血干细胞移植后使用细胞毒性药物，如甲氨蝶呤或环磷酰胺预防 GVHD，也会导致黏膜炎的加重和延迟愈合，糖皮质激素也是如此。

目前几乎普遍使用的留置中心静脉导管（central venous catheters，CVCs）在造血干细胞移植后早期和晚期都带来了感染的风险。这种导管破坏了皮肤的完整性，而后者是位于皮肤表面的潜在病原体的物理屏障。骨髓穿刺部位和外周静脉导管也会破坏皮肤屏障。

减低强度预处理造血干细胞移植的应用正逐渐增多，利用免疫系统而非化疗来达到疾病控制。减低强度预处理方案限制了中性粒细胞减少的发生，并且黏膜炎也显著减少。因此，与高剂量异基因造血干细胞移植相比，这种新型造血干细胞移植在感染模式上也表现出差异[9-12]。其早期菌血症（移植后第 0 ～ 30 天）的发生率低，使得 100 天内的菌血症发生率也低。

（二）中期恢复期（第二阶段）

植入后，患者进入细胞免疫和体液免疫严重缺乏的时期。免疫缺陷的程度和持续时间受造血干细胞移植类型、供受者组织相容性、异基因骨髓移植物是否去除 T 细胞、自体骨髓的免疫或药物净化、用于预防 GVHD 的移植后免疫抑制治疗、某些病毒感染（特别是巨细胞病毒）的发生，以及 GVHD 的发生和严重程度的影响。黏膜屏障的完整性可能因单纯疱疹病毒复发性感染、细胞毒性药物的应用和累及肠道的 GVHD 而继续遭受破坏。在此期间，留置的静脉导管通常在位，增加了患者受皮肤细菌菌群感染的风险。

（三）晚期恢复期（第三阶段）

随着时间的推移，细胞和体液免疫都逐渐恢复（见第 15 章）。一般来说，自体移植后的免疫恢复比异基因移植更快。在自体移植受者中，那些接受高剂量预处理方案（如通常用于治疗急性白血病）的患者比那些接受减低强度预处理方案（如用于实体瘤治疗的方案）的患者，具有更深的免疫缺陷和更长的持续时间。自体外周血移植的免疫恢复较自体骨髓移植快。选择 CD34 移植物的受者 T 细胞免疫重建的速度较慢[13]。亲缘 HLA 配型相合移植的免疫恢复较 HLA 不相合或无关供者 HLA 相合的移植快。

GVHD 的发生也影响免疫恢复的速度，并且与免疫应答的失调相关（见第 83 章）。如果慢性 GVHD 发生，细胞免疫和体液免疫的缺陷可能持续数月甚至数年[14]。网状内皮功能也可能严重受损，尤其是慢性 GVHD 患者。免疫球蛋白缺乏可能发生。即使对于同种型的水平正常，IgG 亚类缺陷（特别是 Ⅱ 亚类缺陷）可能存在，使患者易受有荚膜细菌的严重感染。

到移植后 1 年时，无 GVHD 和停用免疫抑制药的亲缘 HLA 相合移植受者的免疫恢复基本完成。然而，非亲缘相合供者和亲缘不相合供者移植的免疫恢复可能明显滞后。即使无明显的 GVHD，反复鼻窦、肺部感染的易感性也比 HLA 相合的同胞移植要持续更长的时间[15]。对免疫接种的应答下降可

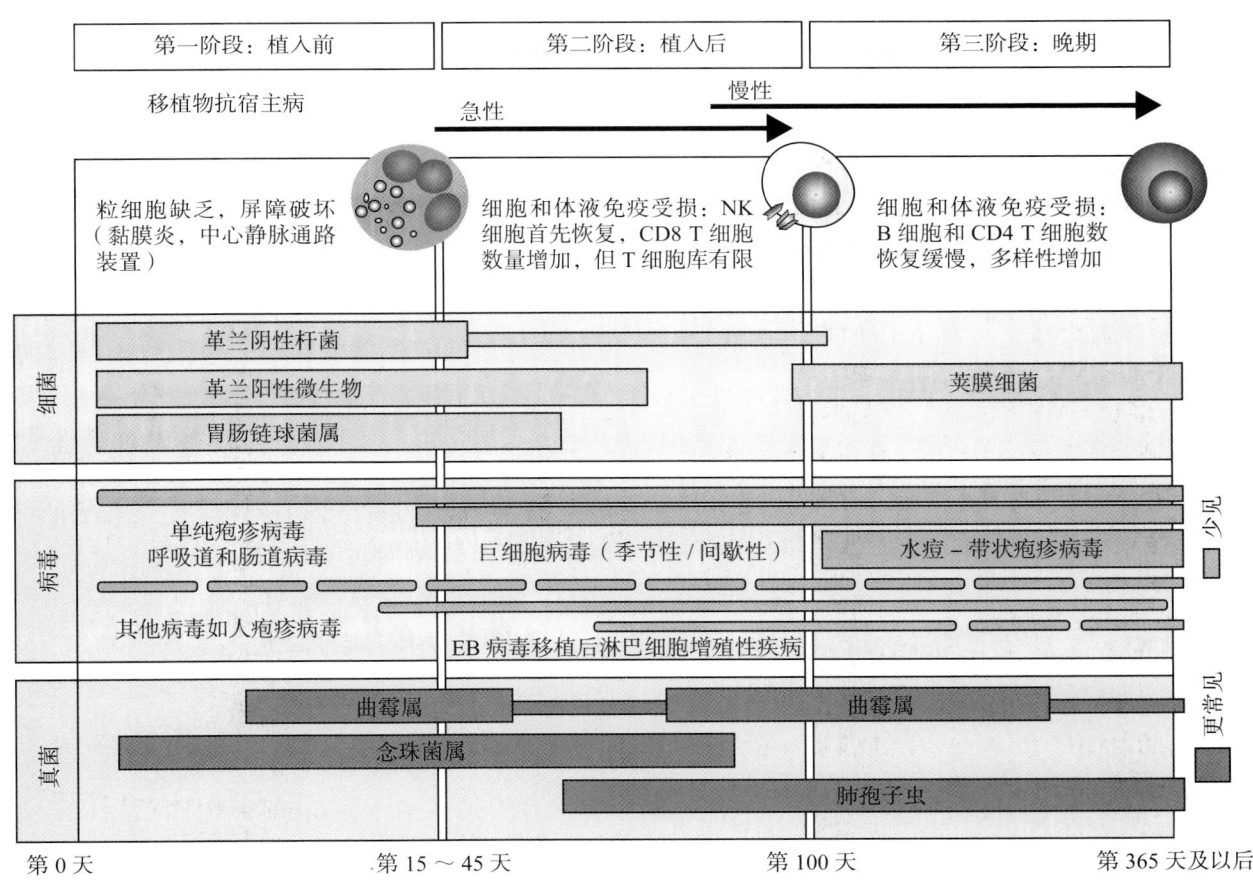

| 第一阶段：植入前 | 第二阶段：植入后 | 第三阶段：晚期 |

移植物抗宿主病

急性　　　　　慢性

粒细胞缺乏，屏障破坏（黏膜炎，中心静脉通路装置）

细胞和体液免疫受损：NK 细胞首先恢复，CD8 T 细胞数量增加，但 T 细胞库有限

细胞和体液免疫受损：B 细胞和 CD4 T 细胞数恢复缓慢，多样性增加

细菌

革兰阴性杆菌

革兰阳性微生物

胃肠链球菌属

荚膜细菌

病毒

单纯疱疹病毒
呼吸道和肠道病毒

巨细胞病毒（季节性 / 间歇性）

水痘 – 带状疱疹病毒

少见

其他病毒如人疱疹病毒

EB 病毒移植后淋巴细胞增殖性疾病

真菌

曲霉属

念珠菌属

曲霉属

肺孢子虫

更常见

第 0 天　　　第 15 ~ 45 天　　　第 100 天　　　第 365 天及以后

▲ 图 85-1　异基因造血干细胞移植受者机会性感染的阶段

能长达 1 年或更长时间。

五、细菌感染谱

正如宿主免疫缺陷随时间而变化，感染谱也随着时间而变化。图 85-1 描述了造血干细胞移植后不同时间出现的各种感染综合征[6]。如前所述，相对于病毒和真菌感染，细菌感染主要发生在早期恢复阶段，而病毒和真菌感染主要发生在中、后期恢复阶段。然而，如表 85-5 和表 85-6 所示，随着时间的推移，感染存在着重要的差异。

（一）早期恢复期（第一阶段）

在粒细胞缺乏伴发热的患者中，大约 50% 的患者是明确的感染所致，其余患者的发热原因并不明确。由于在中性粒细胞缺乏时感染的体征和症状并不明显，且未经治疗的细菌感染可能迅速危及生命，因此中性粒细胞缺乏伴发热首先应按感染性处理，直到证明并非因感染所致为止。

在粒细胞缺乏期间，细菌病原体占首次感染的 90% 以上。革兰阴性菌是中性粒细胞缺乏期最具毒力的细菌病原体，历史上一直是发病率和死亡率的主要原因。在过去的 25 年里，由革兰阴性菌引起的感染百分比从 70% 稳定下降到 30%。然而，在过去的 10 年中，几个中心报道了革兰阴性菌感染的比例在增加[16, 17]。最常见的革兰阴性菌是大肠埃希菌、克雷伯菌和铜绿假单胞菌。其他一些微生物，如不动杆菌、窄食单胞菌、木糖氧化产碱菌、沙雷菌、军团菌和洋葱伯克霍尔德菌，也越来越多地被发现[18]。许多微生物的入侵途径是破损的胃肠道黏膜。肛裂或皮肤破损是其他潜在的途径，特别是对铜绿假单胞菌而言。偶尔，静脉导管也可以作为革兰阴性菌的进入部位。

革兰阳性菌现已成为主要的病原体，革兰阳性菌的菌血症发生率现已超过革兰阴性菌[16-18]。与 30 年前的 30% 相比，革兰阳性菌目前占细菌感染的 70%。这种增加在很大程度上归因于几乎普遍使用的

表 85-5　造血干细胞移植后早期的细菌和真菌感染综合征（植入前、早期恢复期或第一阶段）

综合征	相对频率 a	相对危及生命的可能性
首次发热		
葡萄球菌		
表皮葡萄球菌	+++	+
金黄色葡萄球菌	+	+++
α- 溶血性链球菌	+	++
革兰阴性杆菌	+	+++
后续发热		
抗生素耐药的革兰阴性杆菌	+	+++
葡萄球菌		
表皮葡萄球菌	+++	+
金黄色葡萄球菌	+	+++
真菌	++	+++

a. "+" 符号数量增加表示频率增加和危及生命的可能性增加

表 85-6　植入后细菌感染的相对频率 a（中期和晚期恢复期或第二和第三阶段）

感　染	异基因 HCT 不伴 GVHD	异基因 HCT 伴 GVHD	自体 HCT
中期恢复期（第二阶段）			
葡萄球菌	++	++	++
真菌	++	+++	+
革兰阴性杆菌	−	+	−
晚期恢复期（第三阶段）			
荚膜细菌	−	++	−
真菌	−	+	−

a. "+" 符号数量增加表示频率增加；"−" 表示不常见的感染
GVHD. 移植物抗宿主病；HCT. 造血干细胞移植

中心静脉置管。覆盖革兰阴性菌的抗生素被广泛用于肠道净化和减少革兰阴性菌的感染，也有助于革兰阳性菌感染的增多。偶尔，革兰阳性菌也可能通过胃肠道入侵宿主。表皮葡萄球菌、金黄色葡萄球菌、α- 溶血性链球菌和肠球菌是最常见的病原体[19]。

α- 溶血性链球菌的常见入口是口腔黏膜的破口。因此，尤其是化疗或放疗引起口腔炎或单纯疱疹病毒引起黏膜溃疡的患者处于危险之中。几个大型研究报道了造血干细胞移植人群中 15% ～ 25% 的菌血症率[20-23]。轻型链球菌，一种通常生活于口腔黏膜的微生物，是最常见的 α 溶血性链球菌。虽然革兰阳性菌的毒力比革兰阴性菌弱，但大约 10% 的溶血性链球菌血症与中毒休克样综合征相关，即使立即给予抗菌治疗也可能致命[21, 22, 24]。在几个研究中，使用氟喹诺酮类药物与链球菌感染的风险增加相关[25, 26]。空肠棒状杆菌感染与受感染的骨髓穿刺部位或受感染的外周静脉导管有关，通常伴相关的血栓性静脉炎。它们通常对多种抗生素耐药，并需要拔除导管[27]。

在首次发热使用抗生素后，微生物菌群发生变化。重叠感染，表现为粒细胞缺乏的第二周或随后的一周反复或持续发热，在病因上更具异质性（表 85-5）。革兰阴性菌，尤其是那些对用于治疗首次发热症状的抗生素方案有耐药性的细菌，是最需关注的[28]。这些细菌只占重叠感染的大约 10%，但是具有强毒力，如果不进行合理的抗生素调整可能快速威胁生命。

最常见的血流感染病原体是表皮葡萄球菌，约占重叠感染的一半。其毒力比革兰阴性菌小，并且能迅速从菌血症患者的血培养中分离出来。因此，临床医生可以等待，直到多次血培养呈阳性，以确保分离物是真正的病原体而不是无害的污染物（操作上定义为单一阳性培养）。其次常见的是金黄色葡萄球菌；然而，金黄色葡萄球菌具有强毒性，需要迅速而有力的抗生素治疗。其他可能的重叠感染病原体包括真菌和艰难梭菌相关腹泻（clostridium difficile-associated diarrhea，CDAD）。

（二）中期恢复期（第二阶段）

随着中性粒细胞数量的恢复，大多数细菌感染得到控制，可以停用抗菌药物。不明原因发热在中期恢复期可偶尔出现（表 85-7）。鼻窦炎是这一时期不明发热的常见原因[29]。通常，它发生时没有特异性的局灶体征或症状，但很容易通过鼻窦 X 线或 CT 检测到[30]，并通过鼻内镜进一步检查。发热的另一个可能的原因是中心静脉导管的隐性感染。血培养是有帮助的，但可能不能早期发现。对于持续

表 85-7　植入后中、晚期恢复期（第二和第三阶段）不明原因发热的原因

- 巨细胞病毒

- 置入中心静脉导管

- 隐匿性鼻窦炎

- 肝脾念珠菌病

- 肺部或播散性曲霉菌感染

性不明原因发热的患者，偶尔需要拔除导管以排除这种可能性，这在血管内导管相关感染的治疗中有阐述。

接受异基因造血干细胞移植的患者在中期恢复期比自体移植受者更容易受到感染[31]，特别是如果发生急性 GVHD 并且需要更强烈的免疫抑制治疗时（表 85-6）。虽然在此期间以病毒和真菌感染为主，但因急性 GVHD 时胃肠黏膜屏障遭到破坏，偶尔会发生革兰阴性菌菌血症。此外，革兰阳性菌菌血症经常发生于中心静脉导管相关的感染[19, 32]。

（三）晚期恢复期（第三阶段）

随着时间的推移，免疫逐渐恢复，感染的风险逐渐降低。自体移植患者移植后晚期发生细菌感染的风险非常低。然而，如果留置中心静脉导管仍在位，则导管相关的感染可继续发生，特别是如果导管继续使用或如果有纤维蛋白鞘形成时。在无慢性 GVHD 的情况下，异基因移植受者的细菌感染风险逐渐降低。然而，由于低 CD4 淋巴细胞计数、网状内皮功能低下以及低水平的调理抗体，慢性 GVHD 患者高度易发反复的细菌感染，尤其是有荚膜细菌，包括肺炎链球菌、流感嗜血杆菌和脑膜炎奈瑟菌[14, 15, 33, 34]。免疫抑制疗法特别是糖皮质激素的持续应用，对吞噬功能造成不利影响，使患者易受到反复感染。如前所述，即使没有慢性 GVHD，作为不相合或相合的无关供者移植的受者也容易受到反复感染[15]，尤其是鼻窦及肺部感染。

六、治疗策略

（一）粒细胞缺乏期首次发热

随着认识到粒细胞缺乏期间大多数发热事件为感染性、具有威胁生命的潜在危险，大多数首次

感染是由细菌引起的，迅速且彻底的评估是必需的。应特别注意口腔、皮肤、肺、导管部位和肛周区域。可疑感染部位应送检培养物，所有患者至少应有两套血液样本进行细菌和真菌培养。每套由一个需氧和厌氧血液培养瓶组成。有呼吸道症状或体征的患者，除了体格检查和常规血培养外，还应做胸部 X 线检查。有泌尿道感染症状和体征或尿液分析异常的患者，应送检干净的尿标本用于分析和培养。

两套或三套血培养应同时或者间隔 30 ～ 60min 采集[35]。根据美国传染病学会（Infectious Diseases Society of America，IDSA）治疗发热性粒细胞缺乏症的指南，这些培养中至少一个应来自外周静脉穿刺，另一个应该来自静脉通路[36]。许多中心不抽取外周血培养，而是从留置导管中抽取两套培养。对于粒细胞缺乏性发热患者而言，每 24h 内获得多于一套培养物似乎没有价值。推荐成人每套血培养采血量 20 ～ 30ml[37]，儿童每套血培养采血量比例较小：新生儿每套培养采血量 1 ～ 2ml，1 个月至 2 岁婴儿每套培养采血量 2 ～ 3ml，大龄儿童每套血培养采血量 3 ～ 5ml，青少年每套血培养采血量 10 ～ 20ml。

许多令人满意的手册或器械培养系统是市场上可以买到的（参见文献 [35]）。大多数系统运行良好，但没有一种培养基或系统能够检测到所有的微生物。有几个系统适合于特定的微生物。一些产品可以对已接受抗生素治疗的患者起抑制作用，使其影响最小化，一些系统可用于检测丝状真菌或分枝杆菌（例如裂解离心系统）。基质辅助激光解吸 / 电离飞行时间质谱（matrix-assisted laser desorption/ionization time-of-flight mass spectrometry，MALDI-TOFMS）技术是近年来发展起来的一种技术，它加速了培养物中生长菌落的种类鉴定（几分钟内）和一些抗生素耐药表型的鉴定（参见文献 [38]）。每种技术都有其优缺点。一般而言，建议每个移植小组定期与医院的微生物实验室主任会面，审查在该机构建立的血液培养系统和造血干细胞移植患者的感染情况，以便适应需要特殊培养基的特别情况。

评估之后，应迅速经验性给予抗菌药物治疗[36]。在过去的 30 年中，这一策略已将感染相关的发病率和死亡率从 50% 以上降低到 10% 以下，并作为粒细胞缺乏期间首次发热的标准处理被普遍应用。

对照的临床试验评价了多种抗生素方案。至于一种治疗方案是否优于另一种方案，仍存在争议。然而，人们普遍认同的是，即使在没有感染体征或症状的情况下，抗生素应在发热的第一个时间立即开始应用，而不要等待血液或其他培养物中分离出微生物以后，因为移植受者并不能产生有效的炎症反应。

在选择抗生素时，必须考虑许多因素，如当地的易感性菌种，以及细菌对可用的抗生素的敏感性。其他重要的考虑因素包括每种药物的毒性（特别是器官功能不全的患者）、过敏史（过敏的严重程度和既往引起过敏的药物种类）、出现耐药的可能性、重叠感染的风险（包括重叠感染的频率和类型）以及成本。1990 年，IDSA 的共识委员会首次为粒细胞缺乏期的发热处理制定了指南，在 1997 年、2002 年和 2010 年对这些指南进行了更新[36]。

虽然指南主要是针对常规化疗后出现粒细胞缺乏的住院患者而制定，但已更新为涵盖粒细胞缺乏性发热的门诊治疗，并且也适用于造血干细胞移植患者。这些指南基于循证医学的证据，对每项建议的证据强度和质量都进行了标注。

IDSA 建议的首次发热策略见图 85-2[36]。第一个考虑是首次发热时的危险度评估。预计粒细胞缺乏期短（＜7 天）或没有或很少的并发症的患者归类为低危患者。高危患者是指那些预计长期（＞7 天）重度（≤ 100/mm³）粒细胞缺乏，和（或）患有包括血流动力学不稳定、新发的肺浸润、新发的腹痛、干扰吞咽或引起严重腹泻的口腔或胃肠道黏膜炎、神经或精神状态改变在内的并发症[36]。一般而言，危险度状态决定了患者将在住院部还是门诊接受诊疗。随着减低强度预处理方案的作用越来越大和自体外周血干细胞移植的快速恢复，一些造

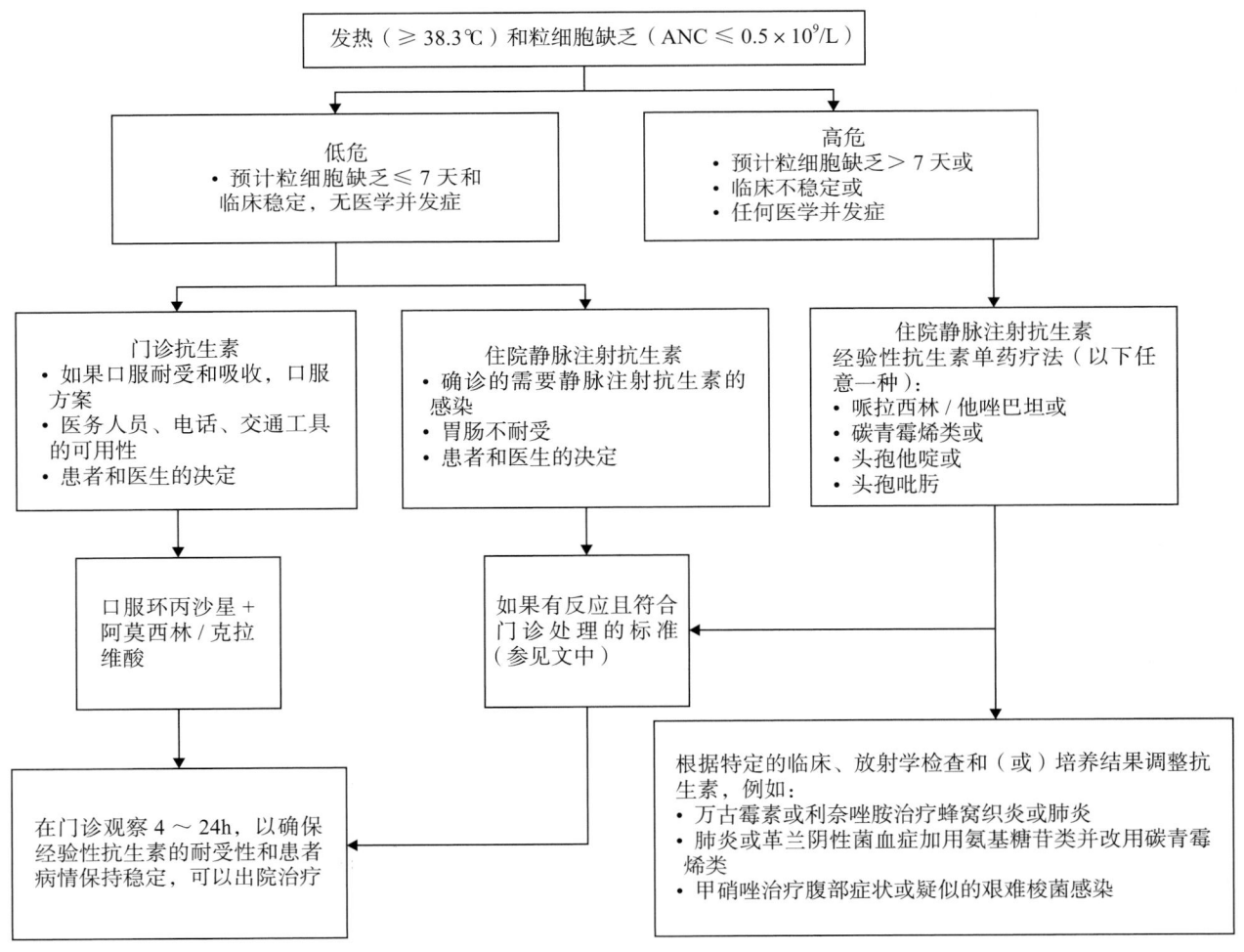

▲ 图 85-2　粒细胞缺乏性发热患者初始治疗的策略

（引自 Youssef 等，2007[34]。经 Elsevier 许可转载）

血干细胞移植患者一概作为门诊患者进行处置，并且可以使用图 85-2 中的"低危"路径进行恰当的管理。粒细胞缺乏性发热门诊治疗的适应证和候选者在粒细胞缺乏患者的管理有讨论。

1. 高危患者

针对菌血症的高危住院患者，抗生素的选择应覆盖铜绿假单胞菌和其他革兰阴性菌。在无已知的耐药革兰阴性病原体、低血压或肺炎的情况下，首要策略是使用一种广谱抗生素或单药治疗[36]。成功研究的药物包括第三代头孢菌素头孢他啶[39-43]、第四代头孢菌素头孢吡肟[41, 42, 44-51]、抗假单胞菌青霉素类哌拉西林 – 他唑巴坦[44, 47, 52-54]、碳青霉烯类包括亚胺培南[40, 44, 48, 49]和美罗培南[55, 56]。许多研究比较了单药疗法与联合疗法治疗粒细胞缺乏性发热的结果。大多数研究，包括几个 Meta 分析，都没有证明各种方法之间结果的任何差异[57-60]。一个单药疗法与联合疗法的 Meta 分析显示，接受单药疗法的患者细菌重叠感染率更低，治疗失败率更低[59]。

单药治疗的缺点是抗革兰阳性菌的活性有限，尤其是头孢他啶，对草绿色链球菌缺乏疗效。头孢吡肟和碳青霉烯类对草绿色链球菌和肺炎球菌有很好的抗菌活性。然而，它们均不具有抗 MRSA 的活性，这在 MRSA 率高的医院中必须要考虑到。单药治疗效果欠佳的其他微生物包括万古霉素耐药肠球菌（vancomycin–resistant enterococci，VRE）、耐青霉素肺炎链球菌、凝固酶阴性金黄色葡萄球菌、产 ESBL 的微生物和产碳青霉烯酶的铜绿假单胞菌。

在细菌特别是万古霉素耐药肠球菌对抗生素的耐药不断增多的时代，临床医生需要实施策略来减少不必要的抗生素应用。与头孢他啶相比，头孢吡肟尤其减少了在经验性治疗方案中加入万古霉素的需要[61]。在一项研究中，51% 和 80% 的病例在经验性治疗方案中了加入万古霉素[62]。当根据 IDSA 指南评价万古霉素使用的恰当性时，与头孢他啶患者相比，接受头孢吡肟的患者使用不当较少（28% *vs* 58%；P < 0.001）[62]。单药疗法的主要问题之一是出现耐药性。产 ESBL 菌已被发现降低了头孢他啶单药疗法的有效性[63, 64]。第四代头孢菌素类抗生素没有遇到同样的问题，事实上，头孢他啶耐药的阴沟肠杆菌菌株仍然对头孢吡肟敏感[64]。一些已经采用"抗生素轮替"策略，或者对头孢菌素的偏好从头孢他啶转变为头孢吡肟的机构，已经看到了诱导性的肠杆菌科对头孢他啶耐药模式可以被逆转[65]。

亚胺培南和美罗培南在治疗粒细胞缺乏性发热中也得到了广泛的评价[40, 44, 48, 49, 55, 56]。在比较碳青霉烯类抗生素与第三代和第四代头孢菌素的试验中，再次发热的时间、治疗天数或突破性感染均无明显差异。碳青霉烯类抗生素常规使用的一个潜在担忧是缺乏对嗜麦芽窄食单胞菌的覆盖，嗜麦芽窄食单胞菌是一种在造血干细胞移植患者中分离增多的微生物。根据每个机构的敏感性模式，碳青霉烯类是单药治疗的合适选择。哌拉西林 – 他唑巴坦也被评估用来经验性治疗粒细胞缺乏性发热。一些研究表明，其疗效可与头孢吡肟等广谱抗菌药物相同或更好[44, 47, 52, 53]。最近的大型随机试验表明，与头孢吡肟相比，哌拉西林 – 他唑巴坦在血液恶性肿瘤患者或接受自体造血干细胞移植的患者中效果并不差，使得将哌拉西林 – 他唑巴坦加入到了 IDSA 当前治疗粒细胞缺乏性发热的指南中[36]。对明确的青霉素或头孢菌素过敏的患者，合适的替代抗生素包括环丙沙星加克林霉素或氨曲南加万古霉素[36]。

另一类研究不多的抗生素是氟喹诺酮类药物，如环丙沙星[66-68]和左氧氟沙星。环丙沙星的研究结果各不相同。基于其作为"肠道净化"的一部分而被广泛预防性使用，一种潜在的问题是耐药性的发生。如果患者在口服氟喹诺酮类药物时发热，改为静脉注射氟喹诺酮的单一疗法是一种不好的选择，因为发热的原因可能是细菌对氟喹诺酮类药物不敏感。

在之前的 IDSA 指南中，推荐两种药物联合（氨基糖苷加抗假单胞菌青霉素、头孢吡肟、头孢他啶或碳青霉烯中的一种）作为治疗粒细胞缺乏性发热的初始治疗选择。一般来说，有证据表明，两种药物组合与单一治疗方案的反应率相似，但毒性更大。因此，它们不再被推荐，除非那里已经明确普遍存在着抗生素耐药病原体。

对于抗生素耐药性病原体如 MRSA、万古霉素耐药肠球菌、产 ESBL 菌和 KPCs 感染的高危患者，应考虑调整最初的经验治疗方案，特别是当患者的病情不稳定或怀疑和（或）证明感染了这些病原体时[36]。这些微生物的既往感染和定植或在高流行率的医院治疗是感染的危险因素。根据可疑的病原体对初始经验治疗进行调整。如果怀疑 MRSA，可以考虑早期加入万古霉素、利奈唑胺或达托霉素。在预计是产 ESBL 微生物的情况下，早期使用碳青霉烯类是可以的；因产 KPC 菌对所有 β- 内酰胺类都耐药，在存在高比例 KPC 感染的情况下，可以考虑早期使用多粘菌素 – 粘菌素或替加环素的早期使用[36]。定期评估机构的抗生素谱有助于通过跟踪感染病原体的变化和敏感性情况，来指导是否需要改变抗生素的处理。

在 IDSA 指南中没有建议将具有革兰阳性菌活性的药物，如万古霉素、利奈唑胺或达托霉素，加入到粒细胞缺乏性发热的初始经验性抗生素治疗中[36]。虽然接受造血干细胞移植的患者由革兰阳性病原体引起的感染是常见的，但这些感染很少引起快速的临床恶化，而且一旦鉴定出来也容易被控制。虽然对于严重黏膜炎的患者，α 链球菌引起严重败血症的担忧导致一些临床医生提倡使用万古霉素，但是应用对革兰阳性菌具有一定活性的氟喹诺酮类药物如左氧氟沙星已经减少了这种担忧，因此不能作为常规添加万古霉素的理由。更重要的是，如果万古霉素过度使用而出现耐药病原体如肠球菌和金黄色葡萄球菌[69, 70] 也是一个担忧。当然，由于万古霉素耐药肠球菌在许多中心出现，CDC 和多个传染病委员会已呼吁限制使用这种药物[71]。万古霉素耐药肠球菌感染的讨论详见后文。糖肽类作为经验性抗菌策略的一部分，其作用已在三个独立的 Meta 分析中被评估[70, 72-74]。在这些研究中，在治疗粒细胞缺乏性发热的初始抗菌方案中加入糖肽类并无治疗失败或全因死亡率的差异，却增加了不良事件。许多情况下可以考虑将万古霉素纳入一线治疗。应减少这些情况之外的使用。当使用万古霉素时，应以血清谷浓度 > 10mg/L 为目标，因为有证据表明，在已证实的金黄色葡萄球菌感染患者中，谷浓度 < 10mg/L 可产生类似万古霉素中敏的金黄色葡萄球菌（vancomycin–intermediate staphylococcus aureus，VISA）的菌株，并且在某些情况下，推荐更高的谷浓度，如谷浓度 > 15mg/L[75]。

利奈唑胺作为粒细胞缺乏性发热初始治疗的一部分的作用尚不明确。将利奈唑胺加入到确诊或疑诊革兰阳性菌感染的粒细胞缺乏性发热患者的初始经验治疗，显示出与万古霉素相当的效果[76]。广泛使用传统上仅限于严重感染如万古霉素耐药肠球菌的药物是不明智的，因为新的抗生素研发是非常有限的。有研究表明，耐利奈唑胺凝固酶阴性葡萄球菌和金黄色葡萄球菌与利奈唑胺的应用增加有关[77, 78]。此外，已知利奈唑胺可引起骨髓抑制，这种毒性在造血干细胞移植受者中尽量避免。

替加环素尚未作为粒细胞缺乏性发热患者初始经验治疗的一部分进行系统评价，因此不能推荐作为初始方案的一部分。类似地，达托霉素还没有被评估用于粒细胞缺乏性发热的初始经验治疗。目前有达托霉素治疗确诊革兰阳性菌感染的癌症患者的回顾性登记资料[79]。

2. 低危患者

低危患者可以在门诊或住院接受抗生素治疗。有医护人员、可用的电话和交通工具、能吸收口服药物的患者，在诊所 / 医院服用第一剂药物并观察 4 ～ 24h 后[36]，可给予口服抗生素处方并出院，而后密切随访。这种情况下抗生素可选择口服环丙沙星与阿莫西林 – 克拉维酸联合治疗。其他非严格评估的选择包括左氧氟沙星或环丙沙星单药疗法，或左氧氟沙星联合克林霉素[36]。如果患者已经预防性服用了氟喹诺酮类药物，他们不再适合氟喹诺酮类药物的口服经验性治疗。

（二）粒细胞缺乏期抗生素的调整

对初始抗感染方案的反应决定了随后的处理决策。如果患者热退，且培养阴性，则初始方案可以继续，而无须调整，直至粒细胞缺乏消失（ANC ≥ 500/mm³）。对于那些在初始经验性治疗第 2 ～ 4 天仍持续发热的患者，应根据患者的危险级别进行治疗方案的调整。

1. 低危（图 85-3）[36]

低危培养阴性的患者持续发热但对初始治疗方案有反应，可以继续进行初始治疗，而不作任何调整，直到 ANC > 0.5 × 10⁹/L。对于开始静脉注射抗生素的患者，如果胃肠道黏膜完整且能够确保口服吸收，则可考虑向口服抗生素过渡。低危培养阴性的患者持续发热且临床不稳定，应住院接受广谱抗生素治疗。随后应根据培养的结果和（或）感染部位来调整抗生素治疗。对于有确切的感染，抗生素应持续 7 ～ 14 天或更长时间，直到 ANC > 0.5 × 10⁹/L 并升高。

2. 高危（图 85-4）[36]

高危培养阴性的患者持续发热，但临床稳定，无进行性感染的迹象，应继续初始治疗，无须调整

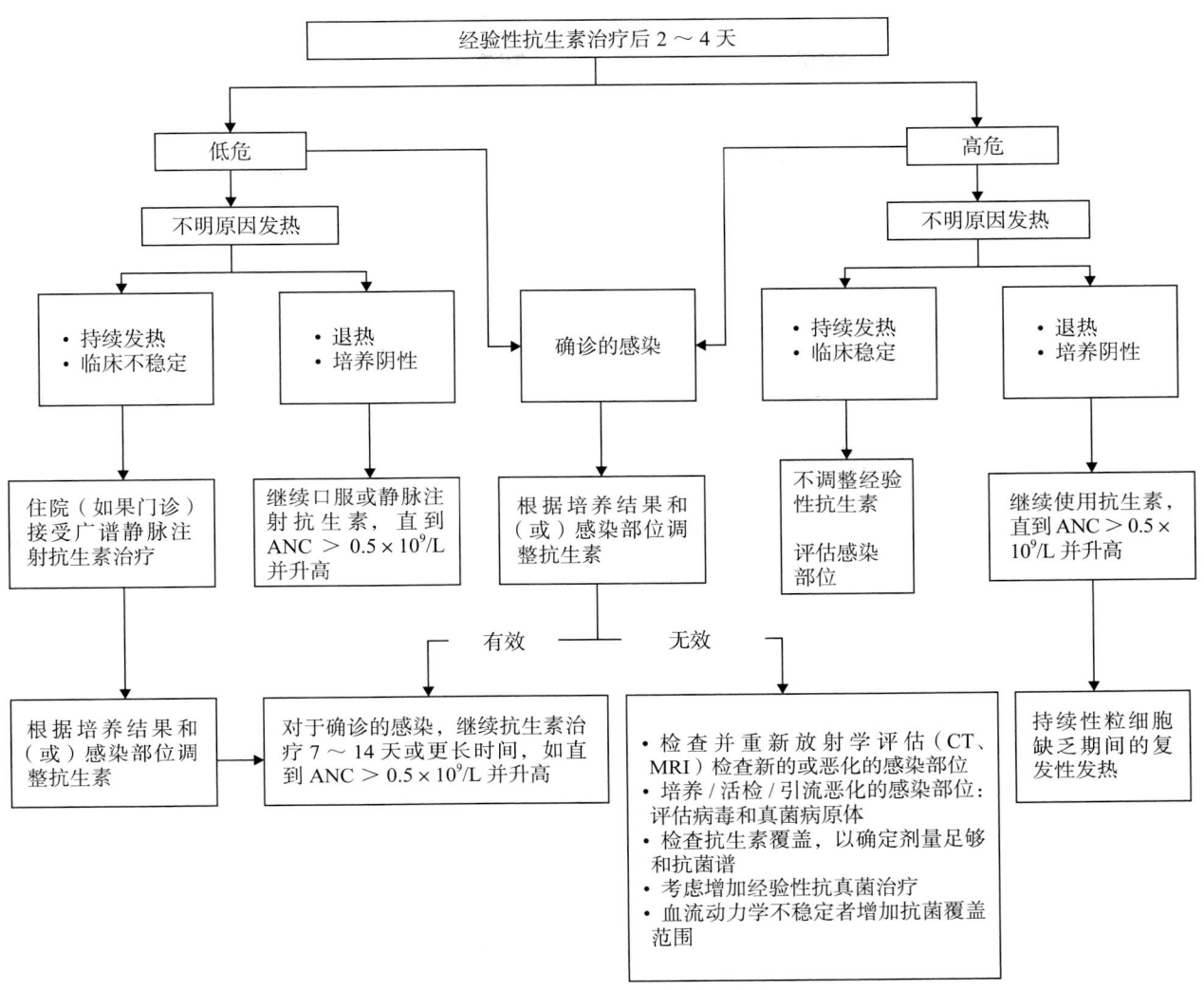

▲ 图 85-3　经验性抗生素治疗 2～4 天后患者的再评估指南

（引自 Youssef 等，2007 年[34]。经 Elsevier 许可转载）

药物。抗感染治疗应持续至 ANC > 0.5×10⁹/L。对于那些以覆盖革兰阳性菌作为初始治疗方案并持续培养阴性的一部分患者，应考虑停止革兰阳性菌的治疗。高危培养阴性的患者持续发热且血流动力学不稳定，应仔细重新评估。应考虑到耐药病原体，可能需要根据当地药敏模式和耐药趋势来改变治疗。

如果发热持续或在抗生素开始使用后 5 天及以上再次出现，且患者很可能持续重度粒细胞缺乏，则患者有真菌感染的高风险（图 85-4）。如第 86 章所讨论的，应考虑开始抗真菌治疗，并且应从临床和放射学上评估患者。持续性或反复发热的其他原因包括艰难梭菌、粒细胞缺乏性小肠结肠炎、其他细菌感染或非感染性因素。如果患者血流动力学稳

定，在缺乏阳性培养结果的情况下，仅持续发热不应做大的抗细菌方案调整。

当感染已明确，无论危险度分类如何，都应进行针对病原体的治疗。如果出现进行性感染的迹象，应重新评估患者，包括检查和再次影像学评估（CT 或 MRI）新的或恶化的感染部位，培养/活检/引流恶化的感染部位，审查抗生素的覆盖范围是否恰当和确定剂量是否足够，考虑添加经验性抗真菌治疗，并扩大血流动力学不稳定者的抗菌覆盖范围（图 85-3 和图 85-4）[36]。

（三）粒细胞缺乏消退后的发热

在造血干细胞移植人群中，患者偶尔在中性粒细胞恢复后仍发热。对于这些发热、非粒细胞缺乏的人群，若未确诊的感染经重新评估是阴性的，可

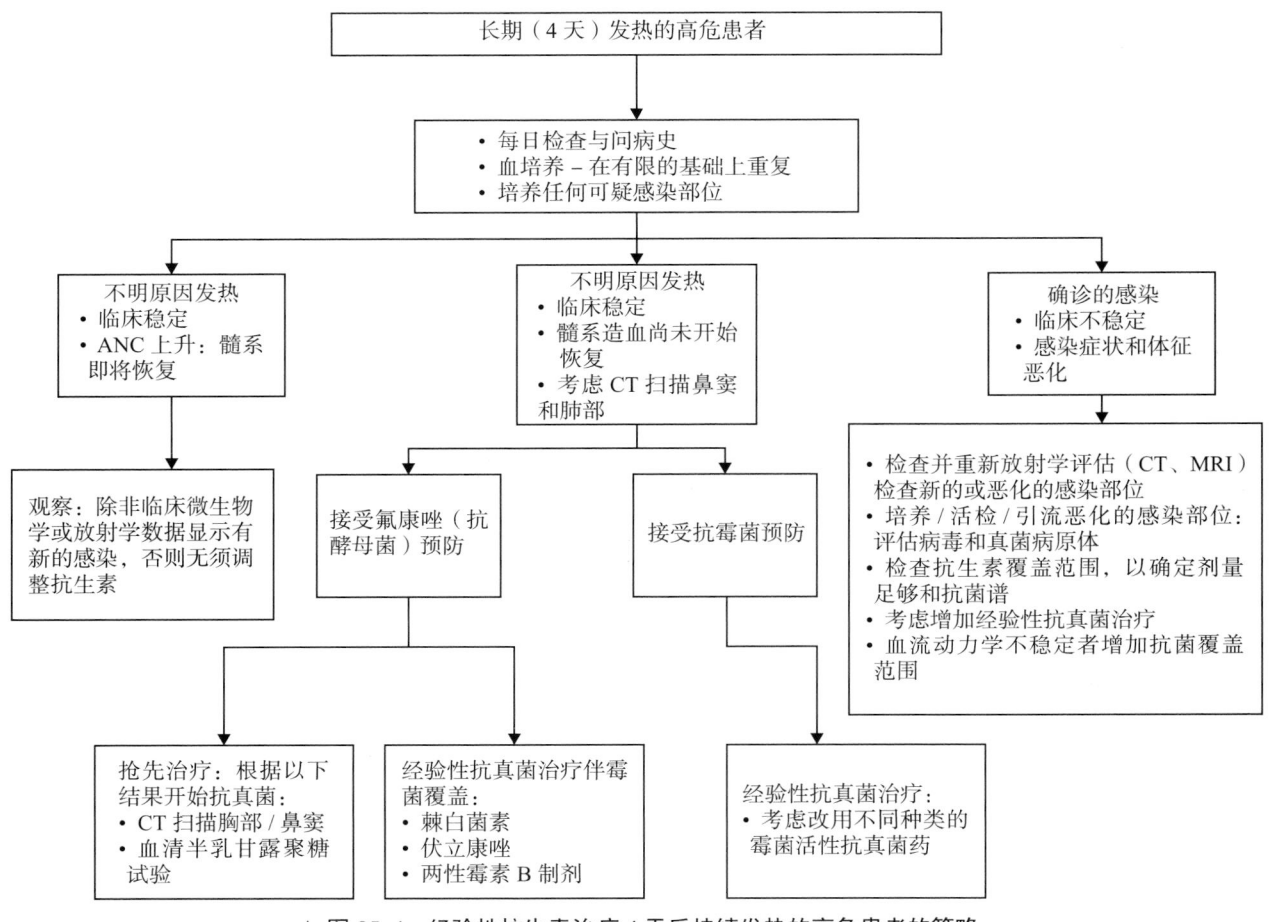

▲ 图 85-4　经验性抗生素治疗 4 天后持续发热的高危患者的策略

（引自 Youssef 等，2007[34]。经 Elsevier 许可转载）

以在 ANC 超过 500/mm³ 的 4 ～ 5 天后停止使用抗生素，同时对发热原因进行评估。在植入时出现发热的常见原因是被称为植入综合征的非感染性因素。

（四）粒细胞缺乏症的门诊处理

近年来，各种因素促进了门诊抗生素方案的发展，包括研发可编程输液泵、广泛提供的家庭护理服务、患者希望在门诊接受更多的治疗、引入高效和无毒的抗生素方案，以及对成本控制的重视。多种研究发现了可将严重并发症风险低的患者与感染性休克和其他并发症风险高的粒细胞缺乏性发热患者加以区分的因素[80-83]。诸如存在合并疾病、住院患者出现发热、基础疾病是血液恶性肿瘤、长期粒细胞缺乏（＞ 10 天）以及接受异基因造血干细胞移植等因素为高危人群。低危患者包括那些接受常规化疗的潜在实体瘤患者，预计粒细胞缺乏时间短（＜ 7 天）的患者，以及没有并发症的患者。

随着不同临床危险度的分层，进一步的研究集中于制定一个国际认可的评分系统，以识别发热性疾病发病时的低危患者[82]。在一个多因素模型中，有几个因素被认为是预后良好的独立预测因素。将整数权重应用于这些特征以建立危险指数评分，随后验证该评分（表 85-8[82]）。危险指数评分 21 分或以上的为低危患者，阳性预测值为 91%，特异性为 68%，敏感性为 71%[82]。与既往的很多模型相比，该评分系统具有更低的误分类率和更高的敏感性。该模型的局限性之一是对造血干细胞移植患者的适用性。研究的小部分患者是造血干细胞移植受者，但是这个模型需要在更大的移植受者队列中进一步去验证。如果适用于这一人群，有可能选择出低危患者在仍处于粒细胞缺乏时就开始早期的静脉转口服治疗。

有研究对发生严重后果风险低的非造血干细胞移植患者进行了门诊抗生素治疗或早期出院的评估[80, 83, 84]。一个评价口服和静脉注射抗生素治疗低

表 85-8　用于识别低危粒细胞缺乏伴发热患者的评分指标

特征	分数 a
病情 b	
无症状	5
轻度症状	5
中度症状	3
无高血压	5
无慢性阻塞性肺病	4
实体肿瘤或无真菌感染	4
无脱水	3
门诊发热患者	3
年龄 <60 岁 c	2

a. 最高理论分数是 26 分。风险指数评分≥ 21 分表明患者的并发症和发病率风险低。评分系统来自多国癌症支持治疗协会[82]。b. 只选择一项。c. 不适用于年龄≤ 16 岁（引自 Klasterky 等，2000[82]。经芝加哥大学出版社批准）

危癌症患者粒细胞缺乏性发热疗效的随机试验 Meta 分析，证实了在这种情况下口服抗生素的安全性和有效性。低死亡率风险的粒细胞缺乏患者可以安全地接受口服抗生素代替住院和静脉给药[85]。仔细选择出合适的低风险患者是必需的。在自体造血干细胞移植患者中也评估了门诊抗生素方案（这些方案都并非真正的治疗，而是预防），结果显示对某些低风险发生严重后果的造血干细胞移植患者似乎相当有希望。接受减低强度预处理方案、血流动力学稳定的粒细胞缺乏性发热患者也是门诊治疗的候选人，对这些患者必须进行密切的监测。

（五）万古霉素耐药肠球菌

肠球菌感染是住院患者医院获得性菌血症的第三大常见原因[86]。重要的是，最近发表的国家医院感染监测系统报道显示，28.5% 的肠球菌分离株对万古霉素耐药[87]，在异基因造血干细胞移植患者中，肠球菌血培养分离株的万古霉素耐药率成人为 66%，儿童为 31%[88]。粪肠球菌和屎肠球菌是最常被鉴定的菌株，其中屎肠球菌是最常见的万古霉素耐药肠球菌感染，其次是粪肠球菌和鸟肠球菌及其他菌株。一个很大的问题是肠球菌对多种抗生素产生耐药。肠球菌先天对某些 β- 内酰胺类（特别是头孢菌素类和耐青霉素酶青霉素）、低浓度氨基糖苷类、克林霉素、氟喹诺酮类和 TMP-SMX 耐

药。对高浓度 β- 内酰胺类和氨基糖苷类、糖肽类（万古霉素、替考拉宁）、四环素、红霉素、氟喹诺酮类、利福平、氯霉素、夫西地酸和呋喃妥因的获得性耐药性也有文献记载[89]。最近，对新型药物敏感性下降的万古霉素耐药肠球菌也有报道而令人担忧。

耐万古霉素肠球菌有六种表型，命名为 VanA、VanB、VanC、VanD、VanE 和 VanG[89, 90]，其中 VanA 和 VanB 最常见且和临床相关。VanA 耐药［特征是对高浓度万古霉素 – 最低抑菌浓度（minimum inhibitory concentration，MIC）64 ～ 1000μg/ml 和替考拉宁 MIC 16 ～ 512μg/ml 的获得性诱导耐药］可被这两种药物中的任一种诱导产生。转座子 Tn1546 介导 VanA 耐药。值得关注的是，高水平的万古霉素耐药已通过 Tn1546 转座子从粪肠杆菌转移到金黄色葡萄球菌[91]。VanB 型耐药的特征是获得对低到高浓度万古霉素（MIC 4 ～ 1064μg/ml）的诱导耐药，但对替考拉宁（MIC 0.25 ～ 2μg/ml）敏感。VanA 和 VanB 万古霉素耐药肠球菌表型在屎肠球菌和粪肠球菌中最常见，而在其他肠球菌如鹑鸡肠球菌和铅黄肠球菌中较少见，后者通常与 VanC 表型相关[89-91]。

万古霉素耐药肠球菌的定植和感染是高危粒细胞缺乏症患者令人担心的一个问题[92-95]。据报道，接受造血干细胞移植患者的定植率在 5.5% ～ 40% 之间[85, 93, 96]，在最近的研究报道中几乎增加了 3 倍[88]。多达 1/3 的定植患者发生万古霉素耐药肠球菌菌血症，并与高死亡率有关[88, 97, 98]。一些与万古霉素耐药肠球菌定植或感染相关的危险因素已被确定[89, 90, 99, 100]。抗生素暴露，特别是万古霉素、头孢菌素和抗厌氧菌药物如甲硝唑和亚胺培南被报道可增加风险[88, 90, 101]。增加风险的其他因素有住院时间长、基础疾病的严重性、血液透析、接受糖皮质激素治疗、肠外营养、粒细胞缺乏、黏膜炎、鼻胃管的留置以及接近定植或感染的患者。最近对 750 名异基因造血干细胞移植患者的评估发现，万古霉素耐药肠球菌血流感染的若干其他危险因素包括造血干细胞移植前万古霉素耐药肠球菌定植［风险比估计（risk ratio estimate，RRE）3.3］、造血干细胞移植后万古霉素耐药肠球菌定植（RRE 7.7）、Ⅲ / Ⅳ 度急性 GVHD（RRE 3.5）和植入延迟[88]。发生万古霉素耐药肠球菌血流感染的患者百分比随着

植入的延迟每周都在增加（植入延迟到第 21 天时为 4.5%，植入延迟到第 22 ~ 28 天时为 6.3%，植入延迟到第 29 ~ 35 天时为 11.9%，植入延迟到第 36 ~ 42 天时为 15%）[88]。

肠球菌是适应力强的微生物，并且能够很容易地通过医务人员、受污染的医疗设备以及万古霉素耐药肠球菌阳性患者占用后未能充分清洁的房间传播。至关重要的是，正如 CDC 关于预防造血干细胞移植受者机会性感染的指南 [6] 所建议的，标准的感染控制措施必须严格遵守 [102]。这些措施包括在进入造血干细胞移植患者病房前、后使用含酒精的凝胶（除非有可见的手部污垢时洗手）或用抗菌肥皂洗手，并使用美国 FDA 或环境保护署批准的注册消毒剂来消毒病房和设备，包括结构表面（如墙壁、地板和床架）[6, 102, 103]。患者还必须进行接触预防，直至停用所有的抗生素，并且每隔 1 周进行一次、共计三次的重复培养均为阴性。卫生保健感染控制实践咨询委员会公布了卫生保健环境中多药耐药微生物管理的建议，其中包括万古霉素耐药肠球菌 [104]。这些指南建议制定和实施从包括造血干细胞移植候选者在内的高危患者获得主动监测培养物的方案。推荐在送检监测培养物等待结果时采取接触预防措施。基于许多机构的感染率增加，有必要实施 MRSA 和万古霉素耐药肠球菌的监测计划。资源的消耗可能会显著增加，这些指南是否能够容易实施还有待观察 [103, 104]。

万古霉素耐药肠球菌感染患者的初始治疗包括引流任何存在的脓液，这对于缺乏中性粒细胞的严重粒缺患者是不太可能的。所有留置的血管通路装置应立即拔除。传统方法有许多药物已被用于治疗万古霉素耐药肠球菌感染，包括氨苄西林、庆大霉素、氯霉素 [105]、四环素和呋喃妥因 [89]。新一代的药物包括奎奴普丁 / 达福普汀 [106-108]、链霉素、利奈唑胺、噁唑烷酮 [108-114]、替加环素 [112] 和达托霉素（一种环脂肽）[115-121] 的组合，所有这些药物在万古霉素耐药肠球菌菌血症中均显示出良好的反应率。尚无大型研究对这些新药用于治疗血流性肠球菌感染进行前瞻性的对照研究。

奎奴普丁 / 达福普汀被 FDA 批准用于治疗屎肠球菌感染。一项前瞻性、非对照、紧急使用的研究证实了奎奴普丁 / 达福普汀对万古霉素耐药肠球菌感染的临床疗效。临床反应率为 69%[122]。尽管有 FDA 的适应证，但由于对粪肠球菌的抗菌活性有限，以及存在包括肌肉骨骼不良事件在内的不良反应，它很少被用于临床实践。

达托霉素，一种对万古霉素耐药肠球菌具有杀菌活性的药物，有几项回顾性观察研究评估了其疗效 [114, 117-121, 123, 124]。达托霉素治疗可使 58% ~ 90% 的患者细菌学或临床治愈。大多数肠球菌的 MIC 值 ≤ 2mg/L，尽管存在一些肠球菌菌株 MIC ≥ 4mg/L。具有较高 MIC 的分离株可能需要用高剂量的达托霉素 12mg/kg[125, 126] 来治疗。尽管监测研究中超过 99.5% 的万古霉素耐药肠球菌分离株仍然对达托霉素敏感 [129]，但已有几个报道表明万古霉素耐药肠球菌对达托霉素的敏感性在降低 [127, 128]。密切关注当地的敏感性模式和抗菌谱，对于发现任何变化和影响阳性结果的可能性是必不可少的。

利奈唑胺对屎肠球菌感染同样有效，包括合并的菌血症。它是一种肠球菌的抑菌剂。临床和细菌学的应答率大约分别为 75% 和 94%[130]。与治疗肠球菌的其他新药相似，有若干报道表明，万古霉素耐药肠球菌分离株对利奈唑胺的敏感性下降 [131-135]。利奈唑胺治疗还与血液学毒性有关，这限制了其较长疗程的应用 [136, 137]，尽管一些数据显示它可以在造血干细胞移植后的时间框内安全地使用 [138]。

由于替加环素标准剂量下血清浓度低和抑菌的特点，单用替加环素治疗肠球菌血流感染的作用尚不清楚 [112, 139]。一项用来比较替加环素与万古霉素或利奈唑胺治疗万古霉素耐药肠球菌的 III 期试验因入组不佳而受限，不能得出疗效比较的结论。已有病例报道了替加环素耐药的万古霉素耐药肠球菌感染 [139-141]。

（六）艰难梭菌相关腹泻

艰难梭菌是一种革兰阳性、有芽孢形成、内源性或外源性来源的厌氧杆菌，能在结肠内存活并增殖。艰难梭菌感染可导致广泛的临床状况，从无症状的定植到结肠炎和中毒性巨结肠。1% ~ 19% 的艰难梭菌患者出现严重疾病，导致结肠切除、入住重症监护病房或死亡 [142]。最近大约 1000 名患者的大型流行病学研究评估了 CDAD 对异基因造血干细胞移植受者其他并发症的影响。CDAD 的发生与胃肠道 GVHD 的发生风险相关，存在胃肠道 GVHD 是复发或反复 CDAD 的危险因素 [143]。

艰难梭菌通常产生两种毒素，毒素 A 和毒素

B。当粪便中检测到毒素 A 或毒素 B 时，患者被归类为艰难梭菌阳性。艰难梭菌的检测方法有多种，其中毒素特异性 ELISA 法最为常见。ELISA 检测可以同时检测毒素 A 和 B，或者只检测毒素 A，这取决于所使用的试剂。检测毒素 A 和毒素 B 的试剂是首选的，因为少数艰难梭菌病例（1%～2%）为仅产生毒素 B 的艰难梭菌菌株所致。ELISA 结果有较高的假阴性率[144]，因此，10%～20% 的患者需要不止一个粪便样本来检测毒素。良好的临床操作包括送检多个粪便样本（最多 3 个），以提高 5%～10% 的诊断率[145]。ELISA 试验的敏感性为 63%～94%，特异性为 75%～100%[146]，还有一个优点是出结果迅速。有许多其他已经应用的试验（包括谷氨酸脱氢酶、细胞培养中和试验、厌氧产毒培养和 PCR）[146-148]，但是这些试验中的许多试验敏感性差一些，并且需要相当长的时间出结果，从而延迟了治疗的实施（参见参考文献 [146]）。最近，有实验室采用针对艰难梭菌毒素的核酸扩增试验（如 PCR）。这些试验具有高灵敏度和特异性[146, 147]。艰难梭菌的检测应该只在未成形的腹泻粪便中进行，唯一的例外是怀疑艰难梭菌所致的肠梗阻[146]。

2005 年，艰难梭菌的一个高毒力流行株与加拿大、美国、英国和欧洲的许多 CDAD 暴发有关。这种菌株与 CDAD 的发病率增加以及疾病的严重程度相关。该强毒株被鉴定为北美脉冲场 1 型（North American Pulsed Field Type 1，NAP1）、限制性内切酶分析"B1"型和 PCR 同种型 027[149-152]。NAP1/B1/027 产生导致更严重 CDAD 病例的二元毒素。NAP1/B1/027 菌株具有改变过的抑制基因 tcdC，该基因调节毒素 A 和 B 的产生，导致毒素 A 和 B 的表达水平比野生型菌株多 16～23 倍[149]。NAP1/B1/027 菌株的存在与更严重的疾病病程[152, 153]、常规治疗后复发率增加[154, 155]、不常见人群中的疾病[156, 157] 和更高的归因死亡率[152, 158] 相关。大多数实验室没有能力确定艰难梭菌是否为 NAP1/B1/027 菌株。样品可以送到 CDC 进行检测。目前，NAP1/B1/027 菌株出现得相对频繁，占最近评估新疗法的随机临床试验中大约 1/3 的患者，并且在北美比欧洲更常见[159]。

艰难梭菌已成为医院获得性腹泻最常见的原因。艰难梭菌被认为是所有抗生素相关性腹泻病例中 20%～30% 以及抗生素治疗相关结肠炎中

更高比例的原因[145, 146]。在造血干细胞移植受者中，据报道 CDAD 在 5%～15% 的腹泻患者中发生[143, 160-164]。发生 CDAD 最广为认可的危险因素是抗菌治疗、延长治疗时间、使用广谱抗菌药物以及使用多种药物。几乎所有的抗菌药物都与 CDAD 的发生有关，包括克林霉素、青霉素类和头孢菌素类。在加拿大暴发 NAP1/B1/027 CDAD 期间，氟喹诺酮类药物是 CDAD 的主要危险因素[153]。发生 CDAD 的其他危险因素包括老年、居住在疗养院或长期在护理机构、使用质子泵抑制药[165, 166] 和与活动性携带者接触。在造血干细胞移植受者中，CDAD 发生的危险因素包括造血干细胞移植预处理前接受化疗[143]、全身放疗[164]、脐血干细胞受者[164]、广谱抗菌药物使用[143]、万古霉素耐药肠球菌定植[143] 和急性 GVHD[143, 164]。

在可能的情况下，CDAD 的治疗包括中断或精简抗生素治疗。在造血干细胞移植受者中，由于潜在的感染，通常并不可行。美国卫生保健流行病学协会（Society for Healthcare Epidemiology of America，SHEA）和 IDSA 目前推荐的 CDAD 一线治疗方案，包括甲硝唑和万古霉素，选择取决于疾病的严重程度[146]。两个较老的对照试验[167, 168]、最近的一个系统评价[169] 和一个随机试验证实了在轻度 CDAD 中有相同应答率[170]。在 CDAD 的严重病例中，万古霉素有更高的反应率[170]。与甲硝唑治疗相关的失败率从 20 世纪 90 年代的大约 7% 上升到最近报道的 16%～38%[155, 171]。北美尚无甲硝唑耐药的特定病例。轻度 CDAD 患者应口服甲硝唑 500mg，每日 3 次，持续 10～14 天[146]。它便宜很多，并且不存在影响万古霉素治疗的万古霉素耐药肠球菌耐药问题。如果由于不耐受或初始治疗无效而需要替代治疗，则应开始口服万古霉素 125mg，每天 4 次。严重 CDAD 病例应初始口服万古霉素 125mg，每天 4 次，持续 10～14 天[146]。SHEA/IDSA 指南中将严重病例定义为白细胞增多症，即白细胞计数为 15 000/ml 或更高，或血清肌酐水平≥病前水平的 1.5 倍[146]。对于那些患有严重并发症的 CDAD（定义为存在低血压或休克）患者，推荐的治疗是万古霉素 500mg 口服，每天 4 次，联合甲硝唑 500mg，每 8 小时静脉注射一次。如果存在肠梗阻，除了上面列出的口服 / 静脉联合用药外，万古霉素可以按照 500mg 的剂量（稀释在 100ml 生

理盐水中）每 6 小时直肠给药[146]。

2011 年，FDA 批准口服不吸收的大环内酯类抗生素非达霉素治疗 18 岁以上成人 CDAD。两个大型双盲、非劣效、随机研究以临床治愈（定义为治疗期间腹泻消退和治疗完成后 48h 不需要额外治疗）为主要终点，评估了非达霉素（200mg 每日口服 2 次）与万古霉素（125mg 每日口服 4 次）的疗效[159, 172]。在这两项试验中，两组间的临床治愈率均相似，腹泻消退的时间也相似[159, 172]。与非达霉素相比，万古霉素组 CDAD 的复发更常见，而转化为对万古霉素的持续反应率较低[159, 172]。最近对这些试验的 Meta 分析证实，非达霉素在减少 CDAD 复发方面优于万古霉素[173]。亚组分析显示，在需要继续合用其他的抗生素的患者[159]、年龄 ≥ 65 岁的患者[159, 172]、重度 CDAD 患者[159, 172] 以及感染非 027 株艰难梭菌[159, 172] 的患者中，非达霉素似乎优于万古霉素。在感染高毒力 NAP1/B1/027 菌株的患者中，非达霉素的效果与万古霉素相当[159, 172]。非达霉素耐受性良好，与万古霉素相比，治疗出现的不良反应方面无差异。尽管非达霉素有良好的疗效和安全性，但是它的成本阻碍了其广泛应用。非达霉素治疗 10 天的费用是甲硝唑的 125 倍，是万古霉素标准剂量的 2 倍。因此，在许多机构非达霉素被限制用于已知 CDAD 复发风险高或多次反复发作的 CDAD 患者。目前 SHEA/IDSA 没有关于使用非达霉素的建议，因为其指南是在 FDA 批准非达霉素之前发表的。另一种方法是识别高风险发生 CDAD 感染的患者，并给予有效的药物预防。一项旨在评估非达霉素预防成人造血干细胞移植患者 CDAD 的安全性和有效性的ⅢB 期临床试验正在招募中。

免疫功能正常患者的治疗失败通常定义为治疗 4 ～ 5 天后无法停止腹泻。这个定义可能不适用于免疫缺陷患者，因为粒细胞缺乏的患者需要更长的时间来反应[174]。如果临床症状进展，应考虑其他治疗方案。万古霉素必须口服，而不是静脉应用。口服治疗在粪便中产生高浓度，而静脉治疗不能在粪便中达到治疗浓度。如果静脉治疗是绝对必需的，可以静脉注射甲硝唑，因为通过该途径给药在结肠中可达到杀菌浓度[146]。最近的一项研究比较了口服甲硝唑、静脉注射甲硝唑和口服万古霉素对轻度 CDAD 住院患者的疗效[175]。静脉注射甲硝唑

的患者死亡率最高，说明静脉注射甲硝唑劣于口服甲硝唑和口服万古霉素，除非绝对必要，不应该被推荐[175]。

其他被研究过的 CDAD 治疗方案包括 tolevamer[176]、利福昔明[177]、硝唑尼特[178, 179]、替加环素[180] 和夫西地酸。硝唑尼特与甲硝唑治疗 CDAD 相比，结肠炎症状缓解时间相似，治疗 7 天结束时的完全缓解率相似，开始治疗 31 天后的持续临床反应相似[178]。有研究将两种不同剂量水平的 tolevamer 与口服万古霉素进行了比较，发现腹泻的消退时间相似[176]。在一些病例报道中，替加环素治疗复发 / 难治性 CDAD 是有效的，但尚未有大型研究证明其有效性，因此在这种情况下，目前应将其视为研究性的[180]。夫西地酸和杆菌肽都已用于治疗 CDAD，并取得成败参半的结果。耐药性的出现限制了它们的使用。

CDAD 患者应给予适当的治疗，持续 10 ～ 14 天。据报道，多达 25% 的病例在成功治疗后复发[145, 155]，最近的数据表明造血干细胞移植受者的复发率相似，为 21.7%[143]。复发可以用最初发病时使用的方案再次治疗 10 ～ 14 天。复发主要是由于新菌株的再感染，与细菌耐药无关[146]，因此用于初次感染的药物可用于复发。目前 SHEA/IDSA 的建议包括在 6 周内口服万古霉素缓慢减量，或在适当的病例中结肠内给予万古霉素。由于长期使用甲硝唑具有累积神经毒性的可能性，因此不推荐首次复发后使用甲硝唑[146]。有研究在非免疫缺陷患者中评估益生菌治疗以恢复正常结肠粪便菌群[181]。据报道，使用乳酸杆菌或布拉酵母菌可以预防艰难梭菌引起的结肠炎。最近一项针对益生菌预防 CDAD 的 Meta 分析表明，益生菌治疗确实有效，因为益生菌可大幅减少 CDAD，而无任何不良事件[181]。在粒细胞缺乏的患者中，由于存在与结肠定植相反的益生菌主动感染的风险，因此应避免采用此方法。最后，静脉注射免疫球蛋白治疗已经取得了一些成功。降低艰难梭菌传播的基础是良好的感染控制。这将在后面的预防策略中讨论。

治疗和预防 CDAD 的方法包括粪菌移植、应用艰难梭菌毒素 A 的单克隆抗体和艰难梭菌的特异性抗体。临床前研究表明，这些抗体会增强对艰难梭菌毒素的免疫应答。一个针对艰难梭菌毒素

A（CDA1）和毒素 B（CDB1）的两种全人类单克隆抗体 Ⅱ 期随机试验的研究已完成。试验显示输注 CDA1 和 CDA2 抗体联合全身治疗可降低 CDAD 的复发率，具体来说，还可降低 NAP1/BI.027 等毒力更强菌株的复发率[182]。目前评估针对毒素 A、毒素 B，以及毒素 A 和 B 的单克隆抗体安全性和有效性的 Ⅲ 期试验（MODIFY-1 和 MODIFY-2）正在进行中。粪菌移植是将健康供者的粪便移植入 CDAD 感染的结肠，有几个病例报道显示了其在治疗复发性或难治性的 CDAD 的效果[183]。两个随机对照试验正在评估这种方法，其中一个试验是消除艰难梭菌相关性长期腹泻（FECAL）的粪便疗法，研究已经完成，有望很快出结果。由美国 NIH 的调查人员进行的第二个试验最近获得了批准，并将在不久的将来开始招募患者。这种方法有两个局限性，第一个是患者是否愿意考虑从另一个个体移植粪便，第二个是传播疾病的风险。因此，这种方法被认为是研究性的，应该保留用于治疗高度难治性病例。这种方法已被用于非粒细胞缺乏的造血干细胞移植候选者[184]。

（七）MRSA 和社区获得性 MRSA

由 MRSA 引起的感染正在增加，不仅是医院获得性感染，社区获得性感染也是如此[185]。社区中发现的 MRSA 菌株在遗传学上与卫生保健机构中通常发现的菌株不同，导致临床表现上的细微差异和抗菌药物敏感谱的明显差异。医疗保健相关 MRSA（healthcare-associated MRSA，HA MRSA）菌株的典型感染包括呼吸机相关肺炎、手术部位感染和中心导管相关血流感染。相比之下，社区获得性 MRSA（community-acquired MRSA，CA MRSA）菌株主要表现为皮肤和软组织感染，但与更严重的综合征如骨髓炎和肺炎有关[186, 187]。医疗保健相关 MRSA 与社区获得性 MRSA 的抗菌敏感性也存在差异。医疗保健相关 MRSA 不仅对青霉素类和其他 β- 内酰胺类抗生素耐药，而且通常对其他类型的药物也耐药，包括氟喹诺酮类、大环内酯类和克林霉素。然而，社区获得性 MRSA 对氟喹诺酮类、大环内酯类、克林霉素、四环素类和 TMP-SMX 保持敏感[188]。这些问题在造血干细胞移植患者中需要考虑，这些患者经常出入住院部和门诊。传统上社区获得性 MRSA 并不令人担忧，不过现在它应该是患者再入院时鉴别的一部分。

20 多年来，万古霉素一直是治疗 MRSA 的可靠基石。在过去的几年中，许多 VISA 感染和万古霉素耐药的金黄色葡萄球菌感染被报道，而 VISA 在复杂感染中的存在被低估[189]。同样，万古霉素在无 VISA 的情况下治疗失败和万古霉素耐药的金黄色葡萄球菌也越来越多地被报道[190]。因认识到这种情况，临床和实验室标准把金黄色葡萄球菌的 MIC 解释标准降低到 2μg/ml，以提高临床治疗成功的可能性和提高对耐药性的检测。此外，在万古霉素监测指南中建议调整万古霉素剂量以达到更高的谷浓度，以尽量减少耐药者和尽可能提高复杂感染的临床反应[75]。大多数感染需要 10 ~ 20μg/ml 的理想谷浓度，在诸如心内膜炎和骨髓炎等复杂感染中可能推至 15 ~ 20mg/ml。尽管有这些推荐，数据表明，万古霉素 MIC 升高（1 ~ 2μg/ml）配合优化万古霉素的剂量仍然可能治疗失败，在这种情况下可能必须联合治疗，甚至需要改变治疗[191]。值得注意的是，甲氧西林敏感的金黄色葡萄球菌（methicillin-susceptible staphylococcus aureus，MSSA）和 MRSA 菌株均可能发生治疗失败，这表明除了万古霉素治疗之外，还有其他因素影响患者的预后[192]。由于处理 MRSA 感染的复杂性，IDSA 制定了临床指南，以帮助临床医生处理 MRSA 感染观察到的常见临床综合征（例如皮肤和软组织感染、中枢神经系统感染、菌血症、肺炎、心内膜炎、脓肿），为确定临床反应提供指南，确定替代疗法的作用，并阐明药物适当的剂量[193]。

MRSA 感染的流行病学变化令人担忧。医疗机构中报道了 MRSA 感染，与医疗机构相关的典型 MRSA 菌株在社区中也有报道。在选择造血干细胞移植候选者的经验治疗时，必须对感染模式的变化有敏锐的认识。同样，对于未能清除感染的患者，必须考虑传统上"耐用"型抗菌剂的效果在下降。在治疗失败时万古霉素的替代药物因感染的类型而不同。对于 MRSA 菌血症，达托霉素是推荐的替代药物，剂量至少为 6mg/（kg·d），通常增加到 8 ~ 10mg/（kg·d）[193]。相比之下，肺炎患者由于肺表面活性物质的灭活作用不应接受达托霉素治疗，而利奈唑胺（600mg 口服 / 静脉注射每天 2 次）和克林霉素（600mg 口服 / 静脉注射每天 3 次）是假定敏感情况下的替代药物。

（八）粒细胞缺乏性小肠结肠炎 / 伤寒

粒细胞缺乏性小肠结肠炎（也称为伤寒和坏死性结肠炎）是以粒细胞缺乏性发热（ANC ＜ 100/mm³）、腹痛（尤其是右下象限痛）、腹泻和影像学观察到的肠壁增厚为特征的综合征 [194, 195]。特征性的影像学表现包括下列一种或多种：肠壁增厚（＞ 4mm），好发于盲肠；充满液体的扩张肠襻；右下象限炎性肿块；盲肠周围液体或盲肠周围软组织的炎性改变。反跳痛可有可无。粒细胞缺乏性小肠结肠炎发生在接受急性白血病治疗的大约 6% 的成年患者中 [194]。病理上，肠壁的结构完整性受损，微生物入侵，肠壁坏死、水肿，有时出现出血和穿孔。粒细胞缺乏性小肠结肠炎死亡率高。认识临床体征和症状，及时评估和开始广谱抗菌治疗（覆盖革兰阴性菌和厌氧菌）是必需的。除了细菌，真菌常常被分离出来，其中念珠菌是最常见的病原体。因此，除抗菌治疗外，还应使用氟康唑或其他合适的唑类进行抗真菌治疗 [142]。

（九）晚期细菌感染的治疗

反复鼻窦肺感染常与慢性 GVHD 或免疫球蛋白缺乏有关 [6, 14, 15, 33]。根据当地的敏感性模式，可以用多种抗生素成功地治疗它们，包括青霉素、大环内酯类、氟喹诺酮类和第二代头孢菌素 [6]。如果存在免疫球蛋白缺乏（如 IgG ＜ 400mg/dl），免疫球蛋白可能有帮助 [6]，但成本很高。可以考虑的其他策略是慢性抗生素预防，但抗生素耐药的出现可能限制这种方法的实际应用。

（十）血管内导管相关感染的治疗

血管内导管几乎普遍用于造血干细胞移植受者。隧道中心静脉导管如 Hickman、Broviac 和 Groshong 导管，以及可植入装置如 PortACath，是最常用的。外周插入的中心导管也得到更多的应用。大多数感染是由革兰阳性菌引起的，尤其是凝固酶阴性葡萄球菌，以及少见的金黄色葡萄球菌，尽管假单胞菌、鲍曼不动杆菌和窄食单胞菌等革兰阴性菌的感染也变得越来越多。

如前所述，IDSA 已经制定了血管内导管相关感染处理的指南 [32]，这些指南在治疗决策过程中是有用的。对于疑似中心静脉导管相关感染的患者，指南建议抽取两组血液培养，其中一组经皮抽取。如果通过中心静脉导管抽取的血液样本为阴性，这种方法非常有用，因为它排除了中心静脉导管相关感染。一旦鉴定出了微生物，抗生素治疗的选择必须基于药敏结果。第 80 章概述了中心静脉导管隧道感染处理的指南，并具体阐述了何时拔除导管以及抗生素治疗的持续时间 [36]。如果患者在家里进行导管护理，应该教育他们如何最好地处理他们的血管通路，将导管相关感染的风险最小化。有关这一内容的进一步讨论，请参阅第 80 章。

七、预防策略

（一）一般措施

感染预防的首要原则是尽可能减少与医护团队接触的可能性，暴露于医院环境使患者面临更大的感染风险。相应地，应尽可能避免临床操作特别是放置静脉导管和尿管。造血干细胞移植患者预防感染的一般指南共识已经发表 [6]。用消毒凝胶保持手卫生（艰难梭菌感染的患者 [6]，或手上有相当多污染的除外）或由护理人员清洗是至关重要的，以避免感染性微生物从一个患者传到另一个患者，或从工作人员传给患者。目前的指南建议在下列情况下洗手：与患者直接接触之前和之后；接触体液、破损皮肤和伤口敷料之后；在护理患者期间从受污染的身体部位移动到干净的身体部位时；在戴手套前和脱手套后 [6]。对于是否需要采用净化方案来减少内源性菌群和使用无病原体饮食，目前意见不一。然而，通常建议不要吃新鲜水果和蔬菜，但也有研究质疑其粒细胞缺乏性饮食的价值 [196, 197]。

特别注意需要尽量减少暴露于空气中的微生物。关于各种隔离策略的价值，人们意见不一。预防造血干细胞移植受者机会性感染的共识指南建议，所有异基因造血干细胞移植患者需要被安置于至少每小时 12 次或更多次空气交换的房间内，并且使用能够去除直径 0.3μm 或以上颗粒的高效微粒空气（high-efficiency particulate air，HEPA）过滤器 [6]。层流空气与高效微粒空气过滤室的相对优点尚未确定。

随着认识到大多数感染病原体起源于内生菌群，以及观察到在许多情况下这些微生物是在进入医院环境之后获得的，产生了人们对细菌和真菌监测培养的作用的研究。有研究发现细菌监测培养在检测抗生素耐药细菌方面是有用的 [198]。这种监测培养方案主要在长期粒细胞缺乏的患者中有意义，用以检测重叠感染的原因。常规使用监测培养的缺点是成本高、微生物实验室工作量大和预测值低[199]。因此，对每个患者进行常规监测尚未得到广泛应用。不过，目前一致认为，需要建立医院范围内和单位特异性的感染监测方案，以检测感染病原体和抗生素耐药模式的变化[198]。

艰难梭菌是造血干细胞移植患者腹泻的主要原因。受污染的环境表面和医护人员的手是微生物向易感患者传播的主要来源。尽量减少抗生素暴露并注意感染控制措施，以减少人与人之间的接触，对预防感染暴发至关重要[200, 201]。大多数机构为医务工作者提供含酒精的手消毒剂。含酒精的溶液不能有效地杀死艰难梭菌的芽孢；因此，工作人员在有感染患者的病房时应该使用肥皂（或抗菌肥皂）和水洗手。医护人员和访客在进入艰难梭菌感染者房间时应戴手套和穿白大褂。CDAD 患者应该被隔离到一个有接触预防措施的单人房间，这些接触预防措施应该持续进行，直到腹泻停止[146]。出院后，应使用含氯药剂或其他杀孢子剂清洁房间[146]。

多种因素影响中心静脉导管相关感染的风险：导管的类型、插入部位、导管大小、使用时间、宿主免疫缺陷的程度、插入导管期间使用的预防措施类型以及插入导管的技巧。医院感染控制措施咨询委员会公布了预防与血管内装置相关感染的指南[201]。这些措施包括对放置和维护导管的医护团队进行培训；随时间的推移监测不同种类导管的感染率；在处理导管或其敷料之前和之后洗手；在导管插入和护理期间采取屏障预防措施；在导管插入之前使用皮肤杀菌剂；使用无菌纱布或透明敷料覆盖导管部位；当敷料被弄脏或湿润时更换敷料；在更换敷料时避免接触导管出口部位；尽可能使用单腔导管而不是多腔导管；如果预期会长期使用则选择隧道导管；除非必要，导管置入选择锁骨下而不是颈静脉或股静脉部位。几个对照试验评估了使用银和抗生素封管的导管来降低非造血干细胞移植受者感染的风险[202-204]。这种有希望的策略在这些临床试验中是成功的；然而，对于抗生素耐药性的长期影响尚不清楚。此外，由于这些研究并非应用隧道导管，因此这些结果是否适用于造血干细胞移植人群尚待检验。

（二）粒细胞缺乏症的抗生素预防

粒细胞缺乏和伴随的胃肠黏膜损伤时革兰阴性杆菌感染的频繁和严重性促使早期强调抑制肠道菌群以预防侵袭性感染。早期尝试预防细菌感染可使用口服不吸收抗生素。提倡如万古霉素、庆大霉素、新霉素、粘菌素和多粘菌素 B 的多种组合。很多对照试验已经完成，其中一些显示出有益的效果。不幸的是，患者依从性差、对出现耐药的担忧、其中几种方案的成本高，以及缺乏对全因死亡率和归因死亡率的治疗效果的证据，导致接受性差。目前对这种治疗方案的兴趣仍然存在，但这更多的是为了可能减少参与 GVHD 发病机制的促炎细胞因子释放而非控制感染。

TMP-SMX 也被发现可以减少血液恶性肿瘤和造血干细胞移植患者的革兰阳性和革兰阴性细菌感染[205, 206]。但它对多种革兰阴性菌的广谱抗菌活性被其缺乏对造血干细胞移植患者主要病原体铜绿假单胞菌的抗菌活性所抵消。此外，对植入延迟、患者是否耐受以及筛选耐药微生物的担忧限制了它的应用。由于这些顾虑和缺乏造血干细胞移植患者的数据，这个方案尚未被广泛采用。

氟喹诺酮类药物在对照试验中证实能显著减少革兰阴性菌的感染，与其他口服抗生素方案一样或更有效，并且已经在造血干细胞移植患者中得到了评估[207, 208]。诺氟沙星[209-212]、环丙沙星[212-218]、氧氟沙星[219-221]、培氟沙星[222, 223]、左氧氟沙星[224]和莫西沙星[225]是造血干细胞移植患者中研究最广泛的药物。环丙沙星在口服达到全身血药浓度方面优于诺氟沙星；然而，它对大多数耐甲氧西林葡萄球菌（主要的葡萄球菌分离株）没有活性。左氧氟沙星对包括葡萄球菌和链球菌在内的革兰阳性菌具有更大的活性，因此对于预计发生严重黏膜炎和有链球菌感染风险的患者左氧氟沙星比环丙沙星更有效。

氟喹诺酮类耐药的出现也引起了人们的担忧。在一个对粒细胞缺乏患者进行抗生素预防的 56 个随机试验的系统回顾和 Meta 分析中，讨论了氟喹诺酮类预防及微生物耐药的影响[226]。在分析中，这些试验被分成两个队列，即将氟喹诺酮与安慰剂/非干预进行比较的队列，和将氟喹诺酮与其他抗生素进行比较的队列。许多试验没有报道定植数据、微生物监测终点和常规药敏数据。在报道了这些终点的氟喹诺酮类与安慰剂/非治疗性试验中，对氟喹诺酮类耐药的微生物定植没有增加，并且患者发生氟喹诺酮类耐药细菌感染的比例也没有差异。在这些试验中观察到一些微生物学明确的感染，与安慰剂相比，氟喹诺酮组更多的是由耐氟喹诺酮的微生物所引起。许多试验将氟喹诺酮与 TMP-SMX 作比较。在这些试验中，氟喹诺酮类用药组的耐氟喹诺酮细菌比 TMP-SMX 组的耐 TMP-SMX 细菌要少。氟喹诺酮类的耐药感染更少。这一分析表明预防性应用氟喹诺酮类时，氟喹诺酮类耐药病原体的感染率无差异。分析的局限性是很少试验报道了定植率和微生物监测结果。持续的监测和分析对于评估当地的耐药性问题是必要的。

在氟喹诺酮类预防的患者中，链球菌感染的风险可能增加 [26]。在氟喹诺酮中加入青霉素或利福平可以降低链球菌感染的风险 [216, 227, 228]。然而，青霉素在社区中的耐药性也很高，可能不能提供更多的保护。在历史上，人们普遍认为保存厌氧菌群可以有抵抗毒力更强的病原体的保护作用。对厌氧菌的活性弱是较早期喹诺酮类药物的特点，这在保护人体免受毒力更强的病原体侵害方面可能是需要的。

在过去 20 多年里，几个小组评估了抗生素预防在粒细胞缺乏患者中的作用 [207, 208, 229-233]。早期的 Meta 分析显示，氟喹诺酮类药物虽然能有效预防革兰阴性菌血症，但对发热天数或感染相关死亡率没有影响 [229, 230]。其他分析也同样显示与安慰剂相比，确诊的感染数量减少，特别是革兰阴性菌 [231, 232]。也有研究显示由细菌引起的感染相关死亡率的下降 [233]。最近，对 9283 例非发热粒细胞缺乏症患者进行的 95 个随机临床试验的一项 Meta 分析得出结论，与安慰剂或无治疗相比，抗生素预防显著降低了死亡的风险（RR 0.67，95%CI 0.55 ～ 0.81] [208, 209]。在分析中，有 55 个试验是专门研究氟喹诺酮类预防。类似的结果也有被观察到，氟喹诺酮预防使得全因死亡率（RR 0.52，95%CI 0.35 ～ 0.77）和感染相关死亡率下降。其他重要的终点，包括发热、临床和微生物学诊断的感染率也降低了。

CDC/IDSA/ASBMT 关于在粒细胞缺乏的癌症患者中抗生素使用的指南建议，仅在预计粒细胞缺乏持续时间 7 天或更长的患者中常规使用预防性喹诺酮治疗 [6]。

（三）植入后的细菌预防

慢性 GVHD 的病死率通常由感染引起。抗生素预防虽然不能提供对荚膜细菌的普遍保护，但大大降低了慢性 GVHD 的死亡率 [234, 235]。因此，所有慢性 GVHD 患者都应每天使用青霉素、TMP-SMX 或由当地药敏模式指导的合适替代药物进行抗生素预防，至少与活动性 GVHD 的治疗持续同样长的时间 [6]。即使在 GVHD 的治疗成功完成后，导致宿主易感性的缺陷仍然存在，一些中心继续抗生素覆盖更久，但需要的持续时间尚未得到充分研究。如果使用青霉素，还应对耶氏肺孢子虫（旧称卡氏肺孢子虫）进行预防。即使没有慢性 GVHD，复发性鼻窦肺部感染的患者和接受含全身放疗的造血干细胞移植治疗的自体移植受者也应当考虑预防 [235]，以防止荚膜细菌的感染。青霉素、头孢克洛、头孢呋辛、TMP-SMX 和新一代大环内酯等药物尤其有用。此外，既往做过脾切除术的患者应该考虑使用抗生素预防荚膜细菌的感染。

八、辅助措施

（一）生长因子

生长因子如 G-CSF 或 GM-CSF 可刺激造血更快的恢复和获得丰富的造血干细胞，在造血干细胞移植领域已普遍应用，在自体造血干细胞移植中尤其有用（见第 43 章）。不幸的是，尽管在大多数前瞻性随机试验中生长因子加速了中性粒细胞恢复，但是其预防细菌感染的作用尚不确定。

对 34 个预防性应用 G-CSF 和 GM-CSF 的随机对照试验进行的一项 Meta 分析显示，集落刺激因子与确诊感染的风险小幅降低有关（RR 0.87，95%CI 0.76 ～ 1.00，P=0.05），确诊感染的风险绝对降低 8%，但这并没有体现为感染率或治疗相关死亡率的改善 [236]。该 Meta 分析包括许多亚组分析，包括集落刺激因子之间的差异，也就是说 G-CSF 与 GM-CSF，以及移植类型之间的差异，即自体与异基因造血干细胞移植。在这些分析中，G-CSF 组确诊的感染没有差异，而 GM-CSF 的益处被证实。自体造血干细胞移植使用集落刺激因子并不显优势，而接受集落刺激因子的异基因受者感染显著减少。评估的其他方面包括微生物学和临床确诊的感染、发热天数、静脉抗生素使用的天数和感染相关死亡率。无论分析类型如何，微生物学证实的感染未见差异。临床感染在所分析的组间没有差异。

总体分析和 G-CSF 受者的发热天数无统计学差异，而 GM-CSF 受者的发热天数更少。除了异基因造血干细胞移植受者外，所有分析的组中静脉抗菌药物使用天数均较少[236]。最后，感染相关死亡率在所分析的任何组中均没有差别。因此，集落刺激因子对感染和相关并发症的益处似乎很小，应该与这些药物的成本进行权衡。

美国临床肿瘤协会（American Society of Clinical Oncology，ASCO）目前的指南共识建议，在自体造血干细胞移植后而非异基因造血干细胞移植后使用集落刺激因子[237]。有趣的是使用造血生长因子作为抗生素治疗的辅助治疗，以治疗明确的感染或持续发热的患者。然而，除了缩短粒细胞缺乏的持续时间、抗生素使用和住院时间外，对照试验未能显示造血干细胞移植或非造血干细胞移植粒细胞缺乏患者的其他事件的改善。目前的 ASCO 指南不建议常规使用集落刺激因子作为发热性粒细胞缺乏症患者抗生素治疗的辅助疗法。本建议的例外情况是高风险发生感染相关并发症的患者，或根据已知的预后因素其临床结果可能较差的患者，如长期重度粒细胞缺乏（＞ 10 天，ANC ＜ 0.1×10^9/L）、老年人（＞ 65 岁）、未被控制的原发病、肺炎、低血压、多器官功能障碍、侵袭性真菌感染和发热时在住院[237]。应用这些细胞因子的优缺点和适应证在本书的其他章节有更详细的讨论（参见第 43 章）。

一些其他的细胞因子，包括转化生长因子 β[238] 和角质细胞生长因子[239]，在临床前的研究中显示出增强黏膜干细胞再生的作用。临床试验表明，重组人角质细胞生长因子（palifermin）和 repifermin 均能减轻黏膜炎的严重程度[240, 241]。由于黏膜炎与感染有关[8, 242]，因此这些分子能否降低感染风险是一个重要的考虑因素。研究发现，palifermin 治疗与发热性粒细胞缺乏的发生率下降有关（75% palifermin vs 92% 安慰剂，P ＜ 0.001），并且有降低菌血症发生率的趋势，但是无统计学意义[240]。repifermin 组中非粒细胞缺乏性发热的发生率较低，但粒细胞缺乏性发热的发生率无差异[241]。其他被评估的用于降低癌症患者黏膜毒性和继发感染能力的方法有 GM-CSF 漱口液、谷氨酰胺和弱激光照射治疗。这些方法均未显示能够降低造血干细胞移植受者的感染率、抗生素使用或住院的时间。值得注意的是，由多国癌症支持治疗协会发表的新的黏膜炎指南中并不鼓励造血干细胞移植受者使用 GM-CSF 漱口液。

（二）粒细胞输注

在 20 世纪 70 年代，粒细胞输注经常用于治疗或预防严重粒细胞缺乏患者的感染[243, 244]。不幸的是，在大多数患者中发现它们仅具有微不足道的益处，部分原因可能是动员的粒细胞数量少。此外，粒细胞输注经常将供者巨细胞病毒传播给受者，而且发病经常由获得性的巨细胞病毒感染所致。随着现代抗生素治疗的进步，粒细胞输注的需求已经减少。然而，当存在对多种抗生素耐药细菌引起的感染或尽管使用了最佳抗生素但感染仍恶化时，它们可能有用[245, 246]。使用巨细胞病毒血清学阴性的粒细胞捐献者可避免传播巨细胞病毒的风险。

使用生长因子如 G-CSF 或 GM-CSF 单独或联合糖皮质激素刺激粒细胞的产生和动员到外周血中，可以从正常供者收集到大量的粒细胞[245, 247]，并使用这些"增强"的粒细胞输注产品来治疗严重感染。这种方法是否具有显著的临床益处尚待证实。2005 年的一个 Cochrane 评价发现，现有的试验没有确凿的证据支持或拒绝常规使用粒细胞输注[246]。后来的几个小样本试验发表，尽管只有一个是随机试验且因入组率低而被提前终止[248]。因此，需要进行随机对照试验以确定粒细胞输注在粒细胞缺乏症或中性粒细胞功能障碍的患者感染治疗中的作用，而在这些结果出来之前，不建议常规使用。如果给予输注粒细胞，推荐的剂量应该是糖皮质激素刺激后 ≥ 2×10^{10} 个有核细胞，或 G-CSF 应用后 ≥ 4×10^{10} 个有核细胞，直到感染消退或白细胞计数 ＞ 1×10^9/L[247]。

另一种方法是采集 G-CSF 动员的粒细胞，并在移植后预期粒细胞缺乏的时间窗内预防性输注，以帮助加快中性粒细胞恢复[249]。这种方法在一些小型研究中显示可以减少住院期发热患者的数量、发热天数以及抗生素治疗的持续时间。这种方法的有效性需要进一步的研究，并且可能仅适用于易发严重感染或抗生素耐药感染的患者。

（三）免疫生物制剂

一些研究显示应用免疫球蛋白可以减少异基因造血干细胞移植后的细菌、真菌和病毒感染[250-253]，但其他研究显示并未减少感染的作用[254, 255]，包括一个自体造血干细胞移植患者的对照试验[255]。免疫球蛋白作为一般抗菌措施和上述特异抗生素相比的相对优点尚不清楚。一般来说，免疫球蛋白耐受性良好。其缺点包括成本高、液体体积大、需要肠外给药、偶尔会有不良反应。在 90 天之后，每月输注免疫球蛋白对于减少细菌感染并无益处，在指南的共识中不建议常规使用 [6, 251]。此外，接受免疫球蛋白的患者闭塞性细支气管炎的发生率、总生存率和慢性 GVHD 的存活率无下降，血清 IgG 和 IgA 水平低于对照组，提示使用免疫球蛋白可能延迟体液免疫的恢复。虽然可能因其他原因考虑使用免疫球蛋白（例如用以减少 GVHD 或间质性肺炎），但其高成本和便宜的抗生素替代品使这种方法在预防细菌感染方面缺少优势。

活化蛋白 C 已被发现在脓毒综合征的治疗中是有效的，造血干细胞移植患者经常合并脓毒综合征，并且与显著的发病率和死亡率相关。该综合征是感染时炎症和凝血级联反应活化的最终结果 [256]。活化蛋白 C 是一种内源性蛋白，在维持循环内环境稳态中起重要作用。发生脓毒症时活化蛋白 C 浓度低下，这是脓毒症患者预后不良的一个因素。

活化蛋白 C 具有多种作用，其中在脓毒血症中最重要的作用是抗炎、促纤溶和抗凝活性。Drotecogin α 是一种重组人活化蛋白 C，已被证明可以降低败血症患者的相对和绝对死亡风险 [256, 257]。在关键性的 FDA 许可试验中，造血干细胞移植受者被排除在外，这是由于在血小板减少的人群中出血并发症的风险会增加。自 FDA 批准以来，一些研究者已经将这种药物用于高危的血小板减少造血

干细胞移植受者，研究结果喜忧参半 [258]。应该权衡给药的好处和治疗的潜在风险。

九、结论

近年来，随着对宿主细菌发病机制中的防御缺陷和感染流行病学的认识，高效低毒抗微生物方案的引入，以及各种抗生素应用的改进策略提供了有效的细菌感染治疗方法，感染的发病率和死亡率显著得到改善。这些进展在降低移植相关死亡率方面发挥了重大作用，从而提高了造血干细胞移植作为一种对恶性和非恶性疾病治疗更广泛选择的可接受性。

机会致病菌流行病学的变化、微生物对抗生素耐药性的不断出现、新的预处理方案和免疫抑制方案所致宿主特性的改变、将造血干细胞移植应用于新的患者群体（老年、不同的造血细胞来源和不同的基础疾病）以及采用移植后免疫辅助疗法以降低自体移植的复发风险，均需要人们继续保持警惕，并对细菌感染的控制提出了新挑战。需要研发更好的诊断工具，以便更准确和迅速地检测病原体，并在感染过程中更早地检测病原体。必须寻找更安全、更有效、活性范围更广的新型抗生素。不断研发用于调节病原体毒性和宿主对感染的应答的生物制剂为降低宿主对感染的敏感性提供了机会，并将可能成为针对不断增长的机会病原体的抗生素治疗的重要辅助手段。

第86章
造血干细胞移植后真菌感染
Fungal Infections After Hematopoietic Cell Transplantation

Kieren A. Marr　著

包海燕　译

李　正　唐晓文　陈子兴　校

一、概述

侵袭性真菌感染（invasive fungal infections，IFIs）是成人和儿童异基因造血干细胞移植后感染发病率的主要原因之一，尤其是自20世纪90年代以来[1,2]，这些感染的发病率不断上升、"新型"真菌的出现、新的诊断方法的完善，以及医学史上最广泛的抗真菌药物的引进，带来了侵袭性真菌感染研究的持续复兴。

医学上重要的真菌有三大类：酵母菌、霉菌和双态真菌。酵母属的念珠菌和霉菌属的曲霉菌造成了造血干细胞移植受者80%以上的侵袭性真菌感染。念珠菌以缺乏分支菌丝为特征，主要以单细胞酵母的形式存在。这些都是皮肤黏膜的重要定植菌，但当屏障被破坏时会引起疾病。霉菌如曲霉菌，最常见的传播途径是通过吸入分生孢子（孢子），并有真正的分支菌丝。双态真菌，如粗球孢子菌/波萨达斯球孢子菌和荚膜组织胞浆菌，既能成长为霉菌（在环境中），也能以酵母菌（在体内）状态存在。

在过去的20多年中，人们对侵袭性真菌感染的流行病学和危险因素以及如何预防和有效地治疗这些感染有了很多认识。一个大型研究比较了在两个不同的时间间隔(1993—1997年和2003—2008年)中西雅图接受了异基因造血干细胞移植的2500多名患者，发现在2003—2008年时间段内因念珠菌

和霉菌引起的死亡风险降低了[3]。在过去很多领域都取得了进展，包括早期诊断筛查、预防以及对确诊疾病治疗方面的改进。本章重点介绍临床上有重要意义的感染以及如何预防和治疗这些感染。引起人们注意的是曲霉菌和念珠菌引起的感染，它们是造血干细胞移植受者感染的最主要真菌。此外，本文简要讨论了由其他真菌引起的感染，包括耶氏肺孢子虫和毛霉菌。

二、念珠菌属引起的感染

（一）真菌学与流行病学

念珠菌通常生活于胃肠道和生殖道的皮肤和黏膜上。念珠菌有许多种，每种念珠菌的生物学特性和定植偏好各不相同，这解释了每种念珠菌引起疾病的危险因素和患病率的差异。侵袭性感染的危险因素通常包括导致先天防御系统的破坏或念珠菌的定植的增加（或两者兼而有之）。它们包括黏膜炎、粒细胞缺乏症、GVHD、广谱抗生素应用、全肠外营养以及中心静脉导管。

在众多的念珠菌中，白色念珠菌、光滑念珠菌、克柔念珠菌、热带念珠菌和近平滑念珠菌是最常见的与侵袭性疾病相关的念珠菌[23,24]。它们在引起感染的内在能力以及对抗真菌药物表现出的耐药性方面存在差异。白色念珠菌是迄今为止念珠菌中最具"毒力"的一种（也是研究得最充分的），部

分原因是它能够产生菌丝，这种菌丝可以侵袭并黏附于黏膜和组织[4]。其他种类的念珠菌，如光滑念珠菌和克柔念珠菌，也可引起疾病，但发生率较低；除非在氟康唑预防的情况下，氟康唑筛选出了这些更具耐药性的念珠菌定植。因此，报道的疾病发生率和念珠菌种类分布情况取决于机构的预防措施[5]。最近的一项在美国 23 个移植中心进行的前瞻性监测研究（TRANSNET）中，光滑念珠菌是最常见引起侵袭性真菌感染的病原体，其次是白色念珠菌、近平滑念珠菌、热带念珠菌和克柔念珠菌[6]。儿科经常报道由近平滑念珠菌引起的感染发生率相对增加，其通常是通过输注和（或）皮肤外源性引入人体的。热带念珠菌更多地在白血病患者中致病，原因尚不完全清楚[7]。最重要的是，这些物种是独特的，感染的频率与不同患者的特定宿主和治疗特征相关。

（二）发病机制与免疫

长期以来，人们公认粒细胞缺乏与侵袭性真菌感染之间的联系；然而，近年来人们已集中认识到针对这些共生微生物的防御是复杂的，感染的总风险是获得性缺陷与先天性免疫多样性共同作用的结果。

HIV 感染者黏膜念珠菌的感染高发首次强调了 CD4 T 细胞在抗念珠菌防御中的临床重要作用。研究表明，念珠菌黏附细胞表面，诱导促炎细胞因子反应和侵袭性念珠菌感染发生。各种免疫效应器参与微生物入侵的反应。中性粒细胞破坏念珠菌的假菌丝并吞噬念珠菌，同时调节先天性免疫反应，主要功能是抑制促炎反应[8]。树突状细胞和巨噬细胞都黏附和摄取念珠菌和菌丝，向 T 细胞递呈真菌抗原。感染的恢复取决于 CD4$^+$ 辅助 T 细胞 1 型（T$_H$1）细胞因子对单核细胞和中性粒细胞功能的增强。使用抗体和（或）敲除小鼠的研究表明，IFN-γ、TNF-α 和 IL-18 在侵袭性念珠菌病防御方面发挥重要作用。细胞因子和 CD4 T 细胞反应的平衡在调节黏膜和侵袭性疾病的风险方面很重要。

针对念珠菌和菌丝形式的先天性免疫应答存在关键性的差异，这主要是 dectin-1 对 β- 葡聚糖的识别，β- 葡聚糖基于形态存在差异表达[4]。这不仅为哺乳动物区分"定植"和"入侵"的能力提供了一种解释，而且还解释了造血干细胞移植后的个体遗传风险。这表明 dectin-1 的功能丧失多态性导致

细胞因子反应降低，增加了造血干细胞移植受者胃肠道的念珠菌定植[9]。据推测，定植增加可能导致易发胃肠道 GVHD，可能是通过 dectin-1 对 T 细胞免疫的影响介导的[10, 11]。

（三）临床表现

已有报道念珠菌相关的多种临床综合征。本文将讨论侵袭性疾病的原发复合征和继发性表现。

1. 黏膜皮肤感染

典型的黏膜皮肤表现是鹅口疮，口腔出现白色斑块。念珠菌也会引起口角炎。可发生食管炎和胃肠道其他部位受累而不伴鹅口疮，其吞咽困难、胸骨后疼痛、恶心、呕吐和上消化道出血的相关症状与其他原因引起的食管炎无法区分。胃是胃肠道念珠菌感染的第二常见部位，其次是大肠和小肠。内镜检查发现包括白色斑块、单个或多个溃疡、糜烂和假膜形成。黏膜皮肤感染可导致侵袭性疾病，尤其是黏膜完整性同时被破坏时。

2. 念珠菌血症或急性播散性念珠菌病

造血干细胞移植后，念珠菌向周围部位传播的发生率更高。尽管肝脏、脾脏和肺部是最常受累的部位，但几乎所有的其他器官都有被传播的风险，包括肾脏、大脑、心脏（心肌炎或心内膜炎）、中枢神经系统、血管内皮、骨骼和眼睛（眼内炎）。微脓肿是念珠菌组织侵袭的标志。因此，当培养阳性时播散性疾病在临床上可能不明显。

作为血源性播散的主要部位，念珠菌可进入眼睛和皮肤。"眼内炎"提示玻璃体和（或）房水的感染，通常以脉络膜视网膜炎的形式出现，可进展为玻璃体感染，有时为房水感染。应对念珠菌血症的患者进行眼部检查，因为有效的治疗可能需要手术干预。皮肤损害也很常见，尤其是白色念珠菌和热带念珠菌引起的感染。皮肤病变通常是小的丘疹或脓疱，伴疼痛，并可以广泛地分布，这取决于念珠菌种类和真菌负荷（图 86-1）。

念珠菌能够附着在血管内皮和导管上，这可能解释了血管内感染的存在，如心内膜炎和血栓性静脉炎。血栓性静脉炎通常是尸检诊断；然而虽然很少看到，但其经典的表现包括患者出现局限性的肢体水肿，以及长期接受广谱抗生素治疗和（或）通过中心静脉导管行全肠外营养的病史。虽然罕见，但念珠菌是引起真菌性心内膜炎最常见的原因。

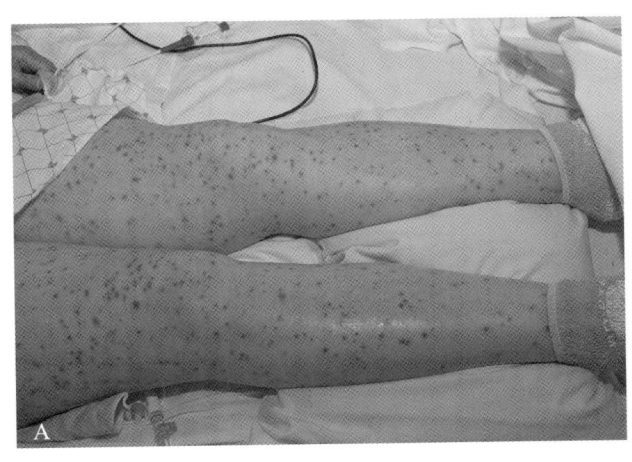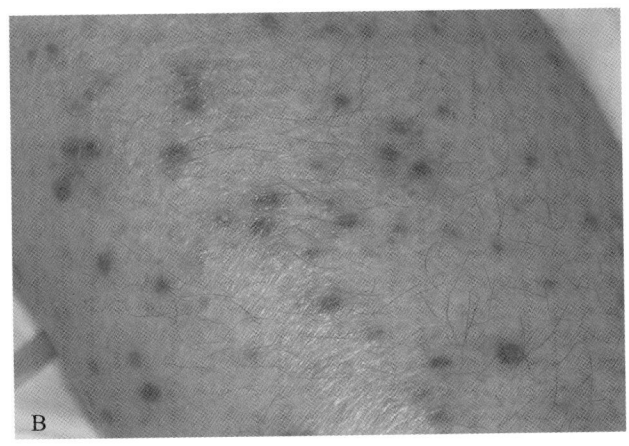

▲ 图 86-1　急性髓系白血病治疗后粒细胞缺乏患者热带念珠菌引起的皮肤病变

念珠菌可以通过血源播散到肺部，但很少通过气道侵入引起疾病。因此，痰培养或支气管肺泡灌洗液的诊断价值有限。胸部 CT 可能显示异常的结节性病变。在一项研究中，组织病理学证实为肺念珠菌病的造血干细胞移植受者 CT 表现有多发性结节，见于 17 名中的 15 名患者（88%）。近一半患者的结节被描述为小叶中心型，呈树芽状，75% 的患者扫描显示结节为双侧。大多数患者会出现相关的气腔实变，甚至磨玻璃样阴影、胸腔积液、支气管壁增厚和空洞[12]。因此，很难区分念珠菌血源性播散引起的病变与侵入气道的微生物（如曲霉菌）引起的病变。

3. 肝脾念珠菌病或慢性播散性念珠菌病

肝脾念珠菌病可能是最常见的播散性感染综合征，虽然很少在微生物水平上被诊断。肝脾念珠菌病的发病机制是独特的，因为念珠菌是在黏膜破裂、念珠菌定植和粒细胞缺乏的情况下通过门静脉系统而感染的。症状通常在粒细胞植入后与进行性炎症同时出现，组织病理学显示为更多肉芽肿性炎症；所以，这一综合征也被称为"慢性播散性念珠菌病"[13]。患者通常表现为持续发热，可能有腹痛、肝功能指标升高，特别是碱性磷酸酶升高。最近，人们关注的重点是促使长期出现症状的免疫重建综合征的发生过程，这在后面有更深入的讨论。

（四）诊断和治疗

1. 诊断

念珠菌血症的诊断通常依赖于从血培养中分离出念珠菌。即使采用新的培养方法，血培养的敏感

性也相对较差；考虑到这一点，培养阴性的情况下患者也可能发生侵袭性感染。

目前有多种非培养的检测方法用来辅助诊断念珠菌血症，包括识别抗原（甘露聚糖、葡聚糖）的方法，以及检测核酸的 PCR 法。这些方法可能在检测早期疾病方面有实用价值；与血培养相比，设计用于扩增白色念珠菌独特序列的多重 PCR 在 8h 内可出结果，灵敏度为 96.9%[36]。虽然一些参照中心已经引入了 PCR 检测，但大多数临床医生并不能广泛地使用该方法。美国 FDA 通过了一项检测 β- 葡聚糖的检测方法，以辅助诊断侵袭性真菌感染，该方法在日本得到了更广泛的应用。FDA 批准的方法最初在粒细胞缺乏性发热患者中得到了评估，在这种情况下它对念珠菌血症的诊断具有大约 80% 的敏感性和特异性[14, 15]。在对造血干细胞移植受者进行的一个小型评估研究中，该方法的阳性结果出现于血培养阳性后的中位天数 2.5 天，但在培养被清除后检测仍为阳性[16]。重要的是，循环中的 β- 葡聚糖可能会出现于多种真菌感染以及其他状态，伴随菌血症和输注的一些药物（如静脉注射免疫球蛋白）可导致呈现"假阳性"。

肝念珠菌病的诊断通常依赖于影像学。静脉增强造影的腹部 CT 扫描比超声检查更敏感，报道的敏感性超过 90%。一项前瞻性研究检查了 MRI 扫描在疑诊肝脾念珠菌病患者中的作用，显示的强阳性和阴性预测值（分别为 85% 和 100%，敏感性为 100%）。13 名肝脾病变患者中的 11 名患者病变直径小于 1cm，T_1 加权图像描述为境界清晰、高信号强度的病灶[34]。

2. 预防性治疗

预防念珠菌病的策略包括：①初级预防，定义为在没有任何感染证据的情况下服用抗真菌药物；②次级预防，定义为对既往有侵袭性真菌感染病史的患者使用抗真菌药物；③经验性治疗，定义为对明确的但非诊断性的临床适应证给予抗真菌药物，为未经证实的侵袭性真菌感染。典型的经验性治疗是在粒细胞缺乏性发热患者中使用抗真菌药物。由于解释其他预防策略的有效性较为复杂，以及在造血干细胞移植受者中都广泛采用初级预防策略，这里只讨论初级预防。

第一个设计良好的安慰剂对照多中心试验评估了氟康唑作为植入前的初级预防作用，结果显示氟康唑组的念珠菌病发生率下降，但总死亡率无差异 [17]。在这项研究中，大约一半的受试者接受了异基因造血干细胞移植和自体造血干细胞移植，因此感染的风险和预计因感染所致的死亡率呈异质性。随后的一项单中心研究入组了更多比例的异基因造血干细胞移植受者，结果显示接受更长的时间（75 天）氟康唑治疗的患者存活率提高 [18]。长期随访分析显示其生存获益是持续存在的 [19]。长期服用氟康唑的真正益处一直存在争议，大多数指南建议氟康唑主要在植入前阶段有用 [20]。回顾这一问题，有趣的是长期随访分析确实观察到了氟康唑与胃肠道 GVHD 评分获益相关；最近有观察到念珠菌的肠道定植加剧了 GVHD 在 dectin-1 多态性患者中的发生，这可能部分解释上述的获益原因 [10, 11, 21]。尽管氟康唑对大多数种类的念珠菌有很好的活性，但对一些种类的念珠菌如光滑念珠菌和克柔念珠菌的感染无效，后者在接受氟康唑治疗的患者中会导致更高比例的侵袭性疾病 [22]。

氟康唑的主要缺点是对霉菌无效。因此，耐受性好、广谱抗真菌药物的出现，使人们重新寻找一种可以预防这些更致命的侵袭性真菌感染的治疗方案。两性霉素 B 的脂质体制剂、多种广谱三唑类和棘白菌素类在各种高危人群中作为预防性抗真菌药物的作用已经或正在研究中。到目前为止的所有研究，都证实了我们具备预防侵袭性念珠菌病的能力；但是，正如下文详细讨论的，关于氟康唑可以预防确诊的霉菌感染以及降低真菌相关死亡率的数据更具争议性。

3. 侵袭性念珠菌病的治疗

目前已有多种抗真菌药物用于有效地治疗侵袭性念珠菌病。如图 86-2 和表 86-1 所示，这些药物具有不同的作用机制、毒性和药物相互作用。一般来说，每种药物的使用是根据患者的感染和预计的（或检测到的）致病念珠菌种类的药物敏感性选择的。

氟康唑用于造血干细胞移植人群念珠菌病初始治疗的有效性相对有限，这是因为该人群广泛的前期暴露筛选了耐药的念珠菌，并且缺乏有力的临床试验数据。尽管有研究表明，氟康唑治疗念珠菌病并不亚于两性霉素 B 脱氧胆酸盐和棘白菌素类，但这些研究主要纳入的是免疫功能正常（非粒细胞缺乏）的患者 [23-25]。IDSA 制定的治疗指南推荐在培养尚未鉴定出真菌种类时使用棘白菌素类进行初始治疗；鉴于棘白菌素类需要静脉输注，可以考虑活性唑类药物（氟康唑或伏立康唑）进行维持治疗 [26]。随着越来越多使用棘白菌素类治疗念珠菌血症，这种方法已在多个医疗中心得到认可。系统性综述的数据显示了棘白菌素类为基础的初始治疗可从中获益，但对其有耐药性的真菌除外 [27]。

随着多种抗真菌药物的引入，出现的一个治疗问题是使用药敏试验来指导治疗。尽管这一问题很大程度上超出了本章的范围，但对于所有临床医师来说，药物选择应根据致病真菌预计的药物敏感性来进行调整，认识到这一点是有益的。例如，随着时间推移光滑念珠菌可能对氟康唑产生耐药，主要通过细胞外排泵的表达来实现 [28]；使用唑类药物作为严重疾病的初始治疗需慎重。克柔念珠菌对氟康唑从来不敏感，对伏立康唑和其他选择（棘白菌素

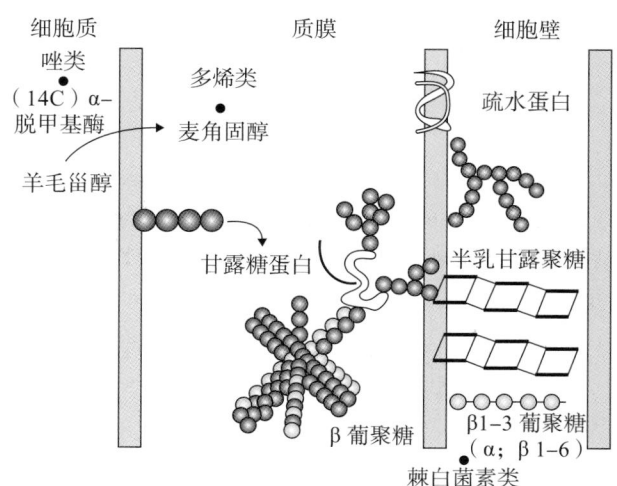

▲ 图 86-2　三种类型抗真菌药物的作用机制示意图

表 86–1　全身给药的抗真菌药

抗真菌药	抗菌谱	给药途径	最常见毒性	药物相互作用
多烯类				
两性霉素 B	酵母菌与霉菌	静脉给药	输液相关反应、肾毒性、低钾血症、溶血	与其他肾毒性药物同时给药会增加两性霉素 B 引起肾衰竭的风险
ABCD	酵母菌与霉菌	静脉给药	输液相关反应、肾毒性	引起的肾毒性可能性低于两性霉素 B
ABLC	酵母菌与霉菌	静脉给药	肾毒性	引起的肾毒性可能性低于两性霉素 B
脂质体两性霉素	酵母菌与霉菌	静脉给药	肾毒性	引起的肾毒性可能性低于两性霉素 B
唑类				
氟康唑	酵母菌	静脉给药	肝损伤	降低氟康唑水平：利福平 氟康唑提高环磷酰胺、苯妥英钠、格列吡嗪、格列本脲、华法林的血药浓度
		口服给药		
伊曲康唑	酵母菌与霉菌	静脉给药	肝损伤、低钾血症、水肿	降低伊曲康唑浓度：胃 pH 值升高、利福平、异烟肼、苯妥英钠、卡马西平、西沙必利 伊曲康唑提高环孢素、他克莫司、激素、地高辛、阿司咪唑、西沙必利、华法林、长春碱类、白消安的血药浓度
		口服胶囊	消化道反应、低钾血症、水肿（肝性）	
		口服溶液	消化道反应、低钾血症、水肿（肝性）	
伏立康唑	酵母菌与霉菌	静脉给药	视觉障碍、肝损伤、神经系统毒性、光毒性	与氟康唑相似，除了经 CytP$_{450}$2C19 代谢导致浓度的遗传学变异
		口服给药	同上	同上
泊沙康唑	酵母菌与霉菌	口服给药	消化道反应、肝损伤	类似伊曲康唑
棘白菌素类				
卡泊芬净	酵母菌与霉菌	静脉给药	肝损伤	增加卡泊芬净的水平：环孢素
米卡芬净	酵母菌与霉菌	静脉给药	肝损伤	增加西罗莫司、硝苯地平和伊曲康唑的浓度
阿尼芬净	酵母菌与霉菌	静脉给药	肝损伤、组胺样反应	环孢素轻度增加阿尼芬净水平

类）敏感。其他种类的念珠菌，尤其是近平滑念珠菌，对棘白菌素类似乎天生敏感性差；研究表明随着时间的推移，其他种类的念珠菌可以通过药物靶基因的突变而变得对棘白菌素类耐药[29]。

目前的建议是在血培养阴性后继续使用活性抗真菌药物至少 2 周[26]。这些建议是基于观察到这些念珠菌可能会在其他部位播散，而未表现出感染的迹象；如果过早停止抗真菌治疗，它们可能在以后出现明显的临床症状。一个重要的需要检查部位是眼睛。如前所述，脉络膜视网膜炎伴或不伴玻璃体受累可能是常见的，注意到这一情况的发生对于指导合理地选择抗真菌药物以及考虑手术治疗都是重要的。氟康唑和伏立康唑都有很好的眼部血药分布，而棘白菌素类没有。玻璃体切割术或在玻璃体中注射抗真菌药物，是解决感染的重要方法，因此

眼科应参与这些患者的治疗。

念珠菌血症可起源于血管内导管，也可在真菌负荷较高的情况下播散在导管内。因此，既往的建议是受感染者需拔除导管。但是因为移植患者通常是通过肠道感染念珠菌，并且缺乏随机或明确的观察性数据，这一建议可能并不适用[30]。目前的推荐是在可行的情况下移除导管。对于血流动力学不稳定患者来说，这显然是一个高度个体化的选择。移除中心静脉导管后的症状（主要是发热）缓解并不能替代抗真菌治疗的必要性。

肝脾念珠菌病的治疗原则同上，多种药物可以选择，包括两性霉素制剂、唑类和棘白菌素类，有几点需要注意。首先，很少有具体到微生物学的念珠菌种类确诊结果，因此比氟康唑更广谱的方案通常是一个很好的初始方案。也就是说，白色念珠菌

是最能侵袭肠道进入门脉系统的念珠菌，最常见导致疾病，氟康唑可能是恰当的维持治疗，特别是对于那些在粒细胞缺乏期间未接受过唑类预防的患者。此外，治疗肝脾念珠菌病的主要问题之一是治疗的持续时间，因为通常患者发热的病程都很长。长期的症状可导致频繁改变抗真菌药物和增加不必要的毒性，因为发热可主要由炎症引起，而非真菌本身的持续存在或生长。出于这个原因，研究人员最近质疑了抗炎药物在这种情况下增强治疗的作用。辅助性皮质激素治疗这一情况（通常被称为"免疫重建综合征"）已被初步评估，但尚未进行最终的试验[31, 32]。

三、曲霉属引起的感染

（一）真菌学与流行病学

曲霉孢子耐热，而且大量存在于环境中。因为孢子普遍存在于自然界，尤其是腐烂的植被和土壤、谷仓、肥堆和植物，孢子暴露几乎时刻发生；主要经呼吸道通过正常吸入或吸烟（烟草或大麻）而暴露。曲霉属特别是黑曲霉，也可以通过食物摄入，在辣椒和香料中也有发现。丝状真菌，包括曲霉，也已经被从水源中分离出来，很可能是以生物膜的形式生长[33]。

大多数侵袭性曲霉病（invasive aspergillosis，IA）是由烟曲霉引起的，尽管其他种类的曲霉特别是黄曲霉和土曲霉也会引起疾病。烟曲霉的显著优势可以通过其在自然界中的普遍性、耐热性和快速生长率，以及如下文简要叙述的多种"毒力"特征来部分解释。最近，人们认识到烟曲霉不是一种，而是包含多种不同的"隐匿种类"[34]。尽管这些真菌看起来非常相似，并且根据形态特征经常被鉴定为烟曲霉，但它们在遗传上是独特的，并且表现出生长特征上的差异，这在临床上可能很重要。例如，曲霉菌 lentulus 通常对不同的抗真菌药物表现出更高的耐药性。这一点在下面的治疗部分进行了深入的讨论。重要的是，基于遗传分析，许多以前认为是同一种的曲霉现在被认为是属于同一种群，其中一些被赋予了新的名字[35-37]。

历史上，侵袭性曲霉病被认为是一种主要发生在住院患者粒细胞缺乏期间的感染，感染暴发时研究的重点是医院传播的可能来源。然而，在 20 世纪 90 年代，重要的流行病学研究发现，造血干细胞移植患者中发生的侵袭性曲霉病病例越来越多，大部分是在植入后、严重的 GVHD 或 T 细胞耗竭期间确定诊断的[1, 38]。因此，"晚期"病例说明了针对这些真菌的宿主防御的复杂性。这也强调了环境、非医院来源暴露的重要性。事实上，环境暴露似乎在地理上是有差异的，这可能解释了所观察到的侵袭性曲霉病发生率的差异。最近的研究表明，在某些地理区域，曲霉菌属（和其他丝状真菌）在环境中的数量随季节变化，与天气变化（温度和降水）相关[39]。可以说，暴露是一个复杂的变量，不同移植中心的暴露不同，由医院来源以及影响空气中丝状真菌数量的环境共同决定。

个体发生侵袭性曲霉病的定量风险是复杂的，由宿主和治疗因素共同决定，这些因素在气道分生孢子清除率、局部肺的免疫反应和全身免疫水平上影响着免疫反应。考虑到这一点，宿主遗传学、肺功能、基础疾病类型和既往治疗、预处理方案、干细胞来源和许多并发症，包括 GVHD（和治疗）和其他感染（如巨细胞病毒）在异基因造血干细胞移植后的早期和（或）晚期都是侵袭性曲霉病的临床危险因素。表 86-2 详述了一些感染的危险因素。

多项研究试图明确造血干细胞移植受者中实际观察到的侵袭性曲霉病发病率。虽然大型单中心研究过去通常报道相对较高的肺曲霉病发病率，但最近一些多中心研究不支持这些结果。在 TRANSNET 研究中，异基因造血干细胞移植后侵袭性曲霉病的累积发生率低于 5%，而自体造血干细胞移植后侵袭性曲霉病的累计发生率低于 1%[6]。另一项在美国进行的多中心观察研究（PATH 联盟）报道了相似的低发生率[40]。然而，后来的一项研究有一个非常重要的观察结果，即不同中心报道的侵袭性曲霉病存在很大的差异；在这项研究中，无论是异基因还是自体造血干细胞移植受者中的大部分病例都只来自两个中心。这种大的变异很可能是地理位置差异和大量的诊断偏差的结果，这些偏差是由于支气管镜检查用于确诊侵袭性曲霉病的使用率以及可变的病例长期随访率不同造成的。值得注意的是，这些"前瞻性监测"研究均未采用主动监测或事件驱动数据捕获。关于侵袭性曲霉病流行病学的许多问题仍然存在。

表 86-2　异基因造血干细胞移植后侵袭性曲霉病的宿主和治疗危险因素

因素	"早期"侵袭性曲霉病 [a]	"晚期"侵袭性曲霉病 [a]
宿主	老年 基础疾病：非慢性髓系白血病 巨细胞病毒血清阳性和巨细胞病毒病 既往侵袭性曲霉病史 先天性免疫基因的多态性	老年 基础疾病：多发性骨髓瘤 巨细胞病毒血清阳性和巨细胞病毒病 既往侵袭性曲霉病史 先天性免疫基因的多态性
移植	骨髓、脐带血 清髓性预处理 供者 TLR4、dectin-1 多态性 医院暴露、气道定植	外周血、去除 T 细胞 非清髓性预处理 供者 TLR4 多态性，D^+/R^- 环境暴露、季节
并发症	植入不良	GVHD 和治疗 巨细胞病毒、呼吸道病毒感染 继发性粒细胞缺乏、淋巴细胞减少 高铁储备

D^+（seropositive donor），血清阳性供者；R^-（seronegative recipient），血清学阴性受者；a. "早期" 和 "晚期" 的界值在早期的研究中定义为大约第 40 天

（二）发病机制与免疫

这些微生物通常是通过吸入分生孢子而感染的，分生孢子是由环境中的造孢霉菌产生；孢子的小尺寸和疏水外层有助于高效气溶胶化以深入气道和免疫逃逸[41]。引起疾病所需的孢子量和与疾病发作相关的暴露时间在很大程度上是未知的，在个体中也可能不同。患者在疾病发生前可能会有一段时间的定植，随后因继发免疫功能不全而发病。

分生孢子在逃逸黏膜纤毛防御，气道上皮细胞或局部吞噬细胞的摄取后可发芽为菌丝，菌丝是曲霉的组织侵袭形式。侵袭入组织后不久，菌丝被中性粒细胞破坏和摧毁。在分生孢子向胚芽管的形态学变化中，表达了多种不同的抗原；最重要的可能是 β- 葡聚糖暴露部分的形态学转变。在孢子疏水外壳脱落后，β- 葡聚糖暴露在细胞壁上，便于吞噬细胞 dectin-1 受体的有效识别，从而驱动不同的炎症反应并产生相应的适应性免疫[42]。

因此，中性粒细胞的存在和（或）功能仅代表对曲霉的一种相当晚的反应。机体有许多相互作用，并与多形核中性粒细胞（polymorphonuclear neutrophil，PMN）反应相协调，这些反应参与对分生孢子的有效识别和清除，它们决定了局部和全身炎症反应以及 T 细胞免疫的数量和性质。后者在产生有效、持续的保护方面的重要性已在动物和人类中得到证明。例如，树突状细胞在抵御小鼠和人类的曲霉菌病方面具有关键作用[43]。除了吞噬分生孢

子和菌丝外，树突状细胞迁移到淋巴结和脾脏，影响 T 细胞的反应性[44]。多种动物和临床研究一致表明，产生的 T 细胞反应性的特性影响宿主抵抗侵袭性曲霉病的能力，Th1、Th2 和 Th17 类型的反应影响效应器的作用和病理性炎症反应。

细胞免疫的重要性使得人们进行了多种动物和人类研究，不仅探索这一独特人群感染的危险因素，而且探索免疫调节疗法的潜在应用价值。在一项研究中，健康个体和对抗真菌药物有良好反应的曲霉菌病患者，对烟曲霉抗原的淋巴增殖反应比进行性感染的患者更为强烈[45]。一些独特的烟曲霉抗原可能在疫苗策略或细胞免疫治疗中有应用价值[46, 47]。过继输注病原体特异性、非受者反应性的淋巴细胞克隆使得 35 例单倍体造血干细胞移植患者出现持续高水平 IFN-γ、低水平 IL-10 而使因侵袭性真菌感染导致的死亡率降低[48]。这是一个不断加深理解和不停探索中的领域。

先天免疫的遗传变异可影响移植患者的感染风险。例如，供者 TLR4 DNA 的多态性变异给 HLA 相合的亲缘造血干细胞移植受者带来了侵袭性曲霉病感染的高风险；如果供者和（或）受体的巨细胞病毒血清呈阳性，这种风险会增加[49]。其他研究发现 dectin-1、TLR1、TLR6、CXCL10 和 IFN-γ 基因多态性都与侵袭性曲霉病的发生风险相关[50-53]。虽然功能表型尚未确定，多态性变异可能影响造血干细胞移植其他并发症（如 GVHD）的发生，但我

们可以预见这些观察结果最终可能会为靶向预防策略提供有用的信息。

曲霉病的特征是血管性侵袭性的肺部感染，可导致出血、梗死和肺坏死。血管侵犯也可导致血源性播散。这一经典的表现在粒细胞缺乏症患者中更为常见，因为粒细胞缺乏允许更高的肺部真菌负荷；另一种情况与进行性肺部炎症反应或局部气道疾病表现更一致，这在动物模型和造血干细胞移植受者中也能观察到。根据基础疾病的诊断和白细胞计数，气道曲霉病和血管侵袭性曲霉病之间的区别大概是可预测的[54]。一些研究者认为，有一种独特的"免疫重建综合征"可以在非粒细胞缺乏的宿主中发生，并影响诊断测试的性能[55]。有必要进行更多的研究，来了解不同宿主中的疾病自然史，以便为诊断和治疗方法提供帮助。

（三）临床表现

正如曲霉菌的生物学特性所预测的，最常见的接种部位是呼吸道和鼻旁窦；然而，疾病可以从其他部位获得并仅涉及其他部位，包括胃肠道和皮肤。

1. 鼻窦肺部曲霉菌病

过敏性和侵袭性疾病都会影响鼻窦和肺部。侵袭性疾病范围分布广泛，从孤立的呼吸道（如气管支气管炎）表现到肺实质侵犯，有可能引起肺外播散。

曲霉菌气管支气管炎是一种病名，以前认为它发生在气道暴露量大且局部反应不当的人身上，如吸食大麻的 HIV 感染者。最近在血液学恶性肿瘤患者中也有报道[56]。影像学表现并非临床医师传统认为的与曲霉菌属相关的"典型"表现；该疾病可能会被漏诊。这些患者通常表现为气道高反应性、持续性咳嗽和气管支气管炎，CT 扫描有特征性表现（图 86-3A）。痰标本可能持续产生霉菌菌落，通常超过几个菌落，但阴性培养不能排除这种诊断。对于有不明原因或慢性咳嗽的患者，尤其是当症状对抗菌治疗不敏感时，应考虑进行支气管镜检查。各种支气管镜和尸检发现已被描述，包括假膜、斑块和真菌球。这种类型的气道疾病的危险因素还没有被很好地确定；有趣的是，这些患者通常不是粒细胞缺乏的，而是存在易使气道分生孢子清除不良的情况，例如慢性肺病，很可能有预计气道高暴露（如吸烟）的习惯。其他局限于下呼吸道的感染包括喉炎和气管炎。气管支气管炎的侵袭性潜力表现为在最初的临床表现之前检测到血液中的曲霉菌抗原，随后发生实质性病变[57]。

术语"曲霉菌病"通常指的是大量侵袭性肺部表现。当这些曲霉菌延伸到气道之外时，就产生孤立的肺结节、局灶性肺浸润，甚至散在"磨玻璃样"不透明表现而被识别出来（图 86-3B ～ D）。组织病理学上，这种疾病的特点是实质菌丝侵入，可引起大量局部炎症、出血，最终演变为坏死。这是影像学表现的发生机制，通常被认为提示曲霉病，伴炎症和出血所致的影像学晕轮征，以及坏死区域出现的空洞。在这种情况下，因侵袭性疾病的终末期而形成的"曲霉菌瘤"与发生在免疫抑制较差的宿主中的"曲霉菌瘤"是不同的，区别这两者是很重要的。在后一种情况下，该术语被用来表示在先前存在的肺空洞中发生的曲霉菌属腐生过度生长。

侵袭性曲霉病最常见的临床表现包括发热、咳嗽，以及很可能出现的胸膜炎性胸痛。尽管所有这些都可能提示疾病，但胸膜炎的发现似乎更常见于粒细胞缺乏的患者，这些患者有胸膜部分受累（可能伴有胸腔积液）。造血干细胞移植受者的临床表现可能是非特异和变异的，甚至可能根本不提示潜在的肺部侵犯。另一方面，有些患者起病时疾病已经播散到其他器官，如皮肤或大脑。随着疾病在肺部进展，它可能波及邻近的结构，包括胸膜、心包和心肌。

鼻窦炎通常是有症状的，而且与其他病原体引起的鼻窦炎无法区别。提示侵袭性过程的体征和症状包括鼻中隔糜烂性病变、海绵窦血栓形成、眼球运动疼痛、眼外肌麻痹、复视和眶周肿胀；由于这反映了晚期疾病，预期预后差，需要高度警惕来早期发现真菌感染。

2. 非肺曲霉菌病

曲霉菌属可引起孤立的非肺部的局灶性感染，也可以血源性播散后引起疾病。典型局部感染的肺部以外的部位是皮肤外伤部位，包括导管置入处。皮肤病变通常以局灶性病变开始，坏死是特征性病变。如果病变不在已知的创伤部位，或有不止一个病变，应考虑感染的血管内病灶（包括心内膜炎）血源性播散的可能性。从肺部到几乎所有组织的播散都有报道，包括甲状腺、肾脏、眼睛和胃肠道。通常认为合并中枢神经系统感染的患者预后最差；

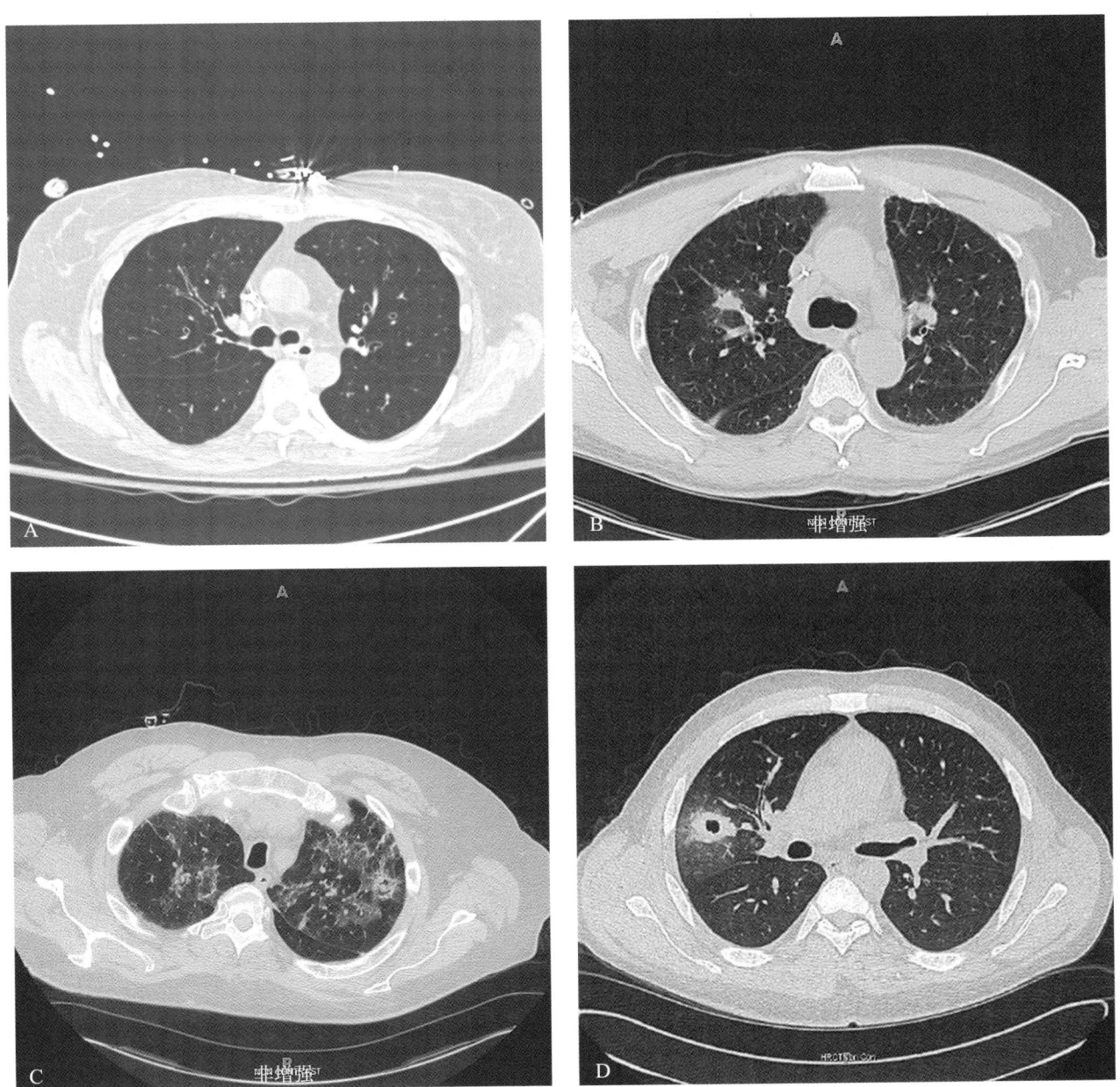

▲ 图 86-3　HCT 受者曲霉菌病的多种放射学表现

A.CT 扫描显示经支气管镜检查证实为曲霉菌气管支气管炎的异基因 HCT 受者气道增厚和扩张。B. 局灶性结节性 IA 的更典型表现。C. 散在的结节性病变伴更多磨玻璃样外观和早期空洞形成。D. 典型的空洞性病变

然而，最近的研究显示以伏立康唑为基础的治疗使预后似乎有所改善[58]。

胃肠道受累可能是由肠腔直接侵袭所致，可表现为局灶性结肠炎。病变可能累及胃肠道的任何区域，有多种表现，如弥漫性浸润、坏死性病变和假膜形成均有描述。最近的一项回顾性研究指出，很多观察到肠道曲霉病的患者饮食中含有大量香料，这表明可能是通过食物直接暴露所致[59]。对于长期

存在高半乳甘露聚糖检测结果却未发现任何肺部疾病的患者，应考虑是否存在孤立的胃肠道疾病。

（四）诊断和治疗

1. 诊断

CT 扫描对于早期诊断侵袭性曲霉菌病很重要，因为它比胸部 X 线更敏感[60]。由曲霉属引起的实质性病变影像学上可能有多种形式，包括结节、有或没有周围圆形出血（通常被称为"晕"）、局灶性浸

润或坏死病变（空洞），或所有以上这些表现。基于与粒细胞缺乏和（或）细胞免疫缺陷相对应的不同的危险期，造血干细胞移植后的影像学检查结果可能是高度可变的（图 86-3）。在对造血干细胞移植后肺部感染患者的高分辨率 CT 表现进行的一项系统性回顾中，大结节的存在和晕轮症的显示最能提示真菌感染，但这些并非特异。例如，21 例真菌性肺炎患者中 13 例（62%）出现直径≥1cm 的结节，而 26 例细菌性肺炎患者中 5 例（19%），30 例呼吸道合胞病毒性肺炎患者中 3 例（10%），22 例巨细胞病毒性肺炎患者中 3 例（14%）出现结节。21 例真菌性肺炎患者中有 10 例出现晕轮症，而 26 例细菌性肺炎患者中有 2 例，30 例呼吸道合胞病毒性肺炎患者中有 3 例，22 例巨细胞病毒性肺炎患者中有 1 例出现晕轮症[61]。此外，局灶性浸润在造血干细胞移植后的非粒细胞缺乏期更常见[62]。据观察，这种"支气管肺炎型"曲霉病的预后可能比经典的血管侵犯性侵袭性曲霉病要差，尽管许多不同的宿主相关因素也可能影响预后[62]。

目前已有几项研究表明，支气管肺泡灌洗既安全又有助于制定治疗决策。在 M.D. Anderson 癌症中心对 501 名造血干细胞移植受者进行的 598 例支气管肺泡灌洗的大型回顾性研究中，总的病原体鉴定率为 55%，起病最初 4 天内的支气管肺泡灌洗液得到的鉴定率更高，为 75%。这一检查使得 51% 的患者调整了抗微生物治疗，而与支气管肺泡灌洗操作相关的并发症发生率非常低（<1%）[63]。在目前多重耐药和多种抗微生物药物可供选择的时代，使治疗感染并发症变得很复杂，因此积极的诊断方法是可取的。

诊断侵袭性曲霉病的传统方法依赖于微生物的培养和通过组织病理学鉴定真菌；然而，任何呼吸道样本（痰或支气管肺泡灌洗）培养的敏感性和活检诊断的敏感性仍然很低，根据疾病的阶段不同大约在 50% 或更少。因此，有研究一直致力于研发基于非培养的方法来提高对曲霉菌属的检测，包括核酸和抗原检测。已经开发和研究了许多基于 PCR 的检测试验，其性能各不相同；其中一些试验正用于在不同的机构检测血液和（或）组织（包括支气管肺泡灌洗 L）标本。

随着全球更多地采用抗原检测策略，尤其是检测半乳甘露聚糖（galactomannans，GMs）的方法，

在诊断方面也取得了很大进展。半乳甘露聚糖是多种真菌的细胞壁成分，是许多诊断试验的基础，包括针对侵袭性曲霉病（此处讨论的）和其他感染（如组织胞浆菌病）的试验。目前，大多数国家都采用的检测方法是采用双抗体夹心 ELISA 利用鼠单克隆抗体来检测曲霉菌半乳甘露聚糖。它在血液恶性肿瘤患者和造血干细胞移植受者中得到了广泛的研究，并被 FDA 批准用于检测血液和支气管肺泡灌洗液。通过下调阳性结果的界值使得该试验有了更高的灵敏度，同时特异性几乎没有下降，从而提高了试验的分析性能。一个 Meta 分析包括了 27 项研究，该方法使用血清标本的敏感性和特异性分别约为 71% 和 89%[64]，在接受霉菌活性抗真菌治疗的患者中敏感性要更低一些[65]。检测支气管肺泡灌洗液中的半乳甘露聚糖也是非常有用的，特别是对于那些预计有很高的侵袭性曲霉病发生率的患者（造血干细胞移植人群）；研究发现仅凭培养就可以增加敏感性[66, 67]。本试验检测存在于曲霉或相关丝状真菌中的半乳甘露聚糖，但存在由其他真菌的半乳甘露聚糖（或半乳甘露聚糖样分子）引起的一些交叉反应。此外，在同时输注"污染的"的输注物时，可能会出现假阳性；前些年，这似乎是世界各地使用的批量哌拉西林 - 他唑巴坦的一个特殊问题，尽管这一问题现在似乎相对得到了解决[68, 69]。既往曾报道过儿科患者的假阳性率较高，但最近的前瞻性研究显示其假阳性率与成人相似[70]。尽管并不完美，也应该检测，因为疑似侵袭性曲霉病的患者进行血清和（或）支气管肺泡灌洗的半乳甘露聚糖检测为培养提供了一个有用的辅助手段，虽然结果既不能确诊也不能排除侵袭性疾病，但阳性和阴性检测结果均具有一定的参考价值。

其他研究者建议在出现临床症状和体征之前，半乳甘露聚糖和（或）PCR 检测可作为筛查试验来检测真菌成分。这一方法，通常被称为"抢先治疗"，据报道可以早期诊断和指导靶向地使用抗真菌药物，在一些中心特别是在欧洲在使用该方法[71]。研究该方法临床获益的大型随机试验尚未完成，但一些正在进行中。最近在澳大利亚完成的一项试验的初步结果表明，采用 PCR 和半乳甘露聚糖酶免疫分析法来进行联合筛查，可以减少抗真菌药物的使用[72]。在造血干细胞移植中心更广泛地采用该方法之前，可能需要对各种类型的筛查方法进行优化。

2. 预防治疗

预防曲霉病的关键是避免吸入孢子。鉴于已发表的文章，避免接触土壤和植物、吸烟、园艺和维护肥堆，但并未证明对疾病率有影响。佩戴高效微粒空气过滤的空气面罩的有效性还没有在对照研究中得到证实，但是一个合理的选择。戴上口罩导致的行为改变理论上可能会减少其他感染的传播，例如由呼吸道病毒引起的感染，特别是门诊患者。不幸的是，一项小规模的随机试验未能证明口罩具有实用性[73]。对于住院患者，层流病房和高效微粒空气过滤空气可能是有益的。尽管值得注意的是曲霉菌已从水中被分离出，但避免淋浴是否有明显的益处尚不清楚。ASBMT 总结了预防感染的证据和指南[74]。

已有预防性研究在开展，用来评估多种霉菌活性唑类药物（伊曲康唑、泊沙康唑和伏立康唑）的预防作用。最有前景的结果是新的唑类药物泊沙康唑和伏立康唑，与氟康唑相比，它们降低了侵袭性曲霉病的风险[75-77]。然而，这些研究都没有显示出生存率的提高，这给它们的预防性使用带来了争议。本文将更详细地讨论这些研究的结果。尽管粒细胞缺乏期间的发热治疗，或"经验性抗真菌治疗"，也可被视为对未识别的侵袭性曲霉病的预防性治疗，但鉴于发热反应和结果解释的复杂性，这些研究并未在这里讨论。读者可以参考文献来更深入地讨论预防治疗[20, 78]。

伊曲康唑是第一种被研究的霉菌活性唑类药物，并作为预防治疗的药物在移植患者中使用。在口服和静脉注射两种剂型的伊曲康唑均上市后，美国对异基因造血干细胞移植受者进行了两个随机试验。两个研究均表明，与氟康唑相比，伊曲康唑给药降低了侵袭性曲霉病发生的概率；然而，两项研究均表明，伊曲康唑组的毒性更大，生存率更低[79, 80]。在一项研究中，与同时接受氟康唑治疗的患者相比，环磷酰胺为基础的预处理期间同时服用伊曲康唑会导致更多的毒性[80]。对代谢物的详细分析显示，这实际上是氟康唑的相对"保护"作用的结果，因为氟康唑选择性地抑制了参与环磷酰胺羟基化的 P_{450} 同工酶[81]。总之，这些研究结果表明预防侵袭性曲霉病是可能的，但考虑到毒性，伊曲康唑不是最佳的选择。

随后的研究评估了下一代唑类药物泊沙康唑和伏立康唑的效用。在一项多中心随机试验中，与氟康唑相比，在 GVHD 发生时应用泊沙康唑降低了侵袭性曲霉病的发病率[76]。对该药物使用的局限性来自当前剂型的吸收问题，它需要在小肠内缓慢的转运时间，严重肠道 GVHD 时的血清药物水平下降[82]。一项 II ～ III 期临床研究评估了一种新的剂型，结果表明其血清水平更高。在美国进行了另一项多中心研究，以评价伏立康唑与氟康唑的疗效。本研究由 BMT 联合会的各中心（BMT 临床试验网络）进行，其设计不同，在植入前即开始给药，采用不同的主要终点：无真菌存活率（无侵袭性真菌感染存活率）[79]。尽管本研究在造血干细胞移植后 6 个月的无真菌存活率未能显示出伏立康唑的优越性，但与氟康唑相比，感染终点的评估再次支持霉菌活性药物，其侵袭性真菌感染发生率较低。目前，许多大型中心在植入前仍使用氟康唑预防，随后治疗 GVHD 时过渡到伏立康唑或泊沙康唑。

其他已经完成的研究评价了不同途径和剂量的棘白菌素类（米卡芬净）和两性霉素 B 脂质制剂。然而，这些研究都没有足够的说服力来证明其确切的预防侵袭性真菌感染的效果。尽管存在许多问题，但鉴于众多的数据和疗效以及相对可预测的毒性，唑类药物作为初级预防的药物似乎最具说服力。例如，长期应用伏立康唑与光毒性有关，光毒性可能类似 GVHD[83]，并且与皮肤癌有关。突破性真菌感染在应用所有的唑类药物中均可发生，有时与先天性微生物耐药（例如接合菌对伏立康唑耐药）和获得性耐药有关[84]。例如，部分机构报道了不同但高比例的曲霉菌分离株，对唑类药物相对耐药，伴靶酶发生突变[85]。移植医师应认识到，在慢性免疫抑制人群中，存在着与微生物耐药和有效药物给药"失败"相关的突破性感染的可能性。

3. 侵袭性曲霉菌病的治疗

一项大型随机试验证明了伏立康唑与两性霉素 B 脱氧胆酸盐相比的优越性之前，两性霉素 B 制剂基本上是侵袭性真菌感染的唯一治疗方案[86]。这项在十多年前入组了患者的研究，结果显示接受伏立康唑治疗后 12 周的存活率优于传统两性霉素 B 治疗后的存活率；正如预测的那样，传统两性霉素治疗组的很多患者出现了输注相关毒性和肾毒性，从而导致患者更换为耐受性更好的剂型。其中一个最显著的观察结果是 24% 的中枢神经系统曲霉病患者存活，这一比例明显高于既往研究中观察到的比例[86]。在随后的观察性研究中，这种提高了中枢神经系统曲霉病生存率的趋势得到了证实[86]。

随后开展了两项大型随机试验，用以解决侵袭性真菌感染的治疗问题。一项研究比较了低剂量［3mg/（kg·d）］的两性霉素 B 脂质体与高剂量［10mg/（kg·d）］的两性霉素 B 脂质体[87]。结果显示，无论是临床反应还是生存率都没有任何差异，不支持高剂量方案。目前，最感兴趣的研究是比较基于唑类的（伏立康唑）方案与脂质体两性霉素制剂。然而，这项研究还没有进行，因此使用任何一种初始治疗方案的相对疗效仍存在争议。IDSA 召集的一个共识小组建议，至少在确诊曲霉菌属引起的疾病时，伏立康唑是初始治疗的选择[78]。

评估侵袭性真菌感染治疗的第二个大型随机试验是最近完成的一项随机、安慰剂对照试验，比较了伏立康唑与阿尼芬净（棘白菌素类的一种）的联合治疗和伏立康唑的单药疗法。体外数据、动物模型和病例报道均表明联合用药可能改善预后。结果以摘要的形式显示[88]。这项研究不同于早期的试验，因为它只入组了血液恶性肿瘤和（或）造血干细胞移植患者，并评估了 6 周生存率（主要终点），而不是先前用来定义成功的复合因素。改良的意向治疗人群包括 277 名确诊或临床诊断为侵袭性真菌感染的患者。大多数患者（218/277，78.7%）的半乳甘露聚糖抗原阳性同时伴有放射学表现，为临床诊断侵袭性真菌感染。在改良的意向治疗中，联合治疗 6 周时全因死亡率为 26/135（19.3%），单药治疗为 39/142（27.5%）（P=0.09，95% CI：-19.0 ～ 1.5）。在基于半乳甘露聚糖抗原阳性的临床诊断侵袭性真菌感染患者中，6 周时联合治疗死亡率为 17/108（15.7%），单药治疗死亡率为 30/110（27.3%）（P < 0.05，95%CI：-22.7 ～ -0.4）。治疗组之间的安全性参数无显著性差异。基于这些数据，联合治疗的相对积极性目前有所提高；然而，针对本研究结果，初始联合治疗是否对每个患者都有益仍是一个争论的热点问题。

关于伏立康唑的使用有很多问题需要讨论。首先，药物剂量是一个主要的问题。口服剂量 200mg，每天 2 次，对于大部分患者似乎都不够。许多中心已经开始使用基于体重的静脉和口服剂量，药物水平的监测很可能有指导治疗的作用[89]。

近年来，人们关注的焦点是该药物的其他毒性，尤其是对光敏性和皮肤癌的发生。伏立康唑可引起多种神经障碍，包括改变或增强的视觉、视力模糊、色觉变化和畏光。它们可能在整个治疗过程中持续存在；然而，在动物或临床试验中没有发现长期的视觉后遗症。两个比较其他药物的随机试验（泊沙康唑和艾沙康唑）正处于入组的不同阶段。

因观察到微生物耐药性增加的问题，在某些地理位置唑类药物作为侵袭性真菌感染初始治疗的效用似乎受到了威胁。如前所述，在烟曲霉属中的几个成员（如 lentulus）在体外对多种药物的敏感性相对较高，烟曲霉本身已经被发现获得了具有相对耐药性的突变。后一种现象尤其常见于大量的唑类被用于农业生产的地理区域，如荷兰，这可能解释了这种变异的现象[85]。其他一些种类的曲霉菌，如焦曲霉，对唑类和两性霉素 B 的敏感性可变且较低，土曲霉对两性霉素表现出特异性的相对耐药，而伏立康唑治疗的效果更好。虽然还有很多东西需要学习，但我们需要强调的是获得微生物诊断以指导治疗决策的相对重要性。

在考虑治疗侵袭性真菌感染时出现的其他问题包括免疫调节疗法的效用和外科切除病变的需要。许多体外研究都证实了 M-CSF、G-CSF 和 GM-CSF 有利于对真菌的细胞反应和缩短化疗及干细胞移植后的粒细胞缺乏期。GM-CSF 已被证明可增强对曲霉菌丝和念珠菌的杀灭作用，也可防止激素对中性粒细胞杀灭烟曲霉菌丝的抑制作用[90]。尽管有这些发现，但目前还没有一项明确的研究证明侵袭性真菌感染所致的发病率或死亡率降低了。移植物成分的改变缩短了中性粒细胞植入的时间，这使得移植后早期的侵袭性真菌感染发生率显著降低。其他研究评估了粒细胞输注的安全性和有效性，小样本病例研究产生的数据是模棱两可的[91, 92]。许多其他的方法正在研究中，包括使用"培训"的 T 细胞、修饰的 DC 和疫苗，但迄今为止还没有一种方法得到广泛的临床应用。

外科手术作为肺部侵袭性曲霉病的辅助治疗的作用存在争议。一些发表的小型病例研究描述了患者造血干细胞移植后甚至在 GVHD 时，行开放手术和胸腔镜下手术得以生存的情况，但结局并非总是成功的。当病变与胸膜相邻时要小心，因为手术损伤可能并发脓胸。目前的建议是考虑对那些可耐受外科治疗的患者进行切除，这些患者大的病变与血管结构相邻，或出现气道相关并发症，如气道相邻的坏死或出血。手术清创对于真菌性鼻窦炎的成功治疗是必要的，特别是当局部结构受累时。

四、不常见的真菌

耶氏肺孢子虫

肺孢子虫是另一种引起最近关注的真菌。尽管这种生物曾被认为是原生动物，但根据遗传分析，它被重新分类为真菌。肺孢子虫只在哺乳动物中引起疾病，而且具有种属特异性；引起人类疾病的种类现在被认为是耶氏肺孢子虫，传统习惯是称为卡氏肺孢子虫[93]。疾病的自然史也日益显露出来。大多数人在生命早期就暴露（和感染）耶氏肺孢子虫，并且这种微生物可以作为气道"定植菌"长期存在于宿主体内。疾病可能是由于再激活或重新接触，对免疫抑制的宿主在疾病暴发恢复期的分离株遗传学分析表明可能存在人与人之间的传播[93]。疾病通常局限于肺部，尽管在多个免疫抑制宿主中发现了播散。感染 HIV 患者的临床表现最为典型；相比之下，移植（或除 HIV 以外的原因导致的免疫抑制）患者的表现呈相对更多的异质性，除了局部病灶还有弥漫性病变。肺部的真菌负荷可能要低于感染了 HIV 的宿主，因而降低了诊断测试的阳性率。在这一人群中，一个重要的对比是支气管肺泡灌洗抗原检出率低于最初研究的 HIV 感染人群；最近的研究表明，血清 1,3-β-D- 葡聚糖检测对许多不同类型免疫抑制患者的肺孢子虫肺炎（pneumocystis pneumonia，PCP）具有良好的诊断准确性[94]。有效的预防策略是存在的，最有效的选择是甲氧苄啶 - 磺胺甲噁唑（trimethoprim-sulfamethoxazole，TM-SLF），它可以通过每日给药甚至每周 2～3 次交替给药预防肺孢子虫肺炎[95, 96]。TM-SLF 的替代药物包括阿托伐醌、氨苯砜和雾化喷他脒，尽管喷他脒和氨苯砜的疗效均低于 TM-SLF，但与氨苯砜相关的毒性（如高铁球蛋白血症和贫血）是显著的[97, 98]。总的来说，虽然因靶酶二氢叶酸合成酶基因突变而对药物产生的耐药性耶氏肺孢子虫分离株被认为是在不同的研究人群中导致疾病的原因，TM-SLF 仍是主要的预防药物[99, 100]。最后，强调与 TM-SLF 预防相关的其他"次要"益处也是很重要的，因为该药物可有效预防弓形虫、肺诺卡菌感染以及与其他易感微生物（如肺炎球菌）的感染[101-103]。读者可参阅参考文献，有更详细的关于肺孢子虫肺炎发病机制、诊断和治疗的讨论[96, 104]。

五、其他真菌感染

由不常见的真菌引起的严重性感染的报道频率仍在继续增加。这些真菌通常统称为"新型真菌感染"，最常见的非曲霉菌包括接合菌、镰刀菌属和丝孢菌属[66-68]。对造血干细胞移植后由这些真菌引起的感染的流行病学和治疗目前知之甚少。由于这些真菌对许多抗真菌药物往往先天性耐药，这一趋势强调了需要详细的既往抗真菌治疗史、明确鉴定出病原体以及合理使用抗真菌药敏试验的重要性。

接合菌，也被称为"毛霉病的病原菌"，是一种丝状真菌，在 21 世纪初进行的几项流行病学研究报道中，它们被更频繁地诊断为肺部疾病的病原体，引起了越来越多的关注[2, 105, 106]。特别值得注意的是，无论是伏立康唑预防还是治疗侵袭性曲霉菌病，在接受伏立康唑治疗的人群中可以观察到这些微生物所致的"突破性"感染[107, 108]。有病例对照研究将疾病和危险因素与曲霉菌病进行了比较；重要的发现包括观察到它们在患有糖尿病、营养不良和既往伏立康唑接触的人群中更为常见[109]。这些感染往往发生在异基因造血干细胞移植的晚期，在很大程度上与 GVHD 的并发症有关[6, 40]。由于感染可导致鼻窦和肺部疾病，所以同时受累应引起对该病原体的怀疑，并用活性药物直接抗真菌治疗[109]。由于它们在食物和其他被摄入的食物（如草药）中特别常见，因此，局限于胃肠道的疾病报道得相对频繁。诊断目前需要培养和（或）组织病理学检查，因为尚无能够可靠地检测这些生物体中抗原的辅助检查（GM 和葡聚糖试验无法检测到这些生物体）。治疗需要使用两性霉素制剂，尽管一些唑类药物，特别是泊沙康唑，具有体外活性并已有治愈的报道。此外，积极的外科清创是成功治疗侵袭性毛霉菌的主要手段，因为这些微生物在坏死物中存活良好，很难用抗真菌药杀死，并导致大量局部侵袭性疾病。读者可参考相应的参考文献，其中有关于流行病学、诊断和治疗的进一步讨论[110-112]。

镰刀菌属是从血液中培养出来的最常见的霉菌，血源性播散可能表现为不连续的皮肤病变，通常是红斑和触痛。由于这种生物体可以在体内形成"外膜形式"，或在体内有效地形成孢子，播散性疾病是常见的[113]。尽管报道治疗成功最经常使用的是药物联合治疗（如伏立康唑与脂质体两性霉素 B）但它对多种抗真菌药物呈显著的先天性耐药。关于流行病学、诊断和治疗的一些文献已有发表[114]。

丝孢菌属（尖端赛多孢和多育赛多孢）的感染因易发生鼻窦肺部疾病而可能与曲霉病相混淆；然而，这些生物感染的线索包括高发栓塞性皮肤病变、眼部感染和中枢神经系统疾病。像镰刀菌一样，感染通常表现为更高的真菌负荷和播散性疾病。这些感染在世界某些地区特别常见，如西班牙和美国东南部；基于其生长环境条件，它们很可能是某些地区固有的"地方病"。多育赛多孢的预后极差，对所有抗真菌药物都显著耐药。鉴于耐药率很高，通常推荐使用多种抗真菌药物治疗。读者可参考文献，以获得关于流行病学、诊断和治疗的进一步讨论[115, 116]。

还有许多其他可引起疾病的真菌，包括分布在世界各地的值得注意的微生物（新生隐球菌），以及分布在北美部分地区和其他区域的呈典型"地方性"分布的其他真菌（如组织胞浆菌、球孢子菌、格特隐球菌）。不过，在大多数情况下，由于免疫抑制的类型或持续时间或使用唑类预防措施，这些感染在造血干细胞移植受者中很少见。然而，在鉴别诊断中考虑它们是有用的，特别是在流行地区；疾病可能与潜伏期和再激活有关，也可能与新的暴露有关，这使得疾病模式和流行病学更加复杂。

六、结论

真菌病原体数量众多，分布在世界各地，在免疫功能正常和免疫抑制的人和动物中均可引起疾病。这些生物体的相对"涌现"与越来越多的医学上移植（器官移植和干细胞移植）的使用以及 HIV 感染的出现同时发生，这提示这些生物体作为"机会性病原体"的相对重要性。关于造血干细胞移植受者的疾病流行病学已经有了很多的了解，特别是那些存在与 GVHD 相关的长期细胞免疫抑制的患者；尽管过去的报道几乎只关注中性粒细胞在抗感染中的作用，但我们对获得性免疫和先天性防御的理解现在勾勒出了一幅更为复杂的，关于宿主有效防御和侵袭性疾病临床危险因素的画面。幸运的是，在诊断和治疗方面已经取得了许多进展，最近的研究观察到了更有效的预防和治疗侵袭性真菌感染所带来的移植预后的改善。具有不同活性和毒性的抗真菌药物的数量不断增加，强调了诊断的重要性，并为未来的诊治进步提供了广阔的前景。最重要的是，本章强调随着更多新的基础和临床认识的研究报道不断面世，赋予这更多一领域动态、不断扩大的和越来越复杂的特征。

第 87 章
巨细胞病毒感染
Cytomegalovirus Infection

John A. Zaia 著

钱 崇升 译

李 正 唐晓文 陈子兴 校

一、概述

人类巨细胞病毒一直制约着造血干细胞移植早期的成功率[1]，但是，随着抗病毒药物的发展和免疫抑制药的改良，巨细胞病毒感染在大多数患者中是可控的[2]。本章节描述巨细胞病毒感染的临床表现以及预防此病毒致病的方法和原理。本书的早期版本已经介绍了根据 30 多年临床研究得出的目前的治疗方法。本章着重于预防和管理巨细胞病毒感染的实践层面，这对学生、移植医师以及其他对造血干细胞移植患者的治疗感兴趣的人很重要。

二、巨细胞病毒感染的临床表现

（一）病毒潜伏期

巨细胞病毒在分类学上被称为人类疱疹病毒 5，并属于 β- 疱疹病毒。巨细胞病毒是一种 DNA 病毒，具有典型的疱疹病毒结构（图 87-1）和可编码近 200 个蛋白质的基因组[3]。巨细胞病毒主要在髓系细胞内潜伏并终身感染。它的分子生物学和功能基因组学的复杂性已经超越了本章的范畴，读者可在其他文献资料中深入了解[4]。

（二）巨细胞病毒流行病学

流行病学中，造血干细胞移植后人群的巨细胞病毒感染来源可为内源性和外源性。如表 87-1 所示，感染的实验室检查包括巨细胞病毒的血培养检查（"病毒血症"），白细胞中巨细胞病毒 p65 的检测（"抗原血症"），DN PCR 试验（"DNA 血症"）或者 RNA PCR 试验（"RNA 血症"）。供者或受者先前的巨细胞病毒感染是造成造血干细胞移植患者巨细胞病毒感染的主要危险因素，使用滤过的血制品可降低血源性巨细胞病毒的暴露，在巨细胞病毒血清学阴性的受者（R⁻）和供者（D⁻）血制品中几乎没有巨细胞病毒感染。在引入巨细胞病毒血清学阴性的血液支持后，巨细胞病毒感染的发生率在异基因 D⁻R⁻ 造血干细胞移植患者中首次从约 20% 下降到几乎 0%，目前通过滤过，不需要再为造血干

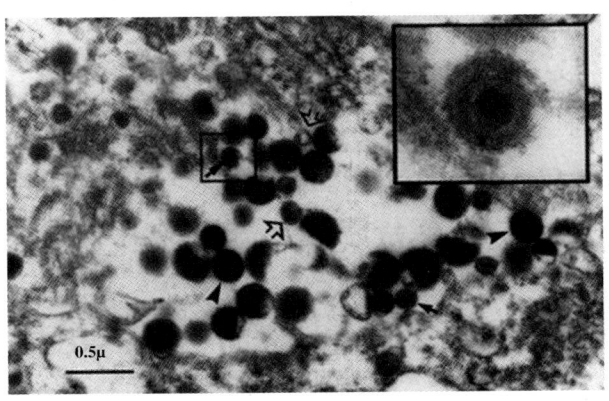

▲ 图 87-1 巨细胞病毒完整的和有缺陷的病毒颗粒电子显微镜照片（放大倍率 ×38 750；插图 ×182 500）

巨细胞病毒感染的人包皮成纤维细胞经戊二醛和四氧化锇固定，电镜显示完整的病毒颗粒（实心箭）和缺陷的病毒颗粒（空心箭）和致密体（箭头）（经 John Hardy，希望之城医学中心许可转载）

细胞移植受者使用选定的巨细胞病毒血清学阴性的血制品[5]。

在血清学阳性的自体或同基因造血干细胞移植受者中，巨细胞病毒感染率可高达 45%，然而巨细胞病毒相关的疾病却极少在这些患者中发生[6, 7]。在血清学阳性的异基因造血干细胞移植的受者中，不论 D+ R− 或者 D− R+，巨细胞病毒感染的发病率为 20% ～ 75%，正是在这群患者中才会发生巨细胞病毒相关的疾病。过去的 10 年中，希望之城医疗中心对所有在该中心诊断的巨细胞病毒感染的患者根据造血干细胞移植受者的类别给出了一个概览（见表 87–2）。在自体造血干细胞移植中巨细胞病毒感染的发病率最低，在亲缘性和非亲缘性全相合的造血干细胞移植中发病率有所升高，发病率最高的见于脐血造血干细胞移植。尽管导致巨细胞病毒感染的可变因素很多，但是随着 HLA 不相合数的增多，导致巨细胞病毒的感染率也随之上升是基本规律。

在造血干细胞移植的背景下，巨细胞病毒相关疾病的发病机制包括两个主要因素：巨细胞病毒感染的再激活和抗巨细胞病毒治疗的失败，这两个因素的改变可影响发病率。巨细胞病毒的再激活在自体、同基因以及异基因移植中都是一个持续的因素，提示骨髓的再生和造血的重建为处于非活化的休眠状态的病毒（称为"潜伏"）的再激活提供了环境。巨细胞病毒并不整合到感染的细胞中，但潜伏在非分裂细胞中。移植后的造血重建似乎刺激了

表 87–1　血液中巨细胞病毒感染

事件	定义	造血干细胞移植后首次检测到阳性结果的中位天数（范围）	抗病毒治疗到病毒清除的中位天数（范围）
病毒血症	血液中分离出巨细胞病毒[89]	51（37 ～ 93）[90]	0（0 ～ 7）[90]
抗原血症	血液白细胞中检测到巨细胞病毒 pp65[90]	45（27 ～ 75）[15]	13（7 ～ 41）[90]
DNA 血症	在血浆、全血或白细胞中检测到巨细胞病毒 DNA[15]	32（18 ～ 46）[15, 90]	12（7 ～ 41）[90]
RNA 血症	在血浆、全血或白细胞中检测到巨细胞病毒 RNA[24]	21（4 ～ 82）[24]	19（2 ～ 32）[24]

表 87–2　希望之城医学中心造血干细胞移植患者巨细胞病毒感染的发病率 a

年份	发病率 [%（n）]			
	自体	亲缘全相合供者	无关供者	脐血
2004	0.0（203）	25.7（101）	37.3（67）	27.3（11）
2005	0.4（245）	13.4（97）	34.6（78）	29.4（17）
2006	0.7（300）	12.8（109）	28.1（89）	42.9（7）
2007	0.4（264）	16.8（113）	28.0（118）	50.0（12）
2008	0.4（270）	14.5（110）	19.2（125）	31.6（19）
2009	1.5（264）	20.1（134）	26.9（167）	38.5（13）
2010	1.6（246）	20.3（123）	28.6（126）	69.2（13）
2011	0.0（254）	14.3（105）	22.4（134）	45.5（11）
2012	0.3（294）	15.6（135）	26.6（139）	50.0（18）
2013 b	0.4（251）	11.2（116）	25.2（115）	59.1（22）

a. 造血干细胞移植患者巨细胞病毒感染通过血液样本的 shell vial 培养或 DNA PCR 或组织病理学进行确定，n 为造血干细胞移植患者数量；
b.2013 年 1—10 月的数据［由 Dr.B. Tegtmeier, 希望之城（City of Hope）医学中心提供，并负责质量、风险和资源管理］

DNA 病毒的复制。预处理相关因素可激活 DNA 的修复，如全身放疗，可能是引起巨细胞病毒激活的因素之一。然而，发病的关键在于控制感染的初期，这需要天然和获得的细胞免疫功能。毫无疑问，在造血干细胞移植患者对巨细胞病毒免疫重建的不同，可以解释巨细胞病毒相关疾病发病率的不同。正如后面要讨论的（见对巨细胞病毒的细胞免疫），巨细胞病毒的再激活与 NK 细胞及巨细胞病毒特异性 T 细胞的功能相关。关于造血干细胞移植后 T 细胞的重建，移植物中的 T 细胞以及从干祖细胞分化来的 T 细胞的稳定增殖非常重要。供者中的 T 细胞可以提供防止巨细胞病毒感染的保护 [8]。然而，在异基因造血干细胞移植中，任何过继转移的 T 细胞会被医源性的免疫抑制药所影响，比如在不相合和单倍体造血干细胞移植中为预防 GVHD 而使用 T 细胞去除，再比如使用类固醇激素治疗活动性 GVHD。因此，T 细胞去除是巨细胞病毒相关疾病的重要危险因素，GVHD 的类固醇激素治疗显著地影响了疾病的发生 [2]。其至对 T 细胞非常微小的作用也可影响巨细胞病毒感染和相关疾病，如与外周造血干细胞移植相比，骨髓造血干细胞移植后巨细胞病毒感染和相关疾病的发病率较低，这种现象被认为是由于不同的但短暂的巨细胞病毒特异性免疫重建的延迟所致 [9]。即使在自体造血干细胞移植的受者中，如果对移植物进行了 T 细胞去除，巨细胞病毒相关疾病的风险也会更高。T 细胞的保护作用在脐血移植中体现的更明显，因为在移植物中转移的仅为童贞 T 细胞，免疫重建仅依赖于在胸腺中经受体重排后的 T 细胞 [10]。所以在脐血的受者中，巨细胞病毒血症的清除被延迟，直到胸腺完成 T 细胞重建，正如 T 细胞受体删除环所示。所以，造血干细胞移植后巨细胞病毒相关疾病的风险主要与保护性的细胞免疫功能有关，不同的移植方法对巨细胞病毒相关疾病的流行病学亦有影响。

从病史上来看，巨细胞病毒相关疾病主要表现为造血干细胞移植后 2 ~ 3 个月的肺炎和胃肠炎。由于抢先抗病毒治疗策略的实施，巨细胞病毒相关疾病的自然病程被改变，出现在造血干细胞移植后的前 6 个月 [11]。通常可出现原发性或继发性巨细胞病毒感染，原发性感染常见于 D⁺ R⁻ 的情况下，因为在 D⁻ R⁻ 的患者中，使用滤过的血制品可预防感染。造血干细胞移植后巨细胞病毒的感染发生当供者、受者或者两者都有先前感染巨细胞病毒（分别称为 D⁻ R⁺、D⁺ R⁻、D⁺ R⁺）的情况下，这可导致潜伏巨细胞病毒的激活。应用分子学技术对巨细胞病毒进行测定，在重激活感染中，测定的巨细胞病毒株与原发感染的巨细胞病毒一致。然而，再次感染可能为新的巨细胞病毒株，在这种情况下，病毒可能来源于血清学阳性的供者。如果巨细胞病毒感染发生在停止抗病毒治疗之后，这被称为"复发性"巨细胞病毒感染。

三、造血干细胞移植后巨细胞病毒感染的预防

从实践角度来看，主要危险因素的管理对造血干细胞移植受者十分重要，并可以在免疫功能缺陷的情况下成为预测巨细胞病毒复杂感染的指标。严重的巨细胞病毒相关性疾病的重要危险因素包括年龄，移植前巨细胞病毒抗体的血清学阳性（供者或受者），受者 – 供者 HLA 相合度，急性 GVHD 的发生以及造血干细胞移植后免疫重建的延迟 [2, 5]。

一般使用更昔洛韦或膦甲酸钠预防巨细胞病毒相关疾病有两种方案：①检测到血源性巨细胞病毒感染并在出现临床症状之前进行早期治疗；②治疗在危险期内所有存在危险因素的患者。第一种方案被称为"抢先治疗措施"，对首次被证明在处于危险期内造血干细胞移植的患者中是有效的 [12, 13]。在这种方法中，准确地检测巨细胞病毒感染是一个限制因素，但好处在于可以让更少的患者暴露在抗病药物的不良反应下。第二种方案被称为"一般预防"，在有巨细胞病毒感染的高危因素的患者中应用，比如脐血造血干细胞移植的受者，所有的这些患者在危险期内都接受抗病毒治疗。对于这两种方案，都需要巨细胞病毒相关疾病的危险因素和病毒学的支持。对于造血干细胞移植受者巨细胞病毒的预防并不推荐使用静脉丙种球蛋白 [5]。

（一）移植后巨细胞病毒感染的抢先治疗策略

应该通过检测患者血液中的 DNA 来监测巨细胞病毒的感染，尽管通过检测巨细胞病毒抗原和 RNA 的方法也可以用于监测 [5, 14]。由于病毒血症不敏感，所以不再作为启动抢先治疗的标准。根据病史启动对巨细胞病毒的监测，对于在 6 个月内有过巨细胞病毒感染的患者需在预处理之前进行监

测，其他患者需在造血干细胞移植后的 10 天左右开始监测至 100 天左右。检测到巨细胞病毒的血流感染后需用更昔洛韦、缬更昔洛韦或者膦甲酸钠治疗（注：在美国，膦甲酸钠未被批准在此情况下使用）。巨细胞病毒检测的敏感性多变，并没有推荐统一的巨细胞病毒定量水平来启动抢先治疗[2]。当地机构需建立巨细胞病毒 DNA 血症水平的规范指标，因为高危组需要此结果来界定，治疗方法也根据 DNA 血症水平的高低而不同[15]。例如，与存在较小的巨细胞病毒相关疾病风险的患者相比，经抗 T 细胞和同等剂量泼尼松 ≥ 1mg/kg 治疗的患者应该将巨细胞病毒 DNA 血症控制在较低水平。

如表 87-3 所示，抢先治疗至少使用 2 周的诱导治疗剂量，之后 2 周的维持治疗中可适当减低剂量，让巨细胞病毒处于检测不到的水平，或者一直持续到 100 天以让患者度过强烈的免疫抑制期[2, 5]。在大多数患者中巨细胞病毒感染在 2 周内清除，但是对于部分巨细胞病毒水平下降或升高的患者，诱导治疗期需继续。如表 87-3 所示，维持

治疗起始于巨细胞病毒的清除并持续使用更昔洛韦或缬更昔洛韦，根据患者的危险因素可再给予 5 ~ 7 天 / 周的额外周期。例如，如果血液中巨细胞病毒阴性 ×2，并且未接受皮质醇激素治疗 GVHD，维持治疗可停止。对于有巨细胞病毒相关疾病高危因素的患者，比如接受免疫抑制药治疗急性或者慢性 GVHD 的，根据风险状况，治疗需要持续至造血干细胞移植后 100 天甚至更长时间。巨细胞病毒的监测需持续至少 1 个月，对于有晚期疾病风险的需要更长时间。最高风险的人群符合以下条件：①持续 GVHD 的全相合造血干细胞移植受者或不相合受者（有或无 GVHD）；②抢先治疗后复发的巨细胞病毒感染；③移植后 100 天淋巴细胞减少或 D⁻ R⁺ 巨细胞病毒血清学状态[16]。但是对于接受单倍体、脐带血或 T 细胞去除造血干细胞移植的受者需延长巨细胞病毒监测时间[2, 5]。复发的感染需再次进行和之前一样的诱导 / 维持治疗直到病毒清除。

（二）移植后巨细胞病毒感染的常规预防策略

不是所有接受抢先抗巨细胞病毒治疗的造血干

表 87-3 抗巨细胞病毒药物的使用

药物	作用方式	剂量		持续时间	评论
更昔洛韦	一种合成的 2'- 脱氧鸟苷类似物，可抑制巨细胞病毒 DNA 聚合酶	诱导治疗 ª：5mg/kg，2 次 × 每天静脉给药		14 天或直到 DNA 血症清除	与中性粒细胞减少和贫血有关；与丙磺舒和霉酚酸酯相互作用
		维持治疗：5mg/kg，每天一次		根据免疫状态调节	
缬更昔洛韦	口服的更昔洛韦缬氨酸酯，与更昔洛韦作用一致	诱导治疗 ª,ᵇ：900mg，每天两次口服给药		14 天或直到 DNA 血症清除	与更昔洛韦相同
		维持治疗：900mg，每天一次口服		根据免疫状态调节	
膦甲酸钠	巨细胞病毒 DNA 聚合酶的焦磷酸盐抑制药	诱导治疗 ª：90mg/kg，每天两次静脉给药		14 天或直到 DNA 血症清除	与肾毒性和改变的 Ca2⁺，Mg2⁺，K⁺ 和磷酸盐水平有关
		维持治疗：90mg/kg，每天一次静脉		根据免疫状态调节	
西多福韦	一种合成的脱氧胞苷类似物，可抑制巨细胞病毒 DNA 聚合酶	诱导治疗 ª：5mg/kg，每周一次静脉给药		14 天或直到 DNA 血症清除	伴有肾毒性
		维持治疗：5mg/kg，两周一次静脉给药		根据免疫状态调节	
阿昔洛韦 ᵉ	一种合成的鸟苷类似物，可抑制病毒 DNA 复制	大剂量治疗 ᶜ：500mg/m²，3 次 × 每天静脉给药；或 800mg，4 次 × 每天口服给药；或者 600mg/m²，4 次 × 每天		根据免疫状态调节	仅用于预防
伐昔洛韦 ᵉ	口服的阿昔洛韦缬氨酸酯，与更昔洛韦作用一致	大剂量治疗 ᵈ：0.5 ~ 2g，3 次 × 每天口服给药		根据免疫状态调节	仅用于预防

a. 诱导剂量是为了在抢先治疗时清除血液中的感染和在巨细胞病毒疾病治疗中清除组织中的感染。对于巨细胞病毒肺炎，增加 10 个剂量的免疫球蛋白 0.5g/kg（每隔 1 天），之后每周 1 次直到肺炎消退。b. 缬更昔洛韦的儿童剂量：诱导治疗 15 ~ 18mg/kg，每天两次口服；维持治疗 15 ~ 18mg/kg，每天 1 次，口服。c. 阿昔洛韦儿童剂量：500mg/m²，3 次 × 每天静脉给药；或 18mg/kg，5 次每天口服给药。d. 伐昔洛韦儿童剂量：体重 20 ~ 40kg，500mg，3 次 × 每天；体重 < 20kg，使用阿昔洛韦静脉给药。e. 未批准用于巨细胞病毒感染的预防。如果使用时，需要常规监测巨细胞病毒，检测持续时间为造血干细胞移植后的 80 ~ 100 天或直到出现巨细胞病毒 DNA 血症

细胞移植受者都能取得很好的疗效，在高危巨细胞病毒感染的患者中会出现抢先治疗的失败[5]。这些高危人群包括接受单倍体、脐带血或者 T 细胞去除造血干细胞移植的受者。对于这些患者，在危险期内另一种预防巨细胞病毒的途径是对每一位患者都给予抗巨细胞病毒药物，也就说保护从造血干细胞移植到植入期间的安全，并使用最小剂量的免疫抑制药。在随机研究中，更昔洛韦、大剂量阿昔洛韦以及伐昔洛韦已经被证实能有效预防巨细胞病毒感染。

大剂量阿昔洛韦或伐昔洛韦通常用于稳定植入前的一段时间，然后使用更昔洛韦[2]（剂量推荐见表 87-3）。在针对大剂量阿昔洛韦的双盲对照研究中，亲缘或非亲缘全相合造血干细胞移植受者被随机分组并接受：①从 -5 天到移植后 +30 天开始大剂量阿昔洛韦 6 个月（500mg/m²，静脉 3 次 / 天），然后口服阿昔洛韦（800mg，4 次 / 天）；②相同的大剂量阿昔洛韦 1 个月；③标准的单纯疱疹病毒预防方案 30 天（400mg，口服 4 次 / 天）[17]。与标准剂量阿昔洛韦相比，大剂量阿昔洛韦（30 天或 6 个月）能降低巨细胞病毒感染的发生率。当用更昔洛韦作为一般治疗的时候，巨细胞病毒感染的发生率能显著降低，但是对照组和治疗组的死亡率并无显著差异。在死亡率上，更昔洛韦的预防效果与抢先治疗的效果有差异[13]，这可能是因为更昔洛韦的不良反应，它可以导致中性粒细胞减少引起感染风险升高[18]。由于药物的不良反应以及费用，目前更昔洛韦对于所有巨细胞病毒血清学阳性患者的常规治疗并不推荐[5]。

提及与危险因素相适应的治疗策略被提及，对于需要提高皮质醇激素治疗 GVHD 的高危因素患者中，可给予更昔洛韦 2 周。应用此方案未观察到巨细胞病毒相关疾病及中性粒细胞减少[19]。此方案已经应用于有巨细胞病毒感染高危因素的造血干细胞移植人群中，包括体外或体内 T 细胞去除，非亲缘全相合或单倍体造血干细胞移植或脐带血移植。同样，对于异基因造血干细胞移植的患者，由于免疫抑制药应用的显著增强，巨细胞病毒感染风险的提升在造血干细胞移植的任何一个时期都会出现。因此需要应用与危险因素相适应的预防措施。

在造血干细胞移植的患者中，脐带血移植患者巨细胞病毒感染率最高（见表 87-2），伴随巨细胞病毒相关疾病的发生率也升高[20, 21]。因此，预防策略通常包括大剂量阿昔洛韦或伐昔洛韦，之后在植入或第一次出现巨细胞病毒感染时再给予更昔洛韦 / 缬更昔洛韦（剂量推荐见 87-3）。最近报道了一个强化预防策略，脐血移植前 -8 ～ -2 天给予更昔洛韦，移植后再给予大剂量阿昔洛韦并用 PCR 的方法监测巨细胞病毒[22]。这种方法虽然不会影响总体生存，但是会降低巨细胞病毒 DNA 血症的发生，减少更昔洛韦抢先治疗的使用，降低巨细胞病毒相关疾病的发生率[22]。尽管对脐血的患者采取了预防措施，巨细胞病毒感染的发病率预计还是会达 50% ～ 60%[21, 22]。

（三）预防巨细胞病毒感染的具体问题

1. 对于自体造血干细胞移植的患者，预防策略何时应用？

所有巨细胞病毒血清学阳性的造血干细胞移植患者均有巨细胞病毒被再激活的风险。在自体造血干细胞移植的人群中，巨细胞病毒激活的发生率为 25% ～ 45%，巨细胞病毒相关疾病的发生率为 2% ～ 10%[6]。然而此群自体移植患者巨细胞病毒感染的发生率较低，并且与全身放疗的预处理方案，筛选 CD34⁺ 的 T 细胞去除，先前使用阿仑单抗（alemtuzumab）、氟达拉滨或克拉屈滨因素相关[2]。具有这些危险因素的自体移植患者应该给予抢先的监测和早期更昔洛韦治疗[5]。

2. 检测巨细胞病毒的最佳方法是什么？

抢先治疗基于在疾病明显进展之前进行大量的巨细胞病毒的监测和检测，检测的敏感性与早期治疗窗的选择明显相关。如表 87-1 所示，一般有 4 种检测巨细胞病毒的方法：培养、抗原检测、DNA 检测或 RNA 检测。被称为"摇床吸附法"的巨细胞病毒组织培养检测在今天很少使用，因为造血干细胞移植后会呈阳性[5]。DNA/RNA 的检测方法可在造血干细胞移植后中位时间约 35 天时使用[15, 23, 24]。因此，DNA/RNA 的检测方法将早期治疗的机会窗口扩大 1 周。尽管时间很短，但是有证据显示，早期治疗巨细胞病毒感染能显著降低巨细胞病毒相关疾病的发生及总体死亡率[23]。同样重要的是，这种大批量的检测也可以用于治疗效果的监测。

3. 什么时候更昔洛韦和膦甲酸钠应该同时使用？

目前还没有同时使用更昔洛韦和膦甲酸钠治疗巨细胞病毒相关疾病或巨细胞病毒治疗失败的相关评估。然而对于存在巨细胞病毒相关疾病高危险因素的患者，已经证明需要联合应用更昔洛韦和膦甲酸钠进行抢先治疗[25]。这种方案在维持治疗中可以交替给药。不过由于会引起耐药，交替给药的方法一般不推荐。

4. 造血干细胞移植患者什么时候应该使用西多福韦？

西多福韦已经被用于造血干细胞移植患者的抢先治疗[26]。如表 87-3 所示，西多福韦的用量为 5mg/kg，两次给药间隔 1 周，之后给予两周 1 次的维持治疗。给药时需给予羧苯磺丙胺和适当的输注前的水化。在美国，西多福韦并未被批准用于预防造血干细胞移植患者的巨细胞病毒感染。因为有肾毒性，西多福韦作为三线用药，在更昔洛韦和膦甲酸钠治疗失败的造血干细胞移植患者中使用。

四、造血干细胞移植后巨细胞病毒相关疾病

（一）巨细胞病毒感染和相关疾病的诊断

巨细胞病毒感染的临床过程包括从最早期检测到巨细胞病毒感染到出现特征性的症状和体征，因为病毒的激活是从潜伏到扩增再到特定器官的播散。目前，DNA 定量 PCR 和巨细胞病毒抗原检测是临床上常用的方法，通常阳性结果出现在移植后，使用抗病毒治疗可预先清除（见表 87-1）。

巨细胞病毒相关的终末器官疾病在文献中已经有所描述[27]。由于巨细胞病毒是一种在血液成分中普遍存在的病毒，基于它在血液中的存在，使用这些定义是很重要的。对于终末器官的感染，结合疾病的体征 / 症状和组织中巨细胞病毒的检测是必不可少的。这些体征 / 症状主要表现在肺、肠道、肝脏、脑部、视网膜等，实验室检查包括病毒分离、组织活检（病理学分析、免疫组织化学染色或原位杂交）。巨细胞病毒抗体检测和 PCR 的方法不适合用于终末器官疾病的确诊，首先，在造血干细胞移植后的免疫抑制期抗体的产生并不可靠；其次，DNA 血症可污染组织样本导致假阳性结果[27]。

（二）巨细胞病毒相关性肺炎

巨细胞病毒相关性肺炎定义为进行性的间质性肺炎，有低氧血症和影像学证据，同时有肺部巨细

胞病毒感染并排除其他引起肺炎的原因。在抗病毒方法用于预防巨细胞病毒感染之前，异基因造血干细胞移植后患者巨细胞病毒相关间质性肺炎的发病率为 15% ～ 30%。目前，随着有效预防巨细胞病毒相关间质性肺炎的方案的出现，这种疾病已经少见，通常在有免疫重建不良或慢性 GVHD 的晚期患者中出现[15, 16]。

支气管肺泡灌洗是诊断巨细胞病毒相关间质性肺炎的首选方法，应该分析样本的巨细胞病毒感染和细胞学证据。如图 87-2B 所示，在巨细胞病毒阳性的支气管肺泡灌洗中可见到典型的巨细胞病毒相关间质性肺炎包涵体。不管巨细胞病毒相关间质性肺炎在造血干细胞移植的什么时间发生，低氧血症是最主要的异常表现，如图 87-2A 所示，巨细胞病毒相关间质性肺炎的组织病理学表现为肺泡膜间增厚伴细胞浸润和水肿。间质性肺炎可以在 X 线片中看到，甚至不用更高级的影像学检查（图 87-3）。然而，CT 可呈现更早期的发现，比如非均匀混合的磨玻璃样阴影、小叶中心型结节和实变。鉴别诊断包括放射性肺疾病、化疗相关的肺损伤、肺出血、肺水肿、转移瘤和其他感染（真菌、其他病毒、细菌）。

（三）巨细胞病毒相关性肠炎和其他器官特异性疾病

巨细胞病毒相关性肠炎是一种肠病综合征，表

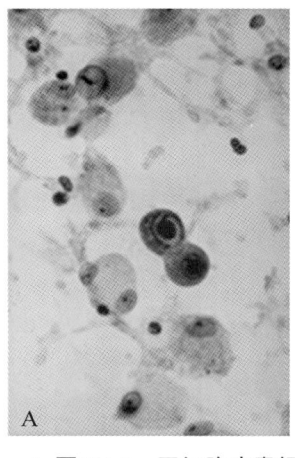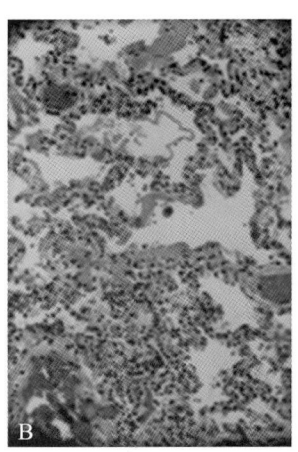

▲ 图 87-2　巨细胞病毒相关间质性肺炎的组织病理学

A. 巨细胞病毒相关间质性肺炎患者肺部苏木精和伊红染色薄片的显微照片。可见肺泡中的细胞含有典型巨细胞病毒的 Cowdry A 型核内包涵体（放大倍率 ×640）；B. 巨细胞病毒相关间质性肺炎患者支气管肺泡灌洗液标本巴氏染色的显微照片。可见巨细胞病毒诱导的类似"猫头鹰眼"的核内包涵体（放大倍数 ×1000）

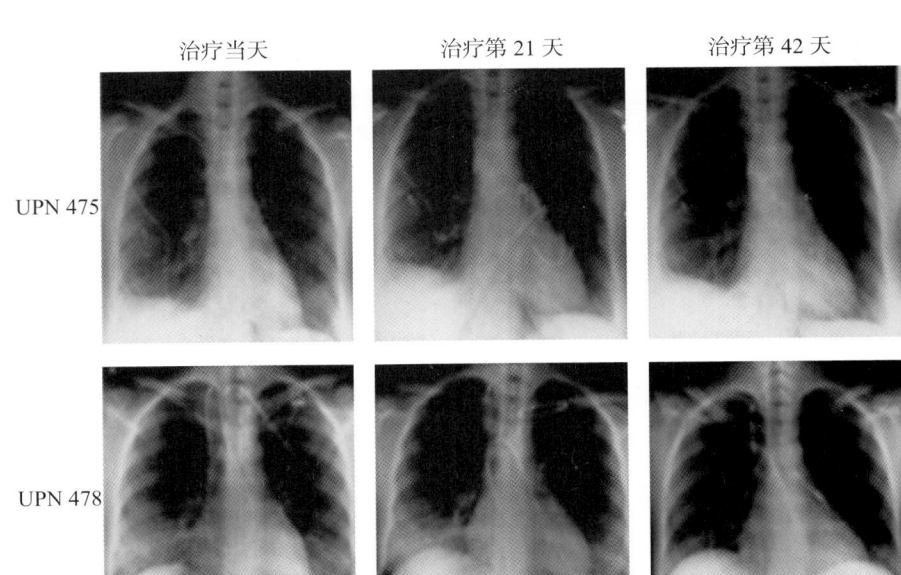

治疗当天　　　　治疗第21天　　　　治疗第42天

UPN 475

UPN 478

◀ 图87-3　治疗巨细胞病毒相关间质性肺炎的临床进程
这是两名患者（UPN475和UPN478）经过的更昔洛韦治疗（如表87-3所述）过程中的X线片；分别为治疗第0天、第21天和第42天。X线片可见两位患者右下肺叶肺炎的吸收

现为疼痛、恶心呕吐、腹泻合并黏膜炎症或溃疡处巨细胞病毒感染的证据。在异基因造血干细胞移植患者中，巨细胞病毒相关的胃肠道综合征是最常见的巨细胞病毒相关性疾病，但是并不改变总体生存[15]。巨细胞病毒相关性溃疡可发生在食管、胃、小肠和大肠。诊断需要符合巨细胞病毒感染合并黏膜的病理学结果和相应的症状[27]。巨细胞病毒肠炎的中位发病时间为造血干细胞移植后90天（17～527天），此人群的总体生存率为35%[28]。巨细胞病毒肠炎必须与胃肠道的GVHD相鉴别，可通过内镜和组织病理学检查。

（四）其他巨细胞病毒相关的综合征

由于大多数有高危因素的造血干细胞移植受者都会出现巨细胞病毒的激活，可能很难判断巨细胞病毒感染和相关的综合征之间准确的联系。如前所述，特定器官的巨细胞病毒感染的诊断必须基于组织学证据[27]。除单核细胞增多症样综合征外，发热、关节痛和不适、肝炎、骨髓功能抑制包括中性粒细胞减少和血小板减少，都与急性的巨细胞病毒感染有关。在异基因造血干细胞移植患者中，无特定器官症状的巨细胞病毒感染的激活很少被提到，但是发热可以是此种感染显著的表现。通常，特定器官的巨细胞病毒相关综合征，如肝炎甚至脑炎，更好的定义为具有特定器官功能障碍综合征伴活动性巨细胞病毒感染。

五、巨细胞病毒相关性疾病的治疗

（一）巨细胞病毒相关间质性肺炎的治疗

巨细胞病毒相关间质性肺炎的治疗在免疫抑制的人群中取得了部分成功，可能是由于患者人群的不同，即不同的诊断、不同的造血干细胞移植后免疫抑制的程度、受者自身可知或不可知的因素都会影响巨细胞病毒感染的治疗效果。未经治疗的巨细胞病毒疾病的预后一直很差，直到更昔洛韦的使用。但是单独使用更昔洛韦，剂量从7.5～15.0mg/（kg·d），预后也不理想[29]。因此，不同于最初在AIDS患者中使用更昔洛韦治疗巨细胞病毒的经验，单独使用更昔洛韦并没有显示出良好的临床反应，没有改善造血干细胞移植后患者巨细胞病毒相关间质性肺炎的预后。直到更昔洛韦联合静脉用巨细胞病毒抗体富集的免疫球蛋白的使用改善了巨细胞病毒相关间质性肺炎的预后。该方法为每天更昔洛韦10mg/kg联合隔天免疫球蛋白500mg/kg，使用21天，随后每天更昔洛韦5mg/kg，每周5天，联合每周一次免疫球蛋白500mg/kg，直到造血干细胞移植后180天[30]。更昔洛韦加免疫球蛋白一直被推荐用于巨细胞病毒相关间质性肺炎的治疗（见表87-3），但是治疗成功率不尽相同，可能和患者相关的因素有关。例如，未接受全身放疗的患者的预后显著优于接受全身放疗的患者，一般来说，存在多器官功能衰竭或者呼吸衰竭的患者对抗病毒治疗的效果较差[31]。

在治疗过程中，如果初始的治疗效果欠佳，建议在治疗第 21 天时复查支气管肺泡灌洗结果。维持治疗的时间各不相同，但是通常需覆盖主要的免疫抑制期。发热和缺氧会在第一周内缓解，但是 X 线的变化会持续数周。对治疗反应缓慢或者治疗中肺功能恶化的患者需考虑更昔洛韦耐药的巨细胞病毒，或者存在继发感染，这些问题都可以通过复查支气管肺泡灌洗证实。巨细胞病毒感染通常在治疗开始后 21 天内可从支气管肺泡灌洗样本中清除，任何肺功能恶化伴持续肺部巨细胞病毒感染提示需要做病毒耐药性检测（见下文）。

如果出现更昔洛韦耐药，或因为对骨髓抑制无法使用更昔洛韦，可使用膦甲酸钠。如表 87-3 所示，膦甲酸钠给药剂量为 90mg/kg，一天两次，诱导用药期使用盐水输注 > 2h。或者使用 60mg/kg、一天三次的方案。维持治疗按照每天 90mg/kg 的剂量进行，治疗时间由患者的免疫抑制程度和对治疗的反应决定。膦甲酸钠有肾毒性，建议根据肌酐清除率调节剂量并适当水化和维持电解质平衡。目前还没有用膦甲酸钠联合免疫球蛋白治疗巨细胞病毒相关间质性肺炎的系统评估。

（二）巨细胞病毒相关的肠炎和其他综合征的治疗

一项使用更昔洛韦的对照研究表明不但存在药物不良反应，而且对巨细胞病毒胃肠炎无明显改善[32]。然而，由于其抗病毒作用，通常仍然使用更昔洛韦不联合免疫球蛋白治疗巨细胞病毒肠炎，给药方案与巨细胞病毒相关间质性肺炎相同（见表 87-3）。对于其他巨细胞病毒相关的综合征如肝炎、视网膜炎和巨细胞病毒相关的骨髓抑制，可采用表 87-3 所示的同样的治疗方案。

（三）巨细胞病毒治疗的并发症

更昔洛韦治疗的主要并发症是中性粒细胞减少和血清肌酐升高。对更昔洛韦相关的中性粒细胞减少的患者进行分析，发现危险因素包括移植后的前 20 天胆红素水平升高（≥ 6mg/dl），移植 21 天后血清肌酐水平 ≥ 2mg/dl，移植后 21 ~ 28 天之间存在低水平的骨髓细胞计数，或在开始更昔洛韦治疗时存在低水平的白细胞计数[18, 33]。重要的是，这种治疗相关的中性粒细胞减少是降低总体生存率的独立危险因素（RR 3.8，P=0.001），降低无不良事件生存率的独立危险因素（RR 2.1，P < 0.0001）和复

发的独立危险因素（RR 1.7，P=0.03 ）[18]。因此，对于更昔洛韦所致的中性粒细胞减少并且对 G-CSF 或 GM-CSF 无反应的患者，更昔洛韦 / 缬更昔洛韦应改为膦甲酸钠治疗。为了减小这种问题，停用更昔洛韦的指征为连续两天中性粒细胞计数低于 1000/μl。

抗病毒药物耐药

适当的抗病毒治疗时出现突破性的巨细胞病毒感染并不少见，但这不是治疗失败的指征[34]。研究表明 15% ～ 25% 经过更昔洛韦或膦甲酸钠抢先治疗的患者还需要治疗随后的复发[23]。据报道，更昔洛韦的耐药少见，巨细胞病毒 DNA 水平的升高或巨细胞病毒感染的复发是怀疑对抗病毒药物耐药的最佳指征。对更昔洛韦耐药的特征性的突变发生在巨细胞病毒基因 UL97，它编码一种磷酸转移酶，可以激活更昔洛韦转化为有活性的磷酸化形式，或者发生在巨细胞病毒 DNA 聚合酶基因 UL54[35]。最近在哥本哈根的一项约 150 例移植患者巨细胞病毒感染的研究中，首次检测到的巨细胞病毒中无一例对更昔洛韦耐药，但是在巨细胞病毒感染复发的患者中，37% 的患者存在突变[36]。因此对巨细胞病毒感的初始治疗，即使血浆 DNA 血症清除延迟，不是更昔洛韦耐药的迹象，但是在感染复发期间治疗 DNA 血症失败提示耐药。耐药需要通过对巨细胞病毒阳性血样的表型或基因学分析来确定[35]。对膦甲酸钠的耐药在造血干细胞移植患者中很少见，但是一旦发生仅与 UL54 突变有关[37]，对更昔洛韦和膦甲酸钠双耐药的巨细胞病毒也已经出现。治疗决策通常在没有确凿的耐药证据的情况下进行，在以下情况中应该用膦甲酸钠替代更昔洛韦进行治疗：① 一旦出现骨髓毒性和巨细胞病毒检测持续阳性或巨细胞病毒 DNA 血症水平升高；② 当出现持续或反复感染，尤其在用皮质醇激素或其他二线药物加强 GVHD 的治疗时；③ 存在临床症状的变化提示出现巨细胞病毒相关性疾病时。

西多福韦在巨细胞病毒治疗失败的应用已经被报道[26]，并仍然是一种替代疗法。然而，由于和更昔洛韦存在交叉耐药，基因检测也应该进行。虽然还未商品化，一种口服的西多福韦前药布罗福韦酯，可能对于耐药的巨细胞病毒感染的治疗有作用（见下文）。

六、巨细胞病毒的细胞免疫

巨细胞病毒的激活最初是由固有免疫系统所控制的，适应免疫系统可预防严重的特定器官的疾病（见文献 [38]）。

（一）固有免疫

NK 细胞缺乏的患者会出现反复的巨细胞病毒感染，提示 NK 细胞对防止巨细胞病毒感染有重要的保护作用[39]。巨细胞病毒感染和固有免疫系统双方参与着分化和制衡的重要系统。NK 细胞受体系统很复杂，NK 细胞上的 KIRs 可与多种分子和蛋白结合，包括 HLA 分子、与 CD16 结合的免疫球蛋白、与凝集素结合的 CD94:NKG2 受体以及其他 PRRs[40]，此系统可识别巨细胞病毒[41, 42]。这些结构和功能已经在抗小鼠巨细胞病毒感染中的重要性被证明[43]，这种复杂的固有免疫是如何受调节和如何避免人类巨细胞病毒感染的机制正在被深入地研究，但并未被完全揭示[38, 42]。当巨细胞病毒第一次结合并进入细胞时，启动了核因子（NF-κB）和干扰素调节因子 3 表达的上调导致炎性因子的表达。TLR2 能识别糖肽和脂肽，可识别巨细胞病毒表面的糖蛋白 gB 和 gH，这是导致细胞因子上调的部分原因[44]。TLR2 和 TLR3 在 NK 细胞上表达，并且巨细胞病毒对 NK 细胞的激活在体外可被抗 TLR2 抗体部分阻断。目前认为，与诸如 IL-12 或 I 型干扰素等细胞因子相关，TLR 的激活可增强 NK 细胞的功能。TLR2 多态性异构体 R753Q 与造血干细胞移植后巨细胞病毒感染和相关疾病发病率的升高相关[45]。TLR3 多态性异构体 L412F 在慢性皮肤黏膜念珠菌病患者中出现的频率更高，巨细胞病毒感染的发病率也升高。在异基因造血干细胞移植的患者中，TLR9 多态性异构体与巨细胞病毒感染发病率的升高相关[46, 47]。在巨细胞病毒感染的小鼠模型中，多个 TLR 基因变异型与失去抗巨细胞病毒感染的保护相关[43]，这可能让我们更好地了解 TLRs 在异基因造血干细胞移植中的作用，TLR 多态性异构体可能是巨细胞病毒感染和相关疾病的危险因素。

在造血干细胞移植后的早期，NK 细胞为最主要的供者淋巴细胞，这些 NK 细胞主要表达一种抑制性受体 CD94-NKG2A，使其产生低细胞毒性和低水平的 KIRs 表达[48]。此时，控制巨细胞病毒感染可能受到三种免疫保护机制：第一，如前所述通过 PRRs 启动细胞因子释放；第二，NK 细胞的分化成熟使其有更强的细胞功能；第三，通过这些固有免疫过程增强适应免疫能力。KIR⁺ NK 细胞比例通过细胞分化保持正常，其细胞功能与对应的 HLA 配体相关[49]。巨细胞病毒感染似乎在这一成熟过程中起到了作用，比如可以看到 CD94-NKG2C（一种激活受体）阳性的 NK 细胞的增殖（见文献 [42]）。CD94-NKG2A 表型的改变与巨细胞病毒感染相关，通过未知过程转变为更成熟的 NK 细胞表型，使得 NKG2C⁺ NK 细胞持续存在，经过对颗粒酶 B 的表达和 CD107a、IFN-γ 和 TNF-α 释放的测定发现其细胞功能增强，而且表达 HLA I 型特异性的 KIRs[50]。巨细胞病毒阳性的造血干细胞移植受者巨细胞病毒感染的激活已经被回顾总结[51]。类似于 Ly49H⁺ 的小鼠 NK 细胞的持续，可对小鼠巨细胞病毒感染出现增殖反应和防止再感染[52]。因此，有假说提出在巨细胞病毒的影响下，NK 细胞可转变成熟和成为功能更强的"记忆性"NK 细胞[53]。在小鼠的巨细胞病毒模型中，这些细胞的过继治疗可防止感染[53]。在人类巨细胞病毒中 NK 细胞是否可以相似的方式识别抗原多肽仍需确定。

NK 细胞 KIRs 由表面受体组成，包括激活性（aKIRs）和抑制性受体（iKIRs）（见文献 [54]）。iKIRs 受体可识别 HLA I 类分子和阻断自身作用，可解释 NK 细胞耐受的机制[40, 41]。在健康人中，aKIRs 和 iKIRs 系统可调节细胞毒性功能，对肿瘤识别和病毒感染均有重要作用。当 KIR 及其配体存在时，NK 细胞被"授权"提供一种抑制信号来消除细胞毒性或激活信号来加速细胞毒性。这对异基因造血干细胞移植有特殊意义，移植物中患者细胞存在非匹配的 KIR 配体，称为"未授权"状态。这可影响异基因造血干细胞移植的预后，可对 GVHD、白血病复发甚至生存率产生影响[40, 55]。当供者的 NK 细胞遇到缺乏 HLA I 类配体的受者细胞时，可展现对临床有益的抗白血病作用[56]。如何很好地利用这一点在造血干细胞移植前选择供者仍需要进一步确定。

关于巨细胞病毒感染，KIR 单倍型与巨细胞病毒激活发生率的降低明显相关[57]。存在额外的 aKIR 基因或供者和受者的 aKIR 基因型一致，不仅可降低巨细胞病毒感染的发生率，而且可改善生存率[58]。已有文献报道供者 aKIR 可预示巨细胞病毒激活的风险低[59]。然而，与上文提到的抗白血病作用相似，似乎缺乏配体对控制早期感染很重要。在一项巨细胞病毒的小鼠模型中，即使采用过继免疫的情况下，"未授权"的 NK 细胞也受保护[60]。同样，有报道称在异基因造血干细胞移植的情况下，只有当缺乏特定的供者 / 受者共有的 HLA-C 配体时，巨细胞病毒感染风险与供者 KIR 基因相关[61]。因此，"未授权"的 iKIRs 似乎抑制了 NK 细胞的作用，并增加了巨细胞病毒感染的风险，"授权"的 aKIRs 显著降低巨细胞病毒的感染风险。符合 Raulet 和 vance 提出的 NK 细胞的"解除防护模型"[62]，在造血干细胞移植后的前 100 天，HLA 配体发挥了一个 NK 细胞守卫的功能，在配体的存在下，KIR 介导的 NK 细胞活性被抑制，在无配体的情况下，KIR 的活性不受限制。此结论对造血干细胞移植患者管理的影响仍有待确定。

（二）T 细胞免疫

T 细胞对巨细胞病毒的免疫涉及病毒和宿主之间复杂的关系，包括宿主对多种抗原的识别及病毒引起的几种免疫逃逸机制（见文献[38]）。正如 30 多年前提到的，CTL 的功能对预防造血干细胞移植中的严重疾病及死亡率至关重要[63]，HLA 限制 CTL 的功能与巨细胞病毒相关间质性肺炎患者的生存率相关[64]。随后，使用了巨细胞病毒特异性细胞免疫（cellular mediated immunity，CMI）的定量方法，有研究表明，缺乏巨细胞病毒特异性 CD4 阳性细胞识别功能的患者存在很高的巨细胞病毒并发症的风险[65]。D^+R^+ 血清学状态的受者有更好的巨细胞病毒特异性 $CD8^+$ T 细胞免疫的多种恢复功能，并且需要较少的抗巨细胞病毒治疗[8]。造血干细胞移植后 3 个月内巨细胞病毒特异性细胞免疫功能的恢复是预防巨细胞病毒感染至关重要的因素，巨细胞病毒感染高风险的危险因素包括由于大剂量皮质醇激素的应用（每天 1mg/kg）导致细胞免疫功能的受损，$CD4^+$ 细胞计数 $< 100 \times 10^9/L$ 和 $CD8^+$ 细胞计数 $< 50 \times 10^9/L$[2]。

巨细胞病毒特异性细胞免疫的主要靶点为巨细胞病毒 pp65 和 IE（见文献[66]），然而对巨细胞病毒蛋白的反应很广[67, 68]。TCR 对这些抗原肽特异性的反应的分析可定量测定细胞免疫，对造血干细胞

移植患者在 $CD8^+$ 淋巴细胞应用此技术，巨细胞病毒特异性 $CD8^+$ 细胞至少 10^7 个 /μl 可能可以预防巨细胞病毒疾病。在移植后的前 65 天无法达到这种水平的免疫重建是引起巨细胞病毒并发症的危险因素[69]。在造血干细胞移植后第 65 天将患者分为快速免疫恢复组（巨细胞病毒特异性 $CD8^+$ 细胞 $\geqslant 10^7$ 个 /μl）和延迟恢复组（< 巨细胞病毒特异性 $CD8^+$ 细胞 10^7 个 /μl），后一组有巨细胞病毒感染和相关疾病的复发风险[69]。

七、造血干细胞移植后巨细胞病毒感染的未来发展

（一）巨细胞病毒感染与白血病复发的预防

感染可能诱导非特异性保护形式的固有免疫进程的激活，这为巨细胞病毒和免疫系统的相互作用提供了一个假说。观察到巨细胞病毒可以激活 NK 细胞，并可以持续很长时间[42]，支持了这个假设。在这方面，近 30 年前已经发现巨细胞病毒激活的造血干细胞移植患者的白血病复发率较低[70]。流行病学研究对于巨细胞病毒血清学阳性和白血病复发风险之间的关系不尽相同，一部分数据显示巨细胞病毒血清学阳性存在较高的白血病复发风险[70, 71]。然而，最近的一项大规模人口分析的数据显示在造血干细胞移植后 2 年的无复发生存率与巨细胞病毒血清学状态无关[72]。

然而，最近有报道称巨细胞病毒激活与防止造血干细胞移植后一年内的复发相关[73-75]。值得注意的是，巨细胞病毒的保护作用与感染时期并不相同。Elmaagacli 等分析了 266 例急性髓系白血病患者，经 10 年随访发现，巨细胞病毒激活的患者与非巨细胞病毒激活的患者相比，急性髓系白血病复发率显著降低（分别为 9% 和 42%）[73]。Green 等分析了 2566 例患者，包括急性髓系白血病、急性淋巴细胞白血病、慢性髓系白血病、淋巴瘤和 MDS，巨细胞病毒激活仅在造血干细胞移植后 100 天的急性髓系白血病患者中表现出保护作用[74]。在 Manjapp 等的报道中分析了 264 例急性髓系白血病患者，发现对清髓和非清髓的患者，巨细胞病毒的激活与复发率的下降均相关[75]。使用 ATG 联合减低强度预处理方案的患者与清髓预处理方案的患者相比，巨细胞病毒激活的发生率更高，但是复发率与非巨细胞病

毒感染的患者相似。另外，与 Schmidt-Hieber 等的大样本血清学研究相似[72]，其中两项研究发现巨细胞病毒感染组的非复发死亡率升高[74, 75]。这些都是回顾性研究，还需要前瞻性研究来证明巨细胞病毒感染在复发中的保护作用。更重要的是，如果这是预处理的作用，可能需要设计研究来确定预处理的什么方面影响了这种保护作用。值得注意的是，假设已知巨细胞病毒对固有免疫的激活起作用，但是同样重要的是需要排除巨细胞病毒对非复发死亡的作用。理想情况是，巨细胞病毒使 NK 系统保持激活，但是并不表现出对造血干细胞移植受者的有害方面。

（二）改进的抗巨细胞病毒药物

最近美国 FDA 批准了巨细胞病毒特异性抗病毒药物，此举改善了异基因造血干细胞移植患者的管理，更好地预防了移植后 GVHD，也更加增强了此项措施对造血干细胞移植患者的改善[76]。然而，由于不良反应和大多数药物不能口服，目前可用的抗病毒治疗并不理想。马立巴韦是一种口服药物，通过阻断巨细胞病毒颗粒核的转运，抑制巨细胞病毒 UL97 介导的核纤层蛋白 A/C 和可能的 US27 的磷酸化。在一项Ⅲ期大样本试验中，681 名患者从加拿大、美国和欧洲的 90 个中心招募，马立巴韦并未表现出在预防巨细胞病毒疾病中的作用。这项结果说明了巨细胞病毒的危险因素在设计对造血干细胞移植患者行抗病毒研究中的重要性[77]。两种新的药物，布罗福韦酯（也被称为 CMX001）和乐特莫韦（也被称为 MK-8228），有希望成为口服药物，如果安全且能有效预防巨细胞病毒感染，这两个药物有可能改变巨细胞病毒的治疗方案。

布罗福韦酯是一种口服的西多福韦前体药物，为合成核苷酸的脂质结合物，在体外抗巨细胞病毒的作用比西多福韦高 400 倍。它在小肠被吸收，在细胞内转化为活性形式，但是不同于西多福韦，它不在肾小管聚集，没有和西多福韦一样的肾毒性。在一项Ⅰ期临床药物剂量递增研究中，对 230 名异基因造血干细胞移植的患者给予布罗福韦酯进行巨细胞病毒感染的预防，与安慰剂组相比，在布罗福韦酯 100mg、一周两次的剂量下可显著降低巨细胞病毒感染的发病率（分别为 37% 和 10%）[78]。未观察到骨髓抑制和肾毒性，但是在 200mg、一周两次的剂量时可出现腹泻和其他腹部症状。一项布罗福

韦酯Ⅲ期研究正在进行（NCT01769170）。

乐特莫韦是一种口服药，可以通过一种新的机制来抑制巨细胞病毒，作用靶点为巨细胞病毒 UL56/UL89，是一种重要的酶，它可以使病毒 DNA 分裂成单位长度基因组，允许其组装成新的病毒颗粒。因为这一独特的作用机制，使其没有出现交叉耐药的情况，而更昔洛韦、膦甲酸钠和西多福韦已经发现对巨细胞病毒 UL54 耐药。有研究报道，乐特莫韦用于抢先治疗 27 名肾移植后有巨细胞病毒 DNA 血症的患者，每 9 名患者分别接受 40mg、每天两次；80mg、每天一次或者标准治疗[79]。此药物是安全的，无严重的不良事件，血浆谷浓度始终高于体外抑制巨细胞病毒所需的浓度，血液中巨细胞病毒 DNA 的清除与标准治疗组无差异。

（三）巨细胞病毒疫苗

建立一种足够的 T 细胞免疫来防止巨细胞病毒感染的疫苗是一个长期的目标。疫苗使用巨细胞病毒 gB 糖蛋白产生特异性的抗体[80]，加上使用巨细胞病毒 DNA 或者多肽引起 T 细胞免疫[81, 82]进行制备。在实体器官移植中，诱导产生的抗 -gB 抗体可缩短 DNA 血症的时间以及减少更昔洛韦治疗的时间[80]。在一个Ⅱ期安慰剂对照试验中，纳入 74 名异基因造血干细胞移植患者，将编码巨细胞病毒 pp65 和 gB 蛋白的 DNA（ASP0113, formerlyTransVax, Vical/AstellasPharma）作为疫苗，可降低巨细胞病毒感染的发病率、复发率和巨细胞病毒 DNA 血症的持续时间[81]。然而，需要更昔洛韦治疗的 DNA 血症的发生率与安慰剂组无差异。目前 ASP0113 正在进行Ⅲ期试验（NCT01877655）。最后，一种疫苗（融合 CD8 特异性的巨细胞病毒 pp65 多肽抗原表位与辅助细胞抗原表位）和 TLR9 激动药联合应用在志愿者中展现出安全性并可产生免疫作用[82]，目前此方案正在异基因造血干细胞移植的患者中进行评估（NCT01588015）。

（四）巨细胞病毒感染的 T 细胞免疫治疗

巨细胞病毒特异性 T 细胞过继免疫治疗在 20 年前首次进行[83]，尽管收到了积极成果，但此项治疗需要限制性稀释克隆的方法，在生产技术上存在挑战。在一项纳入了 14 名患者的研究中，尽管在异基因造血干细胞移植后 30 ～ 40 天进行了经体外扩增的供者来源的巨细胞病毒特异性 CD8+ T 细胞的治疗，细胞毒性抗巨细胞病毒免疫能力增强，并

持续至少 12 周伴巨细胞病毒血症阴性，但是需要辅助性 CD4 细胞的作用[84]。为了改进此方法，使用经抗原暴露后的树突状细胞启动巨细胞病毒特异性 CD8+ T 细胞的短期批量培养，16 名巨细胞病毒 DNA 血症的患者接受了 1×10^5 淋巴细胞 /kg 的治疗，除非出现 DNA 血症的升高，否则不使用更昔洛韦抢先治疗[85]。8 名患者出现 DNA 血症的清除且不需要进一步治疗，而另外 8 患者需要更昔洛韦治疗，其中 2 名在治疗停止后出现了巨细胞病毒感染的复发[85]。为了进一步简化该方法，巨细胞病毒特异性 CD8 细胞可从供者的血液中通过磁珠分选的方法获得，并直接输注给巨细胞病毒 DNA 血症的患者[86]。中位输注剂量为 8.6×10^3/kg，输注后 10 天内可检测到巨细胞病毒特异性 CD8 细胞，9 名患者中有 8 名患者出现了巨细胞病毒 DNA 血症的清除[86]。虽然简化了方法，但是缺乏临床级别的巨细胞病毒特异性磁珠限制了此项技术的发展。为了克服这个难题，发展出了两步纯化的方法，首选在体外用巨细胞病毒 pp65 蛋白刺激供者淋巴细胞，然后通过磁珠分选出分泌 IFN-γ 的细胞。18 名难治性巨细胞病毒感染的患者在治疗后，15 名患者出现巨细胞病毒清除或显著降低了持续存在的巨细胞病毒 DNA 血症，在 13 名巨细胞病毒特异性 CD8 细胞输注后出现此类细胞增殖的患者中，仅有 1 名患者死于巨细胞病毒疾病[87]。3 例巨细胞病毒相关性死亡发生在输注的巨细胞病毒特异性细胞没有出现增殖的患者中。最后，使用 EB 病毒感染的 B 细胞以及经修饰表达巨细胞病毒 pp65 的腺病毒作为刺激物，在体外扩增的这种"三病毒（Trivirus）特异性"CD8+ T 细胞可识别 EB 病毒、巨细胞病毒和腺病毒[88]。在 10 例经多病毒特异性 T 细胞治疗的巨细胞病毒感染的患者中，通过 ELISPOT 的方法可检测到所有患者均出现巨细胞病毒特异性 T 细胞免疫功能的升高，大多数患者出现临床改善[88]。目前对于"三病毒特异性"细胞产品的评估正在 Baylor 医学院进行（NCT01945619），一项使用巨细胞病毒 pp65 特异性 T 细胞的 II 期试验也在 Memorial Sloan Kettering 癌症中心启动（NCT01646645 试验）。

八、结论

抗病毒药物的使用极大地改变了异基因造血干细胞移植患者的管理，然而由于可用药物的不良反应，对巨细胞病毒感染的治疗仍然不容乐观。即使成功地预防了早期的疾病，患者仍然有经常出现迟发性疾病的风险。免疫缺陷是这类患者长期具有巨细胞病毒易感性的基础，一些患者中持续存在这种免疫缺陷仍然是改善治疗的巨大挑战。或许仅仅使用抗病毒药物并不能完全解决造血干细胞移植后巨细胞病毒感染的问题。是否有更低毒性的抗病毒药物、疫苗或者过继免疫治疗为预防造血干细胞移植后巨细胞病毒疾病提供更有效的方法仍然有待确定。

第 88 章
单纯疱疹病毒感染
Herpes Simplex Virus Infections

Sanjeet S. Dadwal　James I. Ito　著

郦梦云　译

李　正　唐晓文　陈子兴　校

一、概述

单纯疱疹病毒（herpes simplex virus，HSV）1 型（HSV-1）和 2 型（HSV-2）属于疱疹病毒科 α 亚科。对于各种不同刺激的反应，单纯疱疹病毒具有独特的潜伏及再激活特征[1]。虽然致命性感染并不常见，但单纯疱疹病毒感染在造血干细胞移植受者中的患病率相当高。在预防性抗病毒治疗时代之前，造血干细胞移植后的早期植入前阶段，血清学阳性的受体单纯疱疹病毒再激活的发生很普遍（70%～80%）[2, 3]。单纯疱疹病毒感染的减少主要是造血干细胞移植后广泛预防性地应用抗病毒药物（阿昔洛韦）的结果[4, 5]。这已成为移植中心的标准治疗。单纯疱疹病毒感染的发生在早期植入前阶段已明显降低，目前主要问题是预防性抗病毒治疗停止后单纯疱疹病毒的延迟发病以及抗病毒药物的耐药问题。

二、病毒学

HSV-1、HSV-2 属于疱疹病毒科 α 亚科中的单纯疱疹病毒属，所有疱疹病毒的形态学表现相似，均由四个结构成分组成：①一个包含线性双链病毒 DNA 的电子致密核心；②一个包含 162 个壳微粒的壳核体，其直径为 100～110 nm；③位于核壳体与蛋白质包膜之间的无定形层（外皮），其在进入宿主细胞的早期病毒复制中发挥重要作用；④具有糖蛋白棘突的脂质包膜[6]。

单纯疱疹病毒通过破损的皮肤或黏膜进入宿主细胞而造成原发感染。各种病毒糖蛋白（例如 C、B、D）介导了病毒与细胞表面受体之间的连接，这种连接导致病毒包膜与宿主细胞质膜的融合，从而使带有外皮的核壳体进入宿主细胞质。核壳体释放的病毒 DNA 通过核孔进入宿主细胞核。然后病毒在细胞核内进行复制，包括转录、DNA 合成、衣壳组装、DNA 包装和包膜形成。病毒复制的过程受病毒基因的逐步表达调控：α、β、和 γ。α 基因表达的调控蛋白切断了宿主细胞蛋白质的合成，并激活 β 和 γ 基因的表达。β 基因编码的酶参与核酸代谢（如胸苷激酶）和 DNA 合成（如 DNA 聚合酶）。β 基因表达的蛋白质诱导 γ 基因表达，导致结构蛋白和核壳体的合成[6]。原发裂解性感染的最终结果是细胞死亡。

三、发病机制

单纯疱疹病毒的亲神经性及潜伏感染的建立是 α 疱疹病毒亚科的两个独特属性，是单纯疱疹病毒的感染及相关性疾病的发病机制及病理学的核心。血清学阴性个体与某些亚临床病毒脱落期或者疾病活动个体的紧密 / 亲密接触导致了单纯疱疹病毒感染的发生。病毒从黏膜表面或破损皮肤进入，在原发感染部位进行复制[7]，并逆行转运至后神经根神经节，在其中少数感觉神经元中繁殖，最终导致溶解性感染。HSV-1 主要导致呼吸道感染，而 HSV-2 主要引起生殖器感染。然而，病毒可以感染口咽或者生殖器黏膜。然后，通过其特征性囊泡病变，经外周感觉神经通过离心迁移的方式，扩散至其他黏膜表面或皮肤。原发性口咽部感染后，三叉神经根神经节已存在潜伏感染，而原发性生殖器感染，骶神经根神经节已建立了潜伏感染。其他后根神经节，如迷走神经、膝状体和颈上神经节，可能存在病毒潜伏[6]。在受感染的神经元中，病毒基因组以游离形式存在于宿主个体的整个生命周期中。已经从尸体中分离的受感染的神经节组织中提取到单纯疱疹病毒[8]。然而，在潜伏状态下，虽然可以从一些神经节细胞中回收病毒 DNA，但不能从神经节中回收到具有感染性的病毒颗粒。尽管已经有许多机制被提出，但是潜伏状态是如何建立和维持的机制尚不十分清楚[6]。神经元的潜伏感染很可能涉及感觉神经元的固有非容纳性以及病毒本身功能，维持机制可能与 CD8 T 细胞相关[6, 9, 10]。潜伏感染使病毒能够以不易受抗病毒药物或宿主免疫系统抑制作用的隐蔽状态而存活。

单纯疱疹病毒从其潜伏状态重新激活是这种感染的一个特征。许多刺激与再激活密切相关：躯体或情绪压力、发热、紫外线照射、组织损伤和细胞介导的免疫抑制。移植受体在造血干细胞移植早期和晚期阶段都存在上述诸多危险因素。这可能是由于组织损伤伴随的细胞因子谱的相关变化，另外伴随免疫抑制的修复过程可能会影响再激活[11]。再激活可能导致无症状病毒脱落或临床疾病。在抗病毒药物预防出现之前，82% 的血清阳性造血干细胞移植受者发生了这种情况[2]。自引入抗病毒药物预防以来，再激活发生率已显著下降[3]。在造血干细胞移植受者中，几乎所有单纯疱疹病毒感染都与潜伏病毒的再激活有关。最常见的受累部位包括口咽黏膜和生殖道。在严重免疫抑制的造血干细胞移植受者中已经观察到具有内脏器官受累的播散性病例。造血干细胞移植中单纯疱疹病毒疾病的主要发病机制似乎是受损细胞介导的免疫应答。

四、免疫学

（一）一般情况

固有和适应性免疫反应在控制病毒感染中起重要作用[12]。固有免疫反应是第一道防线，具有直接的抗病毒作用。它们涉及 TLRs（单纯疱疹病毒感染涉及的是 TLR2 和 TLR9）、NK 细胞、巨噬细胞和树突状细胞。TLRs 在包括树突状细胞在内的多种细胞上表达，并介导干扰素的产生[12]。单纯疱疹病毒脱落和再激活的增加与 TLR2 多态性有关[13]，而最近的一项研究表明，TLR3 的多态性可能会赋予对 HSV-2 感染的抵抗能力[14]。已有 2 例骨髓增生异常患者出现严重的单纯疱疹病毒疾病，这些患者的血液中检测不到 NK 细胞及浆细胞样树突状细胞，这也表明原发和获得性免疫在免疫受损的宿主中发挥控制单纯疱疹病毒感染的作用[15]。

然而，适应性免疫反应主要是由细胞介导的免疫（CD4 T 细胞、CD8 T 细胞），对控制单纯疱疹病毒感染（尤其是原发感染）至关重要[6, 16]。这一点也得到了以下观察结果的支持：丙种球蛋白缺乏症患者完全能够应对单纯疱疹病毒感染，另外中和性抗体的存在不能阻止单纯疱疹病毒再激活。相反，T 细胞免疫缺陷患者（移植受体、感染人类免疫缺陷病毒的患者和先天性 T 细胞缺陷患者）倾向于罹患更广泛、更具侵袭性和播散性的疾病[17]。在动物模型中，虽然抗体可以降低病毒滴度，但似乎 T 细胞在防止单纯疱疹病毒播散中起主要作用[18]。CTL 反应由 NK 细胞和 CD4 细胞辅助的 CD8 T 细胞介导，与复发性单纯疱疹病毒感染中的病毒清除相关[17]。细胞因子也在单纯疱疹病毒感染的免疫反应中发挥作用，包括潜伏期[19]。

（二）免疫逃避

单纯疱疹病毒可以逃避和调节多重宿主免疫应答，使其能够建立潜伏感染，从而导致感染反复发作。它可以直接抑制树突状细胞功能，下调 MHC Ⅰ 和 Ⅱ 类分子的表达，破坏病毒感染细胞的凋亡，逃避 CTLs，避免抗体介导的病毒中和，阻断抗体依赖的细胞毒作用，诱导产生免疫抑制细胞因子如 IL-10[6, 20]。

（三）造血干细胞移植中的免疫学

在给予造血干细胞移植预处理方案后，固有和适应性免疫系统的几乎所有组分都是缺乏的[21]。可能是预处理方案中细胞毒性药物导致的黏膜损伤，和所有但主要是 T 细胞介导的免疫缺陷的共同作用，导致了造血干细胞移植后病毒的高再激活。Meyers 等评估了在没有预防性抗病毒治疗的情况下接受造血干细胞移植患者的单纯疱疹病毒特异性淋巴细胞刺激反应[2]。该研究发现，特异性淋巴细胞转化反应在造血干细胞移植后的最开始 40 天仍然较低，然后逐步恢复到造血干细胞移植前水平。单纯疱疹病毒特异性淋巴细胞反应的恢复与供者的免疫状态、急性 GVHD、潜在的血液疾病或使用 T 细胞耗竭药物无关。然而，免疫应答与单纯疱疹病毒再激活的发生相关。因此，似乎单纯疱疹病毒特异性免疫应答的重建需要暴露于再激活单纯疱疹病毒感染形式的抗原，并且被动输注供者淋巴细胞不足以在造血干细胞移植受者中建立免疫反应。

当应用阿昔洛韦治疗早期发生的单纯疱疹病毒感染（造血干细胞移植后）时，单纯疱疹病毒特异性淋巴细胞反应的恢复延迟[11]。频繁、短间隔性的单纯疱疹病毒反复复发证实了这种反应的延迟。同样，在接受阿昔洛韦预防的单纯疱疹病毒血清阳性患者中也存在延迟重建[5]。不仅重建延迟，而且与安慰剂组相比，接受阿昔洛韦治疗的患者在造血干细胞移植最开始的 7 周内淋巴细胞反应显著降低。这种反应可以缓慢改善，直至造血干细胞移植后 3 个月与安慰剂组持平。更近的一项对一组接受抗病毒预防的脐血移植受体的研究表明，单纯疱疹病毒特异性 T 淋巴细胞反应可在脐血移植后的起始 29 ～ 100 天建立。作者得出结论，幼稚 T 淋巴细胞有助于造血干细胞移植后抗原特异性 T 淋巴细胞免疫早期重建的产生[22]。这与先前的研究观点相反，它们认为抗原暴露是早期免疫重建的先决条件[5, 11]。然而，延迟与更早的免疫重建的意义尚不清楚。

五、流行病学

HSV-1 和 HSV-2 具有世界范围的分布，并且没有动物载体或宿主。HSV-1 主要导致口唇感染更为普遍，并且在生命的较早时期获得。HSV-2 导致生殖器疱疹，并通过性传播。然而，最近的流行病学调查表明 HSV-1 引起的生殖器感染率增加[23]。

在造血干细胞移植受者中，单纯疱疹病毒疾病主要是由于病毒再激活引起，并且受体的血清学状态决定了疾病发生的风险，因此也决定了预防的必要性。任何个体呈现 HSV-1 或 HSV-2 血清反应阳性的可能性取决于许多因素，包括年龄、性别、种族、地理区域、社会经济状况和性活动。然而，移植一旦启动，这些因素就失去了重要性，并且再激活/疾病发生是细胞毒性预处理方案和免疫功能障碍所导致的。

原发性 HSV-1 感染通常发生在 5 岁以下的幼儿中，并且通常无症状。HSV-1 的血清阳性率随着年龄的增长而缓慢增加，直到生命的第五个十年可达 90%[24]。在美国，非洲裔更小的年纪就感染了 HSV-1。美国 CDC 在 1999—2004 年间进行的全国调查（NHANES）显示，美国成人 HSV-1 总体患病率为 57.7%，而 1988 —1994 年间为 62%，表明血清阳性率是下降的。在这项调查中，更高比例的 HSV-1 患者被诊断出患有生殖器疱疹[25]。最近，在一项大型临床试验中证实了 HSV-1 生殖器感染增加的趋势[23]。HSV-1 抗体的阳性率与经济状况呈负相关，较低社会经济群体的阳性率较高[24, 26]。

HSV-2 通常在生命较晚时期获得，抗体在青春期开始出现，与性活动的开始有关。美国成人中 HSV-2 血清阳性率约为 17%，并且呈现下降趋势[25]。女性的 HSV-2 血清阳性率较高[23]。基于种族的 HSV-2 血清阳性率存在相当大的差异，白人女性为 25%，白人男性为 20%，非洲裔女性为 80%，非洲裔男性为 60%。

在造血干细胞移植受者中，82% 的血清阳性患者在进行常规预防性抗病毒治疗之前已经存在单纯疱疹病毒再激活[2]。感染发生的中位时间是在造血干细胞移植后的第三周。大约 90% 的感染累及口腔黏膜，而 6% 为生殖器感染。单纯疱疹病毒的原发感染很少发生，仅在 1.5% ～ 2% 的造血干细胞移植受者中发现[2, 27]。自引入抗病毒药物预防以来，单纯疱疹病毒感染的发生率已然下降，并且发病时间较晚。据报道，在两项独立研究中，进行抗病毒预防的造血干细胞移植受者再激活单纯疱疹病毒感染的发生率为 0% 和 21%，而安慰剂组为 70% 和 68%[3, 5]。尽管进行了预防性抗病毒治疗，病毒脱落的现象仍有发生，并可能促进疾病的发展。单纯疱疹病毒再激活倾向于在停止预防性治疗后发生，并且据一项研究报道，其发生率为 70%，发病的中位时间为 25 天[3]。另一项研究报道，38% 的血清阳性造血干细胞移植患者发生了再激活，中位时间为 8 周[5]。造血干细胞移植受者单纯疱疹病毒疾病的发生与长期的细胞免疫缺陷（例如发生在半相合 / 去除 T 细胞造血干细胞移植中）[28]、造血干细胞移植的类型（无关相合和不全相合）[29] 和 GVHD 的严重程度[30] 有关。因此，多种因素影响了造血干细胞移植背景下单纯疱疹病毒感染的流行病学。

六、临床表现

单纯疱疹病毒感染的表现取决于所累及的部位、宿主的免疫状态和单纯疱疹病毒的血清型。造血干细胞移植后的感染绝大多数累及口咽 / 口面部[2]，其次是生殖器或肛周感染[31]。不经常累及的部位包括食管、肺、肝和中枢神经系统，通常在广泛播散的情况下才累及。

（一）口咽 / 口面部感染

大多数（92%）单纯疱疹病毒感染表现为口咽或口面部病变，无论是否使用抗病毒药物预防[2, 31]。van der Beek 等进行的一项观察性研究，采用 PCR 的方法评估口腔病毒脱落及其与未接受抗病毒预防的 HCT 受体的口腔溃疡 / 黏膜炎的相关性[32]。多因素分析显示，HSV-1 病毒载量是角化黏膜的溃疡性病变的阳性预测因子（OR 1.35，P=0.0005），但对于溃疡性黏膜炎没有预测价值。造血干细胞移植后的黏膜炎常常与单纯疱疹病毒感染相混淆。Woo 等证明，单纯疱疹病毒感染在接受阿昔洛韦预防的造血干细胞移植受者发生的黏膜炎中不占主导地位[33]。单纯疱疹病毒主要累及角化黏膜，而黏膜炎

相关性溃疡更倾向于累及非角化黏膜。

正常宿主的原发感染的特征是疼痛性牙龈炎、咽炎，并常伴有发热和淋巴结炎。这种表现在造血干细胞移植受者中并不常见，因为后者感染主要是由于病毒再激活引起的。患者可能出现典型唇缘、鼻唇沟、上腭部位的水疱疹（图 88-1A），可进展为溃疡性病变。更严重的口腔疾病可能表现为严重的黏膜炎伴有疼痛性深部溃疡（图 88-1B）。在严重免疫抑制的情况下，单纯疱疹病毒疾病可能扩散到食管或气管，可能发生细菌或真菌（尤其是念珠菌）的二重感染。疼痛是一种常见的主诉。对治疗的反应通常很慢，可能需要数周才能缓解。

（二）生殖器 / 肛周感染

在预防性抗病毒治疗时代之前，约有 6% 的造血干细胞移植受者发生了生殖器单纯疱疹病毒感染[2]。然而，通过使用抗病毒预防，15% 的患者检测到生殖器单纯疱疹病毒的再激活[31]，这可能反映了 HSV-2 与 HSV-1 相比具有相对较高的阿昔洛韦耐药性。

原发感染表现为发热、腹股沟淋巴结肿大、阴道或尿道分泌物，单纯疱疹病毒各类型间症状没有差异。然而，与 HSV-1 相比，HSV-2 与生殖器疱疹更频繁的复发相关，并且可能与复发性无菌性脑膜炎相关。如前所述，原发性单纯疱疹病毒感染在造血干细胞移植后并不常见，生殖器单纯疱疹病毒感染主要是由于骶神经节潜伏病毒的再激活引起。它通常表现为生殖器区域内及周围的水疱样病变斑块，可能伴随瘙痒、灼热或疼痛。可能存在尿道炎或膀胱炎的症状。典型水疱会破裂变浅，疼痛性溃疡可

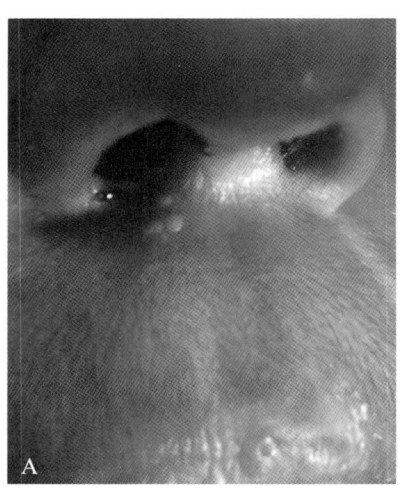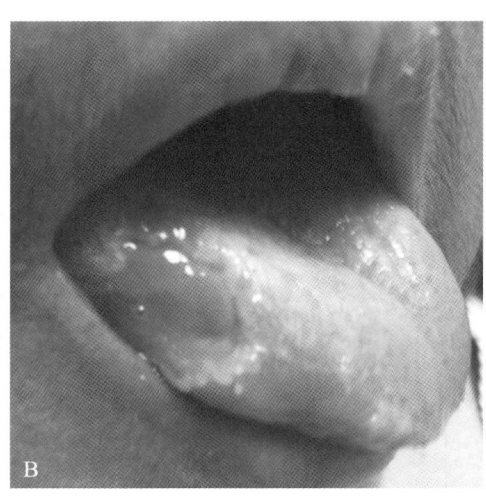

◀ 图 88-1　口咽 / 口面部单纯疱疹病毒感染

A. 一例造血干细胞移植受者中沿鼻唇沟分布的单纯疱疹病毒水疱病变；B. 阿昔洛韦耐药菌株导致的舌部的单纯疱疹病毒溃疡性病变

能会融合形成大的深部溃疡。感染还可能累及肛周皮肤和臀部，可能发生腹股沟区淋巴结肿大。直肠受累也可能发生，并且通常伴有剧烈疼痛、里急后重感以及便秘，并可能导致直肠出血。生殖器单纯疱疹病毒的急性发作（包括原发和复发感染）可伴有急性尿潴留、便秘和神经性疼痛。这归因于感染相关的自主神经功能障碍[34]。单侧病变可与水痘 - 带状疱疹病毒感染混淆。不常见的是，巨细胞病毒感染也可能导致生殖器 / 会阴区的溃疡性病变[35]。这些情况之间的区别对于正确的诊断非常重要。

（三）胃肠道感染

这种感染在使用抗病毒预防后已变得相当罕见。最常见累及的部位是食管。单纯疱疹病毒食管炎可能是由口咽部感染直接蔓延或迷走神经潜伏的单纯疱疹病毒再激活导致[36]。单纯疱疹病毒食管炎的症状包括持续性恶心呕吐、吞咽困难和胸骨后疼痛[37]，急性 GVHD、巨细胞病毒和念珠菌感染可引起类似症状[38]。发作可能是突然的，但能够与胃灼热区别开来。单纯疱疹病毒引起溃疡性疾病，内镜检查是确诊的必要手段。McDonald 等提供了单纯疱疹病毒食管炎的内镜检查结果的详细描述[37]。感染过程经历了不同阶段，最初是散在、凸起的囊泡，然后形成溃疡，最终发展为弥漫性黏膜坏死。然而，因为临床症状、影响学检查以及内镜所见的形态学表现不能鉴别单纯疱疹病毒与其他病因引起的感染，尤其是巨细胞病毒或水痘 - 带状疱疹病毒感染，所以病变区域的活检和培养对于确诊是必要的（图 88-2）。

造血干细胞移植后肠道单纯疱疹病毒感染极为罕见，并且很难确诊。在 3 例患有肠道单纯疱疹病毒感染的造血干细胞移植受者中，有 2 例通过开腹手术获得的手术标本明确诊断[39, 40]，另外 1 例则采用内镜下结肠活检确诊[41]。所有患者均在造血干细胞移植后的前 50 天内发病，且都明确发生了 GVHD。在接受开腹手术的 2 名患者中，1 名患者有肠梗阻、弥漫性腹痛、腹水和出血[39]，另一名患者有腹痛、腹泻和出血[40]。两人均有小肠累及。通过组织学检查确诊并通过培养明确为 HSV-1 感染。尽管进行了手术干预，两者都因不可控的出血死亡。第三例在造血干细胞移植后的第 36 天明确为生殖器 HSV-2 突破性感染，11 天之后发展为腹泻。内镜检查显示了回盲区溃疡，组织活检培养出

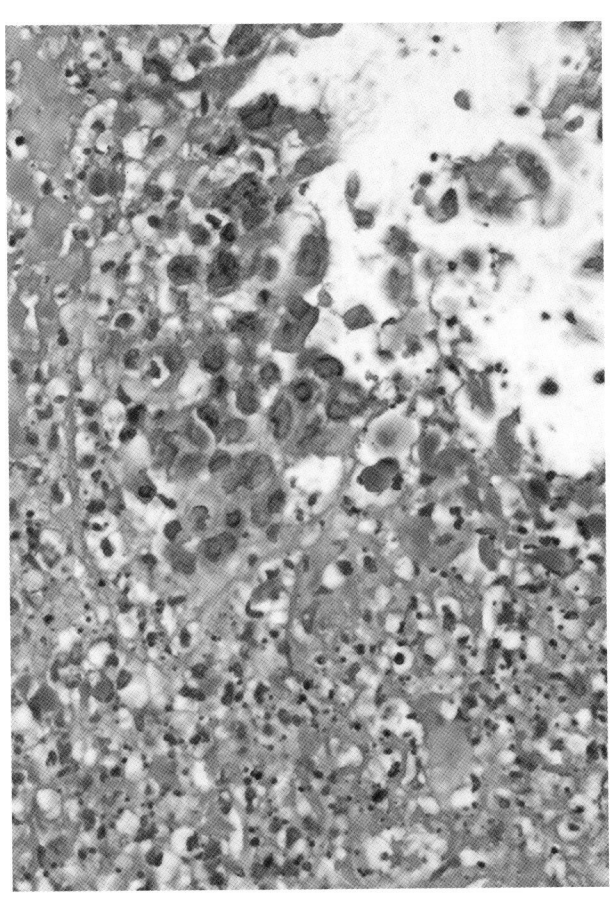

▲ 图 88-2　单纯疱疹病毒食管炎的组织病理
图示溃疡伴细胞改变，病毒包涵体

HSV-2 和巨细胞病毒。然而，组织学检查未发现病毒包涵体。经抗病毒治疗后，反复内镜检查及活检证实达到了完全治愈[41]。一个可能的推断是发生致命感染的患者很可能已经存在播散性内脏感染，但作者没有发现明显的再激活部位。然而，最后一个案例却说明，结肠与生殖器 HSV-2 感染之间的潜在联系是骶尾神经节的病毒再激活，而不是播散性感染。

病毒相关性肝炎很罕见，但有着相当高的致死率。一项系列研究在对 3000 名造血干细胞移植受者进行了长达 14 年的随访，确诊了 8 例患者[42]。HSV-1 和 HSV-2 在该研究中平均分布。最常见的临床表现是发热、腹痛，而不表现为疱疹性皮肤病变。AST 的中位峰值为 1565U/L。仅有 2 例在死前及治疗开始被诊断。所有病例都是致死性的。单纯疱疹病毒肝炎明确提示疾病播散，因为在大多数病例中发现了多器官受累。在这项研究中，预防时代之前的病例在 20 天内发病，而那些接受预防治疗

的患者直到第 40 天才发病。

（四）呼吸道感染

通常认为 HSV-1 呼吸道感染是由口咽部感染蔓延到气管 - 支气管树中引起的。坏死性单纯疱疹病毒肺炎通过疱疹性气管支气管炎发展而来（存在气管插管更易发生），而弥漫性间质性肺炎则由血行播散引起[36]。造血干细胞移植后 6%～8% 的间质性肺炎的病因是单纯疱疹病毒感染[43]。HSV-1和 HSV-2 均可引起肺炎[43, 44]。临床表现包括发热、干咳、胸痛、呼吸困难加上低氧血症和影像学上的肺部浸润（图 88-3A）。高分辨率胸部断层扫描(high resolution chest tomography，HRCT) 得到的放射学检查结果可能是多种多样的，例如弥漫性磨玻璃样间质浸润、微小的小叶中心结节和气腔实变[44]。单纯疱疹病毒肺炎的死亡率很高（＞ 80%）[43]，抗病毒预防时代似乎也没有改变[45]。诊断评估包括支气管镜检查和支气管肺泡灌洗，用于病毒培养和细胞学检查（图 88-3B）。在根据呼吸道培养结果将肺炎归因于单纯疱疹病毒感染时，需要进行仔细评估，特别是对于单纯疱疹病毒肺炎的低危个体。这很重要，因为造血干细胞移植患者常发生口咽部单纯疱疹病毒脱落（有或没有临床症状），并可导致培养物的病毒污染。

（五）中枢神经系统

单纯疱疹病毒脑炎是造血干细胞移植后罕见的并发症。总人群中的发生率为每年 1/500 000～1/2 500 000，并且在造血干细胞移植患者中似乎更不常见[46]。在"正常宿主"中，临床表现包括亚急性发热以及局灶性的神经系统体征和症状，主要累及颞叶。在免疫受损的宿主中，其表现可能是不典型的，伴随着亚急性但进行性恶化的过程[47]。然而，最近一名造血干细胞移植受者呈现为典型的单纯疱疹病毒脑炎临床表现，包括命名障碍，脑 MRI 发现颞叶脑炎、异常脑电图，并证实脑脊液单纯疱疹病毒的 PCR 结果呈阳性[48]。脑脊液单纯疱疹病毒 PCR、MRI 和脑电图评估是诊断支柱。应排除其他疱疹病毒感染，如 HHV-6、巨细胞病毒和 EB 病毒。

（六）其他综合征

1. 单纯疱疹病毒相关的多形性红斑

多形性红斑（erythema multiforme，EM）是造血干细胞移植中新描述的概念，并且被认为是一种自身免疫现象。在缺乏局部单纯疱疹病毒复制性感染的情况下，皮肤病灶中单纯疱疹病毒 DNA 聚合酶基因的表达被认为是该病症的标志。Burnett 等报道了关于造血干细胞移植中红斑疹的一项有趣的研究结果[49]。造血干细胞移植之后，皮疹的发生很常见，Burnett 等描述了 20 例患者在造血干细胞移植后 3～15 天发生的弥漫性红斑样皮疹（好发于肢端区域的双侧对称的斑丘疹，演变为斑块样病变，随后脱落）。在 19 例皮疹患者中，79% 的皮肤组织活检存在单纯疱疹病毒 DNA 聚合酶（没有活动性单纯疱疹病毒感染的分子证据）的表达，而疱疹病毒相关多形性红斑则为 75%。因此，可以得出结论，这种综合征属于多形性红斑范畴。对于这些存在单纯疱疹病毒感染相关的严重多形性红斑的患者，建议使用阿昔洛韦进行长期抑制治疗[50]。这一发现的治疗意义尚不清楚，因为造血干细胞移植受者通常已预防性使用抗病毒药物，并且在没有活动性感染的情况下增加药物剂量可能是不合理的。

2. 眼部感染

单纯疱疹病毒眼部感染在造血干细胞移植中并

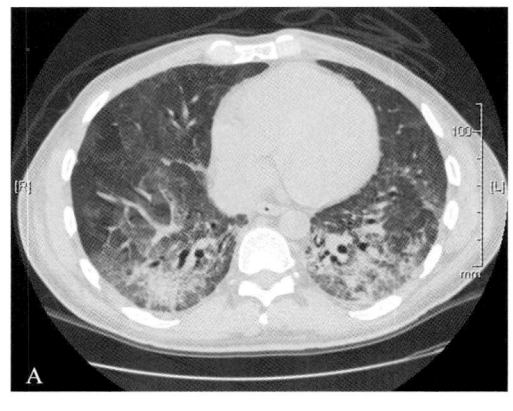
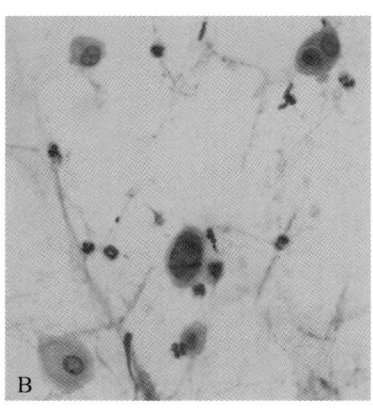

◀ 图 88-3 呼吸道单纯疱疹病毒感染的影像图及细胞学检查

A. 一例患有单纯疱疹病毒肺炎的造血干细胞移植受者，CT 扫描图像显示磨玻璃间质浸润、结节改变和实变的混合表现；B. 一例单纯疱疹病毒肺炎患者肺泡灌洗液细胞学检查，显示单纯疱疹病毒细胞改变，伴有典型病毒包涵体

不常见。它们可以表现为继发于三叉神经节的单纯疱疹病毒再激活或远隔部位活动性单纯疱疹病毒感染（如口腔或生殖器）自身传播的角膜炎。由于局部防御受损或泪液异常，眼部 GVHD 可能更易发生单纯疱疹病毒感染[51]。单纯疱疹病毒脉络膜视网膜炎在 HIV 感染中有很详尽的描述，但在造血干细胞移植中很少发生。渐进性外部视网膜坏死表现为快速进行性的视力损害，从而导致失明，需要与眼科医生协商制定积极的治疗方法。水痘 – 带状疱疹病毒可能会引起相似的表现，需要排除。

3. 疱疹性甲沟炎

这是手指的单纯疱疹病毒感染表现，临床表现包括疼痛、肿胀、红斑、发热、局部压痛、局部淋巴结肿大以及受累手指的病损。这种情况可能是由于自身传播或接触含有病毒的身体分泌物（口腔或生殖器）引起的。治疗需要使用抗病毒药物。应避免手术清创。

七、诊断

单纯疱疹病毒感染的诊断依赖于临床拟诊和实验室确诊。血清学检查在明确造血干细胞移植后的单纯疱疹病毒感染情况中几乎没有作用，因为其主要是由于潜伏感染的再激活引起的。它在造血干细胞移植候选患者中的作用是确定过去的单纯疱疹病毒暴露。此外，据报道，单纯疱疹病毒再激活的风险与行造血干细胞移植前单纯疱疹病毒 IgG 的滴度成正比[52]。HSV-1 和 HSV-2 的糖蛋白 G- 定向 IgG 抗体是不同的[53]。

口周或生殖器区域附近或周围的红斑基底上的特征性囊泡病变表现可得出临床诊断。然而，这个阶段经常被错过，而常见溃疡性病变。鉴别单纯疱疹病毒的口腔病变与由造血干细胞移植相关预处理或其他病因引起的黏膜炎可能存在困难，而生殖器单纯疱疹病毒可能表现为非典型病变。在这些情况下，应从囊泡或溃疡底部获得组织进行病毒培养和（或）单纯疱疹病毒 DNA PCR。病灶刮片可用于快速诊断。在进行 Giemsa（Tzanck 制备）、Wright 或 Papanicolaou 染色后，用显微镜观察标本，以评估是否存在表明疱疹病毒感染的核内包涵体和（或）多核巨细胞。然而，这并不能鉴别单纯疱疹病毒与水痘 – 带状疱疹病毒感染，因此首选单纯疱疹病毒

（和水痘 – 带状疱疹病毒）抗原或 DNA 检测。可以通过直接荧光抗体（direct fluorescent antibody，DFA）、过氧化物酶或酶联方法对刮片进行抗原检测。PCR 比培养更敏感，在评估疑似单纯疱疹病毒感染时应予以考虑[54]。例如呼吸道标本，当怀疑患有单纯疱疹病毒肺炎时，应检查支气管肺泡灌洗液单纯疱疹病毒相关细胞的变化。

诊断的金标准是分离出病毒。培养结果阳性还可用于抗病毒药物耐药性检测。当疑似有阿昔洛韦耐药时，建议进行单纯疱疹病毒培养。用于培养的临床标本应该在冰上运输并立即接种到细胞培养体系中。可能在 24 ～ 48h 内引起细胞病变，但是最终鉴定可能需要 48 ～ 96h。更快的培养技术是自旋扩增培养或离心培养，随后以特异性单纯疱疹病毒抗原染色。离心培养结果可在 24h 以内报告。PCR 是中枢神经系统单纯疱疹病毒感染诊断的首选方法[55]。

组织活检对于确诊内脏单纯疱疹病毒感染是必要的。组织应进行培养和组织学检查。组织病理学的证实对于区分疾病、病毒脱落和污染很重要。在组织切片上观察到的坏死细胞中通常找不到提示单纯疱疹病毒感染的病毒包涵体[37]，而且即使检测到，仍难以与巨细胞病毒或水痘 – 带状疱疹病毒鉴别。使用诸如免疫染色或原位杂交等技术可以帮助确诊感染[37, 39, 40]。这种方法可能在等待病毒培养结果的过程中加快诊断速度。

八、造血干细胞移植中单纯疱疹病毒感染的治疗

自从 20 世纪 80 年代初引入临床实践以来，阿昔洛韦仍然是治疗单纯疱疹病毒感染的首选药物。临床使用的具有抗单纯疱疹病毒活性的其他抗病毒药物有膦甲酸钠和西多福韦（表 88-1）。造血干细胞移植中单纯疱疹病毒的治疗方法包括：①再激活感染的治疗；②预防性抗病毒治疗。这些方法减少了疾病负担。然而，阿昔洛韦和其他抗病毒药物的耐药性成为一个日益重要的问题，并对治疗提出了挑战[28, 32, 45, 56-62]。

阿昔洛韦是一种核苷类似物，需要通过病毒胸苷激酶和细胞酶进行磷酸化，从而形成三磷酸阿昔洛韦。三磷酸阿昔洛韦竞争性抑制病毒 DNA 聚合酶，从而发挥其抗病毒作用[63]。阿昔洛韦通常使用

表 88-1 单纯疱疹病毒感染的抗病毒预防及治疗

预防

阿昔洛韦 250mg/m² 或 5mg/kg，每 12 小时一次，静脉用药，或

阿昔洛韦 400 ～ 800mg，每 12 小时一次，口服给药，或

伐昔洛韦 500 ～ 1000mg，每 12 小时一次，口服给药

治疗

皮肤黏膜单纯疱疹病毒感染

阿昔洛韦 250mg/m² 或 5mg/kg，每 8 小时一次，静脉用药，或

阿昔洛韦 400mg，每日 5 次，口服给药，或

伐昔洛韦 500 ～ 1000mg，每 12 小时一次，口服给药，或

泛昔洛韦 500mg，每 12 小时一次，口服给药

内脏 / 播散 / 中枢神经系统疾病

阿昔洛韦 500mg/m² 或 10mg/kg，每 8 小时一次，静脉用药

阿昔洛韦耐药的单纯疱疹病毒感染

膦甲酸钠 40 ～ 60mg/kg，每 8 小时一次，静脉用药

阿昔洛韦 / 膦甲酸钠耐药的单纯疱疹病毒感染

西多福韦 5mg/kg，每周一次，治疗 2 周，以后每隔一周，静脉用药，或

西多福韦 1mg/kg，每隔一天一次或每周 3 次，静脉用药

其他考虑

严重、消散延迟的或无法耐受全身抗病毒治疗不良反应的皮肤黏膜感染，可考虑外用 5% 西多福韦凝胶

静脉给药，但如果患者能够服用和吸收口服制剂，也可以通过口服给药。在一项早期双盲研究中 [64]，静脉应用阿昔洛韦与安慰剂相比，缩短了疼痛消退时间（10 天 vs 16 天）、病变结痂时间（7 天 vs 14 天）、愈合时间（14 天 vs 28 天）和培养阳性的持续时间（3 天 vs 17 天）。本研究是目前标准治疗的基础：静脉应用阿昔洛韦（250mg/m² 或 5mg/kg，每 8 小时一次，至少连续 7 天）。阿昔洛韦口服疗法（每天 5 次，每次 400mg，持续 10 天）治疗黏膜与皮肤单纯疱疹病毒有相似的获益 [65]，尽管口服给药途径只有在胃肠道吸收能力足够时才应采用。在免疫功能低下的造血干细胞移植患者中，抗病毒治疗需要持续至黏膜皮肤病变完全愈合。伐昔洛韦（阿昔洛韦的缬氨酰酯）和泛昔洛韦（喷昔洛韦的前体药物）的血清药物浓度更高，同样可以使用，尽管它们尚未在造血干细胞移植患者中进行广泛研究。如果患者有严重的皮肤黏膜、内脏、播散性或中枢神经系统病变，建议每 8 小时给予阿昔洛韦 10mg/kg。每个剂量应缓慢输注超过 1h 并保持足够的水化，以避免由药物结晶引起的肾功能损害。

对于使用阿昔洛韦进行了充分治疗还恶化的患

者、反复复发的患者，以及存在严重免疫功能低下的患者（如 GVHD 分级 > 2，半相合造血干细胞移植），应怀疑阿昔洛韦耐药 [28, 57]。膦甲酸钠是对于疑似或证实的阿昔洛韦耐药的单纯疱疹病毒感染的首选药物。它是膦甲酸的三钠盐，并且能够在不需要胸苷激酶激活的情况下抑制病毒 DNA 聚合酶，因此具有抗胸苷激酶缺陷型单纯疱疹病毒的活性。剂量为每 8 小时给药 40mg/kg，对于严重病例或内脏受累，建议每 8 小时给药 60mg/kg。膦甲酸钠的主要和限制性毒性是肾毒性，因此必须避免使用其他肾毒性药物并保持水化。它还可导致电解质紊乱，主要是低钙血症、低钾血症和低磷血症。所有这些毒性作用限制了造血干细胞移植中膦甲酸钠的应用。已经有膦甲酸钠耐药菌株的报道 [56]，其耐药机制与病毒 DNA 聚合酶的突变有关，该突变影响药物与活性位点的结合 [63]。在这种情况下，西多福韦已显示出一些益处，推荐静脉给药 5mg/kg，每周一次，持续 2 周，然后每 2 周应用一次 [66]。它通过抑制病毒 DNA 聚合酶起作用，主要的限制因素是肾毒性，归因于药物在肾皮质中的蓄积。丙磺舒与西多福韦同步应用可减少其肾毒性。在治疗腺病毒感染方面，西多福韦的给药方案是 1mg/kg，每周 3 次 [67]。没有观察到剂量限制性肾毒性，并且所有患者的感染都控制了。因此，这种给药方案已被用于造血干细胞移植患者中阿昔洛韦和膦甲酸耐药的单纯疱疹病毒感染。但是，还没有得到单纯疱疹病毒感染相关的数据。很少有报道记录局部应用西多福韦成功清除了造血干细胞移植中阿昔洛韦 / 膦甲酸钠耐药的黏膜皮肤感染 [68, 69]。已经在造血干细胞移植受者中检测到西多福韦耐药的单纯疱疹病毒菌株 [61, 62]。幸运的是，这些分离株对阿昔洛韦和膦甲酸钠仍然是敏感的。

局部应用的三氟尿苷、碘苷和阿糖腺苷主要应用于单纯疱疹病毒角膜炎。正在开发的新药包括 CMX001 和解旋酶 - 引物酶抑制药 [70]。CMX001 是口服给药的西多福韦的脂质共轭体，对 HSV-1 和许多其他 DNA 病毒（例如巨细胞病毒、腺病毒、天花）具有强大的抑制活性。解旋酶 - 引物酶抑制药（ASP2151- 最近与伐昔洛韦相对比应用于治疗生殖器疱疹）通过干扰单纯疱疹病毒的解旋酶 - 引物酶来抑制病毒 DNA 合成 [71]。但是，目前这些药物都没有被批准用于临床。

九、预防

根据 CDC、IDSA、ASBMT 和其他中心的建议，所有血清反应阳性的异基因移植受体需进行阿昔洛韦预防，以防止造血干细胞移植后早期阶段的单纯疱疹病毒再激活[72, 73]。尽管官方建议并且事实上大多数造血干细胞移植中心已使用单纯疱疹病毒预防性治疗，但关于普遍预防的决定并非没有争议。实际应用中各移植中心之间存在显著的差异[4]。推荐的方案是阿昔洛韦 200mg，每天 3 次，口服给药；或 250mg/m²，每 12 小时一次，静脉用药。伐昔洛韦是推荐的替代药物。抗病毒预防应在预处理开始时进行，并持续至植入或黏膜炎解决，即异基因造血干细胞移植后约 30 天。对于那些发生 GVHD 或"频繁的单纯疱疹病毒再激活"的患者，预防的持续时间可以延长至超过 30 天。预防性抗病毒治疗使单纯疱疹病毒的病毒脱落和再激活的发生显著减少，但当预防治疗停止时仍会发生疾病[3, 5]。当预防延长超过 30 天时，再激活的发生频率和疾病的严重程度会降低[74, 75]。已经在抗病毒预防中观察到针对单纯疱疹病毒抗原的免疫反应和特异性免疫重建的延迟[5]。这种延迟是有害的还是有益的尚不清楚。预防治疗的另一个争议是观察到在治疗时出现耐药性病毒，但很少出现在预防时[76, 77]。

已经有研究评估了长期抗病毒预防的疗效[77, 78]。三个中心的单纯疱疹病毒和水痘－带状疱疹病毒血清学阳性患者在造血干细胞移植后 1 个月、1 年内或超过 1 年接受了预防性抗病毒治疗。单纯疱疹病毒疾病的 2 年发病率分别为 31.6%、3.9% 和 0%。因此，长期抗病毒预防减少了疾病的发生 / 再激活，并且还可防止出现耐药性单纯疱疹病毒。高于推荐预防剂量的药物使用（植入后，阿昔洛韦 800mg，每天 2 次口服或伐昔洛韦 500mg，每天 2 次）并没有发生血液学毒性。可能合理的解释是更高剂量的抗病毒药物导致其血清药物水平的升高，从而防止出现耐药。在大多数移植中心，长期（至少 1 年）

预防被认为是造血干细胞移植患者防止水痘－带状疱疹病毒感染的标准治疗。因此，复发性单纯疱疹病毒疾病负担和病毒耐药性应该减少。有报道称接受阿昔洛韦预防的患者发生更早的植入[5]，但尚未得到其他研究的证实[52, 79]。

根本的预防措施是开发疫苗，这将阻止一般人群中的原发性单纯疱疹病毒感染，这一直是一个挑战[80]。灭活、亚单位、复制缺陷的病毒或裸露 DNA 疫苗是更好的选择，因为活疫苗在造血干细胞移植期间存在未知的再激活潜力。最新的疫苗在预防生殖器疱疹方面效果不佳[80]，并且在不久的将来也不会有有效的疫苗。此外，疫苗不太可能使那些已经血清学阳性的人获益，尤其是在血清反应阳性的深度免疫功能缺陷的造血干细胞移植受者中预防单纯疱疹病毒的再激活。

十、结论

自阿昔洛韦预防开始以来，造血干细胞移植早期阶段的单纯疱疹病毒再激活和疾病的发生率显著下降。然而，目前推荐的预防性治疗（持续至植入或大约第 30 天）可导致单纯疱疹病毒特异性免疫重建的延迟，并且在造血干细胞移植的后期仍会发生病毒再激活。然而，严重、内脏的和播散性的单纯疱疹病毒感染仍会发生，需要快速和特异性诊断以启动有效治疗。尽管病毒发生耐药的可能性在预防性治疗的情况下已降低，但治疗造血细胞移植后单纯疱疹病毒感染的患者仍然是一个重要的问题。防止早期停止预防后发生的延迟再激活和耐阿昔洛韦单纯疱疹病毒出现的可能，解决方案是延长单纯疱疹病毒预防的持续时间（另外，使用比目前推荐的更高的药物剂量）。同时，这将保护造血干细胞移植受者防止水痘－带状疱疹病毒再激活引发的更具致死性的感染。然而，在做出更长时间的预防建议之前，必须开展进一步的研究。

第 89 章
水痘 – 带状疱疹病毒感染
Varicella Zoster Virus Infections

Dora Y. Ho　Ann M. Arvin　著

安竞男　译

李　正　唐晓文　陈子兴　校

一、概述

　　水痘–带状疱疹病毒与疱疹病毒家族的其他病原体一样能够引起造血干细胞移植受者的严重感染[1,2]。与其他免疫缺陷患者相似，移植后严重的水痘–带状疱疹病毒与 T 淋巴细胞功能的损害有关[3,4]。水痘–带状疱疹病毒感染发生在初次接触病毒的造血干细胞移植患者或由于潜伏病毒的重新激活而复发的疾病中。原发性水痘–带状疱疹病毒感染的临床表现为水痘，其中未曾感染过水痘–带状疱疹病毒的易感个体接触该病毒将导致全身发热和不适症状以及典型的水疱疹。初次感染后，水痘–带状疱疹病毒潜伏在背根神经节细胞里。血清抗水痘–带状疱疹病毒 IgG 抗体提供了过去感染的证据，并表明该个体感染了潜伏的病毒。内源性潜伏性水痘–带状疱疹病毒的再激活通常导致带状疱疹，其中以局部皮肤分布水疱疹出现。复发性水痘–带状疱疹病毒感染在造血干细胞移植患者中也表现为不典型、非局限性带状疱疹，其临床表现难以与水痘相区别。原发性和复发性水痘–带状疱疹病毒感染均可引起造血干细胞移植受者发病，在某些情况下甚至死亡。

　　除了描述造血干细胞移植后水痘–带状疱疹病毒感染的临床模式外，在了解造血干细胞移植受者的病毒发病机制和宿主对水痘–带状疱疹病毒的反应方面也取得了重大进展。幸运的是，大多数由原发性或复发性水痘–带状疱疹病毒感染引起的疾病，一旦被迅速识别可以用抗病毒疗法有效治疗。虽然减毒活疫苗可用于预防儿童群体中的水痘和老年人群中的带状疱疹，但这些疫苗不推荐用于免疫缺陷患者。相反，一种实验性灭活水痘疫苗已经在造血干细胞移植受者中进行试验。使用抗病毒药物的预防方法也已经被评估。

二、病毒

　　水痘–带状疱疹病毒是疱疹病毒属 α 疱疹病毒亚组的成员。它是一种包膜病毒，具有由二十面体衣壳包围的双链 DNA 基因组[5]。水痘–带状疱疹病毒基因组包含大约 125 000 个碱基对，排列成长和短独特的片段，每个片段包含末端重复序列。水痘–带状疱疹病毒基因组至少具有 70 个不同基因的编码区。关于大多数水痘–带状疱疹病毒基因产物的信息是有限的，包括水痘–带状疱疹病毒蛋白在复制过程中调节病毒基因转录，并形成病毒衣壳、被膜和病毒包膜结构。一些水痘–带状疱疹病毒蛋白的功能已通过病毒基因组中的目标突变和评估结果得到证实；其他基因功能已从与 HSV-1 的同源性中推导出来，该病毒 1 型是 α 疱疹病毒亚组的原型。与单纯疱疹病毒一样，水痘–带状疱疹病毒的复制通常涉及病毒胸苷激酶的合成和激活，这使得病毒易受抗病毒制剂阿昔洛韦和相关药物的抑制。然而，由于水痘–带状疱疹病毒复制不需要胸苷激酶，因此可以通过暴露于该药物来选择不表达该抗病毒靶点的突变株，并可能引起与野生型病毒类似的感染。已知病毒糖蛋白 gB、gC、gE、gH 和 gI 以及具有结构和调节功能的病毒蛋白，包括 IE4、IE62 和 IE63 蛋白，是水痘－带状疱疹病毒感染后宿主反应的靶点。水痘－带状疱疹病毒作为无细胞病毒传播到易感宿主，但通过细胞间的扩散运输到受感染宿主的细胞。水痘－带状疱疹病毒糖蛋白 gB、gE、gI 和 gH 在细胞与细胞间的传播中起重要作用[6-11]。其他毒性因子通过使用水痘－带状疱疹病毒发病机制的严重联合免疫缺陷（SCID）小鼠模型，评估人类异种移植物中的水痘－带状疱疹病毒突变体[12]。

三、流行病学

（一）原发性水痘－带状疱疹病毒感染

原发性水痘－带状疱疹病毒感染或水痘比造血干细胞移植后第一年水痘－带状疱疹病毒再激活引起的疾病少得多，仅占该人群水痘－带状疱疹病毒感染的约 5%。水痘在美国发病率较低是有原因的，超过 85% 的人在 8 岁之前，由于每年在该国和世界其他温带地区发生的水痘流行而患有原发性水痘－带状疱疹病毒感染。然而，如果造血干细胞移植受者从未感染过水痘－带状疱疹病毒，在密切接触确诊病例后水痘的发病率就反映了传染给任何易感个体的风险，该易感个体被定义为先前未感染的个体。感染率从通过课堂接触传播约 30%，到通过家庭接触传播约 90%。与其他疱疹病毒相比，水痘－带状疱疹病毒可通过呼吸道传播，因此不需要与病变直接接触。儿童造血干细胞移植受者中原发性水痘－带状疱疹病毒感染的发病率高于成人，正如所预期的，风险与儿童的年龄成反比。在一系列病例中，54 例造血干细胞移植后水痘－带状疱疹病毒感染的儿童中，有 10 例（18%）有原发性水痘－带状疱疹病毒感染。虽然 25 名成人患者出现播散性皮肤水痘－带状疱疹病毒皮疹，但只有 2 名患者有原发性水痘－带状疱疹病毒感染的血清学证据[1]。虽然在某些情况下不能消除再感染的可能性，但流行病学证据显示，先前被感染的患者通常在新的水痘－带状疱疹病毒暴露后受到保护而免受感染，可能是因为尽管有免疫抑制性疾病或治疗，水痘－带状疱疹病毒的 IgG 滴度仍保持不变。在常规儿童免疫计划中添加水痘疫苗可减少每年水痘流行的程度，使得对水痘－带状疱疹病毒没有预先存在免疫力的造血干细胞移植受者暴露于水痘的可能性较小，而儿童造血干细胞移植受者更有可能具有对水痘－带状疱疹病毒疫苗诱导的免疫[13,14]。

（二）复发性水痘－带状疱疹病毒感染

造血干细胞移植后复发性水痘－带状疱疹病毒感染的报道发病率为 16%～63%[1,15-31]（表 89-1）。脐带血移植受者的水痘－带状疱疹病毒再激活风险最高，据报道，其发病率高达 80%[26,29]。造血干细胞移植后，复发性水痘－带状疱疹病毒感染的发生率高于实体器官移植受者（约 7%），但与接受联合治疗的霍奇金病患者的水痘－带状疱疹病毒再活化率相当。估计在没有基础疾病的成人中带状疱疹的年发病率为 0.5%[22]。

在造血干细胞移植之后，疱疹病毒的重新激活遵循可预测的时间模式[2]。HSV-1 在临床上移植后 2～3 周引起明显的表现，巨细胞病毒症状通常发生在移植后的第 2～3 个月。EB 病毒也可能在第三个月重新激活，而水痘－带状疱疹病毒复发出现在造血干细胞移植后的中位时间为 5 个月。尽管病例报道在第一周内及第一年后继续发生，但一般来说，移植后 2～10 个月复发性水痘－带状疱疹病毒感染的风险最高（图 89-1）。Locksley 等发现 80% 的患者在造血干细胞移植后出现水痘－带状疱疹病毒感染并在 9 个月内患病[1]。当抗病毒治疗的选择受到限制时，这些患者中有 21% 的病毒在内脏传播，12% 死于复发性水痘－带状疱疹病毒的并发症。回顾 1992—1997 年间接受同种异体造血干细胞移植的 100 名成年患者，41% 的患者在中位时间为 227 天（45～346 天）时发生水痘－带状疱疹病毒再激活[22]。在这些患者中，12% 发生在头 100 天；存活至少 2 年患者的发病率为 59%。在另一项儿童造血干细胞移植后水痘－带状疱疹病毒感染的回顾性分析中[24]，7 年期间移植的 109 名儿童中，33 名（30%）移植后发生水痘－带状疱疹病毒感染，包括 6 例水痘和 27 例带状疱疹。33 名儿童中有 24 名（73%）在移植后 1 年内感染了水痘－带状疱疹病毒。移植后 1 年和 5 年水痘－带状疱疹病毒感染率分别为 26% 和 45%。

造血干细胞移植后，水痘－带状疱疹病毒再激活率较高的因素包括供者和受者之间 HLA 基因型的相合程度，而急性或慢性 GVHD 是相关变量[23]。

表89-1 所选研究中造血干细胞移植后水痘-带状疱疹病毒感染的发生率

研究人	患者类别	潜在疾病	移植类型	水痘-带状疱疹病毒感染[a]		局限性（%）	非典型带状疱疹[b]（%）	水痘（%）
				n	%			
Blume, 1980[15]	儿童/成人	白血病	异基因/同基因	33	21			
Atkinson, 1982[16]	儿童/成人	白血病/再生障碍性贫血	异基因/同基因	98	52			
Locksley, 1985[1]	儿童/成人	白血病/再生障碍性贫血	异基因	1394	17	85	15	0
Ljungman, 1986[17]	儿童/成人	血液学恶性肿瘤	异基因	73	36	91	7	2
Wacker, 1989[18]	儿童	白血病/实体瘤	自体的	236	23	75	13	18
Schuchter, 1989[19]	儿童/成人	白血病/淋巴瘤	自体的	153	28	77	20	2
Christiansen, 1991[20]	成人	霍奇金病	自体的	28	32	100	0	0
Han, 1994[21]	儿童/成人	白血病/淋巴瘤/其他	自体的/异基因	1186	18	62	32	
Koc, 2000[22]	成人	白血病/其他	异基因	100	41	100	0	
Steer, 2000[23]	青少年/成人	白血病/其他	异基因	151	38	100	0	
Leung, 2000[24]	儿童	恶性肿瘤/其他	自体的/异基因	109	30	42	40	18
Offidani, 2001[25]	成人	白血病/淋巴瘤/其他	自体的	164	16	92	4	4
Tomonari, 2003[26]	成人	血液学恶性肿瘤	脐带血	40	80	88	12	
Erard, 2007[27]c	儿童/成人	白血病/淋巴瘤/其他	异基因 / 自体	720 / 212	25 / 21	80 / 87	20 / 13	
Kim, 2008[28]	成人	血液学恶性肿瘤	异基因外周血干细胞	192[d]	22	88	12	
Vandenbosch, 2008[29]	儿童	暂无	脐带血 / 异基因骨髓移植	37 / 77	46 / 31	65 / 96	35 / 4	
Su, 2011[30]	成人	白血病/淋巴瘤/多发性骨髓瘤	大部分是连续的自体/异基因；非清髓性	179	37	91	8	
Rogers, 2011[31]	成人	血液学恶性肿瘤	自体	56	16	68	32	

a. 发生任何水痘-带状疱疹病毒感染的患者百分比；b. 带状疱疹病毒感染的患者百分比；c. 包括中枢神经系统疾病、播散性疾病或内脏疾病；d. 27/192 名患者接受了长期低剂量阿昔洛韦预防性治疗
前7天未接受阿昔洛韦，如果单纯疱疹病毒阳性；仅包括未接受长期阿昔洛韦预防水痘-带状疱疹病毒的患者，但在造血干细胞移植人

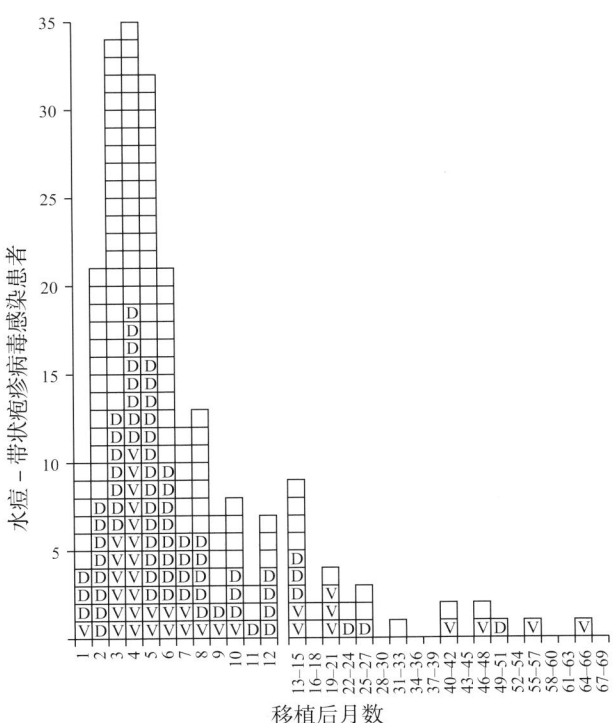

▲ 图 89-1　骨髓移植后水痘 - 带状疱疹病毒感染情况

□. 无并发症带状疱疹；V. 水痘；D. 带状疱疹播散（引自 Locksley 等，1985[1]。经牛津大学出版社许可转载）

在一个系列研究中，供受者 HLA 不相合的造血干细胞移植患者中有 64% 患有带状疱疹，而供受者 HLA 相合且无 GVHD 的移植患者中有 44% 发生带状疱疹。晚期水痘 - 带状疱疹病毒感染的风险增加了 4 倍（表 89-2）[16]。在第二个系列研究中，局限型慢性 GVHD 患者水痘 - 带状疱疹病毒再激活的发生率低于广泛型 GVHD 患者[22]。与慢性 GVHD 相关的非特异性抑制细胞的存在与水痘 - 带状疱疹病毒复发的高风险相关（表 89-2）[16]。移植后 30 天，CD4 T 细胞计数 < 200/μl，并且 CD8 T 细胞计

数 < 800/μl，与第一年内发生带状疱疹的风险增加有关[25]。许多证据表明，接受异基因或自体造血干细胞移植的患者复发性水痘 - 带状疱疹病毒的总体风险大致相同，尽管如上所述，脐血造血干细胞移植似乎使水痘 - 带状疱疹病毒再激活具有很高的风险[26]（表 89-1）。在一项研究中，28% 的自体移植患者发生复发性水痘 - 带状疱疹病毒感染[19]。复发的最初表现是局限性病变，77% 的患者有局限性病变，而 23% 的患者有非典型的非局限性带状疱疹，这与异基因造血干细胞移植受者中临床综合征的分布相当。接受自体造血干细胞移植治疗霍奇金淋巴瘤的患者中约 32% 有水痘 - 带状疱疹病毒感染[20]，这与霍奇金淋巴瘤和非霍奇金淋巴瘤患者的经验一致[32]。淋巴瘤患者中带状疱疹的发病率稍高可以解释这样一个事实，即接受自体造血干细胞移植的患者水痘 - 带状疱疹病毒的再激活率与接受异基因造血干细胞移植的患者相似，尽管 GVHD 并不常见。自体造血干细胞移植后，水痘 - 带状疱疹病毒感染的发病率和死亡率不能与异基因造血干细胞移植后水痘 - 带状疱疹病毒相关疾病的原始分析相比较，因为对自体造血干细胞移植患者进行抗病毒治疗是可行的。在 Schuchter 等的研究中，15% 的自体造血干细胞移植受者有皮肤播散，5% 有内脏播散，25% 出现临床表现，包括疱疹后神经痛（postherpetic neuralgia，PHN）和神经功能障碍[19]。在最近一系列的儿科造血干细胞移植患儿中，201 例异基因造血干细胞移植受者中有 61 例（35%）患有带状疱疹，而 109 例自体造血干细胞移植受者中有 10 例（9%）患有带状疱疹。发生带状疱疹的危险因素包括年龄 > 10 岁、异基因造血干细胞移植和异基因移植受者接受全身放疗[33]。

表 89-2　造血干细胞移植后水痘 - 带状疱疹病毒感染复发的风险与受体和供者的 HLA 匹配及受者发生移植物抗宿主病的关系[a]

| | HLA 相合 | | | HLA 不相合 | 同基因 |
| | 无 GVHD | 有 GVHD | | | |
		无抑制细胞	有抑制细胞		
患者数	25	21	19	14	19
晚期水痘 - 带状疱疹病毒感染（%）	24	38	47	36	11
任何时候的水痘 - 带状疱疹病毒（%）	44	57	79	64	21

a. 在与供者淋巴细胞的共培养中检测到非特异性抑制细胞，评估其对异抗原或刀豆球蛋白 A 增殖反应的影响（引自 Atkinson 等，1982[16]）

假如接受造血干细胞移植时，其原发疾病可能不影响水痘 - 带状疱疹病毒的再激活。然而，在接受自体造血干细胞移植的霍奇金病患者中，骨髓移植前有带状疱疹史与患者移植后早期水痘 - 带状疱疹病毒的高风险相关[20]。尚未发现水痘 - 带状疱疹病毒再激活可预测造血干细胞移植受者中原发疾病的复发。

（三）水痘 - 带状疱疹病毒再感染

水痘发生后的自然免疫通常可防止全身再感染。因此，水痘 - 带状疱疹病毒的症状性再感染在免疫功能正常的个体中非常罕见。对 9947 例水痘病例的监测表明，4.5% ～ 13.5% 的患水痘的儿童有先前水痘发作的记录，提示临床再感染可能比之前认为的更常见[34]。然而，这些水痘病例大多未得到实验室证实，其他儿童病毒性疾病也可出现水疱疹。此外，一项对成人的研究表明，以往的成人水痘感染史是不可靠的，因为缺乏病前血清样本中的水痘 - 带状疱疹病毒 IgG 抗体[35]。再感染可能偶尔发生在有原发性水痘 - 带状疱疹病毒感染的严重免疫缺陷患者中[36]。然而，由于非典型非局限性带状疱疹（在免疫缺陷患者中更为常见）和再感染之间的区别，需要通过 DNA 序列分析对引起初次感染的水痘 - 带状疱疹病毒分离物和新发病情况进行比较，因此这一假设难以证实。仅根据临床标准，尽管过去有水痘病史和存在免疫力的血清学证据，但据报道，白血病患儿在密切接触后可出现第二次水痘。然而经验表明，接触过原发性水痘 - 带状疱疹病毒感染的造血干细胞移植患者很少引起任何临床上明显的再感染迹象[2]。

四、发病机制与病毒免疫逃避

（一）原发性水痘 - 带状疱疹病毒感染

原发性水痘 - 带状疱疹病毒感染潜伏期 10 ～ 21 天的事实很难用实验室方法记录。流行病学证据表明，感染是通过接种在呼吸道黏膜部位开始（图 89-2）[5]。然后推测感染性病毒被转运到区域性淋巴组织，可能在这些部位经历局部复制阶段。水痘 - 带状疱疹病毒引起细胞相关病毒血症，尽管免疫系统的其他细胞，如树突状细胞可能受到感染，但它似乎特别针对 T 淋巴细胞。扁桃体 T 细胞高度容易被水痘 - 带状疱疹病毒感染，表明水

痘 - 带状疱疹病毒可以从呼吸道上皮细胞高效地转移到这些富含 T 细胞的局部组织中，作为原始宿主内传播的第一阶段[37]。细胞相关病毒血症出现在潜伏期的晚期，即水痘皮肤病变出现之前和之后。水痘 - 带状疱疹病毒是通过病毒培养从皮疹发病后 24h 内采集的 24% 外周血单个核细胞样品中分离的[38]。细胞相关的水痘 - 带状疱疹病毒血症可通过水痘 - 带状疱疹病毒 DNA 探针经原位杂交来检测，该探针在淋巴细胞中显示病毒 DNA，并通过 PCR 检测来自其他健康受试者的外周血单个核细胞样本中的病毒 DNA，这些受试者在出现皮肤损伤后立即进行检测[39]。在表达皮肤归巢标记物的活化记忆性 CD4 T 淋巴细胞中，扁桃体 T 淋巴细胞中的水痘 - 带状疱疹病毒感染增强，这提示细胞相关病毒血症可能与 T 淋巴细胞亚群的感染特别相关[37]。当皮肤皮疹发展时，水痘 - 带状疱疹病毒在上皮细胞中的复制可能通过将感染性病毒转移到迁移的 T 淋巴细胞群来扩增病毒血症，导致皮肤损伤的继发性"定植"。这些关于原发性水痘 - 带状疱疹病毒感染发病机制的观察表明，通过宿主反应或抗病毒治疗终止皮肤部位细胞相关病毒血症和病毒复制的效率，可能影响皮疹的程度和内脏传播的风险（图 89-3）。

病毒在非人类物种中的有限复制阻碍了动物模型中水痘 - 带状疱疹病毒发病机制的研究。遗传了 SCID 的小鼠可以用于支持分化为包含正常人类细胞群的人类组织的移植。这些被称为 SCID-hu 小鼠的动物，可以独立于宿主免疫应答对病毒复制的影响，为研究完整人体组织中的水痘 - 带状疱疹病毒和细胞相互作用提供了一个独特的机会[40, 41]（图 89-4；见文献 [11, 12, 42, 43]）。由于缺乏水痘 - 带状疱疹病毒的特异性免疫，模型中的条件与造血干细胞移植后立即发生的情况相似。SCID-hu 小鼠模型的实验表明，水痘 - 带状疱疹病毒可感染人的 $CD4^+$ 和 $CD8^+$ T 淋巴细胞，这证明水痘 - 带状疱疹病毒具有嗜淋巴性和嗜神经性疱疹病毒共同的致病机制[42]。水痘 - 带状疱疹病毒对人 T 细胞的趋向性及其对皮肤的感染性是水痘 - 带状疱疹病毒对人类疾病致病性的基本要素，但对水痘 - 带状疱疹病毒毒株的比较分析表明，这些趋向性是由不同的毒力决定因子介导的。例如，用于制备水痘减毒活疫苗的水痘 - 带状疱疹病毒毒株，即疫苗 Oka 株，在感染 $CD4^+$ 和 $CD8^+$ T 细胞的能力方面与低传代水痘 - 带

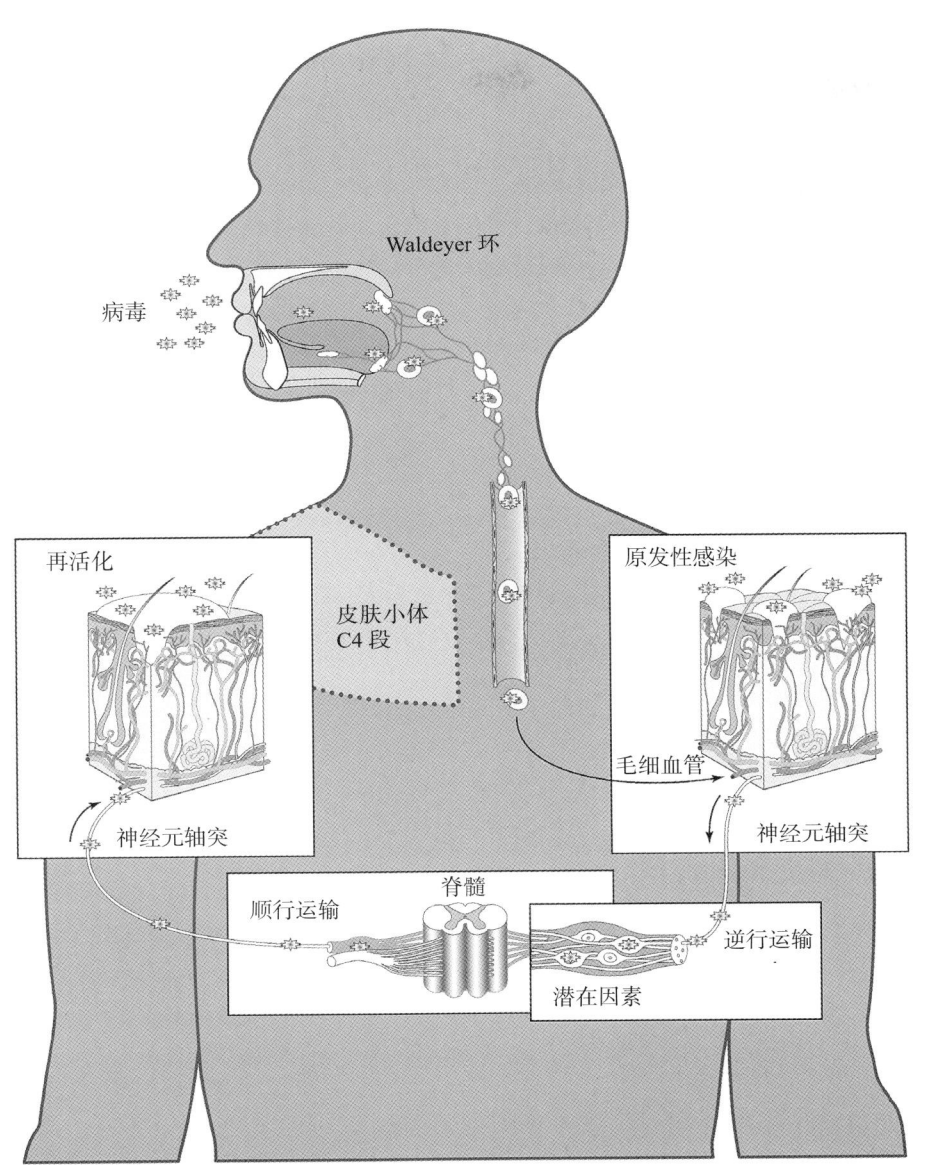

▲**图 89-2　人类宿主水痘－带状疱疹病毒感染的发病机制**

水痘－带状疱疹病毒感染是通过接种黏膜上皮细胞获得的。由于水痘－带状疱疹病毒是一种 T 细胞趋向性病毒，因此，Waldeyer 环淋巴组织中 T 细胞的感染可放大感染，然后受感染的 T 细胞可通过细胞相关病毒血症将水痘－带状疱疹病毒转运至皮肤。皮肤感染引起水痘相关的水疱疹。在皮肤感染期间，水痘－带状疱疹病毒通过精细神经末梢逆行轴突转运或通过细胞相关病毒血症进入感觉神经细胞体，在感觉神经节内建立终身潜伏感染。带状疱疹是潜伏性水痘－带状疱疹病毒再活化的结果。在活化过程中，水痘－带状疱疹病毒通过神经轴突的顺行运输进入皮肤，引起局部皮疹。在免疫功能低下的患者中，再活化可能导致 T 细胞感染和传播，伴有或不伴有皮疹

状疱疹病毒无明显区别，然而与亲本 Oka 株相比，其在人皮肤中的致病潜能显著降低，这可通过皮肤损伤的程度、病毒蛋白合成、感染性病毒产量，以及感染性病毒的释放来评估。在 SCID-hu 小鼠模型中，水痘－带状疱疹病毒从感染的 T 细胞转移到皮肤，随后出现水痘－带状疱疹病毒皮肤病变[44]。这些实验还揭示了水痘－带状疱疹病毒感染细胞附近的表皮细胞显著上调 IFN-α 的产生，而以抗体阻断 IFN-α/β 受体的实验显示了这些反应的生物学重要性。对 SCID-hu 小鼠模型中水痘－带状疱疹病毒和 HSV-1 复制的检测，也显示了细胞取向的显著差异，这些差异与临床观察到在免疫系统完整和免疫受损个体的病理效应相关。在 SCID-hu 小鼠中，

水痘－带状疱疹病毒引起皮肤种植体的深层大面积坏死，而 HSV-1 仅限于表皮。与水痘－带状疱疹病毒相比，HSV-1 对人 CD4$^+$或 CD8$^+$ T 细胞不具有感染性，这与临床差异一致，因为原发性水痘－带状疱疹病毒感染与免疫完整宿主的病毒血症无关。当水痘－带状疱疹病毒重新激活时，即使有强烈的免疫抑制造血干细胞移植受者和其他免疫缺陷患者也易患细胞相关的病毒血症，而单纯疱疹病毒血症在复发性单纯疱疹病毒感染期间是罕见的。

（二）复发性水痘－带状疱疹病毒感染

用限制性内切酶分析证明，水痘－带状疱疹病毒初次感染后在感觉神经节中潜伏，而带状疱疹是由其潜伏期病毒重新激活引起的，这一假设在 WAS

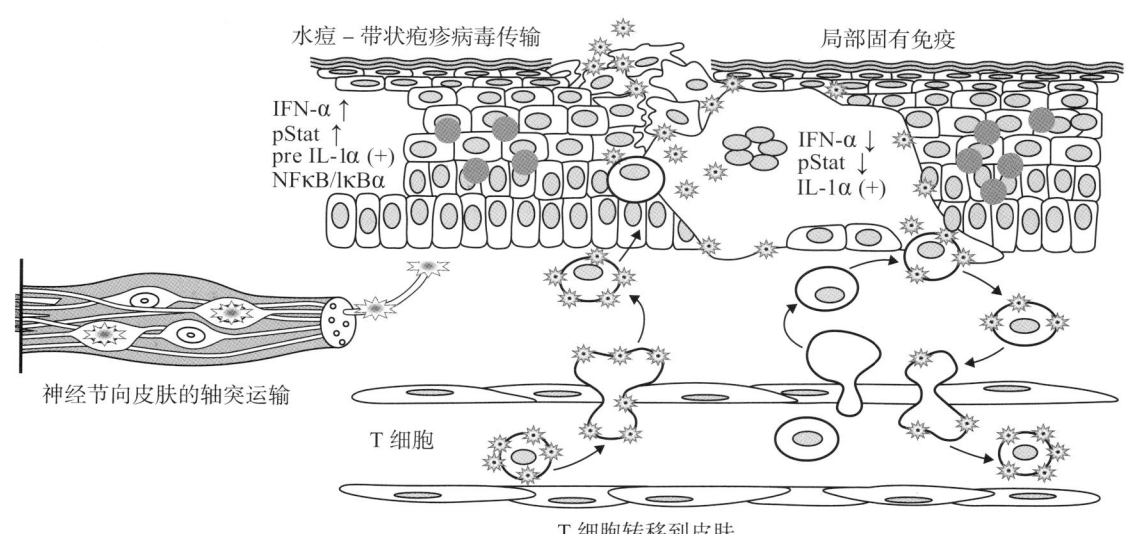

▲ 图 89-3　原发性和复发性水痘 - 带状疱疹病毒感染的发病机制受皮肤上皮细胞固有免疫反应的调节

此图描述了有关皮肤水痘 - 带状疱疹病毒感染发病机制中事件的新概念。在原发性水痘 - 带状疱疹病毒感染中，扁桃体淋巴组织内的 T 细胞被水痘 - 带状疱疹病毒感染。受感染的 T 细胞随后很快将病毒输送到皮肤上，并在毛细血管内皮通过迁移的 T 细胞的运输机制排出。然后感染的 T 细胞在复制的皮肤部位释放感染性水痘 - 带状疱疹病毒。10 ～ 21 天潜伏期的剩余时间是水痘 - 带状疱疹病毒克服足够的表皮细胞中固有的 IFN-α 和其他抗病毒反应的时间间隔，从而在皮肤表面形成含有水痘 - 带状疱疹病毒的典型囊泡病变。在邻近皮肤细胞中，信号转导和转录激活因子 -1（stat-1）、IL-1α 和核因子 -kappa B（NFκB）等固有反应的信号传导可防止水痘 - 带状疱疹病毒的快速、不受控制的细胞与细胞间扩散。当正常免疫监测中通过皮肤运输的未感染 T 细胞遇到早期皮肤损伤时，它们可能会被感染并放大病毒血症。当水痘 - 带状疱疹病毒从感觉神经元的潜伏期重新激活时，它通过轴突传递到皮肤。参与的皮肤小体中的水痘 - 带状疱疹病毒复制遇到先天性屏障作为初始宿主反应，随后出现清除活跃感染的水痘 - 带状疱疹病毒特异性 T 细胞。如果这些反应延迟，病毒可能进入迁移的 T 细胞，导致播散性水痘 - 带状疱疹病毒感染

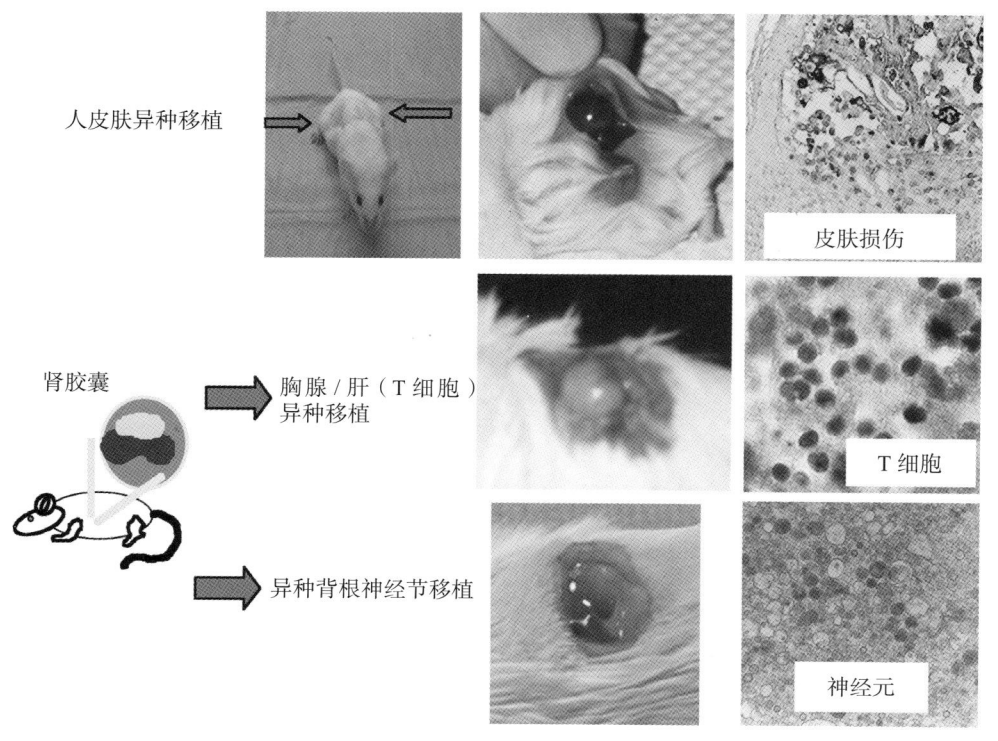

◀ 图 89-4　活体组织异种移植中水痘 - 带状疱疹病毒发病机制模型的建立

人组织异种移植在严重联合免疫缺陷的小鼠中得到维持。在具有皮肤、T 细胞（胸腺 / 肝脏）或背根神经节移植的小鼠中，可以评估其组织微环境中细胞的水痘 - 带状疱疹病毒感染。（有关此图的颜色版本，请参见彩图部分）

患儿中由单一水痘－带状疱疹病毒株引起水痘和随后发生的带状疱疹被证实[45]。在初发病毒攻击期间，水痘－带状疱疹病毒被假定为从皮肤传递到相应的神经节，也可能继发于细胞相关病毒血症的神经节的血液学传播。一旦进入神经节，水痘－带状疱疹病毒进入潜伏期，没有病毒明显复制，也没有造成细胞损伤。与单纯疱疹病毒相比，尚不能通过外植体培养或共培养技术从神经节组织中恢复出感染性水痘－带状疱疹病毒。然而，水痘－带状疱疹病毒核酸序列在人类神经节中的存在已经被证明是在从没有近期水痘－带状疱疹病毒感染的个体尸体解剖时取得的[5, 46-53]。与单纯疱疹病毒相比，原位杂交和PCR检测出多个水痘－带状疱疹病毒RNA序列，而单纯疱疹病毒仅在潜伏感染的神经元中检测到有限的基因转录。尽管对特定水痘－带状疱疹病毒基因观察的研究结果有所不同，在人背根神经节（dorsal root ganglia，DRGs）的尸体解剖中已经报道了与ORF4、18、21、29、40、62、63和66相对应的水痘－带状疱疹病毒基因的转录[52, 54, 55]。ORF63转录本是最多和最常见的[54]。水痘－带状疱疹病毒潜伏感染在三叉神经节中似乎比在胸神经节中更常见[50]。除了基因转录外，水痘－带状疱疹病毒蛋白在神经元胞质中的表达已经在没有带状疱疹的成人的尸检标本中被描述[48, 55, 56]。然而，当使用不含鼠或兔抗人血型A决定簇内源性抗体的试剂时，潜伏期水痘－带状疱疹病毒蛋白的表达没有得到证实[57]。血型A抗原在人神经元中表达导致非特异性反应。Mahalingam等进行大量的分析发现，仅在少数受试者中鉴定出极少的IE63－阳性神经元，Zerboni等也证实这一现象[55]，表明水痘－带状疱疹病毒转录本偶尔被翻译[58]。关于水痘－带状疱疹病毒神经发病机制和人感觉神经节细胞持续存在的病毒和宿主机制的基本问题仍然没有答案。

使用分子探针研究水痘－带状疱疹病毒DNA序列表明病毒在神经元中的持续存在[5, 49, 53]。在SCID小鼠肾包膜下移植入背根神经节可促进水痘－带状疱疹病毒神经发病机制的研究[59]。背根神经节异种移植物包含典型的背根神经节结构内的神经元和卫星细胞。病毒复制的初始阶段的特征是神经元和卫星细胞的感染，诱导这些细胞亚群的融合[11, 60]。此急性过程在4～8周内出现并向水痘－带状疱疹病毒潜伏期过渡，其特征是没有感染性病毒释放，

病毒颗粒组装停止，水痘－带状疱疹病毒基因组拷贝减少。此外，水痘－带状疱疹病毒感染的T细胞将病毒从循环中转移至背根神经节，提示水痘－带状疱疹病毒的嗜淋巴性促进其亲神经性。

水痘－带状疱疹病毒潜伏的维持，定义为没有症状性水痘－带状疱疹病毒再激活，也直接受到宿主对水痘－带状疱疹病毒反应的影响，这一点从水痘－带状疱疹病毒免疫受损时，造血干细胞移植后水痘－带状疱疹病毒再激活的高发生率可以明显看出。虽然单纯疱疹病毒的再激活对神经节细胞造成很少或无损伤，但水痘－带状疱疹病毒的再激活与受感染神经节中广泛的病毒复制有关，产生病理变化，包括坏死、炎症和神经细胞体的破坏。

与单纯疱疹病毒、巨细胞病毒和EB病毒相比，病毒培养法能够从将水痘－带状疱疹病毒无症状患者中恢复，但技术问题干扰了亚临床水痘－带状疱疹病毒再激活的检测。在移植后94天平均检测的患者中有19%记录到了临床水痘－带状疱疹病毒再激活（包括水痘－带状疱疹病毒PCR检测到的造血干细胞移植受者的细胞相关病毒血症）的发作[61]。在没有皮肤病变的造血干细胞移植患者尸检中可诊断出播散性水痘－带状疱疹病毒感染[1, 62, 63]。然而，用水痘－带状疱疹病毒PCR检测外周血单个核细胞提供了第一个病毒学证据，这些严重免疫损伤的患者可以在临床上无明显皮肤感染的情况下经历水痘－带状疱疹病毒再活化，并且在没有出现内脏播散迹象的情况下化解了感染。带状疱疹和复发性单纯疱疹病毒一样，是由于再活化病毒沿着神经通路从背根神经节潜伏部位传播所致。一些局限性带状疱疹的免疫缺陷患者进展为水痘－带状疱疹病毒血症，可能是因为T淋巴细胞在局部皮肤病毒复制部位受到感染。无皮肤病的造血干细胞移植患者亚临床细胞相关病毒血症提示，病毒也可能被再激活的神经元部位的循环淋巴细胞直接吸收。这种引起病毒血症的机制可以解释一些临床上观察到的造血干细胞移植受者非典型、全身性带状疱疹。由于T淋巴细胞的激活使该细胞群在体外更容易受到水痘－带状疱疹病毒的感染[37]，造血干细胞移植患者的细胞相关水痘－带状疱疹病毒血症，可能由于移植后活化的T淋巴细胞在循环中长时间持续存在而增强[64]。

（三）病毒免疫逃避
与许多病毒一样，水痘－带状疱疹病毒也具有

抑制宿主免疫系统识别的机制。如 SCID-hu 小鼠模型所示，我们发现水痘 - 带状疱疹病毒能显著降低被感染的成纤维细胞和 T 细胞上 MHC Ⅰ类蛋白的细胞表面表达[65]。尽管它们的合成没有受到影响，但在水痘 - 带状疱疹病毒感染的细胞中，MHC Ⅰ类分子保留在高尔基体内。这种效应可能使病毒在水痘 - 带状疱疹病毒发病过程中，包括 T 淋巴细胞相关病毒血症的关键阶段逃避 CD8+ T 细胞免疫识别。在相关实验中，我们发现水痘 - 带状疱疹病毒有能力阻止 MHC Ⅱ类蛋白的上调，而 MHC Ⅱ类蛋白通常在细胞暴露于 IFN-γ 时被诱导[66]。抗病毒的 CD4 T 细胞识别病毒感染的细胞时需要诱导 MHC Ⅱ类表达。用原位杂交法分析水痘病变的皮肤活检时，在病变附近的细胞中检测到 MHC Ⅱ类 RNA 转录物，但在感染水痘 - 带状疱疹病毒细胞中没有检测到。水痘 - 带状疱疹病毒感染抑制 IFN-γ 信号通路中干扰素调节因子（interferon regulatory factor，IRF-1）的转录和 Stat1A 和 Jak2 蛋白的表达。体内对水痘 - 带状疱疹病毒感染细胞的 MHC Ⅱ类表达的抑制，可能会暂时保护细胞免受 CD4 T 细胞免疫监视，在原发性或复发性水痘 - 带状疱疹病毒感染期间，皮肤损伤形成的前几天促进了局部病毒复制，即使宿主有水痘 - 带状疱疹病毒特异性 CD4 T 细胞，病毒也能在皮肤细胞中进行一段时间的复制。水痘 - 带状疱疹病毒还干扰细胞信号传导过程，该过程通过依赖于 IE62 蛋白的机制向 IFN-α/β 反应的初始诱导发送信号。相反，水痘 - 带状疱疹病毒诱导了 Stat3 的上调和抗凋亡蛋白生存素的产生[67, 68]。皮肤感染的发病机制需要 Stat3 诱导，这表明非致癌性疱疹病毒水痘 - 带状疱疹病毒在 EB 病毒和卡波西肉瘤相关疱疹病毒感染细胞中具有已知的相同作用。

五、宿主应答

原发性水痘 - 带状疱疹病毒感染与病毒特异性 IgG 和 IgM 抗体的形成和细胞免疫的获得有关，可以通过体外受水痘 - 带状疱疹病毒抗原刺激的 T 细胞增殖来证实。尽管水痘 - 带状疱疹病毒 IgG 抗体可以中和病毒感染，并在抗体介导的细胞毒性中发挥作用，但体液免疫在宿主对水痘 - 带状疱疹病毒的反应中似乎没有细胞介导的免疫那么重要。尽管产生了水痘 - 带状疱疹病毒 IgG 和 IgM 抗体，但免疫功能低下的儿童仍会发生进行性水痘，而这些儿童没有发生水痘 - 带状疱疹病毒特异性 T 淋巴细胞的增殖[69]。尽管水痘 - 带状疱疹病毒的循环抗体浓度很高，但免疫功能低下的患者（包括造血干细胞移植受者）仍会发生水痘 - 带状疱疹病毒再激活。在造血干细胞移植患者中，供者或受者的水痘 - 带状疱疹病毒抗体滴度与随后带状疱疹的发展之间没有定量关系[70]。一项回顾性研究检查了造血干细胞移植后的水痘 - 带状疱疹病毒 IgG 滴度，并在临床水痘 - 带状疱疹病毒再活化过程中，使用冷冻血清样本通过实时 PCR 测量了水痘 - 带状疱疹病毒 DNA 拷贝数[71]。在造血干细胞移植后的每个时间点，水痘 - 带状疱疹病毒感染患者和未感染患者的抗水痘 - 带状疱疹病毒滴度没有显著差异。然而，与局限性带状疱疹患者相比，弥漫性带状疱疹患者的抗水痘 - 带状疱疹病毒滴度较低，血清水痘 - 带状疱疹病毒 DNA 拷贝数较高。先前存在的抗水痘 - 带状疱疹病毒滴度与发病时的血清水痘 - 带状疱疹病毒 DNA 呈强负相关。因此，得出的结论是，预先存在的抗体并不能阻止造血干细胞移植受者中水痘 - 带状疱疹病毒再活化的发展，但可能有助于降低病毒开始时的载量。水痘 - 带状疱疹病毒特异性 T 淋巴细胞增殖减少的时期与免疫受损患者群（包括造血干细胞移植受者）对带状疱疹的易感性增加相关。在个别患者中，T 细胞增殖到水痘 - 带状疱疹病毒的丢失是症状性反应的必要但不充分的条件。相反，水痘 - 带状疱疹病毒特异性 T 淋巴细胞增殖与带状疱疹风险降低相关。

对水痘 - 带状疱疹病毒特异性细胞介导免疫的分析表明，随着移植间隔的增加，针对水痘 - 带状疱疹病毒抗原 T 细胞增殖逐渐恢复，有更多造血干细胞移植患者有可检测到的反应[4, 17, 61, 72, 73]。在自体造血干细胞移植患者中，恢复时间可能较短。这种对水痘 - 带状疱疹病毒抗原的细胞介导的免疫重建通常在造血干细胞移植后 9～12 个月观察到，这与水痘 - 带状疱疹病毒再活化的时间和对严重水痘 - 带状疱疹病毒疾病的易感性变得不常见有关。在造血干细胞移植患者中，IFN-γ 的产生与 T 细胞增殖恢复为水痘 - 带状疱疹病毒抗原有关，并随着移植时间的延长而增加。造血干细胞移植后，受水痘 - 带状疱疹病毒抗原刺激的外周血单个核细胞产生的 IL-10 也持续观察到，在恢复 T 细胞增殖为水

痘 – 带状疱疹病毒抗原的患者中，其产生率最高[72]。

在水痘灭活疫苗研究中，前瞻性地跟踪未接种患者水痘 – 带状疱疹病毒的 T 细胞增殖反应时，自体移植患者在移植前 30 天内的平均水痘 – 带状疱疹病毒刺激指数为 9.9 ± 2.32，30 天时检测不到反应，90 天时提高到 8.0 ± 1.63；第一年平均值指数继续增加（图 89–5）[32]。采用定量流式细胞术对移植后 6 个月的水痘 – 带状疱疹病毒免疫性进行评估，结果显示，在水痘 – 带状疱疹病毒刺激下，产生 TNF-α 的 CD4 T 细胞频率为 0.19%，而在无潜在疾病的水痘 – 带状疱疹病毒免疫成人中为 0.30%；产生 IFN-γ 的 CD4 T 细胞的平均百分比为 0.11%，相当于健康成人的频率[32]（图 89–6）。这些分析排除了患有带状疱疹的患者，表明水痘 – 带状疱疹病毒特异性 T 细胞反应可以通过亚临床水痘 – 带状疱疹病毒再激活而恢复，正如水痘 – 带状疱疹病毒 PCR 对没有感染迹象的造血干细胞移植受者检测所记录的那样，或者通过记忆 T 细胞群的重新扩展，这些记忆 T 细胞群通过移植的预处理方案后仍持续存在[61]。在这项前瞻性研究中，刺激指数每增加 1.6，带状疱疹的风险就降低了 19%；刺激指数 > 5.0 与 > 93% 的保护相关[32]。供者和受者的移植前免疫可促进水痘 –

带状疱疹病毒特异性细胞介导免疫的重建[74]。

然而很明显，病毒特异性细胞免疫的恢复延迟数月，并且水痘 – 带状疱疹病毒特异性 T 细胞免疫的恢复，通常直到患者再暴露于水痘 – 带状疱疹病毒抗原出现带状疱疹发作后才发生。Meyers 等发现 18 例患者中 16 例（89%）有症状的水痘 – 带状疱疹病毒复发后检测到 T 淋巴细胞针对水痘 – 带状疱疹病毒增殖，而 29 例患者中 15 例（51%）没有出现带状疱疹[4]。当带状疱疹发生时，造血干细胞移植受者显示水痘 – 带状疱疹病毒特异性 CD4 T 细胞增殖增加。我们发现，带状疱疹发作前的平均刺激指数为 2.2 ± 0.4，而水痘 – 带状疱疹病毒再活化发作已解决时的刺激指数为 28.1 ± 6.68[32]，这可能解释了为什么造血干细胞移植受者通常不易受带状疱疹反复发作的影响。

第一年，造血干细胞移植患者恢复细胞毒性 T 细胞，识别并溶解表达水痘 – 带状疱疹病毒蛋白的自体靶细胞[61]。约 50% 的造血干细胞移植患者在移植后平均 155 天检测时显示，水痘 – 带状疱疹病毒特异性 CTL 功能恢复（图 89–7）。然而，在造血干细胞移植受者中，识别水痘 – 带状疱疹病毒的 IE62 蛋白或糖蛋白 E（以前称为 gp Ⅰ）的 T 淋巴

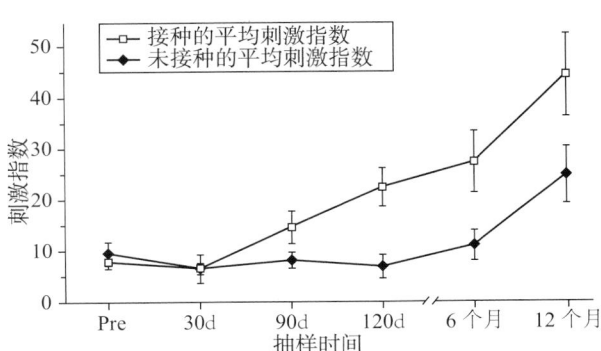

▲ 图 89–5　CD4 T 细胞增殖对水痘 – 带状疱疹病毒抗原的反应

以刺激指数测量的水痘 – 带状疱疹病毒抗原反应的 T 细胞增殖显示为接种（□）和未接种（◆）参与者的平均刺激指数（y 轴）；免疫评估时间显示在与造血干细胞移植时间相关的 x 轴上。在移植前和 30、60 和 90 天时接种灭活水痘疫苗；30 天时接种者的刺激指数代表移植前剂量后的反应；90 天时接种 3 剂，120 天、6 个月和 12 个月时接种 4 剂。误差线代表标准误差。每个时间点检测的患者数量如下：移植前：58 名未接种 /53 名接种；30 天：50 名未接种 /49 名接种；90 天：43 名未接种 /42 名接种；120 天：34 名未接种 /39 名接种；6 个月：30 名未接种 /34 名接种；12 个月：27 名未接种 /33 名接种（引自 Hata 等，2002[32]。经 Massachusetts 医学会许可转载）

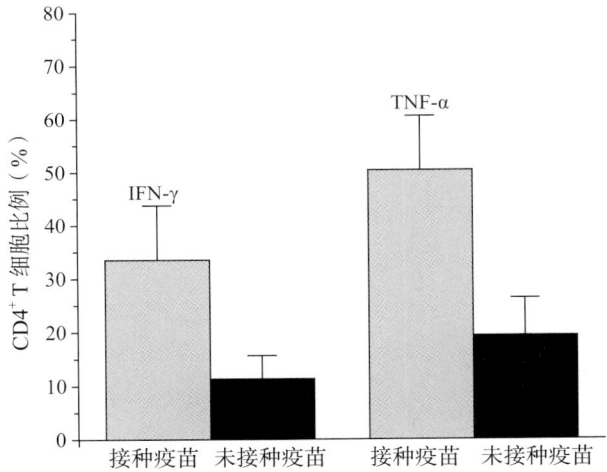

▲ 图 89–6　用水痘 – 带状疱疹病毒培养的 T 细胞内产生的 IFN-γ 或 TNF-α

在 19 名接种和 19 名未接种患者造血干细胞移植后 6 个月测定了表达 CD69 和细胞内细胞因子 IFN-γ（黑条）或 TNF-α（灰色条）的 CD4+ T 细胞的百分比。结果显示为平均反应细胞百分比 ± 标准误差。通过未配对 t 检验分析接种和未接种受试者水痘 – 带状疱疹病毒特异性应答细胞频率的差异：IFN-γ：P=0.07；TNF-α：P=0.03（引自 Hata 等，2002[32]。经 Massachusetts 医学会许可转载）

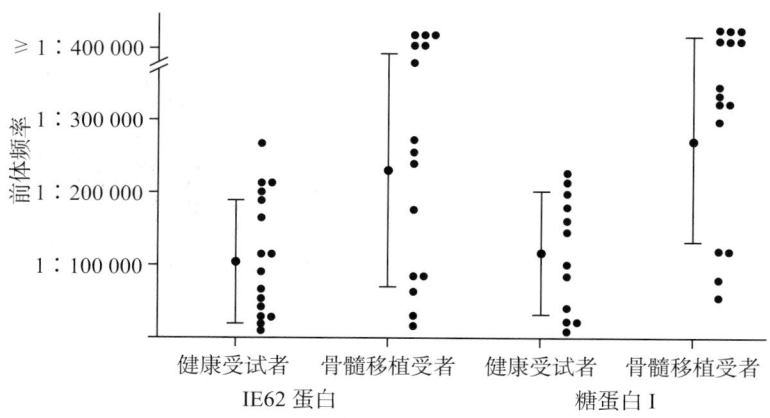

◀ 图 89-7　骨髓移植受者和健康受试者中水痘 - 带状疱疹病毒即刻早期蛋白和糖蛋白 I 特异的细胞毒性 T 淋巴细胞前体频率

前体频率估计的平均值 ± 标准偏差显示在测试单个骨髓移植受体和健康免疫受试者产生的单个数据点（黑圈）旁边（引自 Wilson 等，1992[61]。经牛津大学出版社许可转载）

细胞的平均前体频率，比识别健康免疫受试者外周血单个核细胞中这些病毒蛋白的 CTLs 的频率低 2 倍多。在这些试验中，与健康受试者的细胞表型模式相比，来自造血干细胞移植受者的培养显示 CD4+ T 细胞的增殖显著减少。CD8+ T 细胞在水痘 - 带状疱疹病毒刺激培养中占主导地位，反映了造血干细胞移植后循环 CD8+ T 细胞的相对增加。虽然 CD8+ T 淋巴细胞被定义为"经典"细胞毒性效应细胞，但人类 CD4+ 细胞也能有效地作为抗病毒 CTLs 抵抗许多病毒，包括水痘 - 带状疱疹病毒[75]。CD4+ T 细胞对水痘 - 带状疱疹病毒抗原的反应减弱可能解释了为什么在造血干细胞移植后，IE62 或 gE 蛋白的 CTL 前体的总频率明显低于健康的水痘 - 带状疱疹病毒免疫个体。IE63 蛋白和开放阅读框 4 和 10 编码的蛋白的辅助和细胞毒性 T 细胞应答，在原发性水痘 - 带状疱疹病毒感染完整宿主后维持数十年[76, 77]，其缺失可能与水痘 - 带状疱疹病毒再活化引起带状疱疹的高风险有关。

与病毒特异性 T 细胞免疫相反，造血干细胞移植后最初几个月，恢复了与健康人相当的 NK 细胞活性[78]。在水痘 - 带状疱疹病毒感染靶细胞的细胞毒性试验中，一些造血干细胞移植受者中具有表达 CD16 表面抗原的 NK 细胞的优势[61]。在水痘 - 带状疱疹病毒感染期间缺乏循环 NK 细胞或具有先天 NK 细胞缺陷的患者中，严重或致命的播散性水痘 - 带状疱疹病毒感染例证说明了 NK 细胞在宿主防御水痘 - 带状疱疹病毒中的重要性[79-82]。某些造血干细胞移植患者的淋巴细胞通过非抗原特异性的机制裂解表达水痘 - 带状疱疹病毒蛋白的靶点的能力，可能有助于在病毒特异性 T 细胞恢复之前限制水痘 - 带状疱疹病毒的复制。

六、临床表现

（一）原发性水痘 - 带状疱疹病毒感染

在高风险和健康儿童中，当出现典型的水疱疹时，临床上通常诊断为水痘[3, 24, 83, 84]。非免疫儿童从暴露到皮疹出现的时间间隔约为 14 天，范围为 10 ～ 21 天；免疫受损儿童的潜伏期可能更短。

由于其发病率低，对造血干细胞移植后水痘临床过程的具体描述有限，但从其他高危人群水痘的文献中进行归纳是合理的[83, 84]。免疫功能低下的儿童水痘最初表现与健康儿童相似。先兆症状可先于皮疹 24 ～ 48h，通常包括头痛、易怒、不适和发热。皮肤病变最常见于头皮、面部或躯干，通常伴瘙痒。每个病变开始时都是一个小的红斑，在一个不规则的红斑基底上形成一个直径为 1 ～ 4mm 的小疱，这是一个经典的"玫瑰花瓣上的露珠"。在高危儿童中，包括接受造血干细胞移植的儿童，小疱可能异常大，涉及更深的皮肤层。黏膜上的囊疱，包括结膜、口咽、直肠或阴道，在其他健康儿童中也很常见。水痘通常伴有低热，但高风险患者的体温升高可能高达 40.5℃，而且发热通常持续 3 ～ 4 天以上。

健康儿童的新囊疱形成通常持续约 3 天，范围为 1 ～ 7 天。免疫功能低下儿童的这一阶段通常会延长，超过一半的患者出现新病变超过 7 天[84]。虽然大多数免疫功能正常的水痘患儿的病变少于 500 处，但接受免疫抑制治疗的患者出现 1500 多处病变并不罕见。水痘的连续生长呈离心式，最后出现在四肢。这些后期的病变往往更广泛地发生在免疫功能低下的患者身上，除了手臂和腿外，还可能累及手掌和脚底。在正常分解的病变中，囊疱液迅速变浑浊，病变可能在结痂时形成脐状外观。在健康儿童中，疾病后期暴发的病变有时会在黄斑丘疹期后消退，但许多晚期病变也会在免疫功能受损患者的囊疱期进展。一般来说，完成病变结痂的时间是延长的。广泛的色素沉着和瘢痕可能被视为结痂的消退，可能是因为免疫低下患者的真皮深层参与。

在移植后最初 9 ～ 12 个月期间感染此病的患者出现严重水痘的风险最高[1]。造血干细胞移植后水痘的潜在并发症可以从其他免疫缺陷患者群中原发性水痘－带状疱疹病毒感染的临床经验中预测。造血干细胞移植受者可以与免疫抑制是由于淋巴增生性恶性肿瘤或实体瘤治疗引起的患者进行比较。在一大系列儿科癌症患者中，32% 在水痘过程中发展为内脏播散，其中水痘－带状疱疹病毒感染了肺、肝脏和中枢神经系统[83]。总死亡率为 7%，水痘肺炎患者的死亡率增加到 25%。当淋巴细胞绝对计数小于 500/μl 时，内脏受累的风险显著增加，当淋巴细胞计数下降到 100/μl 以下时，内脏播散率增加到 71%。在水痘－带状疱疹病毒的有效抗病毒治疗之前有 50% 以上被评估的患者中有 10 天左右内脏播散伴随着新的损害形成。根据对高危儿童水痘抗病毒治疗的原始研究中安慰剂受体的分析，死亡率为 17%；27% 的患者发展为水痘肺炎，19% 患有肝炎，6% 患有中枢神经系统疾病[84]。

在原发性水痘－带状疱疹病毒感染的并发症中，水痘肺炎是最常见危及生命的疾病。除轻度鼻炎和咳嗽外，呼吸道症状在简单水痘中不常见，需要对免疫功能低下的患者进行紧急评估。肺炎通常在皮疹出现后 3 ～ 7 天内发生，并迅速发展为呼吸衰竭。肺炎的临床症状可能仅限于呼吸急促、咳嗽和呼吸困难，听诊无伴随的异常表现。即使胸部 X 线检查异常很小，低氧血症的程度也可能会有明显的变化。

水痘可能与免疫活性宿主的肝功能异常有关，但肝脏受累通常是亚临床的。相反，免疫功能低下的儿童有暴发性水痘肝炎的风险，并进展为肝衰竭。严重的水痘通常伴有弥散性血管内凝血障碍，包括鼻出血、血尿和胃肠道出血。在高危患者中，皮肤病变出血被认为是一种不良的预后信号。出血通常是由于弥散性血管内凝血障碍和肝衰竭所致，但可发生孤立性血小板减少。呕吐和腹痛在无并发症水痘的儿童中不常见。严重的腹部或背部疼痛应被视为威胁生命的感染症状，并可能与无任何明显中枢神经系统疾病的情况下抗利尿激素分泌

不当综合征（syndrome of inappropriate antidiuretic hormone，SIADH）有关。有报道，这种不典型的水痘－带状疱疹病毒感染表现在造血干细胞移植后[85, 86]。虽然致病机制尚不清楚，但弥漫性水痘－带状疱疹病毒感染可引起胰腺炎和胃肠道疾病，如食管炎，可能导致这些症状，或可能发生感觉神经节发疹前感染。水痘脑膜脑炎在免疫功能低下的儿童中不常见，但当它发生时，通常与内脏受累的其他症状有关。有些患者的病程迅速恶化，直至死亡。中枢神经系统疾病的症状通常发生在皮疹暴发后 2 ～ 6 天之间，并可迅速发展为昏迷。脑炎可能先于皮疹出现[87]。临床症状包括呕吐、头痛、中枢感觉异常和癫痫发作。脑脊液通常表现为轻度到中度的多种细胞增多和蛋白质升高。SIADH 可能发生在脑膜脑炎患者身上[88]。

在免疫功能低下的水痘患者中，严重高血压是一个不良的预后信号。除与肾炎有关的病例外，其机制尚不明确。弥漫性水痘－带状疱疹病毒感染患者尸检发现肾上腺皮质坏死。

除了与病毒复制直接相关的并发症外，继发性细菌感染在原发性水痘－带状疱疹病毒感染免疫功能低下的患者中也是一种风险，而在其他健康儿童中也是如此。金黄色葡萄球菌和化脓性链球菌（A 组链球菌）是最常见的病原体，可引起蜂窝织炎、皮下脓肿和淋巴结炎。坏疽性水痘是由化脓性链球菌引起的一种极为罕见的坏死性筋膜炎综合征，即使在免疫健全的宿主中也有生命危险。除皮肤以外的其他部位的继发性细菌感染，包括细菌性肺炎、败血症性关节炎和骨髓炎，可能伴随水痘。葡萄球菌脓毒症可能发生，儿童留置导管可进展为相关的感染。

尽管资料有限，但造血干细胞移植后晚期水痘通常与并发症无关。4 名移植后 2 年患水痘的儿童患有类似于无免疫缺陷儿童原发性水痘－带状疱疹病毒感染的临床疾病，4 名造血干细胞移植后 105 ～ 350 天患水痘的儿童没有并发症[1, 74]。然而，有 1 名儿童在造血干细胞移植成功 6 年后患上了进行性水痘并伴有严重肺炎[89]。

（二）复发性水痘－带状疱疹病毒感染

1. 局部带状疱疹

局部带状疱疹是移植时呈血清学阳性的造血干细胞移植受者中水痘－带状疱疹病毒感染最常见的临床表现，Locksley 等的研究显示，在 231 例造血

干细胞移植受者中占 85%[1]。局限性带状疱疹皮疹通常先于受累皮肤中出现疼痛和感觉异常[5, 84, 90]。这些症状可能始于发疹前 5 天，从轻微的不适到非常严重的虚弱疼痛。最初疼痛的病因有时被误诊为胸膜炎、心肌梗死、急腹症或肾绞痛。在某些情况下，该症状之后没有出现任何皮疹[62]，但观察到典型的抗体应答或 PCR 可以检测到病毒血症，该综合征被称为"无疹性带状疱疹"[91, 92]。在健康受试者中，大约一半的病例涉及胸部皮肤病，13% ～ 20% 的病例发生脑神经疾病[84]。在造血干细胞移植患者中，水痘 – 带状疱疹病毒复发作用类似皮瘤，41% ～ 47% 的患者有胸皮瘤，16% 的患者有脑神经受累（表 89–3）[1, 22, 93]。

局部带状疱疹的皮肤病变表现为一个或多个部位的水痘样小疱簇，沿着皮肤节前后分布；通常，病变不穿过中线，但已发现一些涉及双侧皮肤节的病例。离散的小疱往往扩大形成融合病变。免疫功能低下的患者，包括接受造血干细胞移植的患者，局部水疱疹可能非常广泛，逐渐占据整个皮肤组织；病变可能会变成出血性病变，皮肤疾病持续时间延长[84]。在正常宿主中，新的损伤形成通常持续 3 ～ 7 天，随后进入脓疱和结痂形成阶段；预计 2 ～ 3 周后完全愈合。在高危患者中，停止新病变形成的平均时间为 8 天，平均 18 天结痂才完成。免疫抑制患者偶尔会出现持续数月的慢性皮肤水痘 – 带状疱疹病毒再活化[90, 94]。随着人类免疫缺陷病毒感染导致严重免疫受损患者临床经验的增加，关于水痘 – 带状疱疹病毒引起的疾病谱的知识继续扩充[95]。这些并发症中的许多现在被确认为造血干细胞移植受者发生水痘 – 带状疱疹病毒再激活。

当水痘 – 带状疱疹病毒再激活涉及脑神经时，免疫功能低下和免疫功能完备的患者更容易出现并发症[3]。35% 的患者发生角膜损伤、面部瘢痕、第Ⅶ对脑神经麻痹或听力丧失[1]。三叉神经眼支是带状疱疹的常见的分布部位。鼻腔囊疱病变的发展是眼部分支受累的一个标志，表明有眼部并发症的风险。眼部带状疱疹的临床表现包括结膜炎、角膜炎、前葡萄膜炎，或极少数泛眼炎（见文献 [96, 97]）。虽然角膜损伤很常见，但失明是带状疱疹性眼病的一种不常见并发症。与带状疱疹相关的视力丧失通常继发于球后神经炎。尽管比巨细胞病毒视网膜炎少见，但在造血干细胞移植后可观察到水痘 – 带状疱疹病毒引起的脉络膜视网膜病变。进展性视网膜外坏死（progressive outer retinal necrosis, PORN）是水痘 – 带状疱疹病毒坏死性脉络膜视网膜炎的一种独特形式，几乎只在获得性免疫缺陷综合征患者中发现，但在异基因造血干细胞移植后也有水痘 – 带状疱疹病毒相关的 PORN 病例报道[98, 99]。水痘 – 带状疱疹病毒再激活可能引起面神经麻痹，涉及第Ⅶ对脑神经。带状疱疹性中耳炎与膝神经节的水痘 – 带状疱疹病毒再活化有关，产生伴有单侧耳聋和前庭症状的 Ramsay Hunt 综合征。当第Ⅴ对脑神经的第二支受到影响时，腭部的口腔病变可能发展而没有任何皮肤病变。

脑血管炎是一种脑血管炎症综合征，伴有血栓形成和与脑神经神经节水痘 – 带状疱疹病毒再活化相关的微梗死（见文献 [100]）。在严重的情况下，可能导致大量血栓形成和对侧偏瘫[101]。CT 可以显示大脑中动脉分布区的梗死。病理结果包括动脉壁肉芽肿性炎症过程、单核细胞浸润、血管坏死和受影响动脉平滑肌细胞内的病毒颗粒。这种综合征是罕见的，没有证据表明造血干细胞移植或其他免疫功能低下的患者患脑血管炎的风险增加。然而，对于在带状疱疹症状后 6 ～ 8 周出现偏瘫的患者，认识到这种并发症是很重要的。

表 89–3　造血干细胞移植受者和复发性水痘 – 带状疱疹病毒感染健康个体与带状疱疹相关的皮节分布

	HCT 受体 a	健康人 b
患者数（例）	195	116
涉及的皮肤瘤（%）		
脑神经	16%	15%
子宫颈	17%	22%
胸廓	47%	53%
腰椎	20%	18%
骶骨	12%	8%
播散率（%）		
皮肤	23%	0%
内脏	13%	0%
死亡率（%）	7%	0%

a. 引自 Locksley 等，1985[1]。b 引自 Brunell, 1985[93]

当脊髓的前角细胞参与水痘－带状疱疹病毒再激活时，在颈、胸或腰骶部带状疱疹的健康人群中，约 10% 的人可能会出现炎症和坏死，进而导致运动障碍[92]。横断性脊髓炎和上升性麻痹是一种罕见的神经综合征，由复发性水痘－带状疱疹病毒感染伴或不伴免疫抑制引起，但免疫功能低下的患者往往预后较差。在对 31 名患者的回顾中，所有 14 名免疫功能良好的患者预后良好，而 17 名免疫低下的患者中只有 8 名预后良好[102]。

2. 疱疹后神经痛

免疫功能低下的患者患疱疹后神经痛的风险增加，这是所有患者人群中带状疱疹最常见的并发症。疱疹后疼痛的定义不同于皮肤病变结痂消失后持续的任何疼痛，也不同于持续 2 个月以上的疼痛。根据定义对疱疹后神经痛发病率的估计有所不同。在一项对健康人的研究中，9% 的带状疱疹患者出现了疱疹后神经痛，而 Locksley 等观察到造血干细胞移植后有 25% 的患者合并带状疱疹[1]，Offidani 等报道发病率为 32%[25]。Koc 等发现，疱疹后神经痛和周围神经病变是造血干细胞移植后水痘－带状疱疹病毒再活化最常见的并发症，在 100 例连续确诊病例中的有 68% 发生[22]。Onozawa 等评估了造血干细胞移植受者水痘－带状疱疹病毒感染后与疱疹后神经痛相关的危险因素[103]。高龄是自体造血干细胞移植中唯一的危险因素，但以他克莫司为基础的方案在高龄、男性和 GVHD 预防与异基因造血干细胞移植中疱疹后神经痛的风险增加相关[103]。疱疹后神经痛在儿童中是不常见的，即使在免疫功能受损的儿童中也是如此[90, 104, 105]；患带状疱疹的儿童造血干细胞移植受者中只有 2% ～ 3% 有持续性疼痛[24]。

继发性细菌感染皮肤病变和局部瘢痕在患有带状疱疹的造血干细胞移植患者中很常见，发生率分别为 17% 和 19%。

3. 皮肤和内脏播散

相比于其他健康受试者，造血干细胞移植患者经常进展为皮肤播散，定义为超过原发性皮肤病的五个水疱病变。据报道，17% ～ 24% 的造血干细胞移植受者存在皮肤播散，在移植后早期或晚期复发性水痘－带状疱疹病毒的患者中同样常见[1, 22]。在水痘－带状疱疹病毒再激活期间，造血干细胞移植受者也有内脏播散的危险（图 89-1）。由于它是水痘－带状疱疹病毒循环淋巴细胞感染的标志，皮肤播散提供了内脏播散风险的标志。然而，皮损局限于原发性皮肤病的患者也会发生内脏播散。没有抗病毒治疗，13% 造血干细胞移植的带状疱疹患者观察到内脏播散[22]。复发性水痘－带状疱疹病毒的内脏播散部位与播散性原发性水痘－带状疱疹病毒感染部位相同。临床并发症包括肺炎、肝炎、弥散性血管内凝血病和脑炎。伴随水痘－带状疱疹病毒再激活的死亡率几乎总是由病毒性肺炎引起，但是致命的急性重型肝炎和没有水痘－带状疱疹病毒肺炎的播散性血管内凝血病已经被报道[106]。早期研究表明，急性 GVHD 是唯一与水痘－带状疱疹病毒传播显著相关的危险因素[1]。带状疱疹发作可能引发皮肤 GVHD 的共同反应[107]。水痘－带状疱疹病毒也被确定为合并有慢性 GVHD 的造血干细胞移植患者晚期间质性肺炎的病原体[108]。

在复发性水痘－带状疱疹病毒局部皮肤暴发前 24 ～ 96h，造血干细胞移植患者出现内脏播散症状，偶会导致诊断延迟，或误诊为 GVHD 或其他并发症[109-111]。在这些患者中，临床表现以腹部疼痛为特征，通常为上腹部或脐周疼痛，伴有或不伴有恶心、呕吐或发热。在皮疹之前有腹部症状的患者中报道有胰腺炎、肝炎、胃肠出血、肠坏死、DIC 和 SIADH[63, 85, 109-112]。特别是造血干细胞移植后或其他免疫功能受损患者中描述了严重腹痛、SIADH 和弥漫性带状疱疹的三联征[111, 113, 114]。在一组 10 例患者中，出现腹痛、转氨酶和胰腺酶升高，与恶心（60%）、发热 > 38℃（60%）和呕吐（50%）有关[115]。4 名患者出现皮疹，在腹痛发作后每隔 4 ～ 14 天出现一次。5 例患者出现肺炎，5 例患者感染水痘－带状疱疹病毒后致死。内脏播散也可能发生，而没有任何皮肤疾病的迹象[116]；在这些情况下，水痘－带状疱疹病毒 PCR 可能有助于诊断[62, 113]。在 Locksley 等的研究中[1]，尽管尸检中发现广泛的器官感染，但 3 名造血干细胞移植患者在病程中有致命的水痘－带状疱疹病毒感染，没有皮肤损伤。在一项对 310 名 7 年内在单一机构接受造血细胞移植治疗的儿童进行的回顾性研究中[33]，201 名（32%）异基因和 109 名（9%）自体造血干细胞移植受者中有 61 名发生了带状疱疹。在带状疱疹临床诊断前 4 周已有 37 例 ALT 值数据的患者中，22 例（59%）患者的 ALT 水平升高，与 GVHD 无关。因此，尽管导致转氨酶升高和造血干细胞移植后腹痛的原因有很多，但应考虑水痘－带状疱疹病毒感染的可能性，尤其是在那些带状疱疹风险因素增加的患者中，应考虑到早期诊断和治疗干预[33]。

尽管带状疱疹的症状性中枢神经系统并发症很少，但免疫抑制也易导致中枢神经系统复发性水痘－带状疱疹病毒感染[117, 118]。100 例造血干细胞移植后复发的水痘－带状疱疹病毒患者中，有 2 例发生水痘－带状疱疹病毒脑炎[22]。在 310 名造血干细胞移植患儿的系列研究中[33]，有足够信息的 73 名患者中有 3 名涉及中枢神经系统。尽管水痘－带状疱疹病毒脑炎很少发生，但已报道致命的水痘－带状疱疹病毒脑炎病例[119]。在一些病例中，神经症状先于皮肤病变的暴发[87]。在评估这些患者时，重要的是要注意，异常的脑脊液发现是常见的，甚至在免疫功能正常的带状疱疹患者中也是如此。通过神经学检查发现，大约 40% 健康人无异常病变，只观察到淋巴细胞多形性增多和蛋白升高，而在此人群中，带状疱疹相关脑炎的发病率估计只有 0.2%～0.5%[20, 120, 121]。中枢神经系统疾病的临床症状和体征是头痛、畏光、脑膜炎和意识状态改变[120, 121]。神经症状通常出现在皮疹后的几天内。温度通常正常或稍高。癫痫发作是罕见的，但脑电图可显示弥漫性减慢或癫痫样活动。

正如所预期的，内脏播散的发生使水痘－带状疱疹病毒反复感染的死亡率大大增加，从总死亡率的 7% 增加到 55%。并发肺炎和脑炎的患者的死亡率高于仅患有脑炎的患者。

4. 非典型非局限性带状疱疹

造血干细胞移植后非典型的非局限性带状疱疹有时被归类为水痘，因为造血干细胞移植受者被认为缺乏水痘－带状疱疹病毒免疫，而与先前的免疫状态无关。然而，将综合征识别为不同的临床表现是有用的，因为感染的发病机制和宿主反应的时间可能受到内源性和外源性感染途径差异的影响，并且残存的免疫可能改变临床过程。非典型非局限性带状疱疹的发病率参差不齐，其发病率在造血干细胞移植后水痘－带状疱疹病毒再激活事件中从无到多达 25% 不等。临床上，非典型非局限性带状疱疹患者有与水痘相同的皮肤小疱。病变的数目是变化的，但往往广泛暴发，涉及面部、躯干、四肢、手掌和脚底。这种综合征发生在自体和异体造血干细胞移植受者中，在一个系列中占复发性水痘－带状

疱疹病毒发作的 21%[20]。未经治疗的感染的发病率很高，45% 的患者发展为内脏播散，在抗病毒治疗可用前期间导致 28% 的死亡率[1]。

5. 复发性水痘－带状疱疹病毒的第二次发作

造血干细胞移植后第二次水痘－带状疱疹病毒再激活是不常见的。约 2% 的患者有两次带状疱疹发作，平均在移植后 25 个月发生，发作范围为 4～41 个月。大多数报道的造血干细胞移植后第二次发作涉及相同的皮肤组织，但可能发生另一神经节的再活化[1]。

6. 潜伏性水痘－带状疱疹病毒的亚临床再激活

造血干细胞移植受者亚临床水痘－带状疱疹病毒再激活的发生，已通过 PCR 方法证明细胞相关的水痘－带状疱疹病毒血症[61]。37 例造血干细胞移植患者中，19% 随机筛查无感染迹象的患者检测到亚临床水痘－带状疱疹病毒再激活。7 名亚临床水痘－带状疱疹病毒血症患者中，有 2 名随后出现带状疱疹的临床症状，间隔分别为 60 天和 130 天。3 名造血干细胞移植后 17～85 天内出现亚临床水痘－带状疱疹病毒血症的患者在用水痘－带状疱疹病毒 PCR 重新检测时，发现细胞相关病毒血症被清除了；2 名患者没有用水痘－带状疱疹病毒 PCR 重新评估，但没有出现带状疱疹。因此，7 名亚临床病毒血症患者中的 5 名（71%）没有进展为临床感染。

七、实验室诊断

水痘－带状疱疹病毒感染的诊断可以通过多种技术进行，包括病毒培养、病毒抗原检测和病毒 DNA 检测。血清学检查有助于证明患者先前有原发性水痘－带状疱疹病毒感染，因此在感觉神经节中携带病毒，但是血清学检查对诊断活动性水痘－带状疱疹病毒感染没有帮助。PCR 技术以其灵敏、快速的特点，使许多传染病的诊断发生了革命性的变化，包括水痘－带状疱疹病毒的诊断。需要注意的是，临床标本中含有可能存在导致 PCR 检测假阴性结果的抑制药。

（一）组织培养细胞中病毒的分离

水痘－带状疱疹病毒可在临床样本中使用标准组织培养方法进行病毒分离[122]。病毒培养的最高产量取决于从皮肤损伤的底部获得囊疱液和受感染的细胞。囊疱液体可在结核菌素注射器中收集，或

使用棉花或涤纶（聚对苯二甲酸乙二醇酯）拭子收集。应立即将拭子放入病毒输送介质中，搅动并按压瓶侧以去除吸收的液体；在将拭子送至实验室之前，应将其从瓶中取出。如果需要保存数小时以上，则应将样本保存在干冰上或在 −70℃ 下冷冻；将样本保存在 −20℃ 下的标准冰箱冷冻柜中 24h 通常会使病毒失活。

组织培养中感染性病毒的最佳恢复需要使用二倍体细胞系或人类胚胎肺成纤维细胞。细胞病变效应在接种后 2 ～ 4 天内出现。由于在组织培养中检测病毒的平均时间为 7 天，因此病毒培养的诊断速度不足以影响大多数情况下的临床决策。组织培养对水痘－带状疱疹病毒检测的敏感性也明显低于对单纯疱疹病毒和巨细胞病毒的鉴定。离心增强等程序可能缩短检测细胞病变效应所需的时间。与其他疱疹病毒相比，水痘－带状疱疹病毒产生的斑块在形态上存在一些差异，但病毒分离物的特性必须通过用抗病毒特异性血清进行免疫荧光染色来证明。与巨细胞病毒的情况一样，壳瓶培养法提高了水痘－带状疱疹病毒分离的灵敏度，并允许提前鉴定阳性标本。这种方法结合了离心和染色与荧光素结合的针对水痘－带状疱疹病毒的单克隆抗体；阳性结果可在接种后 1 ～ 3 天内获得。组织培养法检测水痘－带状疱疹病毒的敏感性低于 DFA 法。

水痘－带状疱疹病毒从皮肤病变中恢复的可能性与病变的阶段直接相关，清澈的小疱液比脓疱或结痂的病变标本更可能呈阳性。水痘病变通常持续 3 天呈阳性，而病毒可在 1 周或更长时间才能获得。水痘－带状疱疹病毒可通过组织培养接种，从复发和原发性水痘－带状疱疹病毒感染免疫功能低下患者的外周血单个核细胞的标本中分离出来。与原发性水痘－带状疱疹病毒感染相关的脑膜脑炎相比，该病毒已从带状疱疹患者的脑脊液中分离出来。可在肺炎患者的支气管冲洗液中得到水痘－带状疱疹病毒。肺是最常见的尸检器官，水痘－带状疱疹病毒已从其中分离出来，病毒已可以从包括心脏、肝脏、胰腺、胃肠道、大脑和眼等许多部位获得。

（二）免疫荧光法直接检测感染细胞中水痘－带状疱疹病毒抗原

快速诊断皮肤水痘－带状疱疹病毒感染的最佳方法是从新鲜病变获得上皮细胞，并使用抗水痘－带状疱疹病毒抗原的荧光素结合单克隆抗体对

标本进行染色 [122, 123]。水痘－带状疱疹病毒特异性单克隆抗体与感染细胞内合成的病毒蛋白结合，染色前固定细胞使细胞膜通透，从而可以检测细胞质和细胞核以及细胞表面的水痘－带状疱疹病毒蛋白。这种方法称为 DFA 测试。获得标本的最重要步骤是破坏囊疱的顶部，以便从病变的底部收集完整的细胞。通过在去顶盖的病灶中旋转木质敷贴棒的钝端，或者用手术刀刮擦，并将材料转移到玻璃片上，可以有效地获得细胞。除非在玻片上至少有五个完整的细胞可见，否则不应该认为该样本足以用 DFA 方法处理。重要的是用试剂对一部分标本进行平行染色，以检测单纯疱疹病毒，因为水痘－带状疱疹病毒和单纯疱疹病毒病变在临床上往往是不可区分的，并为检测的特异性提供对照。DFA 片子的正确解读需要经验，最常见的错误是识别假阳性结果，因为缺乏辨别背景非特异性荧光的专门知识。如果患者的临床病程与基于 DFA 方法的水痘－带状疱疹病毒感染的诊断不一致，则实验室结果应受到质疑。DFA 和间接免疫荧光或免疫过氧化物酶法也可以用来证明水痘－带状疱疹病毒在播散性水痘－带状疱疹病毒感染患者肺、肝脏和其他器官的适当制备的组织切片中存在。

酶免疫分析法对于检测皮肤病变标本中的水痘－带状疱疹病毒抗原也是有用的 [122]。当没有用于 DFA 检测的实验室设备时，Tzanck 染色和其他细胞学方法可用于检测病变刮片中的多核巨细胞；然而，必须认识到假阴性是常见的，并且这些方法不能区分水痘－带状疱疹病毒和单纯疱疹病毒感染。疱疹病毒颗粒可以通过电子显微镜检测，但很少有诊断实验室配备此设备。该方法速度较慢，疱疹病毒的形态学也非常相似，无法用电子显微镜进行鉴别。

（三）病毒 DNA 检测

水痘－带状疱疹病毒 DNA 序列可以使用放射性标记或生物素化的核酸探针进行原位杂交或 South blot 过程检测 [39, 124, 125]。然而，近年来 PCR 已成为检测水痘或带状疱疹患者临床样本中水痘－带状疱疹病毒的首选诊断试验。水痘－带状疱疹病毒 PCR 检测可用于常规诊断，并可应用于血液、脑脊液、皮肤活检以及各种其他组织检查 [126, 127]。PCR 技术已经用于水痘－带状疱疹病毒基因分型以及将野生型水痘－带状疱疹病毒株与 Oka 疫苗株鉴

别，以用于水痘疫苗接种后暴发的调查[128-130]。此外，该技术对于中枢神经系统的水痘 – 带状疱疹病毒感染的早期诊断特别有价值。由于不同疱疹病毒引起的中枢神经系统感染可能导致难以识别的临床表现，因此还开发了能够并行检测这些不止一种疱疹病毒的 PCR 分析[131-133]。正在开发的检测水痘 – 带状疱疹病毒 DNA 的其他分子方法包括环介导等温扩增（loop-mediated isothermal amplification，LAMP）[134, 135]和微阵列[136-138]。

（四）血清学诊断

对未来造血干细胞移植受者进行水痘 – 带状疱疹病毒抗体的血清学筛查是在移植前建立免疫状态的一个有价值的工具。许多血清学方法可用于检测水痘 – 带状疱疹病毒的 IgG 抗体[3, 122]。检测水痘 – 带状疱疹病毒抗体最敏感的血清学方法是膜抗原荧光抗体染色（fluorescent-antibody staining of membrane antigen，FAMA），但这只是一种研究方法。其他相对可靠的确定免疫状态的方法包括 ELISA 和抗补体免疫荧光（anticomplement immunofluorescence，ACIF）。尽管市面上可买到的检测水痘 – 带状疱疹病毒抗体的 ELIS 试剂盒具有高度的特异性，但它们的敏感性不如 FAMA。这些方法通常不会产生假阳性结果，但是有 10%～15% 的假阴性。补体固定方法不是确定免疫状态的标准。乳胶凝集是建立水痘 – 带状疱疹病毒免疫状态的一种相对敏感和特异的方法[139, 140]。

虽然血清转化可记录原发性水痘 – 带状疱疹病毒感染，并在复发性水痘 – 带状疱疹病毒时提高抗体滴度，但急性感染的血清诊断需要配对血清，临床应用价值不大。在水痘患者中可以检测到水痘 – 带状疱疹病毒 IgM，但大多数复发性感染患者也会产生水痘 – 带状疱疹病毒 IgM，这可以在健康无症状个体中临时检测到[141]。因此，检测水痘 – 带状疱疹病毒 IgM 抗体在临床实践中价值不大，也不应使用。该试验可通过一些相关实验室进行，但很少在设立正确对照已知水痘 – 带状疱疹病毒 IgM 阳性样本的情况下进行试验。

在水痘疫苗的临床试验中，采用定量抗体检测法检测疫苗接种后对水痘 – 带状疱疹病毒的免疫应答。自然感染后的免疫反应通常更强劲，水痘 – 带状疱疹病毒抗体滴度比接种疫苗后高出 10 倍以上。糖蛋白 ELISA 可定量测定水痘–带状疱疹病毒抗体，以评估水痘 – 带状疱疹病毒特异性免疫状态[142, 143]。最初呈血清阴性的儿童在疫苗接种后 6 周时的 5gp ELISA U/ml 的糖蛋白 ELISA 水痘 – 带状疱疹病毒抗体滴度被认为与预防感染有相关性[142, 144]。然而，这种方法在商业上并不可行，并且会产生假阳性结果[145]。目前尚无可靠的血清学方法来评价水痘疫苗接种后的水痘 – 带状疱疹病毒免疫性。此外，使用市售方法在接种后检测水痘 – 带状疱疹病毒 IgG 抗体并不能提供预防水痘爆发的证据，水痘可能会发生在一些接触密切的接种者身上。

八、水痘 – 带状疱疹病毒感染的抗病毒治疗

（一）阿昔洛韦

阿昔洛韦是治疗原发性和复发性水痘 – 带状疱疹病毒感染的首选药物。阿昔洛韦对水痘 – 带状疱疹病毒的抗病毒活性遵循与其干扰单纯疱疹病毒复制相同的途径。病毒胸苷激酶将药物代谢为三磷酸盐形式，从而产生一种化合物，其作为病毒 DNA 聚合酶的竞争性抑制药和复制链终止子发挥作用。然而，虽然 HSV-1 和 HSV-2 分离物在体外通常分别被 0.125 和 0.215μg/ml 的阿昔洛韦抑制，但抑制水痘 – 带状疱疹病毒分离物所需的平均浓度通常为 0.82～4.64μg/ml，范围低至 0.3μg/ml，高至 10.8μg/ml[146]。

静脉注射阿昔洛韦 10mg/kg 或 250～500mg/m² 时，血浆浓度在 15～25μg/ml[84]。这些浓度是大多数水痘 – 带状疱疹病毒分离株的体外抑制浓度的几倍。相比之下，只有大约 20% 的口服剂量的阿昔洛韦被吸收。以 600mg/m² 的剂量给儿童患者口服，每天给予 4 次，产生 1.0～1.5μg/ml 的峰值血浆浓度[147]。每天给成人 5 次口服 200mg 阿昔洛韦（成年男性约为 115mg/m²）可产生大约 0.5μg/ml 的血浆浓度；将单位剂量增加到 600mg 可导致血浆浓度为 1.3μg/ml[148]。因此，抑制某些水痘 – 带状疱疹病毒分离株所需的阿昔洛韦浓度，可以显著高于预期口服给药所达到的平均峰值血浆浓度。

1. 水痘的抗病毒治疗

静脉注射阿昔洛韦治疗免疫功能低下的水痘患儿有可能终止细胞相关病毒血症，该病毒血症可在这些患者中产生恶性进行性病毒性肺炎，并防止水

痘肺炎的发生，每一种病毒性肺炎都与水痘的发生有关，这是致命感染的高风险[3, 5, 83, 149]。高危患者静脉注射阿昔洛韦治疗水痘的剂量为每8小时500mg/m² 或10mg/kg，持续用药7～14天。当在安慰剂对照试验中测试该剂量时，药物对推迟和皮肤病变消退天数的影响并不显著，但阿昔洛韦受者预防了水痘肺炎[150, 151]。造血干细胞移植受者移植后第一年内发生的原发性水痘－带状疱疹病毒感染应考虑静脉注射阿昔洛韦治疗。对高危患者进行水痘抗病毒治疗在皮疹出现后72h内开始药物治疗。父母和患者需要了解水痘病变的典型表现，因为许多病例发生时没有任何已知的暴露，在感染的早期及时诊断对成功抗病毒治疗至关重要。

免疫功能低下的接种过疫苗的儿童有囊疱突破的危险，父母也应接受有关体征和症状的教育，尽管疫苗接种有望提供一些预防严重疾病的保护作用。由于儿童和免疫低下患者的水疱疹还有其他原因，因此实验室应使用 DFA 或 PCR 技术确认临床诊断。虽然大多数儿童没有立即传播的临床症状，但预防性治疗的时间间隔非常短。在皮疹明显进展之前，必须决定开始抗病毒治疗，因为内脏播散同时发生。水痘肺炎的平均发病时间为6天未经治疗的高危患者中，大多数病例发生在4～8天内。除防止危及生命的传播外，阿昔洛韦治疗还可以最大限度地减少皮肤疾病的程度，并显著缩短完成愈合的时间[83]。更快速的皮肤病变的治疗也可以减少继发性细菌感染的风险。

有弥漫性水痘－带状疱疹病毒感染症状的免疫受损儿童或成人应立即接受静脉注射阿昔洛韦治疗。阿昔洛韦治疗水痘肺炎或其他内脏感染部位的疗效尚未在对照试验中确定。在最初的阿昔洛韦试验中，5名出现肺炎的安慰剂受试者在水痘皮疹出现后6～8天服用该药物，所有这些患者在开始服用该药物后都有所改善[151]。然而，在另一个系列中，4名高风险患者中有3名在开始治疗前至少5天没有接受治疗，这4名患者中有3名在开始治疗时有内脏扩散的证据；所有3名患者都有进行性水痘，2名患者死亡[152]。

在造血干细胞移植后9～12个月，如果患者没有 GVHD 的证据，并且没有接受免疫抑制治疗，则可以在不使用阿昔洛韦的情况下监测水痘的临床病程。然而，考虑到短疗程阿昔洛韦治疗水痘的预期益处，即使对健康儿童也是如此，因此阿昔洛韦的治疗是合理的。

2. 带状疱疹的抗病毒治疗

在安慰剂对照试验中，通过该药的广泛临床经验，阿昔洛韦已被证明对治疗免疫缺陷患者复发性水痘－带状疱疹病毒感染是有效的。静脉注射阿昔洛韦剂量为500mg/m² 或10mg/kg，每8小时一次。治疗应持续7～14天，或在停止新病变形成后持续2天，以较长疗程为准。

在安慰剂对照试验中，用阿昔洛韦疗法终止局部皮肤播散的进展[153]。52名接受治疗的患者中有1名患有进行性水痘－带状疱疹病毒疾病，而42名安慰剂接受者中有11名患有进行性水痘－带状疱疹病毒疾病。治疗导致出现局部带状疱疹的患者停止新病变形成的时间更短，结痂和愈合更快，并防止皮肤和内脏播散（图89-8）。阿昔洛韦缩短了局部病毒复制的持续时间，病毒培养物在治疗开始后仅4天内水痘－带状疱疹病毒保持阳性。根据这一经验，在水痘－带状疱疹病毒重新激活后72h内开始的阿昔洛韦治疗，可望将造血细胞移植患者新病变形成的持续时间缩短到大约3天。平均而言，早期抗病毒治疗应在4天内使急性疼痛停止，7天病变结痂，2～3周完全愈合（图89-8）。虽然早期阿昔洛韦治疗可能产生最好的结果，但是当治疗延迟超过3天时，临床益处仍然可以发生[153]。与安慰剂组17名患者中的3名相比，皮疹发病后3天以上开始治疗的29名免疫低下患者中无1例发生进行性带状疱疹。

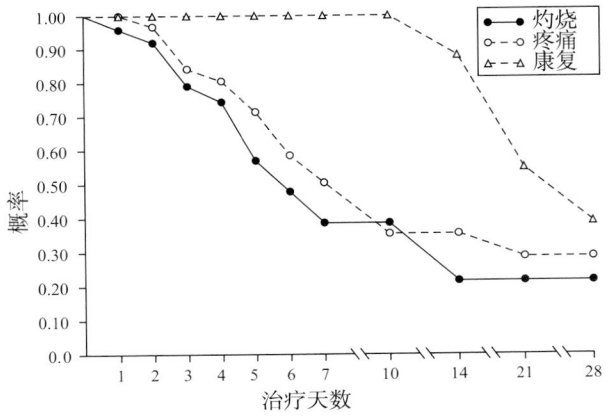

▲ 图89-8　按治疗日，病变烧灼（**23** 例患者；●）、病变疼痛（**31** 例患者；○）和没有完全愈合（**31** 例患者；△）的概率（引自 Meyers 等，1984[277]。经 Lippincott Williams ＆ Wilkins 许可复制）

虽然该药物消除了大多数患者水痘 - 带状疱疹病毒再激活威胁生命的并发症，但在一些接受阿昔洛韦治疗的 HCT 患者中，带状疱疹的复发仍是一个临床问题。在一组 40 名患者中，有 5 名（12%）在停止治疗后 4 天内出现新的病灶，其中 3 名患者复发[154]。早期阿昔洛韦治疗可延缓部分患者水痘 - 带状疱疹病毒特异性免疫功能的恢复。尽管如此，大多数患者对第二疗程的阿昔洛韦治疗有反应。

在前瞻性研究中，口服阿昔洛韦治疗造血干细胞移植患者带状疱疹的效果尚未完全确立，但这种给药途径适用于造血干细胞移植后晚期发生局部带状疱疹的特定患者。口服阿昔洛韦的生物利用度低，这种给药途径要求每次剂量 800mg，每天 5 次。大多数临床医生现在更倾向于使用伐昔洛韦，它是阿昔洛韦的前药；或使用泛昔洛韦，该药物具有增强生物利用度的作用（见下文）。接受口服阿昔洛韦的患者应监测进行性水痘 - 带状疱疹病毒感染的体征，如果出现并发症，应静脉注射药物。当患者接受标准静脉方案治疗时，出院后无须进一步的口服治疗。然而，在某些情况下，整个疗程可以通过静脉注射和口服药物的组合来实现。造血干细胞移植受者在停止治疗后可能具有更高的疼痛复发率。

3. 阿昔洛韦毒性

阿昔洛韦的安全性已在许多临床试验中得到证实。虽然造血干细胞移植患者对药物的耐受性较好，但不良反应的发生率较高。在一组患者中，40% 的治疗患者出现恶心和呕吐的胃肠道症状[154]。肾毒性（定义为血清肌酐增加 50%）也比使用阿昔洛韦治疗的其他患者群体更常见；据报道，接受阿昔洛韦治疗的造血干细胞移植患者中有 10%～25% 的血清肌酐异常，但是这些升高可能是由同时给予的其他药物引起的[154]。在任何情况下，由于阿昔洛韦是通过肾小球滤过排泄的，因此影响肾功能的其他药物，例如环孢素，可以相互作用，导致药物血浆浓度升高。

阿昔洛韦的剂量和剂量间隔应根据肌酐清除率的相对损害进行调整。对于 25～50ml/min 的清除率，剂量间隔应延长到每 12 小时 1 次，对于 10～25ml/min 的清除率，剂量间隔应延长到 24h 一次；如果清除率为 0～10ml/min，则剂量应减少到 250mg/m^2，每 24～48 小时 1 次。同样重要的是，在接受阿昔洛韦的患者中保持足够的水合作用，以避免药物在肾小管中沉淀。在接受阿昔洛韦治疗的肌酐清除率不足的患者中，已有少数急性神经毒性病例报道。检查出肝功能异常应被认为是水痘 - 带状疱疹病毒肝炎的可能证据，而不是药物毒性。阿昔洛韦不具有血液毒性，也不干扰造血干细胞移植受者的植入。

4. 阿昔洛韦耐药性

尽管在造血干细胞移植受者中水痘 - 带状疱疹病毒对阿昔洛韦的耐药性并不常见，但在这些患者和获得性免疫缺陷综合征患者中仍有报道[155-157]。在接受造血干细胞移植治疗的患者中，水痘 - 带状疱疹病毒感染未能消退，或在抗病毒治疗终止后不久复发，通常反映了宿主反应有限，在大多数情况下不应归因于阿昔洛韦耐药。当它发生时，抗病毒耐药通常由胸苷激酶突变介导，但病毒 DNA 聚合酶的突变也被报道[158, 159]。有趣的是，胸苷激酶突变既可以是暂时性的，也可以是空间划分性的。Brink 等报道，当天获得的脑脊液或皮肤囊疱液中含有突变序列[160]，同时血浆样本发现具有野生型胸苷激酶序列。因此，如果怀疑有抗病毒耐药性，应尽可能对血浆和其他受影响身体部位的样本进行分子诊断。

（二）其他抗病毒化合物

泛昔洛韦和伐昔洛韦是核苷类似物，分别是喷昔洛韦和阿昔洛韦的前药。这两种药物都已获准在免疫健全的宿主中治疗带状疱疹[161-164]。类似于阿昔洛韦，喷昔洛韦被病毒胸苷激酶磷酸化，并且作为病毒 DNA 聚合酶的竞争性抑制药，但不同于阿昔洛韦，它不是必需的链终止剂。这些前药的优点是口服后比阿昔洛韦吸收得更好，再加上类似于阿昔洛韦的安全性；然而，它们对于治疗由阿昔洛韦耐药株引起的水痘 - 带状疱疹病毒感染无效[155-157]。尽管尚未进行对照试验以确定这些抗病毒药物在造血干细胞移植患者中的临床疗效，但伐昔洛韦或泛昔洛韦可能对那些在复发性水痘 - 带状疱疹病毒再激活期间被认为具有低内脏播散风险的特定患者有用。关注这些非常有效吸收药物的剂量是必要的，因为在造血干细胞移植受者中已经报道了伐昔洛韦的毒性，表现为血小板减少性紫癜和溶血尿毒综合征[165]。血浆浓度接近静脉注射阿昔洛韦所达到的浓度，除非患者改变了胃肠道功能，这可能会阻碍其在一些造血干细胞移植受者中的使用。泛昔洛韦和伐昔洛韦需要较少的频率给药，对患者更方便，但这些药物比口服阿昔洛韦更昂贵。

焦磷酸盐类似物膦甲酸通过抑制病毒 DNA 聚合酶，从而对水痘 – 带状疱疹病毒具有抗病毒活性，并且对阿昔洛韦或泛昔洛韦耐药的分离出的病毒具有抗病毒活性[95, 155, 166]。其临床应用由于潜在的肾毒性和耐药性的出现而变得复杂[167, 168]。

西多福韦是一种核苷酸药物，可用于耐药菌株，但临床经验有限。该药的严重不良反应包括严重的肾毒性、代谢性酸中毒、中性粒细胞缺乏和眼部并发症。

更昔洛韦对水痘 – 带状疱疹病毒具有与阿昔洛韦相当的体外抗病毒活性，但由于毒性较大，其治疗水痘 – 带状疱疹病毒感染的临床研究尚未开展。然而，对患有巨细胞病毒感染的造血干细胞移植受者应用更昔洛韦可能改变同时发生的水痘 – 带状疱疹病毒感染的过程。

阿糖腺苷，第一种被证明对治疗免疫缺陷患者中的水痘 – 带状疱疹病毒感染具有临床益处的抗病毒药物，通过不同的途径抑制水痘 – 带状疱疹病毒，但是比阿昔洛韦疗效差，临床不再应用[154]。胸腺嘧啶核苷类似物布里夫定及其阿拉伯呋喃基衍生物索立夫定，对水痘 – 带状疱疹病毒和单纯疱疹病毒也有较强的抗病毒活性。单次每日 125mg 的布里夫定治疗带状疱疹有效，而阿昔洛韦 800mg 每天 5 次，泛昔洛韦 250mg 每天 3 次，全部口服[169, 170]。然而，布里夫定和索立夫定的代谢产物阻断了抗癌药物氟尿嘧啶的降解，导致氟尿嘧啶积累到毒性水平。在美国，由于与氟尿嘧啶的这种致命相互作用，以及担心它可能被无意中用于接受这种药物的患者，所以索立夫定的研发在美国终止[171, 172]。溴夫啶被批准在一些欧洲国家销售，包括德国和意大利，但是在服用氟尿嘧啶、其前药（如替加氟、卡培他滨）或其他抗代谢药物的癌症患者中禁止使用。溴夫啶在美国没有批准使用。

早期研究显示，人重组白细胞干扰素对免疫缺陷的带状疱疹患者具有显著的临床疗效，为治疗耐药性水痘 – 带状疱疹病毒感染提供了核苷类似物的替代药物[173]。然而，考虑到其他抗病毒药物的可用性，这种方法现在很少被采用。

应当指出，尽管这些药物具有抗水痘 – 带状疱疹病毒活性，但没有证据表明这些抗病毒药物的组合可改善水痘 – 带状疱疹病毒感染的治疗，并且可能发生不利的药物相互作用。

（三）抗水痘 – 带状疱疹病毒药物发展

目前，许多抗水痘 – 带状疱疹病毒的新型抗病毒药物正在研发中，包括螺旋酶底物抑制药（helicase–primase inhibitors，HPI）、双环核苷类似物（bicyclic nucleoside analogs，BCNAs）、西多福韦的酯衍生物和新的核苷类似物。

ASP2151（也称为阿莫奈韦）是一种新型螺旋酶 – 原酶抑制药，是一种对水痘 – 带状疱疹病毒和 HSV–1、HSV–2 具有强活性的非核苷类噁二唑苯基衍生物。该药物在体外和体内均明显强于阿昔洛韦（例如，ASP2151 在 $0.038 \sim 0.10\mu M$ 的抗水痘 – 带状疱疹病毒 EC_{50} 比阿昔洛韦在 $1.3 \sim 2.7\mu M$ 的抗水痘 – 带状疱疹病毒 EC_{50} 强）[174]，对阿昔洛韦耐药病毒有活性。它是口服的，并已在几个临床试验中评估。一项随机、双盲对照试验显示，与伐昔洛韦相比，3 天或 1 天疗程的 ASP2151 治疗复发性生殖器疱疹似乎是有效和安全的选择[175]。此外，一项剂量研究发现，3 种不同剂量的 ASP2151 与伐昔洛韦在带状疱疹患者中的疗效和安全性，但尚未报道结果（Clinical Trials.gov.Identifier：NCT00487682）。

双环核苷类似物是已报道的最有效的抗水痘 – 带状疱疹病毒药物，其体外抗水痘 – 带状疱疹病毒活性在 ≤ 1nM 的浓度，比阿昔洛韦活性至少高 1000 倍（参见文献 [176, 177]）。尽管螺旋酶 – 原酶抑制药对水痘 – 带状疱疹病毒和单纯疱疹病毒的作用相同，但是双环核苷类似物对水痘 – 带状疱疹病毒具有选择性，因为它们需要水痘 – 带状疱疹病毒胸苷激酶介导的磷酸化激活，但是单纯疱疹病毒胸苷激酶不能识别它们。此外，细胞质和线粒体胸苷激酶都不能磷酸化双环核苷类似物，从而解释了它们的低毒性[177, 178]。FV100 是双环核苷类似物 Cf1743 的前药，在研究其药代动力学和安全性的随机、双盲、安慰剂对照试验中，健康受试者耐受性良好[179]。2010 年 12 月，也完成了评估 FV100 与伐昔洛韦相比治疗带状疱疹的 II 期临床试验，但迄今尚未报道结果（Clinical Trials.gov.Identifier：NCT00900783）。尽管双环核苷类似物有效，但是阿昔洛韦或布里夫定胸苷激酶突变体可能对这类抗病毒药物产生交叉耐药性[177]。

CMX001 是西多福韦的脂质体，生物利用度增强，而且在体外测试时对双链 DNA 病毒（包括疱疹病毒）的活性显著高于西多福韦[180]。在健康志愿者中发现这种药物耐受性良好[181]。当 13 例免疫缺陷患者接受腺病毒重症感染后补救治疗时，CMX001 没有严重的不良反应[182]。在巨细胞病毒感染和 BK 感染的免疫缺陷患者中评价其安全性和耐受性的早期临床试验已经完成（Clinical Trials.gov Identifiers： 分 别 为 NCT00942305 和 NCT00793598），并且正在进行其他几个临床试验来评价该药物的安全性和有效性。目前尚无临床数据证明这种药物用于水痘或带状疱疹治疗，但鉴于其效力和安全性特点，它在治疗阿昔洛韦耐药的水痘 - 带状疱疹病毒方面可能具有重大作用。

伐马洛韦是无环鸟苷衍生物（R）、[4- 羟基 -2-（羟甲基）丁基］鸟嘌呤（H2G）的双酯前药。它已经在一个随机、双盲研究中进行了试验，用于治疗免疫功能正常的成人带状疱疹，并与伐昔洛韦进行比较[183]。用 3 种不同剂量（1000、2000 和 3000mg/ 天）检测伐马洛韦。对于"第 28 天带状疱疹皮疹结痂的时间"的初步疗效测量，发现前两种较高剂量不差于伐昔洛韦 1000mg，每天 3 次。然而，对于某些次要终点（新病灶形成停止的时间和第 120 天疼痛停止的时间），所有伐马洛韦组都较差。需要进一步研究来评估这种药物治疗水痘 - 带状疱疹病毒的潜力。

（四）疱疹后神经痛的治疗

虽然阿昔洛韦显著利于治疗急性带状疱疹，但它对疱疹后神经痛发病率的影响难以确定。疱疹后神经痛的不同定义对于抗病毒和辅助治疗的评估是复杂的。对几种安慰剂对照试验的荟萃分析显示，一些口服阿昔洛韦治疗带状疱疹的安慰剂对照试验表明，长期疼痛减轻[184, 185]；然而，Cochrane 回顾综述认为，在带状疱疹急性期口服阿昔洛韦并不能显著降低疱疹后神经痛的发生率[186]。与长期疼痛改善相比，阿昔洛韦更有效地改善与带状疱疹相关的急性疼痛，这一事实表明疱疹后神经痛的机制不同。持续的水痘 - 带状疱疹病毒复制不可能解释疱疹后疼痛。相反，有人认为，最初的神经元感染和相关的炎症可持续数月，导致受损传入神经的去分化、异位活动受限，以及传递中枢疼痛信号的神经元的兴奋性增强（参见文献 [187]）。

目前治疗疱疹后神经痛的方法[187-189]包括阿片类镇痛药[190]、三环类抗抑郁药[191-194]、抗癫痫药，如加巴喷丁[195, 196]、普瑞巴林[197, 198]和双丙泊酚钠[199]。局部应用利多卡因或辣椒碱贴片或乳脂也可以提供一些缓解。

虽然口服或鞘内注射皮质类固醇作为辅助治疗可能有助于缓解疾病急性期的带状疱疹相关的疼痛[200-202]，但类固醇治疗对预防疱疹后神经痛无效[202, 203]。然而，鞘内皮质类固醇治疗可以缓解一些患有疱疹后神经痛的顽固性疼痛[204]。治疗疱疹后神经痛的药物干预通常联合使用，或按顺序使用，因为没有一种方法对大多数患者有益。一些其他方法的益处，如神经轴和交感神经阻滞[205]、脊髓刺激[206]、静脉内利多卡因[207]或冷冻疗法[208]尚未得到令人信服的证明。许多其他药物（例如选择性 5- 羟色胺再摄取抑制药度洛西汀和文拉法辛、曲马朵或他喷他多）也被用于治疗包括疱疹后神经痛在内的神经性疼痛，但目前缺乏随机对照试验的临床数据[187]。

九、水痘 - 带状疱疹病毒感染的预防

（一）水痘 - 带状疱疹免疫球蛋白

水痘 - 带状疱疹免疫球蛋白是由人高滴度免疫血清制备的含有水痘 - 带状疱疹病毒 IgG 抗体的被动抗体制剂。VariZIG（Cangene 公司，Winnipeg，Canada）是目前美国唯一可用的水痘 - 带状疱疹免疫球蛋白制剂，并于 2012 年 12 月被美国 FDA 批准用于重症高危人群中水痘的暴露后预防。产品为冻干剂型，当适当重组后，是约 5% 的 IgG 溶液。剂量为每 10kg 体重肌内注射 1 瓶（125U），儿童患者体重≤ 2kg 时，最小剂量为 62.5U，患者体重＞ 40kg 时，最大剂量为 625U。如果 VariZIG 不可用，一种替代方案是静脉注射免疫球蛋白，它可以以 400mg/kg 给药[209]。

水痘 - 带状疱疹病毒血清阴性、免疫受损的儿童或未感染过水痘 - 带状疱疹病毒的成人，包括造血干细胞移植受者暴露于 V2V，是应用 VariZIG 或 IVIg 实施被动抗体预防的指征[165, 210]。造血干细胞移植受者一般被认为是非免疫性的，不管他们自身或捐赠者是否有水痘病史或水痘疫苗接种史。然而，如果移植后出现水痘或带状疱疹，则应将其视为免疫状态[210]，暴露后就不是指示被动抗体预防

的指征。尽管 VariZIG 可以在暴露后 10 天内给药，但被动抗体预防应该在 96h 内给药，最好是在暴露后 48h 内给药 [211]。水痘暴露定义为与处于水痘传染期的儿童进行至少 1h 的家庭接触、共用病房或室内游戏，该时间间隔为皮疹发病前 2 天至发病后 5 天。如果患者在暴露前 3 周内接受了用于其他指征的高剂量免疫球蛋白（≥ 400mg/kg）的商业制剂，则不必给予水痘 – 带状疱疹免疫球蛋白 [185, 210]。被动抗体预防后的保护时间尚不清楚，但据认为至少持续半个 Ig 寿命，大约 3 周。因此，如果在给予水痘 – 带状疱疹免疫球蛋白后超过 3 周出现新的暴露，应给予第二剂量的被动抗体预防 [210]。虽然从患有带状疱疹的个体传播水痘 – 带状疱疹病毒的风险很低，但从未感染过水痘 – 带状疱疹病毒的造血干细胞移植受者与复发水痘 – 带状疱疹病毒病变的患者之间的密切接触也证明使用水痘 – 带状疱疹免疫球蛋白是合理的。

临床医师必须意识到，尽管及时应用水痘 – 带状疱疹免疫球蛋白，一些免疫功能低下的患者仍会进展成严重的水痘。尽管有水痘 – 带状疱疹免疫球蛋白，但家庭暴露儿童的水痘发病率明显高于不长期接触病例的儿童，并且发病率受制剂水痘 – 带状疱疹病毒 IgG 滴度的影响 [212]。在静脉注射阿昔洛韦的安慰剂对照试验中，6 名（17%）在入院前接受带状疱疹免疫球蛋白或带状疱疹免疫血浆的安慰剂接受者中，有 1 名由于进行性水痘，需要重新分配到开放药物组 [151]。根据 St. Jude 的经验，被动抗体预防可显著降低水痘肺炎的风险，尽管接受带状疱疹免疫球蛋白、带状疱疹免疫血浆或水痘 – 带状疱疹免疫球蛋白，但 11% 的儿童发展为肺炎 [83]。由于这些风险，即使暴露时给予被动抗体预防，进展为水痘的造血干细胞移植受者应该静脉注射阿昔洛韦。

由于减毒水痘活疫苗被推荐用于美国 12—15 个月儿童的常规用药，因此一些儿童在接受造血干细胞移植治疗前会获得疫苗诱导免疫 [213]。由于水痘疫苗的保护作用在这些情况下没有明确规定，因此这些儿童暴露于野生型水痘时应接受被动抗体预防。高危儿童也可能与免疫过的儿童或成人有密切的关系，这些儿童或成人具有由野生型病毒引起的暴发性水痘，或很少与水痘疫苗相关皮疹的健康者接触。免疫功能低下的儿童暴露在这种环境中，应接受被动抗体预防。然而，根据接种后的给药时间，

被动抗体预防治疗的接触者仍可能发展为亚临床或临床水痘。在一项早期研究中，评估了水痘 – 带状疱疹免疫球蛋白对家庭暴露于水痘后免疫抑制儿童的疗效，尽管检测到水痘 – 带状疱疹病毒抗体，但高达 60% 的儿童出现了临床症状 [212]。根据临床经验，但没有对照试验，一些专家建议使用阿昔洛韦（或伐昔洛韦）联合被动抗体预防或单独作为易感高危儿童水痘 – 带状疱疹病毒的暴露后预防 [214-216]。没有迹象表明，在有血清学证据表明先前有水痘 – 带状疱疹病毒感染的患者中，被动抗体预防可降低造血干细胞移植后水痘 – 带状疱疹病毒再活化的风险。实施被动抗体对带状疱疹的治疗无效。

（二）阿昔洛韦预防

在许多研究中评价了阿昔洛韦在造血干细胞移植受者中预防水痘 – 带状疱疹病毒复发性感染的有效性 [23, 27, 217-228]，但是其中只有四个是前瞻性随机双盲试验（总结于表 89-4）。阿昔洛韦的剂量为 200 ～ 3200mg/d，一些研究也采用伐昔洛韦。这些研究大多进行为期 6 ～ 12 个月的预防，或者直到免疫抑制治疗结束。总的来说，即使在低剂量下应用阿昔洛韦（或伐昔洛韦）也能够有效地在预防期内预防水痘 – 带状疱疹病毒的再激活。在对所有 2000 名以上患者联合进行的研究中，只有少数患者发生突破性带状疱疹感染，而没有预防措施的水痘 – 带状疱疹病毒复活的发生率为 30% ～ 60% [1, 22, 24]（表 89-4）。然而，阿昔洛韦预防是否具有任何长期益处则更具争议。无论使用阿昔洛韦的剂量或持续时间如何，使用阿昔洛韦预防一般都会延迟，但不能完全阻止水痘 – 带状疱疹病毒的再激活。使用"高"剂量阿昔洛韦的一些早期研究发现，在阿昔洛韦预防停止后，水痘 – 带状疱疹病毒很容易再活化，随后几年的累计发病率与安慰剂组没有显著差异 [217-219, 223]。例如，一项长期阿昔洛韦预防效果的双盲对照试验中，接受异基因造血干细胞移植的患者在移植后随机接受阿昔洛韦 800mg，每日 2 次，或安慰剂 1 年 [223]。阿昔洛韦显著降低移植后 1 年的水痘 – 带状疱疹病毒感染率，HR 为 0.16，但 2、3、5 年的干预后观察显示两组患者水痘 – 带状疱疹病毒感染无统计学差异。相比之下，最近的几项研究 [27, 28, 221, 224, 226] 发现预防组在停止抗病毒治疗后水痘 – 带状疱疹病毒再激活的累计发生率降低。此外，与水痘 – 带

表 89-4 造血干细胞移植后水痘-带状疱疹病毒感染的抗病毒预防选择研究

研究人	随机、双盲、安慰剂对照?	造血干细胞移植类别	抗病毒药物/剂量 a	预防总持续时间	预防性/非预防性患者人数	预防期间水痘-带状疱疹病毒再活化病患者的数量	从造血干细胞移植第0天起水痘-带状疱疹病毒再激活的累计发生率（治疗组/对照组）
Ljungman, 1986[217]	是	异基因	阿昔洛韦，每日一次，每次1200mg	6个月	20/22	0	20%/27%，1年
Selby, 1989[218]；Perren, 1988[219]	是	异基因	阿昔洛韦，每6h一次，每次800mg	6个月	42/40	0	32%/45%，1年
Sempere, 1992[220]	否	自体的	阿昔洛韦，每日三次，每次400mg	6个月	21/NA	0	32%，1年
Steer, 2000[23]	否	异基因	阿昔洛韦，每日三次，每次200mg，±静脉滴注更昔洛韦，每次5mg/kg b	≥6个月	143/NA	0	32%/NA，2年
Kanda, 2001[221]	否	异基因	阿昔洛韦，每日一次，每次400mg	免疫抑制期间（中位数为152天）	45/41	0	10%/33%，1年
Thomson, 2005[222]	否	异基因	阿昔洛韦，每日两次，每次200mg	免疫抑制期间	247/NA	1	34%/NA，5年
Boeckh, 2006[223]	是	异基因	阿昔洛韦，每日两次，每次800mg	1年	38/39	(2)c	21%/31%，2年；37%/36%，5年
Erard, 2007[27]	否	异基因	阿昔洛韦，每日两次，每次800mg 或伐昔洛韦，每次500mg	1年	851/720	NA	8.8%/24.9%，2年
Erard, 2007[27]	否	异基因	阿昔洛韦，每日两次，每次800mg 或伐昔洛韦，每次500mg	免疫抑制期间或≥1年	402/720	NA	4.5%/24.9%，2年
Erard, 2007[27]	否	自体的	阿昔洛韦，每日两次，每次800mg 或伐昔洛韦，每次500mg	≥1年	450/212	NA	8.2%/21.7%，2年
Asano-Mori, 2008[224]	否	异基因	阿昔洛韦，每日一次，每次200mg	免疫抑制期间或≥1年	137/105	1	20%/50%，约3年
Kim, 2008[225]	否	异基因	阿昔洛韦，每日两次，每次400mg 或每次200mg	免疫抑制期间（3～47周）	100/166	2	6.6%/23%，2年；9%/29%，3年
Oshima, 2010[226]	否	异基因	伐昔洛韦，每周三次，每次500mg	1年	40/NA	2	18.5%/NA，2年
Uchiyama, 2010[227]	否	无关脐带血	阿昔洛韦，每日两次，每次200mg	免疫抑制期间或≥1年	8/NA	(1)c	NA
Klein, 2011[228]	是	异基因或自体的	伐昔洛韦，每日两次，每次1000mg	4～24个月	22/26	0	NA

N.A. 缺失

a. 这些研究中的患者在开始预防治疗之前，可能会在造血干细胞移植早期（如植入前）接受更高剂量的口服阿昔洛韦或静脉注射阿昔洛韦。详情请参阅参考文献。b. 28/143 患者仅接受阿昔洛韦，115/143 患者同时接受更昔洛韦和阿昔洛韦。从植入到至少第 84 天，对巨细胞病毒阳性供者患者给予更昔洛韦，或对接受≥ 20mg 泼尼松进行移植物抗宿主病治疗的患者给予更昔洛韦。对于接受更昔洛韦预防治疗的患者，在更昔洛韦预防治疗完成后，再次开始阿昔洛韦预防治疗（详见参考文献 [23]）。c. 患者停用阿昔洛韦的例子

状疱疹病毒再激活相关的临床症状的严重性也降低了，较少的患者出现弥散性疾病或与水痘－带状疱疹病毒相关的并发症和死亡[224, 225]。大多数研究使用低剂量阿昔洛韦[28, 221, 224, 226]，理论上，服用非常低剂量的阿昔洛韦可能允许亚临床水痘－带状疱疹病毒反应以恢复水水痘－带状疱疹病毒特异性 T 细胞免疫[61]。然而，低剂量阿昔洛韦预防的有利结果并不普遍[222]，也没有通过随机前瞻性研究进行验证。

由 CDC、IDSA、ASBMT 和其他机构联合制定，用于预防造血干细胞移植后感染并发症的最新指导方针现在改用长期阿昔洛韦预防复发[216]。水痘－带状疱疹病毒血清学阳性的异基因和自体造血干细胞移植受者在移植后第一年发生水痘－带状疱疹病毒感染的复发。由于停止阿昔洛韦预防后水痘－带状疱疹病毒的再激活似乎主要发生在继续或已恢复免疫抑制治疗的患者中[221, 224, 226]，在异基因造血干细胞移植患者中，阿昔洛韦预防可持续 1 年以上，直到所有全身免疫抑制药物停用，CD4 细胞计数超过 200/μl[216]。尽管较低剂量的阿昔洛韦似乎也有效，建议使用阿昔洛韦 800mg 口服（每天 2 次）或缬昔洛韦 500mg 口服（每天 2 次）的预防方案[216]，如表 89-4 所示。尽管长期服用低剂量抗病毒药物预防可能会增加对药物产生耐药性的水痘－带状疱疹病毒株的出现，但在造血干细胞移植患者中很少报道抗阿昔洛韦的水痘－带状疱疹病毒株[158, 160]，并且基因型分析未能确定高达 50% 的临床分离株出现阿昔洛韦耐药性的原因[158, 159]。据报道，有突破性感染的患者对口服阿昔洛韦、泛昔洛韦，伐昔洛韦或静脉阿昔洛韦的治疗剂量反应良好，没有任何证据显示出现阿昔洛韦耐药突变体[224-226]。

（三）水痘－带状疱疹病毒疫苗

1995 年，一种减毒水痘活疫苗（Oka 株）被批准用于美国健康儿童的接种。过去 10～20 年的经验表明，这种疫苗在免疫健全的人群中的有效性和安全性已经得到了证明，在许可前和许可后期间，使用了数以千万计的剂量。从各种调查来看，总的抗水痘疫苗效力范围为 71%～100%，抗中度和重度疾病为 95%～100%[229-231]。实施儿童期普及疫苗接种后，水痘发病率下降了 90%，相关死亡率下降了 66%[232, 233]。在美国有两种含有水痘－带状疱疹病毒的减毒活疫苗可用于预防水痘：单抗原水痘疫苗（Varivax；Merck）和麻疹、腮腺炎、

风疹和水痘联合疫苗（ProQuad；Merck）。1996 年，免疫实践咨询委员会（Advisory Committee on Immunization Practices，ACIP）建议为 12 个月至 12 岁的儿童接种一剂水痘疫苗，但≥ 13 岁的儿童接种两剂水痘疫苗，间隔 4～8 周[234]。然而，尽管单剂量疫苗方案取得了 85% 的疫苗效果，但水痘疫情仍然在高度接种的学校人群中发生[235]。此外，10 年观察期发现双剂量方案比单次注射明显更有效[236]。2006 年，ACIP 开始推荐两种剂量的水痘疫苗，而不是一剂推荐给儿童，以及所有易感青少年和成人[210]。对于以前接受过一次剂量的所有人，也推荐使用第二剂量。实施两种剂量后，水痘发病率进一步从 2005 年的 48.7 例 /10 万人下降到 2008 年的 24.5 例[237]。

2006 年 5 月，美国还批准了一种活疫苗（Zostavax；Merck），用于预防 60 岁或 60 岁以上成人的带状疱疹和疱疹后神经痛。这种带状疱疹疫苗也是基于 Oka Merck 株，但每剂含有 19 400PFU，而水痘疫苗中含有 1350 PFU。在纳入的 38 546 名成人的大型上市前的研究中，疫苗使带状疱疹的发病率降低了 51.3%。带状疱疹和疱疹后神经痛引起的疾病负担也分别减少了 61.1% 和 66.5%[238]。基于对 22 000 名年龄在 50—59 岁之间的人进行的一项多中心研究[239]，FDA 在 2011 年 3 月进一步批准了在这个年龄段的成人中使用 Zostavax。然而，ACIP 拒绝建议在 50—59 岁的成人中使用该疫苗，并重申了其现有的建议，即无论以前有无带状疱疹史[241]，都应常规推荐 60 岁及 60 岁以上的成人单剂量接种带状疱疹疫苗[240]。与 Varivax 不同，第二剂量的 Zostavax 不能超过一剂后达到的免疫水平[242]。

最初对白血病患儿进行了水痘减毒活疫苗的研究，目的是防止这些患者发生严重或致命的水痘－带状疱疹病毒感染[243]。虽然水痘和带状疱疹疫苗已经显著地改变了水痘－带状疱疹病毒感染对健康的儿科和成人群的影响，一般不建议免疫缺陷宿主使用活病毒疫苗[244]，因为活病毒可能增加不良事件的风险并降低免疫效果。据报道，水痘－带状疱疹病毒疫苗接种后，在免疫功能低下的患者[245-248]和免疫接种时未表现出潜在免疫缺陷的儿童[81, 249-253]中发生了播散性感染和严重并发症。然而，现在有越来越多的数据表明，活水痘疫苗在某些免疫受损的儿科患者群体中可能具有免疫原性和

安全性，包括选定的造血干细胞移植受者 [254-256]、HIV 患者 [257-259] 以及肝和（或）肠移植后状态 [260-262]。造血干细胞移植接受者疫苗接种指南 [216, 263-265] 建议，对于移植后至少 24 个月、未接受免疫抑制药物、无 GVHD 的造血干细胞移植受者，可以考虑使用减毒活水痘疫苗。一些人还提出了额外的免疫学标准，如循环 CD4 细胞计数＞ 200/μl、对选定抗原的正常 T 细胞增殖反应，和（或）对造血细胞移植后先前疫苗接种的免疫学反应 [255, 256, 265]。

对于 Zostavax，最近的一项回顾性队列分析显示，在同时使用生物制剂治疗的情况下接种疫苗与水痘或带状疱疹的短期风险增加无关；相反，在 2 年的随访中，与未接种疫苗相比，发现带状疱疹的风险较低（HR 0.61）[266]。Naidus 等 [267] 还报道了 62 例血液恶性肿瘤患者使用 Zostavax，其中 26 例和 5 例分别接受了自体和异体造血干细胞移植。在研究期间，单个患者出现带状疱疹，并且没有与疫苗相关的不良反应的记录。应该强调的是，这些患者是选择没有明显免疫抑制的患者。此外，31 例造血干细胞移植患者中有 13 例在接种疫苗时同时服用抗病毒药物，这些患者可能被临床医生认为具有更高的风险。需要进行更大、前瞻性的对照研究，以研究 Zostavax 在造血干细胞移植受者中的安全性和有效性，它在造血细胞移植人群中的使用仍然是禁忌 [216]。

用水痘疫苗对未给免疫水痘的健康家庭接触者进行免疫，可以降低造血干细胞移植受者家庭暴露于兄弟姐妹水痘的风险 [268]。疫苗菌株传播的风险很低。在经历最初 10 年的上市之后，约有 5500 万疫苗在全球范围内接种，仅确认了 3 例 Oka 水痘 – 带状疱疹病毒，2 例疑似继发性传播 [252]，并未发现 Zostavax 疫苗菌株的二次传播 [269]。据我们所知，到目前为止还没有报道从 Varivax 或 Zostavax 受体到免疫受损宿主的二次传播。此外，免疫功能低下个体的疫苗株引起的疾病可以用阿昔洛韦治疗，但与野生型水痘 – 带状疱疹病毒相关的感染可能很严重。由于疫苗接种的好处大于疫苗型病毒传播给免疫受损人群的潜在风险，因此建议对免疫受损人群的易感家庭接触者进行常规疫苗接种 [216, 244]。与造血干细胞移植患者接触的医护人员也应评估水痘 – 带状疱疹病毒的易感性并进行免疫。对于免疫功能低下者的符合条件的家庭成员或与造血干细胞移植患者

接触的医护人员，不是接受预防带状疱疹和疱疹后神经痛的禁忌证。如果出现与疫苗相关的皮疹，任何疫苗接种者，特别是医护人员和家庭接触者，都应避免与易感免疫受损者接触 [244]。由于一些疫苗接种者成为造血干细胞移植的候选者，移植后疫苗病毒的再激活在少数情况下得到了证实。然而，与野生型水痘 – 带状疱疹病毒相比，疫苗病毒似乎并不常见 [270]。在对 2000 名接种 Varivax 疫苗的健康儿童的 10 年随访中，仅报道了 2 例带状疱疹 [236]。如果出现症状性再激活，疫苗病毒易被阿昔洛韦抑制，疫苗相关的带状疱疹发作可用该药物治疗 [271]。

用制备的灭活水痘减毒活疫苗进行免疫是否能替代造血干细胞移植后水痘 – 带状疱疹病毒再活化引起的"自然"复敏，以及早期免疫恢复是否能改变复发性水痘 – 带状疱疹病毒的临床病程，在两个前瞻性研究中进行了评价 [32, 272]。对没有潜在疾病的老年人接种减毒水痘活疫苗可增强水痘 – 带状疱疹病毒特异性免疫，免疫被评估为一种逆转 T 细胞应答下降的策略，该下降与该人群患带状疱疹的风险增加有关 [238, 273]。尽管在大多数免疫功能低下的患者群体中，接种水痘减毒活疫苗是禁忌的，但该疫苗可以热灭活而不丧失免疫原性 [274]。并且通常直到患者经历了带状疱疹后，造血干细胞移植受者才恢复对水痘 – 带状疱疹病毒的免疫，但重建延迟了几个月 [4, 32, 61, 73]。单剂量水痘灭活疫苗方案可诱导短期免疫增强，但没有产生临床效益。一种三剂量方案，在造血干细胞移植后 30 天、60 天和 90 天给异基因或自体移植受者接种疫苗，增强细胞介导免疫，改善带状疱疹的临床严重程度，但不能降低造血干细胞移植后带状疱疹的总发病率 [272]。

当以包括移植前剂量和造血干细胞移植后 30、60 和 90 天剂量的方案给自体造血干细胞移植受者接种灭活水痘疫苗时，带状疱疹的风险降低，这种保护与水痘 – 带状疱疹病毒 CD4 T 细胞免疫的重建相关 [32]。在本研究中，58 名未接种疫苗的患者中有 19 名（33%）出现带状疱疹，而 53 名（13%）接种疫苗的患者中有 7 名（P=0.01）（图 89-9）出现带状疱疹。2 名移植前患带状疱疹的患者被排除在外，其差异分别为 30% 和 13%（P=0.02）。在接种三剂疫苗后，疫苗接种者的水痘 – 带状疱疹病毒特异性 CD4 T 细胞增殖在 90 天内显著增加（P=0.04），在 120 天接种第四次剂量（P=0.0001）、6 个月

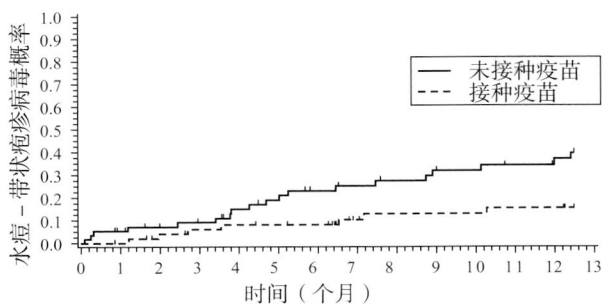

▲ 图 89-9　随机接受灭活水痘疫苗或不接受疫苗的自体造血干细胞移植受者中带状疱疹的发生率

Kaplan-Meier 图显示了随机接受灭活疫苗（虚线）和未接种疫苗（实线）的受试者从入组到造血干细胞移植后 12.5 个月的发生带状疱疹的概率。未接种疫苗组带状疱疹的发生率显著高于未接种疫苗组（$P=0.01$）。排除移植前发生的两例带状疱疹，差异有显著性（$P=0.02$）（引自 Hata 等，2002[32]。经 Massachusetts 医学会许可转载）

（$P=0.004$）和 12 个月（$P=0.02$）时差异仍然显著（图 89-5）。

正如宿主反应部分所述，这项前瞻性研究表明，水痘－带状疱疹病毒特异性 CD4 T 细胞增殖与防止水痘－带状疱疹病毒再活化有关[32]。刺激指数每增加 1.6，带状疱疹的风险降低 19%，刺激指数 > 5.0 与 > 93% 的保护相关。高刺激指数与带状疱疹风险降低之间的关系可以反映水痘－带状疱疹病毒特异性 CD4 T 细胞对控制水痘－带状疱疹病毒复制的直接作用，因为这些细胞产生 IFN-γ 和其他细胞因子，并具有细胞毒性功能。通过疫苗接种重组水痘－带状疱疹病毒特异性 CD4 T 细胞也可能提供必要的辅助功能，以扩大水痘－带状疱疹病毒特异性 CD8 T 细胞群，这对保持水痘－带状疱疹病毒潜伏状态而不再活化至关重要。

在基础免疫生物学方面，造血干细胞移植受者主动免疫后观察到的水痘－带状疱疹病毒再活化频率降低，确立了病毒特异性 T 细胞应答在维持水

痘－带状疱疹病毒与宿主之间平衡方面的关键作用。在免疫抑制治疗继续的同时，重复剂量维持这些宿主反应可能是维持抗疱疹病毒临床疗效的必要条件。造血干细胞移植患者对疱疹病毒的免疫是一个特殊的挑战，因为这种疾病通常是由于移植后最初几个月内源性病毒的重新激活引起的。然而，水痘灭活疫苗的这一经验表明，用疫苗免疫治疗疱疹病毒有可能降低造血干细胞移植后这些常见病原体引起的发病率。

正在进行的一项多中心 Ⅲ 期双盲、随机、安慰剂对照试验，研究热灭活水痘疫苗在自体造血干细胞移植受者中的安全性和有效性（Clinical Trials.gov Identifier：NCT01229267）。开发水痘－带状疱疹病毒疫苗的其他方法在免疫功能低下的患者中是安全的，也正在研究中。例如，一种重组水痘－带状疱疹病毒糖蛋白 E 亚单位疫苗已在健康个体的 Ⅰ / Ⅱ 阶段临床试验中进行了评估。与减毒活疫苗（Varilrix）相比，该疫苗耐受性良好，免疫原性更强[275]。通过在移植前给造血干细胞移植供者接种疫苗来提高水痘－带状疱疹病毒免疫的潜在益处也正在探索中[276]。目前正在评估捐赠前造血细胞移植供者（HLA 匹配的兄弟姐妹）的 Zostavax 疫苗是否能降低造血干细胞移植受者中带状疱疹的发生率（Clinical Trials.gov Identifier：NCT01573182）。

十、结论

原发性和复发性水痘－带状疱疹病毒感染仍然是造血干细胞移植受者的严重威胁。然而，早期认识水痘和带状疱疹的临床症状才能予抗病毒药物进行有效的干预。水痘灭活疫苗免疫可降低造血干细胞移植后水痘－带状疱疹病毒再活化的发病率。

第 90 章
EB 病毒感染
Epstein–Barr Virus Infection

Jennifer A. Kanakry   Richard F. Ambinder   著

钱崇升 译

黄海雯   唐晓文   陈子兴   校

一、概述

EB 病毒是一种经唾液（以及含有淋巴细胞的血液制品）传播的 γ 疱疹病毒。全世界超过 90% 的成人感染过 EB 病毒 [1-3]。原发性感染通常无症状，但可表现为传染性的单核细胞增多症，尤其是当感染发生在青少年或成人中时。EB 病毒在宿主的 B 淋巴细胞中以潜伏感染的形式终身存在。对于大多数人，EB 病毒感染不会造成长期后果。在健康个体中，原发性 EB 病毒感染和周期性 EB 病毒再激活会引起强烈的细胞免疫和体液免疫反应 [4]。

接受造血干细胞移植的患者有发生 EB 病毒相关的淋巴增殖性疾病和淋巴瘤的风险，统称为 EBV-PTLD。在异基因造血干细胞移植方面，为预防或治疗 GVHD 而对移植物进行选择性的 T 细胞去除或药物诱导移植物中 T 细胞功能障碍的措施，会增加 EBV-PTLD 的风险。此外，在某些情况下选用未感染过 EB 病毒的供者、HLA 不匹配的供者或者无关供者，也可能增加 EBV-PTLD 发生的风险。这一章节将对 EB 病毒的生物学特性，EBV-PTLD 的发病机制、诊断、治疗和预防，以及造血干细胞移植患者 EB 病毒相关恶性肿瘤的新治疗方法进行综述。

二、EB 病毒的生物学特性

EB 病毒是一种有包膜的双链线性 DNA 病毒，基因组长度约 18 万个碱基对，包括了数目不等的末端重复碱基对，可用来确定 EB 病毒相关性肿瘤中的 EB 病毒克隆 [1]。EB 病毒通常感染 B 淋巴细胞，但也可感染其他类型的细胞，包括 T 淋巴细胞和 NK 细胞，以及上皮细胞和平滑肌细胞 [1]。B 细胞的感染涉及 CD21 结合（也被称为补体成分受体 2），线性双链病毒 DNA 被转运到细胞核，末端与被感染的细胞的 DNA 融合形成圆形质粒 [1]。这些质粒成为产生线性双链 DNA 串联体的模板，被剪切和组装到衣壳，然后包被形成病毒颗粒；或者也可作为质粒复制的模板。病毒颗粒基因的表达是指裂解性（或溶菌性）和增殖性基因表达。在溶菌性感染中表达的病毒蛋白为极早期 ZTA 和 RTA 蛋白，可起到调节作用。极早期蛋白激发参与病毒 DNA 复制的酶的表达，如病毒胸苷激酶和病毒 DNA 聚合酶，以及最终形成病毒衣壳的结构蛋白。在病毒编码的大约 80 个开放阅读框中，大多数在溶菌性感染期间表达。然而，感染并不总是或通常不会导致细胞溶解。相反，病毒基因组会进入潜伏期。在潜伏期，病毒基因的表达是有限的。当病毒潜伏在分裂的细胞中时，病毒质粒的复制很大程度依赖细胞 DNA 复制。病毒质粒与病毒潜伏蛋白 EB 核抗原 1（Epstein–Barr nuclear antigen 1，EBNA1）结合同步复制，这是通过细胞器进行质粒复制所必需的。病毒胸苷激酶和病毒 DNA 聚合酶在质粒复制过程不起任何作用。EBNA1 是维持潜伏期所需的唯一病毒蛋白。在潜伏期，在每个细胞周期病毒质粒几乎都串联在细胞基因组中一起复制，并分布到子细胞中。一些在潜伏期和溶菌性感染期表达的基因见图90-1。

在体外，EB 病毒感染静止的 B 淋巴细胞并驱动这些细胞不断增殖进入"永生"的进程，产生淋巴母细胞系。淋巴母细胞系表达 6 种潜伏 EBNAs、潜伏膜蛋白（LMP-1 和 LMP-2）、两种小而多的非编码 RNAs（EBER-1 和 EBER-2），一种称为潜伏期Ⅲ或者生长程序的表达模式（图90-2）[1]。此外，一些病毒的微小 RNA 也有表达[5]。当淋巴母细胞系被注射到免疫缺陷小鼠体内时，小鼠可出现 EB 病毒相关的 B 淋巴细胞增生性疾病[6]。

人类初次感染 EB 病毒时，被潜伏感染的 B 淋巴细胞受 EB 病毒生长模式驱动出现的初始扩增。即使没有病毒的复制和新一轮感染的出现，初始感染细胞的增殖也会导致感染细胞各部分的扩增。而在免疫缺陷小鼠中，这种由 EB 病毒驱动的 B 细胞增殖不受控制，可导致淋巴增殖性疾病，在健康人群中 EB 病毒感染会引起 NK 细胞、CD4$^+$ 和 CD8$^+$ T 淋巴细胞反应，这些细胞的反应可限制被感染细胞的进一步增殖[7, 8]，并且表达病毒抗原的增殖的 B 淋巴细胞会被清除。病毒基因组以细胞核质粒的形式持续存在于静止的记忆性 B 淋巴细胞中，构成

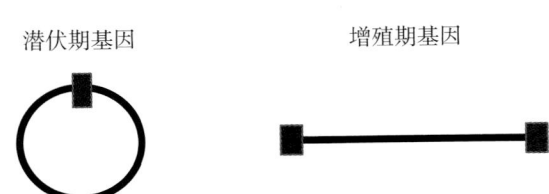

潜伏期基因	增殖期基因
• EB 病毒翻译的 RNA	• ZTA
• EB 病毒核抗原 -1	• RTA
• 潜伏膜蛋白 -2	• 早期基因
• 潜伏膜蛋白 -1	• 胸苷激酶
• EB 病毒核抗原 -2	• 蛋白激酶
• EB 病毒核抗原 -3A,-3B,-3C	• DNA 聚合酶
• EB 病毒核抗原 - 引导蛋白	• 衣壳蛋白

▲ 图 90-1　潜伏期和增殖期 EB 病毒感染的表达基因

在潜在感染期，没有新的病毒颗粒产生。病毒 DNA 表现为封闭的圆形质粒。潜伏期基因仅限于表达非编码 EB 病毒翻译的 RNA 的转录产物、EBV 核抗原和潜伏膜蛋白。在增殖感染期，新的病毒颗粒产生。病毒 DNA 表现为线性形式。大约 80 种病毒蛋白被表达。这些包括转录调节蛋白（ZTA、RTA）、病毒激酶（胸苷激酶和蛋白激酶）负责磷酸化核苷类似物抗病毒药物，比如阿昔洛韦或更昔洛韦，生产新的病毒颗粒所必需的并且可被这些抗病毒药物抑制的病毒 DNA 聚合酶、病毒衣壳的结构蛋白

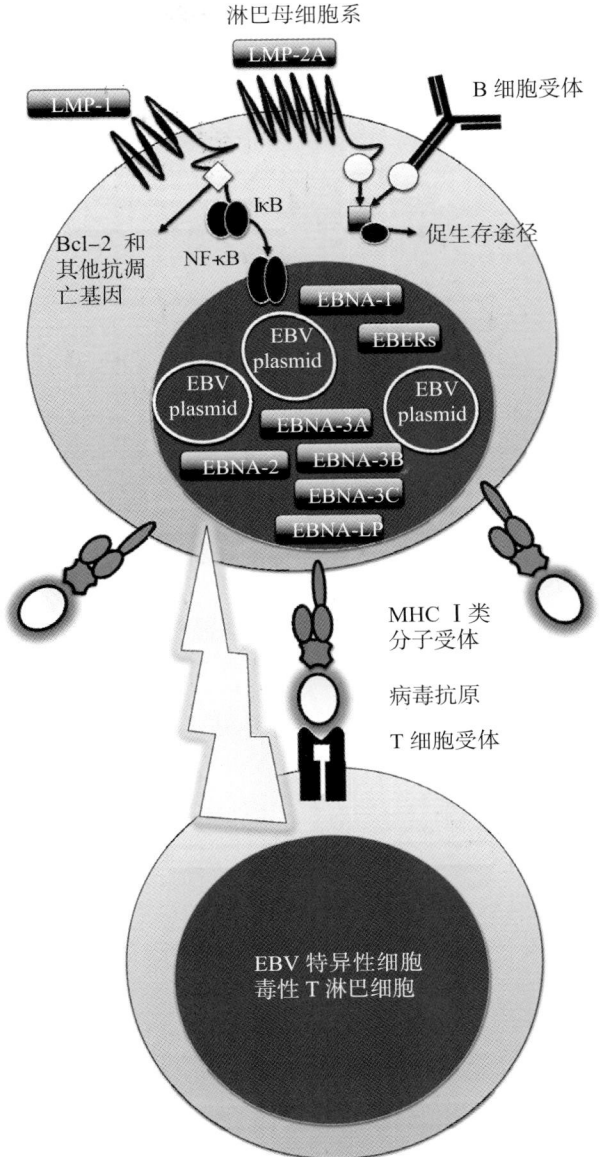

▲ 图 90-2　淋巴母细胞系表达 EB 病毒潜伏期病毒的示意图

LMP-1 模拟肿瘤坏死因子受体 CD40 并且激活核因子 κB 信号通路，调节细胞增殖和凋亡。LMP-2A 模拟正常 B 细胞受体信号，允许异常功能的 B 细胞逃逸免疫检查并且存活。优势免疫原性的抗原为 EBNA-3A、-3B，和 -3C，使细胞易被 CD8$^+$ 细胞毒性 T 淋巴细胞杀伤。病毒抗原在 MHC Ⅰ类分子上递呈给 T 淋巴细胞

LMP-2A. 潜伏膜蛋白 -2A；LMP-1. 潜伏膜蛋白 -1；NF-κB. 核因子 -κB；IκB. 核因子 κB 抑制蛋白；EBNA-1. EB 病毒核抗原 -1；EBV plasmid. EB 病毒质粒；EBERs. EB 病毒翻译的 RNA；EBNA-3A. EB 病毒核抗原 -3A；EBNA-2. EB 病毒核抗原 -2；EBNA-3B. EB 病毒核抗原 -3B；EBNA-3C. EB 病毒核抗原 -3C；EBNA-LP. EB 病毒核抗原 - 引导蛋白

了一个终身存在的病毒池。在这些静止的细胞中，病毒抗原很少或者不表达。然而，间歇性的病毒激活会导致病毒进入唾液、泪液和其他分泌物中。此外，新的 B 淋巴细胞会被感染。

抗病毒药物，比如阿昔洛韦、更昔洛韦和膦甲酸钠，可抑制病毒 DNA 聚合酶和新的病毒颗粒的生成。更昔洛韦的磷酸化作用通过病毒激酶也可抑制细胞 DNA 聚合酶并导致细胞死亡。这些抑制病毒 DNA 聚合酶的药物可有效阻断新的病毒颗粒的产生。然而，如上所述，新的病毒颗粒的产生并不是病毒感染的播散所必需，因为被病毒质粒的潜伏感染的细胞也可以增殖。这些抗病毒药物对这些被潜伏感染的细胞没有作用。病毒基因组在潜伏期的维持并不需要病毒 DNA 聚合酶（在潜伏期不表达）。可被更昔洛韦磷酸化的病毒激酶在被潜伏感染的细胞中不表达，因此更昔洛韦和其同类物不能干扰 DNA 的复制或者导致被感染细胞的死亡。

（一）EB 病毒相关疾病

传染性单核细胞增多症是 EB 病毒原发性感染的表现之一。目前的证据表明单核细胞增多症的症状和体征是机体对病毒感染的免疫反应。口腔毛状白斑，一种出现在舌侧缘的良性 EB 病毒相关病变，主要见于感染 HIV 的患者，但也可发生在接受了移植的患者中。

其他的多种综合征和疾病与 EB 病毒有关。慢性活动性 EB 病毒感染与 EB 病毒关系密切，然而系统性红斑狼疮和类风湿关节炎与病毒的相关性有待进一步证实。在接受移植的患者中，EB 病毒肝炎、溃疡性肠炎、脑炎、溶血性贫血和噬血细胞综合征均已经有报道，但 EB 病毒感染与这些疾病的关系还不明确 [9-11]。

（二）EB 病毒相关肿瘤

在肿瘤方面，"EB 病毒相关"通常用来指在肿瘤细胞中可检测到 EB 病毒的 DNA、RNA 和蛋白。已知地方性 Burkitt 淋巴瘤、未分化的鼻咽癌、结外 NK/T 细胞淋巴瘤和艾滋病相关原发中枢神经淋巴瘤均是与 EB 病毒相关的肿瘤 [2]。其他恶性肿瘤如霍奇金淋巴瘤与 EB 病毒也有不同程度的相关性。在北美和西欧，20%～30% 的霍奇金淋巴瘤与 EB 病毒相关，而在拉丁美洲和非洲的某些地区，超过 75% 的霍奇金淋巴瘤与 EB 病毒相关 [7, 8]。同样地，在感染 HIV 的患者中，90% 的霍奇金淋巴瘤与 EB 病毒相关。除此之外，一些 T 细胞和 B 细胞淋巴增生性疾病，以及 10% 的胃癌也与 EB 病毒相关 [12-14]。

实体器官或造血干细胞移植后的 PTLD 经常但不是总是和 EB 病毒相关。世界卫生组织将 PTLD 分为 4 个亚型：早期病变型、多形性 PTLD、单形性 PTLD、经典霍奇金淋巴瘤型 PTLD [15]。早期病变型 EB 病毒普遍呈阳性，并且通常在造血干细胞移植后的前几个月出现，组织学上类似反应性、传染性单核细胞增多症样淋巴组织增生或浆细胞增生 [16]。多形性 PTLD 也总是 EB 病毒阳性，组织学上表现为由浆细胞、组织细胞和活化的 B 细胞或者免疫母细胞的混合形成 [16-18]。早期病变型和多形性 PTLD 是造血干细胞移植后患者最常见的 PTLD 组织学亚型。单形性 PTLD 许多是 EB 病毒阳性的，类似于侵袭性 B 细胞淋巴瘤，包括弥漫性大 B 细胞淋巴瘤或者 Burkitt 淋巴瘤。T 细胞和 NK 细胞 PTLD 很少见，其中 20%～30% 为 EB 病毒阳性 [9, 19-22]。EB 病毒阴性的 PTLDs 均发生在单形型中。在所有 PTLD 中，原发中枢的淋巴瘤的发生率小于 1%，且几乎都是 EB 病毒阳性，并且表现为更倾向于累及脑实质而不是软脑膜 [23]。霍奇金淋巴瘤型 PTLD 几乎所有都是 EB 病毒阳性，组织学表现为混合细胞型，通常在移植后几年发生。

当细胞免疫缺乏或者药物引起免疫抑制时，EBV-PTLD 可能在造血干细胞移植后的很早期出现。尤其是移植后的早期，表达潜伏病毒基因的 B 细胞出现增殖，类似于表达潜伏病毒Ⅲ的淋巴母细胞系 [24]。驱动 B 细胞增殖的病毒抗原具有高度的免疫原性，这种免疫原性的表达提示这些患者中细胞毒性 T 细胞功能的缺乏 [25]。在大多数深度免疫抑制的患者中，EB 病毒驱动的多克隆 B 细胞增殖可能足以引起 EBV-PTLD，在其他情况下，尤其在造血干细胞移植数周以后，寡克隆或单克隆性增殖是更具特征的发现。寡克隆或单克隆 EBV-PTLD 通常表现出潜伏病毒基因表达的限制模式（在 Burkitt 淋巴瘤 EBV-PTLD 中为潜伏Ⅱ型或潜伏Ⅰ型），并且基因突变、缺失或者易位在很多患者中出现。潜伏 EB 病毒基因表达模式如表 90-1 所示。因此 EBV-PTLD 代表了与病毒基因表达、克隆性和组织学类型相关的一类疾病。

在异基因造血干细胞移植的患者中，EBV-PTLD 通常起源于供者 B 淋巴细胞，但是宿主细胞

表 90-1　EB 病毒潜伏基因表达模式

潜伏模式	EBNA-1	LMP-1,-2	EBNA-2,-3A,-3B,-3C,-LP
I	+		
II	+	+	
III	+	+	+

EBNA：EB 病毒核抗原；LMP：潜在膜蛋白；-LP：前导蛋白

起源的也有报道，并且可能在非清髓的异基因造血干细胞移植的患者中更常见[26-28]。大剂量的预处理方案可以清除受病毒感染的 B 细胞，同时可清除一些患者体内的病毒[29]。当自体移植的预处理方案或者制备干细胞的过程中包括了选择性 T 细胞去除（如用于治疗 T 细胞恶性肿瘤），自体造血干细胞移植后也有 EBV-PTLD 发生的报道。

三、异基因造血干细胞移植和 EB 病毒相关移植后淋巴细胞增殖性疾病的危险因素

在亲缘全相合非 T 细胞去除的异基因造血干细胞移植患者中，EBV-PTLD 的发病率在成人中为 1%，在儿童中稍高（3% 左右）[27, 30, 31]。然而，在一些患者中发病率可高达 15% ～ 30%[27, 30, 32]。一般认为 EBV-PTLD 发生的危险因素与供者、预处理方案、移植物的处理、GVHD 的预防、GVHD 和其治疗以及宿主本身有关。

据报道，和选用亲缘供者相比，选用无关供者发生 EBV-PTLD 的比例要高，而多变量分析显示这种风险仅限于采用了 T 细胞去除移植物或者 ATG 的无关供者造血干细胞移植[33-35]。在接受 HLA 不相合移植的患者 EBV-PTLD 的发生率为 10% ～ 15%，而接受 HLA 相合移植患者的发生率为 1%[32, 35, 36]。尽管这种风险的升高可能仅见于 HLA 不相合并且使用的 T 细胞去除和（或）ATG 的患者；多变量分析显示不使用 T 细胞去除或 ATG 的 HLA 不相合移植的患者 EBV-PTLD 的发病风险与全相合移植患者的相同[35]。

脐血移植物的 T 细胞大多数为未接触过抗原的 T 细胞，这些 T 细胞缺乏病毒特异性 T 细胞的活性。在这个方面，脐血移植物类似于 T 细胞去除的移植物。但是，EB 病毒通常不会穿过血-胎盘屏障，因此脐血移植物中不含有感染的细胞。脐血移植后 EBV-PTLD 的发生率有差异性，但是可能会高达 5%[28, 37-39]。ATG 的使用可能会增加 EBV-PTLD 的发生风险[28, 38, 39]。

ATG 目前常用于造血干细胞移植的预处理方案中，以促进移植物植入、降低 GVHD 的发生和用于 GVHD 的治疗，与 EBV-PTLD 发病率的增加相关[11, 28, 33, 35, 39-41]。ATG 通常也用于再生障碍性贫血的治疗，先前使用过 ATG 的再障患者异基因造血干细胞移植后 EBV-PTLD 发病风险升高，先前接受过 1 个疗程 ATG 的患者 EBV-PTLD 的累计发生率为 4%，接受过 2 个疗程的发生率为 25%[42]。对于不使用异基因造血干细胞移植治疗重型再生障碍性贫血的患者，ATG 也与 EBV-PTLD 的发展相关[43, 44]。

一些对于移植物的处理方法与 EBV-PTLD 发生率的上升（10% ～ 15%）相关。在曾经应用抗 CD2 和抗 CD3 单抗四聚体技术选择性去除 T 细胞的患者中 EBV-PTLD 的发病率显著升高[45]。其他方法的发病率和未经处理的移植物的相似（通常小于 1%）[26, 27, 35, 36, 40, 46]。使用筛选或者抗体的方法同时去除 B 和 T 细胞，EBV-PTLD 的发病率会明显降低，与未经处理的移植物的类似[45]。可能 B 细胞的去除降低了携带 EB 病毒的淋巴细胞的数量，减少了对 T 细胞的依赖。支持这一假设的是移植后使用大剂量环磷酰胺（移植后第 3 和 4 天使用）来预防移植后 GVHD 并未导致 EBV-PTLD 的发生，甚至在之前接受了 ATG 作为预处理方案的患者中也是如此[47]。在一项单中心研究中，近 800 名患者接受了移植后大剂量环磷酰胺作为移植后 GVHD 预防的一部分，无一例出现 EBV-PTLD[47]。

先天性原发性免疫缺陷患者，如 X 连锁淋巴增生性疾病、WAS、共济失调-毛细血管扩张症、严重的联合性免疫缺陷症和其他 T 细胞免疫缺乏症，在异基因造血干细胞移植前有较高的 EB 病毒相关的淋巴增殖性疾病的风险。尽管移植后 EB 病毒相关的淋巴增殖性疾病，包括 EBV-PTLD 的复发率仍然很高，异基因造血干细胞移植通常仍是这类疾病唯一的治愈手段。在一项调整其他危险因素的多变量模型中，包括移植物中选择性去除 T 细胞和使用 ATG，造血干细胞移植治疗原发性免疫缺陷的患者后 EBV-PTLD 的相对危险度是恶性血液病造血

干细胞移植后的 2.5 倍 [36]。然而，发病率随着预处理方案和免疫抑制的不同而变化很大 [48]。

慢性活动性 EB 病毒感染是一种首先在日本报道的一种淋巴增殖性疾病，现在已经认识到全世界的人都可罹患此病。在慢性活动性 EB 病毒感染的患者中，原发性 EB 病毒感染后出现血液中慢性的 EB 病毒拷贝数的升高，并具有持续和进展性的表现包括肝炎、全血细胞减少、嗜血细胞综合征、脾大、淋巴结肿大和肺炎 [49]。EB 病毒相关性的 B 或 T 细胞增殖性疾病可能会进展为侵袭性淋巴瘤。异基因造血干细胞移植被认为是唯一可能的治愈慢性活动性 EB 病毒感染的治疗方法，虽然与原发性免疫缺陷一样，这些患者在造血干细胞移植后发生 EB 病毒淋巴细胞增殖性疾病的风险很高 [49]。需要注意的是慢性活动性 EB 病毒感染与慢性疲劳综合征在本质上是不同的。慢性疲劳综合征一般认为没有病毒因素，而且预后较慢性活动性 EB 病毒感染要好很多。

四、病毒相关移植后淋巴细胞增殖性疾病的表现和诊断

EBV–PTLD 的临床表现可从惰性到侵袭性，从局限性到播散性。EBV–PTLD 可表现为单核细胞增多样疾病伴发热、淋巴结肿大、咽炎和乏力。暴发性疾病可能与肝脏转氨酶升高、呼吸功能受损和多器官功能衰竭相关。结外受累可表现在 Waldeyer 环、胃肠道、干燥、骨髓、中枢神经系统、皮肤和肺 [28, 41, 50]。中枢神经系统的表现可能涉及脑实质或软脑膜。肺部的表现可为弥漫性或结节浸润。确诊需要活检组织的 EBER 原位杂交或 LMP–1 的免疫组化结果。EBER RNAs 在所有类型 EBV–PTLD 中均有大量的表达，而 LMP–1 在一些亚型中不表达。

造血干细胞移植后的第 1 年是发生 EBV–PTLD 的最高危时期，大概反映了 EB 病毒特异性细胞免疫的建立或者重建的所需要时间段 [24, 26, 51–53]。从造血干细胞移植到 EBV–PTLD 发生的中位时间虽然各不相同，但很多报道表明高峰时间在异基因造血干细胞移植后的 60 ～ 150 天之间 [28, 30, 32, 40, 54, 55]。GVHD 是 EBV–PTLD 的一个高危因素 [27, 30, 33, 35, 41]。此外，用药物选择性去除 T 细胞来治疗 GVHD，如抗 CD3 单抗会增加 EBV–PTLD 的风险 [27]。EBV–

PTLD 的风险随时间的延迟而下降，移植后 1 年很少发生，然而慢性 GVHD 可使 EBV–PTLD 的风险延长数年 [35]。

五、EB 病毒监测

EB 病毒 DNA 可以通过定量 PCR 很容易在外周血中被检测和定量。在健康个体中，EB 病毒 DNA 主要在淋巴细胞或外周血单个核细胞中检测到，正常情况下每 1000 000 外周血单个核细胞中如果有 1 ～ 50 个细胞被感染了就能被检测到 [56]。免疫抑制的情况下，被感染细胞数会上升 [57]。也有证据表明每个感染细胞 EB 病毒 DNA 拷贝数的增加反映了溶菌性病毒感染的增加 [58]。外周血单个核细胞中 EB 病毒 DNA 的监测可以为具有 EBV–PTLD 高危风险的患者提供指导，但是有一些具有高拷贝数的患者并没有发展成 EB 病毒相关性的疾病 [59, 60]。去除 B 细胞的治疗，如抗 CD20 单抗（利妥昔单抗），可清除携带病毒的细胞。因此在使用利妥昔单抗的情况下监测外周血单个核细胞中的 EB 病毒 DNA 几乎均呈现拷贝数的下降，即使在进展性 EBV–PTLD 的状态中 [57]。因此监测外周血单个核细胞中病毒拷贝数可识别 EBV–PTLD 的高危患者，但是在使用利妥昔单抗或其他 B 细胞靶向药物治疗的情况下这种识别的价值是有限的。

在血浆或血清中也可以检测到 EB 病毒 DNA。健康的 EB 病毒血清学阳性的成人很少可在血液中检测到游离的 EB 病毒 DNA。然而，在 EB 病毒相关的恶性肿瘤的患者中，如未分化鼻咽癌、EB 病毒阳性霍奇金淋巴瘤和结外 NK/T 细胞淋巴瘤，EB 病毒 DNA 经常在血浆或血清中被检测到 [61–63]。治疗之前，血浆中游离 EB 病毒 DNA 的水平已成为一种有用的预后指标，可以补充鼻咽癌的解剖学分期的预后价值 [62]。在这些患者中检测到的游离 EB 并发 DNA 并不是病毒颗粒，而是从肿瘤细胞中释放的病毒 DNA 链。在其他情况下（急性传染性单核细胞增多症、HIV 感染），病毒颗粒可能存在于血清或血浆 [64]。病毒 DNA 的来源如图 90–3 所示。在外周血单个核细胞中检测 EB 病毒 DNA 的情况一样，血浆或血清中存在高水平或者 EB 病毒 DNA 水平升高时，提示 EBV–PTLD 发生的可能性升高 [40, 65]。

目前尚无公认的监测造血干细胞移植患者 EB

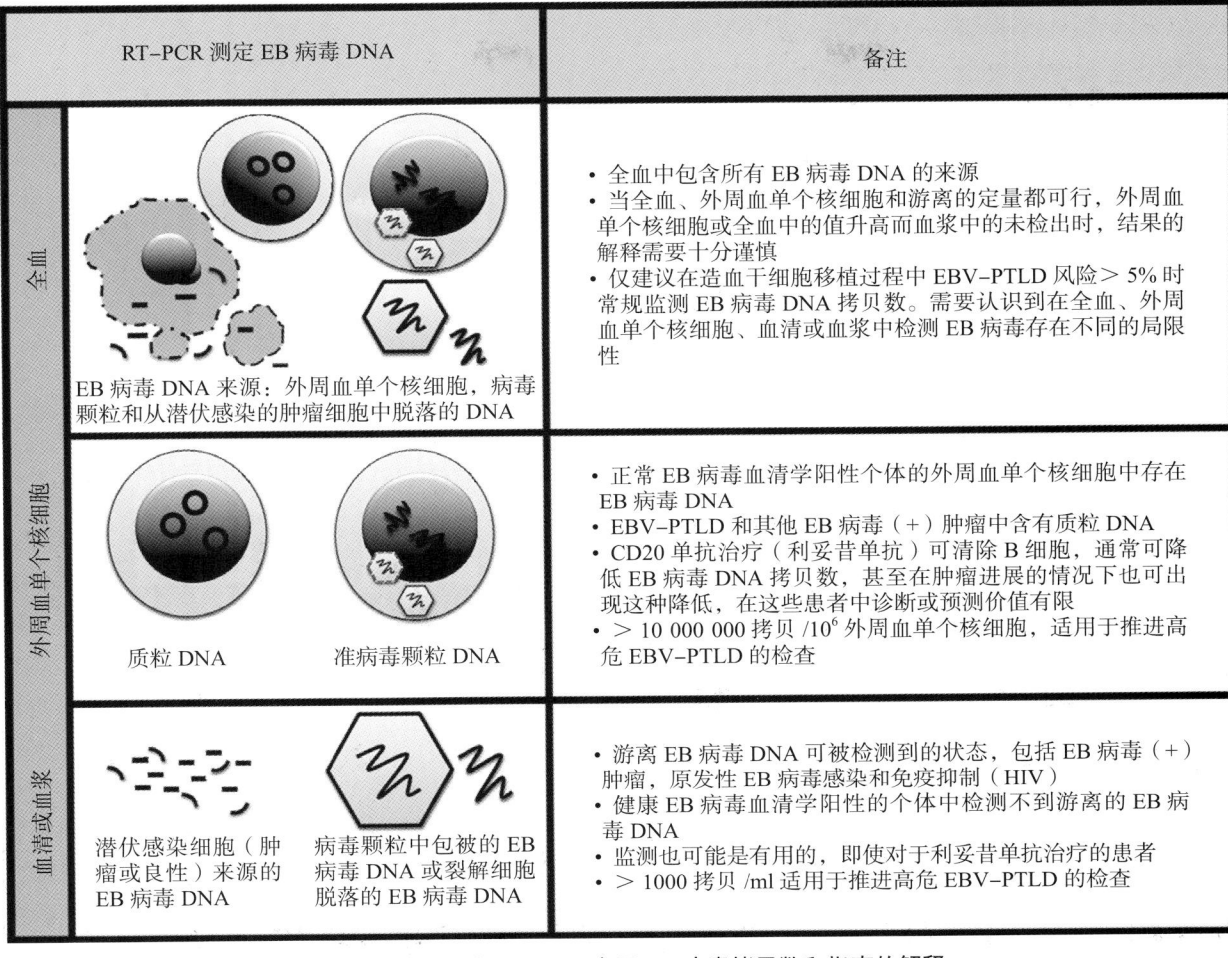

RT-PCR 测定 EB 病毒 DNA		备注
全血	EB 病毒 DNA 来源：外周血单个核细胞，病毒颗粒和从潜伏感染的肿瘤细胞中脱落的 DNA	• 全血中包含所有 EB 病毒 DNA 的来源 • 当全血、外周血单个核细胞和游离的定量都可行，外周血单个核细胞或全血中的值升高而血浆中的未检出时，结果的解释需要十分谨慎 • 仅建议在造血干细胞移植过程中 EBV-PTLD 风险 > 5% 时常规监测 EB 病毒 DNA 拷贝数。需要认识到在全血、外周血单个核细胞、血清或血浆中检测 EB 病毒存在不同的局限性
外周血单个核细胞	质粒 DNA　　准病毒颗粒 DNA	• 正常 EB 病毒血清学阳性个体的外周血单个核细胞中存在 EB 病毒 DNA • EBV-PTLD 和其他 EB 病毒 (+) 肿瘤中含有质粒 DNA • CD20 单抗治疗（利妥昔单抗）可清除 B 细胞，通常可降低 EB 病毒 DNA 拷贝数，甚至在肿瘤进展的情况下也可出现这种降低，在这些患者中诊断或预测价值有限 • > 10 000 000 拷贝 /10⁶ 外周血单个核细胞，适用于推进高危 EBV-PTLD 的检查
血清或血浆	潜伏感染细胞（肿瘤或良性）来源的 EB 病毒 DNA　　病毒颗粒中包被的 EB 病毒 DNA 或裂解细胞脱落的 EB 病毒 DNA	• 游离 EB 病毒 DNA 可被检测到的状态，包括 EB 病毒 (+) 肿瘤，原发性 EB 病毒感染和免疫抑制（HIV） • 健康 EB 病毒血清学阳性的个体中检测不到游离的 EB 病毒 DNA • 监测也可能是有用的，即使对于利妥昔单抗治疗的患者 • > 1000 拷贝 /ml 适用于推进高危 EBV-PTLD 的检查

▲ 图 90-3　通过 RT-PCR 定量 EB 病毒拷贝数和指南的解释

全血包括外周血单个核细胞中的 EB 病毒 DNA、游离 EB 病毒 DNA 和潜伏的病毒颗粒。外周血单个核细胞可能包含潜伏或增殖期 EB 病毒。在潜伏感染的外周血单个核细胞中，EB 病毒 DNA 以环状质粒的形式存在，仅串联在细胞周期中依赖于细胞聚合酶进行复制。在增殖感染的外周血单个核细胞中，EB 病毒 DNA 以线状的形式存在，用病毒聚合酶进行复制。游离 EB 病毒 DNA 是指存在于血清或血浆中的。游离 EB 病毒 DNA 可以从潜伏感染的细胞（包括肿瘤细胞或良性淋巴细胞）中脱落或挤压出。游离 EB 病毒 DNA 也可表现为衣壳包被、有传染性的病毒颗粒，或者以从裂解死亡的感染细胞中脱落出的 EB 病毒 DNA 游离片段

病毒 DNA 的指南。目前有些机构通过全血来检测 EB 病毒 DNA 水平，而另一些机构则通过外周血单个核细胞、血清或血浆来检测。一些机构中检测报道的值为每微克 DNA 中病毒的拷贝数，而另一些机构检测报道的值为单位体积的血液或无细胞血液中病毒的拷贝数。还有一些机构的检测报道为"低水平"或"高水平"EB 病毒 DNA（机构之间有不同的阈值）。有些机构在造血干细胞移植后定期检测 EB 病毒 DNA，而另一些仅在出现特殊的症状或体征时才检测。

血液中 EB 病毒 DNA 经常用来监测 EBV-PTLD 的治疗效果。血浆中的 EB 病毒 DNA 已经被证实是比外周血单个核细胞中 EB 病毒 DNA 更可靠地衡量治疗效果的指标[60, 65]。随着 EBV-PTLD 的治疗出现 EB 病毒 DNA 水平的快速变化很常见，但是并不总是与生存一致[55]。

六、治疗和预防

EB 病毒相关的非肿瘤疾病

阿昔洛韦、更昔洛韦或者其他同类药物可干扰 EB 病毒颗粒合成和在唾液中的流出，但是随机对照研究并没有证据表明，这些抗病毒治疗可影响传染性单核细胞增多症症状的持续时间[66]。这些药物对治疗或预防口腔毛状白斑有很好的效果。

七、病毒相关移植后淋巴细胞增殖性疾病

在造血干细胞移植后早期撤减免疫抑制药可能不会出现像有时在实体器官移植的患者发生的一样，之前被抑制的免疫系统快速回弹，但是 GVHD 可能会发生或恶化 [54]。然而，这种方法有时是有效的，在一些机构会和其他一些治疗方案联合使用 [38, 67]。减少免疫抑制药可能在造血干细胞移植后的后期更有效，此时已经出现部分免疫重建 [68]。来自于欧洲骨髓移植工作组的一项大样本的系列报道中，诊断为 PTLD 而并没有下调免疫抑制药减量的患者，对利妥昔单抗为基础的治疗反应差并且死亡率较高 [69]。目前研究者们对 mTOR 抑制药，如西罗莫司和依维莫司的抗肿瘤作用和潜在的抗病毒活性越来越感兴趣。尽管只有个案报道，在实体器官移植的患者中将免疫抑制方案从钙调磷酸酶抑制药改为 mTOR 抑制药出现了 PTLD 缓解，在一些病例中联合了利妥昔单抗的治疗 [70, 71]。相似的，SykTKI 可能是未来治疗 EBV-PTLD 的一种方法，因为 EB 病毒 LMP-2 是一种 B 细胞受体模拟物，可通过 Syk 酪氨酸激酶途径给 EB 病毒阳性 PTLD 细胞发送生存信号 [72]。

利妥昔单抗治疗造血干细胞移植后 EBV-PTLD 通常疗效显著，且极大地改善了总体生存率，而之前报道的这类疾病的死亡率一度接近 100% [27, 36]。利妥昔单抗有良好的耐受性，不会像细胞毒性化疗药物一样对移植物造成损害。一项系统性的综述评估了利妥昔单抗治疗造血干细胞移植后 EBV-PTLD 的有效率可达 63% [73]。"早期" EBV-PTLD，以淋巴结肿大或发热伴 EB 病毒 DNA 载量上升为特征，可采用利妥昔单抗、CTL 输注或者两者联合的方法治疗 [74]。也有一些小样本的报道采用免疫抑制药的减量联合利妥昔单抗的治疗方法 [10, 55]。

供者淋巴细胞输注对 EBV-PTLD 常常有效 [31, 42, 75]。供者淋巴细胞输注最主要的并发症是 GVHD [40]。有时很小剂量的供者淋巴细胞输注已经证明是有效的 [76]。值得注意的是，供者淋巴细胞输注的作用通常不是移植物抗宿主效应，因为大多数 EBV-PTLD 是供者来源的细胞增殖所致。供者淋巴细胞输注可控制 EB 病毒阳性的 B 淋巴细胞增殖，可能是通过靶向病毒抗原来实现。在 EB 病毒血清学阳性的健康人中，存在很小一部分 EB 病毒特异性的 T 细胞 [77]。在一些情况下，淋巴细胞的供者并不是造血干细胞移植的供者。在这些病例中，可能同时存在移植物抗宿主相关的抗肿瘤作用和抗病毒作用。供者淋巴细胞输注治疗 EBV-PTLD 通常与利妥昔单抗联合应用。

体外扩增对 EB 病毒有免疫应答的细胞可进行 EB 病毒特异性的过继免疫治疗，GVHD 的风险较供者淋巴细胞输注下降 [78]。从正常供者 B 细胞中获得的 EB 病毒淋巴母细胞被用作 CTL 体外扩增的刺激物 [79]。CTL 输注后可对多种病毒抗原起反应，尤其是对通常在 EBV-PTLD 中表达的具有免疫优势的潜伏抗原 EBNA-3A、-3B 和 -3C。造血干细胞移植后的患者接受 CTL 输注后，基因标记的 CTLs 可在患者体内持续存在数年 [80]。

该领域的进展包括基因修饰的 CTLs，这种 CTLs 可在同时使用免疫抑制药的情况下增殖，并持续存在或者存在一个可在 GVHD 发生时使用一种药物诱导 CTL 启动自杀程序的"安全开关" [81-83]。接受脐血造血干细胞移植的患者存在很高的病毒相关并发症的风险，因为脐血中的免疫系统相对幼稚而且移植物中缺乏病毒特异性 CTLs。近期在过继免疫治疗方面的工作也拓展到了脐血移植，克服了脐血中未接触过抗原的 T 细胞的功能障碍，成功地将这些细胞扩增为病毒特异性 T 细胞 [84]。CTLs 目前不仅可以被生产成为具有 EB 病毒特异性的细胞毒作用，而且也可以具有其他病毒特异性的细胞毒作用，比如造血干细胞移植后常见的腺病毒或巨细胞病毒 [85, 86]。

体外扩增 EB 病毒特异性 CTLs 需要一定的时间是一个限制，之前通常需要数周。因此目前过继免疫治疗的重点也在于减少 CTLs 的生产时间。通过病毒多肽和促增殖细胞因子刺激供者外周血单个核细胞的方法，病毒特异性 CTL 的产生可在 10 天之内的时间完成 [87]。从造血干细胞移植供者冻存细胞或者第三方供者的细胞中使用 HLA 多聚体和磁珠分离出病毒特异性 CTLs 仅需数小时，已经有患者被此种病毒特异性 CLTs 成功治疗 [88]。目前 CTLs 已经可以从供者全血中分离，基于对 EBNA-1 特异性分泌 IFN-γ 的原理，采用此种分离方法不需要体外扩增，从 CTLs 准备到输注可在 30h 内完成 [89]。

在单抗和细胞治疗失败或无法采用细胞治疗的患者中，细胞毒性的化疗被用于治疗异基因造血干细胞移植后的 EBV-PTLD。在能够耐受化疗和利妥

昔单抗联合治疗的患者中，一些患者取得了长期的无病生存[90]。然而，患者经常无法耐受化疗，甚至一些患者因一般状态太差而无法开始化疗。EBV-PTLD 的治疗方案见表 90-2。

表 90-2　EBV-PTLD 的治疗方案

推荐	利妥昔单抗
	EBV 特异性 CTL 输注或 DLI
	淋巴瘤的标准化疗
有限使用	免疫抑制药减量
不推荐	抗疱疹病毒药物（例如更昔洛韦）
	无活检确认的基于 EBV DNA 监测的治疗

PTLD. 移植后淋巴细胞增殖性疾病；CTL. 细胞毒性 T 淋巴细胞；DLI. 供者淋巴细胞输注

通过免疫抑制药减量、过继细胞治疗、单抗治疗或者这些方法联合的抢先治疗方案，正在被研究用于有 EBV-PTLD 高危风险的造血干细胞移植患者。免疫抑制药减量可能会导致 GVHD 或移植物被排斥。然而，在一项针对儿童造血干细胞移植患者的前瞻性研究中，对外周血单个核细胞中的 EB 病毒进行监测，并且如果 EB 病毒拷贝数超过临界值就给予免疫抑制药减量的抢先治疗，这些免疫抑制药减量的患者并没有出现 GVHD 发病率的升高[59]。对于 EB 病毒拷贝数升高或水平很高的患者，甚至单次剂量的利妥昔单抗就可能足以预防 EBV-PTLD 的发生[73]。反应可以很快，第一次利妥昔单抗后 EB 病毒 DNA 可以在 2 周内降至 0[91]。在原发性免疫缺陷的患者中，每周 EB 病毒监测和利妥昔单抗的抢先治疗可降低 EBV-PTLD 相关的发病率和死亡率[54]。一项回顾性研究比较 EB 病毒监测和利妥昔单抗抢先治疗方案前后 PTLD 的情况，结果表明此方案可降低 EB 病毒相关的死亡率，并且单形性 PTLD 的患病人数更少[92]。这种情况下采用 EB 病毒激活的 CTLs 进行过继细胞治疗也是有效的。

EB 病毒特异性 CTLs 预防造血干细胞移植后的高危患者已经取得了巨大的成功[54, 78, 93]。预防性的 EB 病毒特异性 CTLs 尤其适用于接受造血干细胞移植的原发性免疫缺陷或慢性活动性 EB 病毒感染或其他有高危风险的患者，比如接受了 T 细胞去除的移植物的患者[49, 54, 78]。

目前，抗病毒药物如阿昔洛韦或缬更昔洛韦预防 EBV-PTLD 的作用还未得到证实。然而，这些药物因为其他一些原因仍在常规使用，我们目前所知这些抗病毒药物作用有限，所以目前 EBV-PTLD 仍是一个难题。在造血干细胞移植后的高危患者中使用利妥昔单抗作为预防治疗，可通过减少 EB 病毒感染的 B 细胞的负荷而降低 EBV-PTLD 的发病率，但是明确的风险评估和获益仍需等待[38]。

八、EB 病毒相关性肿瘤的治疗

EB 病毒特异性 CTLs 治疗造血干细胞移植后 EBV-PTLD 的成功，激发了人们对过继 T 细胞治疗其他 EB 病毒相关性肿瘤的兴趣。对于这种免疫治疗方法，肿瘤细胞必须表达可被 T 细胞有效杀伤的抗原。在 EB 病毒相关性的霍奇金淋巴瘤中，MHC Ⅰ类分子一贯表达，霍奇金淋巴瘤细胞容易被抗原特异性 CTLs 溶解杀伤。然而，很多霍奇金淋巴瘤肿瘤中包含调节 T 淋巴细胞，可分泌细胞因子和趋化因子干扰细胞免疫反应。这样，尽管有足够的抗原表达，被下调的免疫反应会阻碍 EB 病毒特异性 CTLs 的疗效。

病毒抗原的表达模式因肿瘤类型而异，并且大多数病毒抗原在 EBV-PTLD 中的表达更受限制。通过淋巴母细胞系体外刺激并扩增的 EB 病毒特异性 CLTs 主要靶向病毒潜伏抗原，称为 EBNA-3A、EBNA-3B 和 EBNA-3C，在绝大多数 EB 病毒相关的恶性肿瘤中并不表达。在 Burkitt 淋巴瘤中，肿瘤细胞仅表达 EBNA-1。在霍奇金淋巴瘤中，EBNA-1 和潜伏膜蛋白 LMP-1 和 LMP-2 均有表达。在 EB 病毒相关的鼻咽癌中，LMPs 的表达不太一致。在 EBV-PTLD 中，肿瘤细胞表达的病毒抗原和被 EB 病毒特异性 CTLs 靶向识别的抗原通常是一致的。在 EB 病毒相关的霍奇金淋巴瘤或 EB 病毒相关的鼻咽癌中，一种更有限制性而且缺乏免疫原性的抗原可作为 CTL 的靶标。与健康的对照组相比，这些患者也会出现 EB 病毒特异性 T 细胞的下降，这提示加强 CTLs 的免疫功能可能具有抗肿瘤活性。自体的 EB 病毒特异性 CTL 治疗已经在这些患者中取得成功，证明 CTLs 的扩增是可行的，即使在经过强烈治疗的患者中[94]。输注也表现出良好的耐受性和安全性，有证据表明 CTLs 可以迁移到肿瘤部位[95]。一些经自体 CLTs 治疗的鼻咽癌患者可出现抗肿瘤及 LMP-2 特异性的反应伴随难治性肿瘤的稳定或消退[94, 96]。在 EB 病毒阳性的霍奇金淋巴瘤患者中类似的结果也被报道，LMP-2 特异性的 CTLs 可诱导一些复发霍奇金淋巴瘤患者的缓解[95]。

九、结论

EB 病毒是普遍存在的，大多数成人的一小部分 B 淋巴细胞中都存在 EB 病毒潜伏感染。EB 病毒可引起被感染淋巴细胞的增殖，在造血干细胞移植后细胞免疫受损的情况下，可发展成为 EBV-PTLD。EBV-PTLD 最主要的危险因素为移植物中选择性地去除 T 细胞或者应用抗 T 细胞药物。如果监测 EB 病毒，应该了解外周血 EB 病毒 DNA 定量作为一种替代的监测方法有它的局限性。EBV-PTLD 患者的预后已经有了很大的改善，现有的治疗方案，即单抗和过继细胞治疗通常是有效的。

第91章
造血干细胞移植后呼吸道病毒感染
Respiratory Viruses After Hematopoietic Cell Transplantation

Sachiko Seo，Michael Boeckh　著

吴小津　译

黄海雯　唐晓文　陈子兴　校

一、概述

社区获得性呼吸道病毒感染是造血干细胞移植后发病和死亡的一个重要原因[1-3]。造血干细胞移植后感染的流行病学与社区中所观察到的相似，因为这些病毒在有免疫能力的人之间传播（包括医护人员及家属）。呼吸道合胞病毒、流感病毒、人冠状病毒（human coronaviruses，HCo Vs）、人博卡病毒（human bocavirus，HBoV）、人偏肺病毒（human metapneumovirus，HMPV）感染为季节性分布，然而人鼻病毒（human rhinoviruses，HRh Vs）和副流感病毒感染一年中均可发生（图91-1、表91-1）[4,5]。对造血干细胞移植后发病和死亡影响最大的是呼吸道合胞病毒、副流感病毒、人偏肺病毒和流感病毒，因为这些病毒经常引起高死亡率的下呼吸道疾病（lower respiratory tract disease，LRD）[1,6-11]。人

表 91-1　造血细胞移植中呼吸道病毒感染的特征

病　　毒	发病率（%）	季节性	下呼吸道疾病比例（%）	长期脱落者的比例（%）（持续时间[a]）	下呼吸道疾病中共同病原体的比例（%）	下呼吸道疾病的死亡率（%）	参考文献
呼吸道合胞病毒	2.6 ～ 12	是	24 ～ 56	32（14 天）[b]	34 ～ 64	15 ～ 47	[1, 5, 6, 32, 33, 37, 47, 183–185]
人偏肺病毒	2.5 ～ 7	是	17 ～ 41 b	14（54 天）[c]	16 ～ 38	12 ～ 43	[9, 65, 66, 155, 185–188]
副流感病毒	1.2 ～ 9	否	30 ～ 44	34（21 天）	39 ～ 53	17 ～ 57	[7, 8, 32, 71–73, 76, 78, 185]
流感病毒	1.3 ～ 7	是	5 ～ 52[d]	24 ～ 33（14 天）	13 ～ 60	25 ～ 43	[10–12, 32, 39, 91, 92, 185, 189–191]
鼻病毒	0.5 ～ 22	否	13 ～ 50	56（4 周）	48 ～ 100	40 ～ 100	[5, 32, 128–130, 155, 185, 192]
冠状病毒	11	是	4.5	63（4 周）	30 [b]	NA	[5, 136]
博卡病毒	2.6[e]	是	17	NA	NA	NA	[155]
WU/KI 多瘤病毒	WU 病毒，8；KI 病毒，17 ～ 26	否	NA	WU 病毒，13；KI 病毒，37（4 周）	WU 病毒，14；KI 病毒，32	NA	[167, 193]

NA. 不可用

a. 持续时间表示用于定义这些研究中长期脱落的时间段；b. 其他免疫功能低下的患者；c. 癌症患者；d. 包括在上呼吸道感染阶段接受奥司他韦的患者；e. 未公开的数据

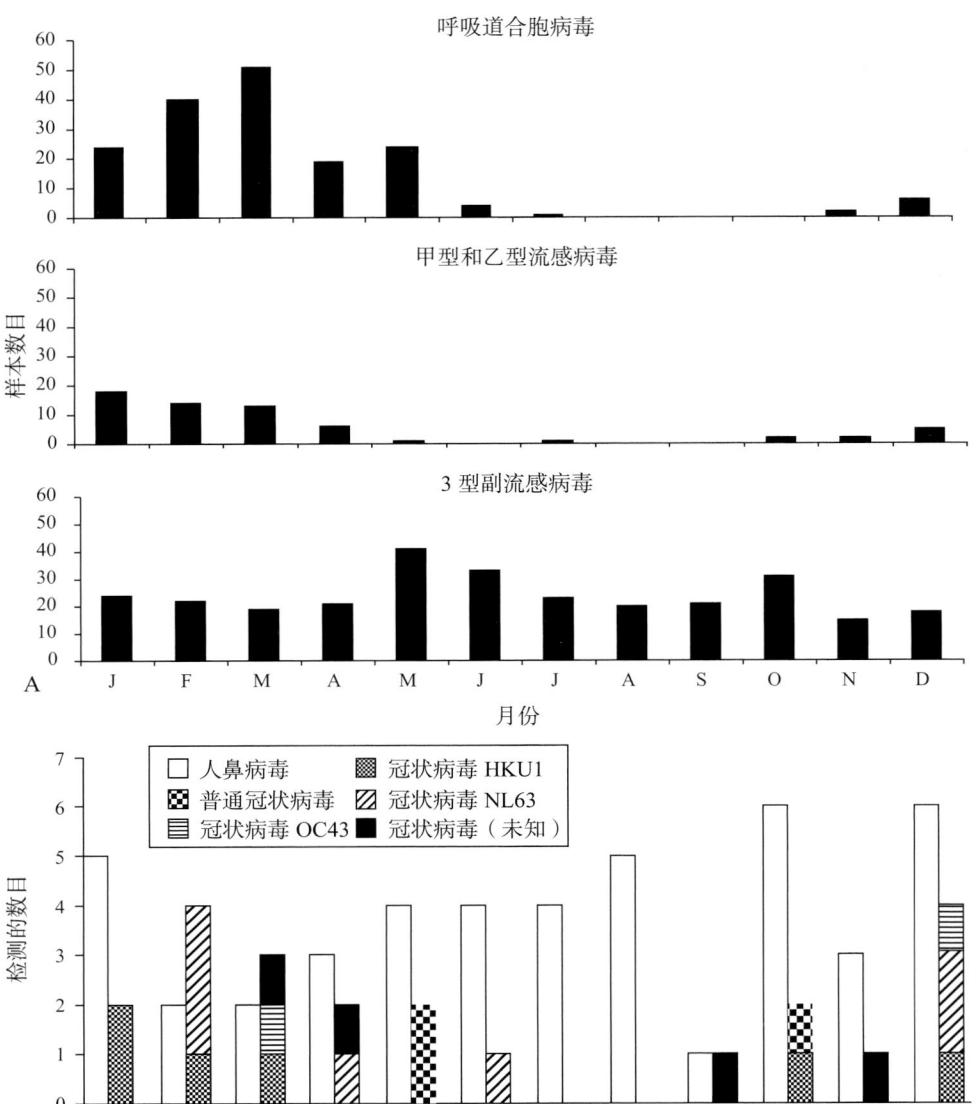

◀ 图 91-1　社区获得性呼吸道病毒感染分布
A. 呼吸道合胞病毒、甲型和乙型流感病毒以及 3 型副流感病毒的月分布；B. 人鼻病毒和冠状病毒的月分布

鼻病毒、人冠状病毒、人博卡病毒也可引起下呼吸道疾病，但发生率低[5]。

　　分子检测技术已经很大程度上取代了传统的病毒学方法[12-16]。呼吸道病毒感染的一个特点是临床症状和体征没有特异性。因为这种疾病的病情特点，所以需要多重测试方法[17-19]。特别是非分子类的方法，标本的处理对尽可能正确地诊断很重要。鼻腔冲洗或拭子应立即置于冰块或冰箱中，并立即送往实验室，以便在 2 ～ 4h 内检查[20]。可用于检测的非分子方法包括标准的病毒培养（几天内可得到结果）、使用特异性单克隆抗体进行的壳瓶离心培养（1 ～ 3 天后可得到结果）、直接荧光抗体测试（2h 后得到结果）、酶免疫分析法（2h 后得到结果）。在肺活检或者尸检标本的组织切片上，可以使用病毒特异性单克隆抗体染色、病毒培养或 PCR 的方法。随着 PCR 和基于 Luminex 技术的重复性和速度的提高，非分子检测方法的作用正在减弱[21, 22]。由于感染控制指南已由国际专家小组回顾总结，故在此不作讨论[23-25]。

二、呼吸道合胞病毒

（一）临床意义

　　呼吸道合胞病毒是一种 RNA 病毒（副粘病毒），可引起多种呼吸道疾病，从威胁婴儿生命的细支气管炎，移植受者可能致命的肺炎到免疫能力强的成人和年龄较大的儿童的轻度上呼吸道感染（upper respiratory tract infection，URI）。该病毒还与一些免疫功能健全或轻度免疫抑制个体的呼吸道疾病有关，如中耳炎、慢性阻塞性肺病加重、老年人社区获得性肺炎。在接受化疗的血液系统恶性肿瘤的患者中，无论是否接受造血干细胞移植，呼吸道合胞病毒均可引起上呼吸道感染[26]，并可能发展为致命性肺炎[27]。呼吸道合胞病毒也与造血干细胞移植后晚期气道阻塞有关，这种情况可能会加速肺功能的丧失[28]。在呼吸道病毒的流行季节，发病率可能高达 10%，异体和自体移植患者均可能感染[1, 29, 30]。在移植后感染的风险一直存在（图 91–2A）[5, 31]。

（二）危险因素

冬季和男性是造血干细胞移植患者感染呼吸道合胞病毒的危险因素[1, 32]。大多数患者先发生上呼吸道感染后发生肺炎，20%～50% 呼吸道合胞病毒感染所引起的上呼吸道感染在 7 天后进展为肺炎[30, 33]。但在 20% 呼吸道合胞病毒感染所引起的肺炎中，不存在上呼吸道感染或非常轻微，或仅与肺炎发作同时发生。进展为下呼吸道疾病的危险因素是中性粒细胞减少、淋巴细胞减少、无血缘关系的供者、合并真菌感染[1, 33]。在队列研究中，中等

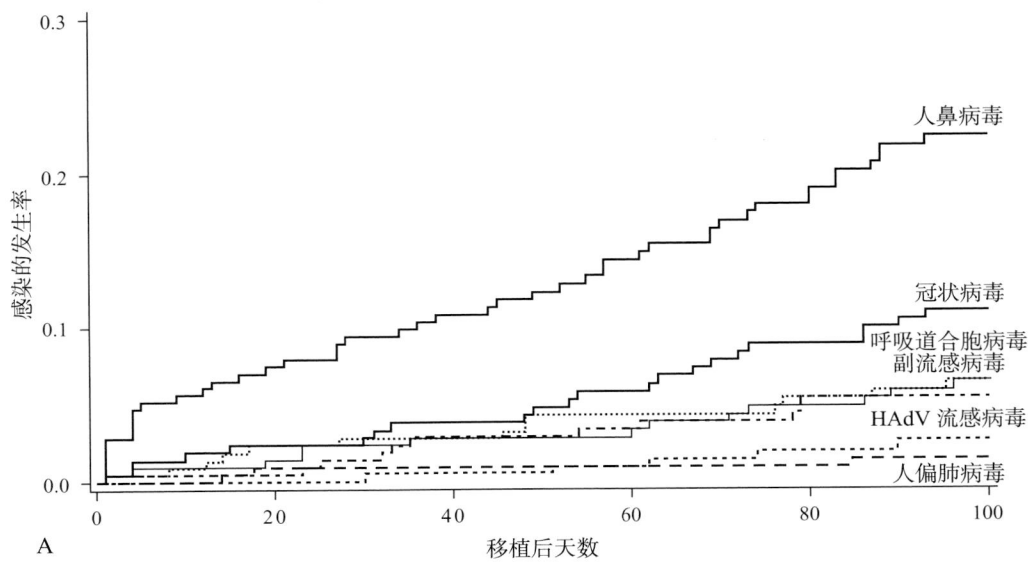

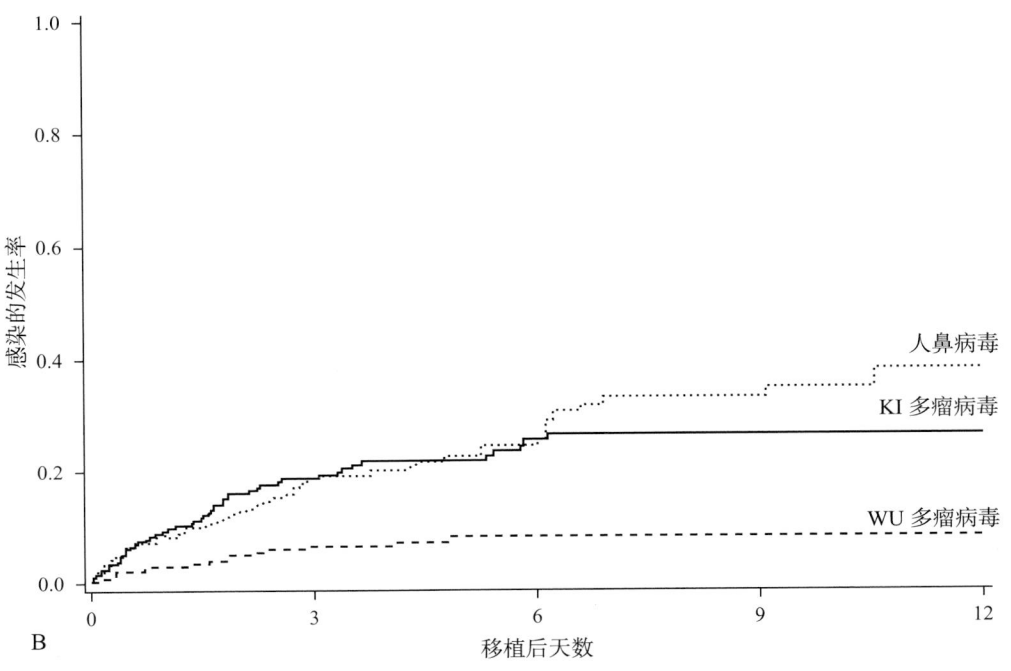

▲ 图 91–2　造血干细胞移植后呼吸道病毒及 WU 和 KI 病毒感染的发病率

A. 造血干细胞移植后呼吸道病毒感染的发生率（引自 Milano 等，2010[5]。经美国血液学学会允许转载）；B. 造血干细胞移植后 WUPyV 和 KIPyV 的发病率（引自 Kuypers 等，2012[166]。经疾控中心许可转载）

剂量（小于 1mg/kg）的糖皮质激素对疾病进展的影响很小[34]。一项针对儿童造血干细胞移植受者的研究表明，有些患者因感染了呼吸道合胞病毒但没有症状而出现研究脱落[35]。两项针对成人造血干细胞移植受者的研究（其中一项运用了每周 PCR 监测技术），没有发生无症状脱落[12, 36]。在下呼吸道疾病患者中，下呼吸道疾病诊断时患者需要吸氧和骨髓作为干细胞来源是预后的不良预测因素[6]。呼吸道合胞病毒的 RNA 可在下呼吸道疾病患者血清或血浆中检测到，可作为疾病严重程度的标志[37, 38]。

（三）治疗与预防

如果不进行治疗，在高度免疫抑制的造血干细胞移植患者中，呼吸道合胞病毒引起的下呼吸道疾病具有高致死率[27]。在一个大型多变量研究中，呼吸道合胞病毒引起的下呼吸道疾病（而不是上呼吸道感染）是死亡率的独立相关因素[39]。然而，在多发性骨髓瘤自体移植患者中，在没有特殊治疗的情况下，呼吸道合胞病毒引起的下呼吸道疾病得以恢复是有报道的[40]。这些差异可能是由于强度较小的免疫抑制方案或其他未明确定义的先天免疫机制造成的。呼吸道合胞病毒所引起的下呼吸道疾病中常见的肺部致病性致病菌[6, 33]需要积极治疗。在造血干细胞移植环境中，呼吸道合胞病毒感染和下呼吸道疾病的治疗还没有足够强有力的对照试验。现有来自队列研究及小样本随机试验的数据显示[6, 33, 41]，早期肺炎的治疗（即在吸氧或机械通气之前）与预后改善有关（图 91-3）。最近的一项多变量分析支持了这一点，该分析显示，在诊断下呼吸道疾病时需要吸氧的患者死亡率明显升高[6]。间歇性短时间（每天 3 次，每次 2h 以上，剂量为 2g）或连续雾化吸入利巴韦林被认为是呼吸道合胞病毒引起的下呼吸道疾病的首选治疗方法[3, 33]。最近一个小样本的随机试验表明，间歇雾化吸入利巴韦林比连续给药更有效地防止进展为下呼吸道疾病[42]。使用雾化利巴韦林后，30 天全因死亡率为 30% ～ 40%[6]；然而，有报道显示在诊断时具有良好预后因素的患者有更好的预后。虽然现有研究的样本量较小，无法分析系统性治疗较小的影响，但单用利巴韦林似乎不能有效治疗肺炎[3, 43, 44]。据报道，使用雾化利巴韦林对呼吸道合胞病毒引起的上呼吸道感染的系统治疗有更好的作用；然而，小样本量限制了数据的强度[3, 45]。

同时静脉注射免疫球蛋白，呼吸道合胞病毒特异性免疫球蛋白或抗呼吸道合胞病毒 F 蛋白的特异性单克隆抗体帕利珠单抗（palivizumab）的作用未得到很好的支持。最近对 82 例应用利巴韦林雾化吸入治疗的呼吸道合胞病毒下呼吸道疾病患者进行了多因素分析，结果表明，帕丽珠单抗或联合免疫球蛋白没有明显的疗效（图 91-4）[6]。虽然这是迄今为止样本量最大的结果分析，但样本量仍不足以检验较小差异的影响，这与其他小型研究报道一致[3, 46, 47]。

在可用的队列研究中，有几个因素可以解释结果差异。最重要的因素是开始治疗的时间。一些研究表明，已经存在急性肺损伤时才开始治疗效果较差[6]。另一个很重要的因素是干细胞的来源。接受外周血干细胞患者合并呼吸道合胞病毒所致的下呼吸道感染对治疗的反应，明显优于接受骨髓干细胞移植的患者[6]。总体而言，在血氧饱和度正常（不需吸氧）的外周血干细胞移植患者中呼吸道合胞病毒下呼吸道疾病患者的生存率＞ 90%（图 91-3）。中等剂量的糖皮质激素（最多 1mg/kg）与下呼吸道疾病患者的预后较差无关[6]，因此不需要在治疗过程中减少糖皮质激素剂量。

由于呼吸道合胞病毒引起的下呼吸道感染的死亡率高，因此我们关注的重点是预防和早期治疗。可能的方案类似于用于预防巨细胞病毒感染的方案。尽管在大多数情况下呼吸道合胞病毒引起的上呼吸道感染先于肺炎[33]，但在造血干细胞移植患者中呼吸道病毒感染后症状改善的程度有限[12, 35, 36]。基于呼吸道合胞病毒上呼吸道感染的抢先抗病毒治疗的小样本的对照研究显示病毒载量出现下降趋势，但在呼吸道合胞病毒肺炎中无显著差异。由于收益缓慢，研究提前终止[41]。最近对文献进行了汇总分析，结果表明抢先使用利巴韦林有益[3]。淋巴细胞减少和其他因素已被确定是进展为下呼吸道疾病的危险因素，并提出免疫缺陷评分指数[33, 34, 48]。因此，更有针对性的策略是针对那些治疗进展风险较高的患者。尽管尚未进行随机试验，但一些中心采用了这种策略。帕利珠单抗是否能够优先预防呼吸道合胞病毒上呼吸道感染进展为肺炎尚未以随机方式进行研究。最近 ASBMT 和欧洲白血病感染会议（European Conference on Infections in Leukaemia，ECIL）指南中的证据评级见表 91-2[24, 49]。

在整个呼吸道病毒流行季节都推荐进行预防，预防措施包括隔离感染患者、每次患者接触之前进

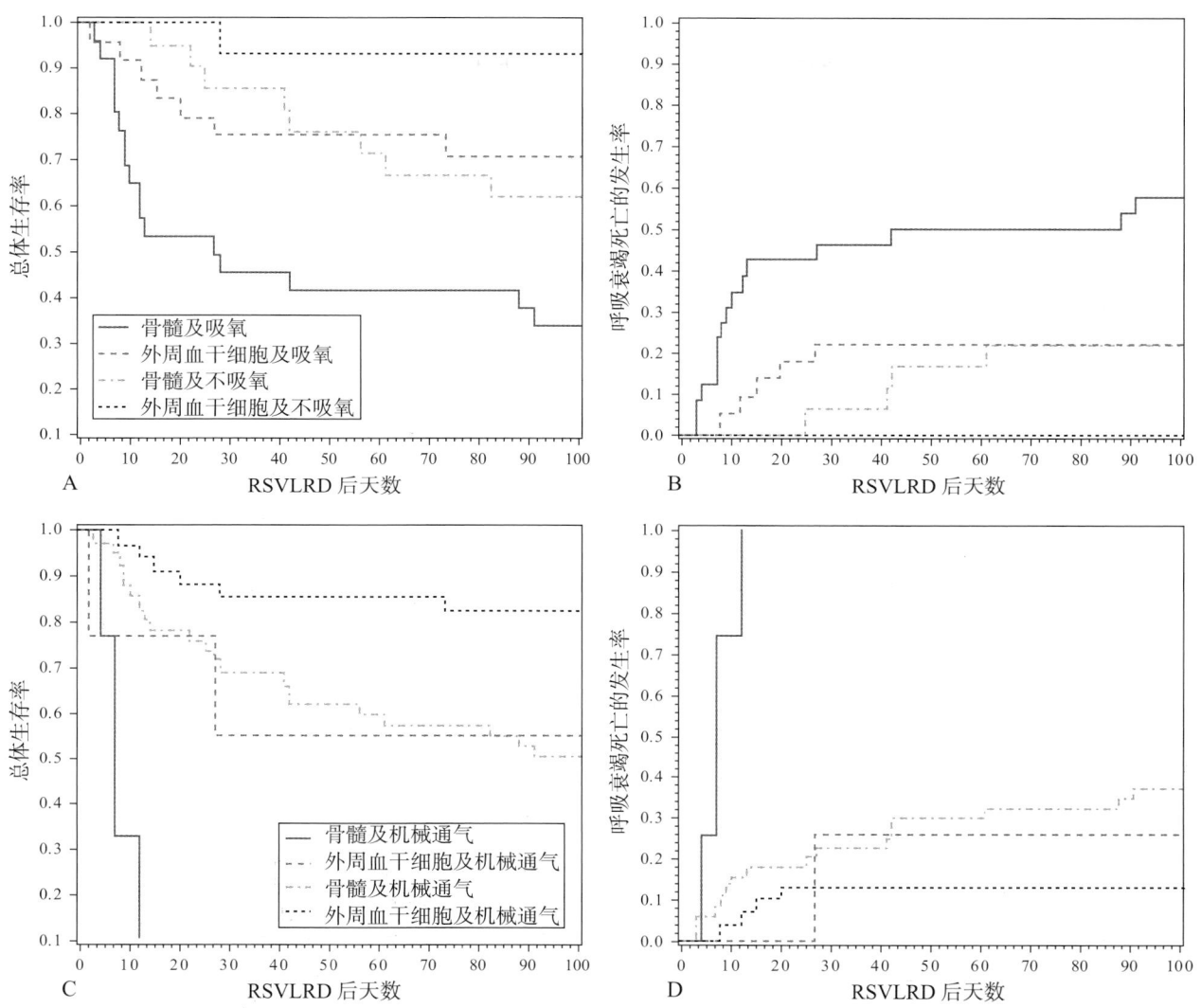

▲ 图91-3　呼吸道合胞病毒下呼吸道疾病预后受细胞来源、是否吸氧或机械通气影响
（引自 Seo 等，2013[6]。经 Elsevier 许可转载）

行洗手，针对医护人员和家庭成员的教育工作，以及避免医疗人员和家庭成员接触患者不受控制的分泌物[50]。尚未研究在整个呼吸道病毒流行季节中药物预防（例如帕利珠单抗、呼吸道合胞病毒 Ig）是否能有效预防造血干细胞移植患者的感染和疾病。在发生呼吸道合胞病毒社区感染时，一些疾病中心每月向接受造血干细胞移植的孩子（年龄＜4 岁）提供帕利珠单抗，类似于其他呼吸道合胞病毒细支气管炎高风险儿童的预防策略[51]。

在移植前，特别是在计划清髓性异基因造血干细胞移植时，患者一旦感染呼吸道合胞病毒，造血干细胞移植通常被推迟到症状缓解和病毒消失。ASBMTECIL 指南都建议在所有患有上呼吸道感染症状的患者中推迟移植[24, 49]。这种方法得到了移

植前呼吸道合胞病毒感染的研究的支持，该研究显示，在移植手术没有推迟的患者中，造血干细胞移植后呼吸道合胞病毒肺炎迅速发展且死亡率高[52]。然而，有证据表明低风险的未推迟移植的自体移植患者没有造成不良后果[53]。此外，在接受非清髓性或减毒性的预处理方案的患者，呼吸道病毒感染的后果并没有那么严重[32]。

对移植前有呼吸道病毒感染且病毒持续处于低水平，而移植不能再推迟的患者，应采取什么样的处理方法目前还不明确。可选择的方法包括 PCR 密切监测、使用二级预防（即呼吸道合胞病毒 Ig、帕利珠单抗）或继续使用利巴韦林进行系统性治疗。一些儿科造血干细胞移植方案中在这种情况下使用抗体制剂，而成人则采用口服利巴韦林进行治疗。

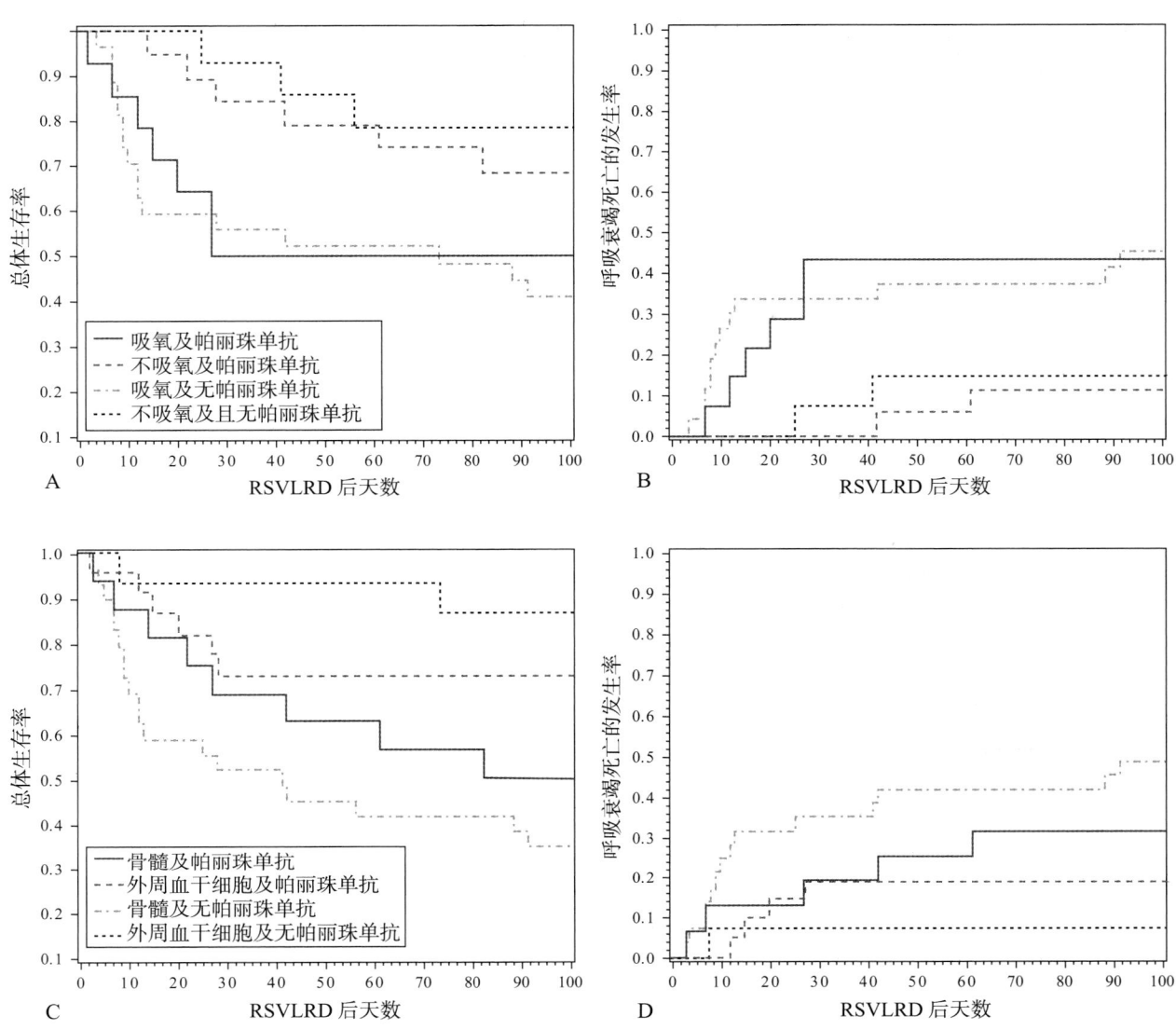

▲ 图 91-4　帕丽珠单抗对呼吸道合胞病毒下呼吸道疾病的作用受是否吸氧及细胞来源影响

（引自 Seo 等，2013[6]）

但是，没有对这些已经实施的方法进行系统评估，证据的强度仅在专家意见层面（C Ⅲ）[49]。

三、人偏肺病毒

（一）临床意义

人偏肺病毒是一种反义的非 RNA 片段的副黏病毒[54]。人偏肺病毒有两个遗传组，A 组和 B 组，每组还有两个亚组，分别为 A1、A2、B1 和 B2[54-57]。一般到 5 岁时，几乎所有的孩子都有该病毒的血清阳性表现。该病毒可在冬季导致上呼吸道感染和下呼吸道疾病[58, 59]。感染人偏肺病毒的健康成人通常无症状或仅有轻微上呼吸道症状[60]；然而，现在

已经有报道免疫功能低下的患者感染了人偏肺病毒会出现严重下呼吸道疾病[61-63]。大约 5% 的造血干细胞移植患者发生人偏肺病毒感染（图 91–2A）[5]。造血干细胞移植患者移植后立即出现的人偏肺病毒疾病通常会出现几种呼吸道症状，包括发热、鼻塞和咳嗽。一旦进展为肺炎，迅速发展为进展性肺病浸润，通常伴有低血压、感染性休克或两者都包括[61]。肺部影像通常有多种表现，经常观察到小的多发结节和磨玻璃浑浊[9, 64]。在一项研究中，肺部影像中伴有小叶中心结节表现的患者症状轻微[9]。组织学检查常见的病理学改变包括弥漫性肺泡损伤合并透明膜栓塞形成、局灶性闭塞性细支气管炎合并机化性肺炎（bronchiolitis obliterans organizing

表 91-2　移植后抗病毒药物和抗呼吸道病毒感染的抗体制剂概述

病毒	药物	HCT 患者的临床应用 a	证据级别 b	评论
呼吸道合胞病毒	利巴韦林	呼吸道合胞病毒下呼吸道疾病	A-□	单克隆抗体在最近的队列研究中无效 [6]
		上呼吸道感染预防治疗	B- Ⅱ	
	呼吸道合胞病毒特异性免疫球蛋白	呼吸道合胞病毒下呼吸道疾病联合治疗	B- Ⅲ	
	RSV 特异性单克隆抗体（帕利珠单抗）	呼吸道合胞病毒下呼吸道疾病联合治疗	B- Ⅲ（C-□）	
	聚集免疫球蛋白	呼吸道合胞病毒下呼吸道疾病联合治疗	B- Ⅱ	
偏肺病毒	利巴韦林	人偏肺病毒下呼吸道疾病	C- Ⅲ	对肺炎没有明显影响预防治疗尚未经过测试
副流感病毒	利巴韦林	副流感病毒下呼吸道疾病	B- Ⅲ	
	聚集免疫球蛋白	副流感病毒下呼吸道疾病联合治疗	B- Ⅲ	
	DAS181	副流感病毒感染	实验用途	没有许可药物
流感病毒	神经氨酸酶抑制药（奥司他韦、扎那米韦）	流感病毒上呼吸道感染	B- Ⅱ（A-□）	M2 抑制药仅对甲型流感有效
		流感病毒下呼吸道疾病	B- Ⅱ（A-□）	
		预防	A- Ⅱ	
		联合治疗	C-□	建议仅在造血干细胞移植后＜6 个月的患者爆发期间进行预防
	M2 抑制药（金刚烷胺、金刚乙胺）	与神经氨酸酶抑制药和利巴韦林联合使用	C-□	
	利巴韦林	与神经氨酸酶抑制药和 M2 抑制药联合使用	C-□	
鼻病毒	衣壳结合剂（伐喷达韦）	无数据	实验用途	未经 FDA 批准
冠状病毒	利巴韦林	无数据	实验用途	联合治疗药物已用于严重的 SARS 病例
	干扰素			
	糖皮质激素			
	蛋白酶抑制药			
博卡病毒	无可用药物			
WU/KI 多瘤病毒	无可用药物			
麻疹病毒	聚集免疫球蛋白	接触麻疹病例后的预防	C-□	疫苗接种很常见

注：a. HCT 接受者的所有临床结果均来自非随机研究；
　　b. 根据 CDC/IDSA/ASBMT/EBMT/SHEA 或 ECIL 指南进行证据分级；其他等级由作者分配并以斜体列出（若无可用的社会等级，或者最近的研究改变了作者的观点）

pneumonia，BOOP）和弥漫性肺泡出血 [61]。

（二）危险因素

进展为下呼吸道疾病的概率尚不明确。小样本研究表明，20%～40%的患者可能会出现上呼吸道感染（表 91-1）[65, 66]。在接受支气管肺泡灌洗和放射临床治疗的肺炎的造血干细胞移植患者中，3%～4%的患者检测到人偏肺病毒 [61]。这些患者以前大多数被归类为患有特发性肺炎综合征 [61]。是否出现无症状脱落是有争议的 [12, 67]。

（三）预防与治疗

目前还没有经过证实的人偏肺病毒感染治疗方法，这可能对造血干细胞移植患者造成致命的影响 [61]。虽然静脉注射免疫球蛋白已被证明可在体外有效中和人偏肺病毒，但尚无人体研究其体内疗效 [68]。糖皮质激素的作用也没有明确的定义。利巴韦林已被证明体外具有针对人偏肺病毒抗病毒作用 [68]，并且有病例报道肯定了其使用价值 [69, 70]。然而，来自非随机回顾性分析的临床数据表明雾化利巴韦林没有主要治疗效果 [9]。

四、副流感病毒

（一）临床意义

副流感病毒是一种包含单链 RNA 的包膜副粘病毒，分为四种血清型。在四种类型的副流感病毒中，副流感病毒 3 型最常见（约 80%），其次是血清型 1、2 和 4。潜伏期一般为 1～4 天。整个夏季是副流感病毒都能被检测到（图 91-1A）[4]。而且造血干细胞移植期间发病率可能为 1%～9%（图 91-2A）[7, 71-73]。主要影像学表现为支气管周围分布的多个小结节[74]。

（二）危险因素

病毒获得依赖于接触感染者。然而，据报道在接受不相关或不匹配供者的骨髓移植的患者中，移植前低强度的预处理方案或移植后发生急性或慢性 GVHD 的患者的病毒感染率也有所提高[7, 71]。据报道，T 细胞耗竭的患者感染呼吸道病毒的风险增加，包括副流感病毒感染[75]。

与呼吸道合胞病毒相似，上呼吸道感染是副流感病毒的主要症状。副流感病毒感染后进展为下呼吸道疾病的情况不如呼吸道合胞病毒常见（表 91-1）[30]。晚期气流阻塞表现与副流感病毒上呼吸道感染和下呼吸道疾病有关[28]。淋巴细胞减少是从上呼吸道感染进展到下呼吸道疾病的最重要的风险因素[32, 76]。非清髓性处理的患者在造血干细胞移植后的前 3 个月内似乎具有较小的进展风险[32]。副流感病毒 3 型相关性肺炎通常与其他严重的肺部病原体感染相关，如曲霉菌[71]。肺源性病原体是包括非移植患者在内的病情进展的另一个重要因素[8]。男性、不匹配的相关或无关供者、脐血移植、中性粒细胞减少和慢性 GVHD 也与下呼吸道疾病的高发病率相关[7, 8]。自体移植的患者也可能会发生副流感病毒 3 引起的肺炎，尤其在 CD34 经过筛选或使用高剂量糖皮质激素的患者[71]。病毒性肺炎的不良预后因素与单核细胞水平低及肺炎时使用大剂量的激素有关。疑似副流感病毒肺炎的患者需要进行积极的诊断检查（如支气管肺泡灌洗）和治疗。在 20 世纪 90 年代进行的大型回顾性分析中，由副流感病毒 3 型引起的上呼吸道感染和下呼吸道疾病在多变量模型中与总体死亡率相关[71]。

（三）预防与治疗

副流感病毒性肺炎死亡率为 20%～50%[7, 71, 73, 76, 77]，尚未进行随机治疗研究。在最近采用的多变量模型的回顾性分析中，雾化利巴韦林和静脉注射免疫球蛋白均未改善肺炎的预后[8, 76]。系统性利巴韦林的使用仅在病例报道或小型系列报道过[78, 79]。对于预防肺炎或晚期气流阻塞有效的抗病毒治疗（例如对上呼吸道感染的预防性治疗）是有效的[8, 78]。早期抗病毒治疗（例如上呼吸道感染的预防性治疗）是否有效预防肺炎或晚期气流阻塞尚不清楚[8, 78]。高剂量糖皮质激素治疗与下呼吸道疾病或死亡率进展的关联表明，减少免疫抑制可能是有用的[8, 71, 76]。在所有研究调查中并没有观察到糖皮质激素的作用，并且也尚未对这种方法进行测试。

DAS181 是一种唾液酸酶融合蛋白，用于治疗流感，并且对副流感病毒也具有活性[74, 80]。造血干细胞移植后仅在少数情况下使用吸入 DAS181，吸入后检测到症状改善和病毒载量减少[81, 82]。BCX2798 是一种新型的血凝素-神经氨酸酶抑制药，对动物模型中的副流感病毒 1 型具有保护作用[83]。

控制感染是预防策略的主体。不幸的是，正如高发病率所展现的那样，目前的感染防控措施似乎还不能完全将副流感病毒隔离在造血干细胞移植病房之外。众所周知，副流感病毒在造血干细胞移植病房持续暴发[79, 84-87]，很难预防副流感病毒进入造血干细胞移植病房的可能原因包括缺乏针对医护人员和密切接触者的疫苗，免疫功能正常个体感染后症状非常轻微或无症状，以及在感染患者中因长期无症状而未被发现，病毒在环境中持续存在[12]。

五、流感病毒

（一）临床意义

流感病毒属于正粘病毒家族，是有包膜的单链多形性 RNA 病毒。流感分为三种主要类型，其中甲型最常见，其次是乙型[88-90]。即使在免疫功能正常的人群中，丙型流感并不常见；造血干细胞移植患者没有关于流感丙型的报道。流感病毒感染发生率似乎不如呼吸道合胞病毒和副流感病毒感染多见（图 91-2A）。抗原的季节性变化和易感特性是流感病毒的典型特征。在 2009 年 H1N1 流感大流行期间进行的研究表明，2009 年 H1N1 病毒株导致下呼吸道疾病，低氧血症和病毒播散的发生率较高[11]。

（二）危险因素

存在潜在高危因素的患者流感感染率增加[39]。

流感病毒导致的严重下呼吸道疾病的发展进程与呼吸道合胞病毒和副流感病毒相似（表 91-2）[90]，年龄、淋巴细胞减少以及缺乏有效的抗病毒治疗是进展为严重下呼吸道疾病的危险因素 [10, 11, 91, 92]。与副流感病毒感染后糖皮质激素可能会增加进展风险的情况相反 [71]，对于发生 GVHD 的流感感染的患者接受糖皮质激素（≥ 1mg/kg）治疗后，下呼吸道疾病的致病风险并不太常见和严重 [11]。此外，非清髓性移植患者似乎不太可能发生下呼吸道疾病 [32]。有趣的是，造血干细胞移植的患者未出现肌萎缩和高热等临床表现，但在免疫功能正常的个体中这些表现却很常见（图 91-5）[12]。血浆或血清中检测到流感 RNA 与下呼吸道疾病患者的高死亡率相关 [93]。

（三）预防与治疗

流感病毒能有效预防，因此感染的发生率低。建议医护人员、家庭成员和访客在流感流行季节的早期接种流感疫苗 [94]。抗病毒治疗可用于流感病毒感染。由于最近出现了针对 M_2 抑制药阿曼地平和金刚乙胺（不良反应更少）的耐药，这些药物不应用于治疗流感 [95-97]。神经氨酸酶抑制药（例如扎那霉素、奥司他韦）对甲型和乙型流感具有抗病毒活性 [98, 99]。建议治疗持续时间为 10 天，因为在造血干细胞移植患者体内能够检测到病毒存在的时间更长 [94, 96]。非对照研究表明，应用神经氨酸酶抑制药的前期预防

可有效预防进展为下呼吸道疾病 [11, 92, 100]。是否应该在严重的流感病例中使用更高剂量的神经氨酸酶尚不明确 [96]。由于吸收的不确定性和总体不良结果，一些临床中心更喜欢挑战更高剂量的使用；然而，却没有足够的证据证实有效率（专家意见，C Ⅲ）。

奥司他韦耐药性病毒株（主要是 H275Y 突变）已出现在 2009 年 H1N1 流感大流行和季节性 H1N1 中 [101-103]。在 24% 的病毒在体内长期存在的 HCT 患者中能检测到这种突变 [103]。奥司他韦，金刚烷胺联合利巴韦林的治疗是安全的，并且可以提高免疫功能低下患者的治疗效果 [104]。一种新型神经氨酸酶抑制药帕拉米韦显示出具有早期改善症状的作用，并且这一点优于奥司他韦 [105, 106]。2 名接受奥司他韦治疗失败的造血干细胞移植患者，却用帕拉米韦成功治愈 [107, 108]。静脉注射扎那米韦也是奥司他韦耐药病例的另一种选择。一些研究报道了其疗效，即早期从奥司他韦换为扎那米韦可能会产生更好的结果 [100, 109-111]。DAS181 和拉尼米韦是研究药物，一项 Ⅱ 期研究报道了这些药物对流感的疗效 [112, 113]。硝唑尼特是一种新型的抗流感药物，已经被美国 FDA 批准用于治疗寄生虫。抗流感机制是抑制病毒血凝素蛋白的成熟和细胞内转运 [114]。硝唑尼特目前已经被证实具有抗流感作用，并且与神经氨酸酶抑制药联合有协同作用的功效 [115]。目前有一项评

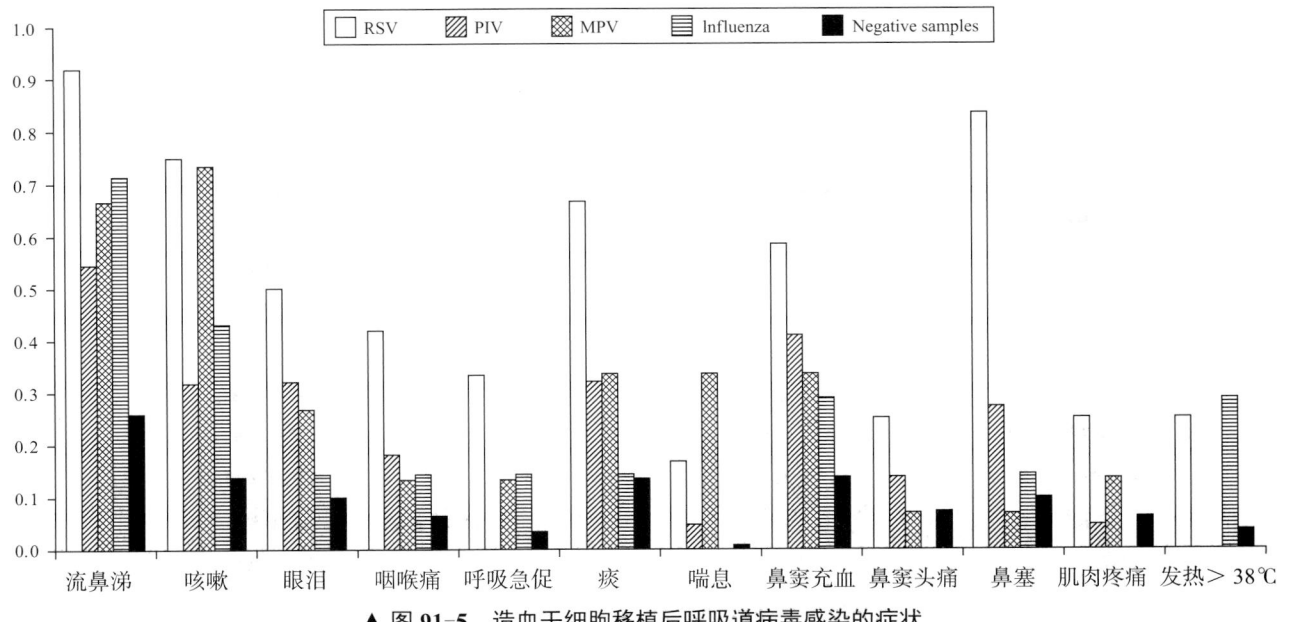

▲ 图 91-5　造血干细胞移植后呼吸道病毒感染的症状

（引自 Peck 等，2007[12]）

RSV. 呼吸道合胞病毒；PIV. 副流感病毒；MPV. 偏肺病毒；Influenza. 流感病毒；Negative samples. 阴性样本

估硝唑尼特联合或不联合奥司他韦的疗效和安全性的 III 期试验正在进行。作为降脂药的羟甲基戊二酰辅酶 A 还原酶抑制药（他汀类药物）的使用能降低一般人群中流感的死亡率[116]；但在免疫功能低下的患者中没有数据被证实。在病毒暴发情况下对易感的免疫抑制患者进行广谱化学药物预防的建议[23]和两项使用奥司他韦预防的研究表明，这种方法可能是安全有效的[117, 118]。

通常建议在造血干细胞移植[94, 119]后 6 个月进行疫苗接种，造血干细胞移植后即使进行单次剂量的疫苗接种似乎也是足够的[120, 121]。最近的一项随机研究显示，骨髓移植前患者接种疫苗可提高流感特异性 IgG 水平[122]。

六、人鼻病毒

（一）临床意义

人鼻病毒被归为裸露的单链 RNA 的小 RNA 病毒。人鼻病毒有三个亚型（HRhV–A、–B 和 –C）和大约 100 个血清型，免疫功能正常者感染后上呼吸道症状轻微。据报道，在免疫功能正常的个体中，HRhV–C 型比 HRhV–A 型和 –B 型更能引起严重的疾病[123, 124]；然而，没有数据证实不同亚型病毒株在造血干细胞移植患者中引起的疾病严重程度是否会不同[125, 126]。由于使用培养技术的限制，人鼻病毒很少被报道为造血干细胞移植患者呼吸道感染的原因。随着反转录 PCR 技术的广泛使用，它现在被证明是造血干细胞移植后最常见的呼吸道病毒（图 91–2A）[5]。在一项大型前瞻性研究中，13%的造血干细胞移植患者有人鼻病毒感染而没有症状，长时间的病毒潜伏（超过 3 周）非常常见（图

91–6）[5]。虽然人鼻病毒在上呼吸道疾病中频繁被发现，但一些证据表明它也可能是下呼吸道疾病的重要原因[127-129]，并且移植前感染可能导致不良后果[52]。目前缺乏关于人鼻病毒引起疾病进展速度的确切数据。这与更早前报道显示造血干细胞移植后人鼻病毒引起下呼吸道疾病的能力相互矛盾[128, 130]。

（二）危险因素

引起上呼吸道感染到下呼吸道疾病的疾病进展或死亡的相关因素尚未确定。

（三）预防与治疗

目前尚没有可用于治疗或预防人鼻病毒感染的许可药物或疫苗。衣壳结合剂普乐康尼（普利那利）显示该药在健康个体中能够轻度减少病毒持续时间、症状严重程度以及病毒载量，然而该药因不良反应和药物间相互作用而未被批准使用[131-133]。在 II 期临床试验中对另一种衣壳结合剂 BTA–798（伐喷达韦）进行了评估，该药在高危患者中实现了症状的显著减轻。芦平曲韦是人鼻病毒复制的抑制药，未能在自然感染的患者中显示出显著效果[134]。

七、人冠状病毒

（一）临床意义

人冠状病毒是一种可在免疫正常个体中引起上呼吸道感染、哮吼、哮鸣和肺炎的 RNA 病毒。最近，除了先前描述的 OC43 和 229E 菌株[135, 136]之外，还描述了四种新菌株，SARS–CoV（2003 年鉴定）、NL63（2004）、HKU1（2005）和 EMC（2012）。在住院的 823 名患者中，5.7% 的患者检测到人冠状病毒；免疫功能低下患者的人冠状病毒感染率为 8.8%，而免疫功能正常的患者为 4.5%[136]。47 名人

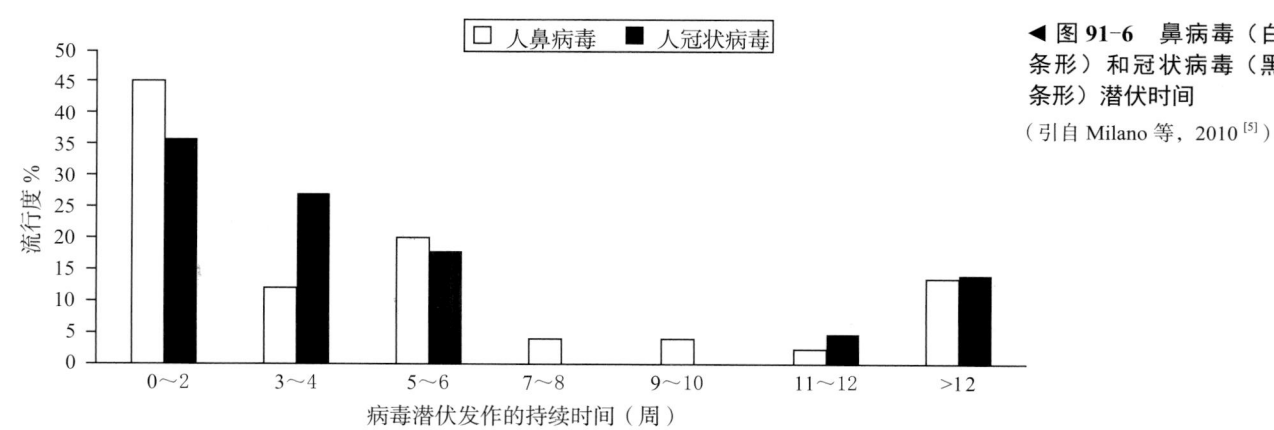

◀ 图 91-6　鼻病毒（白条形）和冠状病毒（黑条形）潜伏时间

（引自 Milano 等，2010[5]）

冠状病毒感染患者中有 14 名（30%）患者，包括 3 名造血干细胞移植患者，同时也感染了其他病原体（呼吸道合胞病毒和 Aspergillus；甲型流感；呼吸道合胞病毒和人冠状病毒），这些患者患有更严重的疾病 [137]。在造血干细胞移植患者中，人冠状病毒是第二常见的呼吸道病毒，第 100 天累计发病率为 11%（图 91-2A）[5]。在一项前瞻性监测研究中，无症状感染率高达 41%，病毒潜伏的中位持续时间为 4 周（图 91-6）[5]。该研究仅报道了造血干细胞移植后感染人冠状病毒下呼吸道疾病的少数病例 [138-141]。在造血干细胞移植受者中，人冠状病毒作为病原体在下呼吸道病中的作用仍然不明确。在免疫功能正常的住院患者中的前瞻性研究显示，5.4% 的支气管肺泡灌洗样本为人冠状病毒阳性 [142]。人冠状病毒感染也与肺移植患者一秒用力呼气量的长期下降有关 [143]；但是，在造血干细胞移植患者中尚没有数据证明。

（二）危险因素

引起上呼吸道感染到下呼吸道疾病的疾病进展或死亡的相关因素尚不明确。

（三）预防与治疗

目前没有特定的人冠状病毒的治疗方法。严重急性呼吸综合征（severe acute respiratory syndrome，SARS）的临床经验表明，利巴韦林、干扰素或氢化可的松可改善预后，特别是联合使用时 [144-148]。与历史对照组相比，蛋白酶抑制药（洛匹那韦 / 利托那韦）与利巴韦林联合使用也能改善 SARS 患者的预后 [149]。

八、人博卡病毒

（一）临床意义

人博卡病毒最早是通过随机 PCR 扩增 / 克隆技术从瑞典住院儿童身上分离到的是一种人类细小病毒 [150]。人博卡病毒分为 4 种 [151]。HBoV1 主要在呼吸道中检测到，而 HBoV2 至 HBoV4 经常出现在粪便中。HBoV 已在世界范围内被发现 [152-154]，并且常见于幼儿中 [151]。与人博卡病毒感染有关的症状包括流鼻涕、咳嗽、发热、喘息、缺氧和腹泻。在 2.6% 的造血干细胞移植患者中检测到人博卡病毒感染（图 91-2A）。最近的一项前瞻性研究表明，在患有下呼吸道疾病的儿科癌症患者中常常检测到人博卡病毒 [155]。然而，由于人博卡病毒经常与其他病毒一起被检测到 [156]，因此人博卡病毒是否会致病还不能确定。

（二）危险因素

在咽拭子和血液样本中的高病毒载量被认为与免疫功能正常儿童的下呼吸道疾病有关 [156]。迄今为止，并没有关于免疫功能低下患者感染人博卡病毒危险因素的信息。

（三）预防与治疗

目前不存在人博卡病毒抗病毒药物。对于患有人博卡病毒感染的免疫功能正常的儿童，糖皮质激素在症状的改善和住院时间方面无效 [157]。

九、WU 和 KI 多型瘤病毒

（一）临床意义

人多型瘤病毒，WU（WUPyV）和 KI（KIPyV），于 2007 年被发现并频繁在呼吸道标本中频繁地被检测到 [158, 159]。WUPyV 和 KIPyV 的感染通常在 5 岁时发生 [160]。健康儿童 WUPyV 感染的患病率为 2% ～ 3%，KIPyV 的患病率为 0.5% ～ 3% [161, 162]。有或没有呼吸道症状的患者的发病率相似 [163-166]。在造血干细胞移植患者中，WUPyV 和 KIPyV 的 1 年累计发生率分别为 8% 和 26%（图 91-2B）[167]。未检测到季节性变化 [167]。KIPyV 导致的痰液产生和 WUPyV 引起的喘息是造血干细胞移植受者的独特症状 [167]。免疫功能低下患者的 KIPyV 病毒载量高于健康儿童，而 WUPyV 的病毒载量与免疫水平无关 [161]。WUPyV 和 KIPyV 在造血干细胞移植患者发生下呼吸道疾病中的作用尚不确定。

（二）危险因素

造血干细胞移植患者感染的一个重要风险因素是年龄 < 20 岁 [167]。感染 KIPyV 的造血干细胞移植患者在移植后前 2 周内再次感染呼吸道病可能性更大 [167]。

（三）预防与治疗

目前尚无 WUPyV 和 KIPyV 的治疗方法。

十、麻疹病毒

（一）临床意义

麻疹病毒（rubeola）是一种副粘病毒，被认为是巨细胞肺炎的原因，感染时可伴有或不伴有皮疹，在免疫功能低下患者（包括造血干细胞移植患者）中易引起严重中枢神经系统疾病 [168-171]。由于麻疹疫苗的广泛使用，大多数地区的麻疹发病率极低。1997 年，报道了巴西造血干细胞移植患者麻疹病毒的暴发。在 122 例易感患者中，1 例患者出现严重的临床症状，7 例患者出现轻微症状[172]。这些患者身上均出现皮疹的表现，但大多是非典型皮疹。并且在 5 名患者中观察到麻疹黏膜斑。除 1 名患者外，所有患者均有发热和干咳[172]。最近，由于疫苗覆盖率低[173-175]，麻疹暴发一直在增加，造血干细胞移植患者可能会因此而感染的风险增加。

（二）危险因素

感染麻疹的关键危险因素是在疫苗接种率低或疫苗免疫力下降的情况下接触受感染的个体。在一项欧洲研究中，80%～90% 的麻疹病例未接种过疫苗[175]。目前尚未有报道关于临床疾病的其他危险因素。

（三）预防与治疗

据报道，曾对 2 名重症免疫功能低下的患者中使用利巴韦林治疗麻疹，但是，没有对这种干预进行系统评估[176]。确保所有病毒接触者都具有保护性抗体滴度（通过自然感染或接种疫苗）是最重要的预防措施。造血干细胞移植后对麻疹的免疫力持续下降，从而增加了获得感染的风险[177-179]。因此，建议在造血干细胞移植患者停免疫抑制药后接种疫苗[23]。造血干细胞移植后中位数为 2.4 年，49% 的造血干细胞移植患者对疫苗有反应[180]。免疫球蛋白可在接触了麻疹病毒后使用[181]。

十一、结论和展望

多重分子诊断平台的大量使用显著提高了我们对造血干细胞移植后呼吸道病毒感染的发生率、危险因素和重要性的认识[17]。但是，仍有许多重要问题没有解决。尽管许多研究分析了呼吸道病毒引起下呼吸道疾病的后果和危险因素，但不同的研究对下呼吸道疾病的定义不同。最严格的定义包括下呼吸道疾病症状、影像学阳性表现和在肺部检测到病毒，因此经常将下呼吸道疾病症状加阳性鼻咽拭子定义为下呼吸道疾病。目前的下呼吸道疾病包括不同且范围广泛的疾病，因此难以比较各中心研究结果的差异。因此，需要基于研究结果建立针对下呼吸道疾病的诊断标准[76]。

现在许多中心都使用分子学诊断方法。与此同时，虽然这些病毒现在很容易被发现并且非常普遍，但是许多悬而未决的问题依然存在。例如，需要进

行研究以确定人偏肺病毒、人鼻病毒和人冠状病毒感染后进展为下呼吸道疾病的危险因素。并且，人博卡病毒的重要性仍然不明确。分子学诊断方法也提供了病毒载量的准确定量[76]。高病毒载量往往与不良预后相关。但是，没有足够的数据将病毒载量测试应用于临床实践。血液中的病毒检测和高病毒载量也可以是呼吸道病毒感染严重程度的标志。与接受介入检查（例如支气管镜检查）相比，造血干细胞移植患者更容易接受血液检测，因此需要更多的前瞻性研究来确定病毒血症的时间和最佳血液成分（血浆与细胞）。此外，需要进一步前瞻性研究比较呼吸道分泌物和血液中的病毒载量与预后的关系。一旦呼吸道病毒感染进展为下呼吸道疾病，死亡率仍然很高。尽管已经确定了一些临床风险因素（例如淋巴细胞减少症），但是在没有这些因素的患者也很有可能发生疾病进展。因此，需要研究用于明确下呼吸道疾病进展的生物标志物。

目前在造血干细胞移植患者中仅进行了一些呼吸道合胞病毒的随机治疗试验。随机试验是评估新干预措施是否且可用于治疗呼吸道合胞病毒上呼吸道感染的最好方法。然而，由于下呼吸道疾病的发生率较低，针对下呼吸道疾病可能难以或不可能进行此类随机试验。Seo 等关于呼吸道合胞病毒下呼吸道疾病预后的研究再次强调，在采用基于非随机数据的治疗方法时应更加谨慎[6]。在最大的造血干细胞移植中心之一收集足够多的接受帕利珠单抗治疗的案例需要十多年的时间。但是结果表明帕利珠单抗治疗似乎无效，而且价格昂贵，没有明显的不良后果。因此，必须加速发现超过"专家意见"制度的证据。其中一些感染的发生率相对较低，需要全球造血干细胞移植中心的创新监测和干预网络。未来，对于提高决定治疗策略的速度和质量的方法可能包括使用详细的病例报道表格，进行多中心并基于网络的罕见并发症研究，这些研究结果类似于最近公布的呼吸道病毒和其他病原体[6, 38, 182]。我们已经开始努力建立的基于网络的疾病监测和结果的数据库有望成为一种宝贵的工具，可以产生比专家意见可靠性更高的证据。

致谢

Michael Boeckh 得到了美国 NIH 癌症研究所（CA18029、HL081585、HL093294）的资助。Sachiko Seo 获得到了 Joel Meyers 捐赠奖学金的支持。

第92章
异基因造血干细胞移植后人疱疹病毒
6型、7型、8型感染现状

HHV-6A, HHV-6B, HHV-7, and HHV-8 After Hematopoietic Cell Transplantation

Per Ljungman　Tetsushi Yoshikawa　Katherine N. Ward　著

吴小津　译

杨海飞　黄海雯　唐晓文　陈子兴　校

一、概述

本节主要阐述最新发现的4种疱疹病毒：人类疱疹病毒6A（human herpesviruses 6A，HHV-6A）、人类疱疹病毒6B（human herpesviruses 6B，HHV-6B）、人类疱疹病毒7（human herpesviruses 7，HHV-7）、人类疱疹病毒8（human herpesviruses 8，HHV-8），又称卡波西肉瘤相关性疱疹病毒。既往文献报道并未区分HHV-6A和HHV-6B，而目前人们发现HHV-6B是HHV-6原发感染的主要致病类型。其最主要的临床表现是边缘区脑炎，常见于重度T细胞功能低下的患者，如脐血移植后；其他临床相关并发症包括骨髓抑制、肺炎、皮疹样急性GVHD。研究发现在1%～2%的人群可能发生HHV-6在宿主染色体整合导致研究受到障碍。有人提倡监测HHV-6，但由于缺乏HHV-6阳性的有效治疗措施，故目前不推荐常规监测HHV-6。尽管有HHV-6A、HHV-7及HHV-8病毒致病的相关报道，但临床上这些病毒在造血干细胞移植后相关并发症中的重要性较低。

二、人疱疹病毒6A和6B型

（一）流行病学和基础病毒学

1986年，艾滋病和淋巴增生异常患者体内分离出一种新型的疱疹病毒[1]，该病毒最初被命名为人类嗜B淋巴细胞病毒，但最终因发现其亲T淋巴细胞的特性更名为HHV-6。根据病毒流行病学及致病性的差异，HHV-6可为HHV-6A和HHV-6B。HHV-6病毒基因组为线性双链DNA，全长160～162kb，HHV-6A和HHV-6B同源序列约90%以上，但特定序列的差异可高达30%，尚未发现两种病毒与整合体存在遗传梯度[2]。2011年国际病毒分类委员会（The International Committee on Taxonomy of Viruses，ICTV）基于愈来愈多证据宣布HHV-6A和HHV-6B分属两种单独种属。下文中在不必区分HHV-6A和HHV-6B或尚未区分HHV-6B的情况将保留HHV-6总称。

HHV-6包含A型和B型，均属疱疹病毒科，为β疱疹病毒亚科、玫瑰疱疹病毒属的成员。和其他疱疹病毒一样，原发感染后病毒可长期潜伏导致其在人群中的流行；一旦机体免疫低下，病毒可再激活。在体外培养试验中，HHV-6A和HHV-6B在CD4$^+$T淋巴细胞中生长最好，也能感染多种不同的细胞，如淋巴细胞、单核细胞、上皮及神经起源的细胞。所有有核细胞均可表达 CD46 分子[3]（又称为膜辅因子蛋白，补体级联的调节剂），而 HHV-6 的糖蛋白通过结合 CD46 分子而进入细胞内部。

在进行 HHV-6 的研究时常会忽略以下两个因素，导致 HHV-6 的研究受阻。首先，尽管各种证据表明 HHV-6A 和 HHV-6B 存在株差异性，但目前尚未形成区分 HHV-6A 和 HHV-6B 的共识；其次，HHV-6 具有区别于其他疱疹病毒的特征，即在少数感染者中，不论 A 型还是 B 型的基因组序列可整合到宿主染色体上（参见 HHV-6 的染色体整合部分）。

HHV-6A 的分布存在地域差异性，多见于中非地区[4]，美国、英国和日本等地区很少见。人群中几乎普遍感染 HHV-6A，但更多情况下以整合染色体形式被检测到，因此通过水平传播的实际感染率而仍需进一步统计。

HHV-6B 感染非常普遍，原发感染大都在婴幼儿期，多数儿童在 2 岁时感染[5, 6]。唾液中病毒的检出率很高[7-9]，提示唾液可能是家庭内传播的主要来源。

HHV-6B 一般在 T 淋巴细胞中复制，潜伏于单核巨噬细胞和骨髓前体细胞[10, 11]，因此可通过输血或器官移植传播 HHV-6B。首次报道通过器官移植发生 HHV-6B 传播的病例是 1 名接受病毒血清学阳性供肝移植的患者发生了 HHV-6B 的原发感染[12]。随后，类似案例也有报道，如 1 名婴儿在接受了他的孪生兄弟捐献的骨髓移植发生了 HHV-6B 感染，而他兄弟在捐献骨髓时有原发 HHV-6B 感染[13]。

大多数儿童感染 HHV-6 后无明显临床症状或症状轻微，但有时可进一步恶化，如发热时合并幼儿急疹或突发皮疹、热性惊厥、癫痫持续发作，甚至脑炎[14-18]。造血干细胞移植后，HHV-6B 可再激活导致 HHV-6 相关性脑炎，以及其他临床表现（见下文）。一般认为 HHV-6A 与多数疾病不存在直接的因果关系，但最近报道了一例肝脏移植受者发生了 HHV-6A 导致的合胞体巨细胞肝炎，而 HHV-6A 则是通过供肝感染了受者[19]。

（二）染色体整合的 HHV-6

染色体整合的 HHV-6（chromosomal integration of HHV-6，CIHHV-6）常常表现为患者血液中

HHV-6 DNA 定量非常高，因为 HHV-6A 或 HHV-6B 的全基因组可整合到宿主细胞的染色体上。HHV-6 是唯一特有的以整合的病毒基因组形式发生垂直传播的疱疹病毒。多年来染色体整合的 HHV-6 被认为极为罕见，研究表明此类现象并非罕见。英美的研究资料[20-21]显示，健康献血者或新生儿中约为 1% 可检出染色体整合的 HHV-6。

Luppi 等[22]于 1993 年首次描述了染色体整合的 HHV-6，报道了 3 例通过 DNA 印迹检测及更精准的 PCR 技术检测到白细胞中极高水平的病毒 DNA 载量。随后，HHV-6 特异性探针的 FISH 技术精确定位到 3 例患者体内病毒基因序列整合于 17 号染色体，且接近或者位于短臂端粒上[23]。最近，整合位点的测序证实了其端粒位置[24]。目前已发现了另外 9 个整合位点，尽管看似分布于染色体任意一段范围内，或是在长臂或短臂上，但主要是位于端粒处[25, 26]（参见图 92-1 中案例）。每个个体发生整合的染色体都是特有的。

日本首先报道了 6 个不同家系中发生了染色体整合的 HHV-6 的垂直传播[27-29]，其中一个家庭染色体整合的 HHV-6 来自父母双方，另外一个家庭

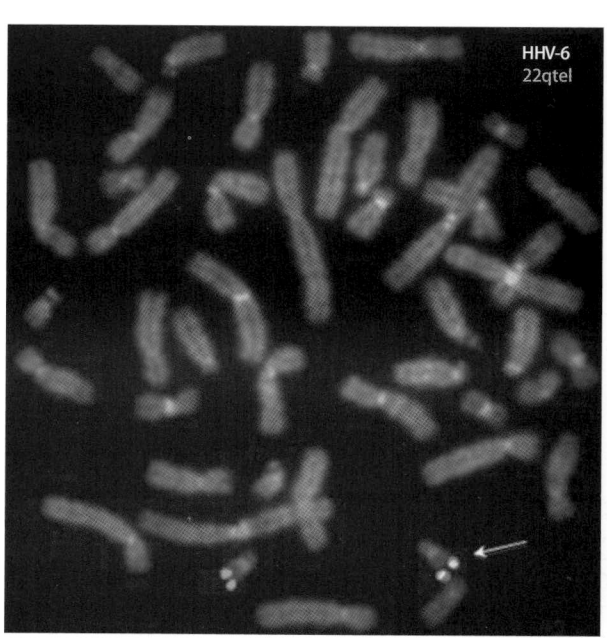

▲ 图 92-1　来自携带染色体整合的 HHV-6 患者体内的处于有丝分裂状态的细胞发生 HHV-6 与染色体的整合

右下角的信号的荧光原位杂交成像，整合点位于端粒序列 22q（左下角和右下角的信号）。请注意，这些信号在端粒 22q 区域重叠（箭所示）（引自 Lohi O, et al. Pediatr Blood Cancer, 2010, 55: 1236-1238. 经 John Wiley & Sons 许可转载）

来自祖辈两代。随后欧美等国家先后报道了类似案例[21, 30]，进一步证实了染色体整合的 HHV-6 的常染色体显性遗传是一种全球范围内现象。染色体整合的 HHV-6 通过生殖细胞按照遗传定律传递，可在每个有核细胞上出现[31]。

目前亟待解决的是明确染色体整合的 HHV-6 是否与疾病发生有关。其致病机制可能为病毒再激活致病或通过破坏端粒功能致病。基于第一种猜测，仅一项研究报道了整合病毒能在体内完全复制[32]。但仍无足够的数据表明，HHV-6 整合在不同染色体端粒位点可引起长期影响。事实上，目前仍未明确 CIHHV-6 与疾病的联系。已有的资料表明，健康人群中也可检出染色体整合的 HHV-6，例如新生儿[21]，献血者[20] 和干细胞捐赠者[33]。

携带染色体整合的 HHV-6 的患者不仅可在全血样本中检测到 HHV-6 DNA，也可在无细胞的样本，如血清、血浆及脑脊液中检测到病毒 DNA。因为样本处理过程中，染色体上 DNA 通过破损细胞释放游离而被检测到。对于大多数病毒而言，血液

样本中检测到高水平的病毒 DNA，特别是在血清或血浆中，可以作为活动性感染的证据，但 HHV-6 是个特例，因为这种高水平的病毒 DNA 可能是染色体整合的 HHV-6 的引起的。既往由于对这一现象的误解，导致临床医生采用抗病毒治疗[34]。然而，联合抗病毒药物治疗对此类患者体内病毒 DNA 水平没有较大影响（图 92-2A），但当发生 HHV-6 诱导的骨髓抑制时，联合疗法可取得较好疗效（图 92-2B）。当移植的供者或受者携带染色体整合的 HHV-6，会导致染色体整合的 HHV-6 诊断困难。如果供者带有染色体整合的 HHV-6，受者发生 HHV-6 DNA 载量升高与粒细胞移植相关，常表现为特征性的高水平[35]。另一方面，如果干细胞受者携带有染色体整合的 HHV-6，情况则会完全相反[36]。表 92-1 比较了移植后 HHV-6 感染出现的不同可能性发生率。

（三）HHV-6 的诊断

幼年发生的原发感染可采用间接免疫荧光法检测抗体来确诊[37]，但这种检测的阳性结果对于诊断

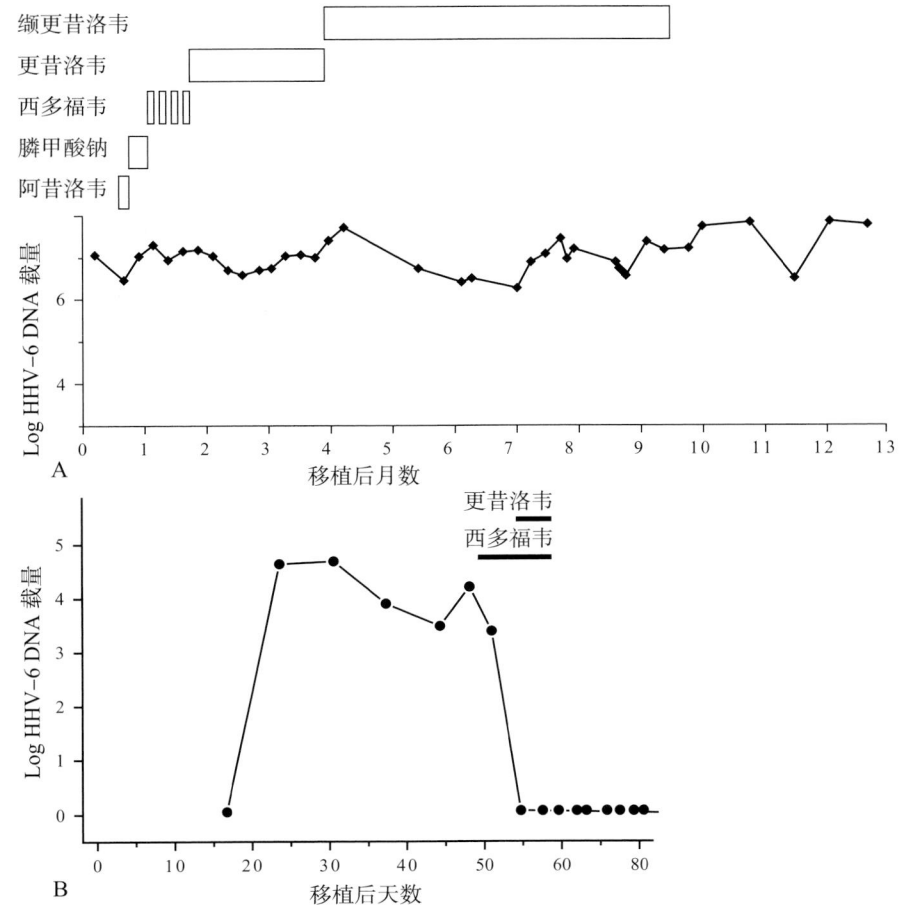

◀ **图 92-2　抗病毒药物对血液中 HHV-6 DNA 载量的影响比较**

A.HHV-6 染色体整合，1 例多种抗病毒药物未能影响重度再生障碍性贫血患者由病毒染色体整合导致的高 HHV-6 DNA 血症（引自 Hubacek 等，2007[34]）；B. 活动性 HHV-6 感染，1 例异基因造血干细胞移植后 HHV-6 引起的移植失败的情况下抗病毒治疗的病毒学变化（引自 Johnston 等，1999[133]）

表 92-1　移植后各种形式 HHV-6 感染发现的比较

临床 / 实验室观察	HHV-6 状态		
	横向获得方式	供者整合染色体形式	受体整合染色体形式
≥1 HHV-6 拷贝数 / 白细胞	否	是 [a]	否 [c]
≥1 HHV-6 拷贝数 / 毛发或指甲	否	否 [b]	是 [d]
HHV-6 类型 / 感染率	B/ > 95%	A 或 B/ ～ 1%	A 或 B/ ～ 1%
持续 HHV-6 DNA 血症	否	++++	+/-
HHV-6 相关性疾病	是，如脑炎	否?	否?
HHV-6 对抗病毒药物反应	是：HHV-6 DNA 下降	否	否

a.HHV-6 在造血组织中持续处于极高水平（染色体整合的情况下），例如血液、骨髓、脾脏；b. 未参与造血的细胞和组织中未找到染色体整合的 HHV-6；c. 造血组织中未发现染色体整合的 HHV-6；d.HHV-6 在体内不参与造血的细胞和组织中持续处于极高水平（染色体整合的情况下）（引自 Ward K.N., Clark D.A. Roseoloviruses: human herpesviruses 6A, 6B and 7. In Zuckerman A.J. et al.（eols.）*Principles and Practice of Clinical Virology*, 6th edn. Wiley-Blackwell, 2009: 223-244. 经 John Wiley & Sons 许可转载）

年龄较大的儿童和成人的感染没有意义。抗体检测并不能区分 HHV-6A 和 HHV-6B，通过免疫印迹试验 [38] 可区分 A 型和 B 型病毒，对临床研究有较大帮助。然而，移植后 HHV-6 感染的常规诊断一般不进行血清学检查，通常需要直接检测病毒。

抗原检测也是检测手段之一 [39]，但由于技术方法的限制尚未广泛应用于临床。而诊断的"金标准"是从外周血淋巴细胞中分离出病毒，但这种方法费力且耗时（需 1 ～ 2 周），而且只有专业研究机构才可以开展。通过 PCR 技术检测病毒 DNA 水平进行快速诊断，各实验室检测手段的差异而使用的检测样本各有不同，但临床最常用全血或血浆样本。鉴于 HHV-6A 和 HHV-6B 不同的生物学特性，有人提议采用 qPCR 技术区分两种病毒 [40]，但对此尚未形成共识。

如患者可能携带染色体整合的 HHV-6，qPCR 可快速检测到供受体移植前外周血中特征性的高水平 HHV-6 DNA。应将全血或白细胞中的病毒 DNA 载量与细胞 DNA 量（例如 β- 珠蛋白）进行比较，以确认每个细胞至少有一个 HHV-6 DNA 拷贝数 [41, 42]。进一步可送检指甲或毛发验证 [29, 43]。

（四）造血干细胞移植患者的临床表现

如前述，HHV-6 分为 HHV-6A 和 HHV-6B，分子流行病学发现多为 HHV-6B 在造血干细胞移植后再激活 [44]。虽然认为移植后发生的部分临床表现或是某些疾病可能与 HHV-6 感染有关，但目前除 HHV-6 可导致移植后相关脑炎外，其他临床证据仍无法明确（见下文）。巨细胞病毒，同属 β 疱疹病毒，是移植患者术后感染最重要的病原体。鉴于 HHV-6 与巨细胞病毒极高的相似性，HHV-6 感染后也可导致类似症状或疾病（表 92-2）。HHV-6 感染可导致移植后间质性肺炎 [45, 46]，研究发现 qPCR 可在患者的肺组织中检测到高负荷的病毒 DNA 载量 [45, 46]。此外，在间质性肺炎患者的肺组织里也能检测到 HHV-6 抗原，提示病毒存在复制 [45]。但必须排除其他病原体包括巨细胞病毒的干扰才能证实 HHV-6 与间质性肺炎存在的因果关系。体内研究 [49-54] 发现移植患者感染 HHV-6 后在造血重建后期可发生粒系和血小板延迟植入，提示 HHV-6 感染可能与骨髓抑制相关 [47, 48]。而体外实验证实 HHV-6 感染可直接或间接抑制骨髓祖细胞的增殖 [55-57]。

HHV-6 再激活通常发生在移植后 2 ～ 4 周，这与急性 GVHD 的时间点重叠。基于大量队列研

表 92-2　HHV-6 感染可引起的疾病或症状

间质性肺炎
骨髓抑制
移植物抗宿主病
皮疹
诱发巨细胞病毒再激活
间接免疫抑制

究，提出 HHV-6 感染与急性 GVHD、急性 GVHD 样皮疹的发生存在一定联系[52, 58-61]。有人在急性 GHVD 患者的皮肤中检测到了 HHV-6 DNA[62, 63]。而 HHV-6 感染能上调表皮细胞细胞因子的表达[64]，如 ICAM-1，而 ICAM-1 被认为是参与急性 GVHD 的重要细胞因子。但 HHV-6 是否与急性 GVHD 的发生发展相关，目前尚无定论。HHV-6 和急性 GVHD 之间可能存在两种联系：其一，HHV-6 可诱发急性 GVHD，因为 HHV-6 可以调节宿主的免疫反应；其二，急性 GVHD 的发生可能可以诱导移植患者体内的 HHV-6 活化再激活。因此需要进一步深入阐明急性 GVHD 和 HHV-6 感染之间的关联。有报道显示，HHV-6 在异基因造血干细胞移植（allogeneic hematopoietic stem cell transplantation, AHSCT）后再激活与非复发死亡增加相关[52, 65]，且实体器官移植中也有类似报道[66]。HHV-6 再激活诱导的继发性免疫抑制可能与患者死亡率的增加有关。但 HHV-6 再激活和非复发性死亡之间的真正因果关系仍难以下一定论。缺乏证实有效的干预措施（见下文），导致了针对无症状的 HHV-6 病毒血症患者还没有最佳治疗方案。

（五）疱疹病毒 6 型相关性脑炎

移植后 HHV-6 再激活引起的中枢神经系统相关并发症是最严重的。HHV-6 感染后可表现为病毒性脑炎，也可出现不明显的神经系统症状[52, 67]。在一项大样本的前瞻性研究中，Zerr 等发现移植后第 1 个月血浆中检测到 HHV-6 与患者出现谵妄和神经认知功能下降显著相关[68]。这些研究结果的远期影响仍有待研究，以及实施预防性干预是否可以降低脑炎风险尚待定论。

最近发表的一项研究表明，HHV-6 是移植后病毒性脑炎的最常见病原体，约 28% 的病例为 HHV-6 型脑炎[69]。值得注意的是，这些病例中的许多患者在感染 HHV-6 的同时合并其他病毒感染。此外，已有几个病例报道和小病例系列接连发表，尽管一些早期病例报道可能因没有排除 CIHHV-6 而受阻碍[67, 70-80]。大多数 HHV-6 脑炎发生在移植后第一个月，与移植早期血浆中 HHV-6 DNA 峰值相符合[52, 59, 81]。

1. 临床症状

HHV-6 相关性脑炎的典型表现为移植后急性边缘性脑炎（post-transplant acute limbic encephalitis,

PALE）。这符合 HHV-6 对海马中星形胶质细胞的趋向性的特点[74, 82]，多表现为记忆丧失、精神错乱、定向障碍和意识障碍[79, 83]，癫痫发作也较常见。有报道称可有局灶性神经功能缺损，但不常见。也有报道 HHV-6 感染中枢神经系统后可引起 SIADH[83, 84]。此外，HHV-6 脑炎也累及大脑其他部位，尽管这并不常见。

2. 危险因素

一般认为 HHV-6 是儿童感染的常见病原体，但大多数报道 HHV-6 感染后脑炎几乎均发生于成人。而资料表明，异基因造血干细胞移植受者 HHV-6 脑炎的发生率明显高于自体造血干细胞移植受者。系列病例报道发现供受者 HLA 不全相合或采用无关供者导致发生 Ⅱ～Ⅳ度急性移植物抗宿主病（acute graft-versus-host disease, aGVHD）的概率更高[81, 85]。Vu 等发现采用阿仑单抗治疗方案的患者 HHV-6 脑炎的发病率为 11.6%[86]。进行脐血移植的患者患 HHV-6 脑炎的风险增加[85, 87]。最近，一项系统性回顾研究指出脐血移植发生 HHV-6 脑炎的风险为 8.3%，回输其他来源的移植物风险为 0.5%[88]。同时表明前者血浆中检测到 HHV-6 水平约为后者 2 倍（72% vs 37%）。Hill 等近期公布了由 1344 名患者组成的大型回顾性队列研究结果，数据显示 HHV-6 相关性 PALE 的危险因素是无关供者的脐血移植（校正 HR20.0，P < 0.001），Ⅱ～Ⅳ度急性 GVHD（校正 HR 7.5，P < 0.001），成人不匹配供者（校正 HR 4.3，P < 0.04）[85]。所有危险因素间接证明了 T 细胞功能受损在 HHV-6 脑炎发病机制中的重要性。此外资料显示血浆中 IL-6 水平可在 HHV-6 脑炎发生前出现升高，以及血浆中 HHV-6 病毒载量进行性升高，提示全身性炎症反应参与 HHV-6 脑炎的发生发展[89]。

3. 诊断依据

HHV-6 脑炎的主要诊断通常需要中枢系统功能障碍，脑脊液 HHV-6-DNA 阳性，缺乏其他明确可致中枢神经系统功能障碍的病因[80, 90]。其他次要诊断如血液中检测到高水平的 HHV-6 DNA 而非脑脊液中，或者颞叶 MRI 显示边缘区受累。有学者提出血浆中的病毒载量升高可能提示患者发生脑炎的可能性增加[91]。Hill 等采用受试者工作特征（receiver - operating characteristic，ROC）曲线分析了血浆病毒载量对于诊断 HHV-6 型 PALE 的敏感性和特异性，发现当血浆病毒载量≥ 10⁵copies/ml，诊断敏感性为 80%，特异性为 86%[85]。当病毒载量≥ 10⁶copies/ml，灵敏度则降低至 30%，特异性增加至 97%。但研究者没有排除染色体整合的 HHV-6 的干扰。如果不能进行腰椎穿刺，缺乏脑脊液中病毒载量数据支持，这些定义在除外染色体整合的 HHV-6 情况的干扰外可用作临床诊断依据。尽管在脑脊液中检测到病毒 DNA 支持 HHV-6 累及中枢的诊断，但它不作为必要诊断依据。Wang 等表明小部分无症状免疫缺陷患者的脑脊液中也可以检测到 HHV-6 DNA[80]，而这很可能是由于染色体整合的存在[92]。尽管有报道称可检测到 HHV-6A，但 HHV-6B 是最常见类型[71, 93]。通常脑脊液中没有典型的非特异性发现，大多数患者仅表现为脑脊液中细胞轻度增多，以单核细胞为著，但细胞计数也可能是正常的，脑脊液中蛋白可能升高。

在对 HHV-6 脑炎患者进行尸检时可发现大脑受累区域的特征性表现，包括神经元丧失、反应性神经胶质增生、脱髓鞘病变和淋巴细胞浸润[74, 93, 94]。

典型的 MRI 表现为内侧颞叶包括钩回、杏仁核、内嗅区和海马等部位的对称或非对称炎症，即所谓的"边缘区脑炎"；也可有其他影像学表现，如软脑膜炎（图 92-3）[83, 95-97]。这些边缘区脑炎和水肿改变在早期脑炎中就可出现。但这些病变并不是 HHV-6 脑炎特有的，其他感染包括单纯疱疹病毒和水痘 - 带状疱疹病毒也可以出现类似的 MRI 表现[98]。急性期的 CT 检查通常是正常的，但在随着时间推移可表现出颞叶的低密度影。脑电图异常变化也很常见。

Provenzale 等比较了 9 例脑脊液 HHV-6 DNA 阳性患者和 7 例阴性患者的临床症状和 MRI 结果[99]，结果发现，无论病毒 DNA 阳性还是阴性，其海马体的改变是类似的，但阳性患者的海马内皮质或海马旁的杏仁核受累或异常更常见[99]。

4. 结果

HHV-6 脑炎与高死亡率及晚期后遗症有关。2006 年，Zerr 等对既往文献进行回顾性分析后发现 44 例患者中 HHV-6 相关死亡率为 25%，而死于其他病因的占 14%[93]。获得长期生存的患者中，有 43% 完全康复，18% 的患者遗留有长期神经功能障碍。近期的报道中，Seeley 等发现 9 例成人 HHV-6

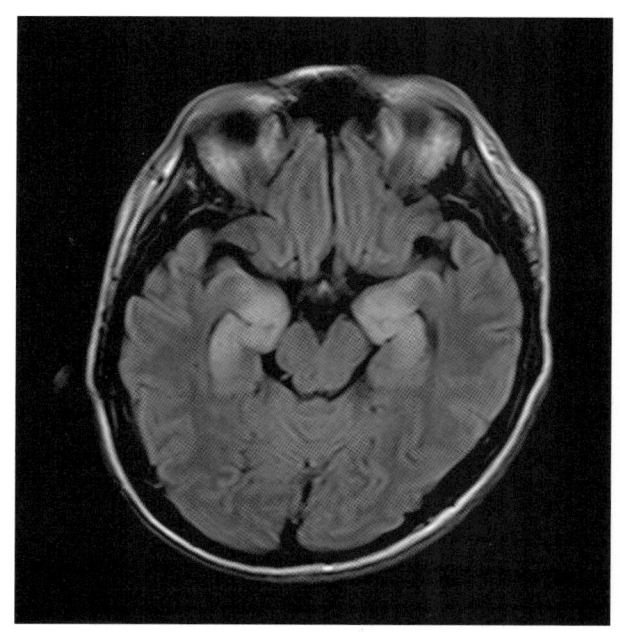
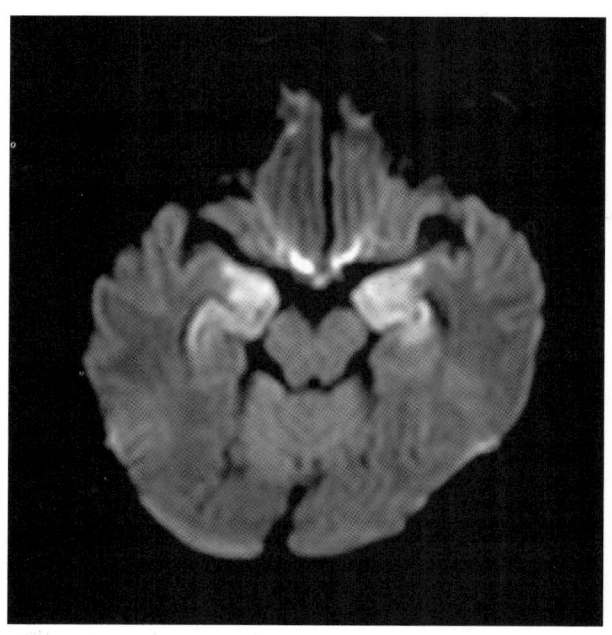

▲ 图 92-3　HHV-6 相关性移植后急性边缘性脑炎的 MRI 影像

（引自 Ogata 等，2013[104]。经 Nature Publishing Group 许可转载）

相关性 PALE 患者中有 5 例死亡，4 例存活者中 3 例（75%）存在持续性认知功能障碍[83]。Hill 等报道 50% 的患者在接受脐血移植后发生 HHV-6 相关性脑炎死亡（5/10），而回输成人供者干细胞移植患者则未见报道（0/9）[85]。这两篇论文来自同一机构，收集的病例在时间点上存在重叠，因此有些案例可能是相同的。Muta 等描述了日本的 23 名患者，其中 2 名死亡，11 名（48%）康复，10 名（44%）

出现长期记忆丧失[81]。另一项调查中，8 例日本患者发生 HHV-6 脑炎后，3 人死亡，5 人存活，但其中 4 人患有永久性神经功能障碍[87]。Vu 等报道了 4/5 成人患者出现 HHV-6 脑炎并治愈后没有出现神经系统后遗症[86]。此前，Karolinska 大学医院[80] 发表了 4 例病例跟踪随访结果，所有病例都没有后遗症（P. Ljungman，未发表的结果）。Howell 等报道了 3 例儿童在出现 PALE 后的 11～18 个月发生了全身性癫痫发作、认知异常和智力发育迟缓[100]。

（六）治疗方案

体外实验显示 HHV-6 对膦甲酸钠、更昔洛韦和西多福韦敏感，对阿昔洛韦中度敏感性。但无任何抗病毒药物的对照研究开展。Zerr 等的一项回顾性研究发现，8 例 HHV-6 相关性脑炎的造血干细胞移植受者经更昔洛韦或膦甲酸抗病毒治疗后，脑脊液中病毒载量持续性下降[101]。Ljungman 等给无症状患者予以更昔洛韦预防性治疗后，其唾液中病毒载量下降[102]。Hill 等给 18 例 HHV-6 脑炎患者按 180mg/（kg·d）的剂量给予膦甲酸钠治疗后，多数患者症状有所改善[85]。Schmidt-Hieber 等报道 63% 的患者对膦甲酸钠或更昔洛韦治疗有效[69]。Vu 等对 5 名患者予以膦甲酸钠治疗后其中 4 例治疗有效[86]。鉴于 HHV-6 脑炎预后极差，两项非对照研究以高血浆病毒载量的患者为研究对象，予以膦甲酸或更昔洛韦抢先治疗[91,103]，最终两项研究中均有患者可检测到血浆中 HHV-6，并发生 HHV-6 脑炎，这提示抢先治疗效果较差。目前还没有治疗 HHV-6 相关的其他病变的临床数据报道。

高危患者最首要的措施是防止体内 HHV-6 再激活；然而缬更昔洛韦对脐血移植这类高危组患者来说毒性太大，长期静脉应用膦甲酸钠预防性给药是不切实际的，因此目前仍没有一种有效的药物可用于预防性治疗。有病例报道在预防性应用膦甲酸钠[104]、伐昔洛韦或阿昔洛韦和缬更昔洛韦治疗期间[86]，仍可发生病毒突破。目前一种名为 CMX001 的新药正在研发中，CXM001 是西多福韦的脂质结合物，可口服给药，体外实验证实其治疗 HHV-6 感染有明确疗效，且对移植后高危患者感染的其他病毒也有效[105]。HHV-6 相关并发症多发生在 T 细胞功能受损的情况下，因此输注 T 淋巴细胞治疗可能是一种策略。近期报道可在体外培养具有抗

HHV-6 活性的病毒特异性 T 淋巴细胞[106]。但目前还没有关于淋巴细胞治疗 HHV-6 相关并发症的临床应用及其有效的报道。

三、人疱疹病毒 7 型

（一）流行病学和基础病毒学

HHV-7 是一种嗜 T 淋巴细胞病毒，属于 β 疱疹病毒的玫瑰病毒属，与 HHV-6A 和 HHV-6B 关系密切。病毒基因组全长约 153kb，超过 90% 氨基酸序列与 HHV-6 序列相似。仅少数基因与 HHV-6 存在差异，反之亦然。

HHV-7 和 HHV-6B 的共同点：HHV-7 常见于唾液，提示家庭内传播的可能[107, 108]；人群普遍感染且几乎均发生在幼年，5—6 岁前基本都感染过 HHV-7[109]。有关 HHV-7 的原发感染的研究远不及 HHV-6 的研究，但两者引起的临床表现基本类似[15, 110-113]。

HHV-7 与 HHV-6 的差异性：HHV-7 以 CD4 分子而非 CD46 分子作为感染靶点[114]。病毒的组织亲嗜性与 HHV-6 不同。HHV-7 几乎不侵犯脑组织，但常见于唾液、血液、肺、皮肤、乳腺[115] 以及 CD4 阴性的细胞。有人提出 CD4+ T 淋巴细胞是病毒的潜伏点[116]。此外 HHV-7 不存在垂直传播[117]，且没有整合染色体形式。

HHV-6 感染的诊断标准同样适用于 HHV-7 感染，但后者在分子和抗体检测方面进行的研究很少[36, 118]。

（二）移植患者的临床表现

纵向研究表明 HHV-7 感染可影响骨髓移植的预后[119-121]。与 HHV-6B 不同，干细胞移植后 HHV-7 再激活相对不常见[122]。迄今为止，HHV-7 感染的临床表现没有明确标准，仅个例报道描述了干细胞移植患者发生中枢系统感染后出现视神经炎、脑炎或脊髓炎等表现[122-125]。

四、人疱疹病毒 8 型

（一）流行病学和基础病毒学

HHV-8（也称卡波西肉瘤相关疱疹病毒）与 EB 病毒一样，为 γ 疱疹病毒属。其与卡波西肉瘤、原发性渗出性淋巴瘤及多中心性 Castlemen 病密切

相关。在非洲地区、亚马孙部分流域，大龄儿童和成人中 HHV-8 感染率非常高（＞50%），地中海、中东国家和加勒比地区感染率中等（5%～20%），北美地区、欧洲北部及亚洲等感染率相对较低（＜5%）。男男性行为后病毒感染率很高。HHV-8 还可通过非性传播途径进行传播，在高度流行地区可通过唾液传播。HHV-8 可潜伏于 B 淋巴细胞，因此输血也是一种感染途径[126]。临床诊断 HHV-8 感染，采用 HHV-6 和 HHV-7 感染常规的诊断方法，例如通过 qPCR 检测全血、血清或血浆中的 HHV-8 DNA 载量。

（二）移植患者的临床表现

病例报道骨髓移植患者感染 HHV-8 后可发生发热综合征、骨髓衰竭等[127, 128]。尽管发生过 HHV-8 通过供者的肾脏引起肾移植受者感染的案例，但迄今为止，没有一例通过干细胞或者脐血移植发生 HHV-8 传播的相关报道[129]。感染 HIV 的患者由于长期处于重度 T 细胞功能缺陷的状态，导致其疾病可能最终发展为 HHV-8 相关性卡波西肉瘤，而干细胞移植患者感染 HHV-8 后发生卡波西肉瘤却不多[130-132]。HHV-8 并非干细胞移植后患者的感染病原体，原因可能在于移植患者很少存在血清反应阳性，即便血清学阳性患者移植后 T 细胞功能的重建时间较早，不能够为肉瘤生长提供条件。

五、结论与展望

HHV-6B 是造血干细胞移植患者感染的重要病原体，其对中枢系统有重要影响；脐血移植患者的感染风险最高，故采取适当的预防措施是合理的。但目前尚无明确有效的治疗手段。另外，我们需要进一步鉴别复制活跃的病毒与 CIHHV-6。进一步开展针对预防性或抢先治疗的临床对照研究。尽管临床对膦甲酸钠进行了详细的研究，但仍没有一种理想的抗病毒药物可供预防性的治疗。CMX001 可能是未来候选的有效药物。回输 HHV-6 特异性 T 细胞可能是一种可行的治疗手段。我们需要深入研究 HHV-6A 感染在干细胞移植中的地位，而 HHV-7 和 HHV-8 对干细胞移植患者来说意义不大。

第93章
造血干细胞移植患者人腺病毒、多瘤病毒和微小病毒B19的感染
Human Adenovirus, Polyomavirus, and Parvovirus Infections in Patients Undergoing Hematopoietic Stem Cell Transplantation

Hans H. Hirsch　Steven A. Pergam　著

沈耀耀　译

杨海飞　黄海雯　唐晓文　陈子兴　校

一、概述

人腺病毒（human adenovirus，HAdV）、多瘤病毒（polyomavirus，HPyV）和微小病毒B19（parvovirus B19，HPVB19）都是无包膜的微小DNA病毒，它们在病毒组成、流行病学和人类原发病中的表现迥异。造血干细胞移植患者中，这三种病毒可引发重叠症状，如肺炎、出血性膀胱炎、肝炎和中枢神经系统疾病等。核酸扩增检测（nucleic acid amplification testing，NAT）等特定的实验室检查最常用于鉴别这三者及其他病原体。这些病毒能持续存在于宿主体内或导致潜伏感染，由此限制了临床对NAT结果的解读，以至于难以

判断病毒是定植还是低水平的再激活。采用逐渐被接受的定义来鉴别区分病毒感染、病毒复制和病毒所致的疾病（表93-1），可使这一问题得到部分解决。此外，这些无包膜的病毒都具有较强的生存能力，使得通过污染物表面、手术器械和血液制品等医疗相关途径传播成为隐患。只有人腺病毒编码的病毒聚合酶可被抗病毒药物（如西多福韦）特异性靶向识别，而相对较小的人腺病毒和微小病毒B19则依赖宿主细胞的聚合酶实现病毒复制。宿主细胞的裂解释放大量子代病毒，限制了抗体对胞外病毒的中和及调理等保护作用，而抗体介导的细胞毒性也几乎不起作用。因此，对病毒复制的控制很大程度上依赖于免疫应答（尤其是

表93-1　人腺病毒、多瘤病毒和微小病毒在移植患者中引起的感染、复制和疾病的初步定义

病毒感染——通过检测特异性免疫反应（表位特异性抗体或T细胞）或检测病毒抗原、核酸来证明病毒暴露
无症状的病毒复制——在无临床症状或器官疾病迹象的患者标本中，通过增加的病毒载量、培养分离病毒或直接检测抗原来证明病毒复制
可能的病毒疾病——病毒复制的证据加上病毒综合征或器官疾病共有的症状和体征，但没有组织学证据和其他病因
已证实的病毒疾病——病毒复制的证据加上相应的特异性组织病理学证据

病毒特异性 T 淋巴细胞）的恢复。

二、人腺病毒

人腺病毒可感染人体黏膜组织，从而引起免疫正常的个体出现结膜炎、上呼吸道感染疾病（respiratory tract infectious disease，RTID）、肠胃炎和膀胱炎等；具有器官侵袭性和播散性的人腺病毒在免疫力正常人群中比较少见。相比之下，人腺病毒的复制对年幼的个体危害更大，因为其免疫功能尚未成熟和免疫功能缺陷[1, 2]。造血干细胞移植的受体，特别是儿童，受人腺病毒严重感染的风险显著增加，包括下呼吸道感染、出血性膀胱炎、肾炎、侵袭性胃肠炎和人腺病毒播散性疾病。不幸的是，目前几乎没有有效的治疗方案可供选择，除非患者自身的免疫功能（特别是 T 淋巴细胞功能）的建立恢复，否则人腺病毒感染相关死亡率非常高。

（一）流行病学

人腺病毒主要通过飞沫和人与人的密切接触传播，亦可通过水源、污染物甚至医疗设备传播导致疾病的暴发[3]。人腺病毒在健康儿童体内可持续性或间歇性地存在数月或数年，使得病毒水平传播成为主要模式[4]。

尽管人腺病毒滞留或潜伏的部位和机制尚未明确，但免疫缺陷患者因原发感染导致并发症的风险以及出现外源性或内源性重复感染的风险均显著增加。目前认为，持续性的病毒复制是成人接受造血干细胞移植后主要的致病机制，宿主缺乏先天免疫力所造成的原发感染或重复感染，是造血干细胞移植的儿童最主要的病因[5, 6]。因此，儿童患者在移植后更易发生人腺病毒病毒血症（20% ～ 26% vs 5% ～ 9%）和侵袭性人腺病毒病[7]。引发人腺病毒血症及相关器官疾病的危险因素包括：去除 T 细胞的移植、脐血移植、GVHD、免疫抑制治疗和淋巴细胞减少（< 200 ～ 300/μl）[8-11]。接受造血干细胞移植的患者中，人腺病毒感染主要发生在移植后的 100 天内。

（二）病毒学

人腺病毒是腺病毒科里较大的（90 ～ 100nm）、无包膜的二十面体双链 DNA 病毒[1]。它们具有高度传染性，且无包膜的病毒结构使其能在大多数环境中保持稳定[3]。它们被分为 A ～ G 七个亚型，并有超过 50 种血清型（图 93-1）[12]。暴露于黏膜表面后，人腺病毒感染上皮细胞，可在如扁桃体、腺样体和（或）胃肠道等淋巴组织中检测到[13]。人腺病毒原发感染最常见的入侵部位为柯萨奇腺病毒受体（cocksackie and adenovirus receptor，CAR），其中只有 B 亚型被认为是通过 CD46 入侵的[14]。人腺病毒 DNA 聚合酶对细胞内的病毒复制至关重要，其可被西多福韦抑制。由病毒 E3 转录单位编码的病毒蛋白可能有助于病毒逃避宿主免疫[15]。病毒滞留与潜伏的确切机制及其临床意义是当前研究的热点[15]。

人腺病毒可同时启动体液免疫和细胞免疫应答。以六邻体蛋白、五邻体基座蛋白及病毒衣壳的纤维蛋白为靶点的中和抗体，可对特定的人腺病毒血清型起到一定的防御作用[16]。CD4+ 和 CD8+ T 细胞免疫应答对移植后病毒清除具有重要意义，因此移植后淋巴细胞功能恢复的延迟与人腺病毒的长期复制及疾病进展密切相关[11, 17]。

（三）诊断方法

由于现行的检测方法受制于人群中广泛的病原学暴露及血清学交叉反应，且移植受者的抗体反应并不可靠，所以目前尚未在移植供受者筛查及移植后的诊断或随访中开展人腺病毒抗体的检测。同样，尽管外周血单个核细胞免疫应答强度与其保护效应呈正相关，但在临床中对人腺病毒特异性细胞免疫应答的评估并未列入常规检测。因此，诊断方法所关注的主要是人腺病毒复制的过程。通过传统的培养方法对病毒进行分离需要 1 ～ 3 周，限制了其在临床的应用[1]。而通过离心增强技术（shell vial 法）可提高检测灵敏度，并将时间缩短至 2 ～ 3 天[18]。直接人腺病毒抗原检测主要依靠颗粒凝集试验、荧光标记的单克隆抗体检测或是结合毛细管色谱的酶免疫测定。应用粪便悬液进行直接抗原检测通常使用凝集试验，而采用鼻咽部吸出物、鼻咽拭子、支气管肺泡灌洗液及气道吸出物等标本进行抗原检测往往使用其他手段，比如毛细管免疫测定法。直接抗原检测一般仅需要 15 ～ 30min，从而将周转时间减少到了不到 2h，但其灵敏度不如包括 PCR 在内的 NAT[18]。因此，直接抗原检测通常用于儿童和严重免疫缺陷患者标本的初始检测，这样的患者具有更高的病毒载量。

亚型	血清型
A	12, 18, 31
B1	3, 7, 16, 21, 50
B2	11, 14, 34, 35
C	1, 2, 5, 6
D	8–10, 13, 15, 17, 19, 20, 22–30, 32, 33, 36–39, 42–49, 51, 53, 54
E	4
F	40, 41
G	52

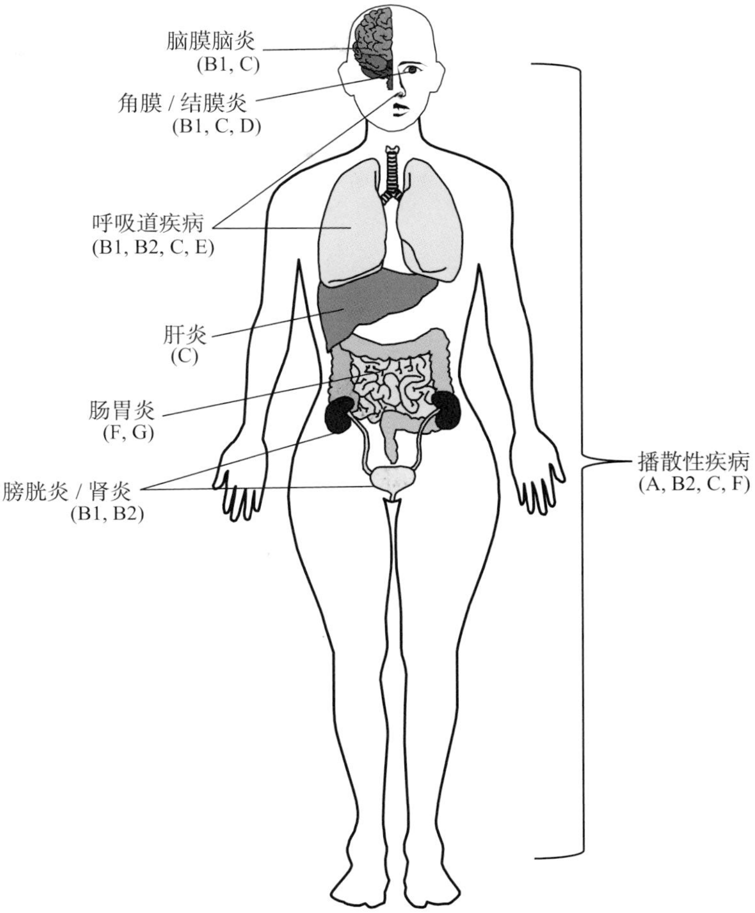

脑膜脑炎
(B1, C)

角膜 / 结膜炎
(B1, C, D)

呼吸道疾病
(B1, B2, C, E)

肝炎
(C)

肠胃炎
(F, G)

膀胱炎 / 肾炎
(B1, B2)

播散性疾病
(A, B2, C, F)

▲ 图 93-1　人类腺病毒各亚型、血清型与已报道疾病的相关性

（引自 Echavarria，2008 [1]；Ison，2006 [2]；Harrach 等，2011 [12]。图片来自 Kyoko Kurosawa，并经 Kyoko Kurosawa 许可转载）

在大多数中心，由于 NAT 可应用于所有的常规标本（血液、呼吸道分泌物、尿液、粪便、脑脊液）甚至是组织标本，所以它已成为检测造血干细胞移植患者人腺病毒的主要手段[19-21]。NAT 同时具有较高的灵敏度和特异性，且可用于多重测定和（半）定量检测，从而达到预测结果和评估疗效的目的。虽然已经有学者报道了无症状的低水平人腺病毒病毒血症，但在患者（尤其是儿童）血液中检测到人腺病毒仍标志着疾病严重且具有较高的传播风险[22]。移植患者人腺病毒血症的检出率在儿童中为 6% ～ 28%，在成人中为 0% ～ 6%[23]。一些中心报道的比例高得多，特别是在儿童患者中[24]。在大多数研究中[25, 26]，发现较高的血清人腺病毒的病毒载量（> 10 000 拷贝 /ml）与疾病、病毒传播和感染后的死亡率有关。NAT 也可用于检测特定的人腺病毒基因型，这有助于评估院内传播或暴发情况

[27]。人腺病毒的分型表明，几种不同的菌株可以在移植后依次或同时进行复制[27, 28]。

（四）临床表现

在免疫力正常或低下的受人群中，七个血清型均可引起疾病（图 93-1）[1]。关于人腺病毒复制和疾病的定义在以前的文献中各不相同，但最近更新的欧洲指南结合临床数据、病毒学结果以及组织病理学[20]，提出了类似于移植中感染的 BK 多瘤病毒（BKPyV）[29]、JC 多瘤病毒（JCPyV）[30] 以及其他人类多瘤病毒的定义[31]（表 93-1）。

1. 呼吸道人腺病毒疾病

移植后的 100 天内，人腺病毒导致 5% ～ 6% 的上呼吸道感染[32]。典型的症状包括咽痛、发热和咳嗽，但并非所有人腺病毒上呼吸道感染都有症状[22]。超过 25% 的病例进展为下呼吸道疾病（图 93-2）[33, 34]，呼吸衰竭可导致 40% ～ 70% 的患者

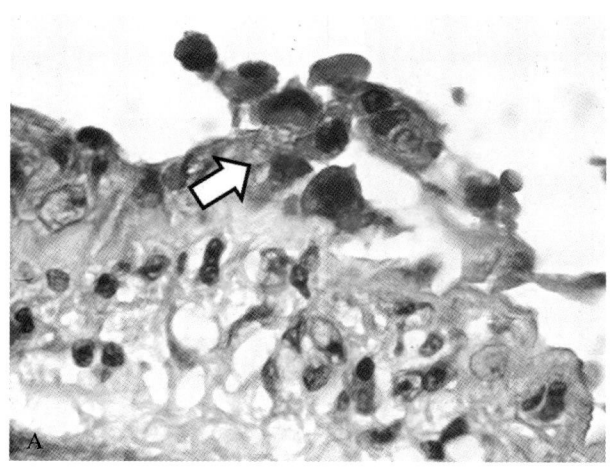

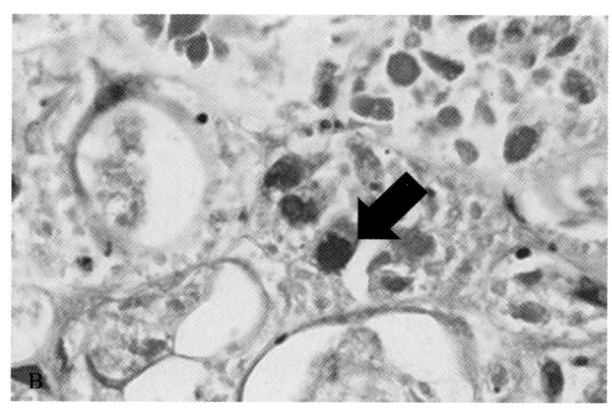

▲ 图 93-2　腺病毒的组织病理学的表现

A.HE 染色的气管上皮细胞。图片显示了一簇被腺病毒感染的暗染细胞（白箭）。随着病毒的复制，细胞核会发生一系列的变化，最终形成一个暗染的"涂抹细胞"；B.HE 染色的黏膜活检，显示一个被嗜碱性包涵体包围了整个细胞核的涂抹细胞（黑箭）（经 Robert Hackman MD 许可转载）

死亡 [7, 32]。最严重的表现为人腺病毒病毒血症和病毒播散。

2. 胃肠道人腺病毒疾病

各型人腺病毒都可在原发感染时导致急性胃肠炎，并可在移植后因再次暴露或在胃肠道留存的部位重新出现 [13]。这些患者通常有表现为腹泻，这很难与其他感染性或非感染性因素鉴别，偶尔会有多种因素同时存在的情况，其中最应注意的是GVHD；更严重的胃肠道表现也有可能发生，如出血性结肠炎 [35]。人腺病毒可以存在于患者的粪便中且无任何症状，所以仅对人腺病毒进行定性检测并不能作为该病的指征。然而，粪便中的人腺病毒的病毒载量上升至高水平（＞ 6log10 拷贝 /ml），就可作为易患人腺病毒病毒血症和播散性疾病患儿的筛查和诊断指标 [36]。

3. 肝胆人腺病毒疾病

移植后的肝脏受累比胃肠道人腺病毒病更为少见。目前已有肝酶升高的文献报道，但这有时很难与包括药物毒性及 GVHD 在内的其他病因进行鉴别。无论是因为病毒播散还是作为疾病的主要表现，人腺病毒相关性暴发性肝衰竭已在移植患者中出现 [37, 38]。在这些患者中，肝脏活检或尸检都发现了肝坏死、胆汁淤积和肝细胞核内嗜碱性包涵体（"涂抹细胞"）（图 93-2） [38]。尽管采用了积极的治疗，严重肝病的患者预后仍然非常差 [37-39]。

4. 泌尿系统人腺病毒疾病

报道称，1% ～ 5% 的移植患者尿液中检出人腺病毒。与 JCPyV 和 BKPyV 相比，HAdV 与泌尿系症状及体征的相关性更强，表明其具有更强的致病能力（表 93-2）。大多数移植患者表现为自限性的排尿困难和轻度的出血性膀胱炎 [40]。人腺病毒相关出血性膀胱炎具有以下特点：Ⅱ～Ⅳ级肉眼血尿，尿频、尿急、腹部不适等膀胱炎症状以及固定部位的疼痛和（或）尿路梗阻。它可能会进展为人腺病毒相关的肾小管间质性肾炎和播散性人腺病毒

表 93-2　病毒相关出血性膀胱炎的诊断

1. 膀胱炎的临床表现
排尿困难、尿急、尿频、下腹不适

2. Ⅱ级及以上的血尿	
Ⅰ级	镜下血尿（每高倍镜视野下红细胞＞ 100 个）
Ⅱ级	肉眼血尿
Ⅲ级	肉眼血尿伴血凝块
Ⅳ级	肉眼血尿伴尿路梗阻及肾后性肾衰竭

3. 尿液中的病毒复制	
对于 BKPyV	尿病毒载量＞ 7log10geq/ml；血浆病毒载量升至 4log10geq/ml 以上
对于人腺病毒	尿病毒载量尚未定义（＞ 5log10geq/ml？）血浆病毒载量尚未定义（＞ 3log10geq/ml？）

4. 排除其他病因的主要影响	
感染因素	细菌、其他病毒包括巨细胞病毒、真菌、寄生虫
尿路毒性	发病早期＜ 2 周的调理，环磷酰胺、白消安、全身放疗、利尿药和美司钠对尿路保护不足
血液因素	出血性疾病、血小板低下、移植物抗宿主病
恶性肿瘤	尿路上皮癌、其他原发性或转移性肿瘤
机械因素	导管或输尿管狭窄、支架植入或其他手术

第 93 章　造血干细胞移植患者人腺病毒、多瘤病毒和微小病毒 B19 的感染
Human Adenovirus, Polyomavirus, and Parvovirus Infections in Patients Undergoing Hematopoietic Stem Cell Transplantation

1389

疾病[41]，且人腺病毒相关性肾炎往往合并出血性膀胱炎。人腺病毒肾炎常导致进行性肾衰竭，这也是人腺病毒相关死亡的重要原因[3, 42]。虽然比 BKPyV 相关出血性膀胱炎和肾病少见，但人腺病毒在免疫抑制较深的患者中更易引发肾脏疾病，特别是接受去除 T 细胞移植的患者[43]；而自体移植的患者发病率明显降低[44]。

5. 神经系统人腺病毒疾病

神经系统并发症，尤其是脑炎，是造血干细胞移植中非常罕见的人腺病毒并发症[45, 46]，其中儿童患者占绝大多数。一项大型研究在 3% 的脑炎患者中检测到了人腺病毒，共有 11 个德国的移植中心参与了这项研究[47]。受累患者可出现发热、头痛、癫痫或精神状态改变。值得注意的是，并非所有表现出中枢神经系统症状的患者都存在病毒血症和病毒播散[46]。

6. 播散性人腺病毒疾病

在不少于 2 个器官中检测到人腺病毒复制或在外周血中检测到人腺病毒，即可定义为全身性 / 播散性人腺病毒复制。严重的局部疾病可能会进展为播散性疾病[2, 11]。儿童患者的病毒播散风险最高，而成人患者主要是接受脐血移植或免疫抑制治疗高度 GVHD 的人群[8, 9]。人腺病毒播散的相关死亡率高达 60% ～ 80%[7, 39]。

（五）治疗

造血干细胞移植的患者，无论是疑诊、确诊或是播散性的人腺病毒都应予以积极治疗。与人腺病毒的危险因素一致，改善人腺病毒特异性免疫功能被认为是最基本的治疗。但是在合并 GVHD 的情况下提高患者免疫功能使治疗通常变得困难或根本不可能。此外，多种因素可以破坏或延缓人腺病毒特异性免疫功能的恢复，包括潜在的疾病、预处理方案的强度、GVHD 的预防治疗、皮质类固醇、长效淋巴细胞清除剂如阿仑单抗的应用或是脐血的使用等。因此，尽管抗病毒药物在疗效和相应的临床研究中存在较大的质疑，但目前仍然被广泛使用。

1. 抗病毒药物

目前还没有抗病毒药物被批准用于治疗人腺病毒。利巴韦林和西多福韦是最常使用的药物，尽管它们还未在随机临床试验中得到验证。相比之下西多福韦可能是更有效的一线疗法[4, 9, 48, 49]，但其较强的肾毒性和相对较弱的骨髓毒性限制了其常规应用（表 93-3）。有研究报道利巴韦林并无临床获益[37]，而有些研究则报道具有显著疗效[50]。Morfin 等报道的数据表明，人腺病毒对药物的敏感性可能会因病毒亚型的不同而存在差异，比如利巴韦林仅对除了 C 亚型之外的人腺病毒感染有效，而西多福韦在体外则对所有亚型都有效[51]。一种新型的西多福韦磷脂衍生物——Brincidofovir（CMX001）目前正处于随机临床试验阶段，且早期的报道令人振奋[42]，特别是该药的毒性低于其母体药物。据报道，更昔洛韦和其他核苷类似物也具有抗人腺病毒的潜在活性（由于在尿液中的高浓度等原因），但这些药物在大多数中心并未被用作一或二线治疗[5]。抗病毒治疗中显著获益的数据都必须被谨慎对待。在免疫重建背景下的数据结果容易产生误差，尤其是因为生存率会受到淋巴细胞恢复的影响[17, 52]。

2. 免疫治疗

一般来说，静脉应用免疫球蛋白可作为人腺病毒感染的辅助疗法；然而众多的病毒血清型可能会限制其应用。过继性免疫疗法目前正处于积极的试验阶段，人腺病毒 / 病毒特异性 T 细胞治疗的初始数据已显示出良好的疗效[53, 54]。Leen 等的最新数据表明，14/18（78%）患有严重人腺病毒疾病的患者对病毒特异性 T 细胞有完全或部分的应答，证明这种疗法的可行性[55]。然而，其成本和时间的要求较高，故只有少数几个专门中心采用该疗法。随着临床产品的开发，这些治疗手段可能会用于重症患者[55, 56]。

（六）预防

1. 筛查和早期治疗

目前的数据表明，每周接受 NAT 筛查和早期使用西多福韦治疗可以减少高危患者人腺病毒疾病进展[49, 57]。目前一些中心采用这种方法治疗儿童高危患者，但西多福韦的毒性使得其难以广泛应用。一项对无症状病毒血症患儿早期使用 CMX001（brincidofovir）进行疗效评估的研究可能为高危患者带来选择。然而对照实验中没有明确规定，需要就标本的选择（鼻咽、口腔、粪便、血液）、取样部位的数量以及筛查频率等方面进一步研究以明确最优的筛查方案。常规筛查对人腺病毒感染的低中危患者而言并非必需的[58]。尽管移植前筛查能有效地预测移植后人腺病毒的相关并发症，但其具体影响尚未有研究明确[59]。

表 93–3　人腺病毒、多瘤病毒和微小病毒 B19 在移植患者中所致疾病的治疗方案

病毒	一线方案	备选方案	备注
人腺病毒	尽可能减轻免疫抑制；每周注射一次西多福韦（每次 5mg/kg），持续 2 ～ 3 周，后每隔一周注射一次	1. 每周注射 3 次西多福韦（每次 1mg/kg） 2. 多病毒或人腺病毒特异性 T 细胞（过继疗法），最好加入临床试验	1. 西多福韦具有显著的肾毒性和骨髓毒性，因此需要采取预防措施，如充分水化、口服丙磺舒及尽可能停止其他肾毒性联合用药 2. 卫生局批准后，CMX001 可能成为一种备选方案
BKPyV	出血性膀胱炎：支持治疗，尽量减轻免疫抑制 BKPyV 相关性肾病：尽量减轻免疫抑制	出血性膀胱炎：每周注射一次西多福韦（每次 0.25 ～ 5mg/kg，丙磺舒口服与否均可）或免疫球蛋白冲击治疗 5 天（每天 0.4g/kg） BKPyV 相关肾病：每周注射一次西多福韦（每次 0.5 ～ 5mg/kg）	1. 支持治疗包括镇痛、解痉、水化、膀胱冲洗、泌尿外科治疗（包括局部止血、血凝块清除、输尿管支架植入、肾造瘘） 2. 对于有移植物抗宿主病风险的患者，对减轻免疫抑制应持谨慎态度 3. 其他未经证实的辅助治疗包括左氧氟沙星、来氟米特，可能还有 mTOR 抑制药 4. 卫生局批准后，CMX001 可能成为一种备选方案
JCPyV	进行性多灶性脑白质病：尽可能减轻免疫抑制；罕见的出血性膀胱炎：参见 BKPyV	无	1. 进行性多灶性脑白质病的治疗手段是有限的，目前没有抗病毒药物显示任何获益，包括西多福韦、静注免疫球蛋白、五羟色胺摄取抑制药和（或）甲氟喹 2. 卫生局批准后，CMX001 可能成为一种备选方案
MCPyV	Merkel 细胞癌：手术切除	化疗	目前尚无已知的抗病毒药物对作为非复制性病理表现的 MCPyV 肿瘤有效
微小病毒 B19	纯红细胞再生障碍性贫血：每天静注 0.4mg/kg 的免疫球蛋白，5 ～ 10 天一个疗程；或持续 2 ～ 5 天静脉注射 1 ～ 2g/（kg·d）的免疫球蛋白	尽可能减轻免疫抑制	1. 大多数免疫球蛋白制剂都有足够的抗体来有效对抗纯红细胞再生障碍性贫血 2. 考虑将免疫球蛋白用于其他与人类微小病毒 B19 相关的侵入性疾病

2. 感染的控制

　　人腺病毒无包膜的病毒结构对许多消毒剂具有较强的抵抗力，导致其可在院内环境进行传播。已有一些血液移植中心对小规模的病毒暴发进行了报道[27]。目前的建议是对所有呼吸道感染的患者都采取措施预防接触和飞沫传播。大便失禁的移植患者以及不能自己控制大小便的患儿应采取隔离预防措施[60]。在造血干细胞移植中如何通过常规的清洁手段杀灭人腺病毒，这个问题存在争议。有体外研究比较了不同的表面活性物质后提出，聚维酮碘衍生物具有更高的生物活性，而以低浓度乙醇或异丙醇为基础的消毒方法基本是无效的[61, 62]。

三、人多瘤病毒

　　人多瘤病毒目前包含 12 种以上的亚型，都属于多瘤病毒科的多瘤病毒属（表 93-4）[63]。血清学研究表明，有 30% ～ 90% 以上的人在儿童时期就频繁暴露于不同种类的多瘤病毒[63]。通常认为，缺乏典型症状与体征的多瘤病毒原发感染具有亚临床表现或是和其他病毒一样不明显的“流感样”表现[64]。多瘤病毒传播的主要途径尚未明确，但除了人与人的直接接触，一般认为暴露于感染性体液、受污染的表面、污水或食物也是原发感染的途径[65, 66]。5% ～ 40% 的健康献血者无症状情况下尿液里检测到 BKPyV 和 JCPyV[67, 68]。同样，在无症状的个体中也能检测到其他种类的多瘤病毒，如 KIPyV、WUPyV[69]、MCPyV[70]、TSPyV[71] 和一些新发现的多瘤病毒[72]。尽管供者肾脏作为 BKPyV 潜伏的主要部位且与肾移植后的多瘤病毒性肾病密切相关，但输血和器官移植对病毒传播的影响尚未明确[73]。

（一）流行病学

　　多瘤病毒似乎能很好地适应于健康的人类宿主，它需要重要的辅助因子来发展疾病[64]。事实上经鉴定，多瘤病毒相关疾病几乎只发生在免疫功能受损的个体身上，包括那些造血干细胞移植

第 93 章　造血干细胞移植患者人腺病毒、多瘤病毒和微小病毒 B19 的感染

Human Adenovirus, Polyomavirus, and Parvovirus Infections in Patients Undergoing Hematopoietic Stem Cell Transplantation

1391

表 93-4　人多瘤病毒和疾病

多瘤病毒	缩写	血清阳性率（%）	持续感染部位	疾病		高危因素
				免疫功能良好	免疫功能不全	
患者 1[68]	BKPyV	80 ～ 95	肾脏	膀胱炎？ 脑炎？ 前列腺癌？ 输尿管狭窄？	PyV 相关性出血性膀胱炎 PyV 相关性肾病 输尿管狭窄 肺炎	异基因造血干细胞移植 肾脏移植
患者 2[30]	JCPyV	35 ～ 70	肾脏 中枢神经系统？ 单核细胞？	扁桃体炎？ 脑炎？ 结肠癌？	进行性多灶性脑病	艾滋病心脏和肺移植 那他珠单抗治疗的患者
					多瘤病毒相关性肾病、膀胱炎	异基因造血干细胞移植 肾脏移植
Karolinska 研究所[69]	KIPyV	60 ～ 80	未知	扁桃体炎？ 支气管炎？	肺炎？	异基因造血干细胞移植
华盛顿大学[69]	WUPyV	50 ～ 70	未知	支气管炎？	肺炎？	异基因造血干细胞移植
Merkel 细胞癌[68]	MCPyV	50 ～ 90	皮肤，（单核细胞？）	未知	Merkel 细胞癌	心脏和肺移植
棘状毛发发育不良[71]	TSPyV	70	皮肤	未知	棘状毛发发育不良	心脏和肺移植 白血病
6 号人类多瘤病毒[72]	HPyV6	37 ～ 98	其他？皮肤？	未知	未知	
7 号人类多瘤病毒[72]	HPyV7	35 ～ 85	皮肤？	未知	瘙痒性角化型斑块	肺移植患者
9 号人类多瘤病毒[72]	HPyV9	20 ～ 69	胃肠道？血液？ 肾脏？	未知	未知	肾移植患者
10 号人类多瘤病毒[72] （马拉维多瘤病毒， MX 多瘤病毒）[72]	HPyV10 （MWPyV, MXPyV）	未知	胃肠道？	腹泻？	未知	
圣路易斯多瘤病毒 （STLPyV）	HPyV11	未知	胃肠道？	腹泻？	未知	
12 号人类多瘤病毒[72]	HPyV12	12 ～ 33	胃肠道？	腹泻？	未知	
13 号人类多瘤病毒[72a]	HPyV13	未知	皮肤？胃肠道？	未知	增生性皮肤病，血管病	胰腺移植患者

HPyV. 人多瘤病毒；PyV. 多瘤病毒

的患者（表 93-4）。在免疫功能低下的患者中，多瘤病毒的检出率高于免疫功能正常的个体。据推测，无症状的病毒复制是免疫控制不严的结果，它会增加某些多瘤病毒导致疾病的风险。就 BKPyV 而言，在单纯疱疹病毒激活后和巨细胞病毒激活前移植患者的病毒尿检阳性率从 10% 以下增加到了 60% ～ 80%[74]。同时，尿液的 BKPyV 载量从 < 3 $\log_{10}$ 拷贝 /ml 大幅增加到 > 7 $\log_{10}$ 拷贝 /ml[75-78]。有趣的是，JCPyV 在免疫功能正常患者的尿液中检出率相当高[67]，而大多数免疫缺陷患者的尿液检出率并未显著增加，这说明两种多瘤病毒之间存在显

著差异[30, 65, 74]。KIPyV 和 WUPyV 可在 1% ～ 11% 的呼吸道分泌物中检测到，儿童和移植患者的病毒检出率更高[79-81]。在移植患者中，KIPyV 的感染率显著增加（17.8% vs 5.1%，P=0.01）[82]。总的来说，新的多瘤病毒在移植患者中的流行病学数据仍缺乏。

（二）病毒学方面

多瘤病毒是一种直径为 45nm 的小型无包膜病毒，对消毒剂具有显著的抗性。其不超过 5100bp 的环状双链 DNA 基因组不编码病毒 DNA 聚合酶、核苷激酶或蛋白酶，因此缺乏典型的抗病毒靶点。多瘤病毒基因组在核酸水平上具有 50% ～ 80% 的

高度同源性[72]。这种同源性及基因型和菌株变异，在设计、解读和修正为诊断特异性 H 多瘤病毒而做的 NAT 和原位杂交分析时需要考虑到[83-85]。

多瘤病毒特异性抗体反应直接作用于病毒外壳的 VP1 蛋白，具有结合和中和 VP1 蛋白的活性[86, 87]。在 T 细胞反应受损、病毒载量增加和患多瘤病毒疾病的个体中，发现多瘤病毒特异性抗体水平增加，说明这些抗体是近期感染的标志，可能来源于记忆 B 细胞[86-88]。针对多瘤病毒的细胞免疫反应仅在 BKPyV、JCPyV 和 MCPyV 这几种病毒中进行了研究[89-93]。与针对巨细胞病毒或 EB 病毒的 T 细胞反应相比，血液中针对 BKPyV 和 JCPyV 的特异性应答至少降低了 10 ～ 50 倍，从而在没有事先放大免疫信号的情况下限制了其常规的前瞻性临床应用[92, 93]。

（三）诊断方法

多瘤病毒感染、复制和相关疾病的诊断与其他潜伏病毒的诊断相似（表 93-1）。多瘤病毒的复制通过定量 NAT 来确诊，而直接抗原检测（direct antigen detection，DAD）和细胞培养分离病毒（virus isolation by cell culture，VIC）在临床实践中还没有被常规应用。检测多瘤病毒的 NAT 可应用于尿液、血浆 / 血清、血液、粪便、脑脊液和组织标本。而一般认为定性 NAT 不能提供有效信息，因此并不鼓励。（半）定量 NAT 是可供选择的方法，且尿液、血液、血浆 / 血清以及脑脊液中的多瘤病毒载量已被视作为评估风险、器官受累和转归的标志。

已证实的多瘤病毒疾病通常以检测大 T 抗原的免疫组化作为关键诊断技术。VP1 染色也可使用，但它在非复制性多瘤病毒病理（如 Merkel 细胞癌）中通常表达阴性。一些中心采用原位杂交技术，但需要测定其特异性。与实体器官移植[31]类似，目前对多瘤病毒特异性体液或细胞免疫应答的检测能力在移植患者的临床评估和管理中还没有明确。

（四）临床表现

已发现的多瘤病毒疾病按致病病毒的种类进行定义[64]，即 BKPyV（肾病、出血性膀胱炎、输尿管狭窄）[68]、JCPyV（进行性多灶性脑白质病、肾病）[30]、MCPyV（Merkel 细胞癌）[70]和 TSPyV（棘状毛发发育不良）[71]。而对于 KIPyV 和 WUPyV 这两种病毒，已提出它们与呼吸道感染有关，组织病理学证据才被报道[69]。

1. 泌尿系统多瘤病毒疾病

通常有 5% ～ 15% 的异基因移植患者在植入后会发生多瘤病毒相关出血性膀胱炎，这与尿液中较高的 BKPyV 载量有关[94]。儿童多瘤病毒相关出血性膀胱炎患者在移植前的血清 BKPyV 检测呈现阳性[94, 95]，因此目前认为 BKPyV 再次激活是其主要来源。一些移植后多瘤病毒相关出血性膀胱炎患儿的 BKPyV-IgG 抗体过低或无法检测可能是由于（再）感染导致[78]。

目前认为多瘤病毒相关出血性膀胱炎的发病机制是由一连串的共同反应引起[96, 97]（图 93-3）。首先，由于在移植前使用了有肾毒性的治疗方案造成了膀胱黏膜的损伤。然后，在再生窗内，尿路上皮细胞中不受控制的 BKPyV 复制可能引起部分受损的膀胱黏膜剥脱，导致尿液渗漏和出血性炎症，此现象会在异基因干细胞植入后加重[64, 97]。炎症反应可能由控制细胞凋亡和衰竭的先天免疫信号驱动产生[64]，这一过程受（或不受）BKPyV 特异性 T 细胞过度反应的影响[93]。

病毒相关出血性膀胱炎的临床诊断：①出血性膀胱炎的临床症状；②大量血尿（≥Ⅱ级）；③尿液中较高的病毒量（表 93-2）。对于 BKPyV，尿液中的病毒负荷通常 > 7 $\log_{10}$cp/ml，但对于其他致病病毒如人腺病毒，尿液中的病毒负荷可能更低[64, 98]（见上文）。此外，应排除其他病因（表 93-2）。血液中 BKPyV 的检测与异基因造血干细胞移植后较高的多瘤病毒相关出血性膀胱炎特异性相关，尤其当血清 BKPyV 负荷超过 4$\log_{10}$cp/ml 时[78, 98-100]。

单独的尿液中 BKPyV 升高，即使伴有大量血尿，也不足以作为出血性膀胱炎的诊断。膀胱炎症状可轻微，也可发展至持续性疼痛需要住院治疗并接受护理和较强的镇痛治疗[101]。低血小板计数和（或）HHV-6 病毒血症[102]也与多瘤病毒相关出血性膀胱炎有关[100]。床旁超声是最有价值的诊断方法，超声显示膀胱壁增厚，偶有输尿管受累和肾积水，而 MRI 或对比增强 CT（注意造影剂肾毒性）使用较少。由于存在大量出血风险，因此诊断多瘤病毒相关出血性膀胱炎很少进行活组织检查。

BKPyV 相关出血性膀胱炎的危险因素在不同研究中有所不同，但清髓处理、非亲缘或不匹配的供者、环磷酰胺及白消安的使用、全身放疗和去除淋巴细胞在各研究中都有报道[41, 98, 100, 103-105]。最新的研究发现，脐血移植也是一个危险因素，这表明

第93章 造血干细胞移植患者人腺病毒、多瘤病毒和微小病毒B19的感染

Human Adenovirus, Polyomavirus, and Parvovirus Infections in Patients Undergoing Hematopoietic Stem Cell Transplantation

1393

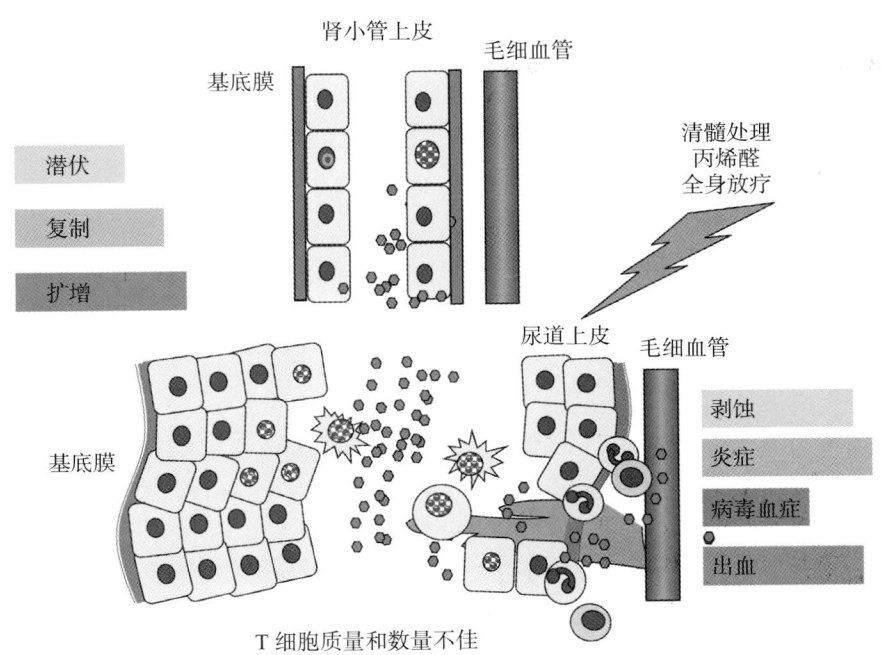

◀ 图 93-3　移植后多瘤病毒相关出血性膀胱炎

（引自 Hirsch，2010[64]）

T 细胞免疫功能受损在其中发挥了重要作用[93, 98]。由于免疫抑制治疗，GVHD 是一个危险因素，而且它很少累及膀胱，因此可作为一种替代或并行的诊断[43, 106]。除贫血和细菌感染外，BKPyV 相关出血性膀胱炎还可能并发伴有肾积水的梗阻性肾衰竭，并且由于梗阻的血凝块导致血清肌酐增加。在这种情况下，超声有助于评估患者输尿管受累和狭窄。

　　异基因造血干细胞移植后很少出现多瘤病毒相关肾病[92, 107-111]，而肾移植患者的这一比例为 8%（95%CI 1% ～ 15%）[112]。与造血干细胞移植后人腺病毒相关间质性肾炎不同，出血性膀胱炎可能不是多瘤病毒相关肾病的前驱诊断[110, 111]。对于晚期进行性肾衰竭的所有造血干细胞移植患者，均应考虑多瘤病毒相关肾病的诊断[111]。由于针对 GVHD 的强烈免疫抑制、破坏淋巴细胞的抗体治疗以及脐血造血干细胞移植，T 细胞反应不足或恢复受损是潜在的危险因素[109, 110]。在儿童患者中，原发性 BKPyV 暴露可能是自体造血干细胞移植后产生多瘤病毒相关肾病的原因[108]。

　　多瘤病毒相关肾病的鉴别诊断包括在预处理用药、免疫抑制药、抗生素、抗真菌和抗病毒药物导致的肾毒性损伤。钙调神经磷酸酶抑制药导致的肌酐升高是多瘤病毒相关肾病的重要鉴别诊断，停用免疫抑制药后肾功能恢复被作为重要的鉴别证据。然而，未确诊的多瘤病毒相关肾病也可能随着免疫

抑制的减少而改善，这表明在造血干细胞移植中多瘤病毒相关肾病的发病率可能被低估。诊断多瘤病毒相关肾病需要肾活检，证明肾小管上皮细胞的病变有核内包涵体和大 T 抗原的相应免疫组化[111]。多瘤病毒相关肾病患者血液中的 BKPyV 普遍呈阳性[109-111]。因此，在没有出血性膀胱炎和肾衰竭的其他原因的情况下，血浆 BKPyV 病毒载量可能是异基因造血干细胞移植患者多瘤病毒相关肾病诊断的首选指标。但是检测 BKPyV 复制的普遍筛查尚未在前瞻性试验中进行评估也未在所有造血干细胞移植患者中进行。

　　输尿管狭窄是造血干细胞移植后罕见的并发症，可能与 BKPyV 相关出血性膀胱炎有关。通常表现为单侧或双侧肾积水。与血凝块介导的阻塞性出血性膀胱炎相反，目前已有关于输尿管口的增生改变的报道[113, 114]，这可能是 BKPyV 感染所导致，和肾移植手术后的情况类似[115]。BKPyV 病毒尿或病毒血症不能支持本病诊断，切除组织后进一步病理可有助于排除恶性肿瘤等其他诊断。

2. 神经系统多瘤病毒疾病

　　进行性多灶性脑白质病（progressive multifocal leukoencephalopathy，PML）是由 JCPyV 引起的免疫缺陷患者常见的致命性脱髓鞘疾病[30]。在产生髓鞘的少突胶质细胞中病变细胞出现 JCPyV 复制损害神经功能并导致（多）局灶性神经功能缺损。最

新的研究表明，邻近的星形胶质细胞和灰质神经元，特别是小脑的颗粒细胞神经元，也可能受到影响[30]。早在造血干细胞移植时代之前，PML 就被认为是血液系统恶性肿瘤（如慢性淋巴细胞白血病或各种类型的淋巴瘤）患者独特的病理特征，这表明严重的慢性免疫功能障碍对 T 细胞和 B 细胞亚群同时具有重要作用[116]。PML 也见于其他免疫功能低下人群，如 HIV-AIDS 患者[117] 和实体器官移植受者[118]，有报道治疗多发性硬化症的单克隆抗体那他珠单抗和利妥昔单抗也会产生 PML 并发症[30]。异基因造血干细胞移植患者的 PML 发生率尚不明确，可能比实体器官移植患者估计的数值低0.1%[118]。据报道，PML 多发生于造血干细胞移植后的第 1～20 个月，且死亡率很高[119, 120]。

在免疫功能低下的患者中，出现进行性的局灶性神经功能缺损且有 MRI 的检查结果支持应该考虑PML（可能为 PML）。与 PML 相关的神经症状包括运动和感觉缺陷、共济失调、记忆、语言和精神状态的改变。MRI 显示液体减弱反转恢复以及 T_2 加权图像中信号增强，而 T_1 加权图像中信号减弱[121]。实验室或病毒学诊断需要行脑脊液 NAT 检测病毒DNA。临床 JCPyV NAT 检测的敏感性十分重要，应达到 < 50cp/ml[83]。组织病理学显示典型的少突胶质细胞病变和大 T 抗原染色阳性，因此在脑脊液中检测不到 JCPyV DNA 或其他可疑病因的病例中，需要进行立体定向脑活检[30]。与 BKPyV 相关出血性膀胱炎和肾病不同，PML 患者的血液中可能检测不到 JCPyV DNA，并且没有可靠的方法进行筛查和检测[30]。鉴别诊断包括钙调神经磷酸酶抑制药相关的白血病和中枢神经系统的病毒感染，如微小病毒B19、EB 病毒、巨细胞病毒和 HHV-6。其他多瘤病毒通常在脑脊液中检测不到[122]，但在非造血干细胞移植患者中 BKPyV 与类似临床表现有关[68, 123]。

3. 其他多瘤病毒相关性疾病

KIPyV 和 WUPyV 在呼吸道标本中被发现，因此在造血干细胞移植患者的呼吸道感染性疾病已经进行了这些病毒的研究[69]。在一项对 222 例造血干细胞移植患者进行的大型前瞻性研究中，移植后第一年 KIPyV 和 WUPyV 的累计检出率分别估计为 26% 和 8%[79]。KIPyV 和 WUPyV 阳性的患者通常较年轻（年龄 < 20 岁），在发病 1～4 周内出现咳痰和气喘症状。这些病毒与 GVHD、淋巴细胞减

少、住院或死亡率无关，然而，常见于与其他呼吸道和潜伏性病毒的共同感染[124]。半定量的 KIPyV 和 WUPyV 检测有助于区分胃肠道复制位点的呼吸道感染性疾病[124]，有研究报道有症状的白血病儿童和接受 HCT 治疗的儿童的支气管肺泡灌洗液中 KIPyV 负荷较高[80]。KIPyV 和 WUPyV 所致的严重呼吸道感染性疾病之间缺乏关联性，到目前为止只在病例报道中才出现侵入性疾病的组织学证据[125, 126]。此外，BKPyV 相关性肺炎仅在 1 例造血干细胞移植病例报道[127, 128] 中出现。

多瘤病毒结肠炎等胃肠道疾病尚无组织病理学证据，但建议在粪便标本中检测 BKPyV、JCPyV、KIPyV、WUPyV、HPyV9、HPyV10 和 HPyV12，以明确病灶病毒的复制[82, 129, 130]。然而，出血性膀胱炎患者的尿液或吞下的痰污染的粪便样本[129] 导致对该部位检测的多瘤病毒的误判[124]。

与多瘤病毒相关的皮肤疾病包括增生性改变和非黑色素瘤皮肤癌[64, 131]。与正常人群相比，免疫缺陷患者（包括实体器官移植和造血干细胞移植受者）的发病率更高[64]。Merkel 细胞癌是一种皮肤恶性肿瘤，表现为 Merkel 细胞传递触觉的一些组织学特征[70]。近几十年来，Merkel 细胞癌从 0.1% 增加到 0.9%，其危险因素是年龄较大、暴露在阳光下以及如慢性淋巴细胞白血病、HIV 和实体器官移植导致的免疫缺陷[132]。很少有与血液病以及造血干细胞移植相关的病例[133-135]。Merkel 细胞癌的临床表现为患者的皮肤出现外生性生长（图 93-4），但侵袭扩散到淋巴结、内脏器官、骨骼和骨髓，因此其1～2 年内高于 50% 的死亡率与疾病的侵袭性有关。在 80% 以上的 Merkel 细胞癌中检测到了 MCPyV，病毒基因组和小 T 抗原的改变是致癌的驱动因素[70]。在无症状健康人的皮肤上广泛检测到McPyV，其发病机制可能涉及病毒、传播和宿主细胞的其他致癌事件，从而导致免疫缺陷人出现临床疾病。血清学研究表明，与健康人相比 Merkel 细胞癌患者的抗体滴度更高，表明在某种程度上，（再）暴露于病毒抗原发生在疾病出现之前[87]。

棘状毛发发育不良是免疫功能低下患者的一种增生性皮肤病，导致 TSPyV 的识别和克隆[136, 137]。它也被称为免疫抑制后的毛囊发育不良，或环孢素诱导的毛囊营养不良。临床诊断是通过免疫受损患者中发生的特征性皮肤变化进行诊断。典型表现以

第 93 章　造血干细胞移植患者人腺病毒、多瘤病毒和微小病毒 B19 的感染
Human Adenovirus, Polyomavirus, and Parvovirus Infections in Patients Undergoing Hematopoietic Stem Cell Transplantation

1395

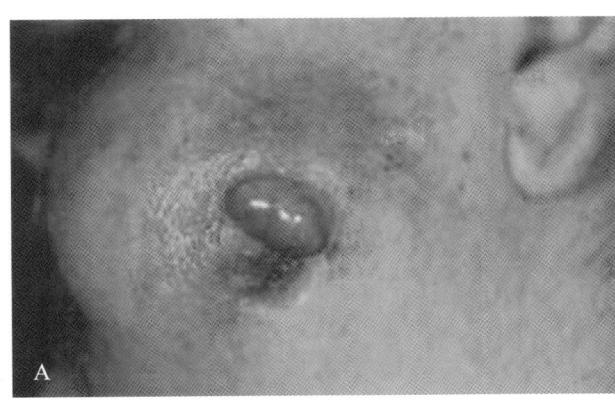
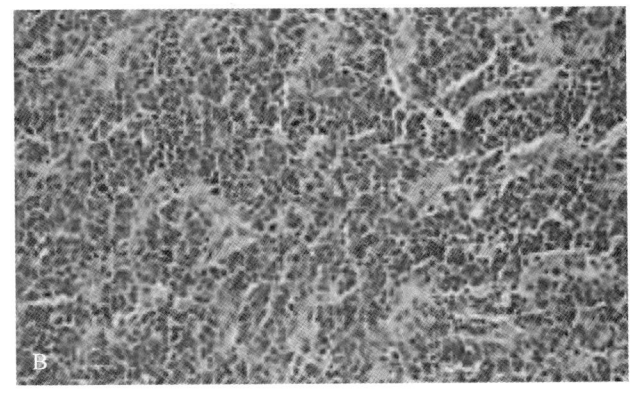

▲ 图 93-4　Merkel 细胞癌的临床和病理表现

一位患者左侧面颊的 Merkel 细胞癌（A）在 HE 染色下显示巢索状的小梁样小细胞，胞质小（B）（引自 Gilaberte 等，2000[134]。经 Karger 出版社许可转载。此图的彩色版本，请参阅彩图部分）

鼻子和耳朵为中心的毛囊性丘疹，而在其他部位不常见（图 93-5）。随着疾病的发展，可能会出现眉毛无瘢痕的脱落，由过度角化的突起取代毛发的部位，随着疾病的持续皮肤变厚。

组织学上，毛囊通过代替正常角质细胞的增生变化而扩大。这些变化可能是由 TSPyV 导致髓鞘细胞的增殖性改变引起的，其中 VP1 病毒衣壳的免疫组化呈阳性，并且可以通过电子显微镜观察到多瘤病毒颗粒[71, 136, 137]。在一篇综述中总结了 25 例棘状毛发发育不良的病例，其中包括 8 例血液系统恶性肿瘤[71]。棘状毛发发育不良在移植患者，特别是那些患有慢性 GVHD 的患者中诊断较少。

（五）治疗

由于缺乏特异性抗病毒药物，阻断多瘤病毒复

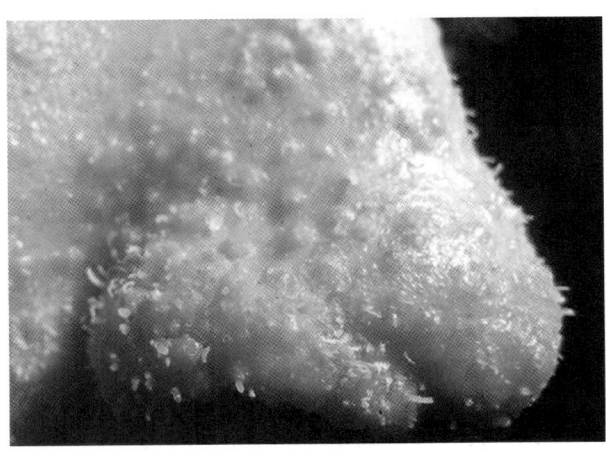

▲ 图 93-5　毛发发育不良的临床表现

免疫抑制患者鼻子上的针状体的特写图像（引自 van der Meijden 等，2010[137]。经 PLoS 许可，遵循知识共享署名许可协议转载（此图的彩色版本，请参阅彩图部分）

制及治疗多瘤病毒相关疾病仍是一项艰巨的任务（表 93-3）。至今，还没有随机对照试验证明任何抗病毒药物的临床疗效。尽管不同的病例报道表明西多福韦可作为一种有效治疗手段，但不能排除自身多瘤病毒特异性免疫恢复的作用效果。考虑到西多福韦的体外疗效有限，其他药物如 CMX001、氟喹诺酮、来氟米特和 mTOR 抑制药可能会有良好的预防效果。但有关左氧氟沙星的研究数据显示其预防作用有限，对改善出血性膀胱炎症状的效果不明[138]。CMX001 有较高的抗病毒活性[139]，可能成为未来潜在的预防或治疗选择，有待进一步的相关临床研究[140]。

目前认为降低免疫抑制治疗是所有多瘤病毒疾病患者的主要治疗方式。但是造血干细胞移植患者中急性或慢性 GVHD 导致局部和全身免疫损伤风险的增加，常常会阻碍减低免疫抑制的治疗。过继 T 细胞免疫疗法可能在未来成为有效的治疗手段[53]。

BKPyV 相关出血性膀胱炎的基础治疗包括通过镇痛、解痉、水化、利尿和为膀胱冲洗而行的膀胱内插管术，以对症减少阻塞性血栓。更复杂的病例需要进行泌尿系统的血块清除，并通过凝血因子、ε-氨基己酸、选择性栓塞甚至胆囊切除术进行局部止血。如出现贫血、血小板或凝血因子降低应输注相应的成分血。在一项系统回顾中，针对出血性膀胱炎的治疗仍面临巨大挑战，任何单一治疗的证据水平都很低[141]。一些研究中心使用静脉注射或膀胱内注射西多福韦作为超适应证使用的抗病毒辅助药物，但治疗效果参差不齐，并且在对病毒的反应时间和控制病毒载量的有效性上总体效果不佳[78, 98, 142-144]。

BKPyV 相关肾病主要通过减少免疫抑制进行治疗，但静脉注射小剂量西多福韦和将免疫抑制药物转换为来氟米特和西罗莫司的作用目前仍存在争议 [110, 111]。

输尿管狭窄的治疗主要通过膀胱镜治疗，通过支架置入术或肾造瘘术进行紧急治疗，对复杂病例通过外科手术治疗。

目前抗病毒药物对 PML 均无明显的治疗效果，使用西多福韦不能限制其他免疫功能低下的患者疾病进展 [30]。使用 CMX001 可能在体外 [145] 和体内（H.H.Hirsch 和 Chimerix Inc.，个人交流）有一定效果，但需要在临床研究中被反复验证。

Merkel 细胞癌主要通过早期手术和化疗治疗，但通过 Meta 分析病例后结果通常较差。棘状毛发发育不良可通过降低免疫抑制和 1%～3% 西多福韦局部治疗 [137]。

对于多瘤病毒相关呼吸道感染疾病，可以考虑静脉注射免疫球蛋白进行免疫调节和中和，目前对严重的病例尚无具体治疗建议。总之，特异性的抗病毒药物发挥着重要作用，通过延长窗口期直至病毒特异性免疫应答反应恢复来发挥作用。

（六）预防

由于人群普遍感染多瘤病毒，并且缺乏有效的抗病毒药物，因此预防造血干细胞移植患者多瘤病毒复制是一项困难的任务。随着免疫功能低下患者（包括接受预处理以及造血干细胞移植的患者）的多瘤病毒检出率和病毒载量水平的增加，无法对内源性多瘤病毒感染的暴露进行有效的预防。然而外源性暴露的风险可能被低估。BKPyV 和其他多瘤病毒在尿液或粪便中 > 7 $\log_{10}$cp/ml 的负荷量可持续数周，多瘤病毒与其他无包膜病毒一样对灭活有很强的抵抗力 [61, 62, 146, 147]，这可能导致一名免疫功能低下的患者通过医护人员、医疗设备和厕所环境传播至另一个患者。尽管大多数人可能具有多瘤病毒特异性抗体，但对于所有多瘤病毒及其血清型特别是较年幼的儿童中可能并非如此 [78]。

一些医疗中心对造血干细胞移植患者的尿液和血液进行 BKPyV 复制的常规检查，但一般来说不推荐。关于给予 BKPyV 病毒血症患者西多福韦或其他推荐的抗病毒药物如来氟米特、氟喹诺酮类药物或静脉注射免疫球蛋白的治疗，需要进行更多随机研究，以确定风险 – 效益 / 效果比，同时需要

考虑到药物毒性、成本和耐药的问题。

西多福韦、来氟米特和 mTOR 抑制药可能具有预防效果，但没有针对此的研究。有研究数据表明氟喹诺酮类药物可能在预防方面发挥作用，但需要进行随机试验来证实这些在肾移植受者中验证失败的结果 [138, 148, 149]。一项通过脂质西多福韦联合 CMX001 控制造血干细胞移植中巨细胞病毒复制的大型预防性研究可能对治疗或预防提供新的选择 [140, 150]。

四、人微小病毒

微小病毒家族中的主要人类病原体是微小病毒 B19。微小病毒 B19 能引起感染性红斑（第五种疾病），是儿童时期的一种自限性疾病，表现为发热、疲劳、肌痛、花边网状皮疹和"掌掴脸颊"外貌。成人的主要表现是急性对称性关节病，类似类风湿性关节炎和其他风湿病表现。微小病毒 B19 复制在造血干细胞移植受者中很少被检测到，但可以导致许多临床上特别是在红系细胞中的并发症 [152]。

（一）流行病学

微小病毒 B19 呈世界范围流行，随着年龄的增长，血清学的阳性率不断上升，5%～20% 的儿童、30%～60% 的年轻人和 75%～90% 以上的老年人有曾经感染的证据 [153-155]。与儿童密切接触、静脉药物滥用、艾滋病和免疫功能低下的个体可能更容易出现血清阳性 [156, 157]。人们认为血清学阴性可能增加造血干细胞移植患者并发症的风险，但由于人群中微小病毒 B19 DNA 血症和疾病的罕见性，因此其发生率难以估计 [158, 159]。

微小病毒 B19 通过三种主要途径传播：呼吸道飞沫、血液制品以及垂直传播。在原发性 DNA 血症中，微小病毒 B19 通过肺和呼吸道的飞沫传播。易感患者中也能通过输血或移植发生传播。这些大多数是成分输血的罕见事件，因为只有不到 1% 的献血检测到病毒 DNA [160]。由多成分制成的血浆衍生物更可能具有病毒 [161]，这些血浆制品会对微小病毒 B19 DNA 进行常规 NAT 处理。最后，在接受移植的易感患者中，供者干细胞也可能成为传播来源 [162]。

（二）病毒学方面

微小病毒是小的、无包膜的、单链的微小病毒科的 DNA 病毒。尽管微小病毒 B19 是主要的人类

第 93 章　造血干细胞移植患者人腺病毒、多瘤病毒和微小病毒 B19 的感染
Human Adenovirus, Polyomavirus, and Parvovirus Infections in Patients Undergoing Hematopoietic Stem Cell Transplantation

1397

病原体，但在人类中还发现了另外两种微小病毒科，即微小病毒 4 和腺相关病毒。目前尚未发现微小病毒 4 和腺相关病毒与造血干细胞移植患者的疾病之间的相关性[163, 164]。

微小病毒 B19 主要通过感染红系祖细胞传播[165]。微小病毒 B19 作为其宿主受体结合共同血型 P 抗原[166]。病毒通过非结构蛋白如 NS1 介导的凋亡导致细胞裂解[167]。机体主要通过体液免疫对微小病毒 B19 发挥免疫应答；通过中和衣壳蛋白中的抗体在宿主防御中起主要作用[168]。大多数免疫功能低下的患者抗体明显减少，因此必须警惕 DNA 血症复发，并且这类患者更容易发生并发症[159, 168]。实验研究表明，受者而非供者细胞可能对防止移植后的病毒复制提供大部分保护作用，因此血清学阴性的造血干细胞移植受者可能具有最高级别的临床疾病风险[169]。

（三）诊断

由于造血干细胞移植受者抗体产生不良，所以通过血清学证据诊断微小病毒急性感染的可靠性受到了限制[168]。回顾 24 例感染微小病毒 B19 的造血干细胞移植受者，只有 40% 的患者在发病时有血清 IgM 的证据，33% 的患者有血清 IgG 的证据[159]。大多数的严重病例缺乏适当的抗体反应。

病毒 DNA 的检测已成为最可靠的确诊方法。通常造血干细胞移植受者的外周血和骨髓标本中发现高水平的病毒[151]。PCR 可在无临床疾病证据的人群中检测到低水平的微小病毒 B19 DNA[170]。若仅在血清中检测到微小病毒 B19 DNA 则需要结合临床表现来解释，尤其是在儿童移植患者中。在一项研究中，30% 接受异基因移植的患儿检测到了微小病毒 B19 DNA，但没有一个患儿有临床症状[164]。确诊组织侵袭性疾病可能需要活检标本的 PCR 检测证据，但阳性结果（主要是低水平值）本身并不能确诊器官受累[171]。活检或其他病理标本可提高对微小病毒 B19 疾病的诊断能力。最重要的部位是骨髓，典型表现为骨髓中红细胞前体的缺乏和伴有核内包涵体及细胞质空泡的巨幼细胞形成[172]。在适当的情况下，包括肝脏和心脏在内的其他部位的活检组织也可用于评估微小病毒 B19 DNA。

（四）微小病毒 B19 病

1. 纯红细胞再生障碍性贫血

在造血干细胞移植受者中，微小病毒 B19 相关

纯红细胞再生障碍性贫血的真实发生率是未知的，但无论如何，它是一种罕见的移植后并发症[159]。在这些患者中，B 细胞功能的恢复通常在移植后的数月[173]，而免疫球蛋白可能需要长达 1 年才能完全恢复正常[174]。抗体的产生也可能受到移植后状态的影响，如免疫抑制药的使用、感染[175]、ATG[176] 以及对急、慢性 GVHD 的治疗。由于抗体的产生对 DNA 血症的清除至关重要，所以以移植患者可能出现慢性微小病毒 B19 纯红细胞再生障碍性贫血。

纯红细胞再生障碍性贫血的患者最初可能出现发热和皮疹，但其他患者只在发生贫血后才出现症状。贫血的临床症状约在感染后 1 周左右出现，如疲劳、苍白和呼吸困难；很少有患者表现出典型的关节病[159]。由于上述症状和贫血表现在移植后也很常见，因此诊断时需特别谨慎。患者的血涂片表现为正细胞正色素性贫血，伴有网织红细胞的减少。在某些情况下，患者可能合并血小板减少或中性粒细胞减少。骨髓病理检查提示红细胞前体缺乏和巨幼细胞数量增加，可能有核内包涵体和细胞质空泡形成[172]。

2. 其他血液系统疾病

微小病毒 B19 与造血干细胞移植受者的血小板减少和中性粒细胞减少有关[152, 159, 162]。血小板减少和粒细胞减少在其他人群中很少被视为独立现象，据报道在移植中这些血细胞减少一般都伴有相关性的红细胞异常。很少有人认为微小病毒 B19 与造血干细胞移植受者的全血细胞进行性减少和骨髓衰竭有关[177]。在其他免疫受损人群中，噬血细胞综合征已被视作微小病毒 B19 的并发症[178]。

3. 心肌炎

心肌炎是移植患者感染微小病毒 B19 后一种罕见的并发症。然而，在一项针对已报道病例的大型回顾性研究中，移植患者心肌炎的发生率（12.5%）高于其他免疫低下人群[159]。据认为，病毒作用于内皮细胞，是病毒介导的微循环功能障碍导致了心肌损伤[179]。虽然在心肌炎患者中检测到微小病毒 B19 病毒基因组提示病毒的复制与疾病之间存在直接联系[180]，但尚不清楚该病毒是否在心肌炎的进展中起到了更多作用[171]。

4. 其他并发症

微小病毒 B19 肺炎已有详细的报道[181]，但在急性感染期检测到上 / 下呼吸道的病毒[182] 意味着

在将微小病毒 B19 视为主要病因之前，必须谨慎考虑它们的直接相关性并排除其他病原体。感染微小病毒 B19 的患者在急性感染期可能有肝酶升高，而移植中发生的急性微小病毒 B19 肝炎已有报道[183]。微小病毒 B19 脑病的病例也有少量报道[184, 185]。

（五）治疗

如果明确微小病毒 B19 为病原体，则应对造血干细胞移植受者予以治疗；对于有过红细胞再生障碍性贫血的患者，在等待确诊试验结果的同时，也应考虑进行治疗。治疗的主要方法是使用免疫球蛋白，如果可能的话还可以对免疫抑制疗法进行调整（表 93–3）。美国和欧洲的一项样本研究表明，大多数免疫球蛋白制剂含有足够的抗微小病毒 B19 中和抗体[186]。已公布的数据表明，短期使用免疫球蛋白可改善纯红细胞再生障碍性贫血的症状，且已被证实对器官受累患者是一种有效的治疗方法[158, 159]。减轻免疫抑制是免疫球蛋白治疗的重要辅助手段，但这在造血干细胞移植受者中并不总是可行。

免疫球蛋白的推荐剂量从 0.4mg/（kg·d）给药 5 ～ 10 天[187]变为 1 ～ 2g/（kg·d）给药 2 ～ 5 天[188]。在一项针对免疫功能低下患者的回顾性研究中[158]，患者平均接受 2.8 个免疫球蛋白疗程，平均起始剂量提高到 2.3g/kg；38% 的患者在治疗过程中出现免疫抑制的减轻。最初的反应非常好，在第一次给药后总恢复率超过 90%。但不幸的是，31% 的患者在平均 4.3 个月时复发。多因素分析显示在 12 个月时，免疫球蛋白的作用可能与微小病毒 B19 疾病死亡率降低 89% 有关[158]。

（六）预防

在造血干细胞移植中，微小病毒 B19 疾病的发生相对罕见，这限制了人们广泛运用策略来预防标准感染控制措施所不能覆盖的病毒暴露。目前不建议对接受造血干细胞移植的患者或其供者进行血清学基线检测，也不建议将移植后筛查用于疾病的预防[189]。虽然不建议采取预防措施，但某些人群在移植后常规使用免疫球蛋白已被认为可以降低总体风险[190]。

因为微小病毒 B19 已被证实与院内暴发有关，所以考虑对微小病毒 B19 复制活跃的造血干细胞移植受者进行隔离是很重要的[191]。除了标准预防措施外，对于确诊感染微小病毒 B19 的造血干细胞移植受者建议预防飞沫传播[192]。妊娠医护人员应被告知暴露于微小病毒 B19 的潜在风险，血清阴性者应避免照顾这些患者[192]。现对于症状改善但病毒血症持续存在的造血干细胞移植患者还没有明确的建议，因为尚不清楚免疫功能受损的患者感染将持续多久。此类病例应与当地传染病和感染控制方面的专业人员进行讨论。

第 94 章
胃肠道和肝脏并发症
Gastrointestinal and Hepatic Complications

David M. Hockenbery　Simone I. Strasser　George B. McDonald　著

何雪峰　李晓莉　译

杨海飞　黄海雯　唐晓文　陈子兴　校

一、引言

在过去 10 年中，造血干细胞移植的肠道和肝脏并发症的发生率和严重程度急剧下降，同时一些并发症如单纯疱疹病毒性食管炎、壁内血肿、念珠菌性肝脓肿、高氨血症和胃窦血管扩张等基本消失[1, 2]。由于移 GVHD 有了更为有效的预防策略，而且临床表现上疗效显著，使得越来越少的急性 GVHD 患者出现严重的肠道和肝脏损伤。得益于清髓性预处理所致的肝窦损伤的概率下降，以及预防性使用熊去氧胆酸有效减轻了胆汁淤积性肝损伤，目前持续性黄疸已较少发生[1]。预防性抗病毒和抗真菌药物大大降低了最常见肠道和肝脏感染[2]。本章将简要阐述已经罕见的并发症，主要强调那些常见问题，如预处理过程中的厌食症，急性 GVHD、迁延的急性 GVHD 和肝脏 GVHD 的表现，腺病毒、巨细胞病毒和诺如病毒感染，以及长期移植幸存者的问题。

二、移植前肠道和肝脏的评估

（一）胃肠道的溃疡、肿瘤和感染

在免疫功能不全的患者中，黏膜溃疡常因感染性因素（如巨细胞病毒、单纯疱疹病毒或者真菌感染）引起，从而需要抗菌治疗。因此，在移植前，对于有食管疼痛、胃灼热、吞咽困难、腹痛、恶心、呕吐和腹泻等症状的患者，应行内镜检查，并在预处理前将所有的肠道溃疡治愈，以避免血小板下降时发生大出血。对于有溃疡性结肠炎或克罗恩病的患者，移植前的目标是将溃疡的程度和范围减到最小，以降低移植后的出血风险，并排除结肠溃疡所致的感染。和炎症性肠病相似，巨细胞病毒、内阿米巴原虫和梭状芽孢杆菌感染是结肠溃疡的病因。移植前的巨细胞病毒病与高风险的移植后早期巨细胞病毒病以及死亡相关[3]。经过谨慎选择的有溃疡性结肠炎和克罗恩病的患者，也可以接受异基因和自体造血干细胞移植，而没有出血、穿孔或感染播散等并发症[4-6]。克罗恩病的长期解决方案在清髓性异基因造血干细胞移植中已经在研究，在自体造血干细胞移植中已经有了进展。

对于准备行造血干细胞移植的淋巴瘤、复发白血病、骨髓瘤或转移性乳腺癌的患者，其肠道可能存在恶性细胞浸润。抗肿瘤治疗可以杀死这些肿瘤细胞，而且较少导致肠道溃疡和穿孔。腹腔内脓肿和瘘管在造血干细胞移植前应手术彻底处理。50 岁以上的患者是罹患结直肠息肉及癌症的高风险人群，因此对于 50 岁以上的患者，如果粪便标本中有隐血，应进行内镜检查。

（二）腹泻

针对腹泻患者，应检测导致移植后可能并发感染的常见病原菌（如溶组织大肠埃希菌、类圆线虫属、肠兰伯氏鞭毛虫、隐孢子虫属、巨细胞病毒，轮状病毒、诺如病毒和腺病毒）[7-11]。来自寄生虫病流行地区的患者，若有持续的嗜酸性粒细胞增多，也应筛查寄生虫病，包括蠕虫和贝里孢子虫。针对阿米巴病、贾第鞭毛虫病、类圆线虫病和其他寄生虫病，以及大多数双孢子球虫和小孢子虫的特殊治疗效果明显。很多机会性感染在免疫抑制患者中是很难治的[12]，而在异基因造血干细胞移植后正常免疫恢复时可以得到清除[10, 13]。

恶性血液病患者的其他腹泻病因包括梭状芽孢杆菌感染（艰难梭状芽孢杆菌、产气荚膜杆菌和坏疽杆菌）[14]。曾在中性粒细胞减少期患过盲肠炎（粒细胞减少性肠炎）的患者，如果发生持续的发热或盲肠部位的疼痛，则需引起重视。盲肠炎是一个综合征，它包括盲肠水肿、黏膜糜烂和溃疡，发热主要和多种微生物所致的败血症相关，它的原因主要是坏疽杆菌所致的肠道感染。经过治疗，患者造血干细胞移植后罹患盲肠炎的风险和其他患者没有显著差别。因此，梭状芽孢杆菌感染所致的结肠周围蜂窝织炎、脓肿、持续性结肠炎在预处理前一定要治疗。

和克罗恩病以及溃疡性结肠炎一样，患者因免疫系统紊乱导致的肠炎在异基因移植后治愈，包括难治性腹腔疾病和一系列儿童免疫失调性疾病——SCID、IPEX、IL-10 受体缺陷或 IL-10 缺陷、慢性肉芽肿性疾病、WAS、普通多变型免疫缺陷病（common variable immune deficiency，CVID）伴严重自身免疫性疾病、X 连锁淋巴增殖性疾病、X 连锁丙种球蛋白缺乏症、8 三体嵌合体（白塞样）、NF-κB 关键调节基因（nuclear factor-kappa B essential modulator，NEMO）缺陷和 STAT1 功能获得性突变[15, 16]。

（三）肛周疼痛

移植受者也常面临肛周疼痛（肛裂、血栓性外痔），但若患者中性粒细胞减少，则应考虑细菌感染。大多数肛门直肠感染发生在肛门腺至齿状线的隐窝。肛门隐窝的炎症可导致非脓肿性疼痛。脓肿往往起源于括约肌间隙，并可向肛周、坐骨直肠或提肛肌上间隙扩散。广泛的提肛肌上脓肿和括约肌间脓肿外部查体并不明显，但可通过轴向 CT、MRI 或经会阴超声诊断。肛周感染必须在造血干细胞移植前处理，因为组织和败血症可能导致不可控的感染[17]。广谱抗生素，包括针对厌氧菌的抗生素，对

大多数感染是有效的，对于严重的感染，可采用手术切开引流[18]。由单纯疱疹病毒感染导致的直肠炎和生殖器溃疡，肛周巨细胞病毒溃疡，以及少见的真菌感染也可导致肛周疼痛[19]。

（四）供者和受者的肝脏疾病

1. 异基因造血干细胞移植供者中的病毒性肝炎

乙型肝炎和丙型肝炎病毒可经携带病毒的移植供者传染给受者[1]。所以如果有多个同样 HLA 匹配的供者，首选没有感染肝炎病毒的供者。而如果最合适的供者存在慢性乙型病毒性肝炎或慢性丙型病毒性肝炎，则应先阻断病毒传播通路和减轻受者感染的影响。口服核苷类似物如恩替卡韦和替诺福韦可以使乙肝病毒快速被抑制，而病毒耐药的风险小，因此在情况允许下，可在供者干细胞采集之前服药降低病毒载量。然而，尽管乙肝病毒在血清中被清除，但可能会在供者外周血单个核细胞中持续存在[20]，所以，若供者 HBsAg 阳性，血清 HBV-DNA 阴性，则受者在接受移植后需预防性口服药物抗病毒治疗至少 1 年。如果受病毒感染的供者有传的风险，在预处理开始前对 HBsAg 阴性的受者行乙肝疫苗接种是可获益的。当供者和受者均感染乙肝病毒，受者应在预处理前口服核苷类似物治疗。在某种情况下，也有降低供者病毒载量的理论因素，比如，如果受者乙肝病毒处于潜伏或隐匿状态，或供者和受者的乙肝病毒基因型不同。

隐匿性乙型肝炎是指在 HBsAg 阴性的个体血清中检测到了 HBV DNA 的存在。隐匿性乙型肝炎的患病率是随着人群中乙肝病毒的流行情况变化的，乙肝病毒流行的国家会更高，有报道 HBsAg 阴性/抗 -HBc 阳性献血者中比率可高达 6% ～ 15%[21]。仅有抗 -HBc 阳性的个体较抗 -HBc 和抗 -HBs 都是阳性的个体更有可能是隐匿性乙型肝炎。患有隐匿性乙型肝炎的供者可以捐献骨髓，但受者应在预处理前接种乙肝疫苗，而且移植后 1 年内应预防性口服抗病毒药物。如果受者为 HBsAg 阳性或抗 -HBc 阳性，一个抗 -HBc 阳性的供者可能是首选供者，因为过继转移的免疫可影响病毒的清除[22]。

如果供者血清中丙型肝炎病毒抗体和 RNA 都是阳性的，丙肝病毒传播概率大，且受者的病毒自发清除率可能是低的。如果时间允许，供者采集细胞前行抗病毒治疗可使细胞和血清无病毒，传播感

染的可能性下降。直接作用抗病毒药物能较干扰素和利巴韦林更快地清除供者肝外的丙肝病毒，且对供者骨髓没有明显不良反应[23, 24]。如果时间不允许治疗丙型肝炎病毒的供者，丙肝病毒感染的造血干细胞应用于丙肝病毒阴性的受者中并不是绝对禁忌，因为在移植者免疫重建后，新的直接作用抗病毒可以在大多数情况下行病毒学治疗。丙肝病毒治疗方案进展很快；我们推荐通过这个网站来关注最新的技术动态：http://www.hcvguidelines.org。截至2015年，针对基因型为1a、1b或4的丙肝病毒感染，推荐用下列直接作用抗病毒组合中的一种来治疗：每日固定剂量的雷迪帕韦和索非布韦的联合用药，或每日两次固定剂量的奥比他韦、帕利普韦、利托那韦和达沙布韦的联合用药，或每日索非布韦联合司美匹韦。而对于基因型为2、3或5的感染，首选的药物是索非布韦联合以体重为基础的利巴韦林。无论丙肝病毒基因型如何，都不推荐使用直接作用抗病毒单药疗法。丙肝病毒感染的急性期可能导致造血干细胞移植后2～3个月肝酶升高，那时T细胞功能恢复[25]。然而，移植后重症肝炎和纤维化胆汁淤积性肝炎很少被报道[26]。总体而言，丙肝病毒感染的受体10年随访的结果和无丙肝病毒感染的移植受体相比没有差异[25, 27]。从长远来看，抗病毒治疗应用于活动性丙型肝炎的受体，因该类患者有发展为肝硬化和肝细胞癌的风险[1]。

2. 造血干细胞移植候选人中的慢性肝病

患有活动性肝病，尤其是严重肝纤维化或肝硬化的患者，在清髓性预处理药物的肝毒性作用下，致命肝窦性阻塞综合征（之前被称为肝静脉闭塞症）的发生风险增加[1]。肝硬化可能是大剂量预处理的禁忌，即使给予减低剂量的预处理，此类患者也存在发生致命败血症或造血干细胞移植后肝功能失代偿的风险[28]。如果临床怀疑有肝硬化或广泛纤维化（如骨髓纤维化患者[29]），则应考虑肝活检。除此之外，还有其他可供选择的活检：①血液检测板的分析不推荐，因为它们的成分常受潜在血液病的影响；②瞬态弹性成像对造血干细胞移植前患者纤维化肝病的筛查是有用的[30, 30a, 30b]。伴有纤维化和坏死性炎症性慢性肝病的患者，应考虑使用减低剂量或对"肝脏友好（肝损较小）"的清髓性预处理方案（见肝窦性阻塞综合征一节）。

乙型肝炎感染的造血干细胞移植受者有暴发重症肝炎和肝衰竭的风险。在没有预防性抗病毒药物的情况下，常发生乙肝病毒激活，将近15%会发生致命性急性重型肝炎[1]。因此，推荐对所有HBsAg阳性的受者在预处理开始前口服核苷类似物预防抗病毒治疗。隐匿性乙型肝炎病毒也可能和乙肝病毒激活相关，其中有高达35%发生在单纯HBc抗体阳性的受者，尤其是在治疗急性GVHD期间[31]。出生于乙型肝炎流行国家的患者，即使造血干细胞移植前乙肝病毒阴性，造血干细胞移植后也需密切监测乙肝病毒是否激活[32]。

3. 造血干细胞移植受者近期肝功能异常

近期接受过化疗或放疗的患者在清髓性预处理后有难以预测的毒性风险，尤其是前期治疗可导致肝功能异常的患者。许多化疗药物可直接（胆汁淤积性损伤、肝细胞坏死或窦状隙损伤）或间接（脓毒症或内毒素血症引起的胆汁淤积，即Lenta胆管炎）导致肝功能异常[33]。然而，近期化疗导致的严重肝脏损伤并不常见。近期标准化疗的暴露和基于环磷酰胺的清髓性预处理后致命性肝窦性阻塞综合征的增加无风险相关性，但将要进行造血干细胞移植的患者如果有持续黄疸和转氨酶升高，则风险可能增大。肝脏损伤与抗代谢药物的长期暴露有关，如6-硫鸟嘌呤、伊马替尼（格列卫）和新TKI。吉妥单抗可使3%～15%的患者出现肝窦损伤，因此在肝毒性清髓性预处理后易发生肝窦性阻塞综合征，尤其是当患者在高剂量吉妥单抗暴露的3个月内做移植时[1, 34]。

4. 肝脏的真菌感染

对于疼痛性肝大、发热和肝酶异常的患者，应判断有无肝脏真菌感染。诊断可通过灵敏的肝脏成像（如高分辨率CT或MRI）联合真菌生物标志物如真菌血清学抗原（半乳甘露聚醣和葡聚糖检测）和肝活检PCR或培养[35]。真菌肝脏感染应用全身抗真菌药物，包括新药如棘白菌素类，可降低毒性，减少药物之间相互作用，以及有更广泛的抗真菌谱。治疗应该从造血干细胞移植持续到能治疗顽固性真菌性肝脓肿的移植物植入。

（五）胆囊和胆管结石

无症状胆囊结石（偶然在CT扫描或超声期间发现）不需要手术干预。症状性胆囊或常见胆管结石的患者造血干细胞移植后有明显的败血症风险，应考虑移植前行胆囊切除或内镜下胆道手术。

铁过载

患有地中海贫血、再生障碍性贫血、MDS 和慢性白血病、淋巴瘤的移植候选人，由于输血、饮食中和药物铁的肠道高吸收，以及不常见的遗传性血色病，在造血干细胞移植前会有明显的肝脏铁过载。过高的肝脏铁含量（＞ 12 500μg/g 干重）可以通过 T_2*MRI 较血清铁蛋白或输血史进行更准确的评估，它和增加的心律失常以及霉菌感染所致的造血干细胞移植后非复发死亡相关[36]。在铁过载的患者中，铁螯合治疗改善造血干细胞移植后生存。虽然一些研究提到了过量组织铁储存和预处理方案的毒性之间的协同作用，但在其他的研究中并没有得到证实。造血干细胞移植后，严重的铁过载和非特异性的肝功能异常相关，而经 EPO 支持下的放血或螯合治疗后肝功能可能会好转。在大多数患者中，组织铁储量的定量和对铁的移除的考虑可以推迟到造血干细胞移植恢复之后[37]。

三、移植后第一年的并发症

（一）恶心、呕吐和食欲减退

造血干细胞移植患者胃排空和骨髓电活动研究显示，恶心和呕吐常伴随着放射性核素膳食的滞留以及失调的电活动[38-40]。促胃动力药物如甲氧氯普胺、多潘立酮和小剂量红霉素偶尔有效，但对于持续症状的患者，应该在止吐药和促胃动力药物之前就做内镜活检，以明确其原因。

（二）预处理治疗

预处理并发症黏膜炎会导致口腔黏膜肿胀、疼痛，严重者可有咽部和食管上皮脱落、强烈的梗阻感、无法吞咽、呕吐、胸骨后疼痛和气道阻塞。阿片类药物可有效缓解疼痛，但会导致胃活动减弱以及假性肠梗阻。一些方案，尤其是含有阿糖胞苷、依托泊苷、大剂量美法仑或多种烷化剂的，可能引起严重的肠黏膜坏死而延迟食欲的恢复。口服冷冻疗法已经显示可以降低大剂量美法仑后口腔黏膜炎的严重程度和持续时间[41]。清髓性预处理导致大多数患者恶心和厌食、胃排空延迟[38]和饮食减少，最严重时候出现在移植后第 10 ～ 12 天，但通常延长到第 20 天[42]。预处理可导致肠嗜铬细胞释放 5-羟色胺（serotonin，5-HT），而激活迷走神经[43]。5-HT 抑制药在预处理中缓解急性症状方面非常有效，第二代 5-HT$_3$ 受体抑制药帕洛诺司琼也有助于治疗延迟的恶心和呕吐（第 2 ～ 5 天）[44, 45]。地塞米松和（或）NK1 抑制药来阻断 P 物质的活性，可预防恶心和呕吐[46]。迟发的恶心症状可能和循环中的 IL-1、IL-6 和肿 TNF-α 等影响食欲中枢的细胞因子相关[42]。

（三）上消化道 GVHD

急性 GVHD 的早期症状包括食欲不振、进食缺乏快感和饱腹感，常伴随恶心和呕吐，尤其是在没有更多征象时。当 GVHD 发生在第 15 天之前，例如在外周血植入时，GVHD 的组织学特点和预处理并发症难以区分。一些患者在 GVHD 发生前从未有食欲的改善，一直有厌食和恶心的持续存在。第 20 天后，超过 80% 的顽固性厌食、恶心或呕吐的患者将以胃和十二指肠 GVHD 作为唯一解释[47]。内镜检查显示胃窦和十二指肠黏膜水肿、糜烂性红斑和胆汁的胃反流[48]。组织学可显示上皮细胞凋亡和脱落，经常伴有局部淋巴细胞浸润[48, 49]。然而，GVHD 组织学阴性的预测价值不高，如内镜医生看到的黏膜水肿不是病理学家所认为的诊断 GVHD 的依据（隐窝细胞凋亡）[50]。因此，当组织学不明确时，需要整合临床表现、内镜下的外观、无感染征象和组织学来得出最终诊断[48, 49, 51]。免疫抑制治疗，用 10 天 1mg/（kg·d）泼尼松的诱导疗程加口服丙酸倍氯米松 8mg/d 是上消化道主导型 GVHD 的有效治疗方法，它避免了长时间的泼尼松用药[52, 53]。对 10 天疗程治疗有反应的患者，1 周后减量泼尼松，而继续局部糖皮质激素的治疗，对大部分上消化道 GVHD 的患者来说是足够的。自体移植的受者也可能出现厌食、恶心、呕吐等和弥漫性胃水肿和红斑相关的症状[54]。胃组织学显示典型的 GVHD，10天疗程的泼尼松 1mg/（kg·d）应用有较好疗效。

（四）感染

内镜检查也用来排除肠道感染，包括疱疹病毒、细菌和真菌等的感染。在前更昔洛韦时代，食管和上段小肠巨细胞病毒感染占到了不能解释的恶心和呕吐的 1/3，但现在巨细胞病毒感染变成了罕见原因[47]。胃肠道巨细胞病毒感染通常在造血干细胞移植后 50 ～ 150 天发生[55]，但如果患者在造血干细胞移植前有巨细胞病毒感染或脐血移植，则发生时间会更早一些[3, 56]。巨细胞病毒感染可以在外周血巨细胞病毒抗原和 DNA 阴性的情况下，在胃肠道被检测到。未接受预防性阿昔洛韦治疗的患者可能会发生单纯疱疹病毒食管炎。真菌性食管炎可能导致厌食，但没有 GVHD 或巨细胞病毒感染所致的持续呕吐。恶心和呕吐可能是一些寄生虫感染（如果在造血干细胞移植前筛查中漏掉）[9, 10] 和不可培养的病毒感染（诺如病毒、轮状病毒、星状病毒）[11] 引起的突出症状。厌食和呕吐也可能是中枢神经系统感染所致颅内压升高的表现；其他神经症状和体征通常在此类疾病的临床表现中占最重要的地位。颅内压升高的非感染原因可能也有恶心和呕吐，例如环孢素相关的假性脑瘤和硬膜下血肿。

（五）药物

口服不可吸收抗生素（特别是制霉菌素）、环孢素、霉酚酸酯、甲氧苄啶 - 磺胺甲噁唑、伏立康唑、泊沙康唑、伊曲康唑、静脉两性霉素和大剂量阿片类药物也会引起恶心和偶尔呕吐。静脉输入脂肪、葡萄糖和氨基酸等全胃肠外营养会降低食欲，减慢胃排空，引起恶心。甚至在全胃肠外营养停止后，食欲减退还可能会持续 1 ～ 3 周 [57]。

（六）黄疸、肝肿大和肝功能异常

造血干细胞移植后出现黄疸是一个不良的预后迹象，血清总胆红素升高超过 4mg/dl 的患者非复发死亡率升高 [58, 59]。在急性 GVHD 患者中，黄疸是死亡的独立预后因素 [60, 61]。因为严重肝功能异常的治疗经常是徒劳的，因此移植医生必须在移植开始前考虑肝胆疾病的危险因素，采取措施避免肝脏损伤，并识别移植后的肝脏疾病，采用针对性的治疗 [1, 59]。过去 10 年，通过预防肝窦损伤、预防真菌和病毒，以及为所有移植患者进行预防性应用熊去氧胆酸，肝脏损伤和临床黄疸的发生率显著减少 [2]。尽管如此，仍然有多种原因的黄疸和 ALT、碱性磷酸酶（alkaline phosphatase，ALP）升高 [1, 59]。另外还有其他的导致造血干细胞移植后黄疸的因素，但不是孤立性黄疸的重要原因，例如溶血和肾功能不全。

（七）肝窦性阻塞综合征

1. 定义

肝窦性阻塞综合征是一些大剂量清髓性预处理药物所致的包括疼痛性肝脏肿大、液体潴留和体重增加、血清胆红素升高的综合征。这种形式的肝脏损伤起始于肝窦损伤；肝静脉闭塞对症状和体征的发展并不重要，因此，其旧称"静脉闭塞病"是不准确的。

2. 发生率

肝窦性阻塞综合征的发生率和严重程度显著下降，因为：①全身放疗＞ 14Gy 的剂量较少应用；②氟达拉滨取代环磷酰胺；③有肝窦性阻塞综合征风险的患者给予肝损较小的不包括环磷酰胺和全身放疗＞ 12Gy 的预处理方案；④移植候选人的慢性丙型肝炎是肝窦性阻塞综合征的常见危险因素，而现在少见；⑤对治疗药物的监控允许对不同代谢的化疗药物进行个体化给药 [1]。肝窦性阻塞综合征是由某些预处理药物的毒性导致。肝窦性阻塞综合征发病率变化的重要促成因素有：①从环磷酰胺在患者中的代谢到环磷酰胺 / 全身放疗在患者中的代谢变化 [62]；②潜在的纤维炎性肝病；③多个预处理药物的输注顺序 [63, 64]；④预处理期间和之后同时使用影响清髓性药物代谢（如伊曲康唑）或导致肝损的药物（如甲氨蝶呤、西罗莫司、炔诺酮）。虽然致命的肝窦性阻塞综合征几乎在成人移植中消失 [2, 65]，但接受白消安 / 美法仑预处理的儿童患者仍有风险 [66]。一个基于预防性熊去氧胆酸的研究数据得出结论，许多过去由于黄疸而被诊断为肝窦性阻塞综合征的患者可能主要是胆汁淤积而不是肝窦隙损伤 [2, 67, 68]。

3. 临床表现和诊断

肝窦性阻塞综合征发生在环磷酰胺开始治疗后的 10 ～ 20 天，以及其他清髓性药物之后，其发病的表现主要有肝脏肿大、右上腹压痛、水钠潴留和体重增加 [2]。高胆红素血症在以上门静脉高压的症状之后 4 ～ 10 天出现。同时出现的肾脏和肺功能异常以及顽固性血小板减少强烈提示肝窦性阻塞综合征 [69, 70]。血清总胆红素是诊断肝窦性阻塞综合征的一项敏感指标，但特异性不高。肝窦性阻塞综合征发生后数周，AST/ALT 的升高反映肝窦隙纤维化导致肝细胞坏死 [71]。据报道，肝窦性阻塞综合征患者中会有一些血浆蛋白的异常升高（内皮细胞标记物、血小板生成素、促炎因子、血管内皮生长因子、前胶原肽和一系列生物标志物）；而一些实验室结果却异常偏低（蛋白 C、抗凝血酶Ⅲ和血小板计数）。这些检测没有显示出超越体重增加、黄疸、肝大等临床标准的诊断和预后意义。多普勒超声对于显示与肝窦性阻塞综合征一致的肝大、腹水、门静脉周围水肿、肝静脉血流变慢、胆囊壁水肿是有用的，同时需排除肝肿大和黄疸的其他原因。肝窦性阻塞综合征后期的疾病表现包括门静脉直径增大、门静脉或其分支流速减缓或反流、高充血指数、门静脉血栓形成、肝动脉血流阻力指数增加。遗憾的是，肝窦性阻塞综合征非常早期的超声表现（当诊断不明确时）似乎不会增加根据临床标准提供的信息。

经静脉肝活检和肝静脉压测定是最准确的诊断检测。肝静脉压梯度超过 10mmHg 对诊断肝窦性阻塞综合征有高度特异性[72, 73]。最初的组织学改变是肝窦隙扩张、红细胞从 Disse 腔溢出、血管周围肝细胞坏死和中央静脉内皮下区域增宽[74, 75]。肝脏腺泡的 2 区和 3 区 "出血" 的特征是窦性内皮阻塞的结果，是肝窦性阻塞综合征的起始损伤。在严重的肝窦性阻塞综合征，可以看到碎裂的肝细胞索，以及肝细胞移动进入门静脉和肝静脉。肝窦性阻塞综合征后期的特征是星状细胞的活化和增殖，广泛的肝窦胶原化以及不同程度的静脉阻塞，导致肝窦血流中断[74, 75]。如果移植后患者存活超过 50 天，严重的肝窦性阻塞综合征会发展成反向肝硬化，纤维桥和塌陷所致的闭合的中央静脉和消失的腺泡广泛连接。肝血窦和中央静脉的胶原化程度和血清 ALT 水平反映的肝细胞坏死的程度和预后相关[71, 75]。

4. 临床病程和预后

超过 70% 的肝窦性阻塞综合征仅仅接受支持治疗就可完全康复。严重肝窦性阻塞综合征患者主要死于肾衰竭和心肺衰竭，很少死于肝衰竭[69, 70]。出于研究目的，一个回顾性评分系统将肝窦性阻塞综合征分为轻度（临床症状明显、不需要治疗、可完全恢复）、中度（症状和体征需要用利尿药或止痛药治疗，可完全恢复）和重度（需要治疗，但在死亡或 +100 天前无法恢复）。预后因素包括体重增加和血清胆红素升高的速度，血清 AST/ALT 水平超过 1500U/L，腹水、肾功能不全的进展，以及低氧血症[69-71, 76]。

5. 肝窦性阻塞综合征的发病机制[74, 77]

对肝窦内皮细胞的毒性损伤而非静脉损伤和肝脏脉管系统血栓是肝窦性阻塞综合征发生的直接原因。肝窦损伤最常见的原因是包括环磷酰胺或全身放疗的预处理方案，环磷酰胺和 > 12Gy 全身放疗联合的方案是致命肝窦性阻塞综合征的最常见原因[69]。环磷酰胺的代谢是高度差异的且不可预测；产生更多环磷酰胺毒性代谢产物的患者更有可能进展成致命肝窦性阻塞综合征[62]。给一个代谢终点环

磷酰胺靶剂量的精确方法允许个体化给药，可显著减少肝脏和肾脏损伤[78]。这些方法不太普遍使用，但数据显示，在环磷酰胺 / 全身放疗方案中，采用环磷酰胺总剂量 100 ～ 110mg/kg，而不是 120mg/kg，可以降低脏器毒性的发生率[78]。若与环磷酰胺 120mg/kg 联合，全身放疗的总量和重度肝窦性阻塞综合征的发生率之间有很明显的相关性，环磷酰胺 / 全身放疗 10Gy 后肝窦性阻塞综合征发生率接近 1%；环磷酰胺 / 全身放疗 12 ～ 14Gy 为 4% ～ 7%；环磷酰胺 / 全身放疗 > 14Gy 为 20%。白消安是另一种会导致肝窦性阻塞综合征高频发生的预处理药物，但白消安本身似乎并没有肝毒性[79, 80]。白消安可能通过氧化应激、降低肝细胞和肝窦内皮细胞谷胱甘肽水平、改变环磷酰胺的代谢来导致肝脏损伤[64, 79]。在靶向静脉注射白消安前给予环磷酰胺，尤其是对骨髓纤维化的患者[29]，比靶向白消安 / 环磷酰胺或静脉白消安 / 环磷酰胺的肝脏毒性减小[80a, 64][64]。美法仑的药物代谢动力学在不同个体中也差异很大，但可以用药物治疗监测来标准化[81]。吉妥单抗可使约 10% 的急性髓系白血病患者发生肝窦损伤[34]。当大剂量吉妥单抗治疗与含肝窦毒性的预处理很接近时，肝窦性阻塞综合征的风险增加。吉妥单抗治疗造血干细胞移植后复发的急性髓系白血病时也可能导致肝窦性阻塞综合征。

前胶原肽连同纤溶抑制物一起，出现在更严重的肝窦性阻塞综合征患者的血清中，这和致命肝窦性阻塞综合征中常见的肝窦和血管壁剧烈的纤维化是一致的。肝窦性阻塞综合征患者的肝脏标本中 α-肌动蛋白的免疫组织学显示激活的星状细胞明显染色，是胶原蛋白沉积到肝窦中的来源[74]。

遗传决定了药物代谢和毒性损伤易感性的差异，这可能部分解释肝窦性阻塞综合征发生率的差异，但是目前没有基于基因数据来改变药物剂量或确定肝窦损伤的易感性[82]。

6. 接受清髓性治疗的患者肝窦性阻塞综合征的预防

预防致命性肝窦性阻塞综合征的唯一确定方法是避免肝窦内皮细胞的损伤，尤其是有风险的患者。移植肿瘤学家面临的挑战是如何除去预处理方案中对肝窦内皮细胞有毒性的药物，而不影响植入和恶性肿瘤复发率。对于既定的清髓性预处理方案，预防严重肝窦损伤始于对潜在肝病患者的风险

评估（表 94-1）。这些策略对肝窦性阻塞综合征的发生率有显著影响 [2, 65]。

有发生致命性肝窦性阻塞综合征风险的患者有以下几种选择：①常规的不包括造血干细胞移植的治疗；②减低剂量的预处理；③不含环磷酰胺的清髓性方案，例如，针对异基因造血干细胞移植的靶向白消安 – 氟达拉滨方案 [83, 84] 和针对自体造血干细胞移植的 BEAM 方案 [85]；④改良的基于环磷酰胺的方案，要么改变用药顺序（例如环磷酰胺 / 靶向白消安 [64]），要么降低环磷酰胺剂量至 100 ～ 110mg/kg[78]；⑤应用药理学方法来预防肝窦损伤。在为了更精确、个体化药物剂量所提议的方法中，造血干细胞移植中只有治疗性药物监测进行了研究 [78, 86]。如果有存在致命肝窦性阻塞综合征风险的患者必须使用环磷酰胺 / 全身放疗方案预处理，则应考虑对环磷酰胺（100 ～ 110mg/kg）和全身放疗（≤ 12 Gy）的剂量都进行修改。全身放疗时遮蔽肝脏可减少肝脏损伤，但会导致潜在血液病的复发。如果有致命肝窦性阻塞综合征风险的患者必须使用环磷酰胺 / 全身放疗方案，若在靶向白消安前给予环磷酰胺 [64]，或白消安结束后延迟 1 ～ 2 天给予环磷酰胺，肝脏毒性会降低。静脉白消安的代谢是多样的，AUC_{BU} 的范围相差数倍，而这个问题可以通过药物治疗监测来解决 [84]。使用药物治疗监测来标准化美法仑的暴露也是可行的 [81]。另一种降低

含有白消安和美法仑方案的毒性的方法是以相反的顺序使用它们（美法仑 / 白消安）。

肝窦性阻塞综合征的药物预防已经在肝窦损伤的动物模型中实现，但是这些策略（细胞内充满谷胱甘肽或抑制基质金属蛋白酶）还没有在临床中研究。有报道输注去纤苷是有效的。来自一个大的儿童随机临床试验的结果报道，那些接受去纤苷的患者有较少的肝病和较好的预后 [66]。前瞻性研究显示预防性肝素、抗凝血酶Ⅲ或 N- 乙酰半胱氨酸的使用对于预防致命性肝窦性阻塞综合征并无益处。Meta 分析显示熊去氧胆酸可能预防肝窦性阻塞综合征 [68]，但是在这些研究中肝窦性阻塞综合征并没有和胆汁淤积性肝病鉴别，而另一个随机研究显示熊去氧胆酸对肝窦性阻塞综合征的发生率无影响，而对胆汁淤积性黄疸的发生有很大的影响 [67]。

7. 肝窦性阻塞综合征患者的治疗

对于 > 70% 的可自行恢复的肝窦性阻塞综合征患者，治疗主要包括维持水钠平衡，保持肾脏血流，并对引起不适和呼吸困难的腹水进行反复穿刺。预后不良的患者可以通过以下表现鉴别：血清总胆红素和体重快速上升、血清 ALT 值 > 1500U/L、门脉压力超过 20mmHg、门静脉血栓形成，甚至多脏器功能衰竭而需要透析、血滤或机械通气 [69-71, 76]。严重的肝窦性阻塞综合征没有特别有效的治疗方法；目前静脉去纤苷效果最好（46% 的

表 94-1　预处理方案导致的严重肝窦损伤的危险因素

肝脏基础疾病	特殊预处理方案	预处理治疗期间的伴随药物
炎症性疾病 慢性乙型或丙型肝炎 非酒精性脂肪肝 酒精性肝炎	**基于环磷酰胺的方案** 环磷酰胺 120mg/kg+ 全身放疗（全身放疗剂量越大，风险越高） BCV（BCNU+ 环磷酰胺 + 依托泊苷） 白消安 + 环磷酰胺（没有白消安治疗性药物监测，风险更大）	伊曲康唑 西罗莫司 炔诺酮
纤维化性疾病 肝硬化 小叶纤维化 骨髓纤维化（髓外造血伴肝窦纤维化）	**基于美法仑的方案** 白消安 + 美法仑 + 塞替派 白消安 + 美法仑	
胆汁淤积性疾病 由肝内胆汁郁积引起的黄疸	**其他方案** 白消安 + 全身放疗（全身放疗剂量越大，风险越高）	
既往病史 先前常规化疗导致的肝窦性阻塞综合征 近期吉姆单抗奥佐米星的暴露 先前的肝脏照射 先前的清髓性造血干细胞移植	含吉姆单抗奥佐米星的清髓性方案 高剂量放射性标记抗体的清髓性方案	

完全响应率，定义为血清总胆红素＜ 2mg/dl 和多器官衰竭的好转[87]。去纤苷，一种猪的寡脱氧核糖核苷酸的混合物，在体内、体外有抗血栓和纤溶酶作用。然而，它在肝窦性阻塞综合征治疗中的作用机制还不清楚。一些严重肝窦性阻塞综合征和多器官功能衰竭患者的完全康复表明该药物对人体有作用；去纤苷对造血干细胞移植后患者似乎是安全的[88]，但暂时还没有相关随机试验研究。

治疗严重肝窦性阻塞综合征的其他方法也已经有报道（组织纤溶酶原激活剂、静脉 N- 乙酰半胱氨酸、人抗凝血酶Ⅲ浓缩物、活化的蛋白 C、前列腺素 E1、泼尼松、局部硝酸盐、维生素 E 联合谷氨酰胺，以及肝脏辅助装置的使用），但目前都还没有被推荐。经肝分流降低门静脉压力和动员腹水，但对血清胆红素水平和患者预后都没有改善。持续性腹水伴血清胆红素正常的患者已经可以行成功的门体静脉分流。而对于顽固性腹水行腹腔静脉分流治疗并不成功。对于严重肝窦性阻塞综合征的肝移植已经有报道[89]。然而，在大多数中心，高风险恶性肿瘤复发的患者是尸体肝脏低优先级的候选者。预防肝窦损伤已被证实是比治疗更为有效的改善移植预后的策略[2]。

（八）胆汁淤积性疾病：慢性感染性胆管炎、急性 GVHD 和药物所致的肝脏损伤

和安慰剂相比，预防性熊去氧胆酸降低了一般的以及和 GVHD 相关的特殊胆汁淤积的发生率，改善了预后[2, 67]。既然肝窦性阻塞综合征的发生率已经大大下降，造血干细胞移植后黄疸的主要原因就是胆汁淤积性肝损伤[1, 59]。

1. 慢性感染性胆管炎

预处理后中性粒细胞减少、发热及肠道黏膜炎时，高胆红素血症常见。内毒素、IL-6 和 TNF-α 介导结合胆红素的肝细胞滞留[90]。尽管其经常被称作"脓毒性胆汁淤积症"，但只有在发热或者有肺或软组织局部感染的患者才发生。

2. 急性 GVHD

急性 GVHD 在同种异体移植中的发生率可达70%。熊去氧胆酸预防治疗已明显降低移植后黄疸的发生率，改变了 GVHD 的临床表现[2, 67]。概括地说，肝脏 GVHD 主要由三个过程联合。第一个过程是有皮肤和肠道 GVHD 的患者出现黄疸。研究证实在 GVHD 发作的几周内做肝活检没有 GVHD 的组织学特征[91]，提示 GVHD 早期出现的黄疸与细胞因子如 IL-6 所致的胆汁淤积相关[42]。第二个过程是以胆红素、碱性磷酸酶和 γ- 谷氨酰转移酶（γ-glutamyl transferase，GGT）的增加为特征，通常发生在胃肠道 GVHD 患者，肝脏活检显示小胆管的淋巴细胞浸润、核多形性、上皮细胞脱落和肝腺泡 3 区的胆汁淤积[91]。尽管 GVHD 的胆管损伤和原发性胆管硬化类似，一些患者有抗线粒体抗体（antimitochondrial antibodies，AMAs）阳性，但是所有抗线粒体抗体阳性的标本都是假阳性，组织学也不一样（在 GVHD 中没有肉芽肿或大的胆管损伤）[92]。由于免疫抑制，炎性浸润可能很少。持续的肝脏 GVHD 和恶化的黄疸和胆管消失（闭塞）相关。肝脏 GVHD 的第三个过程最多见于正在用极少量免疫抑制治疗的同种异体移植受者，或供者淋巴细胞输注后，这些患者的 GVHD 表现为血清 ALT 显著升高的急性肝炎[93, 94]。GVHD 患者的预后和症状体征的峰值严重程度无关，而是疾病活动曲线下面积，持续黄疸是死亡的独立预测因素[60]。虽然一些证据显示免疫抑制治疗可使胆汁淤积性肝损伤得到治疗，但缺乏对照试验，比如，脉冲式环磷酰胺[95]或体外光疗或将一种钙调磷酸酶抑制药换为另一种，或西罗莫司或口服布地奈德。

3. 药物性肝损伤

环孢素抑制微胆管的胆汁转运，常可导致血清胆红素轻度升高，而对血清 ALT 和碱性磷酸酶没有明显影响。除非达到毒性水平，他克莫司一般不引起胆汁淤积。造血干细胞移植后使用的许多其他药物也与肝功能不全相关（如甲氧苄啶 - 磺胺甲噁唑、伊曲康唑、伏立康唑、氟康唑、泊沙康唑），但是药物通常不是造成严重肝损伤的主要原因[33, 71]。

（九）急性肝炎

20 世纪 90 年代至今，由于严重肝窦性阻塞综合征的发病率下降，造血干细胞移植后严重肝细胞损伤的发生率明显下降[2, 71]。造血干细胞移植后血清转氨酶（AST 和 ALT）的突然升高通常是由于非感染原因，如肝窦性阻塞综合征中的 3 区肝细胞坏死（在第 20 天左右达到高峰）、缺氧性肝损伤（如脓毒性或心源性休克或呼吸衰竭）、急性胆道梗阻（胆总管结石）、药物性肝损伤或 GVHD 的急性肝病表现[1]。如果原因不明确，需要怀疑急性病毒性肝炎，早期诊断和治疗可能避免致命的结局。

造血干细胞移植后单纯疱疹病毒、水痘－带状疱疹病毒、腺病毒和乙肝病毒导致的急性肝炎可导致暴发性肝衰竭，而由巨细胞病毒和丙肝病毒引起的肝脏感染一般不严重。由于常规预防性使用阿昔洛韦/伐昔洛韦，单纯疱疹病毒和水痘－带状疱疹病毒引起的急性肝炎现在已很少见；然而，造血干细胞移植后 HHV-6 和 HHV-8 的激活以及戊型肝炎病毒所致的肝炎已见报道[96, 97]。当患者血清 ALT 和 AST 水平上升原因不明时，应做血清疱疹病毒、腺病毒、丙肝病毒、乙肝病毒及戊肝病毒的 PCR 检测。病毒的血液检测已经部分取代了获取肝组织来进行病毒诊断的需求，但是经静脉测量肝静脉楔压和经静脉肝脏活检可用于诊断肝窦性阻塞综合征或其他原因导致的肝细胞坏死。如果未使用过阿昔洛韦，应该经验性应用，特别是患者出现典型的水痘－带状疱疹病毒感染的腹部不适[98]。如果患者伴有肺部、肾脏、膀胱或肠道症状，但可能只是表现为发热、肝酶升高和腹部 CT 发现肝脏低密度区以及骨髓抑制的征象[99]，应考虑腺病毒性肝炎；最有效的治疗是在感染早期给予西多福韦，但仍有一些死亡的病例[100, 101]。目前新的药物正在研制中。

暴发性乙型肝炎可能在高风险患者免疫重建的过程中出现，但可通过预防性抗病毒治疗来避免[102]。如果发生严重的乙型肝炎激活，通常是因为造血干细胞移植前没有进行乙肝病毒的诊断，应立即开始最有效的抗病毒药物（恩替卡韦或替诺福韦）治疗；然而，其发展成致命肝衰竭者并不少见[103]。也有在预防性抗病毒治疗停止后出现暴发性乙型肝炎的报道，因此所有患者，尤其是移植前乙肝病毒 DNA 处于高水平的，应该在停止抗病毒治疗后进行密切监测[104, 105]。

造血干细胞移植受者的慢性丙型肝炎通常会在第 60～120 天出现无症状的 ALT 升高，这与免疫抑制药的减量相关[25]。对于纤维化胆汁淤积性丙型肝炎[26]，肝硬化病情恶化[28]，或由于丙肝病毒相关的淋巴增殖性疾病行造血干细胞移植的患者[105a]，造血干细胞移植后应考虑直接作用抗病毒治疗。造血干细胞移植受者通常会接受多种药物治疗，这些药物和直接作用抗病毒可能有不少相互作用（包括但不限于环磷酰胺、依托泊苷、他克莫司、环孢素、西罗莫司、泊沙康唑和伏立康唑）[105b-105e]。未来的直接作用抗病毒方案可能是泛基因型的，持续时间短，

耐受性好，无明显药物和药物之间的相互作用。一旦患者停掉免疫抑制药，且没有活动性 GVHD 征象，则应考虑针对慢性丙肝病毒感染进行治疗[106]，详见于后面的章节"长期移植生存者的问题"。

（十）真菌和细菌感染

抗真菌预防治疗显著降低了造血干细胞移植受者肝脏真菌病的发生率，尤其是那些需要持续免疫抑制治疗 GVHD 的患者[107]。如果累及肝脏的侵袭性真菌确实发生了（特征性表现包括发热、肝脏肿痛和血清碱性磷酸酶水平升高），应考虑耐药的念珠菌或者霉菌[107]。高分辨 CT 扫描或 MRI 可显示多发的真菌脓肿，真菌抗原的血清学检测可助于诊断[35]。有内脏真菌感染的免疫抑制患者疗程可能需要延长，但是造血干细胞移植后中性粒细胞功能的恢复会影响先前难治性曲霉菌感染的处理[108]。细菌性肝脓肿在造血干细胞移植受者中很少见，可能是因为抗生素的广泛使用。然而，持续免疫抑制治疗的患者中潜伏的分枝杆菌感染可在肝脏内激活。播散性卡介苗－盖林杆菌感染累及肝脏也有报道。由产气微生物导致的播散性梭菌感染和胆囊感染可导致肝胆系统的积气。

（十一）胆囊和胆道疾病

胆汁淤积（胆红素钙和钙调磷酸酶抑制药结晶）在造血干细胞移植受者中常见[109]。胆汁淤积通常无明显症状；然而，胆汁通过胆管向下时可能会导致上腹痛、恶心和血清肝酶异常。胆汁淤积可能是急性非结石性胆囊炎、急性胰腺炎和细菌性胆管炎的主要原因[110, 111]。急性胆囊炎在造血干细胞移植受者中不常见，而且少见大的结石[112]。某些情况下胆囊炎也可能是由于白血病复发伴胆囊受累或巨细胞病毒、真菌、少见的其他微生物如流感嗜血杆菌感染所致。GVHD 亦可侵犯胆囊黏膜。

造血干细胞移植后胆囊炎的诊断比较困难，因为无症状患者的超声或 CT 上胆囊异常的发生率很高。胆囊周围液体、胆囊壁坏死或局部压痛提示胆囊炎。用吗啡注射进行放射性核素胆汁排泄研究中胆囊不显影提示胆囊炎。胆道阻塞罕见，由多种疾病引起（如胆总管结石或浓缩胆汁淤积，壶腹黏膜 GVHD，EB 病毒淋巴增殖性疾病中胆总管、胆囊和 Vater 壶腹淋巴母细胞的浸润，巨细胞病毒相关的胆道疾病，内镜活检合并十二指肠解剖血肿，以及胰头白血病复发（绿色瘤））[111, 112]。在接受自体

移植的患者中，胆管狭窄通常是由于复发的恶性肿瘤所致[113]。无创成像（超声、磁共振胰胆管成像、胆管 CT 造影）或内镜超声通常可以显示胆管病理。造血干细胞移植后胆汁淤积的患者使用熊去氧胆酸是无效的。内镜逆行胰胆管造影仅在有胆管炎临床证据和胆道梗阻的影像学证据的患者中有指示意义，在风险可以接受的情况下可考虑行胆管支架或扩张[112, 113]。

（十二）恶性疾病

由于 EB 病毒 DNA 的监测和抢先应用利妥昔单抗治疗，目前 EB 病毒淋巴增殖性疾病已成为造血干细胞移植后的一种较为罕见的并发症。在 HLA 不匹配、去除 T 细胞的移植物和针对 GVHD 接受强有力抗 T 细胞治疗的患者中发病率最高。症状包括发热、盗汗、全身不适、扁桃体肿大和颈部淋巴结病，常有肝脏受累（血清 ALP 异常和肝脾肿大）和胃肠道侵犯。原发白血病、淋巴瘤或实体瘤的患者接受移植后可出现肿瘤复发，表现为造血干细胞移植后 1 年内肝酶出现异常、肝大或影像学表现异常。

（十三）特发性高血氨症和昏迷

在接受大剂量化疗，包括造血干细胞移植预处理的患者中，报道了一种高血氨和昏迷的综合征[114]。患者临床表现为渐进性昏睡、混乱、虚弱、不协调、呕吐和过度通气所致的呼吸性碱中毒。当血氨超过 200μmol/L 且排除肝衰竭时可确诊。这种综合征较为罕见，但死亡率很高。它的发病机制可能涉及潜在的遗传疾病，和儿童鸟氨酸转氨酶缺乏症类似[115]。可行尿代谢筛查。

（十四）胃肠道出血

无须输血治疗的出血疾病常见，特别是当血小板计数低于 50×10^9/L 时。原因包括干呕对食管或胃黏膜的损伤、预处理的黏膜损伤、消化性食管炎、艰难梭菌结肠炎、肛裂、内痔和急性 GVHD。造血干细胞移植后严重消化道出血的发生率为 1%～2%，由于采取病毒、真菌和急性 GVHD 有效预防措施，发生率低于过去[116]。而严重肠道出血的死亡率仍为 40%[116, 117]。

严重出血的最常见原因是顽固性急性 GVHD，伴随小肠和盲肠的广泛溃疡出血。在一些 GVHD 患者中，出血似乎来自黏膜的特定区域，但手术或尸检显示，弥漫性而非局灶性黏膜溃疡更常见[118]。

出血是严重肠道 GVHD 患者死亡率的一个独立预后因素[61]。造血干细胞移植后的胃或十二指肠溃疡通常是由急性 GVHD 或巨细胞病毒感染导致的，但随着更昔洛韦预防和抢先治疗，巨细胞病毒溃疡导致的出血已罕见[116]。胃溃疡也可能是由水痘 - 带状疱疹病毒、细菌（蜂窝织炎性胃炎）或 EB 病毒（淋巴增殖性疾病）导致。尽管现在造血干细胞移植后少见，但 EB 病毒淋巴增殖性疾病有 20%～25% 的病例累及胃肠道，可以表现为胃肠道出血。胃窦血管扩张也是造血干细胞移植受者严重上消化道出血的一个原因，特别是那些口服白消安的患者[119]。弥漫性出血可见于胃窦，偶尔累及小肠和大肠，但是黏膜是完整的[119-121]。组织学诊断显示异常扩张的毛细血管、血栓和固有层纤维肌性增生。因晚期系统性硬化行移植的患者可能会由于类似的血管病变而出血。内镜激光治疗和氩等离子体凝结是控制扩张血管出血的首选治疗方法，但可能需要多种治疗来消除扩张性病变[119]。造血干细胞移植后出血的其他罕见原因包括由霉菌、酵母、Dieulafoy 病变、Curling（应激性）溃疡、十二指肠活检部位、霉酚酸酯诱导的肠炎、腺病毒小肠结肠炎和梭状芽孢杆菌感染（伤寒）导致的溃疡。严重淀粉样变性的患者行自体造血干细胞移植可能会由于肠内多处缺血性溃疡出血[122]。

除了将血小板计数提高到 $> 50 \times 10^9$/L 以及治疗基础疾病，没有有效治疗黏膜弥漫性渗血的方案。奥曲肽以 25μg/h 的速度连续输注可以使 GVHD 出血停止，但当输注减少时，会出现出血的反复[123]。在 GVHD 中，溃疡肠黏膜的再上皮化非常慢。局部病灶，特别是黏膜感染，如果血小板计数足够高，可以采用内镜烧灼法、加热探头或肾上腺素注射，但是这些方法在广泛渗血的黏膜中是无效的。除非潜在的基础疾病得到治疗，否则内镜不能解决出血问题。切除与 GVHD 有关的弥漫性出血的肠段是不可行的[118]。

（十五）吞咽困难、吞咽疼痛和食管疼痛

口腔及下咽部黏膜炎、反流性食管炎和药物性食管炎是吞咽困难和食管疼痛的主要原因。由于抗微生物药物的预防治疗，食管感染（真菌、病毒、细菌）已经基本消失；当在接受氟康唑治疗的患者中发现真菌性食管炎时，这种真菌可能是耐药的念珠菌或霉菌[124]。真菌性食管炎很少会导致穿孔[125]。

预处理引起的黏膜炎可能会出现吞咽疼痛，药丸不能通过环咽肌，这些症状在口咽部 GVHD 或单纯疱疹病毒感染中也可以看到。但预处理很少会导致难以愈合的食管溃疡、狭窄和吞咽困难[126]。在与急性 GVHD 相关的胃瘫患者中，由胃酸或胆汁反流导致的疼痛性食管炎很常见。质子泵抑制药的使用对治疗胃酸反流有效，但也可能会导致细菌和真菌在上呼吸消化道的定植，增加艰难梭菌相关性结肠炎发生的风险[127, 128]。可以通过治疗胃瘫的病因和让患者躺在床上时采用逆 Trendelenburg 卧位来缓解症状。突发的严重胸骨后疼痛、呕血和吞咽疼痛表明食管壁存在血肿，当血小板计数很低时，干呕也会出现这种症状[129]。由于许多壁内血肿包括穿孔的表现，内镜检查是相对禁忌的，CT 则成为诊断检查的一个选择[130]。壁内血肿的消退过程可能需要超过 1～2 周。在严重 GVHD 的患者中，食管水肿、红斑和上皮剥脱导致溃疡[131]。药物性食管炎发生在造血干细胞移植后可能使用的一些药物口服后，例如苯妥英钠（大仑丁）、膦甲酸钠、卡托普利、口服双膦酸盐、抗坏血酸、环丙沙星、克林霉素和口服氯化钾。大多数病例不需要特殊治疗，通过停用相应的药物即可在几天内得到缓解。

（十六）腹泻

1. 预处理治疗

预处理治疗引起的黏膜损伤导致的腹泻不太严重，除了一些例外，通常在第 12～15 天好转。包含阿糖胞苷的方案、大剂量美法仑（≥ 200mg/m²）以及含有多种烷化剂的方案可导致更严重、更持久的腹泻。静脉注射奥曲肽和口服洛哌丁胺（每 6 小时口服 4mg）对预处理治疗相关的重症腹泻可能有效[132]。预处理治疗结束后 1 周内腹泻的数量、血清 TNF-α 和 IL-6 的水平与随后 GVHD 的风险相关[133, 134]。

2. GVHD

急性 GVHD 是移植 15 天后腹泻的最常见原因[135]。然而，在个别患者中，GVHD 可能不是腹泻的唯一原因，尤其是接受长期免疫抑制治疗的患者，之前不存在的感染也可能是腹泻的原因[136]。GVHD 所致腹泻的发生可能是突然的，严重病例腹泻量超过 2L/d。减低剂量预处理的患者植入后 GVHD 表现可能会延迟，许多都发生在第 100 天后[137]。GVHD 的腹泻液呈水状，颜色为绿色，含

黏稠的黏液状物质，反映了跨黏膜的蛋白丢失。在急性 GVHD 典型的皮肤和肝脏异常的同种异体移植患者中，这种腹泻综合征几乎可以诊断肠道 GVHD，特别是当伴有白蛋白降低以及粪便感染检测指标阴性时[138]。在需要考虑 GVHD 的不典型患者中，腹部 CT 成像可显示肠道水肿和黏膜增强，特别是回肠和右结肠，尽管急性 GVHD 和巨细胞病毒感染的临床表现有时候是类似的[139, 140]。超声检查也可以证实肠壁增厚和过度血管化；增强超声可特异性诊断 GVHD[141, 142]。PET 显像也可获得类似的信息。通过普通 X 线、CT 或 MRI 检查可诊断肠壁囊样积气症，其可能与 GVHD 或巨细胞病毒肠炎相关，在缺乏临床严重程度的证据时，宜先保守治疗[143]。

疑似 GVHD 的病例需黏膜内镜和组织学检查进行确诊，同时需除外感染。内镜医生肉眼所见和病理学家通过显微镜所见的病理具有同等的诊断价值[48]。在轻型病例中，胃十二指肠和直肠乙状结肠黏膜基本正常，但中度的 GVHD 有弥漫性胃肠道的水肿和黏膜红斑。重度 GVHD 可能出现胃、小肠和结肠溃疡和大面积的黏膜脱落[144]。甚至当外观正常时，胃窦或直肠乙状结肠活检经常显示肠隐窝坏死和凋亡小体，提示急性 GVHD[145]。当针对胃和远端结肠或结肠和回肠活检时，黏膜活检的诊断率最高[135, 144, 145]。内镜医生和病理医生的报告可能不一致，如黏膜水肿和红斑不是 GVHD 组织学诊断的标准；黏膜的外观检查应作为组织学检查的补充。其他支持 GVHD 的组织学发现包括毛细血管周围出血、中性粒或嗜酸性粒细胞浸润和内皮损伤。胶囊内镜在 GVHD 诊断中的应用已被报道；这种方法不可行活检，但可提供常规内镜无法看到的小肠检查[146]。小肠的胶囊内镜检查阴性的预测价值很高，因此可用于排除更严重的急性 GVHD。

严重的 GVHD 整个隐窝可被破坏，其次是邻近的隐窝，最后是整个肠黏膜。黏膜溃疡的患者在腹泻时常伴出血[116]。急性 GVHD 的免疫抑制治疗可使大便量快速减少，同时使伴随的腹痛、恶心和呕吐症状得到缓解。因为二线治疗的失败率高，免疫抑制治疗超过 5 天而腹泻和其他肠道症状仍持续存在的患者一般预后较差[147]。发病 14 天内的临床特征可用来预测 GVHD 导致的大量腹泻患者的死亡率：黄疸、大于 18 岁、对泼尼松反应不佳及胃肠道出血[61]。

预测 GVHD 患者预后的其他方法包括计算急性 GVHD 活动指数、粪便钙卫蛋白水平、检测白蛋白下降水平的 GVHD 风险评分和一系列血清生物标记物 [60, 138, 148, 149a-c]。预测严重 GVHD 和非复发死亡率的血浆生物标记物包括 TIM3、sTNFR1、ST2、Reg3a、IL6 和血管生成因子 [149-h]。严重 GVHD 患者死亡的早期预测因子的预测价值作用尚不确切。

3. 感染

同种异基因移植患者中，感染性腹泻仅占 10%～15%，远不及 GVHD 常见 [117, 135, 150]。除了感染流行区域，一般造血干细胞移植后常见细菌感染非常罕见 [150]。有几种感染类似肠道 GVHD，或者更可能是与 GVHD 共存，包括不可培养的肠道病毒（诺如病毒、轮状病毒、星状病毒）、分枝杆菌、真菌和寄生虫 [124]。在腹泻发生即被诊断的艰难梭菌结肠炎通常是相对温和且可治疗的 [135, 151]。最近出现的更致命的艰难梭菌菌株改变了其感染的自然病程，因而预防医院艰难梭菌感染变得尤为重要。滥用质子泵抑制药使患者感染艰难梭菌结肠炎的风险增加 2 倍 [128]。一项前瞻性研究显示感染性腹泻最常见的原因是星状病毒（类似诺如病毒的一种小圆形病毒），其可通过粪便标本的 PCR 或小肠活检的电子显微镜检查诊断 [135, 152]。院内感染诺如病毒在造血干细胞移植患者中也可以造成严重后果 [11]。腺病毒的某些血清型可引起坏死性肠炎和致命的肠、肝、肺和肾等多器官官衰竭 [124, 153]。腺病毒肠炎的诊断应早期快速，治疗延误会导致治疗无效 [154, 155]。然而，并非所有腹泻粪便中找到腺病毒的患者都可诊断为腺病毒肠炎。

造血干细胞移植后肠炎的唯一常见原因是巨细胞病毒，它的诊断需要肠道活检 [135]。和腺病毒一样，巨细胞病毒 DNA 可以在没有黏膜病变的腹泻患者粪便标本中检测到。巨细胞病毒可以在血巨细胞病毒抗原或 DNA 阴性患者的黏膜活检中发现 [3, 156]。另外，如果采用分子学方法检测粪便阴性，对其他病毒、细菌、真菌和寄生虫的预测价值很高 [157]。造血干细胞移植后，继发于肠道寄生虫感染的水样泻（隐孢子虫、蓝氏贾第虫、溶组织内阿米巴、蠕虫）在移植时没有腹泻的患者中少见，但偶有报道，会与 GVHD 混淆 [9, 10, 158]。造血干细胞移植后幽门螺杆菌感染和过度感染综合征已被报道，来自于流行地区的患者在造血干细胞移植前应进行筛查 [159]。造血干细胞移植后小肠非结核分枝杆菌感染曾被报道 [160, 161]。

4. 腹泻的其他原因

除了感染，其他几种情况也可能会表现出类似 GVHD 的症状，或可能导致腹泻而最终引起 GVHD，例如，刷状缘薄膜双糖酶缺乏、胆汁盐吸收不良、胰腺功能不全、霉酚酸酯的黏膜毒性和肠道血栓性微血管病（表 94-2）。

肠道炎症常导致刷状缘薄膜双糖酶如乳糖酶和蔗糖酶 / 异麦芽糖酶合成的下调，使得患者在摄入乳糖或蔗糖后表现为腹泻。小肠胆汁盐吸收不良导致结肠水转运失调是肠道 GVHD 腹泻的一个机制，可以用胆汁酸螯合剂如考来维仑进行治疗 [162]。胰腺炎和胰腺功能不全和钙调磷酸酶抑制药治疗相关 [163]。短暂性胰腺功能不全曾经被作为 Vater 壶腹部黏膜水肿的结果被报道 [164]。日本学者曾报道和钙调磷酸酶抑制药相关的肠道微血管病，是一种类似 GVHD 的疾病 [165]。霉酚酸酯导致肠道溃疡和隐窝细胞凋亡，与急性 GVHD 的组织学难以区分 [166]。在免疫抑制药物中包括霉酚酸酯且有肠道症状的患者中，在霉酚酸酯停掉前可能很难诊断 GVHD。而在实体器官移植受者中，服用包衣的肠溶霉酚酸后的胃肠道不良反应则很少 [167]。腹泻也可能是由于糖类吸收不良（尤其是在使用抗生素的患者中，其影响结肠菌群对糖类的回吸收能力）、口服镁盐、他克莫司（一种胃动素激动药）、普乐沙福（一种免疫激动药）和布林西多福韦（一种口服抗病毒药物）等所致。同种移植受者中多个并非由 GVHD 直接导致腹泻的原因，可以解释为什么腹泻不是急性 GVHD 活动指数（预测 200 天非复发死亡）的组成部分之一 [60]。在伴有肠慢性根霉菌的脐血移植受者中曾报道一种对抗生素敏感而培养阴性的腹泻综合征。内镜活检病理显示慢性活动性结肠炎伴肉芽肿，这类患者对抗生素敏感但复发率很高 [168]。这种综合征在其他移植中心未被报道 [168a]。

（十七）腹痛

从一个良性自然病程、只需要保守治疗的疾病当中区分出致命的腹痛极其重要。那些可能迅速致命的疾病包括肠穿孔、某些感染（如由败血症衣原体导致的盲肠炎、腺病毒肠炎、内脏水痘 - 带状疱疹病毒感染、曲霉菌血管炎）、胆囊坏死和细菌性肝脓肿。幸运的是，这些疾病远不如假性肠梗阻

表 94-2　难以诊断的类似胃肠道急性 GVHD 或使其复杂的疾病

疾病	说明
霉酚酸酯毒性	在接受霉酚酸酯治疗的器官移植患者中有广泛的胃肠道疾病的报道。在造血干细胞移植中难以与 GVHD 鉴别。肠溶霉酚酸对肠道毒性较小
巨细胞病毒或腺病毒感染	当病毒仅在胃肠道黏膜上时（血液可以是病毒阴性的），诊断可能困难。区分感染和肠黏膜疾病比较困难
布林西多福韦毒性	这种抗病毒药物的剂量限制毒性可引起肠黏膜损伤，导致腹泻
隐孢子虫感染	罕见，只能通过减少免疫抑制药治疗。分子诊断（PCR）远比显微镜方法精确
不可培养的病毒感染（星状病毒、诺如病毒、轮状病毒）	在一项前瞻性研究中最常见的造血干细胞移植后感染，但缺乏商业的诊断检测方法而很少诊断。PCR 现在广泛用于诺如病毒感染的诊断
他克莫司相关的血栓性微血管病变	有假说他克莫司相关的血管损伤导致黏膜缺血性损伤。在一些病例中停用他克莫司后可以改善症状
非结核分枝杆菌感染	黏膜肉芽肿样受累是移植患者分枝杆菌感染范围的一部分
弥漫性真菌感染	已有霉菌感染导致肉芽肿性肠炎的描述
与糖类吸收不良相关的渗透性腹泻	如果肠道炎症使刷状缘二糖酶下调，饮食中的乳糖、蔗糖、异麦芽糖可能会导致腹泻。抑制结肠厌氧菌群的抗生素将影响厌氧菌代谢不良吸收的糖类的能力
胆汁酸吸收不良	回肠中未吸收的胆汁酸会抑制结肠中盐和水的运输。考来维仑有潜在的治疗效果，但结合口服药物有风险

（无机械性梗阻的肠道扩张）、肠麻醉综合征（非推进性节段收缩）、急性 GVHD、与肝窦性阻塞综合征相关的肝痛和出血性膀胱炎常见，后者是剧烈疼痛的病因，但不会迅速致死。要在这些复杂的患者中评估腹痛情况，排除致命疾病是至关重要的。

1. 患者需要紧急手术吗

造血干细胞移植后的疼痛很少需要外科干预，但肠穿孔、急性胆囊炎、脓肿引流、阑尾炎和一些肠道或胆道梗阻、伤寒和局部血肿却是外科干预的适应证[169]。以上导致腹痛的原因的鉴别诊断主要取决于临床情况、腹部查体和影像学检查的使用。现代影像学检查（超声、MRI 和 CT）和查体应该允许外科医生在挑选手术候选人时有高度的选择性，当不能排除外科疾病时，需要进行手术或腹腔镜探查，例如，不明原因的气腹或胆囊坏死。预处理后不久的透壁淋巴瘤或转移癌坏死或巨细胞病毒溃疡或憩室穿孔后的患者可导致肠穿孔。穿孔可能表现为轻中度的腹痛，腹部 CT 显示气腹征，特别是在中性粒细胞减少的患者中。气腹也可能是肠胀气的表现，通常由巨细胞病毒或 GVHD 引起，比肠穿孔预后好[170]。由于右上腹痛（通常由肝窦性阻塞综合征引起）和发热在造血干细胞移植早期常

见，而且完全无症状患者影像学往往只显示胆囊壁增厚以及泥沙样管腔，因此急性胆囊炎的诊断很困难。放射性核素研究显示使用吗啡后胆囊充盈，提示不存在需要手术的胆囊炎，但假阳性结果（如胆囊充盈不足）在病情严重的全肠外营养患者中也存在[171]。将肝窦性阻塞综合征作为腹痛原因进行诊断，通常可以通过它与预处理治疗相关的发生时间、检查中的肝脏压痛和多普勒超声中一致的发现来解决[1]。当疼痛位于右下腹时，通过影像学排除右下腹痛的其他原因（肾、卵巢、腹壁），可诊断盲肠炎（败血症感染）和阑尾炎。中至重度腹痛的最常见原因是伴肠胀气的假性肠梗阻，通常不需要腹部影像学检查，因为在使用阿片类或抗胆碱药物的患者中发现胀气或叩诊鼓音基本可诊断。大多数假性肠梗阻患者都患有潜在的肠道疾病，如预处理治疗、GVHD 或感染导致的小肠炎。由于使用长春新碱可引起肠道神经病变，故假性肠梗阻在淋巴瘤或骨髓瘤移植的患者中更常见。未接受阿昔洛韦预防的患者中内脏水痘 - 带状疱疹病毒感染，腹胀、剧烈疼痛、发热和血清 ALT 水平升高可能在皮肤表现之前持续 10 天左右[98, 172]。阿昔洛韦应在临床拟诊时就开始应用，同时 PCR 检测血清中的水痘 - 带

状疱疹病毒 DNA。胰腺炎是造血干细胞移植患者腹痛不太常见的原因；亚临床胰腺炎可以出现，其症状易被免疫抑制药物掩盖[110]。血小板减少或凝血时间延长的患者很少出现后腹膜、腹壁或腹内内脏（尤其是在十二指肠活检后）出血而导致的疼痛。

2. 疼痛是急性 GVHD 的表现吗

急性胃肠道 GVHD 可仅表现为腹痛，但更常见的表现是疼痛伴皮疹、恶心、呕吐、厌食或腹泻。GVHD 由两种机制导致疼痛：肠壁水肿和伴液体吸收不良的肠胀气。其表现包括腹肌紧张伴反跳痛，但更多的是痉挛和脐周疼痛。有胃黏膜水肿的，疼痛局限于上腹部。当 GVHD 确诊依据不足时，较难决定经验性治疗的开始，但一旦诊断 GVHD 的可能性大且排除穿孔或感染时，应立即开始剂量为 2mg/（kg·d）的泼尼松治疗。腹部 CT 或超声（尤其是超声比对）可出现一个非特异性但具有高度提示性的发现，即急性 GVHD 的肠壁增厚，特别是不太像巨细胞病毒感染时[139, 141, 173]。部分医生会待活检确诊后才开始泼尼松治疗，但延迟治疗可能会导致更广泛的黏膜坏死和病变。若后续证据证明疼痛是由非 GVHD 的原因引起，则可停用泼尼松。

3. 疼痛是感染引起的吗

抗病毒和抗真菌治疗的进步使肠道和肝脏感染已经成为腹痛的少见原因[2]。播散性水痘 - 带状疱疹病毒可以出现在造血干细胞移植后 2～6 个月没有接受阿昔洛韦或更昔洛韦治疗的难以解释的腹痛患者中。重要的是，腹痛可能较典型水痘 - 带状疱疹病毒皮损提前数天[98]。SIADH 导致的低钠血症和血清 ALT 升高（水痘 - 带状疱疹病毒肝炎）也可以在此类患者中出现[174]。患者应开始静脉注射阿昔洛韦，同时寻找确定的诊断（血清、胃黏膜或肝脏活检中的水痘 - 带状疱疹病毒 DNA）。内脏水痘 - 带状疱疹病毒感染引起的疼痛定位不准确，患者看起来也无特殊不适表现，但若不立即治疗，该疾病可能会迅速出现致命的病程。其他可能伴随着明显疼痛的肠道感染包括腺病毒、巨细胞病毒、隐孢子虫、侵袭性霉菌如根霉、艰难梭状芽孢杆菌性结肠炎和败血症性盲肠炎（伤寒）。盲肠炎的症状包括发热、右下腹痛、恶心呕吐、腹泻、大便隐血和休克；它经常通过影像学显示的盲肠水肿来诊断[175]。自从应用针对败毒梭菌的亚胺培南和口服万古霉素开始一起治疗发热患者的肠道细菌和真菌后，盲肠炎的外科手术切除很少有必要了[176]。

4. 疼痛是由假性肠梗阻引起的吗

药物治疗对假性肠梗阻和肠胀气效果较好，且很少发生肠穿孔。尽管肠道神经感染（水痘 - 带状疱疹病毒和巨细胞病毒）可导致假性肠梗阻，但阿片类药物和抗胆碱能药物为常见诱因，尤其是伴肠道炎症的患者。阿片类药物相关的假性肠梗阻有三种处理方法：①减少阿片类药物剂量；②用甲基纳曲酮阻断外周 μ- 阿片类受体[177]；③换成 κ- 阿片样激动药（如布托啡诺）。在这种情况下禁止使用抗胆碱药，有抗胆碱不良反应的药物也应停用。使用呼吸机的患者，通过使用胃肠减压管可排出咽下去的空气，从而避免肠胀气。新斯的明（静脉注射 2mg）已成功用于造血干细胞移植后急性假性结肠梗阻的患者[178]。如果肠道扩张和疼痛是由肠腔液体引起，如急性重症 GVHD，或由少见的真性肠梗阻引起，放置鼻胃管或鼻肠管防止进一步积液可有效，然后治疗病因。奥曲肽对治疗伴液体相关肠梗阻的肠道扩张是有效的。

5. 腹痛的其他原因鉴别

一旦除外需紧急手术或紧急处理的疾病，可以做进一步检查来确定疼痛的具体原因。环磷酰胺暴露后常出现膀胱炎，也易发生于腺病毒或多瘤病毒感染，且常伴血尿。在肠道活检后血小板明显减少的患者在肠道活检后，若突发腹前壁肿块且迅速增大或有肠梗阻症状，应怀疑腹壁或肠道血肿。

（十八）肛周疼痛

造血干细胞移植后的肛周疼痛可由肛裂、血栓性外痔、组织浸润性蜂窝织炎以及感染引起。粒细胞减少患者中，肛门腺或肛管撕裂中的多种细菌常可引起会阴或肛周区域的感染。造血干细胞移植后，此类感染难以鉴别，因为主要表现为播散性蜂窝织炎而不是形成局部脓肿。查体难以发现广泛的盆腔直肠和括约肌间脓肿[17]。CT、MRI 扫描、内镜或经会阴超声可以清楚地分辨其解剖，尤其是有脓肿时[179]。使用覆盖厌氧菌和需氧菌的抗生素治疗后，"隐窝炎"（初期肛周感染）患者需外科手术引流较过去明显减少[18]。脓肿和迅速进展的组织坏死需要外科引流的患者已经少见。肛周疼痛不常见的原因包括人乳头瘤病毒引起的巨型尖锐湿疣（生殖器疣）、单纯疱疹病毒感染、真菌感染和巨细胞病毒诱发的皮肤血管病变伴会阴溃疡[19, 180]。

四、长期移植生存者的问题

迁延的急性 GVHD、慢性 GVHD、药物不良反应和与免疫抑制相关的感染的持续症状是异基因造血干细胞移植后第二年的常见胃肠和肝胆疾病[1, 37, 181]。随着时间的推移、耐受性增强和免疫力提高，这些问题的发生率和严重程度逐渐下降，但是几十年后肠道和肝脏可能会出现新的问题。

（一）胃肠道问题

1. 食管症状：胃烧灼感、吞咽困难和吞咽疼痛

慢性 GVHD 时，唾液腺破坏，减少了中和反流的胃酸的碳酸盐的产生，导致胃烧灼感加重。慢性 GVHD 也可损伤食管，导致其运动障碍，无法清除反流的胃酸[182]。迁延的累及胃的急性 GVHD 可导致胃潴留和胆汁及胃酸反流。为减少食管损伤，患者应将床头抬高 4～6 英寸，避免在睡前 4h 内摄入任何蛋白质食物，并服用质子泵抑制药。真菌和病毒感染以及残留的药物导致的炎症（药物性食管炎）是食管炎不常见的原因。许多药物会引起食管损伤，包括 NSAIDs 和口服双膦酸盐。药物性食管炎表现为吞咽困难和疼痛，如果继续服用这些药物，可导致穿孔和狭窄。

吞咽困难是一个复杂症状；常见原因包括食管和口腔慢性 GVHD、感染、口腔干燥和牙列不良[181]。舌头和下咽部炎症也会引起吞咽困难。重症肌无力，一种慢性 GVHD 的罕见并发症，是下咽部运动障碍的一个特殊例子[183]。广泛的慢性 GVHD 患者经常诉进食固体食物和药片时吞咽困难。某些患者，特别是儿童，出现体重减轻、胸骨后疼痛和误吸胃内容物而导致肺部疾病，常被误诊为 GVHD 相关的闭塞性细支气管炎综合征。食管慢性 GVHD 的诊断主要依靠钡餐 X 线和内镜，但操作需谨慎，因已有穿孔的报道。影像学表现包括大疱、网状、同心环、狭窄、缩窄、蠕动停止[181]。脱落的黏膜可以成丝状挂在食管腔内，放射科医生可以看到环状咽水平的网状或纤维板状物。近端或食管中段的长锥形狭窄用 X 线检查较内镜检查更容易识别。内镜表现包括大疱、上皮脱落、网状食管上段、环状狭窄和锥形狭窄[181]。组织学发现包括食管黏膜淋巴细胞、中性粒细胞和嗜酸性粒细胞浸润，基底层单个鳞状细胞坏死和浅表上皮剥脱。食管慢性 GVHD 的患者需要系统性免疫抑制治疗。然而，即使炎症被控制，黏膜下食管纤维化仍可能导致异常蠕动、管腔狭窄和持续症状。食管缩窄和纤维化可能需要内镜扩张以避免进行性管腔狭窄，但扩张须格外谨慎，因穿孔风险较消化性狭窄更高。狭窄扩张失败可能导致进行性食管狭窄，需要胃造口。纤维化、狭窄、不能扩张的食管可能需要食管切除和修补术。局部糖皮质激素治疗对食管炎症有效[184, 185]。造血干细胞移植后食管鳞状细胞癌变的风险比对照组高 10 倍；慢性 GVHD 是主要的危险因素[186]。

2. 上消化道症状：厌食、恶心、呕吐、饱腹

长期生存者的胃十二指肠 GVHD 不应诊断为"慢性 GVHD"，而是"迁延性急性 GVHD"，因为无论是移植前 100 天还是移植后几年，其症状、内镜发现和组织学均一致[181]。迁延性急性 GVHD 的胃肠道症状可以出现在无其他慢性 GVHD 时。长期口腔局部糖皮质激素的使用对迁延性上消化道 GVHD 患者有效[187, 188]。但是，泼尼松和局部糖皮质激素可抑制下丘脑–垂体–肾上腺轴，尤其是儿童，而肾上腺功能不全的症状（厌食、恶心）和上消化道 GVHD 相似。在未治疗的广泛黏膜下和浆膜下纤维化的患者中发现一种罕见的以腹泻、腹胀和重度吸收不良的综合征[181]。尽管如此，局灶性肠道狭窄仍可被视为肠道 GVHD 的后遗症。疱疹病毒（单纯疱疹病毒、巨细胞病毒、水痘–带状疱疹病毒）可引起免疫系统尚未完全重建的患者恶心、呕吐和腹胀，特别是预防性抗病毒药物和病毒监测中断时。当上消化道症状伴随腹胀、血清 ALT 水平升高出现时，应首先考虑水痘–带状疱疹病毒感染；诊断依靠 PCR 检测血中水痘–带状疱疹病毒 DNA[124]。肠道病毒（如轮状病毒和诺如病毒）和寄生虫（蓝氏贾第鞭毛虫、隐孢子虫）引起的肠道感染，可有厌食和恶心伴轻度腹泻[10]。幽门螺杆菌流行的地区，当感染和 GVHD 同时存在时，很难鉴别上消化道症状的原因[189]。

3. 中肠和结肠症状：腹泻和腹痛

伴随着症状的反复，迁延的急性 GVHD 可在移植数十年后引起胃肠道炎症。腹泻通常对阿片类药物有反应，但可能需要短疗程免疫抑制药物或局部使用糖皮质激素。组织学表现与显微镜下的小肠结肠炎相似（淋巴细胞性炎症伴偶发隐窝细胞凋亡）[49]。一些过去有严重 GVHD 的患者后期出现不明原因的腹痛，常伴可导致肠梗阻的一些病史（消

化期间疼痛、腹胀、腹泻后缓解）。一些需要 CT、MRI、钡造影或胶囊内镜来确定梗阻或炎症的区域，但在其他患者中，没有发现散在的（特殊的）异常[190]。这种表现也可见于仍需要阿片类止痛而引起的麻醉性肠综合征患者。模糊的腹部症状可能是结肠癌或卵巢癌的表现，尤其是 50 岁以上的患者。

肠道感染（艰难梭菌、诺如病毒、巨细胞病毒和罕见的贾第鞭毛虫和隐孢子虫）可能有散在的病例出现[124]。使用免疫抑制药物的患者可见到少见的慢性肠道病毒感染，如轮状病毒、诺如病毒和腺病毒。这些感染的症状类似 GVHD[10]。霉酚酸酯可引起胃肠道毒性，通常表现为腹泻和结肠溃疡，伴有与 GVHD 组织学很难区别的隐窝细胞凋亡[166]。对于使用免疫抑制药包括霉酚酸酯的伴随肠道症状的患者，很难做出 GVHD 的诊断，除非停用霉酚酸酯或将其更换为肠溶型有包衣的霉酚酸[167]。回肠胆汁酸吸收不良，导致结肠吸收水盐受抑，可能出现持续性低容量腹泻；胆汁酸螯合剂如考来维仑可能有帮助[162]。罕见的供者 T 细胞导致的肠道疾病病例已有报道，例如炎症性肠病和口炎性腹泻[191]。

（二）肝脏疾病

1. GVHD

长期存活者肝脏 GVHD 有三种临床表现[1, 37, 181]，包括：①无症状的血清 ALT、碱性磷酸酶和 γ- 谷氨酰转移酶升高，无黄疸；②缓慢进展的胆汁淤积性黄疸，通常和血清碱性磷酸酶升高有关，是小胆管损伤的结果；③急性肝细胞损伤（肝炎性 GVHD），即前期无肝功能异常的血清 ALT 急速升高至 500U/L 以上。肝炎性 GVHD 尤其趋向于发生在免疫抑制治疗减量或供者淋巴细胞输注之后[93, 94]。肝脏 GVHD 的诊断需要肝活检，尤其是出现高胆红素血症的患者。如果免疫抑制治疗的开始时间延迟，继发于 GVHD 小胆管损伤引起的黄疸患者或急性肝炎表现的 GVHD 患者可能会死亡。

对于长期生存患者，引起黄疸的原因较移植 100 天内要少，且有必要针对病因立即治疗。胆汁淤积性黄疸的鉴别诊断包括 GVHD、胆道梗阻、药物性肝损伤（drug-induced liver injury，DILI）和胆管纤维化性乙型或丙型肝炎[1]。类似轻度 GVHD 的铁过载已有报道[192]。相比之下，无症状的血清 ALT、碱性磷酸酶和 γ- 谷氨酰转移酶升高的患者可能是亚临床肝脏 GVHD、药物性肝损伤、酒精、胆道疾病、浸润性肝病或与脂肪堆积相关的炎症（非酒精性脂肪肝）所致。如果肝酶升高的原因不明，活检可用来确诊是否为 GVHD 所致。尽管升高的 ALT、碱性磷酸酶和 γ- 谷氨酰转移酶可预示着小胆管和小导管的破坏性损伤，但只表现为稳定、轻度升高的血清酶时，通常不需要采用免疫抑制治疗（以及肝活检）。在免疫抑制疗法中加入熊去氧胆酸 [12 ～ 15mg/（kg·d）] 可显著改善肝脏 GVHD 的生化指标[193]。长期使用熊去氧胆酸的安全性和耐受性良好，可与治疗慢性 GVHD 的标准免疫抑制药物一起用于伴胆汁淤积性肝损伤的患者[194]。

如何更好地治疗对标准治疗无反应的肝脏 GVHD 患者是个重要议题。避免免疫抑制药物的快速减量及早期发现 GVHD 导致小胆管破坏的实验室指标，可预防大部分重度、持续的黄疸。然而，由于为了获得 GVL 效应而停用免疫抑制，或由于供者淋巴细胞输注，一些患者最终出现胆管损伤和重度黄疸。长期以来，肝病学家已经认识到，即使病因是一种可以停用的药物，小胆管损伤的恢复也有很大的差异，GVHD 也不例外。一些血清总胆红素水平超过 25mg/dl 的患者在经过几个月强的松、钙调磷酸酶抑制药和熊去氧胆酸的治疗后可恢复正常[93]，但在大部分病例中，由于糖皮质激素的不良反应和感染风险，人们正在寻找尽量少用强的松的免疫抑制疗法。一些非随机对照试验的病例研究报道，环磷酰胺冲击[95]或体外光分离置换疗法或换用另一个钙调磷酸酶抑制药或西罗莫司治疗有效。口服丙酸倍氯米松或布地奈德可用于治疗肝脏慢性 GVHD，因为约 30% 的糖皮质激素可到达门静脉循环[195]和肝脏；这种疗法对于其他炎症性肝病也有效。肝移植，包括来自原造血干细胞供者的供者活体移植，已在 GVHD 导致的难治性胆汁淤积或终末期肝病患者中采用[89, 196-198]。

血清 ALT 急剧升高伴或不伴黄疸急性肝炎的患者，需鉴别病毒感染、药物性肝损伤和肝 GVHD。这些患者需要早期诊断和早期治疗。通常需要肝脏组织学检查来确认 GVHD 的诊断；组织学表现包括肝细胞损伤、小叶炎症、小胆管内及周围的淋巴细胞浸润、小胆管上皮细胞的广泛损伤和脱落、胆汁淤积、门脉纤维化和片状坏死[93]。血清自身抗体 CYP1A2 检测对诊断肝脏 GVHD 有价值，因为这种酶似乎是 GVHD 的靶抗原[199]。血清病毒抗原或 DNA/RNA 的检测可以排除由疱疹病毒（单纯疱疹病毒或水痘 – 带状疱疹病毒）、肝炎病毒（甲型 – 戊型肝炎）或腺病毒引起的急性肝炎。阿昔洛韦应在疱疹病毒检测结果出来之后开始使用；如果病毒检测为阴性，而组织学结果尚未出来时，则应开始钙调磷酸酶抑制药和泼尼松 1 ～ 2mg/（kg·d）治疗，以防止 GVHD 造成广泛的导管损伤[93]。

2. 慢性病毒性肝炎和肝硬化

造血干细胞移植存活者丙肝病毒感染常引起慢性肝炎。在造血干细胞移植后丙肝病毒感染的前 10 年，除了少见纤维化性胆汁淤积性肝炎，几乎没有肝脏相关的疾病[27]。然而，20 世纪 90 年代以前移植的患者中，慢性丙肝病毒感染相关的肝硬化发病率上升。在一项包含 195 例丙肝病毒感染的造血干细胞移植受者的前瞻性队列研究中，20 年严重肝脏并发症的累计发病率为 11.7%，包括肝硬化、肝衰竭和肝移植[200]。造血干细胞移植受者的丙肝病毒进展率高于对照组，20 年随访的肝硬化发生率达 24%，40 年为 35%[201]。造血干细胞移植后纤维化进展加快的原因尚不清楚，但可能和 GVHD 累及肝脏、铁过载和免疫抑制同时发生有关[202]。肝硬化发生的表现包括血清转氨酶正常比例的变化，使 AST 高于 ALT、血小板减少、影像上肝脏无结节硬块和脾大，尽管血小板减少可能与造血干细胞移植存活者的肝病无关。通过肝活检或非侵入性方法如瞬时弹性成像[30]诊断肝硬化很关键，这样可以优先抗病毒治疗，并可以监测食管静脉曲张和肝细胞癌等并发症。慢性丙型肝炎也是移植后淋巴瘤和其他淋巴增殖性疾病的危险因素[105a, 203, 204]。

所有慢性丙型肝炎患者包括那些伴有代偿期肝硬化的，除非有禁忌，都应考虑直接作用抗病毒治疗。丙型肝炎治疗方案发展迅速；我们建议和肝病学家或传染病专家商议，以及这个网站有选择的基因型特异性药物的持续更新信息：http://www.hcvguidelines.org。未来的直接作用抗病毒疗法可能是基因型特异的，疗程更短，没有明显的药物相互作用。肝脏失代偿或早期肝细胞癌的造血干细胞移植存活者应考虑肝移植。在这种情况下，来自初始干细胞供者的活体移植是最佳选择，因为长远来看可能需要的免疫抑制治疗最低[196, 205]。

造血干细胞移植存活者中慢性丙肝病毒感染的流行因国家不同而异。因患者免疫系统受到抑制，

乙肝病毒感染的血清学指标在造血干细胞移植存活者中可能不典型。可以观察到表面抗原的清除，特别是如果供者由于之前的乙肝病毒感染而导致抗 HBs 呈阳性时[22]。造血干细胞移植后 HBsAg 仍阳性的患者有发生急性重型肝炎的风险，尤其是在免疫抑制减量时，如在减量或停止慢性 GVHD 治疗期间，让这些患者口服抗病毒药物如替诺福韦或恩替卡韦应该有一个低阈值。所有伴慢性乙肝的长期存活者应定期监测评估病毒学情况和疾病状态以及抗病毒的疗效。不管患者是否在抗病毒治疗，乙肝 DNA 水平和肝酶应每 6 ～ 12 个月监测一次。关于抗病毒治疗的决策应遵循国际指南[206-208]。根据 ALT 和乙肝病毒 DNA 水平以及肝纤维化的严重程度，决定口服核苷或核苷类似物（如恩替卡韦或替诺福韦）抗病毒治疗[209]，且可能随时间而变化，因此需要不断地重新评估未治疗的患者。尽管聚乙二醇干扰素是未行移植的慢性乙肝患者的一线治疗用药，但因担心发生慢性 GVHD，故在异基因造血干细胞移植受者中不被推荐。瞬时弹性成像等方法对肝纤维化进行非侵袭性评估，在监测慢性乙肝患者和制定治疗方案上很有价值[210]。与非造血干细胞移植患者相比，伴慢性乙型肝炎的长期存活者肝硬化的进展率似乎没有增加，而有效的抗病毒治疗可预防疾病进展。由于造血干细胞移植存活者发生二次肿瘤或肿瘤复发的风险增加，化疗之前应重新评估乙肝病毒的状态[33]。生物制剂，比如用于治疗 B 细胞恶性肿瘤的利妥昔单抗，激活隐匿性乙肝（HBsAg 阴性和 HBc 阳性）的风险特别高，因此推荐此类患者预防性抗病毒治疗。就像在移植前后，伴 HBsAg 阳性的患者在接受免疫抑制或细胞毒药物治疗时需要抗病毒治疗[211]。

现认识到戊肝病毒可导致免疫抑制个体包括造血干细胞移植患者的慢性感染。与发展中国家发现的通过水传播的基因型 1 型和 2 型导致的戊肝病毒相比，戊肝病毒基因型 3 型在欧洲、北美和中国的哺乳动物宿主包括家猪、野猪和鹿[96]。来源于摄入未煮熟 3 型感染动物的肉所致的感染可能导致急性或慢性肝炎，造血干细胞移植后出现激活[97]。通过检测抗戊肝病毒抗体和 RNA 可诊断。口服利巴韦林有效。

3. 腹水

造血干细胞移植患者新发腹水最常见的原因是

肝硬化，可能是移植前已有肝硬化的进展，或者是慢性丙肝患者肝硬化快速进展的结果[200, 201, 212]，肝脏 GVHD 很少导致腹水[198]。还有其他非肝硬化原因所致的腹水：压缩性心包炎、结节性再生增生、胰性腹水、腹膜癌转移和与慢性 GVHD 相关的浆膜炎综合征。区分肝内窦状隙高压和腹膜原因所致的腹水最好的方法是结合血清 - 腹水白蛋白梯度（serum-ascites albumin gradient，SAAG）和细胞学（检测恶性细胞）。

4. 药物性肝损伤

药物性肝损伤可能和降压药、降脂药、降糖药、NSAIDs、抗抑郁药、抗生素、抗真菌药或用于造血干细胞移植并发症的草药制剂有关[33]。一些药物反应导致慢性肝病。

5. 急性肝细胞损伤

造血干细胞移植存活者血清 ALT 快速升高的原因包括急性病毒性肝炎（包括水痘 - 带状疱疹病毒肝炎）、慢性 GVHD 的肝脏表现、慢性乙型或丙型肝炎的急性发作以及药物性肝脏损伤[1]。

6. 肝脏铁过载

铁过载可能是移植后长期存活者罹患肝病的重要因素，但铁过载对心脏、内分泌和肿瘤的相关影响常常超过肝脏铁过载的影响，讨论如下文[37]。在造血干细胞移植存活者中，铁过载很少（如果有的话）是严重肝病的唯一的原因。在接受造血干细胞移植的地中海贫血患者中，铁过载尤其严重[202]。铁过载导致造血干细胞移植后肝酶升高较少见[192]。

7. 肝细胞癌

存活超过 10 年的造血干细胞移植患者发生新的实体肿瘤的风险是正常人的 8 倍。由于慢性病毒性肝炎（主要是丙肝）的发病率增加，肝细胞癌的发生风险尤其高。伴肝细胞癌高危因素（丙肝病毒肝硬化、慢性乙肝病毒感染或任何原因的肝硬化）的移植者应根据国际指南每 6 个月行肝脏超声来监测[213]。

8. 结节状再生的增生

接受高剂量化疗的患者很少出现压迫门静脉的肝脏结节（未被纤维化隔开）[214]。通常临床无症状，除非出现腹水和食管静脉曲张；肝脏检查指标基本正常。因为肝脏影像和肝静脉楔压测量可出现假阴性，故诊断比较困难。可能需要经颈静脉肝内门静脉系统分流术来处理并发症[215]。

9. 局灶性结节增生

接受肝脏 MRI 检查的造血干细胞移植患者中，12% 出现偶发性局灶性结节增生（focal nodular hyperplasia，FNH）损害[216]。可能的原因是清髓性预处理方案引起的窦性损伤。局灶性结节增生可区别于肝细胞癌和真菌损害的中心瘢痕。由于它们在 MRI 上的表现具有特征性[217]，通常没必要肝脏活检。然而，当局灶性结节增生的患者血清甲胎蛋白水平升高时，可能需要活检来排除肝细胞癌的可能。

10. 真菌和细菌感染

此类肝脏感染现在很少在移植后晚期发生。造血干细胞移植的直接后果——真菌或分枝杆菌感染潜伏，仅在使用泼尼松时才会爆发。被霉菌污染的草药摄入后也可能导致肝脓肿[218]。

（三）胆囊和胆道疾病

长期存活的患者胆结石和胆结石并发症的发生率增加，这与清髓性预处理后胆红素钙微结晶（胆汁淤积）的形成有关[109]。这些微结晶是胆结石的核心物质，随后大部分是胆固醇堆积，产生混合颜色的胆固醇结石。胆淤泥、胆结石和钙调磷酸酶抑制药药物结晶可导致胆囊管梗阻、胆总管梗阻和急性胰腺炎[111]。

（四）胰腺疾病

急性胰腺炎在长期生存者中非常少见，大多数病例与胆管结石或少见的他克莫司相关的胰腺损伤有关[219]。尽管摄入足够的能量，通常因脂肪泻和体重减轻而发现一小部分移植存活者的胰腺功能不全。造血干细胞移植后胰腺萎缩的病因尚不清楚，推测可能与胰腺炎的反复发作、药物毒性（泼尼松、他克莫司）、胆道结石、GVHD 对腺体的破坏以及胰腺的病毒感染有关[220, 221]。通过粪便标本苏丹红染色发现大量脂肪以及对胰腺替代治疗反应明显来诊断胰腺功能不全引起的脂肪吸收不良。筛选试验包括血清胰蛋白酶原的测定（< 20ng/ml）和粪便弹性蛋白酶 -1 和糜蛋白酶的测定。胰腺萎缩可通过 CT 或 MRI 检测发现[181, 221]。除了胰头胆管梗阻，口服胰酶是胰腺功能不全的唯一治疗方法。

（五）系统性铁过载

继发性铁过载是由反复输血和无效红细胞生成以及炎性状态包括 GVHD 个体中胃肠道铁吸收增加所致。移植存活者铁过载的发病主要由于心脏铁沉积，而与肝脏铁含量的关系不大[222]。血清铁蛋白通常被认为是机体铁储存的间接测量指标，但其特异性较差，因为血清铁蛋白在感染和炎症状态下亦可升高[36]。铁特异性 MRI 检查不仅可以准确测量肝脏铁，还可以测定心脏、垂体、胰腺和甲状腺中的铁沉积[223]。

持续铁过载对造血干细胞移植预后的影响尚未得到充分的研究，除了地中海贫血的移植，在这些患者中，过高的铁负荷导致心脏问题而增加死亡率。最近研究表明，铁负荷较地中海贫血患者轻的造血干细胞移植生存者，铁过载可能是其非复发死亡增加的危险因素[37]。在异基因造血干细胞移植后100 天内死亡的患者肝脏铁的水平在血色病的范围内（1832 ～ 13 120μg/g 干重）[224]。采用血清铁蛋白研究造血干细胞移植后铁过载的后果，显示血清铁蛋白水平随时间缓慢下降，在造血干细胞移植后5 年或更长时间达到正常水平；移植时铁负荷越大，血清铁蛋白降至正常所需的时间越长[225, 226]。在严重铁过载的患者中，去铁治疗可显著改善移植的预后[227]和心脏功能。除严重地中海贫血行移植的患者外，其他移植患者中有用的数据较少。

移植患者铁过载的临床危害包括心脏、内分泌和神经系统疾病以及继发恶性肿瘤[37]。造血干细胞移植存活者中致命心脏缺血、心肌病和心律失常的风险较对照组增加 3.6 倍[228]。尽管这些晚期心脏并发症主要是由蒽环类药物、清髓剂量的环磷酰胺和胸部照射所致，但是铁过载的非移植患者的流行病学数据显示，心脏铁含量升高可能存在一定的影响。在一项研究中，一些肝脏负性铁平衡的患者却存在持续的心脏铁沉积，表明即使肝脏铁代谢良好，心脏的铁沉积和心功能不全仍可发生。心肌 T_2* 低于 20ms 时，可以发现左心室射血分数进

行性下降。有关造血干细胞移植申请者和移植存活者心脏铁负荷的数据有限。一项针对 11 例大量输血的骨髓增生异常综合征患者的研究显示，仅有 1例患者有 T_2* 心肌铁过量，该患者未发生心功能不全[229]。在 48 例血液肿瘤早期阶段的患者中，85%的患者在造血干细胞移植时有肝脏铁过载（中位数3100μg/g 干重），而只有 1 例患者存在心脏铁过载，定义为心脏 T_2* < 20ms[230]。一项针对伴肝脏铁含量＞ 5000μg/g 干重的 16 例造血干细胞移植存活者的研究，报道只有 1 例存在心功能不全[231]。这些结果表明，血液肿瘤患者造血干细胞移植前后肝脏铁过载较常见，但与重度地中海贫血患者相比，心脏铁过载较少见。何时肝脏铁过量的造血干细胞移植存活者出现心脏铁沉积，以及何时出现心功能不全，以及移植后心脏铁过量恢复的自然病程还有待进一步研究。

作为一种肿瘤生长促进因子，一直以来铁被建议作为一般人群和遗传性血色素沉着症患者的流行病学研究基础[37]。铁作为肿瘤危险因素的作用可能不需要铁过量，两项研究表明，即使患者铁的水平在正常范围，铁动员也可能导致更低的癌症发病率[232, 233]。造血干细胞移植存活者继发恶性肿瘤的风险增加（1.85 ～ 34 倍），且随着时间推移，累计发病率持续增加[234, 235]。目前尚无长期造血干细胞移植存活者铁过载作为继发恶性肿瘤危险因素的数据。如果此相关性确实存在，就有可能通过动员铁来预防肿瘤。

垂体前叶、胰腺和甲状腺铁沉积可导致内分泌功能不全；在过度铁过载如地中海贫血的患者中，这些异常可导致显著的临床后果[37]。移植存活者中类似的后果是否和铁过载相关目前尚无相关研究。

第95章
造血干细胞移植后肺部损伤
Lung Injury Following Hematopoietic Cell Transplantation

Kenneth R. Cooke　Gregory A. Yanik　著

李渭阳　译

杨海飞　黄海雯　唐晓文　陈子兴　校

一、概述

肺损伤经常发生在造血干细胞移植后,显著提高了移植后早期及随后的数月与数年中的发病率和死亡率 [1-4]。回顾过去,造血干细胞移植后肺炎约有一半是继发性感染所致,但广谱抗菌药物的应用已使得非感染性因素占据更大比例 [5]。然而,感染性肺损伤仍然是一个重大问题,特别是在急性或慢性 GVHD 或免疫重建不良 / 延迟的患者中。非感染性肺损伤可以是急性的或慢性的,这取决于造血干细胞移植后发病的时间和疾病进展的快慢。慢性非感染性肺损伤进一步细分为两种类型:阻塞性和限制性 [6]。尽管自体造血干细胞移植后也可以观察到非感染性肺损伤,但异基因造血干细胞移植明显促进了急性和慢性时期肺损伤的发生发展。本章论述了异基因造血干细胞移植后早期和晚期肺损伤的定义、危险因素和发病机制。

二、支气管肺泡灌洗的作用和诊断价值

引起造血干细胞移植患者肺功能不全的因素很复杂,肺部和非肺部病因都是存在的。由于呼吸窘迫的症状一旦发生就会迅速进展,及时调整治疗方案对于优化疗效至关重要(图 95-1)。细致的病史问诊和体格检查是最重要的,这将有助于决定哪些

诊断性检查及相关领域(呼吸病学、心脏病学、肾脏病学、放射学或重症监护医学)的专家会诊是必要的。为了确定呼吸功能障碍的严重程度,在进行放射科影像学检查后,还应包括氧气补充需求、总体液体平衡、肾功能和心输出量的评估等检查。初始的胸部 X 线或 CT 扫描可以识别肺叶、多叶或弥漫性肺浸润的存在。虽然这些检查可能会影响诊断过程,但它们本身并不具有诊断性。

在没有明显的左心衰竭或医源性体液超负荷的情况下,当存在多叶或弥漫性渗出时,应考虑进行支气管肺泡灌洗的支气管镜检查或外科肺活检,以便于更好地区分感染性和非感染性疾病。应将支气管肺泡灌洗样本送去进行诊断性检测,以确定社区获得性和(或)医院获得性机会性感染的存在。除细菌、真菌和细胞学染色外,还应进行定量培养、直接荧光抗体染色和离心(贝壳小瓶)培养。PCR 分析也可能非常有用,特别是在解释其他支持性和相关性数据的背景时。肺孢子虫肺炎可通过多种技术鉴定,包括细胞学检查、特殊染色或基于 PCR 的分析。

尽管已发表大量的报道,但需要在呼吸系统受损的造血干细胞移植患者中完成支气管肺泡灌洗仍然存在争议,特别是对于那些重症患者。支气管肺泡灌洗液的诊断阳性率为 31% ～ 67% [7]。患者通常在症状出现数天后送检支气管肺泡灌洗,并且常常在开始经验性抗生素治疗后。不幸的是,这种方法并未广泛覆盖,最终被发现感染的患者有超过 40%

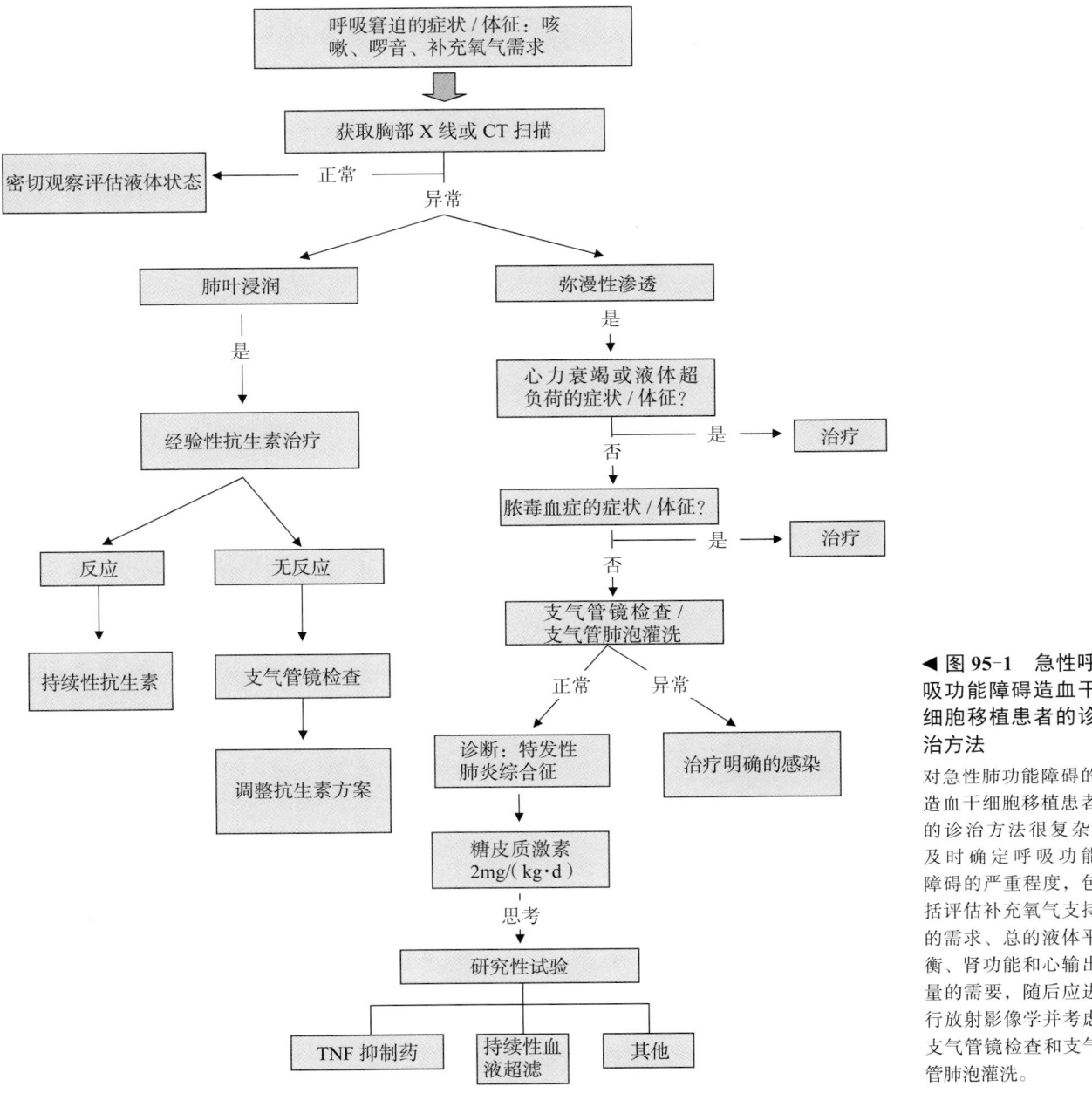

▶ **图 95-1　急性呼吸功能障碍造血干细胞移植患者的诊治方法**

对急性肺功能障碍的造血干细胞移植患者的诊治方法很复杂。及时确定呼吸功能障碍的严重程度，包括评估补充氧气支持的需求、总的液体平衡、肾功能和心输出量的需要，随后应进行放射影像学并考虑支气管镜检查和支气管肺泡灌洗。

未被覆盖[8]，这可能限制了随后支气管镜的诊断效率。在对 M.D. Anderson 癌症中心支气管肺泡灌洗后 100 天内接受支气管肺泡灌洗的一项大型回顾性研究中发现，598 例患者中支气管肺泡灌洗的总体诊断率为 55%；且在临床表现出现的最初 4 天内进行支气管肺泡灌洗的患者中诊断率增加 2.5 倍。此外，在临床症状发作至少 4 天后接受支气管镜检查的患者中，肺炎相关死亡率高出 3 倍（18% vs 6%）[9]。Yanik 等检查了 2001—2007 年在密歇根大学接受支气管肺泡灌洗的 300 名患者中（占所有患者的 20%）的 444 例次支气管肺泡灌洗手术[10]。结果发现，支气管肺泡灌洗前 30 天收集的支气管肺泡灌洗标本中阳性感染率为 13%，在第 31 天与第 100 天之间增加至 33%。因此，尽管在前 100 天内收集的大多数支气管肺泡灌洗液体样品可能是阴性的，但是相当多的患者有其他感染证据。为此，支气管肺泡灌洗数据促使了大约 60% 的病例的治疗方案改变，和接近一半的抗感染方案治疗调整。由于非感染性和感染性肺炎的治疗差异很大，因此做出适当的诊断非常重要。在 M.D.Anderson 和密歇根大学的系列案例中，与支气管镜检查相关的并发症发生率低于 2.0%。

三、感染性肺损伤

导致造血干细胞移植后感染性肺损伤发生的主要因素有咽部咳嗽反射抑制，因黏膜纤毛清除减少或气道阻塞导致的呼吸道分泌物清除功能受损，以及功能失调或缺乏体液细胞免疫的防御机制。中性粒细胞或淋巴细胞功能的缺陷可使非致病微生物最终成为侵入性和致病性的病原体。病原体微生物与相当量的其他微生物之间存在着良好的平衡；这种平衡往任一方向倾斜的程度由菌种数量和宿主防御能力所决定。感染性肺炎可以细分为间质或实质受累的肺炎。引起间质性肺炎的常见病原体包括社区获得性呼吸道病毒（如副流感、呼吸道合胞病毒、流感病毒、肺炎支原体）、支原体和机会性病原体，如卡氏肺孢菌；而细菌和真菌病原体更常引起实质性炎症（表 95-1）。虽然随着分子技术的进步和抗感染治疗的发展，这些新技术有助于早期检测机会性病原微生物来提高效果，但感染性肺损伤仍然是造血干细胞移植后的一个重要问题，特别是在患有 GVHD 或延迟免疫重建的患者中。第 82 章、第 85 章和第 92 章分别描述了机会性细菌、真菌和病毒（包括巨细胞病毒）呼吸道感染的流行病学、疾病临床谱和对造血干细胞移植结果的总体影响。

表 95-1 弥漫性间质性肺炎的常见感染性病原体

病毒
巨细胞病毒
腺病毒
人疱疹病毒 6 型
水痘病毒
呼吸多核体病毒
副流感病毒 1 型和 2 型
甲型和乙型流感
鼻病毒
变型肺病毒
原虫
卡氏肺囊虫肺炎
弓形虫
支原体
衣原体
分枝杆菌感染
粟粒性肺结核

四、非感染性急性肺损伤

造血干细胞移植后的非感染性肺损伤可以通过免疫或非免疫机制介导。常见的异源免疫性肺部并发症包括特发性肺炎综合征（idiopathic pneumonia syndrome，IPS）、输血相关性肺损伤（transfusion-related lung injury，TRALI）、弥漫性肺泡出血（diffuse alveolar hemorrhage，DAH）和围植入期呼吸窘迫综合征（peri-engraftment respiratory distress syndrome，PERDS），DAH 和 PERDS 可作为 IPS 的一个亚群存在。非异源性免疫的情况可包括造血干细胞移植预处理方案的直接细胞毒性作用、心功能不全和用药引起的肺水肿。

（一）化疗相关性肺炎

20 世纪 70 年代，最初报道化疗相关的肺毒性与多种化疗药物相关，包括 BCNU、白消安和美法仑。BCNU 相关肺损伤通常在造血干细胞移植后 3 个月内出现干咳，并且表现为快速进展、双侧、间质性影像学改变的呼吸困难增加 [11]。肺功能检查显示限制性通气障碍：用力肺活量（forced vital capacity，FVC）和肺总容量（total lung capacity，TLC）测量值降低。BCNU 肺炎的独立危险因素包括绝对 BCNU 剂量超过 1000mg（即使小于 $450mg/m^2$）、供者年龄小（< 54 岁）和既往纵隔放疗病史 [12]。在临床过程中早期使用冲击剂量的皮质类固醇治疗可显著降低发病率和死亡率；如果初期不治疗，或在其病程晚期诊断，可能会演变为严重的肺纤维化。

迟发性肺毒性综合征（delayed pulmonary toxicity syndrome，DPTS）常见于自体移植的患者，接受的化疗方案中含有 BCNU、环磷酰胺，以及通常在转移性乳腺癌时使用的顺铂。DPTS 的发病率高达 29% ～ 64%，中位发病时间为 45 天。使用皮质类固醇 [1mg/（kg·d）] 治疗可达到高达 92% 的有效率，高剂量吸入皮质类固醇预防也可有益 [13]。最后，白消安与环磷酰胺或美法仑联合使用也与移植后肺功能障碍有关。尽管药物代谢动力学靶向已使白消安相关的毒性最小化，但在给予白消安之前进行局部肺放疗时，已观察到肺并发症的发生率增加 [14]。

（二）输血相关性急性肺损伤

TRALI 是输注含血浆血液制品后死亡的主要原因，并且在 1:1000 至 1:5000 输血后发生 [15, 16]。所有含有血浆的血液制品，包括全血、包装的红细胞、新鲜冷冻血浆、血小板、冷沉淀物、粒细胞、免疫球蛋白输注和干细胞产品，这些都与 TRALI 的发生有关，白蛋白是唯一的例外。当发生急性呼吸困难、并且通常在输血后 1 ～ 6h 内发生呼吸窘迫时应考虑此 TRALI 可能。胸部 X 线片显示肺部弥漫性渗出，反映肺血管通透性增加引起的肺水肿。病理学上表明中性粒细胞浸润和相关细胞因子和趋化因子的过度表达与 TRALI 有关。TRALI 相关的死亡率接近 5% ～ 10%，几乎占输血相关死亡的一半。治疗通常是支持性的。在大多数患者中，终止血液制品的输注和呼吸支持治疗后，可在 3 ～ 4 天内获得恢复。TRALI 是由于毛细血管渗漏综合征引起，而并非液体超负荷，因此使用类固醇和进行强制利尿时应慎重，以防止血容量不足。在超过 70% 的病例中，针对受者造血细胞的 HLA Ⅰ 类或 Ⅱ 类表位的抗体已被确定为 TRALI 事件的主要原因，但在极少数情况下，存在于受者血浆中的抗体可能针对输注的供者白细胞[17]。

（三）特发性肺炎综合征：定义、临床过程和疾病谱

IPS 定义为造血干细胞移植后广泛的肺泡损伤，其发生在无活动性下呼吸道感染或无心源性病因的情况下[4, 18]。如表 95-2 所示，IPS 的诊断标准包括出现肺炎的体征和症状，无肺部影像学渗出，有肺功能异常以及支气管肺泡灌洗或肺活检确定的无病原微生物感染[2, 4, 18]。各种组织病理学发现与 IPS 相关，间质性肺炎（历史上与 IPS 可互换使用的术语）是最常报道的类型[19]。高剂量预处理的异基因造血干细胞移植后 120 天内 IPS 的发生率在 3% ～ 15% 之间，取决于供者类型（相关与不相关）和供者与受者之间的抗原错配程度[2-4, 18]。最初报道 IPS 的中位发病时间为造血干细胞移植后 6 ～ 7 周（范围 14 ～ 90 天）[18]，死亡率总体上为 50% ～ 80%，需要机械通气的患者死亡率超过 95%[4]。在西雅图进行的一项回顾性研究显示，IPS 发病率较低，发病时间早于先前的报道，但导致死亡的呼吸衰竭快速发作的典型临床病程仍未改变[3]。儿童患者的长期存活率也很差，移植相关死亡率显著高于未患病患者（5 年：52% vs 13%，P=0.001）[20]。最近的研究表明，先前病毒性呼吸道感染的历史、使用减低强度预处理方案和脐血作为干细胞来源等均可能会影响 IPS 的发生率、发病时间和总体死亡率[4]。

表 95-2　特发性肺炎综合征的定义

Ⅰ . 广泛肺泡损伤的证据：
　　a. 常规胸部 X 线片或 CT 上的多叶浸润
　　b. 肺炎的症状和体征（咳嗽、呼吸困难、呼吸急促、啰音）
　　c. 肺部异常生理学的证据
　　　　1. 肺泡与动脉血氧的差异增加
　　　　2. 新发的或加重的限制性肺功能检查异常

Ⅱ . 无活动性下呼吸道感染基于：
　　a. 有意义的细菌病原体的支气管肺泡灌洗呈阴性，包括抗酸杆菌、诺卡菌和军团菌
　　b. 致病性非细菌微生物的支气管肺泡灌洗阴性：
　　　　1. 病毒和真菌的常规培养
　　　　2. 用于巨细胞病毒和呼吸道合胞病毒的壳式小瓶培养
　　　　3. 巨细胞病毒包涵体、真菌和卡氏肺囊虫的细胞学
　　　　4. 针对巨细胞病毒、呼吸合胞病毒、单纯疱疹病毒、水痘 - 带状疱疹病毒、流感病毒、副流感病毒、腺病毒和其他生物的抗体进行直接荧光染色
　　c. 其他微生物检测也要考虑：
　　　　1. 间质肺炎病毒、鼻病毒、冠状病毒和人疱疹病毒 6 型的聚合酶链反应
　　　　2. 衣原体、支原体和曲霉菌种的聚合酶链反应
　　　　3. 曲霉菌属的血清半乳甘露聚糖酶联免疫吸附测定
　　d. 如果患者的病情允许，经支气管活检

Ⅲ . 没有心脏功能障碍、急性肾衰竭或医源性体液超负荷作为肺症状的病因学

IPS 的临床表现包括几种形式的肺毒性（图 95-2、表 95-3）。在一小部分患者中，可发生急性肺出血或出血性肺泡炎。DAH 通常在 HCT 后即刻发生，其特征是进行性呼吸急促、咳嗽和低氧血症、伴或不伴发热[21]。DAH 的定义需要证实有血性支气管肺泡灌洗液，但是大量咯血较为罕见。尽管可以使用高剂量类固醇进行积极治疗，死亡率仍然很高，死亡通常在诊断后的数周内发生[21]。一些 DAH 患者可在肺泡出血后 1 周内从血液、支气管肺泡灌洗液或气管吸出物中分离出微生物。Majhail 等比较了有类似临床及影像学表现的 DAH 患者和感染相关肺泡出血患者，他们在异基因造血干细胞移植后出现进行性血性支气管肺泡灌洗液[22]。发现感染性和非感染性肺泡出血的病因虽是相关的，但是常规治疗（包括类固醇）效果极差[22]。PERDS 也属于 IPS 的定义范畴。PERDS 定义在中性粒细胞植入后 5 ～ 7 天内发生，其特征是发热、呼吸困难和低氧血症[23]。自体移植中的 PERDS 对皮质类固醇迅速起反应并且预后良好[23]，而异基因造血干细胞移植时

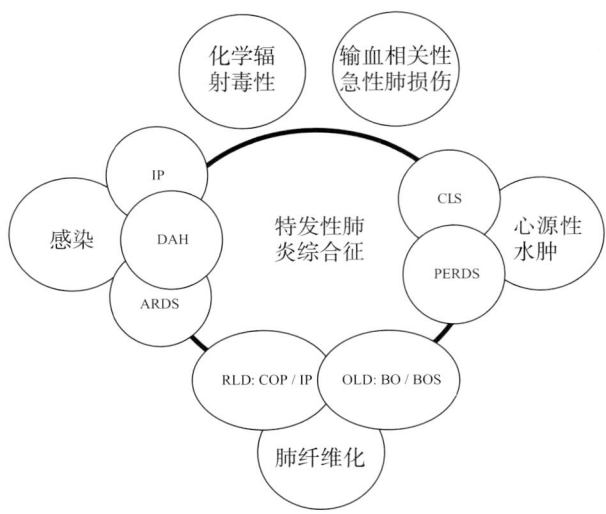

▲ 图 95-2　特发性肺炎综合征的临床谱

特发性肺炎综合征的临床表现包括各种描述性肺损伤形式，其可能具有化 / 放疗法，心源性水肿、肺纤维化、感染和输血相关肺损伤引起的毒性的临床特征。ARDS. 急性呼吸窘迫综合征；BO. 闭塞性细支气管炎；BOS. 闭塞性细支气管炎综合征；COP. 隐源性机化性肺炎；CLS. 毛细血管渗漏综合征；DAH. 弥漫性肺泡出血；IP. 间质性肺炎；OLD. 阻塞性肺病；PERDS. 围植入期呼吸窘迫综合征；RLD. 限制性肺病

PERDS 对治疗的反应和总体疗效较差 [3, 4, 24, 25]。可以通过发作时间、植入相关细胞因子释放与毛细血管渗漏等表现，区分 PERDS 与化学诱导的肺损伤。

1. IPS 的危险因素

如表 95-4 所示，IPS 的危险因素包括高剂量全身放疗预处理、急性 GVHD、受者年龄较大、高风险疾病状态、白血病以外的原发恶性肿瘤，以及在一些报道中，用于 GVHD 预防的甲氨蝶呤 [4, 20, 26]。在一项 Meta 分析中，发现肺部放疗剂量、环磷酰胺剂量和白消安的应用与间质性肺炎的发生显著相关，并且肺防护降低了造血干细胞移植相关 IPS 的发生率 [27]。无论患者的年龄或是急性 GVHD 发生的频率，使用单剂量全身放疗的非清髓性预处理方案造血干细胞移植后 120 天内的累计发生率显著低于传统预处理后 [28]。然而，一旦发生 IPS，大多数患者的肺毒性仍然非常严重并且最终导致呼吸衰竭。这些研究结果表明，造血干细胞移植预处理的强度促进了 IPS 的发展，并且与临床前模型产生的数据一致，这些数据表明肺对辐射和异源反应性 T 细胞的联合作用敏感。除了减低强度外的更大强度预处理方案和其他因素（包括干细胞来源）对 IPS 的影响仍有待完全阐明。

表 95-3　由特发性肺炎综合征定义的非心源性肺毒性谱

间质性肺炎：
- 临床症状：发热、咳嗽、呼吸困难、低氧血症
- 发病：移植后的前 100 天内
- 病因：感染性（即巨细胞病毒、肺孢子虫肺炎）或非感染性因素（化学毒性：BCNU、博来霉素、白消安、甲氨蝶呤）
- 放射学检查结果：双侧间质浸润

弥漫性肺泡出血：
- 临床症状：进行性呼吸困难、咳嗽，罕见咯血
- 主要发现：进行性的血液成分的灌洗液
- 发病：早期，移植后的前 100 天内。
- 放射学检查结果：弥漫性浸润，最初为中央表现
- 组织学：伴有肺泡出血的弥漫性肺泡损伤

围植入期呼吸窘迫综合征：
- 临床症状：发热、呼吸困难、低氧血症
- 发病：非常早，植入后 5 ～ 7 天内，自体干细胞移植后
- 放射学检查结果：双侧间质浸润

非心源性毛细血管渗漏综合征：
- 临床症状：呼吸困难、咳嗽、体重增加、水肿
- 发病时间：早期，移植后 30 天内
- 放射学检查结果：双侧肺门周围浸润、肺水肿、胸腔积液

隐源性机化性肺炎：
- 临床症状：发热、干咳、呼吸困难
- 发病：移植后 2 ～ 12 个月
- 影像学结果：肺实变，磨玻璃外观，结节影
- 组织学：支气管周围浸润和纤维化以及腔内肉芽组织的存在

闭塞性细支气管炎：
- 临床症状：咳嗽、呼吸困难、喘息、无发热
- 肺功能检查：阻塞性表现（1 秒用力呼气量或 1 秒用力呼气量 / 用力肺活量减少）
- 发病：移植后 3 ～ 24 个月
- 放射学检查结果：过度充气，否则常规正常
- CT：支气管扩张，小叶中心结节，间隔线，磨玻璃外观
- 组织学：淋巴细胞性支气管炎，伴有管腔闭塞的细支气管炎症

2. IPS 的病因学

IPS 的潜在病因包括造血干细胞移植预处理方案的直接毒性、隐匿性肺部感染，以及参与其他形式肺损伤和急性 GVHD 的可溶性和细胞炎症介质。急性 GVHD 通常发生在 IPS 之前，表明这两种疾病之间可能存在因果关系 [4, 29]。此外，实验模型中肺损伤与靶器官 GVHD 之间的一致性也支持这种病

表 95-4 特发性肺炎综合征的危险因素

移植物抗宿主病预防（甲氨蝶呤）
急性移植物抗宿主病
受体年龄增加
全身放疗（≥ 1200cGy）
清髓性预处理
移植前的体能状态下降
从诊断到移植的持续时间过长
移植治疗除白血病以外的恶性肿瘤
HLA 差异（供者：受者）

表 95-5 造血干细胞移植后肺损伤临床疾病谱的分类

通过假定的原发组织损伤部位分类的临床疾病谱

肺实质	血管内皮	气道上皮
急性间质性肺炎 a	围植入期呼吸窘迫综合征 *	隐源性机化性肺炎 / 闭塞性细支气管炎机化性肺炎 a
成人呼吸窘迫综合征 a	非心源性毛细血管渗漏综合征 a	闭塞性细支气管炎
BCNU 肺炎	弥漫性肺泡出血 a	
放射性肺炎	肺静脉闭塞性疾病	
迟发性肺毒综合征	输血相关性急性肺损伤	
移植后淋巴增殖性疾病	肺溶细胞性血栓症	
嗜酸性粒细胞肺	肺动脉高压	
肺泡蛋白沉积症	肺栓塞	

a. 情况通常包括在特发性肺炎综合征（IPS）的分类中

因 [30-33]。然而，传统上肺并未被认为是典型的 GVHD 靶器官，并且异源反应性供者 T 淋巴细胞对 IPS 的诱导仍然是一个备受争议的话题。上皮细胞凋亡（一个归因于 T 细胞介导的损伤和被认为是急性 GVHD 的特异性表现），并未出现在具有 IPS 的异基因造血干细胞移植受者 [19, 34]。相比之下，组织学图谱已经描述了从早期弥漫性肺泡损伤到瘢痕性闭塞性细支气管炎的"肺部 GVHD"的变化过程，瘢痕性闭塞性细支气管炎是造血干细胞移植后晚期和不可逆的肺损伤形式 [19]。肺组织病理学的异质性由于机械通气后发生的非特异性变化而更复杂化，造血干细胞移植受者完成肺活检的频率以及获取标本的质量和数量均有限。目前，为了解决这个问题，研究者根据细胞损伤的主要解剖部位将 IPS 疾病整体分类为间质组织、血管内皮或气道上皮（表 95-5）。尽管某些病例可能仍然无法分类，但这种方法可能会将未来的研究重点放在组织损伤的特定途径上，从而促进治疗干预的发展，这些干预措施可以适应不同的疾病亚型 [4]。

3. 人类疾病的动物模型

为了更好地定义 IPS 的发病机制，已经开发了几种啮齿动物模型，并广泛用于研究损伤的免疫机制，这些机制导致了血管内皮、肺泡和细支气管上皮的损伤（表 95-6）（见文献 [4]）。这些模型一致表明，显著的非感染性肺损伤的发生与系统性 GVHD 的存在有关，而与严重程度无关 [31]。使用完整的 MHC 错配的供者 - 受者组合的模型完美地再现了急性早发性 IPS。在该模型中，肺毒性是由宿主单核细胞和供者 T 细胞在造血干细胞移植前 2 周内注入致死辐射小鼠的肺中引起的 [33]。伴随环磷酰胺的造血

干细胞移植强化预处理可加速 IPS 的发展，与人体数据一致。从分类的角度来看（见表 95-5），肺损伤的特征是损伤的 II 型肺泡上皮细胞、内皮细胞，以及在肺泡和间质间隙中表达 B7 家族共刺激配体的细胞毒性 T 淋巴细胞和免疫细胞的频率增加 [33]。肺功能障碍反映了这种间质和肺泡损伤，表现为特异性依从性降低、总肺容量降低、肺湿啰音和干啰音增加。IPS 小鼠的支气管肺泡灌洗液含有高水平的可溶性介质，包括细胞因子、亚硝酸盐、乳酸脱氢酶和总蛋白，表明肺部炎症和肺内皮损伤及渗漏 [35]。

在其他与临床相关的小鼠模型中，其中供鼠和宿主是单倍型相同的或仅在多种次要组织相容性复合物抗原或分离的 MHC I 类或 II 类基因座上不同。这些系统特异性模拟了造血干细胞移植后 2 ~ 3 个月内发生的 IPS，其特征是供鼠白细胞浸润到肺部 [4]。无论菌种组合如何，两个主要、可再现的异常是明显的：密集的单核细胞浸润在肺血管和细支气管周围，急性肺炎涉及间质和肺泡间隙，代表了表 95-5 中列出的三种解剖学类别 [31, 36, 37]。检测时，肺功能的改变与肺组织病理学相关，表明观察到的肺部炎症具有生理学相关性 [31, 33, 38]。尽管存在内皮损伤，但在 IPS 模型中不常见 DAH。唯一的例外是

表 95-6　特发性肺炎综合征动物模型

HCT 供者	HCT 受体	不相合	预处理
B10.Br	Cba	多种次要抗原	全身放疗：1100cGy
C57bl/6	B10.Br	完全不相合	全身放疗：750cGy± 环磷酰胺
C57BL/6	B6.C-H2^{bm12}/By	MHC Ⅰ类	全身放疗：675cGy
C57BL/6	B6.C-H2^{bm12}/Kheg	MHC Ⅱ类	全身放疗：675cGy
B6C3F1 hybrid	B6C3F1 hybrid	无（同基因）	环磷酰胺、顺铂、卡莫司汀
C57bl/6	B6D2F1 Hybrid	单倍体相合	全身放疗：1100～1300cGy
C57bl/6	B6.C-H2^{bm1}/By	MHC Ⅰ类	全身放疗：1100cGy
Lp/J	C57bl/6	多种次要抗原	全身放疗：1300cGy

当患有严重 GVHD 的小鼠受到 LPS 的攻击时。在这种情况下，出血与中性粒细胞、TNF-α 和 LPS 的支气管肺泡灌洗液水平大幅增加有关[31, 36]。

4. IPS 的发病机制

IPS 的病理生理学机制是复杂的。使用上述实验模型生成的数据，先前支持急性肺损伤从作为造血干细胞移植后特发性临床综合征的机制解释，转变为肺易受两种不同但相互关联的免疫介导的损伤过程：T 细胞轴和炎性细胞因子轴。这些机制包括适应性和先天性免疫应答、淋巴和髓系细胞之间的协同相互作用以及可溶性炎性分子的释放（图 95-3）。这些不同但相关的炎症途径最终引起免疫细胞向肺部的募集，导致组织损伤和功能障碍。

（1）可溶性炎症介质：在 IPS 发生过程中细胞因子激活的假说已在临床研究中得到证实，临床研究显示肺血管通透性增加、支气管肺泡灌洗液和血清中几种细胞因子（TNF-α、sTNFR 受体 Ⅰ 和 Ⅱ、IL-6）和炎性趋化因子（IL-8、MCP-1、MIG）的增加，调节白细胞迁移到炎症部位[1, 25]。TNF-α 在实验性 IPS 形成中的因果作用已经建立，采用中和 TNF-α 作用[36] 或使用 TNF-α 缺陷型小鼠作为造血干细胞移植供者[39] 的方法。在 LPS 攻击时，中和 TNF-α 可有效地防止肺部炎症加重，由此证实了这种情况下 LPS 和 TNF-α 的联系，并且在自然病程形成时降低了肺损伤的严重程度[36]。使用遗传基因改变的小鼠的研究表明，IPS 取决于供者衍生的而非宿主衍生的 TNF-α。尽管来自供者辅助细胞（巨噬细胞／单核细胞）和 T 细胞的 TNF-α 对肺损伤有显著影响，但 T 细胞成分占主导地位[39]。

TNF-α 的作用由两种受体介导：55-60-kDa Ⅰ型受体（TNFR Ⅰ；p55/60；CD120a）和 75-80-kDa Ⅱ型受体（TNFR Ⅱ；p75/80；CD120b）。TNFR Ⅰ 是结构型表达的，而 TNFR Ⅱ 的表达受各种细胞因子和其他炎性刺激的调节。在一份报道中，异基因造血干细胞移植第 7 天的肺水肿程度减轻和肺顺应性改善与 TNF-α 的缺失有关[40]。然而，与对照组相比，缺乏 TNFR Ⅰ 的小鼠中浸润到肺的细胞和促炎细胞因子的支气管肺泡灌洗液水平实际上更高。这些发现与最近的研究结果一致，与对照组相比，TNFR Ⅱ 缺乏、异基因造血干细胞移植患者发生明显不太严重的 IPS，这与肺 ICAM-1 表达和浸润肺的白细胞减少有关[41]。

炎性细胞因子（包括 TNF-α）的释放与内源性微生物产物如 LPS 的细胞激活作用有关。来自已经建立的小鼠模型的实验结果[42, 43] 与临床观察结果一致，表明：①单核细胞募集到炎症肺部后上调 CD14 表达，并显示出对 LPS 刺激的敏感性增强[44]；②细胞因子激活的证据和 IPS 患者支气管肺泡灌洗液和血浆中 LPS 活化系统的成分（包括脂多糖结合蛋白和可溶性 CD14）[1, 25]。最近的血浆蛋白质组学研究揭示了人类和小鼠在 IPS 期间产生的炎症惊人的相似，并强调了疾病进展期间急性期反应（TNF-α/IL-6）信号传导途径的显著贡献。此外，该结果确定了一组可预测疾病进展和对治疗反应的强有力的标志物，并表明先天免疫反应对高水平分泌 TNF-α 的微生物产物为"热线"应答的患者，也许更可能通过中和这种蛋白质的炎症作用来保护[45]。因此，中和 TNF-α 的策略并未完全消除实验和临床环境中的肺损伤[36, 39, 46]，这表明其他炎症和细胞机制也参与了 IPS 的发展。在造血干细胞移

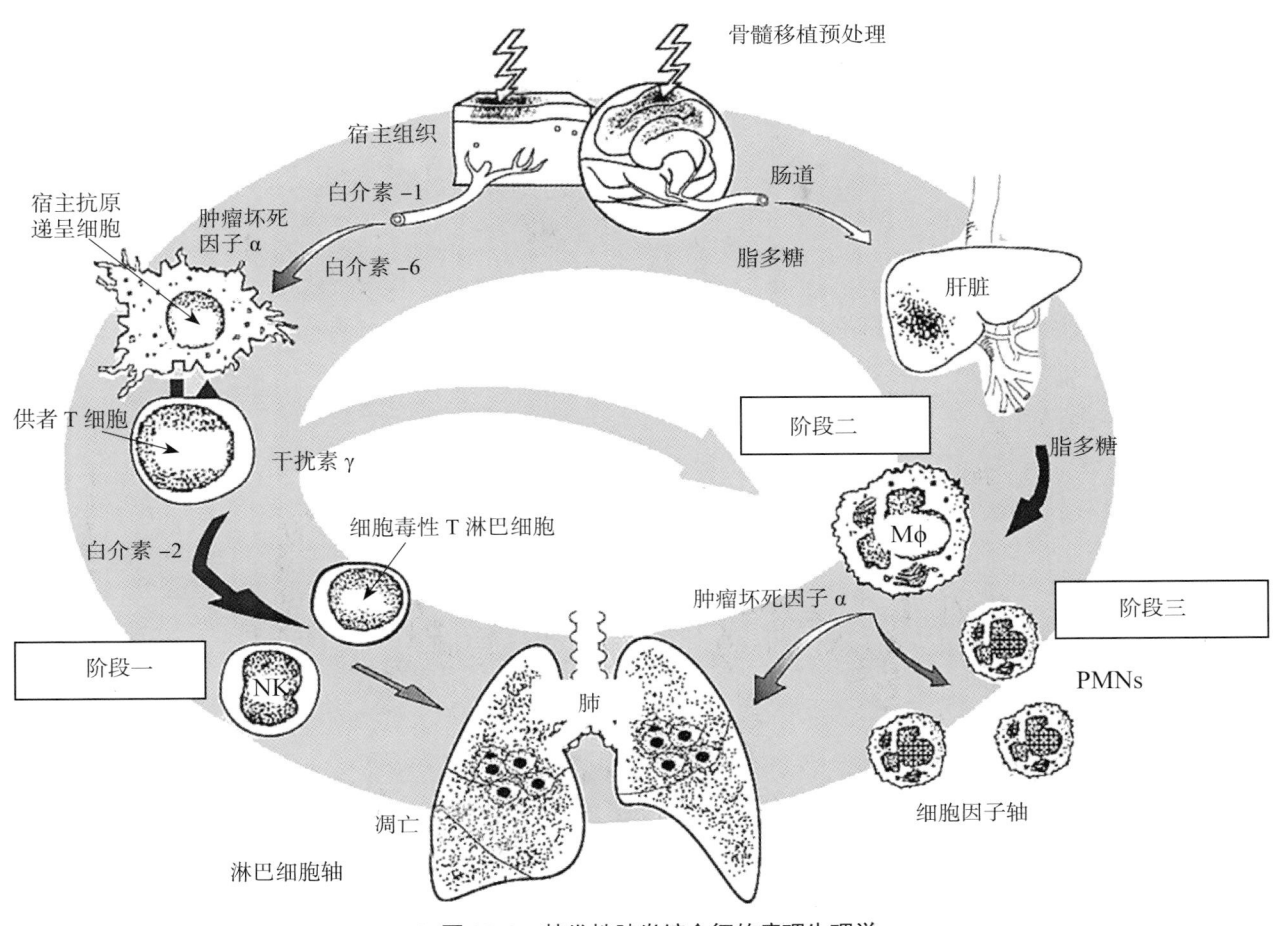

▲ 图 95-3 特发性肺炎综合征的病理生理学

使用小鼠造血干细胞移植模型产生的数据已被纳入特发性肺炎综合征生理学的工作假设。该模式假定肺易受沿 T 淋巴细胞活化轴和"肠 - 肝 - 肺"炎症轴发生的两种不同但相互关联的免疫介导损伤途径的影响。造血干细胞移植预处理的化 / 放疗引起细胞因子释放，其增强宿主抗原呈递细胞向成熟供者 T 细胞呈递异源抗原的能力，并上调肺中趋化因子表达。一旦接合，供者 T 细胞就会被激活并分泌 IFN-γ 和 IL-2。IFN-γ 引发供者巨噬细胞（Mφ）和单核细胞，而 IL-2 促进 T 细胞活化和 CXCR3 表达的 Th1 淋巴细胞效应物的产生，其在造血干细胞移植（第一阶段）后早期迁移至肺，以响应炎性趋化因子梯度并促成通过 Fas/FasL 介导的细胞杀伤对肺毒性的影响。炎症轴集中于脂多糖的细胞激活作用与 TNF-α 的下游产物之间的关系，因为它沿着肠 - 肝 - 肺炎症轴发生。脂多糖通过肠黏膜中的间隙进入体循环。全身内毒素到达肺泡腔的能力与 GVHD 在其他靶器官，特别是肝脏中的后果有关，肝脏位于革兰阴性菌及其毒副产品的肠道储库的下游（通过内脏循环）。由 IFN-γ 引发的表达 CCR2 供者巨噬细胞被募集到肺部（第二阶段），在那里它们被 LPS 触发以分泌炎性细胞因子如 TNF-α，导致趋化因子表达增强，中性粒细胞向肺部募集，并增加组织伤害（第三阶段）

植预处理期间，化 / 放疗的应用、铁过载的同时存在和肺浸润炎性细胞均促进了引起氧化和亚硝化应激的分子的释放。由于肺富含氧气的环境，其对这些预处理的影响特别敏感，实验和临床数据表明，改善氧化应激可能是降低 IPS 期间肺毒性严重程度的有效策略（见文献 [4]）。

(2) 肺表面活性物质：肺表面活性物质由肺泡 Ⅱ 型细胞产生，并且由脂质和至少四种表面活性蛋白（surfactant proteins，SPs）的复杂混合物组成。通过降低表面张力，表面活性剂可减少呼吸功，使肺泡在呼气末时保持开放，并保持肺泡干燥。SP-A 和 SP-D 在宿主防御和调节肺部免疫反应中也起主要作用 [47]。

SP 的产生减少或功能障碍促成了低氧血症、进行性呼吸困难和肺水肿等临床表现，这些与 IPS 相关。缺乏 SP-A 或 SP-D 的小鼠表现出过度的异源 T 细胞依赖性炎症，其与肺损伤的强化标志物相关，并且气管内滴注 SP-A 可减弱 IPS 的表现 [48]。在人类中，造血干细胞移植前低血清水平的 SP-D，可能使个体在接触预处理方案和异源免疫反应后易于增强炎症反应，并且已经显示：①代表 IPS 和闭塞性细支气管炎发生的风险因素 [49]；②与人类 SP-D 基因中的某些多态性相关 [50]；③是急性肺损伤中可以预测结果的有价值的生物标志物 [51]。尽管在早产儿中取得了巨大的治疗成功，但儿童和成人造血干细胞移植后急性肺损伤期间表面活性物质替代试验的结果却仍存在差异[52]。正在对儿童造血干细胞移植受者进行 III 期研究，以确定与天然表面活性剂类似的新型表面活性物质制剂的功效如何。

（3）供者免疫细胞：异源反应性供者 T 细胞在 IPS 发病机制中的作用仍然是一个备受争议的话题。实验性造血干细胞移植后淋巴细胞对肺损伤的重要性也已由几个研究组证实[30-33, 39]。MHC 相合的造血干细胞移植后的第一周内，供者 T 细胞对于肺损伤相关的早期炎症反应是至关重要的，而在次要 H 抗原错配系统中，供者淋巴细胞在较晚时间点继续引起生理上显著的肺损伤[32, 33]。供者 CTL 可通过三种原发性细胞溶解机制促进肺损伤：穿孔素 - 颗粒酶，Fas/FasL 或 TNF-α 途径。已显示这三种途径均可在非造血干细胞移植模型中促成肺损伤。此外，表达颗粒酶 B 的溶细胞性 T 细胞存在于异基因造血干细胞移植后的小鼠肺中，并且与表达共刺激分子 B7.1/CD80 和 B7.2/CD86 的巨噬细胞共定位[33]。在造血干细胞移植后的肺中，也已经鉴定了经穿孔素和 Fas/FasL 途径的供者 T 细胞的异源性抗原特异性杀伤作用。早在移植后第 2 周就存在肺 CTL 活性[53]。尽管在由 Th1（CD4+）T 细胞引起的 IPS 发生发展过程中利用了 FasL 和 TNF-α 介导的细胞溶解途径，但 Tc1（CD8+）T 细胞仅采用 TNF-α 途径。

一些研究关注了 Th1/Tc1 效应子在 IPS 发展中的作用，也显示当 IFN-γ 信号被阻断时肺部炎症加剧[54]。这些结果后来被独立证实和扩展，表明在 IPS 期间 IFN-γ 负性调节肺中 Th17+ CD4+ T 细胞的扩增[55]。体外分化的 Th17 细胞也在小鼠 GVHD 模型中介导严重的肺病理改变[56]，并且 Th17 细胞在组织炎症中的作用目前是一个值得深入研究的领域[57]。尽管有这些发现，当受体 - 配体相互作用完好无损时，在几种模型中已经可重复地观察到强烈的肺部炎症，这种情况可能更适用于解释人类疾病状态。

实验数据表明，来自淋巴和髓系的细胞之间的相互协同作用对于异基因造血干细胞移植后肺部炎症的发展是至关重要的。在实验性造血干细胞移植后的前几周内，供者巨噬细胞被募集到肺部[58]，虽然不是 TNF-α 的主要来源，但是这有显著意义[39]，并且它们对 LPS 刺激的反应性与 IPS 的严重程度相关[42, 43]。使用 CD14 缺陷供者获得的实验结果显示，当募集到炎症肺部时，单核细胞上调 CD14 表达并显示对 LPS 刺激的敏感性增加[44]，也与 IPS 患者的支气管肺泡灌洗液中的临床观察结果一致[1, 25]。多形有核细胞是混合性炎症浸润的主要成分，并且 IPS 动物的肺中 TNF-α 表达量增加[31, 36]，并且它们在血液中的出现通常与人类肺部炎症的发生暂时相关[25]。中性粒细胞产物如弹性蛋白酶、髓过氧化物酶、金属蛋白酶和氧化剂在成人呼吸窘迫综合征（adult respiratory distress syndrome，ARDS）和肺部排异反应的患者的支气管肺泡灌洗液中含量丰富，并被认为促进了内皮和上皮损伤[59, 60]。

（4）IPS 期间白细胞向肺部募集的机制：目前研究者已经广泛研究了白细胞向炎症部位的迁移机制，这其中涉及由黏附分子、趋化因子及其受体介导的白细胞和内皮细胞之间的相互作用[61]。小鼠模型显示，异基因造血干细胞移植后小鼠肺部 ICAM-1、VCAM-1 和 E 选择素的 mRNA 表达增加[62]，当 ICAM-1 缺陷小鼠用作 MHC 匹配或错配的异基因供者细胞的造血干细胞移植受者时，IPS 的严重程度显著降低[37, 63]。研究人员也开始探索趋化因子受体 - 配体相互作用在 IPS 中所扮演的角色，可以在三个不同的阶段进行概念化（见文献 [4, 64]）。该假设规定每个白细胞亚群的迁移控制着下一波效应子的募集。在这个范例中，Th1/Tc1 效应子[65-68] 的募集启动了级联效应，并在调节 IPS 发展过程的炎症中发挥着积极作用[39, 58]。

5. IPS 期间炎症和损伤的靶点

尽管尚未确定，但可以想象肺内皮细胞和上皮细胞可以作为异源免疫介导的损伤的直接靶标。通过将异基因淋巴细胞输注到免疫缺陷小鼠来诱导[69] 内皮细胞损伤，这种途径已被认为是导致几种并发症（包括 GVHD、窦性阻塞综合征和血栓性微血管病变）发展的直接因素[70]。在临床和实验 IPS 之后，还观察到内皮细胞损伤和渗漏的证据，如证实的肺水肿，支气管肺泡灌洗液中总蛋白水平增加，肺湿干重比增加[25, 33]。在动物模型中，内皮细胞凋亡与肺病理学的发生相一致，与支气管肺泡灌洗液 TNF-α 水平升高有关，并且检测到内皮细胞活化的证据：伴随着黏附分子 mRNA 表达增强[62]。异基因造血干细胞移植后早期中和 TNF-α 可显著降低小鼠内皮细胞凋亡，并且能在小鼠中观察到肺组织病理学变化[62]。因此，TNF-α 可以通过直接促进内皮细胞损伤和死亡，以及通过调节 IPS 的早期阶段肺部趋化因子环境，而充当肺损伤的效应物和促进因子。

上皮细胞凋亡通常归因于 T 细胞介导的损伤，以及在其他靶组织中被认为是急性 GVHD 特异性表现，相比之下，在肺损伤的异基因造血干细胞移植受者中不总是能观察到。肺上皮解剖的独特性可能有助于解释这种差异。由于肺上皮细胞没有像皮肤或肠中的分层，因此通过组织学标准鉴定上皮细胞凋亡可能更具挑战性。然而，实验研究提供了 IPS 期间上皮损伤的证据。Panoskaltsis-Mortari 等的研究表明，在早发性 IPS 模型中，IPS 与损伤的肺泡 Ⅱ 型细胞及 CTL 频率的增加均相关 [33]。同一组研究后来发现，角化细胞生长因子、上皮细胞增殖的介质和 Ⅱ 型肺泡细胞的生长因子，其通过抑制对化 / 放疗的免疫反应和加速受损组织的修复，特别是肺泡 Ⅱ 型上皮细胞，以减少 IPS 损伤 [71]。最后，异基因造血干细胞移植后新的闭塞性细支气管炎小鼠模型显示细支气管上皮细胞表达 MHC Ⅱ 类分子，并且在气道闭塞前被表达颗粒酶 B 的细胞所包围 [72]。

6. IPS 患者的诊断和治疗方法

如之前在支气管肺泡灌洗的诊断和作用的部分中所讨论的那样（并在图 95-1 中概述），对于有急性肺功能障碍的造血干细胞移植患者的诊断方法需要及时协调多个医学专科的诊疗和许多诊断性检测方案。IPS 的现行标准治疗方案（表 95-7）包括广谱抗菌药物和静脉皮质类固醇联合的支持性治疗措施 [4]。不幸的是，标准疗法（包括高剂量类固醇）的治疗作用是有限的，并且被诊断 IPS 的患者的死亡率仍然非常之高。早期持续静脉 - 静脉血液滤过可能有助于提高一些儿童患者的生存率 [73]，但文献

表 95-7　特发性肺炎综合征的治疗选择

支持治疗：
- 补充氧气，机械通气
- 经验性广谱抗菌药物，等待培养结果
- 医源性液体过载的管理
- 连续静脉 - 静脉血液滤过

免疫抑制治疗：
- 皮质类固醇［2mg/（kg·d）］
- 研究：细胞因子抑制药，包括抗肿瘤坏死因子药物

中缺乏针对这种治疗使用的前瞻性研究方案。如上所述，转化研究表明 TNF-α 的中和可能是 IPS 的有效选择。在 Ⅰ / Ⅱ 期早期研究中，依那西普（一种可溶性二聚体 TNF-α 结合蛋白），以 0.4mg/kg 的剂量皮下注射，每周两次（最多 8 剂）与全身性类固醇及经验性抗生素联合对于 IPS 患者 [25] 是一种有效的治疗方案。15 名患者中的 10 名能够完全脱离氧气支持，并且第 28 天和第 56 天（第一次依那西普剂量后）的存活率明显改善。此外，在一项回顾性研究中，22 名接受皮质类固醇治疗的患者与 18 名接受皮质类固醇加依那西普治疗的患者相比，依那西普治疗组的总生存率明显更高（88.2% vs 36.4%，P=0.003）[74]。这些令人鼓舞的结果促成了最近两项多中心研究的完成。虽然在 IPS 患儿的 Ⅱ 期研究中，依那西普联合全身皮质类固醇有较高的反应率，但在成人中进行的Ⅲ期安慰剂对照试验中结果尚无定论，这些试验因获益缓慢而被过早中断 [75, 76]。

与动物研究一致，并非所有 IPS 患者都对依那西普治疗有效应。最近对从 IPS 患者获得的样本进行血浆蛋白质组学研究，其提供了一套可预测疾病进展和对治疗反应的有效标记物 [45]。实际上，通过中和这种蛋白质的炎症作用，更可能保护易于对 TNF-α 高水平分泌的异源免疫活化有反应的患者。此外，基于假设的原发性损伤的解剖部位和利用实验室获得的机制研究，对 IPS 患者进行分类将有利于采用其他更有希望、非交叉反应性治疗或预防药物 [4]。例如，保持内皮细胞完整性的方法可以有效地预防或治疗 IPS。作为内皮细胞存活因子的功能分子的临床应用，已经成功地预防了因脓毒性休克与放射损伤所致的内皮损伤及死亡。具体而言，角质细胞生长因子除了保护肺内皮免受氧诱导的损伤外，还显示出可有效减少上皮损伤和实验性 IPS 的严重程度的功能 [71]。同样，正在进行的研究表明，表面活性剂替代治疗可能有助于克服上皮损伤与功能障碍对通气及氧合的影响。尽管存在明显的全身免疫抑制，但 IPS 发展并且仍进展为呼吸衰竭；因此，抑制白细胞募集到肺的新策略作为（旨在预防或治疗这种严重并发症）未来辅助治疗的标准疗法，将成为可能。这些策略在 GVHD 预防的早期研究中取得了成功 [77]。

五、非感染性、迟发性肺损伤：阻塞性和限制性肺病

（一）定义、风险因素和临床过程

在异基因造血干细胞移植后存活超过 100 天的患者中通常观察到两种形式的慢性肺功能障碍：阻塞性肺病（obstructive lung disease，OLD）和限制性肺病（restrictive lung disease，RLD）。两种肺毒性模式的发生率在 20% ～ 50% 之间，取决于供者来源和造血干细胞移植后的时间间隔 [5, 6]。间质或细支气管周围空间的胶原沉积与纤维化发展促进了肺功能检测中呈现的肺功能障碍模式。虽然两种形式的肺功能障碍均在异基因造血干细胞移植后以迟发性、非感染性肺并发症存在，但限制性肺病和阻塞性肺病可通过许多临床参数来区分（表 95-8）。

（二）限制性肺病

限制性肺病的定义是通过标准 PFT 测量的用力肺活量、总肺容量和肺一氧化碳（DLCO）弥散能力的降低。在限制性疾病中，1 秒用力呼气量与用力肺活量（FEV_1/FVC）之比保持在 100% 左右 [6, 78]。限制性肺病在造血干细胞移植后很常见；在移植后第 100 天，近一半的异基因造血干细胞移植受者中报道了用力肺活量或总肺容量明显降低。虽然有时是短暂性的，但造血干细胞移植后 100 天和 1 年总肺容量或用力肺活量较移植前下降（即使

表 95-8 阻塞性肺疾病与限制性肺疾病的临床因素

表现	阻塞性肺病	限制性肺病
临床综合征	闭塞性细支气管炎	隐源性机化性肺炎
起病	较晚（3 ～ 12 个月）	较早（3 个月内）
症状	呼吸困难，干咳	呼吸困难，干咳
体征	哮鸣音	啰音
肺功能检测	阻塞性生理表现	限制性生理表现
FEV_1/FVC	减少	正常
TLC	正常	减少
DLCO	减少	减少
CT 扫描	空气滞留、支气管壁增厚、小叶中心结节	片状实变影：隐源性机化性肺炎，磨玻璃影
慢性 GVHD	强烈相关	可变的，与隐源性机化性肺炎相关

FEV_1.1s 用力呼气量；FVC. 用力肺活量；DLCO. 肺一氧化碳弥散能力；TLC. 肺总量；GVHD. 移植物抗宿主病

每次测量的绝对值保持在正常范围内），这也与非复发死亡率增加有关 [78]。限制性肺病的发生与含有全身放疗的预处理方案及急性 GVHD 有关，但与慢性 GVHD 的关系尚未完全体现。

造血干细胞移植后限制性肺病的组织学特征在临床文献中很少被描述。虽然被报道的造血干细胞移植患者不到 2%，但闭塞性细支气管炎伴机化性肺炎，也称为隐源性机化性肺炎，与 PFT 的限制性（而非阻塞性）变化相关 [5, 78]。临床特征类似于特发性隐源性机化性肺炎，包括干咳、呼吸急促和发热，而影像学检查结果显示外周、弥漫性、蓬松的浸润与肺实变一致 [78, 79]。在异基因造血干细胞移植的情况下，隐源性机化性肺炎的发展与先前的急性和慢性 GVHD 密切相关 [80]。在可能的情况下，隐源性机化性肺炎的诊断应在肺活检标本上通过几个特征来确认：斑片状纤维化、肺泡腔内的肉芽组织、肺泡管和呼吸性细支气管，以及非感染性微生物。虽然通常情况下，术语隐源性机化性肺炎或闭塞性细支气管炎伴机化性肺炎不应与闭塞性细支气管炎互换使用，这两种术语用以描述造血干细胞移植后患有慢性肺功能障碍的患者。这两种疾病在组织病理学、肺功能特征、最重要的是对治疗的反应方面有所不同；造血干细胞移植后隐源性机化性肺炎对皮质类固醇反应很强，在其他情况下可能会自发消退，而闭塞性细支气管炎则不然 [5, 78]。

（三）阻塞性肺病 / 闭塞性细支气管炎

阻塞性肺病在 20 世纪 80 年代中期首次被认为是异基因造血干细胞移植的并发症，现在已成为引起发病和死亡的主要病因。阻塞性肺病的特征在于呼气时对气流的抵抗力增强，是由于较小的气道和细支气管的狭窄和损伤而致。阻塞性肺病的诊断主要基于肺功能测定，如 1 秒用力呼气量和 1 秒用力呼气量 / 用力肺活量的降低 [6, 78]。在异基因造血干细胞移植后的第 100 天，1 秒用力呼气量 / 用力肺活量 < 70% 定义的阻塞性缺陷可在 15% ～ 25% 的患者中观察到，并且可持续多年 [6, 78, 81]。来自阻塞性肺病患者的肺活检显示出几种组织病理学模式，但小气道炎症伴支气管腔纤维蛋白阻塞的闭塞性细支气管炎仍然是最常见的 [6, 78]（图 95-4A）。组织病理学的这种变化由于获取肺组织的方法而复杂化；经支气管活组织检查很少包括对远端支气管结构的充分取样，因此这些标本可以揭示较大气道和间质的细胞浸润，而没

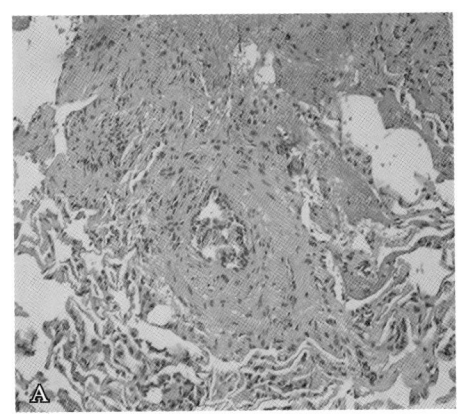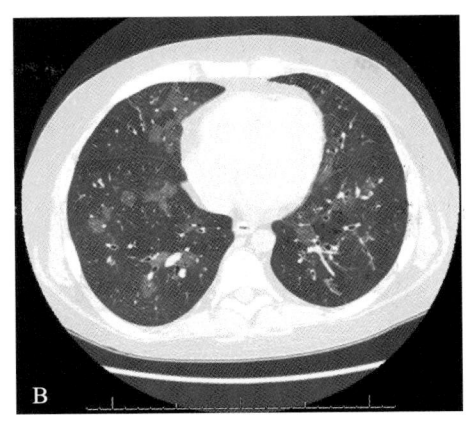

◀ 图 95-4 阻塞性肺病 / 闭塞性细支气管炎的组织学与 CT 影像学

A. 阻塞性肺病 / 闭塞性细支气管炎的瘢痕形式包括同心性、周围纤维带和小气道闭塞（×100）；B. 胸部 CT 扫描的呼气图像显示空气滞留的典型区域，与阻塞性肺病中发现的终末气道炎症一致

有明确的细支气管炎症。活检证实的闭塞性细支气管炎在历史上被用于描述"慢性肺部 GVHD"[6]。然而，在没有闭塞性细支气管炎的情况下可能存在明显的气流阻塞，并且在大多数情况下，通过 PFT 发现诊断阻塞性肺病而不能通过组织病理学确诊。在这种情况下，文献中描述了两个临床短语。"气流阻塞"定义为 1 秒用力呼气量预测百分比每年下降超过 5%，移植后 1 秒用力呼气量 / 用力肺活量比率低于 0.8[82]。"闭塞性细支气管炎综合征"是指伴随慢性肺同种异体移植物排斥的移植物功能恶化[83]。

由于缺乏一致的术语和诊断标准的多变性，造成了造血干细胞移植后阻塞性肺病发病率的广泛差异。Afessa 等发现，在 9 项研究中，2000 多例异基因造血干细胞移植患者中，有 8.3% 的患者出现了阻塞性肺病病症，而在长期患有慢性 GVHD[5] 的幸存者中，有 6% ～ 20% 的人出现了阻塞性肺病。相比之下，使用上述对气流阻塞的定义，Chien 等发现在高剂量预处理造血干细胞移植后新发的阻塞性肺病（慢性 GVHD 患者中 26% 和 32%）比先前估计的更频繁[82]。阻塞性肺病的发病时间为造血干细胞移植后 3 ～ 18 个月，比 IPS 更为隐匿[6, 78]。呼吸系统症状包括咳嗽、呼吸困难和喘息，但许多患者仍无明显症状，尽管 PFT 检查显示有中度至重度气道阻塞的迹象。胸部 X 线通常是正常的，偶尔出现肺过度充气的迹象，也可能存在片状、弥漫性浸润迹象。同样，胸部 CT 表现可以从疾病早期的"正常"进展到广泛的支气管周围炎症和支气管扩张，在后期有明显的肺充气现象[84]（图 95-4B）。非对比度、高分辨胸部 CT 扫描是目前首选的研究选择，以评估可疑的阻塞性肺病患者。

阻塞性肺病的危险因素包括移植前 1 秒用力呼气量 / 用力肺活量降低、感染、慢性误吸、急性和慢性 GVHD、使用不匹配供者和高剂量（相对于低强度）预处理方案的造血干细胞移植[6, 82, 85]。Chien 等研究了年龄和预处理强度对疾病的影响，发现接受减低强度预处理治疗的患者的 1 秒用力呼气量年下降幅度超过 20% 的风险率，明显低于接受高剂量治疗的 50 岁以上患者[85]。虽然供者 / 宿主巨细胞病毒状态与阻塞性肺病发生无关，但既往的呼吸合胞病毒和腺病毒感染是儿科人群中可能的危险因素[86]。阻塞性肺病发生与慢性 GVHD 密切相关，尤其在血清 IgG 水平低和慢性肝 GVHD[6] 患者中。

2005 年，美国 NIH 为闭塞性细支气管炎 / 阻塞性肺病定义了共识标准（表 95-9）[87]。利用 NIH 的这些指南，一项大型回顾性研究在 5.5% 的异基因造血干细胞移植受者和 14% 的慢性 GVHD 患者中进行，研究发现闭塞性细支气管炎 / 阻塞性肺病[88]。移植前 1 秒用力呼气量和 1 秒用力呼气量 / 用力肺活量比值在符合 NIH 共识标准的闭塞性细支气管炎综合征患者中明显低于从未达到该标准的患者。与未达到 NIH 共识定义的患者相比，符合 NIH 共识定义的患者死亡率翻了一番[88]。一旦诊断阻塞性肺病，其临床表现可从轻到重，伴有坏死性支气管炎，1 秒用力呼气量迅速下降，死亡率达到 25% ～ 50%。报道显示，早期发现疾病对改善预后很重要。为了达到这个目的，最大呼气中流速的下降（FEV_{25-75}）可能比 1 秒用力呼气量更早地反映了阻塞性肺病的指标。此外，造血干细胞移植术后 100 天至 1 年的气流快速下降率也与较高的死亡率有关[82]。最后，仅基于或部分基于造血干细胞移植前肺功能的移植前风险评分，可能有助于预测异基因造血干细胞移植患者早期呼吸衰竭和死亡的危险

表 95-9　闭塞性细支气管炎综合征的 NIH 一致标准

1. FEV_1 <预测值的 75%，附加 FEV_1/FVC 比例< 0.7

2. 高分辨率 CT（吸气和呼气视图）显示空气滞留、支气管扩张或小气道增厚的证据。如果影像学检查结果不明显，则残余体积> 120% 预测值或确诊的缩窄性细支气管炎的组织学

3. 没有急性呼吸道感染。记录的数据可能包括微生物学培养（支气管肺泡灌洗、鼻窦穿刺、痰培养或上呼吸道病毒筛查）或提示感染的影像学特征（CT 或胸部 X 线片）

4. 如果通过肺功能和放射学检查诊断闭塞性细支气管炎综合征（没有组织确认），则必须存在至少一种其他单独器官系统的慢性 GVHD 表现

FEV_1.1s 用力呼气量；FVC.用力肺活量

性[89, 90]。阻塞性肺病 / 闭塞性细支气管炎的临床范围以及与诊断、特征和治疗方法相关的挑战在最近的几篇综述中得到了详细的讨论[81, 91-93]。

（四）慢性肺损伤的发病机制

造血干细胞移植后慢性肺损伤的病理生理学尚不明确，其中包括对肺实质的最初损伤、随后持续的炎症过程失调，包括新招募的供者来源的免疫细胞与宿主的肺血管内皮和间质细胞之间的相互作用。造血干细胞移植后慢性非感染性肺损伤的三相模型包括 T 细胞活化、白细胞招募、胶原沉积和纤维化的发展[6, 94]。在这个模型中，对肺上皮细胞的异源反应诱发了一种失调的修复反应，引起末端气道瘢痕化导致阻塞性肺病；或间质损伤导致 RLD（图 95-5）。究竟是什么决定了慢性肺损伤的解剖特异性（细支气管周围还是间质）仍有待研究，并且慢性肺损伤的一种类型（阻塞性肺病或限制性肺病）的发生并不一定排除其他类型[95]。此外，早期的炎症可能不是随后纤维化的先决条件，这种情况可以解释为什么一些慢性肺功能障碍患者没有明确的急性肺炎症既往史。在此背景下，肺成纤维细胞可能是异基因造血干细胞移植后限制性肺病和阻塞性肺病发生的重要环节，目前已有证据表明循环的成纤维细胞可以作为闭塞性细支气管炎严重程度的替代标志物[96]。

最近的实验和临床研究强调了先天免疫失调对所提出的三相模型的贡献。令人信服的证据是 TNF-α 在急性向慢性肺损伤转变过程中发挥的作用，通过靶向肺部过表达 TNF-α 的转基因啮齿动物发现；早期肺组织病理学包括淋巴细胞浸润，这

与实验 IPS 模型相似，而更长时间暴露 TNF-α 相关的组织学改变更类似于造血干细胞移植后晚期所见的。此外，在最近的一个 TNF-α 抑制药治疗造血干细胞移植后慢性肺损伤的前瞻性研究中，与非造血干细胞移植对照组和未发生闭塞性细支气管炎 / 阻塞性肺病或限制性肺病的移植患者相比[97]，慢性肺损伤者 TNFR Ⅰ 和 TNFR Ⅱ（TNF-α 的两个替代标志）的血浆水平明显增加。另外两项临床研究表明，含有 2/caspase 募集域家族成员 15（NOD2/CARD15）的杀菌 / 通透性 – 增强蛋白和核苷酸 – 结合寡聚域的基因变异，都会影响异基因造血干细胞移植后气流阻塞和闭塞性细支气管炎的风险[98, 99]。

最后，新动物模型的最新进展强调了局部先天免疫和非 Th1 细胞亚群之间的相互作用，以及供者 B 细胞异源抗体在慢性肺 GVHD 发展中的作用[72, 100, 101]。后一种观察结果在机制上被证实，输注不能产生 IgG 异源抗体的供者细胞，并阻断生发中心形成，从而消除肺纤维化[140]。重要的是，这些实验结果得到了临床观察数据的支持，新诊断为闭塞性细支气管炎的患者外周血中 CD19$^+$ CD21^{low}B 细胞和 BAFF 水平明显高于无慢性 GVHD 的异基因造血干细胞移植受者[102]。总的来说，遗传学方法以及对闭塞性细支气管炎相关动物模型的科学利用[72]，最终可能证明对造血干细胞移植背景下发生 OLD 的相关发病机制有作用。

（五）造血干细胞移植后慢性肺损伤的治疗

关于闭塞性细支气管炎 / 阻塞性肺病与慢性 GVHD 之间公认的关联形成了一种共识，这种形式的晚期肺毒性是免疫介导的。因此，非感染性阻塞性肺病的诊断一旦确立，标准疗法包括强化免疫抑制与支持治疗（包括支气管扩张药和补充氧疗法）及广谱抗菌预防治疗。由于气流阻塞倾向于"固定不变"而非可逆，因此对支气管扩张药治疗的反应通常是微不足道的。类似地，对免疫抑制疗法（包括类固醇、钙调神经磷酸酶抑制药和硫唑嘌呤的各种组合）的反应也是有限的，并且这些药物通常旨在保留剩余肺功能，而不是明显改善症状。此外，没有显示出任何药物组合特别有效[93]。鉴于机会性感染的固有风险增加，如果在治疗的前几个月未见临床反应或长期存在肺功能障碍时，应仔细考虑免疫抑制治疗的持续时间。在治疗开始时有更严重疾病的患者预后较差且死亡率较高，这强调了早期诊

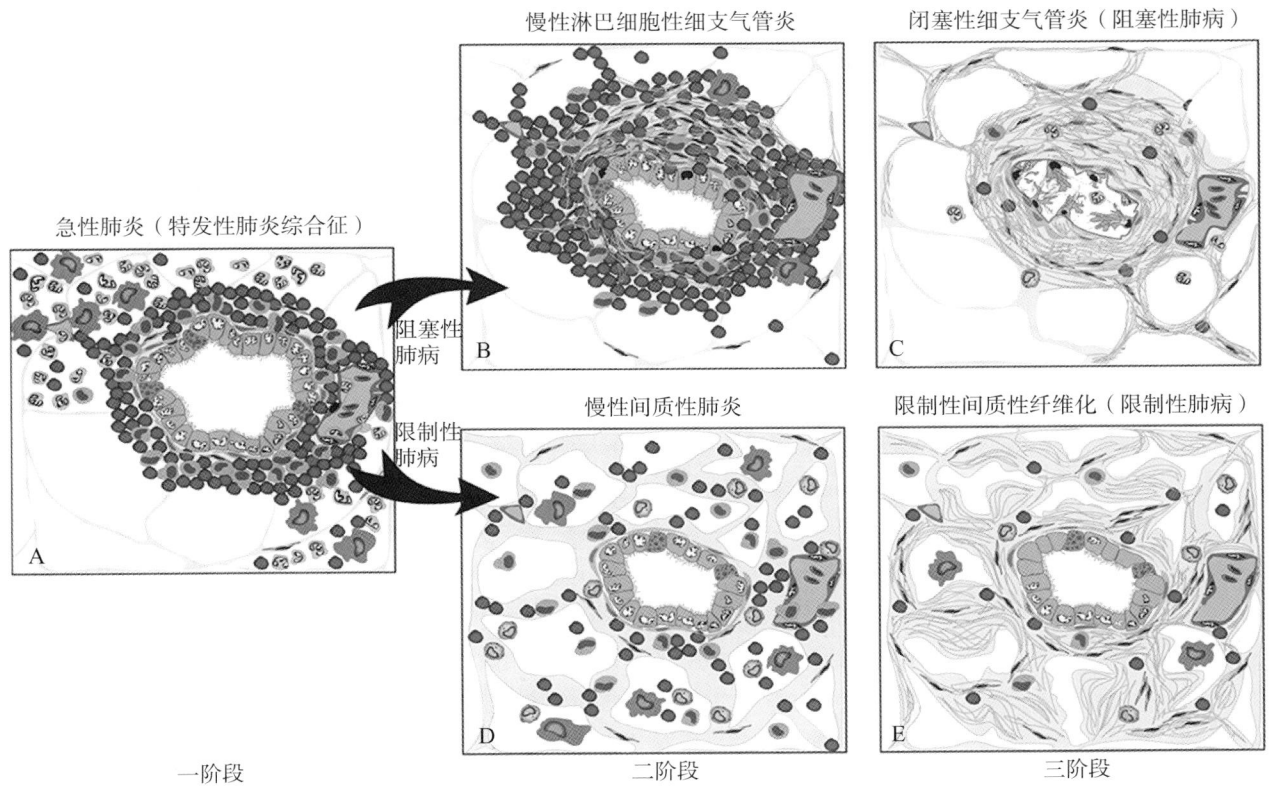

慢性淋巴细胞性细支气管炎　　　　闭塞性细支气管炎（阻塞性肺病）

急性肺炎（特发性肺炎综合征）

阻塞性
肺病

限制性
肺病

慢性间质性肺炎　　　　限制性间质性纤维化（限制性肺病）

一阶段　　　　　　　　　二阶段　　　　　　　　　三阶段

▲ 图 95-5　异基因造血干细胞移植后阻塞性肺病和限制性肺病的三相模型

A. 异基因干细胞移植后免疫介导的肺损伤可分为三个阶段。在第一阶段，急性肺损伤是由同种异体免疫反应引起的，并导致淋巴细胞、巨噬细胞和中性粒细胞相继流入发炎的肺实质；B、D. 在失调的修复机制的环境中持续存在的炎症信号促进了在第二阶段从急性到慢性损伤的转变；C. 随着慢性炎症进入第三阶段，肺成纤维细胞数量急剧增加，并有助于增强支气管结构内和周围的胶原和肉芽组织的沉积，最终导致小气道完全闭塞和不变的阻塞性肺病；E. 相反，如果早期损伤的主要目标是肺泡上皮，则成纤维细胞增殖和间隔内胶原沉积最终导致间质纤维化和限制性肺病（此图的彩色版本，请参阅彩图部分）

断的重要性。对标准治疗的反应不佳和无法接受的发病率及死亡率导致一些患有严重阻塞性肺病的造血干细胞移植患者考虑进行肺移植[103]，并强调了更好地了解疾病的发病机制的必要性[104]。

1. 皮质类固醇——全身和吸入

2009 年，在德国雷根斯堡举行了关于肺部慢性 GVHD 诊断和治疗的共识会议，总结了公认的治疗方案[91]。会议建议将全身性和吸入性皮质类固醇联合用作闭塞性细支气管炎 / 阻塞性肺病患者的一线治疗。虽然全身性皮质类固醇是治疗急性和慢性 GVHD 的主要疗法，但尚无随机临床试验来评估其对闭塞性细支气管炎 / 阻塞性肺病患者的疗效。一项小型回顾性研究指出，9 名接受皮质类固醇冲击治疗 [10mg/（kg·d）] 的患者中有 7 名患者的肺功能稳定[105]。尚未发表关于全身性皮质类固醇的其他前瞻性试验。吸入类固醇的潜在附加益处已经在许多临床试验中进行了检验，结果各异[106, 107]。

2. 阿奇霉素和 FAM 疗法

几个连续的小案例试图利用抗生素阿奇霉素的抗炎作用来治疗异基因造血干细胞移植和肺同种异体移植受者中的闭塞性细支气管炎 / 阻塞性肺病。各项研究均表明，当给药 12 周或更长时间时，该药物对肺功能有益[108, 109]。氟替卡松、阿奇霉素和孟鲁司特（FAM 疗法）的治疗已经在许多医疗中心使用，并且广泛用于闭塞性细支气管炎 / 阻塞性肺病管理。对接受 FAM 治疗的患者进行的回顾性研究发现，与使用高剂量皮质类固醇治疗的历史对照相比，全身性皮质类固醇的使用减少[110]。目前正在进行前瞻性 Ⅱ 期和Ⅲ 期临床试验，以检查 FAM 联合治疗在闭塞性细支气管炎 / 阻塞性肺病治疗中的作用[111]。

3. 抑制 TNF-α 等方法

TNF-α 在阻塞性肺病和限制性肺病发病机制中的潜在作用表明，中和这种蛋白质的依那西普等药物可能具有前景，研究表明这种药物对一些慢性肺损伤的造血干细胞移植患者有潜在的益处[97, 112]。最近发表了使用依那西普治疗造血干细胞移植后慢性肺损伤的 Ⅱ 期临床试验文献[97]。对于 31 名患有闭塞性细支气管炎 / 阻塞性肺病（n=22）或限制性肺病（n=9）的患者，给予依那西普 4 或 12 周。在所有患者的治疗前后均进行支气管肺泡灌洗程序。常规免疫抑制附加依那西普治疗的耐受性良好，没有观察到输注毒性和机会性感染。在非感染性阻塞性肺病或限制性肺病患者中观察到肺功能的客观反应，对治疗有反应的患者的 5 年总生存率为 90%（95%CI 73% ～ 100%）。研究对象显示在研究开始时 sTNFR Ⅰ、sTNFR Ⅱ、IL-8 和 TGF-β 的血浆水平增加，并且尝试鉴定阻塞性肺病的生物学标志物。体外光照治疗在闭塞性细支气管炎 / 阻塞性肺病管理中的作用尚未确定。最近一项报道显示 10 例接受体外光照治疗闭塞性细支气管炎 / 阻塞性肺病的患者中，接受延长疗程体外光照治疗的 9 例患者中有 6 例达稳定[113]。最后，采用吸入性环孢素的给药方式对肺移植受者有希望[114]，但造血干细胞移植受者的研究尚未见报道。

（六）优化慢性肺功能障碍患者的管理

对晚期肺部毒性患者的综合诊断方法包括彻底的病史问诊和体格检查，评估肺功能和影像学检查结果，考虑支气管镜检查 / 支气管肺泡灌洗和采集肺组织，以及咨询各种医学专家（图 95-6）。然而，实践指南关于这些方面尚未明确：①医学监测（包括完成 PFT）的频率，以此来识别疾病的早期发作；②一旦肺功能障碍诊断明确，最佳诊断方法有哪些（包括 X 线、支气管肺泡灌洗 / 组织活检的作用）；③何时开始和停止全身或吸入治疗的临床标准；④免疫抑制和支持治疗药物的途径、剂量、类别和持续时间；⑤严重受影响的患者的肺移植程序。Chien 和 Martin[93] 对闭塞性细支气管炎 / 阻塞性肺病管理中存在的诊断和治疗困境进行了仔细审查。

尽管一些中心建议在造血干细胞移植第 100 天后进行每季度一次的 PFT 常规筛查，但这些检测的频率和方法因机构而异。一旦怀疑出现新的肺部损伤，需要考虑进行胸部 CT 扫描。虽然呼气末空气滞留影像支持阻塞性肺病的诊断，但正常的肺部影像并不罕见，也不排除发生肺部疾病的存在。密歇根大学的研究人员利用胸部常规高分辨率 CT 扫描的吸气和呼气影像叠加，绘制成参数响应图，这是一种体素图像分析技术，用于评估慢性阻塞性肺疾病的非造血干细胞移植患者的肺部病变的演变和严重程度。这种新型的衰减成像技术可以在传统射线或 PFT 观察到变化之前，检测出小气道和实质疾病的证据[115]。不管有或没有疑似肺功能障碍，目前均在造血干细胞移植受者中进行研究以测试和验证这种方法。支气管镜检查和支气管肺泡灌洗在治疗阻塞性肺病或限制性肺病患者中的作用也值得进一步思考。最近 TNF-α 抑制试验的一个更有趣的发现是，在伴有亚临床表现但活动性肺部感染的疑似闭塞性细支气管炎 / 阻塞性肺病和限制性肺病患者中具有数量上的优势[97]。参加该前瞻性研究的 57 名患者均接受了预治疗支气管肺泡灌洗，20 名（35%）被评定为不适合随后的研究治疗，因为在支气管肺泡灌洗液中鉴定出病原生物。值得注意的是，20 名患者均未表现出急性或慢性感染的临床症状。因此，这种情况下隐匿性感染的高发生率使得支气管镜检查应作为该患者群体检查的一部分。

最后，怎样的治疗方案的组合能促发全身或吸入治疗的开始？1 秒用力呼气量和 1 秒用力呼气量 / 用力肺活量比值是阻塞性肺病的最佳测量值，还是 1 秒用力呼气量 / 用力肺活量或用力肺活量 25 ～ 75 为测量小气道阻塞的更敏感指标？是否应根据在特定时间段内 FEV_1 或 1 秒用力呼气量和 1 秒用力呼气量 / 用力肺活量比率的下降才开始治疗，而无论 1 秒用力呼气量或 1 秒用力呼气量和 1 秒用力呼气量 / 用力肺活量的绝对比率如何？因此，在一定时期内 1 秒用力呼气量下降 > 10% ～ 15% 的患者，但其 1 秒用力呼气量仍然 > 预测的 75%，是否可以从早期介入治疗中获益？对于伴有明显非感染性限制性肺病的患者，应考虑哪些疗法？这是对受体肺的异源免疫攻击的表现吗？如果考虑慢性纤维化肺功能障碍进展的三相模型（图 95-5），在支气管（或间质）炎症发作时和明显的胶原沉积之前对受影响的患者进行治疗将更有价值。这种方法强调了早期检测和通过经支气管或外科手术方法获取肺组织的潜在益处。

六、结论

在移植后立即和随后的几个月到几年内，肺损伤仍然是异基因造血干细胞移植后的一个重要问题。尽管自体造血干细胞移植后偶尔会发生肺损

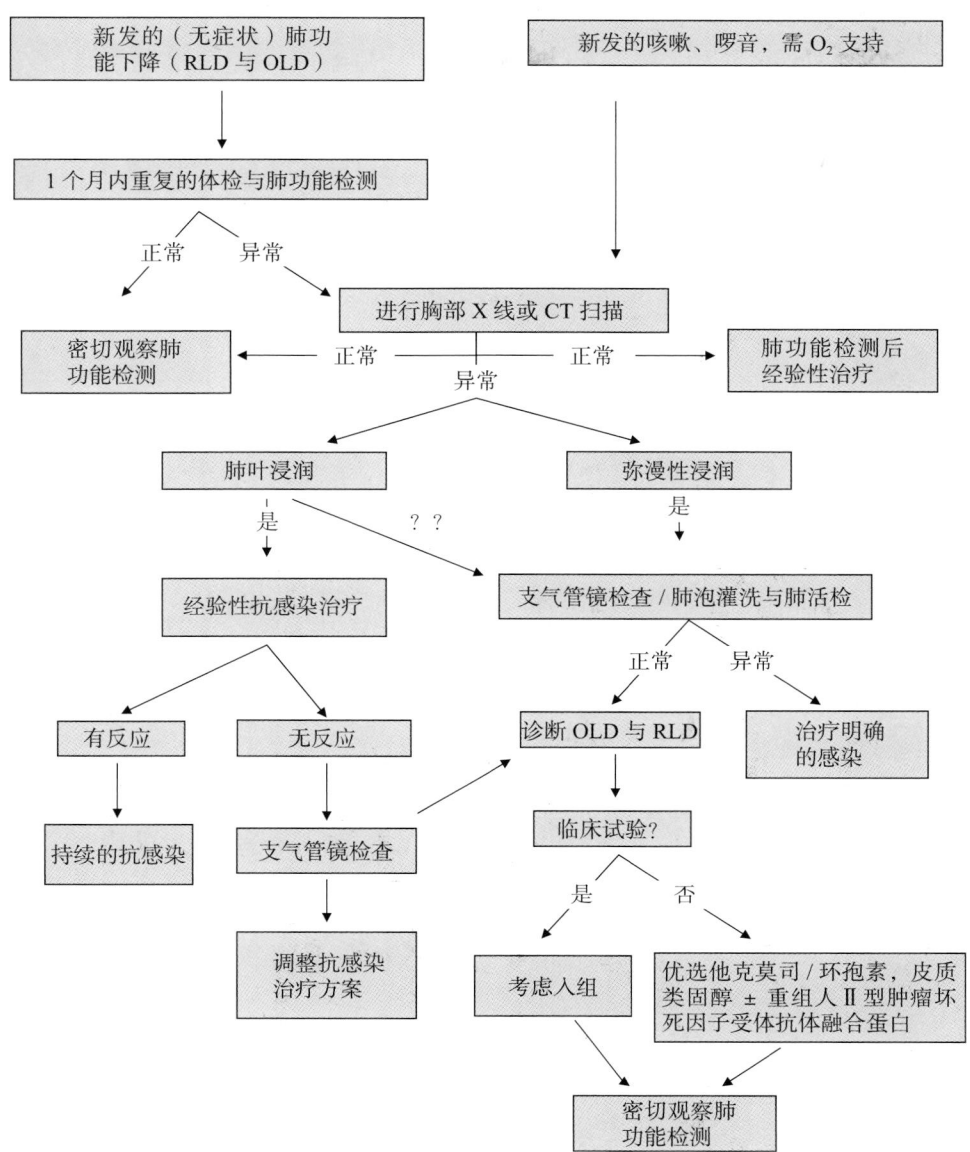

▲ 图 95-6　迟发性呼吸功能障碍造血干细胞移植患者的诊治方法

对晚期肺毒性患者的综合治疗包括完成彻底的病史和体格检查、肺功能评估和影像学评估。初步检查的结果将指导随后的决策，以启动经验性抗菌治疗，而不是咨询医学和外科专家，并考虑支气管镜检查 / 肺泡灌洗和肺组织活检。当肺功能障碍被确定为起源于非传染性，并考虑免疫抑制治疗时，尽可能参加开放式临床试验。OLD. 阻塞性肺病；RLD. 限制性肺病

伤，但同种异体移植会明显加剧急性和慢性环境中的毒性。从历史上看，这种损伤大部分被认为是由于隐匿性和常常无法识别的感染所致，但是现在大量优势的实验数据表明非感染性疾病如 IPS 和闭塞性细支气管炎具有主要的免疫学因素。尽管有这些发现，将肺确定为 GVHD 的真正靶器官仍然是一个备受争议的话题。与肠道和皮肤一样，肺是无菌身体保护区与外部环境之间的重要免疫接口。因此，肺是组织相容性抗原和专职抗原递呈细胞的丰富来源和复杂免疫网络的场所。

在实验和临床环境中，炎症介质如 TNF-α 以及供者衍生的效应细胞（其导致 GVHD）与肺损伤相关。然而，缺乏上皮细胞凋亡的一致证据仍然是将肺视

为急性 GVHD 靶器官的主要障碍。在慢性期，肺被广泛接受为 GVHD 的靶标。异基因造血干细胞移植后和同种异体肺移植排斥反应中观察到的阻塞性肺病组织病理学特征之间的明显相似性强烈支持这一概念。导致限制性肺病的免疫机制的案例正在发展演变，但传统观念尚未将这种形式的肺功能障碍作为慢性 GVHD 的表现。然而，在没有感染的情况下，仍然不清楚是否有其他过程（如果有的话）可能导致（供者）免疫细胞流入肺实质和间质空间。希望随着动物模型发展，可产生进一步的见解，我们对这些疾病过程的理解将不断完善并最终产生新的治疗策略，以诊断、治疗和预防我们的患者的肺毒性。

第 96 章
造血干细胞移植的肾脏和膀胱并发症
Kidney and Bladder Complications of Hematopoietic Cell Transplantation

Sangeeta Hingorani　著

陈　峰　译

杨海飞　黄海雯　唐晓文　陈子兴　校

一、概述

肾功能不全是造血干细胞移植的常见并发症，是引起发病率和死亡率的主要原因。造血干细胞移植后发生的急性肾损伤（acute kidney injury，AKI）和慢性肾病（chronic kidney disease，CKD）有多种定义（表 96-1）。造血干细胞移植定义的异质性、造血干细胞移植的类型和不同的患者群体往往使不同的研究难以进行比较。造血干细胞移植后膀胱也常受影响，并且影响膀胱的过程中也会导致肾损伤。

本章主要介绍肾脏和泌尿外科疾病的流行病学、发病机制和治疗方法。肾损伤的时间从移植后的几天到几个月后不等。急性和慢性之间的区别是由时间决定的，因为慢性肾病通常是指在移植第 100 天之后出现的肾脏疾病的表现，而"急性"包括移植后到第 100 天的早期损伤。同样，膀胱损伤中最常见的出血性膀胱炎，分为早发型和迟发型，两者的区别也是时间，并且与不同的病因有关。在本章中，将首先讨论早发或急性损伤，然后是晚期或慢性损伤。疾病过程可能重叠：持续存在的急性肾损伤后来被称为慢性肾病。虽然本章讨论了造血干细胞移植后发生的损伤，但移植前肾功能或基线水平可能会影响预后[1]。因此，不仅要对血清肌酐进行基线评估，还要对尿液进行分析，并对肾小球滤过率（glomerular filtration rate，GFR）进行更正式的评估。此外，HCT-CI 评分（中、高风险）与造血干细胞移植后发生急性肾损伤的风险增加有关[2]。准确评估基线肾功能可以帮助指导后期的药物剂量运用。

二、急性肾损伤

（一）流行病学

在造血干细胞移植人群中对大多数急性肾损伤的研究中，急性肾损伤被定义为造血干细胞移植后 60～100 天内基线血肌酐水平增加 1 倍。急性肾损伤的发病率从自体移植的 6.5% 到移植后进入重症监护病房的患者高达 79%。根据造血干细胞移植的类型和预处理方案的不同，发病率也不同。急性肾损伤在异基因移植受者中比自体移植中更常见，并且与低剂量预处理相比，高剂量方案更常见。较轻或 2 级的急性肾损伤被定义为基线血肌酐的 2 倍以下，GFR 下降超过 25%。2 级是基线血肌酐 2 倍而不需要透析，3 级是需要透析的急性肾衰竭。肾脏专家为急性肾损伤提出的两个新定义是基于所谓的 RIFLE（危险、损伤、衰竭、丧失和终末期）标准和 AKIN（急性肾损伤网络）定义（表 96-1）。这些阶段都基于 GFR 和血清肌酐的变化和（或）尿量的减少。危险期指血清肌酐增加 1.5× 基线或 GFR 下降＞ 25%。损伤期指基线血肌酐增加 1 倍或 GFR

表 96-1 术语定义：根据 RIFLE、AKIN 和评分标准中的血清肌酐水平对干细胞移植后的急性肾损伤 a 定义和分类进行比较

RIFLE	
危险	血清肌酐升高 ≥ 1.5× 基线或 GFR 降低 ≥ 25%
损伤	血清肌酐增加 ≥ 2.0× 基线或 GFR 降低 ≥ 50%
衰竭	血清肌酐 ≥ 3.0× 基线增加或 GFR 降低 ≥ 75% 或绝对血清肌酐 ≥ 4.0mg/dl（354μmol/L）急剧升高至少 0.5mg/dl（44μmol/L）
丧失	持续性 AKI > 4 周
终末期肾病	终末期肾病 > 3 个月

AKIN	
1 级	血清肌酐增加 ≥ 0.3mg/dl（26.5μmol/L）或从基线增加至 150%～199%（1.5～1.9 倍）
2 级	血清肌酐从基线增加至 200%～299%（> 2.0～2.9 倍）
3 级	血清肌酐从基线增加至 ≥ 300%（≥ 3 倍）或血清 Cr ≥ 4.0mg/dl（354μmol/L），急性上升至少 0.5mg/dl（44μmol/L）

分级	
0 级	GFR 降低 < 基线的 25%
1 级	血清肌酐从基线增加 < 2 倍，GFR 降低 > 25% 但 < 基线的 50%
2 级	血清肌酐从基线增加 ≥ 2 倍，但不需要透析
3 级	血清肌酐从基线增加 ≥ 2 倍，需要透析

GFR. 肾小球滤过率；RIFLE. 危险、损伤、衰竭、丧失和终末期；AKIN. 急性肾损伤网络
a. 急性肾损伤在 SCT 后的前 100 天内被定义（引自 Ando 等，2010 [179]。经 Nature Publishing Group 许可转载）

下降 50%。衰竭期是指相较基线血肌酐增加 2 倍，或者是血清肌酐 > 4mg/dl，要么是 GFR 下降 75%。失代偿期和终末期分别指肾衰竭持续时间分别为 1 个月和 3 个月 [3]。这些标准的建立是因为肾衰竭的程度影响了进入 ICU 的成人患者的预后。它们也适用于造血干细胞移植人群，并应在今后的造血干细胞移植研究中使用。无论选择何种定义，急性肾损伤严重程度的增加与死亡率风险比增加有关 [4-6]。

（二）急性肾损伤患者适应方案类型与移植的危险因素分析

1. 高剂量预处理方案和同种异体造血干细胞移植
这些患者的急性肾损伤发病率高达 69%。这组患者的急性肾损伤发生在移植后早期，通常在第 28 天之前。这组患者发生急性肾损伤危险因素包括肺毒性、肝毒性、肝静脉闭塞综合征、两性霉素使用和脓毒症 [7-14]（表 96-2）。在土耳其进行的一项较小的研究中，环孢素的使用会提高大剂量治疗后发生急性肾损伤的风险，而脓毒症则在自体移植患者中起主要作用。研究还发现，基线水平低的白蛋白提高了晚期肾功能不全的风险 [15]。高剂量预处理后发生急性肾损伤的患者比无急性肾损伤的患者需要更频繁的透析，死亡率更高。在需要透析的患者中，死亡率接近 83%。在一项对造血干细胞移植后发生的急性肾损伤患者的 Meta 分析中，急性肾损伤是一个独立的死亡预测因素 [16]。

2. 减低强度预处理方案和异基因造血干细胞移植
在回顾性队列研究中，比较了 140 名高剂量与 129 名减低强度预处理移植受者，发现尽管减低强度预处理患者年龄较大，基线时 GFR < 89ml/（min·1.73m²），但只有 47% 的患者在移植后前 3 个月内发生了急性肾损伤，而高剂量治疗组则为 73%。急性肾损伤在减低强度预处理组稍晚发生，移植后中位数为 26～60 天。在减低强度预处理组中需要透析的患者较少（3% vs 12%），并且死亡率明显降低。对于减低强度预处理组患者，人工通气的需求提高了 10 倍急性肾损伤的风险。其他风险因素包括 GVHD 和供者细胞来源，急性肾损伤与外周血相比更常见于接受骨髓移植的患者，以及糖尿病、肝窦性阻塞综合征、败血症、甲氨蝶呤和巨细胞病毒活化的患者 [6, 13, 17-21]。

3. 大剂量预处理方案与自体造血干细胞移植
在自体移植受者中有两类急性肾损伤系列病例。与异基因移植相比，自体造血干细胞移植患者的发病率较低（约 21%）。在对轻链淀粉样变性患者的研究中，基线时发现的急性肾损伤危险因素包括肌酐清除率降低、蛋白尿和心脏受累。此外，移植相关的风险因素也包括美法仑的使用和菌血症。另外一项对 232 名接受造血干细胞移植的乳腺癌患者进行的研究发现，急性肾损伤的发病率相似，但除脓毒症外，还考虑肝脏毒性和肺毒性作为急性损伤的危险因素，类似于高剂量预处理后异基因移植后急性肾损伤的危险因素。有人提出，自体造血干细胞移植后较低的发病率与避免钙调蛋白抑制药有关。

（三）造血干细胞移植后急性肾损伤的发病机制

尽管许多风险因素与造血干细胞移植后急性肾损伤的发展有关，但下文仅详细讨论了最常见的风

表 96-2 造血细胞移植后急性肾衰竭的文献摘要

患者例数	移植类型	率（自体 / 异基因）%	AKF 定义	潜在危险因素	中位出现时间（天）	参 考
143	100% 异基因	48.9	1～2 级	胆红素水平升高、SOS、Ⅲ～Ⅳ级急性 GVHD	33	[5]
232	100% 自体	21	2～3 级	肝和肺毒性、败血症	28	[10]
170 儿童	55.3% 清髓性异基因，44.7% 非清髓性异基因	45.7/17.1	2 级	清髓性预处理	30	[178]
57	26% 自体 73% 异基因	60/79	2～3 级	肝功能衰竭、低白蛋白、APACHE Ⅱ评分	27	[12]
269	100% 异基因	60	2～3 级	清髓性预处理、女性、高风险恶性肿瘤、并发症	22	[13]
147	100% 异基因	36	2 级	SOS、两性霉素使用	33	[14]
88	100% 异基因	69	2～3 级	SOS、败血症、肺和肝脏毒性	16	[9]
47	53% 自体 47% 异基因	32/68	2～3 级	SOS、败血症、环孢素	44	[15]
253	100% 非清髓性异基因	40	2～3 级	呼吸机使用、GVHD、细胞来源（骨髓与外周血）	60	[19]
62	100% 非清髓性异基因	29	1～3 级	HLA 匹配、Ⅰ级或以上急性 GVHD、SOS、败血症	38	[21]
96	37.5% 减低剂量预处理，62.5% 清髓性预处理	29.2	1～3 级	急性 GVHD	33	[7]

GVHD. 移植物抗宿主病；SOS. 肝静脉闭塞综合征

险因素（表 96-3）。血栓性微血管病包括血栓性血小板减少性紫癜和溶血性尿毒症综合征，可在造血干细胞移植后早期发生，但在诊断时可能不发生血清肌酐的变化。血栓性微血管病在关于慢性肾病的部分中讨论。肿瘤溶解综合征引起急性肾损伤则较为罕见，在造血干细胞移植时有残留病灶或潜在的淋巴增生性疾病中更常见。肾损伤与高尿酸血症、高磷血症及肾内尿酸、磷酸沉积继发的肾小管梗阻和功能障碍有关。治疗包括使用尿酸抑制药、积极的水化，并在需要时透析。肿瘤溶解综合征在造血干细胞移植人群中比较少见，因为大多数患者在移植时处于缓解期。

1. 败血症

败血症会引起血流动力学和炎症性损伤的结合，从而导致肾衰竭。在这种情况下，急性肾损伤的病理生理学是复杂的，目前尚不清楚。最初的炎症反应会导致细胞因子诱导的全身性小动脉扩张和内皮损伤[22]。由此产生的毛细血管渗漏导致肾灌流不足。此外，败血症后早期肾血管收缩，导致肾灌注进一步降低。对肾小管本身的损伤导致局部释放细胞因

表 96-3 造血干细胞移植人群中急性肾损伤的潜在危险因素和机制

血管内容量减少	与急性肠道 GVHD 相关的呕吐和腹泻
全身血管扩张	败血症
肾血管收缩	肝静脉闭塞性疾病
	钙调蛋白抑制药
内皮损伤	急性 GVHD
	钙调蛋白抑制药
	全身照射
	血栓性微血管病
小管损伤	药物：两性霉素，万古霉素
	预处理化疗：万古霉素

（引自 Sharfuddin 和 Molitoris, 2011[23]）

子和趋化因子，从而引起局部炎症和进一步的肾内损伤[23]。除了败血症的影响，用于治疗感染的药物通常是肾毒性的。一些报道已经确定常规或脂质体制剂中的两性霉素是急性肾损伤的危险因素。

2. 肝窦性阻塞综合征

众所周知，肝窦性损伤和肾功能不全之间存在关联。据推测，由肝窦损伤引起的门静脉高压导致肾灌注减少和肾小管损伤，前者可能在急性肾损伤的发生中更为重要。在临床上，肝窦性阻塞综合征与明显的钠亲和力、低尿钠引起的容量超负荷、水肿和体重增加有关，如肝肾综合征[24]。体重增加可能是即将发生肾功能衰竭的标志，而不是肾损伤的结果；此外，文献中描述的体重增加与急性肾损伤发展之间的关联是相互矛盾的[14, 25]。虽然有些人主张将体重增加保持在最低水平（＜ 10% 液体超负荷）以改善该患者人群的预后，但目前尚不清楚体重增加是因果关系或是对这些患者受到其他损伤的结果。因此，预防肝窦性阻塞综合征可能是较为重要的策略。

3. 肾毒性药物

尽管在造血干细胞移植后给予患者许多潜在的肾毒性药物，但最常与急性肾损伤发展相关的药物是两性霉素。接受两性霉素治疗的患者中急性肾损伤风险增加的发现并不令人惊讶，因为常规两性霉素的肾毒性是众所周知的，它与造血干细胞移植人群的肾衰竭有关[26-28]。然而，在 Hingorani 等的一项研究中[14]，两性霉素的脂质体制剂也与急性肾损伤风险增加有关。在同一项研究中，急性肾损伤发展前 2 周内给予万古霉素和庆大霉素均未增加急性肾损伤的风险。在脐带血移植受者中，万古霉素与移植后急性肾损伤风险增加有关[29]。

使用两性霉素治疗不明原因的发热会使移植人群中急性肾损伤的风险显著增加。鉴于接受常规或脂质体两性霉素的患者急性肾损伤风险显著增加，我们建议患者仅在有明确适应证的情况下接受两性霉素治疗，例如明确有真菌感染或长期使用预防性三唑类药物。幸运的是，新的抗真菌药物如氟康唑、伊曲康唑、伏立康唑和卡泊芬净，现在可治疗以前被两性霉素覆盖的适应证。为了达到抗感染的疗效，这些药物中的每一种都被证明与两性霉素同样有效，但具有更好的安全性[30]。

（四）急性肾损伤处理

在大多数情况下，急性肾损伤的管理是有帮助的。透析方式的选择往往取决于患者的血流动力学稳定性、容量超载程度和血压，这使得很难解释最终的结果，因为病情越重的患者更有可能接受持续肾脏替代治疗。在两项对小儿造血干细胞移植患者

的研究中，相比传统广覆盖治疗，给予连续静脉 – 静脉血液滤过或持续静脉 – 静脉血液透析滤过的患者生存率较高，尤其是在早期开始治疗的情况下，在一项研究中，无论肾功能和尿量如何，在插管和机械通气时均有较好的生存率[31, 32]。显而易见的是，无论如何选择疗法，早期干预都可以改善结果。

三、慢性肾病

（一）流行病学

慢性肾病的累计发病率在成人中为 13% ～ 60%[33-35]，在儿童中高达 62%[36]。慢性肾病通常在造血干细胞移植后 6 ～ 12 个月出现，尽管对移植后早至 2 个月迟至 10 年亦有描述。与急性肾损伤一样，在这些患者中使用了许多定义来定义慢性肾病。大多数定义是基于血清肌酐，或根据饮食和肾脏疾病的改变或儿童 Schwartz 公式估计或计算的 GFR 测量。国家肾脏基金会已经根据估计的 GFR（estimated GFR，eGFR）将 GFR 分为 1 ～ 5 期，以帮助指导临床治疗计划。GFR 的范围为 ≥ 90ml/（min·1.73m²），1 期肾损伤，5 期＜ 15ml/（min·1.73m²），终末期肾病＜ 15ml/（min·1.73m²）（表 96–4）。

许多术语也被建议用于描述造血干细胞移植后发生的慢性肾功能障碍，包括"骨髓移植肾病"[33]、"放射性肾炎"[37] 和"预处理相关的溶血性尿毒症综合征"[38]。这些术语均未定义肾功能障碍、贫血或高血压的程度。骨髓移植肾病、预处理相关的溶血性尿毒症综合征和放射性肾炎的肾脏病理学是难以区分的，并且病理学反映了普遍的损伤。全身放疗可能在内皮损伤中起作用，从而导致血栓性微血

表 96-4　国家肾脏基金会肾脏疾病结果质量倡议：慢性肾脏疾病分期

分期	描述	eGFR [ml/（min·1.73 m²）]
1	肾脏损伤和 GFR 正常	≥ 90
2	肾脏损伤和 GFR 轻度下降	60 ～ 89
3	GFR 中度下降	30 ～ 59
4	GFR 重度下降	15 ～ 29
5	肾功能衰竭	＜ 15 或透析

eGFR. 估计肾小球滤过率

管病的发展及其随后的肾损伤。

除血栓性微血管病外，该患者群体中还存在其他慢性肾病表现，包括肾病综合征和 GVHD 相关慢性肾病。造血干细胞移植后慢性肾病的后一种形式常被定义为移植后 6～12 个月的血清肌酐异常或计算 GFR。由于缺乏对造血干细胞移植后慢性肾病的一致定义，很难在研究之间进行比较，找出其发展的危险因素，并制定预防和治疗战略。

（二）造血干细胞移植后慢性肾病的临床表现

1. 急性肾损伤

在各种成人和儿科研究中，急性肾损伤已被证明是导致慢性肾病的危险因素 [14, 35]，这些研究表明一些患者没有从急性肾损伤完全恢复并进展为慢性肾病。

2. 血栓性微血管病：血栓性血小板减少性紫癜和溶血性尿毒症综合征

(1) 定义与临床诊断：血栓性微血管病综合征是以全身性或肾内血小板聚集、血小板减少和红细胞微血管碎裂为特征的一系列临床疾病。血小板聚集可导致缺血和器官损伤。当肾损伤占主导地位时，通常诊断为溶血性尿毒症综合征，而广泛的肾外表现则可导致血栓性血小板减少性紫癜（见文献 [39]）。

血栓性微血管病综合征在造血干细胞移植后发生中并不少见。在一系列回顾性和前瞻性研究中，造血干细胞移植后微血管病变的发生率在 2%～21% 之间 [40-42]。接受高剂量预处理方案的患者的发病率似乎低于接受减低强度预处理方案治疗的患者 [43, 44]。血栓性血小板减少性紫癜倾向于移植后早期发生，而溶血性尿毒症综合征似乎在移植后较晚期发生。当表现为暴发性时，血栓性微血管病综合征往往与严重的急性肾损伤和死亡有关。然而，更常见的是，血栓性微血管病缓慢发展，最终导致了慢性肾病的发展。

对于造血干细胞移植后 TMA 的诊断，必须满足以下临床特征：红细胞碎片显示微血管病性溶血性贫血，每个高倍视野有 2 个或多个碎片细胞，乳酸脱氢酶水平升高，肾功能不全（定义为 > 50% 基线血清肌酐增加或肌酐清除率从基线减少 50%）和（或）神经系统受累而无其他可识别原因，以及直接和间接 Coombs 试验阴性 [45]。新的分级制度是基于造血干细胞移植血栓性微血管病的共同毒性标准，其严重程度主要取决于血清肌酐水平、透析需要和（或）脑病程度 [45]。然而，临床试验的网络定义与国际工作组的定义比较表明，临床试验网络定义中同时存在肾和神经功能障碍的要求，以及国际工作组定义中对 ≥ 4% 的神经干细胞的要求，可能会排除可能存在高预后风险的患者 [46]。那些有更严重形式的血栓性微血管病患者有更高的死亡率 [47]。

(2) 造血干细胞移植术后血栓性微血管病的危险因素：虽然迄今尚未发现与造血干细胞移植后血栓性微血管病的发展有明确的关系，但已对一些风险因素进行了研究。在早期的研究中，以溶血性尿毒症综合征为主要诊断的危险因素是全身放疗 [33, 36, 48] 和钙调磷酸酶抑制药使用 [33, 38, 47, 49, 50]。然而，在后来的血栓性微血管病研究中，Ⅱ～Ⅳ级急性 GVHD，年龄较大，无关供者移植是确定的主要危险因素 [40, 42]。除上述危险因素外，其他研究者还发现肝窦性阻塞综合征、来自全相合的无关供者或半相合供者的移植物和淋巴恶性肿瘤作为造血干细胞移植后血栓性微血管病的显著预测因子 [11, 51-53]。在接受减低强度预处理方案的患者中未发现血栓性微血管病发生率降低，并且认为氟达拉滨可能直接导致这些患者的内皮损伤 [44, 53]。在许多这类病例中，诊断血栓性微血管病时不存在肾损伤，但在疾病过程中发生肾损伤。由于病毒感染，血栓性微血管病也可能发生在造血干细胞移植人群中 [54]。

(3) 全身放疗：早在 20 世纪 20 年代就有被称为"放射性肾炎"的疾病。临床过程是多变的，可表现为肾炎、高血压、蛋白尿和（或）贫血 [55]。这些临床表现的时间范围也各不相同，放疗后 6～12 个月出现急性肾炎，2～5 年后出现亚急性、慢性和晚期肾炎。虽然辐射能损伤血管内皮、肾小管上皮和肾小球，但损伤的原发部位尚未确定 [55]。传统上与放射性肾炎相关的全身放疗剂量通常 > 2000cGy [56]。为了验证辐射引起内皮损伤的理论，Rubin 和 Casarett 用 1000～6000 R [55, 57] 单方面照射大鼠后，在几个时间点进行了肾脏扫描。基线肾脏扫描概述了两个肾脏基线时的形态并且在暴露后 3 个月内基本保持不变。在 3～6 个月之间，观察到了细微的变化，在 9 个月时，受照射的左肾明显减少对放射性标记的摄取。肾扫描的变化与微血管病变相关，显示血管不良和肾小球毛细血管破坏。

鉴于肾损伤的出现时间和程度不同，继发性肾损伤可能加重放射性损伤。例如，人们知道辐照后的血管对高血压的影响更为敏感。因此，这些患者的高血压可能会导致进一步的血管损伤或损害肾脏修复的能力。与其他分裂细胞一样，在培养中辐射抑制内皮细胞增殖[58]。内皮细胞的正常更新时间约为 2 个月[59]，这可以解释为什么一些患者在造血干细胞移植后肾损伤延迟发展的原因。

根据所受辐射的剂量，Miralbell 等测定造血干细胞移植后 18 个月出现肌酐异常的风险率[60]。辐射与肾损伤之间存在剂量依赖性关系。12 Gy 组的相对危险度为 2.9，13.5Gy 组的相对危险度为 8.4，与 10 Gy 组比较有显著性差异。在一项使用肾脏保护的前瞻性研究中，在屏蔽组和非屏蔽组中观察到慢性肾病发病率有下降的趋势[48]。在本研究中，所有患者除接受阿糖胞苷和环磷酰胺化疗外，还接受了全身放疗，作为其适应方案的一部分。存活 100 天以上的 157 例成人中有 20 例（13%）发生肾功能不全，18% 为非屏蔽组，10% 为单屏蔽组。在 2.5 年的随访期间，没有接受双重屏蔽（将对肾脏的总辐射剂量减少到 9.8Gy）的患者均出现肾功能不全。对 100 例接受 T 细胞移植的患者进行回顾性分析发现，接受了全身放疗作为其预处理方案一部分的 11 例 /70 例患者发生了血栓性微血管病，而没有接受全身放疗的患者中没有一例发生了血栓性微血管病。所有患者均未接受钙调磷酸酶抑制药治疗[61]。

(4) 免疫抑制药：免疫抑制药也与慢性肾病的发展有关。环孢素和他克莫司等药物可在造血干细胞移植后引发类似溶血性尿毒症综合征[33, 41, 47, 49, 50, 53]。对 3 例死于肾衰竭的环孢素患者肾脏进行组织学检查，在毛细血管丛和小动脉内观察到血栓形成，并伴有内皮下和系膜增宽和硬化。相反，没有接受环孢素的 55 例患者中没有一例患有肾毛细血管或小动脉血栓[62]。环孢素也是肾小球入球小动脉的一种强有力的血管收缩药。在一项对 7 例肾移植受者进行环孢素治疗的小型研究中，发现 GFR 和肾血浆流量减少，并与环孢素剂量相关。此处所见的下降是短暂的，会随着药物水平恢复到正常水平而逆转[63]。环孢素的肾毒性作用与血清药物水平和治疗时间有关，还可引起小动脉损伤、肾小球硬化和间质纤维化，以及系膜基质的弥漫性扩张[64]。对儿童心脏移植患者的研究还发现，移植后头 2 个月内环孢素的使用与移植后 GFR 的减少之间存在关联[65]。

心脏移植术后前 6 个月的高环孢素水平（＞ 500μg/L）与心脏移植后任何时间的终末期肾病的发展均有关[66]。然而，在一项对大约 69 000 名接受非肾移植（包括心、肺、肝、肠和心肺联合移植）患者的研究中，在初次住院时使用环孢素只会略微增加移植后发生慢性肾病的风险（HR 1.24，95% 1.17 ～ 1.30）[67]。在成人和儿科研究中，西罗莫司和钙调磷酸酶抑制药的组合，无论是用于预防还是治疗 GVHD，都与单独使用钙调磷酸酶抑制药的血栓性微血管病风险提高有关[68-70]。这些研究的数量很少；然而，11% ～ 23% 的患者发生了血栓性微血管病，这似乎与他克莫司、西罗莫司或两者都有关联。这一风险在经历大剂量预处理的患者中可能更高，例如那些接受第二次造血干细胞移植治疗的患者[70]。对于联合治疗的患者，需要密切监测血栓性微血管病的水平和临床及实验室体征。在某些情况下，需要停用西罗莫司或他克莫司，或者两者都停用以改善血栓性微血管病的体征和症状。

3. 造血干细胞移植后血栓性微血管病的组织病理学研究

对血栓性微血管病相关慢性肾病患者的肾活检标本的显微镜检查显示，随着内皮下的扩张和毛细血管襻的闭塞，系膜细胞和内皮细胞溶解和丧失（图 96-1）。在电子显微镜下，肾小球基底膜和内皮下层之间的空间扩大，具有非免疫复合物的无定形沉积物沉积于此。肾活检标本和尸检标本的近

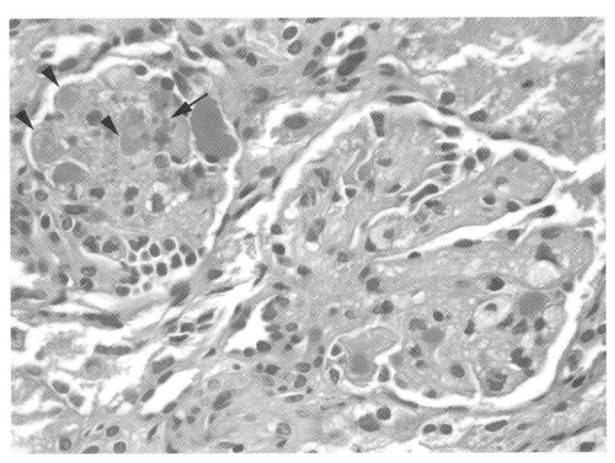

▲ 图 96-1　血栓性微血管病变
肾小球系膜是纤维状的，并与不明显的毛细血管腔混合，毛细血管腔被明显肿胀的内皮细胞遮挡，从而产生"无血"外观。纤维蛋白血栓填充左肾小球（箭头）中的一些毛细血管，其在系膜中具有红细胞碎片（箭）（HE 染色，放大倍数 ×200）

期肾病理学研究已经证实了肾小球和肾小管周围毛细血管中补体分裂产物 C4d 的染色，且血栓性微血管病病例中的内皮损伤是抗体介导和补体激活引起的。患者的肾脏也有肾小管炎和肾小管周围毛细血管炎的证据。活检或尸检的中位时间为移植后 7 个月，所有患者均有急性或慢性 GVHD。7 例患者中有 5 例在活检或死亡时没有血栓性微血管病的临床证据，但血清肌酐和蛋白尿 / 血尿均有升高[71]。

4. 造血干细胞移植后血栓性微血管病的病理生理学研究

无论激发因素如何，内皮损伤都被认为是 TMA 综合征发展的诱因（图 96-2）。内皮损伤激活凝血系统，导致凝血酶形成和纤维蛋白沉积。修复这种损伤的能力取决于纤维蛋白溶解和凝血活性之间的平衡[72]。虽然组织学上相似，但血栓性微血管病似乎与血栓性血小板减少性紫癜不同，因为移植相关血栓性微血管病患者的 ADAMTS-13 水平不会明显降低[73, 74]。目前关于肾内皮损伤发病机制的理论假说主要包括基于凝血级联和补体系统异常[75, 76]。

最近的研究发现急性 GVHD Ⅱ～Ⅳ级和慢性 GVHD 是血栓性微血管病发展的危险因素。在慢性 GVHD 患者中，内皮细胞被认为是细胞毒性供者 T 淋巴细胞的直接靶点[77]。肾脏血栓性微血管病损伤的危险可能是机体其他部位与 GVHD 相关的循环炎性细胞因子所致，也可能是 GVHD 对肾脏内皮细胞的直接损伤。急性 GVHD 患者造血干细胞移植后

血浆内皮损伤和凝血活性的指标升高，提示内皮损伤、急性 GVHD 与血栓性微血管病的发生有一定的相关性[78, 79]。VEGF 的功能丧失或 VEGF 的抑制导致蛋白尿和肾小球内皮损伤的发展与移植相关血栓性微血管病一致[78]，并且较低水平的 VEGF 与更严重的急性 GVHD 相关[79]。GVHD 可能通过降低血清 VEGF 水平而致肾脏内皮细胞损伤，从而失去 VEGF 对肾小球滤过屏障的保护作用。受者 - 供者性别错配提高了移植相关血栓性微血管病风险，并进一步支持了急性 GVHD 可能在造血干细胞移植后移植相关血栓性微血管病的发病机制中发挥作用的理论[80]。

已经描述了炎性细胞因子、IL-6、IL-8 和 TNF-α 之间的关联，以及从内皮细胞释放的超大血管性血友病因子和由 ADAMTS-13 引起血栓形成的分解速率之间的平衡[81]。其他研究者发现 TNF-α 的全身性释放与 PAI-1 和组织型纤溶酶原激活物释放有关，并支持细胞因子引起内皮损伤的观点[82]。

5. 造血干细胞移植后血栓性微血管病的自然史

为阐明造血干细胞移植后血栓性微血管病相关性慢性肾病的临床过程，目前已进行了多项研究。同样，大多只涉及了少量患者，并且随访时间相对较短（1～5 年）[33, 36, 83-85]。从报道中可以明显看出，肾功能的急性恶化往往伴随着一段时间的稳定，但很少能恢复全肾功能。与其他终末期肾病患者相比，造血干细胞移植后慢性肾病患者可迅速进展为终末期肾病，并且存活率降低[86]。

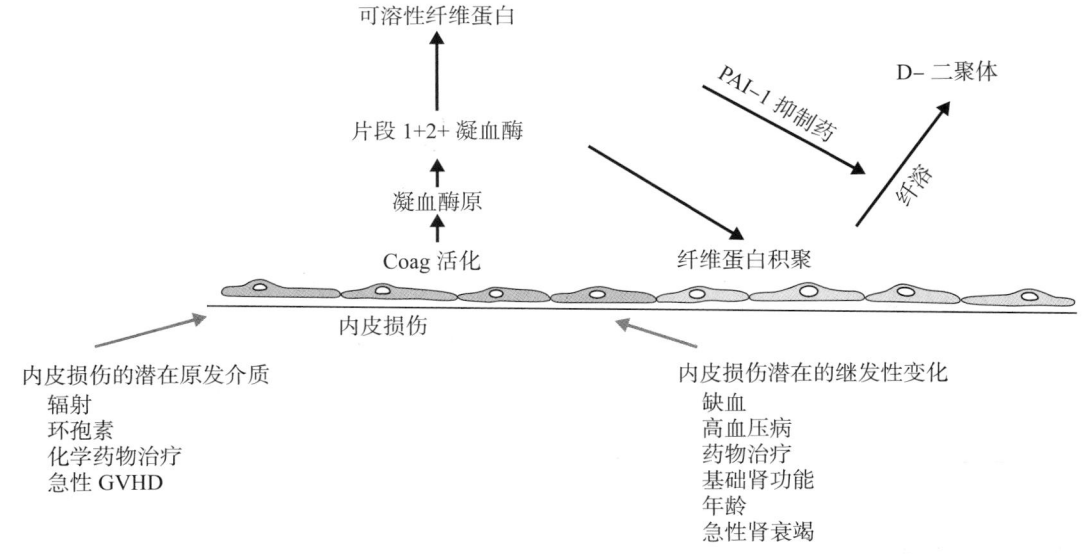

▲ 图 96-2　造血细胞移植后血栓性微血管病变的潜在危险因素和病理生理学

PAI-1. 纤溶酶原激活物 -1

在 Cohen 等的研究中，1985—1990 年间，149 例造血干细胞移植术后存活 100 天以上的患者中，19 例（13%）在移植后 6～12 个月内出现了溶血性尿毒症综合征（33 例）。4 名患者迅速发展为终末期肾病，其临床表现类似于溶血性尿毒症综合征，其中 3 例死亡。1 例存活患者的 GFR 明显降低，其 GRF 值仅 17ml/min（正常 80～100ml/min）。7 例患者经历了缓慢但持续的下降，其余 8 例患者在最初的衰退期后肾功能趋于稳定。7 名患者中有 4 名最终进展为透析阶段。较高的乳酸脱氢酶和较低的血小板水平似乎预示着预后不良。

（三）肾病综合征

慢性 GVHD 表现为肾病综合征伴或不伴肾功能不全（见文献 [87]）。患者通常表现为蛋白尿、水肿和低蛋白血症。大多数病例报道显示膜性肾病在活检时有上皮沉积；推测这些沉积预示着肾脏 GVHD 的抗原 - 抗体复合物（图 96-3）。

然而，被认为是一个 T 细胞介导的微小病变的病例已经被描述了 [87]，在没有 GVHD 的脐带血移植患者中有 1 例被认为与受者 T 细胞活化有关，其导致移植失败和微小病变 [88]。比较造血干细胞移植后膜性肾病与微小病变的病例报道，发现 61% 的患者发生膜性肾病，22% 的微小病变患者发生膜性肾病 [89]。大多数被报道的膜性肾病患者为男性，年龄稍大，有急性和慢性 GVHD 病史。微小病变和膜性肾病分别在移植后 8 个月和 14 个月后发生，并且倾向于在 GVHD 发展的 1～5 个月内发生和（或）慢性 GVHD 的免疫抑制逐渐减少。膜性肾病更难以治疗，而 90% 微小病变患者中只有 27% 的患者达到缓解。

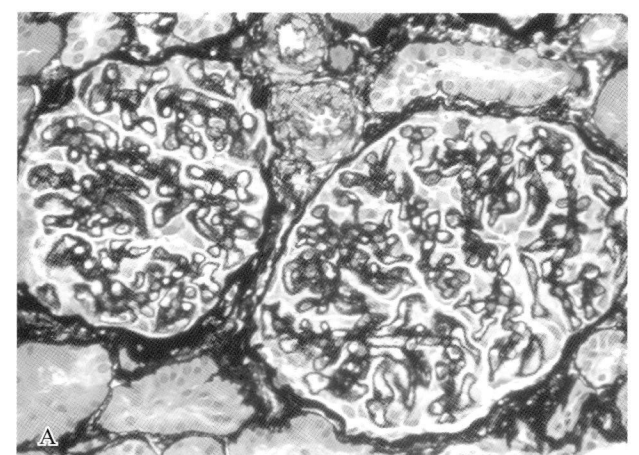
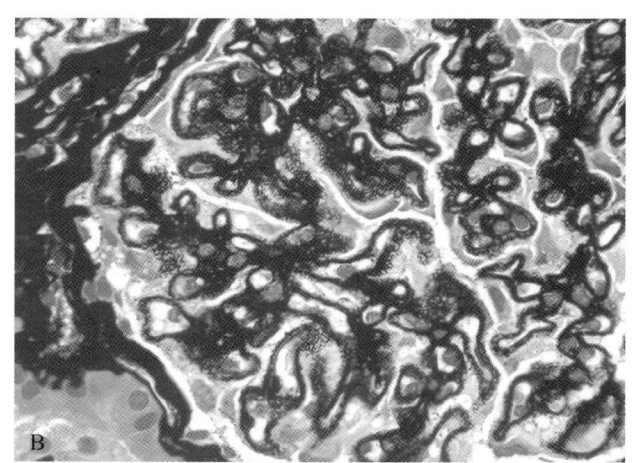
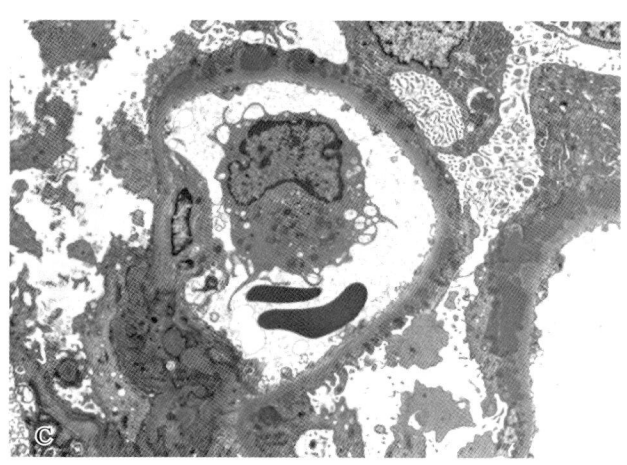

▲ 图 96-3　膜性肾病

A. 该肾病骨髓移植患者的正常细胞肾小球具有均匀增厚的肾小球基底膜（Methenamine-silver-hematoxylin；放大倍数 ×200）；B. 在膜尖峰之间可见嗜酸性上皮下沉积物（Methenamine-silver-hematoxylin；放大倍数 ×400）；C. 可变大小的免疫复合物沉积物附着在上皮下肾小球基底膜上（乙酸铀酰和枸橼酸铅；放大倍数 ×6000）

其他学者也报道了造血干细胞移植后发生的弥漫性增生性肾小球肾炎、抗核细胞质抗体相关性肾小球肾炎、局灶性节段性肾小球硬化和免疫球蛋白 A 肾病的案例[90-94]。随着慢性 GVHD 的发展和（或）免疫抑制的逐渐减少，每种疾病都逐渐发生发展。用高剂量泼尼松治疗和（或）钙调磷酸酶抑制药再用通常导致肾病综合征的消退。一些医生在造血干细胞移植后使用利妥昔单抗成功治疗了肾病综合征，尤其在膜性肾病中[95]。

（四）GVHD 相关的慢性肾病

许多造血干细胞移植后患有慢性肾病的幸存者不会出现肾病综合征，这符合血栓性微血管病的定义，或有记录的病毒感染，因此被标记为特发性慢性肾病。特发性慢性肾病的发生率在接受高剂量预处理的患者中为 13%，在接受过减低强度预处理治疗的患者中为 16%～66%。在高剂量组中确定的危险因素包括高龄、全身放疗、环孢素使用、急性肾损伤和急慢性 GVHD。在减低强度预处理移植组中，长期使用钙调磷酸酶抑制药和自体移植以及急性肾损伤和 GVHD，都与慢性肾病的风险增加有关。

然而，在其他研究中，全身放疗与慢性肾病的风险增加无关[96]。Miralbell 等发现，由于肾保护作用而接受低剂量全身放疗的患者，在 4 个月时，与接受较高剂量全身放疗的患者相比，GFR 下降更大。造血干细胞移植后 12 个月的疗效不再明显[97]。在荷兰的一项对 142 名儿童进行的为期 5 年的造血干细胞移植治疗的队列研究中，Kist-van Holthe 等[98]发现 1 年内使用的放射剂量和肾功能不全之间没有相关性。在一项针对 1635 名造血干细胞移植患者的大型回顾性研究中，不论剂量多少（范围 200～1600cGy），在调整人口统计学数据和基线特征（包括原始诊断、供者类型、移植类型和移植时间）后，全身放疗与慢性肾病的发展无关[34]。在同一项研究中，全身放疗（HR 1.0,95%CI 0.7～1.4）与接受异基因移植的患者慢性肾病风险增加无关（n=1228）。

研究发现，在未出现肾病综合征或血栓性微血管病时，GVHD 是造血干细胞移植患者发生慢性肾病的危险因素[34, 35, 97]，这些证据表明肾脏是 GVHD 的直接靶器官，通过 T- 细胞介导的肾损伤或 GVHD 的慢性全身炎症导致慢性肾病（图 96-4）。第三种解释是长期接触钙调磷酸酶抑制药（如环孢素）会导致慢性肾病。这些并不是相互排斥的假设，

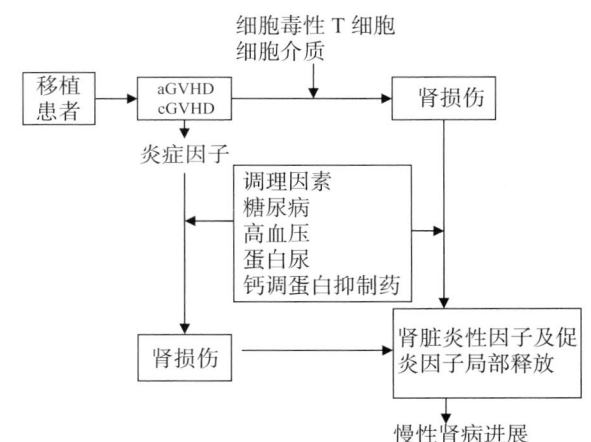

▲ 图 96-4 在造血细胞移植受者中移植物抗宿主病相关慢性肾病的发病机制的拟议概念表示
aGVHD. 急性移植物抗宿主病；cGVHD. 慢性移植物抗宿主病

因为 T 细胞介导的 GVHD 损伤与细胞因子效应交织在一起[99]，环孢素的作用可能在慢性炎症状态下增强。在 6 例自体和 20 例异基因造血干细胞移植患者的肾脏病理尸检研究中，67% 的患者出现了与肾移植排异反应相同的肾小管炎，而后来的研究发现只有 12% 的患者会发生较严重的 GVHD[100, 101]。在造血干细胞移植后微小病变肾病综合征的病例报道中，发现大量 CD8+ 供者 T 细胞浸润肾脏的间质和肾小球周围区域[102]。在检查肾脏 GVHD 小鼠模型中，早在移植后 2 周就存在静脉炎、内皮炎和小管炎。这种淋巴细胞炎症过程随后发展，6 个月后出现更严重的内皮炎和静脉炎，并伴有更多的管周浸润[103]。作者认为，这些发现代表了一种持续的组织损伤过程，这与 GVHD 在其他靶器官中的早期损伤不同[103]。这一观察结果可以解释为什么慢性肾病经常在移植后的 3 个月后才发生。

伴随 GVHD 的炎症和细胞因子级联反应也可能影响肾脏，而不会引起 GVHD 中涉及皮肤、肠道和肝脏的 T 细胞介导的损伤[104, 105]。为支持这一假设，一些研究表明血浆细胞因子水平的升高与造血干细胞移植人群中移植后并发症和器官功能障碍的发展相关[106, 107]。在 GVHD 动物模型中，急性 GVHD 的组织破坏不需要同种抗原在靶上皮上的细胞毒性，但可以通过炎性细胞因子介导[108]。在造血干细胞移植后微小病变肾病综合征的病例报道中，供者 T 细胞分泌的 TNF-α 和 IFN-γ 与肾病综合征的发生有关；活检时缺乏细胞浸润提示肾小球损伤是由异基因抗原刺激肾外部位产生的细胞因子所致[107]。

慢性GVHD除了能激活T细胞和释放细胞因子外，还参与B细胞的活化和细胞因子的产生，包括转化生长因子β（β1）[109]。转化生长因子-β1在肾脏和其他器官中的胶原合成和基质沉积中起重要作用[110,111]，并且在非肾移植患者环孢素相关性肾病的发生发展中也起重要作用[112]。环孢素对肾脏的影响可通过增加转化生长因子-β[113]的分泌而增强。所有慢性肾病不是仅仅继发于全身放疗或环孢素的使用，而是包括GVHD和伴随它的慢性炎症状态在内的多种因素的组合。

1. 蛋白尿和慢性肾病

蛋白尿，被定义为尿蛋白尿肌酐比（albumin-to-urine creatinine ratio，ACR）为30～299mg/g，被认为是内皮功能障碍和炎症的标志，反映了影响包括肾在内的多个器官的全身性内皮损伤的情况。较新的研究假设蛋白尿是由于蛋白的运输和降解导致的肾小管功能障碍[114,115]。在对142例基线血肌酐正常的患者进行第一次造血干细胞移植的前瞻性研究中，ACR作为肾损伤的早期指标。移植后从基线到第100天，每周采集一次尿样。用液相色谱法测定未处理尿液中的总（完整）单聚白蛋白的量。蛋白尿被定义为ACR（mg/g肌酐）超过30，显性蛋白尿为ACR超过300。

在基线、第100天和第1年，蛋白尿的患病率分别为37%、64%和50%。基线时有4%的患者出现明显的蛋白尿，第100天为15%，1年为4%。与蛋白尿相关的特征包括年龄、性别、供者类型、高血压和门静脉高压症诱发的急性肝损伤，但不包括全身放疗暴露。早期蛋白尿提高了急性GVHD和败血症的风险，但没有急性肾损伤。第100天的蛋白尿与1年时的慢性肾病相关（OR=4.0,95%CI 1.1～14.6）。患有明显蛋白尿的患者在第100天非复发死亡风险升高（HR=6.8,95%CI 1.5～50.6），并且总体存活率降低[116]。其他研究表明蛋白尿可能是血栓性微血管病的早期标志[117]。在随访时间较长的研究中，造血干细胞移植后6年（中位数）的患者蛋白尿患病率为22.8%[4]。

鉴于蛋白尿患者在造血干细胞移植后100天死亡的风险提高，肾活检可能会使这些患者受益，因为我们可以更好地了解蛋白尿的病理生理学以及GVHD和慢性炎症在这些慢性肾病患者的发生发展中的作用。也许蛋白尿是GVHD的标志物和

（或）其对肾脏有影响，并且在活检有炎症证据的那些患者中，即使在人体其他部位没有GVHD的情况下，在第100天继续进行免疫抑制也是有理由的。有证据表明在糖尿病和蛋白尿患者中，使用血管紧张素转换酶抑制药（angiotensin-converting enzyme inhibitor，ACEI）或血管紧张素受体阻滞剂（angiotensin receptor blocker，ARB）治疗可延缓慢性肾病的进展[118,119]。根据对糖尿病人群的研究，我们推测ACEI和ARBS对造血干细胞移植后的蛋白尿患者是有效的。

2. 高血压和慢性肾病

在Majheel等的报道中，在儿科和成人造血干细胞移植患者中头两年高血压患病率为70%，中位发病时间为移植后1个月[120]。这些患者中约有90%接受药物治疗。环孢素的使用是高血压的独立危险因素。其他研究报道高血压的发病率为15%～72%，取决于随访时间的长短[8,35,121-123]。在对儿童和成人随访16年（中位数）的回顾性分析中，高血压患病率为17%[124]。65%的高血压患者接受抗高血压治疗。高血压的独立预测因素包括急性肾损伤、全身放疗、自体移植（主要是神经母细胞瘤）、肥胖和糖尿病。高血压与慢性肾病的风险增加了4倍[4]，并与移植相关血栓性微血管病的发展[8,61,117]有关。

有效治疗高血压对降低心血管风险和减缓慢性肾病进展非常重要[8,125]。应在所有的随访中进行血压筛查，并且至少每年进行一次[120,123,126]。鉴于其抗蛋白尿和肾脏保护作用，ACEI或ARB治疗应被视为一线慢性治疗[127,128]。但是，对于高钾血症，急性肾损伤和育龄女性，必须谨慎治疗。可以选择其他治疗方式，比如钠限制和生活方式治疗[124]。

（五）治疗相关慢性肾病的血栓性微血管病和GVHD

虽然部分慢性肾病患者造血干细胞移植后肾脏病理表现为肾病综合征相关的微血管病变，但造血干细胞移植后特发性慢性肾损伤的病理生理学尚不清楚。病理组织学往往无法获得，因为慢性肾病患者在造血干细胞移植后往往不选择做活检，并且这些患者认为手术有风险。

造血干细胞移植后血栓性微血管病的治疗选择有限。血浆置换的病例系列已经有所描述，其结果不一[53,129,130]。一项研究表明，在仅存在活动性急性GVHD的情况下，血栓性微血管病患者的血浆置换

可能是有益的[131]。潜在的违规药物如环孢素和他克莫司已经停用，临床上也有了一些改善，但这种反应同样取决于疾病的严重程度。此外，在某些情况下，急性 GVHD 导致疾病，直到 GVHD 得到治疗后才能解决血栓性微血管病[53]。鉴于 GVHD 是血栓性微血管病发展的危险因素，一些作者假设免疫病因可能是一个致病因素，并试图用利妥昔单抗治疗血栓性微血管病。在 1 例病例报道中，5 例造血干细胞移植后发生血栓性微血管病的患者中，有 4 例使用利妥昔单抗治疗获得成功[132]。在 12 例移植后早期血栓性血小板减少性紫癜患者的报道中，50%的患者对去纤维肽治疗有反应[133]。在 13 例血栓性微血管病患者中，用抗 CD25 抗体 daclizumab 替代钙调磷酸酶抑制药和西罗莫司治疗 GVHD，5 例完全缓解，2 例部分缓解，13 例中只有 4 例存活[134]。

根据在动物模型中使用的治疗方法，主要是辐射引起的溶血性尿毒症综合征，对于造血干细胞移植后的溶血性尿毒症综合征患者还有其他潜在的干预措施。ACEI 已被用于啮齿动物的造血干细胞移植相关肾损伤模型，值得研究。在全身放疗时使用卡托普利或依那普利时，会导致这些动物发生较少的低氮血症、较低的血压，并长期保留肾功能[56]。此外，当它确实发生时，肾功能不全发作延迟并且蛋白尿减少。然而，这些小鼠模型是辐射所致的损伤，而且由于全身放疗很可能在 GVHD 相关的慢性肾病中不起作用，这可能是 ACEI 和 ARB 在这些患者中潜在的有益效应。它们可以降低血压，也可能是炎症和炎症标记物在患者中所起的作用。在对 50 例患者的卡多普利随机对照试验中显示，在造血干细胞移植后 1 年，慢性肾病的发展有下降的趋势，并改善了患者的生存率。鉴于患者数量较少，这种差异没有达到统计学意义[135]。已经有一系列的病例报道记录了造血干细胞移植术后成功进行肾移植的患者，对移植后终末期肾病患者来说，这是一种可行的选择方案[136-138]。在接受与造血细胞相同供者的肾脏的患者中，很少或根本不需要免疫抑制治疗。

四、造血干细胞移植后膀胱并发症

出血性膀胱炎

1. 流行病学

出血性膀胱炎是造血干细胞移植术后常见的并发症，也是发病率的重要原因。临床症状从镜下血尿进展到肉眼血尿、排尿困难、腰痛伴或不伴肾功能不全。基于国家癌症研究所共同毒性标准的 HC 分级体系将 1 级定义为显微镜下血尿，2 级为无水化和利尿处理的肉眼血尿，3 级为需要烧灼止血或输血的持续性肉眼血尿或血块，4 级为需要手术治疗的肉眼血尿。在一些研究中，出血性膀胱炎被分为早发（在预处理方案的 48h 内）和迟发（在 48h 后的任何时间发生）两类。早发通常归因于预处理方案的毒性作用，包括使用环磷酰胺，而迟发被认为主要与病毒感染有关[139, 140]。

2. 早发性出血性膀胱炎

早发性出血性膀胱炎发生于环磷酰胺加或不加全身放疗的预处理治疗中。丙烯醛是环磷酰胺的分解产物，对膀胱黏膜有直接毒性作用，是引起早发性出血性膀胱炎的主要原因之一。环磷酰胺引起出血性膀胱炎的风险与剂量有关[141]。在一家机构中对发生出血性膀胱炎的 81 名患者的回顾性分析中，Tsuboi 等研究发现，经常用于预防出血性膀胱炎的 2- 巯基乙磺酸钠（美司钠）可使发病早期的出血性膀胱炎发病率提高 5 倍，膀胱冲洗可使风险提高 9 倍。此外，在预处理方案中使用白消安可增加早发性出血性膀胱炎的风险[140]。作者假设美司钠和白消安的组合具有协同作用，然而，单独使用美司钠也会导致早发性出血性膀胱炎的风险增加。作者认为美司钠本身可能对膀胱黏膜有毒。这些发现与使用美司钠预防出血性膀胱炎的文献（在治疗部分中描述）相矛盾。

3. 迟发性出血性膀胱炎

已知 BK 多瘤病毒和腺病毒在 HCT 后都会引起出血性膀胱炎，但目前尚不清楚病毒血症和病毒性尿是否会导致出血性膀胱炎所有患者肾功能不全[142, 143]。移植前抗 BK 病毒免疫球蛋白 G 滴度为 1∶20 或更高，增加了患者发生 BK 病毒尿症的风险，但供者 BK 病毒血清学与移植时血清阴性患者恢复 BK 感染的风险无关[144]。此外，尿中 BK 病毒载量峰值（从基线开始增加≥ 3 个对数）已被证明会增加造血干细胞移植后患者患出血性膀胱炎的风险[144]。在一项对 130 名造血干细胞移植患者的研究中，51%的患者在移植前有抗腺病毒抗体。在这项研究中，临床腺病毒感染的风险因素是供者的阳性抗体状态和Ⅳ级急性 GVHD[145]。在一项 21 例患者的报道中，90% 的患者接受造血干细胞移植后，腺病毒与急性肾衰竭的发生有关[146]。这个报道已经描述了与腺病毒相关的急性肾衰竭的其他病例报道[147]。已确定迟发性出血性膀胱炎的其他风险因素包括年龄较大，移植前使用白消安，同种异体造血干细胞移植和 II～IV 级急性 GVHD[140, 144, 148, 149]。儿童的危险因素包括男性和无关的供者移植受者[150]。

4. 造血干细胞移植后出血性膀胱炎的治疗

出血性膀胱炎的一线治疗通常包括支持性护理，增加水化和利尿，临时持续膀胱冲洗。在 Bedi 等的一项随机前瞻性研究中，在预处理方案中使用美司钠与强迫性利尿无差别，以防止因条件作用的尿上皮毒性而导致早期出血性膀胱炎的发展[151]。100 例患者随机接受美司钠或过度水化以预防治疗期间出血性膀胱炎的发生。与在水配伍组中给予患者的 3ml/（$m^2 \cdot d$）的液体相比，美司钠配伍中的患者接受 1.5ml/（$m^2 \cdot d$）的液体。同样，早发性出血性膀胱炎的发病率没有差异[152]。Ballen 等发现 5% 葡萄糖生理盐水加钾 250ml/h 的高水化是一种成本效益更高、耐受性更好的替代方法，可替代使用美司钠来预防因预处理中环磷酰胺所致的早期发病的出血性膀胱炎。仔细监测这些患者避免容量超负荷，这其中的护理时间并未考虑到成本[153]。

第三项随机研究通过连续膀胱冲洗或连续美司钠注射评估过度水化。早发性出血性膀胱炎的发生率在两组中相似，但正如预期的那样，连续膀胱冲洗组有更多的血尿。膀胱冲洗组尿路感染明显增多，该组患者报告的不适、运动受限和膀胱痉挛明显多于美司钠组[154]。基于这些研究，显然过度水化和维持充足的利尿是重要的。当使用基于环磷酰胺的预处理时，大多数中心使用美司钠，但如果水化和利尿充足，它可能无法提供额外的益处。除非患者尿量明显减少或无尿量，否则不应使用连续膀胱冲洗来预防出血性膀胱炎。它可能在更严重的出血性膀胱炎中起到溶解凝块的作用。

有许多病例报道显示，用西多福韦治疗继发于 BK 或腺病毒的出血性膀胱炎患者，这些患者的症状改善和肾功能稳定[155-160]。环丙沙星还具有降低 BK 病毒复制、降低 BK 再激活风险和定量减少 BK 病毒尿[161]的作用，作者认为它可能有助于预防 BK 相关的出血性膀胱炎[162]。来氟米特已用于治疗肾移植患者的 BK 肾病和造血干细胞移植患者的巨细胞病毒感染，结果良好，可能在造血干细胞移植人群中对治疗 BK 肾病有一定的作用（见文献 [163]）。个别病例报道使用透明质酸钠[164]、前列腺素 E_2[165]和西多福韦[157]可成功治疗造血干细胞移植后患者的病毒诱导的出血性膀胱炎。以前的囊内治疗已经被尝试过（包括甲醛、明矾和硝酸银），结果不一，并且有许多继发于该治疗的并发症（见文献 [166]）。腺病毒相关出血性膀胱炎和因子 VII a 的静脉注射利巴韦林也已成功用于治疗造血干细胞移植后患者的出血性膀胱炎[167, 168]。已报道一些其他疗法包括选择性栓塞膀胱动脉[169]和膀胱切除术，可用于治疗与严重出血性膀胱炎相关的出血，患者在造血干细胞移植后发生肾衰竭和继发于出血性膀胱炎的肺水肿[170]。有 1 例使用高压氧成功治疗了顽固性出血性膀胱炎[171]。在出血性膀胱炎发生尿流阻塞的情况下，可能需要经皮肾造瘘管或输尿管支架放置以缓解阻塞并允许排尿。

在病例报道中，患者活检证实 BK 肾病（图 96-5）后出现了慢性肾病，在某些情况下，终末期肾病需要透析[172]。因此，在移植后患有 BK 病毒的患者中，通过聚合酶链反应测量血清 BK 水平很重要，因为这些与慢性肾病和肾衰竭的发展有关[172]。血清 BK 水平更能反映肾脏受累的情况，并且在肾移植患者中，与移植物中的 BK 肾病相关。在造血干细胞移植后，血清 BK 水平＞ 10 000 拷贝/ml 与出血性膀胱炎的发展有关[173]。同样，Haines 等研究表明，造血干细胞移植后第一年血浆 BK 病毒载量峰值＞ 10 000 拷贝/ml 的儿童，无论尿液病毒载量如何，与病毒血症＜ 10 000 拷贝/ml 的患者相比，肾脏和泌尿系统疾病更严重[174]。BK 病毒血症是造血干细胞移植后患者肾损伤发生的独立预测因子[175]。在 BK 病毒血症或肾病的情况下，一线治疗通常是减少免疫抑制药，如果可能的话，在使用西多福韦和其他抗病毒药物之前，对于 BK 病毒血症和血清肌酐升高的患者，应在开始使用西多福韦之前进行肾活检，以确定 BK 肾病的诊断。在没有活检证明的 BK 肾病的情况下，西多福韦可能不适用。

5. 出血性膀胱炎的并发症和影像学表现

造血干细胞移植后发生出血性膀胱炎的患者可出现各种并发症，包括肾积水、梗阻性尿病[141, 150]、血栓形成和（或）输尿管狭窄继发的输尿管梗阻[176]、坏死性肾小管间质性肾炎[147]和肾衰

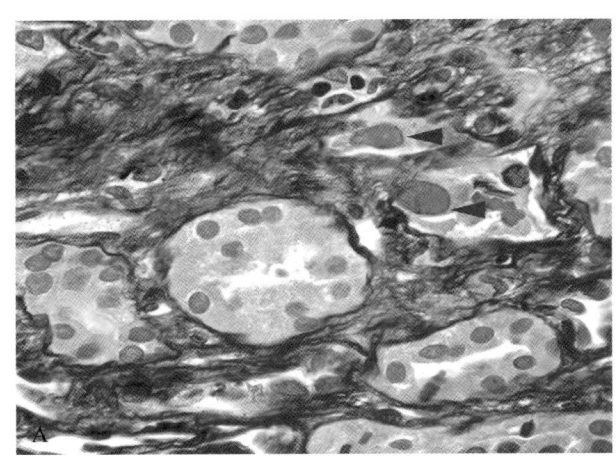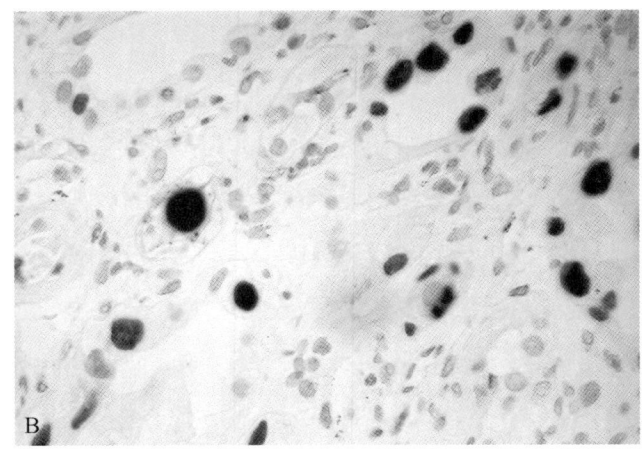

▲ 图 96-5　BK 肾病

A. 感染 BK 病毒的肾小管上皮细胞的细胞核具有嗜碱性内含物和外周染色质边缘（箭头）（Methenamine-silver-hematoxylin，放大倍数 ×400）；B. 感染的细胞核用针对 SV40 的大 T 抗原的抗体阳性染色（二氨基联苯胺，放大倍数 ×400）

竭[126, 132, 133, 136, 146, 147, 150]。膀胱穿孔也已经被描述[150]，顽固性出血需要切除膀胱。

　　根据疾病的严重程度和成像方式，出血性膀胱炎的影像学表现将有所不同。在肾脏和膀胱超声检查中，可见局灶性或弥漫性膀胱壁增厚[177]。膀胱内可见凝块，如果凝块造成梗阻，也可以看到单侧或双侧肾积水。继发于阻塞、凝块、炎症或感染的脱落碎片也可引起梗阻，并可在超声上显示。在出现肾积水的情况下，可能需要额外的影像学检查，如输尿管膀胱尿道造影和 Lasix 肾图，以区分梗阻和反流。另外，可能涉及上尿路病变，并描述了肾盂下内皮增厚的情况。肾周积液也可继发于穿窿出血或破裂。随着超声多普勒研究的运用，膀胱区的血流减少，血管增生和活动性出血的区域也可以被识别出来。可能需要通过膀胱镜检查直接观察和烧灼活动性出血区域。CT 和 MRI 可以增强膀胱壁的成像，并能提供比超声清晰度更高的膀胱壁成像。然而，对于出血性膀胱炎的一线成像应该通过超声和多普勒研究来进行。

五、结论

　　造血干细胞移植后肾脏有明显的不同的临床表现：急性肾衰竭、血栓性微血管病、肾病综合征和 GVHD 相关的慢性肾病。出血性膀胱炎是造血干细胞移植后患者最常见的泌尿外科并发症。

　　有些患者发生慢性肾病与全身放疗或预处理方案无关，而是与造血干细胞移植后出现的并发症和（或）治疗有关，特别是急慢性 GVHD 和长期使用钙调磷酸酶抑制药的情形。管理的责任不仅将落在肾脏医生身上，还将落在移植医生身上，以确保对肾功能、血压和移植后尿液的密切监测。这可能是因为我们的精力被误用在试图减少全身放疗的暴露上，我们应该尽量减少 GVHD 的炎症和细胞因子效应，减少钙调磷酸酶抑制药的暴露，以防止慢性肾病在这一人群中发生。

　　虽然医生对造血干细胞移植后的出血性膀胱炎了解很全面，但是仍需要提高对 BK 和腺病毒导致急性和慢性肾脏病的可能性的认识。在控制急性出血后，可能需要对患者进行仔细的监测，以防止持续的伤害。肾超声显像是治疗梗阻等急性并发症的一个重要方面，也有助于监测持续损伤和较少晚期并发症的发生。

　　造血干细胞移植后肾损伤是一种比较常见的疾病。随着世界范围内移植的适应证和移植数量的增加，肾脏疾病的负担也随之增加。在这一人群中，鉴定出那些有可能同时发展为急性肾损伤和慢性肾病的患者，对于采用潜在的干预和预防肾脏损伤以及避免进展到终末期肾脏疾病将是非常重要的。

致谢
　　来自美国华盛顿州西雅图市儿童医院及区域医疗中心、华盛顿大学病理学联合教授 Laura Finn 博士提供了病理照片。

第 97 章
造血干细胞移植后的内分泌并发症
Endocrine Complications Following Hematopoietic Cell Transplantation

Fouad R. Kandeel　Behrouz Salehian　著

付建红　译

杨海飞　黄海雯　唐晓文　陈子兴　校

一、概述

造血干细胞移植技术的进步使得许多患血液疾病、免疫疾病、遗传疾病和代谢疾病儿童和成人患者的生存期显著延长。然而移植前预处理化疗和移植本身都会导致某些患者出现一些新的并发症。随着移植后治疗持续进步，目前生存率常横跨数十年，长期内分泌并发症表现为生长、骨骼发育、代谢功能和性腺和性功能异常的长期内分泌并发症正逐步被认识，维持长时间优质的移植后生活质量的目标也受到更多的重视。本章回顾了造血干细胞移植可能导致的内分泌异常，概述了研究和管理这些疾病的推荐方法。

二、下丘脑 – 垂体功能障碍

辐照暴露可能在以下三种临床情况下导致下丘脑 – 垂体功能障碍：①脑部和颅外肿瘤的放疗（剂量 ≥ 30Gy）；②急性淋巴细胞白血病的颅内放疗（剂量 18 ～ 24Gy）；③移植前恶性血液或实体肿瘤的全身放疗（剂量 10 ～ 14Gy）。由于下丘脑和垂体的功能存在紧密联系，区分这二者水平的损害并非那么容易。然而总体上下丘脑与垂体相比对放疗更为敏感，更容易成为损伤部位[1]。例如高泌乳素血症常发生在外部放疗作用于下丘脑 – 垂体区域后，

提示下丘脑多巴胺分泌水平下降。垂体功能障碍程度与接受的化疗剂量密切相关；已观察到脑部放疗累计剂量 ≥ 20Gy 时出现垂体功能低下[2]。在同时接受大剂量甲氨蝶呤和鞘内注射化疗的患者中放疗损伤剂量阈值可能减低；然而 Kauppila 等[2] 注意到 12Gy 剂量的全身放疗后未发生垂体功能低下。实际上一般认为大部分病例在造血干细胞移植后下丘脑 – 垂体轴功能未受影响，而激素紊乱发生通常是由于内分泌靶器官的损伤所致[2]。尽管如此，患者在造血干细胞移植前低剂量的颅内照射可能造成垂体功能低下或长期的下丘脑 – 垂体激素不足。相较而言即使是单纯化疗的预处理方案，移植后外周内分泌器官激素紊乱也非常常见[2]。特定激素紊乱的病理生理基础和相应的诊断治疗方案会在接下来的相关部分作进一步讨论。

三、生长障碍

垂体生长激素（growth hormone，GH）随着每天昼夜变化以脉冲式进行分泌。生长激素分泌受生长激素释放激素（growth hormone releasing-hormone，GHRH）刺激和受下丘脑生长抑素的抑制。生长激素能刺激肝脏生成 IGF-1 蛋白，而 IGF 又负反馈控制下丘脑 GHRH 分泌和垂体自身生长激素的分泌（图 97-1）。一般出生后的新生儿期的生长因

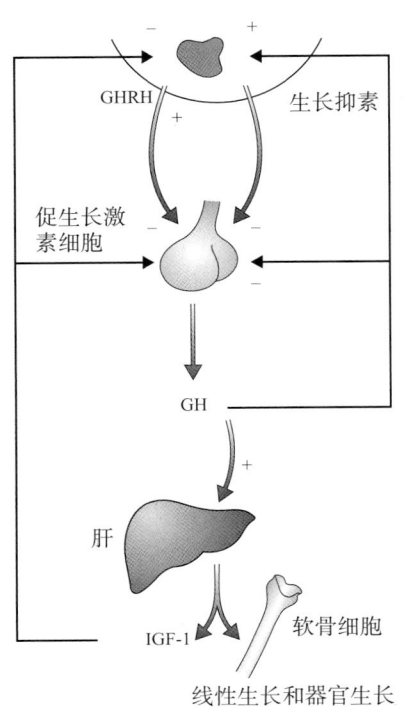

▲ 图 97-1　生长激素和胰岛素样生长因子 -1 分泌的神经内分泌调节

GH. 生长激素；GHRH. 生长激素释放激素；IGF-1.胰岛素样生长因子 -1（引自 Melmed 等，2008 [3]）

子分泌水平最高。在整个儿童期生长激素水平开始下降，但到了青春期由于分泌幅度增加（而非分泌频率）生长激素水平再次升高。接下来随着年龄增加生长激素分泌再次逐渐降低。生长激素对骨骼线性生长的影响主要是受 IGF 及其结合蛋白的介导，结合蛋白能通过协助转运 IGF 到靶细胞和调节它与细胞膜表面受体的互相作用，起到延长血清 IGF 半衰期的作用。由于 IGF-1 浓度比 IGF-2 更依赖于生长激素浓度，在评估生长激素缺乏方面 IGF-1 浓度测定更能提供对的临床相关信息。

生长激素也有直接的代谢作用，例如脂肪分解、增加氨基酸转运到组织和促进肝脏蛋白合成。生长激素还是一种促糖尿病激素，生长激素过多通过改变受体后胰岛素作用而导致胰岛素抵抗，引起碳水化合物利用减少和细胞糖摄取降低。生长激素还增加肝糖原产量，这更进一步促进高血糖的发生发展。

成人生长激素缺乏可能与体重减轻和肌肉含量下降相关，可引起身体脂肪含量增加，骨骼矿物质密度（bone mineral density，BMD）减少，运动能力减退和血清胆固醇水平上升，而这会导致心血管

疾病的总体死亡风险增高。生长激素缺乏的患者还会合并抑郁、焦虑、精力减退和社会隔离。除了上述观察结果外，还没有其他成人生长激素缺乏的临床表现出现。

造血干细胞移植前的预处理方案种类被认为对潜在的生长障碍的发生具有显著的影响（表 97-1）。大量数据表明放疗（尤其是颅内和全身放疗）与接受造血干细胞移植后的儿童生长迟缓的关系最紧密。潜在的病理机制包括联合化疗和放疗对骨骼的直接影响（例如骨骼发育不良，尤其是脊柱），放疗诱导下丘脑 - 垂体功能障碍和甲状腺功能低下，放疗也促进青春期早熟症发生，引起骨骺提前闭合和随后的最终身高降低。接受包括颅内放疗后大剂量化疗和单剂量全身放疗预处理方案的儿童最容易在移植后 2 ～ 5 年表现为生长缺陷。而未行颅内放疗和行分次全身放疗的儿童在移植后 3 年没有出现生长迟缓。

表 97-1　造血干细胞移植后生长障碍的危险因素

全身照射放疗，尤其是单次剂量照射
颅内照射
大剂量化疗
移植时年龄较小

由于生长激素缺乏与放疗强度的关联，生长速度可能受到造血干细胞移植的不良影响。事实上有 32% 接受全身放疗预处理的造血干细胞移植的儿童患者术后发现合并生长激素不足 [4]。在全身放疗过程中，通过二次辐射意外导致的肝脏辐射暴露和其他组织，也增加必需的生长激素如 IGF-1 生成缺陷的发生 [2]。关于发生最终身材矮小的研究报道发生率从 4% [5] ～ 60% [6] 不等，其他来源研究报道最终身高总的来说处于正常成人范围内低限 [1]。这种最终身高研究结果变异可归因于患者接受造血干细胞移植时年龄不同，因为对生长影响最大的是在青春期到来之前的较年幼儿童进行的移植。相反的是有些研究注意到，一些在较幼年龄进行造血干细胞移植的患者生长情况得到改善 [7]。

在没有接受颅内放疗的情况下，造血干细胞移植后儿童患者中生长激素生成和 IGF-1 或 IGFBP-3 和生长水平相关性较差，提示除了原发性生长激素缺乏尚有其他因素影响生长功能。例如外源性或内

源性的糖皮质激素过多会导致生长激素分泌不足。单独的化疗特别是美法仑 – 环磷酰胺方案对骨骺生长板的毒性可导致生长迟缓，这甚至在激素已停用后也可发生。其他考虑的因素包括营养不良和维生素缺乏，基础疾病本身的遗传因素影响（例如红细胞发育不良、范科尼贫血、地中海贫血）和全身疾病的存在和 GVHD。其他内分泌激素分泌障碍表现可能导致生长动力学受损。另外一个例子是骨龄的成熟会被甲状腺功能减退严重推迟（这通常比生长激素缺乏中更明显），骨骺发育不全在骨骺钙化进展中也能见到。为治疗性腺功能低下使用相应性腺激素可能通过促进长骨融合和生长板闭合导致生长提前停止，但是在青春期前如果不发生这些变化看起来并无显著后果。如果个体其他方面都是健康的（如不存在低血压和低血糖表现），患者合并性激素和糖皮质激素不足的影响似乎不大。

（一）造血干细胞移植后生长障碍的评估

造血干细胞移植后儿童应该被密切监测并根据正常生长标准连续测量生长情况（身高速度），这些标准如国家健康数据中心（National Center for Health Statistics，NCHS）和 CDC 分支提供的生长表格。在 2 岁到青春期这个时间段，儿童身高生长速度标准明显围绕正常生长模式的范围并有较大的可预测性，因此患者出现任何生长点偏离正常曲线的情况应该立即怀疑有异常生长过程。通过骨龄测定或者通过左手和腕部摄片了解管状骨的钙化水平能预测患者的生长潜能。可以从骨龄增长情况非常精确地预测成人的最终身高。

在评估生长激素水平时，必须始终考虑下丘脑或垂体功能障碍的可能，尤其是在已知的放疗暴露病史和存在其他内分泌激素水平异常［促甲状腺激素（thyroid-stimulating hormone，TSH）、促肾上腺素皮质生成素（adrenocorticotropoid hormone，ACTH）、促性腺激素等］以及存在基础疾病恶化（比如霍奇金病鼻咽部的病变侵袭至下丘脑）的情况下。

然而由于正常人和真正的生长激素不足患者的基础生长激素分泌都很低，因此确定实际的生长激素分泌不足往往不太容易。更何况进行连续的生长激素自发分泌水平测定不光操作不便而且价格昂贵。对胰岛素样生长因子相关蛋白的放射免疫测定技术发展和临床普及已经大大简化了诊断过程（图 97-2）。因此对生长激素不足的实验室诊断流程应该主要包含 IGF-1 和 IGFBP-3 水平测定，也包括刺激后生长激素分泌测定结果。生理性刺激（空腹、睡眠、运动）或药物（左旋多巴、可乐定、胰高血糖素、普萘洛尔、精氨酸、胰岛素）都可以刺激生长激素分泌。检查前一晚应该禁食，以避免碳水化合物或脂肪摄入抑制生长激素分泌反应。但是生长激素的脉冲分泌特点可能会导致结果变化较大。

（二）造血干细胞移植后生长障碍的管理

如果儿童存在临床监测的生长迟缓和（或）IGF-1、IGFBP-3 水平降低和（或）生长激素刺激试验阴性，推荐应用生长激素进行治疗，同时为取得理想的生长效果，需适当考虑其他缺乏的激素的替代治疗的必要性。尽管至今还没有随机对照研究报道清楚指明儿童生长激素治疗的好处，但有一些关于治疗后增加的生长反应的预后数据看起来很有希望。一项法国研究[9]表明接受全身放疗和颅内放疗的白血病儿童，生长激素治疗后获得了等于 $0.59 \times Z$ 大小的中等身高增长（从他们按年龄配对的对照患者所得的标准差）。在女孩中的获益要比男孩大。

补充治疗的用法是重组人生长激素（recombinant human growth hormone，rhGH）开始剂量按照体重 0.18 ～ 0.35mg/kg，分 7 天给药。尽管不如原发性生长激素不足的儿童疗效明显，移植后生长激素治疗总能导致生长速度的增加。预期的生长反应与开始治疗时的年龄大小负相关，可能提示需要进行早期治疗。第一年的身高增长速度是接下来 2 ～ 4 年身高增长的最强预测因子；通常儿童中生长激素使用时间是 2 年，但是如果没有禁忌证可以延长疗程至长骨出现骨骺闭合。生长激素治疗反应欠佳的原因可能是治疗依从性差、用法不当、亚临床（未诊断）甲状腺功能减低（见后讨论）、基础病、同时使用糖皮质激素、先前接受脊柱放疗、骨骺闭合、存在生长激素抗体（10% ～ 20% 接受重组人生长激素的患者中发现）或生长激素不足的诊断有误。目前还不可能确定生长激素治疗和新发白血病之间有任何联系；即使存在的话，生长激素治疗继发的白血病也可能主要局限于那些已经存在白血病高风险的患者（例如之前存在恶性肿瘤、放疗暴露、存在与白血病相关的综合征），但需进一步的研究证实。在国家生长研究协作网登记的 19 000 名接受重组人

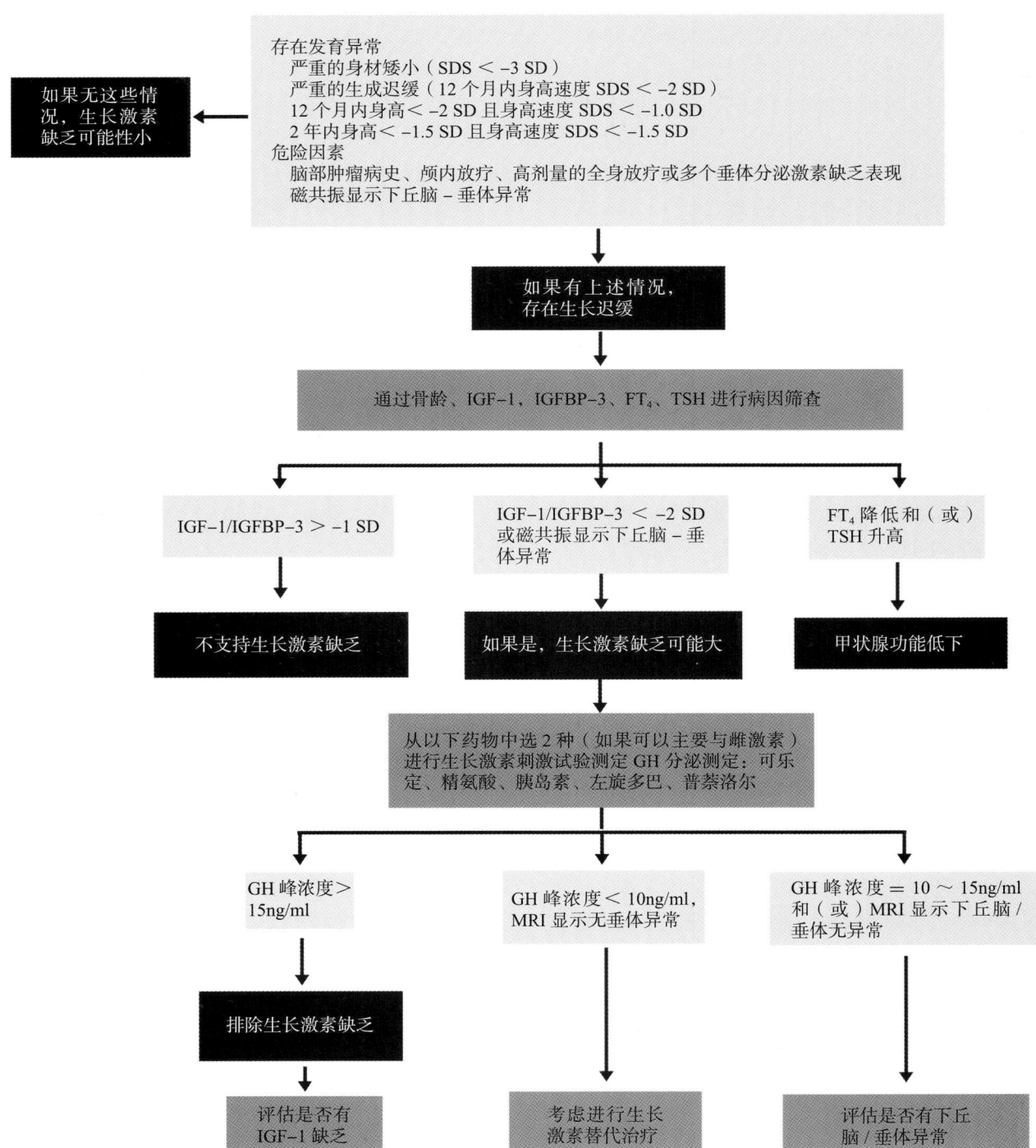

▲ 图 97-2　评估造血干细胞移植术后生长障碍的流程

FT₄. 游离甲状腺素；GH. 生长激素；IGF-1. 胰岛素样 -1；IGFBP-3. 胰岛素样生长因子结合蛋白 -3；SDS. 标准差比值；TSH. 促甲状腺素激素（引自 Reiter 和 Rosenfeld，2008[8]）

生长激素治疗的儿童中，并没有观察到白血病复发和中枢神经系统肿瘤两者风险增高的证据[10]。

存在生长激素不足的移植后青春期前患者，合并性腺功能低下进行生长激素治疗充满挑战；为了减少骨生长板提前闭合的可能性，外源性性激素一般使用的剂量较小或者推迟激素治疗直到患者长到理想身高。

四、骨代谢障碍和骨质疏松

特定的血液恶性肿瘤（淋巴瘤）也与高钙血症和 1,25- 二羟维生素 D_3 水平升高相关（引起钙吸收增加）。骨再吸收增加和肾脏排泄障碍会促进高钙血症的发生。

骨质量丢失或骨强度下降作为移植后遗症已经被很好证明，尤其是在移植后的前 6 个月。骨丢失的机制复杂与造血干细胞移植对骨髓干细胞的影响有关。通常情况下，移植术后 1 年内腰椎和股骨颈骨密度可减少 5% ～ 15%[11]。在所有接受移植的患者中，观察到骨质缺乏发生率是 50% ～ 60%，骨质疏松发生率是 20%[12]。对儿童期罹患癌症的成年幸存者研究表明，骨密度在多个骨骼部位降低，这支持了儿童期骨矿化不足可能对成年期骨密度产生长期不良影响的假说[13]。仅一项利用双能 X 线吸收测量技术研究，报道儿童造血干细胞移植后骨密度明显低于成年患者[14]。根据一家中心的数据估计，儿童造血干细胞移植受者中男性和女性的骨折发生率为每 10 000 人 172 例（J.E.Sanders，未发表数据，引用于文献 [15]）；这与在一项基于大规模人群的队列研究得出的结果，男孩和女孩的骨折高峰发病率 10 000 人 133 例相比[16]，提示儿童患者移植后的骨密度减少可能具有显著临床意义。

在移植成人的几项研究已经证实，由于骨质减少或骨质疏松症所致的骨量流失甚至可能发生移植之前，部分是由于基础血液恶性肿瘤直接影响骨完整性，特别是在急性白血病和多发性骨髓瘤。在一项研究中发现，在接受造血干细胞移植治疗前，39% 患者的腰椎和 25% 患者的股骨颈出现骨质减少或骨质疏松；这些比例在移植后 1 年分别上升到 50% 和 45%[11]。

一般认为代谢性骨功能障碍的发病机制由多因素参与，尤其是涉及造血干细胞移植高剂量治疗后

的对骨矿物代谢的影响尚未被完全了解。有三种病理机制被认为与骨密度降低有关：①不能达到骨质量的峰值（由于钙和维生素 D_3 稳态的改变，或者生长激素和性腺激素分泌缺乏）；②骨再吸收增加导致的骨质流失（成骨细胞功能紊乱）；③由于骨形成的减少导致骨质流失补充量不足（成骨细胞功能紊乱）。造血细胞移植和移植后治疗会通过诱导过早绝经和（或）性腺功能低下、对骨细胞的直接毒性作用，改变钙镁代谢和导致甲状旁腺激素水平升高，从而特异性地影响骨稳态。移植后骨密度降低的首要原因是长时间预防 GVHD 应用的糖皮质激素，这可能是由于细胞因子的产生导致了破骨活性不适当激活、骨形成减少和 1,25- 二羟维生素 D_3 水平下降。糖皮质激素对小梁骨的影响大于皮质骨，导致椎骨、肋骨和长骨末端骨折。骨丢失在糖皮质激素治疗开始的 6 个月内最为迅速，并且可能发生在低剂量每日 5mg 强的松的情况下。由于大剂量化疗对骨髓骨祖细胞的剂量依赖性毒性、TBI 相关的辐射损伤以及这两种方式对性腺的抑制作用，移植前化疗使用和在较少部分的包括放疗的移植前治疗方案，都会加剧骨丢失，例如环孢素有潜在导致低镁血症和低钙血症的作用。由于长期住院或生病导致的身体缺乏活动和营养缺乏进一步加剧了这些影响。其他一般的危险因素包括年龄较大、体质偏瘦、家族有骨质疏松症或轻度创伤性骨折史、吸烟、饮食中钙或维生素 D 含量低。

有趣的是，移植后第 1 年结束时，或骨量开始恢复（脊柱和全身），或骨量减少开始（股骨部位）。然而一项研究表明，股骨骨流失是无法恢复的。骨质量的改善可能是由多种因素引起的，包括免疫抑制药用量的减少、制动因素或营养不良的消除，以及进入移植操作本身的康复期。长期骨质流失主要由类固醇使用强度和未治疗性腺功能减退决定。

骨坏死或缺血性坏死并不鲜见，而且确实是造血干细胞移植的一个重要后遗症，在一项单中心研究中发现 10% 的骨髓移植受者患病[17]。缺血性坏死似乎与体外骨髓 CFU-F 集落数量减少有关，也可能与间充质干细胞再生和成骨细胞数量减少有关。造血细胞移植后发生骨坏死的中位时间是 15 个月。

骨坏死包括骨梗死和骨质量的快速和局灶性恶化，虽然脚踝和肩膀也可能涉及，但主要影响股骨

头。骨坏死表现为疼痛并导致最终的骨折形成，常常必须接受髋关节置换手术。骨坏死可发生在所有年龄组，但通常与糖皮质激素的使用有关，因为糖皮质激素抑制成骨功能，相对较低的剂量甚至短暂的高剂量治疗过程，也与骨坏死相关联。由于骨坏死通常发生在移植后很久，造血干细胞移植术后5～15年骨坏死的累计发生率可达 5%～20%。很难区分慢性炎症对微血管影响和糖皮质激素在骨坏死发生过程中的作用。一项 4388 例患者中进行的大型回顾性研究报道，急性 GVHD 骨坏死的优势比为 3.75，慢性 GVHD 为 3.52。GVHD 病情严重程度也与骨坏死有关。

骨坏死发生的其他危险因素包括镰状细胞病和其他血红蛋白病、真性红细胞增多症和其他淋巴增生性疾病、妊娠、脓毒症、栓塞、酒精中毒、胰腺炎、戈谢病、狼疮、类风湿关节炎、创伤（骨折/脱位或直接组织损伤）、放疗（直接损伤供血血管导致闭塞）和库欣病。下颌骨坏死也是一种罕见的双膦酸盐治疗的并发症。

（一）造血干细胞移植后骨代谢障碍的评估

骨丢失和骨折可能伴有疼痛和功能丧失，带来生活质量的负面影响。造血细胞移植后代谢性骨功能障碍的最大危险因素是女性和老年。在其他因素中，使用皮质类固醇的风险最明显；然而类固醇在骨质疏松症发展中的剂量–效应曲线仍不完全清楚，而且尚缺乏前瞻性数据，这些都使得难以对形成造血干细胞移植后骨矿物质流失的预防和治疗一般建议。造血干细胞移植术后骨密度变化对骨折风险的意义尚未明确。长期骨折风险不仅由骨密度决定；椎体骨折本身是未来骨折的潜在危险，同时也与跌倒史和骨几何特征相关。生长曲线图、骨龄的影像学评估、血清 IGF-1 和 IGFBP-3 水平以及生长激素激发试验可用于监测儿童中生长功能障碍的发生和可能的代谢性骨病（见前一节的讨论）。对于有骨质疏松症表现的患者，检查血清钙、镁和 1,25-二羟维生素 D 水平是合理的。在成人中，双能 X 线吸收仪（dual-energy X ray absorptiometry，DXA）是目前诊断移植相关骨丢失的最佳和最具参考价值的方法。DXA 可作为移植前评估的一部分，用于评估移植前骨丢失的程度。移植后 2 年，每年可重复骨密度测定；如果发现骨密度下降，则每年继续进行密度测定；否则，可以每 3～5 年重复测量一次。

DXA 也是测量儿童骨密度最常用的方法，目前已有年龄相关的规范参考数据[19]。骨周转率也可以通过尿羟脯氨酸、尿 N–端肽交联胶原和血清骨钙素等标志物来测量。一旦骨坏死形成，几乎所有的影像学检查手段都能显示病变，而 MRI 具有最佳的敏感性和特异性。

（二）造血干细胞移植后代谢性骨功能障碍的处理

骨质疏松症的预防和治疗手段都集中作用于降低骨吸收速率或增加骨形成。疾病干预的积极程度取决于骨质疏松的程度和骨质流失的严重程度，包括 T 评分和既往骨折史。治疗应根据每个患者对治疗的具体反应、对不良反应的耐受性水平以及其他并发疾病的复杂性进行调整。

对于骨质减少的成人患者，建议补充钙、维生素 D 和负重运动。应就生活方式管理（锻炼、戒烟、限制酒精摄入量）向患者提供咨询，并就身体力学和姿势提供指导，以便将跌倒的风险降到最低。慢性 GVHD 或骨质疏松症的成骨减少患者的治疗还应包括口服或静脉注射双膦酸盐。狄诺塞麦是一种单克隆抗体，作用于受体–激活的核 kappa B 配体（RANKL），已被证明在减少骨质疏松症患者的骨质流失方面非常有效，并降低了男女椎体、非椎体和髋关节骨折的发生率。狄诺塞麦对性腺功能低下的男性和女性也有效，包括那些接受糖皮质激素治疗的女性，使其成为绝经期女性患者的合适选择[20]。

在一项大型前瞻性研究中，帕米膦酸盐每月 90mg，为期 12 个月，在预处理前开始使用，与骨化三醇和钙相比，帕米膦酸盐在减少骨质流失方面优于安慰剂；然而，治疗 1 年后股骨颈骨密度仍比基线骨密度低 2.8%[21]。

然而，霍奇金淋巴瘤患者和有地幔放疗（mantle radiation）史的患者已经有很高的风险（35%）发展为乳腺癌[22]。在这些病例中，选择性雌激素反应调节药（selective estrogen response modulators，SERMs）如雷洛昔芬可能被利用，尽管静脉血栓形成是一个风险。颌骨坏死（osteonecrosis of the jaw，ONJ）是一种罕见但严重的成人氨基双膦酸盐治疗并发症（狄诺塞麦也是如此）；然而，双膦酸盐每月给成人静脉注射治疗骨恶性肿瘤时，颌骨坏死的发生率可能接近 1%，并且在牙槽骨外伤后，颌骨坏死的发生率可能更高[23]。在没有恶性骨病的患者中，口服二膦酸盐作为颌骨坏死的原因较少被提及，但可能有食管炎的严重不良反应。鼻内注射或注射降钙素可以缓解骨折引起的疼痛，但对预防或治疗骨质疏松症本身并无明显作用。间歇性注射、低剂量人工合成（重组人）PTH 或肽类似物作为合成代谢疗法已被证明，在股骨皮质几乎没有损失（甚至增加）的情况下，可使小梁骨量大量增加，并降低骨折的风险。对于抗吸收治疗不足以预防骨折的患者，甲状旁腺素可保留，在类固醇诱导的骨质疏松症中尤其有用。然而，患者必须监测高钙血症和高钙尿的发生。由于骨肉瘤的潜在危险，对骨骼进行放疗的患者不能使用重组 PTH。

儿童异基因造血干细胞移植后 3 个月应评估骨密度，首次随访 DXA 扫描在移植后 1 年[15]。建议补充钙、维生素 D 和负重运动，尽管这些措施在预防骨量减少、骨质疏松症或骨折方面没有被证明是有效的。如上所述，性激素替代疗法增加了成年女性和男性的骨量，如果年龄合适，建议用于性腺功能低下的青少年[24, 25]。儿童患者也可采用双膦酸盐治疗，一些证据似乎表明，双膦酸盐治疗可使儿童和青少年造血干细胞移植后的年平均骨密度提高 33%，是仅接受钙和维生素 D 治疗的儿童骨密度的 3 倍[15]；然而，本研究中各种预处理方案的效果并没有足够的随机化，接受双膦酸盐组接受生长激素治疗和性激素替代治疗的患者比例也较高。双膦酸盐和狄诺塞麦治疗儿童的长期疗效仍有待证实。狄诺塞麦已用于儿童成骨不全的治疗，其安全性可被接受[26]。

（三）维生素 D 缺乏

据估计，世界上有 10 亿人缺乏维生素 D[27]。维生素 D 缺乏与各种炎症疾病有关；然而，维生素 D 减轻炎症的机制尚不清楚。

维生素 D 缺乏和 GVHD

维生素 D 缺乏已经在许多自身免疫性疾病和 GVHD 患者中得到证实。然而，目前还不清楚维生素 D 缺乏是疾病的起因还是后果。据报道，在接受异基因干细胞移植的患者中，70% 的患者在第 0 天缺乏维生素 D，87% 的患者在第 100 天缺乏维生素 D[28]。allo- 异基因干细胞移植患者维生素 D 缺乏的高发生率，强调了进一步研究维生素 D 缺乏对临床结果的影响的必要性。

维生素 D 受体在异源性反应[29]中上调，提示维生素 D 的摄入和可能的缺乏可能在 GVHD 的发生中发挥作用。据推测，维生素 D 可能通过其对 Treg 细胞产生[30]的成熟过程的致敏作用，降低异基因干细胞移植环境中的 GVHD，并对 T 细胞有直接的抑制作用[31]。

维生素 D 靶向治疗的想法被西班牙的一组研究人员用于修改 GVHD 的进程[32]。在他们的回顾性研究中，慢性 GVHD 在 12 例 allo- 异基因造血干细胞移植后因骨量减少或骨质疏松（经骨密度测定证实）而接受维生素 D 治疗的患者中进行了评估。这些患者在维生素 D 治疗开始时也有慢性 GVHD 活动。有趣的是，大多数患者的慢性 GVHD 有明显改善，没有观察到明显的不良反应。然而，这项研究是观察性和回顾性的，因此使用的方法有显著的局限性。

导致骨髓移植患者维生素 D_3 水平低的因素有缺乏阳光照射、厌食症和摄取不良、化疗或 GVHD 发展导致吸收不良和腹泻。另一种可能的解释是维生素 D 的快速代谢。

骨髓移植过程中治疗维生素 D 缺乏所需的剂量还需要进一步研究。观察经验表明，在 25- 羟维生素 D 水平在 20 ～ 30ng/ml 之间的人群中，每天至少摄入 2000U 的维生素 D_3，前提是 PTH 水平升高。在 PTH 没有升高的情况下，可能没有必要进行治疗。如果维生素 D_3 的水平在 10 ～ 20ng/ml 之间，推荐的经验性治疗包括每天 5000U 的维生素 D_3；如果血药浓度低于 10ng/ml，每天需要 10 000U 的剂量。维生素 D 应随餐服用，以便更好地吸收。由于维生素 D_3 的半衰期较长，需要定期监测其含量。

五、甲状腺功能障碍

总的来说，甲状腺功能障碍是一种常见的疾病。类似的，任何类型的甲状腺功能障碍都是异体和自体骨髓移植后最常见的内分泌并发症，约有一半的患者出现这种情况。目前关于造血干细胞移植哪些方面对甲状腺功能障碍影响最大存在争议：造血干细胞移植本身的过程、造血干细胞移植前使用的预处理方案或患者相关参数（表 97-2、图 97-3）。

放疗涉及头部和颈部，可通过对甲状腺组织（原发性功能障碍）、下丘脑或脑下垂体的直接损害作用，导致甲状腺功能障碍的发生。此外，移植前颅内或颈部照射（如霍奇金病）的使用也与造血干

表 97–2　造血干细胞移植后甲状腺功能障碍的危险因素

全身放疗
单次剂量放疗
移植前颅内或颈部放疗
euthyoid 病综合征
移植前儿童患者的年龄，尤其是＜ 10 岁
移植供者和（或）受者存在促发甲状腺自身抗体的危险因素

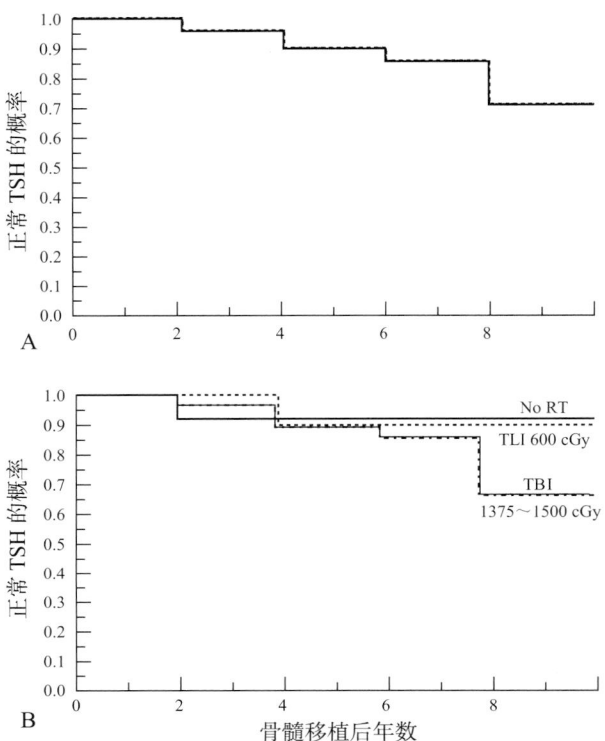

▲ 图 97-3　150 例骨髓移植术后甲状腺功能障碍的精算风险及全身放疗的影响

A. 整个队列的精算风险；B. 根据辐射种类和剂量计算的精算风险。RT. 放射治疗；TLI. 全身淋巴结辐照；TBI. 全身照射；TSH. 甲状腺刺激激素。刻度线代表随访时间（引自 Boulad 等，1995[33]。经自然出版集团许可转载）

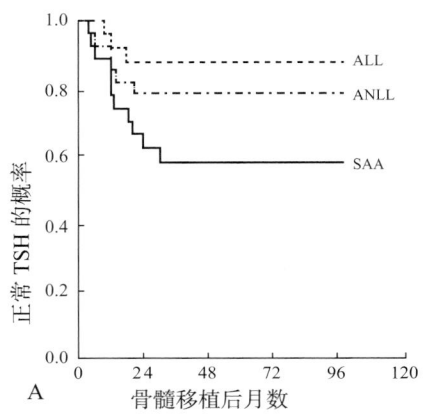

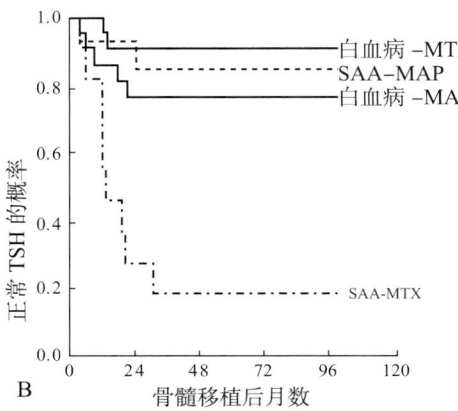

细胞移植后甲状腺功能障碍发生率显著增加有关，包括明显甲状腺功能减退、甲状腺储备减少、甲状腺功能亢进、甲状腺炎、甲状腺结节和甲状腺恶性肿瘤。类似地，在造血干细胞移植预处理方案中使用全身放疗或全淋巴放疗会大大增加移植后数月至数年发生某种类型甲状腺功能障碍的风险。单剂量放疗（23%～73%）患者的甲状腺功能障碍发生率也高于分段放疗（10%～28%）[33, 34]。

在一项研究中，患有严重再生障碍性贫血而接受造血干细胞移植治疗的儿童中，甲状腺功能减退症的患病率似乎高于白血病，尽管这种差异似乎是由于使用了 GVHD 预防措施的结果，而不是疾病本身（图 97-4）。单纯接受甲氨蝶呤治疗的严重再生障碍性贫血患者发生甲状腺功能障碍的风险似乎更高，但其原因尚不清楚。甲氨蝶呤、ATG 和强的松的附加免疫抑制可能抑制甲状腺的免疫损伤，而全淋巴放疗后甲氨蝶呤单独应用可能不足以预防甲状腺损伤。另一方面，急性白血病患者由于接受了全身放疗和以前的长期化疗而产生了更大的免疫抑制，因此可能不需要额外的免疫抑制来避免这种辐射诱导的"免疫性"甲状腺损伤[35]。

总的来说，造血干细胞移植后最常见的甲状腺相关并发症或是功能性［由于甲状腺组织破坏或自身免疫性甲状腺疾病（autoimmune thyroid disease，AITD）导致的甲状腺功能减退］，或是甲状腺肿块（良性结节性甲状腺肿或恶性肿瘤）（表 97-3）。即使在没有全身放疗的情况下[37, 38]，异基因造血干细胞移植接受者的甲状腺畸形患病率也高于自体造血干细胞移植[37]。事实上，Tourbert 等[38]发现，在一组仅接受基于白消安或环磷酰胺的无全身放疗的预处理方案或既往有放疗史的患者中，

◀ 图 97-4　生命表估计骨髓移植后促甲状腺激素水平正常的患者比例

A. 根据疾病；B. 根据疾病和 GVHD 预防。ALL. 急性淋巴细胞白血病；ANLL. 急性非淋巴细胞白血病；MAP. 甲氨蝶呤、抗胸腺细胞球蛋白、强的松；MTX. 甲氨蝶呤；SAA. 严重再生障碍性贫血；TSH. 甲状腺刺激激素（引自 Katsanis 等，1990[35]。经自然出版集团许可转载）

表 97-3 接受两种不同剂量和类型的分割全身放疗治疗后超过 10 年的儿童的后期影响

后期影响	FTBI			
	990cGy（n=25）[n（%）]	1200cGy（n=17）[n（%）]	总数（n=42）[n（%）]	P
甲状腺功能低下	4（16）	1（6）	5（12）	0.63
甲状腺结节	20（80）	4[a]（27）	24（57）	0.002
甲状腺癌	5（20）	1（6）	6（14）	0.37

a. 两名患者由于未进行超声评估排除（引自 Faraci 等，2005[36]）

甲状腺功能减退（10%～15%）和正常甲状腺病态综合征（euthyroid sick syndrome，ETS）（治疗 3 个月后为 48%）的发生率均显著较高（表 97-4）。正常甲状腺病态综合征是造血干细胞移植后 3 个月里观察到的最常见的内分泌功能障碍，其通常的特点是低游离三碘甲状腺原氨酸（T_3）、游离甲状腺素（T_4），或者两者兼有，与正常、升高或低 TSH，连同血清中反向 T_3 水平增加，没有先前存在的下丘脑－垂体和甲状腺功能障碍（表 97-5）。造血干细胞移植后甲状腺激素水平的短期下降通常反映正常甲状腺病态综合征，T_4 转化为 T_3（代谢不活跃）的增加，而不是下丘脑－垂体－甲状腺（hypothalamic-pituitary-thyroid，HPA）轴的内在变化。因此，与正常甲状腺病态综合征相关的甲状腺功能异常患者不被认为患有甲状腺功能减退症。然而，值得注意的是，血清总 T_4 水平急剧下降所定义的显著造血干细胞移植后正常甲状腺病态综合征的发生，与未发生正常甲状腺病态综合征的患者（34.5% vs 96.2%，$P < 0.0001$）[38] 相比，可预测较低的生存率（图 97-5）。如果总 T_4 水平低于 4μg/dl，

死亡率是 50% 左右；血清 T_4 水平低于 2μg/dl，死亡率达到 80% 左右。与正常甲状腺病态综合征相关的不良预后的原因尚不清楚，但有人认为正常甲状腺病态综合征可能是严重失衡的体内平衡环境下全局的激素失调的反映，而且正常甲状腺病态综合征

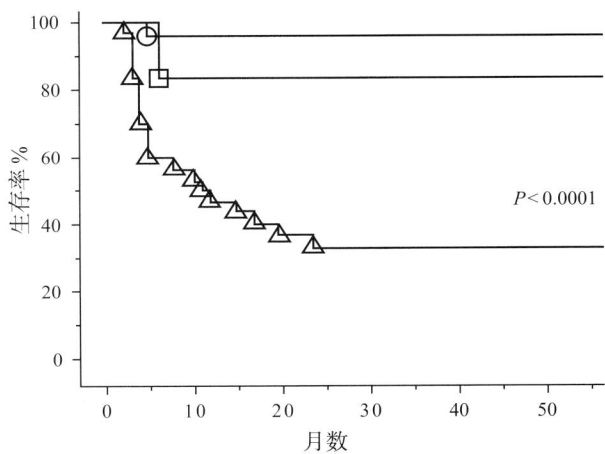

▲ 图 97-5 3 个月精算生存曲线：甲状腺功能正常与周围甲状腺功能不全和甲状腺功能正常综合征的比较
（引自 Tourbert 等，1997[38]。经 John Wiley & Sons 公司许可转载）

表 97-4 未使用辐照的细胞减少治疗的移植后患者的甲状腺功能低下

研究 [a]	病例数	中期随访时间（年）	化疗	甲状腺功能低下病例数
Sklar 等（1982）	4	2	环磷酰胺或环磷酰胺 +6- 巯基嘌呤或环磷酰胺 + 甲基苄肼	0
Urban 等（1988）	10	3.1	环磷酰胺或环磷酰胺 + 白消安或美法仑或 BACT	0
Sanders（1991）	11	1	环磷酰胺 + 白消安	0
Galimberti 等（1991）	58	3.2	环磷酰胺 + 白消安	0
Liesner 等（1994）	26	4	环磷酰胺 + 白消安	0
Boulad 等（1995）	7	6.2	环磷酰胺或环磷酰胺 + 白消安	1
Tourbert 等（1997）	77	2.6	环磷酰胺 + 白消安或白消安 + 氮芥或环磷酰胺 +ATG	11

ATG. 抗胸腺细胞球蛋白；BACT. 卡莫司汀、阿糖胞苷、环磷酰胺、6- 巯基嘌呤
a. 参见引用来源参考文献（引自 Tourbert 等，1997[38]。经 John Wiley & Sons 公司许可转载）

表 97–5　骨髓移植前后的甲状腺功能（分别是 3 个月和 14 个月）[a]

		n	FT₃（pmol/L） （正常值 3.6 ～ 9.4）	FT₄（pmol/L） （正常值 8.5 ～ 22）	TSH（mU/L） （正常值 0.2 ～ 4）
移植前 [b]	正常	59	6.7（3.7 ～ 10.9）	15.5（9.7 ～ 21）	1.88（0.3 ～ 3.9）
	PTI	10	6.6（3.5 ～ 8.9）	13.8（9.0 ～ 19.7）	5.9（4.0 ～ 11.7）
	ETS	6	2.6（1.2 ～ 3.1）	11.1（7.4 ～ 13）	1.15（0.1 ～ 2.0）
移植后（3 个月）[c]	正常	23	5.7（4.0 ～ 8.7）	12.7（8.9 ～ 20.0）	2.00（0.5 ～ 3.9）
	PTI	6	5.2（1.2 ～ 7.5）	10.5（4.2 ～ 13.9）	8.73（4.4 ～ 17.0）
	ETS	29	2.5（1.2 ～ 3.5）	8.8（3.7 ～ 14.6）	1.23（0.03 ～ 4.0）
移植后（3 个月）[d]	正常	34	6.5（4.1 ～ 10）	14.2（10.0 ～ 19.2）	1.81（0.55 ～ 3.3）
	PTI	5	5.8（4.3 ～ 7.4）	13.0（10.3 ～ 16.4）	6.12（4.2 ～ 11.0）
	ETS	9	2.6（1.2 ～ 3.5）	8.6（4.2 ～ 14.1）	1.78（0.1 ～ 3.2）

PTI. 周围性甲状腺功能不全，定义是 TSH > 4mU/L；ETS. 甲状腺功能正常的病态综合征，定义是 FT₃ < 3.6pmol/L 且 / 或 FT₄ < 8.5pmol/L 且 TSH < 4mU/L；FT₄. 血清游离甲状腺素；FT₃. 游离血清三碘甲状腺原氨酸；TSH. 超敏血清促甲状腺素
a. 甲状腺激素的生化水平表示为均值（范围）。转换国际单位制到重量单位，除以以下的转换系数：TSH 重量转换系数，1.0=mU/L；FT₃ 重量转换系数，0.0154=pg/dl；FT₄ 重量转换系数，12.87=ng/dl；b. 总数=77（未完成 2 例）；死亡（0 ～ 2 个月）=8；c. 总数=69（未完成 8 例）；死亡（3 ～ 14 个月）=18；d 总数=51（未完成 3 例）；死亡（14 ～ 24 个月）=6；（引自 Tourbert 等，1997 [38]。经 John Wiley & Sons 公司许可转载。其余的表内相关研究参考信息在原文中提供）

的发生本身可能是一个独立的预后因素。

尽管对于移植年龄是否与甲状腺功能障碍的风险增加有关存在争议，但一些引人注目的研究将 10 岁以下的年龄作为显著的风险因素 [34]，而其他研究则没有发现两者之间的关联。

（一）造血干细胞移植后甲状腺功能紊乱

任何类型的甲状腺功能减退都是造血干细胞移植长期存活者最常见的临床或实验室甲状腺功能障碍类型 [34]；然而，需要治疗的甲状腺功能减退症的发病率和发病时间是高度可变的，这取决于移植前预处理治疗的类型。造血干细胞移植后诊断甲状腺功能减退的中位时间接近 4 年，而 308 例接受局部放疗的非甲状腺头颈癌患者中，5 年的累计甲状腺功能减退发生率为 20%，10 年的累计甲状腺功能减退发生率为 27% [39]。然而，当甲状腺功能减退症被定义为血清 TSH 升高时，累计发病率更高，5 年为 48%，8 年为 67% [40]。其他报道较为保守地估计异基因造血干细胞移植后亚临床甲状腺功能减退的发生率在 7% ～ 15% 之间。

在造血干细胞移植后可能发生甲状腺功能减退的机制尚不清楚。与一般甲状腺功能障碍一样，放疗暴露史，尤其是全身放疗，似乎是一个重要危险因素 [34]。与单纯白消安 – 环磷酰胺治疗的预处理方案相比，单剂量消融性全身放疗与 50% 的显性甲状腺功能减退相关，而分级全身放疗与 15% 的显性甲状腺功能减退相关，约占甲状腺功能减退病例的 11%。在移植前预处理方案中未使用全身放疗的造血干细胞移植后原发性症状性甲状腺功能减退的发生率为 10% ～ 15%[38]（表 97–4）。

由于在移植前未接受放疗的造血干细胞移植受者中甲状腺功能减退的发生频率如此之高，已经提出了造血干细胞移植后甲状腺功能减退的非放疗相关机制。一些细胞因子调节甲状腺功能，这些细胞因子可能参与甲状腺疾病的发病机制，包括正常甲状腺病态综合征。此外，调节化疗的作用和注入淋巴细胞的移植物对宿主的作用可能会触发 HLA 相关 AITD。自身免疫性甲状腺疾病从头发展，比如桥本甲状腺炎或 Graves 病，据报道在慢性 GVHD 或其他已有的自身免疫功能障碍时就出现过 [41]，尽管抗甲状腺自身抗体相比其他自身抗体在慢性 GVHD 发生更少 [42]。少数病例报道注意到在异基因造血干细胞移植 [43] 之后，AITD 通过过继自身免疫机制从供者向受者转移而不存在自身免疫现象（即使是少量致病性淋巴克隆的过继转移），这种过继

转移很可能是自身免疫性甲状腺功能减退的一个次要原因，因为大多数造血干细胞移植后自身免疫更可能是由免疫失调（或"免疫混乱"）[44]引起的。虽然通过反向机制移植后也有可能缓解先前存在的自身免疫性疾病，但除了 1 例 Graves 病[45]外，还没有关于自身免疫性甲状腺炎的报道。据推测，在 5 年的随访后，多达 3% 的造血干细胞移植后人群可能患有自身免疫性甲状腺炎；意味着同种异体和自体移植的自身免疫性甲状腺炎的 5 年精算率分别为 4% 和 2.9%，这与原发性自身免疫性甲状腺炎 2%～4% 的终身风险非常相似，女性与男性的比例为 3∶1[41]，但造血干细胞移植后临床显著的自身免疫性甲状腺炎真正的发病率仍不清楚。

1. 造血干细胞移植后功能性甲状腺紊乱的表现

造血干细胞移植后功能性甲状腺疾病的诊断，需要仔细询问病史，彻底寻找甲状腺功能减退或甲状腺毒症的体征，并对实验室结果进行详细评价。

虽然成人一般人群中甲状腺功能减退的发病可能隐匿，但造血干细胞移植后疾病发展较快，6 周时明显表现为甲状腺功能减退，3 个月时出现黏液水肿。轻度甲状腺功能减退症的体征和症状可能非常微妙、多变且无特异性，如皮肤干燥／粗糙、冷耐受不良、眶周肿胀和踝关节反射松弛期延迟。出现的异常症状包括神经衰弱伴肌肉痉挛、感觉异常和虚弱，难治性贫血，生殖功能障碍包括不孕、青春期延迟或月经过多，特发性水肿或心包积液，生长阻滞，便秘，因鼻黏膜或声带水肿而引起的慢性鼻炎或声音嘶哑，严重的抑郁症会发展成情绪不稳定甚至是偏执的精神病。与儿童甲状腺功能减退有关的骨骼疾病可能包括由于股骨骨骺发育不良而导致的线性生长障碍和步履蹒跚。骨骺发育不全的影像学证据实际上是婴幼儿甲状腺功能减退症的病理特征。虽然非造血干细胞移植受者的黏液水肿的临床表现通常很清楚，但在造血干细胞移植后皮肤 GVHD 患者中往往很难观察到。

Graves 病甲状腺功能亢进可表现为以下一种或多种特征：甲状腺毒症、甲状腺肿、眼病（突眼）、真皮病（胫骨前黏液水肿）。年轻个体的甲状腺功能亢进症的临床症状包括心慌、紧张、易疲劳、运动过度、腹泻、出汗过多、热耐受不良和偏冷，通常体重明显减轻，但无食欲不振。常见表现为甲状腺肿大、甲状腺毒性眼征（如眼病）、轻度

心动过速。肌肉无力和肌肉质量损失可能是严重的。甲状腺皮肤病（皮肤增厚）和增生性骨病（骨膜下炎症），尤其是掌骨和跖骨，很少见到。在儿童中，骨生长迅速，骨成熟加速。在 60 岁以上的患者中，心血管和肌病症状占主导地位，最常见的症状是心悸、用力时呼吸困难、颤抖、紧张和体重减轻。

2. 造血干细胞移植后甲状腺功能紊乱的评估

甲状腺功能减低或亢进的实验室诊断通常需要以下一个或多个值：FT_3、FT_4、FT_4I（FT_4I，一种可以区分 T_4 与甲状腺结合球蛋白水平的计算方法）和 TSH（图 97-6）。低血清 FT_4 或 FT_4I 与高血清 TSH 联合诊断为原发性甲状腺功能减退，而 T_4 升高与 TSH 抑制联合诊断为甲状腺功能亢进。FT_4 和 TSH 的抑制，在没有正常甲状腺病态综合征的情况下，提示继发性甲状腺功能减退与垂体或下丘脑缺陷有关。

3. 造血干细胞移植后甲状腺功能紊乱的处理

替代剂量的左甲状腺素在成人的范围从 0.05～0.2mg/d，平均为 0.125mg/d，或 1.7μg/（kg·d）。剂量根据患者的年龄和体重而定。在老年人和容易发生心脏问题的患者，应启动低剂量激素替代（0.025mg/d），然后每隔 4～6 周基于 FT_4 和 TSH 测量水平增加 1.6μg/（kg·d）。与成人相比年幼的孩子需要惊人的高剂量左甲状腺素［如 6—10 岁儿童 4～5μg/（kg·d），而在成人 1～2μg/（kg·d）］，并且初始剂量可能在 4～6 周给予估计最终剂量要求的一半，然后根据成人的时间表基于 FT_4 和 TSH 调整。左甲状腺素过量的主要毒性症状是绝经后妇女甲状腺功能亢进，尤其是心脏并发症（心律失常）和骨质疏松症。

甲状腺功能亢进／Graves 病可以用放射性碘治疗、抗甲状腺药物（丙硫氧嘧啶或甲巯咪唑）或手术（全甲状腺切除术），但在美国，放射性碘化钠（^{131}I）应承担估计甲状腺重量的基础上 80～150μCi/g 的用量，^{123}I 扫描在无禁忌证的患者是治疗选择。放射性碘的主要并发症是甲状腺功能减退症，大约 80% 接受充分治疗的患者最终会发展为甲状腺功能减退症，一旦甲状腺功能减退症得到证实，就应该开始甲状腺激素替代。小的无症状的甲状腺肿患者可以通过临床检查和定期超声评估进行监测。

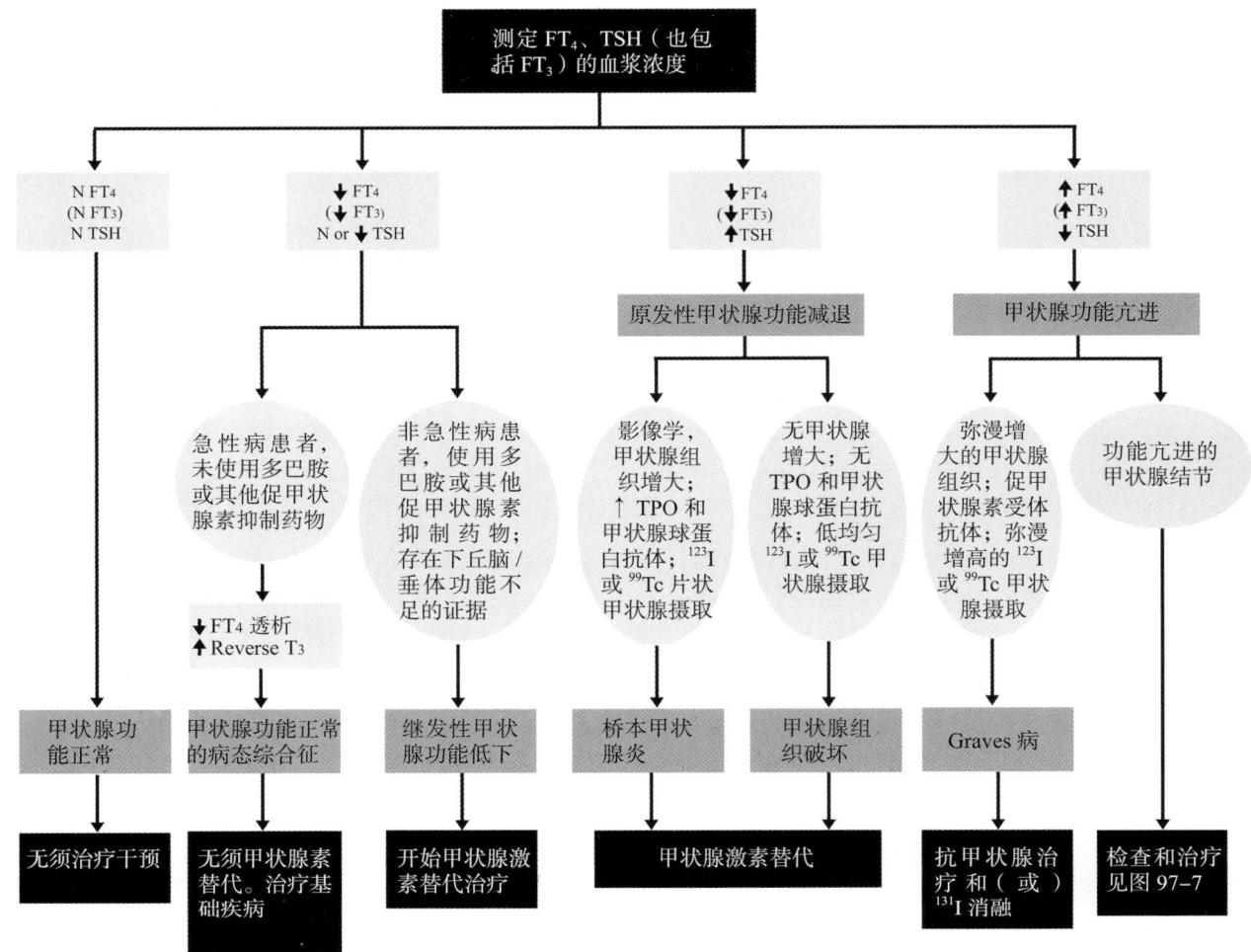

▲ 图 97-6　造血干细胞移植术后疑似甲状腺功能减退或甲状腺功能亢进患者的评估方法

FT₃. 游离三碘甲状腺原氨酸；FT₄. 游离甲状腺素；¹²³I. 碘的放射性同位素（γ 射线发射器）；¹³¹I. 碘的放射性同位素（β 和 γ 射线发射器）；
N. 正常；Reverse T₃. 反转 T₃，T₃ 的异构体与 T₃ 受体结合并阻断它们；⁹⁹Tc.⁹⁹ 锝；TPO. 甲状腺过氧化物酶；TSH. 促甲状腺激素

（二）造血干细胞移植后甲状腺肿块病变

　　与一般人群相比，造血干细胞移植存活者甲状腺结节的发生率较高。在一项研究中，95 名儿童恶性肿瘤接受高剂量放疗的患者中，有 26 名（27.3%）在治疗后 5 ～ 34 年可触及甲状腺结节 [46]。此外，霍奇金淋巴瘤幸存者中发现结节的发生率从 2% ～ 65% 不等，这取决于随访时间和评估的方法 [47]。然而，由于这些人群的筛查更频繁、更仔细，真实的相对风险无法轻易确定。

　　与甲状腺结节一样，与一般健康人群（0—29岁）相比，儿童期行造血干细胞移植的患者发生继发性甲状腺癌的风险更高，总体报道造血干细胞移植后儿童发病率为 0.2%[48]。年龄较大（约 45%）、男性（因为结节在男性中不太常见，男性患者中任

何一个给定的结节都有较高的恶性概率）和家族甲状腺癌病史是进一步增加恶性可能性的因素（表97-6）。甲状腺有辐射暴露史是很重要的，因为放疗会导致随后的增生，从而更有可能发展成结节和恶性肿瘤。据估计，放疗后诱发甲状腺癌的相对风险为 0.6 ～ 14.9，但因几个参数的不同而有所不同，特别是使用全身放疗会将相对风险增加到 3.6，而不使用全身放疗的风险为 1.0。在造血干细胞移植中使用的放疗方案从 2 ～ 6Gy 的低剂量到高达 8 ～ 14Gy 不等的高剂量治疗方案。相比之下，据报道，仅 6.5cGy（1cGy=10⁻²Gy=1rad）对甲状腺（例如，在头癣放射治疗期间）的放疗，就会导致 0.11% 的儿童罹患癌症，而在兄弟姐妹对照中，只有 0.02% 的儿童罹患癌症 [49]。

表 97-6　临床表现为孤立甲状腺结节（直径＞1cm）恶性病变的疑诊

增加怀疑为甲状腺癌的因素
· 年龄＜15 岁或＞45 岁
· 男性
· 结节直径＞4cm
· 放射暴露的病史
· 与甲状腺癌相关的病史
嗜铬细胞瘤
甲状旁腺功能亢进
Gardner 综合征
家族性腺瘤息肉病
Cameg 综合征
Cowden 综合征
· 超声的疑诊标准
中央血管增多
不规则的边缘
微小钙化灶
偶然发现的甲状腺局部 PET 阳性病变，高度疑诊甲状腺癌
· 快速增长的结节（几周到数月）
· 非常致密的结节
· 固定的结节（与邻近的结构）
· 甲状腺癌的家族史
· 声带麻痹
· 局部淋巴结增大（尤其是颈前下方）
· 侵犯到颈部结构的症状（结构扭曲，如气管偏移、肌肉受累、肿瘤固定、吞咽困难、颈内动脉阻塞）

放疗暴露剂量的增加似乎与甲状腺癌的发病率较高有关，而暴露于极高剂量的放疗（多达10 000cGy）很少与甲状腺恶性肿瘤的发生有关。后一种现象可能是由于甲状腺在很大程度上被如此大剂量的放疗所破坏，而且通常会导致甲状腺功能减退。值得注意的是，GVHD 的存在或不存在似乎对造血干细胞移植后甲状腺癌的发展没有显著影响，尽管一些研究已经注意到慢性 GVHD 存在较高的相对风险[48]。

造血干细胞移植后继发性甲状腺癌发生的另一个危险因素是移植时年龄较小，0—9 岁的儿童相对风险为 12.2，而 10—16 岁的儿童相对风险为 1.0。

造血干细胞移植后甲状腺肿块病变的评估

所有接受放疗的患者，包括全身放疗，应在造血干细胞移植后 6 个月进行体格检查，随后每年一次随访，包括仔细检查颈部的甲状腺肿或结节，以及甲状腺功能检查（如游离 T_4 有或没有 TSH 排除甲状腺功能减退）。值得注意的是，血清甲状腺激素水平并不能区分甲状腺的良性和恶性肿块病变，但可能有助于确定功能性甲状腺病变（甲状腺结节功能亢进，也称为 Plummer 病）的存在，或可能反映甲状腺功能减退伴多结节性甲状腺肿或桥本甲状腺炎。

如果发现直径＞1.0cm 的甲状腺结节，排除恶性肿瘤的检查应包括 TSH 水平和细针穿刺（fineneedle aspiration，FNA），以便在洗针时进行细胞学评估和甲状腺球蛋白测定，特别是在活检淋巴结的情况下（图 97-7）。甲状腺结节或可疑颈部淋巴结的细针穿刺可盲法或在超声引导下进行。

约 10% 的细针穿刺活检不充分，20% 不确定。体细胞突变的基因检测有助于甲状腺肿瘤的诊断和预后，因为多个基因最近被确认与甲状腺癌有关。虽然这些突变可以分为八类，但最常见的有三种：BRAF 突变、RET/PTC 融合和 Pax8/PPAR-γ 融合，它们都汇聚在与侵袭和转移相关的基质 - 金属蛋白酶通路上。BRAF 编码基因的激活突变是甲状腺乳头状癌中最常见的致癌异常。体外和体内模型显示，活化 BRAF 过表达通过结构化激活诱导恶性转化和临床侵袭性肿瘤行为，导致磷酸化级联，从而导致甲状腺细胞增殖并失去分化。BRAF V600E 突变与甲状腺外延展的存在及临床分期的增高有关，与最坏的结局（顽固性疾病和较低的生存率）有关。大部分不确定抽吸物来源于滤泡，不存在 BRAF V600E 突变。然而，在不确定样本中检测 BRAF 突变对甲状腺乳头状癌的诊断具有 100% 的特异性和 58% 的敏感性。嵌合的 Pax8/PPAR-γ 基因常在甲状腺滤泡癌中产生染色体易位，但在乳头状癌和 Hurtle 细胞癌中不存在。通过染色体重排激活 RET 基因已经被认为与乳头状甲状腺癌有关，这一研究已经进行了近 20 年，它最常见的两个变体是 RET/PTC1 和 RET/PTC3。RET/PTC 的患病率在有辐射暴露史的患者中较高，包括那些有辐射暴露史的患者受到意外或治疗性辐射。例如，在切尔诺贝利事故儿童幸存者的大多数甲状腺癌病例中存在 RET/

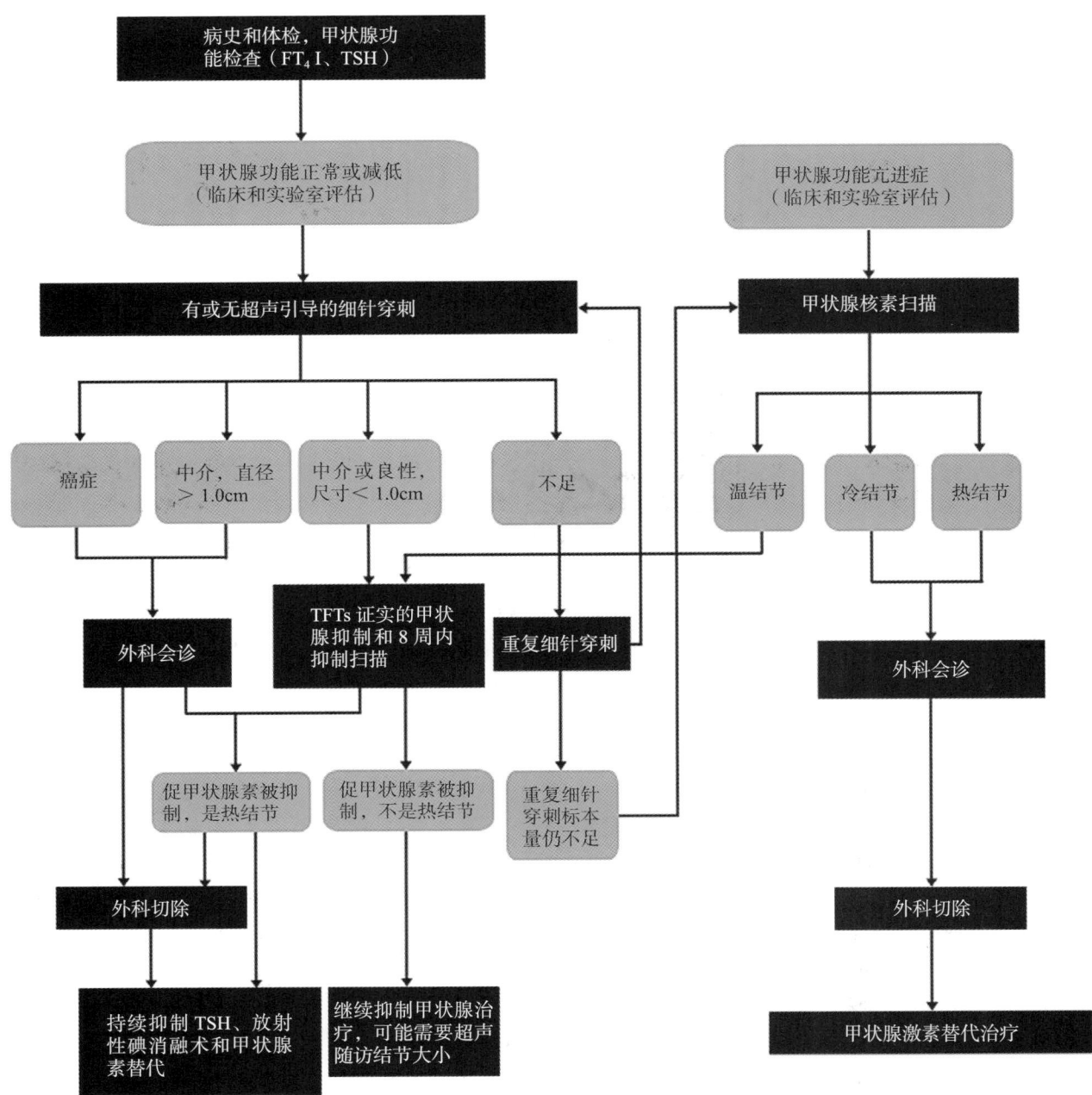

▲ 图 97-7 造血干细胞移植术后患者合并甲状腺结节的评估方法

FT₄ I. 游离甲状腺素指数；TSH. 促甲状腺素

PTC。因此，对不确定的细针穿刺抽吸物进行遗传分析以预测肿瘤行为具有临床意义。类似地，突变产物的靶向阻断（如自动 - 活性 BRAF 激酶）可能在阻止肿瘤进展中起到治疗作用。

放射性核素甲状腺扫描在不确定细胞学结果的结节的情况下也可以证明有用，因为功能亢进的结节几乎总是良性的，并可以用放射性碘或外科手术治疗。因此，放射性核素甲状腺扫描可以帮助评估甲状腺区域摄取或功能，并能定位异位甲状腺组织的存在。用于甲状腺扫描的放射性示踪剂是碘（¹³¹I 或 ¹²³I）或锝（⁹⁹ᵐTc）的同位素。在一些诊断中心，锝扫描可能是首选，因为它可以在研究前 2h 进行。¹²³I 往往用于甲状腺吸收测试和常规甲状腺扫描，¹³¹I 由于其较高的放疗负担，保留用于已知甲状腺癌患者的随访评估。

正常扫描显示，甲状腺两叶的碘摄取相似。结节可分为"冷"（摄取减少）、"温"（摄取与周围组织相似）或"热"（摄取增加）。虽然大部分甲状腺结节在放射性核素扫描中可能是冷的，在一般人群中只有 5%～15% 是恶性的。然而，来自几个大系列的数据表明，在有头部、颈部或胸部放射治疗史的患者中，单独出现冷甲状腺结节的癌症发病率高达 50%。

虽然 MRI 并不是评估甲状腺结节患者的主要诊断方式，但在颈部 MRI 检查非内分泌指征时，经常偶然发现结节。CT 也是如此。

随着 PET 在淋巴瘤和其他癌症患者中的频繁使用，发现甲状腺局部 FDG 阳性病变与 1/3 的恶性肿瘤相关[50]。

六、代谢和电解质异常

接受造血干细胞移植的患者容易出现多种代谢异常，其中大多数发生在移植后早期，其严重程度可能从轻微到危及生命不等[51]。

一项对 311 名患者进行的研究[51] 回顾了造血干细胞移植后几种代谢 / 电解质异常的发生率，结果显示，大量（269，86.5%）的患者在异基因造血干细胞移植后 100 天内出现至少一种严重代谢异常。196 例（63.0%）患者出现 1～3 种代谢异常，73 例（23.5%）患者出现 4～7 种代谢异常。造血干细胞移植术后 100 天内最常见的异常是低钠血症（185，59.5%）、低钾血症（149，47.9%）、低磷血症（105，33.8%）和低镁血症（52，16.7%）。较少见的异常是高钾血症（25，8.0%）、高尿酸血症（22，7.1%）、高钠血症（13，4.2%）和高镁血症（9，2.9%）。钙异常相对少见，高钙血症 1 例（0.3%），低钙血症 1 例（0.3%）。接受异基因骨髓移植治疗的儿童骨质疏松症的一个独特方面是骨髓移植后出现高钙血症，需要及时给予补水、呋塞米、静脉注射双膦酸盐、磷酸盐和降钙素治疗[52]。除这些电解质异常外，还观察到糖脂稳态紊乱，高血糖最为常见（138，44.4%），其次是低血糖（12，3.9%）和高胆固醇血症（3，1.0%）。

接受或即将行造血干细胞移植患者的诱导方案、免疫抑制药物、GVHD 和（或）全肠外营养（total parenteral nutrition，TPN）支持疗法是促使代谢和电解质紊乱发展的因素。例如，环孢素和他克莫司在预防和治疗 GVHD 中使用，与造血干细胞移植受者高钾血症、高血糖、低镁血症和高三酰甘油血症有关。如本章所述，糖皮质激素治疗也可能引起高血糖。GVHD 相关的胃肠道并发症也可能进一步促成代谢异常。随后发生的严重炎症或感染过程可通过增加 TNF-α 的水平导致胰岛素抵抗。长期使用氨基糖苷类抗生素和两性霉素 B 治疗伴发低镁血症和呕吐可导致肾钾丢失和低钾血症。喷他脒用于预防或治疗肺囊虫性肺炎，由于胰腺 β 细胞损伤可引起胰岛素的急性释放，导致严重低血糖后高血糖。在造血干细胞移植术后，胰岛素受体抗体引起低血糖有 1 例报道[53]。在移植期间，通过复制的中性粒细胞增加磷酸盐摄取可能会导致造血干细胞移植受者低磷血症[54]。造血干细胞移植后发生严重的代谢异常往往是与较差的临床结果有关，而且这些代谢紊乱的影响可能是独立于其他并发症，包括 GVHD 和肝窦阻塞性综合征[51]，提示移植后早期发生的代谢异常可作为异基因造血干细胞移植患者的预后指标。因此，应密切监测造血干细胞移植治疗患者的代谢参数。

在下一节中，我们将详细讨论造血干细胞移植相关的低钠血症。其他电解质异常的诊断和治疗通常更直接，因此将不再进一步讨论。

（一）水代谢异常

低钠血症，定义为血清钠浓度降低至 ≤ 135mmol/L，是住院患者常见的电解质紊乱，是肿瘤学中经常遇到的代谢紊乱之一。目前关于造血干细胞移植后低钠血症发生率的数据有限，尽管有一项研究报道其发生率高达 40%[55]。造血干细胞移植后低钠血症的危险因素包括 SIADH、甲状腺功能减退、糖皮质激素停用后肾上腺功能不全、化疗、治疗引起的恶心呕吐、水化过度、疼痛、麻醉药、腹泻、感染、肾衰竭和情绪压力。尤其是腹泻，是造血干细胞移植较常见的并发症，因黏膜损伤、感染、急性 GVHD，腹泻引起的低钠血症是造血干细胞移植术后常见的并发症[51]。

SIADH 是另一种重要、常见的造血干细胞移植后低钠血症的原因，可能是预处理治疗对室旁和视上神经元（见下文）细胞毒性的不良反应，特别是环磷酰胺[51]。出现异常分泌刺激，如胸腔内感染或正压通气，也可能导致 SIADH。抗利尿激素（antidiuretic hormone，ADH）释放不当导致游离水潴留和低钠血症。因此，SIADH 的特点是低钠血症、低血清渗透压和在没有利尿药、心力衰竭、肝硬化、肾上腺功能不全和甲状腺功能减退的情况下尿液渗透压过高。

在一项研究中，140 例造血干细胞移植患者中有 16 例（11.4%）出现 SIADH，其发生率高得出乎意料。SIADH 也与一些血液病有关，如非霍奇金淋巴瘤和霍奇金病，尽管非霍奇金淋巴瘤中 SIADH 最常见的原因被认为是使用含有长春生物碱的化疗（见下文）或瘤细胞直接侵入脑下垂体。HLA 不匹配供者可能是 SIADH 的危险因素，移植时年龄较小也是如此。由于儿童的含水量相对高于成人，相应地，SIADH 电解质失衡可能更容易发生在儿童患者群体中。此外，儿童急性低钠血症的后果更为严重。

由于使用各种抗肿瘤药物化疗引起的下丘脑或脑下垂体损伤，SIADH 相关低钠血症已被观察到。长春生物碱（长春新碱，长春花碱）被认为由于室旁或视上细胞微管损伤而引起 SIADH。长春新碱还会引起胃肠道钠和水分流失，导致适当的抗利尿激素分泌。长春新碱联合环磷酰胺、多柔比星、甲氨蝶呤、泼尼松龙（CHOP-M）使用时，低钠血症发生率约为 17%[56]。在另一个高剂量长春碱、顺铂和博来霉素联合治疗的研究中，12 例患者中有 8 例出现低钠血症和低渗透压[57]。

高剂量环磷酰胺治疗主要通过对下丘脑的直接作用引起 SIADH。1 例环磷酰胺致致命性低钠血症（1800mg/m²）死亡后尸检显示，小叶内坏死，轴突内分泌颗粒减少，垂体后叶抗利尿激素减少[58]。其他机制也已被引出：在 19 个低剂量环磷酰胺化疗疗程中，低钠血症、血浆低渗性和尿高渗性均有进展，但血浆抗利尿激素水平未升高[59]。这表明肾小管损伤和由此导致的盐和水运输缺陷，是低剂量治疗导致低钠血症的主要原因。

顺铂致低钠血症的机制尚不清楚，但其肾毒性作用可能是主要因素，而不是直接影响抗利尿激素分泌。这种药物可能引起肾盐消耗，导致低钠血症、低渗、尿钠升高和尿渗。这种类 SIADH 综合征很难与真正的 SIADH 区分开来，因为体液耗竭的体征和症状很轻微或不存在。

目前尚不清楚美法仑是否对低钠血症的发展有直接影响，还是仅仅增强了其他药物的作用。美法仑诱导的低钠血症和尿钠损失，被认为是 SIADH，已经在两个患者使用高剂量美法仑（2mg/kg）联合长春新碱和环磷酰胺中有报道[60]。美法仑与病因有关，因为相同的治疗方案，但数周后 1 名患者接受较低剂量的美法仑（0.5mg/kg），没有引起低钠血症。

虽然与造血干细胞移植没有直接关系，但实体瘤的存在也可能是低钠血症的原因，可能是肿瘤本身异位分泌抗利尿激素，也可能是由于心房利钠肽分泌，引起肾盐耗损。

在酪氨酸激酶抑制药中，伊马替尼已被报道可引起 SIADH[61]。然而，使用新的酪氨酸激酶抑制药并没有报道与 SIADH 相关，而是与低钠血症相关，其中西地尼布的低钠血症风险最高（29%）[62]，而使用阿西替尼的患者的低钠血症风险为 9%[63]。

1. 造血干细胞移植后异常水代谢的评估

由于临床表现是高度可变的，并且取决于低钠血症的病因、程度和慢性，因此对这些患者的评估应针对确定低钠血症的特定病因（图 97-8）[64]。确定患者的含水量状态是重要的第一步。应阐明液体流失史（如呕吐、腹泻、利尿药治疗）或与 SIADH 发展相一致的病史，如服用违禁药物（见上文）。体格检查时，肺啰音、第三心音奔马律、颈静脉扩张、周围水肿或腹水提示高血容量低钠血症。黏膜干燥、心动过速、皮肤肿胀减轻和直立位障碍提示低血容量低钠血症。没有发现低血容量血症或高血容量血症的患者被认为是全血低钠血症，尽管难以确定血容量减少或水肿的细微程度。因此，几乎总是需要建立低钠血症诊断的实验室检测。然而，皮质类固醇使用史，或提示肾上腺功能不全或甲状腺功能减退的体征和症状，以及造血干细胞移植后常见的其他代谢异常，如高血糖、高脂血症和高尿酸血症，都不应被忽视。其他非特异性症状包括肌肉无力和抽筋，而横纹肌溶解是低钠血症的偶然结果，患者肌肉疼痛或压痛时应予以考虑。

用于评估低钠血症的标准实验室检测应包括生化组套、血浆渗透压、尿液渗透压和尿液钠浓度。低钠血症的大多数病例与血浆渗透压降低有关，但低钠血症可能与高脂血症或高蛋白血症、肾衰竭、高血糖或在注射了蔗糖和含麦芽糖的 IgG 制剂后发生。尿液渗透压为 > 100mOsm/kg 与不能正常排泄

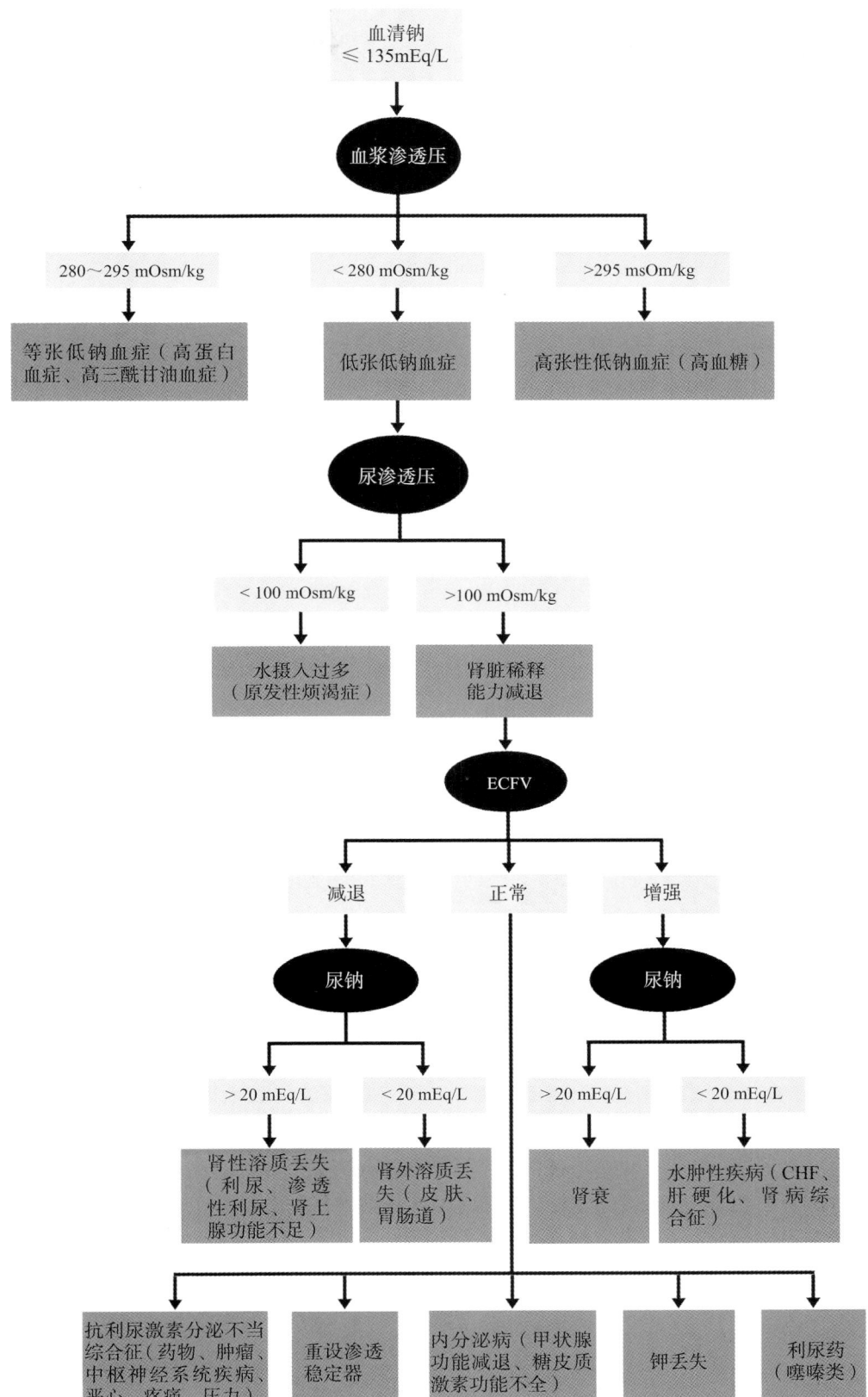

▲ 图 97-8　造血干细胞移植后患者疑诊低钠血症的评估方法

CHF. 充血性心力衰竭；ECFV. 细胞外液体容积（引自 Weisberg 等，1992 [64]）

游离水一致，这通常是由于抗利尿激素持续分泌所致。尿渗透压低于 100mOsm/kg 可能是由于原发性多尿症、营养不良或渗透压重置。尿钠浓度用于区分有效容量的消耗和其他原因，其中有容量正常或肾性盐耗，并应低于 20 mEq/L 的低血容量，除非发生盐耗（如肾上腺功能不全）。尿钠浓度一般在 40mEq/L 以上。

SIADH 的诊断通常是排除性诊断，结合病史、体格检查（无水肿）和实验室检查的结果，一般可观察到以下结果：血浆渗透压低，尿渗透压过高（高于 100mOsm/kg，通常高于 300mOsm/kg），尿钠浓度通常高于 40 mEq/L，血尿素氮和血尿酸浓度较低，血肌酐浓度相对正常，酸碱、钾平衡正常，肾上腺、甲状腺功能正常。如果容量也耗尽，或如果钠摄入量极低，SIADH 患者可能尿液钠浓度低。在这类患者中，SIADH 的诊断是通过观察对盐负荷的反应做出的，包括尿钠升高，但尿渗透压仍然很高。

对于初次评估后诊断不明显的患者，测量血浆尿酸和尿素浓度、钠的部分排泄、肾上腺和甲状腺功能检查可能有帮助。

2. 造血干细胞移植后异常水代谢的处理

治疗的选择主要取决于低钠血症的病因和严重程度。治疗应首先针对纠正低钠血症的任何潜在原因，如停止在肾上腺功能不全或甲状腺功能减退患者中诱导 SIADH、糖皮质激素或甲状腺激素替代的药物，以及控制高脂血症和（或）高血糖。在这些情况下，基础条件的纠正率导致低钠血症的纠正相对缓慢。

在无症状的住院患者中，通常不建议快速纠正低钠血症，尤其是当血浆钠基线高于 120 mEq/L 时。这类患者接受保守的自由水限制治疗（例如，限制在每日需水量的 50% ～ 60% 以内，以导致水的负平衡）。如果需要纠正容积消耗，则静脉注射等渗盐水和（或）增加膳食盐（2 ～ 3g/ 天）。对于水肿患者（如心力衰竭、肝硬化、肾衰竭），盐疗法通常是禁忌，因为它会加重脑水肿的存在。值得注意的是，对等渗盐水的反应在容量耗竭和 SIADH 的状态不同。等渗盐水在真正的容量消耗中通常是足够的，但在 SIADH 中是无效的。高渗盐水仅适用于有症状或严重低钠血症的患者。为了避免过校正的可能性，治疗目标在第一个 24h 应该增加血清钠 + 8mEq/L，最大的修正速度在第一个 24h 应 ≤ 10 ～ 12mEq/L，而在 48h 期间纠正速度应 ≤ 18mEq/L。

如果 SIADH 的原因不能得到纠正，如果水的限制耐受性差或无效，则可以使用地美环素（一种四环素抗生素，通过抑制 ADH 介导的集水管中的水再吸收来增加无电解质水的排泄），剂量为 300 ～ 600mg。如果渴感完好，服用地美环素的患者很少出现高钠血症。但是，肾病、肝硬化或充血性心力衰竭患者禁用此药。

精氨酸加压素（arginine vasopressin，AVP）受体抑制药是一种新型药物，可通过直接阻断精氨酸加压素与其 V2 受体的结合来纠正低钠血症。V2 受体表达于肾皮质和髓质集合管和远端小管的基底外侧膜。抗利尿激素与表达 V2 受体的细胞膜上的 V2 受体结合，促进水通道蛋白 2 的产生和运输到腔膜，促进水再吸收到高渗髓间质，维持血浆的紧张性。通过阻断 V2 受体，抗利尿激素的作用减弱，尿液中水分的流失可以稀释尿液中的溶质，增加尿液的渗透性。在临床试验中，考尼伐坦、利希普坦、托伐普坦和沙他伐坦增加了与 SIADH、肝硬化或充血性心力衰竭相关的低钠血症患者的血清渗透压，并使血清 Na+ 正常化。这些药物在与癌症相关的低钠血症中也有潜力。目前，静脉注射的考尼伐坦和口服的托伐普坦都是可用的，并且被批准用于治疗全血性低钠血症（即 SIADH）。目前可用的数据表明，医院的低钠血症处理更容易，不仅在 SIADH 的情况下，而且在与肝硬化、肾病和充血性心力衰竭相关的低钠血症中，其中抗利尿激素的上调与血清渗透压无关。

（二）碳水化合物和脂质异常

在造血干细胞移植存活者中，2 型糖尿病的患病率从 3.3% ～ 17% 不等[65, 66]。在接受全身放疗和非全身放疗治疗的成人患者中，有 3.3% ～ 26% 的患者在造血干细胞移植前出现糖耐量下降。高胰岛素血症也发生在造血干细胞移植后，接受细胞毒性药物制剂和全身放疗的患者中胰岛素水平最高[67]，但放疗、布舒芬和胰岛素抵抗之间的关系尚不清楚。

大约 27.9% 的造血干细胞移植受者出现了各种类型的血脂异常[65, 66]。总的来说，在与胰岛素抵抗相关的几种脂蛋白代谢异常中，高三酰甘油血症最为常见。许多免疫抑制药物已被证明可引起血脂异常，包括环孢素、他克莫司、西罗莫司、霉酚酸盐和大剂量糖皮质激素。糖皮质激素刺激肝糖异生，降低葡萄糖利用率，抑制胰岛素作用，增加蛋白质分解，激活周围脂质分解。如果患者的胰岛素水平不足以克服胰岛素抵抗和增加肝脏葡萄糖输出，类固醇诱导的糖尿病就会发生。老年是类固醇糖尿病的危险因素，一般来说也是糖尿病的危险因素[68]。Iwamoto 等没有发现糖皮质激素累计剂量增加长期类固醇诱导糖尿病风险的证据[69]，尽管长期治疗与高胆固醇血症有关。研究还表明，长期（4 天）摄入和输注高热量碳水化合物饮食（高营养）会导致血浆胰岛素和葡萄糖浓度长期升高，血浆三酰甘油浓度较基础状态升高 4 倍[70]。造血干细胞移植后使用的高营养配方通常是高糖和高脂，这可能导致高血糖、胰岛素抵抗和高脂血症。异基因骨髓移植后早期（前 10 天）出现严重高血糖已被证明与随后90 天中急性 GVHD 风险增加有关[71]。

GVHD 通常影响肝脏，首先表现为肝转氨酶水平升高，然后是肝内胆汁淤积和血脂异常。这种情况通常出现在移植后 2 个月到 2 年之间，在 HLA匹配的亲缘供者中可高达 40%[72]。

虽然文献中很少报道造血干细胞移植患者伴有肝 GVHD 的严重高胆固醇血症，但这种临床表现可能比以前认为的更为频繁[73]。因此，可能没有充分认识到这一重要问题的复杂性。

患者在移植时的诊断被发现是造血干细胞移植后发展为 2 型糖尿病最重要的危险因素，与其他血液病患者相比，白血病患者的风险更大，这可能是由于移植前化疗药物的暴露更大，也可能是由于胰脏白质淤积或白血病浸润造成的胰岛细胞损伤[67]。在这项研究中，2 型糖尿病的患病率在白血病患者中为 9%，而在再生障碍性贫血患者中为 2%。根据 1988—1994 年国家健康和营养调查（National Health and Nutrition Examination Surveys，NHANES）Ⅲ调查，与普通人群中医生诊断的糖尿病患病率相比，20—39 岁人群中 1.1%，40—49 岁人群中 3.9%。更多证据表明，癌症幸存者以及儿童急性淋巴细胞白血病的幸存者，也有更高的代谢综合征风险[74]。

造血干细胞移植后自身免疫性 1 型糖尿病可能由于 1 型糖尿病在骨髓异体移植物供者中转移到移植受者，或由于受者对 HLA 易感性而发生[67, 75]。

此外，与 2 型糖尿病一样，造血干细胞移植存活者中 1 型糖尿病的患病率大约是普通人群的 3 倍，分别为 0.52% 和 0.17%[67]。然而，一份病例报道描述了一种成功的同种异体移植治疗再生障碍性贫血，供者在移植时患有 1 型糖尿病，但在 21 年的随访期后，受者未患糖尿病，尽管针对胰岛细胞产生了持久的抗体[76]。

儿童造血干细胞移植存活者似乎比一般人群更容易患 1 型或 2 型糖尿病[67]。2 型糖尿病的发展也可能与生长激素疗法的使用有关。在一项研究中，生长激素疗法与 2 型糖尿病新发病例显著增加 6 倍有关，包括胰岛素浓度的增加和胰岛素抵抗的其他证据[77]。生长激素缺乏本身可能是代谢综合征的结果[74]（见生长功能障碍一节）。

1. 造血干细胞移植后碳水化合物和脂质异常的评估

糖尿病的临床症状和体征与高血糖程度及是否存在酮症酸中毒或其他高渗状态有关，可能包括多尿、多饮、多食、体重减轻和视力模糊，可能与体液和电解质紊乱有关，包括血尿素氮和肌酐升高、低钠水平或轻度降低、血钾升高、低碳酸氢盐（< 10mg/dl）和血三酰甘油升高。简单的表现可能为正常的液体和电解质测量值，但如果糖尿病酮症酸中毒存在，实验室值将代表酸中毒和更严重的脱水。

2. 造血干细胞移植后碳水化合物和脂质异常的处理

无论患者是否有糖尿病史，应强调的是，对高血糖住院患者的管理必须加强，尤其是在存在严重疾病的情况下。糖尿病酮症酸中毒（diabetic ketoacidosis，DKA）或高渗昏迷相关的急性代谢紊乱需要紧急处理，以稳定患者，恢复正常的酸碱平衡和容量状态，消除电解质异常。尽管在这种情况下，相对于其他急性造血干细胞移植后并发症的发展，高血糖本身可能是次要考虑因素，但造血干细胞移植后血糖控制不佳的发生和持续时间可能显著延长住院时间，并增加发病率和死亡率的风险。

目前可用的胰岛素制剂可分为：①膳食用制剂：常规胰岛素和快速作用胰岛素（赖脯人胰岛素、天冬胰岛素和赖谷胰岛素，1h 内开始作用）；②空腹血糖及背景高血糖控制：中间作用胰岛素（1 ～ 3h内开始作用，24h 内持续作用，6 ～ 8h 达到峰值）

和长效胰岛素（甘精胰岛素和地特胰岛素，峰值作用 2～6h，持续 24h）。在急性护理中，为了控制高血糖，可能需要持续静脉快速作用或常规胰岛素，并常规监测血浆或血糖。一旦稳定下来，典型的治疗可能包括每天多次注射预混合的中效和短效胰岛素，或新鲜混合或单独注射短效和中效或长效的制剂。胰岛素替代最严重的并发症是低血糖，在住院期间，通过仔细监测和调整胰岛素剂量，可以减少这种风险，在门诊环境中通过教患者认识低血糖的症状，以及一旦出现这些症状应采取哪些措施来逆转高血糖。

高脂高营养常在造血干细胞移植患者中使用，但鉴于高脂血症可能引起代谢并发症，特别是合并 GVHD 时，高营养应在尽可能短的时间内使用，在临床可行的情况下，应尽快开始口服或肠内喂养。高脂血症也可以看作是肝脏 GVHD 的结果。如果 GVHD 和肝损害患者同时接受高营养，应降低血脂含量，可给予胰岛素。肝损害患者使用抗高脂血症药物时应谨慎，这可能限制治疗选择。低剂量的纤维酸（即用于治疗高胆固醇血症的两种羧酸，如二甲苯氧庚酸）、烟酸（维生素 B_3）和 omega-3 脂肪酸可能被使用，特别是在他汀类药物禁忌证的情况下。辅酶 Q10 也可，但可能几乎没有治疗作用。无论采用何种治疗方法，都应密切监测肝酶，以避免与治疗药物本身有关的肝细胞毒性的增加。在高三酰甘油血症的严重者可采用血浆置换以避免胰腺炎。

七、肾上腺功能障碍

皮质醇分泌受到 ACTH 的严格调控（图 97-9），血浆皮质醇水平与 ACTH 相当。下丘脑 – 垂体 – 甲状腺轴的神经内分泌机制通常允许：①与昼夜节律相关的周期性分泌；②应激刺激时皮质醇大量分泌。内源性糖皮质激素引起胰岛素抵抗，通过它们对糖原、蛋白质和脂质代谢的作用提高血糖浓度。糖皮质激素还能促进肌肉、皮肤、结缔组织的代谢改变，抑制成骨功能，升高血压，抑制免疫反应，通过增加抑郁、欣快、精神病、冷漠、嗜睡等表现影响情绪，增加消化性溃疡的发病风险，抑制骨骼线形生长，抑制甲状腺轴。

原发性肾上腺功能减退症在一般人群中较为少

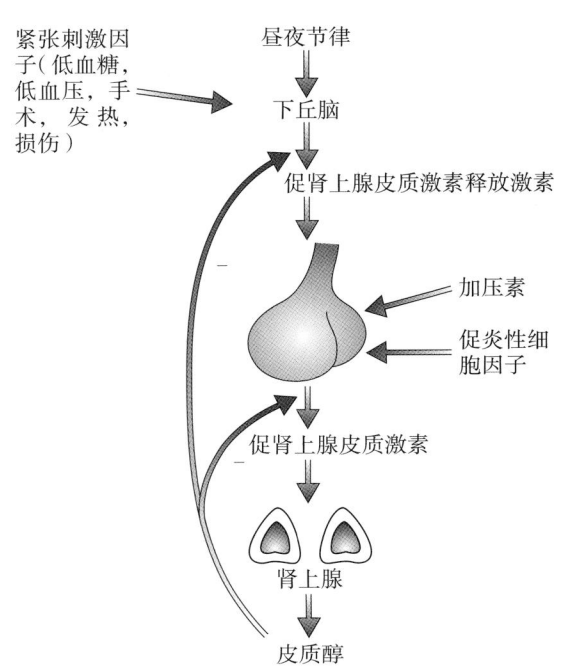

▲ 图 97-9 神经内分泌控制肾上腺糖皮质激素的分泌
促肾上腺皮质激素从垂体前叶分泌主要受两种分泌激动药作用，促肾上腺皮质激素释放激素和精氨酸加压素；包括细胞因子在内的其他因素也发挥了作用。促肾上腺皮质激素释放激素的分泌受昼夜节律和通过下丘脑发挥作用的其他紧张刺激因素的调节。促肾上腺皮质激素释放激素和促肾上腺皮质激素的分泌都受到皮质醇的抑制，显示负反馈控制的重要性（引自 Stewart，2008[78]。经 Elsevier 许可转载）

见，估计发病率为每 10 万人 0.8 例[78]。与一般人群一样，移植受者造血干细胞移植后原发性肾上腺功能衰竭的发生率较低。然而，继发性肾上腺功能减退是相当常见的。尽管已知肾上腺具有相对的抗辐射能力，全身放疗与造血干细胞移植后肾上腺抑制有关。然而，在一些研究中，低剂量颅内放疗并没有显示自发肾上腺皮质激素或皮质醇分泌被破坏。然而，一般来说，继发性肾上腺功能不全主要是长期外源性皮质类固醇治疗的结果，例如在接受 GVHD 治疗的造血干细胞移植患者中。糖皮质激素的慢性给药通过一个依赖于剂量和治疗时间的过程抑制下丘脑 – 垂体 – 甲状腺轴的功能。暴露时间越长，强度越大，肾上腺抑制持续时间越长。任何口服氢化可的松 30mg/d（7.5mg/d 泼尼松龙或 0.75mg/d 地塞米松）超过 3 周的患者，肾上腺萎缩和随后的缺乏症是可以预见的[78]。大剂量的糖皮质激素只要 3 天，也可以导致下丘脑 – 垂体 – 甲状腺轴的抑制。给药时间也可能影响肾上腺功能不全的严重程度，因为较大的晚间剂量将阻断内源性 ACTH 的昼夜节律性在晨起时的高峰。由于下丘脑 – 垂体 – 甲状腺轴似乎完好无损，靶器官水平出现任何缺陷，一旦外源性皮质类固醇暴露结束[2]，肾上腺功能通常逐渐恢复。然而慢性肾上腺素抑制确立后，突然停止糖皮质激素治疗可能会导致肾上腺危象，在停用类固醇时必须小心。在应激时，如手术或感染时，不能提供足够的糖皮质激素替代，也可能使患者的一般情况恶化，与糖皮质激素缺乏有关。

肾上腺醛固酮的分泌主要受血管紧张素 Ⅱ、ACTH 和局部钾水平的调节。醛固酮作用于肾脏，引起钠的主动再吸收和水的被动再吸收，以及收集管中钾和质子的主动分泌，导致血压升高、血容量增加、低钾血症和高氯代谢性碱中毒。

成人肾上腺雄激素的产生也受肾上腺皮质激素的调节。肾上腺最重要的雄激素是脱氢表雄酮（dehydroepiandrosterone，DHEA）及其硫酸盐形式（DHEAS）和 4- 雄激素 -3，17- 二酮。这些激素还表现出与肾上腺皮质激素和皮质醇同步的生理周期，血浆 DHEA 和雄烯二酮随着肾上腺皮质激素的使用而迅速增加，并被糖皮质激素的存在所抑制。虽然肾上腺雄激素的雄激素活性较低，它们在外围和目标组织可以被转换成强大的雄性激素睾酮和 5α- 二氢睾酮。在正常的男性中，这种转化只占不到 5% 的睾丸激素，因此其生理作用可以忽略不计。相比之下，肾上腺雄激素在成年女性体内循环、具有生物活性的雄激素中占 50% 以上，因此，肾上腺可能在女性的合成代谢状态和性功能中发挥重要作用。因此，女性体内缺乏脱氢表雄酮，脱氢表雄酮可能会导致阴部和腋窝毛发的脱落和骨质疏松症，其过剩表现为痤疮、多毛症和男性化。因此，任何与造血干细胞移植相关的肾上腺功能障碍更有可能影响女性患者。这一假设的意义尚待阐明。

（一）造血干细胞移植后肾上腺功能障碍的评估

原发性肾上腺功能衰竭患者通常表现为糖皮质激素和盐皮质激素缺乏。无论男女，皮质醇缺乏都会导致虚弱、疲劳、厌食、恶心、呕吐、低血压、低钠血症和低血糖等症状。盐皮质激素缺乏导致肾钠浪费和钾潴留，可导致严重脱水、低血压、低钠血症、高钾血症和酸中毒。继发性肾上腺功能减退患者肾素 – 血管紧张素 – 醛固酮系统完整，这也是两组患者在盐平衡和水平衡方面临床表现差异的原

因。区分原发性和继发性肾上腺功能减退最明显的特征是皮肤和黏膜的色素沉着，它不出现在继发性肾上腺功能减退中。

临床怀疑应经明确诊断试验证实。虽然基础皮质醇值 > 15μg/dl 通常表明一个完整的下丘脑 – 垂体 – 甲状腺轴，不能依靠基础水平低排除诊断。因此，在实践中，所有患者疑似肾上腺功能不全应该进行 ACTH 刺激试验（或 SST 试验），其中包括替可克肽给药（其包含 ACTH 的 24 种氨基酸和有相同的生理属性）250μg 静脉注射或肌肉注射（图 97-10）。血浆皮质醇水平测量在替可克肽给药后 0 和 30min，一个正常的反应定义是血浆皮质醇水平峰值 > 20μg/dl。增量反应（即峰值和基础值之间的差异）的价值有限，除了决定肾上腺功能相对不足的水平。反应不受白天测试时间的影响，目前接受皮质类固醇替代治疗的患者仍可进行该测试，但使用的药物不能通过该特定的实验室方法测量，且治疗时间较短。

如有必要，有几种动态的方法来区分原发性和继发性肾上腺功能减退。第一种是延长 ACTH 刺激试验（连续 2 ~ 3 天静脉注射替可克肽超过 8h 或超过 24h）。在正常受试者，替可克肽 4h 不间断注入血浆，皮质醇会 > 36μg/dl，在剩下的 4h 注入后没有观察到进一步的增加。原发性肾上腺功能不全时，肾上腺皮质激素刺激后皮质醇或 17- 羟皮质激素浓度无变化。继发性肾上腺功能不全患者输注过程中肾上腺功能逐渐增强，24h、48h 肾上腺功能明显高于 4h。

然而，许多因素使危重患者的下丘脑 – 垂体 – 甲状腺轴的研究复杂化。皮质醇水平会因疾病严重程度的不同而有很大的差异，而且很难确定对测试的反应。严重疾病时皮质类固醇结合球蛋白的减少将改变血清皮质醇的游离结合比率，进一步改变检测结果。一些证据表明，一个随机的皮质醇值 < 15μg/dl 是皮质类固醇不足的暗示，而大于 33μg/dl 水平不太可能出现下丘脑 – 垂体 – 甲状腺轴功能受损[78]。

（二）造血干细胞移植后肾上腺功能障碍的处理

对于服用类固醇剂量少于 3 周的患者，临床上很少发生下丘脑 – 垂体 – 甲状腺轴的显著抑制，停用类固醇也很少引起任何不良反应。然而，长期服用相当于每天 15mg 或更多泼尼松龙的患者，下丘脑 –

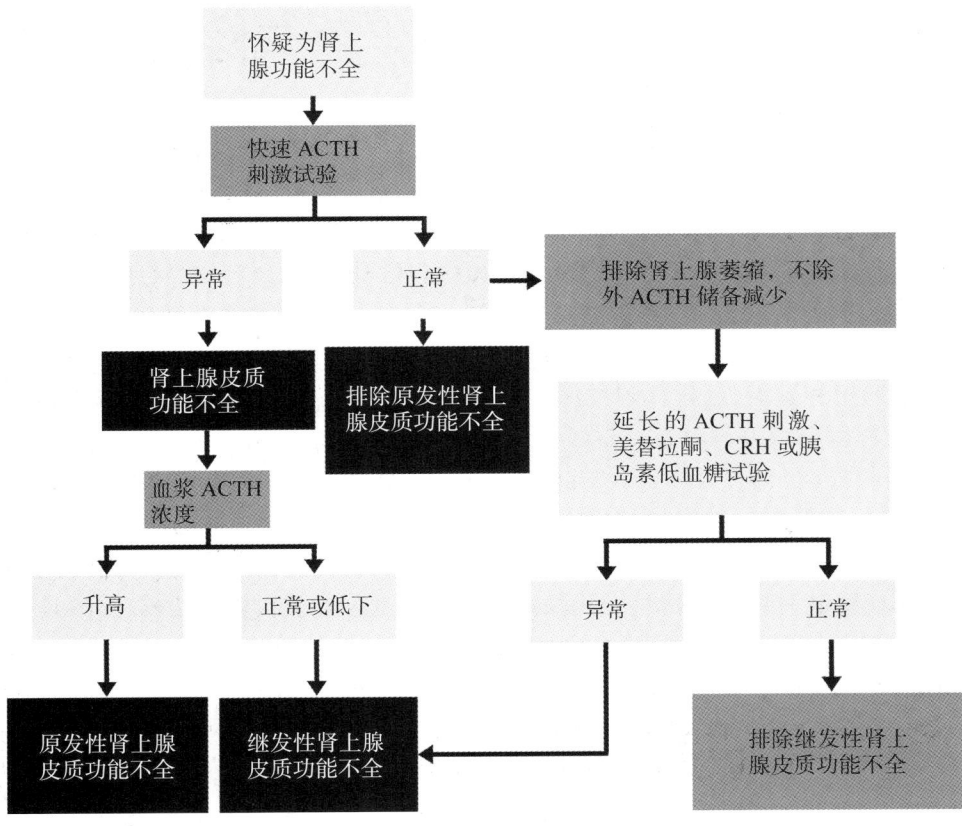

◀ 图 97-10 造血干细胞移植后疑似原发性或继发性肾上腺皮质功能不全患者的评估方法

ACTH. 促肾上腺皮质激素；CRH. 促肾上腺皮质激素释放激素（引自 Aron 等，2001[79]）

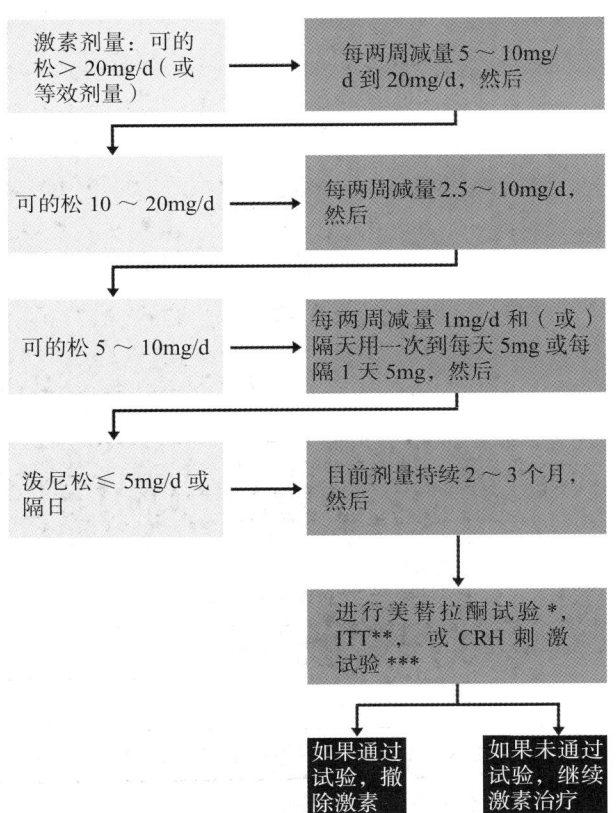

◀ 图 97-11 糖皮质激素治疗超过 3 周的患者停用类固醇的评估方法

相对类固醇作用（等效剂量）：1mg 泼尼松（或泼尼松龙）≈4mg 皮质醇或 5mg 可的松；1mg 地塞米松≈8 ～ 10mg 泼尼松或 30 ～ 35mg 皮质醇

*. 夜间美泰拉酮测试：睡前 2 ～ 3g（30mg/kg），测量次日早晨 11- 脱氧可的松、可的松和促肾上腺皮质激素水平。正常反应：11- 脱氧可的松＞ 7μg/dl，ACTH ＞ 250 pg/ml；可以比较皮质醇水平与前天的基线值（预期抑制）

**.ITT= 胰岛素诱发低血糖试验：常规胰岛素 0.05 ～ 0.15U/kg，静脉推注。每隔 30min 测量 ACTH 和皮质醇水平，持续 2h。医生必须监督。正常反应：皮质醇＞ 20μg/dl，ACTH ＞ 250 pg/ml

* * *. CRH 测试 = 促肾上腺皮质激素释放激素测试：牛或人工合成的促肾上腺皮质激素释放激素，100μg 静脉推注。每 15 ～ 30min 测量一次促肾上腺皮质激素和皮质醇到 2h。正常反应：皮质醇＞ 13μg/dl，ACTH 峰值水平 10 ～ 120 pg/ml。可用加压素以增强促肾上腺皮质激素释放激素的反应

垂体 – 甲状腺轴抑制是不可避免的。在 5 ～ 15mg/d 的泼尼松龙剂量下，下丘脑 – 垂体 – 甲状腺轴受到不同程度的抑制。为了避免最终发生肾上腺衰竭，类固醇应该在几个月内谨慎地停用（图 97–11）。

所有接受长期皮质类固醇治疗的患者应与慢性 ACTH 缺乏症患者进行类似的治疗。目的是给替代剂量的氢化可的松来模拟正常的皮质醇分泌率。大多数患者每天服用两剂氢化可的松 15 ～ 25mg，通常在早上 2/3，晚上 1/3。如果同时发生应激，如感染或手术，应补充类固醇，相当于 100 ～ 150mg/d 氢化可的松。如果患者不能口服药物，可能需要替代前的治疗。在原发性肾上腺衰竭中，盐皮质激素也需要以氟尿嘧啶 0.05 ～ 0.2mg/d 的形式替换。

服用 DHEA，通常由肾上腺分泌大量的脱氢表雄酮，据报道对肾上腺功能不全的女性的健康和性行为有积极影响[80]。脱氢表雄酮还能增加正常老年男女的骨密度、肌肉强度和幸福感[81, 82]。长时间高剂量糖皮质激素治疗可能是脱氢表胺治疗的一种可能的适应证，特别是在骨质疏松症高危疾病中[83]。

八、性腺障碍

随着预期寿命的延长，提供良好的生活质量以及对原发性疾病的治疗已经成为一个日益重要的目标。虽然大多数还没有孩子的年轻患者自己也关心随后的生育能力，然而，EBMT 进行了一项回顾性研究，确定移植后妊娠率低至 0.6%[84]，表明造血干细胞移植存活者很少能为人父母[85]。因此，异体或自体造血干细胞移植术后发生不可逆性腺功能障碍的高发生率已成为男女患者的关键问题，性腺功

表 97-7　造血干细胞移植后性腺功能不全的危险因素

女性
接受异基因造血干细胞移植的男性
移植时年龄较大（长期来看特别是男性患者）
接受全身放疗
单剂量的放疗
颅内放疗
增高和累计剂量的烷化剂治疗

能衰竭往往导致青春期性发育不完全（第二性征），成年后身体健康状况、骨密度、生活质量、不育和性功能障碍下降。造血干细胞移植后性腺功能发展的危险因素见表 97–7，并发症发生率见表 97–8。

（一）男性

大多数造血干细胞移植的预处理方案包括高剂量联合烷化剂和全身放疗，众所周知它们可直接诱导性腺功能障碍，即原发性睾丸功能衰竭（性腺肥大性腺功能低下症），睾丸体积减小 50%，生殖细胞严重损伤，甚至间质细胞功能不全[85]。有趣的是，间质细胞对化疗和放疗的毒性作用（最高可达 24Gy）比生发上皮细胞更有抵抗力[86]，而生发上皮细胞在 8Gy 的放疗剂量下完全被破坏[87]。虽然较少见，但下丘脑 – 垂体区也可能因颅内照射而受到中枢损伤，从而引起促性腺激素分泌受损，导致性腺功能障碍，在儿童中，这可能导致青春期的延迟开始，尽管在某些情况下也可能发生过早的性发育。据报道，接受全身放疗的患者中存在垂体功能减退或高泌乳素血症并伴有性腺功能减退，这再次反映

表 97-8　造血干细胞移植后男女的性腺功能

	女　性		男　性	
	自体移植（*n*=22）	异体移植 /GVHD（*n*=19）	自体移植（*n*=6）	异体移植 /GVHD（*n*=25）
卵巢功能衰竭	21（95%）	19（100%）		
临床性腺萎缩性功能减退			1（17%）	5（20%）
亚临床性腺功能减退			1（17%）	9（36%）
输精管损伤（FSH 升高）			3（50%）	18（72%）

（引自 Somali 等，2005[86]）

了辐射诱导的下丘脑缺陷。虽然在一项研究中发现造血干细胞移植后无精子症的总发病率为 70.3%，环磷酰胺联合全身放疗或胸腹放疗处理的患者无精子症发生率最高（85.4%）。在移植后第 4 年之前，精子的再生从未发生过，最迟可达 9 年[88]。

单独化疗也会导致性腺衰竭[37]，因为高剂量化疗不可避免地会对生殖细胞和间质细胞造成直接损伤，同时还会导致促性腺激素升高。此外，有文献记载，化疗后 100 天内精子非整倍体有短暂增加[88]。以前的化疗对性腺毒性也有累积效应。即使使用非高剂量方案的单药治疗，如氟达拉滨单独使用，也不能保护性腺[85]，尽管基于美法仑方案的性腺毒性比基于全身放疗方案、白消安 - 环磷酰胺方案或单独使用环磷酰胺方案低。其他与生发衰竭相关的药物包括氯丁苯、氮芥、丙嗪和亚硝酸脲。然而，研究发现，单独化疗方案比含全身放疗方案更有可能恢复生育力[89]，在单独接受环磷酰胺治疗的患者中，90% 的患者出现了康复，环磷酰胺 + 白消安或塞替派的患者 50%，而环磷酰胺 + 全身放疗或胸腺放疗的患者只有 17% 出现了康复（图 97-12）。

此外，大多数环磷酰胺患者精子质量在正常范围内，而接受放疗或两种烷基化剂的患者精子质量持续严重受损[87]。移植后的前 6 个月睾丸激素水平的暂时下降被认为是无关紧要的。

异基因移植前广泛使用的非全身放疗方案是白消安 - 环磷酰胺，但与 BEAM（卡莫司汀、依托泊苷、阿糖胞苷、美法仑）和 BECYM（卡莫司汀、依托泊苷、环磷酰胺、美法仑）相比，似乎也是毒

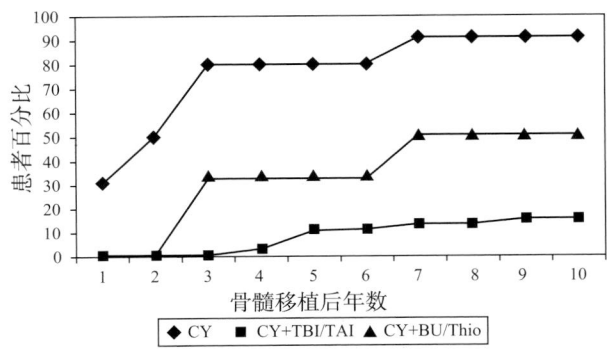

▲ 图 97-12　骨髓移植后精子生成的恢复

根据不同预处理方案分组的患者百分比。CY. 环磷酰胺；CY + BU/Thio. 环磷酰胺 + 白消安或塞替派；CY + TBI/TAI. 环磷酰胺 + 全身放疗或胸腹放疗（引自 Anserini 等，2002[88]。经自然出版集团许可转载）

性最大的。目前，白消安 - 环磷酰胺后的建议是性活跃的异性恋男性患者，移植后 2 ～ 5 年内可能发生精子发生和生育。然而，移植前精子冷冻保存仍被推荐。在少数 5 年持续无精子的患者中，应每年进行两次精液分析以检测晚期恢复情况。

除了采用的移植前治疗方法，造血干细胞移植术后性腺功能障碍的程度取决于患者相关因素。例如，移植时年龄越大，男性造血干细胞移植术后性腺预后越差。大多数已发表的研究描述了大剂量化疗加全身放疗对性腺功能的影响，这些研究评估了青少年或年轻成人接受移植的患者。尽管有关儿童行造血干细胞移植后性腺功能的数据仍然有限，但大多数报道表明，青春期前男孩经历自发、正常的青春期和性发育，并进一步证明了造血干细胞移植后仍能维持适当的血浆睾酮水平，这表明移植时较年轻的男性患者年龄具有对性腺的保护作用。然而，一些报道显示，在青春期前接受造血干细胞移植治疗的男孩中，大约有一半的男孩间质细胞功能受损。造成这些不同结果的原因尚不清楚，但可能与烷化剂暴露的变化、照射的总剂量和（或）分段时间有关。其他研究表明，年轻的间质细胞可能更容易受到放疗相关损伤，证据是 LH 水平升高，尽管明显的间质细胞衰竭是罕见的[87]。

然而，FSH 水平升高表明生殖细胞功能障碍更为常见[87]，因为已知的生殖上皮细胞对化疗和放疗敏感。

尽管移植时处于青春期前，但造血干细胞移植术后的性腺激素长期升高被认为是未来性腺功能障碍（即少精症和不育）的一种可能性[87]；然而，还需要进一步的研究来支持这一结论。

造血干细胞移植的类型本身似乎也对性腺结局产生影响，因为在异体移植中，性腺毒性（如 FSH 升高，提示精小管损伤，LH 升高，提示间质细胞损伤）的发生率高于自体移植。

GVHD 可能在多大程度上促进或维持性腺毒性，而不依赖调理养生法尚有待评估，因为在长期造血干细胞移植存活者中，GVHD 患者的精子数量往往较低。研究表明，在急性移植物抗宿主反应过程中，由于异源性供者 T 细胞的浸润和针对生发上皮的自身抗体产生，可能会导致细胞内损伤。然而，目前还缺乏支持这些假设的证据。需要更多的研究来阐明 GVHD 在造血干细胞移植后性腺功能障

碍发展中的作用。

1. 造血干细胞移植后男性性腺功能障碍的评估

精液分析目前仍然是评估精子发生的唯一可靠方法。

在成年男性中，性腺功能减退最常见的症状是性欲减退和勃起功能障碍。男性乳房也可能是一个表现特征。然而，对一般人群中男性乳房发育的发病率的估计是可变的，在造血干细胞移植背景下的发病率是未知的。原发性睾丸功能衰竭伴性腺功能减退可能是男子女性乳房发育的关键原因，但其他病因包括继发性性腺功能减退伴高泌乳素血症和药物诱导的男子女性乳房发育。例如，组胺（H_2）阻滞剂，如西咪替丁和雷尼替丁，被认为与性功能障碍和男性乳房发育有关。环孢素可以通过改变靶器官的敏感性引起短暂的乳房增大，但如果存在，它

往往与多毛症（而不是妇女多毛症）并发。虽然在接受高剂量化疗或放化疗的患者中并不常见，但在新生儿、青春期和老年期以外，发生男性乳房发育症应被认为是一种病理现象。

一般建议根据症状进行性腺检查和考虑治疗（图 97-13）。男性生育能力评估应包括仔细的病史和体格检查，还有至少 2 份精液分析报告，这是在报道时推荐的，即使不采取保护措施的性交少于 1 年，特别是在女性伴侣年龄较大（大于 35 岁）的情况下，或存在已知的男性危险因素（如暴露于化疗或放疗）。精液分析是一种常见、方便的评估男性的方法，应该在对女性进行侵入性检查之前进行。射精量在 2 ～ 6ml 之间，精子浓度大于 15 000 000 ～ 20 000 000/ml，精子活动超过 50%，卵形超过 50% 被认为是正常的。

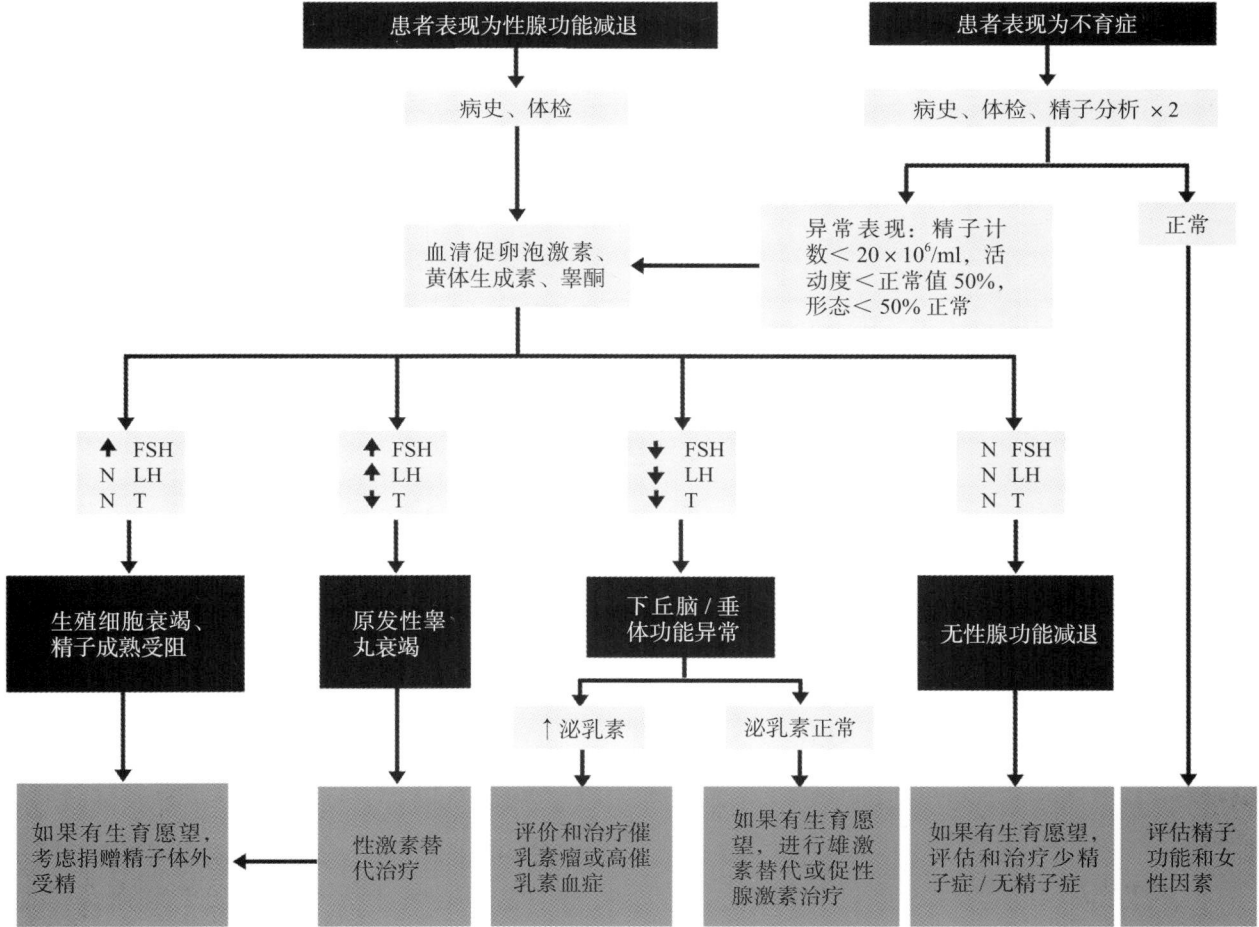

▲ 图 97-13　接受造血干细胞移植后男性患者出现性腺功能减退症状和（或）不育症的评估方法

FSH. 卵泡刺激素 LH. 黄体生成素；N. 正常；T. 睾酮（引自 Anunta 和 Kandeel FR，2007[90]）

最初的内分泌评估应至少包括血浆睾酮和 FSH，但通常也包括 LH。如果有：①精子浓度异常低，尤其是低于 10 000 000/ml；②性功能受损；或③其他提示性腺功能减退的临床表现，应进行这些检查。睾丸激素水平的降低通常是睾丸激素分泌减少的反映。FSH 升高通常提示显著的输精小管损伤，LH 升高提示间质细胞损伤。如果这些激素测量值处于临界状态，且患者有性腺功能减退的临床症状或体征，那么可以测量游离或生物可利用睾酮，以排除游离睾酮水平低和性激素结合球蛋白（sex hormonebinding globulin，SHBG）升高的患者，如老年男性。

2. 造血干细胞移植后男性性腺功能障碍的处理

最简单的形式是，造血干细胞移植术后性腺功能障碍的治疗应通过尽可能减少损伤来预防潜在损害，例如使用毒性较小的预处理方案。尽量避免使用全身放疗和烷化剂。

在移植前应咨询患者，讨论可能的和适当的策略以保持生育能力，包括精子冷冻保存。

如果预防措施失败，激素替代疗法可能会提供给男性，以减轻性腺功能减退症的一些不良反应，并保持骨密度。在儿童中，这种治疗分为两个阶段：在生长期间，低剂量可加速身高增长，且不会导致骨龄过度增长，然后在生长突增结束时将剂量增加到成人水平。性激素替代疗法应定期停止 2 个月，以检查性腺恢复。每年的长期随访是必要的，即使是少数在造血干细胞移植后激素基础值正常的患者也是如此，因为由于性腺储备减少，未来可能会出现性腺功能障碍。

男性激素替代疗法的风险包括前列腺肥大和前列腺癌。治疗的不良反应包括水肿、男性型脱发、恶心、心动过速、低高密度脂蛋白胆固醇和胆汁淤积性肝酶异常。随访评估应包括每年的直肠指诊和前列腺特异性抗原（prostate-specific antigen，PSA）、肝功能、血脂和血红蛋白的测量。

（二）女性

虽然在所有接受造血干细胞移植的个体中，性腺衰竭的风险都很高，但女性通常比男性衰竭率更高。据观察，4Gy 的辐射剂量可破坏约 50% 的卵母细胞[91]。与男性一样，女性在接受造血干细胞移植后也极有可能发展为低促性腺激素的性功能减退，但在女性中，不可逆性腺毒性的风险几乎是不可避免的。

相比之下，全身放疗、BEAM、环磷酰胺、BCNU、依托泊苷和高剂量美法仑治疗后，女性的生育恢复率高于男性。对于霍奇金病，非高剂量治疗，如莫司汀、长春新碱、丙卡巴嗪、泼尼松或 MOPP［mustargon, Oncovin（长春新碱），泼尼松、丙卡巴嗪］可观察到最大的恢复机会。同样，如果单独使用环磷酰胺，永久不育的风险也会降低。

总的来说，与单剂量辐射相比，辐射分段可以降低不孕的风险。从长期来看，当考虑单独使用分段全身放疗时，一项研究发现卵巢实际上比睾丸对辐射更不敏感，只有 37% 的女性在接受全身放疗治疗 10 年后出现永久性卵巢功能障碍，与 87% 的男性至少有间接生殖功能障碍迹象相比[92]。

造血干细胞移植显示年龄越大，卵巢功能衰竭的发生率越高，这可能是由于原发卵泡数量减少所致。一般来说，成年女性的内分泌卵巢功能衰竭是不可逆转的，但年轻女性，尤其是接受化疗和超分段全身放疗的青春期前女孩，有更好的机会恢复性腺功能，大约一半的女性可能经历自发青春期和月经初潮。虽然 600cGy 剂量可能对 40 岁以上的妇女造成不可逆转的卵巢衰竭，但在儿童和青少年时期接受治疗的女孩中，必须给予超过 2000cGy 剂量才能看到同样的结果。然而，从长期来看，年龄参数在女性患者中似乎不那么重要，因为超过 10 年的随访已经证明，在青春期前和月经初潮后接受全身放疗治疗的女性中，卵巢功能障碍的概率相似[36]。Faraci 等记录了 100% 在青春期后某个时间接受全身放疗治疗的女性发生闭经的情况[36]。一些患者能够从损伤中恢复，有时在全身放疗后 10 年以上。其他研究也证实了这一点，这些研究表明，全身放疗后，10%～25% 的年轻女性卵巢功能恢复。然而，不管恢复情况如何，暴露于烷化剂和横膈膜下的辐射都可能增加早期绝经的风险，即使是在青春期前接受治疗的女孩也是如此。目前还不清楚，是什么原因让一些患者在使大部分患者都身患不孕的条件下仍能保持生育能力。

由于性腺通常是疾病的避难所，特别是在诸如急性淋巴细胞白血病等淋巴系统疾病中，因此在造血干细胞移植后一般不会对性腺进行屏蔽。即使屏蔽，保护女性生育能力的效果也不如保护男性生育能力。目前还没有在高剂量的放化疗保护卵巢的有效方法。

综上所述，需要进行更大规模的研究，以评估不同条件处理方案后女性生育能力恢复的发生率以及之前治疗和移植年龄等变量的影响。在得到这些结果之前，建议在移植前对所有绝经前妇女的移植后卵巢功能进行评估，特别是在使用白消安 - 环磷酰胺的情况下。有必要在移植前就保留生育能力进行咨询；可以选择冷冻保存受精卵、卵巢组织和卵母细胞。

1. 生育和后代

许多动物研究已经调查了放疗和化疗对接受治疗的患者后代可能产生的不良影响[88]。在使用细胞质内精子注射辅助生殖技术的情况下，基因毒性风险更大。尽管在接受淋巴血液病恶性肿瘤治疗后自发受孕的活产婴儿中，先天畸形的发生率与一般人群中报道的发病率相当[93]，但不能排除精子和卵母细胞可能的长期辐射相关的遗传损伤[88]。需要对造血干细胞移植幸存者的妊娠和儿童进行长期随访，特别是关于流产、低出生体重、先天畸形和发育迟滞的发生[93]，因为证据似乎是相互矛盾的。Holm 等[94]首次报道了在对女童进行全身放疗和造血干细胞移植治疗后不久，子宫和卵巢体积均有所缩小，尽管有 HRTy 或自发青春期发育，引用规定剂量的激素替代疗法，虽然足以引起出血和抑制过早绝经的发生，但不能产生正常的子宫生长。这是很重要的，因为这些较小的、受辐射的子宫在怀孕期间可能无法生长和扩张。此外，与进入青春期的健康女性相比，卵巢体积的减少反映了卵巢卵泡标志物的减少，小卵巢与体外受精反应不良有关。

虽然理论上存在免疫功能受损和复发的风险，但妊娠的事实不太可能改变原发性疾病的历史，因此在干细胞移植受体中不存在血液、子宫内膜甚至乳腺癌的禁忌。然而，零星的病例报道显示了妊娠期白血病复发的证据，尽管尚不清楚这些患者在多大程度上已经处于独立于妊娠期的复发风险中。然而，建议慢性髓系白血病患者在造血干细胞移植后至少延迟 2 年妊娠，前提是他们仍然是 Ph– 和 bcr/abl 转录酶阴性。

2. 造血干细胞移植后女性性腺功能障碍的评估

如果不能及时通过青春期，应立即转诊进行全面的内分泌评估。应密切监测青春期前女孩是否出现青春期和性腺功能不全，如果 12—13 岁未出现，应予以怀疑。相比之下，男孩和女孩过早的性发育和低剂量和高剂量中枢神经系统辐照之间的联系现在已经得到很好的证实。

在成年女性中，造血干细胞移植后的性腺功能评估是困难的，因为卵巢和卵子不容易获得进行研究，而且 E_2 水平在个体间甚至在同一个体内都是高度可变的。女性生育能力的隐含标志是月经周期和怀孕能力。然而，最初的调查应该从排除甲状腺激素异常和目前早孕的可能性开始。一旦达到这一目标，就将根据患者是否有不孕症或月经过少和雌激素缺乏的症状，进行进一步评估（图 97-14）。不孕患者应在月经周期的卵泡中期（第 5～8 天）和（或）黄体中期（第 19～22 天）测定血清抑制素 B。低抑制素 B 水平提示卵巢滤泡储备差，低孕激素水平提示黄体期功能差。这些受试者和那些月经量少的患者应通过测量血清 E_2、FSH 和催乳素进一步评估。卵巢功能衰竭临床表现为闭经、更年期症状，血清雌激素水平低，血清 FSH 水平高，催乳素水平正常或低。在性欲减退（性欲低下）的女性中，血清睾酮和 DHEA 水平也应该测量。血清总睾酮和（或）游离睾酮水平降低可能与卵巢功能衰竭有关，在某些情况下，DHEA 水平降低可能反映肾上腺功能不全。

超排卵和胚胎冷冻保存体外受精是一种常见的治疗女性造血干细胞移植受者不孕症的方法，因为它的结果最有希望，尽管有一些限制，如要求包括有一个功能正常的卵巢，以及在细胞毒性方案开始之前完成必要数量的体外受精周期以获得足够的卵子的时间，这在一些患者中可能很难做到而不延误挽救生命的治疗。卵母细胞冷冻保存和 GnRH 抑制垂体 - 性腺轴的治疗仍处于试验阶段，需要进一步研究以确定其有效性。

3. 造血干细胞移植后女性性腺功能障碍的处理

与男性一样，女性造血干细胞移植术后性腺功能障碍的治疗应尽可能减少损伤，以预防潜在损害，例如使用毒性较小的预处理方案。尽量避免使用全身放疗和烷化剂。

在移植前应建议患者考虑可能的和适当的策略以保持生育能力，包括冷冻保存卵母细胞、卵巢和胚胎，以及使用代孕子宫。

与男性一样，激素替代疗法可以提供给女性，以减轻性腺功能减退症的一些不良反应，同时也可以保持骨密度。如上所述，女孩体内激素替代疗法

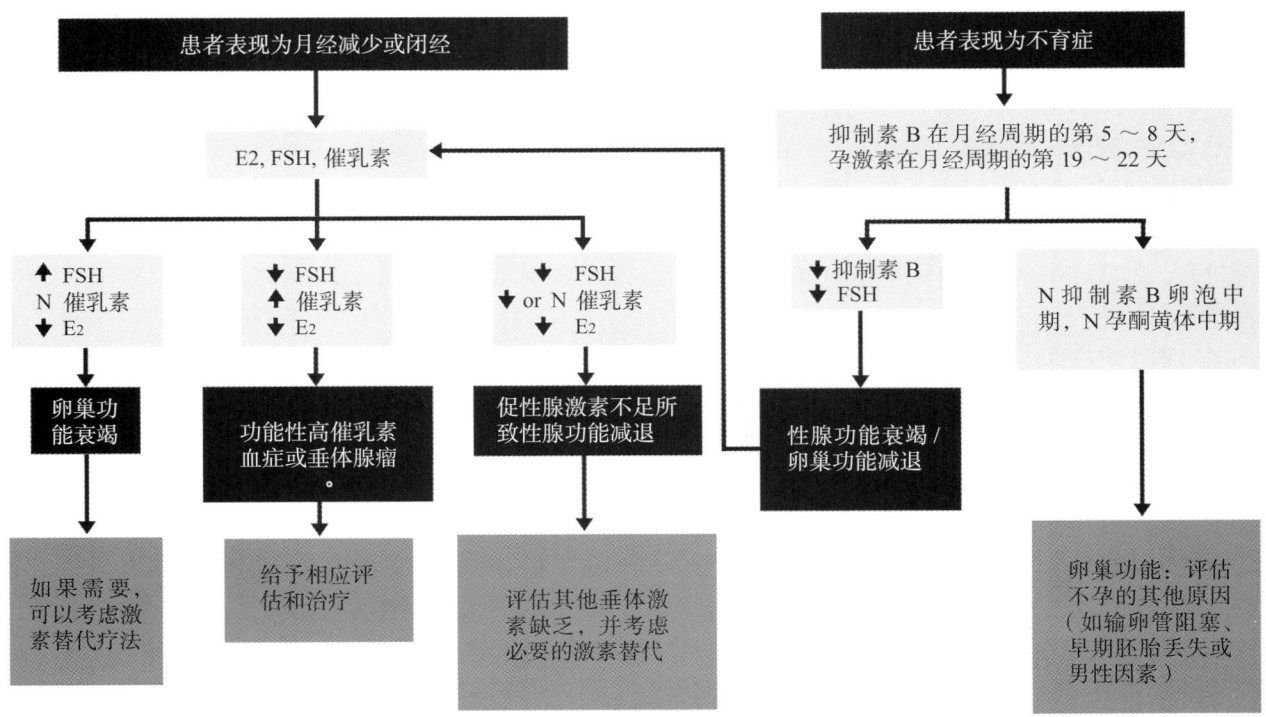

▲ 图 97-14　造血干细胞移植术后出现性腺功能减退症状和（或）不孕不育表现的女性患者的评估方法
E₂. 雌二醇；FSH. 地理卵泡刺激激素；N. 正常

的阶段与年轻男孩相同。然而，在女孩中，后一阶段是周期性地给予，以诱导有规律的月经。激素替代疗法可以刺激正常的子宫生长。性激素替代疗法应定期停止 2 个月，以检查性腺是否恢复。每年的长期随访是必要的，即使是少数在造血干细胞移植后激素基础值正常的患者也是如此，因为由于性腺储备减少，未来可能会出现性腺功能障碍。

九、性功能障碍

虽然性功能障碍与原发性恶性疾病相比可能被认为是次要问题，但性活动是这些患者生活质量的主要贡献因素。研究发现，造血干细胞移植患者在性心理功能方面与传统化疗患者相似，两组患者在性行为的各个方面都与健康对照组患者存在显著差异，尤其是在身体形象方面[95]。如果有机会，35%的样本详细描述了移植后性功能的负面变化[96]。Wingard 等报道称，22% 的男性造血干细胞移植存活者对自己的性生活不满意，其中 24% 为勃起功能障碍，13% 为射精功能障碍[97]，而 Molassiotis 等指出，半数患者存在一定程度的性不满意[98]。在两

性中，缺乏性兴趣的比例为 3% ～ 11%，性唤起问题比例为 9% ～ 15%，性高潮不频繁或无力的比例为 4% ～ 12%[96]。未婚和单身患者似乎有性不满的最大风险[98]，女性似乎比男性更容易受到影响[99]，17% ～ 35% 的患者报道有性问题[96]。

造血干细胞移植幸存者的性功能障碍通常是急性发作，在治疗后或恢复过程中立即发生，这是由于全身放疗和烷化剂治疗导致的生理性腺功能障碍。皮质类固醇抑制肾上腺素分泌也可能导致DHEA 水平下降。性行为可能进一步受到疲劳、耐力下降、脱发、GVHD 引起的皮肤变化、体重变化、焦虑、抑郁、认知干扰等社会变化的影响。其他压力因素，如经济、家庭或职业问题，可能进一步导致性功能障碍。

（一）男性

如上所述，男性造血干细胞移植幸存者在性功能方面受到的影响通常小于女性造血干细胞移植幸存者，如果受到影响，他们的问题似乎会自动解决。一项研究指出，那些在移植前没有已知的性功能障碍的男性，在移植后 1 年报告性功能障碍，在移植后 3 年发现没有问题[96]。在这项研究中，只有

15% 的造血干细胞移植患者报道移植前有唤起性欲的问题。

1. 造血干细胞移植后男性性功能障碍的评估

造血干细胞移植导致男性患者性功能障碍的可能原因有很多。潜在的血液学疾病（如镰状细胞贫血）可能导致局部阴茎畸形和随后的勃起功能障碍（镰状细胞），治疗相关并发症（如高脂血症）也可能导致微血管疾病。由全身放疗和化疗引起的神经病或糖尿病的发展也可能引起性功能障碍。糖皮质激素治疗可能导致虚弱和疲劳，许多其他与造血干细胞移植相关的药物制剂已知会导致性功能障碍。造血干细胞移植特有的与自尊有关的心理问题的发展可能会导致人们对性能力的不满，并造成伴侣不和，包括对潜在疾病及其治疗的绝望，由此造成的工作和生活损失，皮肤 GVHD 可能导致的毁容，身体 / 肌肉量的丧失，以及与药物有关的新的、令人不愉快的体臭的出现。

性欲下降应提醒临床医生注意三个可能的原因：内分泌病、情感障碍或关系不和谐。在任何情况下（前戏、幻想或手淫、与另一个伴侣或在觉醒时），频繁的强烈勃起的历史可能表明内分泌、血管和神经系统是完整的，并且勃起功能障碍主要是由心理因素引起的。相反，有关非性交活动中勃起功能减退的历史数据高度提示了器质性病因。然而，一份关于前戏中稳固的持续勃起在插入后或骨盆运动开始后丧失的报道，可能提示要么是心理原因，要么是血管问题（骨盆盗血综合征）。延迟或逆行射精史可能提示神经病或药物不良反应。另一方面，早泄更容易引起心理障碍。最后，必须记住，勃起和射精功能正常的患者缺乏性高潮感觉，几乎都是由于心理原因，而消肿失败通常是器质性的，后者应直接检查排除局部阴茎病因（神经学或血液学）[100]。

在查体过程中，应根据临床病史所获得的信息，尽力引出可能被怀疑的病理体征。必须排除慢性、系统性疾病（肝、肾、心血管、内分泌、肉芽肿、肿瘤）的证据，如有，应确定疾病控制的现状。除了一般和系统的评估外，还应对每位患者的性腺功能、血管功能、神经完整性和生殖器官正常情况进行详细评估。

实验室检测应重点关注男性性功能障碍的内分泌方面（即性腺激素和甲状腺激素的状态），因为

这些方面在造血干细胞移植后尤其容易出现精神错乱（图 97-13）。衰老、生长激素缺乏、甲状腺功能亢进症和肝病都与 SHBG 的增加有关，因此，与总睾酮相比，性激素结合球蛋白的生物利用度降低幅度更大。另一方面，肥胖、高胰岛素血症、高皮质激素血症和甲状腺功能减退可能与性激素结合球蛋白降低有关，因此总睾酮的抑制比生物可利用睾酮更多[100]。

2. 造血干细胞移植后男性性功能障碍的处理

由于造血干细胞移植术后性功能障碍的病因往往是多因素的，因此应区分这些不同的病因，并针对每一个潜在的问题给予相应的治疗。

如果原因是性腺功能减退，应给予激素替代（见前一节）。生物利用度正常或游离但总睾酮水平降低的性功能障碍不需用雄激素替代疗法。磷酸二酯酶 -5（phosphodiesterase-5，PDE-5）抑制药已被发现在一般人群中对勃起功能障碍患者非常有效。几个非手术治疗勃起功能障碍的选择已被证明是安全有效的，无论疾病的病因，并可在初级保健设置（如口服或宫内药物和真空收缩装置）[101]。抗氧化剂药物如维生素 E、韩国红参和 α 硫辛酸显示承诺在动物实验中，但人类研究是必要的。

精神 / 社会心理支持可改善患者的处境，并可改善生活质量。未婚和单身的造血干细胞移植幸存者应作为早期预防或治疗的目标。适当的干预将包括查明和处理所有有关的诱发、促成和永久因素，因此，这些心理或情境条件存在的证据应该仔细评估。此外，不应忘记，器官功能障碍的存在并不排除心理因素共存的可能性，反之亦然。这种遗漏可能导致诊断困难，也可能导致治疗失败。

（二）女性

接受造血干细胞移植治疗的女性性功能障碍可能早于治疗时间或在治疗后重新发生。在移植前没有性问题的女性中，高达 40% 的人出现润滑困难、性高潮问题和性交疼痛。性功能障碍往往是普遍和严重的，反而这些问题似乎并没有随着时间的推移而改善，而是似乎固定和推广到性功能的其他方面[96]。在移植前有唤醒困难的女性中，71% 的人在移植 3 年后出现这种问题，而在移植前没有唤醒问题的女性中，42% 的人在移植 3 年后出现这种问题。尤其是女性，如果移植后 1 年没有预防或解决性问题，即使进行激素替代治疗，移植后 3 年仍然存在

性问题的概率为 87%。然而，相当一部分（63%）的女性在接受移植时伴有一种或多种性问题 [96]。造血干细胞移植后，女性存活者的具体性主诉包括腹痛（2% ～ 8%）和阴道润滑不足。根据样本的不同，这些特定问题的患病率在一般人群中差别很大。

与男性患者一样，由于造血干细胞移植及其治疗引起的自我形象问题可能会显著降低心理和性健康。

1. 造血干细胞移植后女性性功能障碍的评估

在女性中，早期绝经是性功能障碍的主要原因，包括血管运动不稳定、阴道炎、阴道黏膜干燥、烦躁不安、骨质疏松、潮热、失眠、易怒、性欲下降、阴道萎缩等 [96]。对出现月经异常和雌激素缺乏症状的妇女的性腺功能进行评估，见图 97-14。

目前有几种女性性功能障碍的检测方法，包括测量阴道唤醒、润滑和血流水平的仪器，但这些方法的使用主要限于研究。

2. 造血干细胞移植后女性性功能障碍的处理

例如，尽管女性性功能障碍的治疗选择比勃起功能障碍少，但一份报道显示，西地那非可能改善绝经前女性的性唤起障碍 [102]。下尿路综合征（lower urinary tract syndrome，LUTS）的管理，如膀胱控制 / 节制和感染的预防和治疗，也可以改善男女性功能。

性腺功能障碍和造血干细胞移植后可能出现的不孕症的治疗可能对患者的性行为有很大影响。建议在移植前就降低性满意度和其他性困难的可能性进行咨询。临床医生应该意识到造血干细胞移植后晚发性心理失调问题的额外可能性。应该提供激素替代疗法，尽管如上所述，在妇女体内，标准剂量的雌激素和孕激素只能部分纠正性欲，需要进一步的研究来解决这些患者真正的内分泌需求。

不能接受激素替代疗法或选择不接受激素替代疗法的妇女的需要也必须得到解决。许多替代疗法（如植物产品）被广泛推荐，但对其疗效的对照临床试验完全缺乏。一种可能的治疗方法是提供简易阴道润滑剂。

与男性造血干细胞移植幸存者一样，精神病 / 心理社会咨询可以显著提高自尊和生活质量。

十、结论

随着造血干细胞移植的广泛应用和长期生存率的提高，移植患者的长期生活质量值得更多的关注。众所周知，造血干细胞移植的内分泌并发症发病较晚，甚至在首次移植后几十年才出现。内分泌系统功能障碍严重影响造血干细胞移植受者的发病率和死亡率。希望通过对各种类型的造血干细胞移植内分泌并发症的认识，以及对移植存活者的体征和症状的定期监测，进一步提高造血干细胞移植受者的长期生活质量。

第 98 章
造血干细胞移植后常见的药物相互作用
Common Potential Drug Interactions Following Hematopoietic Cell Transplantation

Anne Poon　Lowan K. Ly　著

唐雅琼　译

杨海飞　黄海雯　唐晓文　陈子兴　校

一、概述

造血干细胞移植患者出现的药物相互作用与药物的复杂性、患者的并发症以及移植并发症均相关。一般来说，药物的药理作用及安全性受同期服用的其他药物、食物及草药的影响。药物代谢动力学、药效动力学及药物配伍相互作用也是影响因素。

一种药物的加入引起另一种药物浓度的改变，即出现药物代谢动力学相互作用。通常发生在药物的吸收、分布、代谢及分解阶段，大多数情况发生在后两个阶段[1]。多种因素影响药物的药物代谢动力学，包括药物应用途径、蛋白质结合的亲和力及患者方面的因素（如年龄、种族及器官功能）。药效动力学的相互作用表现为当两种药物有相似或者相反的药理作用时，作用于机体的（抑制、协同或间接）反应发生改变[2]。当药物间的化学或物理性质不相容，则出现药物配伍的相互作用[2]。某些药物代谢动力学的作用是有益的而某些是有害的。掌握常用的药物代谢动力学对于减轻移植患者的药物不良反应至关重要。本章节主要介绍药物的上述相互作用、处理方法以及相关通路，如 P- 糖蛋白（P-gp）、有机阴离子转运肽（organic anion-transporting polypeptide，OATP）、细胞色素 P_{450}（cytochrome P_{450}，CYP_{450}）同工酶以及尿苷 5′- 二磷酸葡萄糖醛酸转移酶（uridine 5′-diphosphate glucuronosyltransferase，UGT）系统，同时也简要讨论药物的监测。

二、P- 糖蛋白系统

P-gp 是由人类多耐药基因编码的 ATP 依赖的等离子膜转运系统[1]。P-gp 最初在肿瘤细胞中发现，现在人体组织包括肠道、血脑屏障、胎盘、肝脏以及肾脏中均有发现[3]。P-gp 调节在整个药物代谢过程中均可发挥作用。药物可作为 P-gp 的底物、抑制药及诱导剂。P-gp 为基础的网络关联作用取决于 P-gp 的位置，P-gp 位于正常功能位置时，则药物全面作用或依赖于 P-gp。在胃肠道、血脑屏障以及胎盘中，P-gp 作为外排泵限制药物的进入，而在肝脏及肾脏中，P-gp 则促进药物转移[3]。胃肠道中 P-gp 介导的药物相互作用改变药物的吸收，而在肝脏及肾脏中相似的作用则改变药物的代谢及排泄，进而影响血液中药物的总浓度[4]。例如，摄入 P-gp 底物及抑制药后，由于正常 P-gp 抑制药物进入胞内的作用受抑制，胃肠道中底物的浓度增加；而同时摄入诱导剂时，由于 P-gp 抑制药物进入胞内的作用得以增强，则底物浓度降低[4, 5]。当肝脏及肾脏出现酶抑制或诱导时，底物浓度也出现类似的改变；通过降低代谢及减少排泄，摄入 P-gp 抑制药可增加 P-gp 底物的生物利用度，摄入 P-gp 诱导剂则作用相反[5]。当同时摄入多种 P-gp 底物、抑制药及诱导剂时，这些作用则难以预料。此外，由于药物，特别是那些具有广泛首剂代谢作用的药物，在进入血液循环之前先经过肝脏，则对改变肝脏酶环境的药物作用更加敏感。由于 P-gp 多集中在肝脏，上述药物对 P-gp 介导的相互作用同样敏感[6]。移植中常见的 P-gp 底物包括芬太尼、吗啡、昂丹司琼、苯妥英及甲强龙。P-gp 抑制药包括唑类抗真菌药、阿托伐他汀、咪达唑仑，利福平、苯妥英及胰岛素则为 P-gp 诱导剂。部分药物如胺碘酮、西罗莫司，既是 P-gp 抑制药，又可作为 P-gp 诱导剂。红霉素、钙调磷酸酶抑制药及地尔硫䓬是 P-gp 的底物，也可抑制和诱导 P-gp。

三、有机组织阴离子转运肽系统

类似于 P-gp，OATP 是一种位于肠道、脑、肝脏及胎盘的转运系统[7]。OATP 是一种胞内药物转运的聚集泵。人类 OATP 包括 11 类别，目前认识较多的是 OATP1B1、OATP1A2、OATP1B3 及 OATP2B1。OATP1A2 介导药物从十二指肠进入血循环，而 OATP1B1、OATP1B3 及 OATP2B1 介导药物从循环进入肝细胞进行代谢及清除[8]。OATP 系统参与调控全身用药的生物利用。例如，抑制肠道 OATP 功能可以导致药物的吸收下降，而抑制肝脏及肾脏的 OATP 则可导致对药物的代谢及分泌功能下降。影响 P-gp 的药物同样可影响 OATP。OATP 抑制药包括西柚汁、环孢素及利福平。OATP 底物则包括 HMG-CoA 还原酶抑制药（他汀类）及 ACEI 类。

四、细胞色素 P_{450} 同工酶系统

CYP_{450} 同工酶系统是一类包含亚铁血红素的酶家族，负责药物第一阶段（氧化阶段）、内源性类固醇及毒素代谢[1, 2]。这些酶可见于肝、肺、肾、肠道及脑组织[1]。在人类中已经鉴定出许多酶，但只有七种（CYP1A2、CYP2B6、CYP2C9、CYP2C19、CYP2D6、CYP2E1 及 CYP3A4/5）负责药物代谢[1, 9]。酶的诱导或者抑制作用可改变药物进行第一阶段的机制。诱导 CYP_{450} 活性的药物可增加酶的产生或减

少其分解。这可导致药物清除增加、浓度降低。当前体药物需要代谢作用活化时，CYP_{450} 诱导作用可增加药物浓度。酶诱导作用的开始时间难以预测，通常在药物摄入的数天至数周内，取决于诱导药物的半衰期及酶更新的速率。相反的，酶的抑制作用可减少药物清除，增加药物浓度。前体药物活化时，CYP_{450} 抑制作用可降低药物浓度。酶抑制作用通常在摄入抑制药后即开始，持续时间相当于其半衰期。

药物相互作用的平衡取决于抑制及诱导能力及底物清除的途径。例如，如果某药物为弱抑制药，当同时摄入同一家族的底物时，发生相互作用的概率相对较小。同样的，如果某一药物有多种清除途径，当仅摄入一种酶家族的抑制药或诱导剂时，药物发生主要相互作用的概率较低[10]。此外，如同 P-gp 介导的通路，如药物均通过口服，且底物出现显著的首过代谢作用，则其相互作用较强。部分 CYP_{450} 系统的诱导剂、抑制药及底物见表 98-1[1, 9, 10]。

五、尿苷 5′- 二磷酸葡萄糖醛酸基转移酶系统

UGT 家族的酶在药物代谢的二阶段或代谢的共轭阶段发挥重要作用。它们主要作用于约 35% 通过第二阶段酶代谢的药物。在这个过程中，药物经过代谢变得更易亲水，故易于排泄[10, 11]。UGT 酶最初见于肝脏，在肠道、肺、鼻黏膜及肾脏中也有发现[12]。同 CYP_{450} 系统一样，这些酶的调节可改变药物浓度，引起药理反应的改变。UGT 抑制药包括他克莫司、环孢素及氟康唑等，利福平、苯妥英及苯巴比妥等为强效 UGT 诱导剂[11]。UGT 底物包括泊沙康唑及霉酚酸酯等[11]。

六、唑类抗真菌药

（一）氟康唑

氟康唑是 CYP2C9 及 CYP3A4 的底物，与其他唑类抗真菌药如酮康唑、伊曲康唑及伏立康唑相比，氟康唑可强效抑制 CYP2C9，对 CYP3A4 抑制作用则较弱[13]。同时摄入氟康唑和环孢素、他汀类及华法林可导致这些药物浓度增加，进而不良反应

表 98-1　部分细胞色素同工酶及常用诱导剂、抑制药和底物 [1, 9, 10]

同工酶	诱导剂	抑制药	底物
CYP1A2	胰岛素、奥美拉唑、苯巴比妥、苯妥英、利福平、烟草	胺碘酮、西咪替丁、环丙沙星、红霉素、氟西汀、葡萄柚汁、帕罗西汀、舍曲林	阿米替林、咖啡因、多洛西汀、氟哌啶醇、米氮平、昂丹司琼、普萘洛尔、维拉帕米、(R)-华法林
CYP2B6	苯巴比妥、利福平	塞替派	丁胺苯丙酮
CYP2C9	苯巴比妥、利福平	胺碘酮、氟康唑、氟西汀、氟伐他汀、异烟肼、伊曲康唑、酮康唑、洛伐他汀、甲硝唑、帕罗西汀、血清素、三甲吡啶、伏立康唑	氟西汀、氟伐他汀、非甾体抗炎药、苯妥英、舍曲林、伏立康唑、(S)-华法林
CYP2C19	卡马西平、炔诺酮、苯巴比妥、泼尼松、利福平	西咪替丁、氟西汀、酮康唑、兰索拉唑、奥美拉唑、舍曲林、伏立康唑	西塔洛普兰、环磷酰胺、二氮平、苯巴比妥、苯妥英、血清素、依司他普兰、奥美拉唑、伏立康唑
CYP2D6	地塞米松、利福平	胺碘酮、安非他酮、西咪替丁、西酞普兰、度洛西汀、依西酞普兰、氟西汀、氟哌利多、甲氧氯普胺、米氮平、帕罗西汀、舍曲林、文拉法辛	西塔洛普兰、杜利西汀、埃西塔洛普林、氟西汀、氟哌啶醇、甲氧氯普胺、美托洛尔、米塔唑啉、恩丹西酮、帕罗西汀、文拉法辛
CYP2E1	乙醇、异烟肼	无	对乙酰氨基酚，乙醇
CYP3A4/5	巴比妥酸盐、卡马西平、苯巴比妥、苯妥英、地塞米松、利福平	胺碘酮、西咪替丁、环丙沙星、克拉霉素、地尔替嗪、红霉素、氟康唑、氟伏沙明、葡萄柚汁、伊曲康唑、酮康唑、维拉帕米、伏立康唑	阿普唑仑、胺碘酮、氨氯地平、阿托伐他汀、克拉霉素、环孢素、达他替尼、地西平、地他嗪、红霉素、依司他普兰、乙酰雌二醇、氯二苯并地、伊马替尼、洛伐汀、中氮氯、硝苯地平、米塔他平、恩丹西酮、血清素、辛伐他汀、他克莫司、西罗莫司、维拉帕米、文拉法辛、伏立硝唑

的风险增加，如肾功能不全、肌病及出血 [14]。密切监测药物浓度，应用旁路途径药物，及时调整药物剂量可降低这些风险。摄入 CYP2C9 及 CYP3A4 的强诱导剂和氟康唑可降低氟康唑血清浓度，抗真菌作用减弱 [13]。部分与氟康唑的药物相互作用见表 98-2 [13-16]。

（二）伊曲康唑

伊曲康唑是 CYP3A4 的底物及强效抑制药。因此，同氟康唑相比，药物与伊曲康唑的相互作用大幅度提高。这种差别可见于唑类药物与环孢素同时摄入。当同时摄入氟康唑时，环孢素浓度改变较小甚至无改变；当同时摄入伊曲康唑时，有研究显示环孢素浓度平均提高 80%，需要减少药物剂量 [17]。由于环孢素的费用较高，这种作用被视为有经济获益，甚至临床医生利用这一特点来降低花费 [18]。本章节稍后还会介绍伊曲康唑与西罗莫司的相互作用。

伊曲康唑也是 P-gp 的底物和抑制药 [19]。受此影响的药物包括地高辛。在一项健康人的研究中，伊曲康唑可增加地高辛 AUC 曲线下面积约 50%，降低肾脏清除率约 20% [20]。这是由于伊曲康唑干扰

P-gp 介导肾小管分泌地高辛。因此，当同时摄入伊曲康唑时，建议地高辛剂量减量 50%。需监测地高辛的浓度及有无中毒表现或症状。同时摄入其他 P-gp 抑制药如泊沙康唑时，也可导致地高辛浓度升高。

通过与伊曲康唑的相互作用，心血管药物疗效得到提高。例如，非洛地平 AUC 值增高 6 倍，峰浓度增加 8 倍，引起心率增快、血压降低 [21]。奎尼丁及多非利特与伊曲康唑合用可能导致 QTc 延长和尖端扭转型室性心动过速，被列为用药禁忌 [22]。通过抑制 CYP2C9，伊曲康唑增强华法林的抗凝作用。一项个案报道显示两药联用后 INR 超过 8，引起严重瘀斑和出血 [23]。当华法林与伊曲康唑联用时，必须严密监测 INR，观察有无毒性反应。

伊曲康唑的疗效与其血药浓度相关 [17]。当伊曲康唑代谢受其他药物如苯妥英、利福平诱导影响时，其血清药物浓度低于正常水平，导致抗真菌疗效欠佳或感染进展 [24, 25]。当出现上述药物联用时，应注意监测伊曲康唑浓度，也有部分学者建议避免同时联用上述药物，以免治疗失败。

表 98-2　部分氟康唑相关的药物相互作用

药　物	机　制	作　用	处理措施
苯二氮䓬类 [13, 14]	(-) CYP3A4	苯二氮䓬类药物浓度增高	观察监测镇静状态，适当调整剂量
钙调磷酸酶抑制药（见表 98-5 和表 98-6）			
二氢吡啶类钙通道阻滞剂 [13, 14]	(-) CYP3A4	二氢吡啶浓度增高	监测血压和脉搏，适当调整剂量
麦角生物碱 [15]	(-) CYP3A4	麦角生物碱浓度增高	禁用
炔雌醇 / 炔诺酮 [14]	(-) 雌二醇代谢	雌二醇浓度增高	监测毒性反应
芬太尼 [16]	(-) CYP3A4	阿片样反应程度增强或持续时间延长	监测毒性反应，适当调整剂量
氯沙坦 [13]	(-) CYP2C9	氯沙坦疗效降低	监测疗效
苯妥英 [13, 14]	(-) CYP2C9	苯妥英毒性风险增高	监测苯妥英浓度及毒性反应，适当调整剂量
利福布汀 [13, 14]	(-) CYP3A4	利福布汀浓度增高 80%	避免同时使用，监测毒性反应
利福平 [13, 14]	(+) CYP3A4	氟康唑疗效降低	监测疗效
西罗莫司（见表 98-8）			
磺脲类药物 [13]	(-) CYP3A4	低血糖风险增高	监测血糖，适当调整剂量
华法林 [13, 14]	(-) CYP2C9	凝血酶原时间延长 2 倍	监测凝血酶原时间，适当调整剂量

(-) . 抑制；(+) . 诱导；CYP3A4. 细胞色素 P_{450} 3A4 同工酶；CYP2C9. 细胞色素 P450 2C9 同工酶

（三）伏立康唑

伏立康唑也通过 CYP_{450} 系统广泛代谢，其对 CYP_{450} 抑制作用介于氟康唑和伊曲康唑之间。特别的是，伏立康唑是 CYP3A4 的中效抑制药和底物，以及 CYP2C9 的中效抑制药和弱效底物。它并非 P-gp 抑制药或底物 [11]。由于伏立康唑影响多个细胞色素通路，合理推测相关的药物间相互作用较强。

在与伏立康唑相互作用的多种药物中，其对环孢素、他克莫司及西罗莫司的影响与临床造血干细胞移植最密切。抑制 CYP3A4 介导上述免疫抑制药的代谢，可引起实体器官及同时接受伏立康唑治疗的造血干细胞移植患者中 AUC 值及血药浓度增高 [11]。这些相互作用具体见本章节各自免疫抑制治疗部分及表。为避免毒性作用或治疗失败，当加用或停用伏立康唑时，必须密切监测免疫抑制药物的浓度并进行剂量调整。

由于伏立康唑与匹莫齐特、奎尼丁及麦角生物碱联用有 QTc 延长及麦角中毒的风险，故上述联用禁忌 [26]。当与代谢诱导剂如利福平、利福布汀及卡马西平联用时，伏立康唑治疗失效的概率增大。因此，这些药物与伏立康唑禁忌联用 [26]。

多个学者进行伏立康唑对化疗药物的药代动力学研究 [26]。尽管理论上，伏立康唑与环磷酰胺的相互作用尚未正式研究，在造血干细胞移植领域已受到很大关注。该内容更多细节见环磷酰胺章节。

苯妥英钠及抗 HIV 病毒药物可降低伏立康唑的浓度，而药物如西咪替丁、红霉素和茚地那韦对其代谢的作用可以忽略不计 [27]。伏立康唑还可以降低他汀类药物、苯妥英钠和华法林代谢 [28]。它对泼尼松龙、地高辛和霉酚酸衍生物的作用较小甚至可忽略不计。表 98-3 进一步描述了伏立康唑相关的临床药物相互作用 [1, 27]。

（四）泊沙康唑

同其他唑类一样，泊沙康唑抑制 CYP3A4，且与伏立康唑相似的是，泊沙康唑不是底物 [11]。泊沙康唑的主要代谢是通过 UGT 酶葡萄糖醛酸化。与伊曲康唑相似，它也是一个 P-gp 抑制药和底物。泊沙康唑与匹莫齐特及奎尼丁联用有导致 QTc 延长和尖端扭转型室速的风险，禁忌联用 [29]。泊沙康唑与麦角生物碱可引起麦角中毒，禁忌联用 [29]。有些通过 CYP3A4 代谢的药物尚未报道，但可能与泊沙康唑有相互作用，如地尔硫草和维拉帕米 [29]。表 98-4 中列出的苯二氮䓬类和他汀类药物与泊沙康唑联用时浓度也可能增加 [29]。诱导剂可降低泊沙康唑

表 98-3　部分伏立康唑相关的药物相互作用

药　物	机　制	作　用	处理措施
苯二氮䓬类 [1]	(-) CYP3A4	苯二氮䓬类药物浓度增高	观察监测镇静状态，适当调整剂量
钙调磷酸酶抑制药（见表 98-5 和表 98-6）			
钙通道阻滞剂（地尔硫䓬、维拉帕米）[26]	(-) CYP3A4	钙通道阻滞剂浓度增高	监测血压和脉搏，适当调整剂量
卡马西平 [26]	(+) CYP3A4	伏立康唑浓度降低	禁用
麦角生物碱 [26]	(-) CYP3A4	麦角生物碱浓度增高	禁用
炔雌醇 / 炔诺酮 [26]	(-) CYP2C19	伏立康唑 C_{max} 及 AUC 值增高，炔雌醇 / 炔诺酮 C_{max} 及 AUC 值增高	监测伏立康唑毒性及月经出血情况
HMG-CoA 还原酶抑制药（见表 98-9）			
大环内酯（红霉素、克拉霉素）[26]	(-) CYP3A4	大环内酯类药物浓度增高	监测心电图是否有 QTc 延长，必要时考虑其他的大环内酯类（如阿奇霉素）
美沙酮 [26]	(-) CYP2C19、CYP2C9、CYP3A4	活化（R）- 美沙酮 C_{max} 增高 31%，AUC 增高 47%	监测毒性反应，适当调整剂量
苯妥英 [26]	(-) CYP2C9、(+) CYP3A4	苯妥英 C_{max} 及 AUC 值增高 2 倍，伏立康唑 C_{max} 下降 50%，AUC 值下降 70%	监测苯妥英浓度及毒性反应，将伏立康唑静脉给药剂量从 4mg/kg 每天 2 次上调为 5mg/kg 每天 2 次，或口服剂量由 200mg 每天 2 次上调至 400mg 每天 2 次
质子泵抑制药 [26]	(-) CYP2C19、CYP2C9、CYP3A4	浓度增高	如奥美拉唑用量超过 40mg/d，则剂量减半
利福布汀 [26]	(+) CYP3A4	伏立康唑 C_{max} 下降 93%	禁用
利福平 [26]	无	伏立康唑浓度下降	禁用
西罗莫司（见表 98-8）			
磺脲类药物 [26]	(-) CYP2C9	磺脲类药物浓度增高	监测血糖，适当调整剂量
华法林 [26]	(-) CYP2C9	PT、INR 延长	监测出血情况、PT、INR，适当调整剂量

(-). 抑制；(+). 诱导；AUC. 曲线下面积；C_{max}. 峰浓度；CYP3A4. 细胞色素 P_{450} 3A4 同工酶；CYP2C19. 细胞色素 P_{450} 2C19 同工酶；CYP2C9. 细胞色素 P_{450} 2C9 同工酶；PT. 凝血酶原时间；INR. 国际标准化比值

表 98-4　部分泊沙康唑相关的药物相互作用

药　物	机　制	作　用	处理措施
钙调磷酸酶抑制药			
环孢素 [19, 31]	(-) CYP3A4、P-gp	浓度增高	下调 25% 环孢素剂量，监测环孢素浓度，并适量调整剂量
他克莫司 [19]	无	他克莫司 AUC 增高 358%，C_{max} 增高 121%	下调 66% 他克莫司剂量，监测他克莫司浓度，并适量调整剂量
西咪替丁 [19]	改变胃 pH	泊沙康唑 AUC 和 C_{max} 降低 39%	避免同时使用
地高辛 [19, 29]	(-) P-gp	地高辛浓度增高	监测地高辛浓度
埃索美拉唑 [19]	改变胃 pH	泊沙康唑 AUC 降低 32%，C_{max} 降低 46%	避免吸收不良（如 GVHD、黏膜炎）

（续表）

药　物	机　制	作　用	处理措施
咪达唑仑 [19]	（−）CYP3A4	咪达唑仑 AUC 增高达 10 倍，C_{max} 增高 3 倍	监测药物毒性反应
苯妥英 [19]	（−）CYP3A4，（＋）UGT	苯妥英 AUC 和 C_{max} 增高 16%，泊沙康唑 AUC 下降 50%，C_{max} 下降 41%	避免同时使用，如必须同时应用，监测疗效及苯妥英浓度
利福布汀 [19, 30]	（−）CYP3A4，（＋）UGT	利福布汀 AUC 增高 72%，C_{max} 增高 31%，泊沙康唑 AUC 下降 49%，C_{max} 下降 43%	避免同时使用，如必须同时应用，监测疗效及利福布汀毒性
利福平 [32]	（＋）UGT	泊沙康唑浓度增高到 80.3%	避免同时使用，如必须同时应用，监测疗效
辛伐他汀（见表 98-9）			
西罗莫司（见表 98-8）			

（−）. 抑制；（＋）. 诱导；CYP3A4. 细胞色素 P_{450} 3A4 同工酶；P–gp.P– 糖蛋白；UGT. 尿苷 5′–二磷酸葡萄糖醛酸转移酶；AUC. 曲线下面积；C_{max}. 峰浓度

血浆水平，除非获益超过风险，否则应避免联用[30]。泊沙康唑相关的药物相互作用见表 98-4[19, 29-32]。

　　与伊曲康唑和伏立康唑类似，泊沙康唑对钙调磷酸酶抑制药具有抑制作用，联用时需要剂量调整并密切监测其血药浓度。当异基因移植患者联用泊沙康唑和环孢素时，环孢素水平增高，需降低约 50% 的剂量[31]。尽管泊沙康唑厂商建议当加用泊沙康唑时，环孢素剂量减少 25%，这与本文并不冲突。由于低浓度治疗水平可能对移植产生不利影响包括（GVHD）。作者建议不要在环孢素治疗开始时经验性减量，而是密切监测血药浓度，及时调整剂量。这对西罗莫司的剂量调整同样适用。其药物相互作用部分见西罗莫司章节。

（五）棘白菌素

　　与其他抗真菌药相比，棘白菌素的药物转运和代谢较少依赖于 Pg-p、OATP 和细胞色素途径。体外研究发现米卡芬净是细胞色素底物和弱抑制药；然而，体内实验中未得到证实[33]。卡泊芬净是 OATP 转运的底物。阿尼芬净不受这些途径的影响[33, 34]。所以与棘白菌素相关的严重药物相互作用较少。

　　这里需要对棘白菌素和钙调磷酸酶抑制药之间的相互作用进行一些阐述。两项研究显示，环孢素抑制 OATP 介导的卡泊芬净转运，引起卡泊芬净 AUC 值增加 35% 及转氨酶一过性升高[35, 36]。然而，随后的回顾性研究发现上述两类药物联用时肝毒性可忽略不计[37, 38]。无论如何，厂商已警告不要同时应用这些药物，除非潜在获益超过风险；如果应用，必须监测肝功能。相反的是，他克莫司浓度即 AUC 值、峰浓度（C_{max}），以及 12h 血药水平分别下降 20%、16% 和 26%[35, 36]。建议常规检测他克莫司浓度并进行适度剂量调整。

　　在 20% 的健康志愿者中，米卡芬净较小程度抑制环孢素代谢；而在造血干细胞移植患者的研究中并没有发现同样的结果[39, 40]。当开始或者停止米卡芬净治疗时，应注意监测环孢素的毒性表现，并进行剂量调整。联用环孢素可使阿尼芬净浓度增加 22%，然而这并不需要剂量调整[33]。他克莫司和米卡芬净或阿尼芬净之间的临床显著的相互作用尚未见报道[33]。

　　其他相关的棘白菌素药物相互作用包括卡泊芬净与利福平、米卡芬净与西罗莫司和硝苯地平，同时给予卡泊芬净和利福平导致卡泊芬净浓度一过性增加 61%，后降低减少 14%～30% 达到稳定水平[33]。因为两种药物都是 OATP 底物，利福平对 OATP 转运同时具有诱导和抑制作用，因此认为该相互作为是由 OATP 介导[33]。为避免治疗失败，每日卡泊芬净剂量应增加至 70mg。当同时应用其他已知的诱导剂时，应考虑加大卡泊芬净用量[33]。米卡芬净与西罗莫司及硝苯地平联用时，西罗莫司和硝苯地平浓度分别增加 12%、18%[33]。当与米卡芬净一起服用时，上述药物均需调整剂量。

七、免疫抑制药

（一）钙调磷酸酶抑制药

环孢素和他克莫司的代谢主要通过 CYP3A4 介导。它们是 CYP3A4 底物和抑制药以及 P-gp 底物[41]。因此，它们具有相似的药物相互作用，见表 98-5[17, 29, 35, 42-50] 和表 98-6[17, 29, 35, 42, 51-58]。两者差异可能在于肝脏或肠道的代谢、结合特定细胞色素同工酶的亲和力，以及是否参与其他转运系统[41]。此外，虽然尚未有研究报道，但伊马替尼与他克莫司，这类潜在的药物相互作用仍然存在。

由于钙调磷酸酶抑制药的治疗窗较窄，了解其他影响其浓度的药物至关重要。这两种药物过量可导致毒性（肾毒性、神经毒性等），而浓度过低则导致免疫抑制作用不足，可增加 GVHD 或移植排斥反应的风险。

一项关于异基因造血干细胞移植患者钙调磷酸酶抑制药和伏立康唑相互作用的研究显示，他克莫司浓度 / 剂量（C/D）比值增加中位值为 115.6%[59]。接受环孢素治疗的患者中，C/D 比值为 82.1%，提示其与伏立康唑的相互作用较小。患者的个体差异同时影响药物相互作用，导致研究者推荐的钙调磷酸酶抑制药减量不统一。在另一项关于移植患者中他克莫司和伏立康唑联用的研究中，应用抢先减量策略成功维持他克莫司浓度达治疗水平[60]。剂量较基线水平降低 60% ~ 80%。尽管厂商建议开始唑类药物治疗时，抢先降低免疫抑制药的用量，然而这部分少量数据主要来自肾移植患者及健康志愿者[26]。在临床实践中，有些人可能会选择遵从处方指南，或选择密切监测药物浓度并根据需要调整剂量。

关于造血干细胞移植患者口服他克莫司和伏立康唑的评估研究显示，他克莫司 C/D 比值中位值增加约 138.8%[61]。由于 CYP3A4 酶存在于肝脏和胃

表 98-5　部分环孢素相关的药物相互作用

药物	机制	作用	处理措施
唑类			
氟康唑[42]	(−) CYP3A4	环孢素浓度增高 21%	监测环孢素浓度，适量调整剂量
伊曲康唑[17]	无	环孢素浓度增高 80%	下调约 50% 环孢素剂量，监测环孢素浓度，并适量调整剂量
泊沙康唑[29]	无	环孢素浓度增高	下调 25% 环孢素剂量，监测环孢素浓度，并适量调整剂量
伏立康唑[43]	无	环孢素 AUC 值增高 1.7 倍，浓度增高 2.5 倍	下调 50% 环孢素剂量，监测环孢素浓度，并适量调整剂量
地尔硫草[44]	(−) CYP3A4	环孢素 AUC 值增高 28% ~ 62%，浓度增高 49% ~ 88%	监测环孢素浓度，适量调整剂量
卡马西平[45]	(+) CYP3A4	环孢素浓度降低 50%	监测环孢素浓度，适量调整剂量
卡泊芬净[35]	(−) CYP3A4	卡泊芬净 AUC 值增高 35%	避免同时使用，监测肝功能
地高辛[46]	未知	地高辛浓度增高，清除率下降 53%	考虑下调地高辛约 50% 剂量，监测地高辛浓度
HMG-CoA 还原酶抑制药（见表 98-9）			
伊马替尼[47]	(−) CYP3A4	环孢素浓度增高 1.7 倍	监测环孢素浓度，适量调整剂量
甲硝唑[48]	?(−) CYP3A4	环孢素浓度增高 2 倍	监测环孢素浓度，适量调整剂量
霉酚酸衍生物（见表 98-7）			
苯巴比妥[49]	(+) CYP3A4	环孢素浓度降低	监测环孢素浓度，适量调整剂量
苯妥英[49]	(+) CYP3A4	环孢素浓度降低	监测环孢素浓度，适量调整剂量
利福平[50]	(+) CYP3A4	环孢素 AUC 值降低	避免同时使用，监测环孢素浓度，并适量调整剂量
西罗莫司（见表 98-9）			

注：（−）：抑制；（+）：诱导；CYP3A4. 细胞色素 P$_{450}$ 3A4 同工酶；AUC. 曲线下面积

表 98-6 部分他克莫司相关的药物相互作用

药物	机制	作用	处理措施
唑类			
氟康唑 [42]	(−) CYP3A4	他克莫司浓度增高 16%	监测他克莫司浓度，适量调整剂量
伊曲康唑 [17]	无	他克莫司浓度增高 83%	下调他克莫司约 50% 剂量，监测他克莫司浓度，并适量调整剂量
泊沙康唑 [29]	无	他克莫司 AUC 值增高 358%，C_{max} 增高 121%	下调他克莫司 66% 剂量，监测他克莫司浓度，并适量调整剂量
伏立康唑 [51]	无	他克莫司浓度增高 10 倍	下调他克莫司 66% 剂量，监测他克莫司浓度，并适量调整剂量
钙通道阻滞剂			
地尔硫䓬 [52]	(−) CYP3A4	他克莫司浓度增高	监测他克莫司浓度，适量调整剂量
非洛地平 [53]	无	他克莫司浓度增高 3 倍	无
卡泊芬净 [35]	未知	他克莫司 AUC 值降低 20%，C_{max} 降低 16%，浓度降低 26%	监测他克莫司浓度，适量调整剂量
克拉霉素 [54]	(−) CYP3A4	他克莫司浓度增高	监测他克莫司浓度，适量调整剂量
甲硝唑 [55]	?(−)CYP3A4、P-gp	他克莫司浓度增高 3 倍	监测他克莫司浓度，适量调整剂量
苯巴比妥 [56]	(+) CYP3A4	他克莫司浓度降低 73%	监测他克莫司浓度及 GVHD 风险，适量调整剂量
苯妥英 [57]	(+) CYP3A4	他克莫司浓度降低	监测他克莫司浓度及 GVHD 风险，适量调整剂量
利福平 [58]	(+) CYP3A4	他克莫司浓度降低，需上调他克莫司 10 倍剂量	避免同时使用
西罗莫司（见表 98-8）			

(−). 抑制；（+）. 诱导；CYP3A4. 细胞色素 P_{450} 3A4 同工酶；AUC. 曲线下面积；C_{max}. 峰浓度；P-gp. P- 糖蛋白

肠道，口服药物相互作用大于静脉给药。此外，如果免疫抑制药是 P-gp 底物，唑类为 P-gp 抑制药，则免疫抑制药的生物利用度将进一步提高。因此，当给药方式由静脉注射改为口服给药时，可能需要减少药物剂量 [41]。

质子泵抑制药（proton pump inhibitors，PPIs）主要通过 CYP2C19 和 CYP3A4 代谢，因此可能存在与钙调磷酸酶抑制药之间的相互作用。然而，这些数据对于他克莫司和环孢素是相互矛盾的。一项个案报道显示，肾移植患者在不同时间应用埃索美拉唑和奥美拉唑时，他克莫司浓度增加到 20ng/ml 以上 [62]。相反的是，另一项研究发现 51 例肾异体移植患者中，奥美拉唑和他克莫司的相互作用被认为与临床无关 [63]。然而，数个病例报道显示兰索拉唑与他克莫司存在相互作用 [64, 65]。特别是合并 CYP2C19 基因突变患者尤为明显，表现为中度或不良代谢，兰索拉唑代谢转移至 3A4 途径，他克莫司 AUC 值因此大幅度增加 [66]。泮托拉唑和雷贝拉唑与他克莫司的相互作用尚未见报道。部分研究和病例报道显示其相互作用无明显意义，或联用质子泵抑制药时，既可导致环孢素水平增加又可减少 [67]。奥美拉唑包说明书上警告，它可能会延长环孢素的清除时间，还存在与雷贝拉唑理论上的相互作用。体外研究发现，雷贝拉唑在与奥美拉唑相同浓度下，可以抑制环孢素代谢，然而尚无体内研究的报道。尽管如此，当质子泵抑制药与钙调磷酸酶抑制药同时应用时，应密切监测浓度并进行剂量调整。两种改变环孢素和他克莫司代谢的特定药物为卡泊芬净和西罗莫司。这些相互作用在它们各自的章节进一步阐述。环孢素 - 泊沙康唑的相互作用详见泊沙康唑章节。

（二）霉酚酸衍生物

霉酚酸酯和霉酚酸钠的代谢是一个复杂过程，涉及向霉酚酸的快速转换，霉酚酸通过 UGT 酶代谢为 7-O-MPA 葡萄糖醛酸（7-O-MPA glucuronide，MPAG），MPAG 可通过肠道细菌进行肠肝循环，

MPAG 通过肾小管主动分泌排出，以及少部分 Pg-p 进入尿液[68]。

　　吸收减少、肠肝循环抑制和竞争性肾小管分泌是药物相互作用发生的主要机制。霉酚酸减少可导致治疗失败，而增加霉酚酸可导致药物毒性，如过敏、胃肠功能紊乱以及细胞因子释放[68]。药物与霉酚酸衍生物的相互作用及其临床意义将在下面内容中讨论，见表 98-7[68-73]。

　　现已发现同时摄入二价电解质补充剂和磷酸盐黏附剂可减少药物吸收，导致霉酚酸浓度降低[68,69,73]。同时摄入质子泵抑制药和口服霉酚酸酯，而不是霉酚酸钠，可发现霉酚酸峰浓度和 AUC 值降低。这种差异部分是由于霉酚酸酯分解和向霉酚酸转化依赖酸性环境，因此霉酚酸在胃中被吸收。相反，霉酚酸钠分解为霉酚酸不依赖酸性 pH[71]。

　　不同于西罗莫司或他克莫司，环孢素通过抑制 P-gp 来降低霉酚酸浓度，进而引起霉酚酸酯的肠肝循环[69,74,75]。其他肠肝循环抑制药包括胆汁酸螯合剂、利福平以及司维拉姆[69,72,73]。

　　竞争性霉酚酸肾排泄也是药物相互作用的一种可能机制。更昔洛韦就是一个通过这种机制进行相互作用的药物[70]。

（三）西罗莫司

　　西罗莫司是 P-gp 和 CYP3A4 的底物和抑制剂[76,77]。因此，同时摄入西罗莫司与 CYP3A4 和 P-gp 诱导剂可增加西罗莫司代谢，减少浓度，降低其疗效，能使 GVHD 的风险增加。同样，反过来，当西罗莫司与 CYP3A4 或 P-gp 抑制药同时摄入也

可出现问题。当西罗莫司与 CYP3A4 或 P-gp 介导的药物联用时，应监测西罗莫司谷浓度和毒性表现。西罗莫司与唑类抗真菌药和钙调磷酸酶抑制药的相互作用将在下面进行介绍。其他的药物相互作用见表 98-8[41,76,78,79]。

　　与唑类抗真菌药物联用会降低西罗莫司代谢，使药物浓度超出治疗水平上限。为减轻药物相互作用，目前建议经验性减少酮康唑剂量（80%～90%）和氟康唑每日剂量≥ 200mg（50%～70%）。但由于患者的个体差异性可以很大程度影响药物相互作用的发生率、程度及意义，药物减量时应谨慎[41]。个案报道中可见西罗莫司与伊曲康唑的相互作用。在 2 例实体器官移植报道中，伊曲康唑应用后西罗莫司水平较前增加 8.5 倍，而当伊曲康唑停用后，西罗莫司剂量需要增加 2 倍才能发挥相似的免疫抑制作用[80]。同样，造血干细胞移植患者加用伊曲康唑 1 周后，西罗莫司浓度加倍。这就需要暂停西罗莫司 8 天后减少 3.5 倍的剂量。该文建议在有西罗莫司或伊曲康唑治疗时，增加或停用其他药物应谨慎。此外，还建议监测西罗莫司浓度并适当调整剂量[80]。西罗莫司与伏立康唑联用时峰浓度增加 7 倍，AUC 值增加 11 倍，伏立康唑说明书中指出禁止与西罗莫司联用[76]。然而，个案报道显示上述药物联用的安全性[81]。Mathis 等在 2 例肾移植患者接受伏立康唑治疗时，将西罗莫司剂量减少 75%～87%[81]。类似研究，Marty 等报道了 11 例造血干细胞移植患者接受西罗莫司和伏立康唑治疗[82]，应用伏立康唑后，经验性将西罗莫司剂量减

表 98-7　部分霉酚酸衍生物相关的药物相互作用

药物	机制	作用	处理措施
抑酸剂[68]	霉酚酸吸收减少	霉酚酸吸收减少	监测疗效
胆汁酸结合剂[68]	（-）肠肝循环	霉酚酸 AUC 值下降 40%	避免同时使用
环孢素[69]	（-）肠肝循环	霉酚酸浓度下降	监测疗效
二价口服电解质补充剂[70]	通过螯合作用减少 MMF 吸收	霉酚酸吸收减少	监测疗效
更昔洛韦[70]	竞争肾小管分泌	肾损时更昔洛韦浓度增高	监测血细胞计数
口服避孕药[70]	未知	口服避孕药暴露减少	监测月经出血量
质子泵抑制药[61]	霉酚酸酯分解和霉酚酸转化减少	霉酚酸吸收减少	应用霉酚酸钠
利福平[72]	（+）UGT，（-）肠肝循环	霉酚酸 AUC 值降低	监测疗效
司维拉姆[73]	霉酚酸酯吸收减少，（-）肠肝循环	霉酚酸 AUC 值降低 25%，C_{max} 降低 30%	使用间隔≥ 2h

（-）. 抑制；（+）. 诱导；C_{max}. 峰浓度；AUC. 曲线下面积；UGT. 尿苷 5'-二磷酸葡萄糖醛酸转移酶

表 98-8　部分西罗莫司相关的药物相互作用

药物	机制	作用	处理措施
唑类 [41]			
氟康唑	（－）CYP3A4、P-gp	西罗莫司浓度增高 3 倍	监测西罗莫司浓度及毒性反应
伊曲康唑	无	西罗莫司浓度增高 8 倍以上	调整药物剂量，见文中
泊沙康唑	无	西罗莫司 AUC 值增高 8.9 倍，C_{max} 增高 6.7 倍	禁用，见文中
伏立康唑	无	西罗莫司 AUC 值增高 7 倍，C_{max} 增高 11 倍	无
钙通道阻滞剂 [76]			
地尔硫䓬	（－）CYP3A4、P-gp	西罗莫司 C_{max} 增高 1.4 倍，t_{max} 延长 1.3 倍，AUC 值增高 1.6 倍	监测西罗莫司浓度及毒性反应，调整药物剂量
维拉帕米	无	西罗莫司 C_{max} 增高 2.3 倍，AUC 值增高 2.2 倍，维拉帕米活性（S）-（-）- 异构体 C_{max} 降低，AUC 值降低 1.5 倍	无
钙调磷酸酶抑制药			
环孢素 [78]	（－）CYP3A4、P-gp	西罗莫司 C_{max} 增高 116%，AUC 值增高 230%	环孢素应用 4h 候开始西罗莫司给药
他克莫司 [79]	无	他克莫司浓度降低	监测他克莫司浓度
红霉素 [76]	（－）CYP3A4、P-gp	西罗莫司 C_{max} 增高 4.4 倍，AUC 值增高 4.2 倍，t_{max} 延长 0.4h，红霉素 C_{max} 增高 1.6 倍，AUC 值增高 1.7 倍，t_{max} 延长 0.3h	监测西罗莫司浓度及毒性反应，调整药物剂量
米卡芬净 [76]	未知	西罗莫司 AUC 值增高 21%	监测西罗莫司浓度及毒性反应，调整药物剂量
利福平 [76]	（＋）CYP3A4、P-gp	西罗莫司 AUC 值降低 82%，C_{max} 降低 71%	监测西罗莫司浓度及毒性反应，调整药物剂量或使用替代药物

（－）. 抑制；（＋）. 诱导；C_{max}. 峰浓度；t_{max}. 达峰时间；AUC. 曲线下面积；CYP3A4. 细胞色素 P_{450} 3A4 同工酶；P-gp.P- 糖蛋白

少 90%。上述两项报道的研究者得出的结论是，这种组合是可行和安全的。建议在伏立康唑开始和停用时，密切监测西罗莫司浓度水平。联用泊沙康唑时，西罗莫司峰浓度增加 6.7 倍，AUC 值增加 8.9 倍。该研究及泊沙康唑说明书均禁止联用上述药物 [11, 83]。然而，一项纳入 15 例造血干细胞移植患者的研究中两药联合时，经验性减少西罗莫司剂量 33% ～ 50%，并发现上述联合用药可行 [77]。一般来说，为优化治疗，在应用或停用唑类药物时，建议密切监测西罗莫司浓度并进行剂量调整。

通过环孢素介导的 P-gp 和 CYP3A4 抑制，健康志愿者的西罗莫司系统暴露受西罗莫司与环孢素摄入的相对时间影响。当两药同时应用时，生物利用度、C_{min}、C_{max}、达到 C_{max} 的时间以及西罗莫司的 AUC 值均显著增加。相反，当西罗莫司在环孢素之后 4h 给药，上述指标呈中度升高。环孢素药物

代谢动力学未受西罗莫司影响。作者们建议西罗莫司应在环孢素后 4h 给药，避免药物毒性 [78]。西罗莫司药物代谢动力学改变未在他克莫司中证实。但是，与单独应用他克莫司相比，联合用药时他克莫司浓度降低 [79]。

八、化疗

（一）白消安

白消安的治疗窗较窄，因此涉及该药的相互作用应特别注意。它主要是与谷胱甘肽结合、随后在肝脏中进行氧化转化 [84]。对乙酰氨基酚可消耗谷胱甘肽，减少白消安的清除。因此不能与白消安同时或在白消安给药后 72h 内服用 [84]。不同于氟康唑，伊曲康唑可降低白消安清除率达 20%，引起白消安浓度上升 [85]。理论上说，伏立康唑可以通过抑制谷

脱甘肽结合，降低白消安清除[86]。因此，伊曲康唑、伏立康唑应该避免与白消安联用。目前，尚无关于泊沙康唑和白消安相互作用的报道。

甲硝唑可升高白消安的浓度，导致严重毒性甚至死亡[87]。确切的机制尚不清楚，推测甲硝唑可能抑制 CYP3A4 介导的白消安代谢。甲硝唑和白消安不应同时使用。

苯妥英通过诱导白消安代谢来降低浓度[84]。一项预防癫痫发作研究显示，相比地西泮组，苯妥英组患者白消安水平下降 15%[88]。基于这些发现，可以考虑苯二氮䓬类和左乙拉西坦替代苯妥英。如果需继续应用苯妥英，可以通过监测白消安药代动力学调整白消安剂量。

其他抗癫痫药中，左乙拉西坦良好的药物代谢动力学特征，如半衰期短、生物利用度高、药物相互作用低等，认为左乙拉西坦优于苯二氮䓬类[89, 90]。环磷酰胺也可与苯妥英发生相互作用，由于环磷酰胺代谢的复杂性，以及白消安 / 环磷酰胺预处理中苯妥英的相对较短应用，环磷酰胺与苯妥英的相互作用难以预测。苯妥英作为白消安治疗的预防措施已超过 20 年[89]。尚无关于比较苯妥英与其他抗癫痫药物的长期随访研究，此外，既往造血干细胞移植长期应用苯妥英预防癫痫，因此，出于这些原因，许多移植中心没有改变他们的预防策略。

（二）环磷酰胺

接受环磷酰胺预处理的造血干细胞移植患者应用预防性抗真菌治疗时，相比氟康唑，在接受伊曲康唑治疗的患者中血清肌酐和胆红素更高[91]。伊曲康唑组患者对毒性代谢物的暴露更多，增加了肝静脉闭塞症的风险。氟康唑通过抑制有害代谢物4- 羟基环磷酰胺（4-hydroxycyclophosphamide，4-HC）的生成，表现出保护作用。伏立康唑抑制 CYP3A4 和 CYP2C9，可能导致环磷酰胺活化的改变，进而降低环磷酰胺的作用或产生类似于伊曲康唑的不良毒性。应用伏立康唑以外的其他药物，如棘白菌素或两性霉素类，来避免潜在的相互作用。如果可暂时停用伏立康唑，应在环磷酰胺前至少 30h 停止给药，并在 5 个环磷酰胺半衰期后恢复给药[1]。

阿瑞匹坦是一种神经激肽拮抗性止吐剂，可抑制 CYP3A4 活性，与预处理中高剂量环磷酰胺间可能存在相互作用；然而也有研究显示对环磷酰胺药物代谢动力学并无显著影响[92]。

环磷酰胺与环孢素之间的相互作用也应受到关注。在关于异基因造血干细胞移植患者的综述中，评价了移植 14 天中影响环孢素浓度的因素[93]。结果发现，相比于未接受环磷酰胺预处理的患者，接受环磷酰胺预处理患者的环孢素水平明显下降。推测环磷酰胺自诱导作用引起肝酶升高，导致环孢素浓度下降。因此，应密切监测钙调磷酸酶抑制药的浓度，特别是在移植后早期以及应用环磷酰胺作为移植后 GVHD 预防时。

（三）酪氨酸激酶抑制药

伊马替尼是 P-gp、OATP、有机阳离子转运多肽（organic cation-transporting polypeptide，OCTP）、CYP3A4 及小部分 CYP2C9 和 CYP2D6 的底物[94, 95]。同时也是这些通路的有效抑制药[96]。达沙替尼是 CYP3A4 和 P-gp 底物以及 CYP3A4 弱抑制药[94, 97]。尼罗替尼是 CYP3A4 和 P-gp 底物，但也能竞争性抑制 CYP3A4、CYP2C8、CYP2C9、CYP2D6、P-gp 和 OCTP[94, 95]。相反，索拉非尼 95% 的原形被排出，其余在肝脏中通过 CYP3A4 代谢，然后通过 UGT1A9 进行葡萄糖醛酸化[94]。现已发现它在体外实验中可抑制 CYP2B6、CYP2C8、CYP2C9、CYP2D6、P-gp 和 UGT1A1[96]。

伊马替尼与 P-gp 抑制药如泮托拉唑的联用，可导致伊马替尼暴露增加[96]。当同时予强效 CYP3A4 诱导剂时，伊马替尼血浆水平下降 70%。因此，当同时接受细胞色素诱导剂治疗时，伊马替尼每日剂量应为 600 ～ 700mg。相反，同时给予酮康唑，伊马替尼 AUC 值增加 40%，C_{max} 增加 26%[96]。因此，与酮康唑联用时，伊马替尼推荐剂量为每日 300mg。当伊马替尼及其他已知的 CYP3A4 抑制药同时给药时，应谨慎[96]。伊马替尼可通过抑制 CYP3A4 增加环孢素浓度 1.7 倍[47]。同时应用伊马替尼及其他 CYP3A4、CYP2D6 和 CYP2C9 底物也应谨慎[96]。这些底物包括辛伐他汀、美托洛尔和华法林。建议避免应用这类药物或使用不与伊马替尼相同代谢通路的替代药物，如普伐他汀、阿替洛尔和低分子量肝素。如不可避免，则尽可能减少底物的剂量。

达沙替尼与抑酸剂及 H_2 受体阻滞剂联用时 AUC 值和 C_{max} 下降 60%；与质子泵抑制药联用时下降 40%[97, 98]。在达沙替尼摄入前或后 2h 应用抗酸剂可解决上述问题[97]。达沙替尼与 CYP3A4 抑制药同时给药可导致达沙替尼浓度增加、毒性增强。相反，达沙替尼与 CYP3A4 诱导剂同时应用可导致达沙替尼浓度降低＞ 80%，疗效降低 [97]。

由于尼洛替尼与 CYP3A4 抑制药（如唑类抗真菌药）联用时浓度增加 30% 至 3 倍，因此不建议同时使用。如果必须同时应用，在密切监测 QTc 间期的情况下，将尼洛替尼每日剂量减少到 400mg[95]。同时使用 CYP3A4 诱导剂时，尼洛替尼的浓度可下降。对于这些患者，应考虑调整尼洛替尼剂量。而同时摄入 P-gp 抑制药将增加尼洛替尼的暴露 [95]。

同其他 TKIs 一样，联合使用索拉非尼和利福平导致可索拉非尼浓度下降 37%[96]。与利福平联用时推荐索拉非尼每日剂量增加到 1000mg[96]。与其他 CYP3A4 诱导剂联用时，索拉非尼浓度可见降低。有趣的是，应用索拉非尼与 CYP3A4 抑制药酮康唑或 CYP2C9 底物华法林不影响索拉非尼浓度水平或凝血功能发生变化 [96]。奥美拉唑等 UGT1A9 诱导剂有可能降低索拉非尼的 AUC 值 [94]。

九、他汀类药物

阿托伐他汀、洛伐他汀和辛伐他汀是 CYP3A4 的底物，而氟伐他汀是 CYP2C9 的底物 [11, 99, 100]。阿托伐他汀、洛伐他汀、辛伐他汀和匹伐他汀都是 P-gp 底物和抑制药，而氟伐他汀、瑞舒伐他汀和普伐他汀不是 [99, 100]。目前所有可用的他汀类药物都是 OATP1B1 介导转运的底物 [99, 100]。同时摄入他汀类药物及 CYP3A4、CYP2C9、P-gp 和 OATP 通路的底物、抑制药或诱导剂时，可导致药物相互作用。部分与他汀类药物的相互作用见表 98-9。

当唑类抗真菌药和他汀类药物同时服用时，肌病或横纹肌溶解的风险增加。CYP3A4 抑制药可抑制他汀类的代谢，如阿托伐他汀、洛伐他汀和辛伐他汀浓度增加 [11]。此外，联合应用伊曲康唑可以显著增加除氟伐他汀以外的他汀类的 AUC 值。新的药品说明书禁止同时使用洛伐他汀和辛伐他汀与伊曲康唑和泊沙康唑 [11, 99, 101]。伊曲康唑对普伐他汀 AUC 的作用是相互矛盾的 [99]。当出现泊沙康唑 - 辛伐他汀相互作用时，泊沙康唑显著提高辛伐他汀的 C_{max} 和 AUC（AUC 增加 5 ～ 11 倍）[102]。在使用伏立康唑时应考虑降低他汀类药物剂量。氟康唑是 CYP2C9 和 CYP2C19 的强效抑制药，可引起瑞舒伐他汀 AUC 和 C_{max} 增高 [103]。使用不依赖 CYP3A4 的他汀类药物进行代谢，或者在后续疗效监测下经验性减少他汀类药物是降低唑类和他汀类药物相互作用风险的可行方法。

环孢素是 P-gp、OATP 和 CYP3A4 的抑制药。由于对 P-gp 和 CYP3A4 的抑制作用，环孢素联合应用洛伐他汀、辛伐他汀和阿托伐他汀时 AUC 值增高 [99]。也有报道显示联合应用环孢素时，普伐他汀 AUC 增加了 20 倍，瑞舒伐他汀也有所增加。这些相互作用涉及环孢素抑制 OATP2 和 OATP1B1 介导的摄取机制 [99, 103]。联用环孢素还可使氟伐他汀 AUC 增加 3.1 倍 [99]。警惕他汀类药物相关的不良方，特别是监测肌病和横纹肌溶解是非常重要的。在应用环孢素、普伐他汀、瑞舒伐他汀或氟伐他汀时，有必要限制他汀类药物剂量或经验性减量。

十、治疗药物监测

通常在治疗窗狭窄、药动学变异性大和（或）血浆浓度与临床疗效和毒性存在直接关系的药物上进行治疗药物监测 [104]。治疗药物监测一直被作为监测患者治疗依从性、疗效和毒性的方法。它还可以用于控制药物与药物的相互作用，以达到靶向血药浓度。对白消安、泊沙康唑、伏立康唑、环孢素、他克莫司和西罗莫司进行个体化给药是一种行之有效的治疗药物监测方法。大多数移植中心都可监测抗真菌和免疫抑制药的血液谷浓度，并作为常规手段监测治疗效果和毒性。在大多数移植中心，监测口服和静脉注射白消安后 AUC 水平已被作为标准，来和已知影响移植结果（如治愈率和极限毒性如静脉闭塞性疾病）的血药水平进行对比。针对环磷酰胺、霉酚酸衍生物和 TKIs 的治疗药物监测已在多项研究中应用；但由于缺乏检测手段及其临床意义的不确定性，这些方法在临床应用中受到限制。

十一、结论

随着新药开发和不同药物联合的应用，药物相互作用的风险将始终是一个令人关切的问题。对药物的代谢和消除机制有一个清楚的认识，能帮助预测以及尽可能地减少造血干细胞移植中这些相互作用的发生。

表 98-9　部分 HMG-CoA 还原酶抑制药相关的药物相互作用

药　物	发生作用的药物	机　制	作　用	处理措施
洛伐他汀、辛伐他汀、阿托伐他汀[99,100]	胺碘酮	(–) CYP3A4	辛伐他汀、洛伐他汀和阿托伐他汀浓度增高	辛伐他汀不超过 10mg/d，洛伐他汀不超过 40mg/d
	氨氯地平	无	无	辛伐他汀不超过 20mg/d
	卡马西平	(+) CYP3A4	辛伐他汀、洛伐他汀 AUC 值降低 70~95 倍，阿托伐他汀 AUC 值降低 60~90 倍	监测疗效
	克拉霉素	(–) CYP3A4	辛伐他汀、洛伐他汀 AUC 值增高 4~12 倍，阿托伐他汀 AUC 值增高 1.5~5 倍	禁与洛伐他汀、辛伐他汀联用
	环孢素	无	辛伐他汀 AUC 值增高 6~8 倍，洛伐他汀 AUC 值增高 5~20 倍，阿托伐他汀 AUC 值增高 6~15 倍	禁与辛伐他汀联用，避免与洛伐他汀联用
	地尔硫䓬	无	辛伐他汀、洛伐他汀 AUC 值增高 3~8 倍	辛伐他汀不超过 10mg/d，洛伐他汀不超过 20mg/d
	吉非贝齐	(–) OATP1B1	辛伐他汀、洛伐他汀 AUC 值增高 2~3 倍，阿托伐他汀 AUC 值增高 < 1.5 倍	禁与辛伐他汀联用，避免与洛伐他汀联用
	伊曲康唑	(–) CYP3A4	辛伐他汀、洛伐他汀 AUC 值增高 5~10 倍，阿托伐他汀 AUC 值增高 2~4 倍	禁与洛伐他汀、辛伐他汀联用
	苯妥英	(+) CYP3A4	辛伐他汀、洛伐他汀和阿托伐他汀浓度降低	无
	泊沙康唑	(–) CYP3A4	辛伐他汀 AUC 值增高 5~11 倍	禁与洛伐他汀、辛伐他汀联用
	利福平	(+) CYP3A4	辛伐他汀、洛伐他汀 AUC 值降低 70~95 倍，阿托伐他汀 AUC 值降低 60~90 倍	无
	维拉帕米	(–) CYP3A4	辛伐他汀、洛伐他汀和阿托伐他汀浓度增高	辛伐他汀不超过 10mg/d，洛伐他汀不超过 40mg/d
	华法林	华法林代谢	INR 延长	监测出血情况，适量调整剂量
氟伐他汀[100,101]	胺碘酮	(–) CYP2C9	氟伐他汀浓度增高	监测毒性反应
	环孢素	无	环孢素 AUC 值增高 2~4 倍	无
	氟康唑	无	无	无

（续表）

药　物	发生作用的药物	机　制	作　用	处理措施
氟伐他汀 [100, 101]	苯妥英	(+) CYP2C9	氟伐他汀浓度降低	无
	伏立康唑	无	无	无
	华法林	(−) 华法林代谢	INR 延长	监测出血情况，适量调整剂量
	环孢素	(−) OATP1B1	匹伐他汀 AUC 值增高 5 倍	监测毒性反应
匹伐他汀 [100]	吉非贝齐	无	匹伐他汀 AUC 值增高 < 1.5 倍	无
	克拉霉素	(−) OATP1B1	匹伐他汀 AUC 值增高 2 倍	监测毒性反应
普伐他汀 [100, 101]	环孢素	无	匹伐他汀 AUC 值增高 5 ~ 10 倍	无
	吉非贝齐	无	匹伐他汀 AUC 值增高 2 倍	无
	华法林	(−) 华法林代谢	INR 延长	监测出血情况，适量调整剂量
	抑酸剂	(−) 吸收	瑞舒伐他汀浓度降低 50%	瑞舒伐他汀 2h 后应用
瑞舒伐他汀 [103]	环孢素	(−) CYP2C9、CYP2C19、OATP1B1	瑞舒伐他汀 AUC 值增高 7.1 倍，C_{max} 增高 10.6 倍	监测毒性反应
	氟康唑	(−) CYP2C9、CYP2C19	瑞舒伐他汀 AUC 值，C_{max} 增高	无
	吉非贝齐	(−) OATP1B1、UGT	瑞舒伐他汀 AUC 值增高 2 倍	无
	熊去氧胆酸	(−) OATP1B1、肝细胞核因子 1α	瑞舒伐他汀 AUC 值增高	无
	华法林	(−) CYP2C9 华法林代谢，将华法林从蛋白结合位点中置换	INR 延长	监测出血情况，适量调整剂量

(−). 抑制；(+). 诱导；C_{max}. 峰浓度；CYP3A4. 细胞色素 P450 3A4 同工酶；OATP1B1. 组织阴离子转运肽 1B1；UGT. 尿苷 5′-二磷酸葡糖醛酸转移酶；CYP2C9. 细胞色素 P450 2C9 同工酶；CYP2C19. 细胞色素 P450 2C19 同工酶；AUC. 曲线下面积；INR. 国际标准化比值

第 99 章
造血干细胞移植中的营养支持
Nutrition Support of the Hematopoietic Cell Transplant Recipient

Paula Charuhas Macris　　Kerry K. McMillen　著

田孝鹏　译

杨海飞　黄海雯　唐晓文　陈子兴　校

一、概述

造血干细胞移植中，患者的营养需求和需要营养干预的程度具有高度的个体差异。大剂量预处理方案带来的不良反应以及 GVHD 所致的消耗，使患者的营养支持更为复杂，严重危害患者的营养状态。围移植过程中，食物摄入的减少以及营养需求的增加，加之营养利用的障碍，通常需要提供合理的营养治疗。在过去的 40 年里，我们采用的标准支持护理措施，包括肠外营养（parenteral nutrition，PN）、肠内营养（enteral nutrition，EN）和其他饮食干预策略发生很多变化，例如免疫抑制性饮食，且不同的移植类型对营养治疗的需求亦有不同。本章重点介绍营养评估的组成部分、适当的营养支持实践和对造血干细胞移植相关营养后遗症的长期管理。

二、营养评估

预处理以及其他治疗相关的毒性会影响营养的摄入、吸收和利用，从而导致营养风险的存在，所以接受造血干细胞移植治疗的患者都需要进行初始的和连续的营养评估[1]。综合的营养评估是识别高危患者的基础，这些患者可能需要积极的营养干预[2]。定期进行营养评估可以对临床状态的突然变化做出快速反应。

（一）移植前评估

通过患者问卷调查、与护理人员和患者的深入沟通以及医疗数据，可以获得患者的饮食、营养补充剂的使用、前期营养支持的需要，以及口腔和消化道症状、基础体重等信息，这是构成基线营养评估的基础。因此，本章将营养评估的组成部分概述如下[2,3]。

（二）营养史

• 口腔 / 胃肠道症状，包括味觉障碍或味觉减退、口干、吞咽困难或吞咽痛、口腔健康、厌食、黏膜炎或食管炎、胃灼热或反流、恶心和呕吐、早饱、厌食、排便习惯改变。

• 当前的饮食调整和特殊饮食[4]。

• 食物过敏或不能耐受。

• 维生素、矿物质和草药补充剂的使用和剂量。

• 中西医结合治疗。

• 目前或既往的营养干预（比如肠外营养、肠内营养）或静脉营养（intravenous fluid，IVF）支持。

• 婴幼儿：如果母乳喂养，母亲的巨细胞病毒血清学必须为阴性，以防止母婴传播（西雅图癌症护理联盟，标准实践指南）；如果配方奶喂食，确定婴儿配方奶和浓度；评估进食发展阶段（例如：杯子或者奶瓶，固体食物或者泥状食物）。

（三）人体测量学

准确测量患者的身高、体重，这些指标具有重要意义；对于大于 24 个月的患儿，需要测量其平卧长度和枕额周径，并将其绘制在疾病预防控制中心生长曲线图上；实际体重和矫正体重：对于实际体重大于理想体重 120% 的患者，应进行体重矫正；校正体重计算公式如下：校正体重 =（实际体重 – 理想体重）× 0.25 + 理想体重。臂围测量：可反映人体肌肉和脂肪的储备情况，当连续测量并进行比较时意义尤为重要[5]。

（四）生化指标

电解质、葡萄糖、肾功能、肝功能、血清蛋白、血脂、铁储备和 25- 羟维生素 D 的基线水平；这些实验室基线信息可为营养和液体需求的变化提供指导，尤其当器官功能改变时[6]。

（五）其他评估工具

既往病史，包括既往手术史、内分泌或心脏的并发症；体力、运动史、运动水平；器官功能，特别是之前的肾脏或肝脏功能变化；药物 – 营养的交互作用；视觉评估，注意是否存在肥胖、液体滞留、脱水或消瘦。

（六）体重的影响

早期识别存在营养风险的患者可以尽可能减少体重减轻或增加带来的不利影响，不管是消瘦还是肥胖，都与不良结局相关。Deeg 等[7] 回顾分析了 2238 名患者移植后 150 天内体重对临床结局的影响，结果显示体重低于理想体重 95% 的患者明显预后较差，而低于理想体重 85% 的患者预后更差[7]。Horsley 等[8] 使用患者主观整体评估工具，发现营养不良的造血干细胞移植患者住院时间更长。肥胖也可能影响造血干细胞移植患者的预后，不论是成人还是儿童，BMI 越大，生存结局越差[9, 10]。

（七）整合医学

补充治疗或中西医结合治疗在移植患者中采用得越来越普遍。采用这些治疗方法，可以帮助他们提高幸福指数、减轻焦虑，使患者有信心战胜疾病。Bruemmer 等[11] 发现在接受造血干细胞移植过程中，应用维生素和矿物质补充剂的患者比例较高。非传统疗法引起移植人群的极大关注，比如草药和大剂量维生素应用。膳食补充剂可改变药物、化疗药物和放射治疗的疗效，从而影响治疗效果，因此，其在治疗方案的选择中增加了一个影响因素[12]。植物提取制剂应用于免疫缺陷患者时，可能会增加其细菌、真菌或寄生虫感染的潜在风险。由于这些补充剂不受美国 FDA 的监管，剂量可能会有很大差异，有些产品成分表并未列出全部成分。部分补充剂可能会被有毒金属、药物或其他具有药物作用的植物萃取物所污染，可能会严重危害健康。

对所有移植患者进行营养基线评估的一个重要组成部分是筛选营养补充剂的使用；在移植前评估期间，患者应停用一切补充剂。建议所有患者服用一种标准的不含铁的复合维生素和矿物质补充剂，因药物诱导和（或）饮食模式的改变可能会导致维生素和矿物质流失，从而引起微量营养素缺乏。所有抗氧化和其他维生素补充剂作为预防措施不应该超过膳食参考摄入量，以避免其与化疗药物的潜在相互作用。在造血干细胞移植期间，与营养补充剂相关的严重不良反应总结在表 99-1 中[3]。

表 99-1　造血干细胞移植过程中禁止使用的补充剂

苜蓿	苦杏仁苷
含有吡咯里西啶类生物碱的植物（琉璃苣、款冬、紫草、千里光属、缬草属、马黛茶）	甘草、半边莲
与通过细胞色素 P_{450} 代谢的药物发生反应的植物（紫锥花属、大蒜、银杏、人参、葡萄籽、卡瓦胡椒）	L- 色氨酸、保哥果、薄荷类
浓密常绿阔叶灌丛	黄樟
中草药	圣约翰草
脱氢表雄酮	育亨宾树皮
减肥茶	育亨宾
麻黄属	

引自 Macris，2012[3]。经 Seattle Cancer Care Alliance 许可转载）

三、营养素和液体需要量

表 99-2 列出了营养素和液体的需要剂量[2]。然而，在存在器官功能障碍的情况下，个体的需求是不同的。整个移植过程中最重要的是提供足够的口服和（或）静脉输液以维持水电解质平衡。电解质和代谢并发症会改变营养的需求。表 99-3 列出了造血干细胞移植过程中出现常见的并发症时的营养干预策略。

四、营养支持

营养支持的目标在于提供足够的外源性能量物质，尤其是在出现预处理方案相关的不良反应以及 GVHD 期间，以此减少体重的减轻以及避免与营养

表 99-2 营养素和液体的需要量

营养素	需要量	改变后的需要量
热量（卡路里）	成人：基础需要量 ×1.3～1.5 或 30～35kcal/kg 青少年及较大的儿童：基础剂量 ×1.4～1.6 幼儿：基础剂量 ×1.6～1.8	增加：由于预处理方案、发热和感染导致的代谢应激使移植后的需要量即刻增加 降低：植入、无代谢并发症、有限的体育活动
蛋白质	成人：1.0^a ～1.5g/(kg·d) 15—18 岁：1.8g/(kg·d) 11—14 岁：2g/(kg·d) 7—10 岁：2.4g/(kg·d) 出生至 6 岁：2.5～3g/(kg·d)	增加：移植后即刻，皮质类固醇激素治疗，持续肾脏替代治疗 减少：肾功能不全或肝功能不全
碳水化合物	供能占 50%～60% 葡萄糖负荷： 成人：<5mg/(kg·min) 青少年：7～10mg/(kg·min) 儿童：≤15mg/(kg·min)	减少：糖尿病或高血糖时，降低肠外营养或水化液中葡萄糖的浓度 当需要胰岛素时，减少碳水化合物口服摄入；提供糖尿病宣教
脂肪	最低剂量：供能 6%～8% 最高剂量：供能 40%	增加：当肠外营养液葡萄糖浓度较低时 减少：高脂血症
液体	1～10kg：100ml/(kg·d) 11～20kg：基础 1000ml/d，同时，10kg 以上，每增加 1kg，增加 50ml/d 21～40kg：基础 1500ml/d，同时，20kg 以上，每增加 1kg，增加 20ml/d >40kg：1500ml/m² 体表面积	增加：发热，过度的胃肠道丢失，高代谢，急性肾衰竭多尿期，医源性液体超负荷 减少：肝脏，心脏或肺功能受损，肾毒性药物
维生素	肠外：成人和儿童推荐摄入量 细胞减少疗法之后提供额外维生素 C 以促进组织修复	增加：血清 25 羟维生素 D 水平较低时给予维生素 D: <20ng/ml: 50 000U 每周，持续 8 周，随后 1000～2000U/d <30ng/ml 或类固醇治疗：1000U/d

（续表）

营养素	需要量	改变后的需要量
维生素	<31kg: 增加 250mg/d ≥31kg: 增加 500mg/d 口服: 肠外营养停止后，口服摄入维生素及矿物质和不含铁的补充剂	减少: 如果血清铁蛋白>1000μg/L，则停用额外的维生素 C; CRRT: 口服: 标准肾病维生素 肠外: ½ 标准剂量维生素+水溶性维生素; 评估对脂溶性维生素替代的需求
微量元素	肠外: 成人和儿童推荐摄入量	由于食物-药物相互作用，电解质需求通常较高（表 99-3）
矿物质和电解质	每升肠外营养初始标准加入剂量: 30mEq 氯化钠 25 mEq 氯化钾 15 mEq 磷酸钾 8 mEq 葡萄糖酸钙 16 mEq 硫酸镁 口服: 肠外营养停止后，口服摄入维生素及矿物质和不含铁的补充剂	在肠外营养支持期间应每天监测血清电解质，门诊则每周监测 2~3 次; 根据需要调整静脉或口服补充剂量; 增加: 皮质类固醇治疗或既往有骨质疏松症; 成人及较大儿童 1500mg/d; 幼儿 1000~1200mg/d; 锌与大容量腹泻: 1mg/100ml 粪便丢失; 减少: 补铁禁忌 在肝功能不全的情况下，从肠外营养液中去除铜和锰

注: a 一个非髓方案。（引自 Macris，2013[2]。经 Academy of Nutrition and Dietetics 许可转载）

表 99-3　常见代谢并发症的营养干预策略

检测值	指标	营养干预
钾	*< 3.5mEq/L，与以下有关*	*经口摄入*
	• 纠正高血糖	• 制定一个富含钾的食物和液体的饮食计划
	• 胃肠道的丢失	• 口服钾补充剂
	• 药物：两性霉素、皮质类固醇、利尿药、膦甲酸钠	*静脉补充*
	• 再喂养综合征 / 合成代谢	• 通过肠外营养液、静脉补液补充钾或单独静脉输注，最高 20mEq/h [儿童 0.3mEq/（kg·h）] 无心脏监护仪；最大 10 ～ 15mEq/h 门诊患者
	> 5.5mEq/L，与以下有关	
	• 过量补充（例如解决钾的浪费）	
	• 药物：环孢素、钾离子缓释剂、他克莫司	• 制定饮食计划包括含钾低的食物和液体
	• 肾功能不全	• 停止所有钾的补充
	• 肿瘤溶解综合征	
镁	*< 1.8mEq/L 相关*	*经口摄入*
	• 腹泻 / 脂肪泻	• 制定饮食计划，包括富含镁的食物和液体
	• 吸收不良综合征	• 口服镁补充剂
	• 药物：两性霉素、环孢素、膦甲酸钠、襻利尿药	*静脉补充*
	• 之前应用过顺铂治疗、他克莫司	• 通过肠外营养、静脉补液补充镁或单独静脉输注不超过 24mEq/h [儿童 1mEq/（kg·h）]
	• 再喂养综合征	
	• 严重营养不良	• 停止所有镁的补充；先停静脉再停口服
	> 2.4mEq/L 相关	
	• 停用使镁降低的药物	
	• 过多的补充	
	• 肾功能不全	
磷	*< 2.5mg/dl（儿童< 4.5mg/dl）*	*经口摄入*
	• 药物：皮质类固醇、环磷酰胺、膦甲酸钠、西罗莫司	• 制定饮食计划，包括富含磷的食物和液体
	• 盐皮质激素缺乏	• 口服磷补充剂
	• 再喂养综合征	*静脉补充*
	• 肾性酸中毒	• 门诊可通过肠外营养液、静脉输液或单独静脉输注最高可达 7mEq/h 或家庭应用最高可达 5mEq/h
	> 4.5mg/dl（儿童> 6.0mg/dl）	• 口服：制定饮食计划，限制高磷食物（不建议长时间食用，因为可能会减少其他营养素如蛋白质和钙的摄入量）
	• 过度摄入磷	
	• 多发性骨髓瘤	• 磷酸盐黏合剂与膳食
	• 肾衰竭	• 停止所有磷的补充
	• 肿瘤溶解综合征	
钙	*< 8.9mg/dl（纠正白蛋白异常）*	在低蛋白血症时纠正血钙
	腹泻	检查血清游离钙

（续表）

检测值	指标	营养干预
钙	高磷血症	静脉滴注葡萄糖酸钙，起始剂量为 9mEq（0.45mEq/kg 孩子＜ 20kg）
	低白蛋白血症	
	低镁症	停止所有钙的补充
	药物：糖皮质激素、膦甲酸	必要时静脉补充钠
	维生素 D 缺乏	如果在使用肠外营养，应除去钙；如果有碱中毒，补充氯
	＞ 10.2mg/dl（纠正白蛋白异常）	
	• 甲状旁腺功能亢进	
	• 多发性骨髓瘤	
	• 肾衰竭	
	• 肿瘤溶解综合征	
钠	＜ 135 mEq/L（校正血糖异常）	口服：如果液体超负荷，制定饮食计划，限制液体摄入总量，≤ 1500ml/m²
	• 尿崩症	
	• 消化道丢失过多	静脉补充：如果钠丢失过多，可考虑生理盐水输注
	• 大量静脉输液、液体 / 饮水过量	口服：减少饮食中的钠摄入量
	• 液体潴留	静脉补充：调整肠外营养液中的钠的含量；改用低钠的静脉补液
	• 高血糖	
	• 药物：环磷酰胺、环孢素、呋塞米	
	• 抗利尿激素不适当分泌综合征	
	＞ 145mEq/L 相关	
	• 药物：糖皮质激素、膦甲酸钠	
葡萄糖	两次或多次＞ 180mg/dL，与以下有关	经口途径：对合理膳食及点心选择的营养宣教；包括监测简单的碳水化合物食物和液体的摄入量；如果在使用胰岛素，评估碳水化合物的需要量；
	• 药物：皮质类固醇、环孢素、他克莫司	
	• 过多的葡萄糖负荷	静脉途径：应用肠外营养时，如果超过需求，减少总能量；通过调整常量元素来降低糖复合，通过调节蛋白质、脂肪的比例，维持能量供给；如所示：尝试在 24h 内持续输注大量营养素；采用含较低葡萄糖浓度的肠外营养；
	• 糖尿病患者或有糖尿病家族史	
	• 脓毒症	
		向肠外营养液中添加胰岛素；如果增加肠外营养液中胰岛素量，血糖仍然不稳定或顽固性高血糖，可能需要进行胰岛素滴注
		如果静脉输液，调整为无葡萄糖液体
		向内分泌可咨询
三酰甘油	非空腹或空腹＞ 350mg/dl，与以下有关	经口途径：制定一个饮食计划，包括达到理想的体重，限制简单碳水化合物和脂肪的摄入；增加 Ω-3 脂肪酸摄入量；不饮酒
	• 糖尿病	
	• 过量的葡萄糖支持	静脉途径：静脉补充脂肪占总热量的 4% ～ 8%
	• 家族性高脂血症	如果血清三酰甘油＞ 1000mg/dl，控制脂肪和肠外营养的补充以动员体内储存的必需脂肪酸

（续表）

检测值	指标	营养干预
甘油三酯	• 肝脏功能障碍	
	• 药物：皮质类固醇、环孢素、激素、避孕药	向内分泌可咨询
	• 肥胖	
	• 胰腺炎	
	• 脓毒症	

引自 Macris，2012[3]。经 Seattle Cancer Care Alliance 许可转载

不良相关的并发症。

（一）经口饮食

经口进食适用于胃肠道功能性正常的患者。既往造血干细胞移植患者在净化环境中接受消化道除菌处理，并提供不同微生物含量的饮食，范围从"无菌"到"仅烹饪食物"，以尽量减少病原微生物的引入[13]。Smith 和 Besser[14] 在社区癌症中心协会的 156 家机构中进行了一项调查，研究显示大多数移植中心为造血干细胞移植患者提供中性粒细胞减少的膳食。

虽然有几项研究探究了饮食和感染风险的相关性，但低微生物饮食对感染的保护作用尚未确定[1]。DeMille 等[15] 在一项 28 名成人参与的旨在评估中性粒细胞减少的饮食对感染的影响，研究显示在因

发热入院率或血培养阳性率方面，实验组和对照组之间没有显著差异。Moody 等[16] 的一项研究将中性粒细胞减少的饮食与 FDA 批准的食品安全指南在接受强烈化疗方案的儿童中进行了比较，发现两组的感染率相似。虽然在确定其有效性之前，还需要对中性粒细胞减少症饮食对造血干细胞移植人群的保护作用进行更多的研究，但是，目前采取的饮食措施限制了高风险食品并进行食品安全处理[1]。表 99-4 展示了免疫缺陷移植患者饮食的示例。一般情况下，自体移植患者在移植后的前 3 个月需要遵循该膳食建议；而异基因移植患者在停用免疫抑制药前，也应遵循该膳食建议。当口服摄入量不足以满足患者营养需求时，可采用管饲的方式提供肠内营养或使用肠外营养支持。

表 99-4　免疫抑制患者饮食指南

食物限制
- 生的和未煮熟的：肉（包括野味）、鱼、贝类、家禽、蛋、香肠、熏肉
- 生豆腐，除非经过巴氏杀菌或无菌包装
- 午餐肉（包括意大利腊肠、博洛尼亚熏肠、热狗、火腿），除非加热至热气腾腾
- 冷冻、烟熏、海鲜，通常有熏鲑鱼、腌鱼或其他新品种，烟熏或鱼肉干（除非包含在熟食中）；酸菜鱼
- 未经巴氏灭菌的牛奶和鲜奶产品，未经巴氏灭菌的奶酪，以及未经高温消毒的酸奶
- 蓝纹奶酪包括蓝色、戈尔根朱勒干酪、洛克福羊乳干酪、斯提耳顿干酪 / 奶酪
- 生软奶酪，包括布里干酪、卡蒙贝尔软质乳酪、羊乳酪、农夫奶酪
- 墨西哥风格的软奶酪，包括墨西哥白奶酪和墨西哥新鲜奶酪
- 含有辣椒或其他未烹饪蔬菜的奶酪
- 含有生鸡蛋或禁忌乳酪的新鲜沙拉酱
- 未经清洗的生的、冷冻的水果和蔬菜，或者有明显霉变；所有生蔬菜芽
- 生的或未经巴氏消毒的蜂蜜
- 未经巴氏灭菌的商业水果和蔬菜汁
- 水必须煮沸 15 ～ 20min，并在 48h 内饮用

经 Medical Nutrition Therapy Services, Seattle, Cancer Care Alliance, Seattle, WA, USA 许可转载

（二）肠内营养

当胃肠道功能正常和完整时，肠内营养是首选的营养支持方式[1]。在造血干细胞移植过程中，肠内营养支持适用于营养不良和预计长期不能摄入和（或）吸收足够营养的患者。从历史观点来说，诸如血小板减少症、胃肠道并发症、黏膜炎或食管炎、缺乏肠道通路以及患者耐受性等阻碍了移植人群使用肠内营养，因此肠外营养是标准的支持治疗[17]。然而，近年来，由于减少成本的需要和降低感染风险的愿望（通常与肠外营养[6]相关），肠内营养引起了更多的关注。肠内营养支持的优点包括在促进黏膜修复的同时维持黏膜肠道完整性，降低高血糖发生率，维持正常肠道屏障功能，降低感染风险，降低成本[6, 17]。Seguy 等[18]最近发表的一项研究表明，提供肠内营养支持可能对Ⅲ～Ⅳ级急性 GVHD 的发展和移植存活具有保护作用。

接受非清髓性预处理和降低强度预处理的口服摄入减少或营养不良患者，以及接受较低胃肠道毒性的清髓性预处理方案的患者，均是肠内营养支持的合适人群[6, 19]。其次，对于接受低风险移植的患者（自体移植或同胞全相合移植），为解决预处理相关的黏膜炎和食管炎、移植后出现的长期饮食问题，在有一定的血小板计数条件下（根据所在机构的定义），也可选择肠内营养支持[6, 19]。最后，对于慢性口腔或食管 GVHD 患者以及因营养摄入不足而体重持续减轻的患者来说，也都适合给予肠内营养支持。

尽管肠内营养可能是一种可行的营养支持形式；但是，初步的病例研究表明，在使用鼻（空）肠管或肠造口留置导管进行营养支持方面存在巨大挑战。Sefcick 等[20]在一项初步研究中报道了 15 例因呕吐和吸痰导致导管移位的异基因移植患者。Lenssen 等[21]在一项纳入 8 例移植受者队列中观察到类似的结果，尽管常规使用了止吐药，但仍有患者出现因呕吐而导致的喂养导管脱落的情况。Eagle 等[22]对移植后胃轻瘫进行了描述，与自体移植患者相比，异基因移植患者胃排空延迟的风险更高（26% vs 0；$P < 0.0001$）。当接受清髓性预处理移植的患者从肠外营养向肠内营养过渡时，会出现腹泻、腹痛的情况，这是患者对快速增长的食物摄入的耐受性差而出现的不良反应，是肠内喂养相关的另一种并发症[19]。最后，因营养通路难以

维持而无法提供充足的营养支持，而导致体重减轻[20]、身体细胞总量的减少[23]、电解质和矿物质缺乏[24, 25]，是另一个突出的肠内营养支持相关的并发症。我们单位的经验表明，当中性粒细胞绝对值（> 1000/mm³）和血小板计数足够（> 50 000/mm³）时，鼻（空）肠和肠造口留置导管是安全的[19]。根据患者胃肠道耐受性和器官功能的情况，可考虑给予一系列的肠内营养配方，加强营养支持治疗。比如，我们曾经使用过的，成人和儿童的半元素配方、肾脏病配方、当液体量受到限制时的浓缩配方[2, 6]。Mulder 等[26]也建议采用肠内营养联合肠外营养的方式可能具有更好的依从性并且经济有效。

（三）肠外营养

纵观营养支持的历史，较肠内营养和经口进食而言，肠外营养具有更好的耐受性，加之化疗方案的相关毒性和 GVHD 的多重不良反应，使得肠外营养成为造血干细胞移植患者标准的营养支持治疗方式。中心静脉通路的建立和使用为肠外营养液的应用和管理提供了有利条件。早期研究表明，移植期间肠外营养支持与内脏蛋白水平的改善[27]、体重的维持[28]和无病生存的延长[29]有关。然而，最近关于常规肠外营养支持的研究报道得出了相反的结论。该研究认为在移植过程中，肠外营养支持可能与血糖增高[30]、感染风险增加[31]、血小板减少[32]等并发症相关，可能导致更严重的并发症和更差的结局。

一旦实现造血干细胞的植入和预处理方案相关的毒性得到解决，缩短肠外营养支持的时间可能有利于感染的控制或其他不良并发症的处理，这些均有利于减少上述并发症的发生[1]。当然，在停止肠外营养时，应考虑患者的整体营养状况、胃肠道毒性的严重程度，以及维持口服摄入的能力。在患者出院时消耗大约 30% 的预计能量需求，且没有营养不良、吸收障碍或其他明显胃肠道毒性的证据，停用肠外营养支持是安全的，没有不良反应[33, 34]。

移植后停用肠外营养能够促进口服摄入的早期恢复[34]。接受高强度预处理方案的移植受者，因其具有更剧烈的胃肠道毒性，妨碍了充足的食物摄入，是肠外营养的适用人群。严重肠道 GVHD 或其他胃肠道不良反应，如大量感染性腹泻，无法通过肠内途径（口服或管饲）获得足够的营养，以及营养不良且储备极少的患者也适用肠外营养[1, 17]。

然而，肠外营养也不是对所有接受高强度预处理方案的患者都适用。在造血干细胞移植中，Iestra 等[35]用肿瘤患者的营养不良标准来评估患者是否采用肠外营养：①入院时严重营养不良（白蛋白< 30g/L 或 BMI < 18.5kg/m² ）；②长期的(7 ～ 10 天)严重的口服摄入不足；③临床体重减轻> 10%。在自体移植和异基因造血干细胞移植中，使用肠外营养的情况有显著差异；采用非全身放疗预处理的自体移植只有 37% 的患者需要肠外营养，而接受不全相合异基因移植的患者则有 92% 需要肠外营养[35]。

和标准清髓性预处理方案相比，减低强度和非清髓预处理方案具有更小的不良反应，因此肠外营养不再是这类移植患者标准的营养支持方式。Diaconescu 等[36]比较了 73 例非清髓性预处理方案和与之配对的 73 例清髓性预处理方案移植患者，发现在胃肠道毒性作用方面两组差异最大，采用非清髓预处理方案的患者无严重黏膜炎，而采用清髓性预处理方案的患者黏膜炎发生率有 70%。Topcuoglu 等[37]进行的一项类似研究表明，与清髓性预处理方案相比，减低预处理剂量的移植患者黏膜炎的发生频率、严重程度和持续时间均较低（ 93% vs 46%；P < 0.0001 ），从而导致其对肠外营养需求降低（ 77% vs 21%；P < 0.0001 ）。其他研究人员也得出类似的结论，因减低剂量和非清髓性预处理方案的应用降低了胃肠道的损伤和严重程度，进而降低了该部分患者对肠外营养的需求[38, 39]。

无论移植类型如何，肠外营养的主要并发症是高血糖。Fuji 等[30]研究报道在中性粒细胞减少时高血糖程度和并发症、非复发死亡率的提高具有相关性。肠外营养诱发的高血糖的管理有赖于患者的临床状态、病因和院内诊断治疗措施，其目标是尽可能安全地使血糖水平接近正常[19]。在脓毒症败血症、既往糖尿病和使用糖皮质激素治疗的 GVHD 患者中更易发生血糖升高，此时使用静脉脂类，同时降低葡萄糖底物，或许有利于高血糖的管理[40]。当肠外营养相关的高血糖发生时，应持续评估营养支持方案，以确保患者没有过量进食和（或）摄入过量的碳水化合物[6]。

静脉脂类能够提供能量和必需脂肪酸，这是肠外营养的必要组成部分。尽管脂类被认为具有免疫抑制作用，但在移植人群中并没有增加感染的风险。Lenssen 等[41]比较了接受 20% 脂肪乳剂占总能量的比例为 6% ～ 8%（低剂量）或 25% ～ 30%（标准剂量）的自体和异基因造血干细胞移植患者，细菌和真菌感染的发生率。结果显示，脂肪乳剂的使用比例与首次感染、急性或慢性 GVHD 的发生率无治疗相关差异[41]。Arfons 和 Lazarus[42]的一篇综述提示，由于脂质可能改变前列腺素和白三烯的免疫反应，它们可能在降低急性或慢性 GVHD 的发病率方面发挥作用。其对 GVHD 发生、发展的影响还有待更多的研究去证实[40]。

肠外营养相关的并发症的管理和预防需要临床医生的密切监测。Hagiwara 等[43]认为营养支持团队的干预可能在管理临床并发症（如高血糖）方面提供更经济和更有效营养支持策略。

（四）谷氨酰胺营养支持

在过去的 20 年里，大量的研究聚焦到富含谷氨酰胺的营养支持在造血干细胞移植过程中改善肠道和肝脏毒性的作用上[40]。评估口服谷氨酰胺影响的研究表明其对移植受者的发病率或死亡率没有影响[44, 45]。使用富含谷氨酰胺的肠外营养液的患者住院时间减少，血培养阳性率降低[46]，淋巴细胞恢复得到改善[47]。相反，两项随机双盲临床试验表明，接受静脉给予谷氨酰胺的自体移植患者复发率明显增高[48, 49]。最近的研究数据显示，在造血干细胞移植患者中，给予谷氨酰胺的合适剂量和持续时间均没有明确，还需要进一步研究[50]。

五、特殊的管理问题

在造血干细胞移植过程中，患者会遇到许多影响足够的营养摄入和营养状况的问题。这些并发症可能与移植预处理方案有关，包括口腔和胃肠道后遗症以及导致肝、肾或肺损害的器官和组织损伤；铁过载和糖皮质激素诱导的高血糖也很常见。此外，GVHD 有其特殊的营养挑战，对患者的营养状况造成影响。

（一）口腔 / 胃肠道问题

因在清髓、减低预处理强度和非清髓移植方案之间，营养支持相关反应差异很大，因此营养支持并非适用所有移植患者。清髓性预处理方案通常会导致毒性反应，如口腔黏膜溃疡，其主要发生在移植后第一个月，因此在这段时间内将严重影响患者经口摄入充足的营养，所以给予营养支持是非常重

表 99-5　移植相关口腔和胃肠道常见并发症的营养管理

指标	推荐的干预措施
造血干细胞移植过程中的食欲下降	制定一个饮食计划，包括小的、频繁的、低脂肪的喂养，并鼓励食物实验来优化经口腔的摄入量
与以下有关：	评估食欲兴奋剂的适宜性
焦虑	
抑郁症	
味觉障碍	
厌食	
肝脏疾病	
有进食障碍病史	
食欲下降	
长期无法经口进食	
上消化道 GVHD/ 淋巴细胞性胃炎	
早期的饱腹感	制定一个饮食计划，包括小的、频繁的、低脂肪的膳食和营养液，以优化口服摄入
与以下有关：	如果肠外营养持续时间过长，应在夜间停用或循环输液
因长期无法进口进食、预处理化疗、GVHD 导致胃肠道功能低下	促进胃肠蠕动
药物：环孢素、麻醉药	
严重腹水	
脾肿大	
肠外营养	
呕吐和恶心	制定一个饮食计划，包括咸的或酸的食物、冷的清澈液体、冷的固体食物、少量多餐和低脂肪、低纤维食物，以优化口服摄入量
与以下有关：	常规应用止吐药包括胃肠蠕动剂
改变唾液分泌	如果症状严重，开始肠外营养或由鼻空肠管提供营养
预期的恶心和呕吐	
脱水	
厌食	
移植物抗宿主病	
肝脏疾病	
药物：环孢素、甲氧苄啶 + 磺胺甲噁唑	
全身性感染	
味觉障碍 / 味觉减退	鼓励良好的口腔卫生
与以下有关：	制定一个饮食计划，可能包括各种调味料、香料，美味的食物（如果没有黏膜炎 / 食管炎）和食品实验，以优化口服摄入
预处理方案，尤其全身放疗	
药物	
口腔感染	

（续表）

指标	推荐的干预措施
口腔干燥	制定一个饮食计划，包括高水分食物，促进唾液分泌（如使用柠檬酸饮料，无糖糖果，无糖口香糖），以优化口腔摄入
与以下有关：	根据需要补充口服或静脉输液
预处理方案	鼓励良好的口腔卫生
脱水	人工唾液代替
治疗黏膜炎	
药物：抗胆碱能类，甲氨蝶呤	
口腔移植物抗宿主病	
黏膜炎	制定一个饮食计划，包括改变质地 / 温度，补充足够的维生素 / 矿物质以优化摄入
与以下有关：	如果治疗计划包括高剂量的美法仑，考虑低温治疗
预处理方案	如果口服摄入不达标，考虑肠内营养或肠外营养支持
甲氨蝶呤	
口腔移植物抗宿主病	
口腔病毒感染	
食管炎 / 吞咽痛	制定一个饮食计划，包括不含酒精、少辛辣、低脂肪食物和无促分泌素；
与以下有关：	酌情改变食物的质地和温度；餐后保持直立
细菌过度生长	如果口服摄入不达标，考虑肠内营养或肠外营养支持
预处理方案	开始抗酸，然后质子泵抑制药或 H_2 阻滞剂
移植物抗宿主病	
感染	
黏膜炎	
持续的呕吐	
长时间的置管	
胃食管反流征	
吞咽困难	言语病理学吞咽评估
与以下有关：	制定一个饮食计划，包括改变食物的质地和温度
慢性移植物抗宿主病	如果口服摄入不达标，考虑肠内营养或肠外营养支持
唾液分泌减少	
长时间的置管	
反流 / 胃食管反流征	
腹泻	成人：如果连续几天大便超过约 2000ml/d，需要禁食、禁水
与以下有关：	儿童：如果连续几天大便超过约 500ml/d，需要禁食、禁水
抗生素	启动胃肠道饮食进程（表 99-6）
细菌过度生长	如果禁食禁水，建议行肠外营养
预处理方案	可溶性纤维试验
肠道移植物抗宿主病	如果乳糖不耐受，提供低乳糖饮食和应用乳糖酶

（续表）

指标	推荐的干预措施
消化道感染	如果与镁有关，调整剂量并进行静脉补充
乳糖不耐受	如果怀疑与胃蠕动剂有关，停止口服药物并进行静脉补充
药物：胃蠕动剂、镁盐	使用温和的止泻药
病毒性肠炎	制定饮食计划，包括低脂、低不溶性纤维素；低乳糖产品和乳糖酶制剂
	避免胃肠道刺激物和刺激性双糖
便秘	制定饮食计划，包括膳食纤维（增加不溶性纤维）和液体摄入量
与以下有关：	鼓励适当的体育活动
药物中毒：麻醉药	评估是否需要药物干预
胃肠道功能障碍史	
不活动	
低高纤维饮食	
较低的液体摄入量	

引自 Macris，2012。经 Seattle Cancer Care Alliance 许可转载

要的。口腔黏膜炎是造血干细胞移植的常见并发症，其发生率高达 75% ～ 99%[51]。

Robien 等[52] 观察到接受全身放疗预处理方案并使用甲氨蝶呤预防 GVHD、BMI > 25kg/m² 、亚甲基四氢叶酸还原酶基因为 677 TT 型的患者，其口腔黏膜炎发生率较高。对于这些高危患者，补充多种维生素对严重黏膜炎具有保护作用[52]。

在造血干细胞移植期间，可采用包括肠道保护疗法和低温疗法等新方法来预防黏膜炎的发生。Palifermin 是一种维持肠道屏障功能的人角质形成细胞生长因子，在黏膜毒性强的方案中，其具有保护肠道黏膜屏障、改善黏膜炎的严重程度和持续时间，从而减少对营养支持依赖的作用[53]。在 40 例接受含有美法仑处理的自体移植中，低温疗法可有效降低 Ⅲ ～ Ⅳ 级的黏膜炎，降低肠外营养的应用[54]。

预处理化疗和全身放疗降低和（或）破坏味觉细胞，导致味觉障碍或味觉改变，从而影响食物选择、导致口服摄入不足[19, 55]。包括吗啡、抗生素、他克莫司和环磷酰胺在内的药物也与味觉改变有关[19]。对造血干细胞移植患者味觉改变的研究提示，盐[56, 57] 和酸[57, 58] 的味觉阈值均有所提高。一项早期研究报道提示，移植后第 30 ～ 50 天味觉改变才能恢复[58]；而最近的一项研究却显示，患者在移植后第 90 ～ 100 天仍有味觉障碍[59]。味觉障碍

的营养管理需要完整的临床和营养评估与适当的营养咨询。

恶心和呕吐是预处理过程中最常见的并发症，尤其是在那些使用烷基化剂、全身放疗和有上消化道 GVHD 的患者中[3]。常规应用止吐药预防和控制消化道症状，以改善患者进食和帮助口服药物。如果消化道症状严重，可能需要营养支持。腹泻通常与高剂量的细胞减灭疗法、口服抗生素、肠道感染，如巨细胞病毒性肠炎或难辨梭菌结肠炎、肠道 GVHD、乳糖不耐受、胃蠕动剂和镁盐相关[3, 19]。

在造血干细胞移植过程中，口服和胃肠道毒性管理的膳食指南见表 99-5。

（二）肝窦性阻塞综合征

肝窦性阻塞综合征的特征是对肝窦和小静脉上皮细胞的毒性损伤[6]。临床症状包括隐匿性体重增加、腹水、右上腹部压痛和肝肿大；而高胆红素血症和肾功能障碍随之而来[60]。医学营养治疗能够通过调节肠外营养液的浓度和药物量来管理水钠平衡，并减少口服和静脉钠盐的摄入；如果肾功能受损，可能需要进行持续的肾脏替代治疗[3, 60, 61]。如果出现高胆红素血症（血清胆红素升高到 > 10mg/dl），经胆汁排泄的微量元素，如铜和锰则应该从肠外营养液中去除[2]。如果出现高三酰甘油血症（血清三酰甘油 > 350mg/dl），静脉应用的脂质剂量应调整到总热量的 4% ～ 8%，以防止必需脂肪酸缺乏[3]。

还要评估患者的营养支持水平，以尽量减少过度喂养的风险；并确保最佳的碳水化合物代谢（可能通过较低的糖负荷来衡量）[3]。

（三）肾脏并发症

急性肾损伤是造血干细胞移植的一种并发症，其发生率高达 70%[62]。肾损害包括从肾前性肾功能不全到急性肾衰竭需要持续的肾脏替代治疗，其与发病率和死亡率增加的风险相关[62, 63]。肾损害时的营养支持目标：在防治营养不良的同时尽量减少尿毒症毒性和其他代谢紊乱。营养干预包括在液体容量允许的范围内最大限度地提供营养支持，纠正电解质失衡，并维持足够的有效血容量[19]。在持续肾脏替代治疗过程中，蛋白质和维生素的需求发生了变化，具体见表 99-2。

（四）肺损伤

肺部并发症与感染、化疗方案相关毒性和慢性 GVHD 有关，是移植患者患病率和死亡率增加的重要因素[64]。移植相关肺损伤患者的营养干预，应包括减少总钠摄入量（口服、静脉和药物），使用浓缩葡萄糖、氨基酸溶液和脂质乳剂，并实现液体量控制。评估患者的营养支持水平，减少过度喂养的风险也是必要的。最后，对于 CO_2 产生过多的患者，有必要调节碳水化合物和脂肪的能量比例[3]。慢性移植物抗宿主病引起的肺功能不全可能增加了机体的代谢需求，从而导致高热量需要；为了防止体重减轻和虚弱，需要给予密切的营养监测。

（五）铁超载

移植过程中铁超载是常见的现象，与多次输注红细胞和红系的病态造血有关，其导致铁调素（hepcidin）调节异常，增加了肠道铁转运量[65, 66]。McKay 等[66]调查了 76 例自体和异体移植患者的铁蛋白水平，提示 88% 的患者血清铁蛋白浓度升高，有铁超载现象。因此，在造血干细胞移植过程中禁止补铁。如果血清铁蛋白水平明显升高（即 > 1000μg/L），亦不能补充额外的维生素 C（除了标准的肠外或口服维生素补充剂），因为维生素 C 在游离铁存在时起到氧化剂的作用，应该减少铁诱导的器官损伤[3]。

（六）糖皮质激素相关的糖尿病

高血糖是异体移植患者应用糖皮质激素治疗 GVHD 的常见并发症。Pidala 等[67]的回顾性研究表明，异常的血糖水平与非复发死亡的增加有关。该研究的建议包括组织多学科团队协作对血糖的控制和管理进行常规评估[67]。注册营养师是这个团队的一个重要成员，因为口服摄入量和胰岛素需求的差异很大，特别是当糖皮质激素逐渐减少时，营养师可以提供合适的营养宣教。

（七）急性移植物抗宿主病

急性 GVHD 是一种主要针对皮肤、肝脏和胃肠道的炎性疾病。急性 GVHD 相关的胃肠道症状包括恶心、呕吐、厌食症、早期饱腹感和（或）腹泻。在病因学上，GVHD 相关的腹泻是多因素的，包括绒毛萎缩、黏膜溃疡、分泌功能障碍、渗透性因素、快速通道和胰腺功能不全[68]。其次，在疾病后期常发生分泌性的大量腹泻和肠道出血[69]。肠道液体丢失通常导致脱水，电解质、脂肪和蛋白质的流失以及口服和肠内喂养的不耐受；因此，肠道需要休息和肠外营养的支持。除了免疫抑制治疗外，我们还制定了经验性饮食指南，详见表 99-6[70]。患者饮食的恢复包括肠外营养的支持和肠道休息，随后添加含乳糖、纤维、酸和脂肪含量低的液体和固体，并在耐受范围内逐渐增加[70]。

Rezvani 等[71]观察了 401 例接受减低强度预处理方案的异基因移植患者，从基线到急性 GVHD 治疗开始连续监测其白蛋白水平，该研究发现白蛋白的变化能够作为预测性生物指标，来评判 GVHD 的严重程度和死亡率。白蛋白水平较基线值降低 ≥ 5g/L，其后期进展到 Ⅲ 或 Ⅳ 度急性移植物抗宿主病的敏感性为 69%，特异性为 73%[71]。

急性 GVHD 亦可累及口腔黏膜，其症状从轻微疼痛到明显的黏膜溃疡[19]。严重的口腔 GVHD 患者如果不能维持足够的口服摄入量，可能需要肠内营养或肠外营养支持来维持去脂体重。

急性 GVHD 患者的初始治疗通常包括糖皮质激素的应用。然而，长期使用糖皮质激素可能导致感染、代谢不良和其他不良并发症，从而增加移植相关的发病率和死亡率[72]。Lee 等[73]研究认为急性 GVHD 患者采用大剂量糖皮质激素治疗时，大于 40% 的患者会引发肌病。对于这些患者，我们认为一种阻力性运动策略对于增加肌肉力量是有益的[74]。糖皮质激素治疗期间营养素需求的变化见表 99-2[2]。

表 99-6　胃肠道饮食指南的进展（而非严格的制度）

阶段	临床症状	饮食	饮食不耐受的临床症状
1. 肠道休息	胃肠道痉挛	口服：禁食	
	大量的、水样腹泻	静脉输液：满足应激状态下能量和蛋白质需求	
	白蛋白减低		
	食糜消化道滞留时间缩短		
	小肠梗阻或者		
	肠鸣音减弱		
	恶心和呕吐		
2. 经口摄入	轻度胃肠道痉挛	口服：等渗、低残留、低乳糖液体	大便增多或腹泻
	腹泻量 < 500ml/d	静脉输液：同阶段 1	呕吐加重
	食糜消化道滞留时间改善		腹部绞痛加重
	偶有恶心和呕吐		
3. 固体食物	轻微或无胃肠道痉挛	口服：允许添加含有少量乳糖的固体食物	同阶段 2
	大便成形	低纤维，低脂肪，低酸度，无胃刺激	
		静脉输液：同阶段 1	
4. 饮食拓展	轻微或无胃肠道痉挛	口服：乳糖含量极低，纤维含量低，总酸度低，无胃刺激物	同阶段 2
	大便成形	如果粪便提示脂肪吸收不良：低脂饮食	
		静脉输液：根据需要满足营养需求	
5. 恢复正常饮食	无胃肠道痉挛	口服：向正常饮食的转变；含酸性食物、含纤维食物、含乳糖食物	同阶段 2
	大便正常	并根据个人的耐受性和喜好添加；无脂肪泻的患者应缓慢增加脂肪摄入	
	食糜消化道滞留时间正常	静脉输液：当口服摄入满足营养需求时停止营养支持	
	白蛋白正常		

引自 Gavreau 等，1981 [70]。经 Elsevier 许可转载

六、长期并发症及处理

随着技术进步和支持性治疗的改进，造血干细胞移植患者的长期生存时间明显延长。随着移植疗效的改善，我们更应重视移植的长期并发症治疗 [2]。

（一）慢性移植物抗宿主病

慢性 GVHD 是一种涉及炎症和纤维化的多系统疾病，它与急性型的表现略有不同，通常发生在移植的后期。然而，当慢性 GVHD 和急性 GVHD 同时出现时，称之为"重叠"综合征 [75]。慢性 GVHD 与急性 GVHD 是不同的疾病，和急性 GVHD 一样，它会影响患者的营养状况。一项回顾性分析报道了 192 例异基因移植患者，其在移植后 1 年内观察到较多的营养后遗症，包括体重减轻、体重增加（由于糖皮质激素治疗）、口腔敏感、口腔干燥、口腔炎、厌食症和反流症状 [76]。Kyle 等 [77] 发现慢性 GVHD 患者移植后 6 个月和 12 个月，其体重明显降低，而体重指数较高。

上述口腔症状是慢性 GVHD 患者的常见临床表现，因患者不能良好咀嚼和吞咽食物，从而影响患者饮食的多样性。发生吞咽困难时，应改变食物的种类，包括摄取流质、泥状食物或软质食物，同时转诊给言语病理学家进行吞咽评估。症状严重时，可能需要进行食管扩张。如果口腔和（或）食

管症状妨碍了足够的热量和蛋白质摄入，无法维持体重，那么可考虑胃造口放置导管，给予肠内营养支持。

腹泻和营养吸收不良与慢性 GVHD 有关，可能与肠黏膜异常、肠胆酸盐缺乏、胰腺外分泌不足、细菌过度繁殖等有关[78]。胰腺导管的组织学改变可能导致胰腺功能不全继而发生脂肪泻[65]。通过筛选试验证实如粪弹性蛋白酶（＜100μg/g）或血清胰蛋白酶原（＜20ng/ml），可诊断脂肪吸收障碍[65]。脂肪泻患者对口服补充胰酶和限制脂肪摄入的治疗方案有一定疗效；含中链三酰甘油的产品也可能有效[3, 78]。

（二）生长发育问题

行造血干细胞移植的儿童患者，存在较多的生长发育问题。清髓性预处理方案影响患者的内分泌功能。单独使用环磷酰胺，患者甲状腺功能、生长速度和青春期发育不会受到影响。白消安或全身放疗治疗的儿童存在生长激素缺乏，生长速度减慢，青春期发育延迟问题[79]。所有接受造血干细胞移植的儿童应定期进行评估，以及早发现内分泌功能障碍。当发现内分泌功能异常时，适当的激素治疗可以促进患儿的生长发育。

（三）代谢综合征

在成人和儿童移植患者中，以肥胖、高脂血症、高血压和葡萄糖耐量下降为特征的代谢综合征越来越普遍。2005—2006 年国家健康与营养调查研究数据中代谢综合征的发生率为 30%，而 Majhail 等[80]报道了 86 例生存期超过 1 年的移植患者，代谢综合征的发生率为 49%。Annaloro 等[81]报道的 85 例生存期超过 5 年的自体和异体造血干细胞移植患者，代谢综合征的发生率也较高。Chow 等[82]研究显示，与对照组相比，接受移植的急性淋巴细胞白血病患儿，其心脏和代谢性疾病（包括中央型肥胖、高血压、胰岛素抵抗和血脂异常）的发生率

较高且具有统计学意义（P=0.02）。在移植患者中，血清 C- 反应蛋白和瘦素水平升高，脂肪连接蛋白降低，提示潜在炎症和内脏脂肪增加[82]。一般情况下，接受移植的患儿比普通人群更容易罹患糖尿病[83]和高血压[84]，因此应对患儿整个成年期进行监测。为了解决膳食因素对代谢综合征的影响，应当进行持续的膳食监测，并由注册营养师提供营养咨询。

（四）骨质疏松症和维生素 D 状态的改变

骨质疏松是众所周知的造血干细胞移植并发症，其发生率高达 50%，最早可发生在移植后 1 年[85, 86]。化疗、全身放疗、钙调磷酸酶抑制药、糖皮质激素等均可导致患者的骨质流失[87]。骨质疏松的预防和治疗包括补充钙和维生素 D。钙的需求量因年龄而异，维生素 D 的需求量通常根据血清水平而定（表 99-2）。改善移植后骨密度的策略包括定期负重和肌肉强化锻炼[3, 87]；采用双膦酸盐治疗，同时补充钙和维生素 D，也可提高骨密度[88]。

在成人[89]和儿童移植患者[90]中，造血干细胞移植后维生素 D 缺乏和不足常见[90]。维生素 D 的状态与 GVHD 的关系目前正在研究中；部分研究人员猜测，低水平的血清维生素 D 可能改变 T 淋巴细胞的调节和功能，从而在 GVHD 的发展中发挥作用[91]。然而，还需要进一步的研究来明确补充维生素 D 对 GVHD 的影响。

七、结论

造血干细胞移植是一种积极的治疗方式，患者面临多种急性和长期的营养挑战，营养支持能够为生命保驾护航。在为这些患者提供建议并实施营养干预方面，注册营养师起着关键的作用。在这种技术含量高和快速发展的治疗中，持续的营养评估和监测是必不可少的。

第 100 章
疼痛的处理
Pain Management

Noelle V. Frey　Jonathan R. Gavrin　著

何雪峰　译

黄海雯　唐晓文　陈子兴　校

一、概述

接受造血干细胞移植的患者可能会出现不同原因和不同程度的疼痛（表 100-1）。本章将对疼痛的神经生理学和药物治疗进行概述，包括什么是"疼痛"，是什么原因导致患者经受和忍受疼痛，生理、心理、环境和药理学因素如何影响疼痛及疼痛的程度，如何概括疼痛和进行疼痛评估，以及缓解造血干细胞移植受者的疼痛和痛苦的各种方法。

二、疼痛的解剖学和生理学

一般来说，疼痛始于组织损伤（痛觉），不同痛觉和疼痛部位由周围神经感知到，然后向大脑发出信号。我们对神经生理学和神经化学对于痛觉损伤的检测、传递到中枢神经系统的过程以及中枢神经系统处理产生疼痛的临床现象的认识，还远远不够完善。我们对于中枢神经系统如何受药理学或非药理学手段影响来抑制痛觉和减轻疼痛的认识也不完全。总结已知的镇痛和疼痛的神经生理学和神经药理学知识，有助于理解造血干细胞移植患者的临床管理。

（一）上传疼痛的系统

所有的身体组织都具有痛觉感受器（检测组织损伤的神经结构），当组织受到损伤时，这些痛觉感受器被物理刺激或致痛（产生疼痛的）物质激活。另外，痛觉感受器也可能被致痛物质致敏，导致通常无害的刺激产生有害的激活，例如炎症出现时的

表 100-1　骨髓移植中常见的疼痛来源

病因	举例
原发疾病的浸润	骨痛、骨折、脏器的软组织疼痛
造血干细胞动员	骨关节痛
化疗或放疗	黏膜炎、皮肤烧灼、外周神经病
移植物抗宿主病	皮肤浸润、肠道绞痛、口咽部疼痛
免疫抑制药物	外周神经病、关节痛、长骨痛、骨质疏松性骨折
感染或病毒激活	带状疱疹、带状疱疹后的神经痛、巨细胞病毒肠道痛
诊断和外科操作	骨髓穿刺、腰穿、腰穿后头痛、中心静脉置管、组织活检
与疾病无关的疼痛	头痛、腰背部疼痛、缺乏活动的肌痛

轻触痛。痛觉感受器信号通过快速 Aδ 纤维向脊髓传导（在周围神经中通过慢速 C 纤维传导），通过后角细胞进入神经轴和突触（图 100-1）。后角细胞轴突跨过中线，在脊髓丘脑束中向上走行。通过快速 Aδ 纤维的信号迅速上传，没有中间的突触连接而直抵丘脑，然后传至大脑。来自慢速 C 纤维的信息在到达丘脑和大脑之前，要通过许多不同的突触上传，尤其是边缘系统。C 纤维 / 边缘系统突触引发了对疼痛的情绪反应[1]。

（二）痛觉通路的调节

传入痛觉传递不是"硬件连接的"，在传递到大脑的过程中信号会受阻碍。随着神经生理学知识的不断发展，人们认识到传入传递可以被调节，正如疼痛的"门控理论"中提出的假设[2, 3]。这一理论指出，神经系统中有各种各样的"阀门"，可以

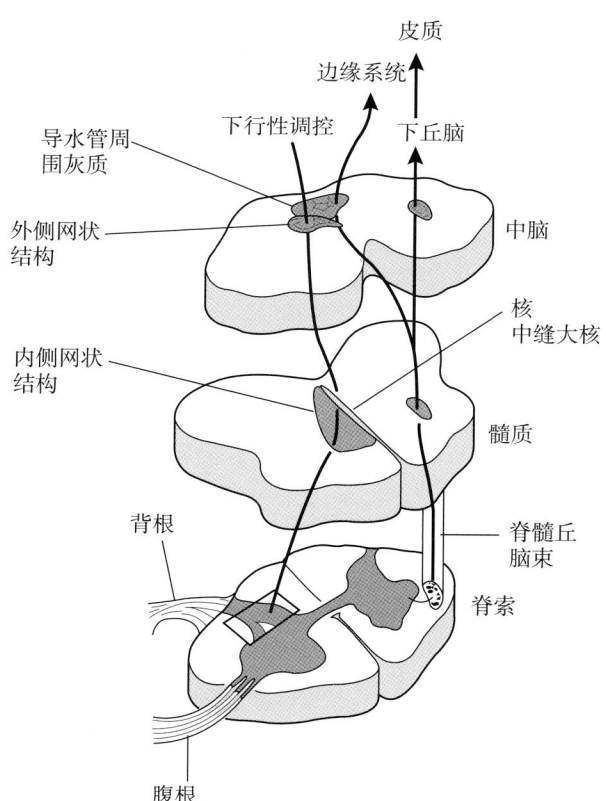

▲ 图 100-1 疼痛的信息经 Aδ 和 C 纤维传递到脊髓示意图

神经进入后角，在那里它们与二级神经元突触穿过脊髓中线达到大约入口的水平，然后在脊髓丘脑束中上升。Aδ 携带的信息就会直接传向丘脑的快速通道。C 纤维携带的信息在到达边缘系统的突触后到达丘脑。下行痛觉传入调节系统起源于导水管周围灰质。它通过中缝大肌核投射至后角，对传入痛觉通路具有调节作用

通过不同的过程打开或关闭痛觉传递。当教导患者和亲属疼痛缓解方法时，"门控"的概念是一个有用的工具。对这一生理学的基本了解有助于患者和家庭成员理解，积极的干预包括采用药理学和非药理学的方式，都是获得最佳疼痛缓解必不可少的。

传入性痛觉传递可以加强，或更重要的说是可以通过以下途径抑制：

1. 调节周围痛觉感受器信号。致痛物质［前列腺素、血清素（5-HT）、P 物质、缓激肽］等可激活或致敏周围的痛觉感受器；抗炎药物（阿司匹林和其他 NSAIDs）可以对抗这种作用。

2. 通过非伤害性外周的刺激抑制后角内痛觉传递。外周的摩擦、热、冷或电刺激激活感觉传入纤维，与后角细胞突触接触从而抑制伤害性传递。

3. 通过下行痛觉调节系统抑制后角的痛觉传递。这一过程起源于后脑导水管周围灰质（图 100-1）。该系统的神经递质包括 5-HT、去甲肾上腺素（NE）、内源性阿片类物质（类似吗啡）等。下行调节系统可以通过学习行为或认知策略，或通过模拟内源性神经递质（如阿片类药物）或刺激系统活性的药物（如阿片类药物）的激活以产生疼痛缓解。［比如三环类抗抑郁药（tricyclic antidepressants，TCAs）[4]，可能还有 5-HT- 去甲肾上腺素再摄取抑制药（serotonin-norepinephrine reuptake inhibitors，SNRIs）[5]。］

三、疼痛的临床现象

迄今为止所描述的神经生理学和神经药理学仅涉及生理学上可证明的现象。疼痛的体验显然不仅仅是神经生理学，它包含了对神经生理现象的主观解释和表达。

（一）疼痛是什么？

疼痛被定义为多维体验[6]。除了组织损伤 / 痛觉外，个体对于疼痛的感觉、遭受疼痛和疼痛抱怨的程度还受许多因素的影响。图 100-2[7] 中描述的模型有助于概念化这些组成。痛觉是通过感觉传感器检测到组织损伤，并将这些信息传递给大脑的一种信号。中枢神经系统对痛觉信息的处理，产生了人的痛觉体验，它既是感觉的，又是情感的（感觉）。痛苦，即对疼痛的消极认知和情绪反应，可以由与疼痛无关的情绪因素（如恐惧、焦虑和抑郁）增强，这些情绪因素可能会影响到造血干细胞

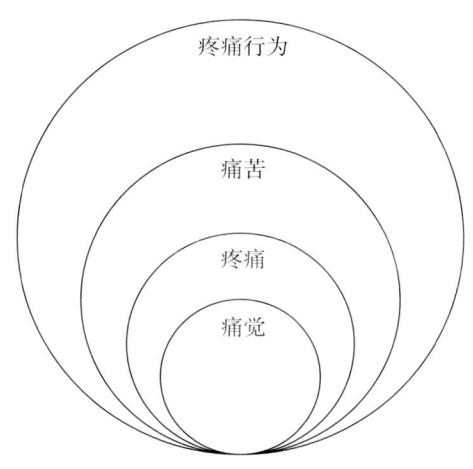

▲ 图 100-2 　人的疼痛体验模式图

移植患者[8]。痛觉、疼痛、痛苦的概括是主观的、个人的、不可测量的，均可以表达为疼痛行为。疼痛行为的观察，包括疼痛报告和活动抑制，构成了原始数据，可以用以诊断疼痛的来源和评估痛苦的程度。

（二）造血干细胞移植患者的疼痛和痛苦

当造血干细胞移植患者抱怨疼痛时，最常见的情况是明显的组织损伤，比如口咽黏膜炎。患者也可能抱怨疼痛，而缺乏明显组织损伤（神经病变）的证据。无论痛觉信息的来源如何，中枢神经系统对痛觉信息的处理是一致的，在所有的病例中，患者都会感到疼痛，遭受痛苦，并表现出疼痛行为。

有些患者很容易观察到病理变化，如口腔黏膜红斑和溃疡，但却很少感到疼痛，而且似乎也不怎么难受。而另一些患者很少或没有组织损伤的证据，但却抱怨疼痛，并感到遭受很大痛苦。临床医生如何看待这两种截然不同的情况？第一类患者是否真的疼痛并且真的很痛苦，但是没有告诉任何人吗？第二类患者是在想象疼痛还是在假装疼痛？这两种解释都有道理，但不太可能。事实上，痛觉、疼痛、痛苦和疼痛行为之间的关系并不是固定的。除了生理和药理因素外，许多相关因素还影响了患者的感觉、痛苦和抱怨疼痛的程度。这些相关因素如下：

1. 疼痛的意义。来自已知或可预测来源的疼痛通常比来自未知、潜在威胁来源的疼痛导致更少的痛苦和抱怨。

2. 疼痛发生的环境。一个简单的疼痛问题，例如牙痛，在接受造血干细胞移植治疗的患者可能比在正常情况下经历同样的疼痛导致更多的痛苦和抱怨。

3. 患者应对逆境的方式。这种方式受到社会和文化因素的影响。在这一范围的一端是那些坚持不懈、从不求助的人；另一端则是那些在逆境出现第一个迹象时就会寻求帮助的人。

4. 情绪状态。恐惧或焦虑会导致患者对感觉过度敏感。同样，抑郁常常会减少活动，增加对不适的关注。

5. 以前有过疼痛的经历。化疗的经历可能有助于让患者安心，让患者觉得目前的经历是"正常的"，并将会得到解决的。而一个没有化疗经历的患者可能会想，"我怎么会感觉那么糟糕，会好吗？"

6. 以前接受过中枢神经系统活性药物（镇痛药、抗焦虑药或酒精）。这些药物可能直接影响中枢神经系统对痛觉的处理。如果患者耐受阿片类药物或广泛接触酒精，阿片类药物的剂量需要可能高于平均水平。使用模式也可能反映了患者应对逆境的方式，也许是为了逃避"药理迷雾"。

要记住，不管疼痛的来源如何，所有的患者对疼痛都有认知和处理的成分。记住"没有大脑，就没有痛苦"这句话。如果大脑没有处理它，它就感觉不到。大多数造血干细胞移植患者都有痛觉来源，并将认知和加工成分嫁接到痛觉源上。

四、疼痛及治疗效果评估

（一）历史

一些患者会表明他们有明显发生疼痛的风险，或可能难以获得疼痛缓解的病史。重要的既往因素包括：

1. 与患者疾病或治疗相关或无关的活动性疼痛的问题。

2. 之前有过手术或外伤后的严重疼痛。

3. 在第 1 项和第 2 项中难以获得满意的疼痛控制。

4. 患者使用非药物镇痛方法。

5. 患者使用过的镇痛药及相关的任何问题。

6. 以前或现在的重大情绪或情感障碍。

7. 以前或现在使用的中枢神经系统活性物质（酒精、阿片类药物和抗焦虑药物）。

8. 患者对当前疼痛、意义和可能持续的时间的理解。

9. 患者首选的疼痛处理方式（非药理学和药理学）。

（二）疼痛测量与监测

如何评估造血干细胞移植患者的病情？痛觉的传递、处理和感受系统大部分是主观的，不能直接观察到的(图 100-2)。而观察和量化系统的输出(对疼痛的抱怨)并将其作为近似值是可能的。在临床实践中，造血干细胞移植患者的疼痛是指患者所说的疼痛和他所说的疼痛程度。那些照顾造血干细胞移植患者的人应该接受真正、真实、值得关注和需要缓解的疼痛主诉。

在实践中，疼痛及其影响通过主观疼痛评分和观察功能评分来监测。应经常使用疼痛评估工具观察和记录、监测疼痛的指标、治疗的效果、不良反应以及药物使用情况。患者并没有因为每天或每班报告疼痛和其他症状而感到负担沉重，而是感到轻松，因为工作人员意识到他们的症状。持续的评估可以确保患者的经历得到认可，评估是例行而正常的。对将要发生的事情的不确定性和不可预测性是大多数造血干细胞移植患者最为痛苦的事[9-11]。知道疼痛是可以预期的，它会有何感觉，它可能持续多久，可以帮助患者忍受甚至是极其困难的情况下的疼痛。

癌症和造血干细胞移植患者不愿说、也不知道什么经历是"正常"的，也不知道应该报告什么。如果只问"你感觉怎么样"，他们通常会回答"很好"或"还行"。疼痛评分和评级可以作为"客观的"质量保证工具，以确定是否需要进一步评估或改变治疗方案。超过 3 分或 4 分（0 ～ 10 分）的疼痛可能表明需要改进疼痛治疗，因为疼痛可能会严重破坏功能[12]，尽管在慢性疼痛患者中，更复杂的评分量表可能被证明对之更有帮助[13]。即使是暂时性疼痛也不应超过 6 分，除非规定进一步的评估或额外的疼痛治疗方法[12-15]。联合委员会授权疼痛评估作为"第五"生命体征；疼痛评分在 5 分或以上，强烈提示需要积极干预[16]。

（三）疼痛量表

成人和 7 岁左右的儿童可以使用如图 100-3 ～图 100-5 所示的量表进行报告：

1. 数字评分量表的评分范围从 0="没有疼痛"，10="剧烈疼痛"。在第一次与患者接触时，使用一些熟悉的例子可能会有所帮助，例如："当你想起自己一生中经历过的头痛，你能记得当时的感觉吗？"（帮助人们回想起他或她记得的一种痛苦）"当你想到那种痛苦时，从没有痛苦到最糟糕的痛苦（0 ～ 10），你会怎么想？"进一步的提示可以这样说："许多人认为 1、2、3 是轻度疼痛；4、5、6 为中度疼痛；7、8、9 为重度疼痛；10 被认为是最痛苦的一次。"如果患者因认知或文化原因无法使用该量表，增加面部表情可能会有所帮助，如图 100-4 所示。数值刻度可以口头给出，也可以在纸上给出，如图 100-3 所示。一般来说，这些数字刻度易于使用和记录。这种量表受到临床医生和研究人员的青睐[14,17]。

2. 分类量表使用描述性词汇，从"没有疼痛"到"剧烈疼痛"。这种量表为患者所熟知，但很难

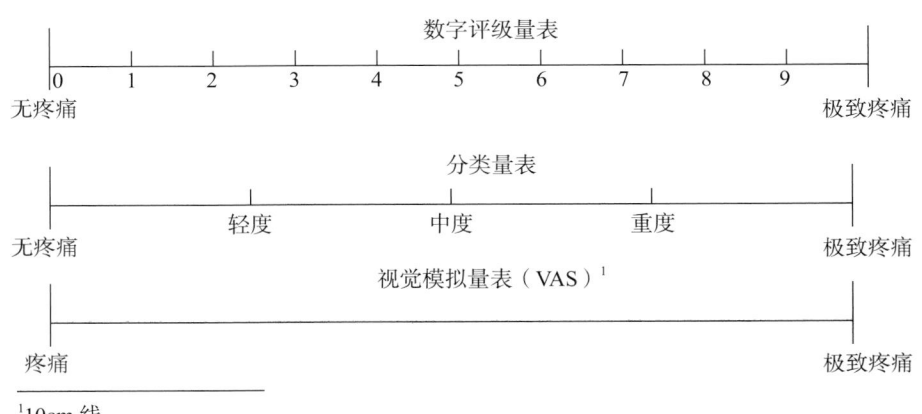

▲ 图 100-3　成人疼痛评估的自我报告评级

最常用的是数字评级

记录或用于追踪疼痛和治疗成功。

3. 视觉模拟量表。这是 10cm 长的线，一端固定着"没有疼痛"，另一端则固定着"剧烈疼痛"。患者在量表上的任何一点都做一个标记，以表明疼痛的强度。这些量表需要在患者完成书面量表后以毫米为单位测量直线长度。

7 岁以下儿童通常不能使用上述量表。3—7 岁儿童通常可以使用各种各样的"面部"量表来表示他们的疼痛（图 100-4）[18]。3—4 岁以下的儿童不能使用这种量表，可以使用护士或家庭成员的观察方法。对于学龄前儿童最常用且经过最佳验证的观察方法是观察患儿的面部、腿部、活动、哭泣、可安慰程度（faces, legs, activity, cry, consolability, FLACC）（图 100-5）[19]。虽然这种方法是专门为评估术后疼痛而设计的，但在其他情况下，该方法对不会说话的儿童也有用。在认知障碍儿童中，家长观察是一种可行的替代测量[20]。修订后的 FLACC 对认知障碍儿童是可靠有效的[21]。

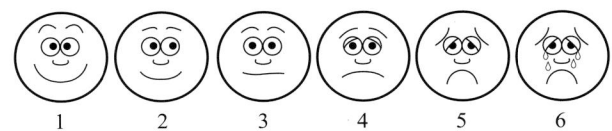

▲ 图 100-4　在 3—7 岁儿童中用于观察疼痛和疼痛处理效果的形象化的"脸"量表

（四）作用能力

给予适当的疼痛控制不仅是出于人道原因，这对于保护患者自我护理和保持健康的能力同样也至关重要。根据进行造血干细胞移植过程中所必需的具体行为（沐浴、运动和口腔护理）的程度，可以直接观察其活动能力。疼痛行为可能会以下列方式被注意到，如要求药物治疗、面部扭曲或拒绝移动受影响的身体部位[22]。

（五）药物使用及其不良反应

镇痛药可以减轻疼痛感，改善功能，但也会产生不可接受的不良反应。应以与疼痛评分相同的量表格式和评估表监测和记录药物用量和常见不良反应发生的情况。

（六）疼痛诊断和治疗选择

在选择治疗方法时，明确诊断疼痛的原因是必不可少的。为取得疗效，治疗必须针对导致患者问题的具体原因。对于由组织损伤引起的疼痛，如口咽黏膜炎，则应使用抗伤害性作用的药物（镇痛药）。对于源自神经组织的痛觉成分的疼痛，需要对应不同的药物，例如抗惊厥药。对于伴有强烈情绪 / 环境因素的疼痛主诉，除了药理学因素外，针对这些因素的治疗也是需要的。干预的第一步通常是教育，如下所述。药物治疗应符合合理的药物代谢动力学和药效学，在一段时间内给予一种合理的治疗方法。

分类	评　分		
	0	**1**	**2**
面部	无特殊表现或微笑	偶尔的苦相或蹙眉；回退，无兴趣	频发到经常的蹙眉，嘟嘴、下巴发颤
腿	正常或放松	不放松、烦躁不安、紧张	踢或腿拉起
活动	安静平躺、正常体位、轻易移动	蠕动、来回移动、紧张	弯曲状、僵硬、避开
哭泣	不哭泣（醒着或睡着）	呻吟、呜咽、偶尔抱怨	常哭、叫、抽泣；常抱怨
可安慰的	满意、放松的	偶尔轻拍、拥抱或谈话、分散注意力可使安心	难以安慰或抚慰
每 5 项评分从 0～2 分，最终总分 0～10 分			
FLACC 评分由 C.S. Mott Children's Hospital, University of Michigan Health System, Ann Arbor, Ml 的 Sandra Merkel, MS, RN, Terri Voepel–Lewis, MS, RN, and Shobha Malviya, MD 提出			

▲ 图 100-5　FLACC 行为评分量表

每个分类评分 0～2 分，总分范围 0～10 分。轻松舒适为 0 分；轻度不适 1～3 分；中度疼痛 4～6 分；严重疼痛不适 7～10 分。（引自 Merkel 等，1997[19]。经 Pediatric Nursing 杂志授权）

（七）治疗疼痛管理困难的患者

疼痛可以通过各种方法来缓解，这些方法可以由照顾患者的工作人员有效地启动和使用。有时，疼痛的严重性可能超出了主要照顾者的能力。在这种情况下，具有疼痛管理专业知识的人员（护士、神经病学家、麻醉师、心理学家和精神科医生）可能会有所帮助。这种帮助有各种形式，从偶尔的咨询到每周的"疼痛查房"，再到正式的疼痛咨询团队。

五、疼痛管理中的非药物方法

当造血干细胞移植患者主诉疼痛时，镇痛药物被理所当然地视为一线治疗。与此同时，非药物的方法几乎总是被纳入患者的治疗中，不管这些干预措施是否需要 [23]。即使采用最佳的阿片类药物和其他镇痛方法，口咽黏膜炎的造血干细胞移植患者使用镇痛药物也只能减少 50% ～ 60% 的疼痛 [24, 25]。

（一）非药理学技术的机制

非药理学方法的主要目标是关闭疼痛信息的"大门"，或阻碍疼痛信息的传递，并促进非疼痛信息的传递。一般来说，这是通过增加竞争性的感觉输入来干扰痛觉传入通路，或者通过改变思想和对所接收到的感官信息的反应调节下行通路来实现。

许多非药理学方法似乎是机械地运作，通过从身体表面或四肢发出竞争性的感觉信息来调节上行痛觉信息的传递。把这些机械方法付诸实施就需要患者活动。患者必须增加他们的身体活动，增加想法而不是关注疼痛，并通过对功能的某些方面的控制感来达到情绪上的平静。躺在黑暗、安静的房间里，没有外界刺激，不允许这些机械方法的激活，可以引导患者专注于主要的感觉输入——疼痛。

工作人员和家属可以帮助患者准备有组织的活动和陈述，以引起患者对疼痛以外刺激的注意，这些并不复杂。事实上，患者的注意力范围有限，精细运动控制经常会出现中断。简单的交谈、走出房间或在房间里活动，以及简单的游戏都有助于分散患者对不适的注意力。

除了在极少数情况下，对患者和家属的教育可以消除恐惧，并提高了处理陌生和不适情况下的能力。随着焦虑和恐惧的减轻，自主神经系统活动就减少。由此导致的 5-HT 和去甲肾上腺素有效性的改变有助于患者预防症状恶化。适应性思维是指那些能使患者安心或平静，放松自主神经系统的思维。

情绪与思想紧密相连，并受到思想的影响。成功治疗抑郁和焦虑的认知行为方法已经被专门针对于癌症和造血干细胞移植患者进行了调整 [23, 25-28]。移植前痛苦的患者在移植过程中疼痛也更加大 [10, 25]。随着时间的推移，无法缓解的疼痛会产生无助和绝望的感觉。使用快乐或自我控制的替代经验可以抵消这些感觉。当我们中的任何一个人感到更有控制力时，我们就能更好地处理困难，我们感到的不适和沮丧也就减少 [9-11, 29]。

在正常的医疗或护理实践中使用的对策会影响患者对自身情况的想法。信息、教育和"重构"技术可以促进患者应对。其他对上传和下传调节系统都有影响的行为还包括物理方法，如使用冰或热，适当休息，经皮神经刺激和物理定位（详见文献 [30]，了解冰、热和按摩的使用）。

（二）信息

对患者有帮助的信息包括：

1. 时间范围信息。什么时候有可能发生？会持续多久？把事情分成尽可能小的时间段是很有帮助的。

2. 过程信息。我们将做些什么？将使用什么舒适措施？

3. 感觉信息，让患者为特定的不适做好准备。

（三）教育

教育使患者能够参与到他们的医疗护理中来，并改变他们自己的行为。除了事实，患者必须有机会进行对话，以适应自己的情况。越来越多的患者和家属自行予以药物控制疼痛并积极参与治疗。患者必须了解它们而不能被药物潜在的不良反应吓倒，这样才能坚持治疗。

使用现有的疼痛治疗方法的常见障碍目前已经很清楚 [31, 32]。患者、家属和医务人员常常对阿片类药物感到恐惧，不愿在治疗不足的情况下做出确认。表 100-2 列出了造血干细胞移植患者及其家属需要接受教育的具体方面。在开始治疗之前，通过与患者和家属进行简短的评估和教育会议，通常可以预防药物耐药性问题和减少对疼痛的无知。会议的另一个目的是识别那些可能难以获得舒适的患者。

单纯靠教育就能显著减少疼痛，缩短住院时

表 100-2　造血干细胞移植患者及其家属需要的疼痛相关教育

问题	通常提供的信息
为什么治疗疼痛	疼痛对身体健康有害。不治疗去忍受疼痛是无益的，且遭受不必要的疼痛会对健康产生严重的负面影响
常见的治疗方法是什么	大多数造血干细胞移植患者在某些时候需要强效镇痛药物（阿片类药物）
什么时候开始治疗，多久使用一次	当疼痛持续时，按预定给药比等到疼痛严重时再服药更能缓解疼痛
一次多大量	你的医生只会开出安全剂量的药物；如果出现以下情况需要让你的护士或医生知道：你白天太困了；服用药物会加重恶心；你还有其他新的症状；你出现新的疼痛
你如何知道什么时候需要加强	应该使用止痛药来缓解疼痛，而不是等到疼痛无法忍受
上瘾是一个问题吗	当疼痛停止时，没有滥用药物或酗酒史的造血干细胞移植患者对药物没有任何渴望。即使是需要大剂量药物的人也不会上瘾
人们会对药物产生耐受性从而在疼痛变得非常严重时无效吗	如果您使用药物控制疼痛，当疼痛增加或疼痛持续时间超过预期时，药物不会无效
如果药物不起作用或使人很难受怎么办	有很多治疗疼痛的方法。如果疼痛失去控制，或者药物让你感觉不舒服，请告诉你的医生或护士，在这些情况下还有很多治疗方法可以选择

间，减少并发症，改善整体预后[33-35]。信息和教育不会给不存在的情况带来焦虑，并且它们也没有害处[36, 37]。

（四）其他认知行为策略

重构、主动分心和放松都是使用镇痛药物的很有价值辅助手段。尽可能用积极的语言谈论事件，给患者一种控制感（包括参与临床决策），让患者参与活动（如果有时只是作为一个观察者），并提供一个平静和关怀的环境。研究表明，更专业的技术，如意象和催眠，可能会有帮助，但很少能消除患者对镇痛药物的需求[25, 27, 38]。更广泛、更简单的技术，如渐进式肌肉放松、深呼吸、专注于愉快的想法和地方，也是缓解疼痛的有益辅助手段[39, 40]。

（五）儿童注意事项

大多数这些方法略作调整亦适合儿童使用。适合儿童年龄的信息对其很重要。和成人一样，这些信息应该强化孩子可以控制的领域，比如要求药物治疗或了解自我护理活动的奖励。孩子们可以计划他们自己的主动娱乐，甚至在病情相对重的时候也可以进行。讲故事、艺术项目和游戏是疼痛儿童有效的意象和分散注意力的方法。

重要的是，要意识到许多孩子在痛苦的时候会退出这些社交活动。他们安静的举止不应该与舒适相混淆。社交和嬉戏往往是有效缓解疼痛的最佳指标。

六、非阿片类药物的疼痛管理

（一）NSAIDs 与对乙酰氨基酚

许多非阿片类镇痛药，无论是非处方的还是处方的，都是可以使用的。NSAIDs 和非那西汀衍生物（phenacetin derivatives）是两大类药物，对乙酰氨基酚是临床上唯一使用的药物。所有这些镇痛药都有"天花板效应"。功效将随剂量增加而增加，直至达到某一特定水平；超过这一点的剂量不会改善镇痛，但会使患者暴露于剂量相关的不良反应。

除了 NSAIDs 抑制炎症和对乙酰氨基酚具有较少的抗炎作用这一区别外，几乎没有确凿的数据表明作为镇痛药的各种药物具有类似的疗效。不同的药物有不同的作用时间、不同的不良反应程度和不同的患者耐受性。这些行为往往非常特殊，所以建议任何具体的药物方案都是不明智的。有必要根据个人情况调整治疗方法。

非阿片类镇痛药适用于轻度至中度疼痛和炎性疼痛。它们单独应用对中度至重度疼痛的镇痛作用不足，但如果与阿片类药物联合使用，它们可能改善镇痛的效果，并显示出"阿片类药物保留效应"，减少一定程度镇痛所必需的阿片类药物的剂量，从而减少潜在的不良反应。非阿片类镇痛药在神经性疼痛治疗中的应用目前正在研究中。新的数据表明，n - 甲基 - d - 天冬氨酸（N-methyl-d-aspartate，

NMDA）抑制药（如亚麻醉氯胺酮[41]）的作用有限，但正在扩大。

1. NSAIDs 和对乙酰氨基酚的药理学研究

NSAIDs 的药理作用是抑制环氧化酶（花生四烯酸级联的一部分），减少前列腺素的产生。前列腺素是受损组织释放的一种致痛物质（其他包括缓激肽、组胺和 5-HT），刺激或致敏痛觉感受器。与 NSAIDs 的抗炎作用一致，传统上认为 NSAIDs 的主要作用是外周性的。然而，前列腺素在中枢神经系统疼痛传递中也发挥作用[42-45]。选择性 COX-2 抑制药的抗血小板活性有限，胃部毒性低于其他非甾体抗炎药，但与主要心血管事件[46]的风险增加有关。（目前在美国唯一可用的 COX-2 抑制药是塞来昔布。）

对乙酰氨基酚与 NSAIDs 有类似的镇痛作用，但与 NSAIDs 不同，它只有轻微的抗炎作用。对乙酰氨基酚在抑制中枢神经系统前列腺素合成方面与阿司匹林一样有效，但对外周的前列腺素的代谢影响甚微[47-51]。对乙酰氨基酚和非甾体抗炎药的镇痛作用呈累积性[52-54]。

2. NSAIDs 和对乙酰氨基酚的不良反应

非阿片类药物有多种不良反应，对造血干细胞移植患者有重要意义，但也限制了其使用。

(1) 对血小板功能的干扰。阿司匹林停药后其影响可持续数天，其他 NSAIDs 停药后其影响持续时间较短。虽然 COX-2 抑制药对血小板聚集的几乎没有影响，但最近有研究表明，它们会增加心血管事件的风险[46]。对乙酰氨基酚几乎没有血液学影响。

(2) 胃部刺激和隐匿性上消化道出血。这是几乎所有 NSAIDs 的一个特征，在某种程度上，甚至 COX-2 抑制药也是如此。对乙酰氨基酚对肠道是无害的。

(3) 对肾功能的影响。大剂量的 NSAIDs 有直接的肾脏毒性。中等剂量的 NSAID 对已经受损的肾功能的影响尚不清楚。对乙酰氨基酚对肾脏几乎没有影响。

(4) 对肝脏的影响。大剂量的对乙酰氨基酚具有严重的肝毒性，一般建议患者每日摄入量不要超过 4g，但目前的观点是将每日最大剂量降至 3g 更安全[55]。由于同时或近期的肝毒性药物的使用、GVHD、肝炎和营养不良的发生率较高，造血干细

胞移植患者对乙酰氨基酚中毒的风险较高。

3. NSAIDs 和对乙酰氨基酚在造血干细胞移植中的应用

NSAIDs 在造血干细胞移植急性期疼痛管理中的作用受到以下因素的限制：NSAIDs 只能口服（酮咯酸除外）、血液和胃肠道不良反应以及可能掩盖发热。对乙酰氨基酚的使用主要受其可能掩盖发热的限制。表 100-3 包括对乙酰氨基酚和 NSAIDs 的剂量数据[56]。

（二）抗抑郁药

抗抑郁药的疗效已经确立了几十年，目前仍在广泛使用。它们具有独立于抗抑郁作用的镇痛作用，对非抑郁患者具有镇痛作用，或对抑郁患者具有不影响情绪的镇痛作用[57-59]。此外，许多抗抑郁药的产生镇痛作用比产生抗抑郁作用具有更低的剂量和血液药物浓度。新型的选择性 5 - 羟色胺再摄取抑制药（selective serotonin reuptake inhibitors, SSRIs）通常用于治疗抑郁症，它们也可能有镇痛作用。

抗抑郁药被认为可以通过改变下行镇痛调节系统中的 5-HT 和去甲肾上腺素水平来缓解疼痛。研究表明去甲肾上腺素和 5-HT 特异性在镇痛过程中起重要作用。在人类中，同时增加 5-HT 和去甲肾上腺素是有效的[60-62]。最近的研究表明去甲肾上腺素的位点更活跃；增加 5-HT 水平本质上具有较弱的镇痛作用，但其能增强去甲肾上腺素位点的镇痛作用[63-65]。

1. 治疗神经性疼痛的抗抑郁药

关于使用抗抑郁药治疗神经性疼痛的文献越来越多，详情请参阅神经性疼痛一节。

2. 造血干细胞移植过程中抗抑郁药的管理

对于造血干细胞移植患者使用抗抑郁药存在一定的担忧，因为许多抗抑郁药可能具有骨髓抑制作用[66]。临床经验表明，高达 25% 的造血干细胞移植患者在移植早期使用抗抑郁药具有明显的骨髓抑制。如果要使用抗抑郁药，最好从低剂量开始，例如阿米替林 10mg，然后逐步向上调量以防止不良反应，而不良反应往往是限制使用因素。让患者在就寝时间服用药物是有帮助的，这样镇静和其他不良反应的问题就会少一些；更好的睡眠也有助于降低疼痛水平。所有抗抑郁药都有较长的消除半衰期。抗抑郁药的镇痛作用可以持续数天或数周，因

表 100-3　对乙酰氨基酚和非甾体类抗炎药的给药数据

药物	成人及体重> 50kg 儿童常用剂量	儿童 [a] 及体重< 50kg 成人 [b] 常用剂量
对乙酰氨基酚 [c]	650mg/4h 975mg/6h	10 ～ 15mg/（kg·h） 15 ～ 20mg/（kg·h）（直肠）
阿司匹林 [d]	650mg/4h 975mg/4h	10 ～ 15mg/（kg·4h） 15 ～ 20mg/（kg·4h）（直肠）
卡普罗芬	100mg，每天 3 次	
胆碱三水杨酸镁 [e]	1000 ～ 1500mg，每天 3 次	25mg/kg，每天 3 次
胆碱水杨酸酯 [e]	870mg/3 ～ 4h	
二氟尼柳 [f]	500mg/12h	
依托度酸	200 ～ 400mg/6 ～ 8h	
非诺洛芬钙	300 ～ 600mg/6h	
布洛芬	400 ～ 600mg/6h	10mg/（kg·6 ～ 8h）
酮洛芬	25 ～ 60mg/6 ～ 8h	
酮咯酸曲美胺口服 [g]	10mg/4 ～ 6 h（最大 40mg/d）	
酮咯酸曲美胺静脉滴注 [g, h]	最初 30mg，然后 15mg/8h	
水杨酸镁	650mg/4h	
甲氯芬那麦酯 [i]	50 ～ 100mg/6h	
萘普生	250 ～ 275mg/6 ～ 8h	5mg/（kg·8h）
萘普生钠	275mg/6 ～ 8h	
水杨酸钠	325 ～ 650mg/3 ～ 4h	
塞来昔布 [j]	200mg/ 天	
罗非考昔 [j]	12.5 ～ 25mg/ 天	

a. 这是唯一一种被美国 FDA 批准用于儿童镇痛的药物；b. 对乙酰氨基酚和 NSAID 的剂量对于体重低于 50kg 的成人应根据体重进行调整；c. 无抗血小板活性；d. 与其他 NSAID 进行比较的标准。可抑制血小板聚集 1 周以上，并可引起出血。由于阿司匹林与雷氏综合征有关，发热或其他病毒性疾病的儿童禁用阿司匹林；e. 可能具有最小的抗血小板活性；f. 服用抗酸药可减少吸收；g. 短期使用（少于 5 天）；h. 与口服 NSAID 具有相同的胃肠道毒性；i.Coombs 阳性自身免疫性溶血性贫血与长期服用有关；j. 环氧化酶 –2 抑制药（引自 Dahl and Raeder，2000[52]）

此有必要经常监测临床和血液功能。

对于 SSRIs 在造血干细胞移植患者中的临床应用知之甚少，尽管这类药物通常与骨髓抑制无关。同样的道理也适用于 SNRIs。

七、使用阿片类药物治疗疼痛

通过刺激吗啡中枢神经系统受体而产生镇痛的药物俗称为麻醉性镇痛药。然而，将这些药物称为"阿片类药物"比"麻醉药"更为适当。从语义上讲，后者与阿片联系在一起，阿片是吗啡原型药物的来源。"麻醉药"是一个立法、行政的或法律上的词，适用于一些有滥用潜力的精神药物。在目前的社会和立法中，在医疗场所应避免使用"麻醉药"一词。

患者或医疗保健专业人员在安全和适当的情况下避开使用阿片类药物，对那些需要治疗的疼痛的人来讲其实是一种严重的伤害。阿片类药物并非没有不良反应，但其发生率和严重程度往往被夸大了。缓解疼痛是人道主义治疗的重要组成部分，事实上，它已经被证明可以减轻动物的病情 [67, 68]。

（一）阿片类药物药理学

阿片类药物在中枢神经系统的许多不同的水平发挥作用，产生镇痛作用。

1. 它们抑制脊髓后角的痛觉输入的传递（图 100-1）。

2. 它们激活基底节区的下行抑制系统（图 100-1），在脊髓水平调节周围痛觉输入。

3. 它们会影响边缘系统，改变人们对疼痛的情绪反应，从而使疼痛更易忍受。

阿片类药物在中枢神经系统主要与 μ 和 κ 受体结合。阿片类激动药如吗啡，可以激活脊髓上和脊髓区域的疼痛抑制性通路。抑制药如纳洛酮，能够竞争性地抑制阿片类激动药的镇痛作用。一些阿片类药物既能表现出抑制作用（μ 受体）又能表现出激动作用（κ 受体）；这些"混合激动 – 抑制药"，如纳布啡和美妥芬诺，对伴有多种胃肠道综合征的造血干细胞移植患者，尤其是与痉挛相关的患者，具有临床疗效。对于已经服用阿片类镇痛药的人来说，混合作用的药物可能会突然导致戒断综合征，因此必须谨慎使用。

（二）阿片类药物代谢动力学

图 100-6 给出了不同给药方式下阿片类药物的药物代谢动力学模式。与许多药物一样，阿片类药物的血药浓度可以被测量，可以使用"半衰期"解释。"对于个体患者，阿片类药物的药代动力学和半衰期是一致的。"这在一定程度上是正确的，因为单剂量阿片类药物引起的血药浓度可以用于复杂的药代动力学分析，以计算使阿片类药物的血药浓度非常接近预定血药浓度的用药方案[69]。然而，阿片类药物的药物代谢动力学因人而异，半衰期和消除率在 2 ～ 4 倍之间变化。

（三）阿片类药物药效学

阿片类药物在许多活动领域表现出剂量依赖性效应。阿片类药物镇痛剂量 – 反应曲线不是一条直线；它们有一个疗效的阈值和一个狭窄的"治疗窗口"，并且其有效的镇痛血药浓度在不同个体之间存在广泛差异。

一个有用的概念是最小有效镇痛浓度(minimum effective analgesic concentration，MEAC)，即阿片类药物达到此血药浓度后，患者的疼痛得到了很好的缓解（图 100-6）[70]。对于特定疼痛的患者，MEAC 是一致的。然而，在患有类似疼痛的患者中，MEACs 波动的范围在 5 ～ 6 倍之间。例如吗啡的平均 MEAC 为 16ng/ml（范围 6 ～ 33ng/ml），哌替啶的平均 MEAC 为 455ng/ml（范围 94 ～ 754ng/ml）[71]。

MEACs 的变化，加上各药物的半衰期和消除速度的变化，导致维持止痛血药浓度所需的阿片类药物剂量变化范围大。具体表现为阿片类药物的剂量必须根据药物的疗效进行个体化，而在实际应用中，阿片类药物的给药剂量来源于患者的疼痛缓解的反应和不良反应的发生。

（四）阿片类药物的不良反应

阿片类药物有各种各样的不良反应，其中许多

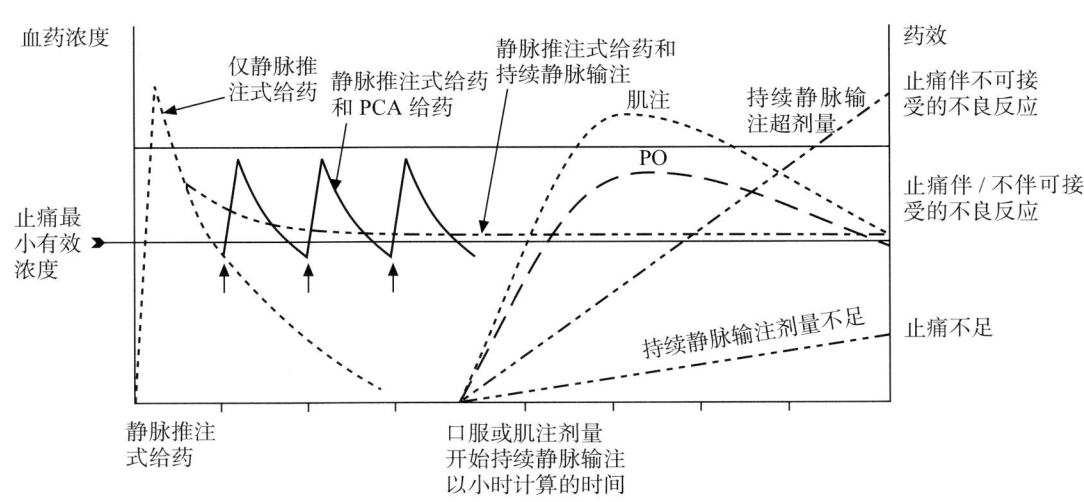

▲ 图 100-6　不同给药途径阿片类药物的药物代谢动力学

阿片类药物的"治疗窗口"是血液中阿片类药物水平的范围，在此范围内，阿片类药物可以产生令人满意的止痛效果，而不会产生不可接受的不良反应。阿片类药物通过不同的给药途径给药后，血浆中阿片类药物水平根据给药方式的不同而上升，然后依据再分配或消除的速度而下降。一般来说，当血浆中阿片物质水平上升时，它们将达到最低有效镇痛浓度，并进入药物的治疗窗口。在这个治疗窗口之外，血浆中药物水平的升高在镇痛方面产生一些改善，但阿片类药物不良反应的发生率和幅度会大幅增加。PCA. 患者控制镇痛；PO. 口服

不良反应会在出现后几天内减轻或消失。

1. 对胃肠道的影响

阿片类药物可通过几种不同的机制引起 10%～40% 的患者发生恶心呕吐，其中包括直接刺激趋化触发区（chemotactic trigger zone，CTZ）、前庭器官致敏（有晕车史的患者尤其易受影响）、胃排空延迟[72]。阿片类药物引起的恶心和呕吐通常发生在治疗开始时或剂量增加时。这些症状虽然很常见，但通常会随着阿片类药物的持续暴露而迅速消退，并可通过改变阿片类药物种类或改为小剂量药物多次使用来缓解这些症状。根据阿片类药物引起恶心的内在机制，选择对症的止吐药。由于肠道运动延迟引起的恶心和呕吐（临床上表现为餐后恶心和呕吐或早期饱腹感）可以通过服用促胃肠动力药如甲氧氯普胺来改善。趋化触发区刺激引起的恶心、呕吐可以通过使用多巴胺或 5–HT 抑制药缓解，活动后症状加重可能对苯海拉明（一种组胺 –1 阻滞药）或东莨菪碱（一种抗胆碱能药物）有反应[72]。

便秘是阿片类药物常见的不良反应，但在造血干细胞移植患者中却表现出不同，这可能是由于多种原因会引起的腹泻，如预处理方案的黏膜毒性、感染或 GVHD 等。因此，预防性的粪便软化剂和刺激剂并不常规应用，更多为对症处理。

2. 对泌尿生殖器的影响

输尿管张力和收缩力的增加以及逼尿肌张力的增加可能导致尿潴留。

3. 瘙痒

瘙痒是阿片类药物治疗的一种记录很清楚但了解甚少的偶尔发生的不良反应。抗组胺药、其他阿片类药物的替换和阿片类药减量是常见的治疗策略。此外，混合性阿片类激动药 – 抑制药，如纳布啡，可以逆转瘙痒，但这也可能降低镇痛作用[72]。

4. 镇静

镇静是阿片类药物的一种常见不良反应，通常在治疗开始或剂量增加时发生。阿片类药物诱导的镇静作用通常在开始治疗后 72h 内消失。需要注意的是，造血干细胞移植患者镇静的鉴别诊断很广泛，包括中枢神经系统活性药物（抗呕吐药、抗焦虑药、抗组胺药和钙调磷酸酶抑制药）、代谢紊乱（肾功能不全和电解质紊乱）、疲劳（失眠和生物节律紊乱）和败血症的前驱症状。在阿片类药物持续镇静的患者中，小剂量的哌甲酯（5～10mg，每天

2～3 次）、多奈培齐或莫达非尼可缓解症状[73]。

5. 兴奋

阿片类欣快感在造血干细胞移植患者中很少见。

6. 烦躁不安

烦躁不安通常出现在阿片类药物暴露的早期，并随着暴露时间的延长而逐渐减少。

7. 精神错乱

接受造血干细胞移植治疗的患者由于各种原因会出现谵妄（定义为认知、情绪或行为功能暂时受损）。因此，应该对潜在的代谢、感染性和中枢神经系统病因进行广泛的调查。阿片类药物是导致谵妄的潜在因素，对阿片类药物的无知、有并发症、高剂量的治疗以及静脉给药引起谵妄的风险更大[73, 74]。

阿片类药物引起的谵妄，如果没有使患者感到不安或害怕，可以单靠安慰治疗。在激动性谵妄的情况下，氟哌啶醇或替换使用另一种阿片类药物镇痛可能有效[75, 76]。阿片类药物剂量减少 25% 也可以改善症状[68]。然而，需要注意的是，在其他患者群体中，疼痛控制不良比给予适当的静脉阿片类药物更容易引起谵妄[77, 78]。

8. 呼吸抑制

在敏感指标的监测下，所有阿片类药物以剂量依赖的方式减弱呼吸的动力。在产生镇痛的剂量范围内，呼吸抑制（定义为二氧化碳 > 5.6kPa 的动脉分压）并不常见。有呼吸系统疾病的患者、有睡眠呼吸暂停症状的患者，以及接受其他中枢神经系统活性药物的患者，尤其是苯二氮䓬类药物的患者，最容易出现呼吸抑制。呼吸抑制程度与呼吸频率减慢的程度和镇静的程度平行；如果担心会呼吸抑制，可以监测这些体征。

（五）阿片类药物耐受性和依赖性

1. 耐受性

耐受性是指在重复给药时，一定剂量药物的疗效（镇痛或其他疗效）逐渐减弱。在没有痛觉增加的情况下，患者使用恒定剂量的药物逐渐达不到令人满意的镇痛效果，这可能出现了耐受性。如果发生在造血干细胞移植患者中，可通过增加药物剂量或更换不同的阿片类药物来克服耐药性。耐受性是一种与药物有关的效应，与成瘾几乎没有关系。

2. 不完全的交叉耐药性

当从一种阿片类药物转换到另一种阿片类药物

时，通常需要的镇痛剂量小于第二种阿片类药物的等量（表 100-4）。这种现象时常见到，但其机制尚未完全了解。如果需要更换阿片类药物，一个好的经验法则是给大约 2/3 的等效镇痛剂量，并提供大量突破性的药物，直到建立新的平衡。虽然大多数阿片类药物的不良反应会在几天后自行消失，但改变药物种类可以在第二种药物"较低"剂量下发挥镇痛作用，可能不良反应更少。

3. 生理依赖性

如果阿片类药物突然停用，生理依赖性的特征是出现戒断综合征（打哈欠、流泪、打喷嚏、激动、颤抖、发热、心动过速和其他交感神经兴奋的迹象）。就跟耐受性一样，依赖是一种药物的特性，而不是患者的特性，是与成瘾无关的一个独立实体。依赖阿片类药物的患者很少是成瘾者（见下文）。戒断综合征可以通过缓慢地减少阿片类药物剂量（每天或每隔一天减少 10% ～ 20%）或使用肾上腺素 α_2 激动药如可乐定来避免，可以掩盖外周肾上腺素激动症状[56]。下述章节中描述了的关于阿片类药物逐渐减少的具体策略，在造血干细胞移植患者中很少见到真正的戒断综合征。

4. 心理上的依赖（成瘾）

该并发症的特点是药物使用的异常模式；除止痛以外，对药物还有其他效果的渴望；特别希望获得并使用药物，即使这种活动有悖于个人的最大利益，并且在逐渐减少用药后有再次使用的渴望。成瘾是影响个体的遗传、心理、社会和文化因素的结合。与耐受性和生理依赖性不同，心理依赖性是患者的问题，而不是药物问题。

最近，专业人员认为，既往无药物滥用史的患者接受阿片类药物治疗后医源性成瘾发生率极低，每 2000 ～ 4000 人中约有 1 例[79]，因此不应担心这些患者的心理依赖。过去几年里这一观点一直受到质疑，事实上，现在大多数疼痛管理专业人员认为，成瘾的风险不仅是真实存在的，而且相当高，尤其是在接受阿片类药物治疗慢性疼痛的患者中，甚至在癌症患者中也能观察到[80]。

（六）常用于造血干细胞移植患者的阿片类药物

表 100-4 列出了阿片类药物清单、与其近似的等效镇痛剂量以及口服或静脉使用的剂量间隔。药物的选择应限于阿片类受体激动药。以下是造血干细胞移植患者常用的阿片类药物及其一些特殊并发症。

1. 吗啡

典型的阿片类受体激动药吗啡可通过任何途径给药，但口服生物利用度低（表 100-4）。口服作用时间 3 ～ 5h，缓释制剂可延长至 6 ～ 12h。吗啡在肝脏中与两种主要代谢产物结合，3- 葡糖苷酸和 6-

表 100-4　阿片类镇痛药的等量剂量和起始剂量

| 药物 | 近似等量剂量（mg） | | 常用起始剂量 | | | |
| | | | > 50kg | | < 50kg | |
	口服	静脉	口服	静脉	口服	静脉
吗啡	30	10	30mg/3 ～ 4h	10mg/3 ～ 4h	0.3mg/（kg·3 ～ 4h）	0.1mg/（kg·3 ～ 4h）
二氢吗啡酮	7 ～ 15	1.5 ～ 3.5	6mg/3 ～ 4h	1.5mg/3 ～ 4h	0.06mg/（kg·3 ～ 4h）	0.015mg/（kg·3 ～ 4h）
羟考酮	30	N/A	10mg/3 ～ 4h	N/A	0.2mg/（kg·3 ～ 4h）	N/A
二氢可待因酮	30	N/A	10mg/3 ～ 4h	N/A	0.3mg/（kg·3 ～ 4h）	N/A
美沙酮	10 ～ 20	10	10 ～ 20mg/6 ～ 8h	10mg/6 ～ 8h	0.1 ～ 0.2mg/（kg·6 ～ 8h）	0.1mg/（kg·6 ～ 8h）
羟甲左吗喃	2	1	4mg/6 ～ 8h	2mg/6 ～ 8h	0.04mg/（kg·6 ～ 8h）	0.02mg/（kg·6 ～ 8h）
哌替啶	100	100	N/R	100mg/2 ～ 3h	N/R	0.75mg/（kg·2 ～ 3h）
可待因	200	130	60mg/3 ～ 4h	60mg/2 ～ 3h	0.5 ～ 1mg/（kg·6 ～ 8h）	N/R
舒芬太尼	N/A	0.01	N/A	10μg/10min	N/A	0.1μg/（kg·10min）
芬太尼	0.2（透黏膜给药）	0.1	200 ～ 400μg/h	50μg/10min	2 ～ 4μg/（kg·h）	1 ～ 2μg/（kg·10min）

N/A. 不可用；N/R. 不推荐（引自 Dahl and Raeder 2000[52]）

葡糖苷酸，可能会产生意想不到的不良反应（镇静和意识模糊）。葡萄糖醛酸化是肝脏中一个高容量的结合途径，因此吗啡对于中度肝功能衰竭患者是相对安全的。由于这两种葡糖苷酸都是由肾脏分泌的，所以对于任何程度的肾脏损害患者，都应该谨慎使用吗啡。初次使用吗啡时，瘙痒或恶心呕吐的发生率为 15% ～ 25%，通常几天后症状就会消失。

2. 哌替啶

这种阿片类受体激动药的药效只有吗啡的1/10。哌替啶代谢为甲哌替啶，由肾脏排泄，具有明显的兴奋和惊厥作用。在肾功能正常的患者中，除非在较长时间内给予相对大剂量的原型药物，例如在 5 ～ 7 天内每天给予 800 ～ 900mg，否则去甲哌替啶的浓度不会出现问题。然而，如果用作镇痛药，造血干细胞移植患者可以达到或者超过该哌替啶剂量。因此，肾功能正常的患者应限制于在短期和小剂量使用，例如用于血小板输注前寒战和药物预处理。肾功能异常的患者应避免或极大限制使用哌替啶。

3. 氢化吗啡酮（盐酸二氢吗啡酮）

该激动药有一系列类似吗啡的作用。氢化吗啡酮的药效被认为是吗啡的 5 ～ 8 倍，而来自造血干细胞移植人群的数据支持氢化吗啡酮的效力是吗啡的 3 倍 [56, 81]。一般认为它的不良反应比吗啡少，但这种观点在双盲研究中并没有被证实 [82]。它被代谢成许多经肾排泄的代谢物，这些代谢物在药理学上似乎是不具备活性的，至少在临床剂量上是如此。因此，对于肾功能受损或吗啡不良反应不能接受的患者，氢化吗啡酮是一种较好的阿片类药物选择。

4. 芬太尼

该药是一种经典的激动药，其作用范围与吗啡相似。它的药效是吗啡的 100 倍，且见效更快。短期使用的效果持续时间较短，长期使用的效果持续时间与氢化吗啡酮类似。芬太尼可代谢为多种药理学上无活性的代谢物，是肾功能受损患者、吗啡或氢化吗啡酮不良反应不能接受患者阿片类药物的良好替代选择。芬太尼主要通过静脉给药。它也可以作为口腔黏膜药品使用，在一些造血干细胞移植患者中很有用。对于需要长期稳定给药，没有发热、皮肤完整的患者，经皮芬太尼是静脉注射阿片类药物的有效替代品。需要注意的是，贴剂需要16 ～ 24h 才能达到稳定的血浆药物水平，反之，当

贴剂被取下时，血浆药物水平下降需要 16 ～ 24h。芬太尼贴片不推荐用于任何急性疼痛治疗，即使是长期使用，也可能对造血干细胞移植患者出现不利影响，因为造血干细胞移植患者可能有皮肤问题或体温波动，从而导致吸收不良和潜在危险。

5. 羟考酮

羟考酮只有口服形式，短效和长效两种羟考酮均已成为治疗急慢性疼痛的首选（通常与对乙酰氨基酚固定联合使用）。它的药效大约是口服吗啡的 1.5 倍。它作为一种有高滥用潜力的药物而享有当之无愧的声誉，因此，应仔细监测长期使用情况 [83]。

6. 布托啡诺

该药是一种混合的激动 – 抑制药，对 κ 受体有显著激动作用及对 μ 受体有中度抑制作用。布托啡诺是一种治疗胃肠 GVHD 疼痛的有效药物。与 μ 受体激动药相比，它可以更多地阻断内脏痛觉传递，但却导致较少的肠梗阻。布托啡诺可经静脉或鼻腔吸入给药。不推荐用于中度至重度疼痛综合征，因为它的镇痛上限相对较低，如果患者服用其他类阿片类药物，可诱发戒断综合征 [56]。

7. 环丁甲羟氢吗啡

环丁甲羟氢吗啡是另一种混合 κ 受体激动和 μ 受体抑制作用的阿片类药物。它可以有效治疗阿片类引起的瘙痒而不会影响镇痛效果。此外，临床经验也证明了它对胆汁淤积相关瘙痒的有效性 [84, 85]。

8. 曲马多

这是一种作用于中枢的合成镇痛药。它具有较弱的阿片类活性，并且能够抑制 5-HT 和去甲肾上腺素的再摄取。其不良反应与阿片类药物相似；过量服用会引起呼吸抑制，突然停药会引起戒断综合征。

9. 丁丙诺啡 / 纳洛酮（舒倍生）

单独应用丁丙诺啡是 μ 受体激动药 κ 受体抑制药，已经被用于治疗慢性疼痛，因为它有"天花板"效应，既用于镇痛，更重要的是具有呼吸抑制作用。当然，纳洛酮是一种强大的 μ 受体抑制药，主要用于阿片类药物过量的紧急治疗。这两种药物的联合，即舒倍生，常用于治疗有阿片类药物滥用史的慢性疼痛患者。对于未用过阿片类的急性疼痛患者禁忌使用，由于它的 μ 受体抑制药效应，在已经使用此药的患者的疼痛管理中提出了巨大的挑战。

关于它在造血干细胞移植患者中的应用的讨论超出了本章的范围；如果使用舒倍生的患者需要接受治疗，必须有疼痛管理专家参与。

（七）阿片类药物在临床上的应用

阿片类药物镇痛的基本原则是在治疗窗内提高和维持患者 MEAC 以上的阿片类药物血药浓度。图100-6 将有助于理解以下段落。

1. 口服给药

肠道很容易吸收阿片类药物，但阿片类药物会经过肝脏大量首次代谢，为产生一个既定的血药浓度，口服的剂量可以是肠外剂量的 3 ～ 6 倍（表100-4）。口服后血药浓度缓慢上升，30 ～ 45min 达到有效范围，在治疗窗内保持 3 ～ 4h；因此需要3 ～ 4h 给药，而美沙酮除外，美沙酮每 6 ～ 8h 服用一次。吗啡和羟考酮的缓释制剂将给药时间延长到了 8 ～ 12h。

2. 直肠给药

造血干细胞移植患者应避免这种途径，因为插入栓剂会产生细菌大量侵入。

3. 阿片类药物肌内和皮下给药

肌内和皮下给予阿片类药物在造血干细胞移植人群中很少采用，因为需要频繁给药，肌内 / 皮下注射合并血小板减少会导致血肿的形成。

4. 静脉推注给药

静脉推注给药能迅速提高药物的血浆水平。然而，药物随后被迅速重新分配和代谢，血药浓度迅速下降。因此，MEAC 以上的治疗水平只能维持很短的时间，一般少于 30min。由于大多数患者有留置静脉通道，故静脉推注给药在造血干细胞移植人群中得到广泛应用。该药物可靠且快速达到目标浓度。

5. 匀速（连续）输注给药

阿片类药物的输注需要很长时间才能将血药浓度提高到有效范围，导致患者处于痛苦之中。此外，要选择维持有效血浆阿片类药物浓度的输注速率，必须知道每例患者代谢和排泄阿片类药物的速率。选择的输注速率可能过快，导致血浆中药物浓度上升到毒性范围内，或者选择的输注速率不足，导致血浆中药物浓度下降到镇痛范围下（图 100-6）。

6. 静脉推注后匀速输注给药

静脉推注将迅速将血浆中的药物浓度提高到治疗浓度，然后可以通过持续输注维持该药物浓度。患者报告将确定初始有效推注（负荷）剂量。每小时输液速度约等于有效负荷剂量的 20%，通常可以提供良好的疼痛缓解。必须进行密集的护士监测，以确保疼痛缓解和避免药物过量。

7. 患者自控镇痛

在 20 世纪 70 年代早期，一种革命性的概念被提出，即患者可以作为他们自己的"传感器"来缓解疼痛和镇痛的需要。该概念认为，如果患者按需获得阿片类药物，他们将滴定剂量，使血浆浓度保持在接近 MEAC 的镇痛水平，从而达到令人满意的镇痛效果，而且即使长期服用阿片类药物，也不会过度使用或使用不足。随着计算机泵的出现，这一概念达到了临床应用，使患者能够频繁自行给予小剂量阿片类药物，即患者自行控制镇痛（patient-controlled analgesia，PCA）的临床技术。

负荷剂量给药继以患者控制镇痛后血浆药物浓度见图 100-6。患者控制镇痛通过个体化阿片类药物的剂量，允许患者正好滴定至镇痛的剂量，避免了其他给药方式所带来的 MEAC 变化、药物代谢动力学差异、痛觉程度变化等问题。几乎所有的成年患者都具有使用患者控制镇痛的认知和辨别能力。12 岁以下的儿童可以可靠地使用患者控制镇痛[86]，甚至在一些 4 岁或 5 岁以下的儿童中也可以安全、成功地使用[87]。目前的临床实践，为幼儿提供患者控制镇痛的前提是幼儿能够掌握患者控制镇痛的概念和使用患者控制镇痛的技术。如果一个孩子能玩电子游戏，他可能会使用患者控制镇痛。

在造血干细胞移植患者中，患者控制镇痛的经典应用是治疗黏膜炎的疼痛。随着黏膜炎疼痛的加重，患者会使用更多的药物，然后随着口腔和咽喉的愈合并且疼痛的减轻时，他们会自然地逐渐减少阿片类药物的剂量（图 100-7）。在随机对照临床试验中，对使用患者控制镇痛的患者与使用持续输注阿片类药物治疗黏膜炎疼痛的患者进行比较，使用患者控制镇痛的患者疼痛评分较低，用药时间较短，因此不良反应较少[88]。患者控制镇痛泵具有各种必须定义的参数，以便安全有效使用。患者控制镇痛在有效使用的情况下，可以减少护理时间，提供更及时的疼痛缓解，更重要的是可以让患者参与症状的缓解。

(1) 患者控制镇痛单次剂量：建议吗啡的初始推注剂量为成人 0.5 ～ 2mg（10 ～ 30μg/kg），儿童为10 ～ 20μg/kg，或其他等效剂量的药物。随着疼痛

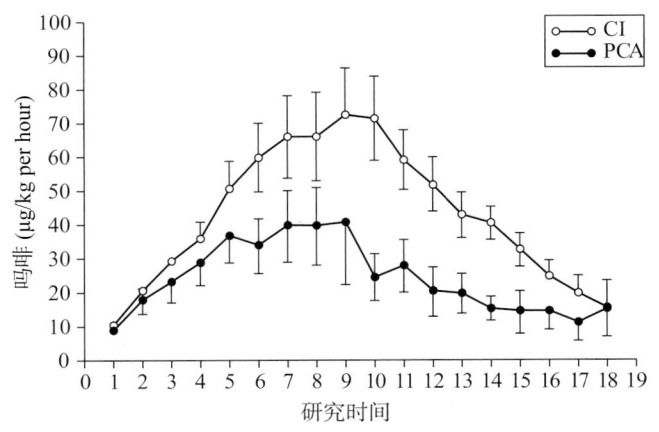

◀ 图 100-7 造血干细胞移植过程中伴有黏膜炎疼痛的青少年每日平均的吗啡剂量

吗啡是通过医生处方的持续输注或患者控制镇痛来提供的。随着疼痛的加重，患者控制镇痛会给予更多的药物，随着黏膜炎的愈合，他们会自动减少剂量。同时也注意到患者控制镇痛使用的药物较少，尽管两组患者的疼痛评分非常相似。成人结果与之相同[22]（引自 Mackie 等，1991[86]。经 Elsevier 同意转载）

恶化，应增加单次给药的量；如果疼痛减弱，应相应减少剂量。经验表明，最理想的单次剂量是能够满足患者 24h 的药物需求，从护理记录或读取患者控制镇痛泵的存储记录获得，分 25～40 次给予。

(2) 患者控制镇痛锁定区间：在阿片类药物单次推注给药后，泵在这段时间内不会再给药，通常是 6～10min。这是一种安全特性，因为它可以防止在患者体验到前一剂量的效果（镇痛和镇静）之前再给药。

(3) 患者控制镇痛 + 固定输注：单独应用患者控制镇痛有一些缺点。如果患者睡着了，或者与静脉输液断开了联系，并且没有服用阿片类药物，血液中的阿片类药物浓度就会下降。然后，患者可能难以自行给予足够的药物以将阿片类药物的血药浓度提高至镇痛范围。为了解决这个问题，患者控制镇痛泵有一个固定输液的选项。在患者确定其个人剂量要求（即仅通过患者控制镇痛使用阿片类药物）之前，不应使用此选项。例如，患者可能在过去 24h 内使用了 84mg 吗啡。平均每小时 3.5mg 吗啡。建议设定的输注量不超过预期阿片类药物需求量的 30%～50%，并根据需要进行一些昼夜调整，在本例中为 1.0～1.8mg/h。除了有助于睡眠外，增加输注意味着每次给予患者控制镇痛剂量后，阿片类药物的血药浓度下降得更慢，从而使患者在需要重复患者控制镇痛剂量的时间间隔更长。

术后患者使用患者控制镇痛治疗 24～48h 的研究表明，在患者控制镇痛中额外加入输注的患者的镇痛效果以及满意度没有明显改善[89, 90]。尽管如此，仍有很强的观点认为，在持续疼痛数天的造血干细胞移植患者中，患者控制镇痛加输注能改善造血干细胞移植患者的镇痛质量，并有助于睡眠。

（八）阿片类药物的减量

部分造血干细胞移植患者疼痛持续时间较长，需要长期的阿片类药物治疗。通常，随着疼痛的减轻，患者的患者控制镇痛或口服阿片类药物剂量逐渐减少，最终停药。然而，如果长期（10～14 天）使用，患者可能在生理上依赖阿片类药物；也就是说，突然停止阿片类药物的摄入可能会导致戒断综合征。在造血干细胞移植患者中，这些症状可能与应激反应混淆，也可能类似感染或 GVHD 症状。

重要的是，医生和患者都应明白这些症状与成瘾无关（参见章节生理依赖性和心理上的依赖）[56]，即使戒断综合征确实发生了，虽然它令人不愉快，但它其实很少有身体上的危险，并且没有长期不良影响。这些症状可在阿片类药物剂量减少后 6～12h 内出现，在 24～72h 达到高峰。出于人道主义原因以及为了成功治疗，任何减药过程都应尽量减少戒断综合征的可能；如果出现戒断综合征，应使用小剂量阿片类药物治疗，直到症状消失。

减药的实际操作

应该密切关注所有患者的戒断症状，因为他们可能没有意识到他们所经历的不适与阿片类药物剂量的变化有关。如果确实出现戒断综合征，首要干预措施是静脉输注或患者控制镇痛给药，以消除症状。假设疼痛或戒断综合征不再出现，那么该药物剂量每天减少 10%～20%[91]。

对于门诊患者，医护人员不可能对其症状进行持续监测，因此建议缓慢逐步减药。一个简单的方法是"药丸计数"。医生给患者开了通常使用的阿片类药物，并指示患者根据时间（与阿片类药物的药效持续时间一致）服用，而不是根据需要服用。连续减少 10%～20% 的剂量，直到患者不服药为止。即刻释放阿片类制剂通常比不能分割的缓释制剂具有更大的剂量灵活性。药物减量中发生的外周肾上腺素能症状可以通过给予肾上腺素能的 α_2 受体激动药，如可乐定来消除或减轻[56]。

对于更复杂的患者，如那些过度关注剂量或药片数量的患者，药丸计数方法的替代方法是使用"疼痛鸡尾酒"法[91, 92]。在这一方法中，将患者平均每日摄入的阿片类药物融入一个固定体积的能掩盖味觉的液体载体中，例如樱桃糖浆，并将该载体分割成与药物预期作用时间相适应的固定剂量。当减少阿片类药物含量时，每日总体积保持恒定，但每毫克中阿片类物质含量降低 10% ～ 20%。

八、造血干细胞移植患者的临床疼痛管理

（一）移植前

准备进入和进入移植程序，对患者来说是一种非常有压力的经历，并且可能比平常更容易受到包括疼痛在内的各种压力的影响。这也是理解和积极参与任何可以改善舒适度治疗或提高治疗成功率的最佳动机。患者和家属应确保症状包括疼痛在内，将得到有效、安全和及时的治疗。特别是，关于在造血干细胞移植中适当、安全使用阿片类药物的教育非常重要，以便在需要使用这些药物之前消除对成瘾的恐惧。移植前是学习、练习和完善非药物镇痛技术的理想时期。

随着移植时间的临近，在移植过程中可能禁忌的镇痛药物，如抗抑郁药类、SSRIs、NSAIDs，应停止使用，并开始使用更安全的替代品，如阿片类药物或作用时间更短的抗焦虑药，如氯硝西泮。

（二）住院和围移植期

这是患者最脆弱的时候。采用的疼痛处理措施不可妨碍植入或妨碍患者功能。由于患者经常不能口服药物，而肌内注射是禁忌，所以通常采用静脉注射镇痛药物。

对使用非处方精神药物的患者进行评估和治疗更为困难。在这些可能出现阿片类药物耐受的患者中，镇痛药的使用强度通常大于正常情况，临床医生评估治疗是否成功可能不得不依赖外部可观察到的标准，而不是通常的患者报告标准。可能需要制定合约来规范患者必须遵守的明确行为，以确保药物维持或加量。预期的行为可以包括所有必要的自主活动，以及与工作人员就愤怒控制、操纵、不适当的药物寻求活动和药物需求数量进行适当的互动。当移植的疼痛阶段结束时，可能有必要强制实行外加相对严格的阿片类药物减量时间表，而不是像通常那样允许患者自行逐渐减少。

（三）假性成瘾

必须注意的是，对于以前曾使用过阿片类药物（无论合法还是非法）或仅仅由于与药物有关的特性而对阿片类药物有较高需求的患者，阿片类剂量必须给足。对持续用药不足的患者会让他们感到痛苦，而且往往会形成一个恶性循环：患者不断地要求药物治疗，而工作人员感到沮丧，开始拒绝用药，或者给患者贴上"吸毒者"的标签。这些行为可能被认为是成瘾，而事实上，罪魁祸首是未能提供足够的止痛剂。

（四）有药物滥用史的患者

有药物滥用史（烟草、酒精、非法药物、阿片类药物或镇静药）的患者在移植期间可能出现管理问题，尤其是阿片类药物逐渐减量的情况下。在移植前识别这些高危患者至关重要，提供足够的镇痛剂量（见上文"假性成瘾"），为可接受的行为制定明确的规则，并正确认识到阿片类药物需求的增加。阿片类药物的撤退可以通过提供有时效性的药物，而不是"按需"给药，从而从患者身上移除一层控制，使撤退变得更容易。

以下是最常见的疼痛问题及其处理方法。

1. 口腔黏膜炎

造血干细胞移植中使用的预处理方案和 GVHD 预防措施可导致 60% ～ 100% 的患者出现口腔黏膜炎，并需要全身给予阿片类药物镇痛[10, 93, 94]。口咽不适一般发生于放化疗开始后 5 ～ 7 天，并且在造血干细胞移植的第 9 ～ 13 天达到高峰。症状的缓解通常发生在移植后 3 ～ 4 周，与中性粒细胞恢复平行。镇痛需要的时间从几天到几周不等。黏膜相关性疼痛的生物学预测因素与组织损伤程度相关，包括放化疗的类型及强度、甲氨蝶呤在 GVHD 预防中的应用、年龄、黏膜炎的临床分级和干细胞来源等。黏膜炎疼痛的社会心理预测因素也已被确定，包括移植前造血干细胞移植相关的痛苦、采用的疼痛应对策略的类型、抑郁和独居状态[10, 95]。

最近治疗黏膜炎的方法聚焦于预防。越来越多

的人开始使用低强度或使用较低黏膜毒性的替代预处理方案。此外，正在研究标准甲氨蝶呤预防 GVHD 的替代方法。一篇系统性综述发现了令人信服的证据：冰片、氨磷汀、水解酶、抗生素软膏、磷酸钙冲洗剂和良好的口腔护理方案都能有效降低黏膜炎的严重程度[96]。角化细胞生长因子已被证明是安全的，并可在自体移植中减少黏膜炎疼痛的持续时间[97]。目前正在对这类药物在异基因移植中的安全性和有效性进行研究。

口腔黏膜炎相关疼痛一旦确认，黏性利多卡因、苄达明等局部镇痛药可有效控制疼痛[96, 98]。这些制剂应每天冲洗和含漱数次，常与苯海拉明等黏膜涂抹剂联合使用。随着口腔黏膜炎严重程度的增加，这些局部制剂不足以控制疼痛，常常需要给予全身阿片类药物。

因为患者常伴发的吞咽困难、恶心 / 呕吐和胃肠道吸收不良，故口服的阿片类药物使用受限。因此，黏膜炎疼痛的全身治疗通常通过肠外给予阿片类药物来完成。当需要经常静脉注射剂量时，可适当使用患者控制镇痛，适用于可以对此进行管理的成人和儿童。对于无法使用患者控制镇痛的患者，需要持续静脉输注联合必要时的推注加药。在阿片类药物在临床中的应用和阿片类药物的减量的章节中描述了患者控制镇痛治疗黏膜炎疼痛的具体方法。

尽管接受了当前的预防方法和全身阿片类药物的治疗，许多患者仍然主诉有持续的黏膜炎疼痛[95]。心理技术（如放松和认知 - 行为训练）与系统性给予阿片类药物结合可能更有益[10]。需要进一步研究预防措施和非阿片类药物在疼痛管理中的应用策略。

2. 与预处理方案有关的皮肤毒性

在造血干细胞移植中，这种并发症主要发生在手、脚、腹股沟、腋窝和生殖器。皮肤破坏的程度可以从轻微红斑到类似二级烧伤的明显病变不等，通常在移植后 6 ～ 10 天愈合。皮肤损伤可能需要含银乳膏或生物敷料（如猪皮）进行治疗。对于轻度毒性，冰敷通常可以提供足够的镇痛。对于更严重的疼痛，类似于在口腔黏膜炎中一样，可以使用阿片类药物。

3. 肝包膜膨胀

肝窦性闭塞综合征可引起肝淤血伴肝包膜的膨胀。可以类似治疗口腔黏膜炎一样，静脉注射或采用患者控制镇痛方式止痛。肝窦性闭塞综合征的患者可以正常耐受和代谢阿片类药物，除非肝窦性闭塞综合征进展到重度（胆红素 ≥ 20mg/dl），出现肝衰竭或肾功能障碍。必须记住，高容量的肝脏降解途径可能会压倒一种轻度异常的肾脏，将导致降解产物的积累，特别是哌替啶和吗啡。

4. 与造血生长因子有关的疼痛

重组粒细胞集落刺激因子非格司亭常用于促进中性粒细胞的恢复和动员供者干细胞。头痛和骨痛（通常在骨盆和长骨）常发生，呈剂量依赖性。骨痛可在给予非格司亭后数小时内发生，通常在停药后几天内消失。疼痛通常可以用对乙酰氨基酚或 NSAIDs 得到很好的控制，有时可能需要低剂量的口服阿片类药物。在已发表的一系列文献中，接受非格司亭动员干细胞移植的供者中，有 60% ～ 100% 的人主诉骨痛严重到需要某种类型的镇痛。虽然罕见，但偶尔也会严重到需要住院治疗[99]。使用长效乙二醇化非格司亭的经验越来越多，统计出的骨痛发生率与其短效的发生率相当[100, 101]。接受非格司亭或乙二醇化非格司亭的门诊患者应能获得充足的"按需"剂量的口服速效阿片类药物，如吗啡、二氢吗啡酮、羟考酮或氢可酮，通常与对乙酰氨基酚联合使用。有趣的是，氯雷他定作为治疗乙二醇化非格司亭引起疼痛的安全的替代药物，目前正在研究[102]。

（五）移植后

1. GVHD

尽管使用免疫抑制药物和类固醇进行了预防，接受异体移植的患者依然有罹患 GVHD 的风险。以下是 GVHD 常见的疼痛发生部位。

（1）口腔。口腔 GVHD 可与口腔黏膜炎的症状体征重叠。对症治疗包括良好的口腔卫生护理、局部镇痛药、口服或静脉使用阿片类药物。

（2）皮肤。皮肤 GVHD 疼痛对阿片类药物有效。皮肤 GVHD 所致的瘙痒也可以通过口服羟嗪或环丁甲羟氢吗啡得到有效治疗，因为瘙痒可能通过阿片类药物敏感系统缓解[84, 103]。抗抑郁药多塞平对于任何原因引起的瘙痒都相当有效。

（3）胃肠道。肠道 GVHD 引起疼痛的原因有多种。肠壁炎症无论是休息时还是运动时都可引起疼痛。肠道炎症激发的剧烈蠕动可能引起发作性绞痛，该疼痛对阿片类药物无反应。实际上，阿片类药物可能通过促进肠蠕动而使疼痛加重。临床经验强烈表明，κ 受体激动药阿片类药物如布托啡诺比 μ 受体激动药阿片类药物能产生更好的缓解疼痛效果，更少的肠道麻痹性肠梗阻。此时，采用侵入性镇痛技术，如硬膜外镇痛，可以在低剂量药物使用的情况下提供强效镇痛。慢性 GVHD 是一个使人头痛的疼痛管理问题，应考虑长期使用阿片类药物或给予侵入性镇痛技术镇痛。

在阿片类药物基本无效、疼痛不可预测且短暂的情况下，比如慢性 GVHD 的肠痉挛，患者可以使用与深呼吸相结合的想象来抵消生理感觉。例如，一个有痉挛性疼痛的患者可以想象一个握紧的拳头，当他们慢慢地深呼吸时，拳头会逐渐放松。或者，在灼烧痛的情况下，患者可能会想象随着呼吸节奏，北极的空气穿过身体发热的部分，由红色变成橙色，并冷却成绿色或蓝色。成人和儿童都可以使用这种方法来缩短疼痛的持续时间。

2. 与类固醇逐渐减量有关的疼痛

这通常发生在类固醇逐渐减量的时候。通常，疼痛是比较剧烈的，起病迅速，且持续时间短，一般在凌晨发作，发生在股骨远端和胫骨近端。这种疼痛通常对阿片类药物有反应，但剂量必须足够大才能终止疼痛发作。

3. 带状疱疹引起的疼痛

大约 75% 患者出现急性发作的疼痛。疼痛可能会持续到急性期之后。持续 1 个月以上的疼痛可能是由于周围神经损伤引起的，因此称为带状疱疹后神经痛。在急性发作时，非阿片类药物和阿片类镇痛药可用并有效。对于疱疹后神经痛，非阿片类和阿片类镇痛药相对无效。疱疹后神经痛有三种类型的疼痛，它们对不同的治疗方式有不同的反应。

(1) 严重的皮肤痛觉过敏，轻微的触摸会引起疼痛（痛觉异常）。可考虑给予局部麻醉药（EMLA 膏剂，一种 2.4% 利多卡因 + 2.5% 普里洛卡因混合物乳膏）或近来出现的新制剂（如利多卡因贴片）[104]。有效的全身药物包括抗惊厥药和抗抑郁药（见下文"神经性疼痛部分"）。

(2) 发作性放射痛被认为最可能是来自受损后角神经元的癫痫样放电（见下文"神经性疼痛部分"）。

(3) 灼烧痛，这是疱疹后神经痛最常见的形式。这类型通常对抗抑郁药反应良好[61, 62]，偶尔对阿片类药物也反应良好。

预防疱疹后神经痛一直是研究的主题。早期关于皮质类固醇可能预防疱疹后神经痛的说法[105]尚未得到证实[106]。最近的研究强烈表明，早期使用抗病毒药物可能降低疱疹后神经痛的发生率和持续时间[107, 108]。令人兴奋的是，有证据表明早期交感神经阻滞（如硬膜外镇痛）可缩短急性期，降低疱疹后神经痛的发生率、持续时间和严重程度[109, 110]；目前联合抗病毒治疗，似乎是干预疱疹后神经痛的首选措施，尤其对于 50 岁以上的患者。

（六）神经性疼痛

神经损伤可引起神经性疼痛。这种疼痛通常与刺激强度不成比例；它累及包括有髓 Aδ 神经纤维或更小、无髓鞘的 C 纤维。特别是后者的损害可能导致"交感神经介导的"疼痛综合征。这些症状可能适合神经阻滞治疗，而非交感神经引起的疼痛症状通常不适合神经阻滞治疗。

神经性疼痛通常与感觉或自主神经系统功能障碍有关。患者倾向于用"灼烧痛""刺痛""咬痛""酸痛"或"发紧"等词来描述神经疾病的不适。放射痛和电击样疼痛症状也可发生。常见的原因包括暴露于化疗药物（特别是长春碱类）、钙调磷酸酶抑制药、放疗或手术损伤大神经丛、脊髓受压或神经根浸润，如带状疱疹。造血干细胞移植患者神经性疼痛的发生率尚不清楚。各种综合征的机制仍不清楚；因此许多治疗方法很难预测疗效。而在过去几年里，基于我们目前对去甲肾上腺素和 5-HT 神经化学的理解，出现了治疗神经性疼痛的序贯方法[63, 65, 111]。请参阅下面两节。

1. 用于神经性疼痛的抗抑郁药

许多造血干细胞移植患者有神经性疼痛。虽然目前还没有针对造血干细胞移植患者的抗抑郁药或 SSRI 镇痛的临床试验，但从其他条件下的试验（通常是糖尿病性神经病变或疱疹后神经痛模型）中推断造血干细胞移植人群数据可以是合理的[112]。

抗抑郁药已被证明在一些患者中具有不同的疗效。与安慰剂相比，阿米替林、丙咪嗪和地西帕明，无论是低剂量还是高剂量给药时对神经性疼痛都有效[58, 60, 62, 113, 114]。给药约 2 周后疼痛出现好转；血药浓度与镇痛效果之间的直接相关性尚未确立。阿米替林可能是首选药物，但地西帕明是一种疗效相似、不良反应可能较少的更好的替代药物[61, 62]。

虽然很难证明 SSRIs 对神经性疼痛综合征有

明显的镇痛效果，但有新证据表明它们可能是有效的，尤其是 SSRIs 可能增强抗抑郁药的镇痛作用[63, 64]。一种新出现的抗抑郁药物，杜洛西汀，它是一种 5-HT 和去甲肾上腺素再摄取的抑制药，目前研究较少，但在难治性神经性疼痛综合征中展现出前景[115, 116]。越来越多的人认为 SNRIs 在治疗非造血干细胞移植患者神经性疼痛方面是有效的[117]，这些方案可以合理地推广应用到造血干细胞移植患者。

2. 用于神经性疼痛的抗惊厥药

许多抗惊厥药物，包括卡马西平、苯妥英、丙戊酸和氯硝西泮，已被用于治疗神经性疼痛，并取得了一些成功[112, 118]。然而，最近开发的抗惊厥药加巴喷丁和普瑞巴林似乎更有效、更安全，且对癌症患者的耐受性更好，尤其是对那些有发展为疱疹后神经痛风险的患者[117, 119-124]。

3. 神经性疼痛的局部处理

局部应用利多卡因贴片[125, 126]和辣椒素[127, 128]已成功用于控制周围神经性疼痛。外用辣椒素已被用于治疗黏膜皮肤神经性疼痛，如口腔黏膜炎[129]，但由于辣椒素可通过释放 P 物质引起剧烈疼痛，故仅建议早期或轻度患者使用[129]。

4. 阿片类药物治疗神经性疼痛

阿片类药物治疗神经性疼痛无效的过去说法已被证明是错误的[130-132]。实际上，神经性疼痛对阿片类药物治疗是有反应的，但可能比治疗痛觉性疼痛需要更高的剂量。此外，辅助治疗可以增强并协同阿片类药物在神经性癌性疼痛中的镇痛作用[133, 134]。用阿片类药物治疗神经性疼痛通常有效，直到疗效稳定或出现不可接受的不良反应。如上所述，长期使用阿片类药物治疗可能会导致心理依赖和滥用的风险。

（七）由于诊断或治疗手段引起的疼痛

1. 腰椎穿刺后头痛

腰椎穿刺后头痛（postlumbar puncture headache，PLPHA）认为是由于腰椎穿刺造成的硬脑膜孔中脑脊液持续漏出所致。这种脑脊液漏可能导致低压头痛或大脑结构的牵拉性疼痛，因为它们通过枕骨大孔向远端迁移。此外，可能有一种反射性血管扩张是对整个大脑的异常静水压力梯度的反应[135]。腰椎穿刺应尽可能用最小的针进行，不能超过 22 号，最好是 25 号。使用 22 号穿刺针时，20—30 岁患者的腰椎穿刺后头痛发生率为 20%～30%，60 岁以上的腰椎穿刺后头痛发病率仅为 2%～3%。

典型的腰椎穿刺后头痛是腰椎穿刺后发生的枕部或额部疼痛，对体位变化非常敏感。它可能与畏光、恶心、呕吐、耳鸣、复视以及听觉和视力的变化有关。并非所有腰椎穿刺后的头痛都是腰椎穿刺后头痛。有头痛病史的患者很容易在腰椎穿刺后发生头痛，但是否为腰椎穿刺后头痛往往存在争议。

降低腰椎穿刺后头痛发病率的预防措施包括：

(1) 使用小号针，最好是那些非切割的"铅笔尖端"的针，如惠特克针或斯普洛特针。

(2) 单次穿刺。

(3) 腰椎穿刺后平躺，可能是为了让硬膜孔愈合。建议开始时 1h 平卧，然后在接下来的 24h 尽可能多地平卧。这从没有被证明是有效，但是，是出于专家建议。

一旦头痛发生，可以使用多种治疗方法：

(1) 卧床休息，温和的镇痛药和加强补液。

(2) 如果需要，给予咖啡因输注，每次 500mg 咖啡因，溶在 500～1000ml 液体中，给药时间 1～2h，一天两次。需要排除如心动过速或焦虑失控等不良反应。

(3) 下床时戴上腹带。这会增加腹内压力，增加硬膜外血流，降低硬膜外压力梯度，从而减少脑脊液丢失。

(4) 硬膜外自体血充填法。通过在腰椎穿刺部位进行硬膜外穿刺，然后将患者自身 10～15ml 血液注入之前穿刺部位的硬膜外腔。血液可以降低硬膜外压力梯度，使孔愈合，或充当"生理胶水"以密封穿刺孔。在造血干细胞移植患者中应慎用硬膜外自体血充填法，因为血凝异常的患者中有产生硬膜外血肿的危险，且血块在免疫功能低下的患者中是靠近神经轴的良好的细菌培养基。

(5) 使用曲坦类药物。事实证据和临床经验表明，口服和鼻腔喷雾的偏头痛药物舒马曲坦，也可通过肌内注射途径用于治疗腰椎穿刺后头痛，避免自体血充填法。

2. 手术痛

造血干细胞移植患者经常要进行一系列的手术，从简单、术后疼痛轻的（如留置中心静脉导管）到复杂、疼痛的（如肺活检）不等。造血干细胞移植患者术后疼痛的处理应积极主动。侵入性操作应仔细权衡，如置入硬膜外导管用于阿片类药物脊髓镇痛以及给予局部麻醉剂。胸腹外科手术后，硬膜外镇痛有助于肺功能和全身活动恢复；导管部位感染的风险比较小[136,137]。造血干细胞移植术后疼痛处理的一个复杂特点是许多患者对阿片类药物都具有耐受性。在这种情况下，建议使用基础输注药物完全替代术前阿片类药物，并根据患者的接受能力，通过患者控制镇痛或频繁的护士推注式给药，以提供突破性的大剂量。尽管阿片类药物没有真正的对数剂量反应曲线，但它们的表现就类似于耐受患者一样。因此，在急性术后期，许多患者的阿片类药物需求至少是以前的 2 倍，这并不奇怪。通过患者控制镇痛进行自控给药，可使患者上升至可接受的舒适度水平，使呼吸抑制的风险最小。

九、镇痛 / 镇静用于痛苦和不愉快的手术

造血干细胞移植患者必须经历许多不同的痛苦、不愉快和引起焦虑的过程。在幼儿中，只有在深度镇静或全身麻醉下才能完成这些操作。术前的恐惧和术中的不适可以通过多种方式来管理，如下所述。

（一）非药物管理

认知 - 行为和物理方法对于术前的焦虑和手术过程中的分散注意力均有效[138]。这些方法要求患者保持警惕；即使是使用适量的苯二氮䓬类药物镇静也会破坏这些方法的有效性。放松和想象可以使认知分散和减少身体压力。

（二）药物管理

药物管理可以采取多种形式，取决于手术、患者和当地资源。通过使用局部麻醉和最低剂量的中枢神经系统活性药物，成人一般能耐受手术。儿童可能需要更多的中枢神经系统活性药物。按照复杂性和侵入操作递增的顺序，可以使用以下技术。

1. 皮肤局部麻醉

皮肤应用 EMLA 1h 后将产生良好的皮肤麻醉。经皮局麻药对皮肤及深部组织的浸润效果良好。局部麻醉药不会立即起作用，在尝试任何可能的疼痛操作之前，最好停留 5min 左右。在 30ml 1% 利多卡因注射液中加入 2 ～ 3ml 无菌碳酸氢钠溶液，可减轻或消除注射过程中的刺痛。

2. 术前用药法

术前小剂量的抗焦虑药（如咪达唑仑）和短效

的阿片类药物（如芬太尼）将使局部麻醉时患者更舒适。患者通常不会回忆起手术过程，但即使遇到困难或患者表示不适，患者回想时也不是那么令人不愉快的经历

3. 清醒镇静

清醒镇静可以通过阿片类药物和镇静药来实现的，给药剂量要高于单纯术前用药的剂量，这样患者就能对言语刺激保持反应，并能够保护气道和自主呼吸。只有有资格的护士和医生才可以提供清醒镇静，因为可能需要气道支持，虽然出现概率很低。

有一种方法是使用劳拉西泮加吗啡或氢吗啡酮等阿片类药物，患者通常已经在服用这些药物。该方法是"加满"现有的镇静药和镇痛药，因为患者此前已对这些药物产生了呼吸耐受，故呼吸抑制的情况非常罕见。另一种常见的药物组合是咪达唑仑加阿片类药物；但这不太安全的，因为咪达唑仑的呼吸抑制作用比氯拉西泮更明显，更不可预测，而且因为患者很少长期服用咪达唑仑，所以不会对这种药物产生呼吸耐受。在任何一种情况下，最重要的是权衡吸入的风险与比单独使用术前药物提供更深镇静的益处，例如，如果患者患有严重的黏膜炎。

4. 深度镇静和全身麻醉

从清醒镇静到深度镇静（当患者无意识时），再到全身麻醉（当患者失去知觉时），这一连续过程的界限是模糊的。虽然训练有素的护士可以安全实施清醒镇静，但只有那些在气道管理和心血管不稳定干预方面技术娴熟的医生，才应该被允许使用深度镇静和全身麻醉。这种方案通常包括短效、强效的阿片类药物和静脉麻醉药；芬太尼（快速再分配的短作用）和瑞芬太尼（血浆中自发降解）加丙泊酚是两种常用的方法。笔者不鼓励使用氯胺酮——另一种替代药物，因为它的作用时间更长，会产生大量分泌物，而且常常与用药后谵妄有关。美国儿科学会为这种情况提供了诊疗指南[139]。

十、造血干细胞移植患者的侵入性镇痛技术

在非造血干细胞移植人群中，患者的长期疼痛无法通过全身镇痛药物进行有效的缓解，那么他们可以选择一种有效但具有侵入性的镇痛技术。在造

血干细胞移植患者中，由于存在血肿和感染的风险，这些技术很少使用。在造血干细胞移植后，存在严重疼痛问题的患者如果对全身镇痛药没有反应，如慢性肠道 GVHD 或病理性骨折，那么应考虑这些强效的技术。这些技术的例子及其在造血干细胞移植患者中的潜在适应证和潜在的并发症如下。

（1）周围神经阻滞加局部麻醉药用于存在明确解剖分布的疼痛。例如，肋间阻滞可能适用于肋骨骨折、放置胸管或开胸术后。

（2）在有交感神经系统介导的情况下，用局部麻醉药阻断交感神经。例如，星形神经节阻滞可适用于头颈带状疱疹。

（3）神经破坏性交感神经阻滞疼痛，可能长期存在并对其他镇痛药具有抗药性。例如，神经损伤性腹腔丛阻滞有时可考虑用于腹腔内念珠菌病引起的疼痛。

（4）使用阿片类药物或局部麻醉药进行神经轴突（硬膜外或蛛网膜下腔）阻滞。该技术可以在短期内使用，例如，通过经皮插入导管治疗胸腹部手术后疼痛。对于可能持续时间较长的疼痛，如肠道 GVHD，可以考虑更复杂和更昂贵的植入系统。

（5）脊髓刺激是一种高度专业化的技术，它利用电流来调节中枢神经系统的传出和传入疼痛信号。临床数据已经证明了不同程度的疗效，在所有病例中，仔细选择患者是至关重要的。

十一、濒死患者的镇痛和镇静

在为临终患者给药以减轻不适感时，往往需要考虑选择最有效、负担最小的给药途径。在造血干细胞移植患者中，由于大多数患者都有留置中心静脉导管，药物给药路径的选择变得简单。提供舒适护理的基本药物是阿片类药物。阿片类药物的选择可能由患者早期有效使用的药物来决定。

持续输注阿片类药物和患者控制镇痛均可以发挥作用，但随着患者病情恶化，其能够有效使用患者控制镇痛的可能性降低。如患者未接受阿片类药物治疗，应以患者控制镇痛或像治疗黏膜炎的那种持续输注开始，并根据反应来调整剂量。如果患者正在接受阿片类药物，剂量应向上调整以获得舒适。经常需要使用大剂量的阿片类药物以获得舒适的患者，常规增加的剂量可能不够。在这种情况

下，可能需要推注负荷 1h 的阿片类药物剂量，然后根据需要增量 25% ～ 50%。如出现恶心、谵妄、躁动、颤抖或其他中枢神经系统现象等不良反应，可通过调整为另一种等剂量的阿片类药物或添加其他的中枢神经系统活性药物来治疗，包括低剂量（0.5 ～ 1.0mg/kg）氯胺酮，每日 1 ～ 2 次[140]。

如果阿片类药物不能提供足够的舒适度，特别是在焦虑或颤抖控制不佳的情况下，应考虑使用苯二氮䓬类药物或巴比妥类镇静药。最初的苯二氮䓬类药物方案是咪达唑仑 1 ～ 2mg/h 和劳拉西泮 1 ～ 2mg/h；剂量可适当增加 25% ～ 50%。与阿片类药物一样，可能需要大剂量。另一类有用的药物是丁苯酮，如氟哌利多醇和氟哌利多。这些药物可用于治疗谵妄和精神错乱，与阿片类药物联合使用时，可产生一种平静、类似精神安定的状态。示例方案为氟哌啶醇 0.25 ～ 1.0mg/kg 或氟哌利多 0.1 ～ 0.2mg，每 4 ～ 6h 静脉注射一次。

在临终前出现的烦躁可能需要使用强效的中枢神经系统抑制药，如巴比妥类药物［戊巴比妥 1 ～ 2mg/kg，一次，持续输注 1 ～ 5mg/（kg·h）或苯巴比妥 200mg 静脉 / 皮下推注，然后 CII/CSI 600mg/ 天；通常的维持剂量为 600 ～ 1600mg/ 天或丙泊酚（50 ～ 200µg/（kg·min)]提供"姑息性镇静"[141, 142]。在某些情况下，安慰措施会缩短患者的生命。双重效应原则（也称为双重效果学说）是公认的伦理原则，它援引的公理是，为患者进行干预可能会招致风险，包括死亡的可能性；它合法地保护医生，并允许临终患者采取极端的安慰措施。双效应规则起源于天主教道德神学理论，其根源可以追溯到 Thomas Aquinas[143]。对生命终结伦理的全面讨论超出了本章的范围；伦理原则是基础，但常常不能解释围绕死亡和垂死的复杂社会学问题[144]。

十二、结论

本章概述了疼痛的神经生理学和药理学，并描述了造血干细胞移植患者常见的不适来源。为造血干细胞移植疼痛的评估和药物治疗提供了诊疗指南。大多数造血干细胞移植患者可以由肿瘤治疗团队有效处理。但在持续镇痛不足或无效的情况下，强烈建议咨询和参与多学科专家止痛小组讨论。

第 101 章
造血干细胞移植的口腔并发症
Oral Complications of Hematopoietic Cell Transplantation

Mark M. Schubert Maria Elvira Pizzigatti Correa Douglas E. Peterson 著

何雪峰 译

黄海雯 唐晓文 陈子兴 校

一、概述

造血干细胞移植患者的口腔并发症可引起广泛的病变，可表现为轻度一过性并发症、慢性功能损伤，甚至威胁生命。病变可由已存在的牙齿或其他口腔病变引起，也可以由造血干细胞移植特殊的治疗（如预处理方案）或相关并发症（如造血干细胞移植后 GVHD）引起。对于造血干细胞移植患者，综合性口腔护理的重要性和影响力被认为是管理的一个组成部分。综合性的口腔护理可以减少患者的痛苦、相关并发症以及医疗资源的使用，同时还能提高移植长期的疗效。包含造血干细胞移植口腔护理方案的多学科团队能够实现最佳的口腔和系统管理。循证医学管理指南持续深刻改进，能够为患者的整个病程带来直接的益处。

二、与移植阶段的关系

口腔并发症可发生于移植各阶段（表 101-1），能够反映受患者的总体状态影响的口腔健康状态，这些影响因素包括已有的牙病、造血干细胞移植相关的不良反应及相对应的处理。

口腔并发症的危险因素包括但不限于全身的基础性疾病和口腔疾病、患者年龄、供者类型、造血干细胞移植预处理方案、移植后免疫状态和可行的支持治疗。例如，与自体移植患者相比，异基因移植患者发生慢性口腔并发症（如 GVHD、唾液功能减退）风险显著升高[1]。由于许多口腔病变变化多端且感染可以有非特异性的表现，故提高识别口腔并发症的类型的能力有助于口腔并发症得到相应的诊断和处理。

表 101-1 造血干细胞移植各阶段口腔并发症和处理

阶段	时间间隔	口腔并发症	口腔处理重点
第一阶段	预处理前	已有的口腔 / 齿病 　– 龋齿 　– 牙髓感染 　– 牙周病、牙龈炎、牙周炎 　– 口腔黏膜感染：病毒、真菌、细菌 近期抗肿瘤治疗的口腔并发症 恶性疾病的口腔表现 　– 牙龈白血病浸润 　– 口腔淋巴瘤 颞下颌功能障碍	• 移植前的口腔检查和影像学检查 • 清除牙齿、牙周、牙髓和口腔黏膜病变 / 感染 • 对患者进行口腔并发症和管理的教育

（续表）

阶段	时间间隔	口腔并发症	口腔处理重点
第二阶段	启动预处理至三系植入	预处理的急性毒性 　– 口周黏膜炎 　– 口腔感染 　　– 口腔干燥 　　– 味觉障碍 黏膜感染：病毒、真菌、细菌 牙周、牙齿感染 口腔出血 急性 GVHD（异基因移植） 预防 GVHD 处理的毒性（甲氨蝶呤）	• 维持日常口腔卫生的措施 • 黏膜炎预防和对症治疗 • 感染的防治： 　– 病毒（单纯疱疹病毒、巨细胞病毒） 　– 真菌（念珠菌、霉菌） 　– 细菌 • 局部止血 • 口干症状的处理 • 口腔急性 GVHD 的局部和对症治疗 • 颞下颌功能障碍的处理
第三阶段	三系植入到血象恢复	持续的预处理毒性 　– 口腔干燥 　– 味觉障碍 口腔黏膜感染 　– 真菌（念珠菌、霉菌） 　– 病毒（单纯疱疹病毒、巨细胞病毒） 　– 细菌 [a] 口腔急性 GVHD（异基因移植） 　– 黏膜炎 　– 口腔干燥 神经系统毒性（震颤、麻痹、疼痛、味觉障碍） 牙齿过敏 颞下颌功能障碍	• 维持口腔卫生 • 口干症状的处理，包括龋齿的预防 • 感染防治 • 监视和诊断口腔急性 GVHD
第四阶段	正常造血恢复至免疫恢复	预处理口腔慢性毒性 　– 口腔干燥 　– 味觉障碍 GVHD 口腔表现 　– 急性 GVHD 缓解 　– 出现慢性 GVHD 口腔黏膜感染 　– 口腔念珠菌 　– 病毒感染（水痘 – 带状疱疹病毒、人乳头瘤病毒、单纯疱疹病毒） 　– 细菌感染 [b]	• 保持基本口腔卫生 • 口腔干燥症的治疗，包括龋齿的预防 • 防治口腔 GVHD • 防治感染 • 继续常规的口腔检查（移植后 4～6 个月） 　– 避免选择性和非紧急治疗 　– 在医疗防护下进行紧急齿科治疗，避免择期性的口腔处理
第五阶段	长期生存：免疫完全恢复	预处理的慢性毒性 　– 口腔干燥 　– 味觉障碍 口腔慢性 GVHD 表现 口腔黏膜感染 　– 口腔念珠菌病 　– 病毒感染（人乳头瘤病毒、水痘 – 带状疱疹病毒、单纯疱疹病毒） 　– 细菌感染 移植后继发肿瘤 　– 淋巴增殖性疾病 　– 鳞状细胞癌 　– 唾液腺肿瘤 儿童头面部生长发育异常	• 保持基本口腔卫生 • 口腔干燥症的治疗，包括龋齿的预防 • 口腔 GVHD 的监测和治疗 • 感染监测和治疗 • 监测潜在的移植后恶性病

GVHD. 移植物抗宿主病

a. 除非植入延迟或患者有急性 GVHD 或正在接受 GVHD 治疗，否则在此阶段黏膜细菌感染一般不常见；b. 除非患者患有严重的慢性 GVHD，特别是在对 GVHD 进行广泛治疗时，否则黏膜细菌感染很少见的

三、移植前的口腔评估和管理

移植前口腔评估和护理的首要目标是识别和消除移植后很有可能导致口腔并发症的现有口腔和牙科疾病 [2-5]。所有口腔病变都需评估和诊断，包括涉及牙齿、牙周、上颌和下颌，黏膜和唾液腺的病变。这些病变的原因包括感染、药物反应（包括骨修饰剂）或肿瘤。临床检查应借助影像学及合适的检测方法。微生物学和病毒学检测可以用病变和（或）特殊组织（包括组织活检）检测。

医生应告知造血干细胞移植患者可能出现的口腔并发症，并让患者接受有关口腔标准护理的教育。应建议移植患者在移植前尽早完成全面的口腔及牙齿评估和治疗。牙科医生必须参与造血干细胞移植前口腔评估；牙科医生必须清楚理解造血干细胞移植前患者评估的目标，其目标就是保持造血干细胞移植前口腔情况稳定并进行合适的治疗。为实现最理想的口腔管理，肿瘤科医生向牙科和卫生专家提供患者的疾病状态、治疗时间，以及造血干细胞移植后恢复的预期时间。牙齿护理目标是减少、稳定可能会阻碍造血干细胞移植后恢复的口腔和牙齿疾病。常规牙齿护理需要延迟到移植后免疫恢复后进行，这可能从造血干细胞移植后 6 个月（自体移植患者）到数年（异体移植伴有慢性 GVHD 者）不等。对于因病不能进行牙科治疗的患者，应给予必要的非侵入性口腔护理，直至常规牙齿治疗的禁忌解除。

（一）齿科治疗

理想情况下，造血干细胞移植前任何必要齿科的治疗均不应干预计划开始移植的预处理或诱导治疗，否则会增加发生并发症风险（如未愈合的拔牙部位）。治疗的水平和复杂程度及所需的时间需从患者病情相关的医疗、经济、情感考虑方面综合平衡。

1. 龋齿和牙髓感染

龋齿和牙髓感染是移植前需治疗的常见齿科疾病 [5, 6]。龋齿治疗需优先，严重的龋齿在造血干细胞移植后引起全身性感染并发症的风险很高，因此要优先治疗。不太紧要的龋齿可保守治疗甚至推迟到恢复至能进行常规牙科治疗后才处理。

如在造血干细胞移植后发生牙髓感染，由此产生的牙髓内感染很难控制甚至威胁生命。因此牙髓内的感染治疗应该在造血干细胞移植前进行牙髓治疗和拔牙。

与根管治疗有关的根尖周的透射影像需仔细评估。与根管治疗相关的影像学的变化由许多因素导致，包括感染、炎症反应、根尖纤维瘢痕、囊肿，甚至恶性病变 [2]。根尖周的透射影像与根管治疗有关，没有感染迹象通常不需要再治疗或拔牙，因为透射区域很可能是因为根尖瘢痕 [2]。但是，如果这些牙齿在移植后存在感染或治疗失败的风险，则应进行再治疗或拔牙。

2. 牙周疾病的处理

牙周感染（齿龈炎和牙周炎）是造血干细胞移植后患者最常见和最重要的感染性疾病 [7]。移植前的牙周病可以是轻微的龈缘炎，也可以是严重的慢性牙周炎伴牙周袋（由感染和侵蚀引起）、骨质流失、慢性脓肿。在病变部位，牙周内的组织感染、坏死，有引起局部和全身性感染的风险，同时也增加了出血风险。齿龈出血不仅仅由于血小板计数偏低，主要是由于已有的牙周病。健康牙龈组织除非遭到创伤情况下，否则一般不出血。患者不应该"因为他们的血小板低"而停止日常刷牙和牙线清洁。相反，他们应该继续如下所述的适当的口腔卫生，以防止感染并降低牙龈出血的风险。

控制牙周感染最重要的单一因素是有效地坚持牙刷、牙线清洁，有效清除菌斑可减少轻中度感染。更加严重的病变则需辅以抗感染等治疗（局部、全身或兼具）和龈下牙周治疗（牙根刨平和刮除）。牙周病的治疗过程需在骨髓清除性治疗前进行。患者则需要维持良好的口腔卫生 [1]。然而，严重牙周疾病的患齿（如明显骨缺损、常伴移动）需拔除。当拔牙不可行时，可将米诺环素缓释片在第 0 天左右放在病变处的牙周袋中，此措施可助于减少 3～4 周的细菌定植，减少牙周相关感染，以顺利度过最严重的粒缺期。

对于未萌出牙或部分长出的第三臼齿（智齿）移植前的处理目前存在争论。某些专家建议移植前拔除所有完全挤压或部分长出的第三臼齿。而多数专家倾向于保守，只有当第三臼齿在移植前 12～18 个月内曾有过牙周炎感染的病史和（或）用常规口腔卫生措施不能维持牙龈健康时才考虑拔除第三臼齿。

3. 拔牙

当有拔牙的指征时，应尽可能减少损伤，如果可以应该一期缝合。在开始预处理前很难判断拔牙后的最快愈合时间，但确定的是在骨髓抑制前的愈合时间越长，伤口愈合得越好。拔牙处上皮形成可减少局部感染、菌血症、远处感染和出血风险[8]。当伴发感染[牙周和（或）牙髓感染]或需要手术拔牙时，初始愈合时间会延长。比如单纯无感染部位拔牙后上皮修复时间大约 14 天。而拔除多颗相邻牙齿或受挤压的下颌骨第三臼齿的拔除需 21 ～ 28天才能修复。既往接受过双膦酸盐治疗过的患者拔牙愈合时间通常会延长，可至 4 ～ 6 周（见下文）。

4. 补牙和畸形矫正

可活动的假牙（如全口 / 部分假牙、咬合保护等）应彻底检查，必要时造血干细胞移植前进行干预。不合适的假牙可能因细胞毒性化疗或放疗而损伤口腔黏膜，增加了出现口腔溃疡的风险，继而增加疼痛和感染。在造血干细胞移植预处理期间以及移植后的前几周，应尽量地减少佩戴假牙（如只在进食时佩戴），以减低黏膜损伤和继发感染。假牙贮藏时强烈推荐使用抗菌浸泡液且每天需进行更换[1]。

除了固定舌侧保持，正畸带及固定矫正器均应在预处理前除去，以减少黏膜损伤。此外，金属假牙修复材料和金属正畸装置在全身放疗后会产生放疗反向散射，增加了覆盖在金属表面组织的辐射损伤[9]。在放疗期间，大型金属牙科修复材料或金属矫正装置可以覆盖 3 ～ 4mm 厚的乙烯基保护口腔，以使组织远离金属表面和减少辐射损伤。造血干细胞移植后前 3 ～ 4 周停止使用可移除的正畸固定器，此后可以正常使用。若正畸带和支架不可移除，则应采用定制的乙烯基口腔保护剂来减少黏膜损伤。

5. 颞下颌功能障碍

识别有颞下颌功能障碍（temporomandibular dysfunction，TMD）病史的患者非常重要，特别是那些出现肌筋膜疼痛的患者。需识别不良的习惯[通过脸颊或嘴唇咀嚼，磨牙癖和（或）磨牙症]并予以纠正。睡眠障碍和情绪压力可以增加副功能活动——磨牙习惯的形成。理疗（湿热 / 冷敷、按摩、肌肉拉伸和关节疼痛的冷敷）有助于控制症状。肌肉松弛药可用于治疗颞下颌功能障碍的急性肌肉体征和症状。促进睡眠，减少压力有助于缓解肌痛和头痛。

（二）预防性抗生素

对于免疫抑制的患者，在任何提升菌血症和感染风险的牙科操作前均要预防性给予抗生素。而对于移植前后牙科预防性抗感染等尚没有循证医学指南。临床经验认为对于中性粒细胞计数低（＜ 1000/mm³）或免疫功能受损的患者，预防性的抗生素是有益的。有些作者建议在牙科操作前进行抗生素预防，以减少口腔细菌所导致的菌血症和中心静脉通路导管的潜在定植。这项推荐基于经验而非循证医学证据[10, 11]。作者与感染疾病专家合作制定的策略建议如下。

（1）免疫力低下者（如中性粒细胞计数＜ 1000/mm³）感染危险增加，在牙科治疗前应接受合适的抗生素预防。如果感染风险增高，抗生素支持力度要加强。

（2）直到有进一步的证据，有中心静脉导管的患者应接受抗生素预防牙齿治疗引起的导管定植，可参见美国心脏协会为感染性心内膜炎高危患者制定的预防性抗生素指南。对于特殊状态（如心内膜炎风险、透析导管）应采用标准抗生素预防。

四、移植后的口腔并发症

移植后口腔并发症通常来说有不同的表现，反映了相应的移植毒性和病理变化（表 101–1）。造血干细胞移植后早期口腔并发症主要来自于预处理方案的直接毒性或间接来自于全身的毒性和免疫状态。它可以仅累及口腔或表现为全身受累的口腔症状。特殊的口腔并发症可由急性（造血干细胞移植后 0 ～ 100 天）转变成慢性，或造血干细胞移植后一开始就出现慢性病变。口腔并发症的不同表现与特定造血干细胞移植有关（例如自体 / 同基因 vs 异体造血干细胞移植，或清髓 vs 低剂量方案）。对口腔并发症的危险因素及其临床表现的识别，可显著提高造血干细胞移植后口腔并发症的诊治水平。

急性的预处理直接毒性主要是口咽黏膜炎、唾液腺功能障碍和味觉功能障碍。急性的间接毒性一般与感染并发症、血小板减少或急性 GVHD 有关。慢性口腔并发症与预处理和慢性 GVHD 的慢性毒性有关，包括感染、干燥症、口腔慢性 GVHD 的病灶、移植后继发肿瘤，并且影响儿童牙齿和颅面生长。

（一）口腔护理方法

标准的造血干细胞移植口腔护理策略旨在维护

口腔健康，防止感染和出血并发症。这些方法可分为：①为防止牙齿／牙周疾病感染制定的口腔卫生策略；②为保持黏膜完整和口腔舒适制定的策略[5]（表 101-2）。

1. 口腔卫生

保持口腔健康可以带来显著的益处，尤其牙周健康。细菌斑的积聚会引起感染，可进展为局部感染和菌血症[12, 13]。通过减少口腔菌斑积聚来保持牙龈健康，可以降低菌血症和牙龈出血的风险。口

表 101-2　常规口腔卫生和黏膜护理

刷牙

软／超软尼龙牙刷

带软尼龙的电动／超声波牙刷

每天用低音沟刷洗法刷两次

常用水或生理盐水冲洗

– 耐受牙膏 – 如引起疼痛，请停止使用（考虑使用非薄荷口味）

– 如不使用牙膏，应常以 0.9% 生理盐水或清水冲洗

当龋齿的风险增加（唾液腺功能障碍、口腔卫生不佳）时，应使用 1.1% 的氟化钠刷牙

泡沫牙刷：不推荐

– 只有在无法使用普通尼龙牙刷时才使用

– 尽可能抗菌冲洗液（如氯己定）

– 尽可能继续使用尼龙硬毛牙刷

用牙线清洁牙齿

以无损伤技术牙线清洁牙齿每天一次

近端刷：按指导每天使用一次

温和口腔冲洗

冲洗液类型

– 0.9% 生理盐水（3/4 茶匙的 NaCl 加入 32 盎司水中）

– 碳酸氢钠溶液（2 汤匙碳酸氢钠加入 32 盎司水中）

– 0.9% 盐水／碳酸氢钠溶液（3/4 茶匙 NaCl ＋ 2 汤匙碳酸氢钠加入 32 盎司水）

一共 12 ～ 16 盎司冲洗液，含漱多次然后吐出。

每 1 ～ 4h 重复一次，或按需给（疼痛／刺激时）

局部氟化物

1.1% 中性氟化钠凝胶（优选）

0.4% 氟化亚锡凝胶

刷 3 ～ 5min，吐出，按指示冲洗，每天一次

局部抗生素冲洗

0.12% ～ 0.20% 氯己定口腔冲洗

米诺环素或多西环素漂洗液（100mg/4 盎司水）

冲洗 1 ～ 2min，吐出。每天重复 2 ～ 4 次

腔卫生基本护理是刷牙和使用牙线。刷牙和使用牙线是控制牙菌斑预防牙龈炎和牙周病的最合适和经济有效的方法。因患者血细胞计数（尤其是血小板）下降至规定的阈值以下而要求患者停止刷牙／用牙线洁牙的做法是错误的。持续的菌斑控制可以促进牙龈健康，减少因细菌定植引起的口腔黏膜炎加重，也减少骨髓抑制期移植患者的菌血症和出血风险[3]。

(1) 刷牙：每天清除牙齿和牙龈组织中的细菌牙菌斑对维持口腔健康至关重要[3, 5]。造血干细胞移植前患者应接受正确的刷牙方式的指导和训练；在整个造血干细胞移植康复期间，应定期检查他们遵守正确刷牙方法的能力。患者应使用柔软或超柔软的尼龙毛牙刷，每天两次，使用标准的沟刷刷牙方式。如果牙膏引起灼烧或刺痛，则停止使用牙膏，用清水或盐水冲洗，直到黏膜炎康复。刷牙结合积极的口腔冲洗有助于更好地去除细菌和残渣。平常牙刷需保持干燥，如果患者会正确使用的话，也可以使用电动／超声波牙刷。如果有必要需暂停标准刷牙，那应在口腔黏膜病变改善后尽快恢复标准刷牙。

泡沫牙刷不能有效清除牙菌斑，也不能促进牙龈健康。而且，当患者存在黏膜炎的风险时，泡沫牙刷还会擦伤黏膜表面，可能延迟黏膜炎的康复。据报道，泡沫牙刷配合外用抗菌溶液比单用泡沫刷更有效，但依旧不如标准牙刷。

(2) 牙线：牙齿之间菌斑的清除是维持牙龈健康的关键。如果患者能够正确使用牙线，那么他们应该在造血干细胞移植康复期继续坚持这种方式。有舌侧固位装置的患者必须用牙线清洁牙齿；如果他们不愿或不能用牙线清洁这些牙齿，一定要移除这些装置并用其他清洁方式进行日常护理。虽然牙刷有助于去除内侧区域的残渣，但依旧不足以代替牙线清洁。

(3) 抗菌冲洗：局部抗菌药物有助于控制牙龈组织细菌定植。氯己定漱口水是最常用。其他潜在的细菌清洗剂包括四环素、米诺环素、多西环素和聚维酮碘[3]。当患者不能进行标准的刷牙和牙线清洁时，应使用抗菌液含漱。

(4) 外用氟化物和再矿化产品：有蛀牙或蛀牙风险增加的患者，特别是口腔干燥症患者，应每日使用局部氟化物治疗和（或）再矿化治疗。中性的 1.1% 氟化钠凝胶可于刷牙时应用（表 101-2）。

2. 口腔黏膜的护理

口腔黏膜的护理是日常基础护理[1]。温和的口腔冲洗不仅能提高患者舒适度，而且有助于维持口腔黏膜的湿润，从而降低继发感染的风险。

口腔黏膜保护依靠非药物治疗的护理方法，着重于日常使用温和的冲洗（例如盐水、碳酸氢钠或盐水 - 碳酸氢钠溶液）（表 101-2）。这些方法的目的是保持黏膜表面湿润，中和酸度，减少黏液分泌，缓解轻中度的黏膜不适。一些患者喜欢使用"冰冻的"温和冲洗液，在使用前立即将冰屑添加到碱性溶液中。这些溶液通常不需要无菌，可以根据需要制备。

过氧化氢漱口水不应作为常规漱口水使用，因为它容易使组织干燥，影响伤口愈合。然而，3%过氧化氢和 0.9% 生理盐水（按体积 1：1 到 1：3）配比的冲洗液，有助于清除血块或黏液积聚。柠檬甘油拭子因甘油会引起黏膜干燥，故也不宜使用。商业的漱口水因会引起刺痛 / 灼烧和增加黏膜干燥，一般不推荐使用。

应鼓励移植患者尽量避免对口腔黏膜的潜在损伤和刺激。不进食粗纤维、需剧烈咀嚼的食物，改变不良咀嚼习惯（例如唇颊咀嚼习惯），仔细的口腔卫生可减少黏膜损伤。

辅以药物治疗的护理方法用于管理特定的口腔病变。其实例包括使用局部抗生素治疗"中性粒细胞性溃疡"，用抗真菌药物治疗念珠菌病，局部使用激素治疗口腔溃疡。口腔病变的诊断对于针对性的干预非常重要。

（二）患者教育

口腔护理计划中患者的教育和依从性是重要的组成部分。除了指导患者口腔卫生护理外，患者还必须了解移植后可能发生的口腔并发症，如黏膜炎、口腔出血、口腔感染、GVHD 和疼痛。患者自我护理的成功关键是自觉性，他们应该明白自己的努力可以对他们的临床过程产生积极影响。在制定口腔护理方案时，应满足患者的个体化需要[14]。

（三）口咽部黏膜炎

口咽部黏膜炎是移植治疗中第 II 期常见的严重毒性[14,15]。在移植前接受高剂量预处理方案的患者中，约 80% 的患者出现明显的口咽部黏膜炎[1]。据报道，对于接受骨髓清除预处理方案的患者，口咽部黏膜炎是移植过程中最让人虚弱的并发症，它会引起剧痛，影响营养摄入、口腔护理、口腔功能和生活质量。口咽部黏膜炎会增加出血和全身感染的风险，严重时会危及上呼吸道，需要气管插管。

目前口腔黏膜炎的病理模型包含 5 个阶段[15]（图 101-1）。有证据表明肿瘤放化疗的直接细胞损伤以及炎症因子失调（例如 TNF-α、IL-1）和 NF-κB 改变是口咽部黏膜炎发生的关键因素。针对发生机制和相关过程，未来进一步的研究可能产生新型的，基于靶向的分子防治策略。

临床上明显的口腔黏膜变化通常在高剂量预处理方案开始后 5 ～ 10 天出现。最初，黏膜发生萎缩和红肿，尤其是在口腔黏膜的非角化处。溃疡通常在造血干细胞移植后 6 ～ 11 天变得最为严重（图 26-6、图 26-7、图 101-2）。接下来的 1 ～ 2 周内黏膜逐渐愈合。口腔黏膜部位最易受到影响的是舌外侧和腹侧，以及颊和唇黏膜。口咽部黏膜炎的严重程度主要与使用的预处理方案有关。供者和患者之间的基因匹配程度（如同基因、自体、异体和无关供者）可以影响黏膜炎的临床表现，因口腔急性 GVHD 可显著混淆预处理方案相关口咽部黏膜炎的临床表现。

黏膜损伤可由多种因素加重，包括但不限于唾液腺功能障碍、黏膜损伤（包括口腔功能正常引起的创伤），以及由口腔固有定植菌群、获得性病原体和潜伏性的病原体重新激活包括疱疹病毒（如单纯疱疹病毒）引起的感染或刺激[1]。对于异基因移植患者，如果移植后 21 天仍无明显愈合趋势的口腔黏膜炎，应考虑是否伴有急性 GVHD 的因素。

1. 口腔黏膜炎的处理

口腔黏膜炎的治疗对临床医生和患者都是一个挑战。目前，治疗策略主要对症治疗[1]。这些干预措施是根据组织损伤和症状的严重程度、感染的预防和治疗、营养支持，以及使用标准化疼痛管理决策模型（阶梯式疼痛管理）来确定止痛药和麻醉品的需要（表 101-3）[58]。美国 FDA 批准的角化细胞生长因子 -1（帕利夫明），在黏膜炎治疗上取得了重要成果[16]。临床研究表明，对于高强度的以全身放疗为基础的自体移植预处理方案，在预处理前预防性给予或者预处理后立即给予帕利夫明，能够减少关键性的不利后果。结果包括严重口咽部黏膜炎的发病率降低了 40% 以上（世界卫生组织分级，4 级）

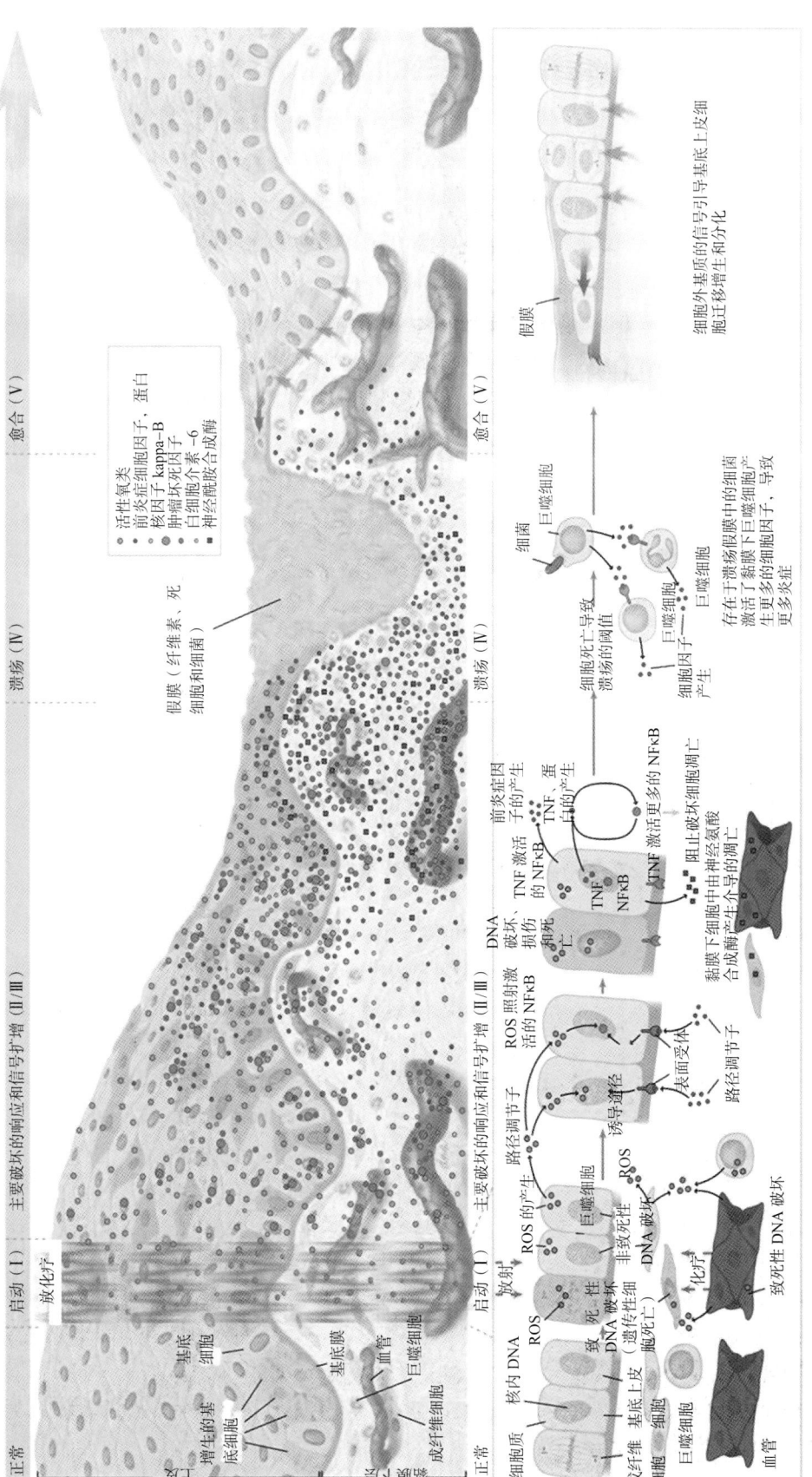

▲ 图 101-1 放化疗对黏膜损伤引起的黏膜炎

放化疗对黏膜损伤引起的黏膜炎主观上分为五个阶段，而实际上可以是同时发生的

第一阶段：启动。放化疗通常通过产生活性氧对 DNA 产生的直接损伤。此外，与后续步骤相关的其他通路同时被激活

第二阶段：上调和信号扩增。类似核转录因子等转录因子 - kappa B 被激活，上调内皮、上皮或纤维细胞中的众多基因，导致细胞凋亡和广泛的组织损伤

第三阶段：扩增和信号传导。炎症因子可以直接反馈上调转录因子，如转录因子 -kappa B，启动新一轮反应引起上皮和黏膜下的进一步破坏。创伤和进一步的细胞因子释放增加了上皮表面的损伤

第四阶段：溃疡 / 细菌期。这个阶段通常在移植后 6～12 天达到高峰。随着黏膜表面萎缩和溃疡，其中入侵的微生物多为革兰阴性菌的话，引起周围组织和巨噬细胞中更多细胞因子的释放

口腔细菌可以定植其上，并且日常发生在最深度的粒缺时期。其中人侵的微生物为革兰阴性糖（脂多糖），细胞外基质信号通路促进了黏膜上皮细胞基底层的修复。黏膜表面得以更新，溃疡得以愈合

第五阶段：愈合期。愈合。通过间充质信号通路，细胞外基质信号通路（尤其是中性粒细胞）的回归促进了清除组织中的细菌

（引自 Somis 等，2004[57]。获得 John Wiley & Sons 授权）

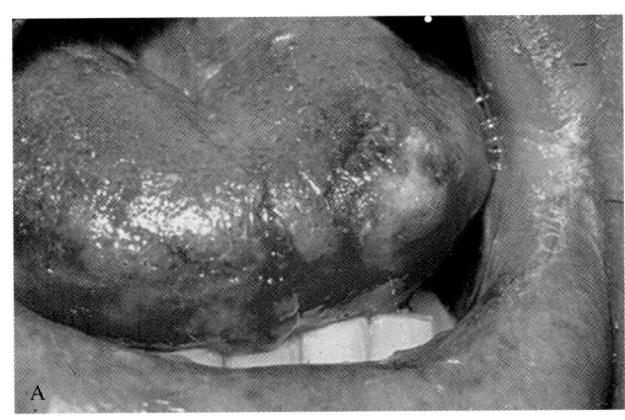
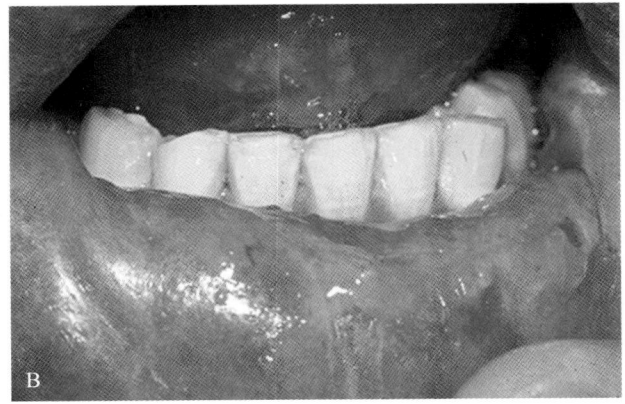

▲ 图 101-2　使用依托泊苷、环磷酰胺和全身放疗预处理移植后 8 天发生的严重口腔黏膜炎和全身放疗（世界卫生组织黏膜炎评分 4 分）

A. 舌头的前腹侧区可见出血性溃疡；B. 同一患者下唇黏膜同时发生的纤维渗出物覆盖于溃疡上形成假膜（此图为彩色版本，请参阅彩图部分）

表 101-3　黏膜炎的处理

预防口腔黏膜炎
- 口服冷冻疗法（含冰）：在给予美法仑前开始将冰片含在嘴里，持续 6h
- 放疗反向散射保护：放疗时使用乙烯基保护口腔、棉棒等隔开软组织和金属辐射
- 上皮生长因子（帕利夫明）：恶性血液病预处理预计要发生 Ⅲ / Ⅳ度口腔黏膜炎的高危患者

口腔黏膜炎的症状处理
步骤 1
- 温和的冲洗（室温或寒冷的）：
  – 0.9% 盐水溶液
  – 碳酸氢钠
  – 0.9% 生理盐水 / 碳酸氢钠
步骤 2
- 局部麻醉剂
  – 利多卡因：黏剂、软膏、喷雾剂
  – 苯海拉明溶液
  – 其他：多西平溶液、其他抗组胺药、苄达明[a]
  – 黏膜保护剂：羟丙基纤维素成膜剂（Zilactin）
步骤 3
- 止痛药
- 外用止痛药：盐酸苄达明、多西平冲洗液
- 阿片类药物：吗啡、芬太尼、氢吗啡酮等
  – 口服（常规制剂，缓释制剂）
  – 静脉注射（脉冲、持续输注、自控镇痛泵）
  – 透皮贴
  – 口腔透黏膜产品

a. 苄达明在美国未获许可，但在加拿大和欧洲有售

　　口腔冷冻疗法（冰片疗法）在减少单一、短时间给药的化疗药物造成的黏膜炎方面很有效，如美法仑[17]。患者在接受化疗前 10min 开始嘴里含冰并持续 6h 使局部血管收缩，以明显减少药物到达口腔黏膜。口腔激光治疗在疗效和安全性方面也显示

出了良好的前景，但还需要进一步的研究[18, 19]。

　　2. 口腔疼痛处理

　　由于帕利夫明是目前唯一被批准用于预防黏膜炎的药物，因此疼痛处理仍然是治疗口咽部黏膜炎症状的主要手段，直到治愈。症状处理和预防 / 处理黏膜炎加重因素是移植后黏膜炎首要处理目标。推荐采用"逐步式"或"阶梯式"方法管理疼痛，比如对黏膜炎患者采用系统性逐步方法，渐进式地给予缓解症状的方法[1, 20]。严重的黏膜炎即便是已采用系统性治疗，每当逐步升级疗法后，继续使用以前的步骤作为治疗的一部分依旧很重要。

　　最初，温和冲洗的频率（生理盐水 ± 碳酸氢钠）增加，用以湿润口腔，冲洗残渣，缓解轻度黏膜炎的症状。当症状加重时，可予以黏膜覆盖药物，如抗酸药、高岭土溶液。随着黏膜破裂和疼痛的增加，下一步是增加局部麻醉药。有各种各样的局部麻醉药，从抗组胺药（如苯海拉明）到局部麻醉药（如利多卡因、苯佐卡因）和镇痛药（如苄达明、多塞平）。局部麻醉使用最常见的并发症之一是在试图进食或进行口腔清洁时，不慎引起黏膜损伤。加入含麻醉药的口腔冲洗 / 含漱也可能因局部麻醉损伤口咽反射导致误吸和肺炎。因此，局部应用于溃疡部位比广泛的口腔冲洗更适宜。

　　虽然氯己定可以减少细菌定植，有利于治疗牙龈炎，但关于其是否能预防黏膜炎的报道存在争议。目前指南不支持使用氯己定用于预防口腔黏膜炎[14]。

　　全身性止痛药，尤其是阿片类药物，是处理黏

膜炎症状的最后一步。它们用于冲洗和局部麻醉不能缓解的疼痛（见第 100 章）。口腔黏膜炎通常产生逐渐增加的疼痛，其在造血干细胞移植后 6 ～ 11 天达到峰值。吗啡此时是最常用的药物，当以自控方式给药时，疗效往往非常满意。阿片类药物包括氢化吗啡酮、哌替啶和口服缓释片 / 静脉吗啡，也可用芬太尼。

（四）口腔感染

移植患者口腔感染的方式和类型总体类似全身感染。而移植患者中感染防治的进步显著减少了口腔感染的发生。抗真菌诊疗策略已经显著减少了口腔念珠菌的发生率，单纯疱疹病毒和巨细胞病毒的预防显著减少了口腔单纯疱疹病毒和巨细胞病毒感染的发生（见第 86、87 章）。持续保持好的口腔卫生和全身性抗菌预防策略能明显减少口腔细菌感染。移植患者在免疫完全重建前均为口腔感染的高风险人群。感染的类型和严重程度与许多因素有关，包括移植前口腔感染情况，预防性抗感染，免疫抑制的严重程度和持续时间，口腔黏膜破坏的程度和持续时间（如黏膜炎或 GVHD），和唾液腺功能障碍。尽管口腔感染右造血干细胞移植后是长期存在问题（晚期口腔感染），但移植中第二阶段是口腔感染（早期口腔感染）风险最高的时期。

1. 早期口腔感染

骨髓清除和免疫抑制治疗直接增加了急性口腔感染率（也可以为来源于口的全身感染）。急性口腔感染的病原体首先与口腔微生物的定植，获得性口腔菌群以及潜伏性病毒再激活的风险有关。通过实施标准口腔卫生方案和改进的细菌防治方案，降低了口腔细菌感染的风险。机会性的革兰阴性和革兰阳性病原体，包括链球菌和葡萄球菌，依然是重要病原体（见第 84 章）。早期口腔感染的主要危险因素包括免疫抑制的程度和持续时间，口腔黏膜炎（口咽部黏膜炎和 GVHD）的严重程度和持续时间，唾液腺功能障碍以及患者口腔卫生护理的依从性[1]。

(1) 真菌感染：念珠菌病是造血干细胞移植患者最常见的口腔感染（见第 85 章）。随着免疫抑制的严重程度和持续时间的增加，口腔念珠菌感染的风险也会增加。然而，随着全身性抗真菌预防水平的提高，口腔念珠菌感染的发病率和程度在过去 10 年中有所下降。白色念珠菌是口腔分离出的酵母菌中最常见、最多的病原体，但分离出的其他念珠菌种属逐渐在增加。由于白念珠菌是最常见的口腔定植菌，口咽黏膜分离的样本培养出白色念珠菌仅表示定植而非感染，除非其数量非常多。将黏膜萎缩、水肿、伴或不伴假膜形成与实验室结果相关联，判断酵母菌感染，对于判断治疗的必要性和治疗的反应非常重要。

假膜是口腔念珠菌最常见的临床表现，通常被描述为白色表面"碎片状"的病变，多累及舌、颊和唇黏膜、扁桃体和软腭。念珠菌对唇角的浸润可表现为炎症、裂隙、皲裂。口腔念珠菌感染的风险在第 Ⅱ 期和第 Ⅲ 期的前半期最高。念珠菌感染最主要的危险因素是中性粒细胞减少症、GVHD、GVHD 治疗、唾液腺功能障碍和广谱抗生素的使用。食物残渣、假膜性纤维素渗出、黏液分泌与 GVHD 相关的过度角化苔藓样变会被误认为假膜样念珠菌感染的白色"变化"。

当局部口腔念珠菌感染出现时，可采用多种局部抗真菌方法。克霉唑（片剂或乳膏）或制霉菌素（口腔溶液、片剂、粉剂）可用于治疗急性口腔念珠菌病。全身抗真菌药物已经证明对口咽念珠菌病有效。

造血干细胞移植患者也存在由侵袭性真菌感染引起的口腔感染风险，包括曲霉病和毛霉菌病[21, 22]。全身抗真菌预防已显著降低这些感染的发生率。这些感染可导致口腔局部和全身感染扩散，甚而威胁生命。感染的诊断需要组织病理学检查和组织标本的培养。治疗需要选择合适的全身性药物，通常与局部手术联合治疗。

(2) 病毒感染：造血干细胞移植患者发生急性口咽病毒感染的风险很高（见第 86 ～ 89 章）。在移植的第 Ⅱ 期和Ⅲ早期，口腔病毒感染主要由单纯疱疹病毒引起。巨细胞病毒感染也会发生，但不常见。而水痘 - 带状疱疹病毒、EB 病毒和柯萨奇病毒引起的感染极为罕见。在造血干细胞移植后晚期也可见到人乳头瘤病毒感染。

单纯疱疹病毒在造血干细胞移植后早期激活可加重黏膜炎，导致出血、严重溃疡性病变[23]。临床上，单纯疱疹病毒相关口腔炎很难识别，常常与严重的口咽部黏膜炎混淆。随着免疫反应的恢复，单纯疱疹病毒病灶呈现典型的局灶性病变，常累及相关牙龈和硬腭。口外单纯疱疹病毒病变方式类似口唇疱疹。

单纯疱疹病毒血清检测阳性患者预防性给予阿昔洛韦治疗，能显著降低单纯疱疹病毒的再激活。对于未接受预防性或治疗剂量的阿昔洛韦的患者，或口服阿昔洛韦未被充分吸收或出现耐药病毒的患者，早期诊断单纯疱疹病毒感染很重要[24]。如不及时治疗，可引起严重口腔疼痛和组织破坏，甚至可能出现播散，导致严重的全身症状。诊断方法有病毒培养（包括病毒外壳检测）或溃疡刮除标本进行直接免疫荧光染色（见第 87 章）。

巨细胞病毒预防大大降低了口腔病变的发生率（见第 86 章）。巨细胞病毒可在第 Ⅱ 期和第 Ⅲ 期引发口腔溃疡病变[25]。巨细胞病毒具有非特异性的临床表现，表现为浅到中深度、不规则的溃疡覆盖着假膜纤维蛋白渗出物。在严重情况下，病变可广泛并累及大部分黏膜。黏膜表面拭子的培养结果往往不一致。病毒外壳检测可提高巨细胞病毒检出率，但组织病理联合免疫组化和组织活检依旧是最可靠的检测方法。更昔洛韦和缬更昔洛韦是治疗的首选药物[26]。

(3) 细菌感染：造血干细胞移植患者的细菌感染可源于"正常口腔菌群"或院内获得性病原体（见第 84 章）。在正常免疫力的人群中被归纳为低毒性的病原体在移植后患者中可产生局部和全身感染。例如革兰阳性的草绿色链球菌和变形链球菌[27]。

抗生素预防降低了造血干细胞移植后粒缺患者的死亡率、发热的发生率和细菌感染的次数。采用新型预防感染药物后，感染细菌的类型也发生变化。然而，在严重口咽部黏膜炎患者中，尤其是接受口服、不吸收的喹诺酮类抗生素预防的患者中，草绿色链球菌菌血症和感染的风险仍然存在[12]。此外，感染还包括了许多病原体，包括铜绿假单胞菌、金黄色葡萄球菌和大肠埃希菌。这些高致病性病菌感染可导致严重并发症，甚而死亡。感染防治策略应涵盖这些病原体。鉴于细菌感染的非特异性表现，病原体的微生物学鉴定很重要。移植后的免疫抑制患者出现各类口腔溃疡性病变之后继发细菌感染，会使诊断和治疗复杂化。

移植后免疫低下患者的牙周疾病可能发展为急性牙周感染导致全身感染。虽不常见，但移植后患者发生的轻微的病灶往往需仔细的体格检查才能发现。

2. 晚期口腔感染
虽然造血干细胞移植后免疫恢复感染的风险会

降低，口腔依旧是第 Ⅲ 期晚期和第 Ⅳ 期免疫恢复过程中各种感染的常见部位。此时往往以病毒和真菌为主。严重的口腔细菌感染较少见，多为继发于牙周或牙齿的感染。

晚期最常见的口腔真菌感染为念珠菌病，通常表现为白色斑块、条带的假膜；也可以出现萎缩性口腔念珠菌病。由于口腔 GVHD 表现和口腔黏膜残渣与念珠菌病相似（见第 84 章图 84-13，图 101-3 和图 101-4），因此病损面的标本必须进行可靠的微生物学鉴定。

在第 Ⅲ 期患者，口腔单纯疱疹病毒感染可从严重免疫缺陷期的口腔溃疡患者的疱疹性口炎，到免疫恢复期患者的局限性口唇疱疹。巨细胞病毒往往

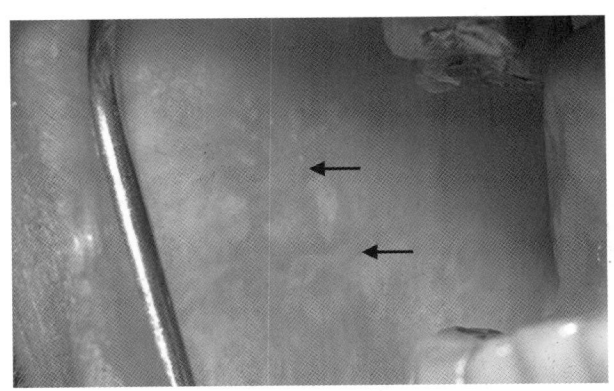

▲ 图 101-3　造血干细胞移植后 1 年患者口腔慢性移植物抗宿主病
伴有苔藓样角化过度的表现（纹状、丘疹状和斑块样表现）和右侧颊黏膜的广泛萎缩和红斑。箭所指为小片初始纤维素假膜渗出物覆盖的溃疡（此图的彩色版本，请参阅彩图部分）

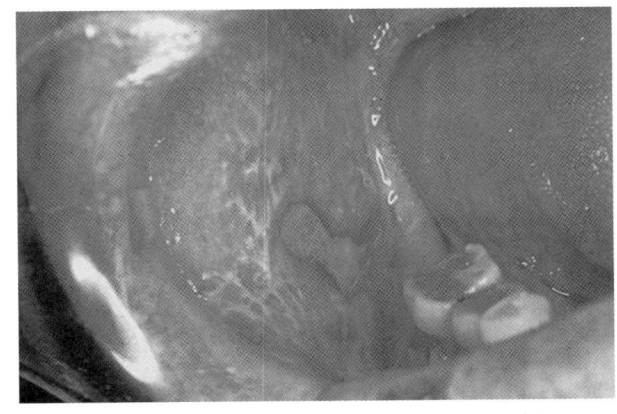

▲ 图 101-4　严重的口腔慢性移植物抗宿主病
图示为特征性过度角化苔藓样带和假膜性纤维蛋白渗出物覆盖的溃疡，外周是炎症。此为一个移植后 18 个月的患者（此图的彩色版本，请参阅彩图部分）

发生在免疫力低下的时候，并难以诊断。鉴定口腔溃疡慢性疼痛是否与巨细胞病毒相关，尤其对巨细胞病毒再激活的患者，通常需要进行活检采用免疫荧光来检测。

造血干细胞移植患者水痘 – 带状疱疹病毒再激活通常发生在移植后第 100 天，高峰期为造血干细胞移植 3 ～ 12 个月。口腔颌面部病变表现为带状疱疹沿三叉神经分布区出现皮损。感染常发生在第 Ⅲ 期的中晚期和 Ⅳ 期。抗病毒预防方案的延长已经大大降低了这种感染的发生率。

那些移植后长期免疫抑制患者，特别是接受高剂量抗 GVHD 免疫抑制治疗的患者，口腔人乳头瘤病毒感染的风险增加 [28]。大多数病例表现为潜伏性病毒激活，也有患者移植前已有皮肤病变。口腔人乳头瘤病毒病灶可以从寻常型的口腔疣状变为更平坦的尖锐湿疣样外观。

（五）口腔出血

造血干细胞移植患者口腔出血在有效的血小板输注和单纯疱疹病毒防治后已少见。口腔出血的危险因素包括血小板减少、预处理相关的血管损伤、使用抗凝药、肝病和感染 [29, 30]。出血的局部危险因素包括黏膜炎、感染和创伤。血小板计数低于 20 000/ml 时可见口腔出血点。自发牙龈出血主要发生在牙周病活动的时候，尤其是口腔卫生不佳时。

血小板减少相关的口腔出血很少发生严重的并发症。局部措施旨在减少血流，并促进足够的凝块形成，然后保护血凝块，直到愈合。局部治疗包括用纱布浸泡血管收缩药（如肾上腺素）直接加压以减少血流。局部应用抗纤溶药物（ε- 氨基己酸或氨甲环酸）与浸药纱布一起协助血凝块稳定。促凝药，特别是止血胶原蛋白产品（如微纤维胶原蛋白）、纤维蛋白胶和聚氨基葡萄糖可用于稳定血凝块 [31]。

（六）唾液腺功能减退

造血干细胞移植预处理方案，尤其含有全身放疗、抗胆碱能药物以及 GVHD 累及唾液腺，均是造血干细胞移植后唾液腺功能障碍的主要危险因素 [32]。唾液腺功能低下可能是由于唾液腺的分泌单位破坏，导致唾液产生永久性减少或改变 [33, 34]。

临床上唾液腺功能减退的表现各异。造血干细胞移植后早期，患者似乎有唾液分泌过多，实际上是吞咽困难导致的唾液清除不足和（或）因吞咽口腔分泌物引起的口咽部黏膜炎疼痛，咽炎或恶心和

呕吐引起的分泌物吞咽不足。更常见的情况是，移植后早期由于预处理方案对唾液腺破坏引起的腺体功能低下；此外，许多药物也可抑制唾液腺分泌 [35]。往往由于唾液浆液分泌的减少，唾液变得黏稠。

口干症显著影响了患者的生活质量，增加了因损伤或菌群定植引发的口腔病变的风险。促进黏膜保湿和润滑的方法包括多饮水，用温和的漱口水（0.9% 生理盐水或碳酸氢钠）漱口，以及使用人工唾液和口腔保湿剂。无糖糖果、薄荷糖和口香糖可以通过味觉刺激腺体而短暂增加唾液流速。催涎剂（毛果芸香碱、西维美林和氯贝胆碱）可用于刺激唾液腺，改善口腔温润度 [36, 37]（表 101–4）。

当大唾液腺流速下降，口腔细菌沿导管逆行，累及唾液腺实质时，可发生大唾液腺感染。治疗包括抗生素和刺激腺体（如柠檬滴剂或唾液）以及热敷 [38]。

GVHD 导致的唾液腺功能障碍是由导管和腺泡组织受排异破坏。唾液腺 GVHD 受累的临床表现还

表 101–4　移植后唾液腺功能障碍的处理

口腔保湿
- 常喝水
- 人造唾液和口腔润滑剂

刺激唾液腺
- 无糖糖果、薄荷糖和口香糖
- 催涎剂
  - 毛果芸香碱（5 ～ 10mg，3 ～ 4 次 / 天，最多 30mg/ 天）
  - 西维美林（30mg，每日 3 次）
  - 氯贝胆碱（25 ～ 50mg，3 ～ 4 次 / 天，最多 150mg/ 天）

口腔干燥症预防龋齿
- 清除牙菌斑：刷牙、牙线、其他口腔卫生用品
- 补充矿物质
  - 局部使用高强度氟制剂 ᵃ
    1.1% 中性氟化钠凝胶（首选）
    0.4% 氟化亚锡凝胶
  - 刷上 3 ～ 5min，吐出来，20min 内不要冲洗。一天一次
  - 钙 / 磷酸盐再矿化溶液
- 局部抗菌剂
  - 0.12% ～ 0.20% 氯己定漱口水（尽可能使用不含酒精的）：漱口，含在嘴里 1 ～ 2min，然后吐出
  - 四环素（250mg/4 盎司水）、米诺环素（100mg/4 盎司水）或多西环素（100mg/4 盎司水）：1 盎司水含漱 1min 后吐出来；每天重复 2 ～ 4 次
- 饮食调整：减少精制碳水化合物、糖类等

a. 对于中重度的龋齿危险者来说非处方氟化物制剂不足以治疗

包括可能发生黏膜囊肿，最常见的累及部位为唇黏膜和软腭黏膜（见第 84 章图 84-15）。

预处理相关的唾液腺功能障碍一般在移植后 3 ～ 6 个月逐步改善。抗 GVHD 治疗也可部分恢复唾液腺功能（部分患者可能为永久性破坏）[33, 34]。慢性口腔干燥症患者患龋齿的风险增加，应采取适当的治疗方案以减少牙菌斑，并通过局部氟化物和（或）再矿化溶液进行牙釉质重塑 [35]（表 101-2、表 101-4）。

（七）口腔 GVHD

口腔是 GVHD 常累及的部位 [35]。在临床上，口腔 GVHD 临床表现类似很多自然发生的自身免疫病，如扁平苔藓病变、红斑狼疮和系统性硬化 [35]。如上所述，GVHD 累及唾液腺可致唾液腺功能低下和口干。正常刺激（如辛辣、薄荷调味剂、酸性食物）即引起口腔黏膜敏感和不适，往往与口腔 GVHD 有关。虽然急性和慢性 GVHD 的临床表现相似（黏膜红斑、萎缩、白色苔藓样过度角化斑、斑块和丘疹），但慢性 GVHD 的表现往往更为明显（见第 84 章图 84-13，图 101-3 和图 101-4）。更严重者可见假膜性溃疡。后颊、下唇黏膜和舌侧 / 腹侧是最常见的受累部位。

在异基因造血干细胞移植中，早期口腔急性 GVHD 至移植 21 ～ 24 天方可与口咽部黏膜炎相区别；早期（移植后 21 天前）特别是超急性，口腔急性 GVHD 一般会被认为是严重的口咽部黏膜炎，因而难以解决。口腔急性 GVHD 发生于造血干细胞移植后 28 ～ 120 天，临床表现为不同程度的萎缩、红斑和苔藓样过度角化。口腔慢性 GVHD 黏膜改变则更有特征性。口腔 GVHD 可引起明显疼痛，并增加口腔感染的风险。随着慢性 GVHD 的加重，广泛和严重的口腔病变可以致残。慢性牙齿和牙周感染会加重口腔 GVHD，而消除感染可以显著改善患者的口腔状况。硬皮病样改变会导致纤维化，限制张口，影响口腔功能；更严重的情况下，黏膜下颊部纤维化会进一步限制张口。由单纯疱疹病毒、巨细胞病毒、念珠菌种或外伤引起的口腔继发性感染，可加重口腔 GVHD 病变并使诊断混淆 [35]。

2006 年，美国 NIH 公布了慢性 GVHD 的共识标准 [39]。其目的是标准化慢性 GVHD 的评估，并对慢性 GVHD 累及器官进行评分 [39]（见第 83 章）。该量表可用于评判口腔慢性 GVHD 严重程度，随着时间的推移，并可用于评估慢性 GVHD 治疗的反应 [40]。

有症状的口腔 GVHD 一般在给予局部免疫抑制治疗后会好转，而更严重或顽固性病例需要全身免疫抑制治疗。口腔 GVHD 的局部治疗可包括局部应用激素（冲洗、药膏或凝胶）、他克莫司和补骨脂素联合 A 波段紫外线治疗（表 101-5）；虽然有小样本报道了局部使用环孢素和硫唑嘌呤有效，但其有效性尚未得到普遍认可。局部治疗可减少口腔损害的症状，有助于假膜性溃疡康复，但局部治疗通常不会使病变完全康复 [41]。体外光疗已显示出能减少口腔 cGVHD 的严重程度 [42]。

如上所述，通常由 GVHD 引起的唾液腺功能减退与口腔黏膜病变有关，但它可以独立于黏膜受累而发生。唾液功能减退会干扰到口腔功能，并可导致灼烧感和黏膜刺激症状。由于唾液功能低下会导致特定唾液蛋白的丢失，故会增加龋齿的风险。这些特定唾液蛋白有助于控制口腔菌群（导致口腔菌群转变使得龋齿的细菌占主导），减少唾液钙和磷酸盐，对牙釉质和牙本质再矿化非常重要。患者需要进行非常有效的口腔卫生护理（刷牙和使用牙线）同时需要每日使用高浓度的局部氟化物，再矿化牙齿的钙和磷酸盐药物，以及必要时使用抗菌漱口水。使用唾液催涎剂来改善唾液流速，可以提高静息的唾液腺流速并改善患者的舒适度，但目前还没有证据表明它能利于口腔健康和减少龋齿 [35]。GVHD 对唾液腺的永久性损伤会导致慢性口干和唾液腺流速下降。

（八）味觉障碍

造血干细胞移植后味觉障碍是一种与预处理方案、药物（如环孢素）、GVHD 有关的神经毒性 [43]。味觉敏感度的降低不仅会给患者带来痛苦，还会影响患者的生活质量，导致厌食、体重下降和营养不良。

味觉丧失（味觉功能丧失）源于味觉受体细胞受到广泛损伤，导致味觉刺激感受下降。造血干细胞移植患者由于味觉受体损伤程度较轻，常主诉为味觉障碍（味觉障碍或持续的难受的味觉）。慢性 GVHD 出现可表现为味觉障碍；对 GVHD 的有效处理有助于味觉敏锐度的恢复。

正常的味觉功能通常在造血干细胞移植后 60 ～ 120 天恢复。然而，味觉障碍在造血干细胞移植后可持续数年甚至终身[44]。造血干细胞移植患者味觉障碍无法预防；其处理主要包括饮食调整的支持性治疗（食物选择、准备等）。

（九）神经毒性、神经性疾病和颌面疼痛

在造血干细胞移植后 2～4 个月，牙齿对热刺激的敏感性增加。其机制尚不清楚，其病因可能包括牙龈萎缩（牙本质暴露）、预处理方案毒性或环孢素毒性。几个月内症状常自发缓解。局部用氟化物刷牙、抗过敏牙膏和氟化物上釉可减轻或消除症状。

造血干细胞移植前发现涉及面部和下腭神经疾病，是由于肿瘤的浸润累及颅内神经（如白血病浸润、多发性骨髓瘤、淋巴瘤），也可继发于药物治疗（如来那度胺、硼替佐米、长春碱）。仔细询问病史对于判断很重要。这些神经毒性的逆转常不可预测。对疼痛性神经病变的治疗建议，尤其是药物相关的神经病，常围绕着立痛定、加巴喷丁或普瑞巴林等药物的使用。

治疗相关的神经毒性可引起口腔神经肌肉的并发症，相关药物包括环磷酰胺、激素、环孢霉素和他克莫司（FK506）（见第 105 章）。舌头和下颌肌颤动、牙齿冷 / 热过敏，味觉功能障碍等与高剂量

表 101-5　口腔慢性 GVHD 的局部治疗

A

局部口腔治疗的注意事项	
口腔护理前使用	1. 用清水而非生理盐水冲洗口腔
	2. 局部治疗前 15～20min 不要进食、喝水或用牙膏刷牙
冲洗	1. 使用足够的量轻松覆盖口腔组织（5～10ml）
	2. 保持 4～6min 吐出。如果①口腔病变较严重和（或）②患者不能按规定每天多次冲洗，则冲洗液可以含更长时间
	3. 使用后 20～30min 内避免进食或饮水
凝胶	1. 使用前病灶应保持干燥，易于黏附药剂
	2. 将凝胶敷在患处 30～40s；用棉签或干净的指尖轻轻涂抹患处。涂抹时要轻抹而非摩擦
	3. 抹后 20～30min 内避免进食或饮水
	或者：凝胶放至 2×2 无菌纱布上，放置在病变区，保持 10～15min[a]，去除纱布，20～30min 后再进食或饮水
乳霜	1. 干燥病灶
	2. 将金属勺放入热水中加热，晾干，药物放在金属勺中呈半溶解
	3. 将软化 / 液化乳霜涂于患处
	4. 使用后 20～30min 内尽量避免进食或饮水[a]
药膏	1. 使干燥病灶，易于黏附药剂
	2. 油膏可以稍微加热，如上乳霜所述
	3. 用棉签或干净的指尖轻轻涂抹热药膏。轻轻涂抹，像在蛋糕上加糖霜一样，而不是试图摩擦组织
	4. 使用后 20～30min 内尽量避免进食或饮水
	另外：药膏放至 2×2 无菌纱布上，放置在病变区，保持 10～15min[a]。去除纱布，20～30min 后再进食或饮水
吸入剂	1. 口腔组织轻微干燥
	2. 使用一到两个"吹"（勿吸入）直接对准病灶
	3. 对一般口腔 GVHD，轻轻涂上药物
	4. 如有口腔念珠菌病，除了开抗真菌药外，还应让患者在使用后 10～15min 漱口

a. 患者在冲洗 / 使用后应避免吞咽局部药物。

注意：①. 可由局部组织吸收或吞咽导致全身摄入药物，需监测摄入的药物；②. 监测口腔念珠菌病，必要时念珠菌培养。GVHD. 移植物抗宿主病

（续表）

B

	药物	说明
糖皮质激素[a]		
冲洗	地塞米松	0.1 ～ 0.4mg/ml 冲洗。5 ～ 10ml 含漱 / 保持 3 ～ 5min，吐出。每天重复 3 ～ 6 次
	布地奈德	0.3 ～ 0.6mg/ml 冲洗。10ml 含漱 / 保持 15min，吐出。每天重复 2 ～ 4 次
	倍他米松	0.5mg 片剂溶于 10ml 水，保持 3min，吐掉。每天重复 4 次
喷雾 / 吸入器	倍氯米松	口内 1 ～ 2 喷，每天 2 ～ 4 次
	氟替卡松	口内 1 ～ 2 喷，每天 2 ～ 4 次
	倍他米松	口内 1 ～ 2 喷，每天 2 ～ 4 次
	曲安奈德	口内 1 ～ 2 喷，每天 2 ～ 4 次
凝胶 / 霜 / 药膏	0.05% 氯倍他索乳膏、软膏、凝胶	每天 2 次涂抹患处
	0.05% 氯倍他索乳膏、软膏	每天 2 次涂抹患处
	0.05% 氟西尼德乳膏、软膏、凝胶	每天 2 次涂抹患处
	0.1% ～ 0.5% 曲安奈洛酮乳膏	每天 2 次涂抹患处
	0.05% ～ 0.1% 倍他米松乳膏、药膏	每天 2 次涂抹患处
非激素免疫抑制药		
冲洗	环孢素[b]	冲洗：100mg/ml，5ml 冲洗 / 保持几分钟，吐掉，每天重复 3 次 1.5% 凝胶每天 2 次涂抹于病灶
	硫唑嘌呤	5 ～ 10mg/ml，5 ～ 10ml 含漱 3 ～ 5min，吐掉。每天重复 2 ～ 6 次
凝胶 / 其他	环孢素[b]	0.5mg/dl 生物黏附基底
	硫唑嘌呤	5mg/ml，于 3% 甲基纤维素凝胶中，患处每次 1 ～ 2ml，每天重复 3 ～ 4 次
	0.1% 他克莫司	0.5 英寸纱布敷于患处，每天 2 次，每次 15 ～ 20min。监测血浆浓度
光疗	PUVA	0.3mg/kg 补骨脂素随后 0.5 ～ 6 J/cm² UVA 照射（剂量逐增至可耐受），每周 3 ～ 4 次
	UVB	0.02mJ/cm²，每 4 次加重 0.02mJ/cm²
	体外光（全身体外治疗）	
口腔感染		积极预防 / 治疗 / 清除所有牙齿和牙周感染；拔出无法修复的受累及牙齿

PUVA. 补骨脂素联合 A 波段紫外线照射；UVB. 紫外线 B 照射
a. 必须预防念珠菌，特别是吸入剂。b. 环孢素价格昂贵，疗效好坏参半（引自 Schubert 和 Correa，2008[35]）

环孢素治疗有关。环孢素减量或停止通常可以改善症状。类似的神经毒性也可见于沙利度胺。

颞下颌功能障碍可能表现为面部疼痛、头痛、肌肉痉挛或关节功能障碍，可伴有头痛和放射性的耳或喉疼痛。据报道大多数患者磨牙和切齿与压力、睡眠障碍有关，偶与使用药物的中枢神经毒性相关。咀嚼肌压痛、颞下颌关节摩擦音和疼痛放射到耳朵为标志性症状。短期使用肌松药或抗焦虑药联合理疗（热敷、按摩和轻柔的拉伸）可缓解症状。

（十）移植减低强度预处理方案

使用减低强度预处理方案进行造血干细胞移植经验的不断增加（见第 20 章）。由于减低强度预处理的"强度"变化范围大，口腔并发症的范围和严重程度差异也大。采用氟达拉滨（150mg/m²）和全身放疗（200cGy）的治疗方案，常不会发生口咽部黏膜炎，而有唾液功能减退和味觉障碍的发生。预处理增强后（氟达拉滨 / 环磷酰胺 / 全身放疗和使用 ≥ 300cGy 全身放疗方案）会增加口腔并发症的发生[45]。中性粒细胞减少的严重程度和持续时间可随减低强度预处理而变化，因而口腔感染的风险也可能不同。牙齿细菌性感染和牙周感染仍是一个需正视的问题，而预防性抗真菌、抗病毒和抗菌方案减少了口腔感染的风险。口腔急性 GVHD 可以在造血干细胞移植后出现，而口腔慢性 GVHD 多在移植100 天后出现，但口腔慢性 GVHD 一般并不明显，除非免疫抑制显著减量或类似于标准移植那样，在造血干细胞移植后 4 ～ 6 个月减停免疫抑制药。

（十一）对慢性 GVHD 评估：口腔评估

造血干细胞移植后口腔标准化评估建议移植后每 3 个月做一次（见第 83 章）。定期口腔检查随诊可以提供总体 GVHD 状态的重要相关信息。临床评价应明确口腔 GVHD 表现和严重程度，也应评估整体口腔状况。

1. 初期检查

最初的慢性 GVHD 口腔检查应在造血干细胞移植后 80 ～ 100 天进行，检查是否有口腔慢性GVHD 改变及评估总体的口腔和牙齿健康状况。口腔 GVHD 变化有助于总体 GVHD 的诊断和分级。口腔黏膜改变包括红斑、萎缩、苔藓样过度角化带和与口腔 GVHD 有关的假膜性溃疡[35]（图 101-3 和图101-4）。此外，牙科检查旨在发现牙齿、牙髓和牙周感染的存在或风险。口腔感染，包括牙龈炎、牙周炎和牙脓肿，可加重 GVHD。应鼓励患者继续保持充足的口腔卫生。伴有活动性龋齿或有龋齿风险的患者，应采用包括局部氟化物、牙齿再矿化药品和抗菌药品在内的综合治疗方案[35]，应优先考虑修复和牙周治疗。如果需要马上进行，患者应接受预防性抗生素以减少拔牙的菌血症和吸入性肺炎风险。

一般来讲，仔细的口腔黏膜检查足以发现口腔GVHD。然而，当临床检查不确定时，活检含唾液腺的少许口腔唇黏膜标本利于提供 GVHD 的诊断依据[46]。口腔黏膜 GVHD 的表现很典型则可不用活检[40]。

2. 长期随访口腔检查

定期口腔检查提供了持续口腔急性 GVHD 活动的重要信息，并能帮助医生判断全身治疗的反应。如发现与口腔 GVHD 有关的口腔疼痛 / 敏感和干燥，应适当治疗。局部口腔 GVHD 治疗的目的是改善症状，改善口腔功能和健康[35]（表 101-5）。需要对慢性的牙齿和牙周感染的进行评估，如果确定有该疾病，需进行适当的牙科治疗以消除这些感染。

（十二）抗破骨治疗导致的颌骨坏死

抗破骨治疗导致的颌骨坏死（antiosteoclastic therapy-associated osteonecrosis of the jaws，AOTONJ）是公认的接受双膦酸盐和地诺单抗抗破骨治疗中发生的口腔并发症，目前发生于 2% ～ 4% 的接受静脉注射双膦酸盐和皮下注射地诺单抗治疗的患者[47-49]。在一组移植后研究中，发现 AOTONJ 最常发生于多发性骨髓瘤或既往因骨质疏松接受过大量治疗的患者。AOTONJ 的定义为：在接受过双膦酸盐或地诺单抗抗破骨治疗但没有对所涉及的骨进行放疗的患者中，患者颌面部区域意外地出现了难以愈合的骨外露，且持续超过 8 周以上。虽然静脉注射双膦酸盐与 AOTONJ 密切相关，但治疗骨质疏松的口服双膦酸盐和皮下注射的地诺单抗也与 AOTONJ 相关（图 101-5 和图 101-6）。拔牙、牙周手术、假牙损伤是最常见的 AOTONJ 病因，但自发性病变有时也可以发生[47, 48]。虽然 AOTONJ 的病理学尚未明确，破骨细胞失活和继发的局部感染明显是首要原因。需要对接受 AOTONJ 的患者进行仔细的移植前口腔检查[50]。已建立的 AOTONJ 治疗涉及局部和全身抗生素和止痛药的使用。最近报道了 AOTONJ 的外科治疗修订进展[50]。值得注意的是，作者没有指出造血干细胞移植后患者 AOTONJ病变会加重，大多数此类病例是在治疗多发性骨髓瘤的自体移植中观察到的。

（十三）mTOR 抑制药的口腔溃疡

除了西罗莫司治疗慢性 GVHD 外，TKI 和 mTOR抑制药一般不与造血干细胞移植方案一起使用。然

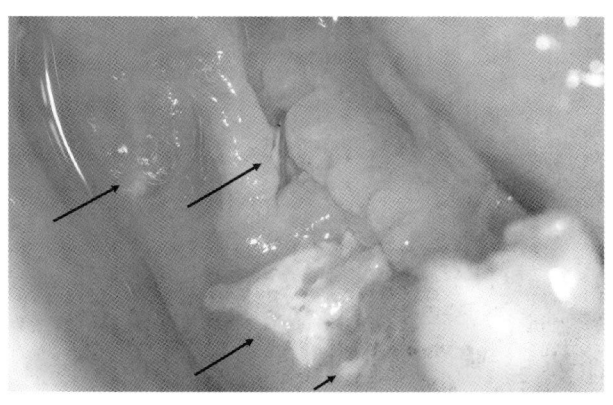

▲ 图 101-5 下颌骨坏死

一名 45 岁患有多发性骨髓瘤的男性患者，接受了静脉注射唑来膦酸盐治疗 2 年，之后拔除两颗右下磨牙。拔牙后 6 个月他出现了三个区域的双膦酸盐相关的右下颌骨坏死。病变区无痛且稳定。箭所指显示骨外露区（此图的彩色版本，请参阅彩图部分）

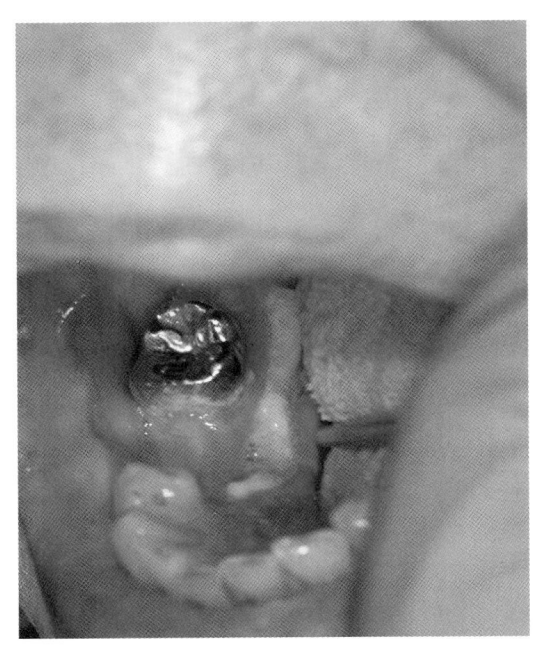

▲ 图 101-6　颌骨的双膦酸盐相关性骨坏死累及右下舌缘
患者为多发性骨髓瘤接受静脉唑来膦酸盐治疗 20 个月。由于被认为是严重的牙周病，3 个月前患者的第二个双尖牙和第一个磨牙已被拔除；拔牙部位已经愈合，但沿着下颌骨舌系带隆突从舌到拔牙部位出现广泛的骨坏死（有关此图的彩色版本，请参阅彩图部分）

而，这些药物显然与口腔黏膜病变有关，这些病变能伪装复发性口腔溃疡 [51]。这些病变非常疼痛，是剂量依赖性的。早期临床报道表明，这些溃疡对局部、病灶内使用激素联合或不联合全身激素有效。西罗莫司相关的口腔溃疡未见报道，但可能与接受西罗莫司治疗的慢性 GVHD 患者的其他黏膜损害有关。

（十四）造血干细胞移植后的常规牙科护理指南

全面的牙科检查一般可在造血干细胞移植后 120～180 天内开始，应该包括牙齿和牙周组织的齿科检查，必要时进行影像学评估。而恢复常规的牙科治疗包括常规的牙齿清洁和修复，则需要根据患者的免疫重建和临床用药情况而定。过早的牙科治疗可能会置患者于局部感染、菌血症和吸入性肺炎的危险之中。一般情况下，接受自体移植的患者可以在造血干细胞移植后 5～6 个月免疫功能恢复时进行常规牙科操作，而使用去除 CD34 的移植物或以氟达拉滨为预处理方案可导致免疫恢复缓慢。无慢性 GVHD 的异基因造血干细胞移植患者，如果不再使用免疫抑制药，一般需要 9～12 个月才能恢复足够的免疫功能，此后才可以进行常规牙科操作（免疫抑制治疗停止 6 周以上，才能进行常规的

牙科操作）。只要患者有活动性 GVHD 并正在接受免疫抑制治疗，就不应该进行常规牙科操作，如必须进行的话，应进行感染的预防（见下文）。

如果在未恢复免疫或造血重建的情况下必须进行牙科治疗，那么牙医和移植医生应确定必要的支持治疗方案，包括预防性抗生素、可能给予的静脉丙球，激素剂量的调整和血小板输注。操作前的氯己定冲洗是必要的。预防性抗生素方案（美国心脏协会预防心内膜炎方案）行之有效，如果有持续的牙齿感染或担心愈合延迟，则可延长抗感染措施。除了降低治疗的复杂性和缩短治疗时间外，牙医还应该利用技术来降低误吸风险（例如使用橡胶坝和高容量抽吸）。

当造血干细胞植入且病情稳定后，缺牙的患者通常可以接受假牙护理。此时，临时假牙或永久假牙均可考虑使用。

（十五）口腔面部 / 牙齿的生长发育

16 岁以下接受造血干细胞移植检查的儿童，存在出现牙齿伴或不伴有骨骼发育异常的风险（见第 102 章）[52]。除了移植前的癌症治疗外，预处理方案会破坏齿芽，导致包括牙釉质发育不全、牙根生长改变（牙根变细变钝、发育不全伴根尖过早闭合）或不完全发育等一系列发育异常。相比仅含化疗的方案，含全身放疗预处理方案会增加牙齿畸形的风险。移植时年龄越小，牙齿畸形的风险和程度越高（图 101-7）。

颌面部发育的改变使人们注意到移植对头面部骨骼发育产生了影响。儿童移植者下面部高度缩小，可能因为牙齿发育受损，低龄者更易发生严重牙齿发育问题 [53]，也有面部和下颌骨关节的改变。值得注意的是，骨骼改变以对称方式发生，因此儿童看上去并没有明显发育不全的颌骨及相应的容貌改变；基本上，面部看起来较小，但由于生长的普遍延迟，故与儿童的整体身材成比例。

（十六）移植后的继发性肿瘤

移植后新发或继发恶性肿瘤和淋巴增殖性疾病，长期以来被认为是造血干细胞移植的重要并发症 [48, 50]（见第 104 章）。口腔癌，尤其是鳞状细胞癌和唾液腺癌，是成人和儿童造血干细胞移植长期生存者中的最常见的口腔恶性实体肿瘤 [52, 54]。研究表明，造血干细胞移植时的年龄、慢性 GVHD，以及女性供者的移植都增加了继发性肿瘤的发生。然

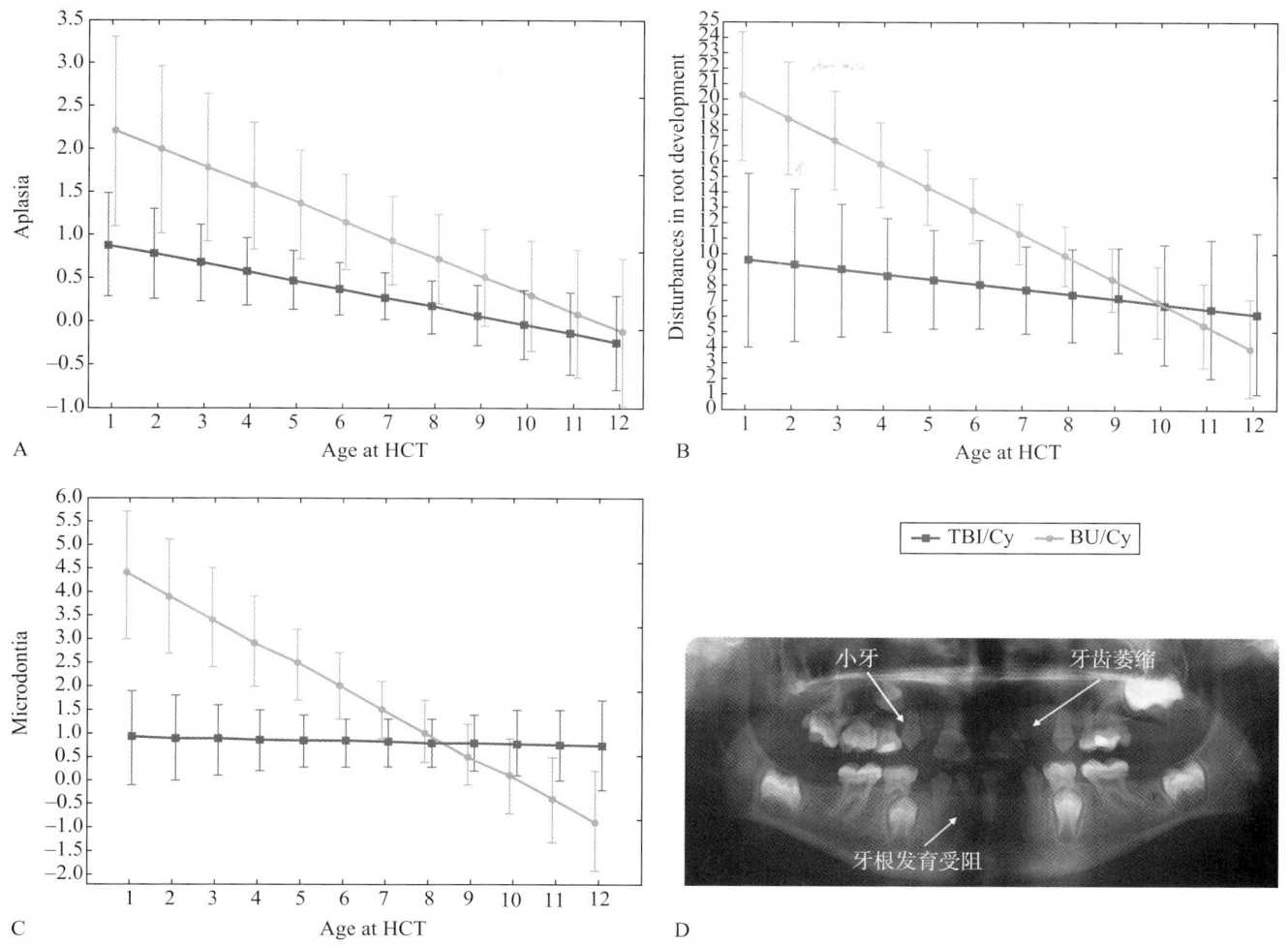

▲ 图 101-7　造血干细胞移植长期存活者中牙齿生长发育障碍

造血干细胞移植预处理方案会造成青少年牙齿生长发育的严重受阻，接受全身放疗预处理方案的青少年比只接受化疗预处理的更加严重。移植时年纪越小，对牙齿发育的影响越大。A. 随着年龄变化造血干细胞移植儿童缺牙的数目；B. 随着年龄变化牙根发育受阻的牙齿的数目；C. 随着年龄变化小牙的牙齿数目；D. 牙全景片显示一位造血干细胞移植长期存活的儿童牙根发育受阻，小牙和牙齿萎缩（引自 RingdénSupport Care Cancer（2012）20（Suppl 1）：S226；945. 获得 G. Dahllöf, K. Garming Legert, M. Remberger, 和 O. Ringden 的授权。此图的彩色版本，请参阅彩图部分）

而，根据报道慢性 GVHD 是口腔鳞状细胞癌的危险因素[55]。人乳头瘤病毒感染可能是造血干细胞移植生存者患口腔鳞状细胞癌的危险因素，但发生率和重要性尚无研究和报道。

　　不幸的是，口腔异常和恶性病变往往会被口腔慢性 GVHD 所掩盖，甚至混淆，只有活检才能对两者进行鉴别。头颈部淋巴增殖性疾病可能伴有唾液腺肿大和颈部淋巴结结变。早期发现实体瘤对提高这组患者总体生存率具有至关重要的作用。持续和全面的口腔软组织及头颈部检查成为所有移植后生存者随访的重要组成部分，尤其注意早期发现潜在的结构异常和恶性病变。造血干细胞移植的长期生存者应注意口腔病变监测，如果病变 2 ～ 3 周内不能愈合，应

仔细评估并采用合适的诊断方法。很明确的是，活检是唯一能鉴别 GVHD 病变和恶性病变的方法[56]。

五、结论

　　防治造血干细胞移植相关的口腔并发症的新技术和新方法的发展，将对造血干细胞移植患者的康复产生重大影响。口腔黏膜炎是影响造血干细胞移植早期恢复最重要和最令人畏惧的并发症之一。预防黏膜炎可以减少全身感染、疼痛的风险和住院天数，改善患者的生活质量，降低医疗成本，并可能降低 100 天死亡率。此外，改善唾液腺功能障碍和味觉功能障碍的处理，有助于移植早期阶段的康复。

第 102 章
造血干细胞移植后的生长和发育
Growth and Development After Hematopoietic Cell Transplantation

K. Scott Baker　Anna Petryk　著

胡　博　译

黄海雯　唐晓文　陈子兴　校

一、概述

造血干细胞移植是一种在儿童及青少年中逐渐增长的各种恶性及非恶性疾病的可治愈的治疗方法。然而，了解在 HCT［化疗和（或）放疗］预处理方案中使用的药物所产生的后期影响以及造血干细胞移植前的处理手段（相关知识），对于认识和预测移植对患者生长和发育的影响是很有必要的。

因为设计移植方案的目的不仅要抑制患者的免疫系统，而且还要清除肿瘤细胞，所以使用的药物剂量不受骨髓毒性的限制。一直以来，最常用的治疗方案为单独使用高剂量环磷酰胺或同时使用白消安或其他化疗药，并同时进行或不进行全身放疗。其他预处理方案还包括高剂量 BCNU、美法仑、依托泊苷、氟达拉滨以及塞替派。除了全身放疗，其他的放疗方案还包括胸腹部放疗以及全淋巴放疗。清髓性全身放疗剂量通常在 8 ～ 14.0Gy 之间，而非清髓性移植的预处理方案中的全身放疗剂量范围在 2 ～ 6Gy 之间。不同的清髓以及非清髓预处理方案的细节在本书的其他章节进行介绍。然而，需要注意的是，尽管人们推测非清髓或者低辐照强度的造血干细胞移植相比于清髓性造血干细胞移植来说，对生长和发育的影响会显著减弱，但是其对生长和发育的确切影响目前还尚不清楚。

高剂量的化疗和放疗都被证明会影响患者的神经内分泌系统的功能，进而影响其生长和发育。发生内分泌功能失调的风险高低取决于多种因素，包括造血干细胞移植时的年龄、所使用的预处理方案的类型以及患者的性别。

维持平稳的内分泌功能是正常的生长和发育所必需的。促进生长和成熟的激素包括甲状腺激素、生长激素、雄激素以及雌激素。本章节将回顾清髓性造血干细胞移植中使用的预处理方案对内分泌功能以及儿童和青少年生长和发育的影响。

二、甲状腺功能

正常分泌甲状腺激素是维持幼童正常线性生长所必需的。因此，甲状腺激素分泌不足则会造成生长迟缓。在传统的化疗中，甲状腺功能通常不会受到损害，但是对甲状腺放疗与代偿性甲状腺功能减退、临床甲状腺功能减退、甲状腺炎以及甲状腺肿瘤相关[1]。甲状腺放疗可能会相继引起甲状腺增生、甲状腺结节及肿瘤的产生。在照射后的第一年内，甲状腺功能失调通常从无临床症状的代偿性甲状腺功能减退开始，并伴随大量的 TSH 产生，但甲状腺激素水平仍维持正常，然而在随后的几十年内，放疗产生的甲状腺功能失调会进展成临床甲减，伴随大量的 TSH 产生以及甲状腺激素分泌的减少。

体格检查通常不能发现甲状腺结节。血清甲状腺素或三碘甲状腺原氨酸水平的波动不能区分良性疾病和恶性疾病[2]。在接受头颈部照射的 96

例儿童癌症幸存者中，超声检查发现了 42 例
（44%）存在甲状腺异常，而可触及病变的病例
数占 15%[2]。96 例患者中，有 22 例（23%）经
超声检查发现甲状腺结节，甲状腺放疗剂量大
于 31Gy 的患者甲状腺结节明显增多。

甲状腺恶性肿瘤的发生是造血干细胞移植
后另一个重要问题。有些报道称甲状腺恶性肿
瘤发生在放疗后 1.5 ～ 6.0 年之间，而其他报道
则认为接受 2 ～ 5Gy 放疗后甲状腺恶性肿瘤的
潜伏期可长达 40 年，其发病高峰在 15 ～ 25 年
之间[3, 4]。放疗后的儿童癌症幸存者中的甲状腺
恶性肿瘤患病率尚不清楚。1991 年一项流行病
学报道跟踪调查了 9170 名罹患儿童癌症后存活
至少 2 年的患者，发现他们患甲状腺肿瘤的风险
增加了 53 倍[5]。小于 2Gy 的照射剂量即可增加
13 倍的罹患甲状腺恶性肿瘤的风险。其他研究
则提示了照射剂量与甲状腺恶性肿瘤发生之间
的相关性，以及照射时患者年龄与甲状腺恶性
肿瘤发生之间的相关性，并认为年龄越小的患
者具有更高的风险[4, 6]。

照射致甲状腺恶性肿瘤的易感性，在幼童
中尤为明显，这提示接受了包含全身放疗、胸
腹部放疗或者全淋巴放疗的移植预处理的儿童
有发生甲状腺异常的风险。由于没有单独的既
往病史、临床症状或者临床实验室结果能够确
诊甲状腺癌，超声波检测甲状腺体中微小结构
变化可能是目前一种筛查无症状甲状腺结节的
有效方法。

（一）只包含化疗的预处理方案

移植后，甲状腺功能通常由血浆中 TSH 及
游离 T_4 的水平进行评价。一些指标的异常通常
会促使进一步的相关研究，例如对甲状腺自身
抗体水平异常的研究。在包含环磷酰胺、白消
安 + 环磷酰胺或其他药物 + 环磷酰胺化疗方案
的研究中，其大部分研究结果显示在大多数患
者中，以上化疗方案并没有导致甲状腺功能异
常，虽然这些化疗方案的研究都有受试者样本
相对较少的局限性[7-12]。接受白消安 + 环磷酰胺
预处理方案和骨髓移植治疗急性髓系白血病的
儿童，其甲状腺功能减退的发生率为 3%，提示
接受白消安 + 环磷酰胺治疗的患者甲状腺功能
减退的风险较低[9]。然而，在一项更大的研究

中，西雅图的研究组公布了 791 名接受造血干细胞移
植治疗并存活 1 年以上的患儿的数据，发现在移
植后 10 年，30% 的患者出现了甲状腺功能减退[13]。

在关于预处理方案的多因素分析中（图 102-1A），
接受全身放疗预处理方案组与基于白消安预处理方案
组相比，患者发生甲状腺功能障碍的风险无显著性差
异（HR 1.0 vs 0.84，P=0.48）。在同时接受全身放疗
和白消安预处理组中，患者出现甲状腺功能障碍的风
险最高（HR 1.7，P=0.009），而在仅接受环磷酰胺预
处理组中，患者出现甲状腺功能障碍的风险降低（HR
0.32，P=0.03）。其他重要危险因素包括局部放射治疗
（脊髓、斗篷式和全淋巴，HR 1.82，P=0.05）、患者年
龄小于 10 岁（HR 1.7，P=0.001，图 102-1B）、恶性

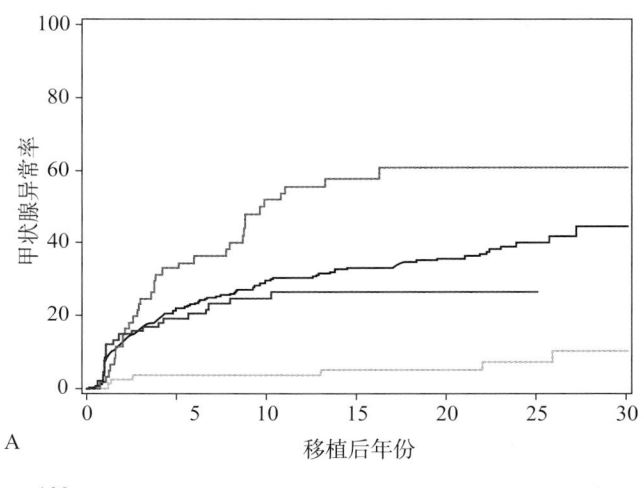

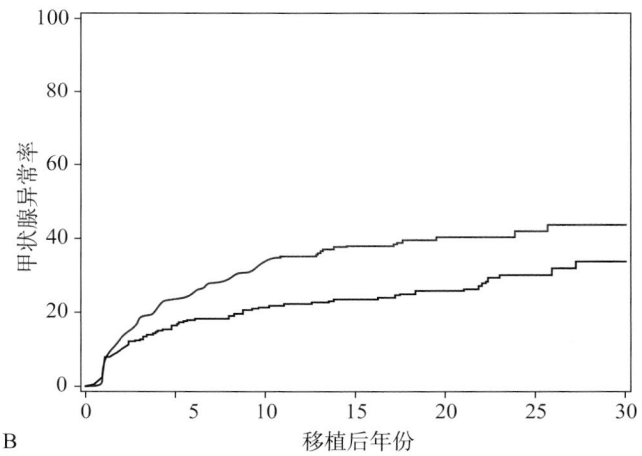

▲ 图 102-1　A. 不同预处理方案类型的造血干细胞移植后甲
状腺功能障碍的累计发生率，自上而下分别为：白消安 + 全
身放疗、只接受全身放疗、白消安或环磷酰胺；B. 造血干细
胞移植时不同年龄患者甲状腺功能障碍的累计发生率。下曲
线代表 10—17 岁接受造血干细胞移植的患者，上曲线代表
0—9 岁的患者

疾病（与非恶性疾病相比），其 HR 范围从髓系或淋巴系统恶性肿瘤的大约 3.0 到霍奇金病的 15（总体 $P < 0.001$）。然而，值得注意的是，在这一研究中，唯一发展为甲状腺恶性肿瘤的患者是那些接受了全身放疗的患者。一项移植患者数超过 4000 名的更大型的研究发现，基于白消安预处理方案的急性髓系白血病或者慢性髓系白血病患者（无患者在造血干细胞移植之前或在预处理阶段接受放射性治疗），其发生甲状腺癌的风险没有增加[14]。

（二）包含放射的预处理方案

对下丘脑 - 垂体 - 甲状腺轴的详细评估已经表明，放射主要影响的是甲状腺水平，而不是下丘脑或垂体水平[15]。在接受了以全身放疗或全淋巴放疗为基础的预处理方案后，患者常发生代偿性甲状腺功能减退和临床甲状腺功能减退[10-12, 16-19]。对随访达 5 年以上的 153 位患儿进行甲状腺功能评估，其中 16 例（9%）在移植后中位 2.9 年（1 ～ 10 年）发展为临床甲状腺功能减退，31.4% 患儿在移植后中位 2.7 年（0.8 ～ 11 年）出现代偿性甲状腺功能减退[11]。移植后 5 年无甲状腺功能异常的生存率为 73.2%，10 年后无甲状腺功能异常的生存率为 59.2%。与甲状腺功能减退相关的因素有患者年龄小于 9 岁、单剂量全身放疗以及第二次完全缓解状态下进行的造血干细胞移植。移植后中位生存期为 7.8 年的 35 名患者中，有 10 名患者的甲状腺结节没有发生恶变。其他研究也证实，尽管如前所述，全身放疗并不总是被确定为一个独立的危险因素[13]，但是患儿年龄小于 9—10 岁[13, 20, 21] 被认为是造血干细胞移植后发生甲状腺功能异常的危险因素。

全身放疗后与甲状腺功能异常发生相关的最强危险因素之一可能取决于全身放疗的进行方式，接受单次全淋巴放疗或全身放疗会对患者甲状腺功能产生显著影响。在接受 7.5Gy 单次全淋巴照射或 7.8 ～ 10.0Gy 全身放疗单次照射的儿童中，40% ～ 48% 的儿童出现了代偿性甲状腺功能减退或临床甲状腺功能减退，而接受了 12.0 ～ 15.74Gy 多次分割的全身放疗后，患儿代偿性甲状腺功能减退或临床甲状腺功能减退的发生率约为 15%[10, 11, 16-19]。在这些研究中，接受单次全身放疗照射的患者在照射后接受了平均 8 年以上的随访，而接受全身放疗分次照射的患者接受了中位 4 ～ 6 年的随访。虽然全身放疗分次照射导致的甲状腺异常的发生率似乎

较低，但来自接受放射治疗同时并未接受造血干细胞移植的患者的数据显示，这些患者发生甲状腺功能障碍和甲状腺恶性肿瘤的风险可能推迟几十年。甲状腺功能障碍的发生与移植时的年龄有关，0—9 岁的发病风险高于 10 岁以上的年龄（HR 1.7，$P=0.001$）[13]。其他因素，如性别、急性或慢性 GVHD，还没有显示对此风险有影响。

（三）治疗

所有临床甲状腺功能减退的患者都应接受甲状腺素治疗，但对代偿性甲状腺功能减退患者进行甲状腺替代治疗的益处尚存在争议。虽然甲状腺照射的致癌潜能已被证实，但甲状腺替代治疗是否能够降低放射性相关甲状腺癌发病率仍未得到证实[1, 22]。儿童内分泌学家对放疗后代偿性甲状腺功能减退的治疗有着不同的建议。在常规放疗后形成甲状腺良性结节的患者中，甲状腺激素治疗可降低甲状腺结节复发的风险，但不能降低甲状腺癌的发生风险。

在 6 名接受单次 10.0Gy 全身放疗的患儿和至少 5 名接受 12 ～ 15.75Gy 分次全身放疗照射的患儿中，通过 4 ～ 14 年的随访，观察到所有患儿出现了甲状腺乳头状癌、毒性甲状腺肿、甲状腺腺瘤[15]。这些儿童都有甲状腺功能异常，没有人在发现甲状腺肿块之前接受过甲状腺激素治疗。除了那些行甲状腺切除术或放射性碘甲状腺消融术治疗成功的患儿外，其余患儿在尸检时均可发现甲状腺腺瘤。因此，所有接受过全身放疗、全淋巴放疗或胸腹部放疗的患者每年都应该进行体格检查、甲状腺功能检测或超声波检查。

在解释甲状腺检查结果时也应考虑到正常甲状腺病态综合征。在这种情况下，甲状腺激素代谢的变化与一种严重的、非甲状腺疾病有关，其中包括某些情况下的造血干细胞移植。造血干细胞移植后前几个月 TSH 水平迅速下降，6 个月后逐渐恢复正常。甲状腺激素水平的急性变化到第 6 个月时也会逐渐恢复到移植前水平。移植后上升的细胞因子水平，包括 IL-6 和 TNF-α，与甲状腺激素水平呈负相关。正常甲状腺病态综合征不需要特殊的甲状腺激素治疗[23]。

三、生长

线性生长是基因构造、营养因子、激素（生长

激素、甲状腺激素、性激素）和新陈代谢相互作用、持续协调的结果。每个主要因素的重要性因生长时期的不同而不同。婴儿期的生长在很大程度上是由营养和新陈代谢因素决定的。儿童期的生长主要受生长激素的影响，而青春期发育则受生长激素和性激素协同作用的影响。造血干细胞移植后的线性生长受损是多因素的，可能是由于生长激素缺乏、甲状腺功能减退、性腺功能减退、皮质类固醇治疗和营养不良所致。由于缺少对于生长激素影响的研究，生长激素缺乏对接受造血干细胞移植的儿童生长的影响往往难以确定。由于相关研究通常只报道生长率，故很难判定在强化疗方案中联合 / 不联合中枢神经系统放疗是否与持续性生长障碍相关 [24-28]。有研究表明，除中枢神经系统放疗和诊断年龄外，联合抗肿瘤治疗的强度和持续时间也会影响生长模式 [29-31]。儿童在接受中枢神经系统放疗时年龄越小，对青春期的生长影响就越大。

有几项研究比较了儿童常规化疗 ± 头颅放疗以及造血干细胞移植的生长情况。其中一项研究 [32] 认为，接受化疗的儿童和接受造血干细胞移植治疗的儿童的生长模式相似。化疗组 26 例患者随访 7.4 年（1.8 ～ 15.5 年），造血干细胞移植组 26 例患者随访 5.6 年（2.0 ～ 15.4 年）。所有患者均未进行生长激素检测，11 例化疗患者接受 18 ～ 24Gy 头颅照射，9 例造血干细胞移植患者接受了全身放疗。从诊断到最后随访时，化疗组和造血干细胞移植组的身高标准差（standard deviation, SD）分别为 –0.43 和 –0.48。第二项对照研究 [33] 包括 10 例单纯化疗患者，18 例化疗联合 18.0 ～ 24.0Gy 头颅放疗患者，15 例化疗联合 12 ～ 15 Gy 全身放疗和造血干细胞移植患者。单纯化疗组的身高 SD 的中位数变化为 –0.21，化疗联合头颅放疗组为 –1.26（P=0.0001），造血干细胞移植组为 –1.33（P=0.0008）。所有患者均行生长激素检测，仅造血干细胞移植组有生长激素缺乏者（P=0.003）。第三项研究评估了 1 岁以下诊断为急性髓系白血病和急性淋巴细胞白血病的婴儿 [34]。单纯化疗的患儿 10 例，化疗加头颅放疗的患儿 17 例，造血干细胞移植的患儿 7 例（全身放疗 6 例）。化疗组患儿在疾病诊断 5 年后身高 SD 的中位数变化为 –0.9，化疗加头颅放疗组为 –1.0（P=0.07），造血干细胞移植组为 –2.3（P=0.01）。对少数人的进一步随访表明，随着诊断后时间的增

加，患儿身高继续下降。基于以上研究及其他研究结果表明，从造血干细胞移植时的身高到最终的身高，患儿身高平均下降 0.9 ～ 2.1SD [35-39]。

只接受化疗但没有进行头颅照射的患者，其身高的影响远小于接受了含全身放疗方案的造血干细胞移植治疗的患者 [36, 37, 39-46]。中枢神经系统照射被证明与生长激素的缺乏有关，生长激素缺乏似乎又与放疗时患儿的年龄、所受放疗剂量和完成放疗后的时间长短有关 [47-49]。虽然垂体也表现出对放疗的敏感性，但放疗引起的生长激素缺乏被认为主要是由于下丘脑损害所造成的 [47]。一些儿童，特别是那些患有急性淋巴细胞白血病的儿童，在进行造血干细胞移植之前接受了 18 ～ 24Gy 的中枢神经系统放疗，作为其初步治疗的一部分。当将全身放疗纳入移植前预处理方案时，其总中枢神经系统照射剂量通常超过 30Gy，而这个剂量是可能会引起生长激素缺乏的估计阈值 [50]，即使辐照剂量低至 9 ～ 10Gy 也可能导致生长激素缺乏 [51]。在大多数接受高剂量中枢神经系统放疗的患者中，生长激素缺乏症可能在放疗后 2 ～ 3 年内发生，而接受低剂量中枢神经系统放疗的患者在放疗后 5 ～ 10 年内可能不会出现生长激素缺乏。由此可以推测，几乎所有接受全身放疗和中枢神经系统放疗的患儿均可能出现生长激素缺乏，而一些仅在其生长期之前或期间接受全身放疗（特别是单剂量全身放疗）的患儿亦可能出现生长激素缺乏 [42, 43, 52, 53]，后者可能在造血干细胞移植之后的第三年才会出现身高增长速率的下降。分次放疗的全身放疗和全淋巴放疗也可导致生长速度变慢，并影响患儿最终身高，但其对患儿生长的影响不如单剂量全身放疗明显 [9, 36, 54, 55]。与全身放疗相关的生长障碍也可能是由于放疗直接造成的生长板损伤所致 [56-58]。

由于生长激素分泌是间歇性的，生长激素水平的测定需要通过刺激，促进垂体生长激素分泌，然后再进行多次静脉采血检测。目前的文献对于生长激素刺激试验并未达成共识 [59, 60]。虽然 24h 自发脉冲生长激素分泌试验被许多人认为是生长激素分泌的最重要的生理评估检测，但由于需要大量的血液及频繁取样，故这种检测手段被认为不切实际 [61, 62]。12h 隔夜取样方案已被证明具有良好的耐受性、可靠性和重复性，但由于夜间住院带来的取样不便、血液样品量要求大，以及与刺激生长激素反应相比

缺乏明显的优势[63, 64]，其临床使用频率较低。常用的生长激素分泌刺激包括运动或药物，如可乐定、左旋多巴、精氨酸、GHRH 和胰岛素[59, 60, 65-67]。生长激素缺乏的临床诊断主要基于生长激素刺激试验、生长学标准、生化检测和影像学评价[68]。生长激素缺乏包括以下一种或几种典型特征：不能达到正常的生长激素峰值（通常在尝试了两种不同的生长激素刺激方式后），低水平的 IGF-1 和胰岛素结合蛋白-3（IGF-binding protein-3，IGFBP-3），身高低于平均身高 2 个 SDs 以上，身高的生长速率和 SD 评分降低，以及骨龄延迟[66, 68]。例如，一名儿童身高虽然在 -2 个 SD 以上，但其身高明显低于父母身高的高中值，尤其当生长速度也显著减慢时，提示该儿童有可能出现了生长激素缺乏。同样，单独的 IGF-1 和 IGFBP-3 水平不能作为头颅放疗后反映生长激素状态的可靠指标[69, 70]。此外，由于生长激素缺乏可能会随着时间的推移而发展，故即使最初的测试是正常的，生长激素激发测试也可能需要重复进行。接受过头颅放疗的儿童可能对激发性刺激有不同的反应，这可能是由不同药物的使用、照射与测试之间的时间间隔不同，以及神经分泌缺陷所造成的[47, 71, 72]。

（一）包含化疗的预处理方案

在进行了单独大剂量环磷酰胺预处理后，尽管患儿的青春期生长迸发期可能会减弱，但其身高 SDs 通常是正常的[73]。在检测时，生长激素水平通常是正常的。部分慢性 GVHD 患儿经糖皮质激素治疗后，其生长速度在慢性 GVHD 活动期和糖皮质激素治疗过程中均有所下降。一旦控制了慢性 GVHD 并停止了皮质类固醇治疗，患儿在恢复正常年龄段的生长速度之前，会出现追赶生长。26 名女生和 25 名男生的最终身高的中位数分别处于女孩中的第 25 百分位数（范围 5 ～ 90）和男孩中的第 50 百分位数（范围 5 ～ 95）。EBMT 报道，26 例单独使用环磷酰胺的患者平均最终身高 SD 为 -0.15 ± 1.6836。

白消安是一种在预处理方案中经常与环磷酰胺联合使用的烷化剂，是一种既能影响分裂细胞又能影响不分裂细胞，并能够通过血脑屏障的药物[74]。既往研究报道了对地中海贫血的患儿骨髓移植前进行 14mg/kg 白消安联合 200mg/kg 环磷酰胺预处理方式中白消安对患儿生长的影响[8, 75]。这两项研究均发现，患儿进行造血干细胞移植时的年龄对其随

后的生长有影响。在 47 例可评估最终成人身高的患者中，26 例 7 岁或 7 岁以下的行造血干细胞移植的患者最终成人身高与中位父母身高值一致，而 21 例 7 岁以上的行造血干细胞移植的患者未能充分发挥其遗传身高潜力。从这些数据无法确定上述影响是否继发于白消安的使用，或在较早的年龄纠正地中海贫血对患儿生长会有积极的影响。

在对骨髓移植之前使用 16mg/kg 白消安和 120mg/kg 或 200mg/kg 环磷酰胺预处理方案的急性髓系白血病儿童的临床研究中，人们得到了相似的数据。以前未接受中枢神经系放疗的急性髓系白血病儿童一般显示正常生长速度[9, 15, 36, 43, 46, 76, 77]。研究表明，患儿身高 SD 在造血干细胞移植后有所改善。一项对 23 名儿童的研究发现，患儿造血干细胞移植时的身高 SD 与移植后 1 ～ 5 年的每年的身高 SD 无显著性差异，造血干细胞移植时的平均身高为 -0.38 SD，而造血干细胞移植 5 年后的平均身高为 -0.11 SD[76]。EBMT 报道了 10 名儿童的最终成人身高为 -0.38 ± 1.16SD[36]。我们观察到成人的最终身高 z- 评分为 -0.3 ～ -0.4（ ± 1.46）SD 或平均身高位于男孩和女孩身高的第 30 百分位数。图 102-2 和图 102-3 展示了进行 16mg/kg 白消安和 120mg/kg 或 200mg/kg 环磷酰胺预处理方案后 47 名男孩和 39 名女孩的身高 SD 和身高增长速度。无论是女孩还是男孩，青春期生长的迸发期都出现了减缓。一份报道展示了慢性疾病对身高的影响，评估了 30 名儿童在造血干细胞移植后 3 年时的生长情况。未发生造血干细胞移植并发症的 12 例患儿从造血干细胞移植到移植后 3 年身高变化了 -0.2SD，而 18 例有并发症的儿童（主要是慢性 GVHD）的身高变化为 -1.7SD（$P=0.001$），提示其他因素而非预处理方案显著影响了患儿生长[77]。

因此，仅包含化疗的预处理方案对患儿生长的影响并不明显。尽管有少量关于白消安 + 环磷酰胺预处理方案后患儿出现生长障碍和生长激素缺乏的报道，但目前通常认为单用化疗方案不会对身高产生不利影响[8, 43, 46]。虽然白消安能够跨越血脑屏障并能够产生剂量相关的神经毒性，但白消安剂量与生长激素分泌受损之间的直接因果关系仍有待证实[78, 79]。

（二）包含放射治疗的预处理方案

1. 生长速率

全身放疗后会出现生长障碍这一结论已经被充

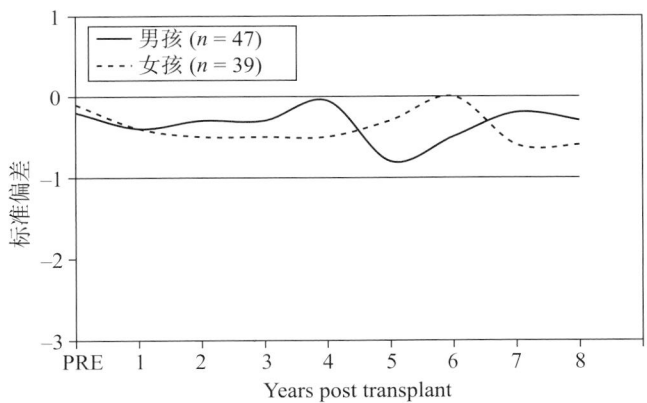

▲ 图 102-2　接受 16mg/kg 白消安和 120 ～ 200mg/kg 环磷酰胺移植预处理方案的 39 名女生和 47 名男孩身高标准差曲线

（引自 Sanders 等，1988[73]。经 S.Karger AG 许可复制）

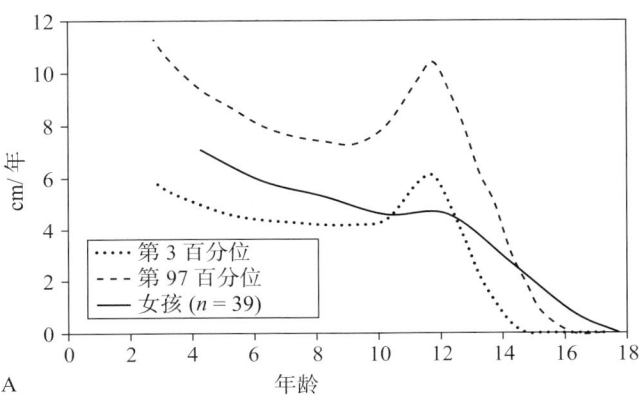

A

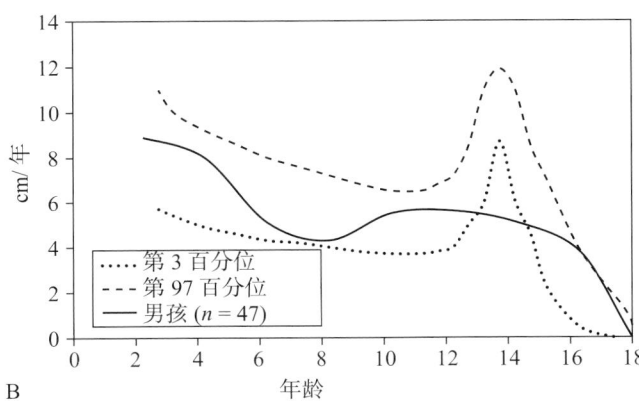

B

▲ 图 102-3　A. 39 名接受白消安和环磷酰胺移植预处理方案的女孩的身高速度曲线。请注意青春进发期的减弱；B. 47 名接受白消安和环磷酰胺预处理方案的男孩的身高速度曲线。请再次注意青春进发期的减弱（引自 Sanders 等，1988[73]。经 S.Karger AG 许可复制）

分证实 [9, 10, 15, 35-37, 40-46, 55, 57, 69, 73, 80]。接受单次全身放疗的儿童通常是生长速度损害发生率最高的群体，这通常与生长激素分泌减少有关。最初认为多次分割进行的全身

放疗有生长 -"保留"效应，但这些患儿被证明有生长速度下降，身高 SD 评分降低 [39, 55, 81, 82]。一项研究将 26 例 9 ～ 10 Gy 单次照射全身放疗患者的身高 SD 评分，与 23 例 12 ～ 14.40 Gy 多次分割全身放疗患者的身高 SD 评分进行比较，发现所有患者的身高 SD 评分均有下降。在造血干细胞移植后 1 ～ 3 年，单次全身放疗患者身高 SD 评分从 -0.29 变至 -0.90（P=0.0001），而接受分次照射全身放疗的患者身高 SD 评分从 -0.09 变为 -0.22（P=0.02）[55]。第二项研究报道了未接受头颅放疗的青春期前儿童在全身放疗后前 3 年的平均累积高度变化。11 例 10 Gy 单次放疗的全身放疗患者的身高变化（平均高度变化 -1.4SD），比 7 例 12 Gy 分次照射全身放疗患者的身高变化（平均累积高度变化 -0.4SD，P=ns）更明显（P=0.001）[81]。第三项研究报道了 81 名儿童接受单次全身放疗 8 年后身高 SD 无差异。在接受 12.0 ～ 15.75 Gy 多次分割全身放疗前，未接受头颅放疗的 237 例儿童，在 3 年和 6 年时的平均身高变化分别为 -1.0 SD 和 -1.3 SD。在 79 例接受头颅放疗并进行了分次放疗全身放疗的患儿中，3 年时的平均身高变化为 -1.4SD，6 年时的平均身高变化为 -1.7SD。以上研究结果显示，全身放疗前的头颅放疗及移植后的年数是显著影响后续身高 SD 评分的唯一因素。

移植时患儿的年龄被认为是预测患者最终成人身高的一个重要因素 [36, 37, 39, 40]。研究表明，移植时年龄在 10 岁以下的儿童生长不足的风险最大，其最终成人身高显著降低。患儿的性别也被证明显著影响其最终成人身高，男孩比女孩有更大的生长不足风险 [37, 39, 40]。其他报道也证实了年轻患者的年龄及男性性别对其最终成人身高有负面影响 [39, 83]。男孩的坐高和腿长显著下降，女孩的坐高 SD 评分下降，但腿长并没有减少 [83]。男孩和女孩的坐高显著下降很可能与放疗对脊柱生长的影响相关，其对脊柱生长的影响大于对腿部生长的影响。研究人员发现，全身放疗和最终成人身高之间的平均身高 SD 下降女孩为 -1.1 SD，男孩为 -1.5 SD。

2. 生长激素

生长激素治疗后总身高与治疗开始时患者

年龄呈负相关，与治疗时间呈正相关。生长激素除了可改善线性生长，还对儿童的生长有额外的益处。生长激素缺乏的儿童由于成骨细胞活性降低而有可能导致骨密度降低，进而导致骨矿物质累积减少[84-86]。对生长激素缺乏的儿童进行的研究表明，生长激素治疗可逆转骨质流失[87]。生长激素还会影响人体组成和血脂水平，生长激素缺乏的人去脂体重减少、内脏肥胖增加、血脂异常、心血管危险因素及心血管死亡增加[88-94]。生长激素治疗能够改善未接受造血干细胞移植的儿童的去脂体重及心血管风险状况[95-98]。

　　全身放疗和造血干细胞移植后生长激素缺乏的发生率在 20% ～ 85% 之间，这取决于患者造血干细胞移植后的检查时间、接受的预处理方案、是否接受头颅放疗，以及采用不同的生长激素检测方法[18, 44, 53, 57, 66, 69, 99, 100]。尽管已经观察到生长激素缺乏，但只有不到一半的人接受了生长激素治疗。回顾性研究表明，患儿身高SD 明显低于患儿造血干细胞移植时的身高 SD 及依据其父母身高中值所预测的身高 SD[37, 40, 55]。一些研究者认为，生长激素治疗不是必需的，因为患儿最终身高 SD 比平均身高的减少没有超过 2 个 SD，此外接受生长激素治疗的儿童没有明显改善生长[36, 37]。另一些研究者根据一项回顾性研究报道发现，生长激素治疗对儿童没有体现益处，但大多数患儿接受的生长激素治疗周期少于一年[35]。一项研究报道了 13 名患儿接受了生长激素治疗，其中有 8 名儿童接受了预防性头颅放疗，这些患儿恢复了正常的身高增长速度，但没有出现"追赶"生长[53]，最终身高SD 评分仍然是降低的。在这些儿童中，从全身放疗到生长激素治疗的平均时间为 3.2 年，平均年龄为 12.2 岁（5.8—18.2 岁）。

　　生长激素疗效不佳的原因有脊柱照射、青春期提前、生长激素给药时间不佳、监测方法多变以及大多数患儿在开始生长激素治疗时年龄较大。然而，如果给予青春期前儿童适当增加生长激素剂量至大约每周 0.3mg/kg，可促进患儿生长并改善最终身高，这种治疗使得患儿在青春期时有充足的生长激素从而进入生长迸发期[42, 57, 101, 102]。在一项更近的单移植中心研究中，移植时接受分次照射全身放疗后出现生长激素缺乏的儿童予以生长激素治疗能够显著改善其最终身高[39]。接受生长激素治疗的儿童与未治疗儿童相比，身高平均提高 0.9SD（P < 0.01）。生长激素治疗的疗效与生长激素治疗时患者年龄呈负相关，与治疗持续时间呈正相关。年龄较小的患儿（< 10 岁）对生长激素治疗的反应优于年龄较大的患儿，女性对生长激素治疗的反应优于男性。有趣的是，有无头颅放射史的患儿对生长激素治疗的疗效没有明显的影响。图 102-4 显示了接受全身放疗时患儿的年龄对最终身高的影响，其中 42 例生长激素缺乏症患儿接受了生长激素治疗，48 例未接受生长激素治疗[39]。其他研究者也报道生长激素治疗对短期生长[57] 或生长到患儿最终身高[38] 都有有益的影响。

　　起初，人生长激素的治疗受到药物供应的限制，但随着重组生长激素的应用，生长激素的获取不再是限制生长激素治疗的难题。人类生长激素治疗后发生白血病的报道引起了人们的关注，认为生长激素治疗与白血病的发生可能存在因果关系[100, 103-105]。Lawson Wilkins 儿童内分泌协会和美国人类生长基金会于 1988 年召开了一次研讨会，回顾了自 1959 年以来在欧洲、北美、日本和澳大利亚 22 000 名接受生长激素治疗的患者中罹患白血病的病例[106]。在 15 例白血病中，有 4 例发生在短暂的生长激素治疗后，或可确定由其他原

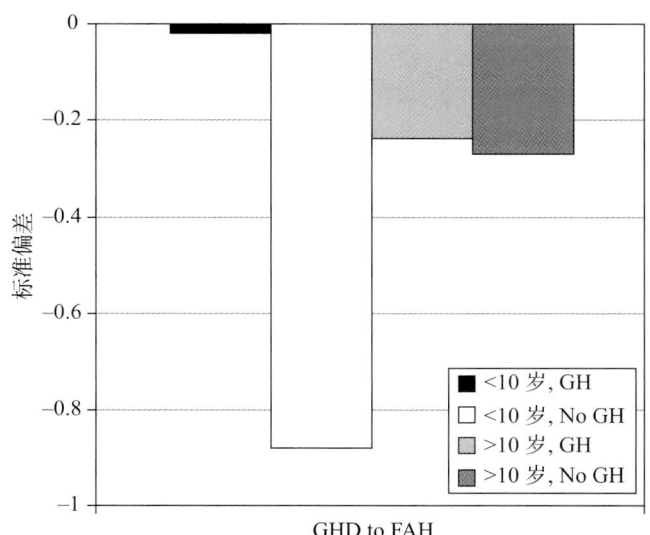

▲ 图 102-4　42 例生长激素缺乏症患儿接受生长激素治疗后的最终身高 SD 评分（10 岁以下为黑色；10 岁以上为浅灰色）和 48 例生长激素缺乏症患儿未用生长激素治疗的最终身高 SD 评分（10 岁以下为白色；10 岁以上为深灰色）

FAH. 最终成人身高

因引起。其余 11 例疑似由生长激素治疗引起的白
血病病例发生在 15 万人年的风险期内，该风险期
包括治疗和随访期，因此生长激素治疗可能引起的
白血病的发病率约为 1/21 000 人年。据估计，在垂
体功能减退症治疗的患者中，每年白血病发病率
为 1/42 000 人年。在对所有可获得的数据进行回顾
后，研讨会参与者得出结论，接受了生长激素治疗
的生长激素缺乏患者罹患白血病的概率可能略有增
加，但目前尚不清楚发病率的增加是否与生长激素
治疗直接相关。从绝对意义上讲，假设患者接受了
10 年的生长激素治疗，目前对个体患白血病的风险
估计为每 2400 人中有 1 个（0.042%），这与美国报
道的白血病新发病例的监测和最终结果估计（每年
1∶2400）没有区别。

在儿童癌症幸存者研究登记的 13 539 名幸存者
中，Sklar 等研究了 361 名接受生长激素治疗的癌症
幸存者，并比较了接受和没有接受生长激素治疗的
幸存者的复发风险、二次肿瘤风险和死亡风险 [107]。
数据显示生长激素治疗与疾病复发风险的提高大部
分是不相关的。在校正了患者诊断、放射治疗和化
疗的年龄后，生长激素治疗组与未治疗组相比发生
首次复发的相对风险为 0.83（P=0.65）。对于中枢
神经系统肿瘤幸存者，生长激素治疗组的疾病复发
风险实际上明显低于未接受生长激素治疗的患者。
生长激素治疗与未治疗患者的发生包括急性白血病
在内的其他疾病的风险没有差别 [49]。然而在接受生
长激素治疗的患者中，发生二次肿瘤的风险略有增
加（5.5% 的生长激素患者发生二次肿瘤）。继发性
肿瘤均为实体瘤，未见继发性白血病。最常见的肿
瘤类型是骨肉瘤（尤其是白血病幸存者）和脑膜瘤
（尤其是中枢神经系统肿瘤患者）。生长激素治疗组
与未治疗组的死亡风险相似。在接受生长激素治疗
的 122 名白血病 / 淋巴瘤幸存者中，有 3 例发生骨
肉瘤，而未接受生长激素治疗的超过 4500 名白血
病 / 淋巴瘤幸存者中只有 2 例发生骨肉瘤。Sanders
等的研究显示，接受生长激素治疗的造血干细胞移
植患者与未接受生长激素治疗的造血干细胞移植患
者，在复发白血病或继发性恶性肿瘤的发展方面无
显著性差异 [39]，生长激素治疗组骨软骨瘤 / 外生骨
疣的发生率较高 [39]。

四、青春期

青春期是从性不成熟到成熟性状态的过渡阶
段，伴随着性腺和生长激素活性的显著变化，第二
性征的发展，以及生长速度的提高。青春期的起始
时间差异很大。青春期发育通常与骨龄所能反映的
骨成熟程度密切相关，其开始和完成需要完整的下
丘脑 - 垂体 - 性腺轴。正常的青春期生长速率通常
比青春期前快 1.5 ～ 2 倍 [108]。性激素通过增加内源
性生长激素分泌间接刺激线性生长 [109]。这种刺激
会增加循环和组织中的 IGF-1 水平，从而激活骨和
软骨的生长。

造血干细胞移植后性腺功能减退非常常见 [52, 110]。
高促性腺激素的性腺功能低下（原发性性腺衰竭）
比低促性腺激素的性腺功能低下（由于下丘脑 - 垂
体功能障碍所引起）更为常见。在女孩中，通过血
浆 FSH 和（或）LH 浓度的升高来诊断卵巢衰竭 [111]。
卵巢衰竭会影响生育能力和雌二醇的产生。在男孩
中，生精小管功能障碍（以血浆 FSH 浓度升高和睾
丸体积较小为特征）比睾丸间质细胞功能障碍（表
现为低睾酮水平和血浆 LH 浓度升高）更常见，因
为睾丸的生殖上皮比睾丸间质细胞更易受化疗和辐
射的影响 [9, 112]。因此，在男性中，生育能力可能会
受到影响，但睾酮的分泌可能是正常的。青春期早
熟比青春期延迟少见的多 [38]。

性激素分泌受损的临床表现取决于造血干细胞
移植时患者的年龄和所处的青春期阶段。年龄较小
的患者可能出现青春期延迟，而年龄较大的患者可
能表现为青春期发育不同步或不完全，原发或继
发性闭经，以及由于无精子症或过早绝经而导致
的不孕不育。大约 57% 的女性和 53% 的男性发生
青春期延迟或发育不完全 [52, 113-115]。一般来说，有
65% ～ 84% 的女性在造血干细胞移植后会出现卵巢
早衰 [111-113, 116-118]，48% ～ 85% 的男性造血干细胞移
植后会出现睾丸衰竭 [52, 111, 112, 119, 120]，其发病率可能
因治疗方案而异。性激素也是青春期生长突增所必
需的。在缺乏青春期性激素分泌的情况下，与青春
迸发生长期相关的生长速度增加会大大减弱，导致
最终成人身高的下降 [121]。低至中剂量的性激素治
疗促进线性生长，通过促进骨骺过早关闭的机制导
致最终成人身高降低，成年期生理剂量的性激素治
疗会对骨骼成熟产生更大的影响。

高剂量的烷化剂和辐射会影响性腺激素的产生和生殖细胞的活力，其影响程度与患者的年龄、性别、治疗类型和剂量有关[122]。单独环磷酰胺预处理后，性腺功能受损的女性占 16%，男性占 14%；白消安 - 环磷酰胺联合预处理后，性腺功能受损的女性占 72%，男性占 48%；全身放疗预处理后，性腺功能受损的程度取决于全身放疗的剂量，受损的女性占 57%～ 71%，男性占 58%～ 81%[52, 113-115]。当环磷酰胺预处理的累计剂量超过 350mg/kg 时，会导致青春期前男性患者发生无精症，而 200mg/kg 或更少的环磷酰胺剂量则导致精子发生微小的改变。对青春期前睾丸的照射会导致生殖上皮的损伤，这种损伤直到正常的青春期才会变得明显[123]。接受超过 24Gy 睾丸照射的男孩推迟或停止了第二性特征的发育，伴随着促性腺激素升高，睾酮值降低。原发性卵巢衰竭通常发生在接受了累计剂量超过 500mg/kg 环磷酰胺的青春期前的女孩中[122]。因此，卵巢和睾丸对化疗和放射的性腺毒性作用都很敏感。

（一）只含化疗的预处理方案

在 200mg/kg 环磷酰胺和骨髓移植治疗的再生障碍性贫血的患儿中，有 31/32 名女孩、28/31 名男孩在环磷酰胺治疗时处于青春期前年龄，随访至 12 岁以上，评估其青春期发育[52, 112]。几乎所有这些儿童在青春期都表现出正常的适龄进展。3 名青春期发育迟缓的女孩患有范科尼贫血，但最终第二性特征发育正常、LH、FSH 和雌二醇水平也均正常，2 名女孩因慢性 GVHD 治疗而出现青春期延迟。在 26 名发育正常的女孩中，月经初潮的年龄中位数为 12.5 岁（11—16 岁），5 名发育迟缓的女孩月经初潮发生在 16—19 岁之间。因此，青春期前患者对环磷酰胺的性腺毒性作用耐受性更强，更有可能保留或恢复卵巢功能[124]。三个青春期发育迟缓的男孩有慢性 GVHD，但最终的第二性征发育正常，LH、FSH 和睾酮值也达正常水平。因此较小的年龄对男孩的青春期发育也有一定的保护作用[124]。

有研究报道了 64 例（31 名女孩和 33 名男孩）青春期前患者（年龄为 9.3—17.2 岁）在接受 14mg/kg 白消安 +200mg/kg 环磷酰胺和异基因骨髓移植治疗后的性腺功能[125-128]。25 名女孩出现了原发性卵巢衰竭并伴随促性腺激素水平升高，有 6 名女孩出现了低促性腺激素的性腺功能低下。所有女孩在移植

前后都有较低的雌二醇水平，并需要补充激素来发育第二性特征。33 名男孩中，23 名男孩移植后 LH 和 FSH 水平在正常范围内，10 名男孩出现 LH 和 FSH 升高或 LH 和 FSH 降低，而在促性腺激素释放激素刺激后，3 例有正常反应，2 例 FSH 反应升高，10 例出现 FSH 反应降低。然而，因为地中海贫血患者经螯合剂和输血治疗后经常出现青春期延迟或缺失，故医生在对这些人的性腺功能结果解释时必须谨慎。

有研究对罹患恶性肿瘤、接受 16mg/kg 白消安 +120 ～ 200mg/kg 环磷酰胺预处理后移植的儿童进行了青春期发育评估[125, 129, 130]。这些数据表明，白消安对青春期前，特别是女性青春期前的性腺具有高度毒性。在接受白消安 - 环磷酰胺治疗的患者中，卵巢功能恢复的可能性极低或根本不存在[9, 76, 112]。仅接受环磷酰胺预处理方案的男孩（24% ～ 90%）比使用白消安 - 环磷酰胺方案的男孩（6.5% ～ 50%）更有可能恢复睾丸功能[112, 119]。

（二）含有放疗的预处理方案

24 名女孩和 31 名男孩在青春期前接受 10 Gy 单次全身放疗、77 名女孩和 77 名男孩在青春期前接受 12 ～ 15.75 Gy 分次全身放疗后，随访至超过 12 岁，然后对其进行了第二性征发育评估。接受 10.0Gy 单次照射的患儿，有 71% 的女孩和 83% 的男孩出现了第二性特征延迟发育，LH 和 FSH 水平升高，性激素水平降低。接受分次全身放疗的患儿，有 49% 的女孩和 58% 的男孩出现了发育延迟，这些女孩和男孩大多接受了适当的性激素治疗，以促进第二性特征的发育。

睾丸接受的放射量和患者年龄是影响患者后续正常自发的青春期发育的重要因素（表 102-1）。36 名白血病睾丸浸润的男孩除了接受 12 ～ 15.75 Gy

表 102-1　接受睾丸照射男孩的青春期发育

		睾丸照射	
		4.0Gy	**> 10Gy**
目前年龄	≥ 12 岁	51	36
发育	正常	28（55%）	6（16%）
	延迟	23（45%）	30（84%）

（引自 J.E. Sanders，未发表数据，2007）

全身放疗外，还接受了 10Gy 以上睾丸照射，其中有 30 名（84%）患儿出现了原发性性腺功能衰竭，需要睾酮治疗以促进第二性征的发育。然而，在除了分次全身放疗外还接受 400cGy 预防性睾丸放疗治疗的男孩中，约有一半的男孩在青春期间正常发育（J. E. Sanders，未发表的数据）。8Gy 放疗后精子的形成可能受影响，而睾丸间质细胞可耐受 24 Gy 的辐射剂量 [131]。

一项研究报道显示，在接受 14.40 Gy 分次全身放疗的儿童中，在 17 名接受评估的男孩中，出现 LH 水平升高的患儿在接受造血干细胞移植时的年龄比其他患儿的年龄明显偏小 [（5.4 ± 0.8）岁 vs（7.8 ± 0.8）岁；P=0.024]，但在 16 名接受评估的女孩中，出现卵巢功能衰竭的女孩在接受全身放疗时的年龄，明显大于有自发青春期的女孩 [（8.6 ± 2.3）岁 vs（6.1 ± 1.8）岁；P=0.03] [29]。另一项研究没有观察到年龄对后续性腺功能的影响 [55]。第三项研究分析表明，年龄的影响可能与全身放疗的总剂量有关 [125]。在 30 例接受 12.0Gy 全身放疗后评估的儿童中，15/16 例（94%）10 岁以下，11/14 例（78%）10 岁以上的患儿发育正常。在 46 例接受 14.40～15.75 Gy 全身放疗后评估的儿童中，23/30 例（77%）10 岁以下，3/16 例（19%）10 岁以上的患儿发育正常。需要更多的患者才能得出就患者年龄和接受全身放疗的总剂量对青春期发育是否有影响的确切结论。

建议在患者达到 10—11 岁后仔细监测第二性特征的发育情况，并每年确定 Tanner 青春期发育阶段。有性腺衰竭症据的儿童应转诊给儿科内分泌医生，以考虑性激素治疗。青春期发育正常、促性腺激素和性激素分泌正常的患者应在妊娠时接受适当的性行为咨询。

五、结论

对造血干细胞移植后内分泌功能的评估表明，影响患儿后续生长发育的内分泌异常的发生与造血干细胞移植预处理方案的类型相关。接受环磷酰胺单独预处理方案的儿童发生内分泌功能异常的风险较低。这些儿童的甲状腺功能正常，生长正常，青春期发育正常。青春期发育正常或者性腺功能恢复正常的个体可具备生殖能力。一般来说，这些患者的后代与普通人群没有什么不同。

接受白消安＋环磷酰胺方案治疗的儿童甲状腺功能正常，大多数儿童青春期前生长正常，但青春期生长可能受到影响。对青春期发育进行评估的患儿数据表明，这些儿童中有很大一部分可能在正常的年龄没有发育出第二性特征，这种情况尤以女孩多见而男孩则较少见。然而，性腺功能在男孩和女孩中都可能是异常的。

相反，包含全身放疗的造血干细胞移植预处理方案经常导致多种内分泌功能异常，影响正常的生长发育。患者在全身放疗后多年仍存在发生甲状腺功能异常的风险，同时也存在发生甲状腺恶性肿瘤的风险。患儿的生长速度通常是缓慢的，尤其是移植前接受了中枢神经系统放疗的患儿。生长激素缺乏症和生长障碍应及早诊断和治疗，以获得最佳疗效，其中生长激素缺乏症经常发生。如果不进行生长激素治疗，儿童的最终成人身高就会被严重影响。性腺损害导致相当一部分青春期前患者的青春期发育延迟。第二性征发育延迟的儿童可从适当的性激素治疗中获益。那些青春期发育正常的患者是有可能能够正常生育的。

所有接受造血干细胞移植治疗的患者应继续接受长期随访评估。表 102-2 包含的建议来自儿童肿瘤学组长期随访指南、2012 年发表的联合移植协会建议，2011 年发表的 NCI、国家心肺和血液研究所（National Heart, Lung, and Blood Institute，NHLBI）的专家共识以及 PBMTC 主办了对儿童造血干细胞移植后的后续生长及发育影响的临床和生物学研究的国际专家共识会议 [132]。这些建议为儿童造血干细胞移植后甲状腺功能、生长发育的全面随访奠定了基础。

表 102-2 小儿造血干细胞移植术后内分泌迟发效应的筛选建议

效　应	儿童肿瘤学小组的建议[133]	联合移植协会建议[134]	专家小组的建议[132]	
			筛　查	处理方式
甲状腺功能障碍	风险：XRT ≥ 10 Gy，甲状腺处于照射区域。每年筛查，在快速生长期间应更频繁筛查	造血干细胞移植后每年进行甲状腺功能检查，或造血干细胞移植后出现相关症状也需进行甲状腺功能检查	每年进行 TSH 和 FT_4 检查：1. 白消安治疗后 10 年内；2. TBI 后至少 30 年内每年进行甲状腺 PE 以筛查 TBI 后可能引起的肿瘤	如果 TSH 较高，FT_4 正常，可选择治疗或在 2 个月内再次检查。低 FT_4 水平可考虑甲状腺替代治疗。全身放疗后继发性甲状腺肿瘤，可通过手术治愈
生长损伤	风险－年龄较轻，TBI ≥ 10 Gy 单次照射，≥ 12 Gy 多次分割照射。每 6 个月检查一次营养评估，身高/体重/体重指数，直至生长完成。有以下情况需考虑生长激素：身高<第 3 个百分位数，生长图上下降≥ 2 个百分位数，生长速度 < 4～5cm/年，缺乏青春期生长突增	儿童受者：每年监测儿童的生长速度；评估甲状腺和生长激素的功能，如果有临床表现	在整个生长阶段每年精确评估生长状况（女孩至 17 岁，男孩至 19 岁）如有需要，筛查骨龄	推荐生长不正常的患者进行骨龄和内分泌筛查。生长激素治疗可能有助于纠正甲状腺功能减退
生殖风险	风险：烷化剂、重金属、DTIC、替莫唑胺与头颅或性腺 XRT 联合。Tanner 分期年龄 13～14 岁的女孩，临床表现为青春期延迟，月经不规则需筛查 FSH/LH/睾酮，由于在治疗 10 年后仍可发生生殖风险，男孩需重复进行精液分析	考虑为准备怀孕或怀孕困难的患者转诊合适的专家。为生殖年龄群体的性生活跃患者提供关于造血干细胞移植后生育的咨询	女性：监测卵巢功能（FSH，雌二醇，评估性腺轴循环）。男性：监测睾酮，FSH，LH，精液分析	女性：AMH 可用于评价卵巢储备。用激素替代疗法治疗卵巢功能衰竭。男性：如果出现少精子症的症状，可考虑胞浆内精子注射

AMH. 抗缪勒激素；DTIC. 达卡巴嗪；FT_4. 游离甲状腺素；TSH. 促甲状腺激素；XRT. 放射治疗。表格内建议来自国际血液和骨髓移植研究中心（the Center for International Blood and Marrow Transplant Research, CIBMTR）、美国血液和骨髓移植协会（the American Society of Blood and Marrow Transplantation, ASBMT）、欧洲血液和骨髓移植小组（European Group for Blood and Marrow Transplantation, EBMT）、亚太地区血液和骨髓移植协会（Asia-Pacific Blood and Marrow Transplant Group, APBMT）、澳大利亚和新西兰骨髓移植协会（Bone Marrow Transplant Society of Australia and New Zealand, BMTSANZ）、东地中海血液和骨髓移植组（East Mediterranean Blood and Marrow Transplantation Group, EMBMT）以及巴西骨髓移植协会学会（Brasileira de Transplante de Medula OsSea, SBTMO）[132]

第103章
造血干细胞移植术后迟发性非恶性并发症
Delayed Non- malignant Complications After Hematopoietic Cell Transplantation

Smita Bhatia 著

田 竑 译

黄海雯 唐晓文 陈子兴 校

一、概述

在造血干细胞移植术后存活满 2 年的患者中，超过 70% 的人有望达到长期生存[1-3]。尽管如此，造血干细胞移植后存活的患者面对着发生一系列长期并发症的风险，如内分泌疾病、肌肉骨骼疾病、心肺功能损害以及继发恶性肿瘤（subsequent malignant neoplasms，SMNs）（详见表 103-1）[4-14]。这些并发症直接导致了移植后患者其他疾病发病率的增加，而对这些并发症的了解，为移植后并发症

表 103-1 造血干细胞移植术后常见长期并发症

并发症	增加风险的治疗	风险最高的因素
白内障	头颅放疗、全身放疗、激素	更高的放射剂量、联合激素和放疗、单日分割放疗
心肌病 / 充血性心力衰竭	移植前应用蒽环类药物	高累计剂量、女性、胸部放疗、移植后并发症（糖尿病和高血压）
心肌梗死	移植前胸部放疗	冠状动脉疾病危险因素（吸烟、高血压、高血脂、肥胖等）
肺纤维化 / 间质性肺炎	移植前应用博来霉素、胸部放疗、卡莫司汀、全身放疗、慢性 GVHD	治疗时年轻，博来霉素剂量 > 400U/m²
甲状腺功能减退	移植前甲状腺区域放疗（如颈部、斗篷式放疗），全身放疗	更大剂量、女性、治疗时年龄大
性功能减退	移植前应用烷化剂、颅脊柱放疗、腹腔骨盆放疗、性腺放疗、全身放疗	女性治疗前处于青春期或青春期后，烷化剂累计剂量大
肾功能不全	移植前应用含铂类药物化疗、异环磷酰胺、大剂量甲氨蝶呤、腹部放疗、手术、全身放疗、钙调磷酸酶抑制药	高剂量化疗、年轻、腹部放疗和化疗
身材矮小	移植前头颅放疗、皮质醇类激素、全身放疗	治疗时年轻，颅内放疗剂量 > 18Gy，未分割全身放射（10Gy）
骨质减少 / 骨质疏松症	移植前颅脊柱放疗、性腺放疗、全身放疗、皮质醇类激素	同时存在甲状腺功能减退、性腺机能减退、生长激素缺乏
缺血性坏死	皮质醇类激素、任何骨骼高剂量放疗、钙调磷酸酶抑制药	地塞米松、青春期、女性

高危患者的密切随访提供了理论依据。本章节总结了移植后患者关键的迟发性非恶性并发症的风险级别，以识别出由于宿主因素及治疗手段而增加的恶性并发症发生风险的患者。其中一些并发症详见各章节，如肠道及肝脏并发症（第 94 章），肺损伤（第 95 章），肾脏和膀胱并发症（第 96 章），内分泌并发症（第 97 章），生长、发育和生育（第 102 章）以及神经系统并发症（第 105 章），本章仅简要概述，具体问题的详细说明可参阅相关章节。此外，本章节还总结了移植后患者生理和社会心理问题的总体发生率以及晚期死亡率。最后，本章提供了最新的移植后患者随访、医疗模式以及推荐指南。

二、心血管危险因素与心脏疾病

由于移植前治疗、移植预处理及移植后 GVHD 等因素，造血干细胞移植术后患者存在心血管疾病危险因素及发生心血管并发症的风险。此外，移植后患者死于心脏疾患的风险是普通人群的 2.3 ～ 4 倍 [1, 10]。晚期心脏毒性包括心肌病、充血性心力衰竭、瓣膜功能异常、心律失常以及心包炎。目前已明确蒽环类药物与后续心肌病的发生有关，其原因主要是由于蒽环类药物所致的心肌细胞损伤。纵隔放射所致的心肌细胞炎性反应和纤维化导致限制性心肌病和瓣膜缺损。纤维化还会影响电传导通路，导致心律失常。晚期心血管并发症包括移植后脑血管病和冠状动脉粥样硬化性心脏病，常被共同报道为心血管病 [5, 15–18]，这些并发症常与移植前颅内、颈部、纵隔部位的放射治疗有关。

与蒽环类药物相关的心脏毒性是剂量依赖性的，在非移植患者中，接受蒽环类药物剂量超过 $550mg/m^2$ 传统化疗方案患者心脏毒性发生率超过 25%[19]。在接受蒽环类药物治疗的儿童肿瘤患者中，女性、接受蒽环类药物时低龄以及纵隔放疗会增加心脏毒性 [20, 21]。证据表明，移植后患者的心血管疾病发生风险日渐增加。高剂量化疗、全身放疗和 GVHD 等与移植相关的风险因素增加了心肌病的发病风险。此外，移植后患者发生如糖尿病、高血压和血脂异常等心血管疾病危险因素的比率也增加了，部分原因是全身放疗、免疫抑制治疗以及如生长激素缺乏和甲状腺功能减退等其他因素 [5, 22]，上述因素能够进一步诱发蒽环类药物相关心肌病。

一项关于自体造血干细胞移植患者的大宗研究表明，移植后 15 年的充血性心力衰竭累计发生率从 9.1% 上升至 14.5%[23]。移植后患者的充血性心力衰竭发生风险是普通人群的 4.5 倍。蒽环类药物累计剂量 $\geq 250mg/m^2$ 的患者充血性心力衰竭风险明显增加（OR 9.9，$P < 0.01$）。接受过高剂量蒽环类药物的移植患者（$\geq 250mg/m^2$）中高血压患者发生充血性心力衰竭的风险增加了 35 倍，而接受过大剂量蒽环类药物的移植患者中糖尿病患者发生充血性心力衰竭的风险增加了 27 倍，这些证据表明高血压和糖尿病是移植后蒽环类药物相关心肌损伤的重要危险因素。移植前使用超过 $250mg/m^2$ 的蒽环类药物同样也被证实增加了自体和异基因移植患者发生充血性心力衰竭的风险 [4]。在这项研究中，移植后发生晚期充血性心力衰竭的独立危险因素包括蒽环类药物剂量 $\geq 250mg/m^2$（OR 3.2，$P=0.05$）、移植前化疗次数（OR 1.2，$P < 0.01$）、超过两种及以上并发症（OR 4.3，$P=0.01$）。

目前心血管病被认为是造血干细胞移植术后晚期并发症，部分原因在于移植后患者随访的日益成熟，能够观察到较长潜伏期的并发症。根据美国心脏病学会关于冠状动脉和脑血管病的定义和临床数据，移植后晚期心血管病被归类为冠状动脉疾病［如心肌梗死、心绞痛或症状性动脉粥样硬化（冠脉狭窄 > 50%）］或脑血管病［如卒中、短暂性脑缺血发作、症状性腔隙性脑梗死或需要外科干预的症状性颈动脉闭塞（狭窄 > 50%）］。在普通人群中，年龄增长、高血压、糖尿病、血脂异常、BMI 高以及男性是已知的心血管病危险因素 [24, 25]。在造血干细胞移植术后存活的患者中，多个心血管疾病危险因素的存在（存在两个以上的因素：肥胖、血脂异常、高血压以及糖尿病）与迟发性心血管病风险增加 5.2 倍密切相关（$P < 0.01$）[26]。造血干细胞移植前胸部放疗可使冠状动脉粥样硬化性心脏病发生风险增加 9.5 倍（$P=0.03$）。因此，造血干细胞移植前胸部放疗以及并发症的存在是患者造血干细胞移植术后出现迟发性心血管病的主要原因。

多项研究已经发现，接受造血干细胞移植治疗的患者心血管疾病危险因素风险会明显增加。与同胞对照组相比，造血干细胞移植患者自诉发生糖尿病和高血压比率更高 [5]。一项队列研究发现，高血压、糖尿病和血脂异常的 10 年累计发生率分别为

37.7%、18.1% 和 46.7%[27]。在接受造血干细胞移植的患者中，其心血管疾病危险因素的发生率显著高于普通人群，这很大程度上是由于他们接受了异基因造血干细胞移植。老龄和肥胖与心血管疾病危险因素风险增加之间存在一定的相关性。Ⅱ～Ⅳ级 GVHD 与高血压（RR 9.1，$P < 0.01$]、糖尿病（RR 5.8，$P < 0.01$）和血脂异常（RR=3.2，$P < 0.01$）发病风险增加之间存在一定的相关性；全身放疗可增加患者患糖尿病（RR=1.5，$P=0.01$）和血脂异常（RR=1.4，$P < 0.01$）的风险。最为重要的是，本研究表明，造血干细胞移植术后患者中心血管疾病危险因素的高发生率是其继发充血性心力衰竭和心血管病的直接原因。因此，在诊断出充血性心力衰竭和心血管病之前，充血性心力衰竭和心血管病的 10 年累计发病率均会随心血管疾病危险因素的出现而发生显著增加（无心血管疾病危险因素：4.7%，1 种心血管疾病危险因素：7.0%，≥ 2 种心血管病危险因素：11.2%，$P < 0.01$）。对于出现多种心血管疾病危险因素相关疾病，并且在造血干细胞移植之前接受蒽环类药物和胸部放疗的患者中，发生充血性心力衰竭和心血管病的风险将会更高（15%）。

这些研究表明，造血干细胞移植术后患者发生充血性心力衰竭和心血管病的风险增加，主要与造血干细胞移植术前接触蒽环类药物（充血性心力衰竭）或胸部放疗（冠状动脉粥样硬化性心脏病）有关。除此之外，造血干细胞移植术后患者，尤其是接受全身放疗的老年人和发生急性 GVHD 的人群，发生心血管疾病危险因素的风险增加。最后，研究发现，对于存在一种或多种心血管疾病危险因素的患者，与蒽环类药物相关的充血性心力衰竭或与胸部放疗相关的冠状动脉粥样硬化性心脏病的发病风险均在一定程度上有所增加。这些数据为识别需要监测的高危人群提供了基础，还为积极控制心血管疾病危险因素的干预措施提供了相关依据。

筛查推荐

对于接受过蒽环类药物治疗的患者，他们应接受一系列非侵入性检查（超声心动图）以及体检来对迟发性心肌病进行监测。超声心动图筛查的频率可以从每年到每 5 年不等，具体取决于他们蒽环类药物的累计使用剂量、治疗时年龄、纵隔放疗和是否存在心血管疾病危险因素。接受过累及心脏区域的放疗患者也应接受早发性动脉粥样硬化的监测。应向所有患者推荐有利于心脏健康的生活方式，其中包括戒烟、定期锻炼、健康饮食以及血脂异常、高血压和糖尿病的筛查（同时还包括积极治疗）。

三、迟发性肺部并发症

迟发性肺部并发症是造血干细胞移植后常见的并发症之一，通常包括与免疫系统受损相关的感染性并发症以及非感染性并发症。其中非感染性肺部并发症包括：闭塞性细支气管炎、闭塞性细支气管炎伴机化性肺炎和特发性间质性肺炎综合征[28]。造血干细胞移植术后有关肺部损伤的介绍详见第 95 章。

非感染性并发症多发生在造血干细胞移植术后的 3 个月至 2 年，并且与慢性 GVHD 存在密切的相关性。然而，它对功能的影响能够持续数年之久。造血干细胞移植术后患者非感染性肺部并发症的 2 年累计发生率接近 10%[29]。接受无关供者移植的造血干细胞移植患者的非感染性肺部并发症发病率和严重程度均较高。慢性 GVHD 的累计发生率为 15.6%。存在肺部并发症的患者 5 年总体生存率要显著低于无肺部并发症的患者。

闭塞性细支气管炎以影响小气道的非特异性炎性损伤为特征，其发病率接近 8%[30]。闭塞性细支气管炎与慢性 GVHD 密切相关，与闭塞性细支气管炎发病风险增加相关的其他因素包括使用外周血干细胞，使用甲氨蝶呤预防 GVHD，造血干细胞移植受者或供者年龄较大，使用白消安预处理，呼吸道感染病史以及血清免疫球蛋白水平低下。闭塞性细支气管炎的发病时间较晚，一般发生在造血干细胞移植术后 1 年左右。该病的最初表现为阻塞性通气障碍，逐渐进展为细支气管周围纤维化，并出现限制性通气变化[31]。患者表现为干咳、进行性呼吸困难和喘息。吸气相和呼气相高分辨率 CT 显像被认为是检测肺部结构改变的首选放射学检查方法。闭塞性细支气管炎患者的特征性表现为一个马赛克图像，其敏感性为 74%～91%，特异性为 67%～94%[32]。临床诊断闭塞性细支气管炎的标准包括：①1 秒用力呼气量 / 用力肺活量 < 0.7 和 1 秒用力呼气量 < 预测值的 75%；②高分辨率 CT 上

存在空气滞留或小气道增厚或支气管扩张的证据；③无呼吸道感染[33]。

闭塞性细支气管炎伴机化性肺炎是一种累及细支气管、肺泡管和肺泡的临床病理综合征，其累计发病率低于 2%。该疾病的典型表现为间质性肺炎，并且通常发生在造血干细胞移植术后的前 12 个月内。患者通常会出现一些急性症状，表现为突发干咳、呼吸困难以及发热。对于该疾病而言，患者的肺功能检查提示限制性通气改变，胸部 X 线片显示弥漫性斑片状浸润影、磨玻璃影和结节阴影[34]。确诊需要进行进一步组织学检查。闭塞性细支气管炎伴机化性肺炎患者更易发生急性或慢性 GVHD。

特发性间质性肺炎综合征通常发生在造血干细胞移植术后的前 4 个月内；该病的危险因素包括接受全身放疗和造血干细胞移植术前接受肺毒性化疗以及 GVHD 的存在，并且随着患者年龄的增加，造血干细胞移植术后出现该疾病的风险也会增加[35]。迟发性间质性肺炎多发生在造血干细胞移植术后数年内，通常发生在硬皮性皮肤病变的重度慢性 GVHD 患者之中。该类患者进行肺功能检查会发现存在限制性通气功能障碍[36]。

筛查建议

造血干细胞移植术后患者监测肺功能障碍应包括对慢性咳嗽或呼吸困难等症状的评估。应向患者告知吸烟和暴露于二手烟的风险。建议在对高危患者的长期随访期间进行肺功能测试和胸部 X 线检查，并对出现相关症状的患者以及在筛查中发现亚临床异常的患者中重复进行上述检查。对肺部并发症的高危患者，建议接种流感疫苗和肺炎球菌疫苗。

四、内分泌并发症

内分泌并发症是造血干细胞移植术后最常见的慢性健康问题之一，其中包括甲状腺功能障碍、骨质疏松、生长受限和性腺功能障碍。这些并发症出现的风险受移植前的治疗方案、移植预处理以及移植后 GVHD 等影响。第 97 章和第 102 章中对内分泌疾病及其后果进行了更为详细的说明。

甲状腺异常主要包括亚临床甲状腺功能减退及显性甲状腺功能减退。亚临床或代偿性甲状腺功能减退是指 TSH 水平升高，T_4 水平正常。代偿性甲状腺功能减退症的发病率为 25%～30%，平均潜伏期为 2 年。甲状腺功能减退症的临床特征为 TSH 水平升高，T_4 水平降低，累计发病率为 3.4%～9%，潜伏期为 2.7 年。甲状腺功能减退与甲状腺部位接受过辐射（颈部 / 纵隔照射或全身放疗）直接相关。放疗时年龄越小，发生甲状腺功能减退的风险就越大[37, 38]。

造血干细胞移植术后患者存在出现骨量减少或骨质疏松的风险。骨密度降低是由于治疗 GVHD 时使用类固醇[39]、生长激素缺乏[40]、性腺功能低下[41, 42]、缺乏活动和低钙饮食[43]等因素造成的。据报道，成人骨量减少的发生率在造血干细胞移植术后 4～6 年内接近 50%，骨质疏松的发生率在造血干细胞移植术后 2 年内接近 20%[44-49]。股骨颈骨部位的骨密度平均下降 6%～10%，腰椎部位的骨密度平均下降 2%～6%，并且造血干细胞移植术后的前 6 个月内，患者的骨密度下降趋势最为明显[48-50]。脊柱和全身骨密度在移植后 48 个月时可恢复到基线水平[42]。对于接受造血干细胞移植治疗的人群而言，骨矿物质流失将会增加患者发生骨折的风险。在造血干细胞移植术后 3 年内，共有 10.6% 的患者发生了非创伤性骨折[44]。

在接受造血干细胞移植治疗的儿童中，生长障碍是一种较为常见的术后并发症[49]。虽然下丘脑 - 垂体轴的损害主要是由头部放疗或全身放疗引起的，但以下几个因素也增加了风险，其中包括营养和激素（性腺功能障碍、甲状腺功能减退症）因素、为治疗 GVHD 而应用糖皮质激素，以及骨骼、软骨和骨骺生长板的周围性病变[50]。对于导致儿童患者在暴露于全身放疗之后出现身材矮小的情况，可能由于骨骺生长板出现病变而直接引起的，也可能是由于生长激素分泌减少，或引起性腺功能减退或甲状腺功能减退而间接引起的。接受含全身放疗预处理患者的最终身高 SD 要显著低于不接受含全身放疗预处理的患者[51]，并且对男孩的影响要显著高于女孩。患者接受全身放疗照射的年龄是预测成年时身高的重要因素。10 岁前接受移植的患儿身材矮小的风险最大[52]。患者仅接受化疗作为预处理方式时，成年时的身高可达到预计范围内的最高值。而接受超分割全身放疗治疗患者的最终身高与标准分割全身放疗治疗患者相似；但是，该组患者的身高下降是由于其坐高降低造成的，因此，可以认为患者的脊柱生长受到了损害[50]。生长激素不足是导致患者出现生长障碍的主要原因，其发病率从 20% ～ 85% 不等。对于 10 岁之前接受移植且出现生长激素缺乏的患者，生长激素替代疗法能够使其获益[53]。

性腺功能障碍是造血干细胞移植术后患者一种常见的内分泌系统并发症。造血干细胞移植术后出现青春期性腺功能紊乱是由于放疗影响了下丘脑 - 垂体轴和（或）放化疗相关的性腺损伤引起的。睾丸生殖上皮细胞（支持细胞）负责产生精子，与睾丸间质细胞相比，睾丸生殖上皮细胞参与精子发生，比参与睾酮的分泌的睾丸间质细胞对辐射和化疗更为敏感。随着促性腺激素治疗累计剂量的增加，患者发生性腺功能障碍的可能性也随之增加。与接受高剂量环磷酰胺（200mg/kg）治疗的患者相比，接受小剂量环磷酰胺（120mg/kg）的患者更易恢复生精功能。只要男性患者接受造血干细胞移植的年龄在 25 岁以下，并且不发生慢性 GVHD，那么即使他们接受了全身放疗治疗，也有相当大的机会恢复一定程度的生精功能[54, 55]。

卵巢更容易受到放化疗的影响。相关研究表明，在青春期前接受分割全身放疗治疗的女孩中，约 50% 的女孩会在正常年龄时自发进入青春期并出现初潮，而造血干细胞移植时年龄大于 12 岁的几乎所有女性患者都会出现卵巢功能衰竭，这可能是由于原始卵泡储备减少所致[56]。即使在青春期前给药，大剂量白消安也是导致卵巢功能衰竭的重要原因[57]。大多数患者造血干细胞移植术后卵巢功能障碍的不可逆性突出了及时进行激素替代治疗的必要性，只有这样才能有效预防因激素缺乏引起的骨质疏松和其他并发症。

筛查建议

1. 甲状腺

甲状腺功能的筛查依赖于良好的病史记录以及全身体格检查，以及每年一次的甲状腺功能检查（游离态甲状腺素、促甲状腺激素）。移植术后患者筛查时发现甲状腺功能异常应至内分泌专科就诊进行激素替代治疗。

2. 生长

在儿童时期，应对儿童患者每 6 个月评估一次生长情况及生长速度。出现任何偏离标准年龄和性别 SD 时都应向内分泌专家进行咨询。

3. 性腺功能

对男性患者而言，性腺功能减退筛查工作应该包括适合年龄的病史和体格检查，并注意与性欲、勃起功能障碍或生殖有关的问题。建议对青春期似乎出现推迟的男孩进行血清 LH、FSH 和睾酮水平的测定，其中相关数据均以 11 岁的正常男孩的数据为基线。睾丸功能异常应向内分泌专家进行咨询。对女性患者而言，卵巢功能障碍的筛查工作涉及病史（原发性或继发性闭经、月经不调、受孕或难以受孕）、体格检查以及血清促性腺激素和雌二醇水平的检测。对于缺乏青春期临床特征证据的患者，应在预期的青春期开始时进行研究，以评估其是否需要激素治疗来进行纠正。

五、生育能力

目前已证实，移植前相关治疗毒性对性腺功能受损及不孕不育具有永久性影响[13, 58-60]。与年龄和性别相匹配的姊妹相比，接受造血干细胞移植治疗的女性患者出现不孕症的概率是其他人的 36 倍[61]。移植时年龄较大（≥ 30 岁：OR=4.8）、女性（OR=3.0）和接受全身放疗照射（OR=3.3）均与不孕症发生风险增加之间存在一定的相关性。不孕症应该被认为是一个非常值得关注的并发症，因为它有可能会对术后患者的医疗和生活质量方面产生不利影响。事实上，对于一些移植后患者而言，可能出现的生育能力下降会像面对癌症一样痛苦[62, 63]。40 岁以下的移植术后患者和那些在接受造血干细胞移植之前没有子女的人对不孕症的关注显著增加[64]。虽然移植术后患者在经促性腺激素清髓性治疗后的出现不孕症的风险极高，但未经检测就无法确定造血干细胞移植术后患者的生育状况。

癌症患者中不孕症的高发病率以及不孕相关问题的高发生率，增加了和患者之间在进行造血干细胞移植治疗之前讨论是否需要保留生育能力的需求，并且也有助于医疗人员关怀存在高不孕不育风险的移植术后患者组建家庭，并为其提供社会心理支持方面的帮助。

六、骨坏死

骨坏死是一种通常发生于末端循环区域的异常

痛苦的疾病，其主要病因是骨骼血液供应功能受到了损坏。研究表明，骨坏死也是一种造血干细胞移植术后并发症，可能引起严重的问题，通常需要手术来进行干预。相关研究发现，造血干细胞移植术后 5 年累计发病率在 3%～10% 之间[65-67]。其中，对于接受异基因（无血缘关系）移植的患者，骨坏死的发病率最高，10 年累计发病率接近 15%（如图 103-1）[68]。骨坏死的危险因素包括使用皮质类固醇或钙调磷酸酶抑制药对 GVHD 进行治疗，以及预处理时采用全身放疗[65, 66, 69]。对于接受异基因造血干细胞移植的患者而言，男性（RR 2.1）、慢性 GVHD（RR 2.2）、使用环孢素 A、FK506、泼尼松和霉酚酸酯这四种药物中的三种（RR 9.2）的造血干细胞移植术后患者出现骨坏死的风险增加[68]。糖皮质激素与骨坏死之间的相关性随着剂量的增加而增加。与未接受糖皮质激素治疗的患者相比，使用 1～3869mg 强的松的患者出现骨坏死的风险会增加 4 倍，使用 3870～9735mg 强的松的患者出现骨坏死的风险会增加 5.6 倍，使用 > 9735mg 强的松的患者出现骨坏死的风险会增加 8.6 倍[70]。骨坏死的发病机制包括导致骨髓水肿和缺血增加的局部血管损伤、代谢导致的成骨细胞修复过程出现障碍以及机械性应力[71]。股骨头是最常见的受累部位，其他受累部位还包括膝关节和肩关节等。

筛查建议

移植术后高危患者的临床指导需仔细询问病史以及进行彻底的体格检查，这是骨筛查的基础。及时进行影像学检查，并采取适当的干预措施，可减少疼痛和丧失活动能力的发生率。

七、慢性肾病

长期以来，肾功能障碍一直都被认为是造血干细胞移植术后的一种并发症[72-79]，第 96 章对其进行了详细的介绍。一般情况下，如果 GFR 长期（≥ 3 个月）< 60ml/（min·1.73m²），就可以认为患者出现了慢性肾病。但是，在常规临床实践中，对肾小球滤过率进行直接测定是十分困难的，因此很难进行大规模的慢性肾病相关研究。在国家肾脏基金会所认可的肾脏病膳食改良试验（modification of diet in renal disease，MDRD）研究公式中，通过应用内源性滤过标记物肌酐来评估 GFR，就可以克服这一限制[7]。根据上述定义可知，患者总体 5 年累计慢性肾病发病率接近 4.4%。自体移植患者中，累计发病率为 3.8%；同胞全相合移植的患者中，累计发病率为 4.5%；而无关供者移植的患者中，该累计发病率为 10%。对于移植患者而言，术后每 5 年，其患慢性肾病的风险就会增加 33%。除此之外，不联合他克莫司（RR 1.9）或联合他克莫司（RR 4.6）的含环孢霉素治疗以及诊断为多发性骨髓瘤（RR 2.5）与迟发性慢性肾脏病的风险增加有关。年龄较大且接受钙调磷酸酶抑制药治疗的患者出现慢性肾病的风险最高（图 103-2）。

筛查建议

在长期随访时，应监测存在发生慢性肾病风险的患者的血肌酐、尿素氮和血清化学指标；上述试

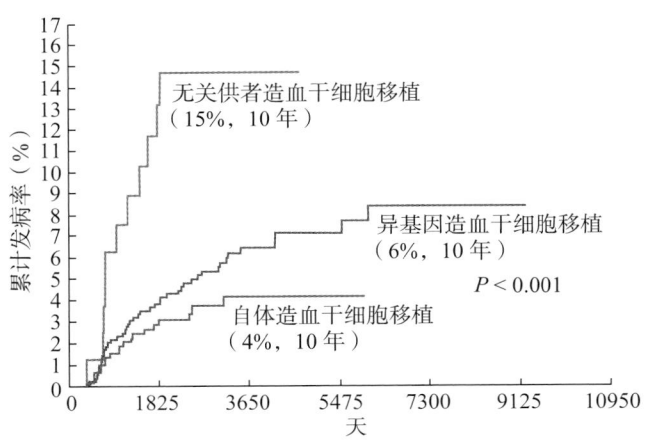

▲ 图 103-1　不同移植类型的缺血性坏死累计发生率
（引自 Campbell 等，2009[68]）

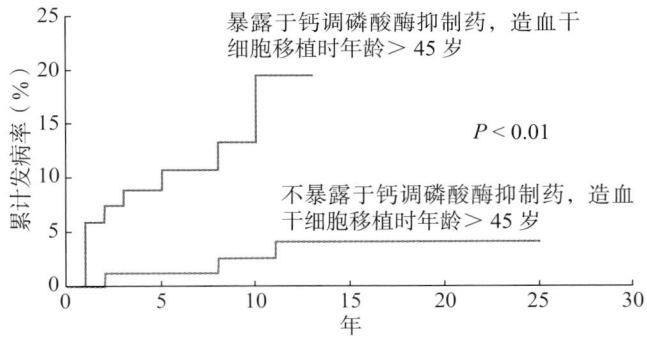

▲ 图 103-2　异基因移植患者中，接受钙调磷酸酶抑制药时的不同年龄阶段的慢性肾病累计发生率
（引自 Choi 等，2008[7]）

验指标应根据临床指标进行重复测定。尿液分析和血压测量应在移植前和移植后每年进行一次。患有慢性肾脏疾病的患者应注意避免使用具有肾毒性的药物（如布洛芬、氨基糖苷类药物），并对尿路感染进行早期干预。

八、视觉障碍

在 19 世纪末，人们就已经认识到白内障的形成与电离辐射之间的关系。众所周知，接受含全身放疗的移植预处理的患者更可能患白内障[80-82]。其主要的危险因素包括全身放疗（包括总剂量、分割或剂量率）[80, 83-86] 以及造血干细胞移植术前颅脑放疗[81, 84]。

对于儿童患者而言，其造血干细胞移植术后 15 年累计白内障发病率接近 36%[87]。包括成人在内的 EBMT 数据显示[88]，患者移植术后 10 年白内障累计发病率约为 50%。对于接受单剂量全身放疗的患者而言，其发病率为 60%。对于接受 6 段或 6 段以下分割放射的患者，其发病率为 43%；而对于接受大于 6 段分割全身放疗的患者，其发病率为 7%。除此之外，接受低剂量率（≤ 0.04Gy/min）治疗患者的白内障累计发生率（30%）明显低于高剂量率（> 0.04Gy/min）组（59%）。使用肝素预防静脉闭塞性疾病的患者白内障较少（累计发生率为 33%，而对照组为 53%）。多因素分析显示，年龄较大（> 23 岁）、剂量率较高、异基因移植和长期使用类固醇（> 100 天）与白内障形成的风险增加存在相关性。

筛查建议

存在白内障风险的患者应每年接受眼底镜检查及视力评估。对于某些必要的情况，可以采取手术干预（白内障摘除、光疗），保护视力是我们的最终目标。

九、造血干细胞移植后的慢性疾病

如上所述，造血干细胞移植术后患者面临发生各种长期并发症的风险。大多数研究通常侧重于个别并发症，并旨在研究其病因和发病机制，锁定高风险患者，制定有针对性的监测和干预措施，以降低患者的发病率和死亡率。然而，还需要评估这些

并发症的累计影响所造成的疾病负荷，以便能够对这类患者进行相应地护理。Syrjala 等对造血干细胞移植术后存活 10 年的患者所出现的健康问题进行了记录[89]。研究发现，这里患者的健康问题报道数量是对照组的 2 倍（P < 0.001）。这些患者更容易出现肌肉骨骼症状，接受白内障手术，出现肝脏问题，发生性相关问题，存在记忆和注意力问题（P=0.003），发生尿路症状，以及服用精神类药物。在另一项相关研究中，研究人员对造血干细胞移植术后患者以及其同胞出现慢性健康状况的风险进行了评估[90]。使用关于不良事件的通用术语标准 3.0 版将严重程度评分［1 级（轻度）到 4 级（危及生命）］评价每种健康状况。研究发现，2/3 的造血干细胞移植术后患者以及 39% 的同胞至少存在一种慢性健康状况（P < 0.001）。有 1/5 的造血干细胞移植术后患者出现了严重 / 危及生命的状况，但只有 8% 的同胞发生了这种情况（P < 0.001）。造血干细胞移植术后慢性健康问题的 10 年累计发病率为 59%；对于严重 / 危及生命的情况 10 年累计发病率接近 35%（图 103-3）。术后患者发生严重 / 危及生命状况的可能性是同胞的 3.5 倍，而有慢性 GVHD 的患者该数值则是同胞的 4.7 倍。与经过年龄、性别和种族调整的同胞组相比，HCT 术后患者更有可能出现胃肠、肌肉骨骼和心血管疾病。

造血干细胞移植术后患病率是由造血干细胞移植术前放化疗、移植相关预处理、移植后 GVHD、治疗急慢性 GVHD 的药物等的累计毒性，以及造血

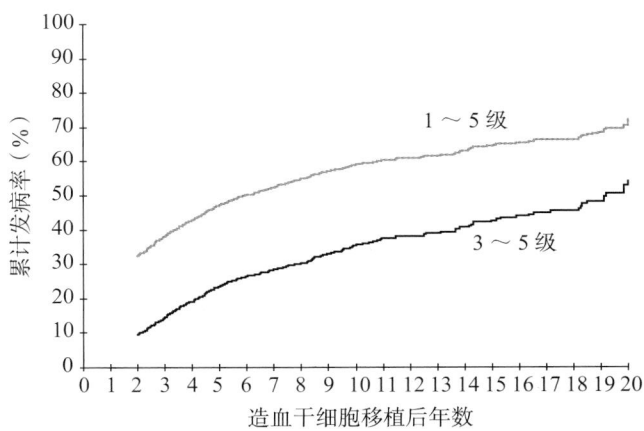

▲ **图 103-3　任何慢性健康问题的累计发生率（1 ～ 5 级）和严重的或危及生命的慢性健康问题（3 或 4 级）或移植后由于慢性健康问题死亡（5 级）**

（引自 Sun 等，2010[90]）

干细胞移植术后并发症所导致的。最近的相关研究对由造血干细胞移植引起的长期并发症进行了较为详细的研究[91]。在这项研究中，研究人员对在儿童时期进行造血干细胞移植患者与接受常规治疗的儿童期癌症患者的慢性健康状况和不良健康的风险进行了比较。结果显示，大约25%的造血干细胞移植术后患者存在严重/危及生命的状况。造血干细胞移植术后患者发生严重/危及生命状况是常规治疗患者的3.9倍（P < 0.01）。除此之外，该研究还发现患者出现功能障碍的发生率是常规治疗患者的3.5倍（P < 0.01），患者存在活动受限的发生率是常规治疗患者的5.8倍（P < 0.01）。其中接受无关供者移植的患者风险最高。出于各种原因，对造血干细胞移植术后的慢性病负荷进行评估尤为重要。这对于卫生保健提供者和决策者发现和护理高发病风险的患者，对于研究人员确定增加总体疾病风险的共同病因途径，以及对于接受造血干细胞移植患者在知情的情况下做出决定，以提高造血干细胞移植术后长期生活质量，都是非常重要的。

十、晚期死亡率

如果造血干细胞移植术后患者慢性疾病负荷过高，就可能导致患者过早死亡。一些研究对接受造血干细胞移植治疗患者的远期死亡率进行了研究，本文对这些研究进行了总结。

研究者评估了移植后存活达2年或更长的恶性血液病行自体移植患者的晚期死亡率[2]。患者在移植术后10年总体生存率为68.8%（图103-4A），与普通人群相比，该类患者出现过早死亡的风险增加了13倍。其中，原发病复发（56%）和继发恶性肿瘤（25%）是导致患者过早死亡的主要原因。与急性髓系白血病患者相比，霍奇金淋巴瘤（RR=3.6）、非霍奇金淋巴瘤（RR=2.1）和急性淋巴细胞白血病（RR=6.5）患者在接受造血干细胞移植后复发相关死亡率增加。全身放疗则具有保护作用（RR=0.6）。使用卡莫司汀（RR=2.3）和外周血干细胞（RR=2.4），患者非复发相关死亡率增加。移植后由继发的恶性肿瘤所致死亡率比一般人群高12倍，肺功能障碍是一般人群的5.6倍，心脏损害是一般人群的4.4倍。本研究还对接受异基因造血干细胞移植术后存活2年或更长时间的患者的迟发性死亡率进行了

经验性的评估[1]。研究结果表明，造血干细胞移植术后存活2年的患者的15年生存率为80.2%（图103-4B），其相对死亡率为9.9。本病复发（29%）和慢性GVHD（22%）是导致患者过早死亡的主要原因。在接受造血干细胞移植治疗的18岁以上患者中，非复发相关死亡率较高，并且慢性GVHD患者中，非复发死亡率也较高（RR=2.7），而接受甲氨蝶呤预防GVHD的患者中，非复发相关死亡率（RR=0.5）有所降低。与普通人群相比，接受异基因造血干细胞移植治疗的患者死于肺功能障碍的可能性是前者的15.1倍，死于继发新诊断的恶性肿瘤的可能性是前者的3.6倍，死于心脏损害的可能性是前者的3.6倍。在另一组造血干细胞移植术后存活2年或2年以上的异基因造血干细胞移植治疗患者中，他们术后10年生存率接近85%[92]。复发是死亡的主要原因；非复发相关死亡的主要原因是GVHD。

一项对异基因或自体造血干细胞移植术后存活5年以上的患者进行的队列研究发现，在本病没有复发的情况下，这群患者的20年生存率预计能够达到80.4%[93]。在造血干细胞移植术后至少30年内，该类人群的死亡率要高出一般人群4～9倍，寿命预计要短30%，并且与患者的当前年龄无关。导致患者出现过度死亡的主要原因是继发恶性肿瘤以及疾病复发，其次是感染、慢性GVHD以及呼吸系统疾病和心血管疾病。

尽管对于在移植后特定一段时间内依旧存活的患者而言，其存活率会发生一定程度的变化，但是患者的存活率通常是从患者接受造血干细胞移植的时间开始计算的。条件存活是指考虑到队列成员已经存活了一定时间这一事实下的存活率。由于复发的风险降低，而出现慢性健康状况的风险增加（病情变化速度不同），因此从接受造血干细胞移植治疗开始，患者发生死亡的风险会随着时间的推移而不断发生变化。"条件概率"认为危险率能够在一段时间内以一种可衡量的方式发生变化。条件存活采用这一概念来确定存活了特定时间的患者在另一个固定的时间间隔内存活的可能性。最近一项相关研究明确了自体造血干细胞移植患者的疾病和病因特异性条件存活[94]（图103-4C）。该研究认为接受自体造血干细胞移植的患者术后5年和10年的相对存活率分别为62%和50%。另一方面，如果患

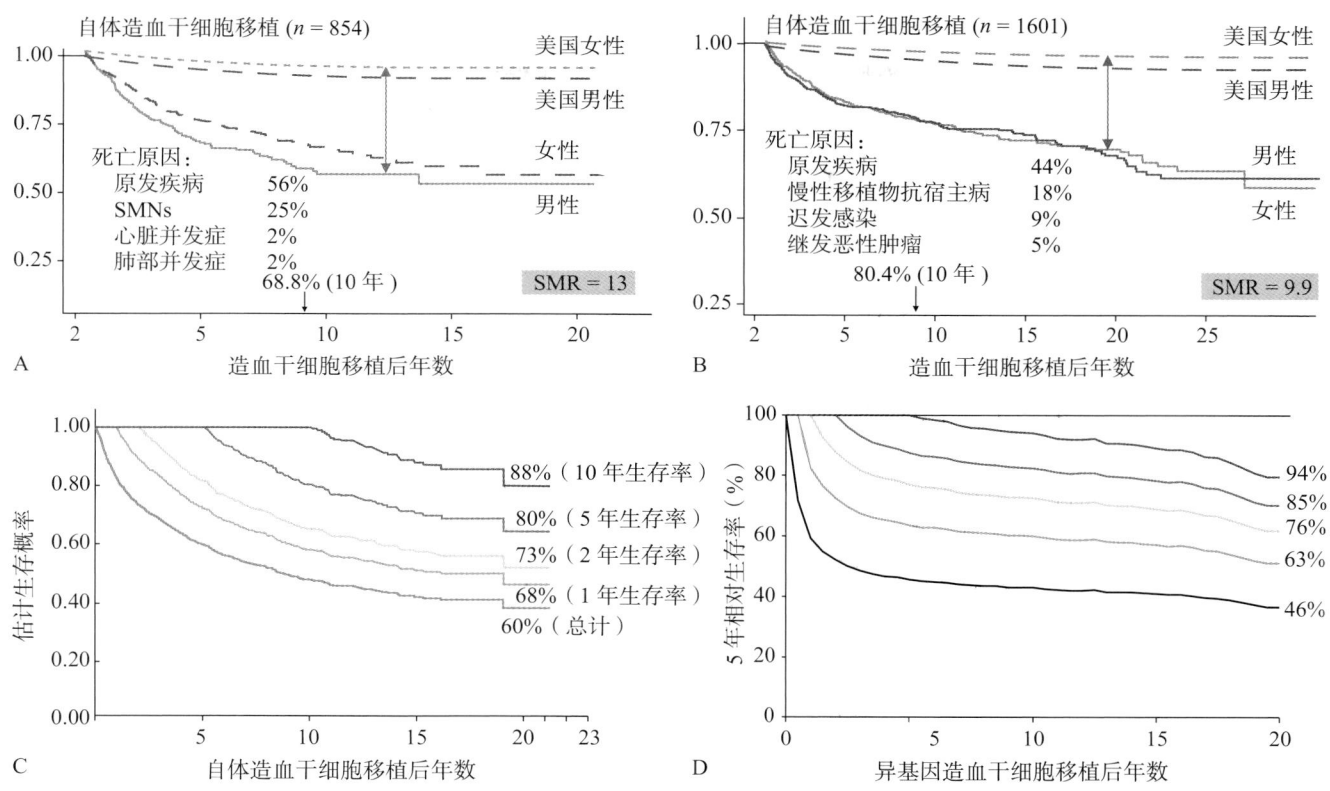

▲ 图 103-4　造血干细胞移植术后死亡率与存活率对比

A. 自体移植后晚期死亡率（引自 Bhatia 等，2005[2]）；B. 异基因移植后晚期死亡率（引自 Bhatia 等，2007[1]）；C. 自体移植后条件性病因特异性存活率（引自 VanderWalde 等，2013[94]）；D. 异基因移植后条件性病因特异性存活率（引自 Armenian 等，2012[95]）。SMR. 标准化死亡率

者造血干细胞移植术后 5 年不复发，那么他们移植后 1、2、5、10 年相对生存率分别为 70%、75%、81% 和 88%。除 1995 年前 40 岁或 40 岁以下的女性霍奇金淋巴瘤患者外，造血干细胞移植术后存活 10 年的患者的死亡风险接近一般人群［标准化死亡率（standardized mortality ratio，SMR）=1.4，95%CI=0.9 ～ 1.9］；而前者发生过早死亡的风险则是普通人群的 6 倍。对于造血干细胞移植术后存活 10 年的患者而言，与疾病复发不相关的死亡率要高于与疾病复发相关的死亡率。本研究还对接受异基因造血干细胞移植患者的病因特异性条件下存活情况进行了调查研究 [95]（图 103-4D）。常规计算方式下的异基因造血干细胞移植后，5 年生存率为 44.6%，而 10 年生存率为 41.2%。而另一方面，患者异基因造血干细胞移植术后 6 个月、1、2 和 5 年的条件 5 年存活率分别为 62%、75%、83% 和 93%。在接受异基因造血干细胞移植术后患者进行为期 15 年或更长时间的随访中发现，这类患者的全因死亡的风险是普通人群的 2.6 倍。造血干细

胞移植术后存活 5 年的患者在随后的 5 年中复发和 GVHD 相关死亡的风险可以忽略不计（≤ 5%）。另一方面，与治疗相关死亡率会随着时间的推移而增加；在造血干细胞移植术后存活 5 年的患者中，与治疗有关的死亡率超过了与复发相关死亡率。

总而言之，造血干细胞移植术后存活 2 ～ 5 年而不再复发的患者更有可能再存活 15 年。然而，大多数患者的预期寿命并没有完全恢复到正常人群的水平，尽管随着造血干细胞移植术后时间的推移，死亡原因会从疾病相关死亡变为治疗相关死亡。

十一、造血干细胞移植长期存活患者的健康情况

由于造血干细胞移植术后患者存在高发病率，迫使他们参与造血干细胞移植后的促进健康、疾病预防和筛查。最近一项关于研究健康行为和癌症筛查的研究发现 [96]，造血干细胞移植患者比他们的兄弟姐妹更有可能接受乳房 X 线检查（OR 2.8，

$P=0.05$）。此外，造血干细胞移植患者比他们的兄弟姐妹更少存在高危行为（OR 0.5，$P < 0.01$）。在仅限于造血干细胞移植患者的分析中，参与研究的 35 岁以下的患者（OR 4.7，$P < 0.01$）和受教育程度较低的患者（低于大学水平：OR 2.1，$P < 0.01$）更有可能表现出高风险行为。另一项研究证实了这些发现，这表明造血干细胞移植患者的健康和筛查行为与对照组相似[97]。

总之，与健康对照组相比，造血干细胞移植患者有类似的宫颈癌和睾丸癌筛查率，但更有可能已经通过乳腺 X 线进行乳腺癌筛查，而且从事高危行为的可能性也较低。然而，尽管存在潜在的长期风险，某些患者还是会继续进行高危行为，如吸烟和过量饮酒，这表明有必要对这些高危人群采取有针对性的干预措施。继续保持警惕，鼓励对造血干细胞移植患者进行适当的癌症筛查和保持健康的生活方式是至关重要的。

十二、造血干细胞移植后的生活质量

一些研究者应用横向和纵向研究对造血干细胞移植患者的心理状况进行了评估，采用由同胞兄弟姐妹组成的健康对照组，采用简明症状量表 –18 评定了心理健康状况对造血干细胞移植长期存活患者的不良心理后果[98]。结果显示，大约 22% 的造血干细胞移植术后患者有不良的心理后果，而兄弟姐妹仅有 8% 存在不良的心理后果（$P < 0.01$）；15% 的造血干细胞移植患者存在躯体痛苦，与兄弟姐妹相比，这一风险几乎高出 3 倍。在造血干细胞移植患者中，应用泼尼松与所有种类的心理困扰（焦虑、抑郁和躯体痛苦）有关。此外，家庭年收入低和健康状况不佳、有严重 / 危及生命的慢性健康状况，以及存在活动性慢性 GVHD 的患者存在躯体痛苦的风险增加了 2 倍。在造血干细胞移植患者中，7% 的人表现出自杀意念；抑郁分量表得分较高者最易自杀。

除了描述长期心理健康的横断面研究外，研究人员还利用前瞻性的纵向研究来确定从造血干细胞移植前到术后几年后的生活质量轨迹。在造血干细胞移植前和后 6 个月、1、2 和 3 年时分别进行了身体、心理、社会和精神健康评估[99]。所有造血干细胞移植患者从造血干细胞移植前到移植后，身体生活情况稳定，6 个月后心理、社会和精神健康均有所改善。异基因造血干细胞移植患者有较差的生理和心理健康状况。无论造血干细胞移植类型如何，老年患者的身体状况较差，但社会心理适应能力更好。在自体造血干细胞移植患者中，两个或两个以上的领域受到种族 / 民族、家庭收入和患者受教育程度的影响；在异基因造血干细胞移植患者中，BMI、BMI 下降、初诊和慢性 GVHD 影响两个或两个以上领域。在移植后 3 年，74% 的中心患者有全职或兼职工作。年龄较大、移植前收入较低的自体造血干细胞移植患者不太可能重返工作岗位；在异基因造血干细胞移植患者中，患有慢性 GVHD 的患者不太可能重返工作岗位。

在另一项前瞻性纵向研究中，对接受清髓性造血干细胞移植的白血病或淋巴瘤成年患者，评估了移植前到移植后 5 年的各方面功能[100]。研究人员研究了移植前、术后 90 天、1 年、3 年和 5 年时患者的体力限制、重返工作、抑郁和痛苦的情况。结果发现，躯体康复早于心理康复或重返工作岗位，只有 19% 的患者在 1 年内完全康复。5 年后，无主要体力限制的康复患者比例上升到 63%。在病症完全缓解的患者中，84% 在 5 年内恢复了全职工作。慢性 GVHD 患者（$P=0.001$）、术前社会支持较少者（$P=0.001$）、女性患者（$P < 0.001$）在造血干细胞移植后抑郁程度较高。异基因造血干细胞移植者和造血干细胞移植前社会支持较少的患者所承受的与移植相关的痛苦恢复较慢（$P < 0.01$）。

性健康是生活质量的一个重要组成部分，在造血干细胞移植患者中关于性健康纵向轨迹的研究越来越多。对成人造血干细胞移植患者性功能障碍的患病率和预测因子在接受移植前以及后 1 和 3 年时进行评估[101]。结果表明，接受造血干细胞移植前，男性和女性在性满意度方面没有差异，在移植后 1 和 3 年时，报道女性的性功能障碍明显多于男性；80% 的女性和 29% 的男性在造血干细胞移植后 3 年内报道有至少一种性问题。在男性中，接受造血干细胞移植时年龄越大、移植前的心理功能越差、未婚、造血干细胞移植前的性满意度低，这些都会促进接受造血干细胞移植后 3 年中的性欲减退；另一方面，在女性中，造血干细胞移植后 1 年缺乏激素替代治疗和性满意度较低，与造血干细胞移植后 3 年的性不满意度有关。

第二项研究跟踪了异基因和自体造血干细胞移植患者在接受移植前到移植后 3 年的性健康情况，并确定了影响性功能减退的因子[102]。参与者在移植前和后 6 个月、1、2 和 3 年完成了 DeRogatis 性功能自我报告的访谈和 DeRogatis 全球性满意度指数分析。研究发现，2/3 的男性在移植前有活跃的性行为，到移植后 3 年下降到 51%（P=0.01）。另一方面，1/3 的妇女在移植前的有活跃的性行为，在移植后 3 年增加到 48%（P=0.02）。男性和女性在移植后都经历了性满意度的持续显著下降（P < 0.001）。在男性中，性高潮（P=0.002）和驱动 / 关系（P < 0.001）领域的性功能评分在移植后下降，而在女性中，认知 / 幻想（P=0.001）和行为 / 体验领域（P=0.001）的得分有所提高。尽管这些是按性别划分的纵向趋势，但女性的性功能在任何时候和领域都比男性差（P ≤ 0.001）。造血干细胞移植时年龄越大，男性和女性的性功能越差（P < 0.01）。慢性 GVHD 与男性的认知 / 幻想（P=0.003）和性高潮（P=0.006）以及女性的性唤醒（P=0.006）和性满意度（P=0.005）得分较低有关。最后，接受过全身放疗的男性在所有领域都有性功能显著下降（P < 0.05）。

这些研究表明接受造血干细胞移植后需要针对不同性别投入更多的关注，以及需要采取多学科方法对这些弱势群体进行干预。

神经心理健康

人们发现，在造血干细胞移植术后存活患者中，认知障碍的发生频率越来越高，对患者能否重新融入社会产生直接影响。患者在造血干细胞移植术后可能会出现记忆能力、学习能力、注意力、精神运动以及执行能力下降的情况。神经毒性药物（颅脑和全身放疗、大剂量化疗、鞘内注射甲氨蝶呤以及类固醇）使得造血干细胞移植术后患者面临认知能力发生损害的风险。一项前瞻性纵向研究发现[103]，对接受异基因造血干细胞移植的患者在术后 80 天、1 年和 5 年进行标准化神经心理学测试，其中包括信息处理速度、言语记忆、执行功能、运动灵活性和速度，同时对匹配病例对照组在 5 年内相关时间点上进行测试。结果显示，在所有测试中，除词汇记忆外，造血干细胞移植术后患者在 80 天至 5 年之间均恢复了显著的认知功能（P < 0.001）。在造血干细胞移植术后 1 ~ 5 年间，患者的言语流畅性（P=0.0002）和执行能力（P < 0.01）均发生不同程度的提高。不过，他们的运动灵活性并没有明显改善，始终比人口标准小 0.5SD 以上。使用系统缺损评分系统（Global Deficit Score）评价总的神经损害，研究结果显示，41.5% 的患者和 19.7% 的对照受试者有轻度或更大的神经损害（P=0.007）。

十三、长期随访

接受高强度治疗以及长时间的免疫抑制，会增加移植术后患者出现不良后遗症的风险，从而大大增加了他们对医疗的需求。造血干细胞移植术后长期生存患者的医疗卫生服务利用数据显示[104]，98%的异基因造血干细胞移植患者和 94% 的自体造血干细胞移植患者在术后 10 年内均需要接受医疗干预。不过，患者与癌症相关的就诊随术后时间推移而减少，而普通体检的比率则显著增加。这项研究表明，基层医生在为术后长期存活患者提供医疗卫生服务方面承担着越来越大的责任，制定相关标准化指南就变得越来越重要。标准化指导方针的总体目标是及早发现需要进行医疗干预的并发症，从而尽可能早地进行干预，降低患者发病率和死亡率并降低相关医疗费用。

为能够尽可能早地发现并预防危及生命的并发症，造血干细胞移植术后患者应每年接受全身体检，其中包括对机体功能和心理社会影响进行筛查，并就健康促进的关键方面进行教育。CIBMTR、EBMT 和 ASBMT 为造血干细胞移植术后患者制定了筛查和预防建议[105]。这些建议最近刚刚更新[106]，新版本的建议更关注患者在移植后 6 个月以上所可能面临的风险。这些建议大多来自用来确定长期存活患者特定并发症以及相关风险因素的研究。这些建议是按组织 / 器官系统表述的，详尽描述了潜在的迟发并发症、已知危险因素，并对监测试验以及预防措施进行了详细说明。同时，这些建议也是依据移植后时间来提出的，其详细列出术后 6 个月、1 年以及每年的相关建议。

COG 制定了儿童癌症存活患者（包括接受过造血干细胞移植的患者）的随访综合指南（www.SurvivorshipGuidelines.org）。该 COG 指南是以证据（利用在治疗性暴露和后期效果之间建立的联系来确定高危类别）和一致性（将并发症的风险大小与筛查的强度相匹配）为基础的。由于治疗手段会因最初诊断、造血干细胞移植类型、患者年龄和治疗时代的不同而不同，因此需要选择一种基于治疗的方法。这些指南已经成为为造血干细胞移植术后患者提供持续医疗卫生服务的临床医生的一种手段。COG 指南的目的是在患者接受治疗后（或移植后）2 年或更长时间进行使用，并为监测患者的迟发并发症提供一个方法框架。本指南所提供的定期筛查评估建议适用于那些接受常规医疗随访的无症状的患者。表 103-2 对该指南中的主要内容领域进行了概述。COG 指南与由 EBMT/CIBMT/ASBMT 所制定的指南之间的主要差异在于，前者根据累积治疗暴露制定了潜在迟发并发症的清单，并为尽早发现这些迟发并发症提供筛查建议。与此同时，筛查的强度取决于由于累积治疗暴露和（或）因患者本身 / 人口特征而导致患者是处于标危还是更高风险。这为患者疾病筛查提供了更大的灵敏度和特异性，从而消除了筛查强度过高或不足的可能性。

由于造血干细胞移植术后患者存在很高的发病风险，因此对于这些患者而言，预防和尽早发现这些并发症十分必要。但是，许多移植术后患者无法接受移植中心的医疗服务，而社区医疗又不能满足他们的要求。尽管上述两套指南所采用的方法有所不同，但为移植后患者制定一套统一的规范的长期随访指南是重要的第一步。我们下一步将是确定这些指南是否能够在医务工作者以及负责报销筛查费用的机构中得到传播与接受。遵循这些指南和推荐，对移植后患者进行有效的标准化随访、指南的优化提供帮助。

表 103-2　指南中关于患者长期随访的重要内容

治疗药物	治疗中应用的主要药物包括移植前化疗，放疗，手术和输血，以及移植相关预处理
潜在晚期并发症	治疗后遗症；移植前治疗、移植预处理所致潜在后果，或移植本身所致后果（社会心理的、皮肤的、眼睛的、听力的、口腔、颅面、心血管、肺、肝、胃肠、肾脏、肌肉骨骼、神经、内分泌、生殖并发症、免疫重建和感染风险，以及继发肿瘤）
潜在危险因素	宿主因素（性别、治疗时年龄、基因倾向和种族）；身体状况（发病前期 / 共病）；治疗暴露（累计剂量）；健康行为（饮食、吸烟、锻炼）
最危险的因素	宿主因素；治疗因素；身体状况；基因倾向
周期性评估	既往病史；临床检查；实验室检查；影像学诊断；社会心理评估
最小推荐频率	基线和周期性检测，以及基于危险因素和风险度的建议（由文献和临床经验决定）
健康咨询	为预防 / 减少并发症和促进早期发现
总体卫生保健	与美国预防服务工作队推荐相关
癌症筛查指南	基于标危患者的 ACS 推荐。对于 SMN 高风险患者（治疗暴露、家族史、发病前期 / 共病），需根据风险大小调整指南

第104章
造血干细胞移植术后继发恶性肿瘤
Subsequent Malignant Neoplasms After Hematopoietic Cell Transplantation

Smita Bhatia　Ravi Bhatia　著

田　玹　译

黄海雯　唐晓文　陈子兴　校

一、概述

过去 40 年间，造血干细胞移植术后恶性和非恶性疾病患者数量逐年增加。造血干细胞移植后患者生存时间的延长和随访规模的日益扩大，使得人们越来越关注长期并发症（详见第 103 章）。造血干细胞移植后一个潜在的严重并发症是继发恶性肿瘤 [1-3]。移植后患者继发恶性肿瘤的发生风险是普通人群的 4 ～ 11 倍。接受异基因移植的患者 10 年继发恶性肿瘤预计发生率为 3.5%，而 15 年发生率增加至 12.8%（表 104-1）[4]。

继发恶性肿瘤发病相关的危险因素包括移植前化疗和放疗、曾接受全身放疗治疗和高剂量清髓性化疗、HLA 不全相合，由于接受了如单克隆 / 多克隆抗体和 T 细胞清除等预防或治疗 GVHD 的免疫抑制药而造成的免疫缺陷，感染了 EB 病毒、乙肝或丙肝病毒。然而，由于肿瘤临床病理学、发病机制和其发生的相关影响因素的异质性，评估继发恶性肿瘤的危险因素某种程度上受人为因素影响。一般而言，人们把移植后继发恶性肿瘤分为以下 3 类：①治疗相关 MDS 和治疗相关急性髓细胞白血病；②淋巴瘤（包括淋巴增殖性疾病）；③实体肿瘤。

移植后继发的白血病和淋巴瘤的发生相对较早。而移植后继发实体肿瘤的发生相对较晚，这是由于实体肿瘤潜伏期更长，此外，其发生率的增加

还被认为是由于移植后生存率和随访时间增加所致（图 104-1）。在本章中，我们将探讨三种类型的移植后继发恶性肿瘤，着重关注这些恶性肿瘤的临床表现、危险度和与之发生相关的危险因素，以及它们的发病机制、治疗手段和患者预后。本章中还总结了早期识别继发恶性肿瘤的监测手段。

二、自体造血干细胞移植术后急性髓系白血病和骨髓异常增生综合征

初始诱导疗效欠佳、难治 / 复发以及传统手段治疗后，存在高复发风险的霍奇金淋巴瘤和非霍奇金淋巴瘤患者可以选择行自体造血干细胞移植。同时，自体造血干细胞移植也被越来越多地用于治疗一些其他疾病，如多发性骨髓瘤。

自体造血干细胞移植术后生存率的增加，使得治疗相关 MDS 和治疗相关急性髓系白血病成为移植后非复发死亡的主要原因 [2, 5-7]。据报道治疗相关 MDS/ 急性髓系白血病的累计发生率从自体移植后 20 个月的 1.1%[8] 到移植后 43 个月的 24.3%[9] 不等，此研究结果取决于研究的患者总数和随访的完整性。移植后发生治疗相关 MDS/ 急性髓系白血病的中位时间是 12 ～ 24 个月（从 4 个月到 6 年不等）。与传统化疗和放疗相比，造血干细胞移植后治疗相关 MDS/ 急性髓系白血病的发生风险更大，起病时

表 104-1   造血干细胞移植后继发恶性肿瘤的风险和人数

研究	研究设计	样本数 / 继发恶性肿瘤发生数量	初步诊断；造血干细胞移植类型	危险度和危险因素
Witherspoon 等[92]	回顾性队列研究	2246/35 白血病、淋巴瘤、实体肿瘤	自体或异基因移植	与普通人群相比风险增高 6.7 倍 用 ATG 或抗 CD3 抗体治疗急性 GVHD，接受含全身放疗与继发恶性肿瘤发病风险增高有关
Bhatia 等[2]	回顾性队列研究	2150/53 白血病、淋巴瘤、实体肿瘤	所有血液系统恶性肿瘤；先天性免疫系统疾病 自体和异基因移植	与普通人群相比风险增高 11.6 倍 累计发生率：13 年 SMNs 发病率 9.9%；4 年 PTLD 发病率 1.6%；13 年实体肿瘤发病率 5.6%。去除 T 细胞、使用 ATG、无关供者移植、原发免疫缺陷与 PTLD 发病风险增高有关
Deeg 等[129]	回顾性队列研究	700/23 白血病（急淋）、实体肿瘤和淋巴瘤	重度再生障碍性贫血 异基因移植	20 年累计发病率 14% 硫唑嘌呤、范科尼贫血、放疗和非范科尼贫血者移植时的年龄
Kolb 等[130]	回顾性队列研究	1036/53 白血病、淋巴瘤、实体肿瘤	白血病、淋巴瘤、先天性血液和免疫系统疾病、重度再生障碍性贫血 自体和异基因移植	10 年累计发病率 3.5% 与普通人群相比发病风险增高 3.8 倍 移植时年龄较大和用环孢素治疗慢性 GVHD 与风险增高有关
Baker 等[131]	回顾性队列研究	3372/147 白血病、淋巴瘤和实体肿瘤	所有的恶性肿瘤和代谢性疾病；免疫缺陷；再生障碍性贫血 自体和异基因移植	与普通人群相比发病风险增高 8.1 倍 20 年肿瘤累计发病率 6.9% PTLD10 年累计发病率 1.4%，MDS/AML10 年累计发病率 1.4%，实体肿瘤 20 年累计发病率 3.8%

ATG. 抗胸腺细胞球蛋白；GVHD. 移植物抗宿主病；PTLD. 移植后淋巴细胞增殖性疾病；MDS. 骨髓异常增生综合征；AML. 急性髓系白血病

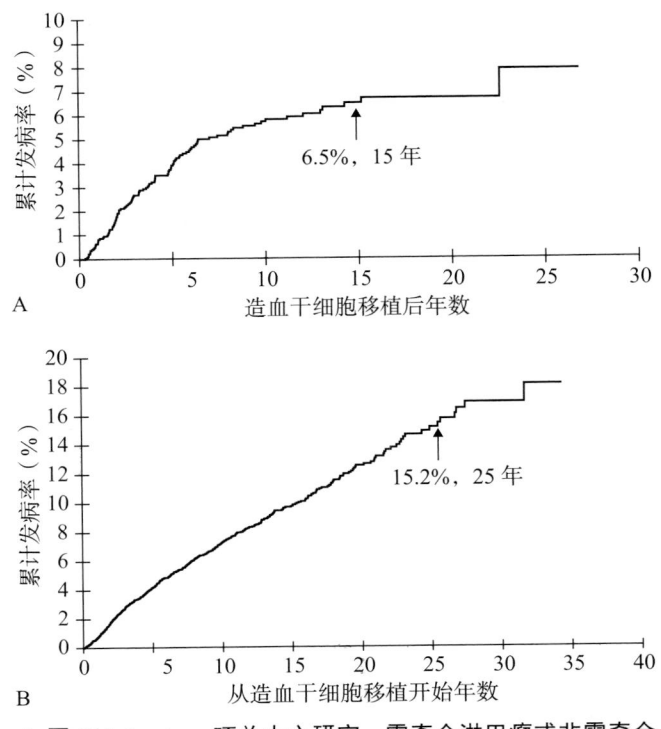

▲ 图 104-1   A. 一项单中心研究：霍奇金淋巴瘤或非霍奇金淋巴瘤患者接受自体造血干细胞移植后发生治疗相关骨髓衰竭和急性髓细胞白血病累计发生率；B. 一项单中心研究：自体或异基因 HCT 术后患者患实体肿瘤的累计发生率

间更短。然而，两者发生风险上的差异可能会出现，部分原因在于接受传统抢救性治疗后长期生存的患者数更少。

（一）临床病理综合征

世界卫生组织根据致病机制的不同将治疗相关 MDS/ 急性髓系白血病分为两类：烷化物 / 放疗相关的 MDS/ 急性髓系白血病以及拓扑异构酶 Ⅱ 抑制药相关的治疗相关 MDS/ 急性髓系白血病[10]。最近研究表明，接受来那度胺的多发性骨髓瘤患者发生治疗相关 MDS/ 急性髓系白血病的风险可能增加。但是，由于患者常常接受多种类型药物治疗，许多患者无法被具体分类。

1. 烷化物 / 放疗相关 MDS/ 急性髓系白血病

烷化物 / 放疗相关 MDS/ 急性髓系白血病通常在接受致突变药物治疗后 4 ～ 7 年发生。约 2/3 的患者表现为 MDS，余下的患者则以急性髓系白血病伴随髓系发育不良为特征[11, 12]。患者通常表现为血细胞减少，甚至常常发生全血细胞减少。烷化物 / 放疗相关 MDS/ 急性髓系白血病患者常伴随多系发育不良，多药耐药发生率高。并且常伴有 5 号染色体异常［-5/del（5q）］和 7 号染色体异常［-7/del（7q）］。

2. 拓扑异构酶Ⅱ抑制药相关的急性髓系白血病

研究表明，在体外给予人类 CD34$^+$ 细胞依托泊苷能够直接导致造血细胞发生 MLL 重排。经依托泊苷处理的细胞中可以检测到 MLL 易位断裂点热点区域的稳定基因组重排。异常修复方式大部分为 MLL 部分串联重复序列和易位，少部分为 MLL 的缺失或插入。一些克隆的断裂点位于 MLL 的 bcr 序列，这些序列存在于治疗相关的白血病染色体重排连接点中[13]。

继发于拓扑异构酶Ⅱ抑制药的急性髓系白血病发病过程中前期常不表现为骨髓增生异常，而表现为以单核细胞为主的急性白血病[14, 15]。从开始应用拓扑异构酶Ⅱ抑制药治疗到白血病发病之间的潜伏期从 6 个月到 5 年不等，中位时间为 2 ～ 3 年[15]。该类型的治疗相关急性髓系白血病最常与染色体 11q23 或 21q22 平衡易位有关[15]。其他染色体易位如 inv（18）（p13q22）或 t（17，19）（q22；q12）也有报道[14, 16]。

3. 来那度胺相关 MDS/ 急性髓系白血病

越来越多的证据表明，来那度胺可能与治疗相关 MDS/ 急性髓系白血病的发病增多有关。最近 3 个Ⅲ期安慰剂对照的随机临床试验中有 2 个均提示治疗相关 MDS/ 急性髓系白血病的发生率增高；可是，其例数较少[17-19]。分析 11 项公司赞助的临床试验合并数据显示，治疗相关 MDS/ 急性髓系白血病的发生与来那度胺的累计剂量和使用的维持时间无关[20]。这些发现表明，在明确来那度胺治疗的患者发生治疗相关 MDS/ 急性髓系白血病风险之前，需要对他们开展更广泛、更完善的随访。

4. 临床诊断

许多自体造血干细胞移植后患者骨髓检测时常发现存在血细胞减少和骨髓增生不良，这些患者可能通常不会发生治疗相关 MDS/ 急性髓系白血病。因此，Dana-Farber 癌症研究所提出[21]，造血干细胞移植后诊断治疗相关 MDS/ 急性髓系白血病基于以下表现。

(1) 至少 2 系发生严重骨髓增生不良。

(2) 其他原因不能解释的外周血细胞减少。

(3) 符合法 – 美 – 英分型标准的骨髓原始细胞增多，或存在克隆性细胞遗传学异常。

（二）造血干细胞移植后发生治疗相关 MDS/ 急性髓系白血病的危险因素

与治疗相关 MDS/ 急性髓系白血病发生风险相关的因素包括宿主因素（造血干细胞移植时高龄）[2, 22]，移植前使用烷化剂、拓扑异构酶Ⅱ抑制药和放疗[6, 9]，造血干细胞动员方式（依托泊苷）[2, 6]，以及采用含全身放疗的预处理方案[23, 24]（表 104-2）。其他因素包括 HCT 时回输 CD34$^+$ 细胞数较少[25]和既往有多次移植史[24]。因此，治疗相关 MDS/ 急性髓系白血病可能与移植前化疗和放疗、造血干细胞动员和预处理方案等移植相关因素的累积影响有关。

研究发现，初始化疗和放疗对移植后治疗相关 MDS/ 急性髓系白血病的发生比移植前其他风险相关因素的影响程度大[6, 9]。尤其是移植前接受细胞毒性药物（烷化剂及拓扑异构酶Ⅱ抑制药）的治疗对移植后治疗相关 MDS/ 急性髓系白血病的发生

表 104-2　造血干细胞移植后治疗相关白血病发病风险及人数

研　究	研究设计	标本数 / 继发恶性肿瘤数量	初步诊断；造血干细胞移植类型	危险度和危险因素
Krishnan 等[6]	回顾性队列分析 巢式病例对照研究	612/22 MDS/AML	霍奇金淋巴瘤，非霍奇金淋巴瘤，自体造血干细胞移植	MDS/AML 6 年累计发病率 8.6% 依托泊苷动员干细胞，移植前放疗与治疗相关 MDS/AML 发病风险增高有关
Milligan 等[24]	回顾性队列分析	4998/66 MDS/AML	霍奇金淋巴瘤，非霍奇金淋巴瘤，自体造血干细胞移植	5 年累计发病率：霍奇金淋巴瘤 4.6%，非霍奇金淋巴瘤 3% 移植时年龄较大、诊断霍奇金淋巴瘤、接受全身放疗治疗、多次移植、诊断至移植的时间与 MDS/AML 的发病风险增高有关

MDS. 骨髓异常增殖综合征；AML. 急性髓系白血病

类型有重要影响，更加印证了上述发现。有研究发现，移植后发生治疗相关 MDS/ 急性髓系白血病的患者携带了某些特殊的细胞遗传学异常，而这些异常在他们移植前接受放、化疗以后就能在骨髓或外周血中检测得到 [26, 27]。Abruzzese 等应用 FISH 法在 12 例治疗相关 MDS/ 急性髓系白血病中，发现 9 位患者的移植前骨髓标本中存在异常细胞 [27]。Lillington 等使用 5q31、7q22 和 13q14 单位点特异 FISH 探针，发现 20 例治疗相关 MDS/ 急性髓系白血病患者中，所有人在接受大剂量化疗之前就存在明显高水平的克隆性异常细胞 [26]。相反，未发生治疗相关 MDS/ 急性髓系白血病的 24 名患者中仅有 3 例在化疗前检出异常克隆。这些研究均表明在治疗相关 MDS/ 急性髓系白血病发病机制中，细胞毒性化疗在导致基因异常中发挥了重要作用。目前仍需要前瞻性大宗研究来支持该结论。

移植前采用含全身放疗的预处理方案与治疗相关 MDS/ 急性髓系白血病发生的风险增高有关 [23, 24]，因而推测治疗相关 MDS/ 急性髓系白血病可能起源于大剂量化疗后患者体内残存的造血干细胞，而不是移植时输注的造血干细胞。另外还有可能的是，全身放疗诱导造血微环境发生变化，从而导致了治疗相关 MDS/ 急性髓系白血病的发生。因此治疗相关 MDS/ 急性髓系白血病究竟是起源于移植物，或者是患者体内残余肿瘤细胞，还是受损的造血微环境所导致的，目前尚不明确。

研究发现，移植时回输化疗或生长因子动员的外周血 CD34⁻ 浓缩细胞的移植患者的治疗相关 MDS/ 急性髓系白血病发生率高于回输移植前未经过化疗的骨髓 CD34⁺ 细胞的自体移植者 [2, 6]。有一种可能，即回输的细胞中含有化疗后尚未完成 DNA 修复的造血祖细胞或是动员采集物中受损细胞比例偏高，从而导致了治疗相关 MDS/ 急性髓系白血病的发生 [28]。Krishnan 等的研究支持了这一假说，他们发现使用高剂量依托泊苷动员干细胞行自体移植的 11q23 阳性霍奇金淋巴瘤和非霍奇金淋巴瘤患者急性髓系白血病发生风险增高 [6]。

Friedberg 等报道称 [25]，回输的每千克体重细胞数偏低的患者治疗相关 MDS/ 急性髓系白血病发生率增高。回输的细胞数少，骨髓重建可能需要的时间长，从而更易于发生与治疗相关 MDS 相关的不可逆 DNA 损伤。这些发现与体外研究结果相符，

在干细胞数量较少的情况下，原始造血祖细胞消耗较多，从而使得定向造血祖细胞的增殖压力增高，详见后章节 [29]。同时，采集细胞数不足也表明骨髓功能的减退。Kalaycio 等发现那些难以采集足够造血细胞的患者发生治疗相关 MDS/ 急性髓系白血病的风险增加，与移植前接受具有细胞毒性的化疗无关 [30]。

（三）治疗相关 MDS/ 急性髓系白血病发病机制

治疗相关 MDS 和治疗相关急性髓系白血病是一种由细胞毒性疗法导致获得性体细胞突变，使造血干祖细胞获得了增殖 / 生存优势的克隆性血液系统疾病。进一步了解治疗相关 MDS/ 急性髓系白血病的分子学发病机制，有助于发现高危人群并改变治疗策略，从而减少该并发症的发病率和死亡率。此外，治疗相关 MDS/ 急性髓系白血病为研究导致基因突变物质的致癌作用和肿瘤的基因易感性的作用提供了独特视角。

自体造血干细胞移植术后发生治疗相关 MDS/ 急性髓系白血病的原因可能在于，移植前细胞毒性治疗所致的造血干祖细胞的基因损伤，且这种基因损伤可能被包括造血干细胞动员、采集、储存、高强度放 / 化疗、植入成功率和造血重建等涉及移植过程的多种机制所增强 [28]。

1. 与治疗相关 MDS/ 急性髓系白血病相关的基因损伤

治疗相关 MDS/ 急性髓系白血病存在复现性的 5 号染色体缺失或 del（5q）以及 7 号染色体缺失或 del（7q）。这些异常在 MDS 继发的急性髓系白血病和老年初诊急性髓系白血病中也能见到，从而引导人们在这些染色体区域中寻找肿瘤抑制候选基因。一些研究小组尝试识别常见的缺失片段，并绘制这些片段的转录图谱 [31, 32]。大部分存在 5q 染色体缺失的患者表现为 5q31 的缺失，少部分患者表现为 5q33 缺失。7 号染色体缺失位点常见于 7q22。这一发现引导了研究者们在该染色体区域寻找可能的肿瘤抑制基因。而如何寻找常见的缺失肿瘤抑制基因至今仍不清楚，原因可能在于涉及造血的重要基因单倍剂量不足，从而打破了增殖和分化之间的平衡，导致了造血不良 [33]。目前人们已研究了某些基因，例如位于常见的 5q 缺失区域的 Apc 基因。携带 Apcmin 等位基因的小鼠 APC 基因功能缺失，而其稳态造血并未受影响，但长此以往，骨髓造血

干细胞功能受损，并随后表现出 MDS/ 骨髓增生表型[34]，这些结果表明 Apc 基因单倍剂量不足在携带 del（5q）的患者表现 MDS 表型中发挥了潜在作用。

2.5-Mb 深度的分子学分析常删除了染色带 7q22，因而无法发现肿瘤抑制候选基因。7 号染色体异常与有发生髓系白血病的基因倾向有关，如范科尼贫血和 1 型多发性神经纤维瘤[35, 36]，因此这也可能解释了治疗相关 MDS/ 急性髓系白血病也常携带 7 号染色体片段缺失。人们还发现，易致白血病的家族性血小板疾病染色体 5q 和 7q 的缺失与 AML1 单基因突变和缺失有关[37]。AML1 基因平衡易位与接受了拓扑异构酶 II 抑制药的治疗相关 MDS/ 急性髓系白血病有关[38, 39]。AML1-ETO 转基因表达导致小鼠髓系祖细胞永不凋亡，却未导致白血病发生，说明白血病发病尚需要其他基因突变的存在[40]。因此，AML1 功能改变可能通过多步骤对造血功能障碍、基因不稳定和易致发生白血病发挥作用。

MLL 基因位于染色体 11q23，常常与拓扑异构酶 II 所致的染色体易位有关。MLL 基因对细胞生长调节起重要作用[41]。MLL 和 AML1 基因功能改变可能通过多步骤对造血功能障碍、基因不稳定和易致发生白血病发挥作用。基因嵌入小鼠的白血病起病前潜伏期较长提示了治疗相关急性髓系白血病的起病需要其他基因异常的参与[42]。

2. 基因易感性：药物代谢酶的多态性

个体患治疗相关 MDS/ 急性髓系白血病的风险与调节活性药物代谢或参与 DNA 修复的低外显率基因的常见多态性有关。

药物代谢：Allan 等利用候选基因来检测谷胱甘肽 S- 转移酶基因（GSTM1、GSTT1 及 GSTP1）多态性和治疗相关 MDS/ 急性髓系白血病的关系[43]。与初诊急性髓系白血病相比，在接受过化疗的治疗相关 MDS/ 急性髓系白血病患者中 GSTP1 第 105 号密码子出现频率更高（OR 2.7, 95% CI 1.4～5.1], 尤其是在那些曾经接受过以 GSTP1 为底物的药物治疗过的患者中，该现象更为常见（OR 4.3, 95% CI 1.4～13.2），而此前仅接受过放疗的治疗相关 MDS/ 急性髓系白血病患者则无该现象。

药物运转：P- 糖蛋白（由 MDR1 编码）在细胞质膜捕获疏水性药物，并通过 ATP 依赖途径外排；许多化疗药物都是该蛋白质的底物。MDR1 基

因存在多种多态性，有一些被认为是功能性的，另一些无功能的被认为是治疗相关 MDS/ 急性髓系白血病发病的危险因素[44]。

DNA 修复：DNA 修复机制发生改变的患者更易导致致癌过程中的遗传不稳定，而这与治疗相关 MDS/ 急性髓系白血病的发病相关。

错配修复（mismatch repair，MMR）能够修复错配的 DNA 碱基对，从而在 DNA 复制过程中避免聚合酶校对的参数错误[45]。错配修复通路缺陷导致遗传不稳定或发生突变表型，从而导致更高频率的自发突变，表现为单重复 DNA 序列（微随体）的多个复制错误，功能上称之为微卫星不稳定性（microsatellite instability，MSI）。约 50% 的治疗相关 MDS/ 急性髓系白血病患者存在微随体不稳定性，以及错配修复家族成员 MLH1 的甲基化[46, 47]、低表达 MSH2[48] 或 MSH2 多态性[49]。

DNA 双链断裂（double-strand breaks，DSBs）可能导致遗传物质缺失，而发生染色体异常。放化疗以后 DNA 双链断裂发生率较高。修复 DNA 双链断裂的细胞通路包括同源重组、NHEJ 和单链退火（single-strand annealing，SSA）。RAD51 是同源重组通路中重要的蛋白质，它能结合 DNA，并促进 ATP 依赖的同源配对和链转移反应。与对照组相比，RAD51-G-135C 多态性在治疗相关 MDS/ 急性髓系白血病患者中显著过表达（C 等位基因：OR 2.7）[50]。XRCC3 在 DNA 双链断裂修复通路的同源重组模式中，能够直接与 RAD51 发生作用并稳定该基因[51, 52]。XRCC3 是 RAD51 的平行同源基因，对基因的稳定性十分重要[53, 54]。XRCC3 基因的第 241 号外显子的多态性导致了 Thr → Met 氨基酸替换[55]。与野生型相比，XRCC3-241Met 等位基因导致与更高的 DNA 加合物水平相关，这提示异常配对的产生[56]，而且它还与放疗后淋巴细胞染色体缺失数目增多有关[57]。尽管 XRCC3-241Met 与治疗相关 MDS/ 急性髓系白血病不存在相关性（OR 1.4, 95% CI 0.7～2.9），但其协同作用导致治疗相关 MDS/ 急性髓系白血病的发生风险增加了 8 倍(OR 8.1, 95% CI 2.2～29.7）[50]，即与对照组相比，同时携带 XRCC3-241Met 和 RAD51-135C 的患者治疗相关 MDS/ 急性髓系白血病发生风险增加了 8 倍。NHEJ 通路连接含有极少同源性的断裂 DNA 末端。这个过程并不总是精确的，它能够导致一些非模板

核苷酸的小片段在 DNA 断裂点附近聚集，这可能与治疗相关 MDS/ 急性髓系白血病发病相关的 MLL 易位有关[58]。

碱基切除修复（base excision repair，BER）途径纠正因电离辐射和外源性生物暴露而造成的个别碱基损伤。XRCC1 蛋白通过作为引物蛋白并募集其他 DNA 修复蛋白，在碱基切除修复通路中以及在修复单链断裂中发挥核心作用[59, 60]。该蛋白还具有 BRCA1C 末端（BRCT）结构域，参与 DNA 损伤识别和反馈的蛋白质的特征。变异体 XRCC1-399Gln 的存在已被证明对治疗相关 MDS/ 急性髓系白血病具有保护作用[61]。

核苷酸切除修复（nucleotide excision repair，NER）消除了由放射和化疗引起的结构上无关的大体积损伤。核苷酸切除修复途径与转录相关，并且该途径包含基础转录因子 IIH 复合物（transcription factor IIH complex，TFIIH），其是 RNA 聚合酶 II 转录起始所必需的。参与核苷酸切除修复途径的基因之一（ERCC2）是 TFIIH 的成员。多态性 Gln 变体（ERCC2 Lys751Gln）与治疗相关 MDS/ 急性髓系白血病相关[62]。

这两种多态性都没有显示出显著的相关性。然而，交互作用使得 MDM2 TT TP53 Arg/Arg 双纯合子，以及携带 MDM2 G 等位基因和 TP53 Pro 等位基因的个体，发生化疗相关的治疗相关 MDS/ 急性髓系白血病的风险增加。Knight 等对已经发展为治疗相关 MDS/ 急性髓系白血病的患者和健康对照者进行了 GWAS[63]。他们发现三个 SNP〔rs1394384（OR 0.3，95%CI 0.2 ～ 0.6）、rs1381392（OR 2.1，95%CI 1.3 ～ 3.4）和 rs1199098（OR 0.5，95%CI 0.3 ～ 0.8）〕与具有 5/7 染色体异常的治疗相关 MDS/ 急性髓系白血病相关。rs1394384 是 ACCN1 的内含子，ACCN1 是编码阿米洛利特敏感阳离子通道的基因，该通道属于退化蛋白 / 上皮钠通道之一；rs1199098 与 IPMK 处于连锁不平衡，IPMK 编码一种多激酶，该多激酶正向调节体内的 AKT 激酶，并且可以调节 Wnt/β 连接蛋白信号；rs1381392 不靠近任何已知基因、miRNA 或调节元件，尽管它位于肺癌中反复缺失的区域。研究人员在一个独立的复制队列中证实了该研究结果。

p53 基因在 DNA 损伤反应信号、细胞周期、细胞死亡和 DNA 修复途径中具有关键作用。异常的 p53 活性可导致修复 DNA 损伤的能力降低，导致基因组不稳定，并增加白血病发生的易感性。MDS 和急性髓系白血病患者中，不到 10% 的患者存在 p53 突变。Ben-Yehuda 等[64] 在 21 例治疗相关 MDS/ 急性髓系白血病患者中检测到 38% 患者的 p53 突变。突变为非种系且仅限于白血病细胞。Horiike 等[49] 在 12 例治疗相关 MDS 并且存在 5 号和（或）7 号染色体缺失的患者中检测到 6 例 p53 突变，但在其他 9 例无 5 号和（或）7 号染色体异常的患者中未观察到任何 p53 突变。Christiansen 等[65] 观察到在 77 例治疗相关 MDS/ 急性髓系白血病患者中的 21 例（27%）有 p53 的突变；这 21 例突变患者中有 19 例接受了烷基化治疗。p53 突变与 5q 的缺失和复杂核型相关，在老年患者中更为常见，并且与极差的预后相关[65]。这些研究表明，在治疗相关 MDS/ 急性髓系白血病患者的某些细胞遗传学和预后亚群中可能观察到 p53 突变，但不能明确 p53 突变在该病的发病机制中的作用。

对由 ENU 诱导的抗或易感急性髓系白血病老鼠进行分析，以明确调节治疗相关急性髓系白血病易感性的基因。13 个数量性状位点与 ENU 诱导的白血病发生密切相关。这些数量性状位点包含一些与白血病发生相关的基因，包括 p53、DNA 修复和凋亡调节基因。这些结果表明烷化物诱导的白血病的易感性可能是一个多基因参与的复杂过程[66]。

3. 遗传不稳定性

遗传不稳定性被假定为恶性肿瘤发展的早期事件，导致同一细胞随时间累积多个突变，从而发生克隆性恶性群体的演变。端粒是在染色体末端提供帽结构的 DNA 的非编码区，它能够防止双着丝融合和其他染色体畸变[67]。每个体细胞分裂都与端粒长度的损失有关。累积端粒缩短可以限制细胞分裂并导致细胞老化。端粒缩短也与遗传不稳定有关[68]。造血组织中，在整个生命过程中，端粒长度逐渐缩短，在年龄匹配的个体之间有相当大的差异性。造血干细胞移植后，与造血重建相关的造血细胞复制需求的增加可加速端粒缩短。

端粒缩短的程度与移植的细胞数量相关。在自体造血干细胞移植患者中，由于移植前接受化疗以及造血干细胞移植时年龄较大，移植细胞中的端粒长度已经很短，而由于只移植少量细胞或其他未知原因，造血细胞增生的程度降低。与未发生治疗相关 MDS/ 急性髓系白血病的患者匹配对照组相比，自体造血干细胞移植后发生治疗相关 MDS/ 急性髓系白血病的患者端粒缩短加速[69]。端粒改变发生在治疗相关 MDS 发病之前，并且与多因素分析中，治疗相关 MDS/ 急性髓系白血病的其他已知危险因素无关。急性髓系白血病患者存在结构性低形态端粒酶突变，其频率增加，提示 TERT 中降低端粒酶活性的遗传突变可能是急性髓系白血病的危险因素。

4. 造血异常

有研究报道称，接受自体移植的霍奇金淋巴瘤和非霍奇金淋巴瘤与造血异常有关，包括明显的和可能永久减少的原始祖细胞长期培养的原始细胞及定向祖细胞集落形成细胞数、改变的祖细胞扩增潜能以及微环境缺陷[29, 70-72]。这些异常可能部分与移植前化疗对造血细胞的损伤有关，因为这些造血损伤在移植前样本中也可见到[29, 71, 72]。一项对接受自体造血干细胞移植的淋巴瘤患者的纵向研究显示，与健康对照组相比，在造血干细胞移植前患者原始祖细胞和定向祖细胞显著减少。移植后原始祖细胞进一步显著和持续减少，但定向祖细胞仅短暂减少，这与造血干细胞移植后造血重建过程中原始祖细胞的广泛增殖和分化以及随后的损耗相一致。该队列中发生治疗相关 MDS/ 急性髓系白血病的患者在造血干细胞移植后定向祖细胞恢复和端粒恢复情况较差，或可提示原始造血细胞存在功能缺陷[29]。在一项基于人群的大宗研究中，生长因子的使用是发生治疗相关 MDS/ 急性髓系白血病的风险增加 1.5 倍的独立相关因素。移植后存在遗传毒性损伤的造血细胞的广泛增殖可能与异常克隆的建立和扩增有关。或者，造血干细胞移植后造血干细胞大量复制周期可能导致后代细胞中端粒的过度缩短（如上文所述）。端粒缩短可能与基因组不稳定和染色体异常有关，并可能参与了治疗相关 MDS/ 急性髓系白血病的发病机制[68]。

与正常 CD34+ 细胞相比，淋巴瘤患者移植物中的 CD34+ 细胞迁移也减少。移植物中 CD34+ 细胞的体外迁移能力与移植后造血恢复的速度有关[73]。因此，移植前化疗也可能导致原始祖细胞的移植潜能降低。这一观察结果与实验数据相符，实验数据显示，暴露于化疗药物导致造血干细胞的长期再生能力损害，正如小鼠竞争性再生集落实验

所测得的结果[74]。造血干细胞移植还可能与骨髓造血微环境的损害有关，包括基质前体生长减少以及支持髓系祖细胞和 B 细胞祖细胞生长的能力降低[71, 75, 76]。微环境损害可能导致移植后的造血异常。最近的研究支持造血微环境在 MDS 发病机制中的重要性。重复进行小鼠的亚致死放疗实验导致小鼠骨髓功能障碍，具有 MDS 特征，包括低白细胞计数、巨细胞性贫血以及血小板和巨核细胞减少。骨髓功能障碍与骨髓血管生成、VEGF 和 NF-κB 的激活相关。TNF-α 缺失的小鼠免受辐射影响[77]，提示辐射介导的 TNF-α 诱导可能导致骨髓功能障碍和治疗相关 MDS。有趣的是，初治的 MDS 患者也表达高水平的 TNF-α[78]。小鼠成骨细胞祖细胞中的微 RNA 处理因子 Dicer1 的缺失导致造血异常，从而导致 MDS 和急性髓系白血病的发生，MDS 和急性髓系白血病的发生与 Sbds 基因的表达降低有关，而 Sbds 基因在 Schwachman-Bodian-Diamond 综合征（一种遗传性人类骨髓衰竭疾病）中发生突变[79]。成骨细胞祖细胞中 Sbds 的缺失也诱导骨髓功能障碍和骨髓增生不良。这些结果均支持 MDS 造血障碍中微环境细胞的作用。

5. 基因表达谱

Yeoh 等[80] 报道了急性淋巴细胞白血病在诊断时的基因表达谱可预测治疗结果，包括发生治疗相关 MDS/ 急性髓系白血病的风险。Qian 等[81] 对治疗相关急性髓系白血病患者 CD34+ 造血祖细胞基因表达谱进行了研究。结果发现了具有特征性基因表达模式的治疗相关急性髓系白血病不同亚型。每个亚型共同点是早期祖细胞分化受阻的基因表达模式。这些研究的扩展可以提高我们对治疗相关急性髓系白血病相关分子通路的认识。Li 等对霍奇金淋巴瘤或非霍奇金淋巴瘤患者行自体造血干细胞移植后出现治疗相关 MDS，以及自体造血干细胞移植后未发生治疗相关 MDS 的患者（对照组）进行基因表达微阵列分析[82]。为了评估造血干细胞移植前的基因表达变化，他们研究了在自体造血干细胞移植之前从治疗相关 MDS 病例组和对照组获得的外周血干细胞。后来发展成治疗相关 MDS 的患者与对照组相比，基因表达显著改变，这与线粒体功能、核糖体、DNA 修复和造血干细胞调节有关。细胞周期调节基因的其他改变在继发的 MDS/ 治疗相关急性髓系白血病中被发现。治疗相关 MDS 患者的

外周血干细胞 CD34$^+$ 细胞表现出线粒体功能改变、ROS 增加、ROS 解毒减少、治疗暴露后 DNA 损伤增强。这些结果表明，与治疗相关 MDS/ 急性髓系白血病相关的遗传程序在疾病发生前很久就受到影响，并且与先前的研究一致，这些研究表明在治疗相关 MDS/ 急性髓系白血病的发病机制中，这些异常在干细胞生长、DNA 修复和免疫检查点反应中发挥了潜在作用。

（四）自体造血干细胞移植后发生治疗相关 MDS/ 急性髓系白血病的患者预后

与初治白血病相比，治疗相关 MDS/ 急性髓系白血病对化疗的反应较差，完全缓解率平均在 35% ～ 40% 之间，总体长期生存率较差（见文献 [83]）。因此，同种异基因移植已被认为治疗相关 MDS/ 急性髓系白血病的治疗方式。由于所有先前的报道都将常规治疗后出现的治疗相关 MDS/ 急性髓系白血病与自体造血干细胞移植后出现的治疗相关 MDS/ 急性髓系白血病合并在一起研究，因此很少有关于自体造血干细胞移植后出现治疗相关 MDS/ 急性髓系白血病进一步采用异基因造血干细胞移植治疗预后的数据 [84-87]。所有这些研究都强调细胞遗传学在决定预后中的重要作用。

Yakoub-Agha 等研究了 1980—1998 年间 70 例治疗相关 MDS/ 急性髓系白血病患者接受异基因移植治疗预后的危险因素 [85]。造血干细胞移植术后随访 7.9 年，2 年预计生存率和无事件生存率分别为 30% 和 28%。年龄＞ 37 岁、男性、受者巨细胞病毒血清学阳性、造血干细胞移植时未达到完全缓解和预处理采用强化疗方案均与预后不良有关。

Armand 等研究了 80 例治疗相关 MDS/ 急性髓系白血病患者细胞遗传学对生存、复发和非复发死亡率的影响 [84]。细胞遗传学是影响预后的最重要的因素。三类细胞遗传学包括：①预后较好 [t（8；21），inv（16）或 t（16；16），t（15；17）]；②中危 [正常核型，+8，del（9q），11q23，t（9；22），t（6；9），其他]；③预后不良 [－5，del（5q）或 －7，异常的 3q，复杂核型，不能获得 / 无效]。在考虑细胞遗传学因素后，治疗相关 MDS/ 急性髓系白血病患者与初发疾病患者有一样的预后。

Kroger 等描述了 1981—2006 年间 461 例治疗相关 MDS/ 急性髓系白血病患者接受异基因造血干细胞移植治疗的结果 [86]。3 年累计非复发死亡率和复发率分别为 37% 和 31%。复发与造血干细胞移植时未获得完全缓解（P=0.002）、细胞遗传学异常（P=0.005）、高龄（P=0.03）和治疗相关 MDS（P=0.04）显著相关。采用年龄（＜ 40 岁）、细胞遗传学异常、移植时未获得完全缓解作为风险因素，可以简单地区分三个不同的风险组，其总体生存率分别为 62%、33% 和 24%。

Litzow 等分析 1990—2004 年间 868 例治疗相关急性髓系白血病（n=545）或治疗相关 MDS（n=323）患者接受异基因移植的预后 [87]。77% 采取了清髓性预处理方案。无病生存率和 OS 在 1 年时为 32%（95%CI 29% ～ 36%）和 37%（95%CI 34% ～ 41%），在 5 年时分别为 21%（95%CI 18% ～ 24%）和 22%（95%CI 19% ～ 26%）。在多因素分析中，4 个风险因素对无病生存率和 OS 产生不利影响：①年龄超过 35 岁；②高危的细胞遗传学；③治疗相关急性髓系白血病未缓解或晚期治疗相关 MDS；④缺乏 HLA 全合或半相合的同胞供者或全相合的无关供者。不存在这些危险因素、存在 1 个危险因素、2 个危险因素、3 或 4 个危险因素的患者，5 年存活率分别为 50%（95%CI 38% ～ 61%）、26%（95%CI 20% ～ 31%）、21%（95%CI 16% ～ 26%）、10%（95%CI 5% ～ 15%）和 4%（95%CI 0 ～ 16%）（P ＜ 0.001）。这些数据表明，异基因造血干细胞移植为治疗相关 MDS/ 急性髓系白血病提供了新的治疗手段。不良预后的主要危险因素是疾病分期和细胞遗传学以及患者年龄和供者 HLA 匹配或不匹配。治疗治疗相关 MDS/ 急性髓系白血病应该包括考虑通过化疗获得缓解的可能性，以及根据合适供者的可用性，考虑异基因移植方法成功治疗的可能性。密切随访存在治疗相关 MDS/ 急性髓系白血病发生风险的患者，并早期识别该并发症是非常重要的。在治疗相关 MDS/ 急性髓系白血病诊断后应及时考虑移植，可能的话，高危 MDS，尤其是外周血细胞计数低的患者也可考虑行移植。然而，目前仍需要不断创新的移植策略来降低较高的复发和非复发死亡率。

（五）治疗相关 MDS/ 急性髓系白血病风险预测

由于治疗相关 MDS/ 急性髓系白血病的预后较差，因此有研究者致力于寻找发病风险的预测因子或早期生物标志物，以降低与该疾病相关的发病率。自体造血干细胞移植后治疗相关 MDS/ 急性髓系白血病风险的评估由于缺乏单个潜在的遗传异常而变得十分复杂。治疗相关 MDS/ 急性髓系白血病的发生似乎需要获得一个以上的突变。此外，治疗相关 MDS/ 急性髓系白血病是一种具有多种亚型的异质性疾病，具有不同的遗传异常特征。因此，单个遗传异常的发现不一定对治疗相关 MDS/ 急性髓系白血病的发病具有预测价值。早期生物标志物的识别将使及时使用适当的措施来治疗疾病变为可能，例如降低强度预处理或其他新药，而不是等待治疗相关 MDS/ 急性髓系白血病临床发病，此时的疾病负荷将需要更高强度的治疗，具有更大的风险。事实上，在移植前就存在治疗相关 MDS/ 急性髓系白血病高风险的患者将考虑采用自体移植之外的治疗策略，例如降低强度异基因移植，以规避发生治疗相关 MDS/ 急性髓系白血病的风险。

1. 标准细胞遗传学和荧光原位杂交

接受自体造血干细胞移植治疗的淋巴瘤患者，细胞遗传学分析经常检测到异常克隆。Traweek 等 [88] 报道在 3 年内发生典型的 MDS 克隆性细胞遗传学异常的风险为 9%。10 例克隆异常患者中有 5 例发生治疗相关 MDS。Stone[89] 报道了 50% 移植后血常规正常的患者有克隆性细胞遗传学异常。然而，少于 30% 的该类患者最终发展为治疗相关 MDS[21]。通过 FISH 检测可以提高检测染色体异常的灵敏度。在高剂量化疗前，FISH 检测 20 例发生治疗相关 MDS/ 急性髓系白血病的患者标本，每一例均发现了较高水平的克隆性异常细胞，但在 24 例未发生治疗相关 MDS/ 急性髓系白血病的患者中仅 3 例发现该现象 [26]。然而，该技术是位点特异性的，需要事先选择用于分析的标记物，并且克隆细胞遗传学异常对治疗相关 MDS/ 急性髓系白血病发病的预测价值需要开展前瞻性研究进一步验证。

2. PCR 检测点突变

基因突变如 MLL 或 AML1 基因突变或涉及 11q23 基因的基因重排，可能是预测治疗相关 MDS/ 急性髓系白血病发病风险的有效标志物。该检测方法高度敏感，位点特异，且这种测定方法的特异性和预测价值目前是未知的。如果使用 PCR 方法对异常基因水平进行定量分析可能是最有帮助的 [21]。

（六）基因表达分析

对接受自体造血干细胞移植后发生治疗相关 MDS 的霍奇金淋巴瘤或非霍奇金淋巴瘤患者和未发生治疗相关 MDS 对照组的 CD34+ 外周血干细胞进行基因表达微阵列分析，从而交叉验证治疗相关 MDS 基因标记。这种 38 个基因应用于非霍奇金淋巴瘤或霍奇金淋巴瘤患者接受自体造血干细胞移植后发生治疗相关 MDS 的检测，并且匹配的对照正确分类了 16 名发生治疗相关 MDS/ 急性髓系白血病的受试者中的 14 名，以及 20 名受试者未发生治疗相关 MDS/ 急性髓系白血病中的 19 名。而自体造血干细胞移植前骨髓标本细胞遗传学分析未见治疗相关 MDS/ 急性髓系白血病克隆异常，外周血干细胞 CD34+ 细胞 FISH 分析也未见克隆异常，提示细胞遗传学正常的造血细胞基因表达谱，可潜在地识别在自体造血干细胞移植后发生治疗相关 MDS/ 急性髓系白血病的高危患者。

（七）降低自体造血干细胞移植术后治疗相关 MDS/ 急性髓系白血病的发生风险

根据我们对治疗相关 MDS/ 急性髓系白血病的危险因素和发病机制的了解，研究降低治疗相关 MDS/ 急性髓系白血病发病风险的治疗手段是可能的。这些手段可能包括减少移植前细胞毒性药物的使用，通过在疾病过程中使高危患者在暴露于多种治疗方案之前更早地接受造血干细胞移植；可以考虑改变自体造血细胞采集方式和预处理方案，以消除与此并发症的风险增加相关的因素。通过骨髓病理学和细胞遗传学对造血干细胞移植前期患者进行标准化筛查，可能有助于识别高危人群，从而使这些高危人群随后接受异基因造血干细胞移植并从中获益。如果能在接受造血干细胞移植前预测出该并发症高危患者，对这一人群可以考虑采用异基因移植或非移植方式等替代治疗。最后，化学预防手段也可能值得在这一群体中探索。虽然这些降低风险手段都是有效的，但是其中最有效的策略应该识别出发生治疗相关 MDS/ 急性髓系白血病风险最高的因素，并最大限度地减少该群体中的白血病暴露。总之，我们的主要目标应该是优化原发疾病的管理，同时努力降低治疗相关 MDS/ 急性髓系白血病等并发症的风险。

三、淋巴瘤

（一）移植后淋巴增殖性疾病

淋巴增殖性疾病是异基因去除 T 细胞造血干细

胞移植后第一年最常见的继发恶性肿瘤。这些病例大多与免疫受损和 EB 病毒感染有关。尽管有一些 T 细胞 PTLDs 被报道，但大多数 PTLDs 是 B 细胞起源的。

1. B 细胞 PTLD

B 细胞 PTLD 是一组临床上和形态学上异质性疾病。B 细胞 PTLD 通常在造血干细胞移植后的最初 6 个月内发生，大多数发生在前 3 个月。据报道，PTLD 的 10 年累计发病率是 1.0% ～ 2.0%[2, 90]。在造血干细胞移植后的前 5 个月，发病率最高（每年每 10 000 例中有 120 例发病），此后生存 1 年或更长的造血干细胞移植患者 PTLD 发病率急剧下降到低于每年每 10 000 例 5 例。

(1) B 细胞 PTLD 的危险因素：人们发现与 PTLD 发病风险增加独立相关的危险因素包括体外供者骨髓去除 T 细胞、无关或 HLA 不相合的亲缘供者、预防急性 GVHD 时或在预处理方案中应用 ATG 或抗 CD3 单克隆抗体、全身放疗和原发性免疫缺陷（表 104-3）[2, 91]。由于潜在的免疫缺陷和供者移植物去除 T 细胞[2, 90, 92]，先天性免疫缺陷而接受移植的患者发生 PTLD 的风险尤其高。此外，PTLD 的危险性还取决于去除 T 细胞的方法，当使用特异性单克隆抗体去除 T 细胞时（11% ～ 25%），危险性明显高于使用大豆凝集素或阿仑珠单抗（< 1%）等去除 T 细胞和 B 淋巴细胞的患者[90]。然而，后者在暴露于类固醇或 ATG 等免疫抑制治疗后 PTLD 的发生率更高（6% ～ 18%）。减低强度预处理联合高剂量免疫抑制治疗时需要密切关注 PTLD 的发生[93]。

(2) B 细胞 PTLD 的发病机制：B 细胞 PTLD 通常与 T 细胞功能缺陷有关，EB 病毒感染时，由于 EB 病毒特异性细胞免疫抑制和 EB 病毒固有的转化能力结合而发生了 PTLD。EB 病毒是一种潜伏性疱疹病毒，成人的感染率为 95%（见第 90 章）。病毒在 B 淋巴细胞中潜伏感染而持续存在，并且间歇地重新激活和复制[94]。潜伏膜蛋白 1 是 EB 病毒编码蛋白之一，通过诱导 bcl-2 的表达，抑制受感染细胞的程序性死亡，在 B 细胞的永生化过程中起重要作用。LMP-1 也被认为是致癌基因，在一些影响 LMP-1 蛋白半衰期的区域，LMP-1 基因的 3' 末端附近的缺失已经在一些淋巴增殖性疾病中被报道[95]。EB 病毒感染 B 细胞还诱导释放高水平的细胞因子，如 IL-1、IL-5、IL-6、IL-10、CD23 和 TNF。这些因子中的一些已被证明可作为自分泌生长因子，刺激 EB 病毒转化的 B 细胞的增殖并抑制其对细胞凋亡的易感性。

探索 EB 病毒 PTLD 易感性的研究表明，异基因造血干细胞移植后 3 个月前体 CTL 数量较低，但在移植术后 9 ～ 12 个月时趋于正常，与 B 细胞 PTLD 最易发生的时期有关。此外，EB 病毒特异的 CTL 在接受异种移植的 SCID 小鼠中优先归巢，并诱导自体 EB 病毒诱导的 B 淋巴增殖性病变选择性消退[96]。这些研究为 EB 病毒特异的 CTL 移植的临床试验奠定了基础[97]。研究表明 EB 病毒特异性 CTL 在体内长期存在，不仅恢复了对 EB 病毒的细胞免疫，而且还提供了在体内和体外对病毒持续有反应长达 18 个月的 CTL 前体细胞[98]。这些研究表明，在去除 NK 细胞的异种移植 SCID 小鼠中，GM-CSF 和低剂量 IL-2 的联合应用可以预防致死性 EB 病毒淋巴增殖性疾病，这一结果支持了人类细胞亚群在介导这一保护作用中起关键作用的观点。

(3) 预测 B 细胞 PTLD 发病风险：定量竞争 PCR 已被证明是一种有效的技术，它可以频繁监测

表 104-3 造血干细胞移植后淋巴增殖性疾病的风险和人数

研　究	研究设计	样本大小 / 继发恶性肿瘤的数量	初步诊断；造血干细胞移植类型	危险度和危险因素
Landgren 等[132]	回顾性队列分析	26 901/127 PTLD	恶性血液病、重度再生障碍性贫血异基因 HCT	去除 T 细胞、使用 ATG、无关供者、HLA 不全相合移植物超过 3 个危险因素累计风险增加至 8.1%
Curtis 等[90]	回顾性队列分析	18 014/78 PTLD	恶性血液病异基因造血干细胞移植	10 年累计发病率 1%无关供者造血干细胞移植、去除 T 细胞、应用 ATG、应用抗 CD3 单克隆抗体

PTLD. 移植后淋巴细胞增殖性疾病；ATG. 抗胸腺细胞球蛋白；HLA. 人白细胞抗原

DNA 载量以预测 PTLD 的发生。外周血 EB 病毒 DNA 载量的快速增加可以预测 PTLD [99]。通过四聚体监测 EB 病毒特异性 T 淋巴细胞，从而发现少量抗原特异性 T 细胞。因此，研究已经证实 EB 病毒特异性 CD8 T 细胞在 T 细胞未经处理的同胞全相合造血干细胞移植后迅速重建，并且病毒肽复合的 HLA Ⅰ四聚体可以直接发现和快速评估病原体特异性免疫反应。

(4) 治疗 B 细胞 PTLD：应密切监测 PTLD 高危患者（原发性免疫缺陷，HLA 不相合的造血干细胞移植和去除 T 细胞的 GVHD 预防），以便在疾病显性发作之前尽早开始适当的治疗。治疗方法包括 IFN-α、B 细胞特异性单克隆抗体和细胞治疗。

抗 CD20 单克隆抗体（利妥昔单抗）可有效治疗 PTLD[100]。所有年龄组的药物耐受性良好，且对没有肿块的患者更有效。这为建议在早期、基于增加 EB 病毒负荷、在淋巴瘤病变发展之前，甚至在有转化证据之前开始治疗奠定了基础。造血干细胞移植后发生的 EB 病毒相关淋巴组织增殖性疾病是由 T 细胞功能障碍引起的。对已经在体外重新激活和扩增的 EB 病毒特异性细胞毒性 T 淋巴细胞系的"有风险"患者免疫重建时，应该预防 PTLD 的发生或治疗已存在的疾病。已有研究显示细胞毒性 T 淋巴细胞重建对 EB 病毒细胞免疫应答可持续长达 80 个月。现已证实 CTL 疗法在控制 PTLD 方面的有效性，随着 EB 病毒 DNA 浓度降低，临床体征和症状可缓解[101]。

因此，在过去几年中，体外培养的 EB 病毒特异性细胞毒性 T 细胞或抗 B 细胞单克隆抗体已经为预防或治疗 PTLD 的有效手段。定量 PCR 技术的进展使人们能精确测定外周血中的 EB 病毒载量，识别出高风险患者，从而予以早期治疗。因为病毒载量是 PTLD 的重要预测因子，患者应每周应用定量竞争性 PCR 进行监测。通过分子监测 EB 病毒负荷而采取抢先治疗可能减少 EB 病毒 PTLD 的发生。van Esser 等首先证实，使用单剂量利妥昔单抗进行抢先治疗可以预防 PTLD[102]。10^5 个外周血单核细胞中超过 1000 个 EB 病毒基因组拷贝的临界值有 100% 的敏感性和特异性，以及 1.00 的阳性和阴性预测值[103]。

(5) B 细胞 PTLD 预后：在引入目前的抗 EB 病毒治疗方法之前，EB 病毒 PTLD 的死亡率＞80%。

抢先使用利妥昔单抗和 EB 病毒 CTL 显著降低了造血干细胞移植患者中 EB 病毒 PTLD 致死风险，其存活率分别为 89.7% 和 94.1%。治疗已发病的 PTLD 也降低了死亡风险。然而，总体成功率低于抢先治疗，分别达到利妥昔单抗和 CTL 治疗的总 EB 病毒 DNA 清除的 63% 和 88.2%。免疫抑制和（或）供者淋巴细胞输注的减少，也可降低 EB 病毒 PTLD 致死风险。对这些方式的反应率估计分别为 56.6% 和 41%。

2. T 细胞淋巴增殖性疾病

目前已经有几例在造血干细胞移植之后发生了 T 细胞淋巴增殖性疾病被报道[104]。这与 EB 病毒、人 T 细胞淋巴瘤病毒 1、HIV 或 HHV-6 型无关。T 细胞淋巴增殖性疾病的发生相比较，EB 病毒相关 B 细胞 PTLD 要晚很多。

（二）迟发性淋巴瘤

迟发性淋巴瘤与早期发生的 B 细胞 PTLD 完全不同。在一项对 18 000 名接受造血干细胞移植患者进行的大型研究中，与迟发性淋巴瘤发病相关的唯一风险因素是广泛的慢性 GVHD[90]。造血干细胞移植术后患者中发生霍奇金淋巴瘤已经被发现[105]。大多数报道的病例属于混合细胞亚型，以及大多数病例包含 EB 病毒基因组。这些病例与 EB 病毒相关的 PTLD 不同，因为通常缺乏与 EB 病毒相关的 PTLD 相关的风险因素，发病较晚（＞2.5 年），以及有相对较好的预后。造血干细胞移植术后患者霍奇金淋巴瘤发病率的增加可能与 EB 病毒的暴露和细胞免疫介导的过度刺激有关。

四、实体肿瘤

研究已经发现造血干细胞移植后会发生实体瘤。据报道，异基因造血干细胞移植后实体瘤的 5 年累计发生率为 1.2% ～ 1.6%，10 年累计发生率为 2.2% ～ 6.1%，造血干细胞移植后 15 年累计发生率为 3.8% ～ 14.9%[3, 106, 107]。发病率没有平台期。与患者年龄和性别匹配的普通人群相比，造血干细胞移植后实体瘤发病风险增加了两倍[3]。造血干细胞移植术后报道的实体瘤是通常与辐射治疗相关的实体瘤，包括黑色素瘤、口腔和唾液腺癌、脑癌、肝癌、子宫颈癌、甲状腺癌、乳腺癌、骨骼和连接组织的癌症。随着时间推移，实体瘤的发病风险急剧增加[106]。全身放疗与实体瘤的风险增加有关。与未接受放疗的患者相比，实体瘤的发病风险随着放射剂量的增加而增加（表 104-4）；接受最高剂量放射时，实体瘤的发病风险是对照组的 3～4 倍[107]。全身放疗后发生非鳞状细胞癌的风险通常取决于暴露的年龄。在 30 岁以下接受放疗的患者中，非鳞状细胞癌的相对危险度是未接受放疗患者的 9 倍，而老年患者的相对危险度是 1.1[3]。Majhail 等评估了使用高剂量白消安 - 环磷酰胺预处理方案的 4318 例接受异基因造血干细胞移植的急性髓系白血病或慢性髓系白血病患者发生实体继发恶性肿瘤的风险[108]。造血干细胞移植后 5 年和 10 年实体癌的累计发生率在急性髓系白血病患者中分别为 0.6% 和 1.2%，在慢性髓系白血病患者中分别为 0.9% 和 2.4%。与普通人群相比，造血干细胞移植患者的风险增加了 1.4 倍。继发在口腔、食管、肺、软组织和脑部的肿瘤风险显著增加。慢性 GVHD 是所有实体癌，尤其是口腔癌的独立危险因素。尽管大多数研究都集中在异基因造血干细胞移植上，但有新的证据表明，在预处理方案含全身放疗并接受

表 104-4 造血细胞移植后实体肿瘤风险和人数

研　究	研究设计	样本大小 / 继发恶性肿瘤数量	初步诊断；造血干细胞移植类型	风险大小和风险因子
Curtis 等[107]	回顾性队列研究	19 229/80 实体肿瘤	异基因造血干细胞移植	与普通人群相比，实体恶性肿瘤的风险增加了 2.7 倍 累计发生率：15 年时为 6.7%；造血干细胞移植时年龄较小增加实体恶性肿瘤的风险；慢性 GVHD 和男性与鳞状细胞癌的发病风险增加有关
Bhatia 等[106]	回顾性队列研究	2129/29 实体肿瘤	血液系统恶性肿瘤自体和异基因造血干细胞移植	与普通人群相比，风险增加 2 倍 累计发生率：10 年时为 6.1%
Shimada 等[133]	回顾性队列研究	809/19 实体肿瘤	所有恶性肿瘤自体和异基因造血干细胞移植	风险增加 2.8 倍 累计发病率：10 年时为 4.2% 广泛的慢性 GVHD 和年龄较大与发病风险增加有关
Gallagher 和 Forrest[134]	回顾性队列研究	926/28 实体肿瘤	血液系统恶性肿瘤异基因造血干细胞移植	10 年累计发病率：3.1% 与一般人群相比，风险增加 1.85 倍 造血干细胞移植时年龄较大和女性供者与发病风险增加有关
Socié 等[135]	回顾性队列研究	147/4 实体肿瘤	重度再生障碍性贫血 / 异基因造血干细胞移植	发病率：8 年时为 22%
Socié 等[91]	回顾性队列研究	3182/25 实体肿瘤；20 PTLD	儿童期急性白血病	实体瘤的累计发生风险：15 年时为 11%；造血干细胞移植年龄 < 5 岁；接受全身放疗与实体瘤发病风险增加有关；慢性 GVHD 与其发病风险降低有关 慢性 GVHD，无关供者造血干细胞移植，去除 T 细胞移植物，ATG 的使用与 PTLD 发病风险增加有关
Majhail 等[108]	回顾性队列研究	4318/66 实体肿瘤	急性髓系白血病慢性髓系白血病异基因（HLA 相合亲缘和无关供者）造血干细胞移植	累计发病率：10 年时为 1.2% 与普通人群相比，风险增加 1.4 倍 慢性 GVHD 与发病风险增加有关，尤其是口腔癌
Rizzo 等[3]	回顾性队列研究	28874/189 实体肿瘤	所有恶性肿瘤 / 异基因造血干细胞移植	发病风险增加 2.1 倍 接受全身放疗时 < 30 岁的年龄与风险增加 9 倍有关 非鳞状细胞癌 慢性 GVHD 和男性与鳞状细胞肿瘤发病风险有关

PTLD. 移植后淋巴细胞增殖性疾病；ATG. 抗胸腺细胞球蛋白；HLA. 人白细胞抗原；GVHD. 移植物抗宿主病

自体造血干细胞移植的患者中，实体恶性肿瘤的发生率增加[22]。

表 104-5 详细列出了造血干细胞移植患者中一些较常见的继发实体瘤的风险程度和相关危险因素，并总结如下。

皮肤癌：异基因造血干细胞移植后，基底细胞癌（basal cell carcinoma，BCC）和鳞状细胞癌（squamous cell carcinoma，SCC）的 20 年累计发病率分别为 6.5% 和 3.4%[109]。全身放疗是基底细胞癌的危险因素，尤其在 18 岁以下造血干细胞移植患者中。急性 GVHD 增加了鳞状细胞癌的风险，慢性 GVHD 增加了基底细胞癌和鳞状细胞癌的风险。Schwartz 等研究表明，放疗时越年轻，与辐射相关的基底细胞癌发生风险越高，10 岁以下移植的相对风险超过 20 岁移植的患者，发生基底细胞癌的风险随着暴露年龄的增加而降低，40 岁以上患者

中未发现过大患病风险[110]。Rizzo 等研究表明慢性 GVHD 和男性是鳞状细胞癌风险的主要决定因素[3]。

乳腺癌：异基因造血干细胞移植之后 25 年乳腺癌累计发病率为 11%[111]。异基因造血干细胞移植术后患乳腺癌的风险是年龄和性别匹配的普通人群的 2.2 倍。造血干细胞移植术后诊断乳腺癌的中位潜伏期为 12.5 年。接受含全身放疗患者（17%）发病率高于未接受全身放疗者（3%）。接受全身放疗时越年轻，发生乳腺癌风险越大。

甲状腺癌：造血干细胞移植术后患甲状腺癌的风险是年龄和性别匹配的普通人群的 3.3 倍[112]。接受造血干细胞移植时年龄 < 10 岁、接受颈部放疗、女性和慢性 GVHD 与患甲状腺癌的风险增加有关。而移植后 8.5 年后发生甲状腺癌的患者预后较好。

（一）造血干细胞移植后实体瘤的发病机制

关于造血干细胞移植后实体瘤的发病机制目前

表 104-5　造血干细胞移植后特殊类型继发恶性肿瘤发病风险及人数

研究	研究设计	样本数 /SMN 发生数量	初步诊断；HCT 类型	危险度和危险因素
Rowlings 等 [105]	回顾性队列研究	18 531/8 霍奇金淋巴瘤	血液系统恶性肿瘤和重度再生障碍性贫血 异基因移植	风险增高 6.2 倍 Ⅱ～Ⅳ度 GVHD、慢性 GVHD 的治疗
Leisenring 等 [109]	回顾性队列研究	4180/237 非黑色素皮肤癌	所有恶性肿瘤和代谢性疾病 异基因移植	20 年累计发病率：基底细胞癌 6.5%，鳞状细胞癌 3.4% 接受全身放疗和放疗时年龄较小，皮肤色浅，与基底细胞癌相关的慢性 GVHD，与鳞状细胞癌相关的急慢性 GVHD
Curtis 等 [121]	病例 - 对照	58 个鳞状细胞癌和 125 个基底细胞癌 501 个配对对照	恶性血液系统肿瘤、重度再生障碍性贫血、血红蛋白病 异基因(亲缘相合和无关)移植	迁延的慢性 GVHD 及其治疗(硫唑嘌呤、糖皮质激素、环孢素) 与鳞状细胞癌发生相关
Schwartz 等 [110]	回顾性队列研究	6306/282 基底细胞癌	血液系统恶性肿瘤、重度再生障碍性贫血 自体移植、亲缘相合和无关移植	全身放疗治疗、造血干细胞移植时年龄较小、年龄增大、白人、最近出生人群
Friedman 等 [111]	回顾性队列研究	3337 女 性 /52 乳腺肿瘤	血液系统恶性肿瘤 异基因移植	25 年累计发病率 11% 造血干细胞移植术后时间较长、全身放疗治疗、造血干细胞移植时年龄较小
Cohen 等 [112]	回顾性队列分析	78 914/32 甲 状 腺肿瘤	所有恶性肿瘤和重度再生障碍性贫血 自体和异基因移植	风险增加了 3.26 倍 造血干细胞移植时年龄较小、放疗、女性、慢性 GVHD

GVHD. 移植物抗宿主病

所知甚少。细胞毒性治疗、遗传易感性、病毒感染和 GVHD 以及随后的抗原刺激和免疫抑制治疗，似乎都在新发实体瘤的发病中起作用。

放射性癌症通常具较长的潜伏期，并且在年轻时接受放疗的患者中，这种癌症的风险通常很高。大量研究报道，高剂量预处理中应用全身放疗后，脑肿瘤和甲状腺癌的发病风险增加，虽然这些患者大多数在移植前都接受了颅内放疗 [87]。由于移植前治疗方案和移植预处理方案不同，造血干细胞移植后发生的甲状腺、乳腺、脑、骨和软组织肿瘤的风险增加似乎倾向于与累计的辐射剂量有关。

免疫改变可能使患者易患口腔鳞状细胞癌，特别是考虑到与慢性 GVHD 有关 [109]。Themeli 等证明异基因造血干细胞移植后由于供者细胞与宿主上皮的相互作用而导致的慢性组织应激，可能引起基因组改变 [113]。他们分析了 71 例接受异基因造血干细胞移植患者的口腔样本中获得的微卫星不稳定性。在 52% 的异基因造血干细胞移植患者中存在微卫星不稳定性，但在 31 个健康个体或接受自体造血干细胞移植患者中未观察到微卫星不稳定性。对于存在严重 GVHD 的患者，微卫星不稳定性风险有增加趋势。在 14% 的微卫星不稳定性阳性和 3% 的微卫星不稳定性阴性患者中诊断出继发恶性肿瘤。在突变分析的体外模型中，在与混合淋巴细胞培养物共培养的 HaCaT 角质形成细胞中易发生移码突变和 DNA 链断裂，但是在它们暴露于 IFN-γ、TNF-α、转化生长因子 -β、MLC 上清液、外周血单个核细胞或植物血凝素刺激的外周血单个核细胞时未发现这些现象。这些结果提示了活性氧介导的机制。这些数据表明异基因造血干细胞移植后的同种异体反应可能导致上皮细胞基因组改变 [113]。Khan 等检测到了异基因造血干细胞移植患者的口腔和鼻黏膜标本的基因组不稳定性。对照组包括自体造血干细胞移植患者、接受常规化疗的患者和健康对照者。在异基因造血干细胞移植患者中，60% 的口腔和 4% 的鼻标本检测到基因组不稳定性，而在对照组中没有检测到基因组不稳定性。在口腔标本中，基因组不稳定性与口腔慢性 GVHD 病史显著相关，提示鳞状细胞癌在口腔而不是鼻腔发生的可能机制 [114]。

因此，造血干细胞移植后新发实体瘤的风险增加可能与术前治疗原发病的放疗、移植预处理中含全身放疗、与病毒感染相关的免疫功能改变（乙型肝炎病毒、丙型肝炎病毒或人乳头瘤病毒和异基因造血干细胞移植后慢性应激相关的基因组不稳定性有关。

（二）造血干细胞移植术后实体瘤的治疗

目前对于移植后发生实体瘤患者的治疗手段尚不清楚。关于预后方面，少量病例报道结果呈两极分化：预后较好 [115]，以及标准治疗后的侵袭性肿瘤生长和早期复发 [116]。大宗报道中对继发实体瘤的患者进行全面研究，将有助于确定这些肿瘤的性质及与原发肿瘤相比较的预后结果。在此之前，除非有证据证实患者无法接受治疗，否则移植后出现实体瘤的患者均应使用对该肿瘤的最佳治疗方式来治疗该病。

1. 造血干细胞移植术后患者继发恶性肿瘤的筛查

关于继发恶性肿瘤的临床表现，特别是临床阶段的数据很少。理论上，如果临床筛查能够早期诊断癌症，那么治疗将更成功，生存率更高。此外，治疗强度可能更低，从而减少治疗相关毒性。可是由谁来筛查、如何筛查以及何时进行筛查等问题都很重要，但目前仍然没有统一的标准。儿童肿瘤研究组为儿童患者制定了全面的长期随访指南，这些指南依据已报道文献，根据治疗强度评估风险提供建议 [117]。对于造血干细胞移植患者，筛查推荐必须与造血干细胞移植前治疗相关的风险，以及移植前预处理和其他造血干细胞移植相关疾病，如慢性 GVHD 等因素相结合。2006 年，EBMT、CIBMTR 和 ASBMT 针对造血干细胞移植术后长期存活者的肿瘤筛查和预防发布了联合推荐 [118]。该推荐为造血干细胞移植后患者的继发恶性肿瘤筛查提供了一般指导，但该推荐仅限于风险建议和临床评估。对结直肠癌、乳腺癌和子宫颈癌治疗措施的推荐指南已公布，但大部分都是基于普通人群的治疗指南。鉴于总体上实体继发恶性肿瘤的风险略有增加，为普通人群制定的筛查指导可能不一定适用于造血干细胞移植术后患者 [119, 120]。对某些人来说，造血干细胞移植术前相关的（胸部放疗、颅内放疗、烷基化剂、拓扑异构酶 II 抑制药）或造血干细胞移植（全身放疗、慢性 GVHD、免疫抑制持续时间、去除 T 细胞）相关的其他危险因素可能导致风险升高，因此需要识别发病风险显著增加的患者，以为其制定合适的筛查策略。

2. 降低风险的手段

尽管旨在改变治疗性暴露（化疗和放疗）的策略最有可能降低某些患者随后发生恶性肿瘤的风险，但是这些暴露不太可能是导致风险的唯一因素。在造血干细胞移植患者中，继发恶性肿瘤的发病风险与应用免疫抑制的时间以及慢性 GVHD 相关（可能源于持续的免疫抑制而不是 GVHD 本身的影响），因此免疫重建延迟或持续的免疫缺陷也可能增高造血干细胞移植后继发恶性肿瘤的风险[121]。预防 GVHD 和促进造血干细胞移植后免疫重建可能是减少继发恶性肿瘤发病的有效策略。

与肥胖和久坐的生活方式相关的癌症和癌症死亡的风险越来越受到关注[122]。在造血干细胞移植患者中，特别是那些患有慢性 GVHD 的患者，他们的身体情况较差、行为受到限制以及体力活动水平较低[123, 124]。虽然肥胖（由 BMI 决定）在造血干细胞移植患者中并不常见[125]；然而，对身体成分的初步研究显示，他们具有较高的脂肪百分比和肌肉质量的减少。这种肌源性肥胖状态导致发生胰岛素抵抗、高胰岛素血症和慢性炎症；这些都是与肥胖相关的癌症风险通路上相关的因素[126]。因此，建议患者采取改善营养和维持体力活动的生活方式，对于造血干细胞移植术后患者来说，以此作为继发恶性肿瘤的预防措施，可能具有更大的意义。最后，随着继发恶性肿瘤的发病机制变得更加明朗，有可能进行已知癌症遗传易感性的筛查，并向易感亚群提供治疗选择。这些方法以及所有有利的策略，例如避免吸烟和酗酒、使用防晒霜和人乳头瘤病毒疫苗，可能有助于降低造血干细胞移植患者中继发恶性肿瘤的发病风险。此外，为移植术后患者普及该方面的知识，以提高患者对继发恶性肿瘤发病风险的认识，以及帮助参与长期随访和筛查这些人的初级保健社区正确认识移植后继发恶性肿瘤将是非常重要的。

五、结论

造血干细胞移植为许多患有不可治愈疾病的患者提供了治疗方式。目前，每年开展 60 000 例移植手术（见第 1 章），并且大多数在移植后 1～2 年内未发生本病复发的患者，情况良好并生活质量较高[127, 128]。然而，这些患者确实会发生一些并发症，如上文所述的造血干细胞移植后发生的恶性疾病是特别值得在临床工作中加以关注的，因为越来越多的患者在移植后早期存活，并且本病没有复发。

移植后恶性肿瘤的发生率似乎很低，对总体风险的可靠估计尚需要更长时间的随访。尽管缺乏随机研究，但与单独的常规化疗相比，造血干细胞移植在某些临床情况下的益处超过了晚期发生继发恶性肿瘤的风险。然而，必须密切关注这些造血干细胞移植术后群体，以筛查他们的继发恶性肿瘤发生，从而降低与这些并发症相关的发病率和死亡率。这需要我们在多个时间点（造血干细胞移植前、中、后）对患者进行纵向监测，以评估危险因素、研究遗传学异常的演变，并识别继发恶性肿瘤的生物标志物。更好地了解风险因素可能为将来修改移植前和移植相关的治疗方案提供依据，并最大限度地降低这些并发症的风险。更好地理解继发恶性肿瘤的发病机制将能更有效地筛查，以便在造血干细胞移植之前识别高危患者，并采用更有效的监测手段以早期检测移植后恶性肿瘤的发生。反之，我们也可以在评估造血干细胞移植患者的同时改善治疗决策，早期治疗，从而预防和治疗造血干细胞移植后发生继发恶性肿瘤的高危患者。

第 105 章
造血干细胞移植后的神经系统并发症
Neurologic Complications of Hematopoietic Cell Transplantation

Harry Openshaw　Bihong T. Chen　著

何雪峰　李晓莉　译

黄海雯　唐晓文　陈子兴　校

一、概述

造血干细胞移植后神经系统并发症的发生并不少见，发生率从自体移植的 3% 到无关全相合供者移植的 44% 不等[1, 2]。在早期移植阶段，神经系统并发症在儿童移植后甚至有高达 46% 的发生率[3]，而相比之下，20 世纪 90 年代进行的儿童移植中，其发病率仅为 15.8%[4]。这些发病率间的巨大差异可能与接受移植患者的差异、采样时间间隔的差异以及回顾性诊断神经系统并发症的标准不同相关。20 世纪 90 年代早期一项针对 115 例移植的单臂、前瞻性研究报道，神经系统并发症在移植后的前 3 个月的发病率为 17%[5]。而在另一项研究中，最近通过整理异基因移植患者移植后前 12 个月内所有的头颅影像学资料，估计发病率为 24%[6]。

不管发病率如何，神经系统并发症显然都会引起严重的后果。1973—1998 年的异基因移植患者尸检系列报道显示，接近 50% 的病例有明显的大脑病理异常，其中中枢神经系统异常如颅内出血、脓肿和中枢神经系统转移被认为是 17% 的尸检中的主要死亡原因[7, 8]。随着输血支持治疗的标准改良以及抗感染的预防，预期严重脑血管和感染性神经系统并发症会降低，然而，最近针对 2004—2007 年的脑成像研究中，15% 的神经系统并发症患者有脑实质内脑血管疾病或中枢神经系统感染。死亡率最高的是那些脑血管并发症的患者（12 个月总生存率预计 0.10）[6]。

对移植患者的一种实用方法是需要了解在移植过程中不同的时间点最可能会出现什么问题。如表 105-1 所示，神经系统并发症在异基因移植受者中可发生在三个阶段：①使用清髓性预处理药物时；②全血细胞减少期间；③免疫抑制治疗和GVHD。了解患者移植前的神经系统状况很重要，尤其是接受过大量神经毒性化疗药物预处理的患者，这可能影响移植后的并发症。经验丰富的医生可以通过考虑以下因素来缩小鉴别诊断范围：血液病诊断、给予的治疗（移植前化疗、预处理、免疫抑制、支持治疗药物），以及移植后的时间间隔。本章将根据表 105-1 第一栏的标准疾病类别来论述。

二、感染性并发症

接受造血干细胞移植患者中枢神经系统感染的表现通常为精神状态的变化、谵妄或感觉神经抑制，一般没有脑膜刺激征或明显的偏侧神经症状。如果排除了实质性病灶，则需要进一步的脑脊液检查。对于疑似脑脓肿的患者，适当血小板支持下的立体定向组织活检是通常的诊断方法。移植过程中早期的抗菌预防对革兰阴性菌尤为有效，因此在这个阶段细菌性脑膜炎不太常见。伴有慢性 GVHD 的长期生存者发生细菌性脑膜炎，包括单核细胞增生

表 105-1 造血干细胞移植后的神经系统并发症

	预处理	血细胞减少时期	移植物抗宿主病
感染性		细菌性脑膜炎、革兰阴性菌脓毒症	真菌性脓肿、脑膜炎
脑血管性		颅内出血、血栓性血管病	脓毒性血栓、霉菌性动脉瘤、缺血性卒中
代谢性		镇静催眠药物、肝窦性阻塞综合征的肝性脑病	间质性肺炎缺氧、GVHD 的肝性脑病、肾性脑病
中毒性	脑病（BCNU、白消安、异环磷酰胺），神经病（依托泊苷、顺铂、紫杉醇）	钙依赖磷酸酶抑制药的神经毒性、非甾体类药物的毒性、白质脑病	沙利度胺神经病变
免疫介导性			多肌炎、重症肌无力、脱髓鞘性多发性神经病

性李斯特菌脑膜炎和青霉素耐药性肺炎链球菌脑膜炎，同样也不常见，但仍有风险[9]。

曲霉菌种在尸检中占中枢神经系统感染的 30% ~ 50%，仍是造血干细胞移植的一个主要问题。图 105-1A 显示了一个典型的曲霉菌脓肿。表现为卒中的曲霉菌动脉内膜炎则不太常见（图 105-1B）。白色念珠菌是另一种移植后的严重真菌病原体，在系统性念珠菌败血症的移植患者中只有 3% 会感染中枢神经系统[10]，尽管来自巴西的大型尸检系列中，念珠菌属脓肿占了中枢神经系统感染的 15%[8]。慢性真菌性脑膜炎，例如新型隐球菌，是其他免疫抑制疾病过程的常见并发症，在造血干细胞移植受者中却很少遇到。更常见的是植入后早期中枢神经系统弓形虫感染，尤其是在没有接受甲氧苄啶和磺胺甲噁唑预防的患者中（图 105-1C、D）。

1 型单纯疱疹病毒在造血干细胞移植后最初几周，在 80% 血清学阳性的患者中，会激活且脱落散布于口腔分泌物中[11]。如第 88 章所述，预防性阿昔洛韦使用可以防止病毒脱落，现在已被常规用于移植中心。尽管病毒激活的发生率很高，但是移植受者临床诊断单纯疱疹病毒性脑炎还是很少。在免疫功能正常的个体中，疱疹性脑炎通常没有任何皮肤黏膜损伤的体征。颅脑感染集中在颞叶内侧，最常见的症状是癫痫发作和精神症状。图 105-2A 显示了一名典型额颞叶单纯疱疹性脑炎移植患者的脑电图和 MRI。由于周期性一侧癫痫样放电（图 105-2B）是疱疹性脑炎的特征，而且可能在 MRI 异常之前出现，因此脑电图是有帮助的。尽管图 105-2 所

示的患者单纯疱疹病毒是从脑脊液中培养出来的，但疱疹性脑炎的病毒培养通常为阴性。脑脊液单纯疱疹病毒核酸的 PCR 检测虽有帮助，但不管 PCR 结果如何，治疗应该在病例可疑时就开始并持续进行。

目前大约有发生率为单纯疱疹病毒一半的活动性水痘-带状疱疹病毒感染发生在移植过程的后期。发病率最高是在异体移植后 4 ~ 5 个月（见第 89 章）。面神经麻痹和听力丧失可能与颅神经带状疱疹相关、手臂无力可能与颈部神经疱疹相关、神经源性膀胱可能和腰骶部带状疱疹相关。在患有带状疱疹的移植患者中，伴或不伴脑脊液淋巴细胞增多和运动症状的轻度的脑膜脑炎相当常见，但罕见的感觉中枢减退的弥漫性脑炎才能诊断为水痘-带状疱疹脑炎。其他严重表现包括水痘-带状疱疹病毒血管炎和视网膜坏死[12]。

在没有任何皮肤或黏膜表现的正常人中，水痘-带状疱疹病毒和单纯疱疹病毒与周围神经麻痹（Bell 麻痹）密切相关。尽管对照研究没能显示阿昔洛韦联合泼尼松龙对有 Bell 麻痹的正常人有益[13]，但在移植患者中尚未进行类似的研究。造血干细胞移植患者若出现 Bell 麻痹，开始使用伐昔洛韦联合或不联合皮质类固醇治疗时需谨慎。

移植患者巨细胞病毒感染的公认表现包括肺、肝脏和胃肠道累及。由于不确定的原因，在 HIV 感染的 AIDS 当中非常常见的巨细胞病毒脉络膜视网膜炎，在造血干细胞移植患者中却很少被诊断[14]；类似的，在 HIV 感染的 AIDS 中被组织病理学证实的巨细胞病毒脑炎在骨髓移植受者中也很少被诊断或记录[15]。由西尼罗病毒、腺病毒和 HHV-6 导致

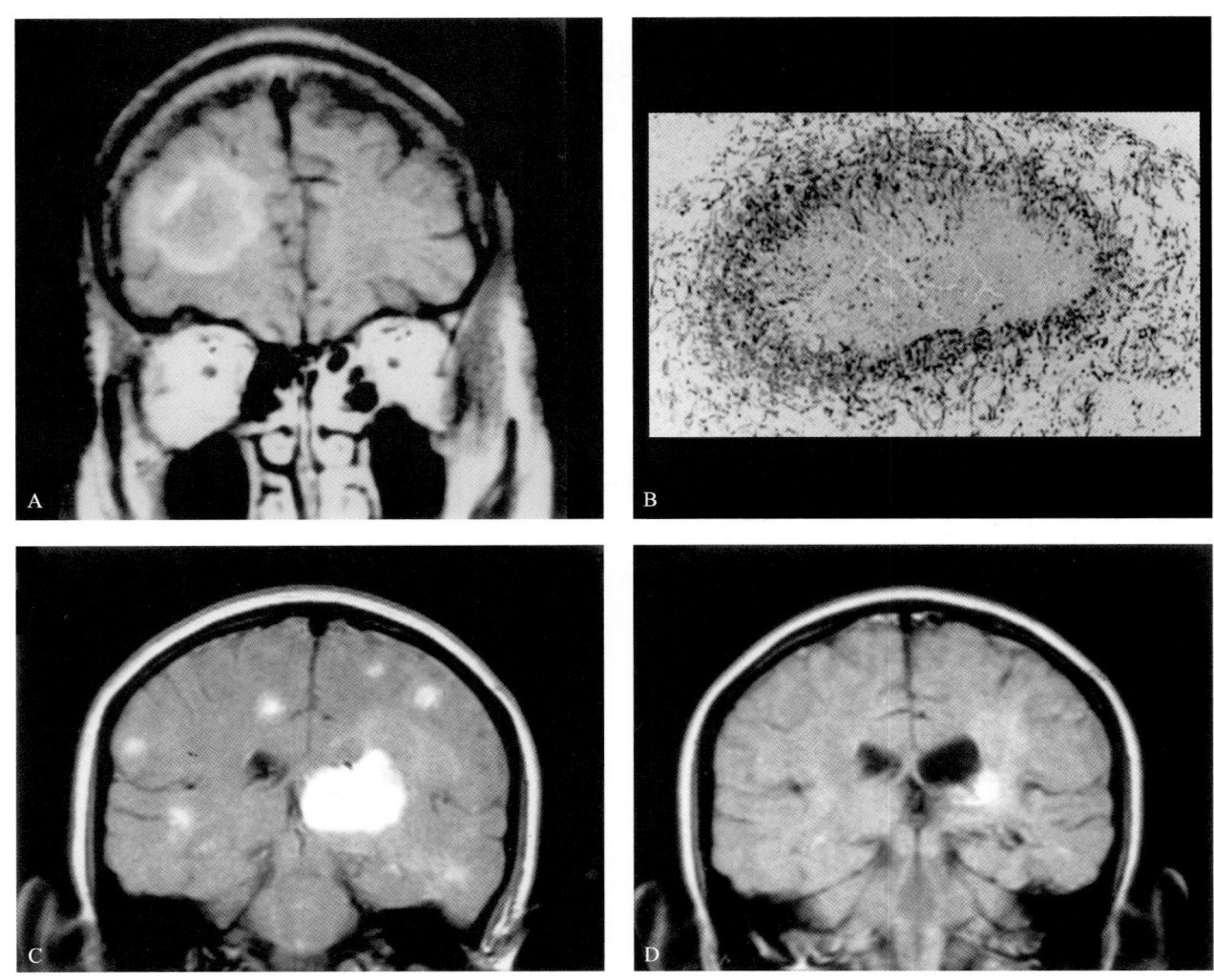

▲ 图 105-1　真菌和寄生虫中枢神经系统感染

A. 中枢神经系统曲霉菌感染的 MRI。一名患有霍奇金病的 27 岁男子，自体移植 5 个月后经支气管镜检查显示肺部曲霉菌感染。右侧额叶显示有钆环形强化灶。尸检证实为中枢神经系统曲霉病；B. 一名 45 岁女性死后的曲霉菌组织病理学，表现为闭锁综合征，在粒细胞肉瘤异基因移植后 2 个月迅速进展为昏迷和死亡。图示的是被分支真菌菌丝侵入动脉壁的基底动脉的血栓分支（Gomori 甲烷亚胺银 ×100）；C. 中枢神经系统弓形虫感染的 MRI。在霍奇金病自体移植后 3.5 个月，一名 21 岁的西班牙裔妇女出现右侧上运动神经元迟钝伴感觉症状，MRI 显示多处钆强化病灶，最大的在左侧颞顶区；D. 经乙胺嘧啶和磺胺甲噁唑治疗 6 个月后，神经症状康复，MRI 上的病灶基本完全消失

的致命性脑膜脑炎在骨髓移植受者中都有记载[16, 17]，与单纯疱疹病毒脑炎很难区分、在内侧颞叶中部的 HHV-6 局灶性脑炎病例已经被确认（移植后急性边缘性脑炎）。使用包括阿仑单抗的预处理方案增加了 HHV-6 脑炎的风险，即使患者接受了预防性抗病毒治疗[18]。图 105-2B 是一例移植后患 EB 病毒脑炎患者的 MRI 资料。最后，进行性多灶性白质脑病，由多瘤病毒 JC 引起的慢病毒感染，曾在至少 4 例异基因造血干细胞移植和 12 例自体造血干细胞移植中被报道[19, 20]。PCR 检测现在可用于检测脑脊液中的所有这些病毒，但是脑组织活检仍是诊断的金标准，尤其对于进行性多灶性白质脑病。

三、脑血管并发症

颅内出血与难治性血小板减少症密切相关，除硬膜下血肿外，造血干细胞移植受者大的颅内出血通常是致命的。幕上大出血的典型临床过程是突发偏瘫，或大脑半球的其他局部神经功能缺失，接着是快速的感觉缺失和小脑幕切迹疝导致的脑干症状（图 105-3A）。小脑出血由于初始表现（步态和眼球运动的异常）比较隐匿而难以识别，后续可发

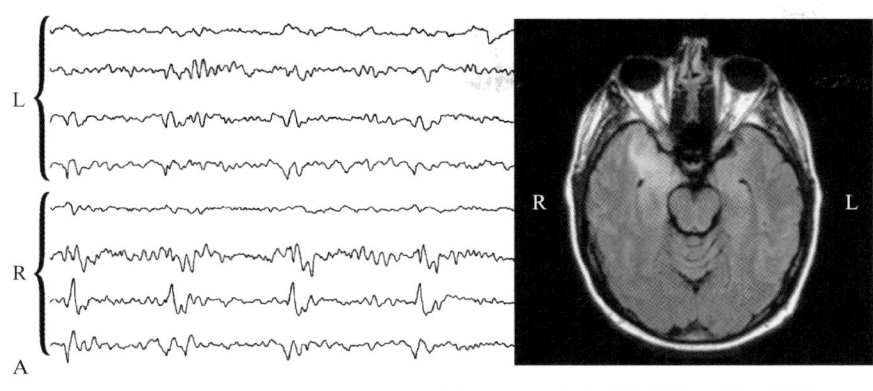
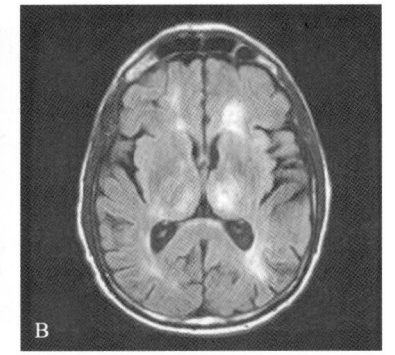

▲ 图 105-2　病毒感染的脑电图及颅脑 MRI

A. 单纯疱疹病毒性脑炎的脑电图和脑 MRI。一名 46 岁男子，其急性髓系白血病在自体造血干细胞移植 8 个月后复发，后用美法仑和氟达拉滨非清髓预处理并行全合无关供者移植。异基因移植 4 个月后，在环孢素和泼尼松治疗皮肤移植物抗宿主病时，他突然出现视觉失认症。脑电图显示右侧周期性棘波。在随后的颅脑 MRI FLAIR（液体衰减反转恢复）序列中有右侧额颞叶的增强信号。脑脊液白细胞 44/μl（其中淋巴细胞 87%），红细胞 11/μl，脑脊液中培养出了单纯疱疹病毒 1 型。尽管同时使用阿昔洛韦和膦甲酸钠治疗，仍有神经病学进展，患者表现出一种遗忘状态，无法形成新的记忆痕迹；B. EB 病毒性脑炎的颅脑 MRI（FLAIR 序列）。一名 63 岁男子，急性髓系白血病异基因移植 5 年后，合并硬皮病表现的 GVHD，出现精神错乱，虚弱、不协调，且有双侧上运动神经元体征。脑脊液白细胞 39/μl（其中淋巴细胞 82%），且外周血和脑脊液中均检测到了 EB 病毒序列。他接受了利妥昔单抗治疗，后幸存但遗留神经残疾

展成凝视麻痹和昏迷。颅内出血的治疗是在可行的情况下神经外科清除血肿[21]。硬膜下血肿的特征是感觉减退，而没有或有轻微的偏瘫症状。因此，在病程早期会被忽视，尤其是那些使用镇静药物或患代谢性脑病的患者。由于反复腰穿（例如急性淋巴细胞白血病患者接受鞘注治疗或中枢神经系统白血病的预防），非出血性硬膜下积液（水囊瘤）可能会在低颅压的患者的大脑凸面形成[22, 23]。硬膜外腰部血液补丁有助于减轻头痛，缩短水囊瘤的治疗时间。然而，不管有没有血液补丁，水囊瘤都可能会增大，如图 105-3B 所示，外科引流可能是必要的，同时可避免血液流向水囊瘤。无论是否行神经外科手术，这种并发症都会因延迟进一步的鞘内治疗而严重影响白血病的治疗及造血干细胞移植的时间。

移植受者缺血性卒中可能来自于心内膜炎的栓子或与高凝状态相关的血栓。血管痉挛导致缺血症状或卒中已经被怀疑在少数患者输注冷冻保存的干细胞时发生[24]。与脑膜感染相关的动脉内膜炎，特别是曲霉菌属，可能会发生并且很难和原发性脑血管疾病区别（图 105-1B）。移植患者的细菌或真菌性蝶窦炎可通过扩散感染到静脉海绵窦的颈动脉而导致大脑半球卒中（图 105-3C）。严重蝶窦感染患者必须接受手术并接受适当的抗生素或抗真菌治疗以预防海绵窦综合征。

发生于移植患者的非细菌性血栓性心内膜炎是高凝状态的结果[25]。化疗诱发的内皮损伤和循环免疫复合物可能也是促成因素。在 91 例异基因移植患者的尸检中，有 1 例细菌性（D 组链球菌）心内膜炎和 7 例非细菌性血栓性心内膜炎导致的卒中，其中 2 名为缺血性卒中。

在 5%～15% 的异基因移植患者中发现血栓性微血管病并发症的存在，可引起短暂的偏瘫和癫痫。病因可能是由预处理治疗或钙调磷酸酶抑制药引起的内皮细胞损伤；在肝肾功能异常的情况下，找到破碎红细胞和血清乳酸脱氢酶的升高则需要高度怀疑此诊断；治疗包括停用钙调磷酸酶抑制药。血浆置换在移植相关血栓性微血管病中尚未被证实有效[26, 27]。

四、代谢并发症

代谢性脑病的临床特征是中毒性谵妄，通常没有偏侧神经症状，大脑影像正常。在移植患者中，引起中毒性谵妄最常见的是败血症，但医源性的谵妄也很常见，例如镇静催眠药物或钙调磷酸酶抑制药。不太常见的是和病毒性脑炎相关的中毒性谵妄。由于脑炎的脑部异常成像经常缺乏或者很轻微，鉴别诊断通常很困难。出现以下临床特征时需立刻进行脑脊液病毒 PCR 检测或开始抗病毒治疗，包括病程早期的头痛和精神症状，无扑翼样震颤或肌阵挛（代谢性脑病和钙调磷酸酶抑制药的常见症

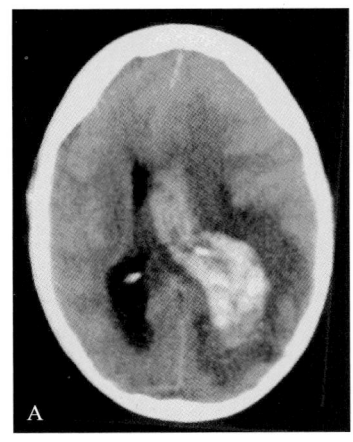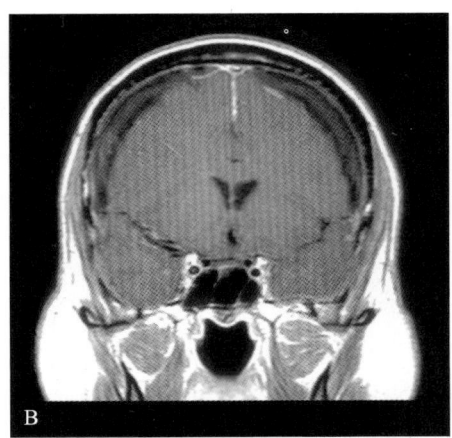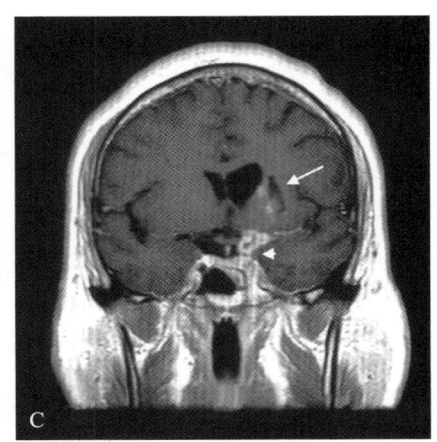

▲ 图 105-3 脑血管疾病

A. 一例致命性颅内出血的脑 CT。一名患有双表型白血病的 34 岁女性接受了异基因骨髓移植，1.5 个月后出现致命的左侧脑实质出血并破入左脑室；B. 由于多次腰椎穿刺和脑脊液压力低导致的双侧硬膜下水囊瘤的脑 MRI。一名 48 岁 HIV 相关弥漫大细胞淋巴瘤和软脑膜疾病的男性，接受了三次腰椎穿刺的鞘内治疗，1 周后行大剂量 BCNU 和依托泊苷联合自体干细胞移植。移植 2 周后患者出现精神错乱，感觉减退。MRI 显示两侧硬膜下积液，皮质沟闭塞，平衡的占位效应。在对硬膜下水囊瘤的两侧外科引流后，感觉有所改善；C. 左侧蝶窦感染扩散至海绵窦（箭头）和左侧大脑半球中风（箭）。一名 35 岁男性，由于急性髓系白血病行自体造血干细胞移植，移植 5 个月后出现蝶窦炎。尽管做了反复的蝶窦手术，还是出现了左侧第六Ⅵ神经麻痹，随后是右侧偏瘫和烦躁不安。该患者使用两性霉素 B 和伊曲康唑治疗可疑真菌感染。MRI 显示蝶窦浑浊，左侧海绵窦软组织肿块使颈动脉阻塞或狭窄，内囊、壳核和尾状核头部梗死

状）、抗生素治疗过程中仍持续发热、癫痫、停用钙调磷酸酶抑制药后仍有意识水平的恶化，以及没有实验室异常来解释的脑病恶化。

缺氧性脑病有导致永久性神经损伤的风险，可能发生在间质性肺炎或血栓性微血管病红细胞溶解相关的低氧血症中。肝性脑病可能发生于肝脏 GVHD 或窦性阻塞综合征中的暴发性肝衰竭[28]（见第 94 章）。肾衰竭以及相应的肾性脑病主要归因于肾毒性药物，包括钙调磷酸酶抑制药、很少见的被作为 GVHD 表现的肾小球疾病、放射性肾炎和血栓性微血管病。除了痉挛和肌肉无力外，与钙调磷酸酶抑制药相关的低镁血症或肾毒性化疗药顺铂的残留物还可引起惊厥。低钠血症可导致感觉减退和癫痫，与病毒性脑炎和颅内占位性病灶引起的抗利尿激素分泌紊乱综合征相关。

移植后 100 天内出现的严重代谢异常将严重影响预后，100 天非复发死亡率增高和 5 年总生存降低[29]。与其他重症患者一样，造血干细胞移植患者的多脏器功能衰竭通常是致命的。移植后肝或肺衰竭的窦性阻塞综合征可能预示着多脏器衰竭，包括中枢神经系统衰竭。约 50% 的造血干细胞移植患者在移植后 1 个月内会出现床边仪器显示精神状态下降，随后出现肺和肝脏的累及，这些患者中近 2/3 的生存都没有超过移植后 100 天[30]。一个论点

提出不管最初累及的脏器是什么，这些患者的病程中表现出全身性的炎症反应，即所谓的多器官功能障碍综合征（multiple-organ dysfunction syndrome, MODS）[31]。因此需要对全身而非某个脏器进行治疗，而治疗方法取决于对 MODS 的病理生理学和初始事件更好的认识，以及大剂量化放疗对这些的影响。

由于脓毒症和休克的风险增加，移植患者可能发生中枢神经系统的严重并发症[32]。危重病多发性神经病（critical illness polyneuropathy, CIPN）被认为是由于外周神经灌注不足而发生的，且经常和脑病、多脏器衰竭、长期的机械通气相关。它主要是运动轴索神经病变，有中到重度神经功能缺损而影响了呼吸机脱机[33]。康复可能是部分且缓慢的，幸存者通常需要数月才能恢复行走。另一个影响脱机以及临床上可能会混淆的并发症是急性危重症肌病[34]。CIPN 和急性危重性肌病可能同时发生，尤其是在接受了神经肌肉阻滞剂和皮质类固醇激素治疗的多脏器衰竭患者中。

五、复发性疾病的神经系统表现

移植后第一年内约 9% 的神经系统问题可归因于中枢神经系统疾病的复发[6]。软脑膜复发通常表

现为沿脊神经根或脑神经分布的运动或感觉症状。脑积水的临床表现也可发生于脑脊液吸收受阻。尽管 CT 可用于监测脑积水，但通常需行脑部 MRI 成像以显示软脑膜异常，MRI 液体衰减反转恢复序列（fluid attenuated inversion recovery，FLAIR）中软脑膜钆增强或斑片状增强信号（图 105-4A、B）。这些 MRI 异常可能存在而不伴软脑膜疾病的运动或感觉异常，但是它们经常是微小的或不存在的。需要脑脊液分析来排除感染并确认细胞学异常。

中枢神经系统复发表现为软脑膜疾病的比较少见，可以表现为实质性肿块，如图 105-4C 所示。这些复发可因颅内压升高而引起头痛，上运动神经元衰弱或实质性肿块损害导致的其他症状。脑成像有助于脑血管和感染性病因的鉴别诊断，但是确诊可能需要脑活检。为了避免与皮质类固醇的淋巴细胞溶解效应相混淆，对于要接受这类诊断性活检的患者通常会延迟地塞米松的使用。

血液系统恶性肿瘤的复发也会因神经根、神经丛或周围神经受压而产生神经症状。例如，下颌骨的骨髓累及可使下牙槽神经受累而导致下颏麻木。

六、免疫介导的中枢神经系统并发症：真的是慢性移植物抗宿主病的表现吗？

在造血干细胞移植长期生存者中，MRI 显示

的脑白质异常以及神经心理测试异常显示与慢性 GVHD 相关[35]。然而，这种相关性可能是长期免疫抑制的并发症而非慢性 GVHD 对中枢神经系统的直接影响。

一篇发表的病例报道和小型系列回顾报道了 1990—2007 年间 18 例被诊断为中枢神经系统的慢性 GVHD[36]。造血干细胞移植后神经系统并发症发生的时间范围是 2～31 个月（中位时间 14.5 个月），神经系统表现主要与脉管炎和卒中一致的有 7 例，免疫介导的脑病 7 例（4 例伴有癫痫发作），脊髓病 2 例，进行性运动异常 2 例。然而，这些患者中可能存在除 GVHD 之外的其他病因。有助于评估这些和后续案例的是建立诊断标准，从而完全或部分确立对中枢神经系统慢性 GVHD 的一致诊断。提议的标准包括：①系统性慢性 GVHD 的存在；②无法用其他原因解释的脑白质异常的神经症状；③和神经症状对应的 MRI 异常；④异常脑脊液研究（淋巴细胞异常增多，蛋白升高伴相关病毒 PCR 检测阴性）；⑤脑活检或尸检有和免疫介导病程一致的异常；⑥对免疫抑制治疗有反应[36, 37]。不符合的病例也可能仍然是慢性 GVHD 的病例，但是更容易引起争论。

七、免疫介导的周围神经系统异常

造血干细胞移植之后可以发生三种免疫介导的

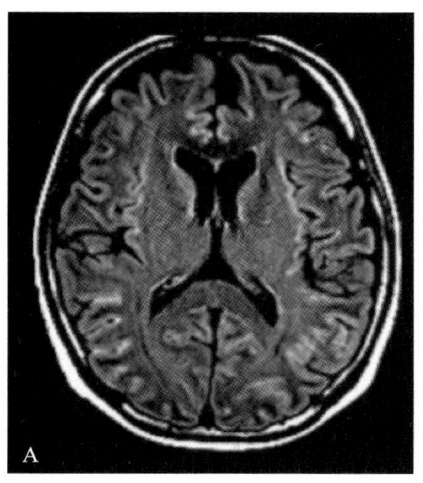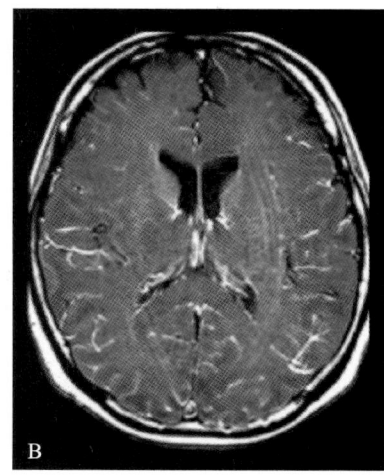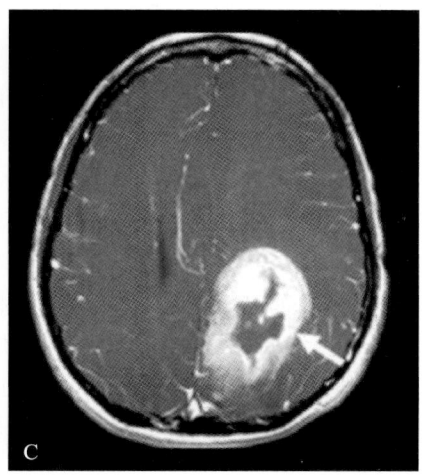

▲ 图 105-4　血液恶性肿瘤的中枢神经系统复发
A、B. 一名患有急性髓系白血病的 30 岁女性造血干细胞移植 50 天后出现软脑膜疾病的脑 MRI 图像。横轴位 FLAIR 序列（无对比）显示脑沟和脑回表面弥漫性异常高信号（A），对比后 T_1 加权像显示相应的钆增强（B）；C. 一名 17 岁男孩造血干细胞移植后 105 天出现精神状态改变的脑 T_1 加权对比后图像。手术切除出血性增强肿块，病理显示是绿色瘤

疾病，均会影响周围神经系统。最常见的是多发性肌炎，一种以近端肌无力、肌酸磷酸激酶和其他肌酶升高、肌电图上提示急性失神经支配迹象（纤颤电位和正锐波）的短时（肌病）运动单元、肌纤维坏死和肌肉活检上的单核炎性细胞为特征的临床综合征。不太常见的是重症肌无力（myasthenia gravis，MG），一种免疫介导的神经肌肉接头疾病，其中自身抗体结合突触后乙酰胆碱受体而产生特征性临床综合征，包括上睑下垂、眼外肌无力、最常伴随近端肢体和面部肌肉无力。免疫介导的脱髓鞘性多发性神经病作为造血干细胞移植的并发症通常不太被认可，它可能是一种严重的感觉缺失，并且在电生理检测中神经传导速度减慢的神经性无力的疾病。鉴别重症肌无力和多发性神经病中的多发性肌炎是不难的。当轻度多发性肌炎未被诊断时，潜在的问题就会出现，将会导致功能恢复比通常移植后更慢。

一篇综述报道了 318 例慢性 GVHD 患者中 3% 并发多发性肌炎[38]。无力发生在移植后 7～24 个月，增加泼尼松的剂量后所有患者都表现出控制力量的改善或增加。罕有多发性肌炎是 GVHD 唯一表现的报道，有 1 例多发性肌炎发生在自体移植后的报道[39]。肌肉痉挛在多发性肌炎中常见，但致残性肌肉痉挛只是偶尔会作为一种移植后没有其他神经病学发现或代谢异常的新问题出现。

重要的是排除多发性肌炎的感染原因和偶尔因药物引起肌炎的患者。齐多夫定以及洛伐他汀和环孢素联合治疗可引起炎症性肌病，有移植后患者发生环孢素相关的癫痫发作导致致命横纹肌溶解的个例[40]。GVHD 患者肌无力也可能与自身免疫性甲状腺功能亢进症[41]或更常见的类固醇肌病相关。一个常见的治疗难题是类固醇用量是应该针对多发性肌炎治疗而增加还是由于假定的类固醇肌病而减少。进一步的测试将对这个问题有帮助，与多发性肌炎不同，类固醇或其他内分泌肌病的患者都没有肌电图失神经支配的证据和肌肉活检标本中的炎性细胞。

移植后 MG 的患病率低于多发性肌炎。在西雅图 1800 例异基因移植患者中只有 3 例（< 0.5%）被诊断，在其他中心也是类似很低的发病率[42]，其发病时间往往晚于多发性肌炎。大多数患者是在预防慢性 GVHD 的免疫抑制药物减量或者停用之后被诊断的。再生障碍性贫血移植的患者似乎患重症肌无力的风险更大，许多移植后重症肌无力的患者有抗血小板、抗平滑肌、抗软骨和抗核抗体，以及抗乙酰胆碱受体抗体的存在。在大约 15% 的特发性重症肌无力患者中存在胸腺瘤，而在移植后重症肌无力中尚未被确认。与多发性肌炎的自限性不同，移植后重症肌无力往往是一种慢性病，尽管病情有时会波动，需要抗胆碱酯酶药物来控制症状。如果需要免疫抑制药，隔天小剂量泼尼松通常就足够了。回到更高剂量的免疫抑制药或血浆置换治疗通常不是必要或不推荐的。在这些患者中避免或小心使用影响神经肌肉的药物可能很重要，包括氨基糖苷类抗生素、某些抗心律失常药物如普鲁卡因和静脉镁。

由于已知在霍奇金病和其他细胞免疫功能降低的疾病中格林 - 巴利综合征的风险增加[43]，移植受者中偶尔出现格林 - 巴利样神经病并不奇怪[44]。与重症肌无力和多发性肌炎相比，这些患者的临床异质性更大，发病机制更不确定。大多数是脱髓鞘病变，也有部分是严重的轴突神经病。据估计，异基因移植的患病率仅为 1%[45]，但是由于显著的运动缺陷，以及它们可能发生在患者最脆弱的移植早期，这些神经病会引起严重的疾病状态。前期巨细胞病毒或空肠弯曲杆菌感染可能引发一些移植后严重脱髓鞘性神经病变[46]，钙调磷酸酶抑制药可能也与一些患者的发病相关[45]。虽然发病机制尚不确定，但怀疑存在免疫机制，移植医生可能面临着增加现有免疫抑制药物或停用或更换钙调磷酸酶抑制药的困境。GVHD 存在于大多数但不是所有患者中，而神经病变被认为与一些患者 GVHD 的病程相关。诊断脱髓鞘性神经病变所必需的是神经传导减慢或传导阻滞的电生理学表现。脑脊液蛋白升高和神经活检中伴活动性巨噬细胞浸润的髓鞘破坏对诊断可能有帮助。血浆置换治疗免疫性多发性神经病取得了不同程度的成功；泼尼松和静脉注射 γ- 球蛋白对非移植相关的慢性炎症性脱髓鞘性多发性神经病（chronic inflammatory demyelinating polyneuropathy，CIDP）有效。对于先前就有炎症性脱髓鞘性神经病的恶性血液病患者，需要谨慎考虑移植，因为有罕见患者在接受包含放疗的预处理之后突然病情加重的报道[47]。

八、钙调磷酸酶抑制药——环孢素和他克莫司导致的并发症

在移植患者中，钙调磷酸酶抑制药（环孢素和他克莫司）较其他种类的药物引起了更多的神经系统疾病[48]，并发症多种多样。原发性震颤几乎总是存在，并且高达 20% 的患者会出现血管性头痛。癫痫和脑病是最常见的严重并发症。通常这些癫痫发作会在头痛、震颤加剧、轻度意识障碍、扑翼样震颤，有时还有视觉症状的主诉后出现。通常是单发性和全身性的，但多次或部分发作也可以出现，可能会有一过性的癫痫发作后缺陷如皮质盲和行为异常。苯妥英会在钙调磷酸酶抑制药诱发的癫痫发作后使用，但最近一些移植医生更倾向于使用左乙拉西坦，一种抗惊厥药，不会像苯妥英那样影响钙调磷酸酶抑制药的肝脏代谢。大部分临床医生会持续使用抗惊厥药物，直到不再需要大剂量钙调磷酸酶抑制药治疗。

患有钙调磷酸酶抑制药引起的脑病患者通常血压升高，血清镁降低。MRI 上可能有多灶性异常高信号强度区域，最常见于枕叶白质，有时会有相关的枕叶失明[49]（图 105-5A）。这些在 MRI T₂ 像或 FLAIR 序列上的异常和可逆性后部脑病综合征一致，后者最常见于恶性高血压的非移植患者，单独或和子痫相关[50]。尽管钙调磷酸酶抑制药导致的大多数扫描异常显示主要是白质病变，但也可能混有皮质和皮质下受累，有时是相关的点状皮质钆增强（图 105-5B、C）[51]。小脑和脑干 MRI 病变会异常发生，造血干细胞移植患者由于钙调磷酸酶抑制药导致的一过性眼球运动障碍已有报道[52]（图 105-5D）。相比之下，偏瘫或半感觉丧失的临床发现被认为是很不典型的钙调磷酸酶抑制药毒性反应；这种偏向运动或感觉征象通常暗示缺血性损伤或大脑占位损害。

CT 较 MRI 更少检测到钙调磷酸酶抑制药的神经毒性，但明显的 CT 异常可以出现，如图 105-5E 所示。随访时可逆性的 CT 扫描异常（图 105-5F）不支持脑梗死，而认为是血管源性水肿。化疗药物对血管内皮的损伤、放疗对血脑屏障的破坏或环孢素本身，都可能是促成因素。环孢素导致与脑血管痉挛有关的内皮素和血管活性神经肽的释放[53]。内皮素释放可能由微血管病性溶血性贫血引发或引起该疾病，多变量分析发现其与环孢素的毒

性高度相关[48]。显示在 MR 血管造影上的血管痉挛[51]，可以解释主要血管连接处（分水岭区域）或主要血管的远端分布处的病变累及，如枕极。环孢素的神经系统毒性有限，但报道显示可能引发神经性水肿或脱髓鞘。有肝脏移植患者他克莫司导致血管炎的报道[54]。

虽然这些血管异常现在已经被充分认识，但并不能说明所有钙调磷酸酶抑制药均会引起的严重神经毒性。有时会有持续数天伴发脑病的严重神经毒性，直至接近昏迷，而 MRI 却显示正常。在其他例子中，相对轻微的脑病却可能伴有 FLAIR 或 T₂ 序列的 MRI 异常。在动物实验中，环孢素具有直接的神经毒性作用，可不伴有血压或肾功能的改变[55]。细胞培养研究显示环孢素能诱导神经元凋亡和少突胶质细胞选择性死亡[56]。该机制可能涉及钙调神经对磷酸酶活性的抑制，和环孢素抑制 T 细胞增殖的机制相同。环孢素与血清脂蛋白结合，在肝 CYP₄₅₀ 酶系中代谢，并经胆汁排泄。在高胆红素血症、肝脏 GVHD 或窦性阻塞综合征患者中其血药浓度可能升高[57]。红霉素、酮康唑和钙通道阻断药可降低环孢素的肝脏代谢，而苯妥英可增强肝脏代谢[48, 58, 59]。低胆固醇血症与环孢素神经毒性的增加相关[60]，可能是因为游离的环孢素增多；似乎肝移植患者因肝病所致的低胆固醇水平导致其环孢素神经毒性是造血干细胞移植患者的 2 倍。环孢素在正常情况下不能通过血脑屏障，但是预处理药物，尤其是放疗对血脑屏障的损伤，可以增加钙调磷酸酶抑制药的通透性。尽管临床经验显示环孢素具有直接毒性作用，但神经毒性并不总是和稳定状态的药物水平相关。已经有观点提出峰值水平环孢素（如静脉使用时）可能会导致神经毒性[48]。

临床决策时通常要考虑的是何时减少或保留钙调磷酸酶抑制药，以避免更严重的神经毒性发生。若出现严重的扑翼样震颤或发展为肌阵挛，即使是轻度脑病的患者也应考虑静脉补镁，以及负荷剂量的静脉磷苯妥英或苯妥英。且不管药物浓度如何，应暂停使用钙调磷酸酶抑制药。造血干细胞移植临床经验表明暂时停用钙调磷酸酶抑制药，然后以较低剂量重新开始通常可以成功地预防神经毒性的加重或复发。更换环孢素为他克莫司或更换他克莫司为环孢素是没有必要的，也并不总能成功预防神经毒性复发。

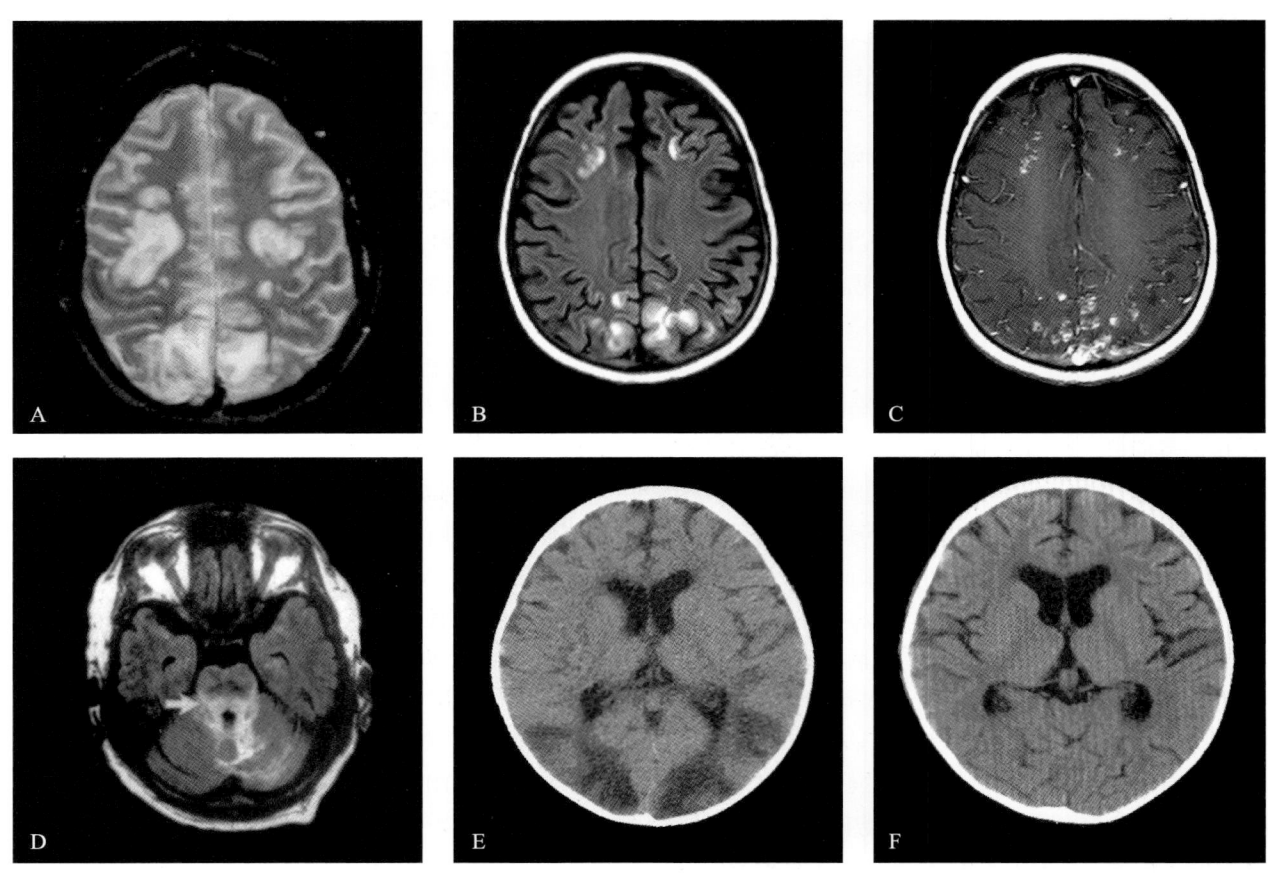

▲ 图 105-5　钙调磷酸酶抑制药的神经毒性

A. 一名 20 岁慢性髓系白血病异基因移植 5 周后的女性突然出现精神错乱和头痛的脑部 MRI（T₂ 序列）。T₂ 加权像上出现了斑片状明亮的信号，特别是顶叶和枕叶皮质下白质中。后来出现了癫痫大发作的脑病，停用环孢素 4 天，然后以较低剂量重新开始。复查 MRI 显示病灶消失；B、C. 一个 11 岁患急性淋巴细胞白血病的女孩，脐血移植后 4.5 个月口服他克莫司治疗时的脑 MRI FLAIR 序列（B）和 T₁ 序列（钆为造影剂，C）；D. 一名 50 岁男性因套细胞淋巴瘤行异基因移植 2 个月后出现复视的脑部 MRI（FLAIR 序列）。箭示包括第 Ⅵ 对脑神经神经核区域的信号异常。环孢素停用后 2 天眼球运动恢复正常；E. 一名因急性淋巴细胞白血病行全相合无关供者移植后 1 年合并肝脏慢性 GVHD 的 2 岁女童，发生癫痫和感觉减退时的脑 CT；F. 1 个月后进行的随访扫描显示顶枕部的水肿几乎完全消退（引自 Openshaw，2001[95]。经 BMJ 出版集团有限公司许可复制）

九、其他免疫抑制药物的并发症

　　使用皮质类固醇治疗初期，时常可以给患者带来幸福感甚至欣快感。随着持续给药，可能发生精神病性抑郁、躁狂或谵妄[61]。这种毒性通常是剂量依赖性的，即使减少类固醇剂量症状也不会好转，因此可能需要使用神经安定剂或抗焦虑药物。几乎所有接受相当于 40mg/d 泼尼松 3 周以上的移植患者都曾患有由于肌肉蛋白分解代谢导致的近端肌无力[62]。典型症状包括站立困难和洗头困难。类固醇肌病的肌肉痉挛和压痛发生率低于多发性肌炎。与多发性肌炎不同，类固醇肌病中的血清肌酸磷酸激酶水平正常或轻度升高，肌电图常显示运动单元疾病轻度异常。治疗包括将肌肉毒性更大的含氟类固

醇如地塞米松更换为不含氟的药物，如泼尼松或甲基泼尼松龙，在可能的情况下，减量类固醇，并进行日常物理疗法。皮质类固醇治疗期间的规律锻炼可减少肌肉的分解代谢。

　　沙利度胺治疗慢性 GVHD，引起的周围神经病症状可以在以起始剂量 100mg/d 治疗 2 个月之后出现[63]，剂量范围内的沙利度胺有时也用于多发性骨髓瘤自体移植后的维持治疗（见第 55 章）。下肢麻木和感觉异常会出现，且常伴随脚烧灼感和感觉过敏。随着药物持续使用，会出现腿部疼挛和手套袜套样的感觉丧失，累及表面感觉，而非本体感觉和振动觉。严重神经病变的患者可能有肌无力。不同于其他中毒性神经病，在病程中深部腱反射可保留。可有脑脊液蛋白的轻度升高，神经传导检测和

形态学分析显示一种粗纤维、"逆死性"感觉性神经病（即变性自轴突的远端区域起始，向神经细胞胞体的近端进展）[64]。沙利度胺停药之后神经功能恢复的程度取决于症状的严重程度，可能还有患者年龄和暴露时间。运动症状比感觉症状更容易恢复且恢复得更完全，在一些患者中，感觉痛苦的主诉可能会持续存在[65]。

小剂量静脉甲氨蝶呤常用于 GVHD 的预防，仅偶尔引起轻微的神经毒性，包括头痛、头晕，用于类风湿关节炎患者的治疗时有罕见的癫痫发作[66]。高剂量甲氨蝶呤（每周期 5g/m²）主要用于骨肉瘤，可引发一过性白质脑病，表现和钙调磷酸酶抑制药的 MRI 异常类似但通常更广泛[67]，而鞘内注射甲氨蝶呤后却很少有急性、一过性常伴偏瘫的中枢神经系统毒性发生。由鞘注甲氨蝶呤联合全脑放疗所导致的迟发性、慢性且通常致命的白质脑病现在在移植患者中很少见到[68]。神经症状通常在移植后 4 ～ 5 个月内发生，包括构音障碍、共济失调、语言障碍、痉挛和上运动神经元衰弱、癫痫、意识模糊和感觉下降。移植患者全身放疗后接受两性霉素 B 治疗或与伴有严重神经系统后遗症甚至引起死亡的脑白质病相关[69]。

十、预处理药物的并发症

预处理方案中的化疗药物引起的神经系统并发症包括脑病、急性自限性癫痫发作和持续时间较长的迟发性周围神经病。白消安和 BCNU 是引起脑病的常见原因，依托泊苷和顺铂是引起周围神经病变的常见原因。多发性硬化患者在外周血造血干细胞动员过程中使用 G-CSF 可能加重自身免疫活性[70]。预处理药物的长期损害包括影响认知和降低生活质量，这在第 103 章中已有论述，引发原发脑肿瘤的长期风险在第 104 章也已论述。

在常规使用预防性抗惊厥药物之前，约 10% 接受大剂量白消安［4mg/（kg·d），共 4 天］的患者出现癫痫大发作[71]。白消安易通过血脑屏障，可以推测癫痫发作是其直接神经毒性作用。尽管肌阵挛抽搐在发作前后会马上出现，白消安引起的癫痫通常不是局灶性的，也很少是复杂的或混合的。由于苯妥英会促进白消安代谢，左乙拉西坦和其他酶非诱导性药物可能是更合适的惊厥预防药物，尤其是

在没有根据血药水平调整白消安剂量时。预防性抗惊厥已常规与大剂量 BCNU 同时使用。有报道大剂量输注 BCNU 期间出现头痛伴颜面潮红和口周感觉异常[72]。

异环磷酰胺的神经毒性表现包括癫痫发作、急性意识障碍、缄默症和感觉异常。少见角弓反张的锥体外系毒性例子也有报道[73]。毒性可能与异环磷酰胺的代谢产物，水合氯醛类复合物和氯乙醛的聚积有关。已经有用亚甲蓝治疗的报道[74]。减低强度预处理方案中的氟达拉滨可引起脑病和少见伴中枢神经系统脱髓鞘病变的进行性神经功能障碍[75]。尽管大剂量阿糖胞苷引起的最常见神经系统问题是小脑功能障碍，癫痫和一过性脑病在使用中也有发生，发生率为 10%，3% 的患者遗留浦肯野细胞丢失后的永久性共济失调[76]。也有一些发表的大剂量阿糖胞苷引起的周围神经病变的病例报道，患者有与格林 - 巴利综合征诊断一致的急性脱髓鞘性多发性神经病的临床和电生理特征[77]。

4% 接受大剂量依托泊苷（静脉 60mg/kg 用于血液肿瘤）预处理的自体移植患者中会出现感觉轴突神经病变，伴轻度或不伴运动障碍[78]。移植后 2 个月内出现远端对称性感觉症状，数月后可缓慢改善。有些患者有自主神经病变，有些患者可能腓侧神经病变。异基因移植受者接受依托泊苷预处理会发生自限性感觉神经病变。依托泊苷治疗 1 ～ 2 个月后出现迟发性感觉症状，与常见到的顺铂和长春新碱治疗后神经病变加重类似。

大剂量紫杉醇治疗实体肿瘤时，几乎所有自体移植患者会发生周围神经病变，通常在紫杉醇治疗后 5 天内[79]。尽管报道的大部分受影响的患者仅感觉异常，但在有些患者中神经病变相当严重以至于需要助行器。

在大剂量紫杉醇治疗实体肿瘤的方案中，通常在紫杉醇治疗后 5 天内，几乎所有自体移植患者都发生周围神经病变[79]。虽然据报道称大多数受影响的患者仅有感觉异常，但是神经病变严重的患者甚至可能需要助行器。

顺铂神经病变的临床特征是通常累及大量感觉神经纤维，有本体感觉的缺失，通常保留触压觉，没有肌无力的症状[80]。相反，依托泊苷和紫杉醇的神经病变累及所有的感觉器官[78, 81]。顺铂神经病变往往与剂量累积而非剂量强度相关。症状通常发生

在 $300 \sim 600mg/m^2$ 的累计剂量之后。顺铂的耳毒性也是剂量依赖性的，起初影响高频听力，随着继续治疗，语音频率听力丧失，但是很少产生前庭毒性[82]。就顺铂的中枢神经系统毒性而言，一过性前核间型眼肌麻痹综合征现象偶尔会在颈髓背侧灰质受影响时发生[83]，并且很少有皮质盲和癫痫发作的报道[84]。

十一、支持性药物的并发症

经验丰富的移植医生在移植早期倾向于尽量减少对症药物的使用，以避免药物的相互作用、对骨髓重建的影响以及不良反应。抗精神病药物、某些止吐药和甲氧氯普胺的锥体外系毒性会干扰移植后的康复进程。

造血干细胞移植后第一周由于镇静催眠药或镇痛药的使用，会有非常频繁的感觉减退。在昏睡或反应迟钝的患者中，使用针对药物相关性恶心的东莨菪碱贴剂导致的单侧瞳孔扩大极具误导性[85]。类似地，移植患者接受异丙托溴铵雾化吸入治疗时，若无意中接触到眼睛也可引起单侧瞳孔散大[86]。在这些患者中，1% 的毛果芸香碱滴眼液不能使瞳孔缩小，这证实是药物诱导的散瞳症，而不是早期小脑幕疝第Ⅲ对脑神经受压所致。认识东莨菪碱或异丙托溴铵的抗胆碱能作用，可以避免不必要头部扫描以鉴别脑部占位性病变。

移植后使用的许多抗生素也具有神经毒性，例如，青霉素、哌拉西林、甲硝唑和亚胺培南导致的癫痫，青霉素和甲硝唑导致的脑病，氨基糖苷类药物和万古霉素引起的听力丧失，甲硝唑引起的周围神经病，以及氨基糖苷类药物引起的肌无力样综合征[87-90]。由于肾功能不全通常会增强药物毒性，对于那些使用钙调磷酸酶抑制药和有肾毒性风险的患者需特别小心。

大剂量阿昔洛韦可引起震颤、焦虑或嗜睡，偶尔伴脑电图癫痫样特征[91]。在肾衰竭的患者中，口服和静脉注射阿昔洛韦后会出现可逆性昏迷和昏迷以及偶发全身性癫痫发作[92]。巨细胞病毒感染的移植患者给予 $10mg/(kg \cdot d)$ 更昔洛韦治疗可引起谵妄，且症状随着剂量的减少而改善[93]。膦甲酸钠最常引起肾脏损伤和电解质紊乱，而其引起的低钙和低镁与感觉异常、肌肉痉挛以及罕见的癫痫有关[94]。

十二、移植前神经筛查

移植前神经系统筛查可以识别易发生神经系统并发症的患者，在某些情况下，这种筛查可能改变治疗方案，以尽量减少并发症的发生率和严重程度。例如，对既往有癫痫发作或有癫痫家族史的移植受者，当他们接受钙调磷酸酶抑制药或其他已知能降低癫痫发作阈值的药物时，应考虑预防性抗惊厥治疗。由于放疗对神经系统的累积毒性，谨慎的做法可能是针对脑损伤或退行性中枢神经系统疾病的患者，使用不含全身分段放疗的预处理疗法。由于产生致残性神经病的可能性，对于有严重糖尿病神经病变、遗传性神经病如腓骨肌萎缩症或先前存在的显著化疗相关性神经病的患者，最好避免使用大剂量依托泊苷或其他周围神经毒性预处理药物。最后，为避免免疫介导的神经疾病如多发性硬化症的转移，应仔细筛选供者。

第 106 章
异基因和自体造血干细胞移植受者的免疫接种
Vaccination of Allogeneic and Autologous Hematopoietic Cell Recipients

Trudy N.Small　著

李　正　译

黄海雯　唐晓文　陈子兴　校

一、概述

全球每年有超过 30 000 例患者接受自体造血干细胞移植，20 000 例患者接受异基因造血干细胞移植[1]，越来越多的生存者回归社会，甚至可以出国旅游。所有造血干细胞移植后的患者都存在免疫缺陷，其程度和持续时间主要与患者的年龄、干细胞来源、有无 GVHD、控制 GVHD 所需的免疫抑制强度和（或）应用清除 B 细胞的单克隆抗体（如利妥昔单抗）相关[2, 3]。所有的研究均表明，除非重新免疫接种，否则随着时间的推移，移植前血清中的保护性抗体会越来越少，同时任何移植过来的供者来源的免疫力也只是暂时性的[2, 4]。即使是免疫力正常的人，特别是年轻人和老年人[10]，肺炎球菌[5]、流感病毒[6]、水痘 – 带状疱疹病毒[7, 8] 和百日咳杆菌[9] 可引起严重感染。上述的许多感染在造血干细胞移植患者中更为多见，它仍然是导致移植成功后发病、再住院和死亡的重要原因[2, 11]。

二、问题的范畴

多项研究表明，异基因和自体造血干细胞移植后会增加罹患侵袭性肺炎球菌病的风险[2, 11]。

Kumar 等在一项前瞻性研究中发现，对于 18 岁以上接受造血干细胞移植的成人，其侵袭性肺炎球菌病（invasive pneumococcal disease，IPD）的发病率要比普通的成人高 30.2 倍[12]。非移植的成人侵袭性肺炎球菌病的年发病率为 11.5/10 万，而接受异基因和自体造血干细胞移植的患者侵袭性肺炎球菌病的年发病率分别为 590/10 万和 199/10 万。这项研究中侵袭性肺炎球菌病的死亡率为 12.2%，结果类似于 Youssef 等的研究（6/47 例死于造血干细胞移植后的侵袭性肺炎球菌病）[13]。

带状疱疹和疱疹后神经痛在造血干细胞移植患者中的发生率高于年龄匹配的对照组[2, 11]。健康个体带状疱疹的年发病率为 1.2 ～ 3.4/1000，在 65 岁以上的人群中则增至 3.9 ～ 11.8/1000[7]。来自日本 2009 年的报道[14]，自体或异基因造血干细胞移植后 2 年水痘 – 带状疱疹病毒感染的累计发病率分别为 22% 和 34%；有 35% 合并有带状疱疹感染的患者会出现疱疹后神经痛。在 Lungman 等牵头的一项前瞻性研究中，对 2009 年 288 名异基因（n=222）或自体（n=66）造血干细胞移植的患者感染流行性 H1N1 病毒的影响因素进行分析后发现，年龄和淋巴细胞减少（＜ 0.3 × 10^9/L）是发生肺炎的危险因素，这类患者往往需要进行机械通气甚至可能死亡。对于异基因造血干细胞移植患者来说，移植选择无关供者或 HLA 不相合的供者是发生下呼吸道疾病的危险因素，其原因可能是由于与 HLA 配型相合的同胞移植患者相比，该患者群体移植后免疫重建较缓慢[15]。

虽然上述的每一种感染都有相应的疫苗可以预防，但并非所有患者在造血干细胞移植后都会接种疫苗[16-18]，而且即使接种了疫苗，也并非所有患者都产生相同的免疫应答[2, 4, 11]。例如由水痘 – 带状疱疹病毒引起的感染常常在造血干细胞移植后早期发生，这就引起了对接种减毒疫苗安全性问题的担忧。儿科血液和骨髓移植联合会 2010 年的一项调查发现，对 2000 年 CDC 个人疫苗接种指南的遵守率在 22% ～ 93% 之间，其中只有 < 20% 的中心始终按照指南为患者接种疫苗[17]。Kumar 等的研究发现，只有 21% 的侵袭性肺炎球菌病患者在造血干细胞移植后接种了肺炎球菌疫苗[12]。23 价肺炎球菌多糖疫苗（PCV23）可 100% 覆盖患者体内分离出的肺炎球菌血清型，同时 13 价肺炎球菌结合疫苗（PCV13）可覆盖到 92%。虽然 50 岁以上免疫力正常的人准许使用减毒的带状疱疹活疫苗[7]，但这种疫苗在造血干细胞移植患者中的安全性还知之甚少，因此在没有获得充足的研究证据之前，在现行的指南中仍然被视为禁忌[4]。虽然流感疫苗研究得比较多，但不幸的是，对于那些合并有严重并发症的高危患者来说，其疗效也是微乎其微。这些患者包括造血干细胞移植后早期的患者、需要强化免疫抑制治疗治疗的 GHVD 的患者以及接受利妥昔单抗治疗的患者[19-21]。

2009 年流感大流行[22]、百日咳的持续增加[23]、耐药菌株的出现导致肺炎球菌病的发病率上升[24]以及麻疹[25]和流行性腮腺炎[26]的暴发流行，更加突出表明需要对造血干细胞移植患者进行有效的再次免疫接种。本章回顾了自 2009 年以来发表的疫苗指南，以及这些指南所参考的研究，同时回顾了移植后患者群体对疫苗的免疫原性，并讨论了需要额外数据支持的领域。

三、体液免疫的丧失和疫苗接种指南

除非重新接种疫苗，否则大多数造血干细胞移植后早期的患者易患百日咳[2, 4, 11, 15]，同时体内肺炎球菌[27]、流感嗜血杆菌[28]和破伤风[15]的抗体滴度转为阴性所需的时间分别为 0.5 ～ 1 年、1 年和 1 ～ 2 年。大约 50% 的患者在造血干细胞移植后至少 2 年内对脊髓灰质炎[28]和麻疹 / 腮腺炎 / 风疹[29]均有抗体滴度，但几乎所有患者在 3 ～ 5 年内血清反应都会变成阴性[28, 29]。如果患者既往有过野生型麻疹病毒的感染，那么他就会在造血干细胞移植后的一段时间内仍然存在针对麻疹病毒的抵抗能力[29]。

自体造血干细胞移植后，对疫苗可预防的疾病来说，由于诊断、患者年龄、抗 CD20 单克隆抗体的应用以及干细胞采集的免疫状态等多方面因素的变化，使得免疫丧失的时间也有所不同[4, 30-33]。然而 Horwitz 等发现[30]，仅有 55% 在自体造血干细胞移植前后接受利妥昔单抗的 B 细胞非霍奇金淋巴瘤患者中，在造血干细胞移植后 12 ～ 15 个月内仍然存在破伤风保护性抗体滴度。Nørdoy 等发现[32]，所有未接受过利妥昔单抗治疗的患者在自体造血干细胞移植后，有 4 ～ 10 年的时间仍然存在对抗破伤风的免疫力。在进行自体外周血造血干细胞移植的 110 名成年幸存者中，主要为霍奇金淋巴瘤（n=59）或非霍奇金淋巴瘤（n=58）。Small 等发现，在造血干细胞移植后中位时间为 25.2 个月时，有 90%、58%、40%、23% 和 16% 的患者分别缺乏对肺炎球菌、流感嗜血杆菌、麻疹、破伤风和小儿麻痹症的保护性抗体效价[34]。

EBMT 在 1995 年[16]和 2005 年[35]，以及 CDC 在 2000 年[36]，均制定了有关造血干细胞移植后患者免疫接种的标准化指南。这些指南包括了很多疫苗的使用，如破伤风、白喉、脊髓灰质炎、肺炎球菌、流感、麻疹、腮腺炎和风疹疫苗。表 106-1 总结了 EBMT 和 CDC 指南在推荐疫苗的接种剂量的对比对，如破伤风、脊髓灰质炎和流感嗜血杆菌流感菌（2 针法 vs 3 针法）、PPV23（1 针法 vs 2 针法）以及重新开始接种的时间方面的不同（6 个月 vs 12 个月）。2009 年，一个由传染病和移植医生组成的国际委员会在 CIBMTR 的主持下召开会议，制定了一套最新、统一的国际疫苗指南[4]。这些指南得到了 NMDP、EBMT、ASBMT、加拿大血液和骨髓移植组、美国传染病协会、美国医疗保健流行病学学会、加拿大医学微生物和传染病协会，以及 CDC 的认可。2011 年，慢性 GHVD 临床实践国际共识会议的指南出版，专门解决这类患者群体的疫苗接种[37]。

2009 年 CIBMTR 指南与之前发表的其他指南的主要区别在于，对于所有儿科和做移植的成年患者来说，建议接种三剂肺炎球菌结合疫苗，而不是注射一剂或两剂一代 PPV23 减毒活疫苗[4]。2010 年，尽管 PCV13 疫苗在造血干细胞移植患者中缺乏免疫原性数据，但由于它的覆盖面更广，同时 PCV7 疫苗供应相对匮乏，所以在更新的指南中新增了获批的 PCV13 疫苗[38]，PCV13 包含了 PCV7 中也有的相同抗原（如 4、6B、9V、14、18C、19F、23F），同时也组合了来自血清型 1、3、5、6A、7F 和 19A 的抗原。更新的 2010 年 CIBMTR 指南（表 106-1）建议如下：①造血干细胞移植后的患者在 3 ~ 6 个月内要接种三剂 PCV13 疫苗；②在没有慢性 GVHD 的患者中，在第三剂 PCV13 接种之后的 6 ~ 12 个月可以接种 PPV23 疫苗，并且有慢性 GVHD 患者中可考虑注射第四剂的 PCV13；③在 HCT 后 ≥ 24 个月开始对特定的患者组接种水痘活疫苗；④自 2005 年以来可选用的获批疫苗，包括破伤风类毒素、减低抗原含量的白喉类毒素、无细胞百日咳疫苗[9]、重组人乳头瘤疫苗[39] 和蛋白结合脑膜炎球菌疫苗[40]。

在 2011 年慢性 GVHD 临床实践国际共识会议的指南中，推荐从造血干细胞移植后 6 个月开始进行免疫接种[37]。指南中还建议，如果患者在接受 > 0.5mg/kg 的泼尼松或强烈的三药联合治疗 GVHD 时，免疫接种仅可适当再延迟 3 个月[37]。指南要求在造血干细胞移植后 6、7 和 8 个月的儿童中注射三剂联合疫苗，包括百白破疫苗 - B 型流感嗜血杆

菌疫苗 - 灭活脊髓灰质炎疫苗、PCV、乙型肝炎疫苗，然后在造血干细胞移植后 18 个月时每种疫苗再加强一次。对脑膜炎球菌、甲型肝炎和人乳头瘤病毒的免疫可选择性接种。麻疹 / 腮腺炎 / 风疹和水痘活疫苗可在造血干细胞移植后 ≥ 24 个月，患者具有"免疫能力"时予以接种。建议在流感发生的季节，所有达到造血干细胞移植后 4 ~ 6 个月的患者开始接种灭活的流感疫苗。

目前几乎所有疫苗指南中接种的疫苗免疫原性仍然不是很清楚，因为大多数关于疫苗的文献尚未根据发表的指南对患者进行免疫评估。但是 Patel 等的研究是一个例外，他根据 2002 年皇家儿科和儿童健康学院的建议，给接受了自体移植（n=10）、HLA 匹配的亲缘移植（n=80）或无关者供者移植（n=200）的其中 38 名患儿进行了疫苗接种[41]。对于自体及 HLA 配型相合的造血干细胞移植患者来说，指南建议在造血干细胞移植后 12 个月可以开始进行免疫接种。但对于无关供者的造血干细胞移植患者来说，建议在造血干细胞移植后 18 个月可以开始进行免疫接种，因为这类患者免疫重建会延迟。患者每月分别接种百白破疫苗、灭活脊髓灰质炎疫苗、B 型流感嗜血杆菌疫苗和 PCV7 疫苗各一次，连续接种 3 个月。使用这个接种时间表，90% 以上的儿童对小儿麻痹症、破伤风、B 型流感嗜血杆菌和麻疹均有反应。超过 80% 的患者对 PCV7 包括的所有 7 种血清型均有反应（反应阈值 > 0.35μg/ml）。虽然这项研究与体外免疫学参数及疫苗应答不存在相关性，但应答者的比例却高于大多数儿科研究中

表 106-1　疫苗指南概要

疫苗	2000 CDC	2005 EBMT	2009 CIBMTR
无细胞百白破 / 白破 / 百日咳疫苗	两剂次 12、14 个月	三剂次 6 ~ 12 个月	三剂次 无细胞百白破疫苗＜ 7 年，百日咳疫苗＞ 7 年 6 ~ 12 个月
脊灰灭活疫苗			
B 型流感嗜血杆菌联合疫苗			
肺炎球菌疫苗	PPV23 12、24 个月	PPV23 12 个月	13 价 3 剂次 3 ~ 6 个月
酵母型乙肝疫苗	可选	推荐	依照国家政策
麻腮风联合减毒活疫苗	24 个月	24 个月	24 个月
水痘减毒活疫苗	禁忌	选择性接种	选择性接种

所观察到的比例，不同于有些报道里，在获得预设免疫截断值（如 CD4 细胞计数＞ 200/µl）后对患者进行免疫接种[42, 43]。

其他类型的移植免疫重建时间与同胞全相合移植不同，因为数据有限，所以无法评估其他类型的移植患者在造血干细胞移植后固定时间接种疫苗是否有效。图 106-1 显示了患者移植后 CD4⁺ T 细胞（A、B）、CD4⁺ CD45RA⁺ T 细胞（C、D）和 CD19⁺ 细胞（E、F）恢复过程的中位计数变化图。这些患者年龄包括小于或者大于 18 岁，包括无关的未处理的骨髓或外周血干细胞、双份脐血或去除 CD34⁺ T 细胞的造血干细胞移植。许多指南建议在造血干细胞移植后 3～12 个月开始接种疫苗，但是应答所需的 T 细胞依赖性 B 细胞的中位数存在明显差异。在许多患者中，疫苗应答所需的辅助性 T 细胞和 B 细胞的数量可能缺乏或者数量不足。尽管对于高免疫原性疫苗（例如破伤风、小儿麻痹和 B 型流感嗜血杆菌）来说，在造血干细胞移植后固定的时间内接种这些免疫苗可以满足机体需要[12, 13]，但是一些研究表明，对重组乙型肝炎疫苗和肺炎球菌结合疫苗需要 T 细胞和 B 细胞亚群的数量达到一定的水平才引起免疫答[42-44]。例如，对肺炎球菌结合疫苗[43, 44] 和流感疫苗[45] 的免疫应答分别与较高水平的原始 CD4⁺ CD45RA⁺ 细胞和活化的 CD4⁺ CD154⁺ T 细胞相关。受损的 B 细胞反应与能够进行同型转换的 CD27⁺ 记忆 B 细胞的缺陷有关。这群细胞在造血干细胞移植后需要数年才能恢复[46, 47]，特别是在合并有慢性 GVHD 的患者[48] 和接受利妥昔单抗受体治疗的患者中[3]。Roll 等的研究发现，原始 CD27⁻ B 细胞水平和 H1N1 疫苗的免疫应答呈现出显著的相关性[20]。随访 PCV13 疫苗接种后，一项研究显示由于患者缺乏具有同型转换的记忆性 CD27⁺ B 细胞，从而导致免疫应答减弱[44]。

四、造血干细胞移植后疫苗的免疫原性研究

因为多项研究表明疫苗接种三剂后会比一剂或两剂有更高的免疫应答率，所以目前的疫苗指南中推荐三剂次接种破伤风 / 白喉类毒素、灭活脊髓灰质炎疫苗和蛋白结合流感嗜血杆菌疫苗和肺炎球菌疫苗[4]。如果患者的供者在捐献干细胞前对破伤风、白喉和流感杆菌具有免疫力，那么这类患者在造血干细胞移植后会比那些捐献骨髓前无免疫力供者的患者[49, 50] 更早产生保护性抗体，但这仅仅适用于亲缘间的造血干细胞移植。已有发现用 PCV7 而非 PPV23 对供者进行免疫，可增强造血干细胞移植后患者对 PPV23 的免疫反应[51]。

在注射完三剂破伤风、白喉、脊髓灰质炎和（或）B 型流感嗜血杆菌疫苗之后，至少 50% 的患者体内发生血清转换或增加 3～4 倍的抗体效价，这取决于何时开始接种疫苗[2, 4]。发表论文中疫苗应答者比例的差异通常反映了免疫患者的年龄、需要治疗的中重度 GVHD 的患者比例、疫苗接种时间表和疫苗应答的阈值。例如，在 Parkkali 等的一项研究中[52]，超过 95% 接受 HLA 同胞全相合骨髓移植（含 T 细胞）的患者在第 3、6 和 12 个月时接受灭活脊髓灰质炎疫苗免疫后，对全部三种脊髓灰质炎血清型疫苗均有应答（血清转换或＞ 4 倍应答）。而在 Ljungman 等的研究中只有 50% 有反应。该研究包括 29 例 HLA 同胞全相合骨髓移植患者，分别在第 12、13、14 个月进行免疫接种[53]。在 Jaffe 等的研究发现，219 名移植患者中包括 HLA 全相合的亲缘供者（n=162）、HLA 不全相合供者（n=24）或无关供者（n=69），这些患者每间隔 2 个月注射 1 次灭活脊髓灰质炎疫苗，共注射 3 次后，其中有 96% 的患者对所有 3 种血清型的脊髓灰质炎病毒产生的抗体效价都能提高 3 倍甚至更高[42]。移植时年龄较小，是改善灭活脊髓灰质炎疫苗接种后疫苗应答的唯一因素（$P=0.01$）[42]。

（一）百日咳

在过去的 10 年中，百日咳在青少年和成人中的发病率稳步上升，估计每年有 80 万～ 330 万病例。为了减少日渐增多的患者人数，2005 年美国首次批准了两种用于青少年和成人无细胞百日咳的疫苗[9]。这两种疫苗（百日咳疫苗）的破伤风和白喉类毒素的含量是相似的，但百日咳类毒素的含量不同。Adacel 中百日咳类毒素的含量是 2.5µg/剂（Sanofi, Pasteur, Toronto, Canada），Boostrix 中百日咳类毒素的含量是 8µg/ 剂（GlaxoSmithKline Biologicals, Rixensart, Belgium）[9]。2006 年，ACIP 建议所有青少年（11—18 岁）和成人（19—64 岁）接受单剂百日咳疫苗来替代他们计划接种的 Td 增强剂[9]。

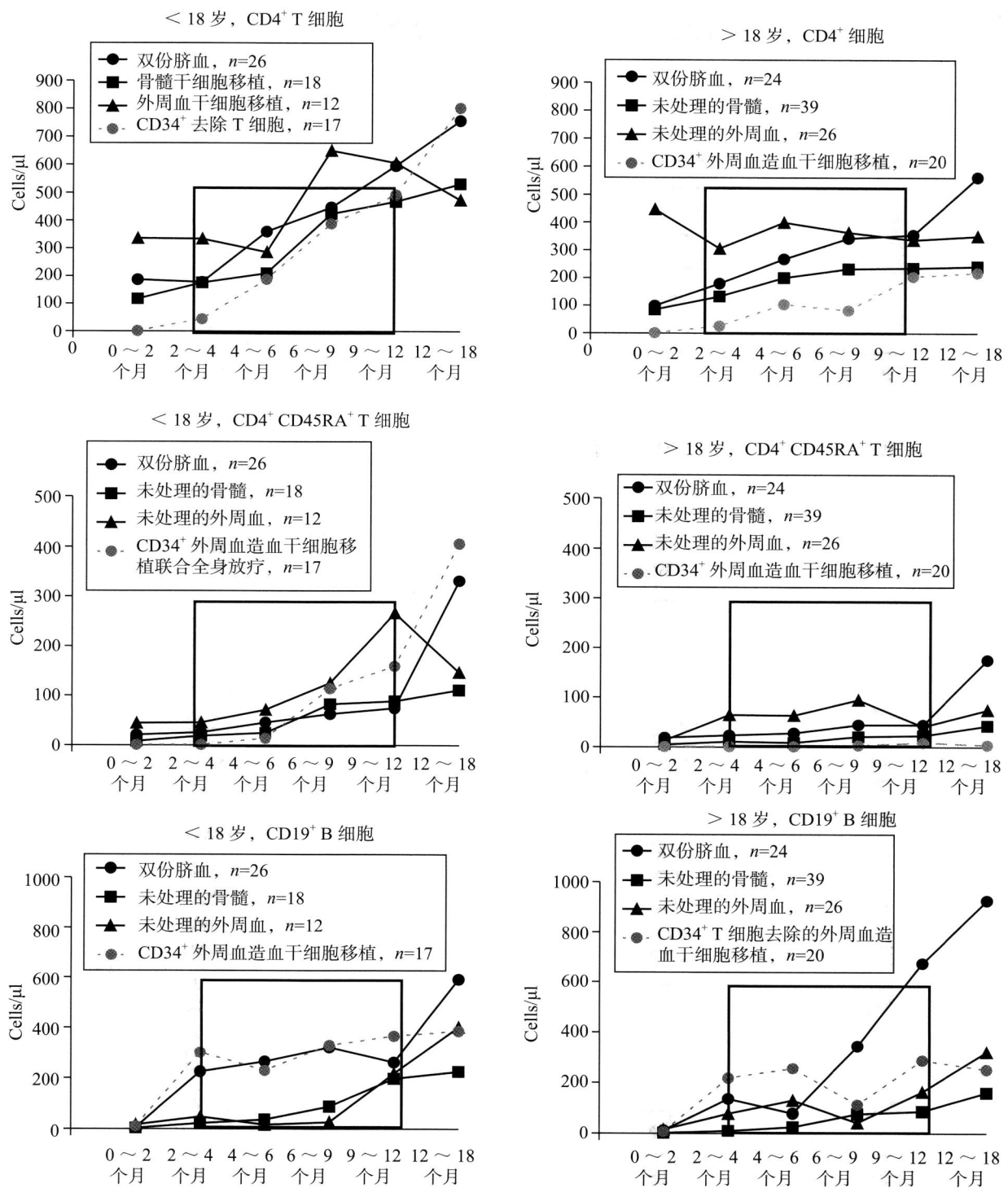

▲ 图 106-1　双份脐血移植、含 T 细胞骨髓 / 外周血造血干细胞移植、CD34⁺ 去除 T 细胞无关全相合外周血造血干细胞移植后，低于 18 岁年龄组患者或高于 18 岁年龄组患者之间 CD4、CD4⁺ CD45RA 和 CD19 细胞数的比较

矩形方框表示不同移植类型组移植后 4 ～ 12 个月间细胞数量的差异，推荐在这一时间段内进行再次免疫接种

接种单一疫苗后，尽管对破伤风和白喉类毒素有足够的反应，但自体和异基因造血干细胞移植患者却对百日咳类毒素的应答很差。在用一种疫苗接种的 41 名成人和儿童中，41 名患者中只有 7 名对百日咳类毒素有应答，这 7 名中有 6 名接种疫苗时年龄未满 18 岁[54]。28 名接受造血干细胞移植的成年患者中仅有 2 名对单一百日咳疫苗做出了应答[55]。这种百日咳的免疫应答的有限性可能是由于任何一种疫苗中含有少量的百日咳类毒素（2.5 vs 8μg/ 剂），而百白破疫苗中含有 25μg/ 剂，这种疫苗用于婴儿和 7 岁以下儿童的初次免疫接种[9]。鉴于这种应答不良，2009 年 CIBMTR 在指南中推荐，对于所有接受造血干细胞移植患者中使用 8μg/ 剂的百日咳疫苗，共注射 3 剂，但乳胶过敏患者除外，这些患者应该接种 Adacel 疫苗[4]。到目前为止，有 99 名患者在 Memorial Sloan-Kettering 癌症中心接受了三次含有 8μgPT/ 剂的百日咳疫苗的免疫接种，他们的中位年龄为 49 岁。干细胞来源于 HLA 全相合的亲缘供者（n=36）或替代供者（n=63）。没有明显的部位或其他不良反应。总体反应率为 56%，其中 13 例患者中有 11 例年龄＜ 21 岁，89 例患者中有 46 例年龄＞ 21 岁（P=0.02）。鉴于百日咳的发病率和死亡率[18]，来自加利福尼亚的最新数据表明，即使接种第五剂百白破疫苗，健康儿童的疫苗效能也会降低[56]，所有 7 岁或 7 岁以上的人群中批准接种百日咳疫苗[57, 58]，似乎要谨慎给所有适龄的造血干细胞移植患者接种三剂百日咳疫苗，同时在移植后 6 ～ 12 个月加强免疫一次，并考虑检测疫苗接种前后的抗体滴度，从而记录应答反应，尤其是在需要照顾婴儿的成人患者，或其同胞中有婴儿的患者。

（二）流感嗜血杆菌和肺炎球菌疫苗

多项研究表明，行造血干细胞移植的患者对 T 细胞依赖型的 B 细胞抗原的应答较差[2, 4, 11]。在造血干细胞移植患者中的免疫原性较差是多糖肺炎球菌疫苗 PPV23，特别是在造血干细胞移植后 1 年内或者合并有慢性 GVHD 时[2, 4, 11, 59, 60]。前瞻性研究证明，自体[61]或异基因造血干细胞移植[51, 63]后给予三剂 PCV7 的患者中有 60%～ 74% 产生了免疫应答，这项研究是他们在 2009 年 CIBMTR 指南中推荐使用的基础[4]。这首次为每个成人推荐接种肺炎球菌结合疫苗提供了指南。2011 年，美国 FDA 批准单剂量 PCV13 用于预防 50 岁以上成人的肺炎和侵袭

性肺炎球菌病[64]。2012 年，批准单剂量 PCV13 疫苗用于 19 岁以上合并有免疫功能不全的患者[65]。这种单剂量的疫苗是否会在免疫功能不全的患者中产生持久的免疫力还需要进一步评估。目前，推荐造血干细胞移植后的患者给予三剂 PCV13，如果合并有慢性 GVHD 的患者可考虑注射第四剂[4]。

在 Meisel 等的一项研究中发现，患者对 PCV7 的应答率最高（74%），该研究中所评估的患者年龄都在 16 岁以下[62]。值得注意的是，在该研究中所有患者在造血干细胞移植后 6 ～ 9 个月时进行免疫接种。在免疫接种时，进行免疫抑制治疗的患者比不需要免疫抑制治疗的患者疫苗应答反应要差（42.9% vs 80.6%，P=0.06）[63]。在 Pao 等的一项回顾性研究中[43]，与成人相比，儿童的应答反应更好，尽管这些儿童没有接受免疫抑制治疗治疗（88% vs 45%，P ＜ 0.001）。虽然这项研究显示高龄是影响 PCV7 应答的不利因素（P ＜ 0.001），但对于 50 岁以上的个体来说，如果循环中 CD4 细胞计数≥ 200μl，并且 PHA T 细胞的增殖反应大于正常细胞 75% 下限，则接种疫苗的效果明显会更好（11/19 vs 0/8，P ＜ 0.006）。在局限性的慢性 GVHD 患者中也观察到了类似的趋势。在所有患者中，循环中较高水平的 $CD4^+$ $CD45RA^+$ 细胞量与改善 PCV7 的应答反应有相关性[43]。Meerveld-Eggink 等[66]评估了 26 名患者（中位年龄 56.5 岁，年龄范围 44—67 岁）在减低剂量预处理时对 PCV7 的应答反应。如果患者在造血干细胞移植后或在免疫抑制治疗后超过 12 个月，则可进行疫苗接种。由于患者的 GVHD 持续存在，只有 35% 的患者在 12 个月时符合疫苗接种标准。首次接种疫苗的中位时间为 15 个月，范围为 12 ～ 36 个月。在间隔 6 周注射两剂 PCV7 后，73% 和 62% 的患者体内的抗体滴度分别达到 0.35μg/ml 和＞ 1μg/ml。

目前 CIBMTR 指南推荐从造血干细胞移植后 3 ～ 6 个月开始接种三剂 PCV13。这是基于 Cordonnier 等牵头的多中心随机前瞻性试验的结果。这项研究测试了造血干细胞移植后早期（3 个月）或晚期（9 个月）接种 PCV7 疫苗的非劣效性应答反应[67]。把年龄在 5—65 岁的患者随机分为两组，其中一组患者在造血干细胞移植后 3 个月（n=75），另一组患者在移植后 9 个月（n=83），两组均接种 PCV7 疫苗，接种频率为每月 1 次，共 3 次，并在

接种后的 8 个月再接种 PPV23。所有患者的移植前均接受了清髓性预处理，并且绝大多数患者接受了 HLA 匹配全相合的移植。在早期或晚期随机接种疫苗的患者中发生 Ⅱ～Ⅲ 级 GVHD 分别是 22% 和 18%。无 GVHD、局限性的 GVHD、广泛的慢性 GVHD 在早期接种疫苗的患者中发生率分别为 57%、35% 和 8%，在晚期接种疫苗的患者中发生率分别为 55%、31% 和 13%。在第三剂 PCV7 接种后的一个月（主要终点事件），当所有 7 种疫苗株的阈值 > 0.15μg/ml 进行测定时，两组的应答者所占百分比相似（79% vs 82%，P=0.64）。以 0.5μg/ml 作为阈值的特别分析发现，早期和晚期疫苗组中有应答反应的人数比例仍然相似，但与阈值 > 0.15μg/ml 相比则比例较低（56% vs 54%，P=0.84）。造血干细胞移植后 3 个月接种疫苗与造血干细胞移植后 9 个月接种疫苗的患者相比，前者在造血干细胞移植后 24 个月对所有 7 种血清型保留抗体滴度 > 0.15μg/ml 的患者比例显著低于后者（59% vs 83%，P=0.013）。在接种疫苗后 24 个月，这两组患者的抗体滴度保持在 > 0.5μg/ml 的人数分别为 34% 和 55%（P=0.54）。慢性 GVHD 和供者高龄是影响疫苗应答的不良因素。在 PPV23 免疫接种后一个月，对 PPV23 特异性血清型 1 和 5 产生应答的患者分别为 80% 和 87%（规定反应阈值为 0.15μg/ml），相比之下，规定 0.5μg/ml 为阳性的反应阈值时，应答患者的比例分别为 42% 和 60%（P=0.08）[68]。在一部分患者（n=28）中，将通过调理吞噬实验测定的功能性抗体与通过 ELISA 测定的 IgG 水平进行比较。该研究显示两种测定之间存在显著相关性，证明联合疫苗能够诱导出功能性抗体[69]。

最近关于异基因造血干细胞移植患者在 PCV3 后继续接种 PPV23 的多中心国际试验的完成以及结果公布，在此之前，这种疫苗在造血干细胞移植后的免疫原性数据很有限。2011 年 12 月美国血液学学会年会上发表了一份报道，报道中有 59 名患者（中位年龄 39 岁）接受了三剂 PCV13，每剂之间间隔 1～3 个月[44]。本研究中的患者在具备达到免疫能力的最低标准（CD4 细胞计数 > 200/μl、IgG 水平 > 500mg/dl，并且至少 6 周内没有进行 γ- 球蛋白的替代治疗）时进行免疫接种。在造血干细胞移植后进行免疫接种的中位时间是 452 天（143～1187 天）。年龄小于 21 岁的患者接种时间显著短于 21 岁以上的患者（中位时间：318 vs 498 天，P=0.006），同时对于造血干细胞移植后接受利妥昔单抗治疗的患者免疫接种时间显著延长（中位时间：610 vs 405 天，P ＜ 0.001）。对 1、3、4、14、19、23、26、51 和 56 血清型的免疫应答定义为血清转换（＞ 1μg/ml）或滴度增加 3 倍，总的有效率为 73%。在 21 岁以下的患者中有效率为 87%，而年长患者有效率为 67%。患者在造血干细胞移植后接受过利妥昔单抗治疗时，尽管患者在免疫接种时 CD19 细胞的中位数是 342/μl，但是疫苗的免疫反应较差。接种 PCV13 后的应答反应与循环中高水平 CD4+ CD45RA+ T 细胞 /μL 细胞计数（P=0.03）及 CD27+，IgM−（记忆同型转化）的 B 细胞 /μl 的数量升高有显著相关性（P=0.03）。由于样本量有限，当患者在具备免疫能力的最低标准接种时，发现 PCV13 具有很好的免疫原性。国际 PCV13 试验的结果将确定造血干细胞移植后早期进行免疫接种是否会产生类似的结果。

（三）脑膜炎双球菌

尽管对脑膜炎球菌引起的疾病能进行快速的处理和适当的治疗，但仍有 10%～14% 的感染患者会死亡，同时在高达 20% 的幸存者中，血管炎、化脓性关节炎、心肌炎和耳聋等发病率显著增加[70]。2005 年[71]，第一种蛋白结合的四价脑膜炎球菌疫苗在美国获得上市许可，随后第二种疫苗在 2010 年获批[72]。两种疫苗都含有来自脑膜炎球菌血清群 A、C、Y 和 W-135 的抗原。Parkkali 等的研究表明，尽管异基因造血干细胞移植的患者（包括发生 GVHD 的患者）能够对脑膜炎球菌多糖疫苗做出应答，但疫苗接种后 6 个月抗体滴度迅速下降[73]。

对 HLA 全相合的同胞移植（n=17）或替代供者移植（n=29）之后的 46 名儿童患者用四价脑膜炎球菌结合疫苗进行免疫接种，其中只有 15% 对所有四种血清群均有应答，35% 对任何一个都无应答[74]。虽然患者回输去除 T 细胞移植物与不良的免疫应答相关（P=0.044），但应答不受患者年龄、诊断、接种疫苗时间或既往 GVHD 病史的影响[75]。对第一剂疫苗没有反应的 14 名患者中有 8 名对第二剂有应答。这些数据表明，造血干细胞移植患者对 MCV4 疫苗的应答反应达不到最理想状态，因此应评估疫苗接种前后体内的抗体滴度，特别是对于要进入大学或前往流行地区的患者，以确保充分的保护。正如目前推荐给无脾患者、补体缺乏和 HIV 感染的患者一样，在这类患者群体中也应该考虑给予连续接种双剂量疫苗[75]。

（四）流感病毒

流感病毒，特别是在造血干细胞移植后的早期感染，与发病率和死亡率有显著的相关性（见文献[76]）。尽管 Machado 等已证实在造血干细胞移植后＞ 6 个月用灭活流感疫苗对患者进行免疫接种，能够降低感染流感的风险（19 例接种疫苗的患者中的 2 例发生流感，未接种疫苗的 24 例中有 12 例发生流感）[77]，大多数严重感染在造血干细胞移植后的早期疫苗应答反应较差时发生[76]。Engelhard 等的研究显示，在行自体或去除 T 细胞的异基因造血干细胞移植的 10 例患者中，均在移植后 6 个月以内进行免疫接种，结果没有一个患者产生保护性血细胞凝集抑制（hemagglutination inhibition，HI）滴度（＞ 1∶40），而在造血干细胞移植后＞ 2 年进行免疫接种的 14 例患者中，有 9 例产生了保护性血细胞凝集抑制滴度[78]。4 周后接受第二次免疫接种并不会显著增加应答者的比例。

一些研究评估了 2009 年甲型 H1N1 流感病毒大流行时造血干细胞移植患者接种疫苗后的应答反应。Gouérin-El Khourouju 等比较了 14 例造血干细胞移植的患儿接种疫苗和 14 例未接种疫苗时 T、B 细胞的反应。15 例接种疫苗的患者中，有 10 例接受了同胞 HLA 全相合的造血干细胞移植。造血干细胞移植后接种疫苗的中位时间为 5.7 个月。免疫接种后的儿童具有更高的 T 细胞增殖反应，更高的抗体水平和 IL-2 的优势，而并非细胞内细胞因子的产物 γ- 干扰素[79]。在接种 H1N1 疫苗的 82 名异基因造血干细胞移植患者中，接种疫苗的中位时间为 19 个月[80]，其中有 51% 的患者产生了具有针对 H1N1 抗原的血清保护性抗体效价（≥ 1∶40 血凝素水平）。由于缺乏接种疫苗前抗体滴度，所以本研究无法测量血清学转换。慢性 GHVD 和预处理类型不会影响疫苗接种后是否检测到抗体滴度≥ 1∶40。造血干细胞移植后免疫接种的时间以及接受过利妥昔单抗治疗，这些均影响血清保护作用。接种疫苗前一年曾接受利妥昔单抗治疗的 11 例患者中，只有 1 例在免疫后具有血清保护水平[80]。Gueller 等评估了 14 名患者在异基因（n=14）或自体（n=3）造血干细胞移植后接种以 ASO3 为佐剂的甲型 H1N1 疫苗的

血清转换，中位接种时间为移植后 19.7 个月（范围 4.7 ～ 49.3 个月）[81]。第一次接种疫苗后血清转换率为 41.2%，尤其是 11 名接受第二次疫苗接种的患者血清转换率为 81.8%。Engelhard 等评估了 55 例异基因和 23 例自体造血干细胞移植患者中以 ASO3 为佐剂的 A/California/7/2009（H1N1）病毒疫苗接种后的抗体应答反应[82]。患者中位年龄为 50 岁。接种疫苗的中位时间为 27 个月（1 ～ 290 个月）。大约有 50% 的异基因移植患者接受了减低强度的预处理方案。在免疫接种之前，17.9% 患者具有保护性效价血细胞凝集抑制滴度≥ 1∶40。Logistic 回归分析证明了血细胞凝集抑制滴度≥ 1∶40 的发生，与更高的淋巴细胞计数和更高的基线滴度具有显著的相关性。虽然可以观察到反应，但是应答反应最差的患者由流感引发的并发症风险则越高。

由于对季节性流感和流行性流感菌株的反应不同，目前的疫苗指南建议在造血干细胞移植后 6 个月以上的患者每年接种灭活的流感疫苗，大力提倡家庭成员和护理人员共同免疫接种，并应及时评估有呼吸道症状的患者，以便及时对 PCR 阳性的患者应用抗病毒药物治疗[11]。

（五）乙型肝炎

目前 ACIP 指南建议对所有 18 岁以下的人群普遍进行重组乙型肝炎疫苗免疫接种[83]。疫苗接种证明对于入学和某些工作通常是强制性的。Machado 等[84] 报道了 50 例患者在造血干细胞移植后 1 年以上进行免疫接种时，其血清转化率为 100%。尽管最初有这种反应，但 60% 的患者在免疫接种一年后血清抗体转阴。Jaff 等评估了 267 例血清阴性患者在注射三剂重组乙型肝炎疫苗后的血清转化率，免疫接种时要根据预先设定的免疫指标进行（循环中 CD4 细胞数≥ 200/μl、IgG 水平≥ 500mg/dl，并且 PHA 应答≥正常下限的 75%）[42]。有 65% 的患者接受同胞全相合的造血干细胞移植，9% 的患者接受同胞不全相合的造血干细胞移植，25% 的患者接受无关供者的造血干细胞移植。总计有 64% 的患者血清学发生改变[58]，其中儿童占 73%，成人占 59%（P=0.02）。多因素分析发现，影响血清转换的不利因素为年龄＞ 18 岁（P ＜ 0.01）和先前有慢性 GVHD（P ＜ 0.000）病史，但它不受 T 细胞耗竭或替代供者移植的影响[42]。98 例患者接受连续效价测定。这些患者中有 80 例在接种

疫苗后 5 年以上仍保持有免疫力。与 Machado 等的研究结果相比，本研究中具有持续性免疫力的患者比例更高[84]。这一现象提示在进行免疫接种时，循环中的记忆 T 和（或）B 细胞在质量和（或）数量上存在差异。

（六）甲型肝炎

目前的 ACIP 指南建议所有儿童常规在 12 ～ 23 个月内接种甲型肝炎病毒疫苗[85]。甲型肝炎疫苗接种同样也建议用于高感染风险的人，如卫生保健工作者、甲型肝炎后并发症风险增加的人，以及那些收养来自甲型肝炎高发或中等发病率地区的儿童的家庭成员或者会与这些孩子密切接触的人[85]。目前只有三项研究评估了甲型肝炎滴度分别在造血干细胞移植之前和之后的普遍性和持续性，并且还没有关于造血干细胞移植后接种甲型肝炎疫苗免疫原性的公开报道。Dignani 等评估 36 例成人患者的甲型肝炎病毒滴度，其中 88% 接受自体造血干细胞移植。中位随访 12 个月时，14% 的血清阳性患者变成了血清阴性[86]。在 71 例成人患者中，中位年龄 26 岁，其中 91.6% 患者接受自体造血干细胞移植，11.2% 的患者失去了血清抗体保护功能[87]。UnalInce 等研究了单中心从 1997—2006 年的 81 例做异基因移植的儿童患者体内的甲型肝炎病毒滴度[88]。在 49 例造血干细胞移植前有甲型肝炎血清学记录的患者中，有 23 例血清学阳性。在这 23 名患者中有 10 名在造血干细胞移植后中位 12 个月（12 ～ 32 个月）血清学转阴。患者在接受甲型肝炎病毒血清阴性供者的干细胞移植时，其保护性抗体丢失率更高（75% vs 26%）。在 Memorial Sloan-Kettering 癌症中心进行免疫接种的 39 名甲型肝炎病毒血清阴性的患者中，64% 的患者接种了两剂疫苗后出现血清学转换，18 例患者中有 10 例（55%）移植供者的来源是无关供者或者 HLA 配型不全相合的供者（T.N.Small 未发表的数据）。

（七）麻疹、腮腺炎、风疹、水痘 – 带状疱疹

尽管最近暴发了腮腺炎和麻疹[25, 26]，但是关于麻疹 / 腮腺炎 / 风疹疫苗接种后的免疫原性和应答持久性的数据还是有限的，特别是在 T 细胞去除的患者或接受替代供者造血干细胞移植的患者或任何成人造血干细胞移植的人群中[89]。大多数研究是在接受自体或异基因造血干细胞移植后至少在 24 个月以上的儿童及青年人中进行的。大多数接种了疫苗

的异基因移植患者没有 GVHD 的证据，也没有进行过免疫抑制疗法。在这些患者群体中，至少有 60% 的患者血清中产生了针对麻疹和（或）腮腺炎的抗体[90]。在巴西麻疹大暴发期间，Machado 等评估了 51 名患者在造血干细胞移植后早期接种疫苗（即移植后 9 ～ 18 个月）的应答反应，其中包括自体移植（n=10）、异基因移植（n=41）[90]。本研究中大约有一半的患者实际上是免疫抑制疗法患者，其中大多数存在广泛的慢性 GVHD。尽管如此，没有患者发生严重的不良事件。9 名滴度为阴性（< 100U/ml）的患者中有 7 名出现了血清转换，并且大多数先前存在滴度患者的应答反应可上升 3 倍。

（八）水痘 – 带状疱疹

迄今为止，已有四项研究对异基因或自体移植后接种减毒水痘活疫苗（live attenuated varicella vaccine，LAVV）进行了评价[89]。这些研究包括 34 名自体移植患者和 96 名异基因移植患者，这些患者年龄均未满 20 岁[89]。该疫苗在至少 50% 的患者中具有免疫原性，并且在预设的免疫能力水平（通常定义为循环中 CD4 细胞计数 > 200/μl，并且对造血干细胞移植后给予接种至少一种非活疫苗有应答反应）进行接种时似乎是安全的。在迄今为止报道的两个最大的系列研究中，减毒水痘活疫苗接种后的应答率分别为 55% 和 64%，第二次给药后会使更多的患者血清出现抗体[91, 92]。由于目前建议健康的水痘 – 带状疱疹血清学阴性个体接种双剂量的减毒水痘活疫苗，因此需要有前瞻性的研究来评估双剂量方案在合适的造血干细胞移植患者中免疫原性的结果[93]。

减毒水痘活疫苗 Zostavax[7] 目前已被批准用于预防 50 岁以上水痘 – 带状疱疹血清学阳性、具有免疫能力个体的带状疱疹病毒感染。该疫苗不应与 Varivax 混淆，Varivax 是一种被批准用于预防水痘 – 带状疱疹血清学阴性个体原发性水痘的活疫苗[89]。Zostavax 所包含的噬菌斑形成单位[7] 大约是 Varivax 的 14 倍，目前还没有批准用于免疫功能低下的患者。自 2007 以来，旧金山加利福尼亚大学在治疗医师的主持下，用 Zostavax 疫苗主要对自体造血干细胞移植的患者进行免疫接种，这些患者是具有免疫能力的，并且认为潜在的获益大于潜在风险[94]。Naidus 等回顾性分析了这 31 例 HCT 患者的情况，包括自体（n=26）、HLA 同胞

全相合（n=3）、无关供者（n=2）[94]。免疫接种时患者的中位年龄为 55 岁（31—80 岁），自体造血干细胞移植患者从移植到免疫接种的中位时间为 482 天，5 例异基因造血干细胞移植患者为 1323 天。在中位随访期 268.5 天中，只有 1 名自体造血干细胞移植后的多发性骨髓瘤患者出现了局限性的带状疱疹[94]。目前有必要对自体和异基因移植后的患者进行前瞻性研究来评估这种疫苗。一项报道显示，一位 76 岁女性因复发性乳腺癌接受化疗后使用 Zostavax 出现播散性水痘，这强调了免疫缺陷患者使用该疫苗是存在风险的[95]。在获得临床试验的研究结果之前，Zostavax 目前在 2009 年 CIBMTR 疫苗指南中被列为禁忌[4]。Hata 等在一项随机对照试验中，评估了自体造血干细胞移植后患者接种热灭活水痘 – 带状疱疹疫苗的情况[96]，该试验结果表明 13% 接受热灭活疫苗的患者在造血干细胞移植后 12 个月内出现带状疱疹，而对照组患者出现带状疱疹的比例为 33%。虽然预防带状疱疹的灭活疫苗目前正在造血干细胞移植患者中进行试验，但还没有上市。

（九）其他活疫苗

虽然额外的减毒疫苗被批准用于免疫功能正常的个体，但大多数在造血干细胞移植患者中仍是禁忌的。这些疫苗包括减毒鼻内流感疫苗、减毒轮状病毒疫苗和黄热病疫苗[89]。减毒鼻内流感疫苗已经在无症状或轻度症状的 HIV 感染患儿和 21 岁以下的肿瘤患者中的使用进行了评价[89, 97]。尽管该疫苗耐受性良好，且不会导致病毒长期脱落，但接种这种疫苗之后的抗体应答反应不如灭活的三价流感疫苗，在有灭活疫苗可供选择的情况下，减毒疫苗应被列为禁忌。

由于缺乏安全性信息，轮状病毒活疫苗对造血干细胞移植后的患者是禁忌的，并且已经公布了对患有 SCID 的婴儿接种后发生轮状病毒感染的病例[11, 98]。

即使在健康的个体中，黄热病疫苗也可能导致危及生命的并发症[99]。然而，有人报道了在造血干细胞移植后大于 2 年的患者中成功接种黄热病疫苗的一些病例，这些患者无免疫抑制疗法、无 GVHD[89]。然而，由于缺乏安全性的数据，该疫苗目前在造血干细胞移植后 < 24 个月的所有患者以及慢性 GVHD 或在造血干细胞移植后的任何时间进行免疫抑制疗法的患者中禁用。对于没有上述这些危险因素的患者来说，居住或前往流行地区时，建议患者个体进行风险 – 收益比评估[4]。

（十）减毒疫苗的接种以及接种减毒疫苗的家庭接触者的隔离

由于担心将疫苗病毒传播给免疫功能低下的宿主，造血干细胞移植患者中有免疫力的家庭成员不应接受口服脊髓灰质炎病毒疫苗、天花疫苗或流感活疫苗。2009 年 CIBMTR 指南建议麻疹 / 腮腺炎 / 风疹适用于 12 月龄以上且未怀孕或没有免疫功能低下的家庭成员，因为没有证据表明麻疹 / 腮腺炎 / 风疹疫苗中的减毒活疫苗株病毒可以在人与人之间传播的[11]。该指南还建议将 Varivax 疫苗接种给易感或易接触的家庭成员，因为与减毒疫苗株的传播和并发症相比，从水痘 – 带状疱疹血清反应阴性家庭成员或家庭接触者中被传染获得野生型水痘具有更高的风险和发病率[11]。如果疫苗接种后 42 天内出现皮疹，那么在皮疹完全结痂前，接种者应避免接触造血干细胞移植患者。

五、结论

所有的疫苗指南，包括最近发表的，在其介绍中都承认移植患者免疫重建的可变动力学。虽然使用标准时间表对患者进行免疫接种而不记录疫苗接种前后的抗体滴度，是一种不太复杂且成本效益较高的干预措施，但如果患者既往对疫苗接种反应不佳，那么对于这类患者来说，这种保护性的措施不是最理想的选择，并且最终花费会更昂贵。本章的研究报道表明年龄对疫苗应答反应的影响，特别是在接种肺炎球菌结合疫苗、重组乙肝疫苗、麻疹和腮腺炎疫苗之后。据 CIBMTR 报道，60 岁以上患者的移植数量持续在增加[100]。即使是这个年龄的免疫正常的人，或许对许多疫苗的反应也很差。图 106-2 显示了 47 名患者在接种 3 剂 PCV13 后的应答反应程度上的差异（27 名 18 岁以下的患者与 20 名 60 岁以上的患者相比）。尽管两组均出现了反应，但反应程度不同。这两组人群的血清保护性抗体持续时间可能会有所不同，所以需要进行研究来解决这一问题，比如，对既往对疫苗反应不佳的人群（如免疫抑制疗法患者）和疫苗文献中未被充分重视的人群（如脐带血造血干细胞移植患者）进行前瞻性的多中心临床试验。由于完全没有任何供者记忆细胞的转移，脐血移植患者的应答反应可能与其他人群明显不同。理想情况下，未来的试验将包括免疫重建的体外研究，从而确定疫苗接种成功或失败的替代标志物。疫苗应答的体外相关因素，可能

允许那些 T 细胞和 B 细胞数量满足条件的患者更早地再次进行免疫接种，并能防止过早进行免疫接种及无应答风险的产生。对于反应不良的患者组，应进行额外的试验对疫苗佐剂进行评估[101]。

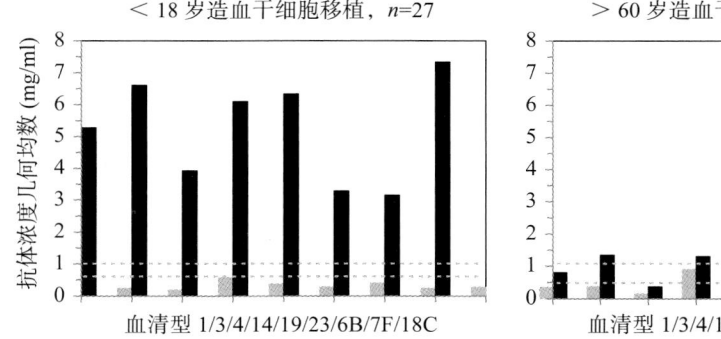

▲ 图 106-2 ＜ 18 岁或＞ 60 岁患者在接种三剂 13 价肺炎疫苗前（灰盒）后（黑盒）对应抗体浓度几何均数变化

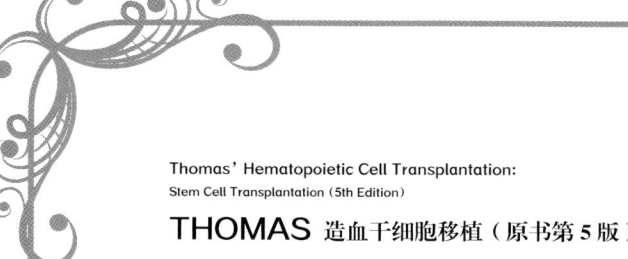

Thomas' Hematopoietic Cell Transplantation:
Stem Cell Transplantation（5th Edition）

THOMAS 造血干细胞移植（原书第 5 版）

附　录
术语缩略语中英对照
List of Abbreviations

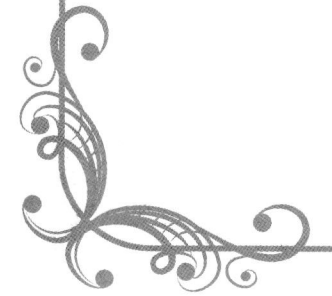
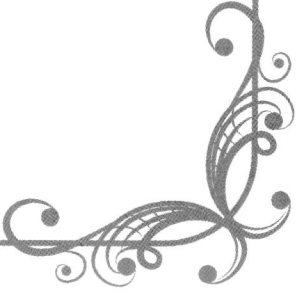

A

AA　Amyloid A
淀粉样蛋白 A

AA　Aplastic anemia
再生障碍性贫血

AABB　American Association of Blood Banks
美国血库协会

aaIPI　Age-adjusted International Prognostic Index
根据年龄调整的国际预后指数

AAV　Adeno-associated virus
腺相关病毒

ABC　Activated B-cell-like
活化的 B 类细胞

ABL　Abelson leukemia virus
艾贝儿森白血病病毒

aBMT　Autologous bone marrow transplantation
自体骨髓移植

ABMTR　Autologous Blood and Marrow Transplant Registry-North America
北美自体血液及骨髓移植登记处

ABVD　Doxorubicin, bleomycin, vinblastine, dacarbazine
多柔比星，博来霉素，长春新碱，达卡巴嗪

ABW　Actual body weight
实际体重

AC　Adriamycin (doxorubicin), cyclophosphamide
阿霉素（多柔比星），环磷酰胺

ACE　Adriamycin (doxorubicin), cyclophosphamide, etoposide
阿霉素（多柔比星），环磷酰胺，依托泊苷

ACEI　Angiotensin - converting enzyme inhibitor
血管紧张素转换酶抑制剂

ACIF　Anticomplement immunofluorescence
抗补体免疫荧光

ACIP　Advisory Committee on Immunization Practices
免疫规范咨询委员会

ACOR　Association of Online Cancer Resources
在线癌症资源协会

ACP　Advanced care planning
高级护理计划

ACR　Albumin-to-urine creatinine ratio
白蛋白与尿肌酐比值

ACS　Acute chest syndrome
急性胸腔综合征

ACTH　Adrenocorticotropic hormone
促肾上腺皮质激素

ACVBP　Adriamycin (doxorubicin), cyclophosphamide, vindesine, bleomycin, prednisone
阿霉素（多柔比星），环磷酰胺，长春地辛，博来霉素，泼尼松

AD　Autoimmune disease
自身免疫性疾病

ADA　Adenosine deaminase
腺苷脱氨酶

ADCC　Antibody-dependent cell-mediated cytotoxicity
抗体依赖性细胞介导的细胞毒性

ADH　Antidiuretic hormone
抗利尿激素

ADL　Activities of daily living
日常生活活动

AdV　Adenovirus
腺病毒

AEL　Acute erythroleukemia
急性红白血病

AFP　α - Fetoprotein
甲胎蛋白

AGM　Aorta–gonad–mesonephros (region)
主动脉 - 性腺 - 中肾（区）

aGVHD　Acute graft - versus - host disease
急性移植物抗宿主病

AH　Ancestral haplotype
祖先单倍型

aHCT　Autologous hematopoietic cell transplantation
自体造血细胞移植

AHNMD　Associated clonal hematologic non-mast-cell lineage disease
相关的克隆性血液学非肥大细胞谱系疾病

AHPCS　Autologous hematopoietic progenitor-cell support
自体造血祖细胞支持

aHR　Adjusted hazard ratio
校正危险比

AHRQ　Agency for Health Care Research and Quality
卫生保健研究和质量机构

aHUS　Atypical hemolytic uremic syndrome
非典型溶血性尿毒症综合征

AIDS　Acquired immune deficiency syndrome
获得性免疫缺陷综合征

AIF　Apoptosis-inducing factor
细胞凋亡诱导因子

AIHA　Autoimmune hemolytic anemia
自身免疫性溶血性贫血

AIRE　Autoimmune regulator
自身免疫调节器

AITD　Autoimmune thyroid disease
自身免疫性甲状腺疾病

AITL　Angioimmunoblastic T-cell lymphoma
血管免疫母细胞性 T 细胞淋巴瘤

AKI　Acute kidney injury
急性肾损伤

AKIN　Acute Kidney Injury Network
急性肾损伤网络

aKIR　Activating killer immunoglobulin-like receptor
激活杀伤性免疫球蛋白样受体

AL　Amyloid light-chain
淀粉样蛋白轻链

ALA　α-Lipoic acid
α- 硫辛酸

ALC　Absolute lymphocyte count
淋巴细胞绝对数

ALCL　Anaplastic large-cell lymphoma
间变性大细胞淋巴瘤

ALDH　Aldehyde dehydrogenase
醛脱氢酶

ALG　Antilymphocyte globulin
抗淋巴细胞球蛋白

ALK　Anaplastic lymphoma kinase

ALL 间变性淋巴瘤激酶
Acute lymphoblastic leukemia
急性淋巴细胞白血病

AlloHCT Allogeneic hematopoietic cell transplantation
异基因造血细胞移植

AlloSCT Allogeneic stem-cell transplantation
异基因干细胞移植

ALP Alkaline phosphatase
碱性磷酸酶

ALPS Autoimmune lymphoproliferative syndrome
自身免疫性淋巴增生综合征

ALT Alanine aminotransferase
丙氨酸氨基转移酶

AMA Antimitochondrial antibody
抗线粒体抗体

AMKL Acute megakaryoblastic leukemia
急性巨核细胞白血病

AML Acute myeloid leukemia
急性髓性白血病

ANC Absolute neutrophil count
绝对中性粒细胞计数

ANKL Aggressive natural killer cell leukemia
侵袭性自然杀伤细胞白血病

AOTONJ Antiosteoclastic therapy-associated osteonecrosis of the jaws
抗骨质疏松治疗相关的颌骨坏死

AP Accelerated phase
加速期

AP-1 Activator protein-1
活化蛋白 -1

APACHE Acute Physiology, Age, Chronic Health Evaluation
急性生理学，年龄，慢性健康评估

APBMT Asia Pacific Blood and Marrow Transplantation
亚太地区血液和骨髓移植

APC Antigen-presenting cell
抗原呈递细胞

APECED Autoimmune polyendocrinopathy–candidiasis–ectodermal dystrophy
自身免疫性多发性内分泌病 - 念珠菌病 - 外胚层营养不良

API 4′,6-Diamidino-2-phenylindole
4′,6- 二氨基 -2- 苯基吲哚

APL Acute promyelocytic leukemia
急性早幼粒细胞白血病

APMF Acute panmyelosis with myelofibrosis
急性骨髓炎伴骨髓纤维化

Ara-C Cytosine arabinoside
阿糖胞苷

ARB Angiotensin receptor blocker
血管紧张素受体阻滞剂

ARDS Acute or adult respiratory distress syndrome
急性或成人呼吸窘迫综合征

ARF Acute renal failure
急性肾功能衰竭

ARL AIDS-related lymphoma
艾滋病相关淋巴瘤

ARS Acute radiation syndrome
急性放射综合征

ARSA Arylsulfatase A
芳基硫酸酶 A

ART Assisted reproductive technology
辅助生殖技术

ASBMT American Society for Blood and Marrow Transplantation
美国血液和骨髓移植协会

ASCT Autologous stem-cell transplantation
自体干细胞移植

ASO Allele-specific oligonucleotide
等位基因特异性寡核苷酸

ASO-PCR Allele-specific oligonucleotide polymerase chain reaction
等位基因特异性寡核苷酸聚合酶链反应

AST Aspartate aminotransferase
天冬氨酸氨基转移酶

AT Alkyltransferase
烷基转移酶

ATG Antithymocyte globulin
抗胸腺细胞球蛋白

ATL Adult T-cell leukemia
成人 T 细胞白血病

ATLL Adult T-cell leukemia/lymphoma
成人 T 细胞白血病 / 淋巴瘤

ATM Ataxia Telangiectasia Mutated
毛细血管扩张性共济失调症突变蛋白抗原

ATRA All-trans-retinoic acid
全反式维 A 酸

AUC Area under the curve
曲线下面积

AutoHCT Autologous hematopoietic cell transplantation
自体造血细胞移植

AVP Arginine vasopressin
精氨酸加压素

AYA Adolescent and young adult
青少年和年轻人

AZT Zidovudine
齐多夫定

B

BAEP Brainstem auditory evoked potentials
脑干听觉诱发电位

BAFF B-cell-activating factor
B 细胞激活因子

BAIAP 3 Brain-specific angiogenesis inhibitor 1-associated protein 3
脑特异性血管生成抑制药 1 相关蛋白 3

BAL Bronchoalveolar lavage
支气管肺泡灌洗

BC Blast crisis
急变期

BCC Basal cell carcinoma
基底细胞癌

BCMA B-cell maturation antigen
B 细胞成熟抗原

BCNA Bicyclic nucleoside analog
双环核苷类似物

BCNU	1,3-Bis(2-chloroethyl)-1-nitrosourea (carmustine) 1,3- 双（2- 氯乙基）-1- 亚硝基脲（卡莫司汀）		血液和骨髓移植临床试验网络
BCR	B-cell receptor B 细胞受体	**BMT**	Bone marrow transplantation 骨髓移植
BCR	Breakpoint cluster region BCR 断点群集区域	**BMTCN**	Blood and Marrow Transplantation Certified Nurse 血液和骨髓移植认证护士
BD	Bortezomib, dexamethasone 硼替佐米，地塞米松	**BMTinfonet**	Blood and Marrow Transplant Information Network 血液和骨髓移植信息网络
BDP	Beclomethasone 17,21-dipropionate 倍氯米松	**BMTSS**	Bone Marrow Transplant Survivor Study 骨髓移植幸存者研究
BEAC	BCNU, etoposide, Ara-C (cytosine arabinoside), cyclophosphamide 司莫司汀，依托泊苷，阿糖胞苷，环磷酰胺	**BNLI**	British National Lymphoma Investigation 英国国家淋巴瘤调查
BEAM	BCNU, etoposide, Ara-C (cytosine arabinoside), melphalan 司莫司汀，依托泊苷，阿糖胞苷，美法仑	**BNP**	Brain natriuretic peptide 脑利钠肽
BED	Biologically effective dose 生物有效剂量	**BO**	Bronchiolitis obliterans 闭塞性细支气管炎
BEP	Bleomycin, etoposide, cisplatin 博来霉素，依托泊苷，顺铂	**BOOP**	Bronchiolitis obliterans organizing pneumonia 闭塞性细支气管炎组织性肺炎
BER	Base excision repair 基底切除修复	**BPDCN**	Blastic plasmacytoid dendritic cell neoplasm 囊性浆细胞样树突状细胞肿瘤
BFI	Brief Fatigue Inventory 简明疲劳量表	**BPI**	Bactericidal/permeability-increasing 杀菌 / 渗透性增加
BFM	Berlin–Frankfurt–Münster 柏林 - 法兰克福 - 明斯特	**BPI**	Brief Pain Inventory 简明疼痛评估量表
BFU-E	Burst-forming units-erythroid 红系爆式集落形成单位	**BR**	Bendamustine, rituximab 苯达莫司汀，利妥昔单抗
BIW	Twice weekly 每周两次	**Breg**	Regulatory B (cell) 调节性 B 细胞
BL	Burkitt lymphoma 伯基特淋巴瘤	**BSE**	Bovine spongiform encephalopathy 牛海绵状脑病
BLA	Biologics license application 生物制剂许可证申请	**BSI**	Brief symptom inventory 简易症状目录量表
BL-CFC	Blast colony-forming cell 原始细胞成集落细胞	**BTK**	Bruton's tyrosine kinase 先天性丙种球蛋白缺乏症
BLS	Bare lymphocyte syndrome 裸淋巴细胞综合征	**BTLA**	B- and T-lymphocyte attenuator B- 和 T- 淋巴细胞衰减剂
BLyS	B-lymphocyte stimulator B 淋巴细胞刺激剂	**BU**	Busulfan 白消安
BM	Bone marrow 骨髓	**BuMel**	Busulfan, melphalan 白消安，美法仑
BMC	Bone marrow cell 骨髓细胞	**BUN**	Blood urea nitrogen 血尿素氮
BMD	Bone mineral density 骨密度		

BMDW	Bone Marrow Donors Worldwide 全球骨髓捐赠者	**C**	
BMFS	Bone marrow failure syndromes 骨髓衰竭综合征	**C1P**	Ceramide-1 phosphate 神经酰胺 -1 磷酸盐
BMI	Body mass index 体重指数	**CABSI**	Catheter-associated bloodstream infection 导管相关的血流感染
BMSC	Bone marrow stem cell 骨髓干细胞	**CAEBV**	Chronic active Epstein–Barr virus 慢性活动性 Epstein-Barr 病毒
BMSCT	Blood and Marrow Stem Cell Transplant 血液和骨髓干细胞移植	**CALGB**	Cancer and Acute Leukemia Group B 癌症和急性白血病 B 组
BMT CTN	Blood and Marrow Transplant Clinical Trials Network	**CALLA**	Common acute lymphoblastic leukemia antigen 常见的急性淋巴细胞白血病抗原
		CAR	Chimeric antigen receptor 嵌合抗原受体
		CAR	Cocksackie and adenovirus receptor 鸡囊腺病毒受体

CAR	CXCL12 adventitial reticular cell CXCL12 外膜网状细胞
CARES	Cancer Rehabilitation Evaluation System 癌症康复评估系统
cART	Combination antiretroviral therapy 联合抗反转录病毒疗法
CB	Cord blood 脐带血
CBC	Cord blood cell 脐带血细胞
CBF	Core binding factor 核心绑定因子
CBG	Corticosteroid-binding globulin 皮质类固醇结合球蛋白
CBHC	Cord blood hemapoietic cell 脐带血造血细胞
CBSC	Cord blood stem cell 脐带血干细胞
CBT	Cognitive–behavioral therapy 认知 - 行为疗法
CBT	Cord blood transplantation 脐带血移植
CBV	Cyclophosphamide, BCNU, etoposide 环磷酰胺，卡莫司汀，依托泊苷
CC	Complete chimerism 完全嵌合
CCG	Children's Cancer Group 儿童癌症组
CCI	Charlson Comorbidity Index 查尔森并发症指数
CCI	Corrected count increment 更正了计数增量
CCNU	1-(2-Chloroethyl)-3-cyclohexyl-1-nitrosourea 1-（2- 氯乙基）-3- 环己基 -1- 亚硝基脲（洛莫司汀）
CCR	Cytologic complete remission 细胞学完全缓解
CCSG	Children's Cancer Study Group 儿童癌症研究小组
CCyR	Complete cytogenetic remission 完全细胞遗传学缓解
CDA	Cytidine deaminase 胞苷脱氨酶
CDAD	Clostridium difficile-associated diarrhea 难辨梭状芽孢杆菌相关性腹泻
CDAI	Crohn Disease Activity Index 克罗恩病活动指数
CDC	Centers for Disease Control and Prevention 疾病控制和预防中心
CDC	Complement-dependent cytotoxicity 补体依赖性细胞毒性
CDF	Cumulative distribution function 累积分配功能
CDK	Cyclin/cyclin-dependent kinase 细胞周期蛋白 / 细胞周期蛋白依赖性激酶
CE	Carboplatin, etoposide 卡铂，依托泊苷
CEA	Carcinoembryonic antigen 癌胚抗原
CEACAM	Carcinoembryonic-antigen-related cell-adhesion molecule 癌胚抗原相关细胞黏附分子
CEC	Carboplatin, etoposide, cyclophosphamide 卡铂，依托泊苷，环磷酰胺
CEL-NOS	Chronic eosinophilic leukemia-not otherwise specified 慢性嗜酸性白血病 - 未另行规定
CEM	Carboplatin, etoposide, melphalan 卡铂，依托泊苷，美法仑
CESD	Center for Epidemiologic Studies – Depression 流行病学研究中心 - 抑郁症
CFAR	Cyclophosphamide, fludarabine, alemtuzumab, rituximab 环磷酰胺，氟达拉滨，阿仑单抗，利妥昔单抗
CFH	Complement factor H 补体因子 H
CFU	Colony-forming unit 集落形成单位
CFU-B	Colony-forming unit – B-lymphocyte B 原始细胞集落形成单位
CFU-BLAST	Colony-forming unit-blast 原始集落生成细胞
CFU-E	Colony-forming unit-erythroid 红系集落生成单位
CFU-F	Colony-forming unit-fibrolast 成纤维细胞集落生成单位
CFU-GEMM	Colony-forming unit-granulocyte/erythroid/macrophage/megakaryocyte 粒细胞 / 红细胞 / 巨噬细胞 / 巨核细胞集落生成单位
CFU-GM	Colony-forming unit-granulocyte–macrophage 粒细胞 - 巨噬细胞集落生成单位
CFU-MEG	Colony-forming unit-megakaryocytic 巨核细胞集落生成单位
CFU-Mix	Colony-forming unit-mixed 混合集落生成单位
CFU-S	Colony-forming unit-spleen 脾脏集落生成单位
CFU-T	Colony-forming unit-T-lymphocyte T 淋巴细胞集落生成单位
CGD	Chronic granulomatous disease 慢性肉芽肿病
CGH	Comparative genomic hybridization 比较基因组杂交
cGVHD	Chronic graft-versus-host disease 慢性移植物抗宿主病
CHD	Coronary heart disease 冠心病
CHF	Congestive heart failure 充血性心力衰竭
CHOEP-14	Doxorubicin, vincristine, etoposide, prednisone 多柔比星，长春新碱，依托泊苷，泼尼松
CHOP	Cyclophosphamide, hydroxydaunomycin, vincristine (Oncovin), prednisone 环磷酰胺，羟基霉素，长春新碱，泼尼松
CHR	Complete hematologic response 完全血液反应
CHRIs	Child Health Ratings Inventory

儿童健康评级清单

CHS Chediak–Higashi syndrome
Chediak-Higashi 综合征

CI Comorbidity index
并发症指数

CI Confidence interval
置信区间

CI Cumulative incidence
累计发生率

CIA Collagen-induced arthritis
胶原诱导的关节炎

CIBMTR Center for International Blood and Marrow
Transplant Research
国际血液和骨髓移植研究中心

CID Combined immunodeficiency syndrome
联合免疫缺陷综合征

CIDP Chronic inflammatory demyelinating
polyneuropathy
慢性炎症性脱髓鞘性多发性神经病

CIF Cumulative incidence function
累计发病率功能

CIHHV-6 Chromosomal integration of human herpesvirus 6
人疱疹病毒的染色体整合 6

CIPN Critical illness polyneuropathy
严重疾病多发性神经病

CJD Creutzfeldt–Jakob disease
Creutzfeldt-Jakob 病

CKD Chronic kidney disease
慢性肾病

CLIA Clinical Laboratory Approved Amendments
临床实验室批准的修正案

CLL Chronic lymphoid/lymphocytic leukemia
慢性淋巴 / 淋巴细胞白血病

CLO Clofarabine
氯法拉滨

CLP Common lymphoid progenitor
常见的淋巴祖细胞

CLR C-type lectin receptor
C 型凝集素受体

CMF Cyclophosphamide, methotrexate, fluorouracil
环磷酰胺，甲氨蝶呤，氟尿嘧啶

CMI Cellular mediated immunity
细胞介导的免疫

CML Chronic myeloid/myelogenous leukemia
慢性髓样 / 髓细胞性白血病

CMML Chronic myelomonocytic leukemia
慢性粒单核细胞白血

CMN Chronic myeloid neoplasm
慢性粒细胞肿瘤

CMP Common myeloid progenitor
共同骨髓祖细胞

CMR complete molecular response
完全分子反应

CMV cytomegalovirus
巨细胞病毒

CMV-Ig Cytomegalovirus antibody-enriched intravenous
immunoglobulin
巨细胞病毒抗体富集的静脉内免疫球蛋白

CMV-IP Cytomegalovirus-associated interstitial pneumonia
巨细胞病毒相关间质性肺炎

CNI Calcineurin inhibitor
钙调神经磷酸酶抑制药

CNL Chronic neutrophilic leukemia
慢性中性粒细胞白血病

CNS Central nervous system
中枢神经系统

COG Children's Oncology Group
儿童肿瘤学组

ConA Concanavalin A
刀豆蛋白 A

COP Cryptogenic organizing pneumonia
隐源性机化性肺炎

COPE Coping Orientations to Problems Experienced Scale
应对经验规模问题的方向

COX-2 Cyclooxygenase-2 (inhibitor)
环氧合酶 -2（抑制药 ）

CP Chronic phase
慢性期

CR Complete remission
完全缓解

CRBSI Catheter-related bloodstream infection
导管相关的血流感染

CREG Cross-reactive group
交叉反应组

CRM Continual reassessment method
持续重新评估方法

CRS Cytokine release syndrome
细胞因子释放综合征

CRVT Catheter-related venous thrombosis
导管相关的静脉血栓形成

CSA Cyclosporine A
环孢素 A

CSF Cerebrospinal fluid
脑脊液

CSF Colony-stimulating factor
菌落刺激因子

CSP Cyclosporine
环孢素

CT Computed tomography
计算机断层扫描

CT Cyclophosphamide, thioTEPA
环磷酰胺，塞替派

CTC Cyclophosphamide, thioTEPA, carboplatin
环磷酰胺，塞替派，卡铂

CTC Cytotoxic T cell
细胞毒性 T 细胞

CTCL Cutaneous T-cell lymphoma
皮肤 T 细胞淋巴瘤

CTD Cyclophosphamide, thalidomide, dexamethasone
环磷酰胺，沙利度胺，地塞米松

CTL Cytotoxic T-lymphocyte
细胞毒性 T 淋巴细胞

CTLA Cytotoxic T-lymphocyte antigen
细胞毒性 T 淋巴细胞抗原

CTLP Cytotoxic T-lymphocyte precursor
细胞毒性 T 淋巴细胞前体

CTN	Clinical Trials Network 临床试验网络		无病生存
CTX	Cyclophosphamide 环磷酰胺	**DGK**	Deoxyguanosine kinase 脱氧鸟苷激酶
CTXD	Cancer and Treatment Distress 癌症和治疗窘迫	**DH**	Double hit 双击
CTZ	Chemotactic trigger zone 趋化触发点	**DHAP**	Dexamethasone, high-dose cytarabine, cisplatin 地塞米松，高剂量阿糖胞苷，顺铂
CVAD	Fractionated cyclophosphamide, vincristine, adriamycin, dexamethasone 分级环磷酰胺，长春新碱，多柔比星，地塞米松	**DHEA**	Dehydroepiandrosterone 脱氢表雄酮
		DHEAS	Dehydroepiandrosterone sulfate 脱氢表雄酮硫酸盐
CVC	Central venous catheter 中心静脉导管	**DHFR**	Dihydrofolate reductase 二氢叶酸还原酶
CVD	Cardiovascular disease 心血管疾病	**DHPG**	9-(1,3-Dihydroxy-2-propoxymethyl)guanine (ganciclovir) 9-（1,3- 二羟基 -2- 丙氧基甲基）鸟嘌呤（更昔洛韦）
CVID	Common variable immune deficiency 常见变量免疫缺陷	
CVRF	Cardiovascular risk factor 心血管危险因素	**DIC**	Disseminated intravascular coagulation 弥散性血管内凝血
CVVH	Continuous veno-venous hemofiltration 连续静脉 - 静脉血液滤过	**DILI**	Drug-induced liver injury 药物性肝损伤
CVVHDF	Continuous veno-venous hemodiafiltration 连续静脉 - 静脉血液透析滤过	**DIPSS**	Dynamic International Prognostic Scoring System 动态国际预后评分系统
CY	Cyclophosphamide 环磷酰胺	**DKA**	Diabetic ketoacidosis 糖尿病酮症酸中毒
CyBorD	Cyclophosphamide, bortezomib, dexamethasone 环磷酰胺，硼替佐米，地塞米松	**DLA**	Dog leukocyte antigen 狗白细胞抗原
CYP	Cytochrome P 细胞色素 P	**DLBCL**	Diffuse large B-cell lymphoma 弥漫大 B 细胞淋巴瘤
		DLCL	Diffuse large cell lymphoma 弥漫性大细胞淋巴瘤

D

		DLCO	Diffusion capacity of the lung for carbon monoxide 肺部对一氧化碳的扩散能力
DAD	Direct antigen detection 直接抗原检测	**DLI**	Donor lymphocyte infusion 供体淋巴细胞输注
DAF	Decay-accelerating factor 衰变加速因子	**DLT**	Dose-limiting toxicity 剂量限制性毒性
DAG	Diacylglycerol 二酰基甘油	**DM**	Diabetes mellitus 糖尿病
DAH	Diffuse alveolar hemorrhage 弥漫性肺泡出血	**DMSO**	Dimethyl sulfoxide 二甲基亚砜
DAMP	Damage-associated molecular pattern 与损伤相关的分子模式	**DN**	Double negative 双阴性
DAS	Dasatinib 达沙替尼	**DNA**	Deoxyribonucleic acid 脱氧核糖核酸
DC	Dendritic cell 树突细胞	**DNAX**	DNA accessory molecule DNA 辅助分子
DCEP	Dexamethasone, cyclophosphamide, etoposide, cisplatin 地塞米松，环磷酰胺，依托泊苷，顺铂	**DNR**	Do not resuscitate 拒绝心肺复苏
		DOTA	1,4,7,10-Tetraazacyclododecane-N′, N″, N‴, N- tetraacetic acid 1,4,7,10- 四氮杂环十二烷 - 乙硫羟酸
DCK	Deoxycytidine kinase 脱氧胞苷激酶	
DDR	Discoidin domain receptor 盘基蛋白结构域受体	**DOTMP**	1,4,7,10-Tetraazacyclododecane-1,4,7,10- tetramethylenephos- phonic acid 1,4,7,10- 四氮杂环十二烷 - 乙硫羟酸 - 肌醇六磷酸
DFA	Direct fluorescent antibody (test) 直接荧光抗体（测试）	
DFCI	Dana–Farber Cancer Institute Dana-Farber 癌症研究所	**DPC**	Days post-coitum 交配后天数
DFS	Disease-free survival	**DPTS**	Delayed pulmonary toxicity syndrome

延迟肺毒综合征

DR Death receptor
死亡受体

DRG Dorsal root ganglion
背根神经节

DSA Donor-specific antibody
供体特异性抗体

DSB Double-strand break
双链断裂

DSII Disease-Specific Impairment Inventory
疾病特异性损伤清单

DSRCT Desmoplastic small round cell tumor
增生性小圆细胞瘤

dsDNA Double-stranded RNA
双链 RNA

DST Donor-specific transfusion
供体特异性输注

DTH Delayed type hypersensitivity
延迟型超敏反应

DTI Diffusion-tensor MRI
扩散 - 张量 MRI

DTPA Diethylenetriaminepentaacetic acid
二亚乙基三胺五乙酸

DVT Deep venous thrombosis
深静脉血栓形成

DXA Dual-energy X-ray absorptiometry
双能 X 射线吸收测定法

E

EAE Experimental allergic encephalomyelitis
实验性过敏性脑脊髓炎

EAE Experimental autoimmune encephalomyelitis
实验性自身免疫性脑脊髓炎

EATL Enteropathy-associated T-cell lymphoma
肠病相关 T 细胞淋巴瘤

EB Embryoid body
胚胎体

EBMT European Group for Blood and Marrow Transplantation
欧洲血液和骨髓移植组织

EBMTR European Bone Marrow Transplant Registry
欧洲骨髓移植登记处

EBNA Epstein–Barr (virus) nuclear antigen
E-B（病毒）核抗原

EBV Epstein–Barr virus
EB 病毒

EBV-LDP Epstein–Barr virus-associated lymphoproliferative disorder
E-B 病毒相关淋巴组织增生性疾病

EC Endothelial cell
内皮细胞

EC Epirubicin, cyclophosphamide
表柔比星，环磷酰胺

ECAT Extracorporal adsorption therapy
体外吸附疗法

ECFC Endothelial colony-forming cells
内皮细胞集落形成细胞

ECG Electrocardiogram
心电图

ECIL European Conference on Infections in Leukaemia
欧洲白血病感染会议

ECM Extracellular matrix
细胞外基质

ECP Extracorporeal photopheresis
体外光照

ED Erectile dysfunction
勃起功能障碍

EDSS Expanded Disability Status Scale
扩展残疾状况量表

EDTMP Ethylenediaminetetramethylenephosphonic acid
乙二胺四亚甲基膦酸

EEG Electroencephalogram
脑电图

EFS Event-free survival
无事件生存

EGBMT European Group for Blood and Marrow Transplantation
欧洲血液和骨髓移植组织

ELISA Enzyme-linked immunosorbent assay
酶联免疫吸附试验

ELN European LeukemiaNet
欧洲白血病网

EM Erythema multiforme
多形红斑

EMLA Eutectic Mixture of Local Anesthetic
局部麻醉药共晶混合物

EN Enteral nutrition
肠内营养

ENKL Extranodal NK/T-cell nasal type leukemia
结外 NK / T 细胞鼻型白血病

ENSG European Neuroblastoma Study Group
欧洲神经母细胞瘤研究组

ENU Ethyl-N-nitrosourea
乙基 -N- 亚硝基脲

EPRTC European Organization for Research and Treatment of Cancer
欧洲癌症研究和治疗组织

EPC Endothelial progenitor cell
内皮祖细胞

EPO Erythropoietin
促红细胞生成素

EPOCH Etoposide, prednisone, vincristine (Oncovin), doxorubicin hydrochloride
依托泊苷，泼尼松，长春新碱（Oncovin），盐酸多柔比星

ER Endoplasmic reticulum
内质网

ER Estrogen receptor
雌激素受体

ERIC European Research Initiative in chronic lymphocytic leukemia
欧洲慢性淋巴细胞白血病研究倡议

ERT Enzyme replacement therapy
酶替代疗法

ESBL Extended-spectrum β-lactamase
超广谱 β- 内酰胺酶

ESC	Embryonic stem cell 胚胎干细胞	**FHCRC**	Fred Hutchinson Cancer Research Center 弗雷德哈钦森癌症研究中心
ESFT	Ewing sarcoma family of tumors 尤因肉瘤家族肿瘤	**FISH**	Fluorescence in situ hybridization 荧光原位杂交
ET	Essential thrombocythemia 特发性血小板增多症	**FKBP**	Tacrolimus (FK)-binding protein 他克莫司（FK）结合蛋白
ETP	Early thymic progenitor 早期胸腺祖细胞	**FL**	Follicular lymphoma 滤泡性淋巴瘤
ETS	Euthyroid sick syndrome 甲状腺功能亢进症	**FLACC**	Face, Legs, Activity, Cry, Consolability (pain assessment tool) 面部，腿部，活动，哭泣，可安慰性（疼痛评分量表）
EWOG	European Working Group 欧洲工作组	**FLAIR**	Fluid attenuated inversion recovery 液体减弱了反转恢复
EWOG-MDS	European Working Group of Myelodysplastic Syndromes in Childhood 儿童期骨髓增生异常综合征欧洲工作组	**FLC**	Free light chain 游离轻链
		FLIPI	Follicular Lymphoma International Prognostic Index 滤泡性淋巴瘤国际预后指数

F

FA	Fanconi anemia 范科尼贫血	**FLU**	Fludarabine 氟达拉滨
FAB	French–American–British Classification 法美英分型系统	**FN**	Febrile neutropenia 发热性中性粒细胞减少症
FACIT-SP	Functional Assessment of Chronic Illness Therapy-Spirituality and Wellbeing Scale 慢性疾病治疗的功能评估 - 灵性和健康量表	**FNA**	Fine-needle aspiration 细针穿刺
FACS	Fluorescence-activated cell sorter 荧光激活细胞分选仪	**FNH**	Focal nodular hyperplasia 局灶性结节性增生
FACT	Foundation for the Accreditation of Cellular Therapy 细胞疗法认证基金会	**FoxP3**	Forkhead box P3 FOXP3 叉头蛋白 3
FACT	Functional Assessment of Chronic Illness Therapies 慢性疾病治疗的事实功能评估	**FSH**	Follicle-stimulating hormone 卵泡刺激素
FACT-BMT	Functional Assessment of Cancer Therapy-BMT Module 癌症治疗功能评估 -BMT 模块	**FSI**	Fatigue Symptom Inventory 疲劳症状库存
FAMA	Fluorescent-antibody staining of membrane antigen 膜抗原的荧光抗体染色	**FTBI**	Fractionated total body irradiation 分级全身照射
FasL	Fas ligand Fas 配体	**FTBI**	Full total body irradiation 全身照射
FC	Facilitator cell 辅助细胞	**FTI**	Farnesyltransferase inhibitor 脂肪酸转移酶抑制药
FCH	Fibrosing cholestatic hepatitis 纤维化胆汁淤积性肝炎	**FTOC**	Fetal thymic organ culture 胎儿胸腺器官培养
FCR	Fludarabine, cyclophosphamide, rituximab (RTX) 氟达拉滨，环磷酰胺，利妥昔单抗（RTX）	**5-FU**	5-Fluorouracil 氟尿嘧啶
FDA	Food and Drug Administration 食品药品管理局	**FVC**	Forced vital capacity 强制肺活量
FDG	[^{18}F]Fluorodeoxyglucose [^{18}F] 氟脱氧葡萄糖		

G

FDR	False discovery rate 错误发现率	**GA**	Glatiramer acetate 醋酸格拉替雷
FEC	Fluorouracil, epirubicin, cyclophosphamide 氟尿嘧啶，表柔比星，环磷酰胺	**GABG**	German Autologous Bone Marrow Transplant Group 德国自体骨髓移植组
FFV$_1$	Forced expiratory ventilation in 1 second 强制呼气通气 1 秒钟	**GALT**	Gut-associated lymphoid tissue 肠相关淋巴组织
FFP	Fresh frozen plasma 新鲜冷冻血浆	**GAP**	GTPase-activating protein 酶活化蛋白
FFS	Failure-free survival 无故障生存	**GBM**	Glioblastoma multiforme 多形性胶质母细胞瘤
		G-BM	G-PBHC and/or G-CSF primed bone marrow

G-PBHC 和（或）G-CSF 源骨髓

gc Genome copies
基因拷贝数

GCB Germinal center B-cell-like
生发中心来源

G-CSF Granulocyte colony-stimulating factor
粒细胞集落刺激因子

GCT Germ-cell tumor
生殖细胞肿瘤

GDP Guanosine diphosphate
鸟苷二磷酸

GEBDIS German Breast Cancer Dose Intensity Study
德国乳腺癌剂量强度研究

GEE Generalized estimating equation
广义估计方程

GEL/TAMO Grupo Español de Linfomas/Trasplante Autólogo de Médula Ósea
自体骨髓移植

GEM Gemcitabine
GEM 吉西他滨

GEM Grid Enabled Measures
网格启用措施

GEP Gene expression profiling
基因表达谱分析

GF Graft failure
移植失败

GFP Green fluorescent protein
绿色荧光蛋白

GFR Glomerular filtration rate
肾小球滤过率

GGT γ-Glutamyl transferase
γ- 谷氨酰转移酶

GH Growth hormone
生长激素

GHRH Growth hormone-releasing hormone
生长激素释放激素

GHSG German Hodgkin Study Group
德国霍奇金研究小组

GI Gastrointestinal (tract)
胃肠道（道）

GICAT Gruppo Italiano Collaborativo AIDS e Tumori (Italian Cooperative Group on AIDS and Tumors)
意大利艾滋病和肿瘤合作组织

GISL Gruppo Italiano per lo Studio dei Linfomi (Italian Lymphoma Study Group)
意大利淋巴瘤研究组

GITMO Gruppo Italiano per il Trapianto di Midollo Osseo
意大利骨髓移植半乳甘露聚合小组

GM Galactomannan
转基因半乳甘露聚糖

GM-CSF Granulocyte–macrophage colony-stimulating factor
粒细胞 - 巨噬细胞集落刺激因子

GMP Granulocyte macrophage progenitor (cell)
粒细胞巨噬细胞祖细胞（细胞）

GMP Guanosine monophosphate
鸟苷一磷酸

GNB Gram-negative bacilli
革兰阴性杆菌

GnRH Gonadotropin-releasing hormone
促性腺激素释放激素

gp Glycoprotein
糖蛋白

G-PBHC Granulocyte colony-stimulating factor-mobilized peripheral blood hematopoietic cell
粒细胞集落刺激因子动员的外周血造血细胞

GPI Glycosylphosphatidylinositol
糖基磷脂酰肌醇

GPI-AP Glycosylphosphatidylinositol-anchored protein
糖基磷脂酰肌醇锚定蛋白

GRE Glucocorticoid response element
糖皮质激素反应元件

GSH Glutathione (reduced)
谷胱甘肽（减少）

GST Glutathione-S-transferase
谷胱甘肽 -S- 转移酶

GTP Good tissue practice
良好的组织实践

GTP Guanosine triphosphate
鸟苷三磷酸

GVD Gemcitabine, vinorelbine, liposomal doxorubicin
吉西他滨，长春瑞滨，脂质体多柔比星

GVH Graft-versus-host
移植物抗宿主

GVHD Graft-versus-host disease
移植物抗宿主病

GVHL Graft-versus-Hodgkin disease (lymphoma)
移植物抗霍奇金病（淋巴瘤）

GVL Graft-versus-leukemia
移植物抗白血病

GVLE Graft-versus-leukemia effect
移植物抗白血病作用

GVT Graft-versus-tumor
移植物抗肿瘤

GWAS Genome-wide association study
全基因组关联研究

H

H&E Hematoxylin and eosin (stain)
H & E 染色

HA Hemagglutinins
血凝素

HAART Highly active antiretroviral therapy
高效抗反转录病毒疗法

HADS Hospital Anxiety and Depression Scale
医院焦虑和抑郁量表

HAMA Human antimouse antibody
人类抗小鼠抗体

HA-MRSA Healthcare-associated MRSA
医疗相关的耐甲氧西林金葡菌

HAV Hepatitis A virus
甲型肝炎病毒

HBoV Human bocavirus
人类博卡病毒

HBV Hepatitis B virus
乙型肝炎病毒

HC	Hematopoietic cell 造血细胞		**HLA**	Human leukocyte antigen 人白细胞抗原
HC	Hemorrhagic cystitis 出血性膀胱炎		**HLH**	Hemophagocytic lymphohistiocytosis 噬血细胞性淋巴组织细胞增多症
HC	Histocompatibility complex 组织相容性复合物		**hMPV**	Human metapneumovirus 人类偏肺病毒
4-HC	4-Hydroperoxycyclophosphamide 4- 氢过氧环磷酰胺		**HOVON**	Hemato-Oncologie voor Volwassenen Nederland 荷兰成人血液肿瘤学会
HCG	Human chorion gonadotropin 人绒毛膜促性腺激素		**HPA**	Hypothalamic–piuitary–adrenal 下丘脑 - 垂体 - 肾上腺
HCoV	Human coronavirus 人类冠状病毒		**HPC**	Hematopoietic progenitor cell 造血祖细胞
HCT	Hematopoietic cell transplantation 造血细胞移植		**HPI**	Helicase–primase inhibitor 解旋酶引物酶抑制剂
HCT-CI	HCT-Comorbidity Index HCT- 并发症指数		**HPV**	Human papillomavirus 人乳头瘤病毒
HCV	Hepatitis C virus 丙型肝炎病毒		**HR**	Hazard ratio 人力资源危害比
HD	Hodgkin disease 霍奇金病		**HR**	Homologous recombination 同源重组
HDAC	High-dose Ara-C 大剂量阿糖胞苷		**HRCT**	High-resolution chest tomography 高分辨率胸部断层扫描
HDC	High-dose chemotherapy 大剂量化疗		**HRE**	Hypoxia-inducible transcription factor response element 缺氧诱导型转录因子反应元件
HDIT	High-dose immunosuppressive therapy 高剂量免疫抑制治疗		**HRhV**	Human rhinovirus 人鼻病毒
HDT	High-dose therapy 高剂量治疗		**HRPBC**	High-risk primary breast cancer 高危原发性乳腺癌
HEPA	High-efficiency particulate air 高效微粒空气		**HRQOL**	Health-related quality of life 与健康相关的生活质量
HES	Hydroxyethyl starch 羟乙基淀粉		**HRSA**	Health Resources and Services Administration 健康资源和服务管理局
HES	Hypereosinophilic syndrome 嗜酸性粒细胞增多症		**HRT**	Hormone replacement therapy 激素替代疗法
hESC	Human embryonic stem cell 胚胎干细胞		**HSC**	Hematopoietic stem cell 造血干细胞
HEV	Hepatitis E virus 戊型肝炎病毒		**HSC**	Hepatic stellate cell 肝星状细胞
HFTBI	Hyperfractionated total body irradiation 超分割全身照射		**HSCT**	Hematopoietic stem-cell transplantation 造血干细胞移植
HGF	Hepatocyte growth factor 肝细胞生长因子		**HSDD**	Hypoactive sexual desire disorder 性欲障碍
HGNC	HUGO Genome Nomenclature Committee HUGO 基因组命名委员会		**HSPC**	Hematopoietic stem/progenitor cell 造血干 / 祖细胞
HHS	Human and Health Services 人类和健康服务		**HSTCL**	Hepatosplenic T-cell lymphoma 肝脾 T 细胞淋巴瘤
HHV	Human herpesvirus 人类疱疹病毒		**HSV**	Herpes simplex virus 单纯疱疹病毒
HI	Hemagglutination inhibition 血细胞凝集抑制		**HSV-TK**	Herpes simplex virus thymidine kinase 单纯疱疹病毒胸苷激酶
HIB	Haemophilus influenzae type B B 型流感嗜血杆菌		**HT**	Histologic transformation 组织学转化
HIF	Hypoxia-inducible transcription factor 缺氧诱导型转录因子		**5-HT**	5-Hydroxytryptamine (serotonin) 5- 羟色胺（血清素）
HIV	Human immunodeficiency virus 人类免疫缺陷病毒		**hTERT**	Human telomerase reverse transcriptase 人端粒酶反转录酶
HL	Hodgkin lymphoma 霍奇金淋巴瘤		**HTLV**	Human T-cell lymphotropic virus

人 T 细胞嗜淋巴细胞病毒

HTS	High-throughput sequencing 高通量测序	
HU	Hydroxyurea 羟基脲	
HUS	Hemolytic uremic syndrome 溶血性尿毒综合征	
HVEM	Herpes virus entry mediator 疱疹病毒进入介质	
HVG	Host-versus-graft (reaction) 主体与移植物（反应）	

I

IA	Invasive aspergillosis (infection) 侵袭性曲霉菌病（感染）
IBCSG	International Breast Cancer Study Group 国际乳腺癌研究组
IBDIS	International Breast Cancer Dose Intensity Study 国际乳腺癌剂量强度研究
IBMTR	International Bone Marrow Transplant Registry 国际骨髓移植登记处
IBW	Ideal body weight 理想的体重
ICAM	Intracellular adhesion molecule 细胞内黏附分子
ICE	Ifosfamide, carboplatin, etoposide 异环磷酰胺，卡铂，依托泊苷
ICOS	Inducible costimulator (protein) 诱导型共刺激分子（蛋白质）
ICOS-L	Inducible costimulator ligand 诱导型共刺激分子配体
ICSI	Intracytoplasmic sperm injection 卵细胞质内单精子注射
ICU	Intensive care unit 重症监护病房
ID	Intermediate dose 中间剂量
iDC	Immature dendritic cells 未成熟的树突状细胞
IDO	Indoleamine 2,3-dioxygenase 吲哚胺 2,3- 双加氧酶
IDOX	4-Iodo-4-deoxydoxorubicin 4- 碘代脱氢多柔比星
IDSA	Infectious Diseases Society of America 美国传染病学会
IE	Immediate early (antigen expression) 早期（抗原表达）
IEM	Inborn errors of metabolism 先天性新陈代谢错误
IFI	Invasive fungal infection 侵袭性真菌感染
IFN	Interferon 干扰素
IFRT	Involved field radiotherapy 局部放射治疗
Ig	Immunoglobulin Ig 免疫球蛋白

IGCCCG	International Germ Cell Cancer Collaborative Group 国际生殖细胞癌协作组
IGEV	Ifosfamide, gemcitabine, vinorelbine, prednisone 异环磷酰胺，吉西他滨，长春瑞滨，泼尼松
IGF	Insulin-like growth factor 胰岛素样生长因子
IGFBP	Insulin-like growth factor binding protein 胰岛素样生长因子结合蛋白
IgG	Immunoglobulin G 免疫球蛋白 G
IgH	Immunoglobulin heavy chain 免疫球蛋白重链
IGRT	Image-guided radiation therapy 图像引导放射治疗
IHC	Immunohistochemistry 免疫组织化学
IHWG in HCT	International Histocompatibility Working Group in Hematopoietic Cell Transplantation 国际组织相容性工作组的造血细胞移植
iKIR	Inhibitory killer immunoglobulin-like receptor 抑制性杀伤免疫球蛋白样受体
IL	Interleukin 白细胞介素
IM	Imatinib 伊马替尼
IMGT	International ImMunoGenetics 国际免疫遗传学
IMID	Immunomodulatory drug 免疫调节药物
IMPDH	Inosine monophosphate dehydrogenase 肌苷—磷酸脱氢酶
IMRT	Intensity-modulated radiation therapy 强度调制放射治疗
IMWG	International Myeloma Working Group 国际骨髓瘤工作组
IND	Improvised nuclear device 简易核装置
IND	Investigational new drug 研究性新药
iNK-T	Invariant natural killer T (cell) 永久性自然杀伤 T（细胞）
iNOS	Inducible NO synthase 诱导型一氧化氮合成酶
INR	International normalized ratio 国际标准化比率
INRG	International Neuroblastoma Risk Group 国际神经母细胞瘤风险组
INRGSS	International Neuroblastoma Risk Group Staging System 国际神经母细胞瘤风险组分期系统
INSS	International Neuroblastoma Staging System 国际神经母细胞瘤分期系统
INSTI	Integrase strand transfer inhibitor 整合酶链转移抑制药
IORT	Intraoperative radiotherapy 术中放疗
IP	Interstitial pneumonia 间质性肺炎

IP₃	Inositol-1,4,5-triphosphate 肌醇 -1,4,5- 三磷酸酯
IPD	Invasive pneumococcal disease 侵袭性肺炎球菌病
IPEX	Immunodysregulation polyendocrinopathy enteropathy X-linked (syndrome) 免疫调节多内分泌病肠病 X 连锁（综合征）
IPFSG	International Prognostic Factor Study Group 国际预后因素研究组
IPI	International Prognostic Index 国际预后指数
iPS	Induced pluripotent stem 诱导多能干
IPS	Idiopathic pneumonia syndrome 特发性肺炎综合征
IPS	Interstitial pneumonia syndrome 间质性肺炎综合征
IPSS	International Prognostic Scoring System 国际预后评分系统
IPV	Inactivated polio vaccine 灭活脊髓灰质炎疫苗
IRB	Institutional Review Board 机构审查委员会
IRF	Interferon regulatory factor 干扰素调节因子
IRSG	Intergroup Rhabdomyosarcoma Study Group 组间横纹肌肉瘤研究组
IS	Immune synapse 免疫突触
IS	Immunosuppressive 免疫抑制的
IS	International Scale 国际规模
ISC	Intestinal stem cell 肠干细胞
ISO	Isohemagglutinin 同族血细胞凝集素
IST	Immunosuppressive therapy 免疫抑制治疗
ISW	Immune suppression withdrawal 免疫抑制戒断
ITAM	Immunoreceptor tyrosine-binding activation motif 免疫受体酪氨酸结合激活基序
ITCC	Innovative Therapies for Children with Cancer 针对癌症儿童的创新疗法
ITD	Internal tandem duplication 内部串联复制
ITIM	Immunoreceptor tyrosine-binding inhibition motif 免疫受体酪氨酸结合抑制基序
iTreg	Induced regulatory T (cell) 诱导调节 T（细胞）
ITT	Intent-to-treat 意图治疗
IUPM	Infectious units per million 每百万感染单位
IV	Intravenous 静脉注射
IVF	In vitro fertilization 体外受精
IVF	Intravenous fluid 静脉输液
IVIg	Intravenous immunoglobulin 静脉注射免疫球蛋白
IκB	Inhibitor I kappa B 抑制药 I kappa B

J

JACIE	Joint Accreditation Committee of ISCT-Europe and EBMT ISCT-Europe 和 EBMT 联合认证委员会
JAK	Janus kinase 酪氨酸激酶
JALSG	Japan Adult Leukemia Study Group 日本成人白血病研究组
JCBBN	Japan Cord Blood Bank Network 日本脐带血库网络
JCV	JC virus JC 病毒
JIA	Juvenile idiopathic arthritis 少年特发性关节炎
JMDP	Japan Marrow Donor Program 日本骨髓捐赠计划
JMML	Juvenile myelomonocytic leukemia 少年髓单核细胞白血病

K

K15	Cytokeratin 15 细胞角蛋白 15
KD	Kinase domain 激酶域
KGF	Keratinocyte growth factor 角质形成细胞生长因子
KIR	Killer immunoglobulin-like receptor 杀手免疫球蛋白样受体
KM	Kaplan–Meier 生存分析
KPC	Klebsiella pneumoniae carbapenemase 碳青霉烯类肺炎克雷伯菌
KPS	Karnofsky Performance Score 卡氏评分
KREC	Kappa-deleting recombination excision circle Kappa- 删除重组切除环

L

LAIV	Live attenuated influenza vaccine 减毒活流感疫苗
LAMP	Loop-mediated isothermal amplification 环介导的等温扩增
LAVV	Live attenuated varicella vaccine 减毒活水痘疫苗
LBL	Lymphoblastic lymphoma 淋巴母细胞淋巴瘤
LC	Langerhans cell

LCH　Langerhans cell histiocytosis
朗格汉斯细胞
朗格汉斯细胞组织细胞增生症

LCL　Lymphoblastic cell lines
淋巴细胞系

LD　Linkage disequilibrium
连锁不平衡

LDH　Lactate dehydrogenase
乳酸脱氢酶

LEDGF　Lens epithelium-derived growth factor
镜片上皮衍生生长因子

LenDex　Lenalidomide, dexamethasone
来那度胺，地塞米松

LET　Linear energy transfer
线性能量传递

LFA　Leukocyte function-associated antigen
白细胞功能相关抗原

LFR　Limited field radiation
限制场辐射

LFS　Leukemia-free survival
无白血病生存

LFS　Lung function score
肺功能评分

LGL　Large granular lymphocyte
大颗粒淋巴细胞

LH　Luteinizing hormone
促黄体激素

LHRH　Luteinizing hormone-releasing hormone
促黄体激素释放激素

LIF　Leukemia inhibitory factor
白血病抑制因子

LMD　Laser microdissection
激光显微切割

LMP　Latency membrane protein
潜伏膜蛋白

LMWH　Low molecular weight heparin
低分子量肝素

LN　Lymph node
淋巴结

LOH　Loss of heterozygosity
杂合性缺失

LPHD　Lymphocyte-predominant Hodgkin disease
以淋巴细胞为主的霍奇金病

LPS　Lipopolysaccharide
脂多糖

LQ　Linear quadratic
线性二次曲线

LRD　Lower respiratory tract disease
下呼吸道疾病

LRP　Lipoprotein receptor-related protein
脂蛋白受体相关蛋白

LRP　Lung resistance protein
肺耐药蛋白

LRR　Leucine-rich-repeat
富含亮氨酸的重复序列

LSD　Lyosomal storage disorders
溶酶体贮积症

LTC-IC　Long-term culture initiating cell
长期培养起始细胞

LTFU　Long-term follow-up
长期随访

LT-HSC　Long-term hematopoietic stem cell
长期造血干细胞

LUTS　Lower urinary tract syndrome
尿路综合征

LV　Lenti virus
慢病毒

LVEF　Left ventricular ejection fraction
左心室射血分数

M

M protein　Monoclonal protein
单克隆蛋白

MA　Myeloablative
清髓性

mAb　Monoclonal antibody
单克隆抗体

MAC　Membrane attack complex
膜攻复合物

MAC　Myeloablative conditioning
清髓处理

MAFIA　Macrophage Fas-induced apoptosis
巨噬细胞 Fas 诱导的细胞凋亡

MALDI-TOFMS　Matrix-assisted laser desorption/ionization time-of-flight mass spectrometry
基质辅助激光解吸 / 电离飞行时间质谱

MAP　High-dose methotrexate, cisplatin, and doxorubicin
大剂量甲氨蝶呤、顺铂和多柔比星

MAPK　Mitogen-activated protein kinase
丝裂原活化蛋白激酶

MBC　Metastatic breast cancer
转移性乳腺癌

MBL　Monoclonal B-cell lymphocytosis
单克隆 B 细胞淋巴细胞增多症

MBP　Myelin basic protein
髓磷脂碱性蛋白

MCD　Minimal change disease
微小病变

MCL　Mantle cell lymphoma
套细胞淋巴瘤

MCL　Mast cell leukemia
肥大细胞白血病

mCMV　Murine cytomegalovirus
小鼠巨细胞病毒

M-CSF　Macrophage colony-stimulating factor
巨噬细胞集落刺激因子

MCyR　Major cytogenetic response
主要细胞遗传学反应

MDASI　M.D. Anderson Symptom Inventory
安德森医生症状库存

mDC　Mature dendritic cells
成熟的树突状细胞

MDex　Melphalan, dexamethasone
美法仑，地塞米松

MDRD　Modification of Diet in Renal Disease (Study)

肾病饮食的改变（研究）

MDS Myelodysplastic syndrome
骨髓增生异常综合征

MDSC Myeloid-derived suppressor cell
髓源性抑制细胞

MEAC Minimum effective analgesic concentration
最小有效镇痛浓度

MEL Melphalan
美法仑

MEP Megakaryocyte erythrocyte progenitor
巨核细胞红细胞祖细胞

mESC Mouse embryonic stem cell
小鼠胚胎干细胞

masna Sodium 2-mercaptoethanesulfonate
2-巯基乙磺酸钠（美司钠）

MetaEICESS Meta European Intergroup Cooperative Ewing
Sarcoma Study
欧洲间合作尤因肉瘤研究

MF Mycosis fungoides
蕈样真菌病

MF Myelofibrosis
骨髓纤维化

MFC "Multiparametric" flow cytometric
"多参数"流式细胞仪

MFC Multidimensional flow cytometry
多维流式细胞仪

MFD Matched family donor
匹配家庭捐赠者

MG Myasthenia gravis
重症肌无力

MGDF Megakaryocyte growth and development factor
巨核细胞生长和发育因子

MGH Massachusetts General Hospital
马萨诸塞州综合医院

MGMT Methylguanine methyltransferase
甲基鸟嘌呤甲基转移酶

MGUS Monoclonal gammopathy of undetermined significance
意义不明确的单克隆丙种球蛋白病

mHA Minor histocompatibility antigen
次要组织相容性抗原

mHAQ Modified Health Assessment Questionnaire
改良健康评估问卷

MHC Major histocompatibility complex
主要组织相容性复合体

MHV Mouse hepatitis virus
小鼠肝炎病毒

MIC Minimum inhibitory concentration
最低抑菌浓度

MICA MHC class I chain-related gene A
MHC I 类链相关基因 A

MIP-1 Macrophage inflammatory protein 1
巨噬细胞炎症蛋白 1

MIPI Mantle Cell Prognostic Index
地幔细胞预后指数

MIRD Medical internal radiation dose
医疗内部辐射剂量

MIRL Membrane inhibitor of reactive lysis
膜反应性裂解抑制药

miRNA micro-RNA
微小核糖核酸

mITT Modified intent-to-treat
修改意向治疗

MJM Muscle and Joint Measure
肌肉和关节测量

MKP Megakaryocyte progenitor
巨核细胞祖细胞

MLC Mixed leukocyte culture
混合白细胞培养

MLD Metachromatic leukodystrophy
异色性脑白质营养不良

MLL Mixed leukemia lymphoma gene
混合性白血病淋巴瘤基因

MLL Mixed lineage leukemia
混合谱系白血病

MLR Mixed leukocyte reaction
混合白细胞反应

MLS Maroteaux–Lamy syndrome
Maroteaux-Lamy 综合征

MM Multiple myeloma
多发性骨髓瘤

MMF Mycophenolate mofetil
骁悉

MMR Major molecular response
主要分子生物学缓解

MMR Measles/mumps/rubella
麻疹 / 腮腺炎 / 风疹

MMRD Mismatched related donor
相关捐赠者不匹配

MMUD Mismatched unrelated donor
不相关的捐赠者不匹配

MNC Mononuclear cell
单核细胞

MODS Multiple-organ dysfunction syndrome
多器官功能障碍综合征

MOG Myelin oligodendrocyte glycoprotein
髓鞘少突胶质细胞糖蛋白

MOPP Mechlorethamine, vincristine (Oncovin),
procarbazine, prednisone
美洛他敏，长春新碱，普鲁卡因，泼尼松

MP Melphalan, prednisone
美法仑，泼尼松

MP Methylprednisolone
甲泼尼龙

MPA Mycophenolic acid
霉酚酸

MPAG 7-O-Mycophenolic acid glucuronide
7-O- 霉酚酸葡糖苷酸

MPAL Mixed phenotype acute leukemia
混合表型急性白血病

MPB Mobilized peripheral blood (cells)
动员的外周血（细胞）

MPFC Multiparameter flow cytometry
多参数流式细胞仪

MPN Myeloproliferative neoplasm
骨髓增生性肿瘤

MPP Multipotent progenitor

多能祖先

MPT Melphalan, prednisone, thalidomide
美法仑，泼尼松，沙利度胺

MPV melphalan, prednisone, bortezomib (Velcade)
美法仑，泼尼松，硼替佐米（Velcade）

MRC Medical Research Council
医学研究委员会

MRD Minimal residual disease
微小残留病灶

MRI Magnetic resonance imaging
磁共振成像

m-RNA Messenger RNA
信使 RNA

MRP Multidrug resistance-associated protein
多药耐药相关蛋白

MRS Magnetic resonance spectroscopy
磁共振波谱学

MRSA Methicillin-resistant Staphylococcus aureus
耐甲氧西林金黄色葡萄球菌

mRSS Modified Rodman skin score
改良罗德曼皮肤评分

MS Mass spectrometry
质谱

MS Multiple sclerosis
多发性硬化症

MSC Mesenchymal stem cell
间充质干细胞

MSC Mesenchymal stromal cell
间充质基质细胞

MSCH Mouse spinal cord homogenate
小鼠脊髓匀浆

MSFC Multiple sclerosis functional composite
多发性硬化功能复合物

MSI Microsatellite instability
微卫星不稳定性

MSKCC Memorial Sloan Kettering Cancer Center
纪念斯隆凯特琳癌症中心

MS-LCH Multi-system Langerhans cell histiocytosis
多系统朗格汉斯细胞组织细胞增生症

MSSA Methicillin-susceptible Staphylococcus aureus
耐甲氧西林金黄色葡萄球菌

MTD Maximum tolerated dose
最大耐受剂量

MTOR Mammalian target of rapamycin
哺乳动物雷帕霉素的靶标

Mtvs Mouse mammary tumor virus
小鼠乳腺肿瘤病毒

MTX Methotrexate
甲氨蝶呤

MUD Matched unrelated donor
匹配的无关供体

MV Measles virus
麻疹病毒

MVA Multivariate analysis
多变量分析

MZ Marginal zone
边缘区

N

NA Nucleoside analog
核苷类似物

NA-DP Nucleoside analog diphosphate
核苷类似物二磷酸

NANT New Approaches to Neuroblastoma Therapy
神经母细胞瘤治疗的新方法

NAP1 North American Pulsed Field Type 1
北美脉冲场 1 型

NASH Non-alchoholic steatohepatitis
非酒精性脂肪性肝炎

NAT Nucleic acid amplification test
核酸扩增试验

NA-TP Nucleoside analog triphosphate
核苷类似物三磷酸

nbmtLINK National Bone Marrow Transplant link
国家骨髓移植协会

NC Nucleated cell
有核细胞

NCAM Neural cell adhesion molecule
神经细胞黏附分子

NCCN National Comprehensive Cancer Network
国家综合癌症网络

NCHS National Center for Health Statistics
国家卫生统计中心

NCI National Cancer Institute
国家癌症研究所

NCIC National Cancer Institute of Canada
加拿大国家癌症研究所

NCI-WG National Cancer Institute-Working Group
国家癌症研究所 - 工作组

nCR Near complete response
接近完全响应

NCR Natural cytotoxicity receptor
天然细胞毒性受体

NDK Nucleotide diphosphate kinase
核苷酸二磷酸激酶

NE Norepinephrine
去甲肾上腺素

NEMO Nuclear factor-kappa B essential modulator
核因子 -κB 必需调节剂

NER Nucleotide excision repair
核苷酸切除修复

NF-AT Nuclear factor of activated T cells
活化 T 细胞的核因子

NFκB Nuclear factor-kappa B
核因子 -κB

NGS Next-generation sequencing
新一代测序

NHANES National Health and Nutrition Examination Surveys
国家健康和营养检查调查

NHEJ Non-homologous end-joining
非同源末端连接

NHL Non-Hodgkin lymphoma
非霍奇金淋巴瘤

NHLBI National Heart, Lung, and Blood Institute
国家心肺血液研究所

NIH	National Institutes of Health 国立卫生研究院
NIL	Nilotinib 尼罗替尼
NIMA	Non-inherited maternal antigen 非遗传性母体抗原
NIPA	Non-inherited paternal antigen 非遗传性父系抗原
NK	Natural killer (cell) 自然杀手（细胞）
NK	Normal karyotype 正常核型
NK-T	Natural killer T (cell) 自然杀手 T（细胞）
NLR	Nucleotide-binding oligomerization domain leucine-rich- repeat-containing receptor 核苷酸结合寡聚化结构域富含亮氨酸重复的受体
NM	Non-myeloablative 非清髓性
NMA	Non-myeloablative 非清髓性
NMDA	N-Methyl--aspartate N- 甲基 - 天冬氨酸
NMDP	National Marrow Donor Program 国家骨髓捐赠计划
NMHCT	Non-myeloablative hematopoietic cell transplantation 非清髓性造血细胞移植
NNRTI	Non-nucleoside reverse transcriptase inhibitor 非核苷类反转录酶抑制药
NO	Nitric oxide 一氧化氮
NOD	Non-obese diabetic (mouse) 非肥胖糖尿病（小鼠）
NOD	Nucleotide-binding oligomerization domain 核苷酸结合寡聚化结构域
NPC	Nasopharyngeal carcinoma 鼻咽癌
NRM	Non-relapse mortality 非复发死亡率
NRS	Neurological Rating Scale 神经学评定量表
NRTI	Nucleoside reverse transcriptase inhibitor 核苷类反转录酶抑制药
NS	Nephrotic syndrome 肾病综合征
NS	Noonan syndrome Noonan 综合征
NSAID	Non-steroidal anti-inflammatory drug 非甾体类抗炎药
N-SH2	N-Terminal src-homology 2 N 末端 src- 同源性 2
NST	Non-myeloablative stem-cell transplantation 非清髓性干细胞移植
NT-proBNP	N-Terminal fragment of pro-brain natriuretic peptide 脑钠尿肽的 N- 末端片段
nTreg	Naturally occurring regulatory T (cell) 天然存在的调节性 T（细胞）
NWTS	National Wilms Tumor Study 国家威尔姆斯肿瘤研究
NZB	New Zealand black 新西兰黑
NZW	New Zealand white 新西兰白

O

OATP	Organic anion-transporting polypeptide 有机阴离子转运多肽
OCTP	Organic cation-transporting polypeptide 有机阳离子转运多肽
OFAR	Oxaliplatin, fludarabine, cytarabine, rituximab 奥沙利铂，氟达拉滨，阿糖胞苷，利妥昔单抗
OLD	Obstructive lung disease 阻塞性肺病
ONJ	Osteonecrosis of the jaw 下颌骨坏死
ONS	Oncology Nursing Society 肿瘤学护理学会
OPA	Office of Patient Advocacy 患者宣传办公室
OPG	Osteoprotegerin 骨保护素
OPM	Oropharyngeal mucositis 口咽黏膜炎
O-PRISM	Oncologic Pediatric Risk of Mortality 肿瘤学儿童死亡风险
OR	Odds ratio 优势比
OS	Overall survival 总体生存

P

PACT	Psychological Assessment of Candidates for Transplantation Scale 移植量表候选人心理评估
PAD	Bortezomib, adriamycin, dexamethasone 硼替佐米，多柔比星，地塞米松
PALE	Post-transplant acute limbic encephalitis 移植后急性边缘脑炎
PAM	Pretransplant assessment of mortality 移植前评估死亡率
PAMP	Pathogen-associated molecular pattern 病原体相关分子模式
PAS	Periodic acid–Schiff 过碘酸希夫反应
PB	Peripheral blood 外周血
PBHC	Peripheral blood hematopoietic cell 外周血造血细胞
PBHCT	Peripheral blood hematopoietic cell transplantation 外周血造血细胞移植
PBL	Peripheral blood lymphocyte 外周血淋巴细胞

PBMC	Peripheral blood mononuclear cell 外周血单核细胞		**P-gp**	P-glycoprotein P- 糖蛋白
PBMTC	Pediatric Blood and Marrow Transplant Consortium 小儿血液和骨髓移植联合体		**Ph**	Philadelphia (chromosome) 费城（染色体）
PBPC	Peripheral blood progenitor cell 外周血祖细胞		**PH**	Pulmonary hypertension 肺动脉高压
PBSC	Peripheral blood stem cell 外周血干细胞		**PHA**	Phytohemagglutinin A 植物血凝素 A.
PCA	Patient-controlled analgesia 患者自控镇痛		**PHM**	Post-herpetic neuralgia 带状疱疹后神经痛
PCNSL	Primary central nervous system lymphoma 原发性中枢神经系统		**PHQ-9**	Patient Health Questionnaire-9 患者健康问卷 -9
PCORI	Patient-Centered Outcomes Research Institute 淋巴瘤以患者为中心的结果研究所		**PI**	Protease inhibitor 蛋白酶抑制药
PCR	Polymerase chain reaction 聚合酶链反应		**PI3K**	Phosphatidylinositol 3-kinase 磷脂酰肌醇 3- 激酶
PCR	Programmed cell renewal 程序化细胞更新		**PICC**	Peripherally inserted central venous catheter 外周插入中心静脉导管
PCT	Pulmonary cytolytic thrombi 肺溶细胞性血栓		**PID**	Primary immunodeficiency disease 原发性免疫缺陷病
PCV	Pneumococcal conjugate vaccine 肺炎球菌结合疫苗		**PIG-A**	Phosphatidylinositol glycan-A 磷脂酰肌醇聚糖 -A
PCV	Protein conjugate vaccine 蛋白质结合疫苗		**PIP$_2$**	Phosphatidylinositol 4,5-diphosphate 磷脂酰肌醇 4,5- 二磷酸
PD	Programmed death 程序性死亡		**PIP$_3$**	Phosphatidylinositol 3,4,5-triphosphate 磷脂酰肌醇 3,4,5- 三磷酸
PD	Progressive disease 进行性疾病		**PIQ**	Performance IQ 行为智商
PDC	Plasmacytoid dendritic cell 浆细胞样树突状细胞		**PJP**	Pneumocystis jirovecii pneumonia 杰氏肺囊虫肺炎
PDE	Phosphodiesterase 磷酸二酯酶		**PK**	Pharmacokinetic 药代动力学
PDGFA	Platelet-derived growth factor A chain 血小板衍生的生长因子 A 链		**PKC**	Protein kinase C 蛋白激酶 C.
PDGFR	Platelet-derived growth factor receptor 血小板衍生生长因子受体		**PlGF**	Placental growth factor 胎盘生长因子
pDLI	Preemptive donor lymphocyte infusion 抢先供体淋巴细胞输注		**PLL**	Prolymphocytic leukemia 幼淋巴细胞白血病
PDQ	Physician Data Query 医师数据查询		**PLP**	Proteolipid protein 蛋白脂质蛋白
PedsQL	Pediatric Quality of Life Inventory 儿科生活质量量表		**PLPHA**	Postlumbar puncture headache 后隆起穿刺头痛
PEGS	Platinum, etoposide, gemcitabine, methylprednisolone 铂，依托泊苷，吉西他滨，甲泼尼龙		**PMC**	Persistent mixed chimerism 持续混合嵌合体
PERDS	Peri-engraftment respiratory distress syndrome 围手术期呼吸窘迫综合征		**PMF**	Primary myelofibrosis 原发性骨髓纤维化
PET	Positron emission tomography 正电子发射断层扫描		**PMGCT**	Primary mediastinal germ-cell tumor 原发性纵隔生殖细胞肿瘤
PETHEMA	Programa para el Tratamiento de Hemopatías Malignas 恶性血液病治疗方案		**PML**	Progressive multifocal leukoencephalopathy 进行性多灶性白质脑病
PFS	Progression-free survival 无进展生存		**PMN**	Polymorphonuclear neutrophil 多形核中性粒细胞
PFT	Pulmonary function test 肺功能检查		**PN**	Parenteral nutrition 肠外营养
PGD	Pre-implantation genetic diagnosis 植入前遗传学诊断		**PN**	Peripheral neuropathy 周围神经病变
			PNET	Primitive neuroectodermal tumor 原始神经外胚层肿瘤

PNH	Paroxysmal nocturnal hemoglobinuria 阵发性睡眠性血红蛋白尿
PNH-sc	Subclinical paroxysmal nocturnal hemoglobinuria 亚临床阵发性睡眠性血红蛋白尿
POEMS	Polyneuropathy, organomegaly, endocrinopathy, M protein, skin changes 多发性神经病，器官肿大，内分泌失调，M 蛋白，皮肤改变
POF	Premature ovarian failure 卵巢早衰
POG	Pediatric Oncology Group 儿科肿瘤学组
POLST	Physician Orders for Life Sustaining Treatment 生命维持治疗
PomDex	Pomalidomide, dexamethasone 泊马度胺，地塞米松
PORN	Progressive outer retinal necrosis 进行性视网膜外坏死
PORT	Patient Outcomes Assessment Research Team 患者结果评估研究小组
PPI	Proton pump inhibitor 质子泵抑制剂
PR	Partial remission or partial response 部分缓解或部分缓解
PR	Progesterone receptor 孕激素受体
PR3	Proteinase 3 蛋白酶 3
PRCA	Pure red cell aplasia 纯红细胞再生障碍
PRES	Posterior reversible encephalopathy syndrome 后部可逆性脑病综合征
PRO	Patient-reported outcome 患者报告的结果
PROMIS	Patient-Reported Outcomes Measurement Information System 患者报告的结果测量信息系统
PRR	Pathogen recognition receptor 病原体识别受体
PRST	Pediatric Registry for Stem Cell Transplantations 儿科干细胞移植登记处
PSA	Prostate-specific antigen 前列腺特异性抗原
PSC	Pluripotent stem cell 多能干细胞
PSE	Prednisone 泼尼松
PSQI	Pittsburgh Sleep Quality Index 匹兹堡睡眠质量指数
PT	Pertussis toxoid 百日咳类毒素
PTA	Peripheral tissue antigen 外周组织抗原
PTCL	Peripheral T-cell lymphoma 外周 T 细胞淋巴瘤
PTCL-nos	Peripheral T-cell lymphoma not otherwise specified 外周 T 细胞淋巴瘤未另行说明的
PTH	Parathyroid hormone 甲状旁腺激素
PTLD	Post-transplant lymphoproliferative disorder 移植后淋巴组织增生性疾病
PTPase	Protein tyrosine phosphatase 蛋白酪氨酸磷酸酶
PUAV	Psoralen–ultraviolet A irradiation (treatment) 补骨脂素 - 紫外线 A 照射（治疗）
PV	Polycythemia vera 真性红细胞增多症
PVR	Polio virus receptor 脊髓灰质炎病毒受体
PyVAN	Polyomavirus-associated nephropathy 多瘤病毒相关性肾病
PyVHC	Polyomavirus-associated hemorrhagic cystitis 多瘤病毒相关性出血性膀胱炎

Q

QALY	Quality-adjusted life-year 质量调整生命年
QLQ	Quality of Life Questionnaire 生活质量问卷
QOL	Quality of life 生活质量
qRT-PCR	Quantitative reverse transcription polymerase chain reaction 定量反转录聚合酶链反应
QTL	Quantitative trait loci 数量性状基因座
QW	Once weekly 每周一次

R

RA	Refractory anemia 难治性贫血
RA	Retinoic acid 维 A 酸
RA	Rheumatoid arthritis 类风湿关节炎
RA	Right atrium 右心房
RAb	Radiolabeled antibody 放射性标记的抗体
RAEB	Refractory anemia with excess blasts 难治性贫血伴原始细胞增多
RAEB-T	Refractory anemia with excess blasts in transformation 难治性贫血伴原始细胞增多转变型
RANKL	Receptor activator of nuclear factor kappa B ligand 核因子 κB 配体的受体激活剂
RARS	Refractory anemia with ringed sideroblasts 难治性贫血伴环铁粒幼细胞增多
RBC	Red blood cell 红细胞
RCC	Ratio of costs to charges 成本与费用的比率
RCC	Refractory cytopenia of childhood

	儿童难治性血细胞减少症
RCC	Renal cell carcinoma 肾细胞癌
R-CHOP	Rituximab, cyclophosphamide, hydroxydaunomycin, vincristine (Oncovin), prednisone 利妥昔单抗，环磷酰胺，羟基霉素，长春新碱 （Oncovin），泼尼松
RCMD	Refractory cytopenia with multilineage dysplasia 难治性血细胞减少伴多系发育不良
RCR	Replication competent retrovirus 复制型反转录病毒
RCT	Randomized controlled trial 随机对照试验
REAL	Revised European–American Lymphoma 修订的欧美淋巴瘤
R-EPOCH	Rituximab, etoposide, prednisone, vincristine (Oncovin), doxorubicin hydrochloride 利妥昔单抗，依托泊苷，泼尼松，长春新碱 （Oncovin），盐酸多柔比星
RES	Reticuloendothelial system 网状内皮系统
R-ESHAP	Rituximab, etoposide, cytarabine, cisplatin, methylprednisolone 利妥昔单抗，依托泊苷，阿糖胞苷，顺铂，甲 强龙
RFS	Relapse-free survival 无复发生存
Rh	Rhesus 恒河猴
rHBV	Recombinant hepatitis B vaccine 重组乙型肝炎疫苗
RHC	Residual host cells 残留宿主细胞
rhGH	Recombinant human growth hormone 重组人生长激素
r-hIL-7	Recombinant human interleukin-7 重组人白细胞介素 -7
rHuEPO	Recombinant human erythropoietin 重组人促红细胞生成素
R-hyperCVAD	RTX (rituximab), vincristine, doxorubicin, dexamethasone RTX （利妥昔单抗），长春新碱，多柔比星，地塞米松
RI	Relapse incidence 复发率
RIC	Reduced-intensity conditioning 低强度处理
RICR	Reduced-intensity conditioning regimen 低强度的预处理方案
RIFLE	Risk, injury, failure, loss, end-stage 风险，伤害，失败，损失，结束阶段
RISC	RNAi-induced silencing complex RNAi 诱导的沉默复合物
RIT	Radioimmunotherapy 放射免疫疗法
RLD	Restrictive lung disease 限制性肺病
RLR	Rig-1-like receptor

	Rig-1 样受体
RN	Registered nurse 注册护士
RNAi	RNA interference RNA 干扰
RNR	Ribonucleotide reductase 核糖核苷酸还原酶
ROC	Receiver-operating characteristic 接收器操作特性
ROS	Reactive oxygen species 活性氧
RR	Relapse rate 复发率
RR	Relative risk 相对风险
RR	Response rate 反应速度
RRE	Rev response element 响应元素
RRE	Risk ratio estimate 风险比估计
RRMS	Relapsing–remitting multiple sclerosis 复发缓解多发性硬化症
RRT	Regimen-related toxicity 与治疗方案有关的毒性
RSCH	Rat spinal cord homogenate 大鼠脊髓匀浆
RSCL	Rotterdam Symptom Checklist 鹿特丹症状清单
RSV	Respiratory syncytial virus 呼吸多核体病毒
RT	Reverse transcriptase 反转录酶
RTE	Recent thymic emigrant 最近的胸腺移民
RTID	Respiratory tract infectious disease 呼吸道传染病
RT-PCR	Real-time polymerase chain reaction 实时聚合酶链反应
RTQ	Real-time quantitative 实时定量
RTX	Rituximab 利妥昔单抗
RVD	Revlimid/lenalidomide, Velcade/bortezomib, dexamethasone 瑞复美 / 来那度胺，万科 / 硼替佐米，低塞米松

S

S1P	Sphingosine-1 phosphate 鞘氨醇 -1 磷酸盐
SAA	Serum amyloid A 血清淀粉样蛋白 A.
SAA	Severe aplastic anemia 重型再生障碍性贫血
SAAG	Serum-ascites albumin gradient 血清 - 腹水白蛋白梯度
SAHA	Suberoylanilide hydroxamic acid

	伏立诺他
SAP	Serum amyloid protein P
	血清淀粉样蛋白 P
SARS	Severe acute respiratory syndrome
	严重急性呼吸道综合征
SAS-SR	Social Adjustment Scale-Self Report
	社会调整量表 - 自我报告
SBT	Sequence-based typing
	基于序列的打字
SCC	Squamous cell carcinoma
	鳞状细胞癌
SCD	Sickle cell disease
	镰状细胞病
SCF	Stem-cell factor
	干细胞因子
scFv	Single-chain variable fragment
	单链可变片段
SCID	Severe combined immunodeficiency syndrome
	严重联合免疫缺陷综合征
SCID-hu	Severe combined immunodeficiency syndrome/human (mouse)
	严重联合免疫缺陷综合征 / 人（小鼠）
SCL	Stem-cell leukemia
	干细胞白血病
SCT	Stem-cell transplantation
	干细胞移植
SCTOD	Stem Cell Therapeutics Outcomes Database
	干细胞治疗结果数据库
SD	Stable disease
	疾病稳定
SD	Standard deviation
	标准偏差
SDC	Standard-dose chemotherapy
	标准剂量化疗
SDF	Stroma cell-derived factor
	基质细胞衍生因子
SDS	Shwachman–Diamond syndrome
	Shwachman-Diamond 综合征
SE	Standard error
	标准错误
SEC	Sinusoidal endothelial cell
	正弦内皮细胞
SEER	Surveillance Epidemiology and End Results
	监测流行病学和最终结果
Sema	Semaphorin
	脑信号
SEREX	Serological identification of antigens by recombinant expression cloning
	通过重组表达克隆对抗原进行血清学鉴定
SERM	Selective estrogen response modulator
	选择性雌激素反应调节剂
SE-36	Medical Outcomes Study Short Form 36
	医疗成果研究表格 36
SFGM	Société Française de Greffe de Moelle
	法国数据库
SFK	SRC-family kinase
	SRC 家族激酶
SFOP	Société Française de l'Oncologie Pédiatrique, French Society of Pediatric Oncology

	法国儿科肿瘤学会
SFQ	Sexual Function Questionnaire
	性功能问卷
SGOT	Serum glutamic-oxaloacetic transaminase
	血清谷氨酸 - 草酰乙酸转氨酶
SHBG	Sex hormone-binding globulin
	性激素结合球蛋白
SHEA	Society for Healthcare Epidemiology of America
	美国医疗保健流行病学学会
Shh	Sonic hedgehog
	音猬因子
SHM	Somatically hypermutated
	体细胞高度突变
SI	Stimulation index
	刺激指数
SIADH	Syndrome of inappropriate antidiuretic hormone
	抗利尿激素分泌异常综合征
SIG	Special Interest Group
	特别兴趣小组
sIgm	Cell surface immunoglobulin M
	细胞表面免疫球蛋白 M
siRNA	Short interfering RNA
	短干扰 RNA
SJS	Stevens–Johnson syndrome
	史蒂文斯 - 约翰逊综合征
SKD	Severe keratinocyte dysplasia
	严重的角质形成细胞发育不良
SLAM	Signaling lymphocyte activation molecule
	信号转导淋巴细胞活化分子
SLD	Sublethal damage
	亚致死伤害
SLE	Systemic lupus erythematosus
	系统性红斑狼疮
SLEDAI	SLE Disease Activity Index
	SLE 疾病活动指数
SM	Systemic mastocytosis
	系统性肥大细胞增多症
SMILE	Ddexamethasone, methotrexate, ifosfamide, L-asparaginase, etoposide
	地塞米松，甲氨蝶呤，异环磷酰胺，L- 天冬酰胺酶，依托泊苷
SMN	Subsequent malignant neoplasm
	随后恶性肿瘤
SMR	Standardized mortality ratio
	标准化死亡率
SNP	Single nucleotide polymorphism
	单核苷酸多态性
SNRI	Serotonin–norepinephrine reuptake inhibitor
	单核苷酸多态性 5- 羟色胺 - 去甲肾上腺素再摄取抑制药
SNS	Sympathetic nervous system
	交感神经系统
SOFA	Sequential (or sepsis-related) Organ Failure Score
	序贯（或败血症相关）器官衰竭评分
SOP	Standard operating procedure
	标准操作流程
SOS	Sinusoidal obstruction syndrome
	窦状隙阻塞症候群
SOT	Solid organ transplantation

实体器官移植

SP Surfactant protein
表面活性蛋白

SPECT Single photon emission computed tomography
单光子发射计算机断层扫描

SR Sensitive relapse
敏感复发

SR Standard risk
标准风险

SS Sézary syndrome
塞扎里综合征

SSA Sex steroid ablation
性类固醇消融

SSA Single-strand annealing
单链退火

SSc Systemic sclerosis
系统性硬化症

SSD Source-to-skin distance
源到皮肤的距离

SSOP Sequence-specific oligonucleotide probe
序列特异性寡核苷酸探针

SSP Sequence-specific primer
序列特异性引物

SSRI Selective serotonin reuptake inhibitor
选择性 5- 羟色胺再摄取抑制药

SST Short Syntachten Test
简短的 Syntachten 测试

STAMP-I Cyclophosphamide, cisplatin, BCNU
环磷酰胺，顺铂，卡莫司汀

STAMP-V Cyclophosphamide, carboplatin, thioTEPA
环磷酰胺，卡铂，塞替派

STSTs Signal transducers and activators of transcription
信号转导和转录激活因子

STBI Single-fraction total body irradiation
单分数全身照射

ST-HSC Short-term hematopoietic stem cell
短期造血干细胞

STING Stimulator of interferon genes
干扰素基因的刺激物

STR Short tandem repeat
短串联重复

SVC Superior vena cava
上腔静脉

SWOG Southwest Oncology Group
西南肿瘤学集团

T

T1DM Type 1 diabetes mellitus
1 型糖尿病

T3 Triiodothyronine
三碘甲状腺原氨酸

T4 Thyroxine
甲状腺素

TAA Tumor-associated antigen
肿瘤相关抗原

TAAM Time-averaged mean of the maximum
时间平均值的最大值

TACL Therapeutic Advances in Childhood Leukemia
儿童白血病的治疗进展

TAD Thalidomide, adriamycin, dexamethasone
沙利度胺，多柔比星，地塞米松

TA-GVHD Transfusion-associated graft-versus-host disease
输血相关移植物抗宿主病

TAI Thoracoabdominal irradiation
胸腔镜照射

TMA Transplant-associated microangiopathy
移植相关的微血管病

t-AML Therapy-related acute myeloid leukemia
治疗相关的急性髓性白血病

TAP Transporter associated with antigen processing
转运蛋白与抗原加工有关

TAR Tat response element Tat
响应元素

TBI Total body irradiation
全身照射

TCA Tricyclic antidepressant
三环类抗抑郁药

TCD T-cell depletion
T 细胞耗尽

TCD Transcranial Doppler (ultrasonography)
经颅多普勒（超声检查）

TCE T-cell epitope
T 细胞表位

TCM Central memory T (cells)
中央记忆型 T 细胞

Tcon Conventional T
常规 T

TCR T-cell receptor
T 细胞受体

TD Thalidomide, dexamethasone
沙利度胺，地塞米松

TDM Therapeutic drug monitoring
治疗药物监测

TdT Terminal deoxynucleotidyl transferase
末端脱氧核苷酸转移酶

TED Thromboembolic disease
血栓栓塞性疾病

TEM Effector memory T (cell)
效应记忆性 T（细胞）

TEN Toxic epidermal necrolysis
毒性表皮坏死松解症

TEPA N-Triethylenephosphor amide
N- 三亚乙基磷酰胺

TEPC Thymic epithelial progenitor cell
胸腺上皮祖细胞

TERS Transplant Evaluation Rating Scale
移植评估评定量表

TERT Telomerase reverse transcriptase
端粒酶反转录酶

TF Tissue factor.
组织因子

TFH T follicular helper
T 滤泡助手

TFIIH Transcription factor IIH complex
转录因子 IIH 复合物

TFPI	Tissue factor pathway inhibitor 组织因子途径抑制药	TNF-α	Tumor necrosis factor α 肿瘤坏死因子 α
TG	Triglyceride 甘油三酯	TOI	Trial Outcome Index 试验结果指数
TGF-β	Transforming growth factor beta 转化生长因子 β	TPA	Tissue plasminogen activator 组织纤溶酶原激活剂
T-GVHD	Transfusion-associated graft-versus-host disease 输血相关的移植物抗宿主病	T-PLL	T-cell prolymphocytic leukemia T 细胞幼淋巴细胞白血病
TH	Helper T-lymphocytes 辅助 T 淋巴细胞	TPN	Total parenteral nutrition 全胃肠外营养
T_H	T helper 辅助性 T 细胞	TPO	Thrombopoietin 血小板生成素
thioTEPA	N-Triethylenethiophosphoramide N- 三亚乙基硫代磷酰胺	TR	Tandem repeat 串联重复
TICE	Paclitaxel, ifosfamide followed by high-dose carboplatin, etoposide 大剂量卡铂，依托泊苷后紫杉醇，异环磷酰胺	TRAIL	TNF-related apoptosis-inducing ligand TNF 相关凋亡诱导配体
TIL	Tumor-infiltrating lymphocytes 肿瘤浸润淋巴细胞	TRALI	Transfusion-related acute lung injury 输血相关的急性肺损伤
TIP	Paclitaxel, ifosfamide, cisplatin 紫杉醇，异环磷酰胺，顺铂	TREC	T-cell receptor excision circles T 细胞受体切除圈
TIV	Trivalent influenza vaccine 三价流感疫苗	Treg	Regulatory T (cell) 调节 T（细胞）
TK	Thymidine kinase 胸苷激酶	Treo	Treosulfan 曲奥舒凡
TKI	Tyrosine kinase inhibitor 酪氨酸激酶抑制药	TRM	Transplant-related mortality 移植相关死亡率
TLC	Total lung capacity 肺活量总量	TRT	Testosterone replacement therapy 睾酮替代疗法
TLI	Total lymphoid irradiation 总淋巴照射	TRV	Tricuspid regurgitation velocity 三尖瓣反流速度
TLR	Toll-like receptor Toll 样受体	TSH	Thyroid-stimulating hormone 甲状腺刺激素
TLS	Tumor lysis syndrome 肿瘤溶解综合征	TSLP	Thymic stromal lymphoietin 基质淋巴细胞生成素
TM	Thalassemia major 重型地中海贫血症	TT	N-Triethylenethiophosphoramide, thioTEPA N- 三亚乙基硫代磷酰胺
TMA	Thrombotic microangiopathy 血栓性微血管病	TTP	Thrombotic thrombocytopenic purpura 血栓性血小板减少性紫癜
TMD	Temporomandibular dysfunction 颞下颌功能障碍	TTR	Transthyretin 甲状腺素
t-MDS	Therapy-related myelodysplastic syndrome 治疗相关的骨髓增生异常综合征		
TMEV	Theiler's murine encephalomyelitis virus 泰勒小鼠脑脊髓炎病毒	**U**	
TMI	Total marrow irradiation 全骨髓照射	UBC	Umbilical cord 脐带
TMLI	Total marrow and lymphoid irradiation 总骨髓和淋巴照射	UCB	Umbilical cord blood 脐带血
TMP-SMX	Trimethoprim–sulfamethoxazole 甲氧苄氨嘧啶 - 磺胺甲噁唑	UCB	Unrelated cord blood 脐带血不相关
TM-SLF	Trimethoprim–sulfamethoxazole 甲氧苄氨嘧啶 - 磺胺甲噁唑	UCBT	Umbilical cord blood transplant 脐带血移植
TNC	Total nucleated cell 总有核细胞	UGT	Uridine 5'-diphosphate glucuronosyltransferase 尿苷 5'- 二磷酸葡萄糖醛酸基转移酶
TNF	Tumor necrosis factor 肿瘤坏死因子	UPD	Uniparental disomy 单亲二体
TNFR	Tumor necrosis factor receptor 肿瘤坏死因子受体	URD	Unrelated donor 无关的捐助者
		URI	Upper respiratory tract infection 上呼吸道感染

UV	Ultraviolet 紫外线

V	
VAD	Vincristine, adriamycin, dexamethasone 长春新碱，多柔比星，地塞米松
VATS	Video-assisted thoracoscopic surgery 电视辅助胸腔镜手术
VBAD	Vincristine, BCNU, doxorubicin, dexamethasone 长春新碱，卡莫司汀，多柔比星，地塞米松
VBMCP	Vincristine, BCNU, melphalan, cyclophosphamide, prednisone 长春新碱，卡莫司汀，美法仑，环磷酰胺，泼尼松
VCD	Velcade/bortezomib, cyclophosphamide, dexamethasone 万科 / 硼替佐米，环磷酰胺，地塞米松
VDCR	Velcade/bortezomib, dexamethasone, cyclophosphamide, Revlimid/lenalidomide 万科 / 硼替佐米，地塞米松，环磷酰胺，瑞复美 / 来那度胺
VDR	Vitamin D receptor 维生素 D 受体
VE	Vascular endothelial 血管内皮细胞
VEGF	Vascular endothelial growth factor 血管内皮生长因子
VeIP	Vinblastine, ifosfamide, cisplatin 长春碱，异环磷酰胺，顺铂
VF	Ventricular fibrillation 心室颤动
VGPR	Very good partial remission 很好的部分缓解
VIC	Virus isolation by cell culture 通过细胞培养分离病毒
VIP	Etoposide, ifosfamide, cisplatin 依托泊苷，异环磷酰胺，顺铂
VIP	Vasoactive intestinal peptide 血管活性肠肽
VISA	Vancomycin-intermediate Staphylococcus aureus 万古霉素中度耐药金黄色葡萄球菌
VLCFA	Very long-chain fatty acid 极长链脂肪酸
VNTR	Variable number of tandem repeat 可变数量串联重复序列
VOD	Veno-occlusive disease 肝静脉闭塞综合征
VRE	Vancomycin-resistant Enterococcus 耐甲氧西林金黄色葡萄球菌
VSAA	Very severe aplastic anemia. 极重型再生障碍性贫血
VT	Ventricular tachycardia 室性心动过速
VTD	Velcade/bortezomib, thalidomide, dexamethasone 万科 / 硼替佐米，沙利度胺，地塞米松
vWF	von Willebrand factor 血管性血友病因子
VWMD	Vanishing white matter disease 消失性白质病

VZIG	Varicella zoster immune globulin 水痘 - 带状疱疹免疫球蛋白
VZV	Varicella zoster virus 水痘 - 带状疱疹病毒

W	
WAS	Wiskott–Aldrich syndrome 维斯科特 - 奥尔德里奇综合征
WBC	White blood cell 白细胞
WBM	Whole bone marrow 全骨髓
WBMT	Worldwide Network for Blood & Marrow Transplantation 全球血液和骨髓移植网络
WBRT	Whole-brain radiotherapy 全脑放射治疗
WES	Whole exome sequencing 全外显子组测序
WGA	Wheat germ agglutinin 小麦胚芽凝集素
WGS	Whole genome sequencing 全基因组测序
WMDA	World Marrow Donor Association 世界骨髓捐赠者协会
WNV	West Nile virus 西尼罗河病毒
WPSS	WHO classification-based Prognostic Scoring System 基于 WHO 分类的预后评分系统
WSG	West German Study Group 西德研究组
wt	Wild-type 野生型

X	
X-ALD	X-linked adrenoleukodystrophy X 连锁的肾上腺脑白质营养不良
XRT	External-beam radiotherapy 外照射放疗

Y	
YFC	$[^{90}Y]$ibritumomab tiuxetan, fludarabine, cyclophosphamide $[^{90}Y]$ 替伊莫单抗，氟达拉滨，环磷酰胺

Z	
ZAP-70	Zeta-associated protein Zeta 相关蛋白
ZFN	Zinc finger nuclease 锌指核酸酶
ZIG	Zoster immune globulin 带状疱疹免疫球蛋白
ZIP	Zoster immune plasma 带状疱疹免疫血浆